FRATURAS

MASTER TECHNIQUES IN ORTHOPAEDIC SURGERY™

■

Editor da Série

Roby C. Thompson, Jr., M.D.

Editores dos Volumes

PÉ E TORNOZELO
Kenneth A. Johnson, M.D.

CIRURGIA DO JOELHO
Douglas W. Jackson, M.D.

QUADRIL
Clement B. Sledge, M.D.

OMBRO
Edward V. Craig, M.D.

COTOVELO
Bernard F. Morrey, M.D.

PUNHO
Richard H. Gelberman, M.D.

FRATURAS
Donald A. Wiss, M.D.

FRATURAS

Donald A. Wiss, M.D.
Southern California Orthopedic Institute
Van Nuys, California

Ilustrações
Christopher Blake Williams, M.A.

Prefácio
Osvandré Lech
Chefe da Residência Médica do IOT/Passo Fundo, RS
Segundo-Secretário da SBOT (2003)
Presidente da Comissão de Educação Continuada (CEC-SBOT)
Ortopedista do Membro Superior Envolvido no
Atendimento ao Traumatizado

Revisão Técnica
Jayme de Paula Gonçalves
Cursos de Especialização nos Estados Unidos (cinco anos)
Membro do Comitê de Cirurgia do Ombro da
Sociedade Brasileira de Ortopedia e Traumatologia (SBOT)
Membro Titular da Sociedade Brasileira de Ortopedia e Traumatologia
Título de Especialista em Medicina do Esporte pela AMB e
Sociedade Brasileira de Medicina do Esporte

MASTER TECHNIQUES IN ORTHOPAEDIC SURGERY

REVINTER

Título original em inglês:
Fractures

Fraturas

ISBN 85-7309-739-6

Tradução:
DOUGLAS ARTHUR OMENA FUTURO
Médico, RJ

Revisão Técnica:
JAYME DE PAULA GONÇALVES
Cursos de Especialização nos Estados Unidos (cinco anos)
Membro do Comitê de Cirurgia do Ombro da SBOT
Membro Titular da Sociedade Brasileira de Ortopedia e Traumatologia
Título de Especialista em Medicina do Esporte pela AMB e
Sociedade Brasileira de Medicina do Esporte

A precisão das indicações, as reações adversas e as relações de dosagem para as drogas citadas nesta obra podem sofrer alterações.
Solicitamos que o leitor reveja a farmacologia dos medicamentos aqui mencionados.
A responsabilidade civil e criminal, perante terceiros e perante a Editora Revinter, sobre o conteúdo total desta obra, incluindo as ilustrações e autorizações/créditos correspondentes, é do(s) autor(es) da mesma.

Livraria e Editora REVINTER Ltda.
Rua do Matoso, 170 — Tijuca
20270-130 — Rio de Janeiro, RJ
Tel.: (21) 2563-9700
Fax: (21) 2563-9701
E-mail: livraria@revinter.com.br
www.revinter.com.br

Para minha esposa, Deborah,
meus filhos, Jeremy e David,
e meus pais, Dorothy e William,
cuja liderança, amor e apoio
fizeram deste livro uma realidade.

Prefácio da Série

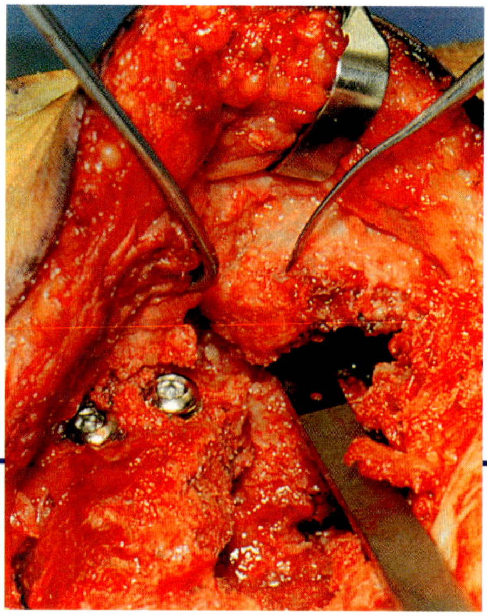

Master Techniques in Orthopaedic Surgery é uma série de atlas cirúrgicos destinados a fornecer descrições profundas das técnicas cirúrgicas preferidas pelos cirurgiões, reconhecidos por seus pares, como os principais cirurgiões em suas áreas de especialização.

Os editores dos volumes, todos líderes reconhecidos com base em suas contribuições nas áreas de pesquisa e educação, fizeram com que a arte da cirurgia avançasse em nosso campo. Os autores dos capítulos foram escolhidos por sua experiência e habilidade, e solicitados a apresentar o seu material de uma forma pessoal, destacando as suas perspectivas e observações ímpares para o leitor.

Estes atlas foram criados para ajudar o profissional a lidar com os problemas difíceis mais comuns encontrados na prática diária. Os procedimentos cirúrgicos em desenvolvimento, como os enxertos vascularizados da fíbula para as osteonecroses, ou procedimentos altamente restritos a centros de referência, como a reconstrução para a recuperação de um membro após a ressecção de um tumor, não foram destacados já que esses procedimentos raramente são realizados por um profissional da área ortopédica. Da mesma forma, os procedimentos comuns e diretos que oferecem poucas complicações e dificuldades também foram evitados.

Estes livros levam você para dentro da sala de cirurgia. É como se você estivesse presenciando a cirurgia. As fotografias em cores e os desenhos guiam os ortopedistas passo a passo através do procedimento. Os comentários, organizados de forma padronizada em toda a série, oferecem um aconselhamento técnico específico, bem como sugestões e preciosidades adquiridas com a experiência do cirurgião.

O conhecimento compartilhado e a perícia encontrada nestas páginas são apresentados para permitir que o cirurgião realize os procedimentos cirúrgicos com maior confiança e eficiência.

Roby C. Thompson, Jr., M.D.
Editor da Série

Prefácio da Edição Brasileira

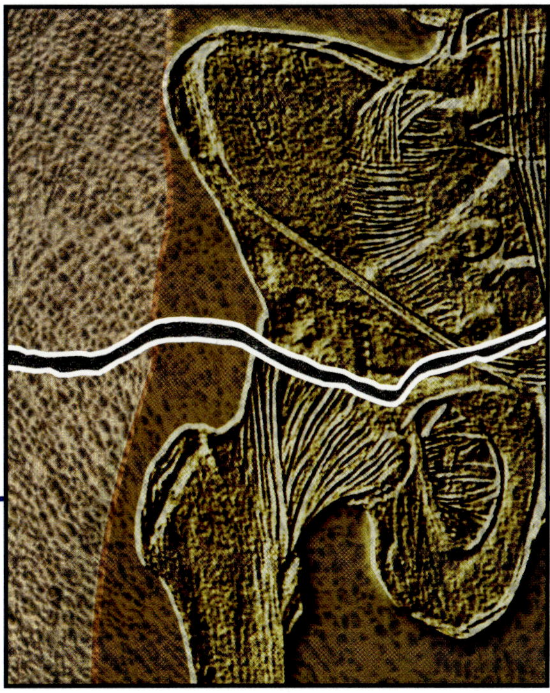

A não-violência requer muito mais coragem que a violência.
Gandhi

Aquele que tentou e não conseguiu é superior àquele que nada tentou.
Bud Wilkinson

O trauma, no Brasil, pode ser encarado como um cenário de guerra, onde se confrontam forças "do bem e do mal". A equipe do mal seria formada pelos acidentes nas estradas e vias urbanas, pelo uso indiscriminado de armas de fogo e pelos acidentes de trabalho em geral, dentre outros aqui considerados agressores. A equipe do bem seria o cidadão comum, as famílias inteiras, crianças indefesas, todas as vítimas consideradas agredidas.

Com relação aos acidentes automobilísticos, o Brasil é um destaque mundial de ineficiência. Ocorre um acidente a cada três minutos somente no Estado de São Paulo; o dado nacional não é conhecido. Segundo Phillip Gold, consultor de segurança viária do BID, o nosso país perde cerca de US$ 9,5 bilhões por ano nas ruas e estradas. Segundo dados do Departamento Nacional de Trânsito (DENATRAN), 32.000 pessoas morreram em 1999 (em 1998 foram "apenas" 23.400 vítimas) em acidentes de trânsito. No entanto, não há registro do que ocorre com as vítimas de acidentes depois que são removidas para os hospitais; especula-se que o número total de mortes possa chegar à sinistra cifra de 50.000–60.000 por ano, ninguém sabe ao certo. Cerca de 4% dos óbitos no Brasil são por acidentes de trânsito, enquanto no Japão o percentual é de 1,1%, na França é de 1,5% e nos EUA é de 1,8%. Um estudo da ONU estabeleceu o número de três mortes para cada 10 mil veículos em circulação por ano como sendo um limite tolerável; entre os países da União Européia, este índice é de apenas 1 morte anual, enquanto no Brasil a estimativa é de assustadoras 25 mortes anuais para cada grupo de 10 mil veículos em circulação. Portanto, existe uma diferença de 25 vezes o número de mortes no trânsito entre o Brasil e a Europa. Nada a comemorar.

Com relação ao uso indiscriminado de armas de fogo, responsáveis por cerca de 40.000 mortes anuais por homicídio, o Brasil também detém o recorde mundial, é a terra do tiro. Quarenta e oito por cento destes homicídios ocorrem por motivos fúteis como brigas de bar, desavenças familiares, ciúmes etc. Vinte por cento dos crimes sexuais envolvem a utilização de arma de fogo. O Brasil também é campeão mundial na utilização de armas de fogo em furtos e roubos e, também, em homicídios. Além disto, o nosso país é o que possui a maior média de pessoas feridas com armas no curso de um crime, registrando a incrível média de 247 pessoas envolvidas para cada 100 mil habitantes. "O que nos preocupa é a banalização do uso das armas de fogo", diz Oscar Vilhena Vieira, secretário do Instituto Latino-Americano para a Prevenção do Delito e Tratamento do Delinqüente (ILANUD). De fato, na época em que escrevo este prefácio (abril de 2003), a imprensa menciona, com todo o destaque merecido, a arrogância do crime organizado na tentativa de impor medo e pavor, desorganizando o turismo e mantendo reféns dentro das suas casas. A população sente-se, literalmente, perdida e acuada.

Dos 44.715 jovens que morreram em 2000 no Brasil, 13.186 mortes (29,5%) ocorreram por armas de fogo; nas capitais, esta proporção se eleva para 43%, e nas regiões metropolitanas o índice atinge o inimaginável número de mais de 50%. Tal vitimização juvenil vem crescendo de forma extremamente acelerada nos últimos anos, constituindo-se, de longe, na principal causa de mortalidade infantil. Nossas taxas de homicídios são 30–40 vezes superiores às de países como a Irlanda, Cingapura, França ou Suécia; em se tratando de adolescentes, no entanto, elas são 100 vezes superiores a estes países.

Com relação ao trauma no local de trabalho, nas escolas, nas residências etc., os números são imprecisos, mas igualmente assustadores. Em suma, estima-se que o trauma no Brasil produza 160.000 óbitos por ano.

A OMS define o TRAUMA como "doença" desde 1999, além de considerá-lo a verdadeira grande epidemia desta época. Lembro-me de um dado muito significativo que li durante o período de Residência Médica – um terço dos leitos hospitalares do Brasil era ocupado pelo trauma; passados quase 25 anos, o quadro somente piorou.

A discussão das causas desta doença está aquém deste prefácio, mas vale lembrar a exclusão social com todas as suas facetas, a face corrupta do sistema policial, a facilidade de se obter arma de fogo, a ineficiência do sistema punitivo, a contínua dificuldade de os governos estabelecerem o foco no "social", mesmo falando nele todo o tempo.

Nós, ortopedistas, fazemos a nossa parte com especial brilhantismo neste quadro de guerra; expomo-nos aos perigos dos plantões, à situação vexatória da falta de condições para trabalhar e aos indizíveis salários e tabelas de honorários. A Sociedade Brasileira de Ortopedia e Traumatologia (SBOT) exerce um papel de destaque nesta guerra, seja através dos contínuos programas de atualização seja na ênfase dada ao tratamento do trauma etc.

Por fim, este livro é um importante instrumento de aprendizado e de educação continuada, pois ele se apresenta em forma de Atlas, no qual 42 técnicas cirúrgicas são descritas com grande riqueza de detalhes, utilizando imagens geradas por computador, num sistema passo a passo, onde o leitor pode obter todas as informações sobre os diferentes procedimentos cirúrgicos. O grupo de autores é também de qualidade ímpar, e muitos deles são "amigos do Brasil", pois aqui já estiveram mais de uma vez, como é o caso de Goss, Bigliani, Jupiter, Morrey, Seligson, Johnson, Vrahas, Norris, dentre outros. Estes autores, junto com os ortopedistas brasileiros e toda a vasta equipe que compõe o suporte do atendimento ao traumatizado no Brasil, são a "turma do bem".

A luta continua. Vamos fazer a diferença!

Boa leitura!

Osvandré Lech
Chefe da Residência Médica do IOT/Passo Fundo, RS
Segundo-Secretário da SBOT (2003)
Presidente da Comissão de Educação Continuada (CEC-SBOT)
Ortopedista do Membro Superior Envolvido no Atendimento ao Traumatizado

Prefácio

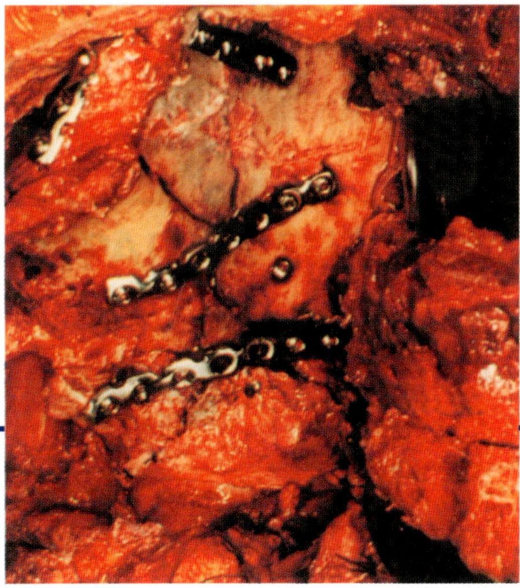

A medicina americana está no centro de uma profunda e angustiante transformação. O governo, Wall Street e as fontes pagadoras de benefícios demandam um cuidado médico melhor a custos cada vez mais baixos. Uma medicina (ortopédica) melhor ocorre quando os médicos a praticam de modo consistente com base nas melhores evidências científicas disponíveis em sistemas para avaliar o desempenho na análise de resultados, tornando esta informação amplamente disponível aos pacientes e ao público. Os custos têm sido reduzidos graças a uma completa mudança no conceito da organização da manutenção, captação e gerenciamento da saúde.

O trauma é um problema complexo no qual as decisões iniciais, em geral, determinam dramaticamente o resultado final. Morte, deformidade e questões médico-legais podem ser conseqüência da hesitação e do erro. Quando o tratamento é abordado com confiança, lógica e habilidade técnica, a taxa de mortalidade associada, complicações evitáveis, dano permanente e perdas econômicas podem ser significativamente reduzidas. Incerteza, inatividade e investigação não-apropriada por parte do médico são prejudiciais ao paciente. Certos conceitos tradicionais precisam ser abandonados e novas abordagens devem ser aprendidas.

Este texto tenta tratar das demandas da sociedade sobre a nossa profissão: um melhor tratamento ortopédico a um custo mais baixo. Ele proporciona aos residentes e profissionais abordagens cirúrgicas para 42 fraturas comuns, mas em geral problemáticas, que, quando corretamente realizadas, se mostraram seguras e eficazes. Minha esperança é que este volume venha a se tornar um acessório indispensável do catálogo da literatura sobre fraturas.

Donald A. Wiss, M.D.

Agradecimentos

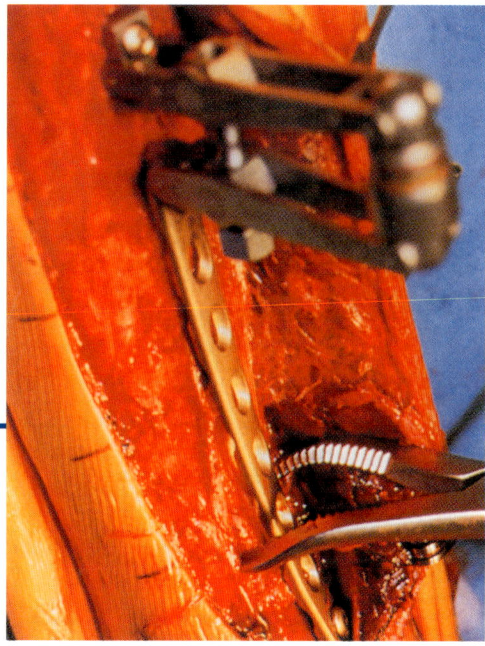

Master Techniques in Orthopaedic Surgery: Fractures foi editado em Los Angeles e em Van Nuys, Califórnia, entre 1994 e 1997, enquanto eu praticava no *Southern California Orthopedic Institute* (SCOI). Ele reflete quase 20 anos de estudos e tratamentos de fraturas e suas seqüelas. Qualquer pessoa que tivesse realizado tal trabalho iria incluir votos de gratidão às inúmeras pessoas que trabalharam neste projeto com um compromisso considerável, mas com pouco reconhecimento público.

Sou particularmente grato a Christopher Blake Williams, o ilustrador médico deste livro, por seu magnífico trabalho descrevendo as fraturas e suas fixações. Abandonando os métodos tradicionais de ilustração, todo o trabalho de arte do texto é gerado em computador, permitindo um maior detalhe tipográfico e maior realidade tridimensional.

Gostaria de agradecer a Eleanor O' Brien, que digitou e redigitou praticamente todos os manuscritos durante o inevitável processo de revisão. Este livro teria sido muito mais difícil sem o seu talento editorial e organizacional, bem como a sua postura alegre e paciente. Pam Swam, minha secretária médica, também cuidou de muitos detalhes com os autores e suas equipes, bem como com a equipe de editores da Lippincott-Raven. Os agradecimentos estendem-se a Kathey Alexander e sua equipe na Lippincott-Raven, pela assistência e apoio editoriais, e pela paciência enquanto completávamos o volume final da série *Master Techniques in Orthopaedic Surgery.*

Finalmente, meus agradecimentos e apreço sinceros a cada um dos autores que novamente responderam ao "sinal", atendendo a outra solicitação acadêmica e despendendo o seu precioso tempo. A vontade destes autores em compartilhar a sua considerável experiência, explicando os detalhes e as nuances dos casos de fratura, certamente irá beneficiar os cirurgiões ortopédicos que tratam pacientes com traumas musculoesqueléticos.

Colaboradores

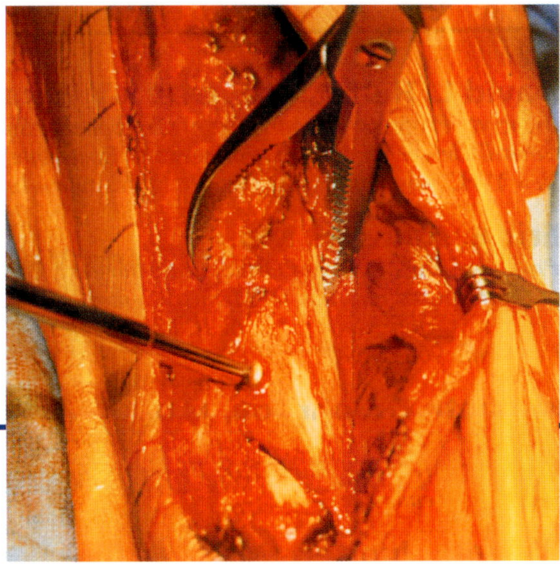

Craig S. Bartlett, M.D.
Clinical Assistant Professor, Department of Orthopaedic Surgery and Rehabilitation, University of Vermont, McClure Musculoskeletal Research Center, Robert T. Stafford Hall, Burlington, Vermont 05405-0084

Fred F. Behrens, M.D.
Professor and Chairman, Department of Orthopaedics, New Jersey Medical School, Doctors Office Center, Suite 5200, 90 Bergen Street, Newark, New Jersey 07103-2499

Stephen K. Benirschke, M.D.
Associate Professor, Department of Orthopaedics, Harborview Medical Center, 325 Ninth Avenue, Seattle, Washington 98104

Louis U. Bigliani, M.D.
The Shoulder Service, New York Orthopaedic Hospital, Columbia-Presbyterian Medical Center, 161 Forth Washington Avenue, New York, New York 10032

Piotr A. Blachut, M.D., F.R.C.S.C.
Clinical Associate Professor, Department of Orthopaedics, Division of Orthopaedic Trauma, University of British Columbia, Vancouver Hospital and Health Sciences Center, 910 West 10th Avenue, Vancouver, British Columbia, V5Z 4E3, Canada

Brett R. Bolhofner, M.D.
All Florida Orthopedic Associates, St. Petersburg, Florida 33702

Michael L Bosse, M.D.
Department of Orthopaedic Surgery, Carolinas Medical Center, 1000 Blythe Boulevard, P.O. Box 32861, Charlotte, North Carolina 28232

Timothy J. Bray, M.D.
Associate Clinical Professor, Department of Orthopaedic Surgery, University of California, Davis Medical Center, Sacramento, California; and Associate, Reno Orthopaedic Clinic, 555 North Arlington Avenue, Reno, Nevada 89503

Bruce D. Browner, M.D.
Gray-Gossling Professor and Chairman, Department of Orthopaedic Surgery, University of Connecticut Health Center, John Dempsey Hospital, 10 Talcott Notch Road, Farmington, Connecticut 06034-4037

Andrew E. Caputo, M.D.
Department of Orthopaedics, University of Connecticut Health Center, 10 Talcott Notch, Farmington, Connecticut 06034-4037

Peter A. Cole, M.D.
Assistant Professor, Department of Orthopaedic Surgery, University of Mississippi Medical Center, 2500 North State Street, Jackson, Mississippi 39216

Charles N. Cornell, M.D.
Associate Professor, Department of Surgery, Cornell University Medical College, Hospital for Special Surgery, 535 East 70th Street, New York, New York 10021

Christopher W. DiGiovanni, M.D.
Clinical Instructor, Department of Orthopaedics, Brown University, 14 Balmoral Avenue, Providence, Rhode Island 02908

Alan E. Freeland, M.D.
Director, Hand Surgery and Professor, Department of Orthopaedic Surgery and Rehabilitation, University of Mississippi Medical Center, 2500 North State Street, Jackson, Mississippi 39216

William B. Geissler, M.D.
Associate Professor, Department of Orthopaedic Surgery and Rehabilitation, University of Mississippi Medical Center, 2500 North State Street, Jackson Mississippi 39216

Thomas P. Goss, M.D.
Professor, Department of Orthopaedic Surgery, University of Massachusetts Medical Center, 55 Lake Avenue North, Worcester, Massachusetts 01655

James A. Goulet, M.D.
Associate Professor, Department of Orthopaedic Surgery, University of Michigan Hospitals and Health Center, Taubman Center 2914, 1500 E. Medical Center Drive, Ann Arbor, Michigan 48109-0328

Pierre Guy, M.D., F.R.C.S.C.
Assistant Professor, Department of Orthopaedic Surgery, McGill University Health Center, 1650 Cedar Avenue, D10-160, Montreal, Quebec H3G 1A4, Canada

David L. Helfet, M.B., CH.B.
Associate Professor, Department of Orthopaedic Surgery, Cornell University Medical College, 535 East 70th Street, New York, New York 10021

Eric E. Johnson, M.D.
Professor, Department of Orthopaedic Surgery, University of California at Los Angeles Medical Center, 10833 LeConte Avenue, Room 62-266CH, Los Angeles, California 90095-6902

Kenneth D. Johnson, M.D.
Professor, Department of Orthopaedic Surgery, Vanderbilt University Medical Center, 2100 Pierce Avenue, 131 MCS, Nashville, Tennessee 37212

Jessie B. Jupiter, M.D.
Associate Professor, Department of Orthopaedic Surgery, Massachusetts General Hospital, Wang Ambulatory Care Building, 15 Parkman Street, Boston, Massachusetts 02114

James F. Kellam, M.D., B.SC.
Director of Orthopaedic Trauma, Department of Orthopaedic Surgery, Carolinas Medical Center, 1000 Blythe Boulevard, P.O. Box 32861, Charlotte, North Carolina 28203

Kenneth J. Koval, M.D.
Chief, Fracture Service, Department of Orthopaedic Surgery, Hospital for Joint Diseases, 301 East 17th Street, New York, New York 10003

Mark D. MacLeod, M.D., F.R.C.S.C.
Clinical Assistant Professor, Department of Surgery, Division of Orthopaedics, University of Western Ontario, 345 Westminster Avenue, London, Ontario N6C 4 V3, Canada

Arthur L. Malkani, M.D.
Chief, Adult Reconstruction, and Assistant Professor, Department of Orthopaedic Surgery, The University of Louisville, 530 South Jackson Street, ACB Third Floor Bridge, Louisville, Kentucky 40292

Joel M. Matta, M.D.
Clinical Professor, Department of Orthopaedic Surgery, University of Southern California, 637 South Lucas Avenue, Suite 605, Los Angeles, California 90017

Augustus D. Mazzocca, M.D.
Department of Orthopaedics, University of Connecticut Health Center, 10 Talcott Notch, Farmington, Connecticut 06034-4037

Dana C. Mears, B.M., B.CH., PH.D.
Professor, Department of Orthopaedic Surgery, Albany Medical College, 47 New Scotland Avenue, Mail Code: 61OR, Albany, New York 12208

Berton R. Moed, M.D.
Professor, Department of Orthopaedic Surgery, Wayne State University, University Health Center, Suite 7C, 4201 St. Antoine Boulevard, Detroit, Michigan 48201

Bernard F. Morrey, M.D.
Department of Orthopaedics, Mayo Medical School; and Department of Orthopaedics, The Mayo Clinic and Mayo Foundation, 200 First Street, Southwest, Rochester, Minnesota 55905

Brent L. Norris, M.D.
Department of Orthopaedic Surgery, Carolinas Medical Center, 1000 Blythe Boulevard, P.O. Box 32861, Charlotte, North Carolina 28232

Peter J. O'Brien, M.D., F.R.C.S.C.
Assistant Professor, Department of Orthopaedics, University of British Columbia, Vancouver Hospital and Health Sciences Center, 910 West 10th Avenue, Vancouver, British Columbia V5Z 4E3, Canada

Brendan M. Patterson, M.D.
Assistant Professor, Department of Orthopaedic Surgery, MetroHealth Medical Center, Case Western Reserve University School of Medicine, 2500 MetroHealth Drive, Cleveland, Ohio 44109

Mark C. Reilly, M.D.
Clinical Instructor, Départment of Orthopaedic Surgery, Harbor – University of California at Los Angeles Medical Center, Torrance, California 90509

Barry L. Riemer, M.D.
Professor, Department of Orthopaedic Surgery, and Director, Orthopaedic Trauma Division, Allegheny University of The Health Sciences, 420 East North Avenue, Suite 401, Pittsburgh, Pennsylvania 15212-4734

M. L. Chip Routt, Jr., M.D.
Associate Professor, Department of Orthopaedics, University of Washington, Harborview Medical Center, 325 Ninth Avenue, Seattle, Washington 98104

Thomas A. Russell, M.D.
Associate Professor, Department of Orthopaedic Surgery, University of Tennessee, and Memphis Orthopaedic Group, Inc., 1325 East Moreland Street, Suite 260, Memphis, Tennessee 38104

Roy W. Sanders, M.D.
Professor, Department of Orthopaedics, University of South Florida, 12901 B. B. Downs Boulevard, Tampa, Florida 33612

Bruce J. Sangeorzan, M.D.
Professor of Orthopaedic Surgery, Department of Orthopaedics, University of Washington, Harborview Medical Center, 325 Ninth Avenue, Box 359798, Seattle, Washington 98104

Gregory J. Schmeling, M.D.
Director, Division of Orthopaedic Trauma, Associate Professor, Department of Orthopaedic Surgery, MCW Clinics at Froedtert East, 9200 West Wisconsin Avenue, Milwaukee, Wisconsin 53226

Andrew H. Schmidt, M.D.
Clinical Assistant Professor, Department of Orthopaedic Surgery, University of Minnesota, Hennepin County Medical Center, 701 Park Avenue, Minneapolis, Minnesota 55415

David Seligson, M.D.
Professor, Department of Orthopaedics, University of Louisville, Louisville, Kentucky 40202; and Ortho Trauma Associates, Louisville, Kentucky 40207

Randy Sherman, M.D.
Chairman, Division of Plastic and Reconstructive Surgery, University of Southern California – University Plastic Surgeons, 1450 San Pablo Street, Ground Floor, South Entrance, Suite 1900, Los Angeles, California 90033-4680

John M. Siliski, M.D.
Assistant Professor, Department of Orthopaedic Surgery, Massachusetts General Hospital, Harvard Medical School, Wang ACC, Suite 525,15 Parkman Street, Boston, Massachusetts 02114

Peter T. Simonian, M.D.
Associate Professor, Department of Orthopaedic Surgery, University of Washington; and Chief, Sports Medicine Clinic, Department of Orthopaedic Surgery, University of Washington Medical Center, Box 356500, Seattle, Washington 98195

Stephen H. Sims, M.D.
Department of Orthopaedic Surgery, Carolinas Medical Center, 1000 Blythe Boulevard, P.O. Box 32861, Charlotte, North Carolina 28232

Marc F. Swiontkowski, M.D.
Professor and Chair, Department of Orthopaedic Surgery, University of Minnesota Medical School, 420 Delaware Street Southeast, Box 492, Minneapolis, Minnesota 55455

David C. Templeman, M.D.
Wayzata Orthopaedics, 2805 Campus Drive, Plymouth, Minnesota 55441

Paul Tornetta III, M.D.
Department of Orthopaedic Surgery, Boston University Medical Center, 88 East Newton Street, Boston, Massachusetts 02118

Peter G. Trafton, M.D.
Professor and Vice Chairman, Department of Orthopaedic Surgery, Brown University, Providence, Rhode Island 02003

Thomas F. Varecka, M.D.
Assistant Professor, Department of Orthopaedic Surgery, University of Minnesota, Hennepin County Medical Center, 701 Park Avenue, 862B, Minneapolis, Minnesota 55415

Mark S. Vrahas, M.D.
Associate Professor, Department of Orthopaedic Surgery, Louisiana State University, 2025 Gravier, New Orleans, Louisiana 70112

J. Tracy Watson, M.D.
Senior Staff Surgeon, Division of Orthopaedic Trauma, Wayne State University, 2799 West Grand Boulevard, Detroit, Michigan 48201

Lon S. Weiner, M.D.
Section Chief, Department of Orthopaedic Trauma, Lenox Hill Hospital; and Assistant Clinical Professor, Department of Orthopaedics, Mt. Sinai Hospital, 130 East 77th Street, New York, New York 10021

Raymond R. White, M.D.
Trauma and Fracture Surgery, Orthopaedic Associates of Portland, P.A., 33 Sewall Street, Portland, Maine 04102

John H. Wilber, M.D.
Associate Professor, Department of Orthopaedic Surgery, Case Western Reserve University, University Orthopaedic Associates, 11100 Euclid Avenue, Cleveland, Ohio 44106

Robert A. Winquist, M.D.
Orthopaedic Physician Associates, 1229 Madison Street, #16, Seattle, Washington 98104

Donald A. Wiss, M.D.
Southern California Orthopedic Institute, 6815 Noble Avenue, Van Nuys, California 91405-3730

Daniel M. Zinar, M.D.
Associate Clinical Professor and Chair, Department of Orthopaedic Surgery, Los Angeles County-Harbor – University of California at Los Angeles Medical Center, 1000 West Carson Street, Box 422, Torrance, California 90509

Sumário

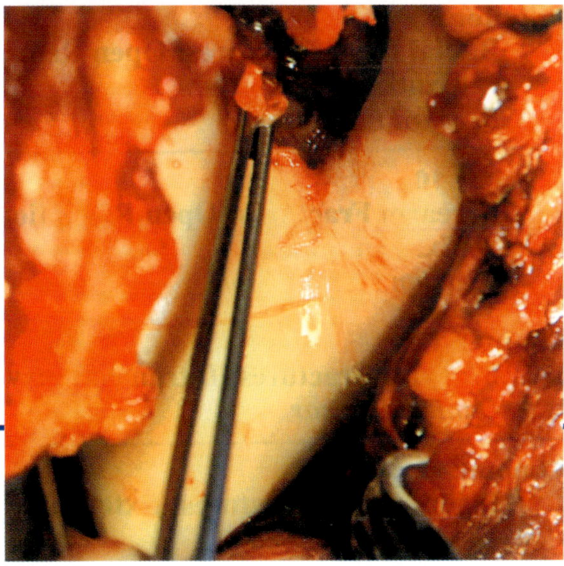

PARTE I
Extremidade Superior

PARTE II
Extremidade Inferior

PARTE III – Pelve e Acetábulo

FRATURAS

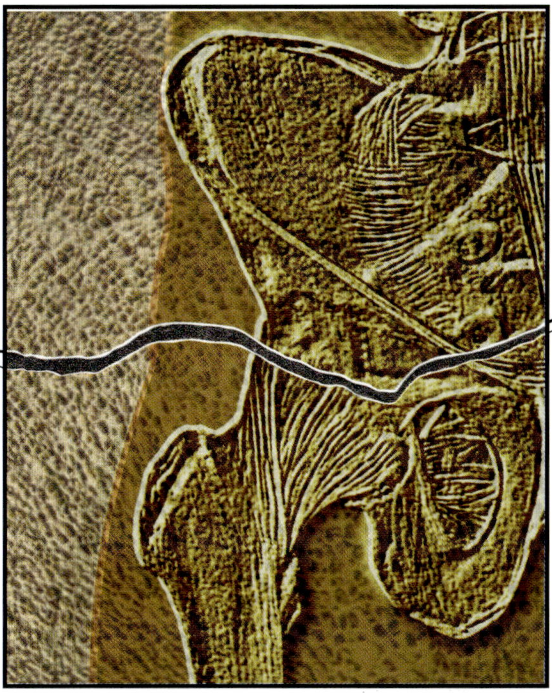

PARTE I

Extremidade Superior

1

Fraturas da Glenóide: Redução Aberta e Fixação Interna

Thomas P. Goss

■ INDICAÇÕES/CONTRA-INDICAÇÕES

As fraturas da escápula compreendem aproximadamente 1% de todas as fraturas. Como um trauma direto com grande quantidade de energia geralmente está envolvido, existe uma alta incidência de lesões ósseas e de tecidos moles associada (80% a 95%), que podem ser múltiplas, importantes e ameaçar o membro ou a vida. Fraturas do processo da glenóide são responsáveis por aproximadamente um terço das fraturas escapulares e incluem rupturas da cavidade glenoidal (a margem da glenóide e a fossa glenóide; Fig. 1) e as rupturas do colo da glenóide (Fig. 2). Apesar de mais de 90% das fraturas da glenóide serem minimamente desviados e poderem ser tratadas de modo conservador, aproximadamente 10% estão significantivamente desviados e necessitam de uma reconstrução cirúrgica. Fraturas da margem da glenóide são tratadas cirurgicamente se a lesão causar uma subluxação persistente da cabeça umeral ou se a redução foi instável. Uma instabilidade pode ser prevista se a fratura apresentar 10 mm ou mais de desvio e um quarto ou mais da cavidade glenoidal posterior estiver envolvido. Indicações cirúrgicas para fraturas da fossa glenóide incluem (a) um ressalto articular de 5 mm ou mais, (b) uma separação dos fragmentos tão grave que uma não-consolidação é provável e (c) um padrão de fratura que permita o deslocamento da cabeça umeral para fora do centro da cavidade glenoidal. O tratamento cirúrgico das fraturas do colo da glenóide é considerado se houver um deslocamento translacional do fragmento glenóide de 1 cm ou mais ou um desvio angular do fragmento de 40 graus ou mais, tanto no plano coronal como no sagital ou em ambos os planos (fratura Tipo II). As contra-indicações incluem fraturas muito cominutivas da cavidade glenoidal nas quais a cominução das estruturas ósseas circundantes impede uma fixação satisfatória.

T. P. Goss, M.D.: Department of Orthopedic Surgery, University of Massachusetts Medical Center, Worcester, Massachusetts 01655.

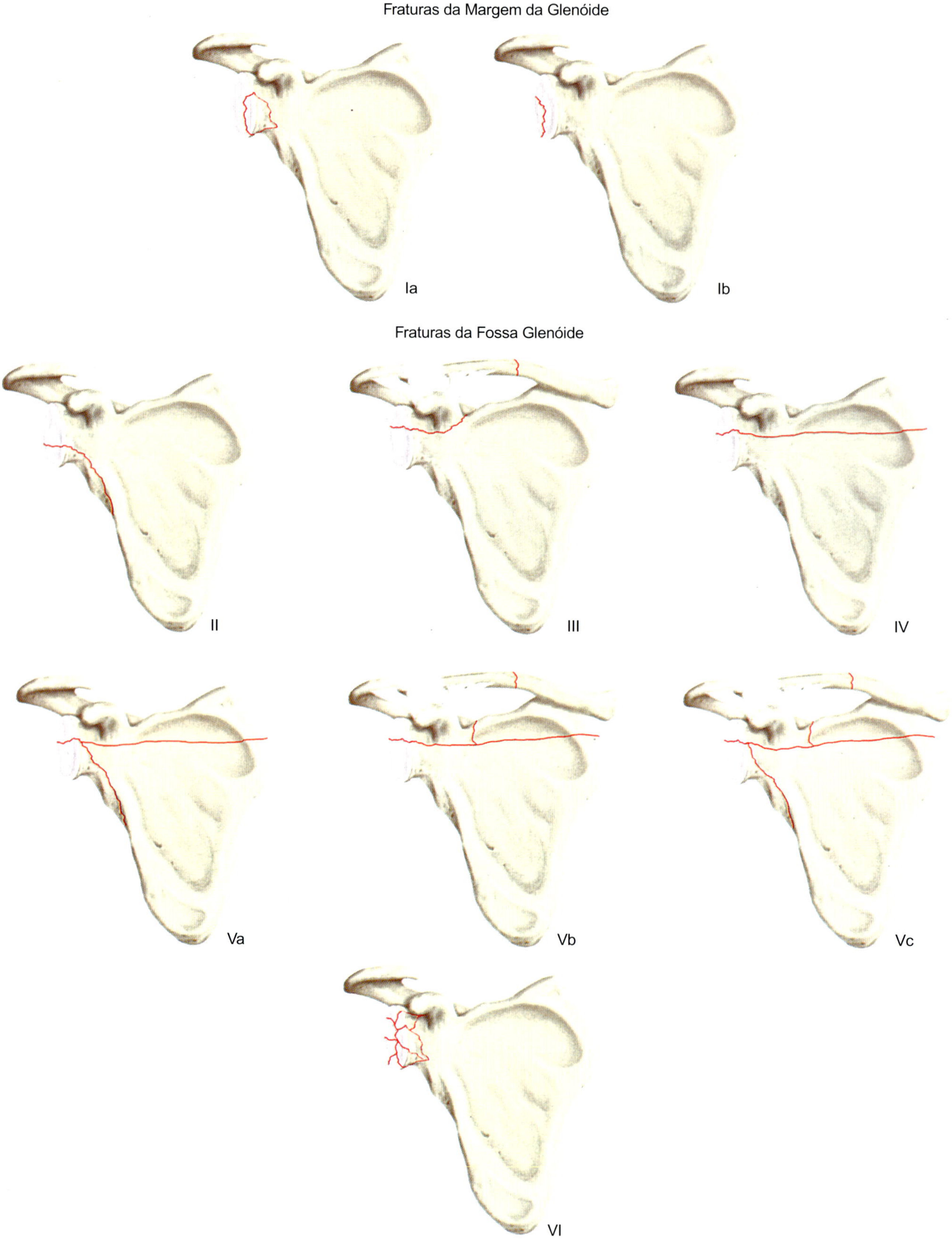

Figura 1. Classificação das fraturas da cavidade glenoidal.

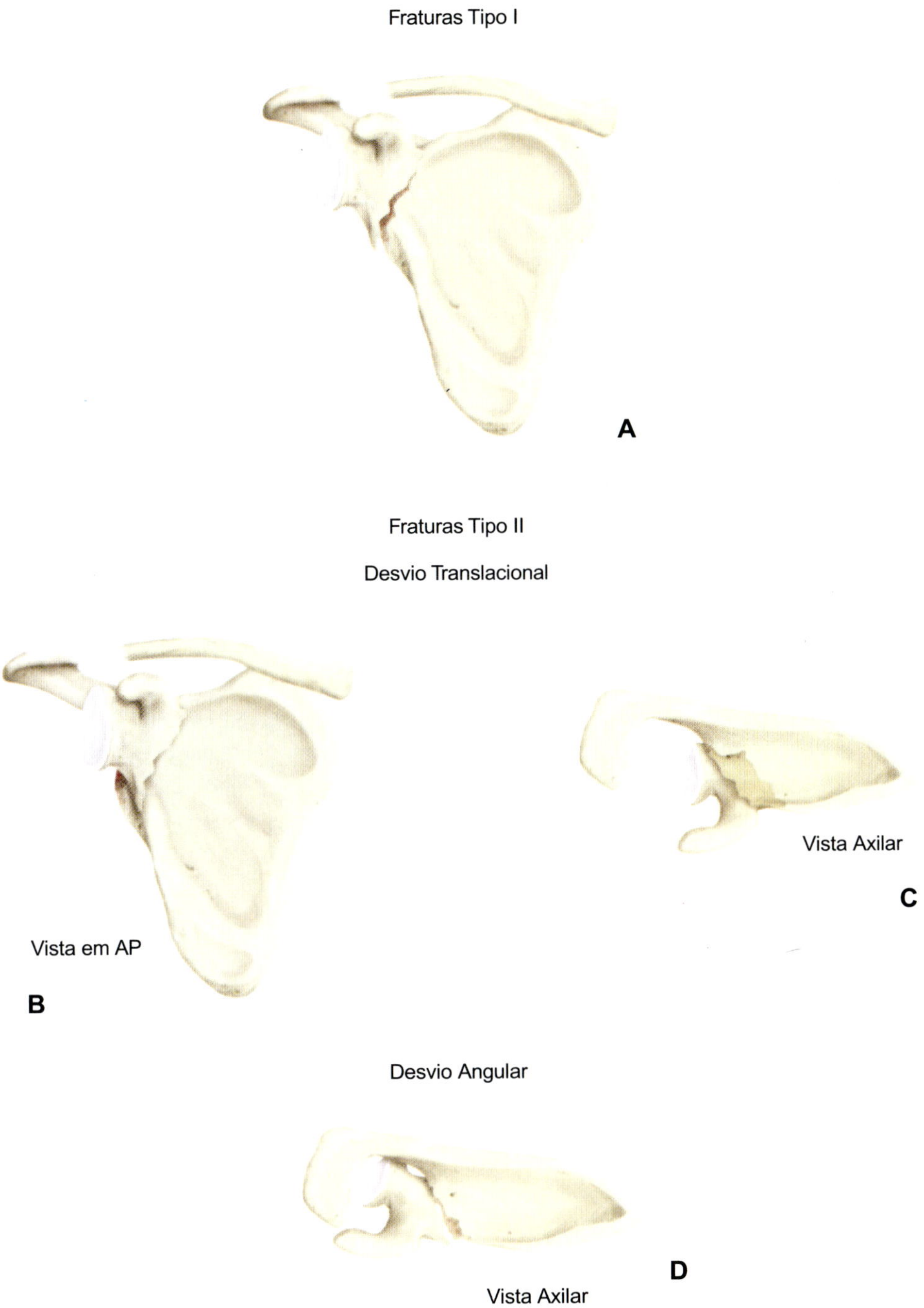

Figura 2. A-D: Classificação das fraturas do colo da glenóide.

■ PLANEJAMENTO PRÉ-OPERATÓRIO

O diagnóstico é radiológico e se inicia com radiografias da "série de trauma para a escápula". Esta série é constituída de uma incidência ântero-posterior verdadeira (AP), uma incidência lateral da escápula e uma projeção axilar da articulação glenoumeral. Por causa da complexa anatomia da área, entretanto, uma imagem de tomografia computadorizada (TC) geralmente é necessária para a definição precisa dessas fraturas e para permitir um melhor planejamento pré-operatório. Essas radiografias também devem ser examinadas cuidadosamente para a identificação de fraturas associadas da cintura escapular incluindo fraturas do restante da escápula, da clavícula e do úmero proximal, bem como as rupturas das articulações acromioclavicular, glenoumeral e escapulotorácica. Abrasões e feridas abertas envolvendo os tecidos moles superficiais devem ser cuidadosamente inspecionadas, e a cirurgia pode ter que ser adiada até que elas estejam adequadamente limpas. Apesar de as lesões vasculares serem bastante incomuns, os pulsos distais devem ser palpados, e, se estiverem ausentes ou se forem questionáveis, uma arteriografia deve ser realizada. Lesão do plexo braquial também é incomum, mas um exame neurológico completo é necessário para documentação da função dos nervos axilar, musculocutâneo, mediano, radial e ulnar. Testes de eletromiografia (EMC) podem ser realizados 3 semanas após a lesão, se um déficit for encontrado ou se houver suspeitas. A dissociação escapulotorácica é uma entidade clínica distinta que deve ser considerada. Ela apresenta uma alta incidência de envolvimento neurovascular e se caracteriza por (a) uma história de trauma violento, (b) edema maciço da cintura escapular e (c) desvio póstero-lateral da escápula em relação ao gradil costal.

Se for determinado que a realização de tratamento cirúrgico da fratura da glenóide é necessária, um conhecimento completo da anatomia do ombro é essencial. As fraturas da margem anterior (Tipo Ia) são abordadas anteriormente com o paciente na posição de cadeira de praia. As fraturas da margem posterior (Tipo Ib), todas as rupturas da fossa glenóide e as fraturas do colo da glenóide são abordadas, pelo menos em parte, posteriormente. Uma abordagem superior pode ser acrescentada se um grande fragmento superior desviado da glenóide (Tipo III) ou um fragmento glenoescapular (Tipo IV) estiver presente ou se uma ruptura do colo da glenóide resultar em um fragmento glenóide de difícil controle. Os instrumentos ortopédicos básicos e os de ombro devem estar disponíveis, e os materiais de fixação devem incluir fios de Kirschner (fios-K), parafusos canulados de 3,5 e 4,0 mm, e placas maleáveis de reconstrução de 3,5 mm. Os fios-K podem ser utilizados para fixação temporária ou para fixação definitiva dos fragmentos da glenóide. Os parafusos canulados geralmente são utilizados para a estabilização de fraturas da margem da glenóide e da fossa da glenóide. As placas de reconstrução são utilizadas para fixação das fraturas do colo da glenóide. Em pacientes com fraturas da margem anterior, margem posterior e fraturas da cavidade da glenóide do Tipo II, a crista ilíaca deve ser preparada e isolada com campos cirúrgicos no caso de o fragmento ser cominutivo, o que necessitará de uma substituição com um enxerto tricortical para restauração da estabilidade glenoumeral.

CIRURGIA

Apesar de as técnicas de bloqueio nervoso estarem disponíveis, na maioria dos casos, anestesia geral é aconselhável devido a: (a) o posicionamento desconfortável que pode ser necessário, (b) a excessiva dissecção e manipulação que podem ser necessárias, (c) o tempo prolongado de cirurgia que freqüentemente ocorre e (d) a proximidade da cabeça do paciente do trabalho que está sendo feito. Um bloqueio regional antes da administração da anestesia geral, entretanto, pode ser utilizado para o controle da dor no pós-operatório. Com a exceção das fraturas do Tipo Ia da cavidade glenoidal (lesões da margem anterior), que necessitam de uma exposição anterior, a abordagem cirúrgica básica para essas fraturas é posterior. O paciente é colocado na mesa da sala de cirurgia em uma posição de decúbito lateral – com o lado que não vai ser operado para baixo (uma toalha enrolada sob a axila), o lado a ser operado para cima e o dorso estabilizado por um coxim (Fig. 3). A extremidade superior e o complexo do ombro são preparados e os campos cirúrgicos são colocados, deixando o membro superior livre; o cotovelo, o antebraço e o punho/mão são envolvidos por uma faixa estéril; uma peça de Mayo bem-acolchoada é preparada para servir como um apoio de braço móvel e ajustável. Os marcos anatômicos ósseos são delineados com uma caneta marcadora (Fig. 4).

Uma incisão é feita sobre a espinha lateral da escápula, ao longo da face posterior do acrômio até sua ponta lateral e estendida distalmente na linha lateral média por uma distância de 2,5 cm (Fig. 5). Por meio de dissecção cortante e longa além da camada subcutânea, retalhos de tecidos moles são preparados e afastados, expondo a parte posterior do músculo deltóide (Fig. 6). O deltóide posterior é separado por dissecção cortante desde a espinha da escápula e do acrômio e depois dividido em linha com suas fibras por aproximadamente 2,5 cm, iniciando na ponta lateral do acrômio. O deltóide posterior é separado com dissecção romba das unidades musculares subjacentes, constituídas dos músculos redondo menor e infra-espinhal e afastado para baixo, mas

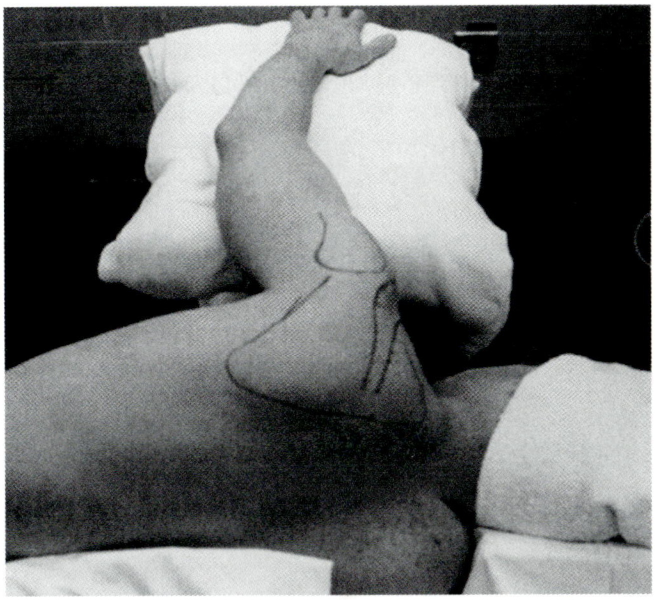

Figura 3. A posição de decúbito lateral utilizada para as abordagens posterior e póstero-anterior para o processo glenoidal.

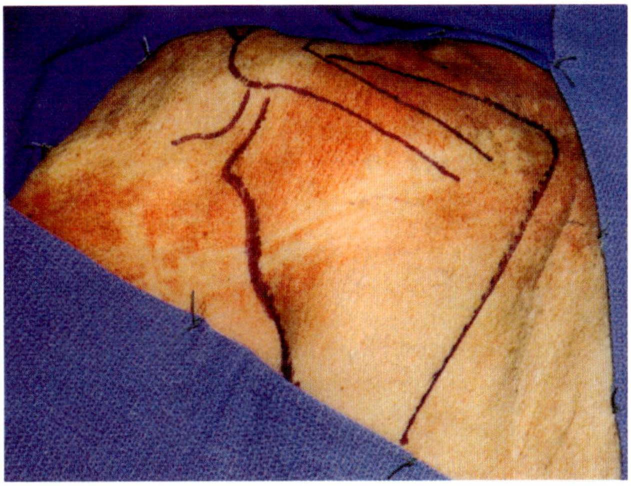

Figura 4. Os marcos anatômicos do complexo ósseo posterior do ombro.

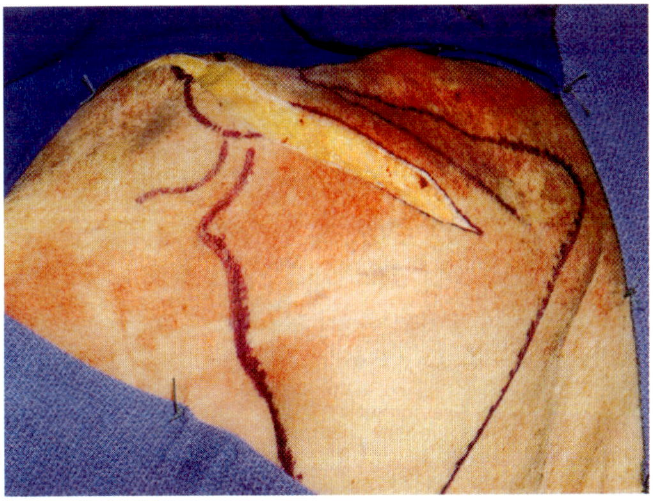

Figura 5. A incisão posterior padrão se estendendo ao longo da margem inferior da espinha escapular e acrômio. Na ponta lateral do acrômio, a incisão continua na linha lateral média por 2,5 cm.

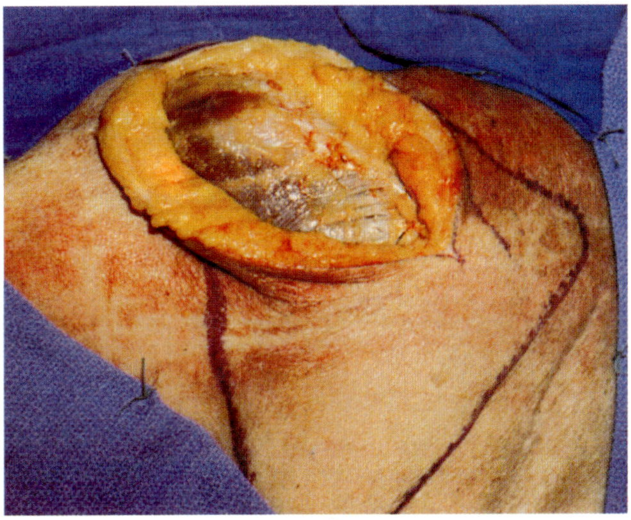

Figura 6. Elevação dos retalhos superficiais de tecidos moles para expor a origem das cabeças média e posterior do músculo deltóide.

não abaixo, da margem inferior do redondo menor (Fig. 7). A metade inferior do tendão do infra-espinhal é incisionada verticalmente 2,5 cm posterior do tubérculo maior, e o intervalo infra-espinhal/ redondo menor é aberto. O infra-espinhal pode então ser dissecado da cápsula posterior da articulação glenoumeral subjacente e afastado superiormente (Fig. 8). A cápsula glenoumeral posterior é incisionada da mesma forma, separada subperiostealmente do processo glenoidal posterior e afastada superiormente (Fig. 9). Com um afastador de Fukuda colocado dentro da articulação e segurando a cabeça umeral fora do caminho, toda a cavidade glenoidal pode ser inspecionada, e o cirurgião dispõe de um pronto acesso para a face posterior do processo glenóide (Fig. 10). Toda a cápsula glenoumeral posterior/ tendão do infra-espinhal podem ser desinseridos lateral e superiormente e virados posteriormente para uma exposição máxima. O intervalo

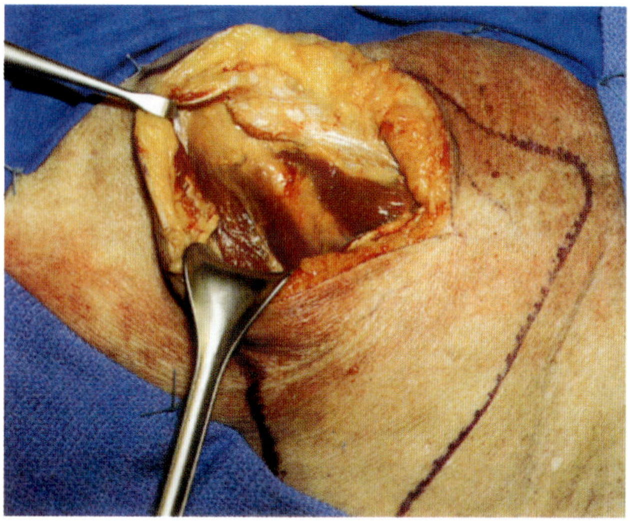

Figura 7. As cabeças posterior e média do músculo deltóide foram desinseridas da espinha da escápula/processo acromial posterior e afastadas distalmente para expor a unidade musculotendínea do infra-espinhal.

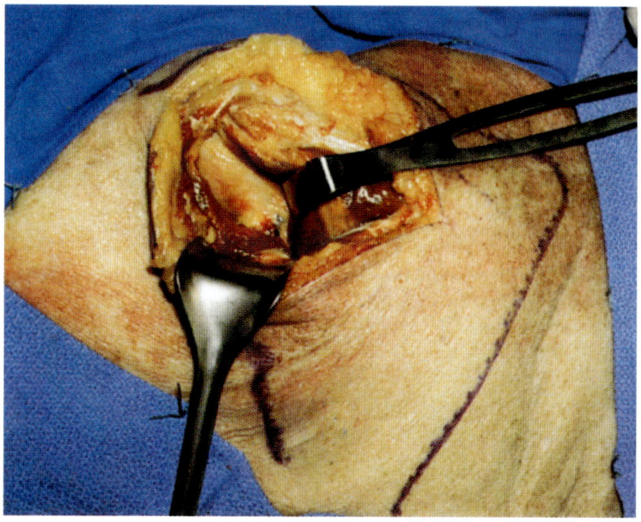

Figura 8. O intervalo infra-espinhal/redondo menor foi bem desenvolvido, com o infra-espinhal afastado superiormente e o redondo menor afastado inferiormente para expor a cápsula glenoumeral posterior (a porção inferior da inserção do infra-espinhal foi liberada).

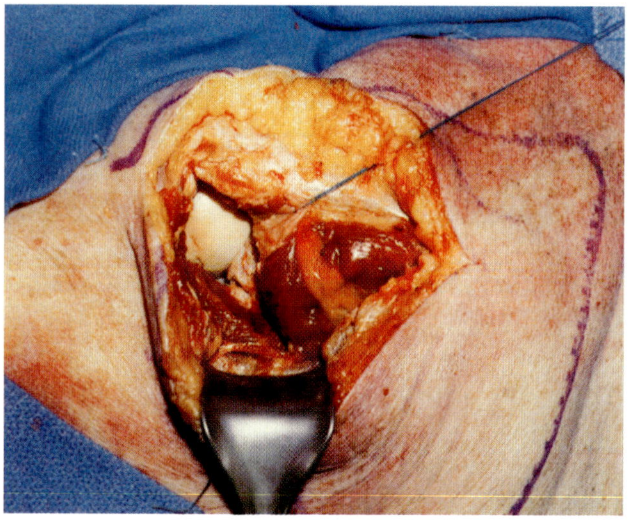

Figura 9. A porção inferior da cápsula glenoumeral posterior foi incisionada e rebatida medialmente para expor a cabeça umeral e o espaço articular glenoumeral.

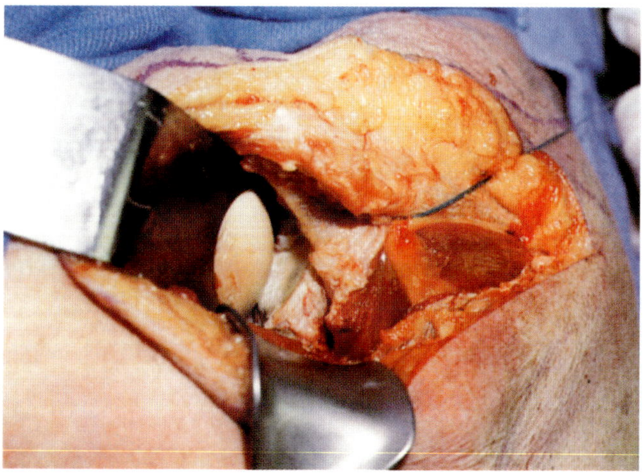

Figura 10. Com a cápsula articular glenoumeral rebatida medialmente e um afastador de cabeça umeral no local, um pronto acesso fica disponível para a fossa glenóide e a margem glenoidal posterior.

entre o infra-espinhal e o redondo menor pode ser aberto ainda mais e os tecidos moles subjacentes elevados subperiostealmente para se ter um acesso à face inferior do processo glenoidal e à borda lateral da escápula (Fig. 11).

Um osso sólido espesso para a fixação interna é difícil de ser encontrado, pois grande parte da escápula tem a espessura de uma folha de papel. Quatro regiões com uma quantidade substancial de osso estão presentes: o colo da glenóide, o processo coracóide, a base da espinha da escápula e a margem lateral do corpo escapular (Fig. 12). Uma variedade de materiais de fixação está disponível, mas os mais úteis são (a) placas de reconstrução de 3,5 mm facilmente moldáveis, (b) parafusos de compressão interfragmentar canulados de 3,5 ou 4 mm e (c) fios-K (Figs. 13-15). Esses materiais podem ser utilizados isoladamente ou em combinação. A escolha final depende do estoque ósseo disponível e da preferência do cirurgião. Obviamente, uma fixação interna estável é o objetivo, mas geralmente uma fixação menos estável é tudo que pode ser obtido ou tudo que é necessário. A exposição posterior deve ser suficiente para as fraturas da cavidade glenoidal dos Tipos Ib (margem posterior) e II, bem como para a maioria das fraturas do colo da glenóide. Para as fraturas do Tipo Ib, o fragmento posterior é reduzido anatomicamente e fixado na posição com dois fios-guia de 2,0 mm. Esses fios são então utilizados para perfurar, rosquear (machear) e finalmente inserir dois parafusos de compressão canulados de 4 mm (o segundo parafuso é colocado para controlar a rotação). Se o fragmento da margem posterior for cominutivo, um enxerto ósseo tricortical, colhido da crista ilíaca é utilizado para reconstruir a margem posterior. Para as fraturas do Tipo II (fossa glenóide inferior), uma fixação semelhante é feita; entretanto, o fragmento inferior deve ser bem mobilizado através de uma dissecção subperiosteal inferior e anterior, com os parafusos canulados sendo colocados póstero-anteriormente e ântero-superiormente. Para as fraturas do colo glenoidal, o intervalo infra-espinhal/redondo menor deve ser aberto, expondo a margem escapular lateral. O fragmento glenóide é então reduzido o mais anatomicamente possível em relação ao corpo escapular (uma abordagem superior suplementar pode ser útil para a colocação de um fio-K no fragmento glenóide para auxiliar na redução) e fixado em posição com uma placa de reconstrução de 3,5 mm contornada aplicada ao longo da face posterior do fragmento glenóide e da margem escapular lateral. As fraturas da cavidade glenoidal com um fragmento superior significativamente desviado (lesões dos Tipos III e IV) geralmente necessitam de uma abordagem superior suplementar (Figs. 16-18). Um fio-guia de 2,0 mm pode então ser colocado no fragmento superior e utilizado para manipulá-lo para a posição enquanto se

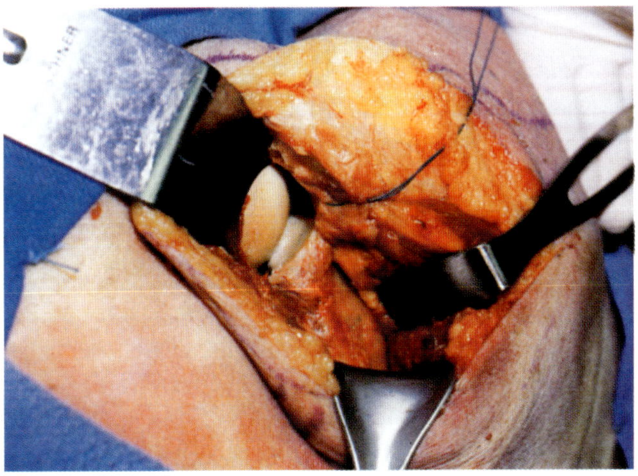

Figura 11. Com o intervalo infra-espinhal/redondo menor aberto ainda mais, as duas unidades musculotendíneas e a cabeça longa do músculo tríceps liberadas, o acesso para a face inferior do processo glenoidal e a margem escapular lateral fica disponível.

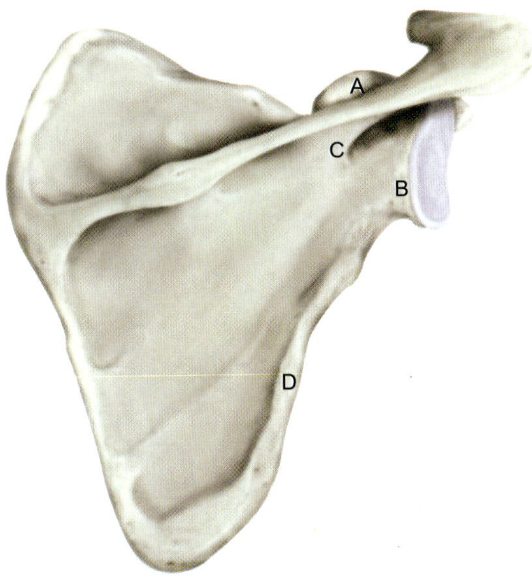

Figura 12. Áreas com estoque ósseo adequado para fixação interna na região glenóide da escápula. A, Processo coracóide; B, colo da glenóide; C, base da espinha da escápula; D, margem lateral da escápula.

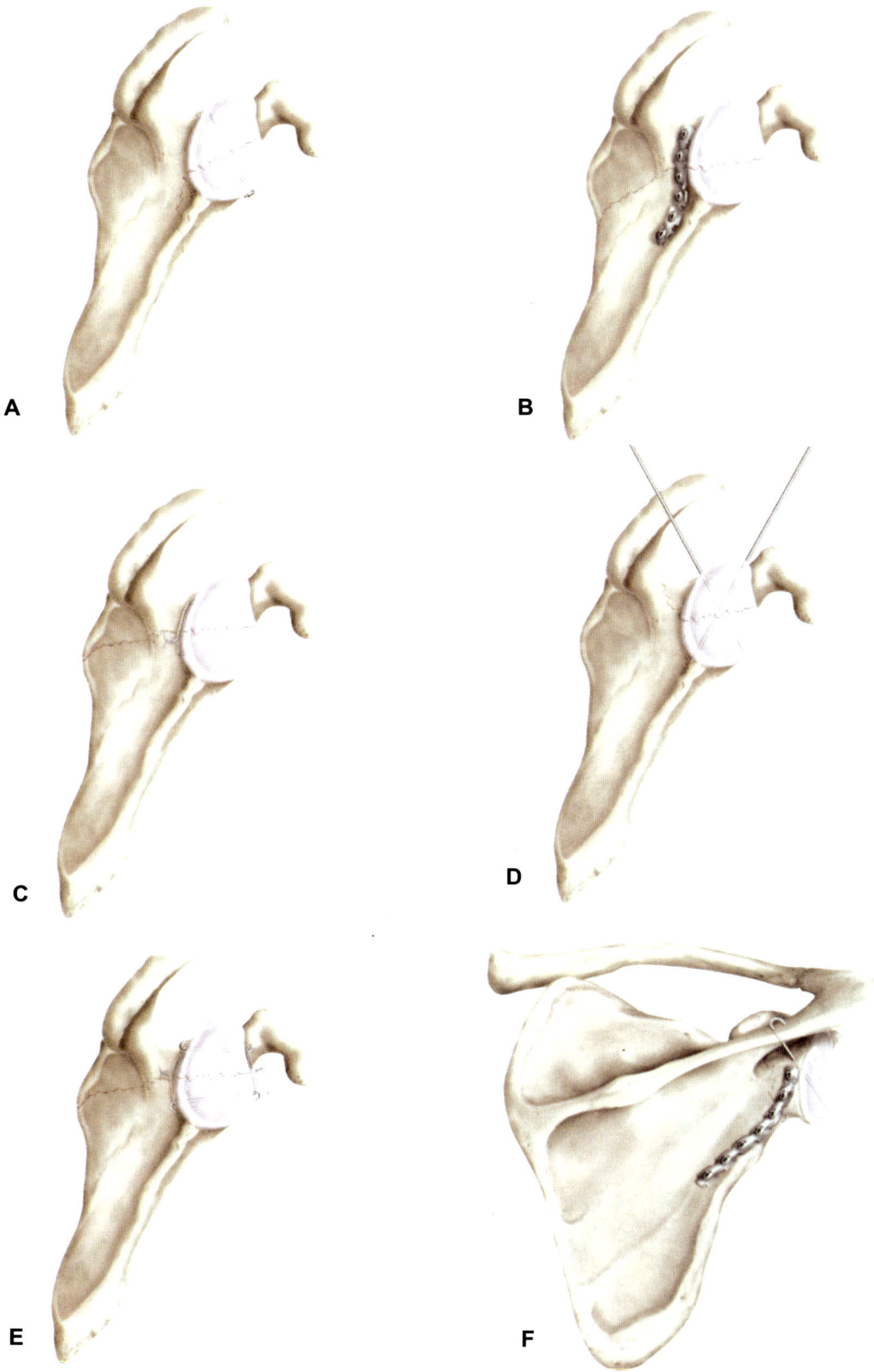

Figura 13. Técnicas de fixação interna para a estabilização das fraturas do processo glenoidal. **A:** Parafuso de compressão interfragmentar. **B:** Placa de reconstrução. **C:** Fios de cerclagem. **D:** Fios-K. **E:** Técnica de cerclagem com dois fios-K. **F:** Placa de reconstrução acrescida de um fio-K (utilizado para fixação temporária ou permanente).

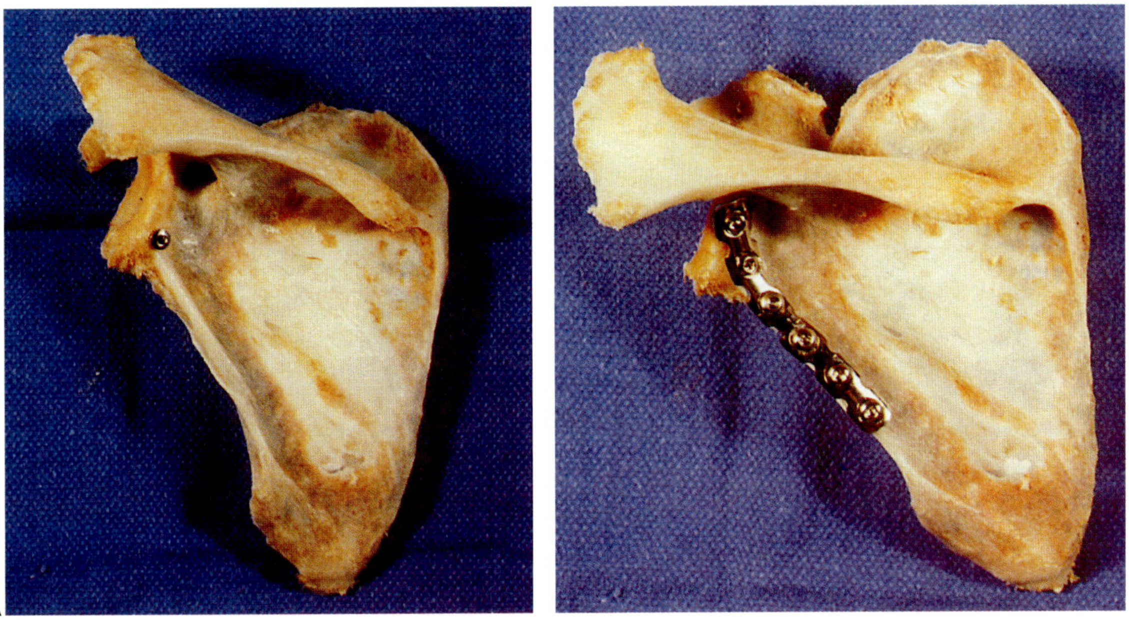

A B

Figura 14. Os dois materiais de fixação mais úteis para a fixação interna das fraturas do processo glenoidal. **A:** Um parafuso de compressão interfragmentar canulado. **B:** Uma placa de reconstrução maleável de 3,5 mm.

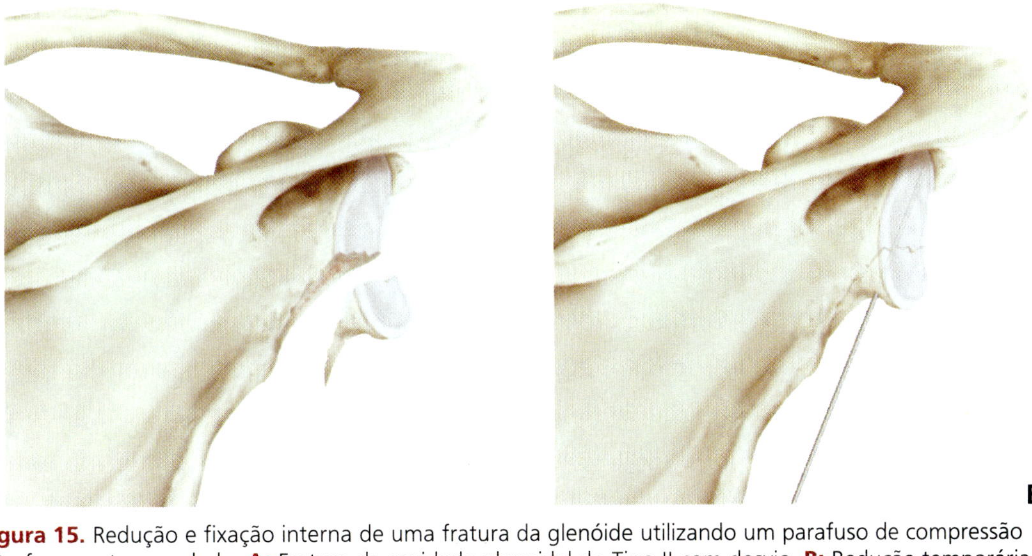

A B

Figura 15. Redução e fixação interna de uma fratura da glenóide utilizando um parafuso de compressão interfragmentar canulado. **A:** Fratura da cavidade glenoidal do Tipo II com desvio. **B:** Redução temporária e fixação do fragmento com um fio-K. *(Continua.)*

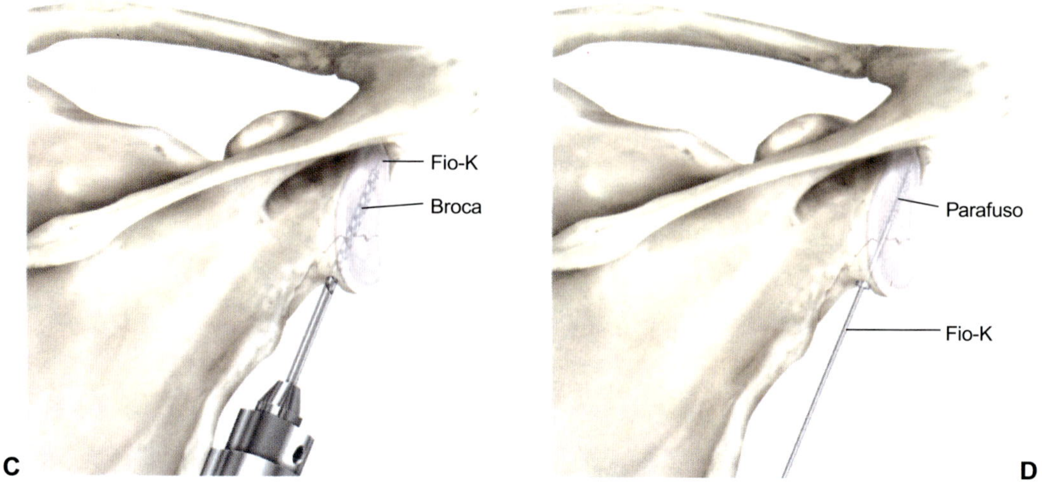

Figura 15. *(Continuação)* **C:** Passagem de uma broca canulada utilizando o fio-K como guia. **D:** Passagem de um parafuso de compressão utilizando o fio-K como guia.

visualiza a redução através de uma exposição posterior. O fio-guia é então passado através do sítio de fratura na direção da face inferior do processo glenoidal e utilizado para perfurar, rosquear e finalmente colocar um parafuso de compressão canulado. As fraturas do Tipo V da cavidade glenoidal são combinações das rupturas dos Tipos II, III e IV e, portanto, seguem os mesmos princípios de tratamento. Se o sangramento for uma preocupação, drenos de hemovac são colocados na ferida — um profundo e um superficial em relação ao músculo infra-espinhal. O fechamento da ferida segue os princípios cirúrgicos de rotina (Fig. 19).

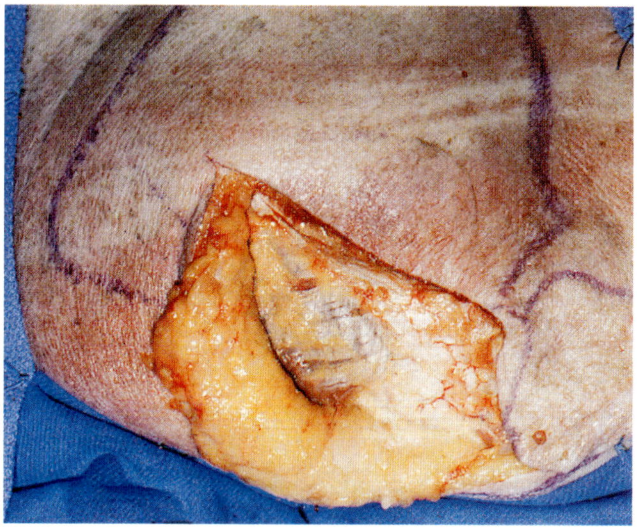

Figura 16. Esta e as duas próximas figuras mostram a abordagem superior para o processo glenoidal. A face inferior do corpo escapular está no topo, o ângulo superior da escápula está à esquerda, e a articulação glenoumeral, à direita, A incisão é a mesma da Figura 5; entretanto, nesse caso, o retalho superior dos tecidos moles foi desenvolvido e rebatido, expondo o músculo trapézio (no centro da figura), que está se inserindo na espinha da escápula e processo acromial.

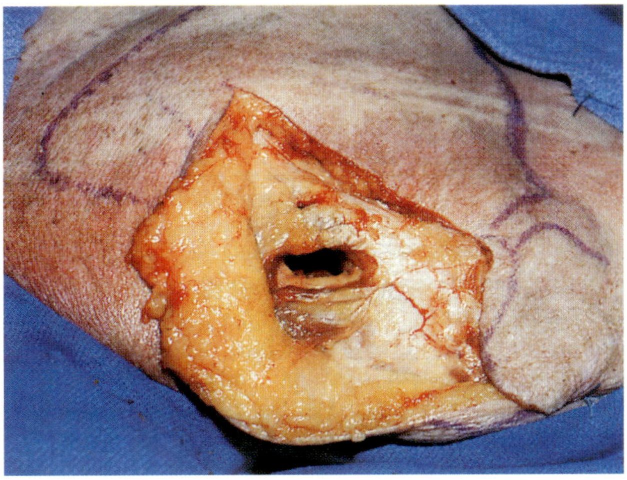

Figura 17. No intervalo entre a clavícula e a espinha escapular/processo acromial, o trapézio foi dividido em linha com suas fibras para expor o músculo supra-espinhal subjacente.

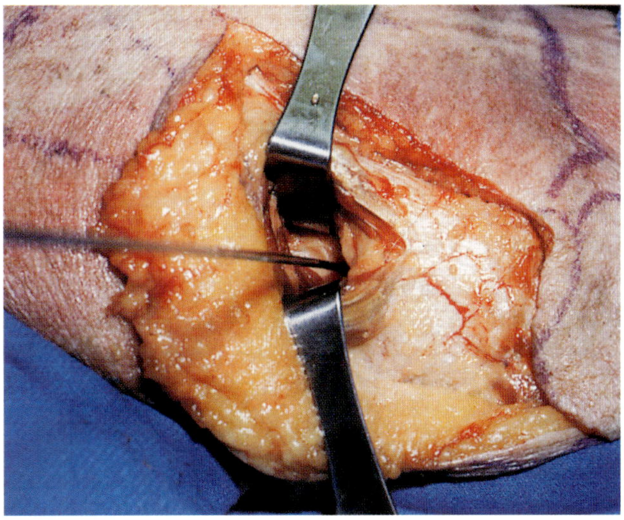

Figura 18. No intervalo entre a clavícula e a espinha escapular/processo acromial, o músculo trapézio e a unidade musculotendínea do supra-espinhal foram divididos em linha com suas fibras e afastados para expor a face superior do processo glenoidal lateral ao processo coracóide. Um fio-K foi colocado no processo glenoidal. Se houvesse um fragmento da fratura separado, um fio-K poderia ser usado para manipular o fragmento para a posição em relação ao restante do processo glenoidal (uma exposição posterior é necessária para que se tenha a certeza de que a congruência articular foi restaurada). O fio-K pode ser utilizado então para auxiliar na colocação do parafuso de compressão interfragmentar canulado.

A

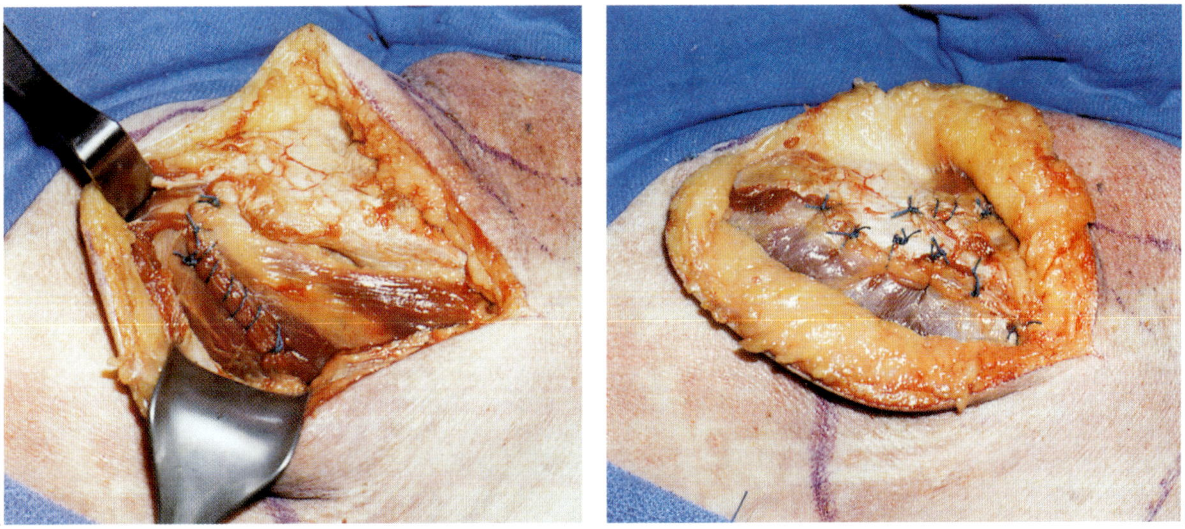

B

Figura 19. A: Fechamento do intervalo infra-espinhal/redondo menor e reparo da inserção do infra-espinhal. **B:** Fechamento da divisão no músculo trapézio utilizando um fio absorvível 2-0, e reinserção da origem do músculo deltóide utilizando um fio não-absorvível 1-0 passado através de orifícios perfurados na espinha escapular/processo acromial.

TRATAMENTO PÓS-OPERATÓRIO

A maioria dos pacientes recebe alta com os braços imobilizados em uma tipóia e uma bandagem. O tratamento inicial após o tratamento cirúrgico das fraturas da glenóide depende do grau de estabilidade que foi atingido. Com uma fixação interna estável, os pacientes iniciam um programa de exercícios passivos para amplitude de movimentos, que incluem movimentos circulares e pendulares dependentes e rotação externa, não passando da posição neutra durante as primeiras 2 semanas após a cirurgia. Entre as semanas 3 e 6, exercícios de alongamento passivo em todas as direções de movimento são iniciados. O objetivo é atingir 90 graus de flexão frontal no dia 14 de pós-operatório, 120 graus no dia 28 e 150 graus no dia 42; rotação interna em direção à região dorsal no dia 28 e 60 graus de rotação externa no dia 42 após a cirurgia. O paciente vai à fisioterapia 2 a 3 vezes por semana e realiza um programa de exercícios prescritos para serem feitos em casa 3 a 4 vezes ao dia. Durante as 2 primeiras semanas, o braço do paciente é totalmente imobilizado entre as sessões de fisioterapia. O uso leve do braço para auxiliar no ato de sentar é permitido durante a terceira e quarta semanas. O uso leve do braço enquanto o paciente está dentro de casa é liberado durante a quinta e sexta semanas. O paciente é visto por seu médico em intervalos de 2 semanas entre as semanas de 1 a 6. Radiografias em AP na posição neutra e incidências axilares do ombro são obtidas em cada consulta para assegurar a manutenção da redução e do material de síntese e o posicionamento correto da cabeça umeral dentro da cavidade glenoidal. A amplitude de movimentos do ombro é documentada, e instruções fisioterápicas atualizadas são geradas de acordo. Se a fixação for com fios-K, fios de cerclagem ou parafusos isolados, o ombro pode necessitar de imobilização em uma tipóia, um brace de abdução ou mesmo uma tração com pino acima do olécrano durante 7 a 14 dias para permitir que ocorra uma consolidação rápida antes do início da fisioterapia. Em 6 semanas, a consolidação geralmente está avançada, a proteção é retirada e o uso funcional do ombro encorajado. Conforme a amplitude de movimentos melhora, exercícios de fortalecimento são acrescentados. O programa de reabilitação continua até que a amplitude de movimentos e a força sejam maximizadas. O paciente deve limitar o uso do braço a atividades leves até a semana 12, e atividades físicas intensas estão proibidas por 4-6 meses após a cirurgia.

Infelizmente, como as fraturas da escápula são incomuns, existem poucas séries pessoais, e nenhum estudo multicêntrico bem-controlado. Hardegger et al. (11) registraram 79% de resultados excelentes e bons associados com cinco fraturas desviadas do colo da glenóide tratadas cirurgicamente (acompanhamento de 6,5 anos). Kavanaugh et al. (13), na Mayo Clinic, reviram 10 fraturas desviadas da cavidade glenoidal tratadas com redução aberta e fixação interna e concluíram que essa "é uma técnica segura e útil que pode restaurar uma excelente função do ombro". Até que mais dados estejam disponíveis, é razoável se prever um resultado funcional bom ou excelente se (a) o tratamento cirúrgico restaurar a anatomia glenóide/congruência articular/estabilidade glenoumeral até o normal ou próximo do normal, (b) a fixação for segura e (c) for instituído um programa de reabilitação bem-estruturado e intensivo.

COMPLICAÇÕES

As complicações associadas com as fraturas da glenóide são divididas em quatro categorias.

1. Complicações associadas com lesões das estruturas ósseas e de tecidos moles na zona de lesão devido às grandes forças traumáticas envolvidas.

   Exemplos: apesar de incomuns, as lesões do nervo axilar ocorrem, mas geralmente representam uma neuropraxia e apresentam um bom prognóstico de recuperação. Testes de EMG podem ser realizados 3 semanas após a lesão ou conforme necessário a partir dessa época, para monitorar a recuperação. Exploração e o reparo do nervo devem ser considerados entre 3 e 6 meses após a lesão se não existirem sinais de função ou se a melhora não for satisfatória. A exploração e o reparo devem ser feitos no máximo em 12 meses. A artrodese glenoumeral deve ser considerada se o paciente não recupera a elevação funcional do braço.

   Por vezes, as fraturas do colo da glenóide podem estar associadas a uma fratura da clavícula. Essa combinação de lesões foi denominada "ombro flutuante", e representa uma dupla ruptura do complexo suspensório superior do ombro. Por causa da instabilidade, a fratura do colo da glenóide ou a fratura da clavícula podem estar muito desviadas. A despeito de como a fratura do colo da glenóide é tratada, se um desvio inaceitável persistir no sítio de fratura clavicular, redução aberta e fixação interna (RAFI) estão indicadas.

2. Complicações associadas com a fratura escapular.

   Se a RAFI de uma fratura da fossa glenóide falha em restaurar satisfatoriamente a congruência articular, resultando em artrite glenoumeral pós-traumática sintomática, uma artroplastia de ombro pode estar indicada. Em indivíduos mais velhos, uma artroplastia total é o procedimento de escolha. Em pacientes mais jovens, uma hemiartroplastia com ou sem reforma da glenóide e recapeamento biológico (com a opção de converter para uma artroplastia total de ombro mais tarde) podem ser considerados. A artrodese é uma opção para aqueles que precisam contar com os ombros para trabalhos físicos manuais pesados.

3. Complicações associadas com o tratamento cirúrgico.

   Infecções superficiais são tratadas com irrigação local e desbridamento, fechamento com drenos e um curto período de terapia antibiótica apropriada. As infecções profundas devem ser reconhecidas o mais rapidamente possível e tratadas agressivamente. A ferida é aberta cirurgicamente, completamente desbridada e irrigada e fechada sobre drenos. O material de síntese é mantido se for possível e se a fixação estiver firme. Seis semanas de terapia antibiótica apropriada freqüentemente estão indicadas.

4. Complicações associadas com o tratamento pós-operatório.

   Um programa de fisioterapia mal supervisionado pode levar a uma rigidez de ombro pós-operatória. Um acompanhamento intensivo por parte do médico, dedicação por parte do terapeuta e um esforço máximo do paciente resultam em uma amplitude de movimentos funcional do ombro. A maioria dos pacientes, entretanto, irá perder parte de sua amplitude de movimentos; 135 graus ou mais de flexão frontal, rotação interna na direção do dorso e 30 graus de rotação externa devem ser obtidos. Se ocorrer uma perda de movimentação no pós-operatório, uma manipulação fechada sob anestesia geralmente não é bem-sucedida, pois esse tipo de rigidez de ombro é causado por uma densa fibrose pós-traumática e pós-operatória. Uma liberação cirúrgica aberta pode resultar em mais fibrose e em uma perda ainda maior em movimento. Portanto, o tratamento consiste em um programa agressivo de alongamento de longo prazo, esperando que os tecidos moles contraídos gradualmente se alonguem com o passar do tempo.

CASOS ILUSTRATIVOS PARA A TÉCNICA

A fratura da margem posterior da glenóide é demonstrada na Figura 20. A fratura da cavidade glenoidal é apresentada na Figura 21. A Figura 22 mostra uma fratura do colo da glenóide.

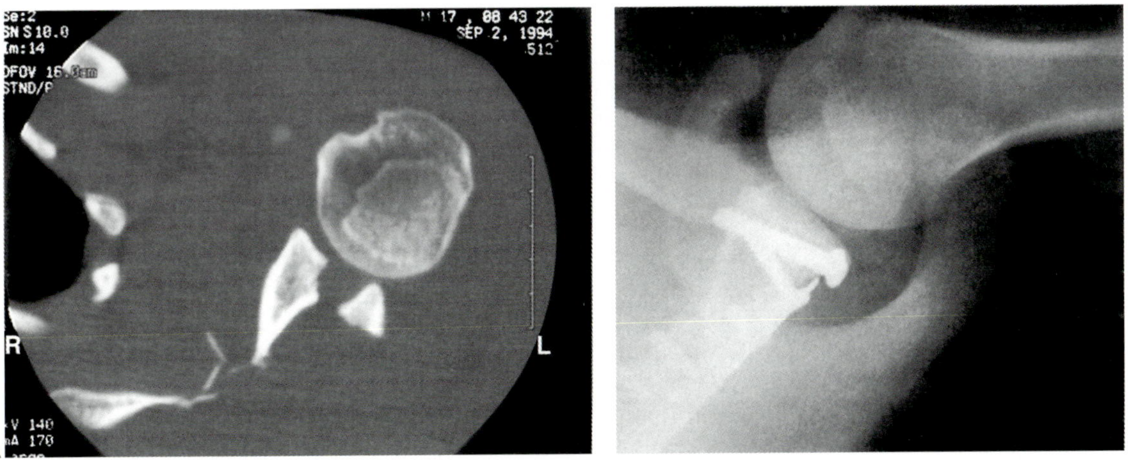

A B

Figura 20. Um rapaz de 17 anos de idade com trauma fechado múltiplo incluindo uma lesão do ombro esquerdo após um acidente automobilístico. As radiografias simples e uma imagem de tomografia computadorizada demonstraram **(A)** um fragmento posterior da glenóide muito desviado com um significativo ressalto articular e uma subluxação posterior da cabeça umeral (uma fratura do Tipo Ib da cavidade glenoidal). Cinco dias após a lesão, ele foi submetido a redução aberta e fixação interna através de uma abordagem posterior. A fixação foi obtida com dois parafusos interfragmentares canulados e uma placa de contraforte. A congruência articular e a estabilidade glenoumeral foram restauradas **(B)**.

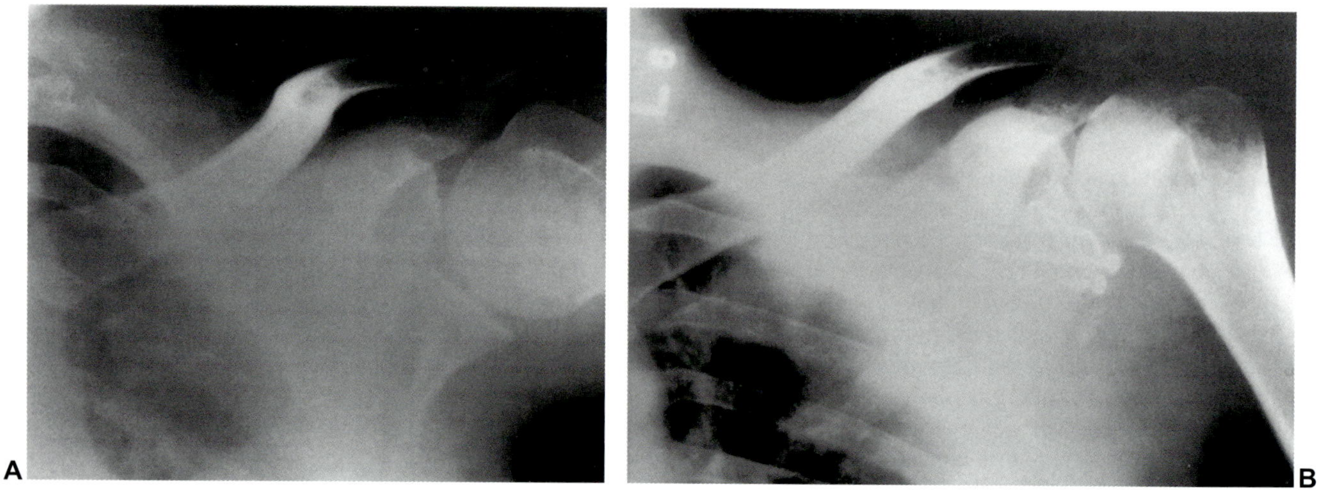

Figura 21. Um homem de 37 anos de idade com um trauma fechado no ombro esquerdo causado por uma queda de escada. As radiografias simples demonstram um fragmento da cavidade glenoidal inferior muito desviado **(A)** com um ressalto significativo e subluxação inferior da cabeça umeral. Dois dias após a lesão, ele foi submetido a redução aberta e fixação interna. A fixação foi conseguida com dois parafusos de compressão interfragmentares e com cerclagem com fio. A congruência articular e a estabilidade articular foram restauradas **(B).**

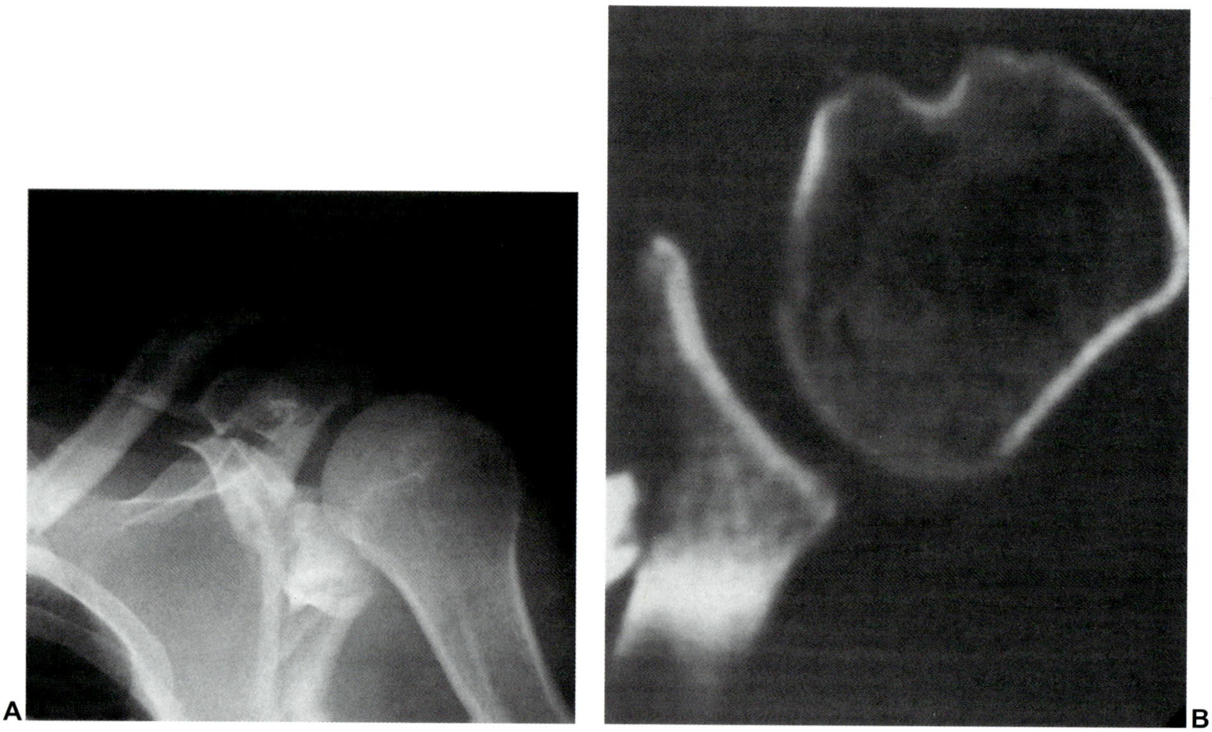

Figura 22. Um homem de 27 anos de idade foi envolvido em acidente automobilístico, sofrendo trauma fechado múltiplo, incluindo uma lesão do ombro esquerdo. Radiografias simples **(A)** e uma imagem de tomografia computadorizada **(B)** demonstraram uma fratura completa do colo da glenóide e uma fratura do processo coracóide, resultando em um grande desvio angular do fragmento glenóide (uma fratura do colo da glenóide do Tipo II).

C
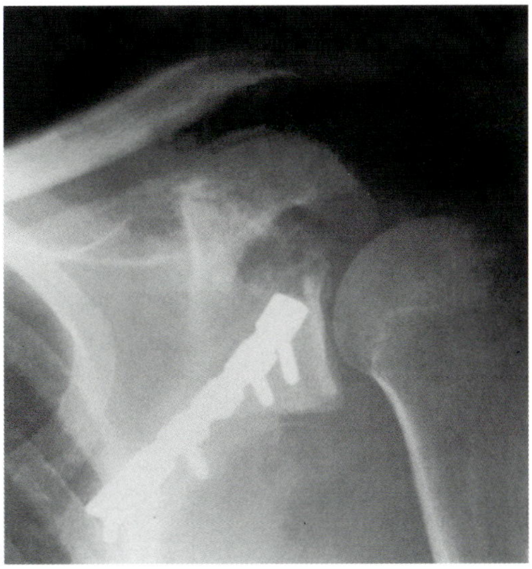

Figura 22. *(Continuação)* Dois dias após a lesão, ele foi submetido a redução aberta e fixação interna via abordagem combinada posterior/superior. A fixação foi conseguida através de uma placa de reconstrução de 3,5 mm. Uma posição anatômica e a estabilização do fragmento glenóide foram conseguidas **(C)**.

LEITURA RECOMENDADA

1. Ada, J.R., and Miller, M.E.: Scapular fractures: analysis of 113 cases. *Clin. Orthop.,* 269:174-180, 1991.
2. Butters, K.P.: The scapula. In Rockwood, C.A., Jr., Matsen, F.A., II, (eds.): *The Shoulder.* W.B. Saunders, Philadelphia, 1990, vol. 1, pp. 335-366.
3. DePalma, A.F.: *Surgery of the Shoulder,* 3rd ed. J.B. Lippincott, Philadelphia, 1983.
4. Goss, T.P.: Double disruptions of the superior shoulder suspensory complex. *J. Orthop. Trauma,* 7:99-106, 1993.
5. Goss, T.P.: Fractures of the glenoid cavity. *J. Bone Joint Surg. [Am],* 74:299-305, 1992.
6. Goss, T.P.: Fractures of the glenoid cavity: operative principles and techniques. *Techniques Orthop.,* 8:199-204, 1994.
7. Goss, T.P.: Fractures of the glenoid cavity [videotape]. American Academy of Orthopaedic Surgeons Physician videotape library, 1994.
8. Goss, T.P.: Fractures of the glenoid neck. *J. Shoulder Elbow Surg.,* 3:42-52, 1994.
9. Goss, T.P.: Scapular fractures and dislocations: diagnosis and treatment. *J. Am. Acad. Orthop. Surg.,* 3(1):22-33, 1995.
10. Goss, T.P.: The scapula: coracoid, acromial and avulsion fractures. *Am. J. Orthop.,* 25(2):106-115, 1996.
11. Hardegger, F.H., Simpson, L.A., and Weber, B.G.: The operative treatment of scapular fractures. *J. Bone Joint Surg. [Br],* 66:725-731, 1984.
12. Ideberg, R.: Unusual glenoid fractures: a report on 92 cases [Abstract]. *Acta. Orthop. Scand.,* 58:191-192, 1987.
13. Kavanaugh, B.F., Bradway, J.R., and Cofield, R.H.: Open reduction and internal fixation of displaced intraarticular fractures of the glenoid fossa. *J. Bone Joint Surg. [Am],* 75:479-484, 1993.
14. Miller, M.E., and Ada, J.R., Fractures of the scapula, clavicle, and glenoid. In Browner, B.D., Jupiter, J.B., Levine, A.M., et al. (eds): *Skeletal Trauma: Fractures, Dislocations, Ligamentous Injuries.* W.B. Saunders, Philadelphia, 1992, Vol. 2, pp. 1291-1310.
15. Nordqvist, A., and Petersson, C.: Fracture of the body, neck or spine of the scapula: a long-term follow-up study. *Clin. Orthop.* 283:139-144, 1992.

2

Fraturas do Úmero Proximal: Fixação Percutânea

Raymond R. White

INDICAÇÕES/CONTRA-INDICAÇÕES

A fixação percutânea das fraturas proximais do úmero é um excelente exemplo de redução indireta e uma fixação estável mínima. Esse procedimento permite uma consolidação rápida e o retorno a uma função normal. A classificação de Neer trata da angulação e desvio e é utilizada para classificar as fraturas do úmero proximal (Fig. 1). A fixação percutânea é mais comumente utilizada para tratar fraturas em duas partes, aquelas que envolvem o colo cirúrgico e fraturas isoladas do tubérculo maior. Entretanto, essa técnica também é ideal para fraturas em três partes, pois preserva o tênue suprimento sangüíneo para o fragmento da cabeça. Essa técnica, portanto, deve ser considerada para pacientes fisiologicamente jovens que desejam salvar a cabeça umeral e evitar uma substituição protética. Ocasionalmente a fixação percutânea pode ser utilizada nas fraturas em quatro partes. O risco de necrose avascular associado com esse procedimento impede seu uso em circunstâncias nas quais os pacientes não sejam jovens que desejam salvar a cabeça do úmero.

As contra-indicações para a fixação percutânea são as fraturas que dividem a cabeça, fraturas em quatro partes em pacientes idosos, osso patológico e extensão metafisária. Essa técnica não substitui a artroplastia no idoso com uma fratura em quatro partes ou fraturas nas quais a cabeça umeral está dividida sem condições de ser reconstruída. Os pacientes devem ser cooperativos e não devem apresentar quadros de confusão. Uma confusão do paciente no pós-operatório pode levar a uma perda da fixação e a maus resultados. Se uma fixação adequada não for possível devido a osteopenia ou osso patológico (tumor), outra técnica deve ser utilizada. Essa técnica não deve ser utilizada em fraturas com cominução metafisária. Essas fraturas, em que o comprimento é um aspecto importante, devem ser estabilizadas através de fixação com placas.

R. R. White, M.D.: Trauma and Fracture Surgery, Orthopaedic Associates of Portland, P.A., Portland, Maine 04102.

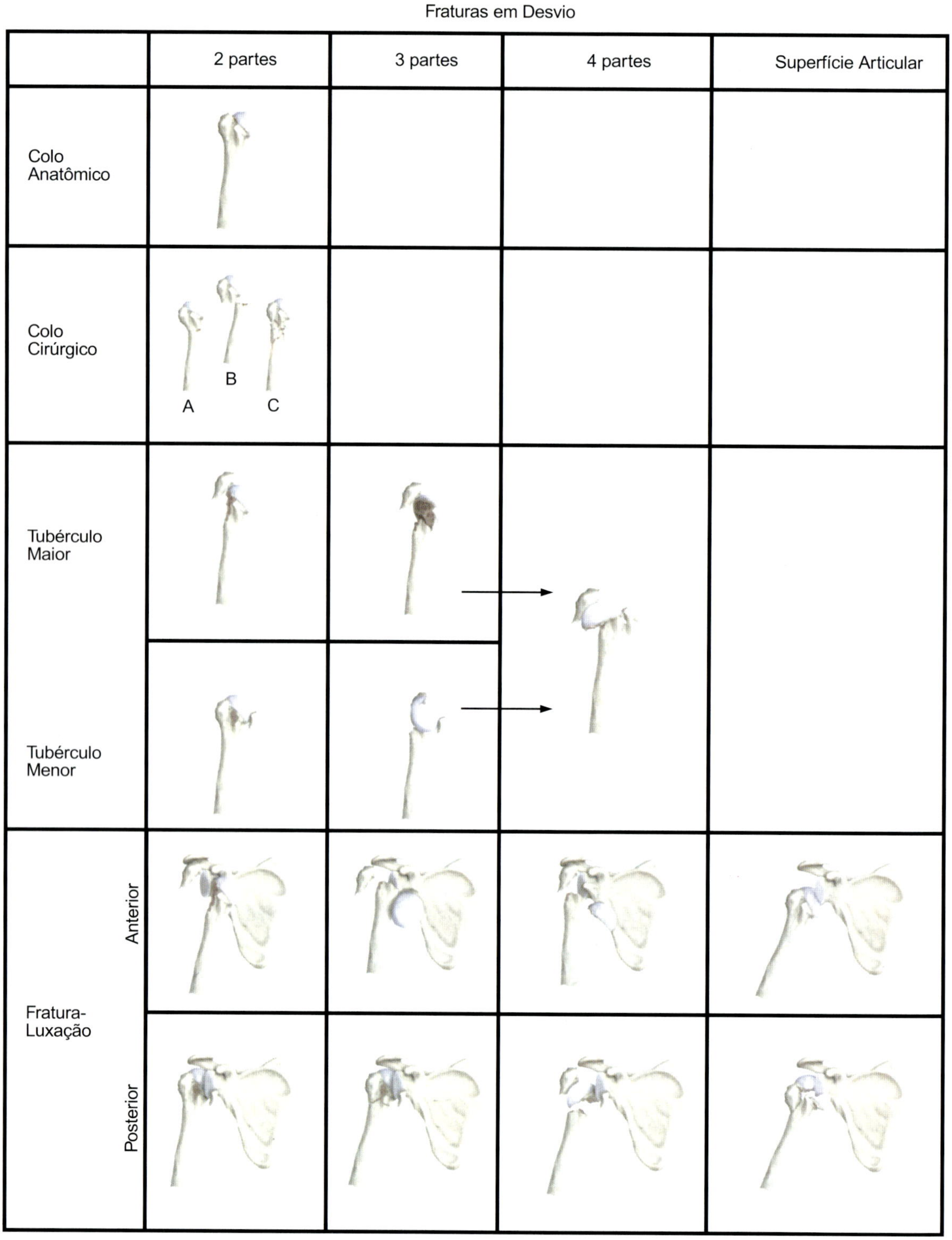

Figura 1. Classificação de Neer para fraturas proximais do úmero.

PLANEJAMENTO PRÉ-OPERATÓRIO

Inicialmente, o membro do paciente é avaliado quanto à presença de comprometimento neurovascular, especialmente em relação ao nervo axilar. Inchação considerável do ombro não é incomum, e uma equimose em geral pode se estender até o antebraço e parede torácica.

As incidências radiológicas incluem radiografias em posições ântero-posterior (AP), Y escapular e incidência lateral axilar do ombro (Fig. 2A-C). Uma incidência em AP verdadeira do úmero (com o braço em posição neutra) pode ser útil para determinar a existência de impactação da cabeça. A incidência axilar é útil na determinação da angulação ântero-posterior e o deslocamento do tubérculo menor (Fig. 2C). Uma imagem de tomografia computadorizada (TC) raramente é necessária, e imagens de ressonância magnética (RM) não são úteis para determinação da vascularização da cabeça na fase aguda.

O momento ideal para a realização da cirurgia é crítico somente se a cabeça estiver luxada. Uma cabeça umeral luxada deve ser recolocada em sua posição anatômica em caráter emergencial. Ocasionalmente, é possível uma redução da cabeça luxada através de métodos fechados, mas uma abordagem aberta geralmente é necessária. Se a cabeça não estiver luxada, a cirurgia pode ser feita em bases eletivas, geralmente entre 3 a 7 dias após a lesão. Se não houver problemas médicos associados, a cirurgia pode ser feita em uma situação ambulatorial. O paciente é colocado em um imobilizador tipo tipóia até o dia da cirurgia. O tratamento da dor no pré e pós-operatórios é o mesmo: os pacientes utilizam acetaminofen (1.000 mg) de 6 em 6 horas e ibuprofen (400 mg) de 6 em 6 horas com oxicodone (5 a 10 a cada 2 horas, conforme necessário) para o controle da dor.

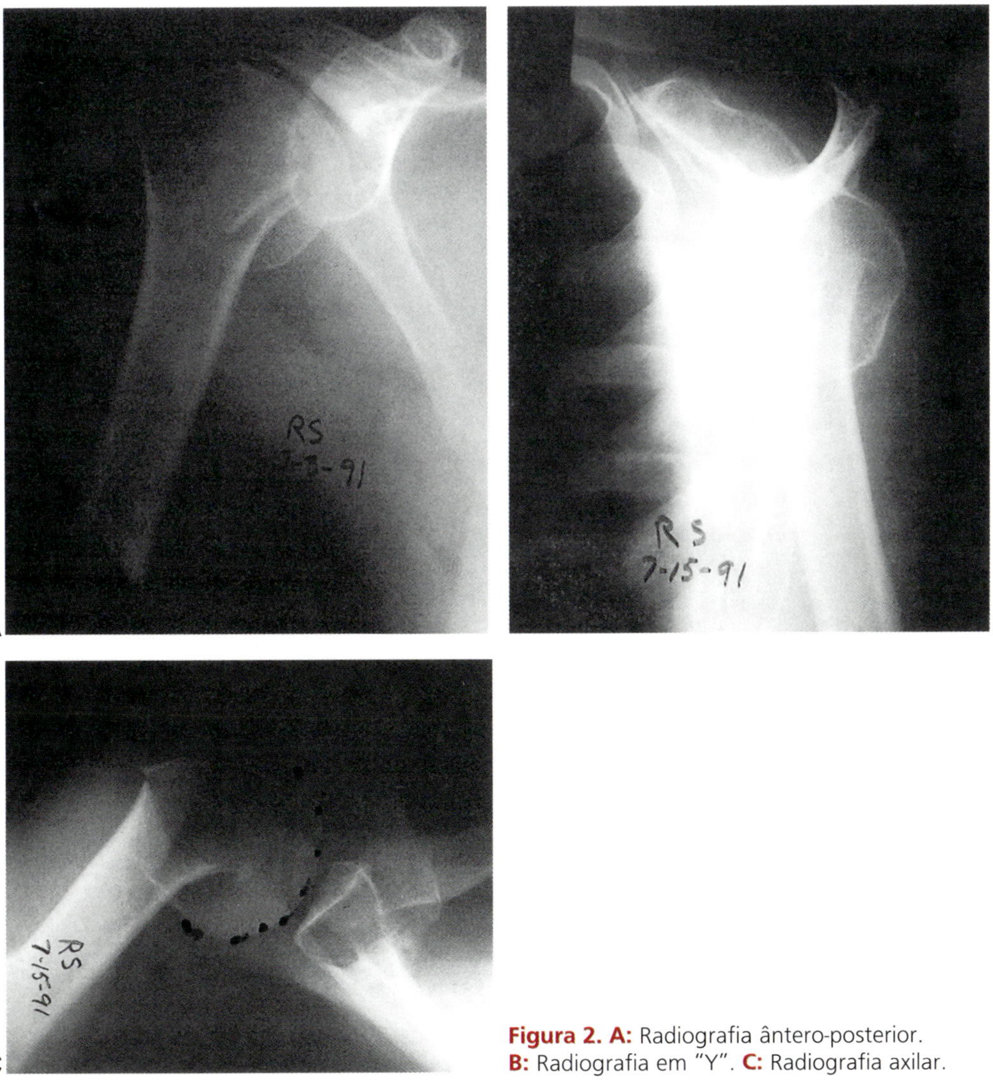

Figura 2. A: Radiografia ântero-posterior. **B:** Radiografia em "Y". **C:** Radiografia axilar.

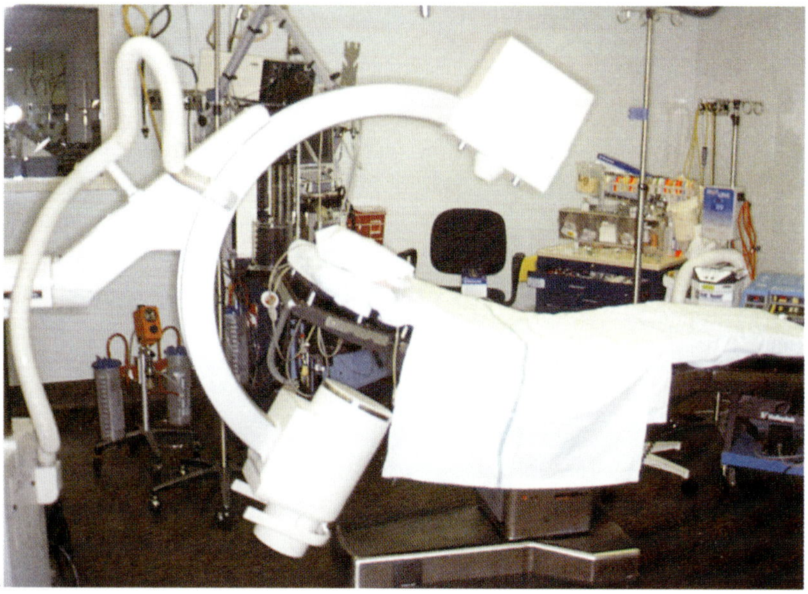

A

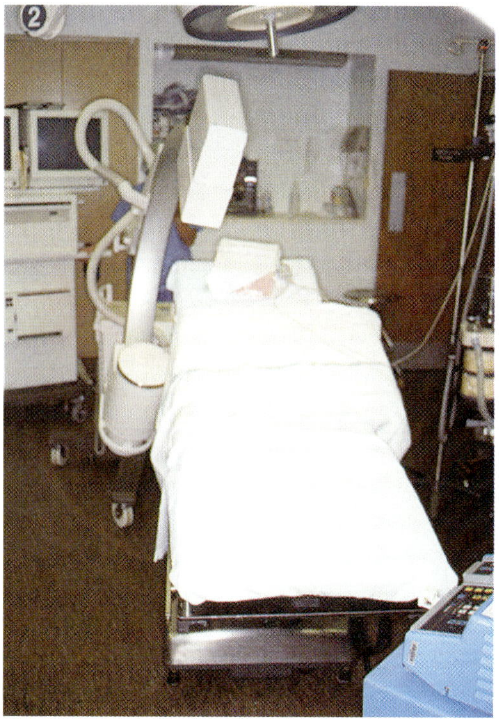

B

Figura 3. A: A posição dos equipamentos na sala de cirurgia. A mesa é virada em 90 graus, com o anestesista e o equipamento localizados no lado não afetado e o intensificador colocado na cabeceira da mesa. **B:** A posição do braço em C vista pela parte inferior da mesa. Observe que "C" está inclinado para evitar que a mesa interfira com a imagem.

CIRURGIA

Depois que o paciente é anestesiado, a mesa é virada em 90 graus, com a equipe de anestesia e seus equipamentos sendo posicionados do lado não afetado, permitindo um espaço suficiente para o cirurgião no lado afetado. O intensificador de imagem é posicionado na cabeceira da mesa com o monitor de TV próximo à base, posicionado do lado afetado (Fig. 3A). O braço em C é posicionado de modo que a máquina possa ser movimentada em 90 graus para obtenção de incidência axilar. O "C" deve ser posicionado para girar por cima ou por baixo, dependendo da posição do paciente. É útil se inclinar a porção superior do "C" medialmente e a porção inferior do "C" lateralmente para evitar que a mesa interfira com a imagem (Fig. 3B).

Os pacientes podem ser posicionados de duas maneiras. A primeira é colocando o paciente reto em uma mesa de cirurgia com a cabeça no pé da mesa (uma posição retrógrada em relação à cabeceira da mesa) de modo que as manivelas da mesa não fiquem no caminho da máquina de raios X (Fig. 4A). O paciente é movido então lateralmente em uma mesa radiolucente de modo que o ombro fique sobre a margem da mesa. A vantagem dessa posição é tripla: as fraturas em duas partes tendem a se manter reduzidas; a unidade de emissão do intensificador de imagens fica abaixo da mesa e longe do cirurgião; e a imagem se move sob os campos, facilitando a incidência axilar (Fig. 4B).

Na segunda posição, o paciente é colocado na posição de "cadeira de praia" (Fig. 5A), com o ombro sobre a margem da mesa. O intensificador de imagens é virado de modo que a unidade de emissão fica para cima e possa ser movida acima do topo para a incidência axilar. Essa posição proporciona um ajuste fácil da mesa, e, se uma redução aberta for necessária, a posição já é familiar. Infelizmente, o braço C deve ser movido para uma posição acima do topo para a obtenção da radiografia axilar, e a unidade emissora de raios X fica mais próxima da cabeça do cirurgião, aumentando sua exposição (Fig. 5B).

A

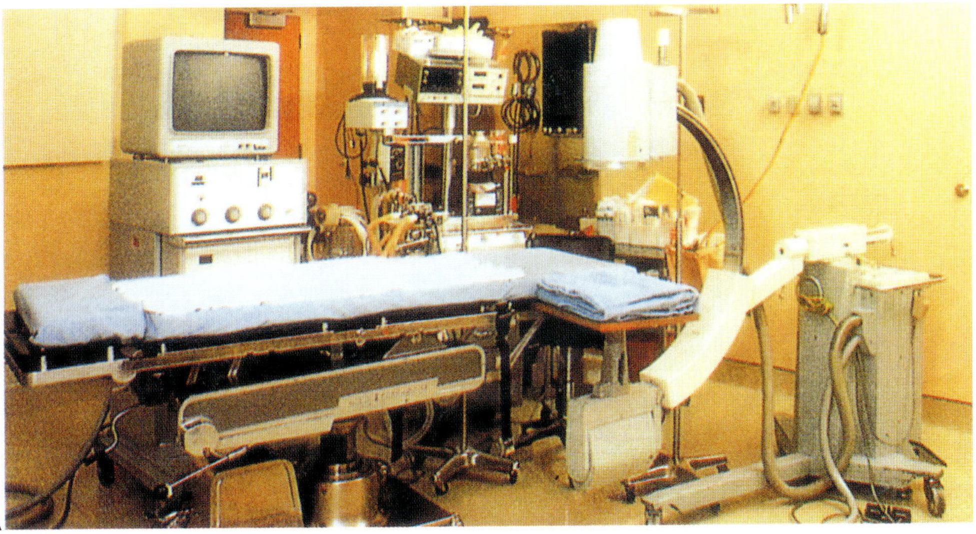

B

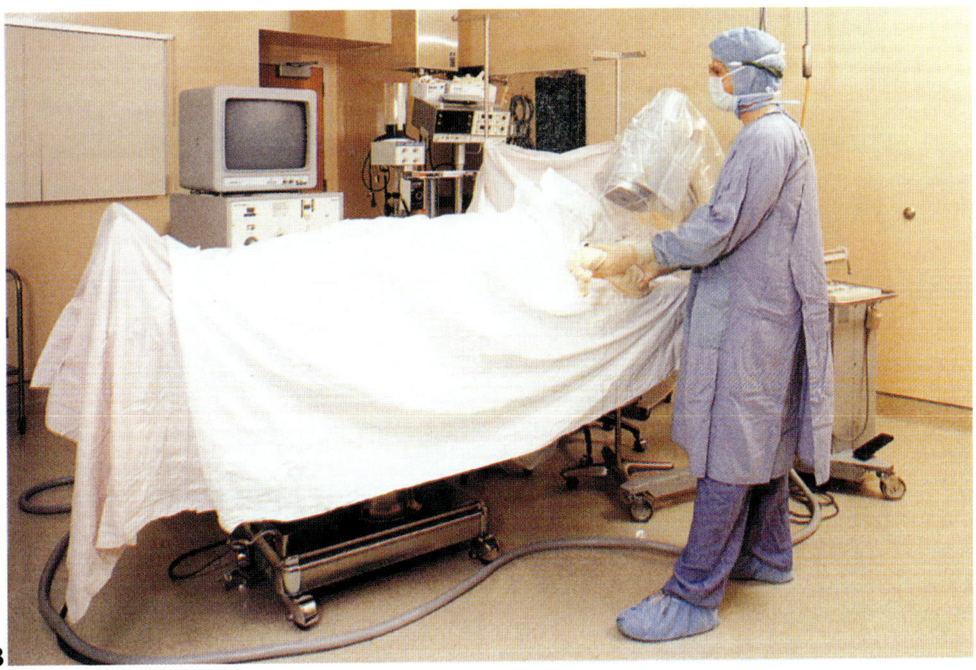

Figura 4. A: O paciente é posicionado na mesa de cirurgia. A cabeça do paciente é colocada ao pé da mesa. Esse posicionamento mantém as manivelas da mesa afastadas do intensificador de imagens. **B:** A incidência axilar é facilmente obtida nessa posição movendo-se o intensificador de imagem sob o ombro.

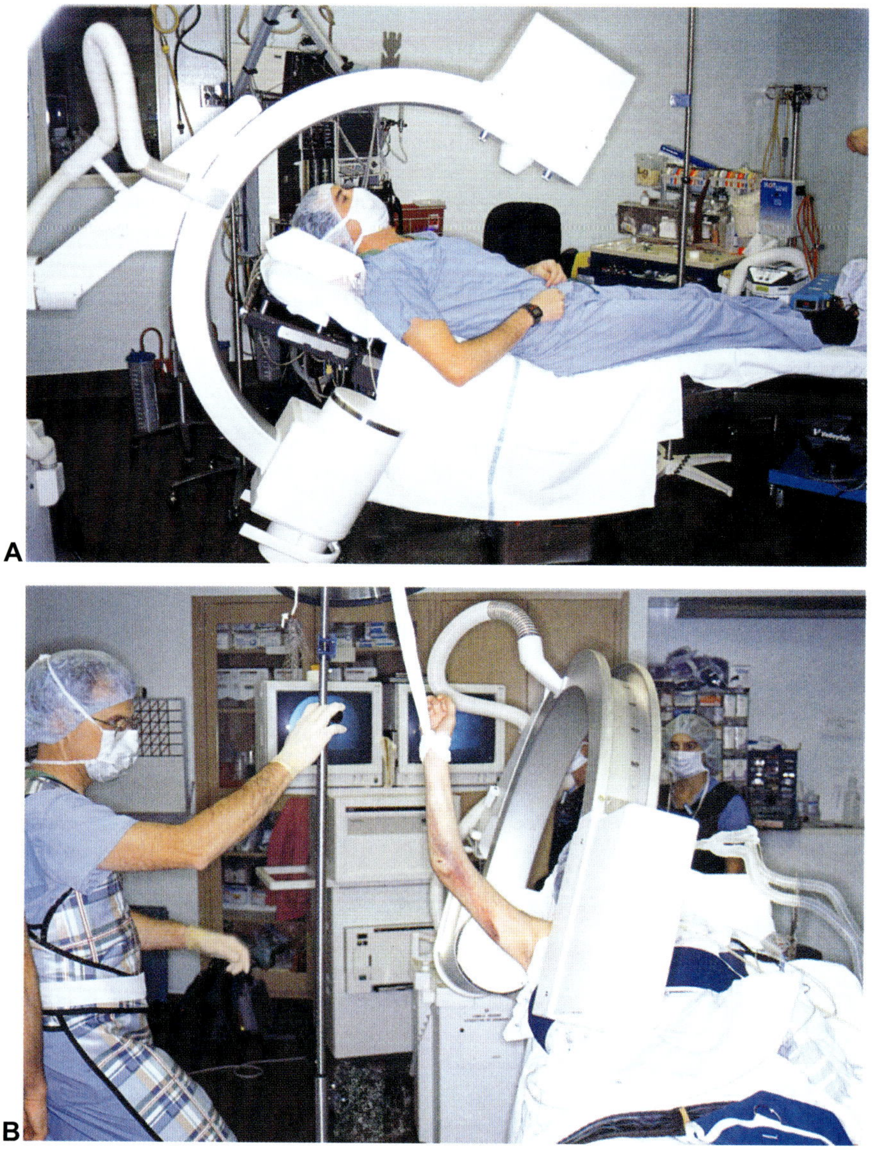

Figura 5. A: A posição de "cadeira de praia". B: O intensificador deve ser passado acima do topo do ombro para a realização da incidência axilar.

Redução

Redução da Cabeça-Diáfise. É imperativo que a cabeça esteja apropriadamente reduzida em relação à diáfise. O peitoral maior traciona a diáfise medialmente, anteriormente e em rotação interna, exercendo uma força de deformação. O supra-espinhal, a outra força deformante, abduz o fragmento da cabeça. A redução geralmente pode ser conseguida pela reversão das forças deformantes. A manobra de redução é uma tração longitudinal, abdução, deslocamento posterior, e uma leve rotação externa do fragmento diafisário em relação ao fragmento proximal (Fig. 6A). Quando uma impactação é o componente principal da fratura, o fragmento da diáfise pode precisar ser movido posteriormente e para fora (enquanto uma tração longitudinal é aplicada; Figura 6B). Esse movimento pode ser auxiliado pela colocação de uma toalha enrolada na axila para atuar como um fulcro. A redução deve ser confirmada nos planos AP e axilar através do intensificador de imagens antes de ser realizada a fixação.

Uma vez que a redução seja obtida, ela geralmente pode ser mantida suspendendo-se o braço enquanto se prepara o braço e os campos são colocados (Fig. 7). Após a colocação dos campos, o assistente mantém a redução enquanto o cirurgião faz sua fixação.

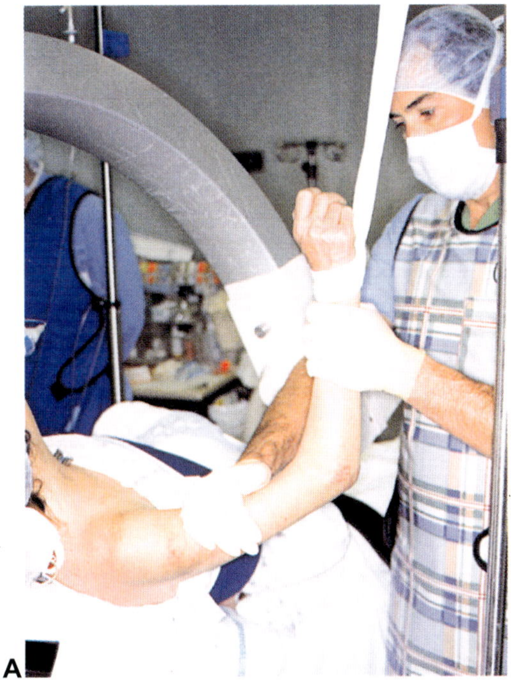

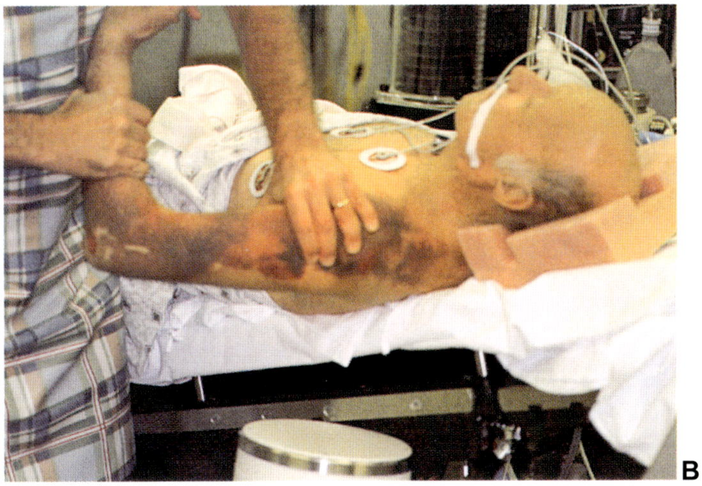

Figura 6. A, B: Manobra utilizada para reduzir fraturas de duas e de três partes. A diáfise é tracionada e mobilizada posteriormente em relação ao fragmento da cabeça.

Se uma redução aceitável não puder ser obtida ou mantida, um pino de Schanz de pequeno diâmetro é inserido na cabeça e atua como um *joystick*. O pino pode ser colocado através do tubérculo maior para controlar o fragmento da cabeça de modo que o fragmento da diáfise possa ser reduzido em relação a ela.

Ocasionalmente a fratura não pode ser reduzida por causa de uma interposição do tendão do bíceps. Uma abordagem deltopeitoral limitada pode ser utilizada para a remoção do tendão, permitindo a redução da fratura. A redução aberta formal é por vezes necessária quando existe um desvio significativo ou uma impactação irredutível. Nesses casos, a fixação pode ser percutânea ou interna.

Redução do Tubérculo Maior. As fraturas do tubérculo maior podem ser reduzidas por via percutânea. Primeiro, rode o ombro até que o fragmento desviado seja visto em seu maior perfil e desvio. O fragmento geralmente está posicionado um pouco posteriormente; fazendo um pouco

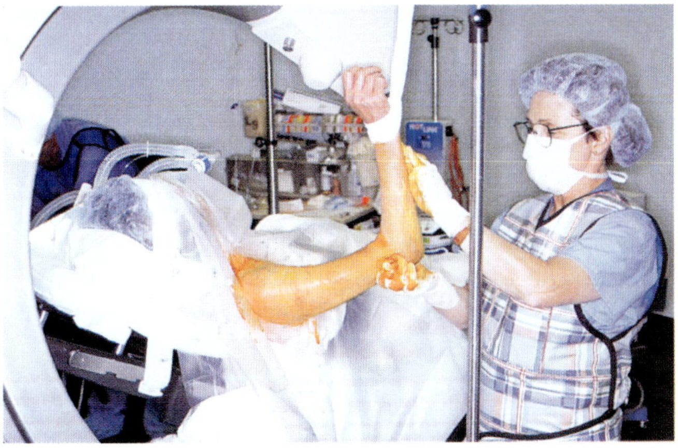

Figura 7. O braço é mantido suspenso para a preparação e para a colocação dos campos cirúrgicos. Essa posição geralmente mantém a redução.

de rotação interna do braço poderá ser obtida uma melhor visualização do deslocamento. Um pino guia do parafuso canulado é passado através de uma divisão de 1,5 cm no deltóide para o centro do fragmento. Se o desvio for somente lateral, o pino pode ser direcionado para a cabeça umeral. Se o desvio for superior e lateral, o pino deve ser direcionado mais inferiormente. O parafuso canulado (geralmente com uma arruela) irá empurrar o fragmento medialmente, ou medial e distalmente, quando apertado, reduzindo dessa forma a fratura.

Fraturas em Três Partes. As fraturas em três partes nas quais a cabeça está impactada e o tubérculo maior está desviado lateralmente também podem ser reduzidas de modo percutâneo. Uma incisão de 2,0 cm para a divisão do deltóide é feita em nível com a fratura (que é localizada com o uso do intensificador de imagens). Um afastador de lâmina é introduzido no sítio de fratura e a cabeça é desimpactada através da abertura das mandíbulas do afastador (Fig. 8); essa manobra inclina o fragmento da cabeça para a posição ideal por rodá-la ao redor das estruturas de tecidos moles mediais que estão intactas. A cabeça então é mantida em sua posição com pinos (como será descrito a seguir). O tubérculo maior pode ser colocado em seu lugar se a cabeça do úmero tiver sido inclinada para a posição correta. O tubérculo será reduzido como foi previamente descrito, e será fixado do modo descrito a seguir (veja Fixação Interna).

Fixação

Fraturas do Tubérculo Maior. Nas fraturas com desvios mínimos ou nas fraturas cominutivas do tubérculo, um grande parafuso esponjoso canulado (7,0 ou 7,3 mm) pode ser utilizado para se obter tanto a redução como a fixação. Utilizando o intensificador de imagens, o braço é rodado até que o tubérculo esteja em seu maior perfil e desvio. A seguir, o pino guia do parafuso canulado é passado através de uma incisão de 1,5 cm na direção do centro do fragmento e na direção da cortical oposta. Um parafuso com arruela é colocado de modo padrão. Conforme o parafuso é apertado, a redução é obtida. Uma arruela deve ser utilizada para distribuir a força desse poderoso parafuso sobre uma grande área e evitar a fragmentação do tubérculo. Deve ser tomado cuidado para não aprisionar o músculo deltóide embaixo da arruela. Um hemostato curvo ou um instrumento similar é utilizado para mobilizar o músculo conforme o parafuso e a arruela passam através do deltóide (Fig. 9).

Fraturas em Duas Partes. Para a fixação das fraturas em duas partes, utilizamos pinos com ponta rosqueada de 2,5 × 150 mm (Fig. 10) para diminuir a chance de migração do pino. Se esses

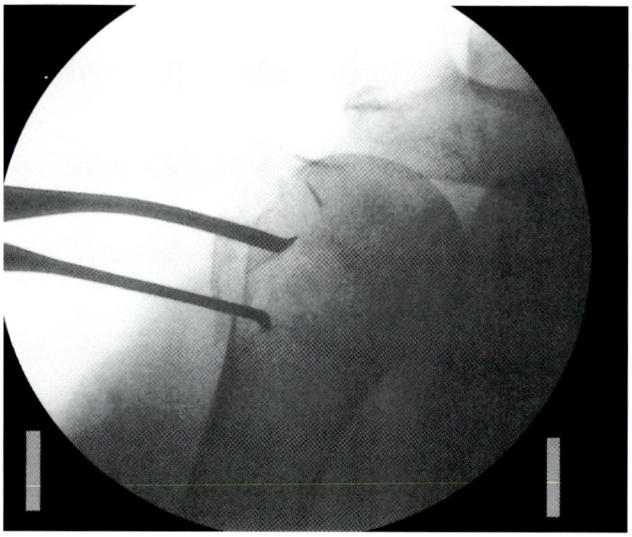

Figura 8. O fragmento impactado dessa fratura de três partes é reduzido através de uma incisão percutânea com a introdução de um afastador de lâmina.

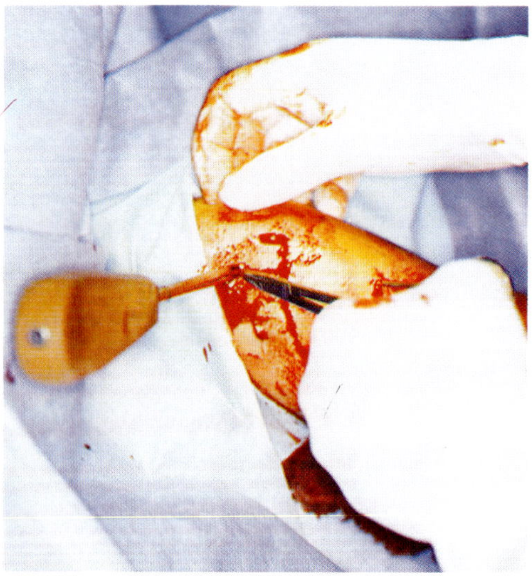

Figura 9. Os tecidos moles são afastados com um hemostato e arruelas são passadas através dele.

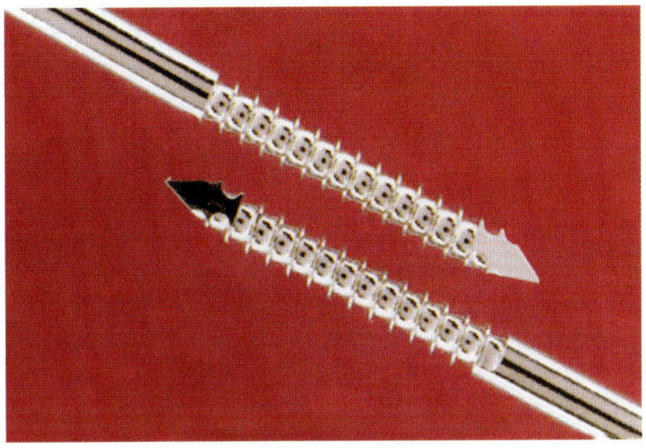

Figura 10. Pinos de ponta rosqueada utilizados para fixação percutânea.

pinos não estiverem disponíveis, os pinos guias de ponta rosqueada podem ser utilizados com um parafuso de compressão de quadril.

Com a utilização do intensificador de imagens, posicione um pino no ombro anterior ao longo da linha ideal para a colocação e marque a linha com um marcador de pele. Essa linha atua como o pino guia de anteversão nas fixações com pino das fraturas do colo femoral ou intertrocantéricas. De modo ideal, ele deve ser colocado logo acima da inserção do deltóide, mas ele geralmente é colocado um pouco mais acima. Deve ser tomado cuidado para evitar lesão do nervo axilar. Devem ser colocados quatro pinos; eles não precisam estar em paralelo. Deve-se tentar espalhar os pinos pela cabeça umeral. A colocação do pino deve ser checada em ambas as incidências com o intensificador de imagens para se ter certeza de que eles estão contidos dentro da cabeça umeral. Depois que os pinos tiverem sido colocados de modo apropriado, eles são cortados logo abaixo da pele.

Outro método de fixação utiliza parafusos canulados. Com esse método, é possível se utilizar somente um ou dois parafusos canulados devido ao fator limitante do tamanho do ponto de partida, a diáfise umeral lateral. A fixação utilizada na maioria das vezes é com dois parafusos esponjosos canulados de 7,0 mm orientados verticalmente ao longo da diáfise na direção da cabeça.

Fraturas de Três e Quatro Partes. Nas fraturas de três e quatro partes, o fragmento da cabeça é estabilizado da mesma forma que nas fraturas em duas partes. O fragmento do tubérculo maior é estabilizado com um único e grande parafuso esponjoso canulado. Esse parafuso é direcionado tanto para a cabeça umeral como para a metáfise proximal, dependendo de qual dessas posições reduzirá melhor o fragmento (veja seção anterior sobre a fixação das fraturas do tubérculo maior). O tubérculo menor geralmente não é estabilizado nas fraturas em quatro partes.

TRATAMENTO PÓS-OPERATÓRIO

A resistência da fixação e a confiabilidade no paciente determinarão se o braço será colocado em uma tipóia ou se será colocado em uma tipóia com enfaixamento do braço contra o tórax. Se o paciente for cooperativo e uma excelente fixação tiver sido obtida, somente a tipóia é utilizada. Se existir qualquer preocupação, o enfaixamento também é feito. A fisioterapia é iniciada em 5 a 7 dias após a cirurgia. A fisioterapia inicial consiste em suaves exercícios pendulares. Exercícios para a amplitude de movimentos ativos e ativo-assistidos são iniciados 3 a 4 semanas após a cirurgia, dependendo da qualidade da fixação e do grau de consolidação. A tipóia é então removida 4 a 6 semanas após a cirurgia, se houver essa consolidação. O fortalecimento se inicia nesse momento. Atividades sem restrição são iniciadas quando a consolidação se completar, geralmente dentro de 6 a 10 semanas.

Os pinos são removidos em 4 a 6 semanas, dependendo da consolidação. Essa remoção geralmente é feita no consultório e com anestesia local. Algumas vezes, uma sedação é necessária; pacientes extremamente sensíveis necessitam de uma anestesia geral leve.

COMPLICAÇÕES

Protrusão/Migração do Pino

As causas mais comuns de protrusão do pino através da pele são regressão do edema e uma migração dos pinos para fora.

No primeiro tipo, o cirurgião tem duas escolhas: (a) remover o pino se a consolidação já progrediu e o restante da fixação for adequada de modo que a remoção do pino não arrisque a fixação; ou (b) deixar o pino protruso no local e tratar o local do pino da mesma forma que se cuida de um pino de fixador externo. Geralmente eu escolho essa última opção e não tenho tido problemas.

A migração de pinos é um problema mais sério. O primeiro sinal de migração do pino pode ser um aumento súbito da dor, tanto no ombro como nos tecidos moles. Se o pino migrou para fora e ainda gera uma fixação, ele pode ser tratado como um pino protruso, como foi orientado anteriormente. Se o pino não estiver mais fixando a fratura, protruindo através da pele, e causando irritação suficiente para dificultar a reabilitação, é melhor removê-lo. Se um pino migrar para dentro e penetrar a cabeça umeral, ele deve ser removido imediatamente. Esses pinos não são reposicionados, pois uma consolidação suficiente já se estabeleceu, e a sua recolocação é desnecessária.

Perda da Redução

A perda da redução geralmente está associada à falha da fixação, seja por parte do pino como do osso. Como muitos pacientes com fraturas do úmero proximal são idosos, o problema da má qualidade do osso é uma grande preocupação. Além disso, muitos pacientes idosos ficam confusos e podem ficar mais ativos do que deveriam. Quando um paciente se torna confuso e necessita de restrições, o braço deve ser enfaixado e colocado em tipóia. Um aparelho imobilizador de fibra de vidro é confeccionado e pode ser utilizado de modo que não possa ser removido pelo paciente.

CASOS ILUSTRATIVOS PARA A TÉCNICA

Caso 1: Fratura do Tubérculo Maior

Um homem de 40 anos de idade sofreu uma fratura desviada do tubérculo maior. A intervenção cirúrgica foi escolhida devido à natureza do desvio dessa fratura. Na cirurgia o braço foi rodado internamente e externamente até que o fragmento do tubérculo fosse visto em seu desvio máximo (demonstrado na Fig. 11A). Com o braço nessa posição, um pino guia de parafuso canulado foi colocado no centro do fragmento com o uso do intensificador de imagens. Quando o pino foi posicionado no local apropriado do fragmento, o que foi avaliado nas incidências AP e axilar, ele foi passado até a cortical oposta ou na direção da cabeça umeral. Nesse caso, a cortical oposta foi utilizada (Fig. 11B). O osso cortical abaixo da cabeça é o preferido, porque o osso é mais forte e permitirá que o parafuso reduza o fragmento à medida que é apertado. Se o parafuso for colocado na cabeça umeral, ele deve ser curto o suficiente de modo que, quando o fragmento for reduzido, o parafuso não penetre a cabeça umeral.

Uma arruela foi utilizada para distribuir a força por uma área maior e evitar a fragmentação do tubérculo. O parafuso reduziu a fratura à medida que foi apertado. A Figura 11C mostra a redução final e a posição do parafuso.

Pós-operatoriamente o ombro foi tratado com uma tipóia. O paciente iniciou imediatamente a realização de exercícios pendulares. A tipóia foi retirada em 4 semanas, e exercícios ativos foram iniciados. Na oitava semana, o paciente apresentava uma amplitude de movimentos próxima do normal. O resultado é demonstrado na Figura 11D.

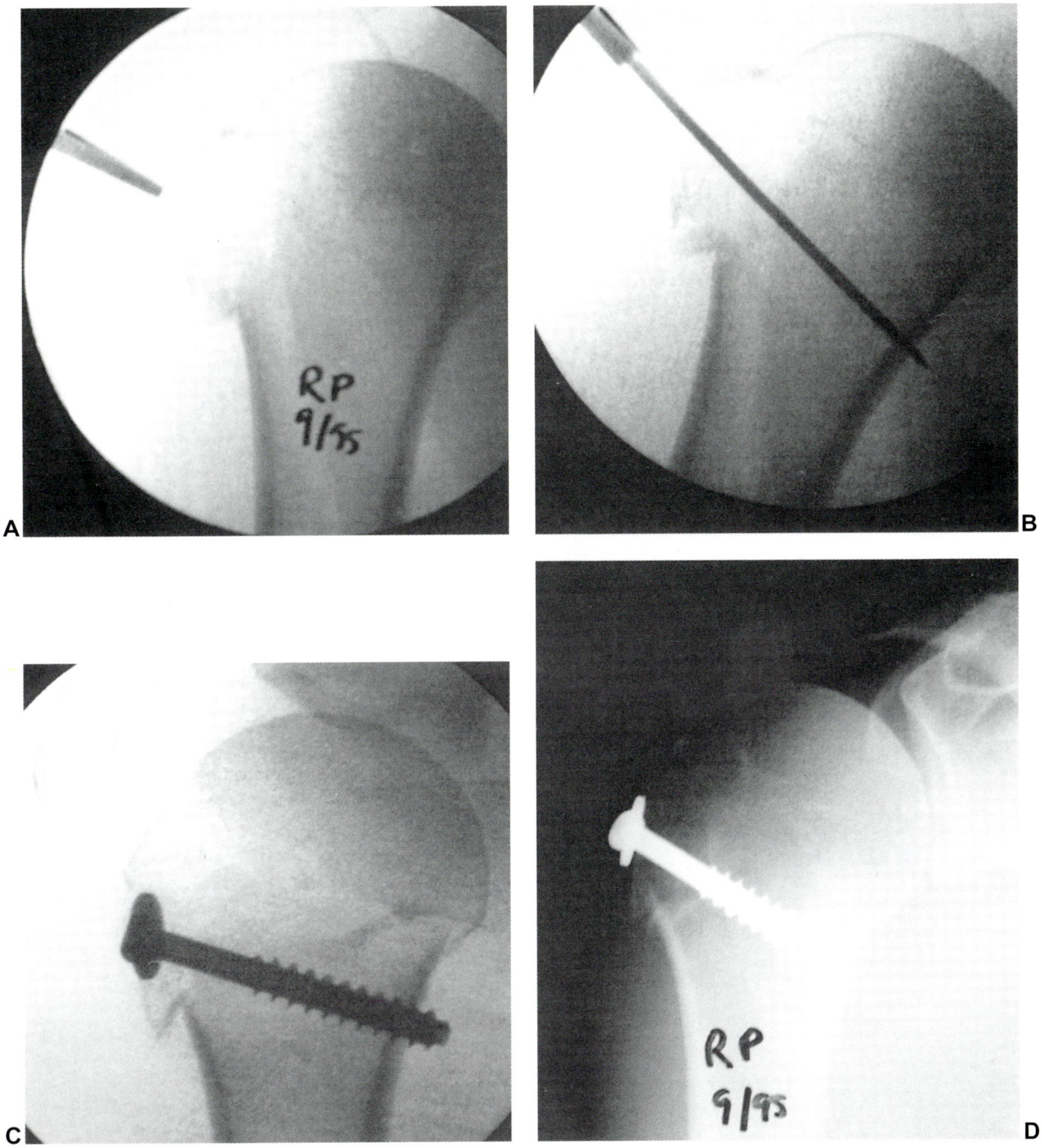

Figura 11. A: O tubérculo maior é visto em seu maior perfil, e o ponto de partida é identificado com um hemostato reto. **B:** Um pino guia para parafuso canulado é passado através do tubérculo maior na direção da cortical medial. **C:** O parafuso canulado é colocado, e a fratura é reduzida com um parafuso e arruela. **D:** O resultado final visto em contraste radiológico durante o acompanhamento.

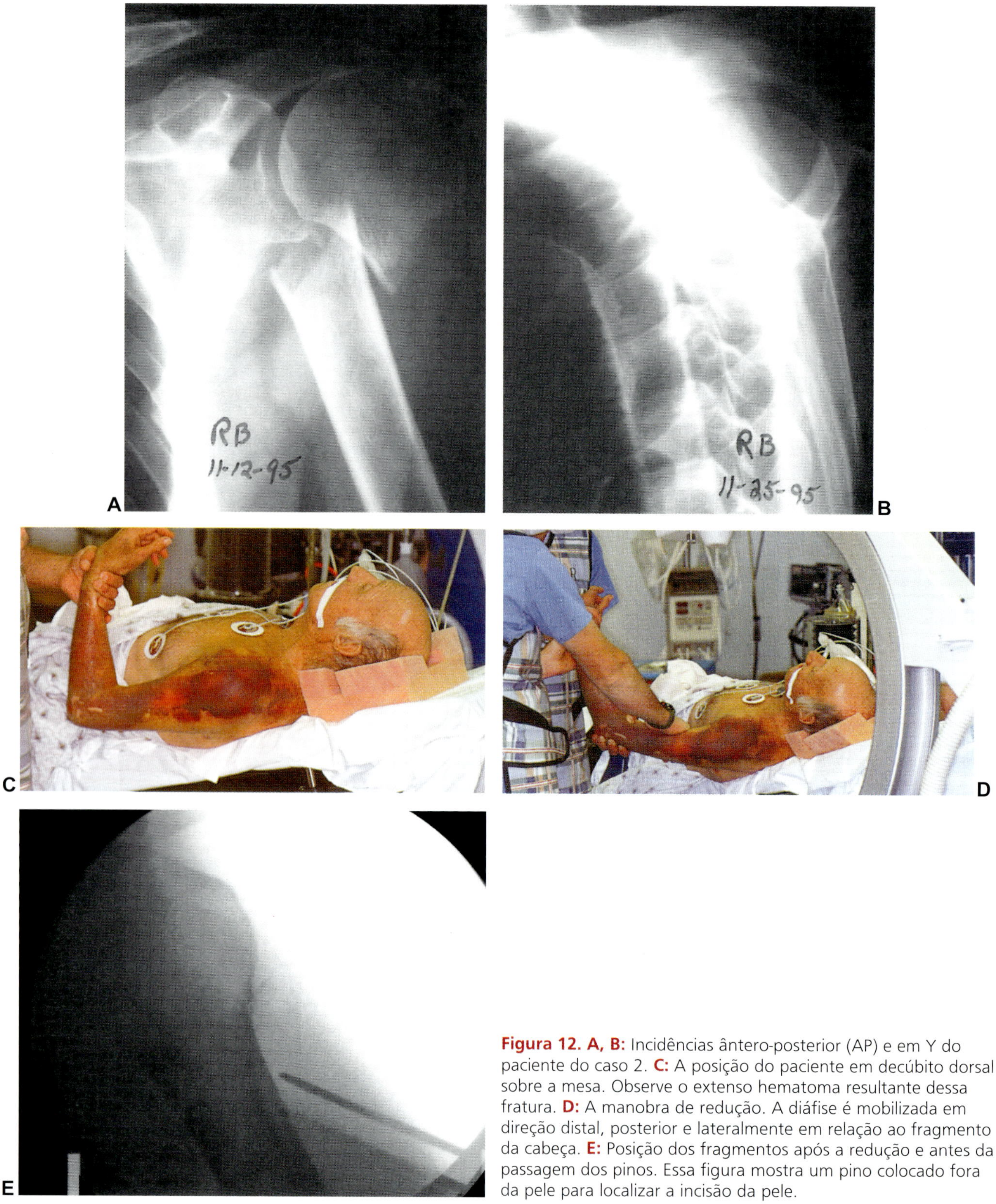

Figura 12. A, B: Incidências ântero-posterior (AP) e em Y do paciente do caso 2. **C:** A posição do paciente em decúbito dorsal sobre a mesa. Observe o extenso hematoma resultante dessa fratura. **D:** A manobra de redução. A diáfise é mobilizada em direção distal, posterior e lateralmente em relação ao fragmento da cabeça. **E:** Posição dos fragmentos após a redução e antes da passagem dos pinos. Essa figura mostra um pino colocado fora da pele para localizar a incisão da pele.

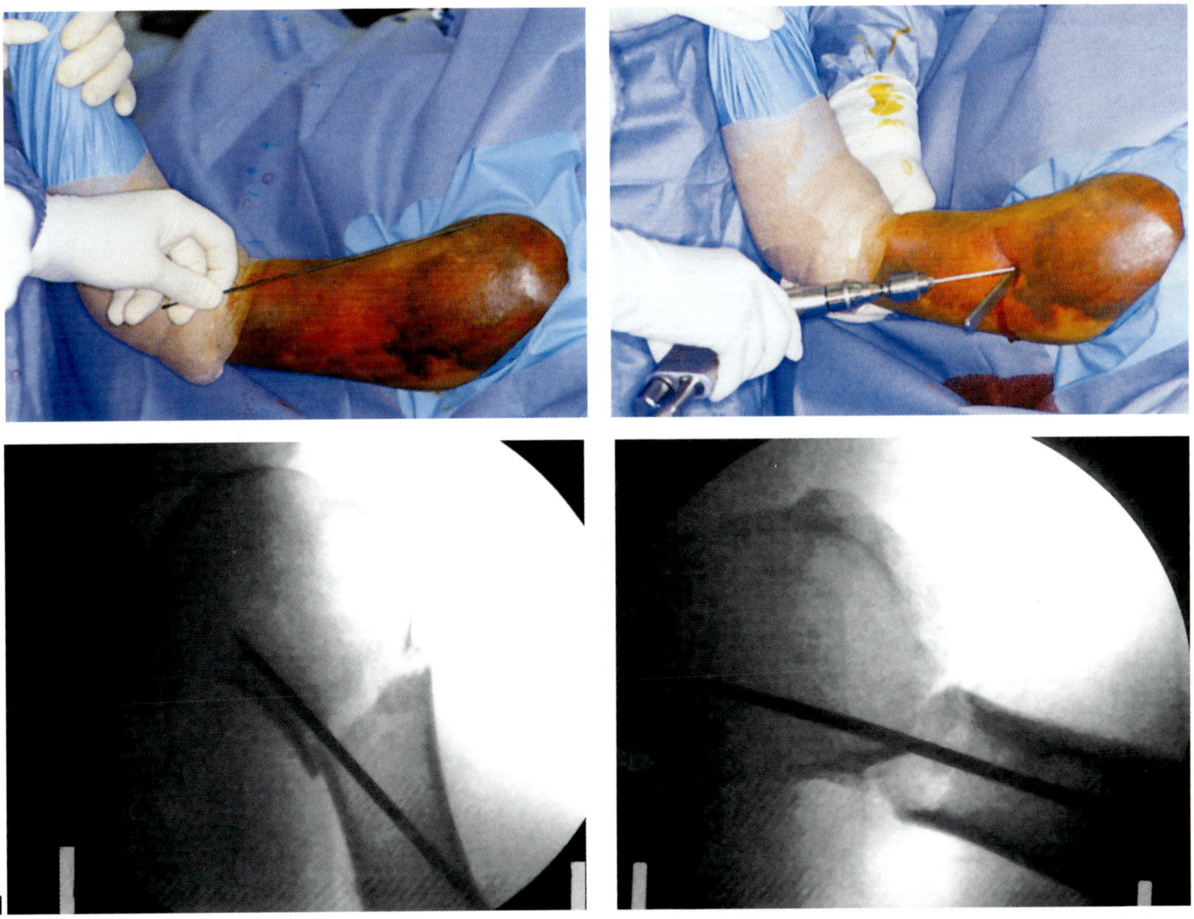

F G H I

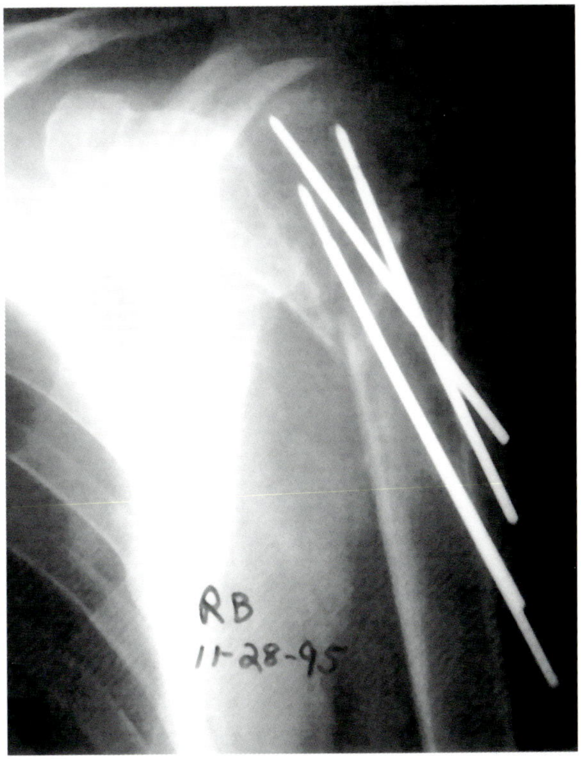

J

Figura 12. *(Continuação)* **F:** Um pino é colocado na face anterior do ombro para estimar a direção na qual os pinos devem ser direcionados. **G:** O primeiro pino é perfurado. Observe que o pino está direcionado em linha com a diáfise. Essa manobra irá colocar o pino no fragmento da cabeça. **H, I:** A radiografia intra-operatória da posição do primeiro pino nas incidências AP e axilar. **J:** A radiografia após 3 semanas demonstra a posição final, e um pino mostra discreta migração.

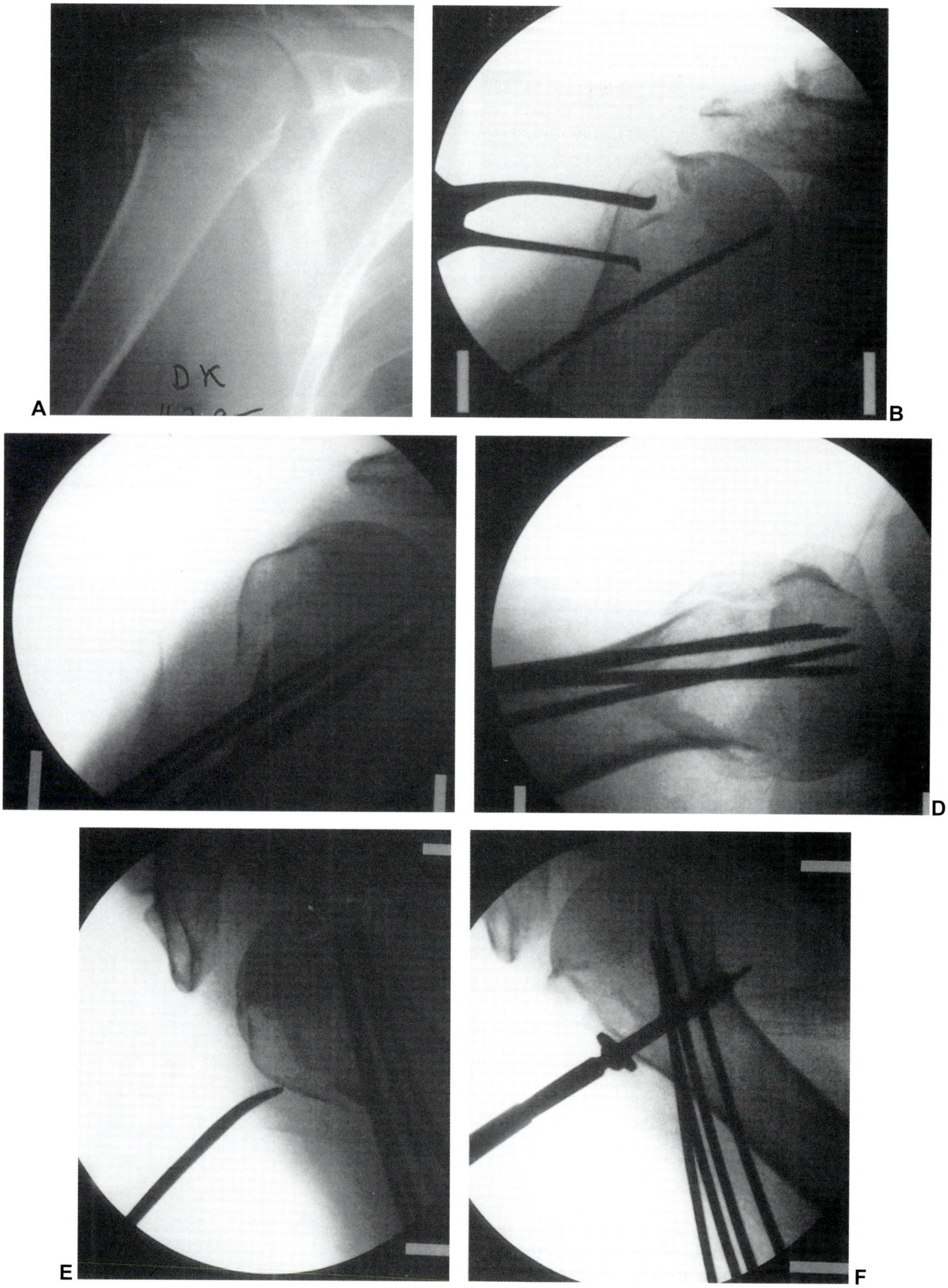

Figura 13. A: Fratura em três partes impactada. O fragmento da cabeça está impactado para uma posição em valgo, e o fragmento do tubérculo está desviado lateralmente. **B:** O afastador de lâmina é mostrado em posição. A cabeça foi elevada, e o primeiro fio-K foi colocado. **C, D:** A posição dos pinos nas posições ântero-posterior (AP) e axilar. O tubérculo ainda está desviado. **E:** Um instrumento localiza o ponto de partida apropriado para o parafuso. **F:** Posição final após a colocação do parafuso canulado. O tubérculo está reduzido.

Caso 2: Fratura em Duas Partes

Um homem de 62 anos de idade sofreu uma fratura em duas partes do úmero proximal, demonstrada na Figura 12A e B. Ele foi trazido para cirurgia de redução e fixação. A Figura 12C mostra sua posição na mesa de cirurgia. Observe também o extenso hematoma geralmente visto com essa fratura. A redução foi feita através da movimentação do fragmento diafisário posteriormente e lateralmente em relação ao fragmento proximal. Essa redução é demonstrada na Figura 12D. A Figura 12E mostra a redução antes da colocação dos pinos.

Um pino foi colocado na face anterior do ombro para agir como um guia para a incisão da pele (Fig. 12F). Uma vez determinada a posição apropriada, uma linha pode ser marcada na pele. Os pinos foram colocados de modo percutâneo através de incisões perfurantes, demonstradas na Figura 12G. Observe como o pino é direcionado em linha com a diáfise da cabeça umeral. A Figura 12H e I mostra a colocação intra-operatória do primeiro pino nas incidências em AP e axilar.

A Figura 12J mostra a fratura 3 semanas após a cirurgia. Um dos pinos está migrando para fora.

Caso 3: Fratura em Três Partes

Uma mulher de 38 anos de idade sofreu uma fratura em três partes, demonstrada na Figura 13 A. Sua fratura é uma na qual a cabeça está impactada em uma posição em valgo e o tubérculo maior está desviado lateralmente. Na cirurgia, o fragmento da cabeça foi desimpactado por via percutânea com um afastador de lâmina. O afastador é colocado através de uma pequena incisão e gradualmente aberto para que se atinja a redução. O afastador de lâmina é mostrado na Figura 13B (depois que um pino foi colocado). Três pinos adicionais foram colocados, como mostrado na Figura 13C e D. O fragmento do tubérculo ainda está desviado. A Figura 13E mostra um instrumento localizando o ponto de partida para o parafuso canulado. O parafuso for apertado e o fragmento do tubérculo é reduzido, como mostrado na Figura 13F.

LEITURA RECOMENDADA

1. Cornell, C.N., Levine, D., and Pagnani, M.J.: Internal fixation of proximal humerus fractures using the screwtension band technique. *J Orthrop. Trauma,* 8:23-27, 1994.
2. Flatow, E.L., Cuomo, F., Maday, M.G., et al.: Open reduction and internal fixation of two-part displaced fractures of the greater tuberosity of the proximal part of the humerus. *J. Bone Joint Surg. [Am],* 73:1213-1218, 1991.
3. Jaberg, H., Warner, J.J., and Jakob, R.P.: Percutaneous stabilization of unstable fractures of the humerus. *J. Bone Joint Surg. [Am],* 74:508-515, 1992.
4. Kocialkowski, A., and Wallace, W.A.: Closed percutaneous K-wire stabilization for displaced fractures of the surgical neck of the humerus. *Br. J. Accident Surg.,* 21:209-212, 1990.
5. Koval, K.J., Sanders, R., Zuckerman, J.D., et al.: Modified-tension band wiring of displaced surgical neck fractures of the humerus. *J. Shoulder Elbow Surg.,* 2:85-92, 1993.
6. Ruedi, T., and Schweiberer.: Fractures of the proximal humerus. In Allgöwer, M. (ed.): *Manual of Internal Fixation,* 3rd ed. Springer-Verlag: Berlin, 1992, pp. 438-441.

3

Fraturas do Úmero Proximal: Redução Aberta e Fixação Interna

Charles N. Cornell

INDICAÇÕES/CONTRA-INDICAÇÕES

A maioria das fraturas do úmero proximal ocorre no idoso, apresentam desvios mínimos e estáveis, permitindo um tratamento conservador. Entretanto, 15% a 20% das fraturas proximais do úmero apresentam um desvio significativo, angulação, má rotação ou envolvimento dos tubérculos. Fraturas que apresentam 1 cm de desvio ou mais de 45 graus de angulação da cabeça umeral em relação com a diáfise ou mais de 10 mm de desvio dos tubérculos de suas posições anatômicas podem ser candidatas a redução aberta e fixação interna.

O sistema de classificação descrito por Neer (6) é comumente utilizado e é eficiente em relacionar tanto a gravidade da lesão como o tratamento cirúrgico apropriado. Nesse sistema, as quatro regiões anatômicas do úmero proximal são identificadas, e o envolvimento dessas estruturas pela fratura é descrito como fraturas em uma, duas, três ou quatro partes. As fraturas em uma parte são essencialmente sem desvio, tendo possibilidade de tratamento fechado. Nesse sistema de classificação, um desvio implica que um fragmento está afastado 10 mm ou mais ou está angulado em mais de 45 graus de seu alinhamento normal. As fraturas em duas partes são aquelas com a cabeça e o tubérculos intactos, mas separadas da diáfise. Nas fraturas em três partes, um dos tubérculos, geralmente o maior, está afastado da cabeça, que está significativamente desviado em relação à diáfise. As fraturas em quatro partes envolvem a separação de ambos os tubérculos da cabeça, bem como um desvio significativo da cabeça em relação à diáfise. A classificação também descreve as lesões associadas com a luxação da cabeça em relação à glenóide, além da fratura, e as identifica como as de pior prognóstico. Quanto maior for o número de fragmentos em uma fratura, maior o risco de necrose avascular, sendo que as fraturas em quatro partes apresentam os maiores riscos dessa complicação. Por esse motivo, é amplamente aceito que a maioria das fraturas com duas ou três partes seja candidata a fixação interna, enquanto a maioria das fraturas em quatro partes deve ser tratada através de uma substituição protética. As exceções a essas regras são pacientes jovens com bom estoque ósseo e fraturas em quatro partes em valgo e impactadas nas quais o reparo cirúrgico da fratura tem sido seguido de um sucesso previsível (7).

As fraturas em duas, três e quatro partes mais instáveis necessitam de tratamento cirúrgico para restaurar uma função útil para o ombro. Poucos pacientes, independentemente da idade ou de condições médicas associadas, não terão benefícios do tratamento cirúrgico de uma fratura instável do úmero proximal. Indicações específicas para redução aberta e fixação interna inclu-

C.N. Cornell, M.D.: Department of Surgery, Cornell University Medical College, Hospital for Special Surgery, New York, New York 10021.

em as fraturas expostas, aquelas que não podem ser reduzidas por métodos fechados e as fraturas em um idoso com estoque ósseo ruim que não suportaria uma redução fechada e fixação percutânea. Pacientes jovens com bom estoque ósseo, especialmente aqueles politraumatizados, são excelentes candidatos a redução fechada e fixação percutânea. Contra-indicações específicas para a cirurgia ocorrem em pacientes com poucas esperanças de recuperação funcional, como os pacientes idosos debilitados ou aqueles com lesões neurológicas que impedem uma função muscular útil. A presença de uma grave artropatia do manguito rotador significa uma contra-indicação relativa para o reparo e uma indicação para substituição protética com uma prótese de cabeça grande. Fraturas em quatro partes com luxação da cabeça umeral estão associadas a uma incidência de quase 100% de osteonecrose e devem ser submetidas a uma hemiartroplastia.

A maioria das fraturas do úmero proximal ocorre na mulher idosa após quedas e escorregões. O osso do úmero proximal está osteoporótico, e obtém-se uma fixação ruim quando placas ou parafusos são utilizados (4,5). Hawkins et al. (4,5) destacaram que as fixações dos tecidos moles dos tendões do manguito rotador geralmente são fortes, a despeito da má qualidade do osso adjacente. Eles demonstraram que esses tecidos moles geram excelentes sítios para a fixação da fratura quando técnicas com fios em banda de tensão são utilizadas. Além disso, o uso de fios em banda de tensão não viola o espaço subacromial ou leva a um impacto pós-operatório e minimiza as dissecções e interferências com o suprimento sangüíneo associadas com as placas. Em pacientes mais jovens, a qualidade do osso geralmente é superior, permitindo uma excelente fixação com placas e parafusos. Em muitos casos, as fraturas em indivíduos jovens são o resultado de traumas de alta energia, e por isso essas fraturas podem estar muito cominutivas na região metafisária. Essa cominução cria uma instabilidade que torna proibitivo o uso das técnicas com fios em banda de tensão, já que essas levam a um encurtamento excessivo com perda da força do deltóide e a uma subluxação inferior da cabeça umeral. Nesses casos, uma placa com contraforte é necessária para restaurar e manter o comprimento. Porém, fraturas em duas, três e quatro partes em pacientes jovens sem uma cominução significativamente podem ser tratadas com a técnica de fios em banda de tensão com parafuso.

PLANEJAMENTO PRÉ-OPERATÓRIO

Em pacientes com lesões do ombro, uma história cuidadosa deve ser obtida para a documentação do mecanismo da lesão bem como para a presença de lesões associadas. O exame físico deve avaliar o grau de edema, com uma cuidadosa pesquisa à procura de lesões neurovasculares. Apesar de a lesão vascular ser rara, uma ruptura da artéria axilar pode ocorrer e está associada a sensação de entorpecimento e parestesia do membro e um hematoma axilar em expansão. Como a circulação colateral do membro superior é extensa, a presença de pulsos no punho não afasta a possibilidade de uma lesão vascular significativa. Os nervos axilar e musculocutâneo são os nervos mais comumente lesionados, e suas funções no momento do exame inicial devem ser cuidadosamente documentadas. As radiografias devem incluir uma incidência ântero-posterior verdadeira (AP), uma incidência lateral transtorácica da escápula e uma incidência lateral axilar da articulação glenoumeral. Se houver uma cominução significativa, incidências que incluam todo o comprimento do úmero podem ser necessárias. Se existir alguma dúvida em relação à cominução do fragmento articular do úmero, uma tomografia computadorizada (TC) pode ser bastante útil. O cirurgião pode desejar obter uma radiografia do ombro oposto para servir como guia para a restauração do lado lesionado.

O cirurgião deve fazer um cuidadoso planejamento pré-operatório e criar uma tática cirúrgica. O planejamento pré-operatório nesses casos consiste em uma análise cuidadosa das radiografias da lesão para determinar o número e a localização dos fragmentos da fratura (Fig. 1). Um desenho da cirurgia pode determinar a localização pré-operatória da cabeça do úmero, da diáfise e dos tubérculos maior e menor. Um segundo desenho é preparado para localizar a posição dos fragmentos depois da realização da redução aberta. As posições do parafuso e dos fios em banda de tensão estão incluídas nesse segundo desenho (Fig. 2). Edema, hematoma e a ruptura dos marcos anatômicos de tecidos moles e ósseos podem frustrar mesmo os cirurgiões mais experientes. Considero que um planejamento pré-operatório cuidadoso ajuda a prever a anatomia do local no momento da exposição cirúrgica. Uma preparação precipitada irá levar a um tempo cirúrgico maior e a uma curva de aprendizado dessa técnica muito mais frustrante.

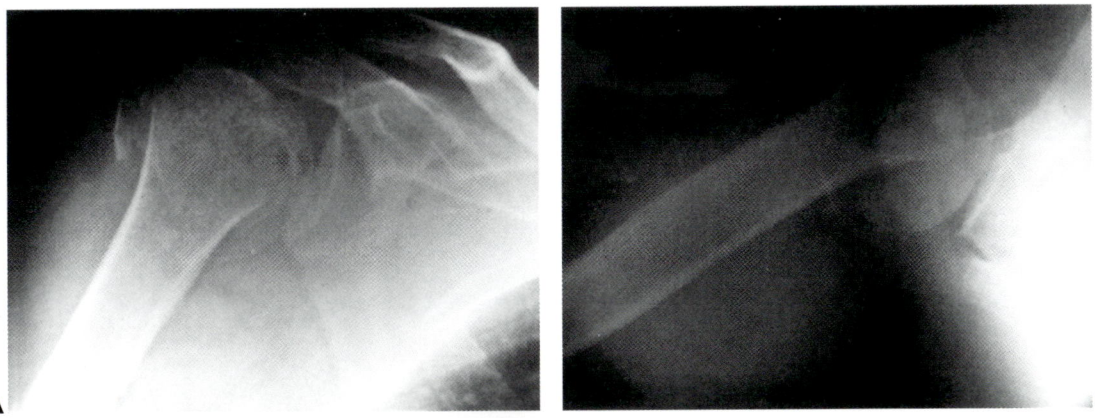

A C

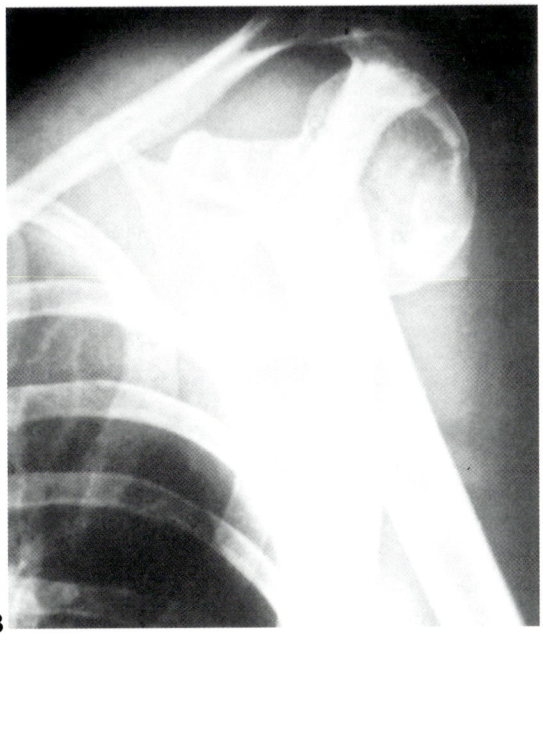

B

Figura 1. Incidências ântero-posterior **(A)**, lateral **(B)** e axilar **(C)** de uma fratura em três partes do úmero proximal direito.

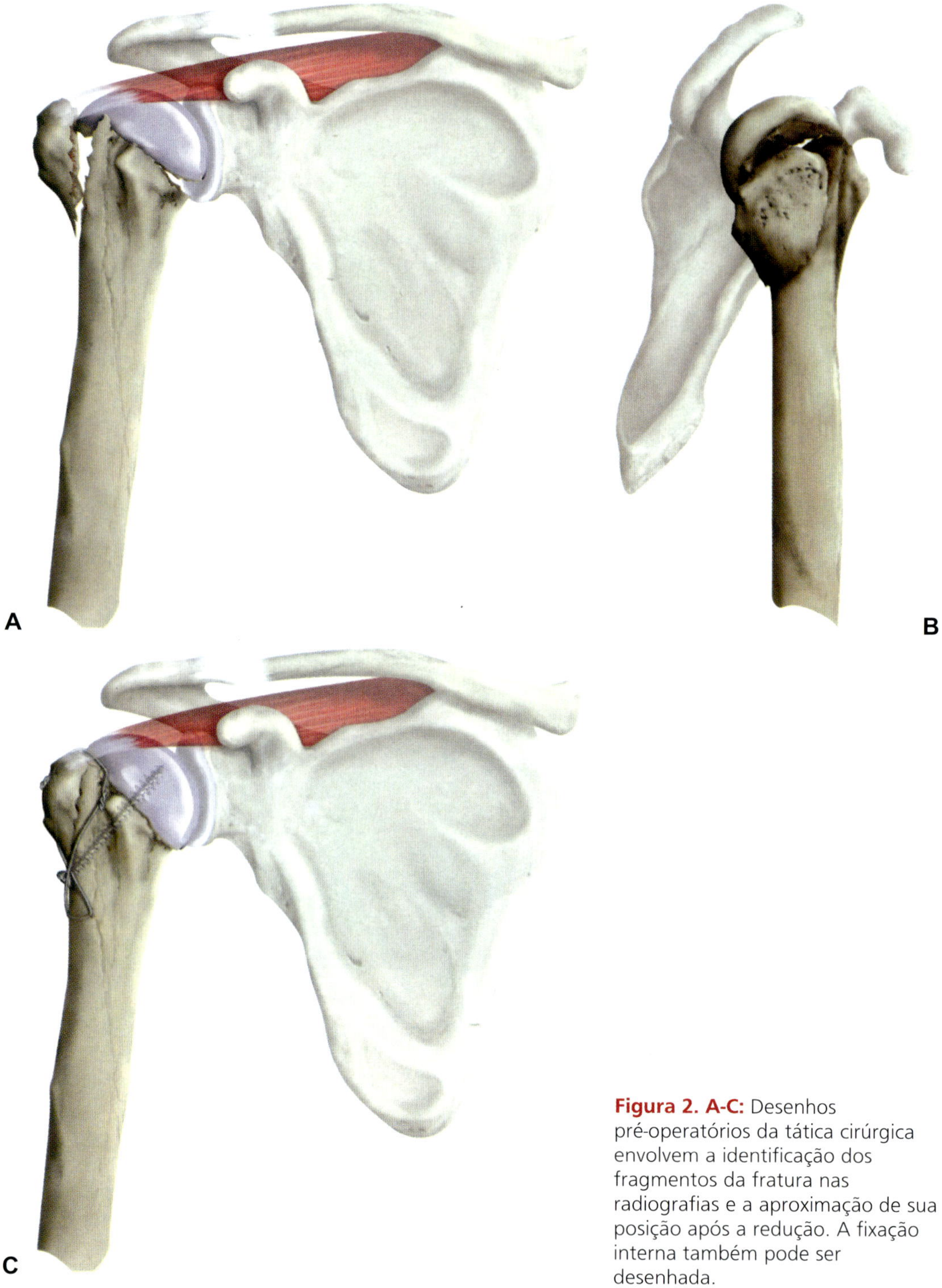

Figura 2. A-C: Desenhos pré-operatórios da tática cirúrgica envolvem a identificação dos fragmentos da fratura nas radiografias e a aproximação de sua posição após a redução. A fixação interna também pode ser desenhada.

CIRURGIA

A anestesia regional freqüentemente é utilizada para esse procedimento. O bloqueio interescaleno proporciona uma anestesia adequada durante o caso e pode gerar um alívio da dor no pós-operatório se forem utilizados anestésicos de longa duração. O cirurgião pode suplementar o bloqueio com anestésicos locais e epinefrina para assegurar uma anestesia adequada da pele e para retardar o sangramento da pele e tecidos subcutâneos durante a exposição cirúrgica. A anestesia geral fica reservada para pacientes não-cooperativos e para aqueles com graves doenças pulmonares crônicas. Um bloqueio interescaleno paralisa o diafragma ipsilateral, o que pode levar a uma angústia respiratória em pacientes com grave comprometimento pulmonar pré-operatório.

Para a utilização do intensificador de imagens durante o procedimento, o paciente deve ser cuidadosamente posicionado. Uma mesa radiolucente e um "coxim" são úteis. O paciente é colocado na posição de cadeira de praia com a cabeça elevada entre 60 a 75 graus. O paciente é posicionado de modo que o ombro fique para fora da margem da mesa, permitindo o acesso do intensificador de imagens. O coxim é necessário para a manutenção dessa posição. Os campos operatórios são colocados ao redor do braço, que é deixado livre com acesso para uma incisão deltopeitoral estendida (Fig. 3). Um coxim interescapular e uma cuidadosa moldagem do outro coxim são necessários para permitir a manipulação do braço e do ombro durante o procedimento (Fig. 3).

Uma incisão deltopeitoral é feita, iniciando-se na margem do acrômio e se estendendo distalmente até o nível da inserção do deltóide. A veia cefálica é identificada e pode ser sacrificada, ou, preferivelmente, mobilizada e afastada medialmente. Nós freqüentemente liberamos parte ou toda a inserção do deltóide para facilitar a exposição da cabeça umeral e a retração do deltóide anterior. Uma falha nesse passo da cirurgia deixando de realizar essa liberação torna a colocação dos fios em banda de tensão extremamente difícil. O tendão do deltóide é liberado a nível subperiosteal, em linha com o eixo longo do úmero, e logo após o ombro é suavemente aduzido. A fáscia clavipeitoral é aberta, permitindo entrada no espaço subacromial. Afastadores de Aufranc ou de Howman são colocados superior e lateralmente, expondo a cabeça umeral, a diáfise e o manguito rotador (Fig. 4).

Uma pinça em tentáculo com ponta é utilizada para agarrar a cabeça umeral, permitindo um controle provisório do fragmento proximal. O sítio da fratura é desbridado do hematoma e dos tecidos moles. A cabeça e a diáfise são então impactadas, reduzindo a fratura e criando uma configuração estável (Fig. 5A e B).

A fixação da fratura é conseguida através da colocação de um parafuso de compressão de 6,5 ou 4,5 mm da diáfise umeral proximal para a cabeça umeral (Fig. 6). O tamanho do parafuso é baseado de acordo com o tamanho do osso e da qualidade do mesmo. Recentemente nós concluímos que parafusos corticais de 4,5 mm inseridos com técnica para compressão permitem uma excelente fixação sem o risco de cominução da frágil cortical do úmero. A cortical lateral é perfurada com uma broca de 4,5 mm, e um contraforte é utilizado. Se os tubérculos estiverem desviados, eles

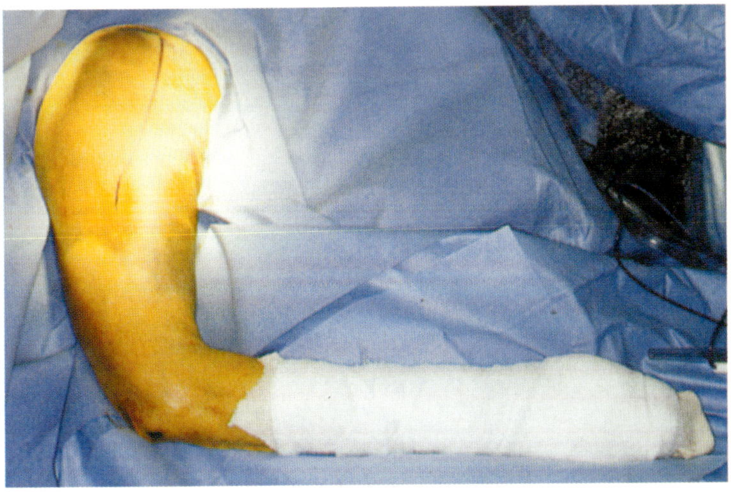

Figura 3. O paciente é colocado na posição de cadeira de praia com toda a extremidade livre. É feita uma incisão deltopeitoral estendida.

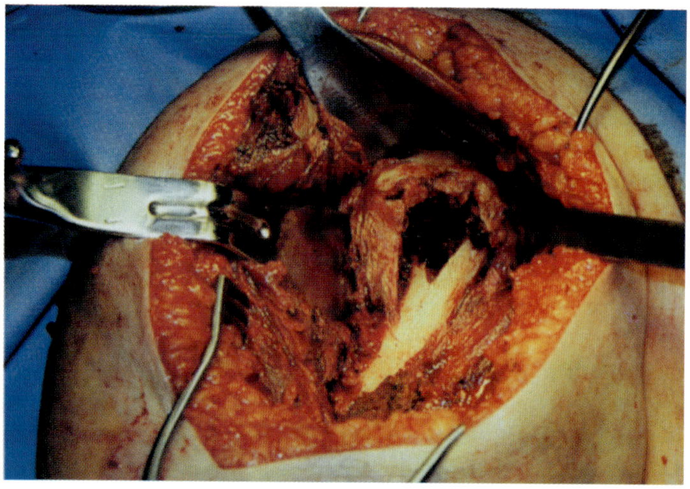

Figura 4. Após a abertura do intervalo deltopeitoral, a inserção distal do deltóide é liberada subperiostealmente em linha com o úmero. Após a abertura da fáscia clavipeitoral, afastadores podem ser colocados no espaço subacromial, expondo a fratura e a cabeça umeral.

podem ser reduzidos agora em relação à cabeça e a diáfise e fixados com um parafuso de compressão adicional ou fixados à cabeça umeral por meio de suturas empregando fios fortes (Fig. 7).

Dois fios de aço calibre 18 são passados através de um orifício perfurado na diáfise umeral. O orifício é perfurado entre 3 a 4 cm abaixo do sítio da fratura em uma cortical intacta. Uma broca de 3,2 mm é utilizada. O orifício é perfurado da face anterior para a posterior. Dois fios de aço são passados da face anterior para a posterior através desse orifício. Um fio é passado por baixo do tendão do supra-espinhal como uma banda de tensão em formato de oito. O outro fio é passado através dos tubérculos, também em formato de oito. Uma agulha de um angiocateter de culposcopia calibre 14

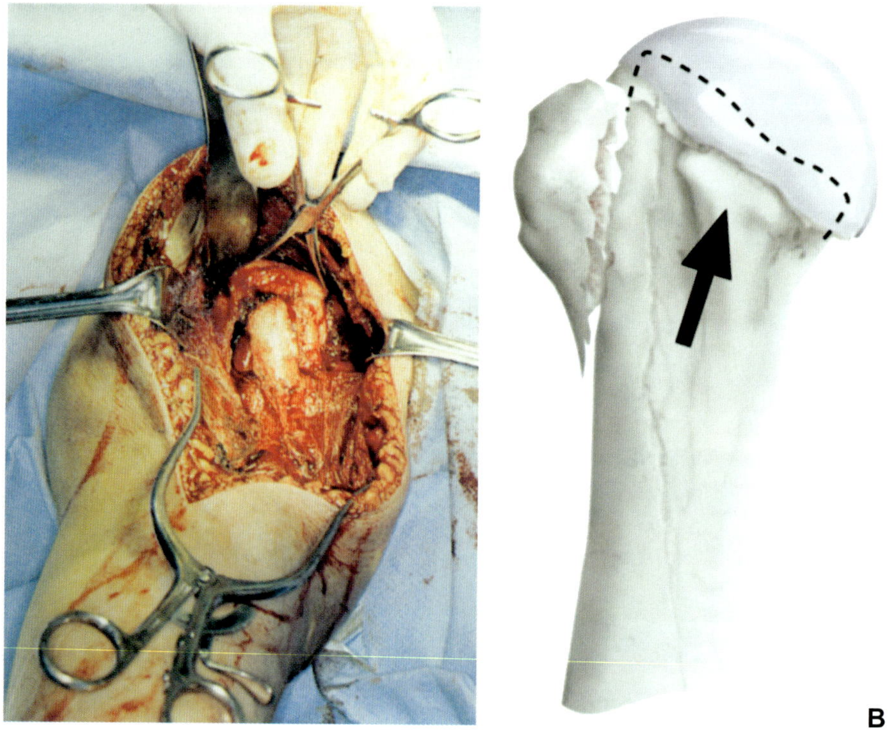

A B

Figura 5. A: A cabeça umeral é agarrada com uma pinça de ponta e reduzida em relação à diáfise. **B:** A diáfise é impactada na cabeça umeral.

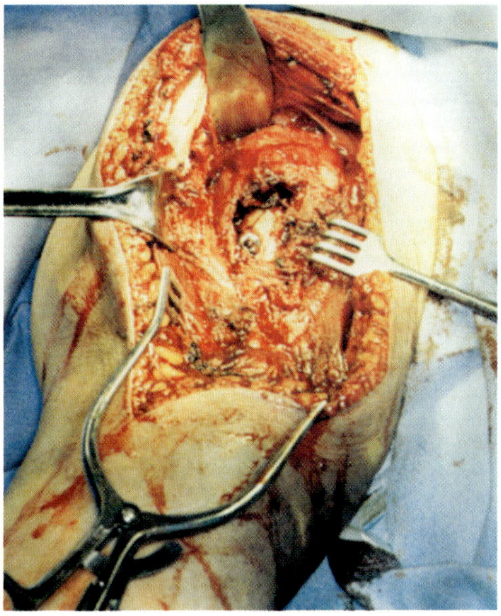

Figura 6. A estabilidade inicial é obtida pela colocação de um parafuso de compressão de 4,5 ou 6,5 mm indo da cortical umeral lateral para a cabeça umeral.

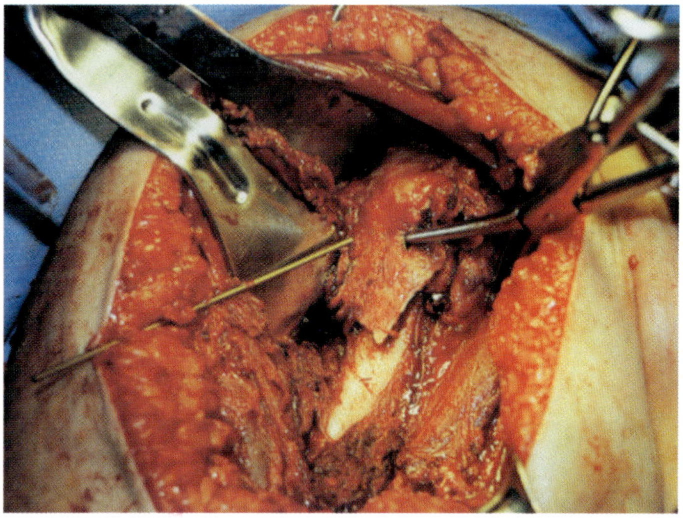

Figura 7. Em uma fratura de três partes, o tubérculo maior é reduzido em relação à cabeça umeral e à diáfise e mantido com uma pinça. Um fio-guia é colocado na preparação para a inserção de um parafuso de compressão canulado.

pode ser utilizada como uma cânula para facilitar a passagem dos fios de aço (Fig. 8). Duas voltas para o tensionamento são utilizadas em cada fio de cada lado da diáfise. De maneira ideal, as voltas são feitas no nível da junção da cabeça com a diáfise para que possa ser obtido um tensionamento máximo dos fios de aço (Fig. 9).

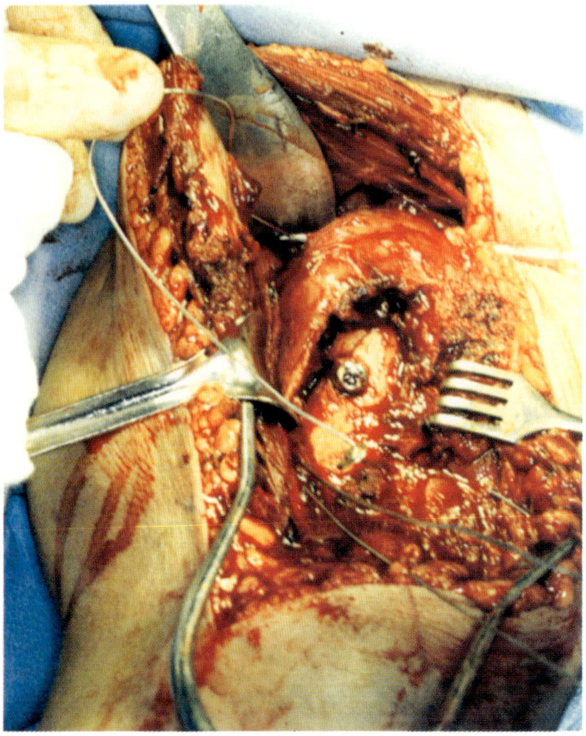

Figura 8. Um angiocateter calibre 14 é utilizado como uma cânula para a passagem do fio. Ele é passado por baixo do tendão supra-espinhal medial à sua inserção no tubérculo maior.

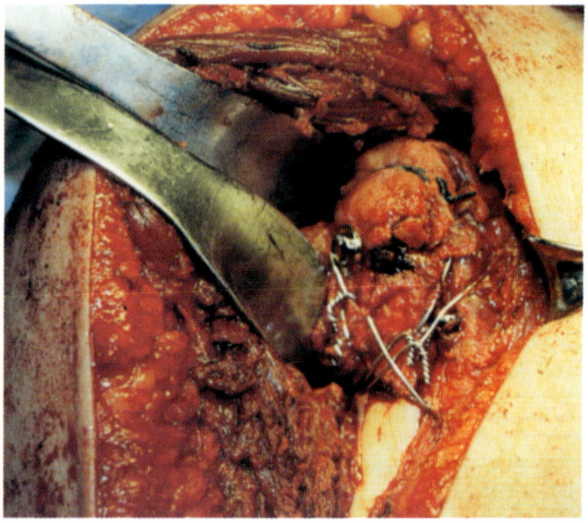

Figura 9. Os fios são passados em formato de oito e são apertados utilizando-se duas voltas em cada fio. As voltas são colocadas próximas ao local de fratura para que se consiga um aperto máximo.

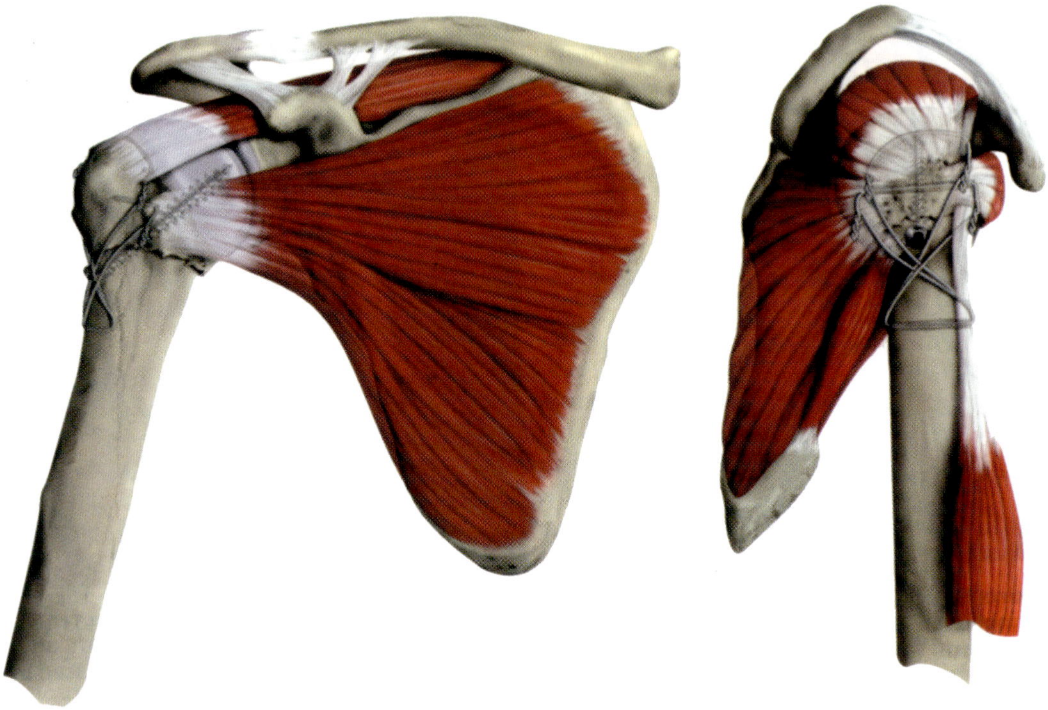

Figura 10. A, B: Desenhos em vistas ântero-posterior e lateral ilustrando a redução da fratura e a colocação da fixação interna.

Muitos cirurgiões podem desejar substituir os arames de aço inoxidável por fios ou fitas de Dacron. Eu prefiro o fio de arame porque sua maior rigidez permite que ele seja apertado de modo mais firme. Além disso, existem fragmentos ósseos pontiagudos e margens no sítio da fratura, o que pode levar a uma irritação e à quebra prematura dos materiais de sutura, que terá maior resistência por um fio de aço.

Quando completada, a construção é inspecionada com a utilização do intensificador de imagens. O comprimento dos parafusos na cabeça umeral deve ser verificado e encurtado se houver o risco de protrusão intra-articular. A posição dos fragmentos e a precisão da redução são determinadas. Uma construção ideal está ilustrada de modo esquemático na Figura 10. A estabilidade da redução deve ser confirmada com uma movimentação passiva do ombro por toda a sua amplitude de movimentos.

TRATAMENTO PÓS-OPERATÓRIO

Um curativo estéril é aplicado, e o braço é imobilizado em uma tipóia ou imobilizador de ombro. Exercícios pendulares suaves são realizados nas 4 primeiras semanas de pós-operatório. Exercícios passivos são realizados durantes as primeiras 4 semanas. Exercícios ativos assistidos são iniciados após 3 a 4 semanas e são mantidos até a sexta semana de pós-operatório. A partir daí, exercícios ativos para amplitude de movimentos e exercícios para fortalecimento muscular são iniciados. Uma fisioterapia supervisionada é mantida até que uma recuperação máxima seja atingida, que em média necessita de 6 meses de tratamento. No período pós-operatório inicial, os pacientes são vistos em nível ambulatorial freqüentemente. Os pacientes são solicitados a retornar a cada 2 semanas nas primeiras 6 semanas para avaliação da ferida cirúrgica e para determinação da cooperação com o programa de exercícios. Radiografias são obtidas para assegurar que não haja uma perda da estabilidade da fratura. Geralmente, a partir da sexta semana após a cirurgia, uma consolidação adequada da fratura já ocorreu de modo suficiente a permitir um programa progressivo de exercícios para amplitude de movimentos e para fortalecimento muscular. A freqüência das visitas ambulatoriais é diminuída para intervalo de 1 mês ou mais. Uma amplitude passiva de movimentos próxima do normal deve estar recuperada até a sexta semana de pós-operatório. A amplitude de movimentos ativa, que necessita de uma força e coordenação muscular adequadas do deltóide e do manguito rotador, necessita de uma terapia prolongada. O objetivo para esses pacientes deve ser o de uma função do braço acima da cabeça com 120 graus ou mais de flexão frontal e uma rotação interna e externa adequada. O retorno da capacidade de realizar as atividades do dia-a-dia é atingido em quase todos os pacientes. O retorno a esportes que necessitem de arremessos ou do uso vigoroso do braço, como no jogo de tênis ou na natação, é mais difícil de ser atingido.

Hawkins et al. (5) registraram o resultado do tratamento para fraturas em três partes do úmero proximal com a técnica de fios em banda de tensão. Os pacientes apresentaram em média 126 graus de elevação frontal, com oito entre 15 pacientes considerando seus resultados subjetivos como funcionalmente bons ou excelentes. Todos, exceto dois pacientes, revelaram excelente alívio da dor. Os dois resultados ruins ocorreram em um paciente no qual ocorre fratura nos fios de tensão e em um paciente com osteonecrose da cabeça umeral. Ambos necessitaram de uma outra cirurgia.

Em nossa experiência (3) com essa técnica para o tratamento de fraturas de duas e três partes, foram atingidos resultados excelentes em 10 entre 13 pacientes. Exercícios agressivos para a amplitude de movimento iniciados de modo precoce levaram a uma média de flexão frontal de 160 graus. Essa técnica é ideal para pacientes idosos com ossos osteoporóticos. Se for apropriadamente realizada, a técnica oferece uma excelente fixação da fratura, permitindo mobilização precoce do ombro. Além disso, os implantes são pequenos, evitando um impacto subacromial ou desvascularização da cabeça umeral que está associada com as placas em formato de T ou de folhas de trevo. Existem registros de uma menor incidência de necrose avascular da cabeça com o uso da técnica dos fios em banda de tensão em comparação com as placas para o tratamento das fraturas em três e quatro partes (7).

COMPLICAÇÕES

Lesão do nervo axilar já foi registrada após esse procedimento, e deve ser tomado cuidado para evitar a lesão do nervo durante seu trajeto através do deltóide. A maioria das paralisias do nervo axilar é causada por neuropraxias que apresentam um bom prognóstico de recuperação. A eletromiografia é útil para a monitoração do curso da recuperação, especialmente em situações nas quais ocorrem pouco retorno funcional ocorrem após 3 meses. Necrose avascular ocorre em aproximadamente 15% a 20% das fraturas em três partes e entre 50% e 75% das fraturas em quatro partes (2). A necrose avascular geralmente leva à dor e a um mau resultado. A substituição protética da cabeça umeral ou uma artroplastia total do ombro pode ser necessária. Fratura dos fios em banda de tensão é registrada esporadicamente, e, quando ocorre, a sua remoção deve ser realizada. Se ocorrer uma excessiva cominução da diáfise, ocorre um grande encurtamento acima da inserção do deltóide, o que pode levar a uma pseudoluxação e a enfraquecimento prolongado do manguito rotador. Quando uma cominução significativa está presente na metáfise umeral, uma placa em contraforte é necessária para manter a altura e o comprimento umerais.

Rigidez residual do ombro e perda da rotação são complicações freqüentes após qualquer lesão do ombro. Talvez a melhor defesa contra essa complicação seja a reabilitação imediata após a cirurgia, que é permitida pela técnica parafuso-fio em banda de tensão. Quando ocorre uma rigidez que limita a função, é necessária a instituição de exercícios para a amplitude de movimentos, de modo suave mas persistente. Ocasionalmente, uma suave manipulação sob anestesia pode ser realizada em um paciente que não tolera bem a fisioterapia, desde que a fratura pareça estar consolidada. Uma dor constante devido a uma síndrome do impacto do manguito rotador é freqüentemente encontrada, e uma injeção de corticóides em nível subacromial em geral irá aliviar a dor e melhorar os resultados da terapia. Em nossa experiência, desbridamento artroscópico ou lise das aderências não têm sido necessários. Na maioria dos casos, paciência e persistência geralmente produzem os melhores resultados.

CASO ILUSTRATIVO DA TÉCNICA

Uma mulher de 63 anos de idade tropeçou e caiu sobre sua mão hiperestendida e sofreu uma fratura desviada em duas partes do úmero proximal direito (Fig. 11). Redução aberta e a fixação

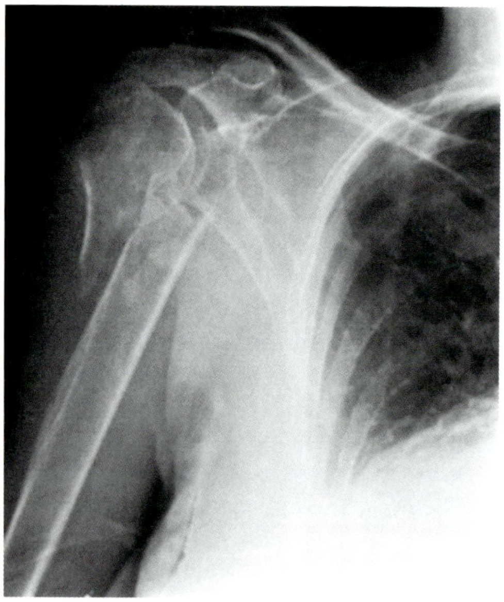

Figura 11. Radiografia de uma fratura em duas partes do úmero proximal em uma mulher destra de 63 anos de idade.

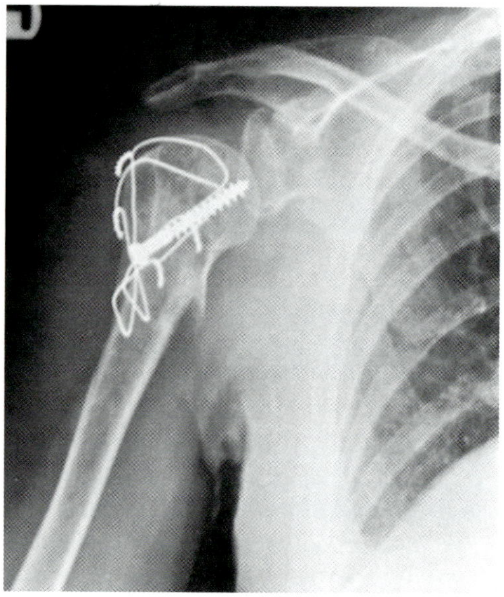

Figura 12. Radiografias pós-operatórias após redução aberta e fixação interna.

interna foram realizadas no dia seguinte, com a utilização de um parafuso e dois fios em banda de tensão (Fig. 12). Um protocolo imediato de reabilitação pós-operatório foi iniciado, e a paciente recebeu alta em 2 dias, depois que aprendeu o regime de exercícios. Exercícios passivos para a amplitude de movimentos do ombro e exercícios ativos para o cotovelo foram realizados durante 4 semanas. Exercícios ativos assistidos sob a supervisão de um fisioterapeuta foram iniciados, progredindo para exercícios ativos para a amplitude de movimentos e fortalecimento muscular na sexta semana. A terapia foi mantida durante 6 meses, com manutenção de um programa de exercícios realizado em casa a partir dessa etapa. Um ano depois, o resultado funcional do ombro era excelente, e a paciente não relatava dor (Fig. 13). A paciente atingiu os 160 graus de flexão frontal e obteve uma completa atividade do braço acima do nível da cabeça. De acordo com a escala de resultados funcionais descrita por Hawkins et al. (5), essa paciente atingiu um resultado excelente.

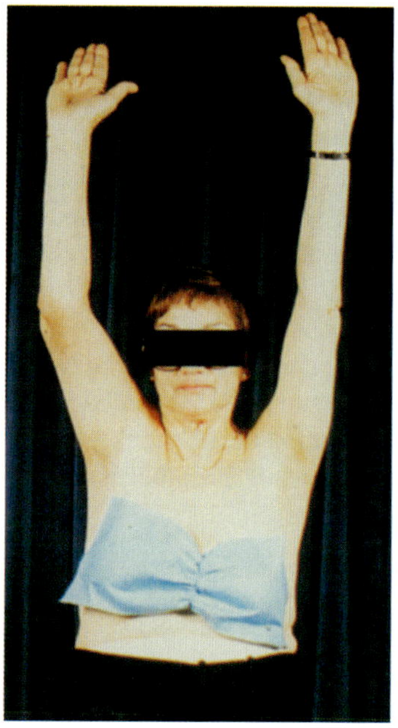

Figura 13. Uma fotografia clínica demonstrando o movimento do ombro em flexão frontal 1 ano após a cirurgia.

LEITURA RECOMENDADA

1. Bigliani, L.U.: Treatment of mo and three part fractures of the proximal humerus. *Instr. Course Lect.,* 38:231-244, 1989.
2. Brooks, C.H., Revell, W.J., and Heatley, F.W.: Vascularity of the humeral head after proximal humeral fracture. *J. Bone Joint Surg. [Br]* 75:132-136, 1993.
3. Cornell, C.N., Levine, D., and Pagnani, M.J.: Internal fixation of proximal humerus fractures using the screwtension band technique. *J. Orthop. Trauma,* 8:23-27, 1994.
4. Hawkins, RJ, Bell, R.H., and Gun, K.: Three part fractures of the proximal part of the humerus. *J. Bone Joint Surg. [Am],* 68:1410-1414,1986.
5. Hawkins, R.J., and Kiefer, G.N.: Internal fixation techniques for proximal humerus fracture. *Clin. Orthop.,* 223:77-85, 1987.
6. Szyskowitz, R., Seggl, W., Schleifer, P., and Condy, P.J.: Proximal humeral fractures: management and expected results. *Clin. Orthop.,* 292:13-25, 1993.
7. Young, T.B., and Wallace, W.A.: Conservative treatment of fractures and fracture dislocations of the upper limb of the humerus. *J. Bone Joint Surg. [Br]* 67:373-377, 1985.

4

Fraturas do Úmero Proximal: Artroplastia

Louis U. Bigliani

INDICAÇÕES/CONTRA-INDICAÇÕES

A substituição do úmero proximal pode ser uma técnica cirúrgica útil para fraturas agudas com desvio do úmero proximal (Fig. 1). As indicações para o uso da prótese são (a) fraturas em quatro partes e fraturas-luxações, (b) fraturas com divisão da cabeça, (c) fraturas por impressão envolvendo mais de 40% da superfície articular e (d) algumas fraturas em três partes em pacientes idosos com osso osteoporótico. A maioria das fraturas umerais proximais muito desviadas ocorre na população idosa, com predominância em mulheres. Outros métodos de tratamento, incluindo a redução fechada, redução aberta e fixação interna, excisão da cabeça e fusão são registrados e apresentam altos níveis de resultados insatisfatórios.

As contra-indicações para esse procedimento são infecções ativas dos tecidos moles, osteomielite crônica e a paralisia dos músculos do manguito rotador. A paralisia do deltóide não é uma contra-indicação: nesses ombros, uma função adequada ainda que comprometida pode ser alcançada.

PLANEJAMENTO PRÉ-OPERATÓRIO

Uma história detalhada e o exame físico são essenciais, apesar de uma avaliação clínica adequada do membro lesionado poder ser difícil devido à dor e ao inchaço. É importante se estabelecer se o paciente sofreu uma perda da consciência ou se teve um ataque convulsivo. O status neurovascular deve ser avaliado, com um alto índice de suspeita para lesões do nervo e artéria axilar. As lesões da artéria axilar põem o membro em risco e devem ser avaliadas com uma arteriografia de emergência e avaliação de um cirurgião vascular. As lesões do plexo braquial ou dos nervos periféricos inicialmente são tratadas de modo conservador. Análises eletromiográficas devem ser planejadas para serem realizadas 3 a 4 semanas após a lesão para ajudar a esclarecer a extensão da lesão. Uma deficiência neurológica não deve atrasar o tratamento definitivo da fratura. A maioria das lesões é causada por neuropraxias e irá melhorar com o passar do tempo de modo suficiente para permitir uma função adequada. Se não houver uma melhora do estado neurológico e um procedimento destinado ao nervo axilar for necessário, este pode ser feito 3 meses após a lesão sem nenhum prejuízo para o paciente.

Para determinar se a substituição da cabeça umeral é a melhor opção de tratamento para uma fratura desviada da cabeça umeral, o padrão de fratura deve ser claramente delineado. Na

L. U. Bigliani, M.D.: The Shoulder Service, The New York Orthopaedic Hospital, Columbia-Presbyterian Medical Center, New York, New York 10032.

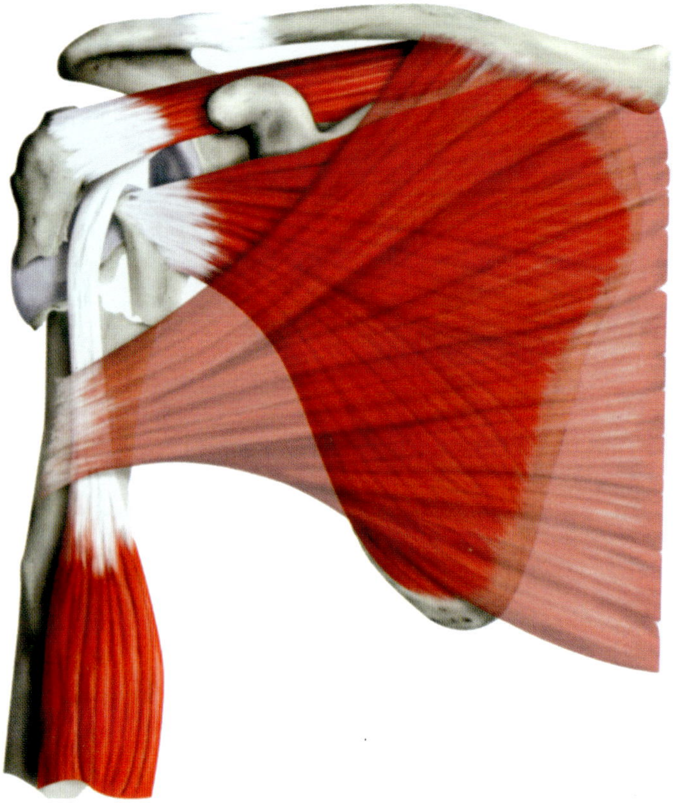

Figura 1. Fratura em quatro partes do úmero proximal. A cabeça umeral está flutuante e desviada de ambos os tubérculos e da diáfise. O fragmento do tubérculo menor é puxado medialmente pelo subescapular, o fragmento do tubérculo maior está puxado posteriormente e superiormente pelo supra e infra-espinhal e o fragmento da diáfise está sendo puxado medialmente pelo peitoral maior.

maioria dos casos, esse esclarecimento pode ser feito radiograficamente com uma série para trauma (Fig. 2A e B). A série inclui incidências ântero-posterior verdadeira da escápula (feita com uma obliqüidade de 30 a 40 graus em relação ao plano coronal do corpo), transescapular lateral ou incidência Y e uma incidência axilar. A incidência axilar é feita através da abdução do braço em 20 a 30 graus e colocando-se o tubo na axila com o chassi do filme radiológico posicionado acima do ombro; não existe a necessidade de se abduzir completamente o braço. Geralmente o cirurgião deve posicionar o braço por causa da dor. Alternativamente, uma incidência axilar de Velpeau (Fig. 2C) pode ser feita, com o paciente permanecendo com o braço apoiado na tipóia e

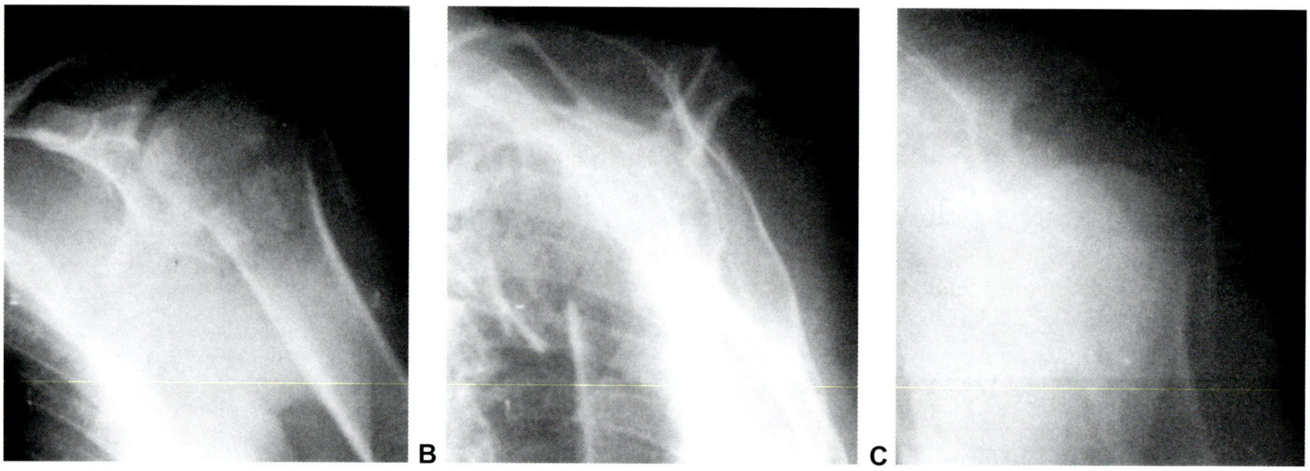

A B C

Figura 2. A: Radiografia ântero-posterior de uma fratura em quatro partes. **B:** Incidência lateral no plano da escápula. **C:** Incidência axilar de Velpeau.

se inclinando para trás, em cima do chassi e com o tubo direcionado para baixo. Se o desvio não puder ser determinado, ou se o status da superfície articular da cabeça umeral ou da glenóide não estiverem adequadamente delineados, uma tomografia computadorizada também pode ser utilizada para esclarecer a situação.

O uso de um escanograma pré-operatório tanto do braço envolvido como do braço normal em geral ajuda a estabelecer o comprimento apropriado da prótese em relação ao restante da diáfise do úmero.

CIRURGIA

Posicionamento do Paciente

O posicionamento apropriado do paciente é o primeiro passo para um procedimento bem-sucedido, e sua importância não pode ser menosprezada. O objetivo é ter acesso às face superior, inferior, medial e lateral do ombro. Isso é atingido através da elevação do ombro envolvido em relação à mesa de cirurgia com um suporte apropriado. Prefero como anestesia o bloqueio regional interescaleno, já que proporciona um excelente relaxamento muscular, o que facilita a exposição. Duas pequenas toalhas são colocadas sob a margem medial da escápula, de modo que o ombro seja elevado para fora da margem da mesa. O paciente deve ser trazido para a margem da mesa, de modo que a margem lateral da escápula e o tórax se posicionem na margem da mesa (Fig. 3). A cabeça é apoiada por um apoio de cabeça, e a porção superior da mesa de cirurgia é retirada de modo que o acesso superior esteja disponível. A mesa de cirurgia é então colocada em uma posição de cadeira de praia modificada. A mesa inicialmente é flexionada completamente para que haja uma flexão dos joelhos. A parte das costas da mesa de cirurgia é então elevada, de modo que o paciente fique sentado a aproximadamente 45 a 50 graus. Uma pequena tábua de braço é colocada no nível da diáfise umeral, de modo que o cotovelo e antebraço possam ficar apoiados durante a cirurgia. A tábua de braço pode precisar ser desviada superiormente para permitir uma extensão suficiente para a preparação da diáfise. Campos cirúrgicos devem ser utilizados para o isolamento do campo cirúrgico superiormente até a parte média da clavícula e inferiormente abaixo da axila, de modo que o braço fique livre dos campos cirúrgicos e seja capaz de ser movido durante a cirurgia.

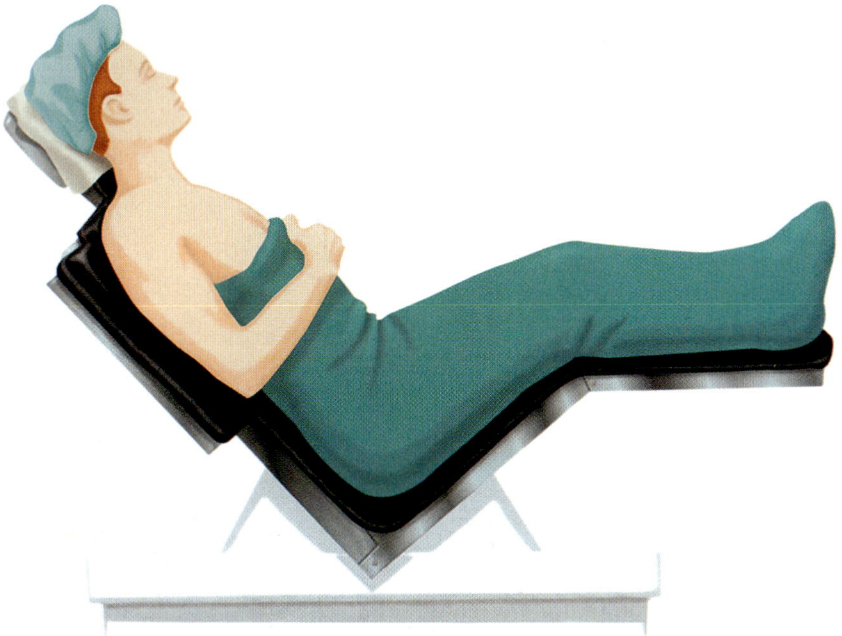

Figura 3. O paciente está colocado em uma posição de cadeira de praia modificada, com as costas flexionadas em aproximadamente 40 a 50 graus. A margem lateral da escápula juntamente com o tórax se encontram posicionados na margem da mesa.

Técnica

Abordagem. Uma abordagem deltopeitoral longa é realizada, iniciando-se logo abaixo da clavícula e se estendendo sobre a face lateral do coracóide até a inserção do deltóide na diáfise umeral (Fig. 4). Grandes afastadores da Gelpi são colocados na pele para facilitar a exposição. A veia cefálica é identificada, e o intervalo deltopeitoral geralmente é afastado lateralmente. Existem menos veias tributárias no lado medial do que no lado lateral, de modo que afastar a veia lateralmente ajuda a diminuir o sangramento. Entretanto, em geral existe um grande cruzamento venoso superiormente que deve ser cauterizado, de modo que a exposição superior não seja comprometida. É importante que se preserve a origem do deltóide na clavícula e no acrômio. Raramente a origem do deltóide é removida. Se uma exposição adicional for necessária, a inserção do deltóide pode ser parcialmente elevada; entretanto, a inserção peitoral distal geralmente é desinserida cerca de metade de seu comprimento (Fig. 5). Essa inserção deve ser marcada com um fio e reinserida durante o processo de fechamento. Nesse estágio, os músculos coracóides e o processo coracóide devem ser identificados. O coracóide funciona como um farol para o ombro, e a dissecção não deve proceder medialmente a essa estrutura, a menos que a cabeça esteja desviada (Fig. 6). Um grande afastador é colocado abaixo das margens laterais dos músculos coracóides. Os músculos coracóides não devem ser cortados ou o processo coracóide osteotomizado, pois eles proporcionam uma barreira que protege o tronco neurovascular. A margem principal da porção anterior do ligamento coracoacromial pode ser ressecada para facilitar a exposição. Ele se estende da face lateral do acrômio até a face lateral do coracóide. O cirurgião não deve remover uma quantidade significativa do ligamento coracoacromial, já que pode comprometer a estabilidade superior do ombro. Outro afastador é colocado abaixo do deltóide, e o músculo é afastado lateralmente. A cabeça longa do bíceps deve ser identificada distalmente e seguida proximalmente, já que esta é uma importante estrutura que irá nos levar até o centro do ombro em sua inserção na glenóide (Fig. 7).

Exposição da Fratura. Uma vez que os afastadores estejam posicionados de modo apropriado, a bursa hemorrágica e o hematoma da fratura podem ser identificados e suavemente removidos. É importante que não se removam grandes pedaços de osso que podem ser utilizados mais tarde para dar apoio a prótese na diáfise umeral proximal encurtada. A chave para se reco-

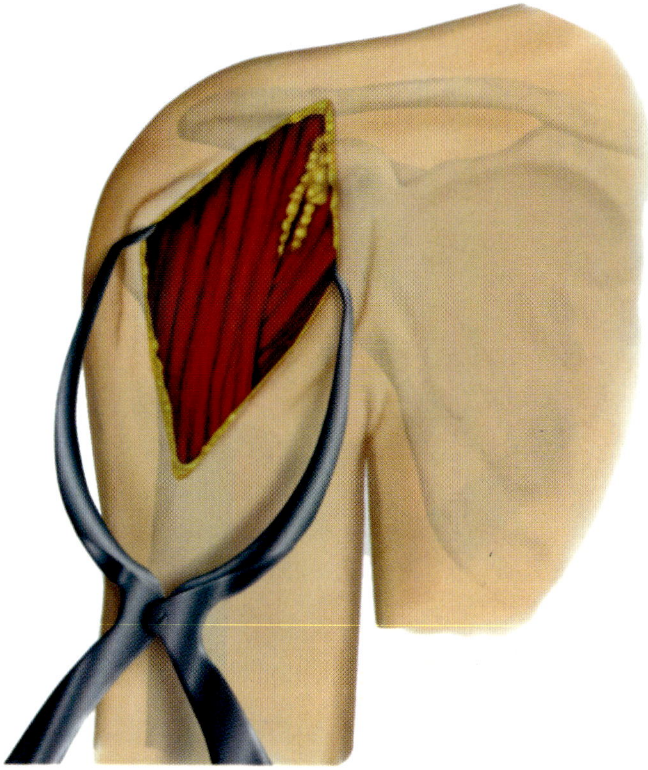

Figura 4. Uma abordagem deltopeitoral longa é iniciada logo abaixo da clavícula e se estende pela face lateral do coracóide até a inserção do deltóide na diáfise umeral.

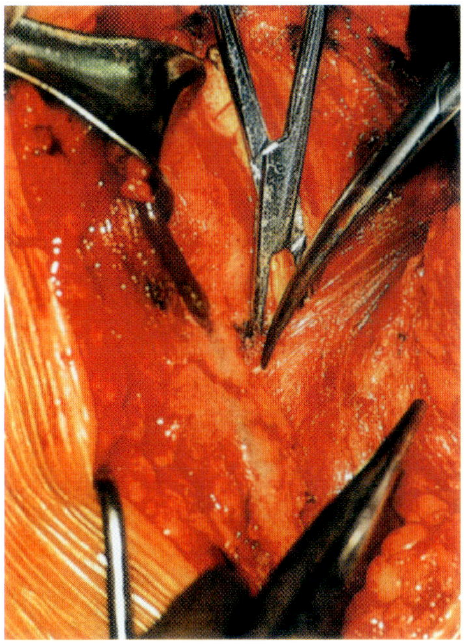

Figura 5. A inserção superior do peitoral maior geralmente é desinserida para permitir uma melhor exposição.

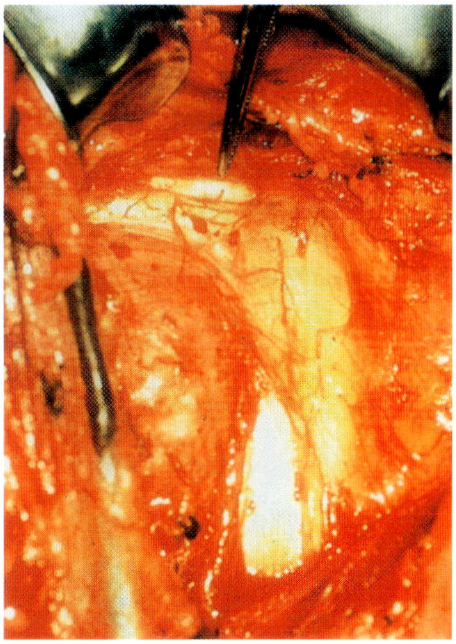

Figura 6. O coracóide deve ser prontamente identificado, e a dissecação não deve prosseguir medialmente a esse músculo. A margem principal do ligamento coracoacromial pode ser ressecada para melhorar a exposição dos músculos do manguito rotador.

nhecer os vários componentes da fratura é a cabeça longa do bíceps. Conforme o bíceps é seguido proximalmente, o tubérculo menor está no lado medial, e o tubérculo maior geralmente fica no lado lateral do tendão (veja Fig. 1). Via de regra, o intervalo rotador pode ser aberto na área do sulco bicipital, já que este geralmente está fraturado. A cabeça usualmente está entre os tubérculos e pode ser removida (Fig. 8). Se a cabeça estiver deslocada lateralmente, o tubérculo maior e o menor atuam quase como um capuz e podem ser elevados, permanecendo intactos. Nessa situação, a cabeça pode ser removida, e a prótese pode ser colocada sem se mexer no intervalo rotador e nos fragmentos do tubérculo maior e menor. Entretanto, geralmente o intervalo deve ser aberto na área do sulco bicipital. Novamente, é importante nesse estágio que sejam preservados qual-

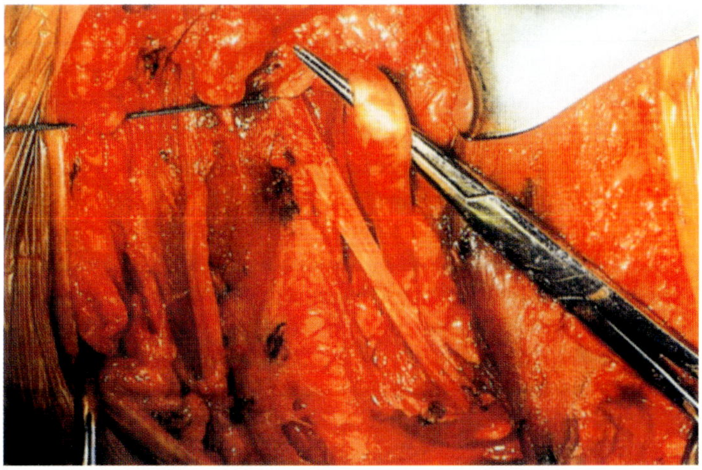

Figura 7. A porção distal da cabeça longa do bíceps deve ser identificada e aproximada, pois isso irá ajudar a diferenciar o tubérculo maior e menor e a área do intervalo rotador. Se possível, a cabeça longa do bíceps deve ser preservada para atuar como um depressor da cabeça.

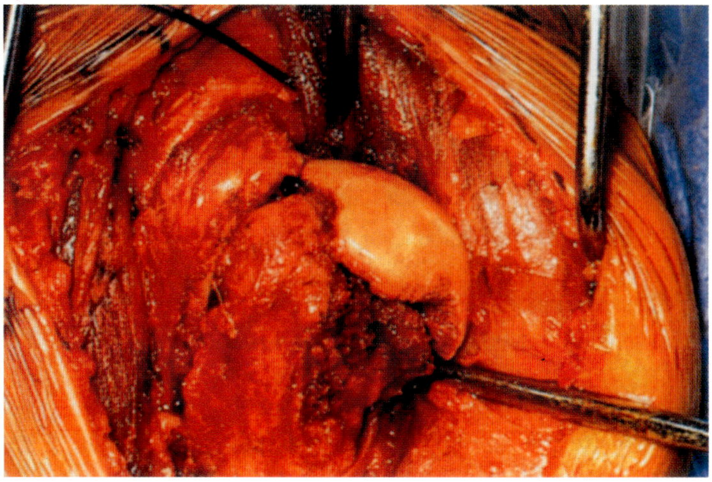

Figura 8. A cabeça umeral geralmente é um fragmento que está flutuando livre e pode ser facilmente removido por um instrumento metálico. É importante avaliar a cabeça a procura de qualquer inserção de tecidos moles. A cabeça pode ser utilizada como enxerto ósseo ou para dar apoio à prótese.

quer fragmento solto e peças de osso para que sejam utilizadas mais tarde no procedimento. O tendão do bíceps deve ser marcado com um fio de náilon. Ambos os tubérculos são mobilizados e marcados com um fio de náilon número 2. Eu prefiro o uso de fios com agulhas e colocá-los no tendão proximal à inserção do tubérculo. Isso preserva a integridade do osso restante preso ao tendão, evitando a fragmentação do tubérculo. Uma mobilização adequada do tubérculo deve ser feita superior e medialmente. Em geral, a exposição superior pode ser limitada pela margem principal do fascículo anterior do ligamento coracoacromial. Como já foi mencionado previamente, essa margem deve ser ressecada.

Esse é um bom momento para avaliar a condição de impacto subacromial do paciente. Se existir um grande esporão subacromial no ligamento, ou se o paciente apresenta uma configuração anormal do acrômio, pode valer a pena se realizar uma acromioplastia anterior. Essa não é uma parte de rotina do procedimento. Nesse estágio também pode ser razoável avaliar o paciente quanto à presença de rupturas do manguito rotador. Geralmente, o manguito rotador está intacto nesse grupo de pacientes.

Se houver uma luxação anterior da cabeça abaixo do coracóide e sob os músculos coracóides, estes devem ser lenta e cuidadosamente dissecados, especialmente se houver mais de uma semana de atraso na realização desse procedimento, já que aderências e fibroses significantes podem estar presentes. Nessa circunstância, uma dissecação romba bastante suave deve ser realizada da parte lateral para a medial. Evite colocar instrumentos cortantes medialmente à cabeça sem uma visualização direta. Preferimos a utilização de afastadores de ponta romba nessa situação para evitar lesão do tronco neurovascular. Se o segmento da cabeça estiver desviado posteriormente, a diáfise e o tubérculo maior são suavemente afastados lateralmente, de modo que a cabeça possa ser removida. Se a cabeça estiver desviada posteriormente, ela pode precisar ser osteotomizada em segmentos para facilitar sua remoção.

Preparação da Diáfise e Colocação da Prótese. A diáfise proximal do úmero deve ser trabalhada de modo bastante suave. Geralmente o osso está osteoporótico, e algumas vezes pode haver uma fratura não-desviada da diáfise, que não deve ser mexida. Se houver um componente diafisário na fratura, é importante que sua fixação seja feita antes da colocação da prótese. Essa fixação em geral pode ser conseguida com um fio de cerclagem e fios de náilon. O acréscimo da prótese e cimento geralmente gera uma reconstrução estável com um suporte adequado. Antes da exposição da diáfise, a tábua de braço é movida na mesa de modo a permitir que o membro seja estendido e rodado externamente. Essa manobra traz a diáfise para o campo cirúrgico. O canal medular é preparado com fresas (Fig. 9). Geralmente não existe estoque ósseo para permitir um

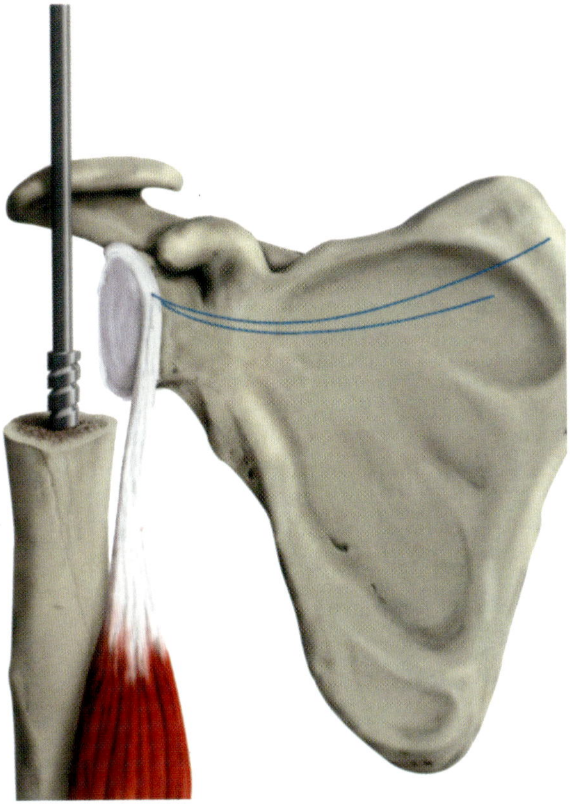

Figura 9. O canal medular é preparado com fresas se houver necessidade de utilização de cimento.

ajuste por pressão, e a utilização de cimento será necessária. Além disso, quando ambos os tubérculos estão fraturados, a estabilidade rotacional do implante freqüentemente fica perdida. A parte proximal do úmero deve ser preparada com orifícios perfurados, de modo a permitir a fixação dos tubérculos com fios de náilon não-absorvíveis. Três ou quatro orifícios devem ser feitos na área do tubérculo maior (Fig. 10). Prefiro passar os fios de náilon não-absorvíveis nº 2 ou nº 5 com uma agulha através da diáfise. Esses fios são então reparados com uma pinça.

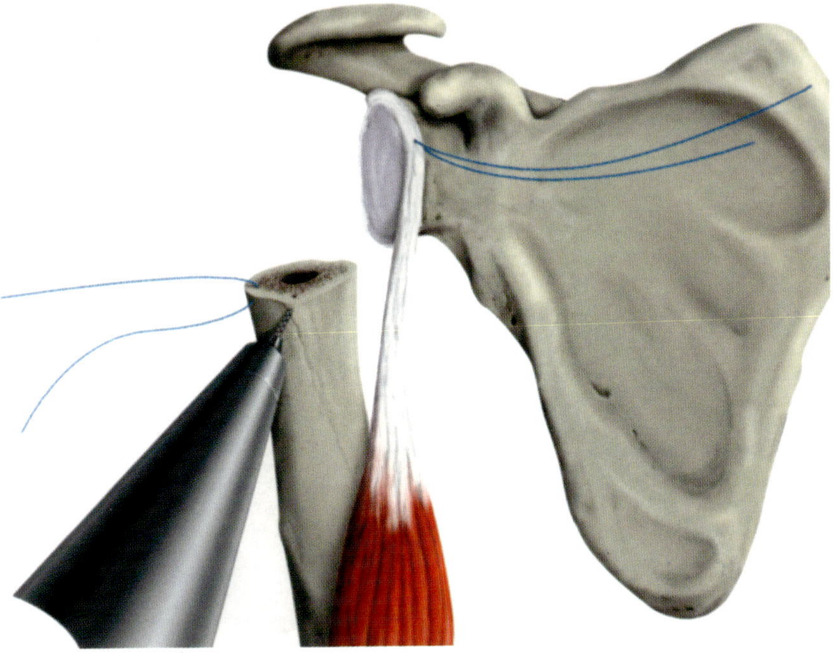

Figura 10. Os orifícios devem ser perfurados na diáfise proximal para a fixação dos tubérculos antes da cimentação da prótese. Três ou quatro orifícios são perfurados no tubérculo maior e um ou dois orifícios no tubérculo menor.

A seguir, é importante se determinar o posicionamento apropriado para a colocação da prótese. Isso envolve três componentes: retroversão, altura e tamanho apropriado de cabeça. Homens tendem a necessitar de um tamanho maior de cabeça, e mulheres, de um tamanho de cabeça menor. Nós utilizamos a prótese de Neer, que possui dois tamanhos de cabeça, tanto com 22 mm como com 15 mm de tamanho de colo. O raio de curvatura é de 25 mm. Conforme os sistemas de maior modularidade da cabeça umeral aumentaram sua popularidade, no momento existe uma flexibilidade muito maior de tamanhos de cabeça umeral. A seleção da cabeça pode ser facilitada pela realização de uma radiografia do ombro oposto e utilizando a cabeça que foi removida para comparação. Entretanto, é importante que não se preencha ou se tensione excessivamente a articulação, já que pode ocorrer uma rigidez no período pós-operatório. A cabeça não deve ficar muito profundamente localizada de modo que esteja colocada de encontro ao restante da diáfise proximal, já que isso geralmente diminui o comprimento do úmero e encurta o manguito miofascial, comprometendo a função do deltóide. Geralmente, a cabeça deve ser elevada acima da diáfise, proximal a uma posição que proporcione espaço para que os tubérculos maior e menor sejam

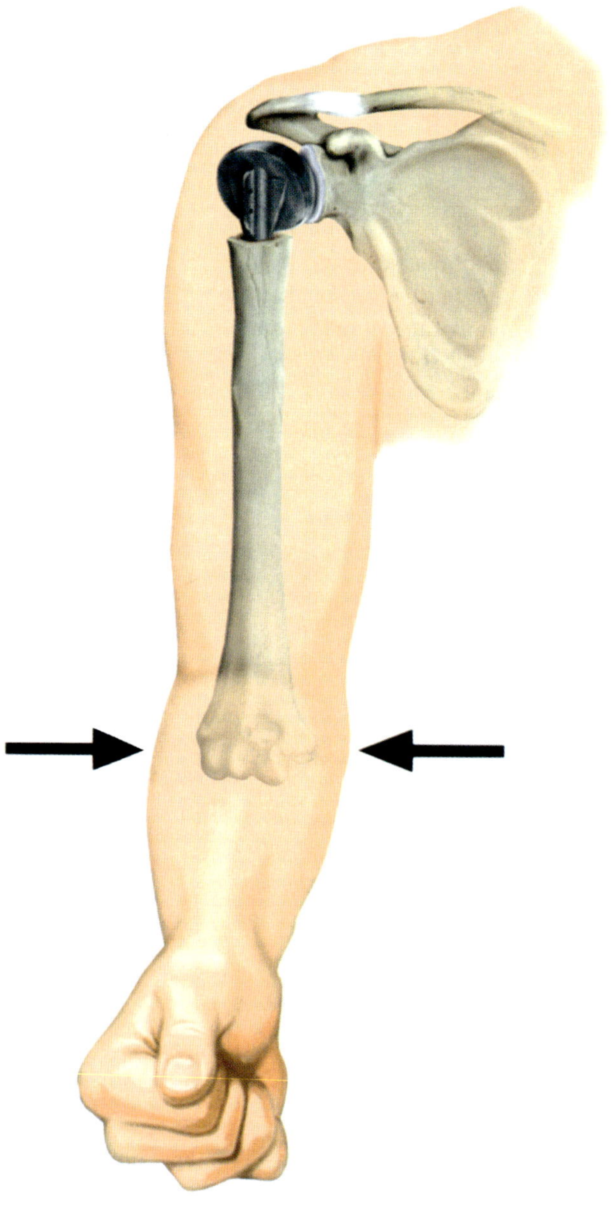

Figura 11. A prótese deve ser colocada em uma posição estável, que geralmente é entre 25 e 40 graus de retroversão. A retroversão pode ser testada pela palpação dos epicôndilos distais do úmero com o polegar e o dedo indicador. Além disso, a aleta posterior da prótese deve se localizar próxima à face posterior do sulco bicipital. Nas fraturas, a porção distal do sulco ainda pode ser visualizada.

colocados abaixo da cabeça. Isso é crucial. A tensão sobre o tendão do bíceps, se este tiver sido preservado, pode agir como um guia para a tensão apropriada de todo o manguito miofascial. Se o tendão do bíceps ficar muito frouxo em sua posição anatômica, geralmente a prótese foi colocada de modo muito profundo no canal medular. Se o tendão do bíceps ficar excessivamente tenso, isso geralmente sugere que a prótese está muito alta. Se os tubérculos não estiverem localizados abaixo da cabeça da prótese, irá ocorrer impacto. Além disso, esses tubérculos devem estar fixadas na diáfise proximal. Se uma quantidade extra de osso foi salva, ela deve ser utilizada entre a prótese e a diáfise antes da cimentação.

O terceiro componente importante é a determinação da quantidade apropriada de retroversão. A regra prática é que a aleta lateral da prótese seja colocada na área do sulco bicipital. Geralmente a maioria dos sulcos bicipitais não está presente nas fraturas, mas algumas vezes a parte distal do sulco pode ser identificada. Uma manobra útil é a de se colocar uma esponja pela diáfise, o que permite que eu apóie a haste da prótese de modo que possa julgar a retroversão. Geralmente gosto de utilizar meus dedos indicador e polegar distalmente no cotovelo para sentir os epicôndilos do úmero distal (Fig. 11). A cabeça da prótese deve ser reduzida em relação à glenóide para permitir a avaliação da rotação interna e externa. Se a prótese parecer estar estável, com 40 a 50 graus de rotação externa e interna com o braço pendente, a retroversão é adequada. Geralmente o objetivo é se atingir aproximadamente 20 a 30 graus de retroversão. Se tiver ocorrido uma fratura-luxação posterior, a retroversão deve ser diminuída para 5 a 10 graus. Se tiver uma fratura-luxação anterior, a retroversão deve ser aumentada entre 5 a 10 graus. Portanto, via de regra, a retroversão nunca deve ser menor que 20 graus ou maior que 40 graus. Nesse estágio, a prótese pode ser cimentada em seu local com a diáfise apropriadamente apoiada (Fig. 12). É importante que se tenha certeza de que os fios de náilon não-absorvíveis tenham sido passados por dentro dos orifícios na diáfise umeral.

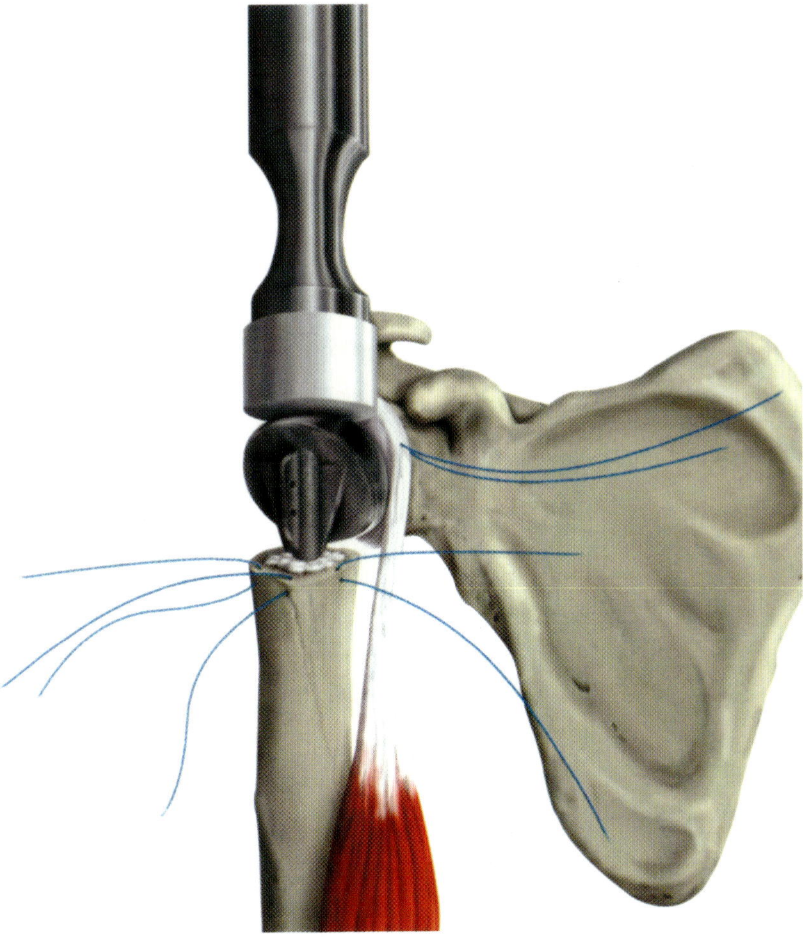

Figura 12. Pode ser necessário o uso de cimento para o suporte da prótese se houver perda do osso proximal.

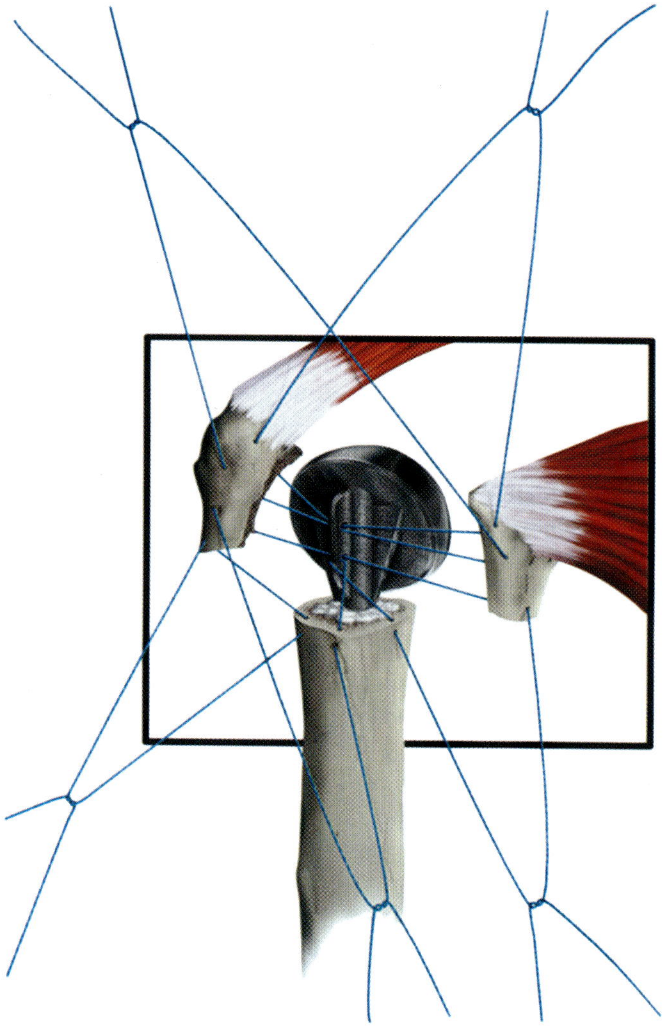

Figura 13. O reparo dos tubérculos é uma parte essencial do procedimento. Ambos os tubérculos devem ser fixados na diáfise e também um ao outro através da aleta da prótese.

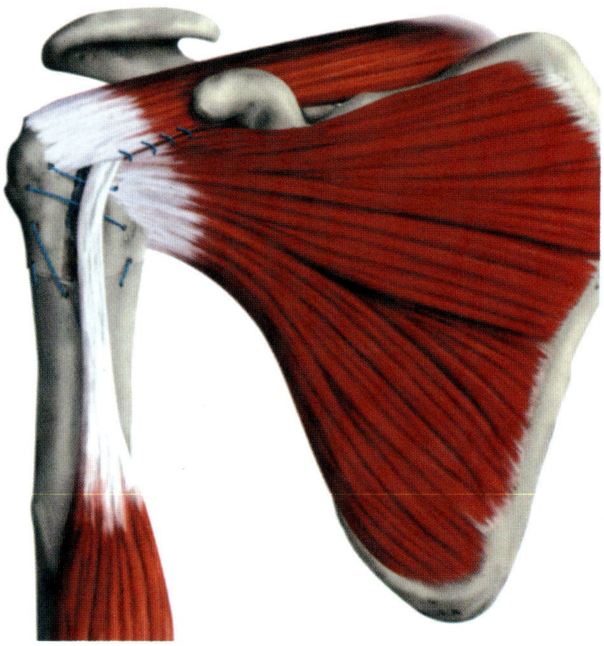

Figura 14. O tendão do bíceps deve ser preservado e colocado na área do intervalo rotador.

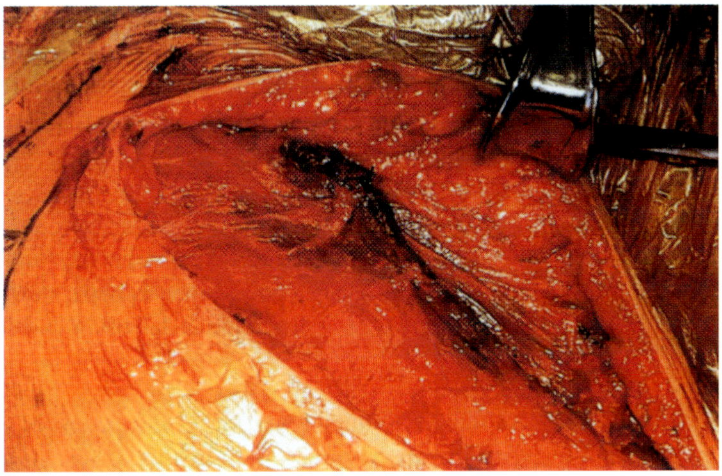

Figura 15. O deltóide deve ser meticulosamente fechado além do reparo da inserção do peitoral maior.

Reparo dos Tubérculos. O reparo dos tubérculos é o próximo passo importante. Uma falha no reparo dos tubérculos é uma das causas mais comuns de falhas do procedimento. É importante que se prenda os tubérculos tanto na aleta da prótese como na diáfise do osso proximal (Fig. 13). Os fios de náilon que foram colocados proximalmente aos tubérculos no tendão podem ser utilizados para mobilizar os tendões trazendo-os para a frente. Geralmente faço a reinserção do tubérculo maior primeiro, utilizando três ou quatro fios de náilon. A seguir o tubérculo menor é fixado com dois fios de náilon. Os dois fios são passados através da aleta da prótese na direção dos tubérculos e apertados. O braço deve estar apoiado em uma posição levemente flexionada e abduzida. O tendão do bíceps que foi preservado agora é colocado em seu sulco. O intervalo rotador que foi aberto é fechado acima do tendão do bíceps, de modo que o tendão do bíceps emerge em seu aspecto distal, que agora é o sulco bicipital (Fig. 14). O braço deve ser suavemente rodado interna e externamente para testar a estabilidade do reparo dos tubérculos.

Fechamento. Hemovacs devem ser utilizados se houver sangramento excessivo. Eles geralmente são mantidos durante 12 a 14 h e devem sair lateralmente no deltóide proximal, evitando provocar uma lesão do nervo axilar. A inserção do peitoral maior deve ser fechada (Fig. 15). O intervalo deltopeitoral é fechado com suturas múltiplas, e a pele é fechada de modo subcutâneo (Fig. 16) Steri-strips são utilizadas para promover um fechamento estético.

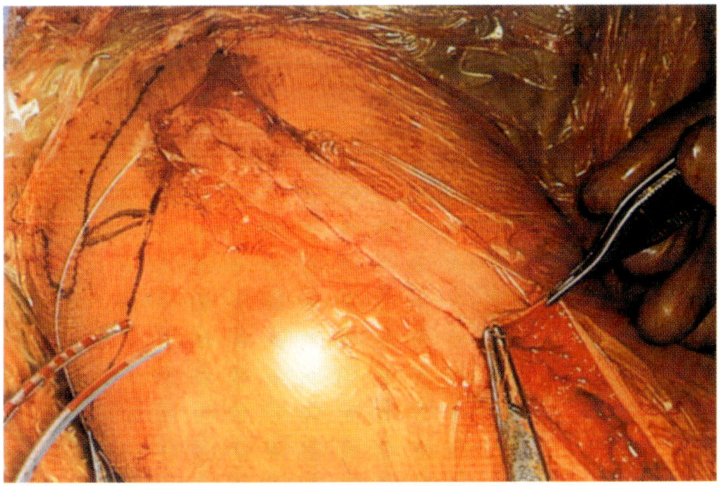

Figura 16. Pode ser feito um fechamento subcuticular da pele tanto com fios absorvíveis como com não-absorvíveis.

TRATAMENTO PÓS-OPERATÓRIO

Uma reabilitação pós-operatória apropriada é essencial, pois a movimentação adequada do ombro é necessária para uma função ideal. A capacidade do paciente de participar da fisioterapia e de compreender as restrições das atividades é crucial. Em geral, os princípios são de se recuperar uma movimentação passiva precocemente até que a fratura tenha consolidado e depois iniciar os exercícios de fortalecimento. Radiografias devem ser realizadas durante a recuperação após 1 semana, 6 semanas, 3 meses e 1 ano.

A movimentação passiva é iniciada de modo precoce, geralmente no primeiro dia após a cirurgia. O cirurgião determina o limite da movimentação precoce com base na avaliação intra-operatória da estabilidade após a reconstrução dos tubérculos. Devem ser levados em consideração a qualidade do osso, o estado dos músculos do manguito rotador e deltóide e a resistência da fixação dos tubérculos à diáfise e à prótese. No primeiro dia, o cirurgião geralmente eleva o plano escapular para 80 ou 90 graus. No segundo dia, exercícios pendulares assistidos são feitos inicialmente para aquecimento e para obter a confiança do paciente. Depois desses exercícios, uma elevação frontal assistida e rotação externa com uma vareta são realizadas. O paciente, depois de adquirir alguma movimentação inicial com a ajuda do terapeuta, pode se deitar em decúbito dorsal e elevar o braço utilizando o braço contralateral. Esses três exercícios geralmente são feitos durante as 6 primeiras semanas até que uma consolidação adequada dos tubérculos tenha ocorrido. O objetivo antes da alta hospitalar deve ser 140 graus de elevação frontal no plano escapular e de 30 graus de rotação externa. Devem ser realizadas radiografias antes da alta hospitalar para verificar se não ocorreu um desvio dos tubérculos. Além disso, as radiografias devem ser repetidas em 6 semanas para avaliar se os tubérculos já se consolidaram.

Quando existem evidências de consolidação dos tubérculos em aproximadamente 6 a 8 semanas, uma elevação ativa assistida com uma polia e exercícios de fortalecimento isométricos para o manguito rotador são iniciados. As atividades do dia-a-dia como a higiene pessoal e a alimentação são permitidas, e essa liberação ajuda na recuperação precoce da força e resistência muscular. Um fortalecimento suave deve fazer parte do programa inicial de todas as rotinas de exercícios e é uma parte importante de um programa de fisioterapia prolongado. O paciente é encorajado a realizar os exercícios diariamente durante pelo menos 6 meses, preferivelmente 1 ano, para atingir resultados ideais.

O sucesso geral da substituição protética para o tratamento das fraturas umerais depende da avaliação apropriada, técnica cirúrgica e reabilitação. Se os passos apropriados forem seguidos, esse procedimento é altamente bem-sucedido, com uma alta porcentagem de resultados satisfatórios. Em uma série recente de substituições de cabeça umeral realizadas em nosso hospital, 95% dos pacientes obtiveram um alívio adequado da dor, com 73% deles estando livres da dor. Em geral, 82% dos pacientes apresentaram um resultado satisfatório, e 18%, um resultado insatisfatório. O impacto dos resultados favoráveis e desfavoráveis é predominantemente sobre a amplitude de movimentos atingida pelo paciente em vez do grau de dor. A maioria das falhas em nossas séries refletiu uma fraqueza e incapacidade de levantar o braço acima da linha horizontal. Além disso, a variável isolada mais importante na capacidade do paciente atingir um resultado satisfatório foi considerada a cooperação do paciente com o programa de reabilitação pós-operatória. Assim, pode ser esperado que, no final de 1 ano após a inserção da prótese para o tratamento de uma fratura em quatro partes, a maioria dos pacientes esteja livre da dor mas apresentará uma amplitude de movimentos e força variável, em geral dependente da adequação de suas reabilitações.

COMPLICAÇÕES

As complicações após uma artroplastia proximal do úmero não são raras e na maioria das vezes podem estar diretamente relacionadas a uma técnica inadequada. Entre as complicações mais comuns registradas destacamos as seguintes.

Desvio do Tubérculo

Essa complicação geralmente envolve o tubérculo maior em vez do tubérculo menor, e em geral envolve pacientes idosos com osso osteopênico. Os problemas com o desvio do tubérculo maior, assim como os problemas com o supra-espinhal, infra-espinhal e redondo menor, que estão presos a ele, são importantes para uma movimentação e força satisfatórias do ombro, e, se o tubérculo maior estiver desviado, esses tendões ficam inativos. Além disso, com o desvio superior do tubérculo maior, pode haver um bloqueio mecânico ao movimento, já que o tubérculo ocupa uma porção do espaço subacromial. Apesar de o desvio do tubérculo menor não ser problemático, porque o enfraquecimento do subescapular pode ser compensado por outros músculos, o desvio pode resultar em um bloqueio mecânico conforme o braço é rodado internamente. Além disso, um grande desvio do tubérculo menor e do subescapular associado pode resultar em instabilidade anterior pós-operatória. O fator crítico na eliminação do potencial de desvio do tubérculo é a consolidação do tubérculo à diáfise do úmero. Uma fixação firme do tubérculo maior tanto na prótese como na diáfise do úmero, combinada com um enxerto ósseo entre o tubérculo e a diáfise, irá maximizar o potencial para a consolidação do tubérculo na diáfise se o paciente for adequadamente protegido de uma movimentação ativa no pós-operatório. Se houver um desvio do tubérculo maior durante o acompanhamento pós-operatório, deve ser considerada sua reinserção com nova enxertia, se o paciente não apresentar uma função satisfatória do ombro. Apesar de a não-consolidação, em geral, ser um problema muito maior em termos de movimentação e força, a consolidação viciosa do tubérculo maior, tanto superior como posteriormente, freqüentemente resulta em dor, seja por um impacto no espaço subacromial ou por um bloqueio mecânico causado pelo tubérculo desviado. Se o paciente estiver sintomático e existir uma consolidação viciosa, deve ser feita uma forte consideração em relação à realização de uma osteotomia e reposicionamento do tubérculo.

Afrouxamento da Prótese

O suporte ósseo do úmero proximal geralmente não é o ideal devido a uma osteopenia. Com a perda da estabilidade rotatória do implante devido a um desprendimento, pode haver uma mudança da versão da prótese e dor secundária, instabilidade ou destruição da glenóide previamente normal. Apesar de o afrouxamento causado por um estoque ósseo ruim em um implante não-cimentado poder ser evitado se for utilizado cimento durante a implantação, o afrouxamento também pode ocorrer em um implante cimentado. Com o desprendimento umeral em um implante cimentado, a avaliação padronizada deve incluir exame em busca de infecções e desprendimento mecânico, e deve ser considerado fazer uma revisão da prótese.

Posicionamento Inadequado da Prótese

O posicionamento inadequado pode envolver uma versão anormal, um ressalto anormal da prótese ou um aprofundamento anormal da prótese. Erros realizando cimentação do implante com uma versão anormal não são incomuns, já que o marco anatômico para uma versão correta, o sulco bicipital, geralmente é envolvido pela fratura. Existem três guias básicos que podem ser utilizados para a colocação da prótese em uma quantidade apropriada de retroversão (20 a 40 graus).

1. A aleta da prótese deve ser colocada lateralmente à posição do sulco bicipital.
2. A aleta da prótese deve estar entre 20 a 40 graus de retroversão em relação ao eixo transverso do cotovelo, o que é julgado pela palpação dos epicôndilos medial e lateral.
3. Com os cotovelos inclinados em 90 graus e o braço pendente em 0 grau de rotação interna ou externa, a cabeça umeral implantada deve estar voltada diretamente na direção da fossa glenóide.

Se a prótese posicionada de modo inadequado estiver muito alta, pode haver um impacto contra a fossa glenóide residual. Se a cabeça umeral tiver sido inserida muito profundamente no canal intramedular, pode resultar instabilidade da cabeça umeral devido à tensão inadequada no manguito miofascial. Além disso, a inserção de uma prótese a uma profundidade muito grande deixa o tubérculo maior relativamente alto e pode resultar em um impacto do tubérculo maior sobre o acrômio.

Rigidez Pós-Operatória

Essa é uma importante complicação por ser quase que totalmente previsível. A atenção aos detalhes da cirurgia, uma movimentação passiva precoce após a cirurgia e a cooperação do paciente durante a reabilitação desempenham um papel importante na prevenção da rigidez pós-operatória. Deve ser enfatizado que pacientes que não cooperam ou não compreendem o programa de reabilitação pós-operatório são o fator isolado mais comum associado com falha da reabilitação e com rigidez pós-operatória.

Infecção

Essa é uma complicação menos comum, mas a infecção pode afetar todos os problemas com o tratamento e na tomada de decisões que a infecção em um implante implicará.

CASO ILUSTRATIVO PARA A TÉCNICA

Um esquiador de 56 anos de idade, ao realizar um movimento brusco, passou a se queixar de uma intensa e incapacitante dor no ombro. O exame inicial demonstrou uma forte dor em todos os movimentos do braço, crepitação palpável e equimose e edema acentuados. O nervo axilar estava normal em relação aos testes. Radiografias revelaram a presença de fratura-luxação anterior em quatro partes do úmero (Fig. 17A-C).

Três dias após a lesão, o paciente foi levado à sala de cirurgia, quando uma prótese umeral foi inserida com reconstrução do tubérculo maior à aleta da prótese e à diáfise do úmero. Exercícios passivos para a amplitude de movimentos do ombro foram iniciados precocemente. Quando os sinais radiológicos de consolidação do tubérculo maior estavam presentes, um programa de fortalecimento progressivo com exercícios contra resistência foi instituído. Uma radiografia pós-

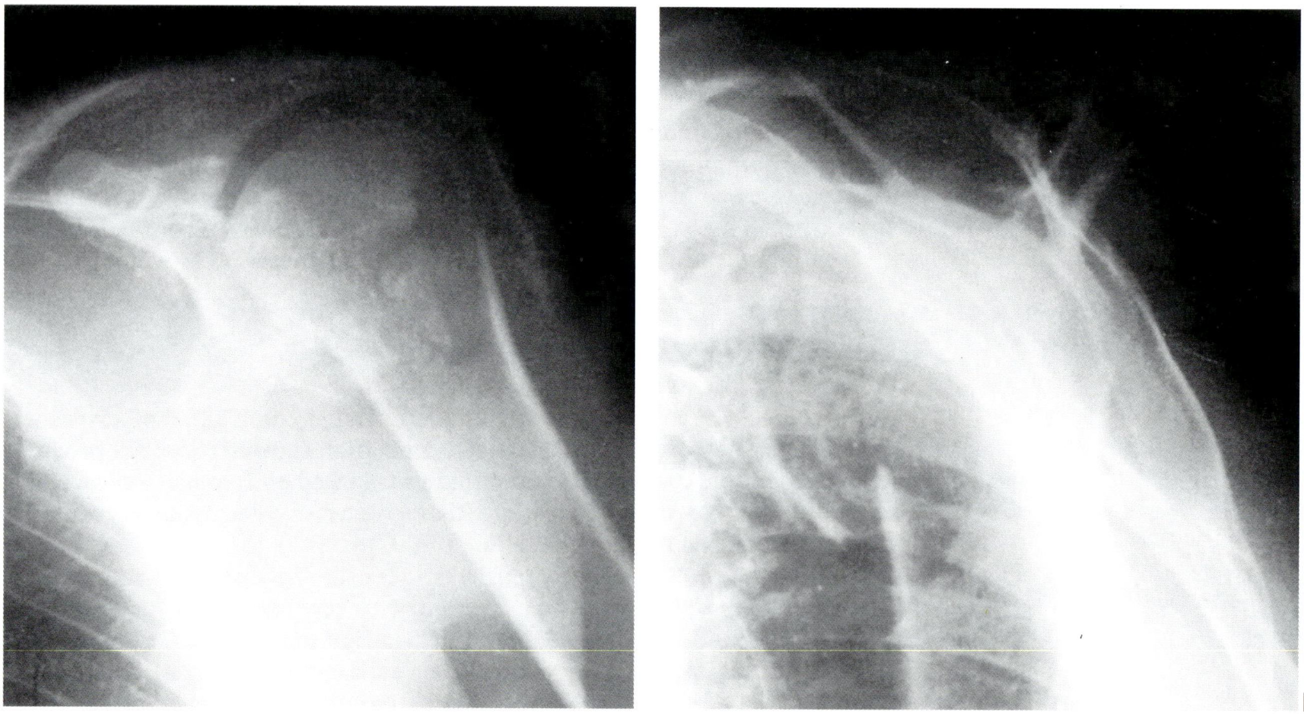

A B

Figura 17. A: Radiografia ântero-posterior (AP) demonstrando impactação e deslocamento lateral da cabeça com desvio do tubérculo maior. **B:** A incidência transescapular demonstra o desvio dos tubérculos menor e maior.

C 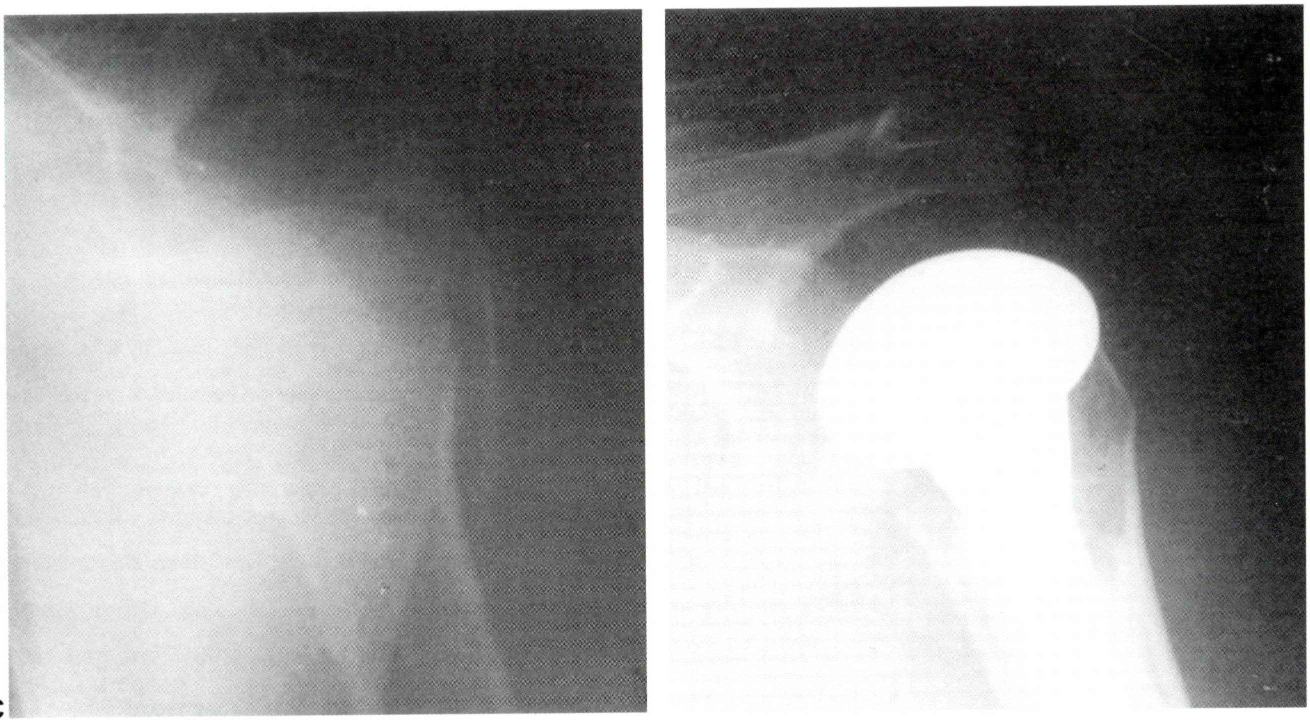 D

Figura 17. *(Continuação)* **C:** Uma incidência axilar Velpeau é realizada com os ombros encolhidos o que demonstra a posição da cabeça e da glenóide, bem como o desvio dos tubérculos. **D:** Incidência em AP demonstra fixação adequada dos tubérculos tanto na diáfise como na cabeça umeral. É importante observar que o tubérculo maior está abaixo da cabeça da prótese.

operatória demonstra consolidação satisfatória dos tubérculos maior e menor à diáfise do úmero, bom posicionamento do implante em relação à glenóide e uma pequena quantidade de osso heterotópico assintomático (Fig. 17D). Um ano após a cirurgia, o paciente não se queixava de dor, apresentava uma flexão frontal passiva de 160 graus e uma elevação frontal ativa até 150 graus. O paciente estava satisfeito com o resultado e retornou às suas atividades desportivas recreacionais (esqui).

Agradecimento

Este capítulo foi reproduzido de Craig, E.V. (ed): *Master Techniques in Orthopaedic Surgery: The Shoulder.* Lippincott-Raven Publishers, Philadelphia, pp. 259-272, 1997.

LEITURA RECOMENDADA

1. Bigliani, L.U.: Fractures of the shoulder. In Rockwood, C.A., Jr., and Green, D.P. (eds.): *Fractures in Adults,* 3rd ed. J.B. Lippincott, Philadelphia, 1990.
2. Bigliani, L.U., Nicholson, G.P., and Flatow, E.L.: The management of fractures of the proximal humerus. In Friedman, R.J. (ed.): *Arthroplasty of the Shoulder.* Thieme Medical Publishers, New York, 1993.
3. Bloom, M.H., and Obata, W.G.: Diagnosis of posterior dislocation of the shoulder with use of Velpeau axillary and angle-up roentgenographic views. *J. Bone Joint Surg. [Am],* 49:943-949, 1967.
4. Hughes, M., and Neer, C.S.: Glenohumeral joint replacement and post-operative rehabilitation. *Phys. Ther.,* 55:850-858, 1975.
5. Neer, C.S., II: Articular replacement of the humeral head. *J. Bone Joint Surg. [Am],* 37:215-228, 1955.
6. Neer, C.S., II: Displaced proximal humerus fractures, Part I. *J. Bone Joint Surg. [Am],* 52:1077-1089, 1970.

7. Neer, C.S., II: Displaced proximal humerus fractures, Part II. *J. Bone Joint Surg. [Am],* 52:1090-1103, 1970.
8. Neer, C.S., II, and McIlveen, S.J.: Remplacement de la tete humerale avec reconstruction des tuberosities et de la coiffe dan les fractures desplacees a 4 fragments. Resultats actuels et techniques. *Rev. Chir. Orthop.* *74*(SII):31-40,1988.
9. Tanner, M.W., and Cofield, R.H.: Prosthetic arthroplasty for fractures and fracture–dislocations of the proximal humerus. *Clin. Orthop.* 179:116-128, 1983.

5

Fraturas da Diáfise do Úmero: Redução Aberta e Fixação Interna

Peter J. O'Brien, Pierre Guy e Piotr A. Blachut

Historicamente, as fraturas da diáfise umeral têm sido classificadas pela localização da fratura, padrão da fratura, lesões associadas dos tecidos moles e qualidade do osso. A Orthopaedic Trauma Association adotou o sistema alfanumérico de Müller para a classificação das fraturas dos ossos longos. Esse sistema é facilmente lembrado e oferece ao cirurgião que realizará o tratamento uma descrição anatômica precisa da fratura. O úmero é designado pelo número 1, e o segmento (diáfise) é 2. Os tipos de fratura são A, simples; B, em cunha; ou C, complexo. Os subgrupos ainda são definidos pela geometria da fratura. A Figura 1 é um desenho esquemático desse esquema de classificação amplamente utilizado.

INDICAÇÕES/CONTRA-INDICAÇÕES

A redução aberta com a fixação interna (RAFI) é uma excelente técnica para o tratamento de certas fraturas da diáfise umeral. Como inúmeros autores e estudos demonstraram, a maioria das fraturas da diáfise umeral pode ser tratada de modo conservador. Altos índices de consolidação e excelentes resultados funcionais geralmente ocorrem após o tratamento conservador dessas fraturas. Entretanto, existem situações clínicas específicas nas quais a redução aberta e a fixação interna apresentam melhores resultados do que os métodos fechados. Apesar de não haver indicações absolutas para a fixação com placas, nós favorecemos seu uso em alguns pacientes com base na estrutura da fratura e na presença de lesões concomitantes (8; Quadro 1).

QUADRO 1. Indicações de RAFI

Precoce	*Tardia*
Redução fechada inadequada	Não-consolidação
Paciente com lesões múltiplas	Consolidação viciosa
Membro com lesões múltiplas	
Fratura exposta	
Fratura patológica	
Artrodese associada	
Fratura periprotética	

P. J. O'Brien, M.D., F.R.C.S.C.: Department of Orthopaedics, University of British Columbia, Vancouver Hospital and Health Sciences Center, Vancouver, British Columbia, V5Z 4E3, Canada.

P. Guy, M.D., F.R.C.S.C.: Department of Orthopaedic Surgery, McGill University Health Center, Montreal, Quebec, H3G 1A4, Canada.

P. A. Blachut, M.D., F.R.C.S.C.: Department of Orthopaedics, Division of Orthopaedic Trauma, University of British Columbia, Vancouver Hospital and Health Sciences Center, Vancouver, British Columbia, V5Z 4E3, Canada.

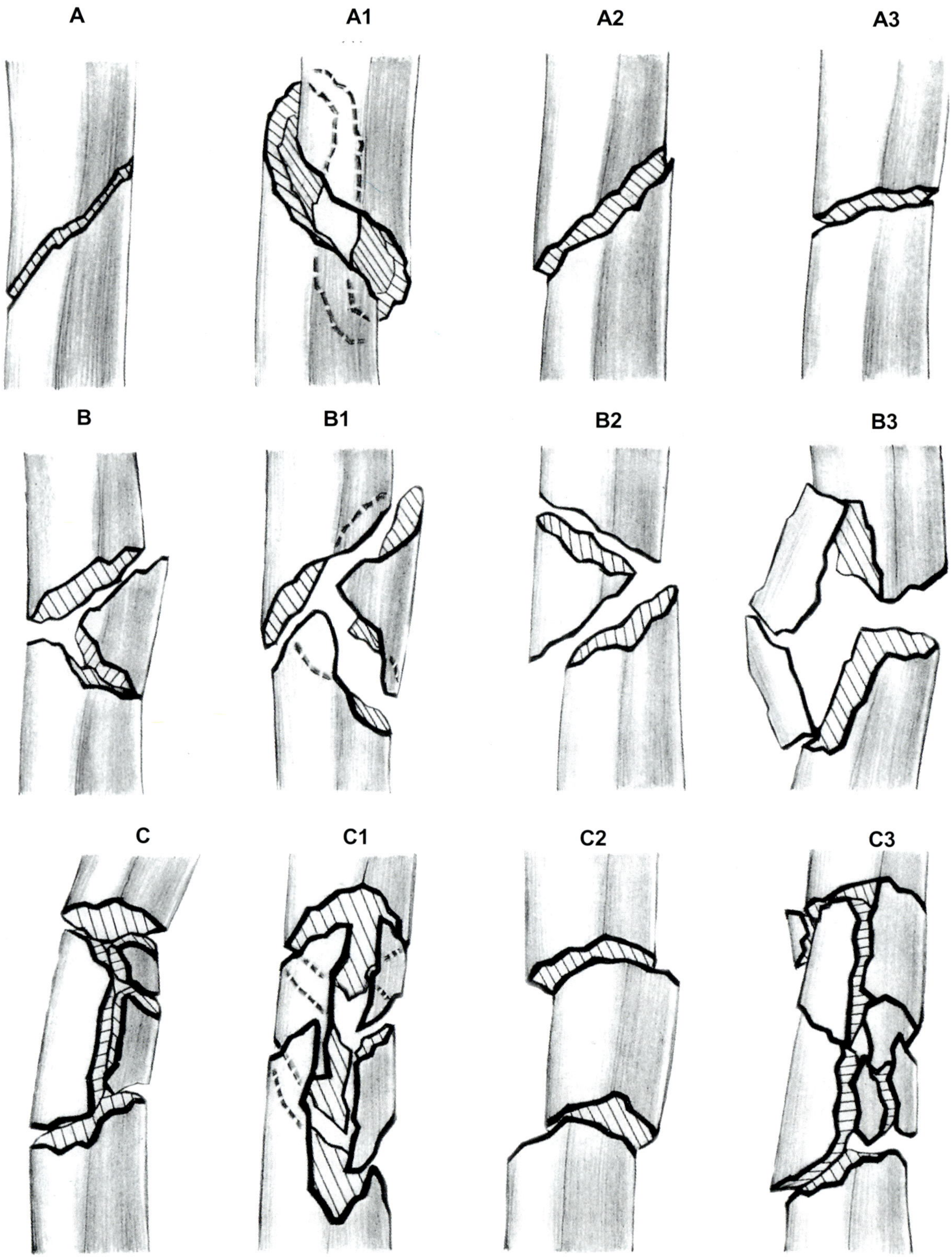

Figura 1. A classificação alfanumérica para fraturas diafisárias do úmero utilizada pela AO e pela Orthopaedic Trauma Association.

Considerações Morfológicas

A fixação interna está indicada em pacientes com fraturas fechadas nas quais uma redução satisfatória não pode ser conseguida ou mantida. A causa mais comum para uma redução inadequada em um indivíduo saudável é a interposição de tecidos moles. A falha na manutenção de uma redução fechada aceitável algumas vezes ocorre em pacientes obesos ou mulheres com grandes mamas. Nessas situações, a intervenção cirúrgica pode ser necessária. Outras indicações incluem fraturas segmentares e fraturas periarticulares. Esta última pode ser de difícil controle, e a imobilização prolongada da articulação adjacente pode levar a uma limitação funcional.

As fraturas expostas necessitam de um desbridamento cirúrgico e de estabilização óssea para permitir um tratamento ideal dos tecidos moles. Após um completo desbridamento, a RAFI do úmero é um bom método de estabilização da fratura para a maioria das lesões Graus I, II e IIIA com perda óssea limitada. Ela produz um membro estável, melhorando o tratamento pós-operatório da ferida. Na presença de uma extrema cominução ou perda óssea descentrada, o encurtamento agudo ou um encurtamento de até 5 cm geralmente é bem tolerado (10). Entretanto, se a cortical for contínua, a conservação do comprimento e uma enxertia óssea em um segundo tempo cirúrgico se constituem no método de tratamento de preferência. As lesões Graus IIIB e IIIC, bem como algumas lesões por arma de fogo, são mais bem tratadas com um fixador externo com a utilização de armações em anel ou armações unilaterais.

A experiência nos ensina que o tratamento conservador de fraturas patológicas do úmero freqüentemente resulta em uma não-consolidação e em dor persistente. Existe um consenso geral de que pacientes com fraturas patológicas do úmero resultantes de doenças metastáticas se beneficiam da estabilização cirúrgica. Ocasionalmente, a fratura não é passível de uma fixação intramedular e é mais bem tratada através da utilização de uma placa longa.

Fraturas acima ou abaixo de uma artroplastia do cotovelo ou do ombro freqüentemente requerem fixação interna. Fraturas que ocorrem ao redor da haste de um implante ocasionalmente requerem revisão da prótese.

Um atraso na consolidação ou a não-consolidação são indicações adicionais para RAFI de uma fratura umeral. O retardo de consolidação geralmente é definido quando existe falha de consolidação da fratura após 2 a 3 meses, enquanto uma pseudo-artrose está presente quando o processo perdura além de 4 a 6 meses. As não-consolidações podem ocorrer devido a uma instabilidade da fraturam vascularidade óssea ruim ou um desvio acentuado. Se a pseudo-artrose estiver presente após uma fratura exposta ou após uma fratura que foi tratada de modo cirúrgico, deve ser avaliada a possibilidade de presença de uma infecção (12).

Uma consolidação viciosa raramente é uma indicação para a intervenção cirúrgica, pois a deformidade angular geralmente é bem tolerada após o tratamento conservador. A quantidade de desalinhamento que pode ser aceita varia entre os pacientes e é influenciada pelo nível de atividade e pelo resultado estético. A maioria dos pacientes tolera bem até 20 a 30 graus de deformidade em varo, 20 graus de angulação anterior e 5 cm de encurtamento (10).

Lesões Concomitantes

A fixação interna das fraturas da diáfise umeral também está indicada em uma variedade de circunstâncias devido a lesões concomitantes.

O paciente politraumatizado com múltiplas lesões é o candidato mais comum para o tratamento cirúrgico das fraturas da diáfise umeral (3,4,8). Quando os pacientes sofrem lesões a múltiplos sistemas corporais [sistema nervoso central (SNC), pulmonar, abdominal, etc.], a estabilização cirúrgica das fraturas pode ser um procedimento imprescindível e salvar a vida do paciente. A fixação deve ser realizada na fase inicial para reduzir as necessidades de analgésico, permitir mobilização precoce e facilitar o tratamento.

Pacientes com lesões ipsilaterais do ombro, cotovelo ou antebraço geralmente necessitam de tratamento cirúrgico para a fratura do úmero. Nas fraturas bilaterais do úmero ou qualquer lesão da extremidade superior contralateral, a fixação é necessária para permitir as atividades do dia-a-dia e para auxiliar nos cuidados do paciente. As fraturas da diáfise do úmero associadas com uma fratura de ambos os ossos do antebraço necessitam da fixação tanto do antebraço como do úmero para permitir um restabelecimento mais rápido da amplitude de movimentos. Finalmente, a reabilitação das lesões às extremidades inferiores pode ser acelerada pela fixação do úmero, que permite o uso de muletas através do úmero estabilizado.

Uma lesão da artéria axilar ou braquial associada com uma fratura fechada deve ser estabilizada no momento do reparo vascular. A fixação interna do úmero através da abordagem para a cirurgia vascular é recomendada para a proteção do reparo vascular, para facilitar a avaliação a partir da cirurgia e para permitir a reabilitação do membro. As lesões do plexo braquial ou de nervos periféricos no membro ipsilateral são em geral indicações para afixação interna de uma fratura umeral. Um estudo relata que as lesões concomitantes do plexo braquial podem estar associadas a altos índices de retardo da consolidação, não-consolidação e consolidação viciosa da diáfise umeral quando tratadas de modo conservador (6). Para evitar essas complicações e para facilitar a reabilitação, o tratamento cirúrgico pode ser considerado nessas lesões combinadas.

Permanece controverso o tratamento das fraturas de úmero associadas com lesão do nervo radial (1,5,7,13,14). A incidência de lesão do nervo radial nas fraturas de úmero é de aproximadamente 10%, com uma variação registrada entre 2% e 26%. As fraturas da diáfise umeral que ocorrem juntamente com lesões do nervo radial (lesão primária do nervo radial) geralmente não necessitam da exploração do nervo. Se a redução da fratura puder ser mantida, o tratamento fechado resultará na consolidação da fratura e em um bom desfecho com mais de 80% de chances de recuperação espontânea do nervo. A maioria dos casos é causada por neuropraxias, que devem demonstrar sinais de recuperação entre 3 a 4 meses, com melhoras na classificação muscular em até 2 anos após a lesão (4).

Alguns estudos demonstraram que com as modernas técnicas de microcirurgia e exploração tardia das paralisias do nervo radial apresentam índices de recuperação de mais de 90% (1,13). Portanto, recomendamos observação inicial e exploração tardia para as lesões nervosas que não se resolvem. A lesão deve ser documentada clínica e eletrofisiologicamente com estudos de eletromiografia/condução nervosa (EMG/ECN) nos estágios iniciais. A mão deve ser imobilizada e um intenso programa de fisioterapia deve ser iniciado para a manutenção da mobilidade do cotovelo, punho e dedos. Os pacientes são avaliados mensalmente e são submetidos a um acompanhamento com estudos EMG/ECN após 6 e 12 semanas. Se após 4 a 6 meses não existirem sinais de recuperação nervosa, nós exploramos o nervo.

Mais controverso é o tratamento das paralisias secundárias do nervo radial. Mais comumente essas ocorrem após uma redução fechada de uma fratura umeral. Tradicionalmente, uma paralisia nervosa que ocorre em tais circunstâncias tem sido considerada uma indicação para exploração cirúrgica e fixação interna. Apesar de alguns demonstrarem que o nervo pode estar aprisionado entre os fragmentos da fratura e intuitivamente poderia parecer razoável a exploração do nervo para sua liberação de qualquer compressão, não existem evidências científicas de que o resultado seja melhora por cirurgia precoce. Entretanto, a paralisia secundária do nervo radial se constitui uma indicação aceitável para exploração imediata do nervo.

As contra-indicações relativas para fixação com placas das fraturas da diáfise umeral incluem as fraturas expostas do Grau IIIB com lesão maciça dos tecidos moles ou uma perda óssea extensa, infecção dos tecidos moles ou perda óssea ou grave osteoporose, fatores que poderiam dificultar a fixação.

PLANEJAMENTO PRÉ-OPERATÓRIO

Como ocorre em todos os pacientes lesionados, uma história e exame físico cuidadosos obrigatórios são mandatórios. As lesões associadas devem ser identificadas e cuidadosamente avaliadas. O exame físico deve incluir um exame do tórax, pescoço, ombro, braço, cotovelo, antebraço, punho e mão. Os sinais físicos de fratura geralmente são óbvios após fraturas da diáfise umeral. O exame neurológico do membro deve ser meticuloso. Lesão do nervo radial é a lesão neurológica mais comumente associada, mas qualquer nervo periférico, incluindo o plexo braquial, pode ser lesionado em associação com uma fratura diafisária do úmero. A avaliação vascular inclui a palpação dos pulsos axilar, braquial e radial e uma avaliação da perfusão tecidual no nível da mão. Os compartimentos de tecidos moles do braço e antebraço devem ser avaliados para a presença de síndrome compartimental.

Radiografias do úmero de boa qualidade são essenciais. Incidências ântero-posteriores (AP) e laterais do úmero devem ser obtidas de modo a incluir as articulações do ombro e do cotovelo (Fig. 2A). A localização anatômica da fratura, o padrão da fratura e a expectativa sobre a qualidade do osso são pontos críticos durante a realização do planejamento pré-operatório.

Uma vez que a decisão seja feita no sentido de operar uma fratura umeral, uma tática cirúrgica deve ser desenvolvida, o que inclui a posição do paciente, a abordagem cirúrgica, os passos necessários para a redução da fratura, a fixação temporária e o implante a ser utilizado para a fixação final. Um desenho pré-operatório e uma reprodução da fratura do úmero geralmente são úteis para o planejamento dos passos para a redução e fixação da fratura (Fig. 2B e C). Radiografias pós-operatórias são obtidas para assegurar o cumprimento do plano pré-operatório (Fig. 2D).

Existem quatro abordagens básicas para a diáfise do úmero. Três dessas (ântero-lateral, posterior e a lateral reta) são as mais utilizadas para a RAFI. A abordagem ântero-medial ao úmero raramente é utilizada no tratamento das fraturas da diáfise do úmero. A decisão sobre qual abordagem cirúrgica deve ser utilizada se baseia na localização da fratura, na extensão da fratura e na condição geral do paciente. A técnica de exposição mais comumente utilizada é a abordagem ântero-lateral (15). Fraturas localizadas em qualquer local nos dois terços proximais do úmero podem ser tratadas de modo bem-sucedido através dessa abordagem. A abordagem ântero-lateral, entretanto, não permite uma exposição adequada do terço distal do úmero e, portanto, não pode ser utilizada se a fixação precisar ser estendida para a diáfise/metáfise distal. Uma abordagem posterior pode ser utilizada para fraturas que envolvam a metade distal da diáfise umeral. Nas fraturas que envolvem os dois terços distais do úmero, com lesão associada do nervo radial que necessite de cirurgia, preferimos a abordagem lateral reta ao úmero. Essa abordagem pode ser estendida para uma abordagem ântero-lateral e, portanto, é a única abordagem que dá acesso a todo o úmero.

Os passos necessários para redução da fratura e fixação temporária antes da fixação final devem ser cuidadosamente considerados. Na maioria dos casos técnicas de redução direta são apropriadas. O hematoma da fratura é evacuado, e as superfícies da fratura são anatomicamente reduzidas. Para padrões de fratura transversais ou oblíquas, a fixação temporária geralmente pode ser realizada com o fórceps de redução de Weber. As fraturas transversas geralmente podem ser estabilizadas temporariamente com fios-K. Algumas fraturas cominutivas que ainda apresentem contato entre as peças proximal e distal não podem ser estabilizadas temporariamente de modo satisfatório. Nesses casos, a placa apropriada é fixada a um fragmento, a fratura é reduzida sob a placa e a fixação é completada. Fraturas muito cominutivas podem ser tratáveis através de técnicas de redução indiretas. Um distrator femoral é utilizado para manter a redução, que é confirmada com intensificador de imagens. A placa apropriada é presa ao principal fragmento proximal e aos principais fragmentos distais. As fixações de tecidos moles aos fragmentos cominutivos intercalados são deixadas intactas. Enxerto osso não é utilizado quando técnicas de redução indiretas são utilizadas.

Quando se planeja fixação com placa, compressão interfragmentar é desejável. Em fraturas em espiral ou oblíquas, isso pode ser obtido usando-se parafusos de compressão interfragmentares inseridos por fora (Fig. 3) ou através da placa (Fig. 4). O uso isolado de parafusos interfragmentares é insuficiente para a fixação das fraturas da diáfise umeral e deve ser suplementado com uma placa de neutralização.

Infelizmente, parafusos interfragmentares não podem ser utilizados em todos os casos, particularmente nos padrões transversais de fratura. Nesses casos, a compressão interfragmentar é conseguida pela utilização de uma placa de compressão dinâmica (DCP-*dynamic compression plate*). A placa deve ser pré-estressada (pré-curvada) para evitar um espaço na cortical distal (Fig. 5). Em geral, a placa de escolha é uma placa DC ampla de 4,5 mm (Fig. 4). Essa é uma placa forte com uma ampla superfície de contato, combinada com orifícios alternados para os parafusos para evitar um estilhaçamento longitudinal da diáfise devido à utilização de parafusos co-lineares. Nas fraturas agudas, pelo menos seis corticais de fixação acima e seis abaixo da fratura (número maior em casos de osso osteoporótico ou quando se trata de não-consolidações) são necessárias. A utilização de enxerto ósseo deve ser planejada nas fraturas cominutivas. Se mais de um terço da circunferência da diáfise umeral estiver cominuído, em geral utilizamos um enxerto autógeno de osso da crista ilíaca.

Em muitos casos, o úmero é pequeno, e a ampla placa DCP não pode ser utilizada. Nessas situações, uma DCP estreita de 4,5 mm pode ser utilizada. Da mesma forma, na diáfise distal, em

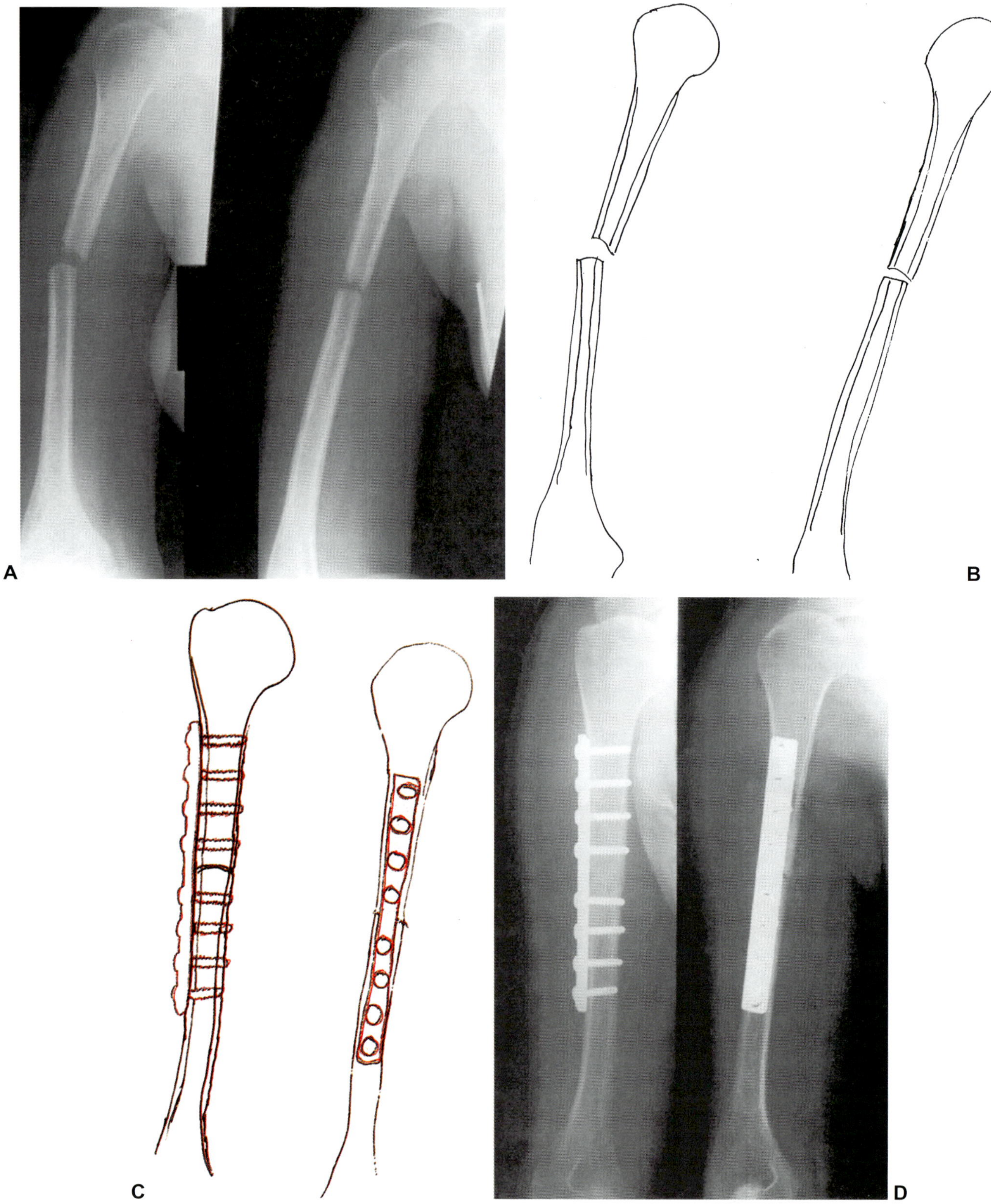

Figura 2. Planejamento pré-operatório para estabelecer uma estratégia cirúrgica. **A:** Radiografias ântero-posterior (AP) e lateral de uma mulher de 20 anos de idade com retardo de consolidação em uma fratura transversa da diáfise umeral. **B, C:** Desenho da fratura, sua redução e localização de uma placa DCP com oito orifícios e de 4,5 mm. **D:** Radiografias pós-operatórias demonstrando êxito na realização do planejamento pré-operatório.

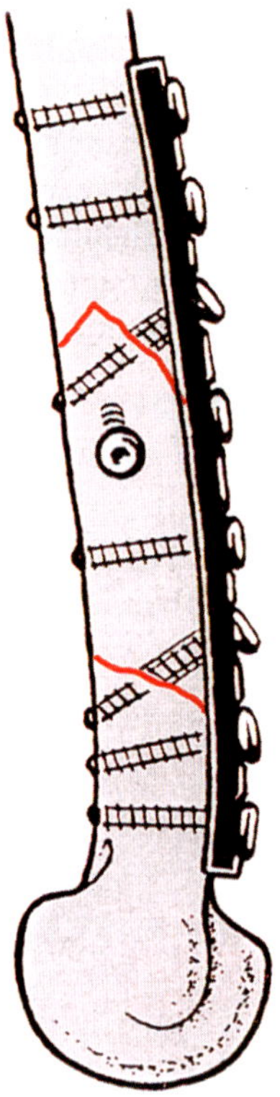

Figura 3. A fixação inicial é realizada com parafuso interfragmentar. Essa fixação é suplementada com uma placa de neutralização.

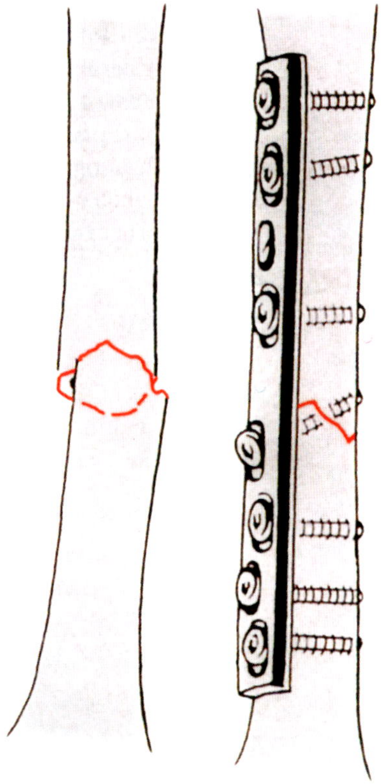

Figura 4. Fixação interfragmentar através da placa.

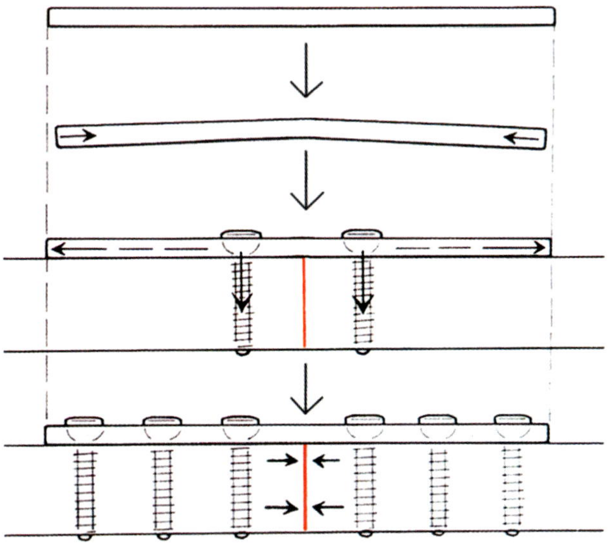

Figura 5. Padrão transversal de fratura no qual uma compressão interfragmentar é obtida pela utilização de uma placa pré-curvada.

que um modelamento excessivo da placa se faz necessário, uma placa de reconstrução pélvica de 3,5 mm ocasionalmente é utilizada para a neutralização. Entretanto, esse tipo de placa deve ser utilizado somente se existir uma excelente compressão interfragmentar com múltiplos parafusos de compressão. É importante evitar a invasão do olécrano ou da fossa coronóide pelo material de síntese quando se está fixando o úmero distal.

CIRURGIA

A abordagem cirúrgica se baseia no nível da fratura, na necessidade de exploração do nervo radial e na gravidade do trauma (trauma isolado ou paciente politraumatizado). Em geral, as fraturas nos dois terços proximais são expostas por uma abordagem ântero-lateral (Fig. 6A). Utili-

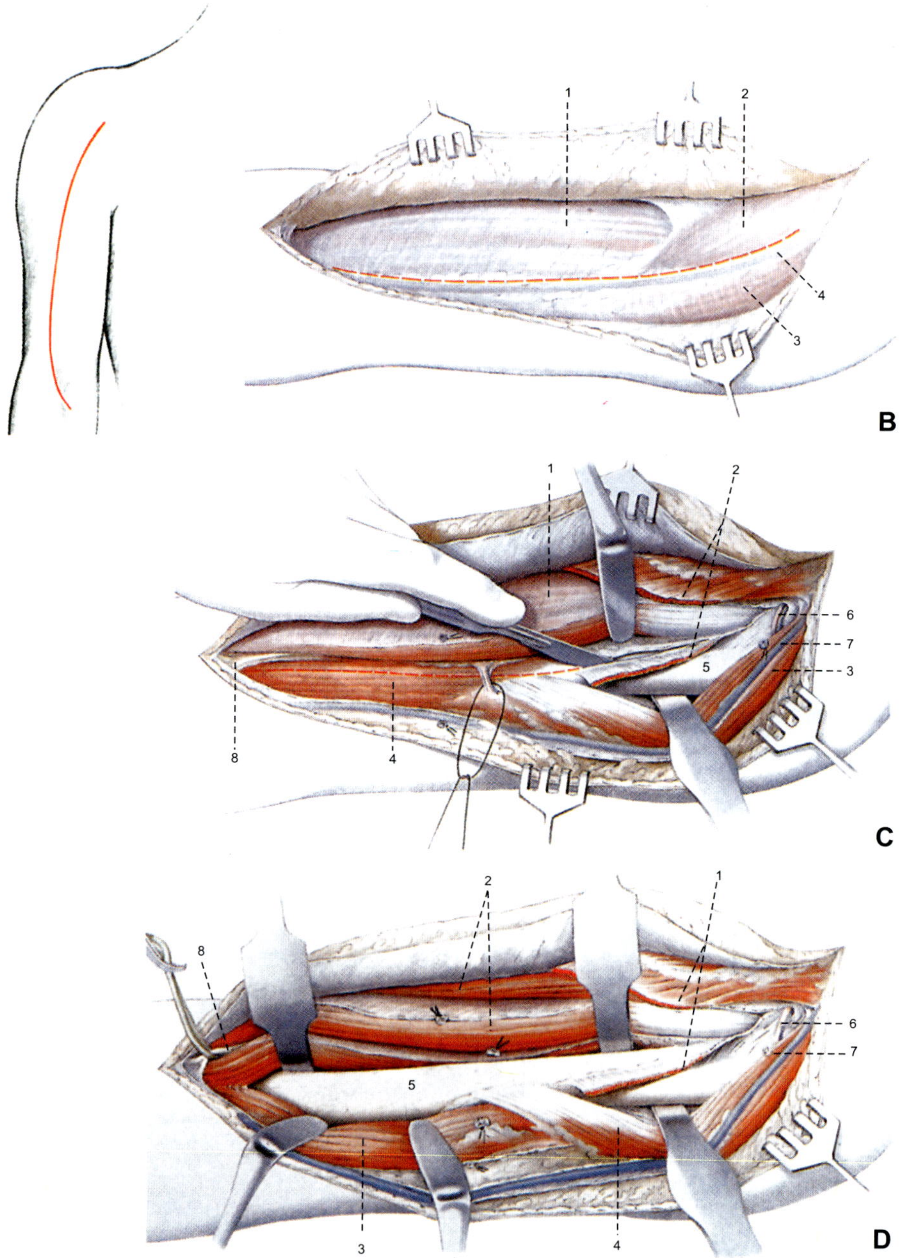

Figura 6. Abordagem ântero-lateral.
A: Incisão para a abordagem ântero-lateral.
B: Exposição muscular inicial.
1, Bíceps.
2, Peitoral maior.
3, Deltóide.
4, Veia cefálica.
C: Abertura do músculo braquial em linha com suas fibras.
1, Bíceps.
2, Peitoral maior.
3, Deltóide.
4, Braquial.
5, Úmero.
6, Vasos circunflexos umerais anteriores.
7, Veia cefálica.
8, Nervo cutâneo lateral do antebraço.
D: Exposição completa dos dois terços proximais da diáfise umeral.
1, Peitoral maior.
2, Bíceps.
3, Braquial.
4, Deltóide.
5, Úmero.
6, Vasos circunflexos umerais anteriores.
7, Veia cefálica.
8, Nervo cutâneo lateral do antebraço.

zamos a abordagem lateral reta quando a exploração do nervo radial está indicada; preferimos manter o paciente em decúbito dorsal (abordagens anterolateral, lateral) se o paciente tiver sofrido um politraumatismo. Um torniquete estéril é utilizado se a fratura está localizada no terço médio ou distal.

A abordagem ântero-lateral é feita com o paciente em decúbito dorsal com um coxim embaixo da escápula (Fig. 7). O braço é preparado para ficar livre, permitindo o livre acesso ao pescoço (vasculatura subclávia), ombro, cotovelo e antebraço. O ombro é abduzido a 45 a 60 graus. Os marcos anatômicos superficiais de uma região proximal para distal são o processo coracóide, o sulco deltopeitoral, o sulco bicipital lateral e o epicôndilo lateral. Estes são marcados com uma caneta estéril (Fig. 7).

Dependendo da extensão proximal da fratura, a extensão proximal da incisão é baseada 1 a 3 cm distal ao coracóide (Fig. 6). A incisão passa distalmente ao longo do sulco deltopeitoral. O ventre do bíceps é identificado, e sua margem lateral é mobilizada, A incisão é estendida longitudinalmente 1 cm lateral ao bíceps, expondo o músculo braquial (Fig. 6B). Distalmente, a incisão pode se estender a cerca de 6 cm do epicôndilo lateral. Deve ser tomado cuidado para evitar lesionar a veia cefálica proximalmente e o nervo cutâneo lateral do antebraço medialmente e distalmente. O bíceps é afastado medialmente, e a dissecção profunda é feita longitudinalmente através do músculo braquial, lateral à sua linha média e na direção do osso, direcionando para o meio da diáfise umeral (Fig. 6C). Ao fazer essa dissecção, o nervo radial (lateral ao braquial) é protegido, e a inervação da porção lateral do braquial (radial) é preservada (Fig. 6D). A flexão do cotovelo, acompanhada de uma desinserção parcial (anterior) da inserção do deltóide e da origem medial do braquial, é feita para permitir a redução e a fixação com placas da superfície ântero-lateral do úmero (Fig. 8).

Uma abordagem posterior é utilizada em casos de fraturas isoladas na metade distal do úmero (2). O paciente é posicionado em decúbito ventral e trazido até a margem da mesa de cirurgia. O braço é deixado livre de campos cirúrgicos para permitir o acesso a todo o braço e cotovelo. O ombro é abduzido em 90 graus em flexão neutra e apoiado distalmente ao nível do cotovelo por um suporte de Mayo modificado (Fig. 9A). Esse suporte foi alterado através da colocação de um buraco na margem da mesa e acolchoamento da margem exposta do suporte. Durante o procedimento, o antebraço e a mão são passados pelo buraco, que é revestido por campos estéreis protegendo o antebraço de contaminação devido à sua posição direcionada para baixo. Uma vantagem adicional é a capacidade de colocar os instrumentos no suporte de Mayo.

A exposição propriamente dita é longitudinal em uma linha compreendida entre o canto do acrômio e o olécrano (Fig. 9B). Ela se estende da margem distal do deltóide posterior, ao longo da margem lateral da cabeça longa do tríceps, até a ponta do olécrano. Esses marcos anatômicos de superfície são marcados na pele antes da incisão. A cabeça longa pode ser identificada como uma

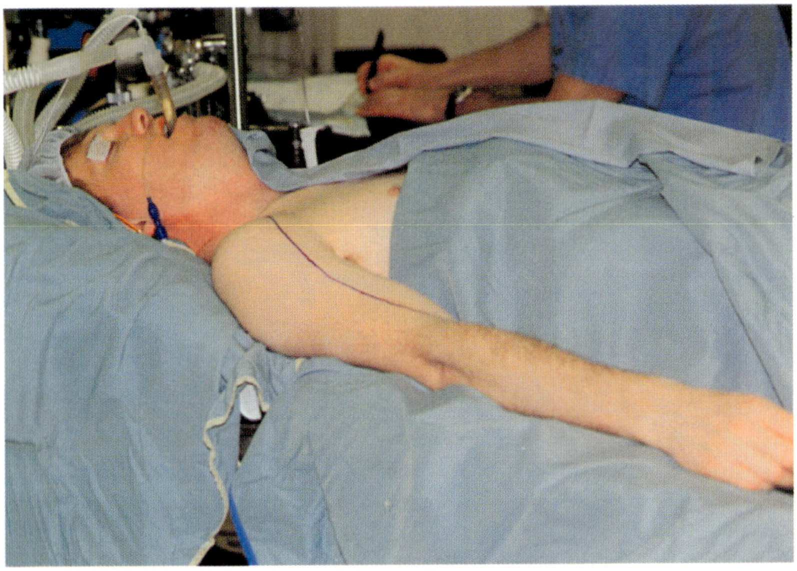

Figura 7. Posicionamento e marcos anatômicos para a abordagem ântero-lateral.

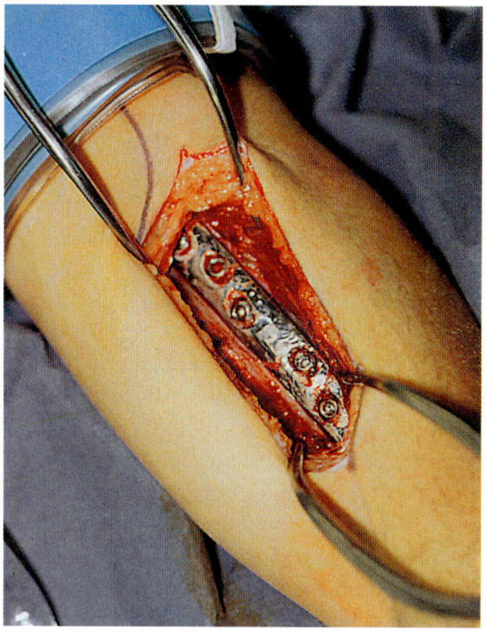

Figura 8. Placa de compressão dinâmica ampla de 4,5 mm pré-curvada aplicada em uma fratura transversa através de uma abordagem ântero-lateral.

massa móvel na face póstero-medial do braço. Pele, tecido subcutâneo e fáscia são incisionados, e o espesso e branco tendão distal do tríceps é identificado. Proximalmente, o intervalo entre as cabeças longa e lateral do tríceps é identificado e separado com dissecção romba. Distalmente, essas duas cabeças superficiais são dissecadas com instrumento cortante pela divisão do tendão do tríceps (Fig. 10A e B). Uma dissecção anatômica cuidadosa é realizada de modo a identificar o nervo radial e a cabeça profunda do tríceps (Fig. 11A e B).Uma tira de borracha é passada ao redor do nervo radial, que é protegido durante todo o procedimento. O septo intermuscular lateral pode ser dividido. O tríceps profundo é dividido longitudinalmente em sua linha média, e suas porções medial e lateral são elevadas, expondo o úmero

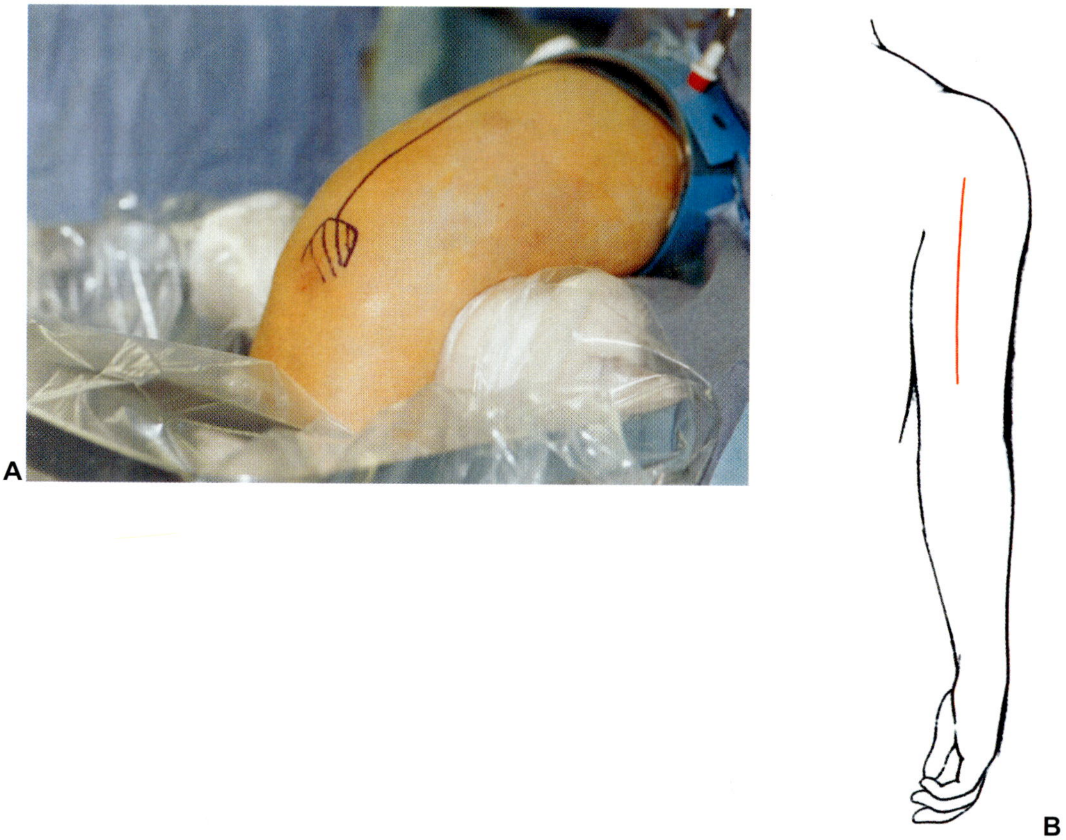

Figura 9. A: Posicionamento e marcos anatômicos para a abordagem póstero-lateral com um suporte modificado de Mayo. **B:** Incisão de pele para a abordagem posterior.

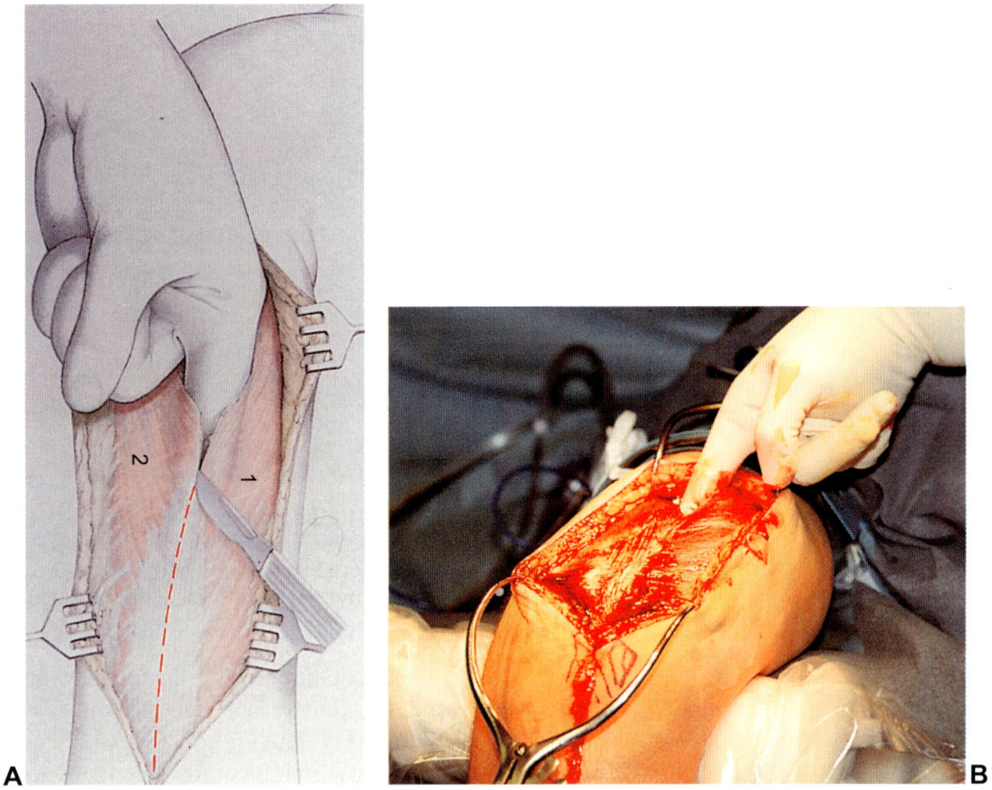

Figura 10. A abordagem posterior. **A, B:** Identificação das cabeças longa e lateral do tríceps. 1, Cabeça longa do tríceps. 2, Cabeça lateral do tríceps.

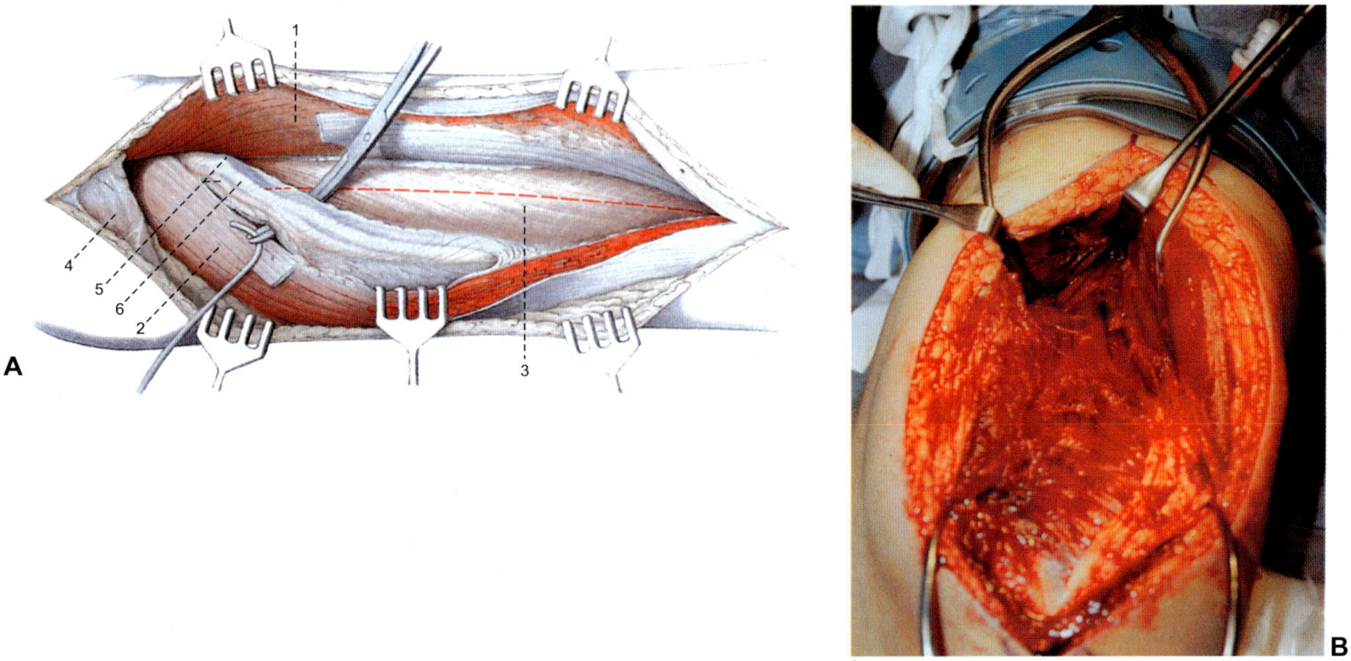

Figura 11. A, B: Exposição da cabeça profunda do tríceps e do nervo radial. **A:** 1, Cabeça longa do tríceps. 2, Cabeça lateral do tríceps. 3, Cabeça profunda (medial) do tríceps. 4, Deltóide. 5, Artéria braquial profunda. 6, Nervo radial.

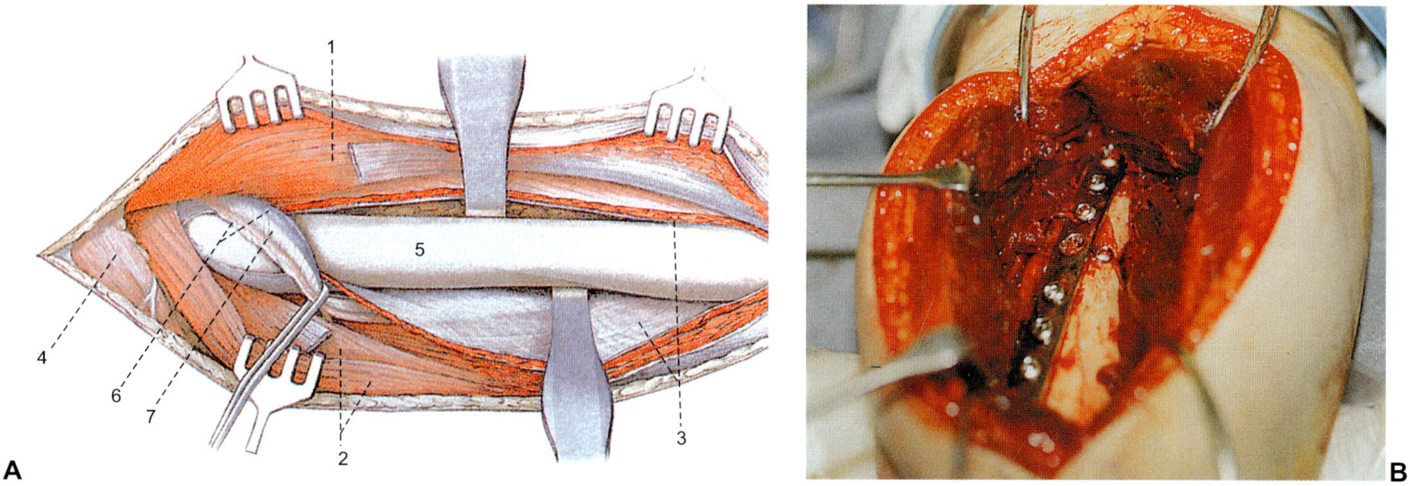

Figura 12. A: Exposição da metade distal da diáfise umeral. 1, Cabeça longa do tríceps. 2, Cabeça lateral do tríceps. 3, Cabeça medial do tríceps. 4, Deltóide. 5, Úmero. 6, Artéria braquial profunda. 7, Nervo radial. **B:** Pela utilização de uma abordagem posterior, redução e fixação utilizando um parafuso de compressão podem ser obtidas, seguidas pela colocação de uma placa de neutralização.

(Fig. 12A). A redução e fixação agora podem prosseguir (Fig. 12B). O fechamento inclui a reaproximação da aponeurose do tríceps e o fechamento da camada superficial.

Uma abordagem lateral reta necessita de uma cuidadosa dissecção e de excelente visualização do nervo radial e das estruturas adjacentes (2). Essa abordagem é a ideal para exploração do nervo radial e fixação do úmero distal em um paciente com lesões múltiplas. Com o paciente em decúbito dorsal, o ombro e o braço são preparados da mesma forma utilizada para uma abordagem ântero-lateral. O braço é mantido em adução ao longo do lado do paciente. Os seguintes marcos anatômicos superficiais são identificados e marcados: o epicôndilo lateral e as margens medial e lateral do braquiorradial (Fig. 13A e B).

A pele e a incisão subcutânea se estendem longitudinalmente do epicôndilo lateral proximalmente até o tubérculo deltóide. Após a incisão da fáscia de revestimento do braço, o intervalo entre o tríceps e o braquial proximalmente e o braquiorradial e o braquial distalmente é

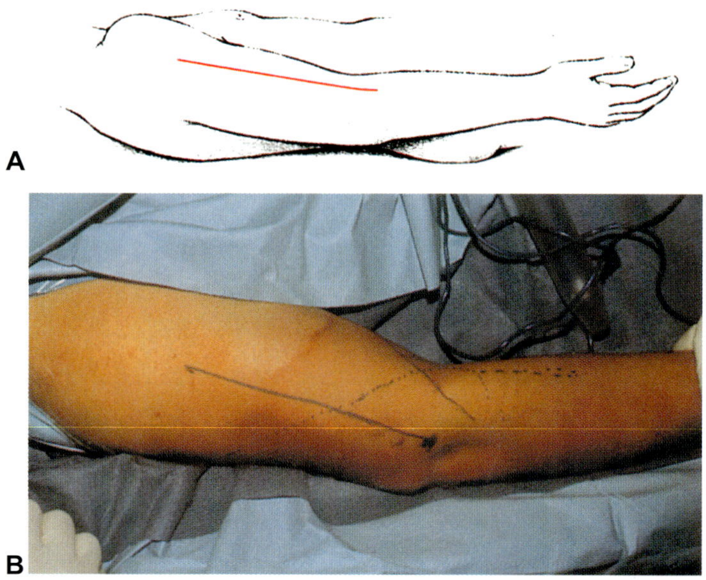

Figura 13. A, B: Posicionamento e incisão de pele para uma abordagem lateral reta para o úmero distal.

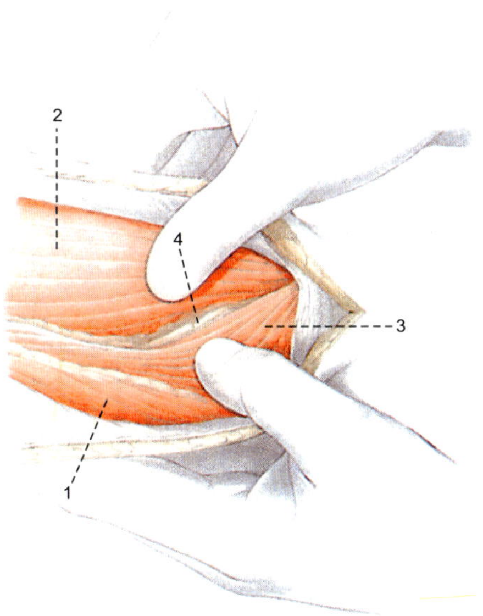

Figura 14. O nervo radial é identificado no intervalo entre o braquial e o braquiorradial. 1, Tríceps. 2, Braquial. 3, Braquiorradial. 4, Nervo radial.

identificado (Fig. 14). O intervalo distal inicialmente é aberto com técnica romba, como descrito por Henry (9) "... coloque polegares bem protegidos por luvas, em paralelo no sentido do comprimento da ferida, um em cada ventre (braquial e braquiorradial), e abra o plano como um livro colocado sobre seu joelho. O nervo marca o local". O nervo radial é isolado, envolvido em uma tira de borracha e protegido. O nervo é afastado lateralmente enquanto a dissecção proximal é terminada. O periósteo anterior ao septo intermuscular é dividido longitudinalmente, e a elevação subperiosteal progride medialmente e proximalmente com a visualização direta e proteção do nervo o tempo todo. O nervo pode ser suavemente elevado se um acesso adicional for necessário. Conforme o nervo cursa posterior e proximalmente, pode ser necessário fazer uma incisão do septo intermuscular para mobilizar o nervo e visualizar sua relação com a fratu-

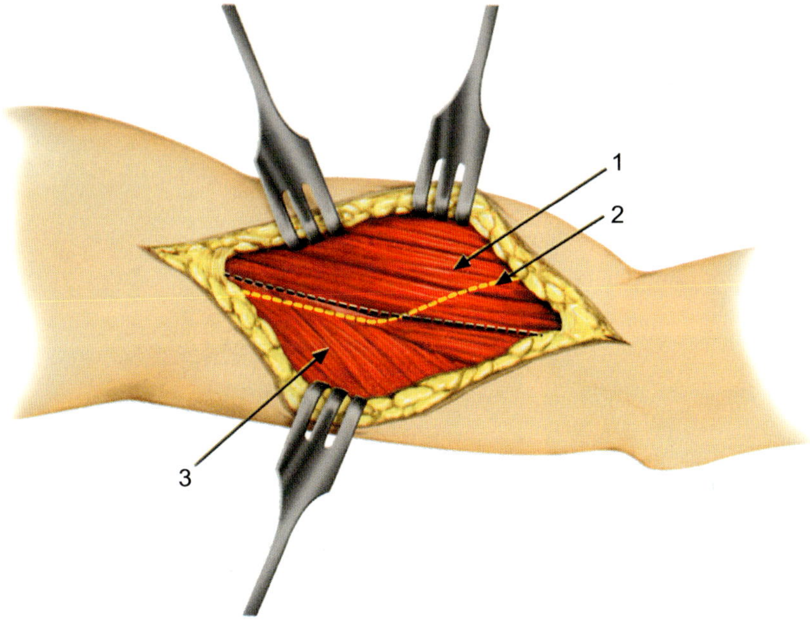

Figura 15. O intervalo entre o braquial e o tríceps proximalmente e entre o braquiorradial e o tríceps é aberto distalmente. 1, Músculo bíceps braquial. 2, Nervo radial. 3, Músculo tríceps braquial.

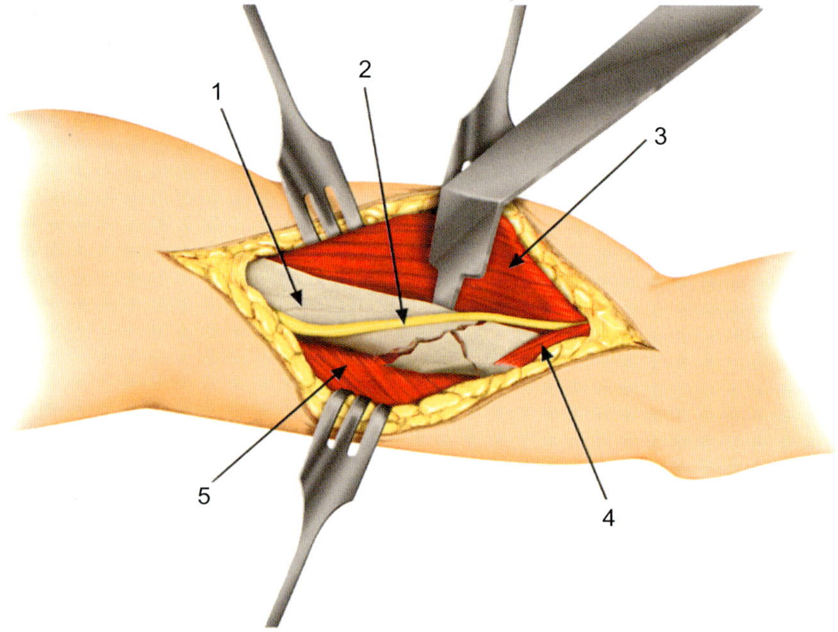

Figura 16. O braquial e o braquiorradial são afastados anteriormente e o tríceps posteriormente, expondo a diáfise distal do úmero. 1, Úmero. 2, Nervo radial. 3, Músculo braquial. 4, Músculo braquiorradial. 5, Músculo tríceps braquial.

ra. O nervo é afastado anteriormente, e a dissecção distal é terminada. Distalmente, o plano entre o braquiorradial e o tríceps é identificado (Fig. 15). Esse plano é incisionado com instrumento cortante, e o braquiorradial é rebatido anteriormente, protegendo a porção distal do nervo. Todo o úmero distal é exposto lateralmente e ântero-lateralmente (Fig. 16). A redução e a fixação interna das fraturas progride seguindo os princípios previamente descritos. Uma placa estreita de 4,5 mm colocada lateralmente é geralmente o melhor implante com essa exposição. Os parafusos são direcionados de uma posição lateral para medial, e a placa em geral fica posicionada em um local bastante distal; portanto, deve-se evitar a colocação de parafusos na fossa coronóide/olecraniana (Fig. 17A e B).

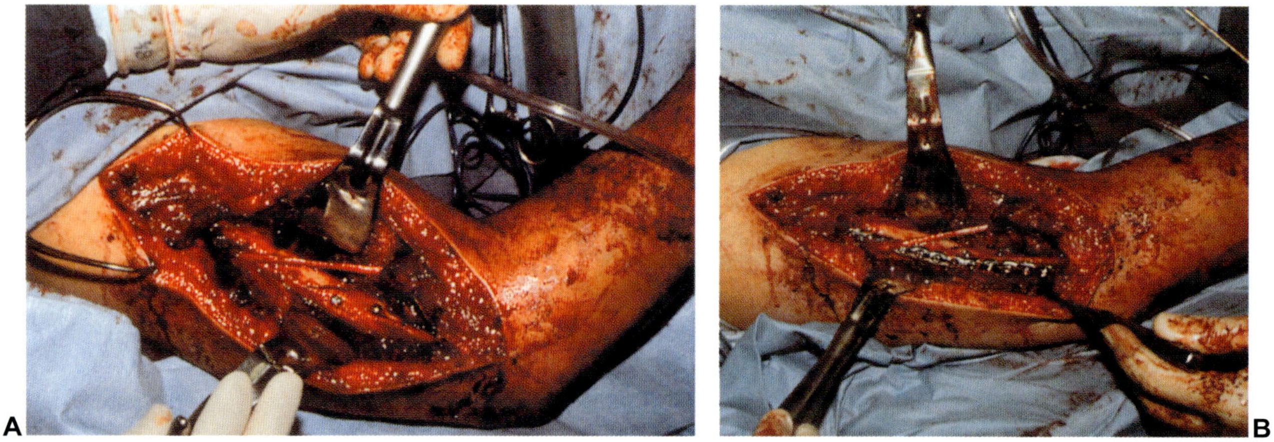

Figura 17. A,B: Redução e fixação interna de uma fratura distal do úmero feita através de uma abordagem lateral reta.

TRATAMENTO PÓS-OPERATÓRIO

Antibióticos profiláticos são utilizados. Além de uma dose pré-operatória única, a profilaxia geralmente é continuada durante 24 h no pós-operatório. Cefazolin, 1 g EV, 1 h antes da cirurgia, e no pós-operatório três doses, uma a cada 8 horas é o nosso protocolo usual. Pacientes com alergia à penicilina recebem vancomicina, 1 g EV, 1 h antes da cirurgia, e 500 mg EV a cada 12 horas no pós-operatório durante 24 horas. Fraturas expostas necessitam de 72 h de administração de antibióticos profiláticos.

Pós-operatoriamente, os pacientes são imobilizados em uma tipóia, que é removida para permitir exercícios de amplitude de movimentos do ombro e cotovelo um dia ou dois após a cirurgia. Uma movimentação completa do ombro e do cotovelo deve ser obtida dentro do primeiro mês após a cirurgia. Os pacientes são examinados no consultório 2 semanas após a cirurgia. Eles são vistos mensalmente até que a fratura esteja consolidada e eles tenham recuperado uma mobilidade completa. Radiografias são realizadas a cada visita. Os pacientes são cuidadosamente avaliados quanto à função do ombro, cotovelo, punho e mão. As radiografias são estudadas à procura de sinais de consolidação da fratura ou qualquer evidência de falha do implante. Quando é realizada uma fixação rígida, a consolidação da fratura é de difícil avaliação. Se as radiografias do acompanhamento demonstram a manutenção da redução, o uso de pesos leves é liberado após 6 semanas e os pesos regulares em 12 semanas. Em 12 semanas, os pacientes começam a retornar às suas atividades normais. O trabalho pesado pode ser iniciado em 16 semanas. As atividades desportivas, como o tênis e o golfe, também podem ser iniciadas cerca de 4 meses após a cirurgia.

COMPLICAÇÕES

A maioria das complicações pode ser evitada se forem obedecidos os princípios básicos do tratamento dessas fraturas.

Falhas na fixação da fratura ocorrem em até 4% dos pacientes e podem ser evitadas através de um planejamento pré-operatório cuidadoso, seleção do implante e dissecção limitada dos tecidos moles. Quando se utiliza uma placa, a compressão interfragmentar tanto com parafusos de compressão e uma placa de neutralização como com uma placa de compressão somente é essencial. Pelo menos seis corticais de fixação de cada lado são necessárias. Se a fixação falhar, uma revisão da RAFI é necessária, geralmente com uma placa mais longa e enxertia óssea. A tentativa de imobilização com um manguito para fratura antes da revisão da fixação raramente é bem-sucedida para obtenção de consolidação e por isso raramente é utilizada.

A não-consolidação após uma osteossíntese com placa ocorre entre 3% a 5% dos casos. Fatores que podem contribuir para a pseudo-artrose incluem fraturas expostas, fraturas transversas do terço médio, fraturas patológicas, abuso de álcool ou um erro técnico no procedimento inicial. Fatores que podem ser controlados pelo cirurgião incluem redução precisa da fratura, estabilidade da fixação, minimização da dissecção dos tecidos moles e enxertia óssea. Uma pseudo-artrose é tratada por meio de revisão da RAFI e enxertia com osso esponjoso autógeno. Uma placa mais longa deve ser utilizada no procedimento de revisão. A fixação com pinos intramedulares não é uma boa opção para o tratamento de uma não-consolidação após fixação com placas (11). A biologia do suprimento sangüíneo para o osso não permite que procedimento extra-ósseo (remoção da placa) e um procedimento intra-ósseo (pinos intramedulares) sejam feitos ao mesmo tempo e ainda resultem em uma consolidação óssea.

Com poucos estudos avaliando a função em detalhes, a perda de movimentos do ombro ou do cotovelo provavelmente é sub-registrada. Diversos estudos registraram que 15% a 20% dos pacientes apresentaram uma diminuição da mobilidade do ombro ou do cotovelo após uma RAFI. Fatores etiológicos incluem as fraturas com extensas lesões de tecidos moles ou com lesão óssea ou articular ipsilateral. Uma fixação estável e mobilização precoce são recomendadas. Se uma rigidez significativa for identificada, um programa de fisioterapia mais vigoroso é iniciado. Nós não utilizamos em nossa prática, nenhuma modalidade cirúrgica (artroscopia, manipulação, etc.) para lidar com a rigidez articular após uma RAFI de fraturas da diáfise do úmero.

Infecção ocorre em até 6% dos casos após RAFI. De um ponto de vista preventivo, o uso de rotina de antibióticos perioperatórios, dissecção limitada dos tecidos, hemostasia cuidadosa e um completo desbridamento das fraturas expostas podem diminuir a taxa de infecções após uma RAFI. Se uma infecção se desenvolver, avaliação cuidadosa e identificação do organismo são obrigatórias. Essa avaliação é seguida da avaliação e correção de problemas relacionados com a estabilidade, aproximação dos fragmentos, vascularização e cobertura dos tecidos moles. O sítio infeccionado deve ser incisionado, drenado e completamente desbridado. A área é preenchida com pérolas de cimento acrílico impregnadas com antibióticos. Antibióticos sistêmicos parenterais também são utilizados. A escolha entre utilização de antibióticos locais ou sistêmicos depende dos achados com os corantes de Gram e das culturas e testes de sensibilidade. Antibióticos parenterais geralmente são mantidos por 6 semanas. O depósito de antibiótico local geralmente é removido em 7 a 10 dias no momento da repetição do desbridamento e irrigação. Se a fixação estiver rígida, ela é mantida. Se, por outro lado, a fixação estiver solta, ela é revisada e uma fixação rígida é obtida.

A paralisia do nervo radial ocorre mais freqüentemente no momento da lesão. A paralisia iatrogênica do nervo radial ocorre em cerva de 5% dos casos cirúrgicos. Uma laceração intraoperatória nunca deve ocorrer, mas, se isso acontecer, ela deve ser reparada imediatamente por um microcirurgião treinado. Uma paralisia nervosa no pós-operatório após a identificação e a proteção do nervo deve ser observada e uma recuperação funcional completa antecipada.

CASO ILUSTRATIVO DA TÉCNICA

Uma mulher de 30 anos de idade sofreu uma fratura isolada do úmero após uma queda de cavalo. Ela sofreu uma fratura espiral da diáfise umeral e estava neurologicamente intacta. Após redução fechada e a aplicação de um gesso pendente, ela desenvolveu uma completa paralisia do nervo radial. Além disso, as radiografias com o braço imobilizado demonstraram uma redução inaceitável (Fig. 18A). Devido à redução inadequada e à paralisia nervosa secundária, ela foi submetida a uma exploração nervosa e fixação interna. Devido à localização da fratura (terço distal), imaginou-se que uma abordagem ântero-lateral não proporcionaria uma exposição distal suficiente. A abordagem posterior não foi considerada por causa da geometria da fratura e da expectati-

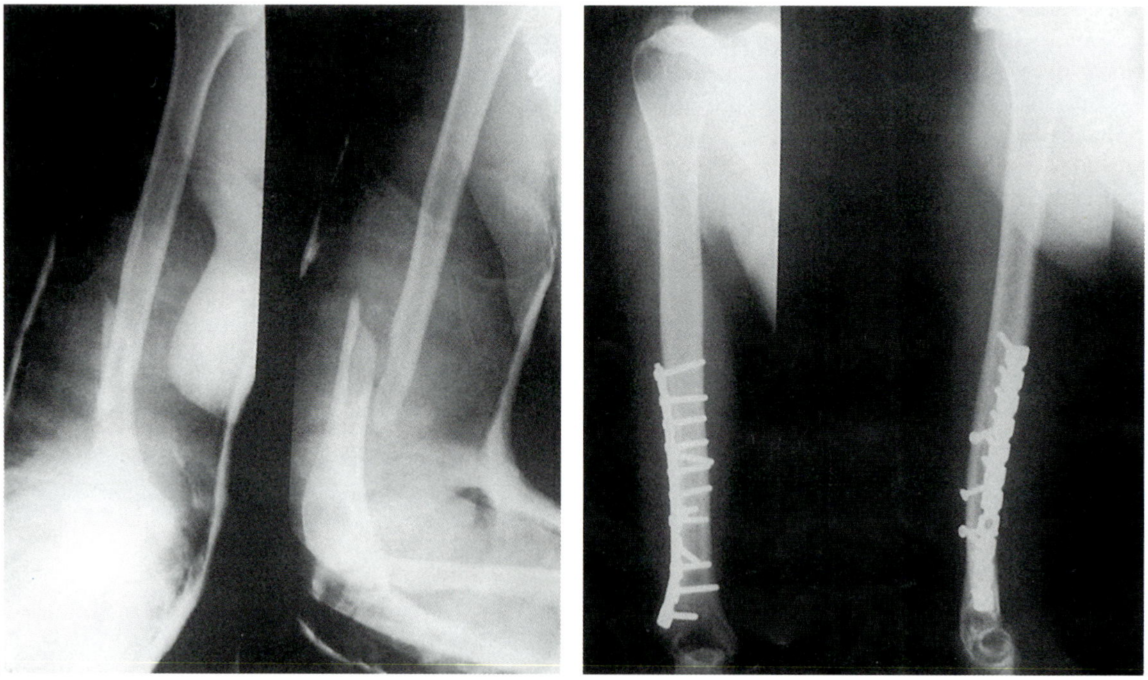

A B

Figura 18. A: Radiografia demonstrando fracasso do tratamento fechado de uma fratura da diáfise do úmero na junção dos terços medial e distal. **B:** A abordagem lateral reta foi utilizada nesse caso ilustrativo. Ela permite o isolamento do nervo e a redução com fixação das fraturas nos dois terços distais do úmero. A fixação foi obtida por meio de um parafuso de compressão e uma placa de neutralização. Sinais radiográficos de consolidação estavam aparentes após 12 semanas.

va de a lesão nervosa ser ântero-lateral. A RAFI foi realizada através de uma abordagem lateral reta. No momento da exposição, o nervo radial e o músculo braquial estavam ambos aprisionados entre os fragmentos da fratura. A redução anatômica foi obtida e mantida com duas grandes pinças de redução. A fixação interna foi conseguida com três parafusos de compressão interfragmentar. Na presença de uma excelente fixação interfragmentar, uma placa de reconstrução de 3,5 mm foi moldada e aplicada como uma placa de neutralização. A mobilização pós-operatória foi iniciada imediatamente. A consolidação da fratura ocorreu radiologicamente em 12 semanas (Fig. 18B). O nervo radial se recuperou completamente, e a paciente retornou a todas as suas atividades.

LEITURA RECOMENDADA

1. Amillo, S., Barrios, R.H., Martinez-Peric, R., et al.: Surgical treatment of the radial nerve lesions associated with fractures of the humerus. *J. Orthop. Trauma* 7:211-215, 1993.
2. Bauer, R., Kerschbaumer, F., and Poisel, S.: *Operative Approaches in Orthopedic Surgery and Traumatology*. 1st ed. Thieme Verlag, New York, 1987.
3. Bell, M.J., Beauchamp, C.G., Kellam, J.K, et al.: The results of plating humeral shaft fractures in patients with multiple injuries: the Sunnybrook experience. J. *Bone Joint Surg. [Br]*, 67:293-296, 1985.
4. Bleeker, W.A., Nisten, M.W., and ten Duis, H-J.: Treatment of humeral shaft fractures related to associated injuries: a retrospective study of 237 patients. *Acta. Orthop. Scand.* 62:148-153, 1991.
5. Böstrnan, O., Bakalim, G., Vainionpää, S., et al.: Radial palsy in shaft fracture of the humerus. *Acta. Orthop. Scand.* 57:316-319, 1986.
6. Brien, W.W., Gellman, H., Becker, V., et al.: Management of fractures of the humerus in patients who have an injury of the ipsilateral brachial plexus. *J. Bone Joint Surg. [Am]*, 72:1208-1210, 1990.
7. Dabezies, E.J., Banta, C.J., II, Murphy, C.P., et al.: Plate fixation of the humeral shaft for acute fractures, with and without radial nerve injuries. *J. Orthop. Trauma* 6:10-13, 1992.
8. Heim, D., Herkert, F., Hess, P., et al.: Surgical treatment of humeral shaft fractures the Basel experience. *J. Trauma* 35:226-232, 1993.
9. Henry, A.K..: *Extensile Exposure.* 1st ed. E.S. Livingstone, Edinburgh, 1945.
10. Klenerman, L.: Fractures of the shaft of the humerus. *J. Bone Joint Surg. [Br]*, 48:105-111, 1966.
11. McKee, M.D., Miranda, M.A., Reimer, B.L., et al.: Management of humeral nonunion after the failure of locking intramedullary nails. *J. Orthop. Trauma* 10:492-499, 1997.
12. Rosen, H.: The treatment of nonunions and pseudoarthroses of the humeral shaft. *Orthop. Clin. North Am.* 21:725-742, 1990.
13. Samardzic, M., Grujicic, D., Milinkovic, Z.B.: Radial nerve lesions associated with fractures of the humeral shaft. *Injury* 21:220-222, 1990.
14. Sarmiento, A., Horowitch, A., Aboulafia, A., et al.: Functional bracing for comminuted extra-articular fractures of the distal-third of the humerus. *J. Bone Joint Surg. [Br]*, 72:283-287, 1990.
15. Vander Griend R., Tomasin, L, and Ward, E.F.: Open reduction and internal fixation of humeral shaft fractures: results using AO plating techniques. *J. Bone Joint Surg. [Am]*, 68:430-433, 1986.

6

Fraturas da Diáfise do Úmero: Fixação Intramedular

Barry L. Riemer

INDICAÇÕES/CONTRA-INDICAÇÕES

A maioria das fraturas isoladas da diáfise umeral causadas por traumas de baixa energia pode ser tratada de modo conservador. Entretanto, a imobilização funcional das fraturas umerais é muito menos eficiente em pacientes com fraturas fechadas causadas por traumas de alta energia, fraturas expostas e lesões múltiplas. Nesses pacientes, as vantagens da estabilização cirúrgica provavelmente compensam seus riscos. As indicações para o tratamento cirúrgico das fraturas da diáfise umeral incluem as fraturas patológicas e as fraturas patológicas iminentes, fraturas segmentares desviadas, fraturas ipsilaterais do antebraço (cotovelo flutuante), fraturas com lesões arteriais, fraturas expostas e qualquer fratura associada com lesões significantivas dos tecidos moles que necessitem tratamento da ferida. Alguns pacientes com lesões de nível baixo ou intermediário não podem tolerar a imobilização com artrose por causa da dor, instabilidade da fratura, ou por sua composição corporal desfavorável (obesidade). Mulheres com grandes mamas geralmente são difíceis de imobilizar devido à deformidade angular. Pacientes com um encurtamento excessivo de mais de 2,5 cm ou uma angulação de mais de 25 graus podem ser candidatos a cirurgia.

Pacientes com lesões múltiplas associadas a fratura do úmero necessitam de uma consideração especial. A fixação interna é particularmente importante quando as lesões ortopédicas necessitam do suporte de cargas sobre o braço lesionado utilizando muletas ou andadores. Em pacientes com um trauma significativo de cabeça ou de tórax, a estabilização umeral está indicada para facilitar os cuidados pulmonares, especialmente quando há a necessidade de utilização de dreno torácico.

Fixação com placa é a técnica utilizada com maior freqüência quando a fixação interna de uma fratura umeral é necessária. Entretanto, a fixação intramedular com bloqueio apresenta diversas vantagens em comparação à osteossíntese com placas. Com a fixação intramedular fechada, o sítio da fratura não é exposto, e o hematoma da fratura é minimamente perturbado, aumentando a capacidade de consolidação da fratura. As fraturas cominutivas podem ser estabilizadas através de pequenas incisões, minimizando a perda de sangue e a deformidade estética, pode-se conseguir a fixação de um osso osteopênico, e o membro pode ser carregado com peso após a cirurgia.

B. L. Riemer, M.D.: Department of Orthopaedic Surgery, Orthopaedic Trauma Division, Allegheny University of the Health Sciences, Pittsburgh, Pennsylvania 15212-4734.

As contra-indicações à fixação intramedular do úmero incluem fraturas situadas entre 5 a 7 cm das articulações do cotovelo ou do ombro, adolescentes e crianças com epífises abertas, pacientes com canais medulares estreitos ou com uma deformidade preexistente que dificulte a fixação intramedular fechada e certas fraturas expostas de Grau IIIB altamente contaminadas.

PLANEJAMENTO PRÉ-OPERATÓRIO

Uma história precisa e um exame físico cuidadoso são necessários em pacientes com fraturas da diáfise umeral porque lesões associadas são comuns. Em pacientes com traumas múltiplos, uma abordagem multidisciplinar para avaliação e tratamento das lesões é essencial. A ressuscitação agressiva e o tratamento de condições que ponham a vida ou o membro em risco são as primeiras prioridades. Praticamente todos os pacientes conscientes com uma fratura umeral desviada apresentam dor, edema e incapacidade de utilizar o braço. A extremidade deve ser inspecionada à procura de fraturas expostas, abrasões ou hematomas. Devido à vulnerabilidade do nervo radial após a fratura, um exame neurovascular detalhado é obrigatório. O pulso axilar, braquial e radial deve ser palpado. A função dos nervos axilar, radial, mediano e ulnar deve ser avaliada. Em alguns pacientes com traumas de alta energia, um exame detalhado do plexo braquial é necessário. Uma paralisia isolada do nervo radial que esteja presente no momento do exame inicial não é uma indicação para exploração do nervo e fixação interna. Geralmente essas paralisias são neuropraxias e se resolvem espontaneamente em 3 ou 4 meses. Por outro lado, o paciente com um nervo radial intacto que desenvolva um déficit progressivo após a imobilização deve ser submetido à exploração do nervo e a uma osteossíntese com placa. Pacientes com traumas múltiplos, trauma da cabeça ou intoxicação pelo álcool que também apresentem uma fratura umeral são problemáticos. Em pacientes com alteração da consciência, o exame neurológico completo com freqüência é impossível, e é importante se documentar que esse exame neurológico completo não pôde ser realizado. O úmero também é um sítio comum para doenças metastáticas e mieloplásticas. Na ausência de uma história de trauma significativo, a presença de fratura patológica deve ser considerada.

Em um paciente com suspeita de fratura, radiografias ântero-posterior (AP) e lateral de todo o úmero devem ser obtidas. Se a fratura se estender para as articulações do ombro ou do cotovelo, radiografias simples separadas ou imagens de tomografia computadorizada (TC) destas áreas podem ser úteis. As radiografias de alta qualidade são fundamentais, de modo que o diâmetro do canal medular possa ser estimado. Como o úmero não tolera bem a realização de fresagem, uma delineação clara do diâmetro do canal é imperativa. A haste de Seidel (Howmedica, Inc.), por exemplo, está disponível somente em um tamanho, 9 mm. O canal distal, permitindo um erro de ampliação de 10%, deve medir pelo menos 10 mm nas radiografias AP e lateral para acomodar a haste.

Se a cirurgia for adiada, o braço deve ser imobilizado. Uma tala de coaptação com uma faixa elástica desde a mão até o úmero superior, apoiada em uma tipóia, é um modo eficiente de reduzir a dor e o edema do úmero enquanto se aguarda a cirurgia. Em pacientes que estão acamados devido a outras lesões, o peso do braço sobre a margem da tala pode levar a erosões na pele. Nessa população de pacientes, prefiro imobilizações mais longas.

Ao contrário do fêmur ou da tíbia, hastes umerais específicas possuem diferentes indicações e vantagens. Hastes com segmentos superiores curvados são inseridas através do tubérculo maior e necessitam de pelo menos 5 a 6 cm de osso proximal intacto para guiar o pino até a diáfise. Portanto, elas não devem ser utilizadas em fraturas muito proximais. Hastes que são retas no plano ântero-posterior, inseridas em linha com o canal medular, podem estabilizar fraturas mais proximais mas violam o manguito rotador e a cartilagem articular lateral. Hastes que não utilizem parafusos de travamento para estabilidade distal evitam danos em potencial de uma lesão das estruturas neurovasculares e a dificuldade de fixar a haste em um denso osso cortical, mas essa fixação ocorre com perda da estabilidade rotacional. Todas as hastes necessitam de bloqueio proximal para evitar migração proximal por baixo do acrômio. O úmero não tolera bem a fresagem, razão pela qual hastes de diâmetro menor projetados para serem inseridas sem fresagem devem estar disponíveis. De maneira ideal, um cirurgião deve estar familiarizado com as diversas hastes e entender as indicações para os diferentes implantes. É importante utilizar a haste para a fratura específica e não a fratura para qualquer haste.

CIRURGIA

A cirurgia é realizada sob anestesia geral endotraqueal em vez de um bloqueio regional sempre que possível. Como um acesso linear ao canal medular é necessário, a cabeça é rodada na direção do ombro contralateral. Um bloqueio interescaleno pode ser utilizado em pacientes com sérios riscos anestésicos; entretanto, o posicionamento da cabeça pode ser desconfortável. Nas fraturas fechadas, uma cefalosporina é administrada. Com as fraturas expostas, um aminoglicosídeo é acrescentado.

Posicionamento do Paciente

O paciente é posicionado de modo que o cirurgião e o assistente tenham fácil acesso ao úmero proximal e sejam capazes de reduzir a fratura, e o fluoroscópio deve rodar ao redor do braço sem dificultar o trabalho do cirurgião. Ao contrário da fixação com hastes na extremidade inferior, o cirurgião tem que lidar com o tórax quando o úmero estiver com haste. Uma mesa de fratura nunca é utilizada porque já foram registradas lesões iatrogênicas ao plexo braquial devido à excessiva tração longitudinal estática.

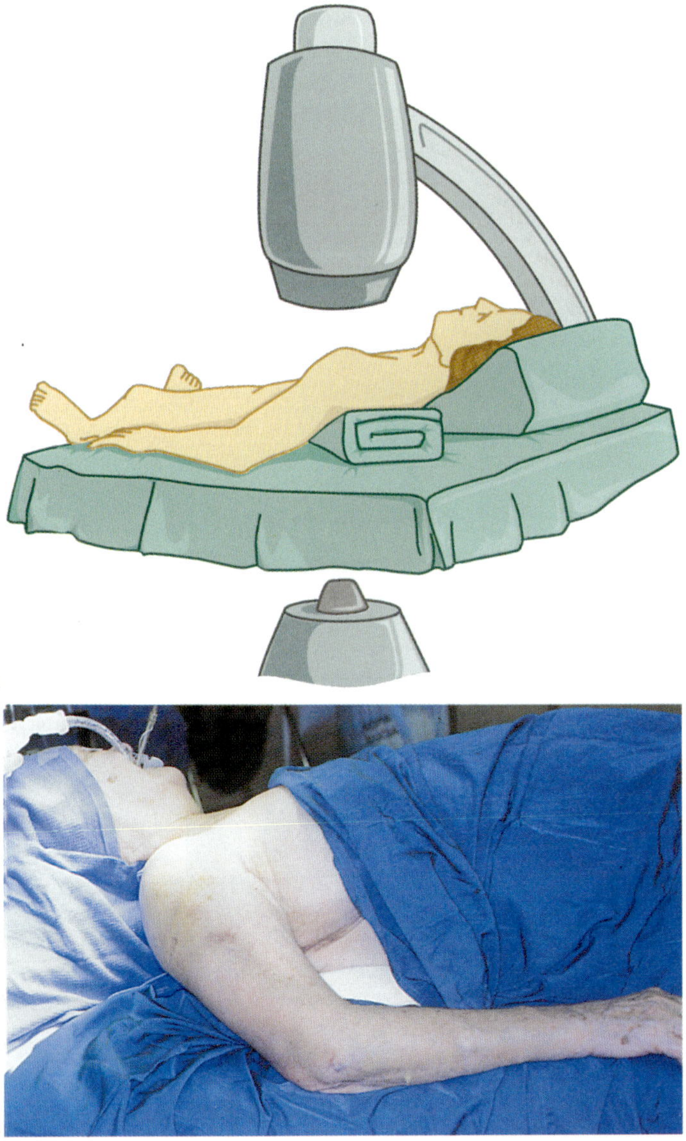

A

B

Figura 1. A, B: Com o paciente posicionado no lado contralateral da mesa, o raio do fluoroscópio pode atingir o úmero a ser operado, permitindo que o cirurgião e o assistente permaneçam parados. Um coxim é colocado abaixo do ombro ipsilateral para trazer a cabeça umeral para fora da superfície inferior do acrômio, que é o ponto inicial articular, e permitir o acesso circunferencial para a diáfise umeral. A Figura 1A foi reproduzida por cortesia da Howmedica, Rutherford, NJ.

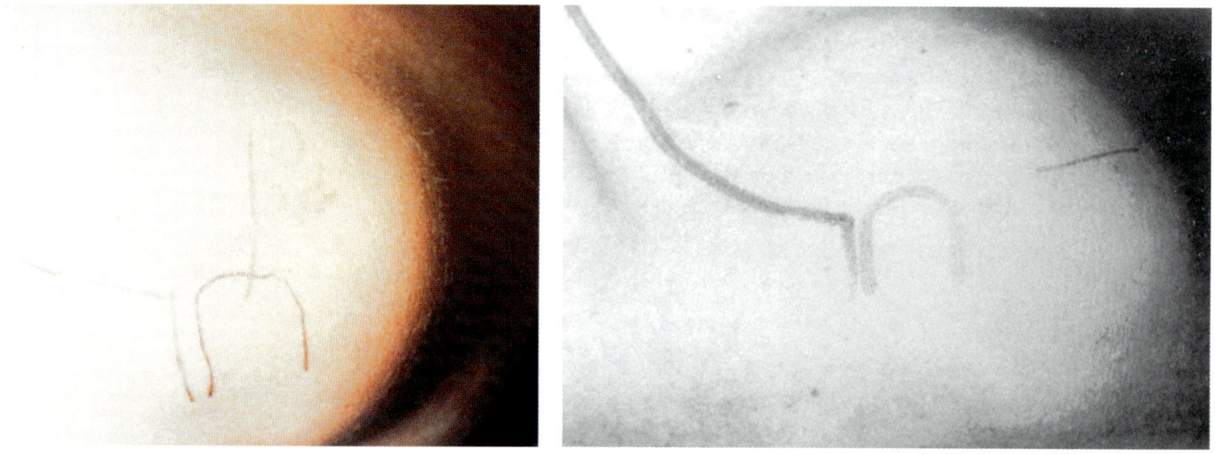

A B

Figura 2. A: A incisão para as hastes retas é feita sobre a margem anterior do acrômio em linha com o canal medular do úmero. Esse ponto inicial fica situado diretamente acima do ligamento coracoacromial, que deve ser liberado para evitar uma síndrome do impacto. A linha oblíqua denominada RC é o ponto e orientação da incisão do manguito rotador. Essa incisão também faz com que o portal de entrada óssea esteja em linha com a margem lateral da cartilagem articular. **B:** A incisão para as hastes inseridas a partir do tubérculo maior acontece através do deltóide lateral superior. A Figura 2B é reproduzida por cortesia de Williams & Wilkins, Baltimore, MD.

O paciente é colocado em uma mesa radiolucente e movido para a margem contralateral da mesa. Se o braço for deixado em repouso sobre a mesa, o ombro não pode ser estendido ou a fratura não pode ser adequadamente manipulada para propósitos de redução. Um coxim é colocado sob a escápula do lado a ser operado (Fig. 1). O ombro deve ser facilmente estendido a aproximadamente 30 graus para trazer a cabeça umeral para fora da face inferior do acrômio. Todo o braço é preparado, desde as pontas dos dedos até o ângulo da mandíbula proximalmente e do mamilo até o coxim do ombro posteriormente. Os campos cirúrgicos devem expor todo o braço e o terço medial da clavícula. Isso permite o livre acesso ao braço e ao sítio de inserção da haste.

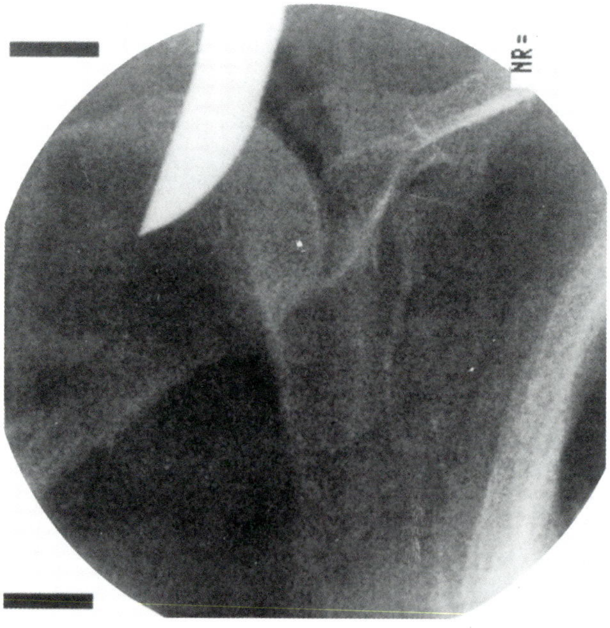

Figura 3. Um furador é inserido na cabeça umeral. Um orifício de tamanho suficiente para acomodar a haste de Seidel (9 mm) é criado em linha com a diáfise umeral. Essa etapa é realizada sob controle fluoroscópico para assegurar sua precisão.

Portal de Entrada

Quando utilizamos uma haste umeral reta, uma incisão é feita anteriormente à porção média do acrômio (Fig. 2A). Esse ponto está em linha com o canal medular umeral. É importante que se faça uma incisão do ligamento coracoacromial, que é facilmente palpado na superfície inferior do acrômio. Essa incisão minimiza os problemas de impacto e de rigidez do ombro. O manguito rotador deve ser incisionado em linha com suas fibras, evitando a porção vascular próxima ao tubérculo maior. Por outro lado, hastes curvas são inseridas através do tubérculo maior. Uma incisão lateral é feita, o deltóide é dividido e o tubérculo é penetrado com um furador (Fig. 2B). A haste não deve ser inserida através da inserção do manguito rotador, medialmente ao tubérculo maior. As hastes que são inseridas através desse portal estão associadas a índices inaceitáveis de complicações no nível do ombro devido ao afastamento do manguito rotador. A cabeça umeral é penetrada com um furador e alargada de modo a acomodar a haste (Fig. 3).

O úmero é manipulado manualmente para reduzir a fratura. Um fio-guia é inserido através da cabeça umeral, cruzando o sítio de fratura sob controle fluoroscópico (Fig. 4 e 5). É imperativo se evitar uma tração longitudinal excessiva durante a passagem da haste, o que pode causar uma lesão neurológica. As hastes são inseridas com uma técnica fechada, a menos que uma lesão do nervo radial esteja presente. Os pacientes com paralisias do nervo radial devem ser submetidos à colocação aberta do pino ou à colocação de uma placa. Se não for sentida uma crepitação durante a manipulação da fratura, a interposição dos tecidos moles com riscos para o nervo radial deve ser suspeitada, e uma redução aberta da fratura deve ser realizada.

A haste é montada no condutor proximal e no equipamento de direcionamento (Fig. 6). No caso de uma haste de Seidel, o controle distal é realizado através de um mecanismo de travamento distal interno. A ponta distal da haste é constituída de três falanges. Um parafuso com ponta esférica é passado pela substância do pino, o que afasta as falanges, conferindo um encaixe de interferência com o osso endosteal. Essa manobra promove um controle axial adequado. O controle rotacional é menos consistente mas geralmente é suficiente para obter uma união adequada. O parafuso de afastamento distal é inserido na extremidade da haste de Seidel. A extremidade esférica do parafuso de afastamento atua como uma ponta romba, facilitando a passagem da haste através do sítio da fratura. A haste é inserida através de um fio-guia (Fig. 7). Um malhete pode ser utilizado para impactar a haste, mas somente através de suaves golpes no equipamento direcionador proximal (Fig. 8A e B).

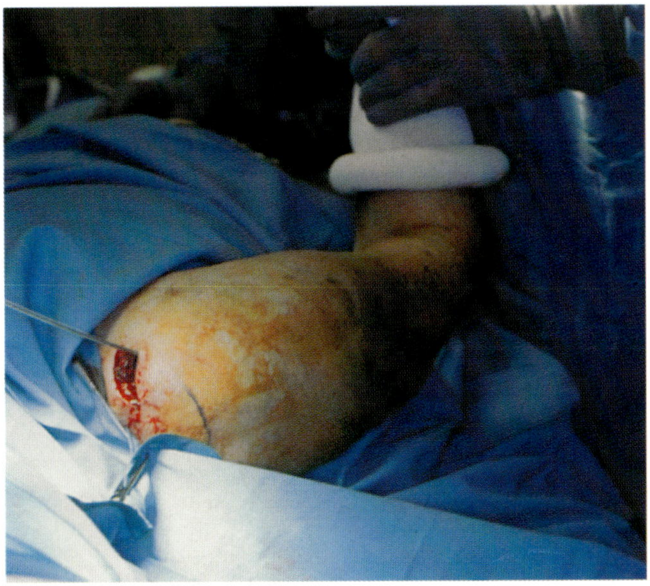

Figura 4. A fratura é reduzida, e um fio-guia para a inserção da haste é passado.

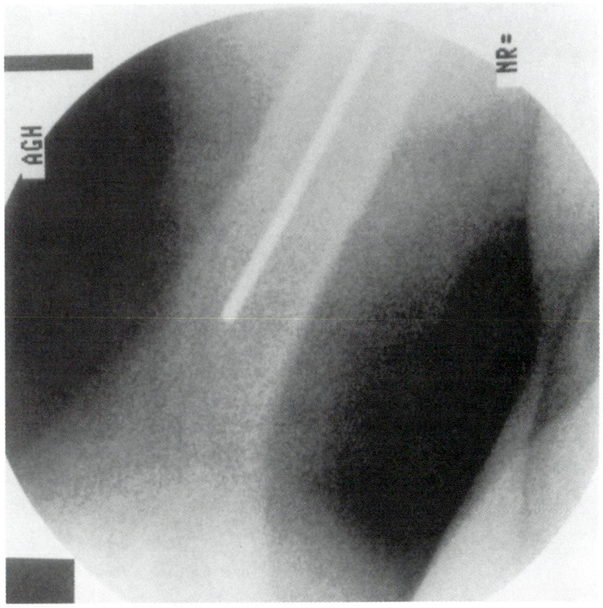

Figura 5. O fio-guia é inserido, e sua posição distal é checada por via fluoroscópica.

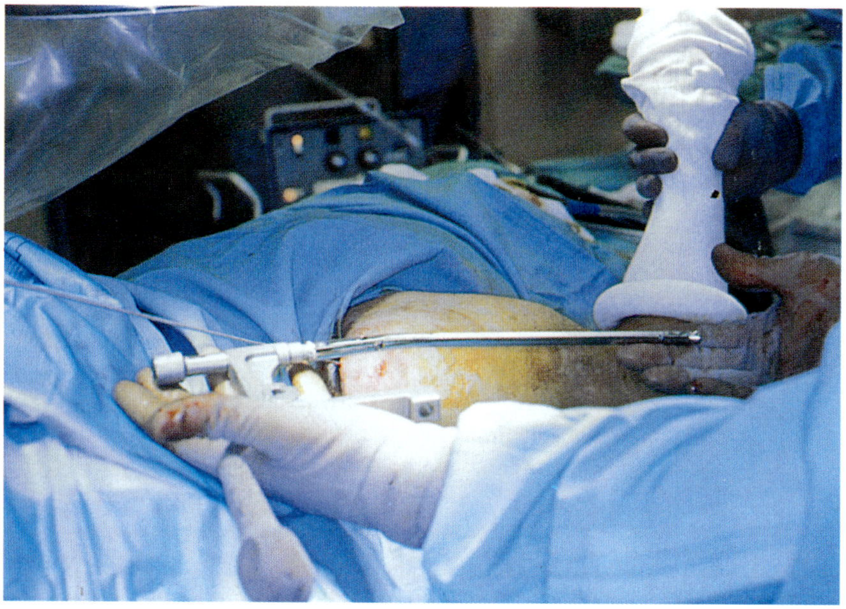

Figura 6. A haste de Seidel é montada em seu equipamento de direcionamento proximal. A angulação de 7 graus é posicionada com o ápice em direção anterior.

Como o portal de entrada para outras hastes umerais é intra-articular, é imperativo embutir a haste dentro da substância da cabeça umeral. Como a haste é inserida de modo excêntrico em uma esfera, múltiplas imagens fluoroscópicas devem ser obtidas para se assegurar que a extremidade proximal da haste esteja abaixo do horizonte do osso cortical (Fig. 9).

Com a haste de Seidel, o travamento interno distal antecede o travamento proximal. Uma grande chave de fendas é inserida através da extremidade superior do pino (Fig. 10). O parafuso é girado em sentido anti-horário até ficar firme, recolhendo a bola até o nível das falanges da haste, afastando-as. Um som de estalido geralmente é ouvido e sinaliza o final da operação de tensiona-

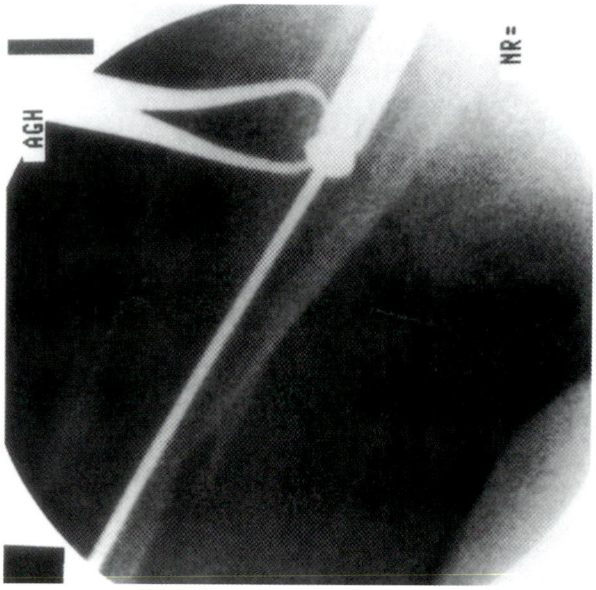

Figura 7. O parafuso de travamento distal da haste de Seidel foi inserido na extremidade do pino e virado até que a bola do equipamento de separação entra em contato com as falanges da haste sem separá-las. Isso cria um pino de ponta arredondada, diminuindo as chances de cominução iatrogênica da fratura. A haste é inserida por cima do fio- guia. As imagens fluoroscópicas demonstram a extremidade arredondada da haste cruzando a fratura reduzida sobre o fio-guia.

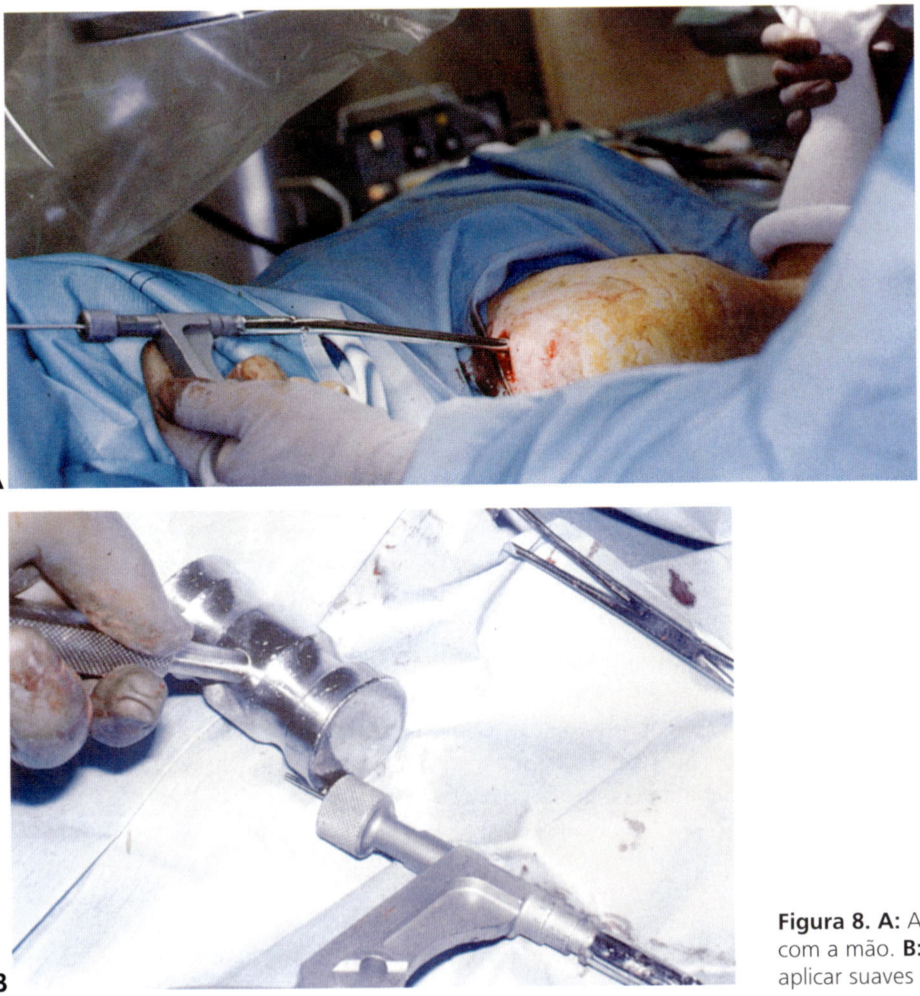

A

B

Figura 8. A: A haste é inserida o mais distante possível com a mão. **B:** Um malhete pode ser utilizado para aplicar suaves golpes ao equipamento de inserção.

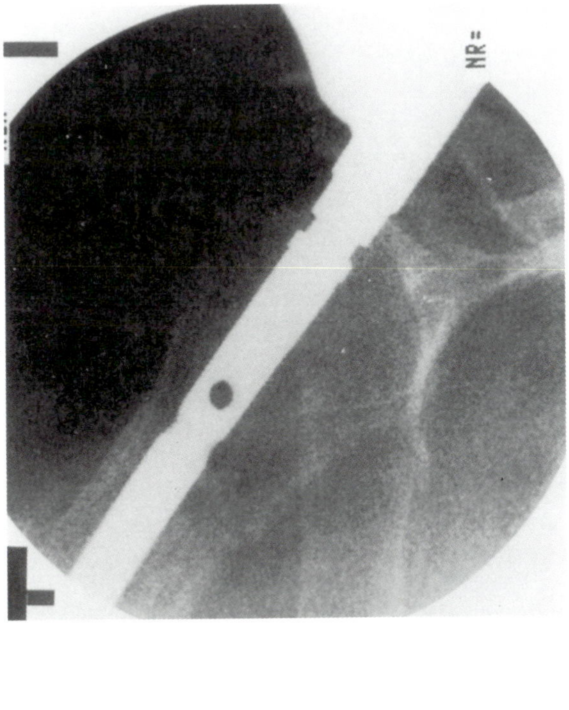

Figura 9. A haste é inserida até que, sob controle fluoroscópico, a extremidade proximal da haste esteja claramente dentro da substância da cabeça umeral. Isto geralmente necessita de múltiplas incidências oblíquas e tangenciais.

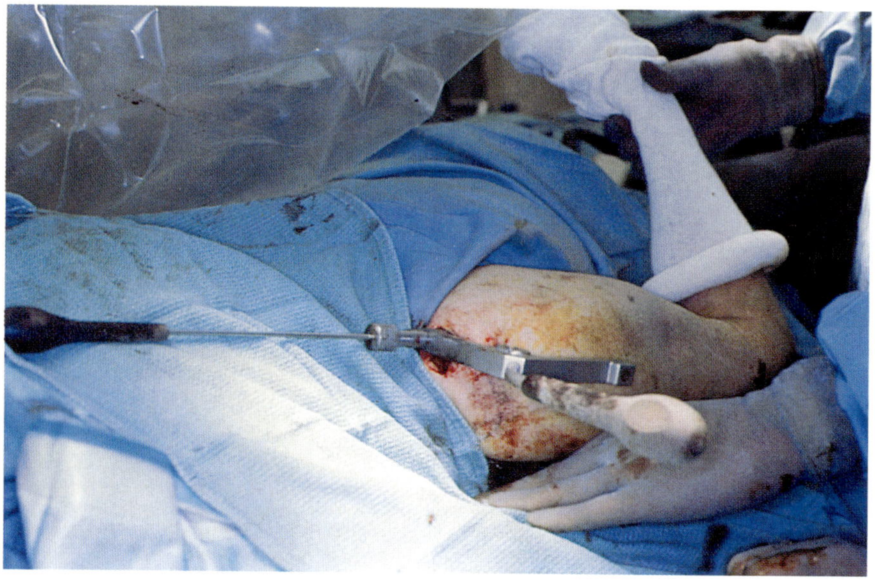

Figura 10. A chave de fenda com afastador é inserida através do pino proximal, encaixando-se no equipamento de separação distal.

mento. O afastamento das falanges pode ser visto fluoroscopicamente (Fig. 11A e B). Existem situações em que o osso se interdigita entre as falanges da haste, criando uma construção estável que evita a separação das falanges. Seja qual for o caso, uma vez que uma fixação adequada seja obtida, a mesma sensação de tensionamento do parafuso de afastamento distal e de estalo pode ser apreciada.

A maioria das hastes umerais possui parafusos de travamento distal para obter controle rotacional. Uma incisão é feita lateralmente ao tendão do bíceps (Fig. 12). As únicas estruturas neurovasculares dessa área são os ramos terminais do nervo musculocutâneo, os nervos cutâneos antebraquiais laterais. O músculo braquial é afastado, expondo o úmero distal. Técnicas padronizadas de fluoroscopia são utilizadas para localizar o orifício da haste. Ao contrário do travamento distal do fêmur ou da tíbia, que é realizado em um osso metafisário mole, o travamento umeral distal é feito em um osso cortical denso, e a superfície óssea é inclinada. A perfuração deve ser

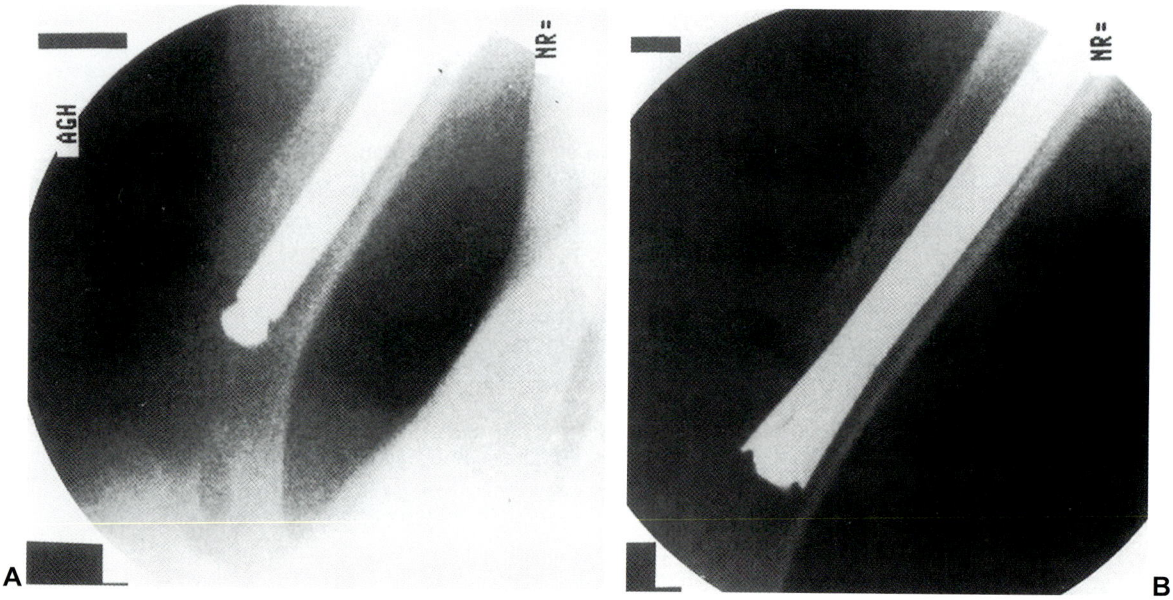

Figura 11. A: O parafuso de afastamento distal está encaixado mas não foi recolhido. **B:** O equipamento de separação distal é recolhido proximalmente girando-se a chave de fenda no sentido anti-horário, separando as falanges de encontro ao osso endosteal, completando o travamento distal.

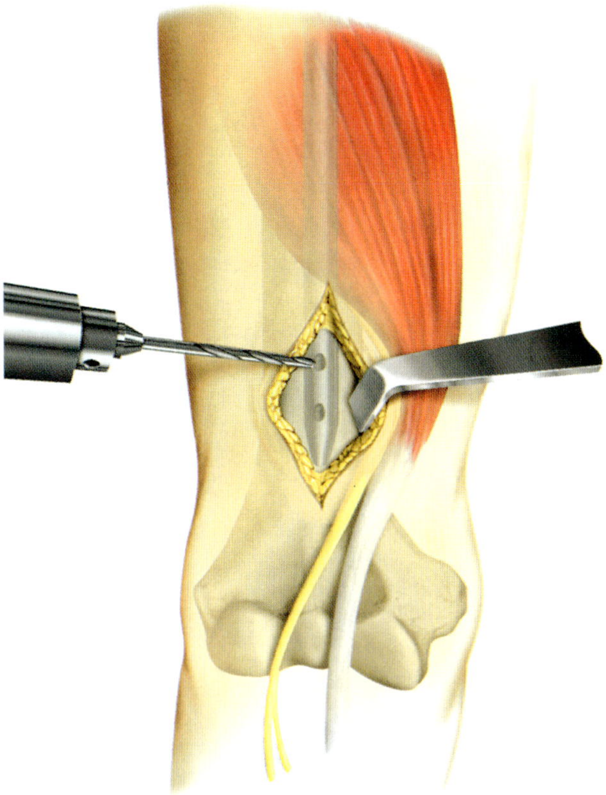

Figura 12. A incisão para a inserção dos parafusos de travamento distal no úmero necessita de uma incisão lateral ao tendão do bíceps. A incisão deve ter um tamanho suficiente para permitir afastar o tendão e os ramos dos nervos cutâneos laterais do antebraço. A técnica da mão livre é utilizada. Observe que a haste deve ser rodada de modo que o acesso aos orifícios de travamento seja lateral ao tendão do bíceps. Figura 12 reproduzida por cortesia da Howmedica, Rutherford, NJ.

centrada exatamente em cima do orifício para que seja bem-sucedida. Quando se insere um pino que utiliza o travamento distal, deve ser tomado cuidado para rodar o pino de modo que o parafuso de travamento distal permaneça lateral ao tendão do bíceps.

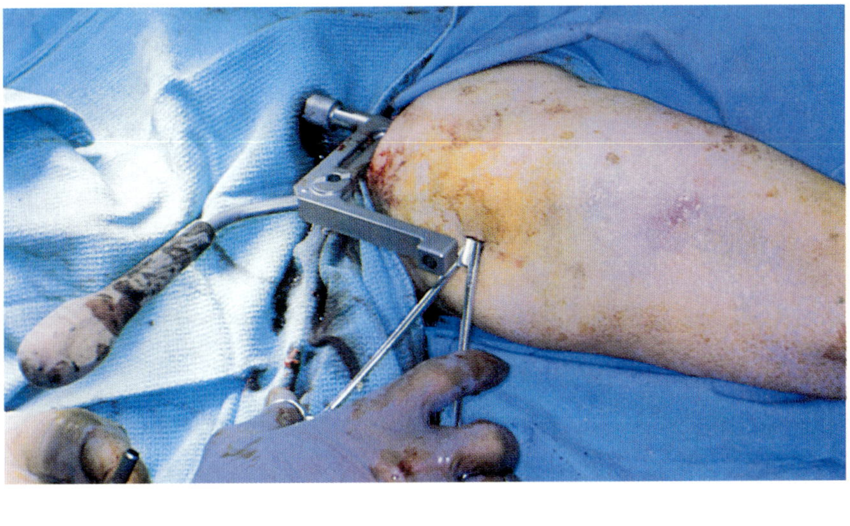

Figura 13. O equipamento de travamento proximal marcou a incisão para o parafuso de lateral para medial. Uma pinça hemostática foi passada através da incisão, separando o osso longitudinalmente, afastando os ramos do nervo axilar para fora do campo cirúrgico.

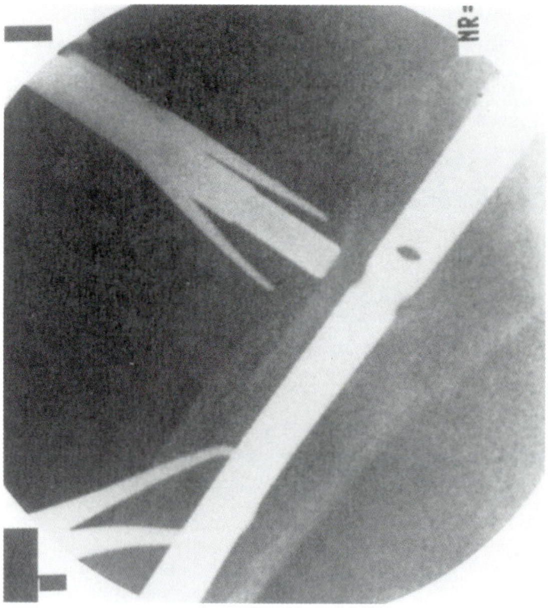

Figura 14. Uma guia de perfuração foi inserida através da pinça hemostática aberta, encaixando-se na cortical lateral. Isso evita que ramos do nervo axilar entrem no campo cirúrgico.

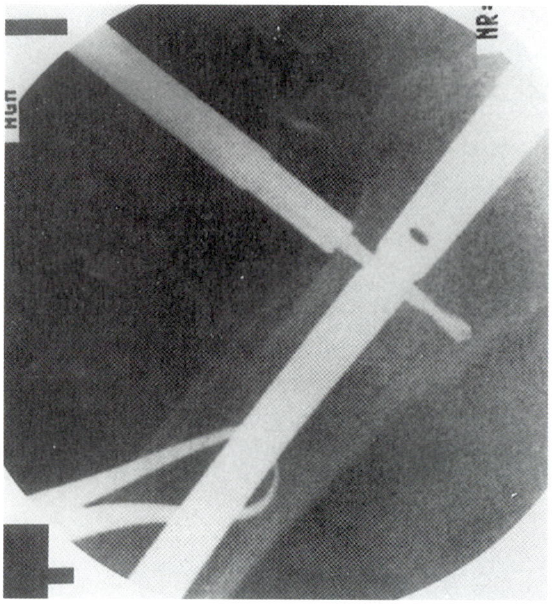

Figura 15. O orifício piloto para o parafuso de travamento proximal é perfurado. No osso osteopênico ou quando existe o potencial para uma fratura não-reconhecida, é imperativo que se perfure sob controle fluoroscópico para evitar que ocorra uma hiperpenetração dos pontos de perfuração, que pode danificar a artéria e a veia axilar.

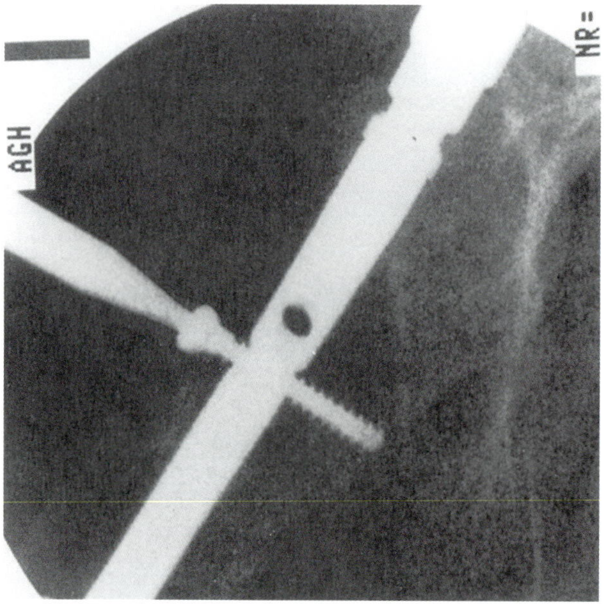

Figura 16. O parafuso de travamento proximal é inserido.

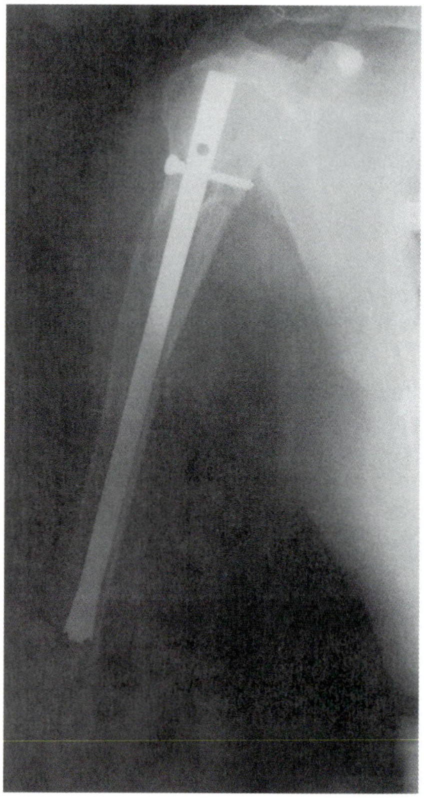

Figura 17. Radiografias pós-operatórias demonstrando um excelente alinhamento dessa fratura cominutiva.

Pouca experiência foi registrada com pinos que utilizam os parafusos de travamento de lateral para medial. A ocorrência de lesão iatrogênica ao nervo radial devido a tracionamento anterior e ao nervo ulnar pela penetração excessiva dos pontos de perfuração ou de parafusos é preocupação teórica.

O travamento proximal necessita de um conhecimento sólido sobre as estruturas neurovasculares. O nervo axilar passa ao longo do colo posterior do úmero, onde ele localiza em contato íntimo com o osso. Uma lesão do nervo axilar pode paralisar uma porção do músculo deltóide. Portanto, a passagem de parafusos da posição anterior para posterior deve ser evitada.

Distal ao colo cirúrgico, o nervo axilar se ramifica em dois a quatro segmentos. A lesão a um desses segmentos tem pouca probabilidade de causar uma disfunção significativa do ombro. Entretanto, deve-se tentar proteger o nervo o máximo possível. Essa proteção é realizada através da inserção de uma pinça hemostática pelos tecidos moles e deslizando guia de perfuração entre os dentes da pinça (Figs. 13 e 14). A guia de perfuração é mantida no local, evitando que ramos do nervo axilar penetrem no campo cirúrgico. O parafuso de travamento proximal é inserido (Figs. 15-17) e o equipamento de inserção é desmontado. Quando o manguito rotador for incisionado de maneira longitudinal, um reparo simples de lado a lado geralmente é tudo de que se necessita. Alguns cirurgiões recomendam a inserção de um fio de sutura não-absorvível para marcar o ponto de entrada para facilitar a remoção da haste. O deltóide não necessita de reparo. A pele e o tecido subcutâneo são fechados de acordo com a preferência do cirurgião.

TRATAMENTO PÓS-OPERATÓRIO

As incisões são mínimas e necessitam de muito pouco cuidado. O braço é mantido em uma tipóia até que o paciente recupere seu conforto. Em pacientes com múltiplas lesões, é obtida uma estabilidade suficiente no período pós-operatório imediato para abduzir o braço em relação ao tórax possibilitando os cuidados pulmonares.

A reabilitação pós-operatória é extremamente variável. Alguns pacientes são capazes de abduzir e elevar o braço no dia da cirurgia, enquanto outros necessitam de um extenso programa de reabilitação para recuperar o movimento do ombro. A reabilitação ativa do ombro e do cotovelo é iniciada o mais rápido possível, geralmente em 1 semana. Exercícios envolvendo movimentos rotacionais devem ser evitados durante 3 semanas quando se insere uma haste que seja travada distalmente sem parafusos cruzados.

O uso de muletas ou a passagem do leito para a cadeia podem ser iniciados no período pós-operatório imediato, geralmente nos primeiros dias após a cirurgia. Mesmo pacientes que apresentem um lento retorno da função do ombro podem suportar o peso sobre o braço utilizando muletas.

A fisioterapia é mantida até que um platô seja atingido. Registros da função final do ombro são inconsistentes, variando desde a ausência de problemas até um índice de 50% de dano permanente ao ombro. Está claro que muitos pacientes apresentarão uma perda mensurável dos movimentos do ombro, particularmente com um ponto inicial articular. Em nossa experiência, entretanto, um dano funcional significativo ao ombro é bastante incomum quando se utiliza uma técnica cirúrgica apropriada.

O acompanhamento é determinado pelas lesões associadas e pelo progresso do paciente em particular. A rigidez do ombro é uma preocupação especial. Pacientes que recuperam a movimentação do ombro de modo precoce podem ser acompanhados em intervalos de 2 semanas para o tratamento da ferida e podem ser vistos em intervalos de 4 a 6 semanas até a consolidação final. Entretanto, pacientes que apresentarem problemas com a movimentação do ombro devem ser acompanhados mais de perto, em geral a cada 2 semanas.

COMPLICAÇÕES

As complicações da fixação das fraturas da diáfise do úmero com hastes diferem das complicações encontradas em outras fixações com hastes intramedulares com travamento, como é o caso do fêmur ou da tíbia. Não existem casos registrados de infecções secundárias do ombro. Todas as hastes umerais são passadas através da articulação do ombro ou se localizam muito próximo a ela. Todas possuem o potencial de violar o ombro tanto diretamente ou através do dano à inserção do manguito rotador no tubérculo maior. Uma infecção da haste umeral pode, teoricamente, se propagar ao longo da haste e causar uma artrite séptica do ombro.

A principal complicação após a fixação umeral com haste é o comprometimento da função do ombro. As dificuldades são registradas tanto nas inserções dos pinos através do tubérculo maior como em um ponto inicial extra-articular ou através do manguito rotador. O ponto inicial através do tubérculo maior pode elevar uma crista de osso ao redor da inserção do manguito rotador que irá causar um impacto sobre o acrômio durante a abdução. Os parafusos de travamento proximal oblíquos que entram no tubérculo maior superior, inseridos em uma tentativa de evitar lesões aos ramos do nervo axilar, também podem causar impacto.

O potencial de complicações do ombro aumenta com um ponto inicial articular. O dano ao manguito rotador tem o potencial de lesionar permanentemente o ombro. O canal medular está em linha com a margem lateral da superfície articular da cabeça umeral. Um ponto inicial articular axial, portanto, irá violar o manguito rotador e danificar pelo menos uma pequena porção da superfície articular. Esses problemas podem ser minimizados pela descompressão do ombro durante a inserção do pino através da transecção do ligamento coracoacromial. O dano articular lateral pode levar a uma perda dos últimos graus da abdução completa, o que geralmente é observado.

Se um paciente com um nervo radial intacto acorda com uma paralisia após a colocação da haste, uma exploração cirúrgica de urgência está indicada. Um nervo lacerado deve ser reparado, enquanto um nervo aprisionado ou empalado por uma espícula aguda de osso melhora após a extração.

Uma pseudo-artrose após a utilização de hastes umerais é acompanhada de problemas especiais. O osso do úmero distal é fino e duro, e o canal se afina. Um verdadeiro istmo do úmero não existe. Não existe um revestimento rico de osso endosteal para ser fragmentado por fresadores e dispersados no sítio da fratura para atuar como um enxerto interno de osso. Quando as hastes ficam frouxas, uma quantidade significativa do osso distal está erodida, tornando a fixação subseqüente difícil. Quando uma fratura falha em consolidar com a fixação inicial com hastes, somente a troca da haste não é um meio adequado de se conseguir a consolidação, havendo necessidade de suplementação com enxerto ósseo. A fixação com placas muito longas, cobrindo não somente o sítio da pseudo-artrose mas o sítio de erosão distal, com o uso extenso de enxertos ósseos, algumas vezes em ambas as áreas, já foi registrada.

CASO ILUSTRATIVO DA TÉCNICA

Uma mulher obesa de 67 anos de idade que possuía um braço volumoso sofreu múltiplas lesões, incluindo uma fratura cominutiva fechada do úmero, em um acidente automobilístico. Seu estado neurovascular era normal. Um tórax instável necessitou da utilização de um respirador, e o uso de um dreno torácico localizado do mesmo lado da fratura necessitava do posicionamento em abdução do braço para a limpeza pulmonar. Uma fratura cominutiva intertrocantérica/subtrocantérica foi estabilizada com uma haste intramedular, necessitando do uso de seu úmero, com aplicação de carga. A cominução em um osso osteoporótico tornou-a uma candidata ideal para a fixação umeral com haste intramedular.

Uma fratura da diáfise umeral proximal se estendeu próximo ao colo cirúrgico do úmero, tornando a fixação proximal precária (Fig. 18A e B). A fratura era muito proximal para permitir a inserção de uma haste através do tubérculo maior, excêntrica ao canal medular. Seu canal medular distal media 12 mm de diâmetro. A haste de Seidel, reta no plano ântero-posterior, foi escolhida para esse úmero proximal. Essa haste está indicada somente para pacientes que possam acomodar pinos de 9 mm sem fresagem, como essa idosa mulher osteopênica.

A haste foi inserida sem dificuldade. Um controle axial adequado para a elevação de seu braço e para o carregamento do braço foi obtido no período pós-operatório imediato. Um controle rotacional suficiente para a consolidação foi conseguido, e a fratura se consolidou sem problemas em 8 semanas (Fig. 19). Em 4 meses, ela recuperou toda a elevação do ombro, exceto os últimos 10 graus, sem déficit funcional.

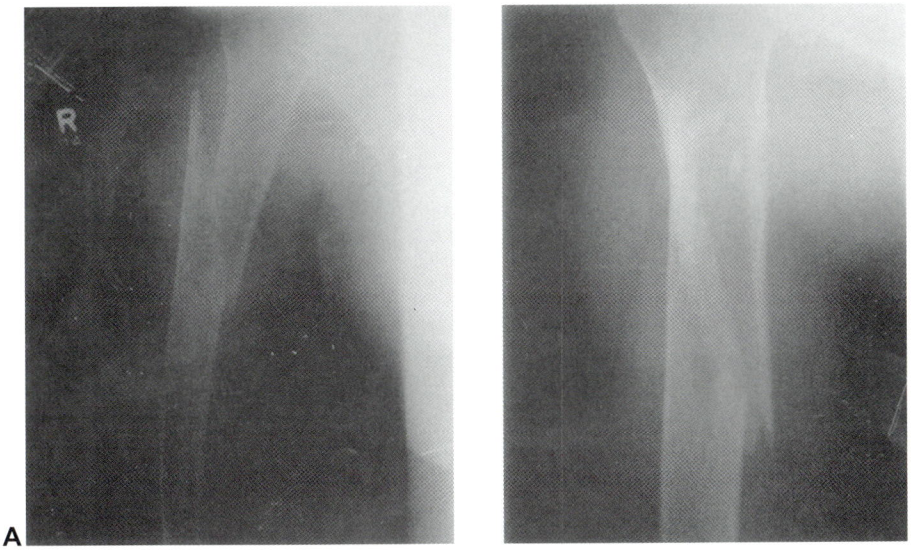

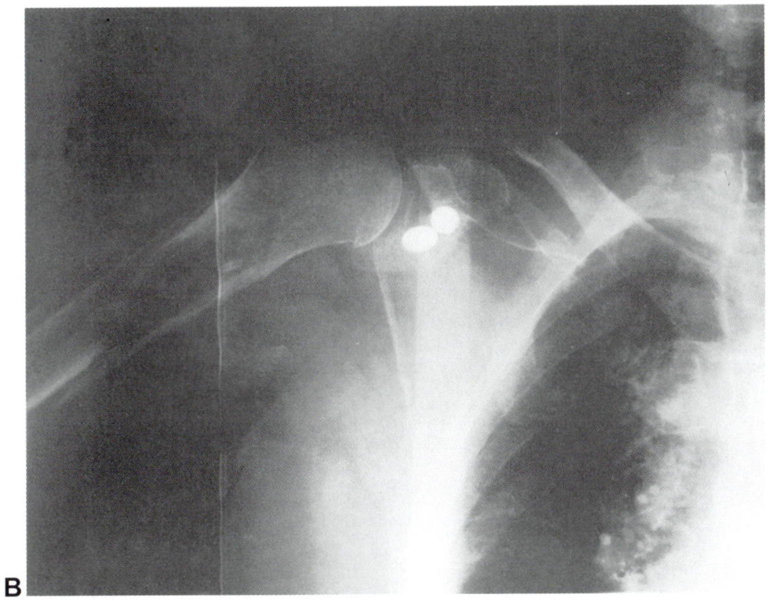

Figura 18. A: Radiografias em rotação interna e externa demonstram uma fratura da diáfise umeral proximal altamente cominutiva com extensão proximal para a cabeça. Observe uma fratura não-desviada do tubérculo maior. **B:** Uma radiografia centralizada no ombro não consegue demonstrar nenhuma fratura desviada da cabeça umeral.

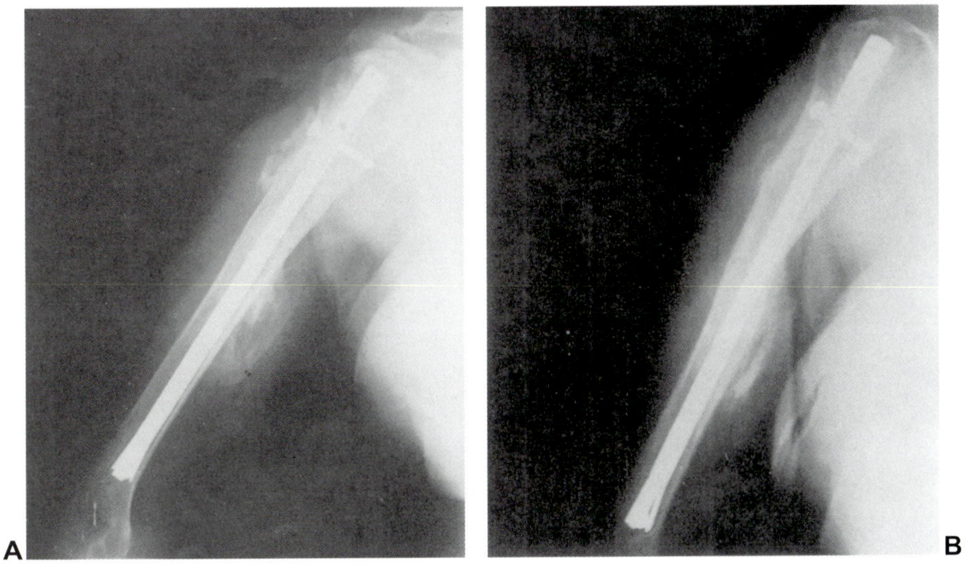

Figura 19. A, B: A fratura se consolidou. Observe que a fratura do tubérculo maior permanece sem desvio.

LEITURA RECOMENDADA

1. Henley, M.B., Monroe, M., and Tencer, A.F.: Biomechanical comparison of rnethods of fixation of a midshaft osteotomy of the humerus. *J. Orthop. Trauma,* 5:14-20, 1991.
2. McKee, M.D., Miranda, M.A., Rierner, B.L., et al: Management of humeral nonunion after the failure of locking intramedullary nails. *J. Orthop. Trauma,* 10:492-429, 1996.
3. Riemer, B.L., Butterfield, S.L., D'Ambrosia, R., and Kellam, J.: Seidel intramedullary nailing of humeral diaphyseal fractures: a preliminary report. *Orthopaedics,* 14:239-246, 1991.
4. Riemer, B.L., D'Ambrosia, R., Kellam, J., Butterfield, S.L., and Burke, C.J., III: The anterior acromial approach for antegrade intramedullary nailing of the humeral diaphysis. *Orthopaedics,* 16(11):1219-1223, 1993.
5. Riemer, B.L., Foglesong, M.E., Burke, C.J., III, and Butterfield, S.L.: Complications of Seidel intramedullary nailing of narrow diameter humeral diaphyseal fractures. *Orthopaedics,* 17:19-29, 1994.
6. Robinson, C.M., Bell, K.M., Curt Brown, C.M., and McQueen, M.M.: Locked nailing of humeral shaft fractures. *J. Bone Joint Surg. [Br],* 74:558-561, 1992.

7

Fraturas Intra-Articulares do Úmero Distal: Redução Aberta e Fixação Interna

Jesse B. Jupiter

■ INDICAÇÕES/CONTRA-INDICAÇÕES

Com a melhoria das técnicas e dos *designs* dos implantes para a fixação estável do esqueleto metafisário e articular, ficou evidente que a maioria das fraturas intra-articulares do úmero distal é mais bem tratada através da redução aberta e da fixação interna. Os resultados favoráveis do tratamento cirúrgico em comparação aos resultados associados com a tração esquelética e imobilização com gesso são bem documentados (1-6,8). A redução cirúrgica permite a oportunidade de reduzir precisamente a tróclea rompida e restaura sua congruência em relação ao olécrano, assegurando assim a estabilidade intrínseca da relação úmero-ulnar. Mesmo as fraturas distais do úmero mais complexas, como as fraturas associadas com cominução, fraturas expostas ou fraturas ipsilaterais do membro, agora são igualmente tratadas de modo eficiente por meios cirúrgicos.

A anatomia cirúrgica do úmero distal pode no entanto ser traiçoeira, já que as suas frágeis articulações são apoiadas por uma quantidade reduzida de osso subcondral e pouco tecido mole. Com idosos, a capacidade do osso de suportar uma fixação estável com parafusos e placas se mostra problemática nessas fraturas. Nesses casos, o cirurgião precisa se sentir seguro em sua capacidade de proporcionar uma fixação estável. Se isso não for possível as alternativas para a fixação cirúrgica incluem imobilização sem tratamento cirúrgico, tração esquelética e, em alguns casos, uma artroplastia total do cotovelo.

J. B. Jupiter, M.D.: Department of Orthopaedic Surgery, Massachusetts General Hospital, Boston, Massachusetts 02114.

PLANEJAMENTO PRÉ-OPERATÓRIO

O cuidado com as armadilhas mais comuns da intervenção cirúrgica nessas fraturas deve ser considerado antes da cirurgia. Por causa da complexa arquitetura do úmero distal, radiografias de rotina geralmente falham em proporcionar a verdadeira extensão de uma fratura intra-articular. Uma radiografia ântero-posterior (AP) obtida com tração do antebraço, uma vez que a anestesia já tenha sido induzida, irá revelar uma representação mais precisa da anatomia da fratura. Existe pouco espaço para outras técnicas de imagens como a tomografia computadorizada (TC) ou as imagens de ressonância magnética (RM) na avaliação pré-operatória das fraturas intra-articulares do úmero distal. Uma cominução grave das colunas supracondilares deve alertar o cirurgião sobre a necessidade de enxertia óssea.

CIRURGIA

Como os procedimentos cirúrgicos podem ser demorados, na maioria dos casos, a anestesia geral endotraqueal é a preferida. O paciente é colocado em posição lateral com o membro envolvido apoiado sobre almofadas, mantendo o membro afastado da parede torácica (Fig. 1). Essa posição permite o pronto acesso à crista ilíaca para a coleta de enxerto ósseo autógeno. Um torniquete pneumático para o braço oferece a possibilidade de um campo estéril mais amplo e a capacidade de reaplicação do torniquete conforme necessário.

Técnica

Apesar de inúmeros procedimentos cirúrgicos terem sido descritos (veja Exposições) e oferecerem uma exposição adequada para as fraturas em T ou em Y, minha preferência é com o uso de uma abordagem transolecraniana, particularmente para as fraturas cominutivas. Através de uma incisão longitudinal da pele (Fig. 2), a osteotomia é feita em um V raso ou em divisa no centro do sulco olecraniano (Fig. 3). Essa área, com a menor zona de cartilagem articular na localização do olécrano, será mais bem identificada pela elevação do músculo ancôneo para fora do olécrano para que seja feita a visualização direta da superfície articular. Uma compressa cirúrgica é colocada da posição lateral para a medial e utilizada como uma contratração durante a osteotomia

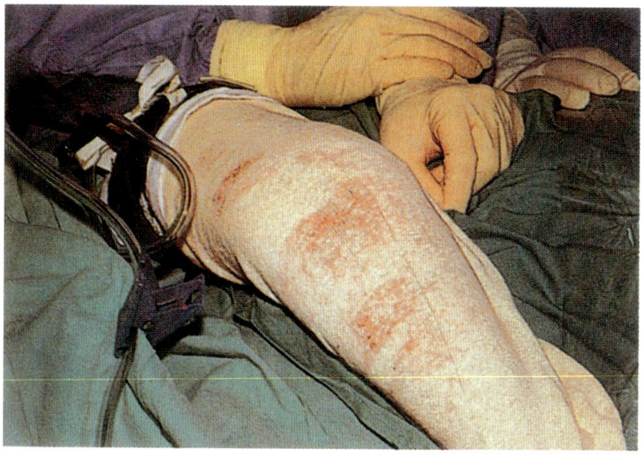

Figura 1. O paciente é colocado na posição lateral. Um torniquete pneumático estéril é o preferido.

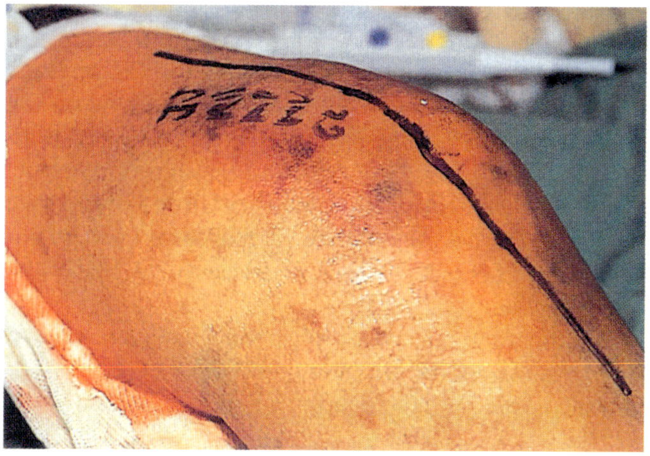

Figura 2. Uma incisão longitudinal reta é utilizada.

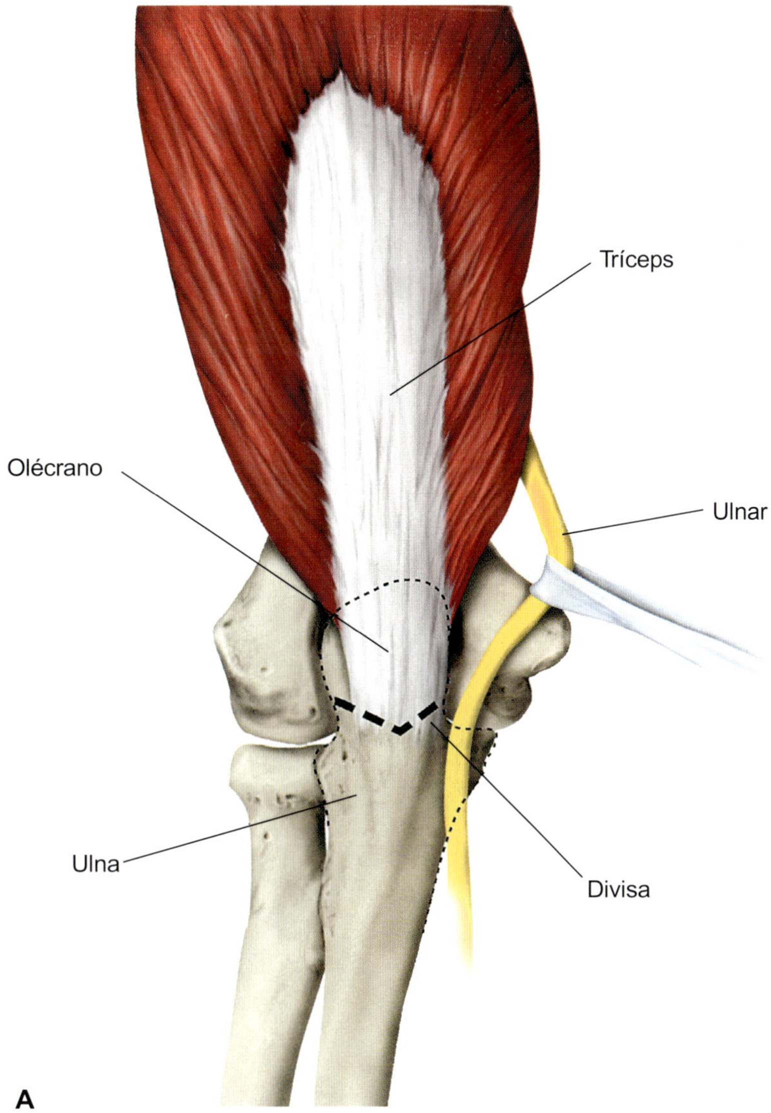

A

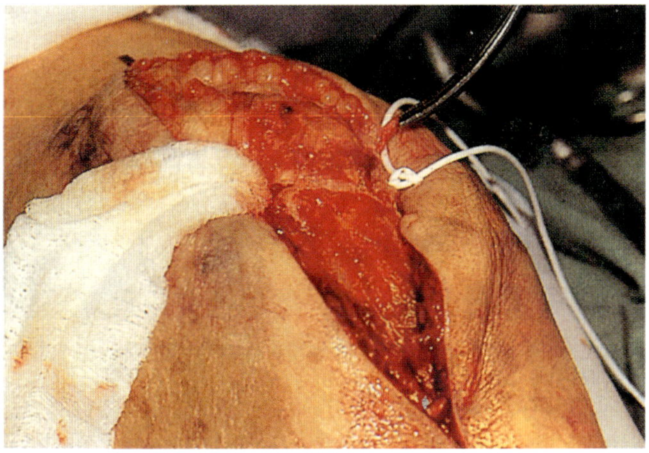

B

Figura 3. A: A osteotomia do olécrano é marcada em forma de V ou divisa. TEC, tendão extensor comum. **B:** O músculo ancôneo é elevado da face lateral para permitir que uma gaze seja colocada como uma contratração.

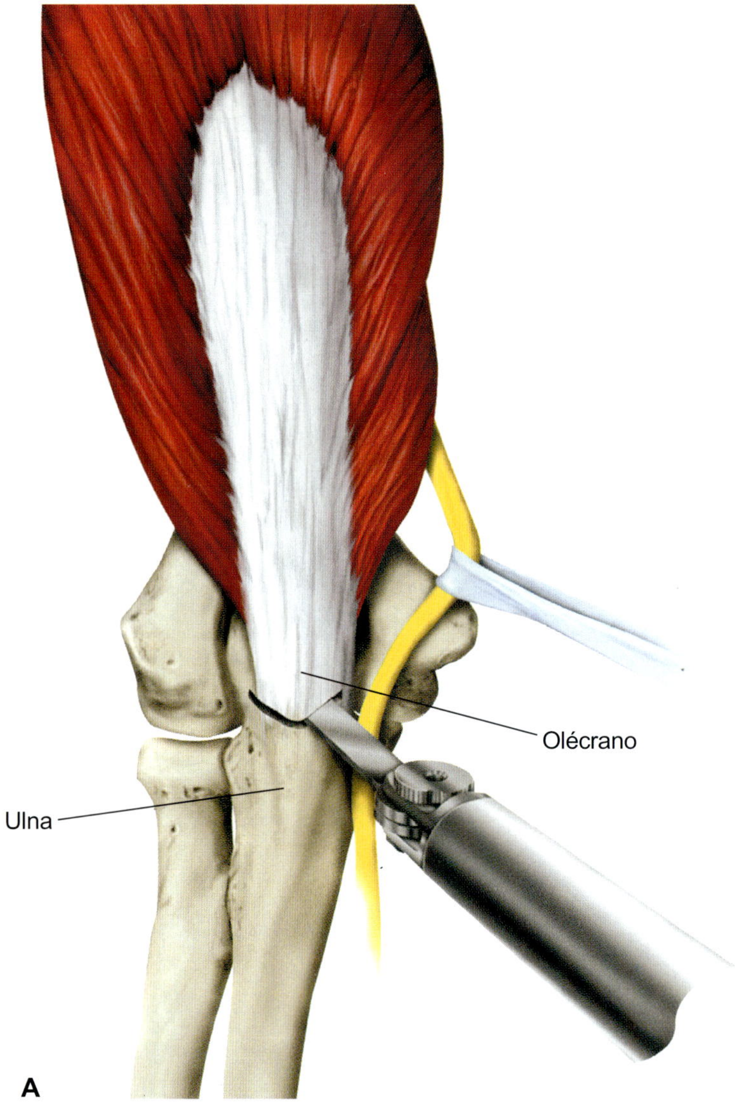

A

B

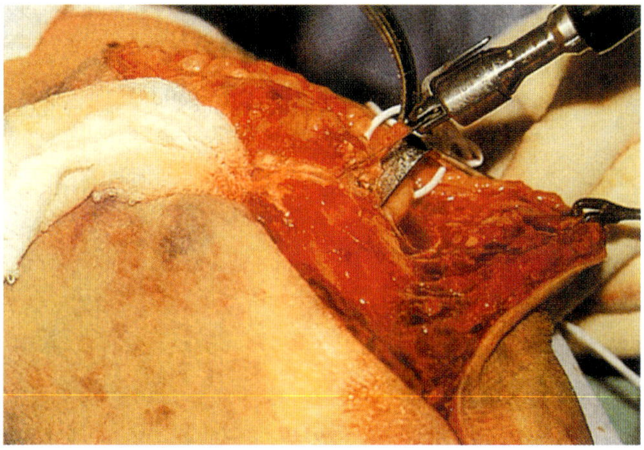

Figura 4. A, B: Uma serra oscilante de lâmina fina é utilizada para iniciar a osteotomia.

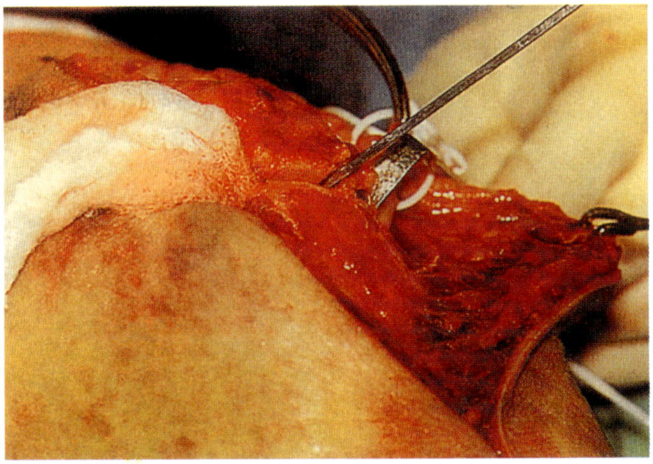

Figura 5. A osteotomia do olécrano é completada com um osteótomo de lâmina fina, criando uma superfície articular desigual que irá facilitar o realinhamento.

com uma serra oscilante de lâmina fina (Fig. 4) e completada com um osteótomo de lâmina fina (Fig. 5).

Antes de a osteotomia do olécrano ser iniciada, o nervo ulnar deve ser exposto. A fáscia sobre o flexor ulnar do carpo é dividida longitudinalmente por 6 cm para melhorar a mobilidade do nervo. Fazendo isso, existe uma menor chance de o nervo ficar cercado por fibrose no túnel cubital.

O fragmento osteotomizado do olécrano é elevado proximalmente, deixando uma margem de tendão do tríceps de cada lado para ser suturada no final da cirurgia (Fig. 6). A natureza exata do padrão de fratura intra-articular pode se revelar somente nesse momento. O hematoma da fratura deve ser cuidadosamente removido com a utilização de um cinzel dentário ou por uma lavagem de pulsão, já que os fragmentos articular podem não apresentar fixações em tecidos moles ou fixações ósseas (Fig. 7).

Uma vez que a anatomia da fratura esteja confirmada, o objetivo é reduzir os fragmentos articulares nas colunas articulares do úmero distal, inicialmente mantendo a redução com uma fixação provisória com fios de Kirschner (fios-K) (Fig. 8).

Em alguns casos, a fratura intra-articular da tróclea pode ser encontrada tanto no plano sagital como no coronal (Fig. 9). Nesses casos, parafusos de Herbert têm indicação especial, já que as roscas podem ser enterradas sob a superfície articular (Fig. 10). Uma alternativa ao parafuso de Herbert é o uso de fios-K rosqueados. Se existir uma deficiência focal no osso subcondral, deve ser planejado o suporte do fragmento articular com um enxerto ósseo autógeno.

A fixação esquelética definitiva na maioria dos casos dessas fraturas se inicia com a fixação interfragmentar com parafuso da fratura sagital da tróclea. Um ou dois parafusos corticais de 3,5 mm ou parafusos esponjosos de 4,0 mm serão suficientes para gerar uma fixação firme dos fragmentos. Nos casos em que cominução está presente no plano sagital, esses parafusos não devem ser colocados como parafusos interfragmentares, mas sim colocados sem uma "perfuração excessiva" sobre a cortical para evitar uma compressão excessiva dos fragmentos, o que pode tender a estreitar a tróclea, ameaçando assim a estabilidade da relação tróclea-olécrano (Fig. 11). Com certos padrões de fratura, o cirurgião pode achar que a reconstrução articular pode ser facilitada pela fixação dos componentes articulares diretamente a uma das colunas ósseas do úmero distal. Essa fixação pode ser seguida pela restauração do elemento articular restante a essa unidade esquelética e articular estável.

Deve-se ter cuidado no que diz respeito à presença tanto da ponta como da cabeça do parafuso no túnel cubital. Nesses casos, o nervo ulnar fica mais bem mobilizado pela liberação da parte distal do septo intermuscular medial para permitir que o nervo se ajuste mais livremente nos tecidos subcutâneos.

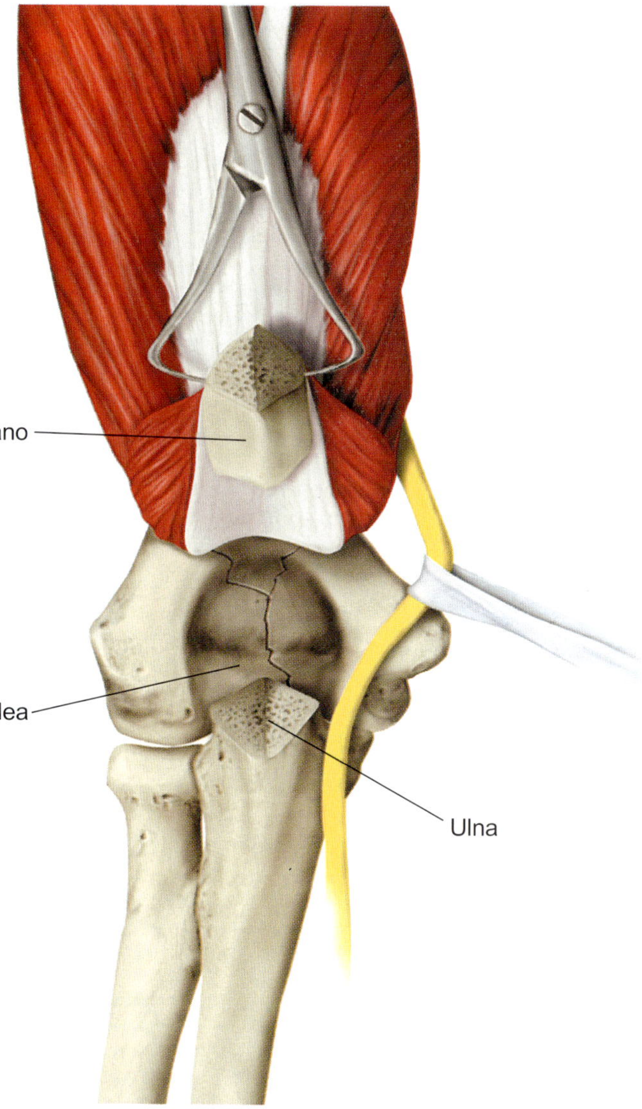

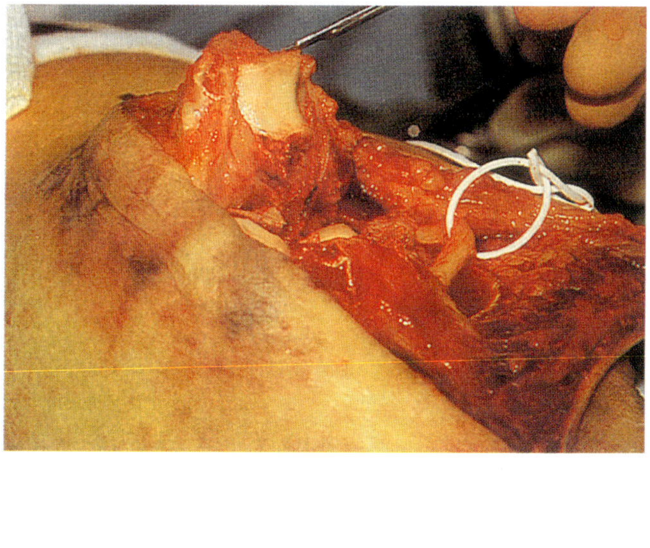

Figura 6. A, B: O fragmento proximal do olécrano osteotomizado é elevado proximalmente. Observe o nervo ulnar isolado, mobilizado e protegido com uma alça de borracha.

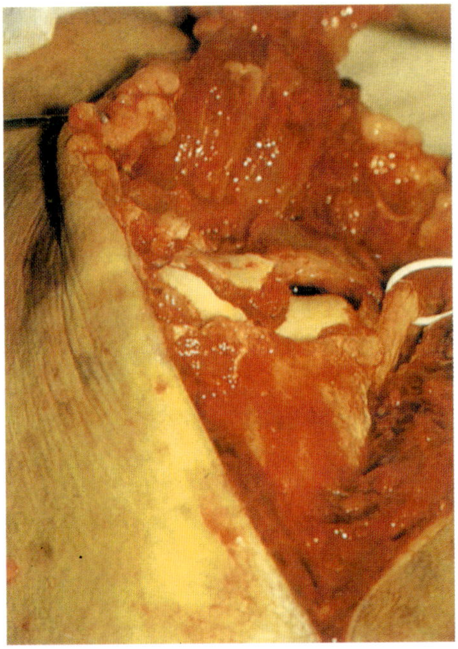

Figura 7. O hematoma da fratura é cuidadosamente removido pela utilização de um cinzel dentário ou por lavagem pulsátil.

A fixação estável dos fragmentos articulares às colunas ósseas do úmero é realizada de preferência com placas colocadas de modo estratégico. A resistência mecânica será aumentada através da colocação das placas e respectivos parafusos próximo a 90 graus uma em relação à outra. Para a maioria das fraturas em T ou em Y que dividem as colunas ósseas do úmero distal próximas à fossa olecraniana, as placas podem ser aplicadas na crista medial da coluna medial ao longo da face posterior da coluna lateral. A anatomia topográfica do úmero distal é a mais adequada para esse tratamento, já que a cartilagem articular do capítulo não se estende para a parte posterior do úmero distal (Fig. 12).

Existem ocasiões nas quais a fratura se localiza primariamente na parte mais distal da coluna óssea abaixo do nível do epicôndilo medial. Uma placa aplicada ao longo da crista da coluna óssea medial pode ser ineficaz para o suporte dos fragmentos ósseos. Nesses casos, existem diversas opções para o cirurgião. Através da utilização de placas de reconstrução de 3,5 mm, a placa pode ser moldada de forma a envolver o epicôndilo medial (Fig. 13). Os parafusos mais distais podem ser direcionados para o epicôndilo medial e angulados uns em relação aos outros para permitir uma relação de "intertravamento" entre os parafusos. Uma alternativa a essa técnica é a de direcionar o parafuso distal proximalmente para obter fixação na coluna lateral (Fig. 14).

Uma outra opção é a de se colocar uma placa diretamente na face lateral da coluna esquelética (Fig. 15). Isso pode requerer a elevação da origem do braquiorradial e da musculatura extensora do punho, que podem ser suturados no final da cirurgia. Essa colocação proporciona uma oportunidade de se adquirir uma fixação adicional dos fragmentos através de um parafuso passado de modo transversal do orifício mais distal da placa em direção à tróclea (Fig. 16). As áreas focais com perda óssea encontradas abaixo da placa devem ser reconstituídas com enxerto ósseo autógeno retirado da crista ilíaca.

Nesse ponto do ato cirúrgico, o cotovelo deve ser movimentado por toda a sua amplitude de movimentos para controlar visualmente a estabilidade da fixação interna. Se nesse momento o movimento dos fragmentos da fratura for observado, será necessário realizar uma revisão ou alterar a fixação com a utilização da placa alternativa descrita previamente.

A osteotomia do olécrano é reduzida sob visualização direta. Minha preferência para a fixação interna continua sendo o uso de fios em banda de tensão com dois fios-K passados obliquamente para proporcionar um controle rotacional (Fig. 17). Deve ser tomado cuidado de se dobrar as pontas dos fios-K e acomodá-las dentro do olécrano proximal tanto para evitar uma migração proximal como para evitar que a proeminência do fio interfira com a mobilização completa do

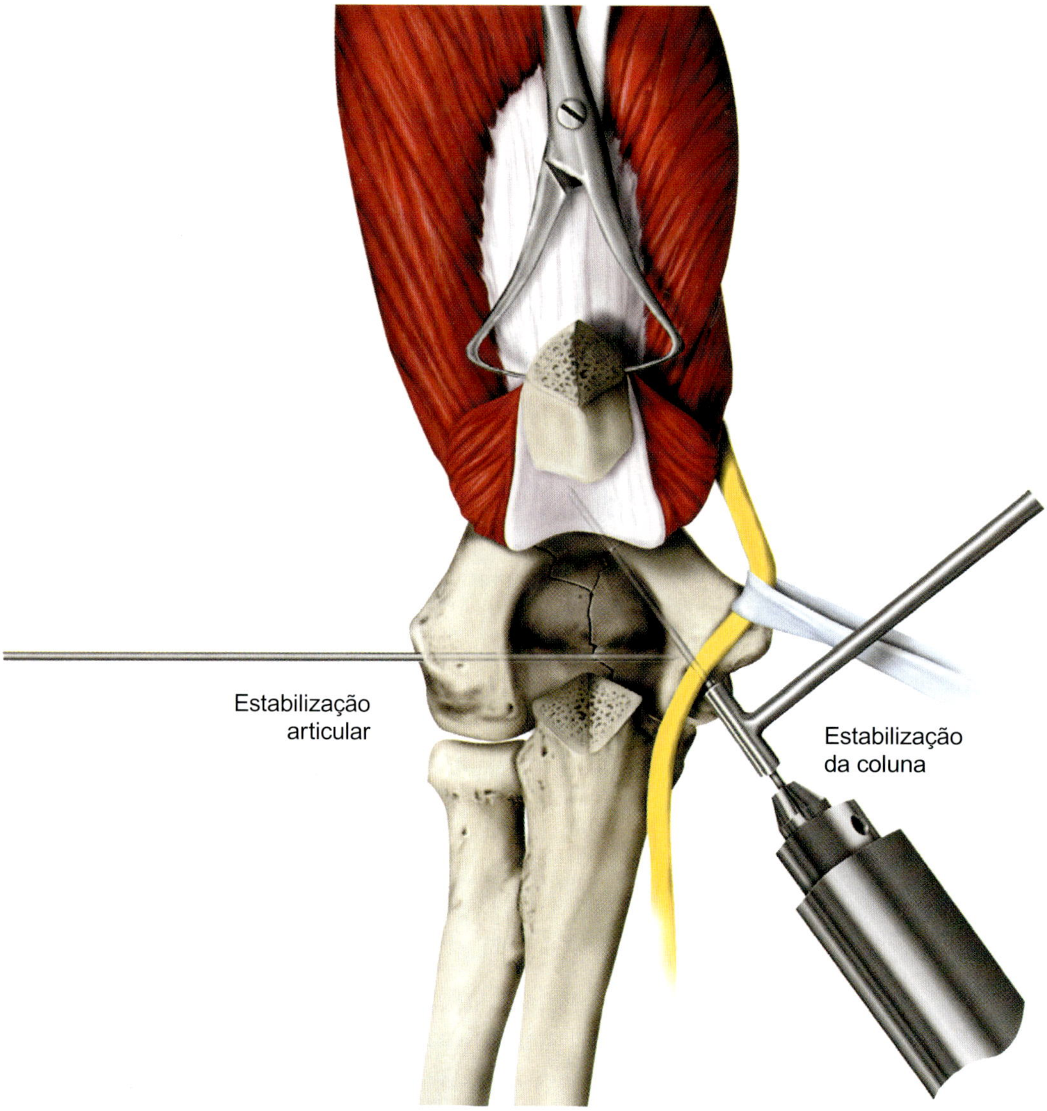

A

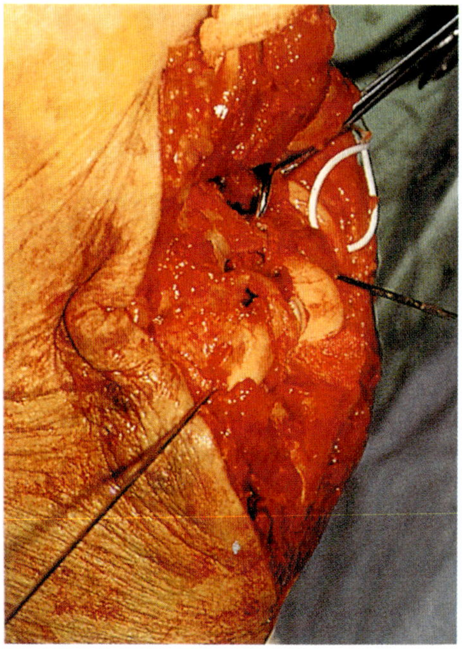

B

Figura 8. A, B: A fratura é reduzida e fixada provisoriamente por fios-K.

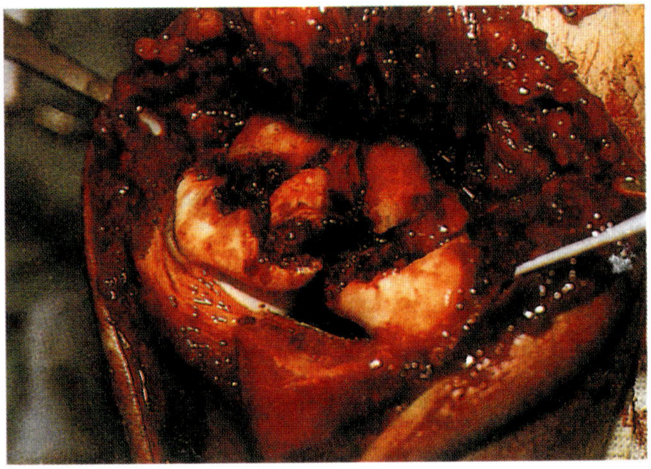

Figura 9. Fraturas intra-articulares da tróclea no plano coronal são especialmente difíceis de se fixar.

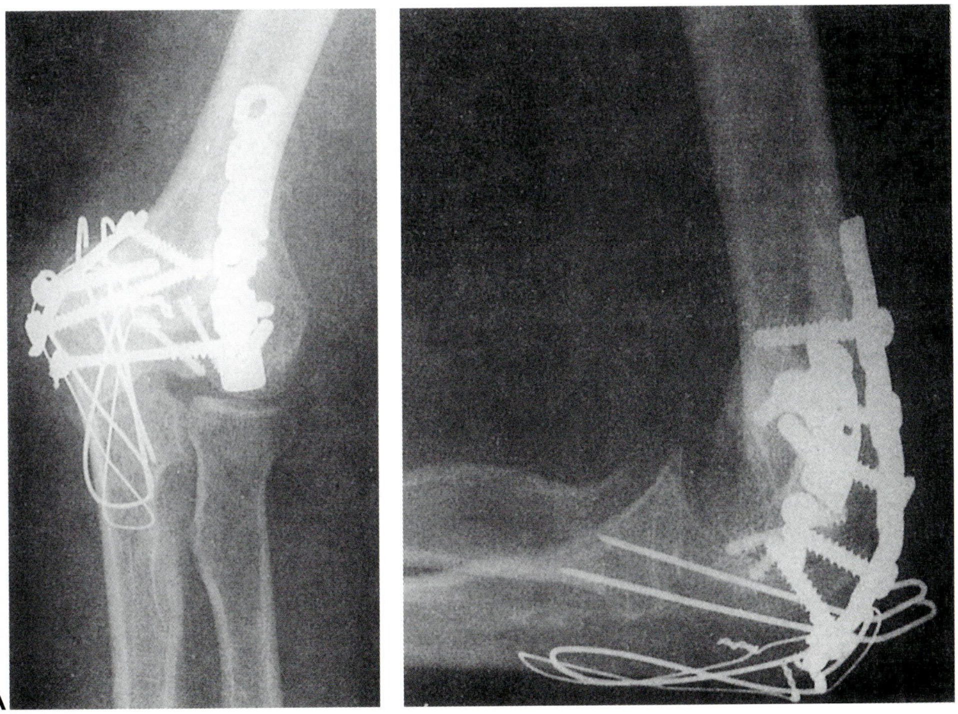

Figura 10. Fratura reduzida e fixada nas projeções ântero-posterior **(A)** e lateral **(B)**. O parafuso de Herbert pode ser utilizado para os fragmentos articulares.

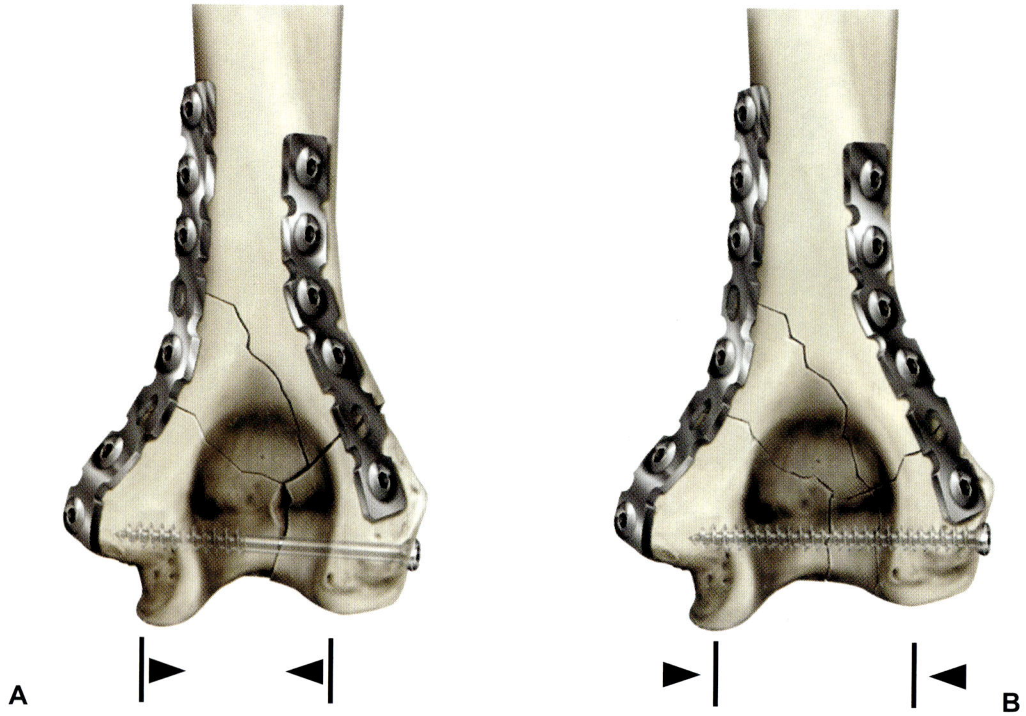

Figura 11. A, B: Quando existe uma cominução intra-articular, um parafuso completamente rosqueado, e não um parafuso de compressão, pode ser mais bem colocado sem comprimir os fragmentos.

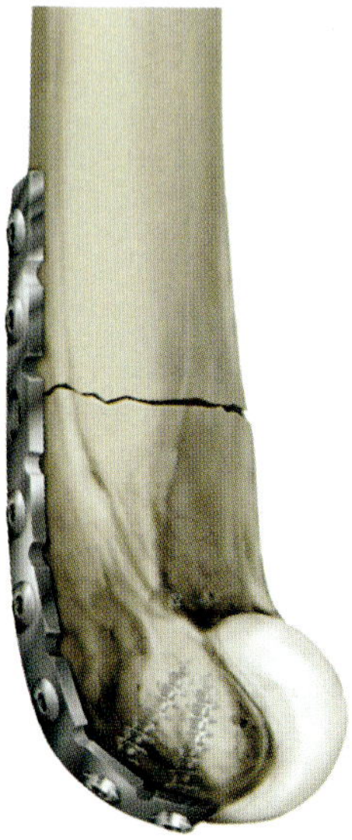

Lateral

Figura 12. A placa na coluna óssea lateral pode se estender distalmente, já que a cartilagem do capítulo não se estende posteriormente.

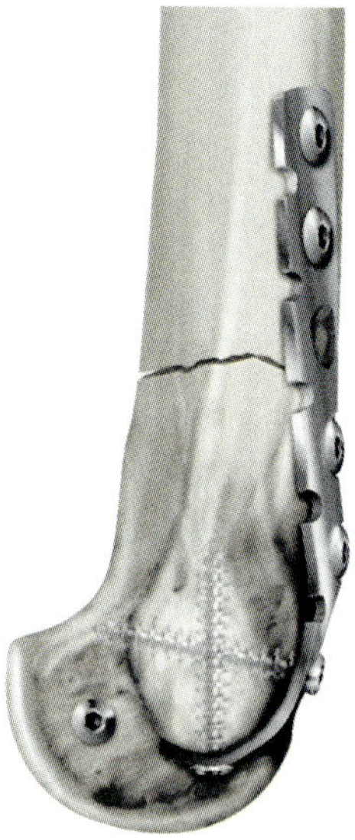

Medial

Figura 13. Nas fraturas "baixas" complexas, uma placa pode ser construída de modo a se curvar ao redor do epicôndilo medial em diferentes direções, promovendo um "intertravamento" entre os parafusos.

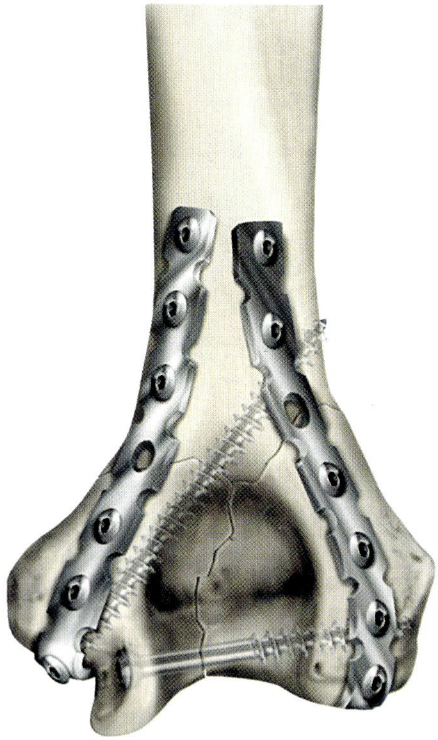

Figura 14. Uma alternativa, com a placa contornada curvada ao redor do epicôndilo medial, é passar um parafuso através da placa e pela coluna lateral.

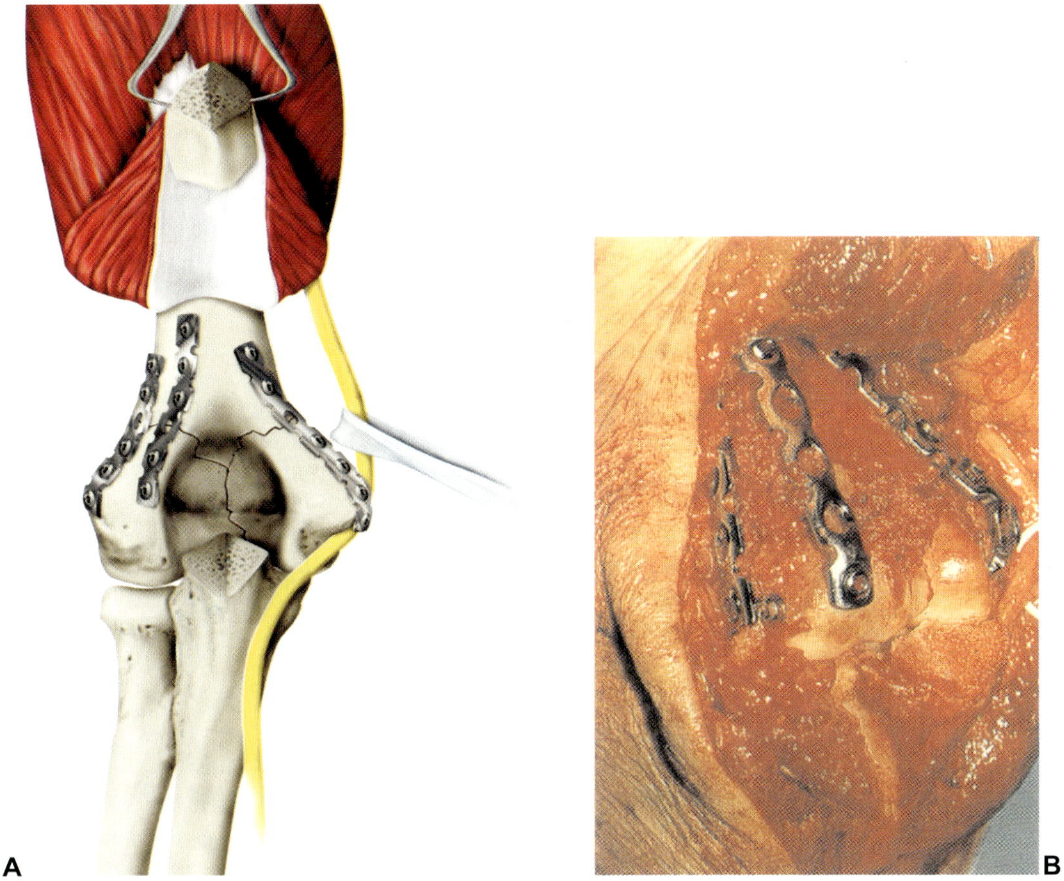

Figura 15. A, B: Outra opção é colocar três placas, sendo uma ao longo da coluna lateral, uma posterior à coluna lateral e uma curvada ao redor do epicôndilo medial.

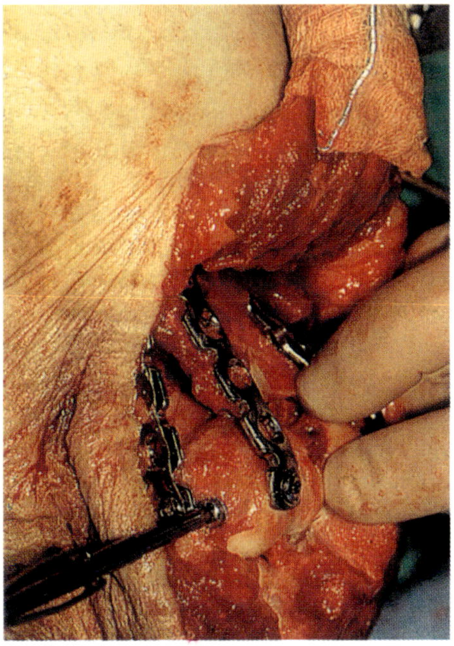

Figura 16. Um parafuso transversal é colocado através da placa lateral e através dos fragmentos trocleares da fratura.

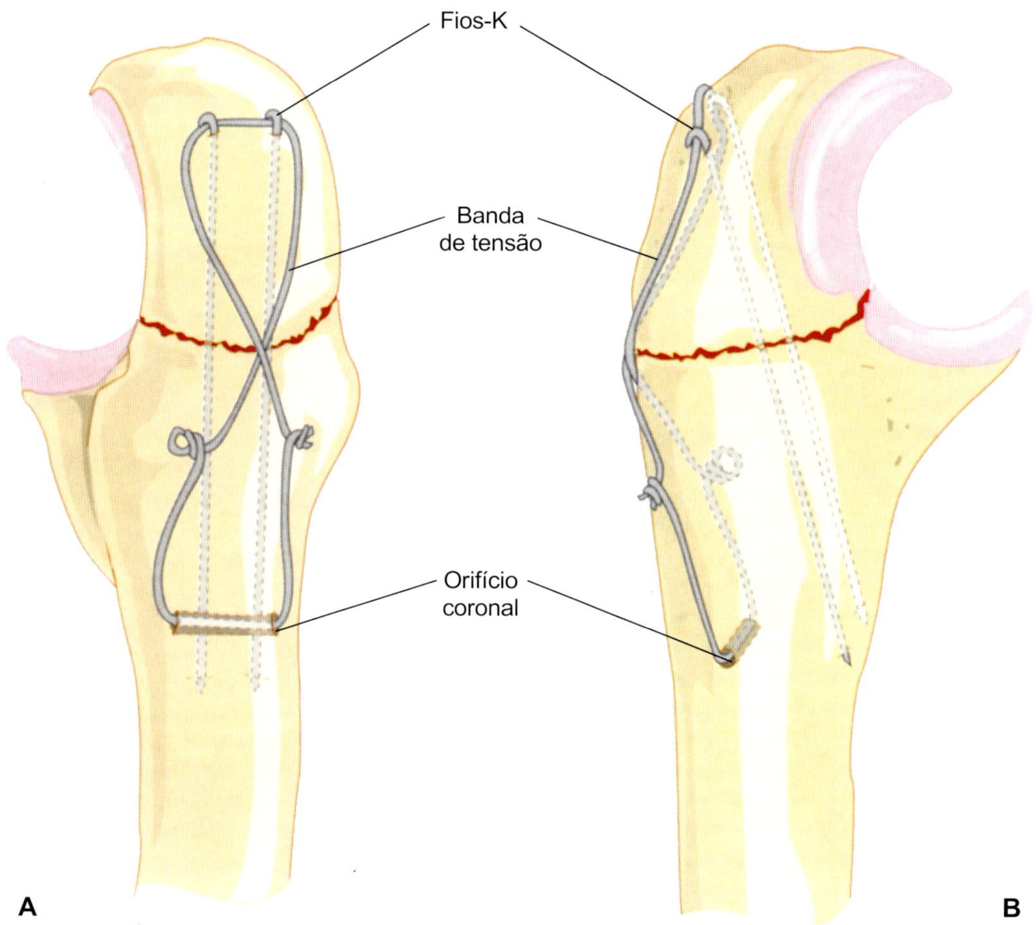

Figura 17. A, B: A osteotomia do olécrano está fixada com fios-K oblíquos e um fio em banda de tensão.

cotovelo (Fig. 18). No final da fixação, o cotovelo é novamente movimentado através de toda a sua amplitude para testar a segurança da fixação interna.

O torniquete é afrouxado e hemostasia é cuidadosamente realizada. Sobre um grande dreno de sucção, a ferida é fechada por planos. Um curativo volumoso com Dacron é aplicado, e uma imobilização em tala gessada é aplicada com o cotovelo em extensão total. Como em geral se observa uma contratura em flexão residual após o trauma do cotovelo, considero que deve ser utilizada uma tala para uso somente à noite, com o cotovelo em extensão, para ajudar a diminuir esses problemas.

As complicações mais comuns nesse tipo de cirurgia se relacionam com a abordagem cirúrgica ao úmero distal: exposição inadequada, mobilização do nervo ulnar, cominução articular não-reconhecida, fraturas das colunas ósseas logo acima das superfícies articulares e uma fixação estável com placas.

Para tratar dessas complicações, enfatizo diversos aspectos específicos da exposição e do procedimento: a exposição extensível através da osteotomia do olécrano, uma ampla mobilização do nervo ulnar, a identificação cuidadosa e a fixação provisória dos fragmentos articulares, a colocação individualizada das placas distais na face posterior da coluna óssea lateral e angulação ao redor do epicôndilo medial, parafusos diretamente colocados no osso cortical das colunas ósseas e a fixação cuidadosa da osteotomia do olécrano. Em meu julgamento, a aderência a esses conceitos faz a diferença entre um procedimento bem-sucedido e um mal-sucedido.

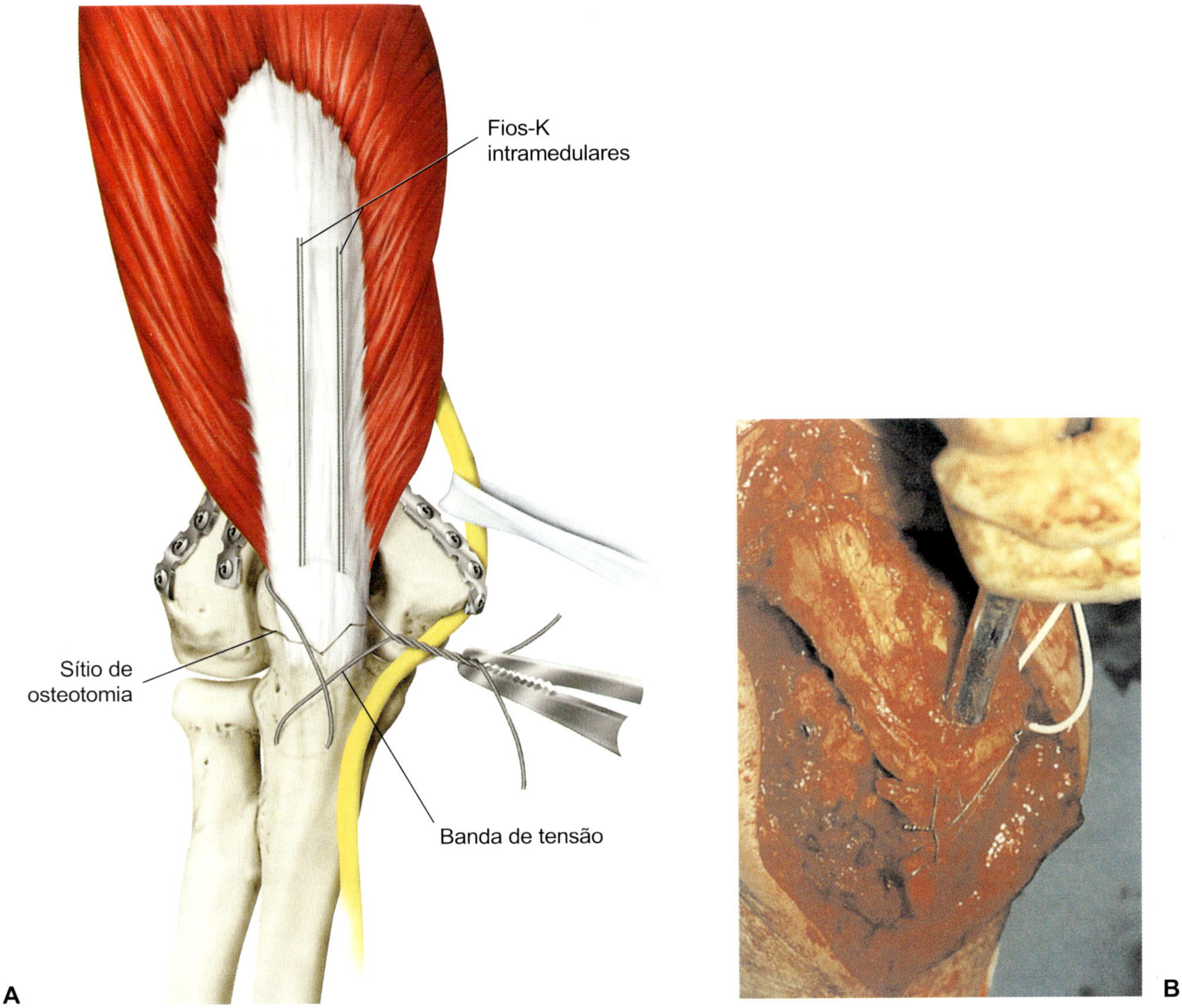

Figura 18. A, B: Deve-se ter o cuidado de dobras e enterrar as extremidades dos fios-K no olécrano proximal para diminuir o desconforto local.

TRATAMENTO PÓS-OPERATÓRIO

A mobilização ativa é iniciada no primeiro dia de pós-operatório. O paciente é orientado a se deitar em decúbito dorsal e flexionar frontalmente o ombro envolvido para trazer o cotovelo por sobre a cabeça. Com o braço não-lesionado sustentando o antebraço envolvido, a gravidade é utilizada para auxiliar a flexão do cotovelo. Uma abordagem semelhante é utilizada para os exercícios de extensão do cotovelo, mas nesse caso o paciente se senta em posição ereta e suavemente auxilia o antebraço durante a extensão (Fig. 19).

Os exercícios de flexão e extensão ativos e passivos são mantidos durante as primeiras 3 a 4 semanas. Uma imobilização é colocada durante as primeiras semanas somente durante o sono com o cotovelo estendido. As radiografias devem ser realizadas freqüentemente para avaliar a estabilidade da fixação interna. É imperativo que o cirurgião monitore o paciente e coordene o processo de reabilitação. Um fisioterapeuta treinado pode ser útil nesse monitoramento, mas as atividades passivas e os exercícios contra resistência devem ser evitados.

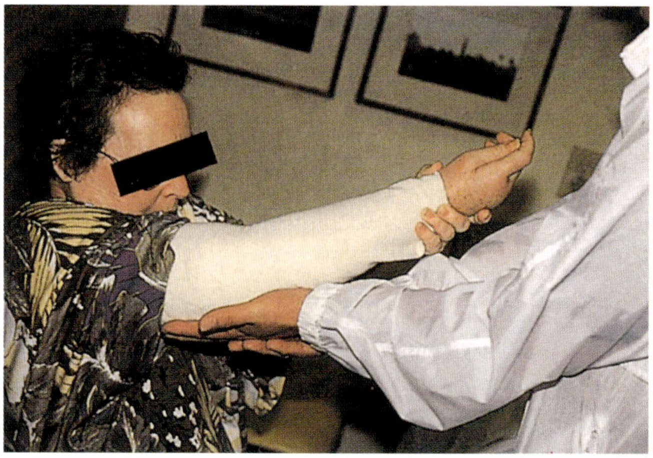

Figura 19. No pós-operatório, a mobilização ativa é iniciada pelo paciente com o auxílio de um fisioterapeuta. A gravidade é utilizada para ajudar na flexão e na extensão do cotovelo.

Em 6 semanas no pós-operatório, se uma consolidação radiológica está progredindo de modo satisfatório, o paciente pode iniciar os exercícios leves contra resistência para a restauração do tônus e da potência muscular.

Resultados

Na previsão dos resultados, tanto em relação ao movimento como à função do cotovelo, geralmente é a natureza da lesão em vez do tratamento que terá a maior influência. A maioria das atividades do dia-a-dia pode ser realizada em uma variação de movimentos entre 30 e 130 graus, com a falta de extensão completa sendo mais bem compensada do que uma perda da flexão. Com as técnicas atuais, aproximadamente 80% dos pacientes podem chegar a um arco adequado de flexão mesmo após severas fraturas. Tipicamente, a pronação e a supinação não são afetadas por essa fratura.

Reabilitação

A reabilitação após uma fratura do úmero distal necessita de cerca de 12 a 16 semanas *após* a consolidação da fratura. O fortalecimento muscular e a resistência formam a base de um programa de exercício supervisionado. Tipicamente, não muito raramente, não se atinge uma extensão completa, e eu geralmente trato esse problema com tipos dinâmicos ou estáticos de imobilização, ou utilizo ambos. Uma vez que a consolidação da fratura tenha sido assegurada, o uso de modalidades de terapia passiva pode ser iniciado.

COMPLICAÇÕES

Uma falha na fixação na maioria das vezes resulta da falta de fixação segura dos implantes no momento da cirurgia. Clinicamente, a instabilidade da fixação é anunciada por dor, limitação dos movimentos, e finalmente confirmada por documentação radiológica do desprendimento ou da quebra do implante. Se houver suspeitas nas primeiras 6 semanas, deve ser considerada a reoperação ou o encaminhamento a um profissional ou um centro especializado no tratamento dessas complicações. A imobilização com gesso se torna atraente em muitos casos, mas geralmente o resultado é uma amplitude de movimentos extremamente limitada.

Pseudo-artrose está sendo observada com maior freqüência à medida que a abordagem cirúrgica para essas fraturas vem se tornando mais aceita. O tratamento é difícil e inclui a fixação rígida com duas ou mesmo três placas, descompressão do nervo ulnar e liberação da cápsula anterior. Quando isso ocorre em um paciente idoso, a incapacidade pode ser considerável. Nesse paciente, Morrey (7) registrou um procedimento de salvação confiável com a substituição da articulação.

Pseudo-artrose de uma osteotomia do olécrano ocorre em cerca de 5% e está associada com uma variedade de técnicas de fixação interna. Em parte essa é uma seqüela de uma osteotomia realizada em planos de fratura "retos" que são intrinsecamente instáveis. O uso de uma osteotomia em formato de divisa deve minimizar esse problema.

A infecção, apesar de ser incomum e mais freqüentemente associada com fraturas expostas, pode ser catastrófica. Se a infecção for suspeitada, o desbridamento extenso da ferida, lavagem e antibióticos parenterais devem ser instituídos imediatamente. Se a fixação interna estiver estável, é aconselhável se manter a fixação, já que a consolidação da fratura pode acontecer mesmo na presença de uma infecção ativa.

A paralisia do nervo ulnar é um problema comum que pode ser evitado ou minimizado pela mobilização do nervo ulnar proximalmente e distalmente no momento da cirurgia. Se ela for vista no pós-operatório e não responder ao repouso e às injeções de corticoesteróides, uma exploração precoce pode amenizar a profunda incapacidade que pode estar associada a um déficit motor progressivo em evolução devido a uma isquemia do nervo ulnar.

CASO ILUSTRATIVO DA TÉCNICA

Uma advogada praticante de 85 anos de idade caiu sobre sua extremidade superior esquerda não-dominante. As radiografias revelaram uma complexa fratura intra-articular multi-fragmentada do úmero distal. As radiografias ântero-posterior e lateral revelaram uma fratura intra-articular baixa e multifragmentada do úmero distal (Fig. 20). Através de uma osteotomia do olécrano, a superfície articular foi reduzida e fixada nas colunas ósseas do úmero distal com três placas estrategicamente colocadas (Fig. 21). Um enxerto ósseo autógeno da crista ilíaca foi utilizado (Fig. 22). Os fragmentos cominutivos intra-articulares foram fixados sob as placas, tomando-se o cuidado para preservar as fixações dos tecidos moles. As radiografias ântero-posterior e lateral demonstraram a consolidação óssea, juntamente com a manutenção da anatomia articular (Fig. 23). A paciente foi capaz de retornar a suas atividades funcionais 6 semanas após a cirurgia (Fig. 24). Ela recuperou 110 graus de flexão do cotovelo e perdeu 40 graus da extensão do cotovelo.

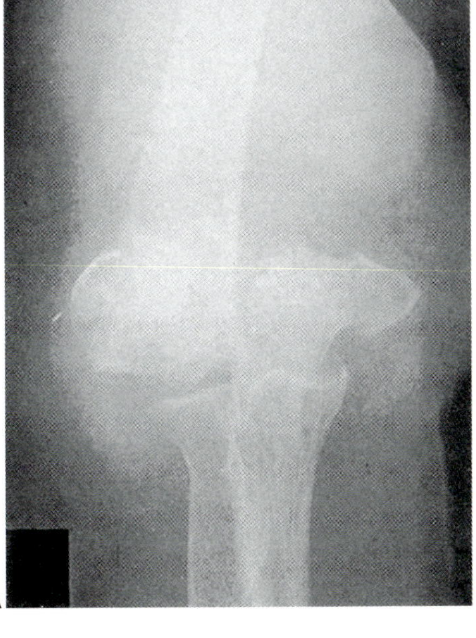

A

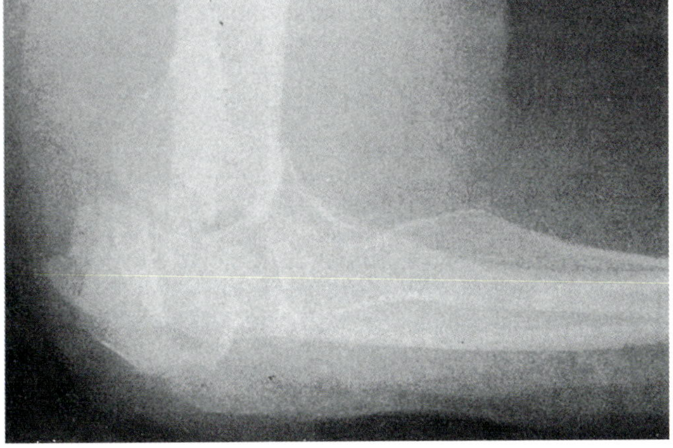

B

Figura 20. Fratura cominutiva em Y do côndilo em uma mulher idosa vista em incidências ântero-posterior **(A)** e lateral **(B)**.

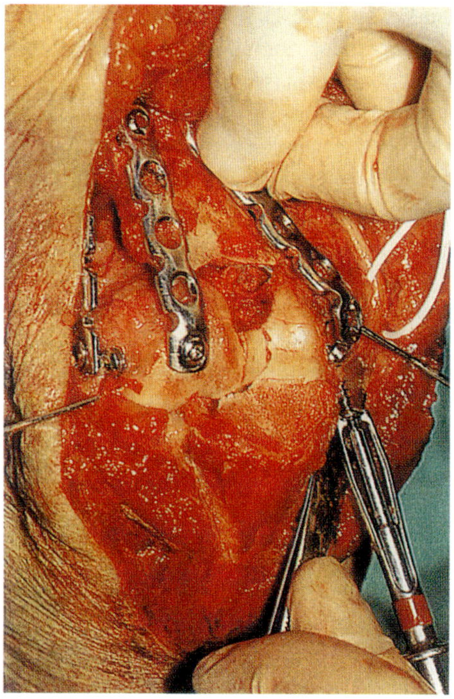

Figura 21. Essas placas foram utilizadas para estabilizar a fratura distalmente.

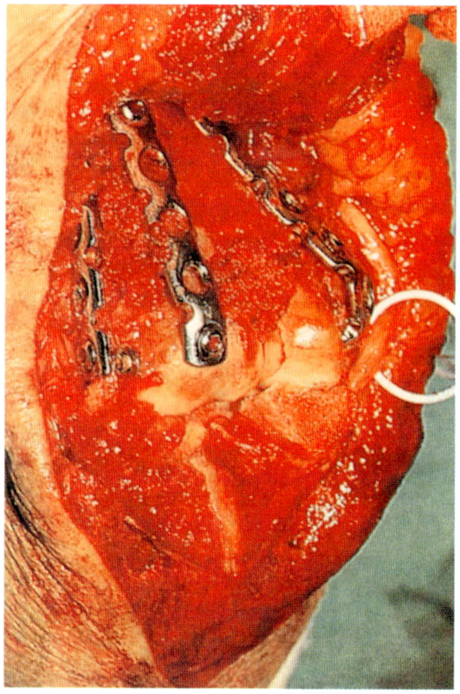

Figura 22. A cominução foi tratada com enxerto autógeno de crista ilíaca.

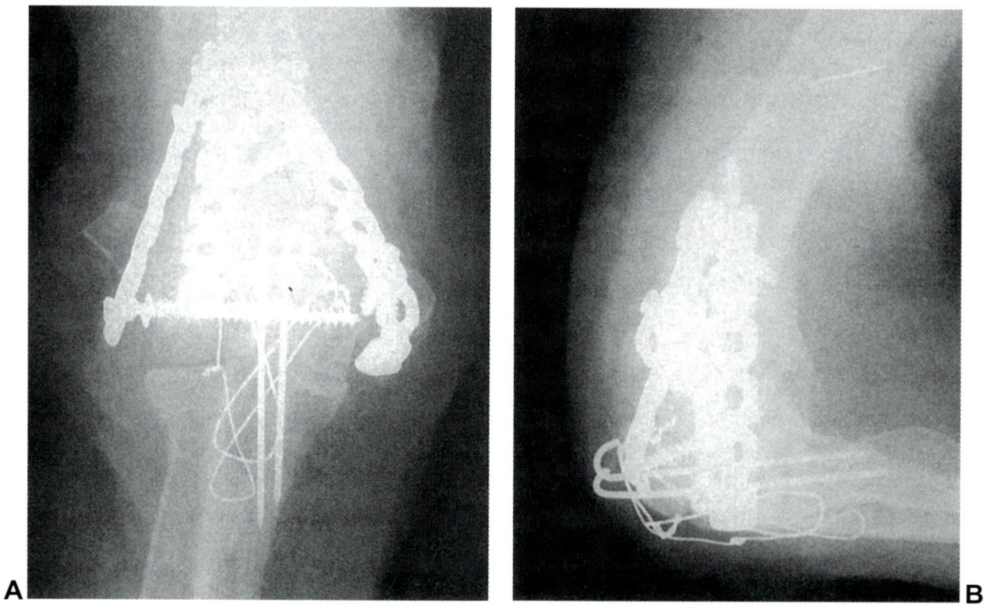

Figura 23. Uma restauração próxima da anatômica vista em incidências ântero-posterior **(A)** e lateral **(B)**.

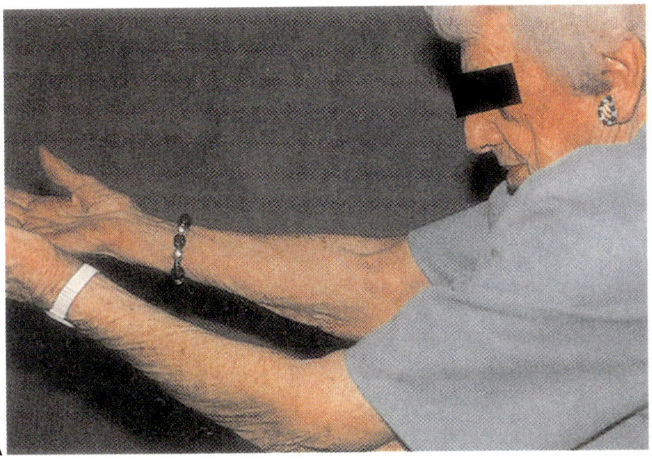

A

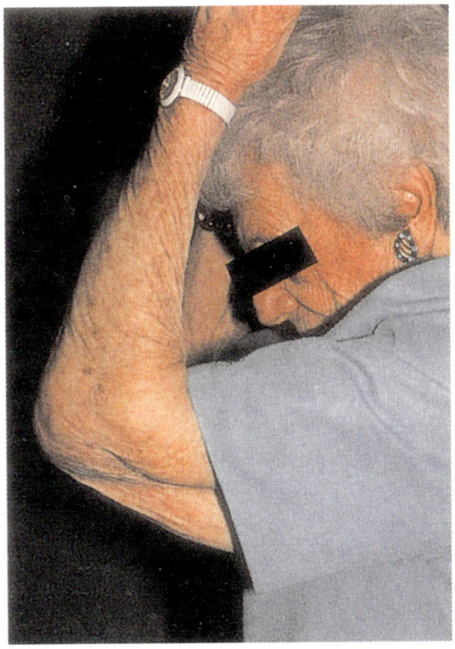

B

Figura 24. Um arco de movimentos útil entre 40 **(A)** até 110 graus **(B)** foi obtido.

Agradecimento

Este capítulo é reproduzido de Morrey, B.F. (ed): *Master Techniques in Orthopaedic Surgery: The Elbow*. Raven Press, New York, pp. 53-70, 1994.

LEITURA RECOMENDADA

1. Aitken, G.K., and Rorabeck, C.H.: Distal humeral fractures in the adult. *Clin. Orthop.*, 207:191-197, 1986.
2. Gabel, G.T., Hanson, G., Bennett, J.B., Noble, P.C., and Tullos, H.S.: Intraarticular fractures of the distal humerus in the adult. *Clin. Orthop.*, 216:99-107, 1987.
3. Jupiter, J.B., and Mehne, D.K.: Fractures of the distal humerus. *Orthopaedics,* 15:825-833, 1992.
4. Jupiter, J.B., and Morrey B.L.: Fractures of the distal humerus In Morrey, B.F. (ed.): *The Elbow and Its Disorders.* W.B. Saunders, Philadelphia, 1993, pp. 328-336.
5. Jupiter, J.B., Neff, U., Holzach, P., and Allgower M.: Intercondylar fractures of the distal humerus. *J. Bone Joint Surg. [Am],* 67:226-239, 1985.
6. Mehne, D.D., and Jupiter, J.B.: Fractures of the distal humerus. In Browner, B. (ed.): *Skeletal Trauma.* W.B. Saunders, Philadelphia, 1991, pp. 1146-1176.
7. Morrey, B.F.: Distal humeral non-unions treated by total elbow arthroplasty. AAOS annual meeting, San Francisco, February, 1993.
8. Perry, C.R.: Transcondylar fractures of the distal humerus *J. Orthop. Trauma,* 3:98-106, 1989.

8

Fraturas do Olécrano: Redução Aberta e Fixação Interna

Gregory J. Schmeling

INDICAÇÕES/CONTRA-INDICAÇÕES

As fraturas do olécrano são o resultado de forças diretas ou indiretas, ou de uma combinação de ambas (9). As forças diretas levam o olécrano em direção ao úmero distal, enquanto as forças indiretas são aplicadas através da contração do músculo tríceps. As forças indiretas geralmente produzem padrões de fratura transversa ou oblíqua curta. As forças diretas produzem fraturas cominutivas, geralmente com um componente de depressão articular semelhante ao encontrado nas fraturas do platô tibial.

As fraturas do olécrano podem ser sem desvio (mecanismo extensor do cotovelo intacto) ou desviadas (ruptura do mecanismo extensor do cotovelo). As fraturas sem desvio possuem menos de 2 mm de espaço ou desnível articular, a extensão ativa do cotovelo está intacta e não existe uma movimentação significativa dos fragmentos com a flexão profunda do cotovelo. As fraturas são consideradas desviadas se elas não se encaixarem nesses critérios (9).

Os objetivos de tratamento para as fraturas do olécrano são a reconstrução da superfície articular, restauração ou preservação do mecanismo extensor do cotovelo, a preservação da mobilidade e da função do cotovelo e a prevenção e eliminação de complicações (12). Indicações para tratamento cirúrgico incluem as fraturas desviadas, as lesões com ruptura do mecanismo extensor do cotovelo e as fraturas expostas. Contra-indicações para o tratamento cirúrgico incluem as fraturas não-desviadas, as lesões com o mecanismo extensor do cotovelo intacto e uma condição médica geral ruim do paciente.

As opções para o tratamento cirúrgico incluem a redução aberta e a fixação interna (princípio do fio em banda de tensão ou o uso de parafuso de compressão/princípio da neutralização) ou a excisão com reconstrução do mecanismo extensor do cotovelo (12,18). Nas fraturas desviadas, os objetivos do tratamento são atingidos com a redução aberta e fixação interna.

As fraturas do olécrano em geral são lesões isoladas mas podem ser uma entre várias outras lesões esqueléticas em um paciente politraumatizado. Nas fraturas isoladas, dor no cotovelo é a queixa inicial. O exame físico revela inchaço do cotovelo, e nas fraturas com desvio um defeito palpável geralmente é identificado. Também se observa crepitação durante a movimentação do cotovelo. A incapacidade de estender o cotovelo contra a gravidade sugere uma perda da integridade do mecanismo extensor do cotovelo. A avaliação neurovascular inclui atenção particular ao nervo ulnar. A proximidade do nervo ulnar coloca-o em risco de lesões, especialmente quando forças diretas estão envolvidas.

G. J. Schmeling, M.D.: Division of Orthopaedic Trauma, Department of Orthopaedic Surgery, MCW Clinics at FMCH East, Milwaukee, Wisconsin 53226.

Radiografias essenciais para a avaliação da lesão incluem uma incidência ântero-posterior e uma incidência lateral verdadeira. Quando a fratura do olécrano faz parte de uma fratura-luxação do cotovelo, as radiografias com tração também são utilizadas para a avaliação da lesão. A radiografia lateral revela a extensão da fratura e a presença de cominução ou depressão articular. A integridade da articulação cabeça do radiocapítulo é examinada, e a presença de subluxação ou luxação da incisura semilunar da tróclea é observada. A radiografia ântero-posterior é examinada à procura de linhas sagitais de fratura que não são bem demonstradas nas incidências laterais. A integridade da articulação cabeça do radiocapítulo e da incisura semilunar-tróclea também é determinada nessa incidência. Radiografias comparativas com o cotovelo exposto são úteis nos padrões mais complexos de fratura.

PLANEJAMENTO PRÉ-OPERATÓRIO

Um plano pré-operatório é traçado, e uma tática cirúrgica é desenvolvida. O plano pré-operatório se inicia com o desenho dos fragmentos da fratura. Os fragmentos, a seguir, são reduzidos no papel. É determinada a necessidade de enxertia óssea para dar apoio aos fragmentos intra-articulares deprimidos. A fixação proposta é adicionada. O método de fixação escolhido depende da personalidade da fratura e da experiência do cirurgião. A tática cirúrgica é uma realização seqüencial do procedimento planejado e é auxiliada pelos desenhos pré-operatórios (Fig. 1).

Eu prefiro classificar as fraturas do olécrano segundo o método de Schatzker (18; Figura 2). As fraturas desviadas são extra-articulares ou intra-articulares. As fraturas intra-articulares são divididas ainda em tipos transverso, oblíquo, cominutivo ou fraturas-luxações. As fraturas transversas são simples ou complexas (depressão articular associada). As fraturas oblíquas são proximais (ponta para o ponto médio da incisura semilunar) ou distais (ponto médio da incisura semilunar para o processo coronóide). As fraturas cominutivas possuem múltiplas linhas de fratura e podem estar associadas com uma fratura da cabeça do rádio ou uma luxação de cotovelo.

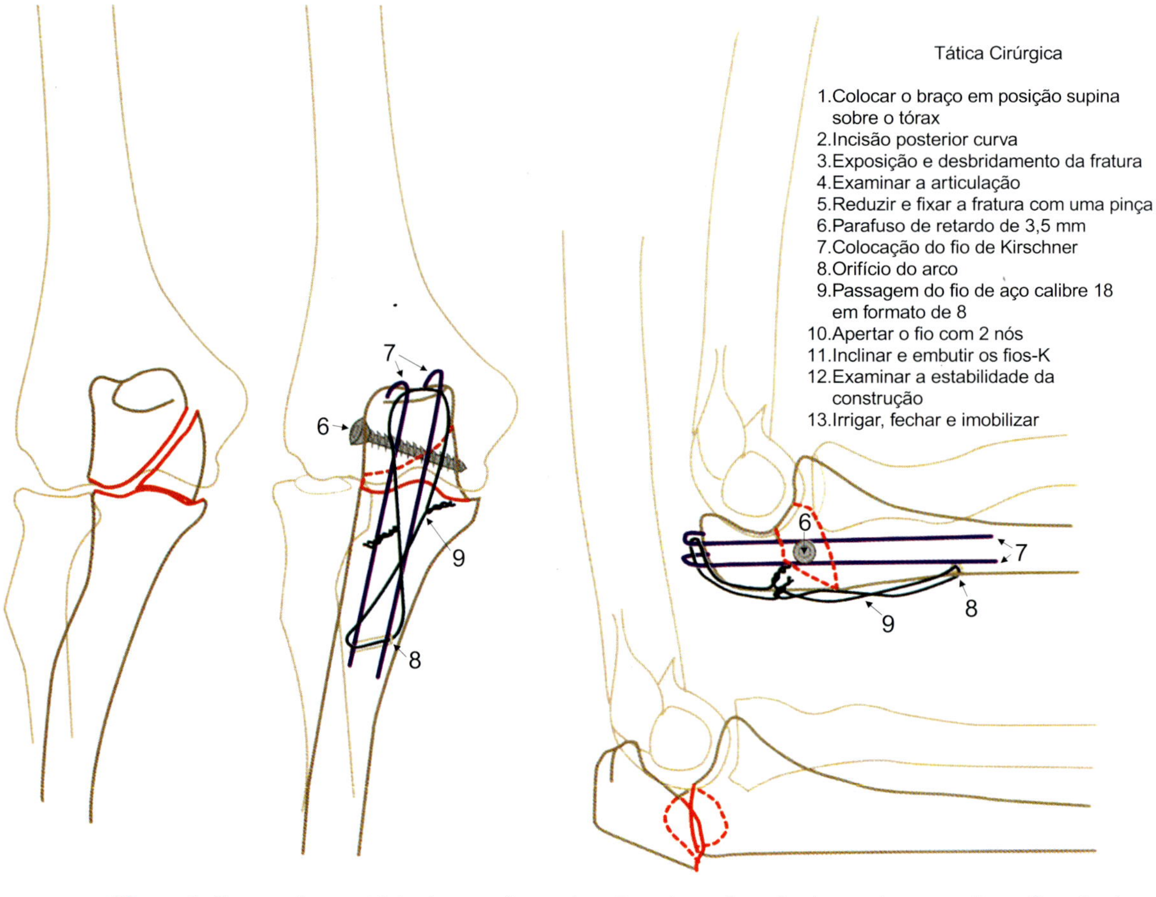

Figura 1. Plano pré-operatório do caso ilustrativo. Esse é um desenho baseado nas radiografias. Azul, ulna; vermelho, fixação; preto, úmero/rádio.

Os métodos de fixação seguem dois princípios de fixação de fraturas: banda de tensão e parafuso de compressão/neutralização (1,2,4,8,10,11,14,16,17,20). Uma construção em banda de tensão pode consistir em dois fios de Kirschner (fios-K) em formato de oito, ou um parafuso intramedular com um fio em formato de oito, ou um parafuso de compressão com uma placa dorsal (semitubular ou de reconstrução de 3,5 mm; Figura 3A-C). O fio em formato de oito não proporciona uma estabilidade suficiente para resistir à carga fisiológica (16). As vantagens da técnica com o uso do parafuso de compressão/placa dorsal incluem um tempo cirúrgico menor, reduções mais anatômicas, menos sintomas relacionados ao material de síntese, uma perda de redução pós-operatória menor e uma incidência menor de infecções (10). A construção parafuso de compressão/neutralização consiste em um parafuso de compressão passado através da fratura e uma placa de neutralização ulnar ou radial (semitubular, reconstrução ou compressão). Dois fios-K com um fio em formato de oito também irão neutralizar o parafuso de compressão (Fig. 3D).

Finalmente, a escolha entre dois fios-K com um fio de aço em formato de oito, ou um parafuso medular com um fio em formato de oito, ou um parafuso de compressão seja com uma placa em banda de tensão ou uma placa de neutralização para a fixação dos padrões de fratura transversais ou oblíquos depende da experiência do cirurgião. Todas essas três técnicas de fixação irão promover uma estabilidade suficiente para a movimentação precoce. Os resultados de cada técnica são similares se as complicações forem evitadas (4,16).

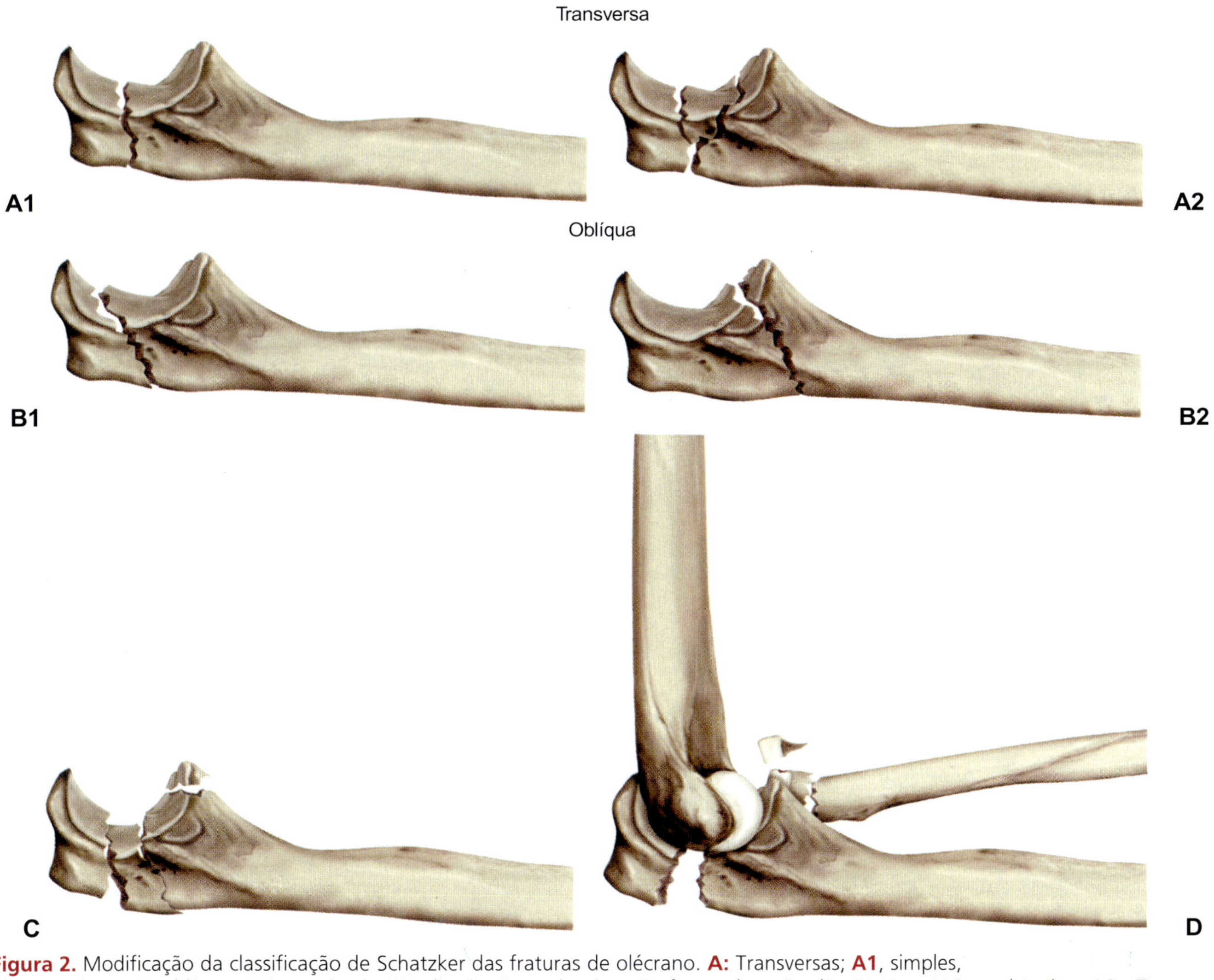

Figura 2. Modificação da classificação de Schatzker das fraturas de olécrano. **A:** Transversas; **A1**, simples, **A2**, complexas; **B:** oblíquas; **B1**, proximais, **B2**, distais; **C:** cominutivas, **D:** fratura-luxação. (De McKee, M.D. and Jupiter, J.B.: Trauma to the adult elbow and fractures of the distal humerus. In Browner, B.D., Jupiter, J.B., Levine, A. M., and Trafton, P.G. (eds.): *Skeletal Trauma.* W.B. Saunders, Philadelphia, 1992, pp. 1455-1522; Fig. 41-16.)

As técnicas de banda de tensão são utilizadas nos padrões de fraturas simples e complexos. Fraturas transversas complexas também necessitam de uma elevação da depressão articular e enxertia com osso. Maiores depressões articulares podem necessitar de uma fixação além da construção com a banda de tensão. Miniparafusos, fios-K e pinos absorvíveis podem ser utilizados. Um parafuso de compressão neutralizado seja com uma placa de 3,5 mm (semitubular ou de reconstrução) ou dois fios-K com um fio e formato de oito são utilizados para fraturas oblíquas proximais. Um parafuso de compressão neutralizado com uma placa de 3,5 mm (reconstrução ou compressão) é utilizado para fraturas oblíquas distais. Enxerto ósseo, parafusos de compressão e uma placa de neutralização dor-

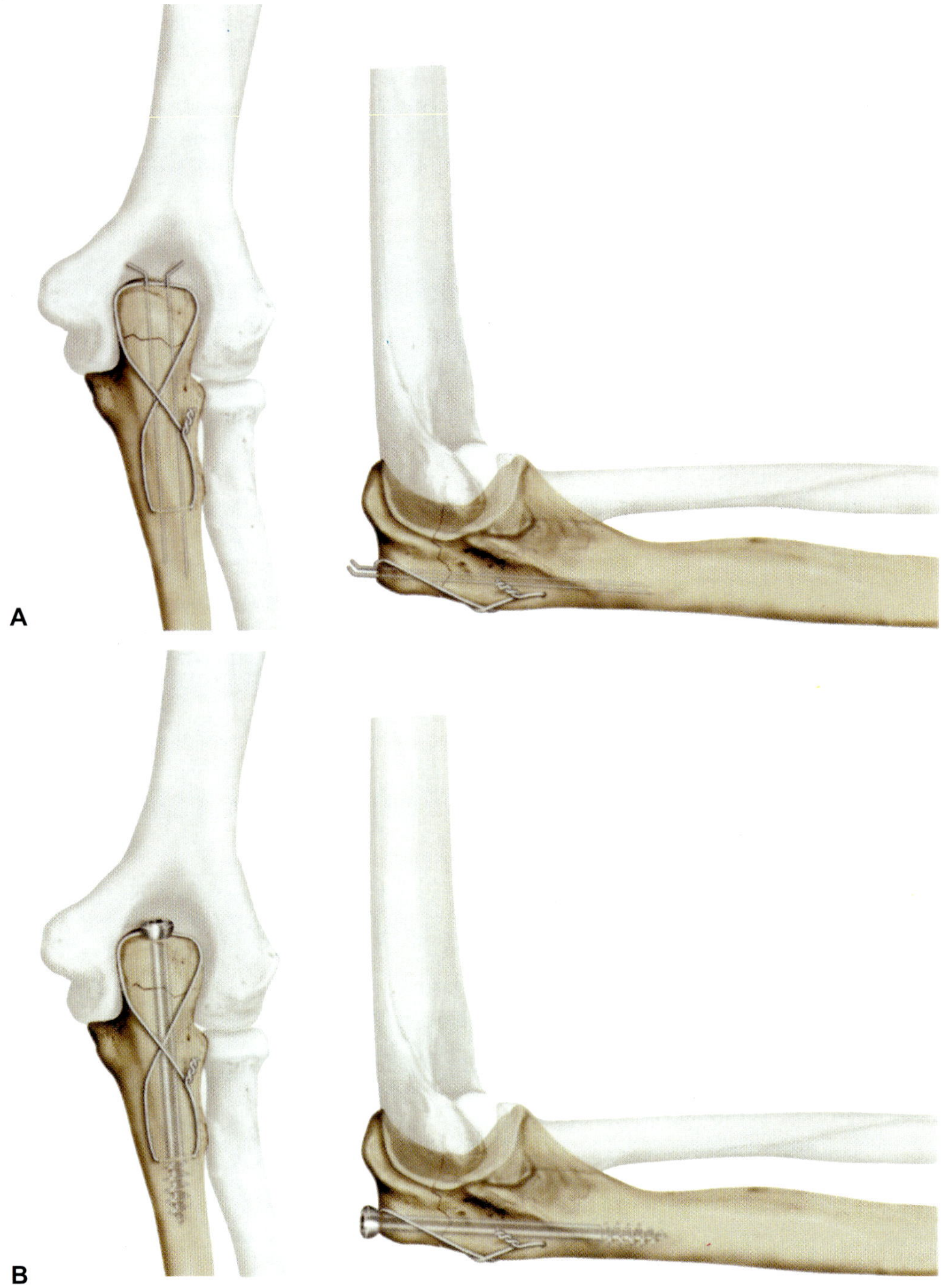

Figura 3. Construções em bandas de tensão. **A:** Dois fios-K com um fio de aço em formato de oito. **B:** Parafuso medular com um fio de aço em formato de oito.

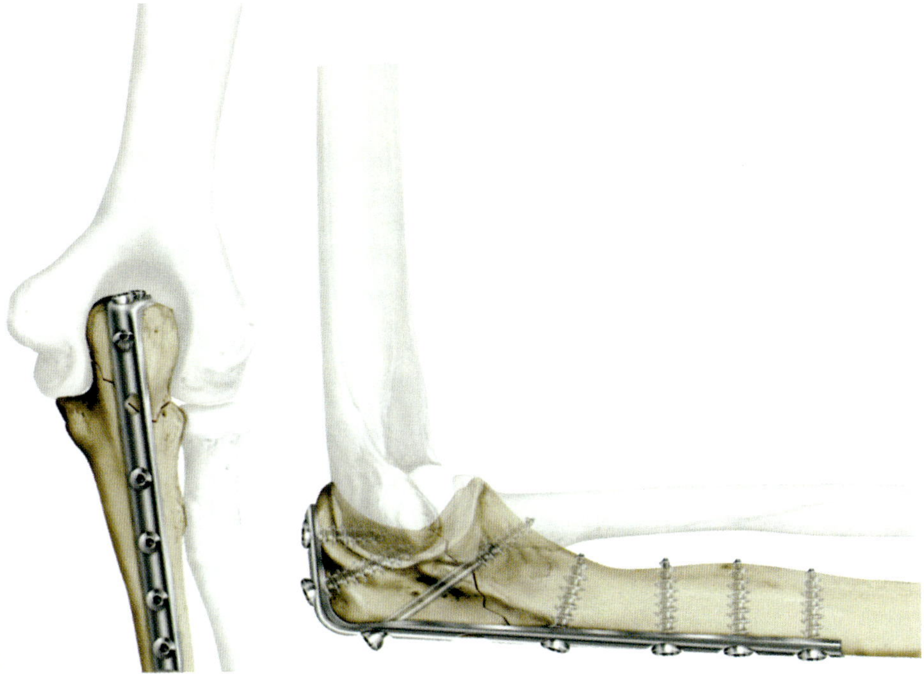

C

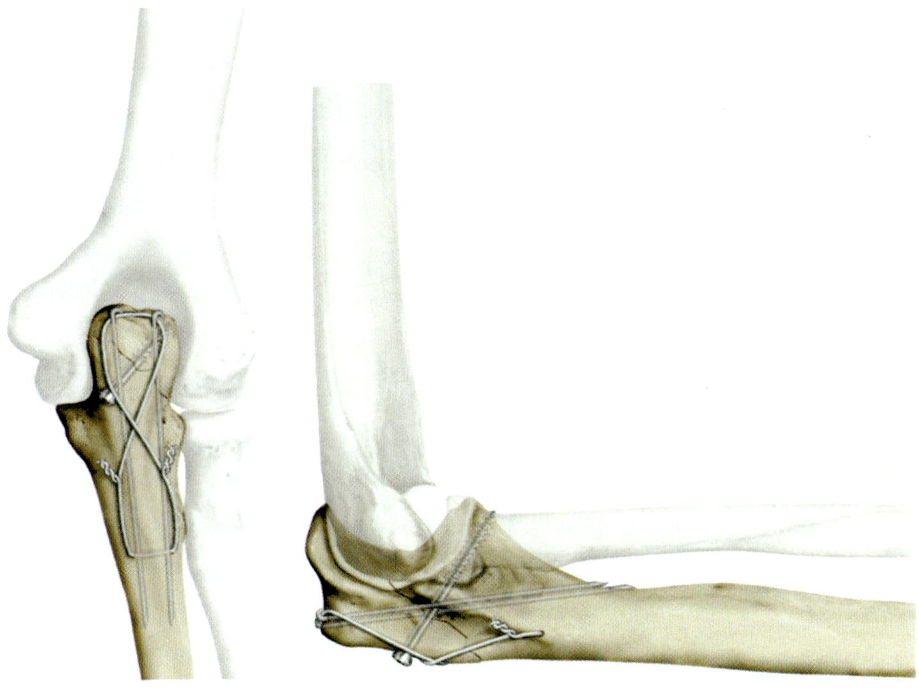

D

Figura 3. *(Continuação)* **C:** Placa dorsal com parafuso de compressão. **D:** Dois fios-K que presos na cortical anterior com um parafuso de compressão. [Partes A e B da ref. 20; partes C e D de Helm, U.: Forearm and hand/mimi-implants. In Müller, M.E., Allgöwer, M., Schneider, R, and Willeneger, H (eds): *Manual of Internal Fiaxtion*. Springer-Verlag, Berlin, 1991, pp. 453-484; Fig. 8.6.]

sal de 3,5 mm [placa em gancho semitubular (Fig. 4D), placa de reconstrução ou placa de compressão] são todos necessários para fraturas cominutivas. O reparo ou a reconstrução das lesões associadas com as fraturas cominutivas do olécrano também são necessários.

A excisão e o avanço do tríceps são feitos se o planejamento pré-operatório demonstra uma significativa perda óssea. Adicionalmente, serão considerados se a fratura não puder ser reduzida ou se o osso for de qualidade tão ruim que a fixação planejada se torna inadequada (3,5,15,19).

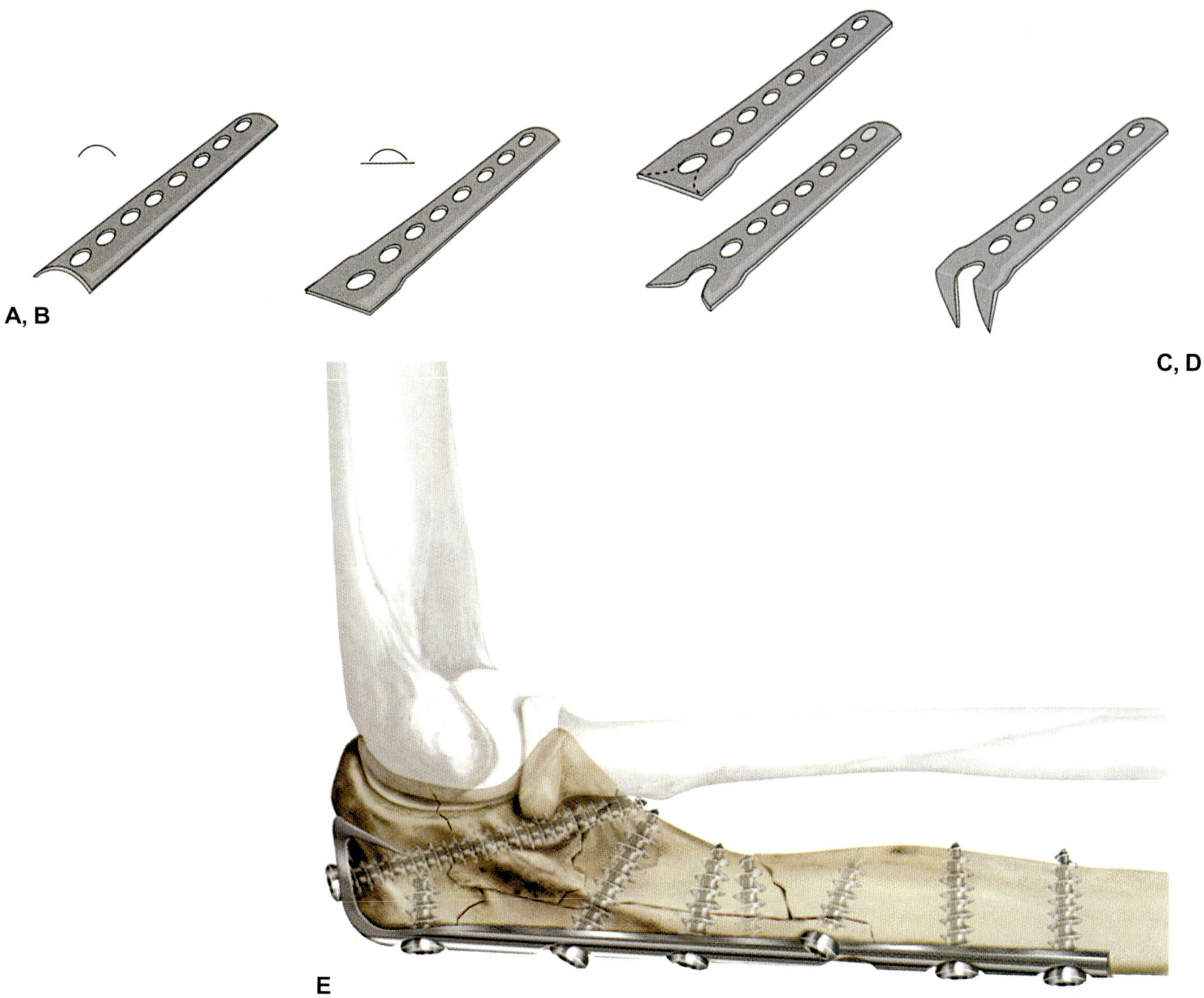

Figura 4. Placa em gancho. Uma extremidade de uma placa semitubular de 3,5 mm **(A)** é achatada com um malhete e ferros de moldagem **(B)**. Um cortador de fios é utilizado para cortar uma porção do orifício distal da placa **(C)**. As duas extremidades cortadas são inclinadas em 90 graus **(D)**. A placa é então modelada para ficar em contacto com o olécrano. Dois orifícios são colocados sobre o olécrano proximal para facilitar a introdução dos ganchos no fragmento. As porções cortadas da placa são dobradas em 90 graus **(E)**. (De Mast, J.W., Jakob, R., and Ganz, R.: *Planning and Reduction Techniques in Fracture Surgery.* Springer-Verlag, Berlin, 1989; Fig. 3.17 and Fig. 4.37.)

CIRURGIA

Fraturas Simples

O paciente é colocado em decúbito dorsal na mesa de cirurgia e a anestesia é administrada. Em minha experiência, tanto a anestesia regional (bloqueio de Bier ou axilar) ou uma anestesia geral são aceitáveis. Um torniquete é aplicado e o braço é colocado em um suporte de braço passado pelo tórax do paciente (Fig. 5). O paciente recebe antibiótico no pré-operatório. A cefazolina é utilizada nas lesões fechadas. Uma cobertura para gram-negativos ou para anaeróbicos (aminoglicosídeos ou penicilinas ou ambos) é acrescentada à cefazolina nas lesões abertas.

O braço é preparado e os campos são colocados (Fig. 6). Uma faixa de Kerlex estéril é passada ao redor do punho, e um espéculo é preso na extremidade do Kerlex e passada para fora da mesa para funcionar como um contrapeso (Fig. 7). O espéculo gera uma tração suficiente para

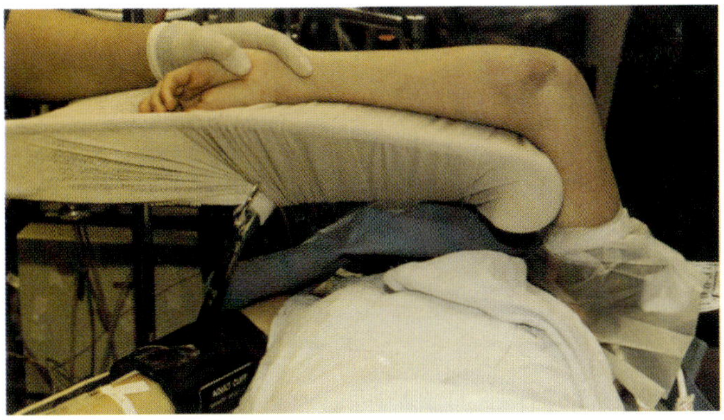

Figura 5. O braço do paciente é passado através do tórax em um suporte de braço. O torniquete é aplicado.

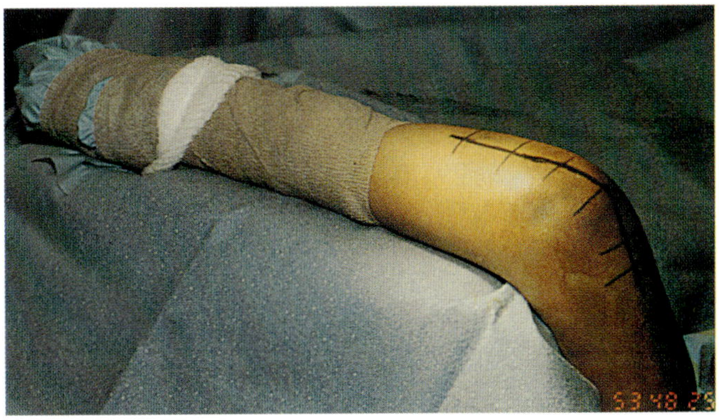

Figura 6. O braço do paciente é preparado e os campos são colocados para a cirurgia, com o braço sendo colocado no suporte de braço.

manter o braço em seu suporte com a superfície dorsal exposta. Isso elimina a necessidade de um assistente para segurar o braço. A crista ilíaca é preparada se o plano pré-operatório tiver determinado que existe a necessidade de enxertia óssea.

É feita a exsanguinação do membro e o torniquete é insuflado. A incisão se inicia distalmente na margem subcutânea da ulna (Fig. 8). Ela continua em linha com a margem subcutânea da ulna até a área olecraniana, quando é curvada radialmente ao redor da ponta do olécrano e estendida proximalmente na linha média por 3 a 5 cm.

A incisão é aberta até a fáscia. Um retalho subcutâneo é elevado sobre a ponta do olécrano da face radial para a ulnar. O componente dorsal da linha de fratura em geral está visível nesse momento (Fig. 9). Dois milímetros de periósteo são rebatidos de cada lado da linha de fratura para simplificar a visualização e a redução da fratura. Distalmente, as origens musculares são afastadas extraperiostealmente conforme o necessário. As linhas da fratura são limpas de coágulos e detritos. A articulação é visualizada através do afastamento do fragmento proximal. Faz-se a limpeza da articulação retirando-se os coágulos e os detritos.

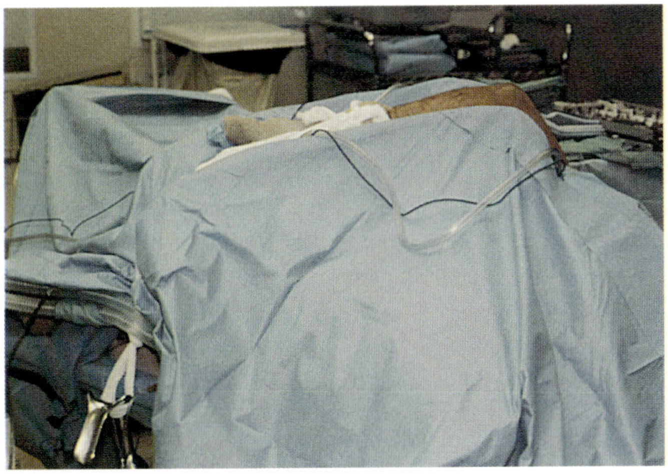

Figura 7. Um Kerlex estéril (Kendall Healthcare Products, Mansfield, MA) é passado ao redor do antebraço do paciente. Um espéculo vaginal é preso ao Kerlex para atuar como contrapeso. A tração mantém o braço no suporte.

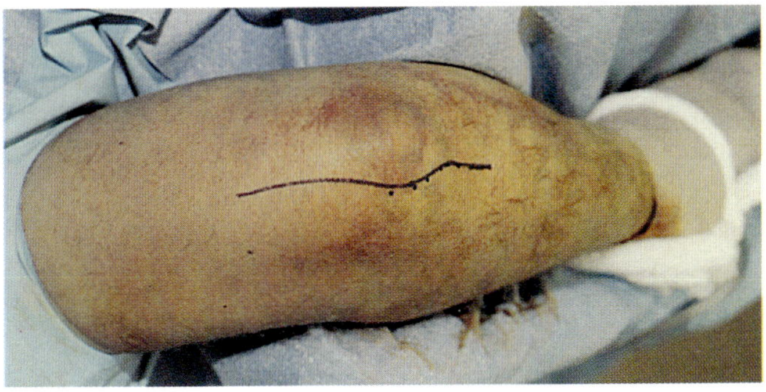

Figura 8. A incisão de pele se inicia distalmente ao longo da margem subcutânea da ulna e é curvada radialmente ao redor da ponta do olécrano e estendida proximalmente pela linha média.

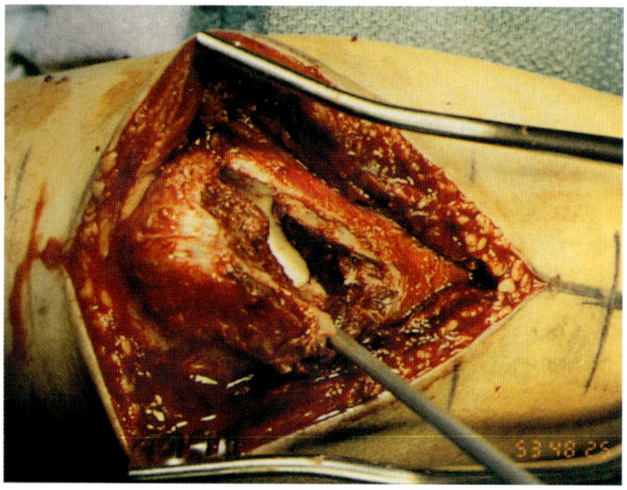

Figura 9. A incisão é levada até a fáscia e periósteo. Um retalho subcutâneo é aberto radialmente com a pele sobre a ponta do olécrano. O componente dorsal da linha de fratura agora está visível.

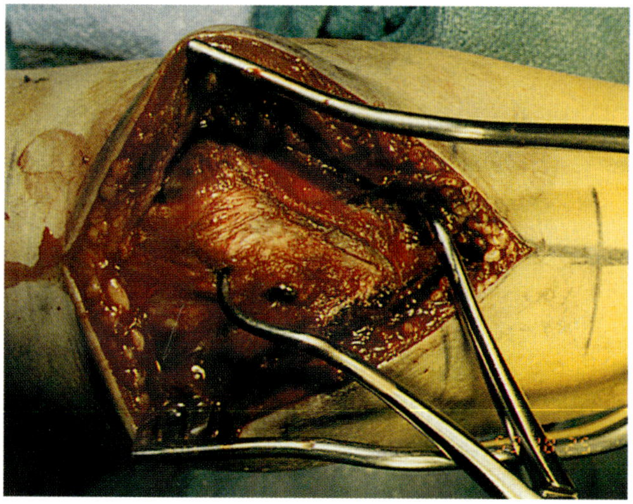

Figura 10. A fratura é reduzida e mantida no lugar com uma pinça de redução pontiaguda. Nesse caso, um parafuso de compressão foi passado através da fratura.

A redução da fratura começa com a elevação de qualquer componente articular deprimido, se presente. O enxerto ósseo é utilizado, se necessário, para dar apoio aos fragmentos deprimidos. A fixação com parafusos pequenos pode ser acrescentada, se necessário. A fratura é reduzida e mantida provisoriamente no local com fios-K ou pinças de redução. Parafusos de compressão adicionais são utilizados se houver necessidade (Fig. 10). A fixação determinada pelo planejamento pré-operatória é então executada.

Se tiver sido escolhida a construção com fios em banda de tensão utilizando fios-K, dois fios-K de 1,6 mm são colocados com uma guia de perfuração paralela (Fig. 11). Os fios-K são inseridos em 1 a 1,5 cm e depois têm suas pontas viradas para trás, o que facilita o ajuste da profundidade final. Os fios-K são colocados através do canal intramedular da ulna. Alternativamente, os fios-K podem incorporar a cortical anterior da ulna (Fig. 3D). A incorporação da cortical anterior da ulna pode diminuir o risco de migração do fio. Eu considero que ambas as técnicas de colocação dos fios-K (intramedular ou incorporando a cortical anterior da ulna) possuem resultados idênticos e, portanto, recomendo qualquer uma delas. Radiografias intra-operatórias são obtidas para a verificação da redução e da posição da fixação.

Um orifício de 2 mm é perfurado perpendicularmente ao eixo longo da ulna a uma distância aproximadamente 3 a 4 cm distal à fratura (orifício âncora distal). O orifício perfurado se localiza aproximadamente a meio caminho entre as superfícies volar e dorsal da ulna. O posicionamento

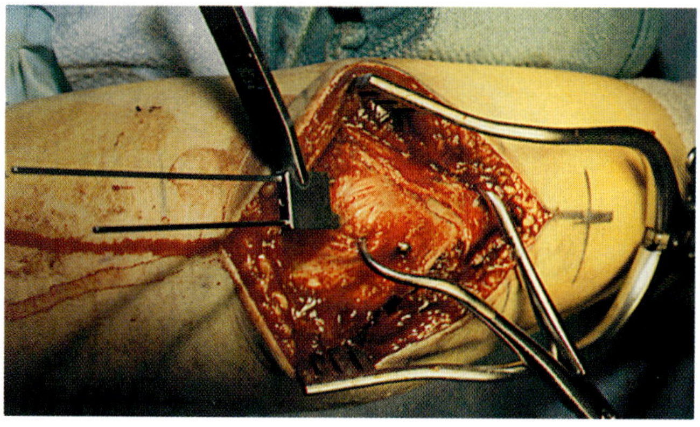

Figura 11. O plano pré-operatório nesse caso incluiu uma construção em banda de tensão com fios-K e um fio de aço em formato de oito. Dois fios-K de 1,6 mm são passados através do sítio de fratura com um guia de perfuração paralelo.

anterior desse orifício tem sido defendido com base em uma análise matemática (17). O orifício âncora pode ser perfurado antes ou depois da redução da fratura e da colocação dos fios-K. Eu não tive nenhum problema com a perfuração do orifício âncora após a colocação do fio-K. A perfuração do orifício âncora distal antes da colocação do fio-K evita a complicação em potencial de a broca atingir o fio-K mas não elimina a possibilidade de que os fios-K dificultem a colocação de um fio em banda de tensão no orifício âncora distal.

Um foi de aço de calibre 18 a 20 (fio de aço em formato de oito) é passado através desse orifício perfurado. Esse fio é então cruzado sobre a superfície dorsal do olécrano. Um pequeno laço é acrescentado ao fio proximalmente ao ponto em que o fio cruza a superfície dorsal do olécrano na face radial (Fig. 12). Um angiocateter calibre 14 é passado da face ulnar para a radial entre o tendão do tríceps e a ponta do olécrano para ajudar a evitar lesões ao nervo ulnar. A agulha é removida. O membro radial do fio em formato de oito é inserido no angiocateter (Fig. 12). Enquanto empurro suavemente o fio em formato de oito, o angiocateter é puxado para fora (Fig. 13). O fio em formato de oito agora está localizado na inserção do tríceps, que já se mostrou estar em posição ideal (1). Essa porção do fio é fixada a outra extremidade do fio. Agora, temos dois nós localizados no fio, um em cada lado da ulna.

Os nós do fio são apertados simultaneamente. Isso promove uma tensão mais uniforme para a construção osso-implante. Os nós são cortados em um comprimento de 3 a 4 mm, curvados para baixo e embutidos nos tecidos moles o máximo possível (Fig. 14). Os fios-K são angulados dorsalmente a um pouco mais de 90 graus com a ponta de um instrumento metálico (Fig. 15) e cortados, deixando 3 a 4 mm de fio restando além da angulação. Utilizando alicates de fio, os fios-K são inclinados a mais de 180 graus (Fig. 16) e rodados até que a porção curta da inclinação esteja localizada anteriormente. Os fios-K são então ajustados com um malhete e um passador de fio (Fig. 17).

Recentemente eu passei a utilizar um cabo Dall Miles de 1,6 mm de aço inoxidável (Howmedica, Inc., Rutheford, NJ) em vez de um fio de aço para a construção em formato de oito. O cabo é passado ao longo da ulna de modo que os tecidos moles podem facilmente cobri-lo, tornando-o menos proeminente. A vantagem teórica desse cabo é a capacidade de se conseguir maiores ten-

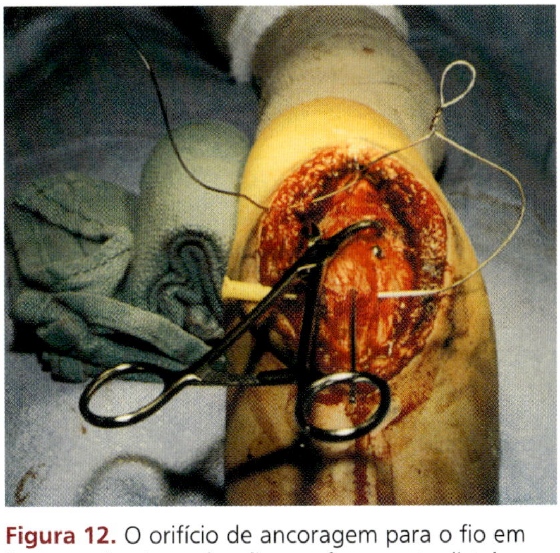

Figura 12. O orifício de ancoragem para o fio em formato de oito se localiza no fragmento distal. Um fio de aço é passado através do orifício e cruzado sobre a cortical dorsal da ulna. Um laço é colocado no membro do fio de aço que agora se localiza radialmente. Um angiocateter de calibre 14 é passado do lado ulnar para radial anteriormente ao tendão do tríceps ao longo da ponta do olécrano. A agulha é removida. O membro radial do fio de aço é colocado no angiocateter.

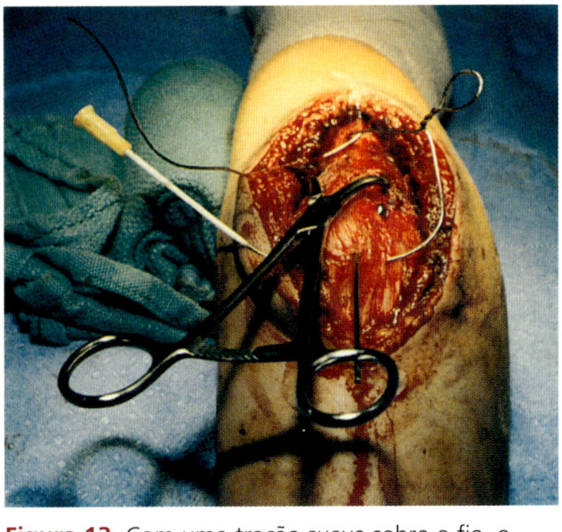

Figura 13. Com uma tração suave sobre o fio, o angiocateter é removido. O fio em formato de oito agora se localiza anteriormente ao tendão do tríceps na ponta do olécrano. Essa extremidade do fio é torcida sobre si mesma.

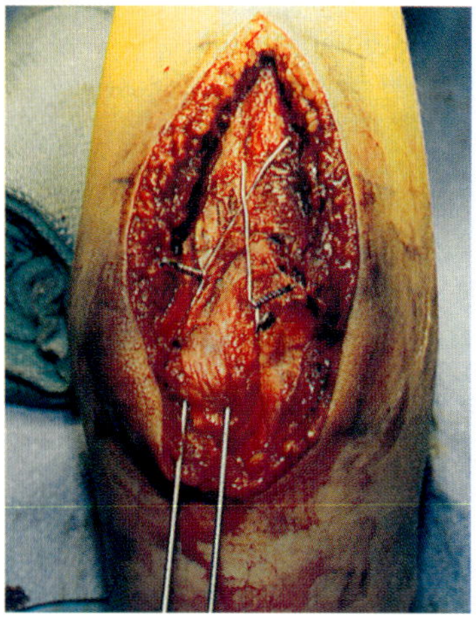

Figura 14. Utilizando dois porta-agulhas, o fio em formato de oito é apertado torcendo o laço da face radial e o nó da face ulnar. As torções são cortadas em um comprimento de 3 a 4 mm.

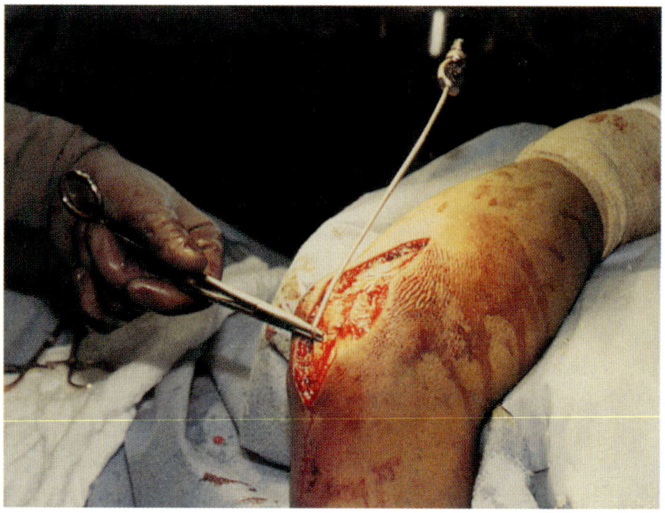

Figura 15. Os dois fios-K são angulados dorsalmente em 90 graus com a ponta de um aspirador metálico e com um porta-agulhas robusto.

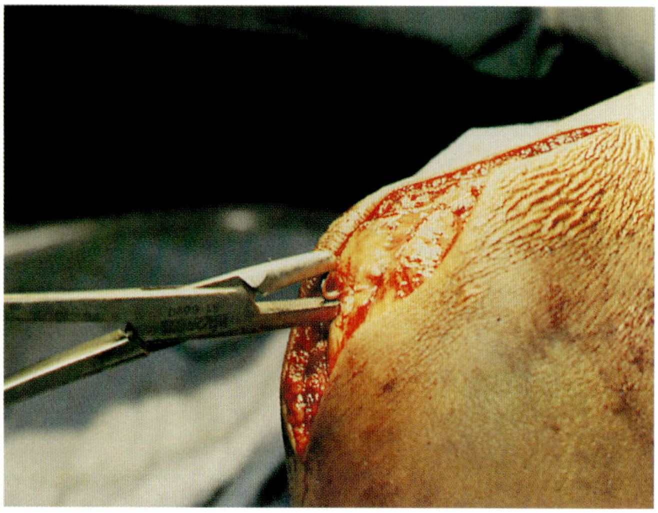

Figura 16. Os fios-K são cortados, deixando de 3 a 4 mm além do ponto de angulação. Um porta-agulhas é utilizado para dobrar os fios-K em 180 graus.

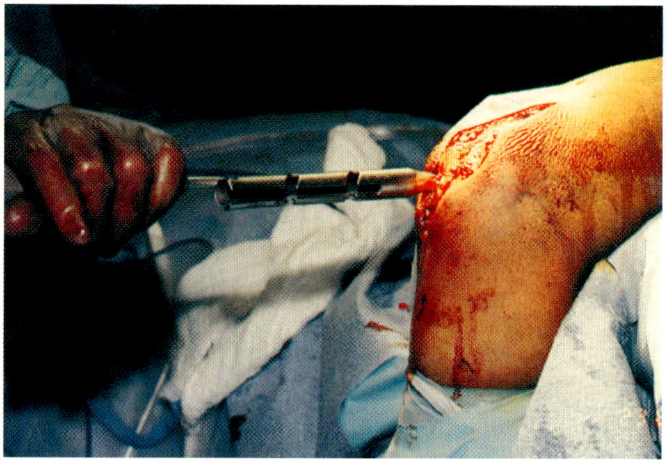

Figura 17. Os fios-K inclinados são rodados em 180 graus de modo que a extremidade curta da extremidade angulada agora se localiza anteriormente. Os fios de Kirschner são comprimidos contra o osso.

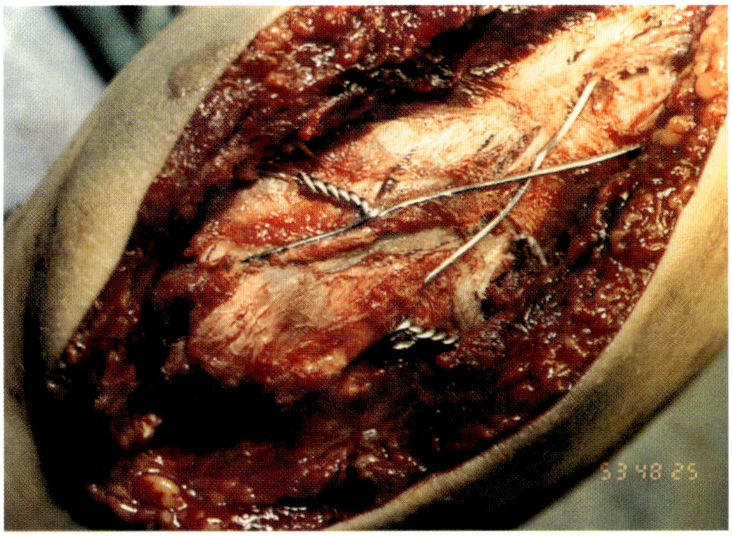

Figura 18. A redução e a qualidade da fixação são avaliadas conforme o braço é levado em toda a sua amplitude de movimentos.

sões de um modo mais simétrico. Construções estáveis foram conseguidas intra-operatoriamente. O acompanhamento a longo prazo ainda não foi possível até o momento, mas as revisões iniciais determinaram que pode ocorrer o tensionamento excessivo do cabo, resultando em esmagamento dos fragmentos e perda da redução. O cabo não deve ser sobretensionado se for escolhido para a fixação.

O torniquete é liberado. Uma radiografia final é realizada. A fratura é examinada em toda a amplitude de movimentos da articulação do cotovelo para verificar sua estabilidade (Fig. 18). A ferida é irrigada e fechada por planos. Um dreno não é utilizado se for obtida uma hemostasia adequada após a liberação do torniquete. O braço é colocado em uma tala gessada posterior. Os antibióticos são mantidos durante 24 h.

Construções Alternativas

Parafuso Medular com um Fio em Formato de Oito. Um parafuso medular pode substituir os fios-K na técnica previamente descrita (Fig. 3B). Os defensores dessa técnica destacam que são aplicadas compressões dinâmicas e estáticas e que o parafuso apresenta menor probabilidade de extrusão, e que essa fixação é uma construção biomecanicamente mais estável (4,11,16). As desvantagens incluem o material de síntese que fica mais proeminente e perda da redução durante a incorporação do parafuso no canal ulnar distal, devido a uma translação do fragmento.

O parafuso medular é colocado depois da redução da fratura. Um parafuso esponjoso de 6,5 mm (32 mm de comprimento de rosca) ou um parafuso maleolar de 4,5 mm é utilizado. Uma arruela é utilizada para ajudar na ancoragem proximal do fio em formato de oito. O tendão do tríceps é aberto em linha com suas fibras. O orifício piloto é perfurado, começando pela ponta do olécrano através do canal. Um método alternativo é o de deixar a fratura desviada e perfurar o orifício piloto de modo retrógrado na direção do fragmento proximal. A fratura então é reduzida e mantida no lugar com pinças. O orifício piloto é identificado no fragmento proximal e a broca inserida através dele na direção do fragmento distal.

Conforme o parafuso se prende na ulna distal, pode ocorrer a translação do fragmento proximal. Antes do ajuste final do parafuso, o fio em formato de oito é inserido como já foi descrito. O fio é passado ao redor do parafuso abaixo do tendão do tríceps. Após o aperto do fio, o parafuso é ajustado. A arruela se localiza no osso profundamente ao tendão do tríceps. Isso evita a lesão ao tendão do tríceps durante o ajuste final do parafuso. O procedimento continua do modo descrito anteriormente

Parafuso de Compressão e Placa em Banda de Tensão. Essa técnica envolve a colocação de um parafuso de compressão, geralmente através da placa, através da fratura, e a colocação de uma placa na superfície dorsal do olécrano (Fig. 3C). Essa técnica é especialmente útil em casos de fraturas oblíquas no plano sagital. O parafuso de compressão geralmente é inclinado da ponta distal do olécrano para o processo coronóide. A placa é angulada ao redor da ponta do olécrano e

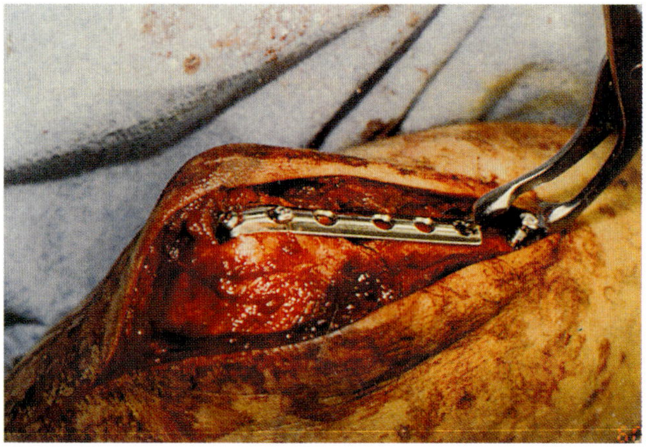

Figura 19. A fratura foi reduzida e a placa aplicada. Um parafuso é colocado na ulna. Uma pinça de Verbrugge é aplicada ao parafuso e à placa. O fechamento da pinça coloca tensão sobre a placa. Esta é uma tensão sem controle, e deve ser tomado cuidado para que a fratura não se desvie.

dois parafusos são colocados proximalmente. A placa é tensionada colocando-se primeiro um parafuso distal ao final da placa. Um dos braços da pinça de Verbrugge é passado ao redor da cabeça do parafuso e o outro se engancha no último orifício da placa (Fig. 19). O fechamento da pinça aplica tensão à placa. Alternativamente, um dispositivo de tensão articulado pode ser utilizado para tensionar a placa. Três ou quatro parafusos são acrescentados distalmente. O procedimento continua do modo descrito anteriormente.

Fraturas Cominutivas

A exposição cirúrgica descrita anteriormente é usada para fraturas cominutivas. Deve-se ter cuidado para evitar a desvascularização dos fragmentos ósseos. A redução prossegue de forma progressiva. A fixação temporária é conseguida com fios-K. A qualidade da redução, a fixação final proposta e o osso são agora avaliados. Se a fratura não puder ser reduzida, se a fixação planejada não ficar estável ou se o osso estiver muito osteopênico, a fixação temporária é removida, os fragmentos são excisados e o tendão do tríceps é avançado.

Se uma fixação adequada puder ser conseguida com uma redução anatômica, a fixação final é aplicada. Os fios-K são substituídos por parafusos de compressão. Um enxerto ósseo é utilizado para dar apoio aos fragmentos osteocondrais. Uma placa dorsal é aplicada para neutralizar os parafusos de compressão. Uma placa de reconstrução pélvica é moldada para se ajustar dorsalmente à ponta do olécrano. Alternativamente, uma placa semitubular de 3,5 mm é moldada como uma placa em formato de gancho (Fig. 4A-C) de modo a se encaixar dorsalmente à ponta do olécrano (Fig. 4D). Os ganchos se prendem no olécrano no ponto mais proximal. Isso faz com que surjam novos pontos de fixação. A qualidade da fixação é avaliada através da movimentação do cotovelo da posição neutra até os 120 graus. O fechamento continua do modo descrito anteriormente.

Fraturas Expostas

As fraturas expostas são levadas para a sala de cirurgia imediatamente, sendo submetidas a irrigação e desbridamento. As feridas expostas são ampliadas conforme as necessidades. A fixação prossegue como foi descrito previamente. Parte da ferida é mantida aberta, mas a articulação pode ser fechada sobre um dreno de sucção. A ferida e a articulação são levadas à sala de cirurgia 2 e 4 dias após a lesão para irrigação e desbridamento. O fechamento da ferida é completado no dia 4 após a lesão. O fechamento é feito através de um fechamento retardado da ferida, enxerto de pele, rotação de retalho local ou uma transferência de tecido livre, conforme a necessidade. Antibióticos são utilizados durante 24 h após cada manipulação da ferida.

TRATAMENTO PÓS-OPERATÓRIO

A reabilitação pós-operatória é dividida em três fases: inicial, movimentação e fortalecimento. Inicialmente, o membro é imobilizado em 90 graus durante 3 a 5 dias para promover a cicatrização dos tecidos moles. A segunda fase (movimentação) depende da fixação utilizada. As fraturas fixadas com o princípio da banda de tensão iniciam a movimentação ativa no dia 5. Um aparelho de gesso articulado *(cast brace)* é utilizado conforme o necessário, com base na qualidade da fixação e na confiabilidade do paciente. As fraturas fixadas pelo princípio de parafuso de compressão/neutralização são colocadas em um aparelho de gesso axilopalmar durante um total de 2 a 3 semanas. Uma calha gessada é utilizada durante mais 3 a 4 semanas. Exercícios de movimentos ativos e ativos assistidos são continuados até que o paciente entre na fase três. Exercícios isométricos e isotônicos são iniciados de modo precoce, com base na tolerância do paciente.

A fase três consiste em fortalecimento vascular. Os pré-requisitos para a passagem para essa fase são uma evidência radiológica de progresso para consolidação, evidência clínica de consolidação (sem dor com um estresse fisiológico) e uma amplitude ativa de movimentos de pelo menos 75% em relação ao cotovelo contralateral (75% do normal nas lesões bilaterais). O paciente inicia um programa de resistência progressiva que tem por finalidade fortalecer todo o membro superior. Avaliações da capacidade funcional são utilizadas para o retorno ao trabalho para os trabalhadores manuais.

O protocolo de reabilitação é ditado pela qualidade da fixação e pela estabilidade conseguida pela cirurgia. Se uma fixação estável for conseguida, mesmo nas fraturas cominutivas, o protocolo continua do modo descrito. Se a qualidade da fixação não tolerar uma movimentação precoce, o braço é imobilizado durante 3 semanas. O protocolo de reabilitação continua do modo descrito e é ajustado conforme as necessidades.

RESULTADOS

Uma taxa de consolidação de 76% a 98% pode ser esperada, com resultados funcionais geralmente variando de bons a excelentes (5,7,8,10,15,20). O paciente é orientado a esperar alguma perda de mobilidade e de força (perda na extensão de 10 graus, perda de flexão de 5 graus e perda na pronação e na supinação de cerca de 5 graus cada). A força fica diminuída em comparação ao membro contralateral, mas essa diminuição pode ser funcionalmente insignificante (5). Fatores que influenciam negativamente os resultados incluem idade, redução deficiente, tratamento cirúrgico realizado com atraso (quando indicado) e cominução.

COMPLICAÇÕES

As complicações mais freqüentes da fixação interna das fraturas de olécrano se relacionam com o material de síntese. Os sintomas relacionados com esses materiais estão presentes entre 22% a 80% dos casos (6-8,10,13,15,20). Migração do fio-K ocorre em até 15% dos casos. A remoção do material de síntese é necessária em 34% a 66% das fraturas. Falha do material de síntese ocorre em 1% a 5% dos casos.

Quando uma construção em formato de oito utilizando um fio-K é utilizada, várias etapas podem ajudar a evitar os sintomas relacionados aos implantes. Os fios-K são inseridos um pouco mais profundamente em 1cm e virados para trás para facilitar seu ajuste final. Os fios-K são inclinados em 180 graus antes do ajuste final, de modo que a porção inclinada do fio penetre na ponta do olécrano, tornando os fios menos proeminentes. Os fios-K que se prendem na cortical anterior podem evitar que os fios se soltem. Os nós dos fios em formato de oito devem ser enterrados nos tecidos moles circundantes para evitar que fiquem proeminentes. A proeminência do material de síntese, os sintomas e a remoção podem ser inevitáveis nessa área muito superficial. A discussão pré-operatória deve incluir uma descrição dos sintomas relacionados ao material de síntese e à necessidade freqüente de remoção desse material.

Infecção ocorre em 0 a 6% dos casos. O risco de infecção é diminuído com o uso de antibióticos pré-operatórios e nas fraturas expostas quando se tomam os cuidados adequados com os tecidos moles e com o fechamento da ferida. A infecção aguda é tratada com irrigação e desbridamento, conforme o necessário, antibióticos e fechamento da ferida ou reconstrução dos tecidos moles (transferência dos tecidos).

Neurite ulnar está presente no pós-operatório em 2% a 12% dos casos. O nervo ulnar não é rotineiramente exposto durante a redução aberta e fixação interna, mas deve-se ter uma preocupação constante com sua localização, pois assim se minimiza a possibilidade de lesão. Observação em geral é tudo de que se necessita, já que os sintomas ou se resolvem rapidamente ou melhoram com o passar do tempo. Uma neurólise tardia pode diminuir os sintomas em alguns pacientes.

A ossificação heterotópica ocorre em 2% a 13% das fraturas. A indometacina é recomendada para ajudar a evitar a formação de ossificação heterotópica em fraturas que apresentem esse risco (grave lesão dos tecidos moles, luxação de cotovelo). A ossificação heterotópica significativa é tratada com ressecção realizada de modo tardio e irradiação profilática.

CASO ILUSTRATIVO PARA A TÉCNICA

A paciente era uma garota de 17 anos de idade envolvida em um acidente automobilístico. Ela se queixava de dor no quadril esquerdo e no cotovelo esquerdo. A avaliação inicial revelou uma fratura acetabular transversa sem desvio e uma fratura oblíqua do olécrano distal (Fig. 20A e B). Um

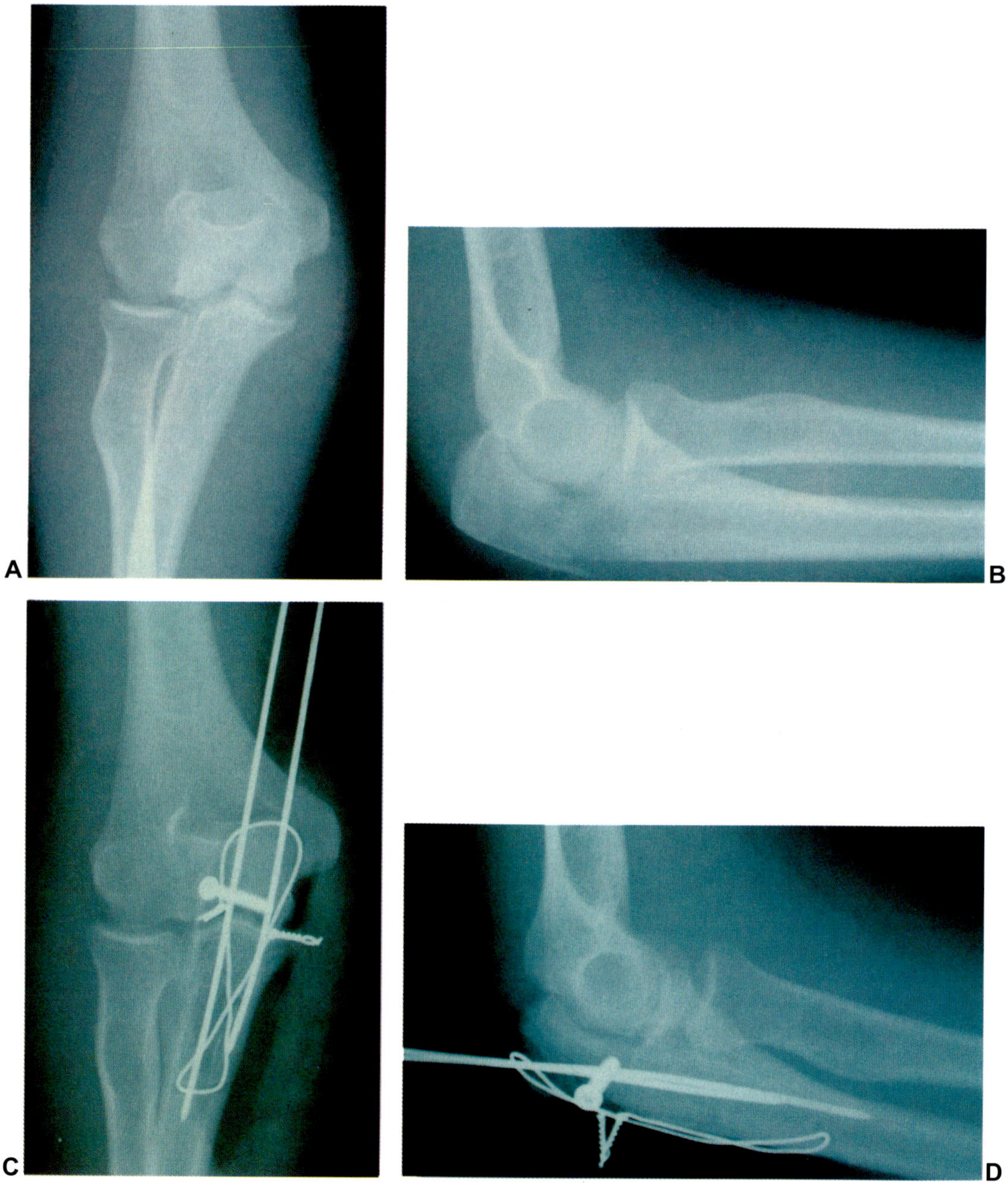

Figura 20. Fratura oblíqua do olécrano em uma jovem envolvida em um acidente automobilístico. Radiografias pré-operatórias ântero-posterior **(A)** e lateral **(B)**. Radiografias intra-operatórias ântero-posterior **(C)** e lateral **(D)**.

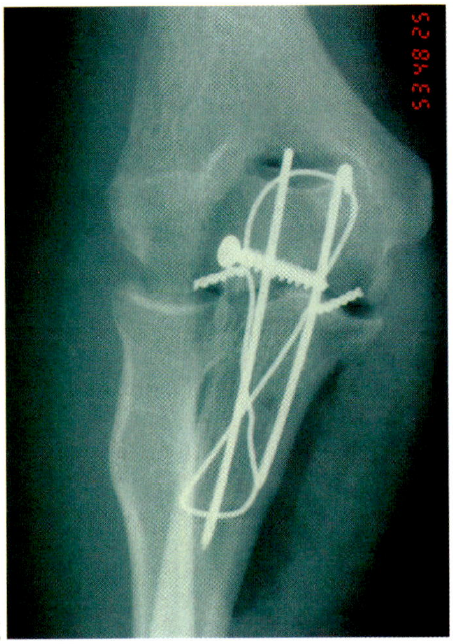

E

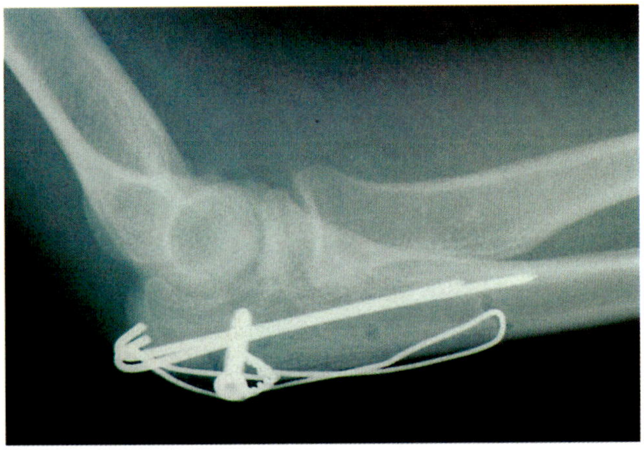

F

Figura 20. *(Continuação)* Radiografias no final do período de acompanhamento: ântero-posterior **(E)** e lateral **(F)**.

planejamento pré-operatório foi feito e a tática cirúrgica foi desenvolvida (Fig. 1). No dia 2 após a cirurgia, a paciente foi levada à sala de cirurgia, quando foram feitas a redução aberta e a fixação interna (Fig. 20C e D). A fratura foi reduzida e mantida com uma pinça de redução pontiaguda. Fios-K e um fio passado em formato de oito foram acrescentados (Fig. 2D). A fratura estava estável através de toda a amplitude de movimentos do cotovelo. A ferida foi fechada, e o cotovelo foi imobilizado.

Fisioterapia foi iniciada no quinto dia de pós-operatório com exercícios para a amplitude e movimentos ativos assistidos. A paciente apresentava uma amplitude de movimento completa e quase sem dores no final da terceira semana de pós-operatório. No acompanhamento final, o cotovelo da paciente apresentava uma amplitude de movimentos igual à do lado contralateral (Fig. 20E e F). A paciente apresentava somente pequenos sintomas relacionados ao material de síntese. A remoção desse material foi planejada para 18 meses após a lesão.

LEITURA RECOMENDADA

1. Coleman, N.P., and Warren, P.J.: Tension-band fixation of olecranon fractures: a cadaver study of elbow extension. *Acta. Orthop. Scand.,* 62:58-59, 1990.
2. Colton, C.L.: Fractures of the olecranon in adults: classification and management. *Injury,* 5: 121-129, 1973.
3. Fem, E.D., and Brown, J.N.: Olecranon advancement osteotomy in the management of severely comminuted olecranon fractures. *Injury,* 24:267-269, 1993.
4. Fyfe, I.S., Mossad, M.M., and Holdsworth, B.J.: Methods of fixation of olecranon fractures: an experimental mechanical study. *J. Bone Joint Surg. [Br],* 67:367-372, 1985.
5. Gartsman, G.M., Sculco, T.P., and Otis, J.C.: Operative treatment of olecranon fractures: excision or open reduction with internal fixation. *J. Bone Joint Surg. [Am],* 63:718-721, 1981.
6. Helm, R.H., and Miller, S.W.M.: The complications of surgical treatment of displaced fractures of the olecranon. *Injury,* 18:48-50, 1987.
7. Holdsworth, B.J., and Mossad, M.M.: Elbow function following tension band fixation of displaced fractures of the olecranon. *Injury,* 16:182-187, 1984.
8. Home, J.G., and Tanzer, T.L.: Olecranon fractures: a review of 100 cases. *J. Trauma,* 21:469-472, 1981.
9. Hotchkiss, R.N., and Green, D.P.: Fractures and dislocations of the elbow. In Rockwood, C.A., Jr., Green, D.P., and Bucholz, R.W. (eds.): *Rockwood and Green's Fractures in Adults,* 3rd ed. Lippincott, Philadelphia, 1991, pp. 795-805.

10. Hume, M.C., and Wiss, D.A.: Olecranon fractures: a clinical and radiographic comparison of tension band wiring and plate fixation. *Clin. Orthop.,* 285:229-235, 1992.
11. Johnson, R.P., Roetker, A., and Schwab, J.P.: Olecranon fractures treated with AO screw and tension bands. *Orthopedics,* 9:66-68, 1986.
12. Jupiter, J.B., and Mehne, D.K.: Trauma to the adult elbow and fractures of the distal humerus. In Browner, B.D., Jupiter J.B., Levine, A.B., and Trafton, P.G. (eds.): *Skeletal Trauma,* 1st ed. Philadelphia, W.B. Saunders, 1992, pp. 1125-1176.
13. Macko, D., and Szabo, R.M.: Complications of tension-band wiring of olecranon fractures. *J. Bone Joint Surg. [Am],* 67:1396-1401, 1985.
14. Montgomery, R.J.: A secure method of olecranon fixation: a modification of tension band wiring technique. *J. R. Coll. Surg. Edinb.,* 31:179-182,1986.
15. Murphy, D.F., Greene, W.B., and Dameron, T.B.: Displaced olecranon fractures in adults: clinical evaluation. *Clin. Orthop.,* 224:215-223, 1987.
16. Murphy, D.F., Greene, W.B., Gilbert, J.A., and Dameron, T.B.: Displaced olecranon fractures in adults: biomechanical analysis of fixation methods. *Clin. Orthop.,* 224:210-214, 1987.
17. Rowland, S.A., and Burkhart, S.S.: Tension band wiring of olecranon fractures: a modification of the AO technique. *Clin. Orthop.,* 277:238-242, 1992.
18. Schatzker, J.: Fractures of the olecranon. In Schatzker J., and Tile, M. (eds.): *The Rationale of Operative Fracture Care,* 1st ed. Springer-Verlag, New York, 1987, pp. 89-95.
19. Teasdall, R., Savoie, F.H., and Hughes, J.L.: Comminuted fractures of the proximal radius and ulna. *Clin. Orthop.,* 292:37-47, 1993.
20. Wolfgang, G., Burke, F., Bush, D., et al: Surgical treatment of displaced olecranon fractures by the tension band wiring technique. *Clin. Orthop.,* 224:191-204, 1987.

9

Fraturas da Cabeça do Rádio: Redução Aberta e Fixação Interna

Bernard F. Morrey

■ INDICAÇÕES/CONTRA-INDICAÇÕES

Três fatores são considerados importantes para definir um candidato para a fixação da cabeça radial após uma fratura.

Tipo de Fratura. A melhor indicação para redução aberta e fixação interna (RAFI) é a fratura da cabeça radial do Tipo II de Mason (3,5,7,11). Isso inclui a fratura de menos de 30% da cabeça radial, ou a clássica "fratura em fatia" que apresenta um desvio de mais de 3 mm.

Lesão Associada Causando Instabilidade (4,7). Essas complicações incluem uma luxação associada do cotovelo, ruptura isolada do ligamento colateral medial e as lesões de Essex-Lopresti.

Idade. Todas as fraturas da cabeça radial do Tipo II podem ser consideradas tratáveis pela RAFI em pacientes com menos de 50 a 55 anos de idade. As fraturas do Tipo II com uma instabilidade associada devem ser fixadas em praticamente qualquer idade.

As fraturas da cabeça radial do Tipo I são mais bem tratadas sem intervenção cirúrgica (5,7). A fixação interna não deve ser utilizada em fraturas da cabeça radial do Tipo III (cominutivas) (5,8) em um indivíduo idoso (mais de 50 anos de idade), em uma lesão isolada, ou em uma fratura que seja muito cominutiva para ser fixada.

■ PLANEJAMENTO PRÉ-OPERATÓRIO

Equipamento. O miniconjunto de instrumentos da AO é adequado para a maioria das fraturas (Fig. 1). O parafuso de Herbert está disponível e deve ser utilizado. Ele possui a vantagem de estabilizar a fratura antes da inserção do parafuso, mas é caro. Não é necessária a disponibilidade de ambos os sistemas (2).

B. F. Morrey, M.D.: Department of Orthopaedics, Mayo Medical School; and Department of Orthopaedics, Mayo Clinic and Mayo Foundation, Rochester, Minnesota 55905.

Se a fratura é cominutiva ou primariamente envolve o colo radial, um sistema de miniplaca da AO deve estar disponível (6).

Lesão Associada. É de importância primordial que se determine se ocorreu uma lesão do ligamento. O efeito da fixação da cabeça radial geralmente é adequado na maioria das circunstâncias, de modo que o reparo direto do ligamento não é necessário. Se o cotovelo permanecer instável após a fixação da fratura da cabeça radial, deve-se estar preparado para a aplicação simuntânea de um equipamento de distração.

Em uma lesão de Essex-Lopresti, deve ser avaliado o estado do punho. Depois que as fraturas da cabeça radial tiverem sido tratadas, a lesão no punho é tratada seja por redução e imobilização em supinação completa, seja por fixação cruzada da ulna com pinos ou pela sutura direta da fibrocartilagem triangular.

CIRURGIA

O paciente é submetido a anestesia geral, e a extremidade é preparada e os campos cirúrgicos são colocados após a aplicação de um torniquete não-estéril. Uma mesa para braço pode ser utilizada. Eu prefiro a posição descrita para outros procedimentos reconstrutivos, com o paciente em decúbito dorsal e o braço passado através do tórax.

Técnica

Uma incisão de Kocher clássica ou uma "incisão distal em J" é feita (Fig. 2), e o intervalo entre o ancôneo e o extensor ulnar do carpo é identificado e penetrado (Figs. 3 e 4). Uma porção do extensor ulnar do carpo é elevada o suficiente para permitir a exposição do complexo ligamentar colateral lateral (Fig. 5). Se a cápsula não estiver rompida pela lesão, uma incisão é feita na cápsula anterior ao complexo lateral que se prende à ulna (Fig. 6). Se o cotovelo estiver estável, é necessário rebater de forma suficiente o tendão do extensor comum para permitir uma exposição adequada da cabeça radial. Uma banda é utilizada para afastar o tendão extensor comum, e um afastador pequeno afasta a face posterior inferior da cápsula.

Limpa-se o hematoma da ferida. Se houver fragmentos soltos sem tecidos moles, eles podem ser removidos da ferida e a superfície limpa com um *water pik* (Fig. 6). Se os tecidos moles continuam a apresentar fragmentos soltos, deve ser tomado muito cuidado para manter esse tecido mole como uma fonte de suprimento sangüíneo para o fragmento. Se encontrarmos uma fratura em fatia simples, ela é prontamente fixada à porção restante da cabeça radial. A superfície articu-

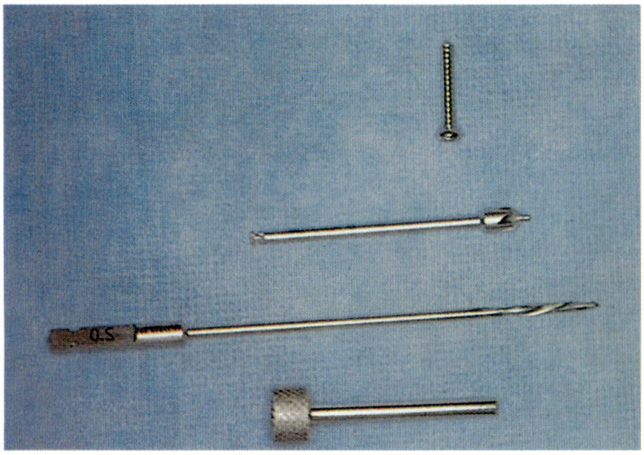

Figura 1. A maioria das fraturas é tratada com um sistema de miniparafusos de 2,7 mm, que inclui um escareador para diminuir a probabilidade de proeminência da cabeça do parafuso.

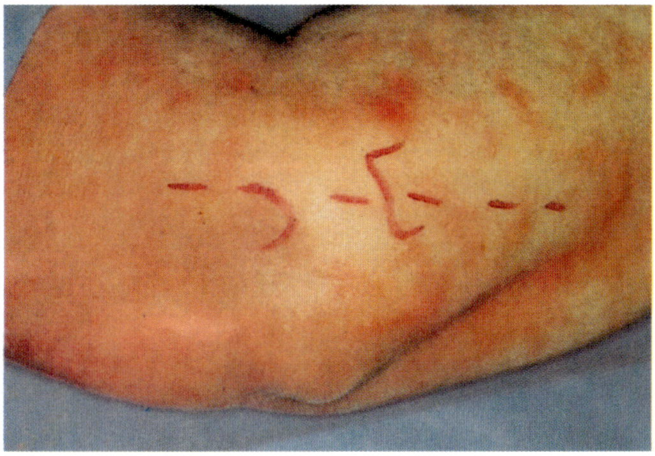

Figura 2. Com o paciente em um decúbito dorsal com o braço passado através do tórax, a porção distal da incisão de Kocher é feita sobre a cabeça radial e sobre o epicôndilo lateral.

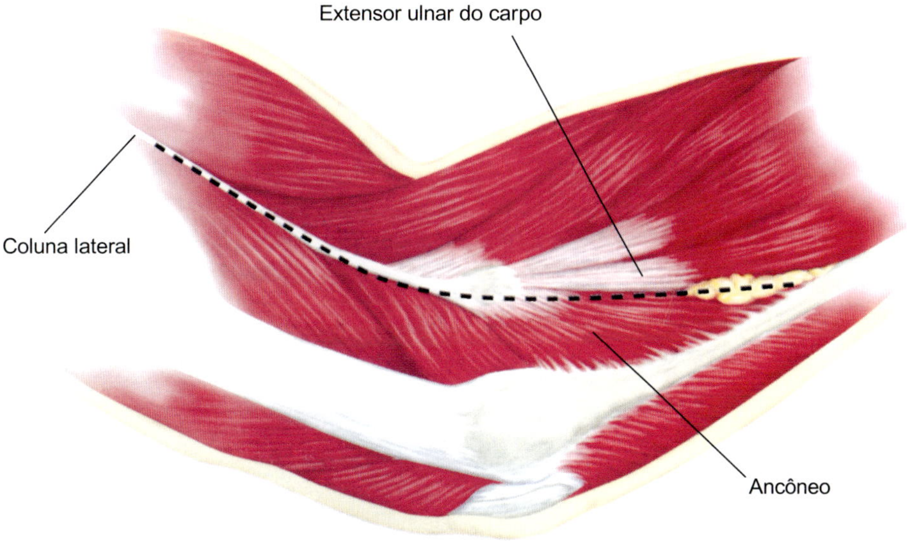

A

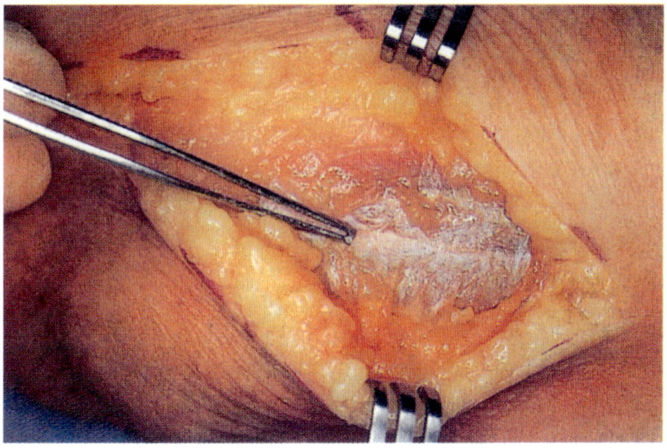

B

Figura 3. A, B: O intervalo entre o ancôneo e o extensor ulnar do carpo está bem visualizado nessa figura.

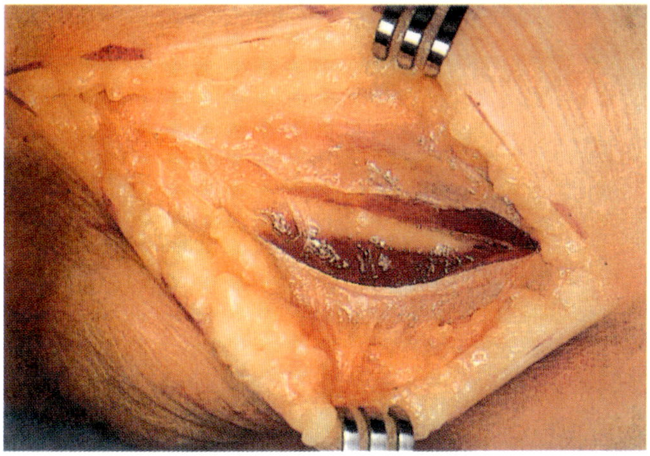

Figura 4. O intervalo é penetrado, e os músculos são afastados.

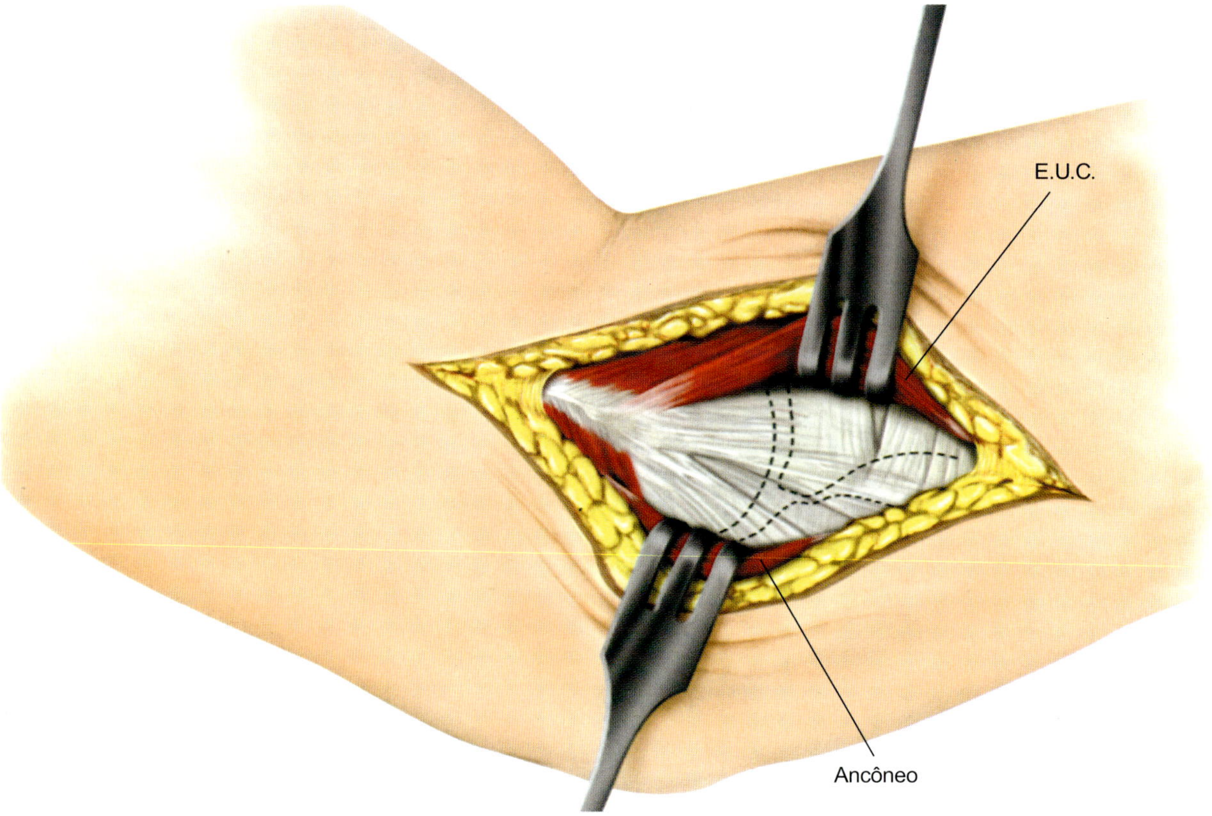

A

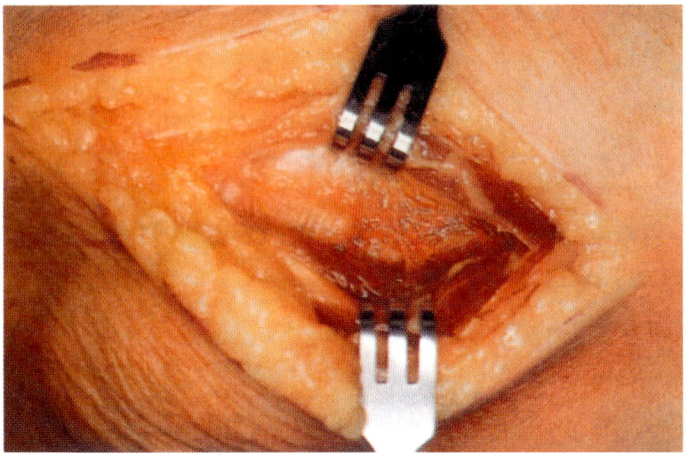

B

Figura 5. A, B: A dissecção com instrumento cortante do extensor ulnar do carpo e a mínima elevação do ancôneo por um afastador periosteal revelam a cápsula lateral.

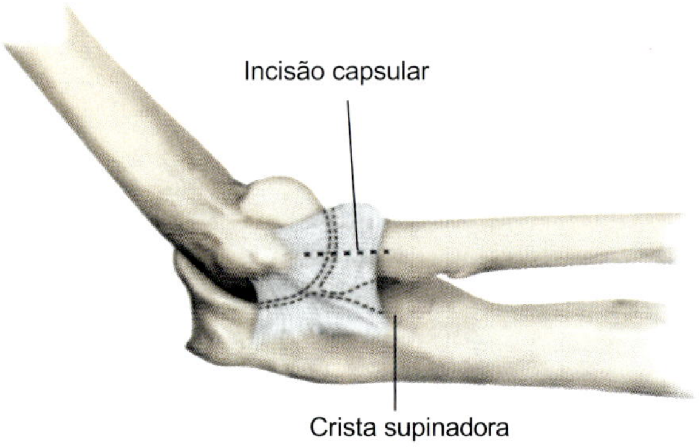

A

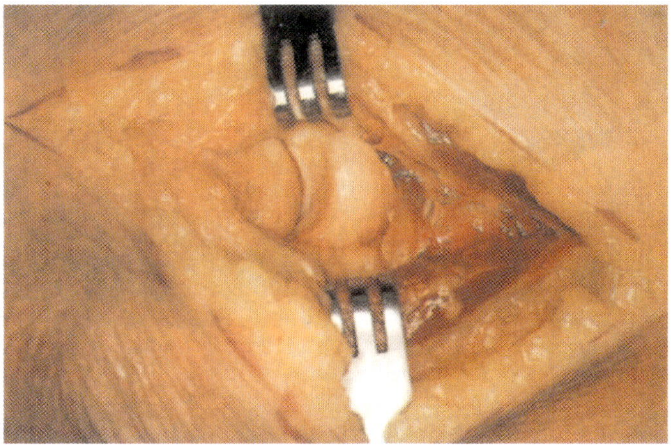

B

Figura 6. A cápsula lateral é aberta anteriormente ao complexo lateral, que se origina no úmero e se insere na ulna **(A)**. A fratura foi identificada e o hematoma foi esvaziado com um *water pik* **(B)**.

lar é reduzida anatomicamente e mantida com um tenáculo (Fig. 7). Os elementos corticais são reduzidos anatomicamente da mesma maneira. Deve ser observado que, assim como nas fraturas do platô tibial, pode haver uma deformidade plástica da superfície articular de modo que a superfície articular e as margens corticais podem não parecer simultaneamente reduzidas. Nessa cir-

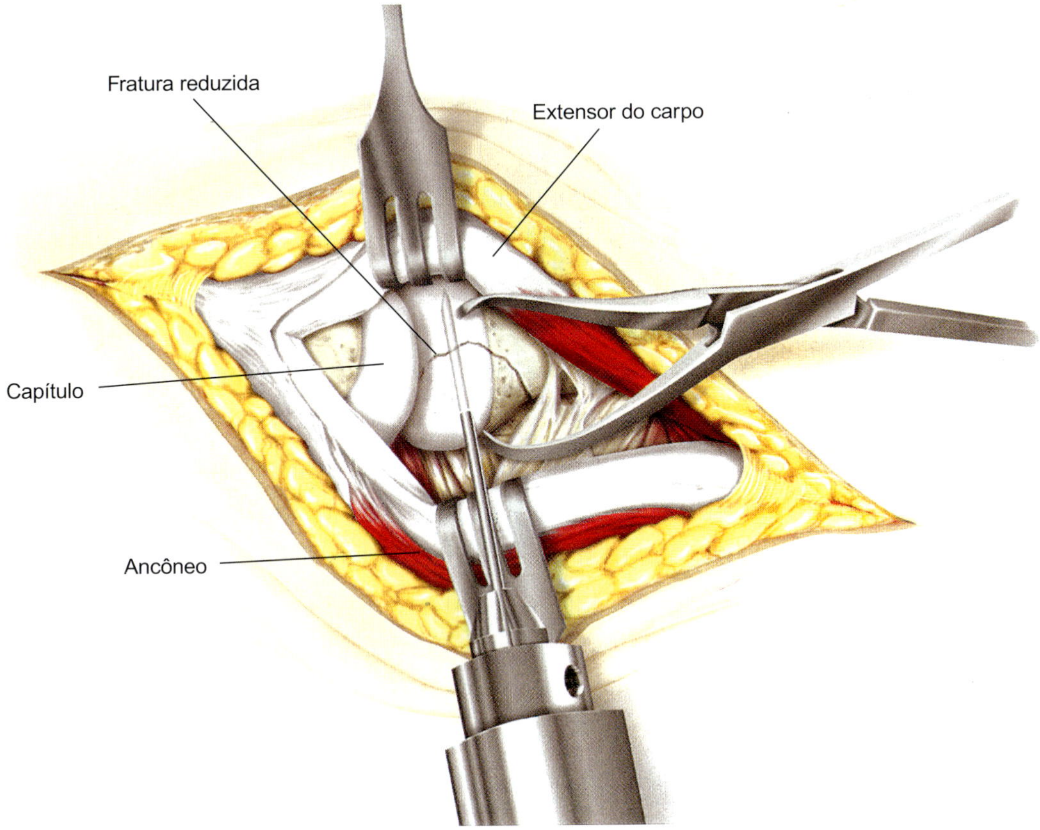

A

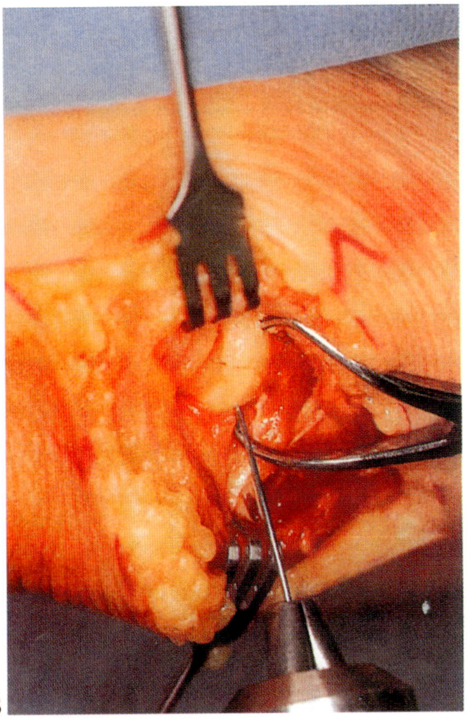

B

Figura 7. A, B: A fratura foi reduzida. Um fio de Kirschner (fio-K) é utilizado para manter a fratura reduzida, e ele é colocado na metade anterior do fragmento da fratura.

cunstância, a preferência, é claro, é dada para a redução anatômica da superfície articular. O fragmento reduzido da fratura é estabilizado com um fio de Kirschner de 0,425 (fio-K). Este é passado através da metade anterior do fragmento (Fig. 7). O antebraço é então rodado para expor o restante do fragmento da fratura. Um orifício de 2,0 mm é inicialmente perfurado com um protetor de tecido (Fig. 8). A profundidade precisa do orifício do parafuso é determinada com um medidor de profundidade, e o fragmento da fratura é perfurado com uma broca de 2,7 mm (Fig. 9). O orifício é macheado (Fig. 10) e escarificado com um instrumento manual (Fig. 11), e um parafuso de

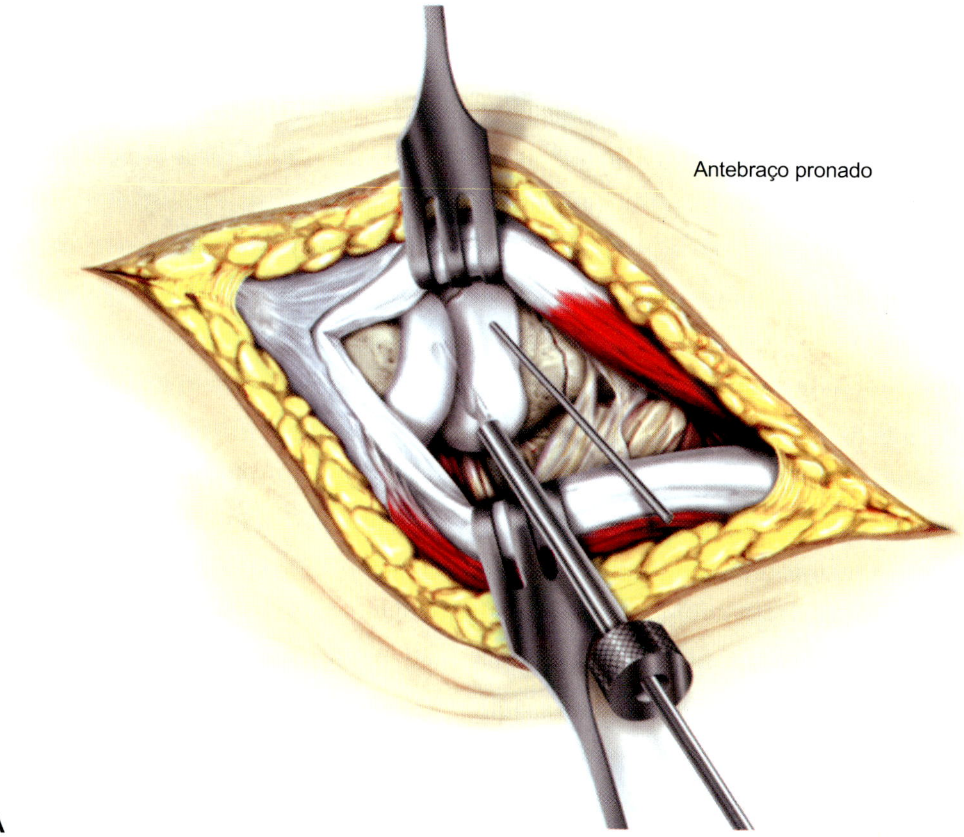

A

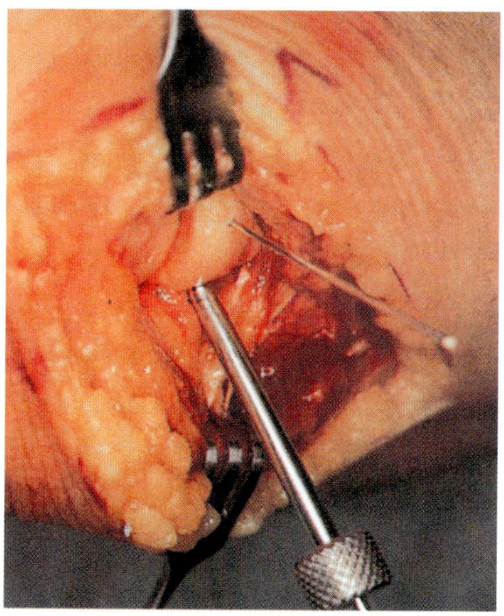

B

Figura 8. A, B: O antebraço é levemente pronado, expondo a metade posterior do fragmento da fratura. Utiliza-se uma guia para a broca e uma broca de 2,0 mm.

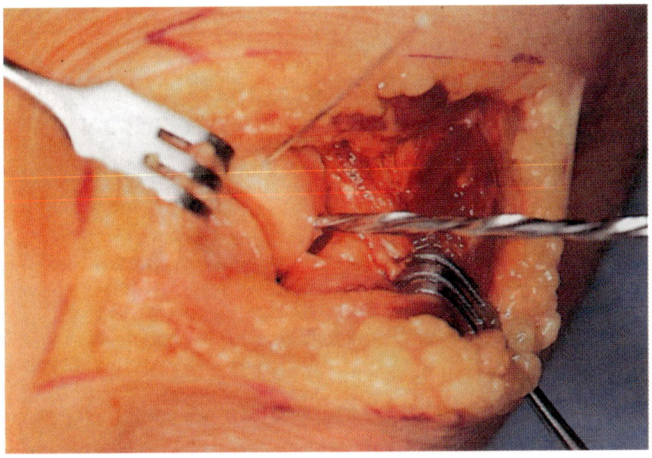

Figura 9. Uma broca de 2,7 mm é utilizada para marcar a perfuração feita no fragmento da fratura para que ele receba um parafuso de 2,7 mm. Deve ser tomado cuidado para não estilhaçar os pequenos fragmentos da fratura durante o processo de perfuração.

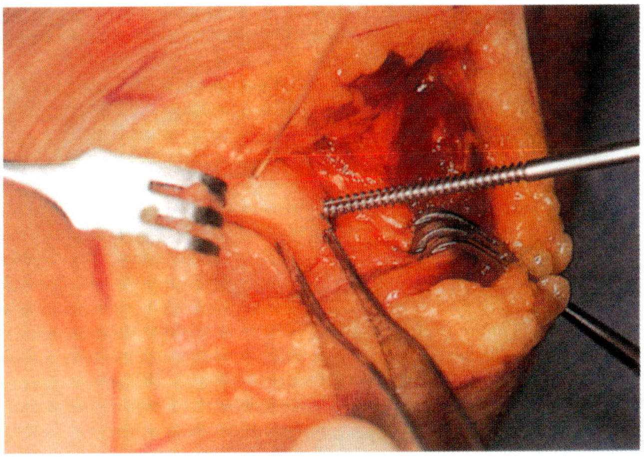

Figura 10. O orifício é macheado para receber o parafuso de 2,7 mm.

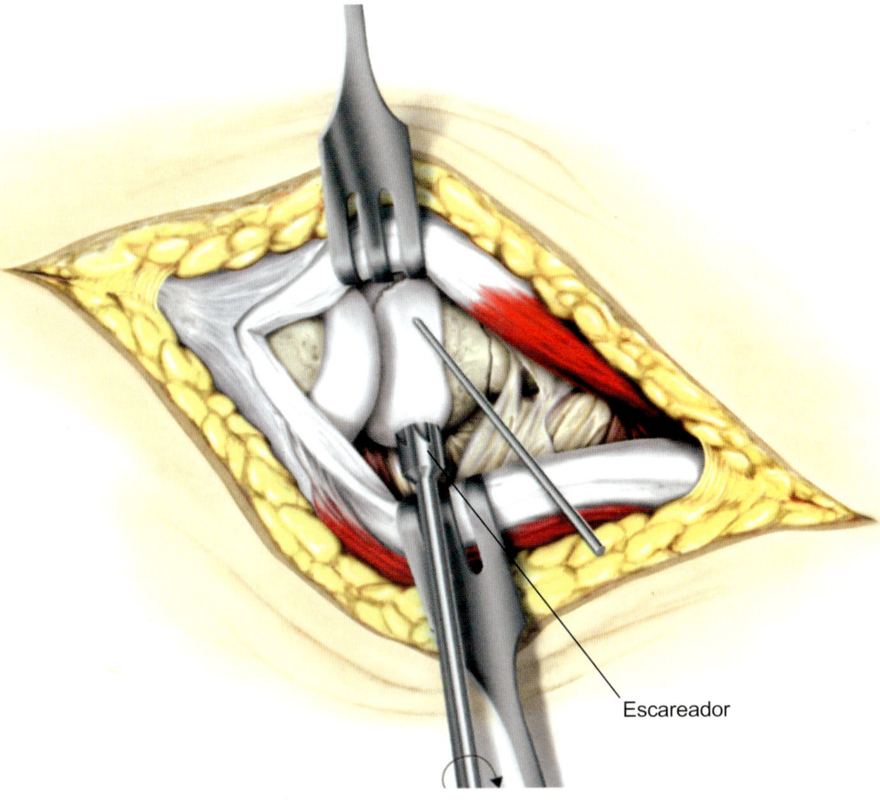

A

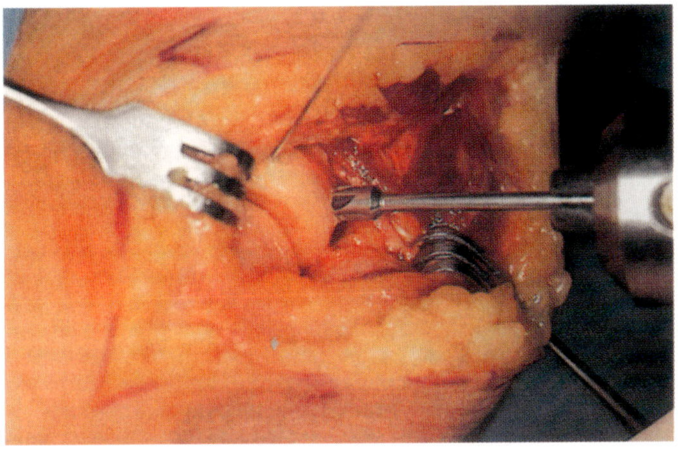

B

Figura 11. A, B: Para que a cabeça do parafuso se ajuste na superfície do fragmento da fratura, um escareador manual é utilizado.

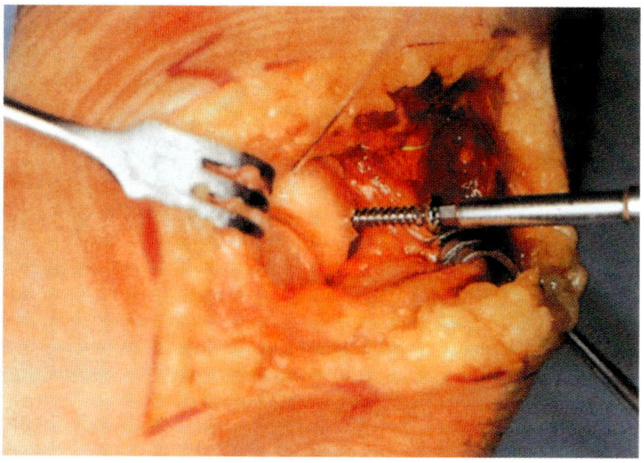

Figura 12. Um parafuso de 2,7 mm é inserido através do fragmento da fratura, preferivelmente perpendicular à superfície da fratura. Os erros no comprimento do parafuso devem ser com o parafuso ligeiramente mais curto do que com o parafuso ligeiramente mais longo. Também deve ser levada em consideração a profundidade aumentada de inserção após a utilização do escareador.

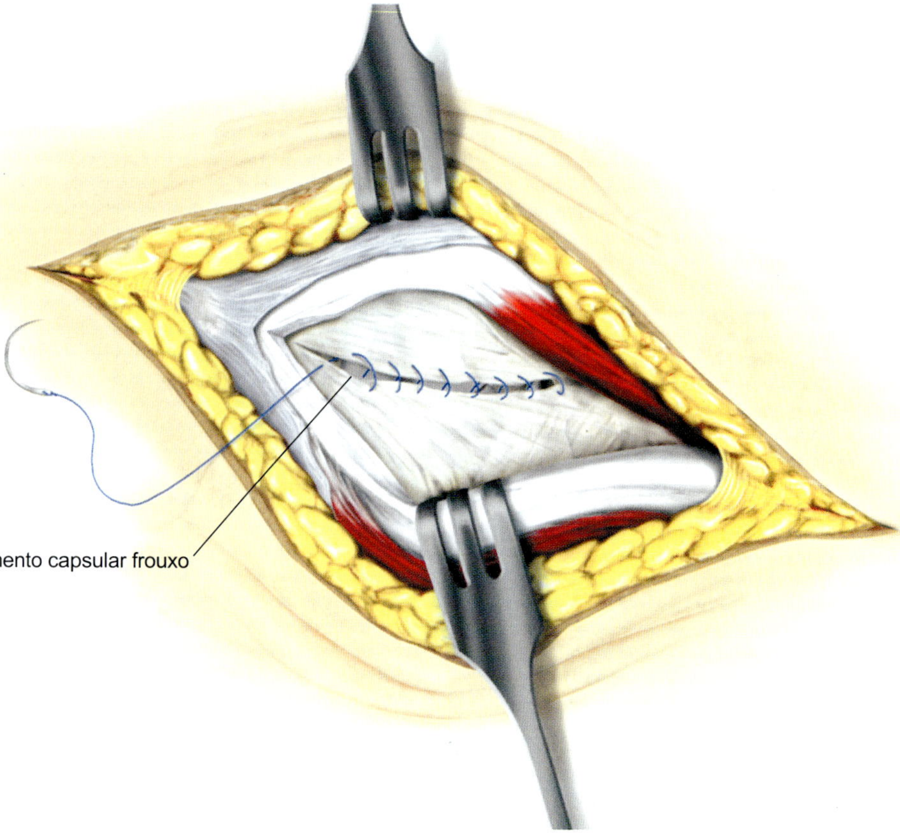

A

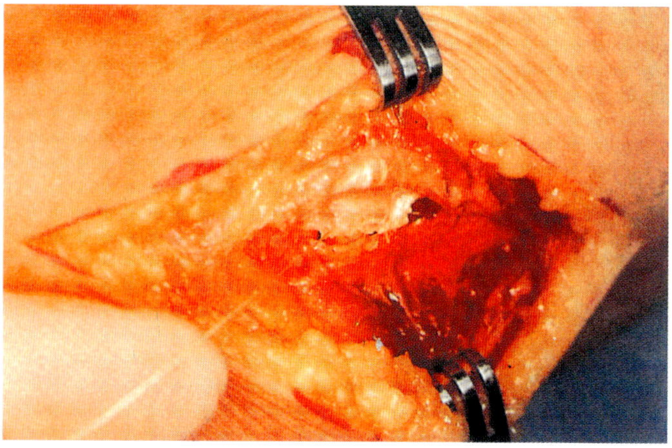

B

Figura 13. A, B: O ligamento anular é fechado apenas de modo frouxo. Deve ser tomado muito cuidado para não superpor as estruturas, já que essa pode ser uma fonte de irritação, com pronação e supinação subseqüentes.

comprimento adequado é inserido à porção restante da cabeça radial (Fig. 12). O antebraço é levemente supinado, o fio-K é removido e uma técnica idêntica é utilizada para inserir um segundo parafuso em paralelo ao primeiro na região do fio-K.

Se a fratura for cominutiva, os pequenos fragmentos centrais são inicialmente reduzidos e estabilizados pela redução do fragmento maior. Este pode ser estabilizado com um pequeno fio-K ou uma pinça óssea. Uma pinça de campo (Focher) com ponta também pode ser utilizada. Os miniparafusos AO são utilizados para comprimir os fragmentos da fratura contra a coluna estável. Deve ser tomado cuidado em particular para evitar que o parafuso se estenda além da cortical do lado oposto.

Um cuidado em especial é tomado para fechar a abertura sobre a incisão da cápsula lateral. Esta não pode ser fechada de modo muito tenso, pois pode causar uma restrição da pronação ou da supinação. Esses movimentos devem ser testados após o fechamento da cápsula para se assegurar de que não haja uma fricção excessiva ou a compressão com a cabeça radial (Fig. 13). Um dreno intra-articular é colocado, e fios absorvíveis são utilizados para fechar o intervalo de Kocher. O tecido subcutâneo e a pele são fechados do modo rotineiro.

Deve ser notado que a fratura em fatia tipicamente ocorre com o antebraço parcialmente pronado. A fatia ocorre então através da parte da cabeça radial que não se articula com a incisura sigmóide menor (Fig. 14). Essa leve proeminência dos parafusos é de pouca importância, já que as cabeças dos parafusos estão fora da superfície articular (Fig. 15) e não se articulam com a ulna (Fig. 16).

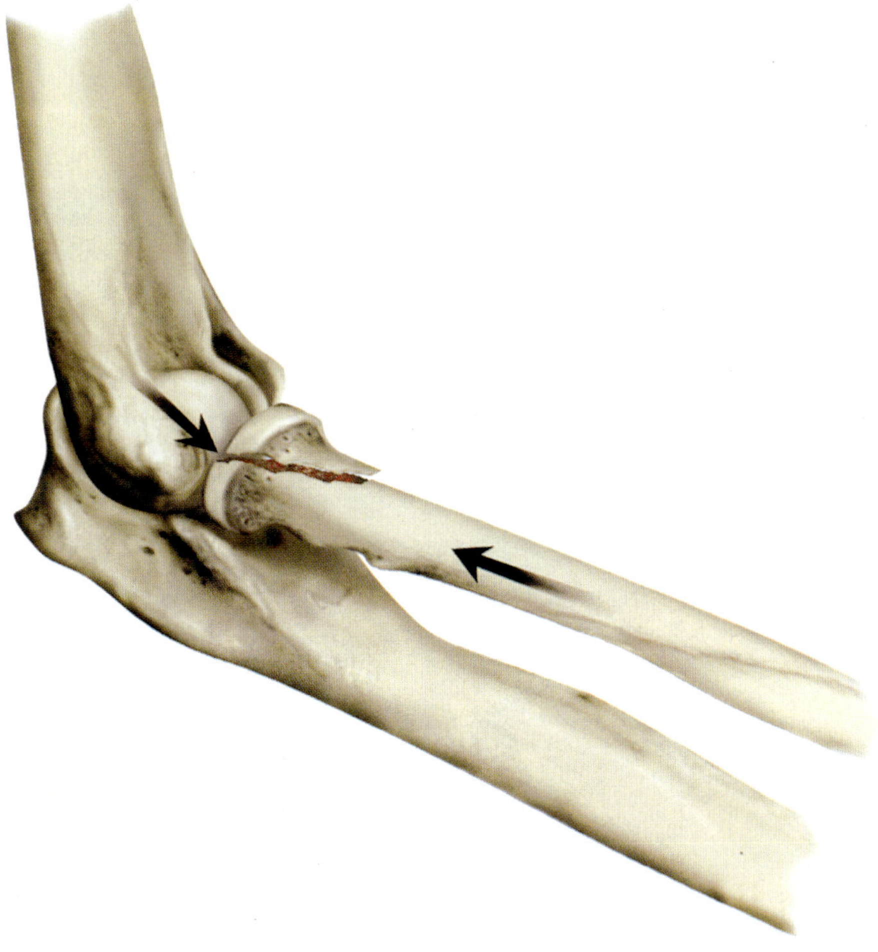

Figura 14. Uma fratura em fatia ocorre com o antebraço levemente pronado, e assim o fragmento da fratura se localiza através da porção não-articular da margem da cabeça radial.

TRATAMENTO PÓS-OPERATÓRIO

Se uma rigidez absoluta for obtida com o material de fixação, uma calha posterior é aplicada durante 3 dias e uma máquina de movimentação passiva contínua (MPC) é utilizada durante 2 a 3 semanas. Os pacientes são advertidos a evitar movimentos ativos, pois isso causa uma pressão aumentada sobre a articulação radioumeral. Radiografias são feitas na terceira semana. Se a fra-

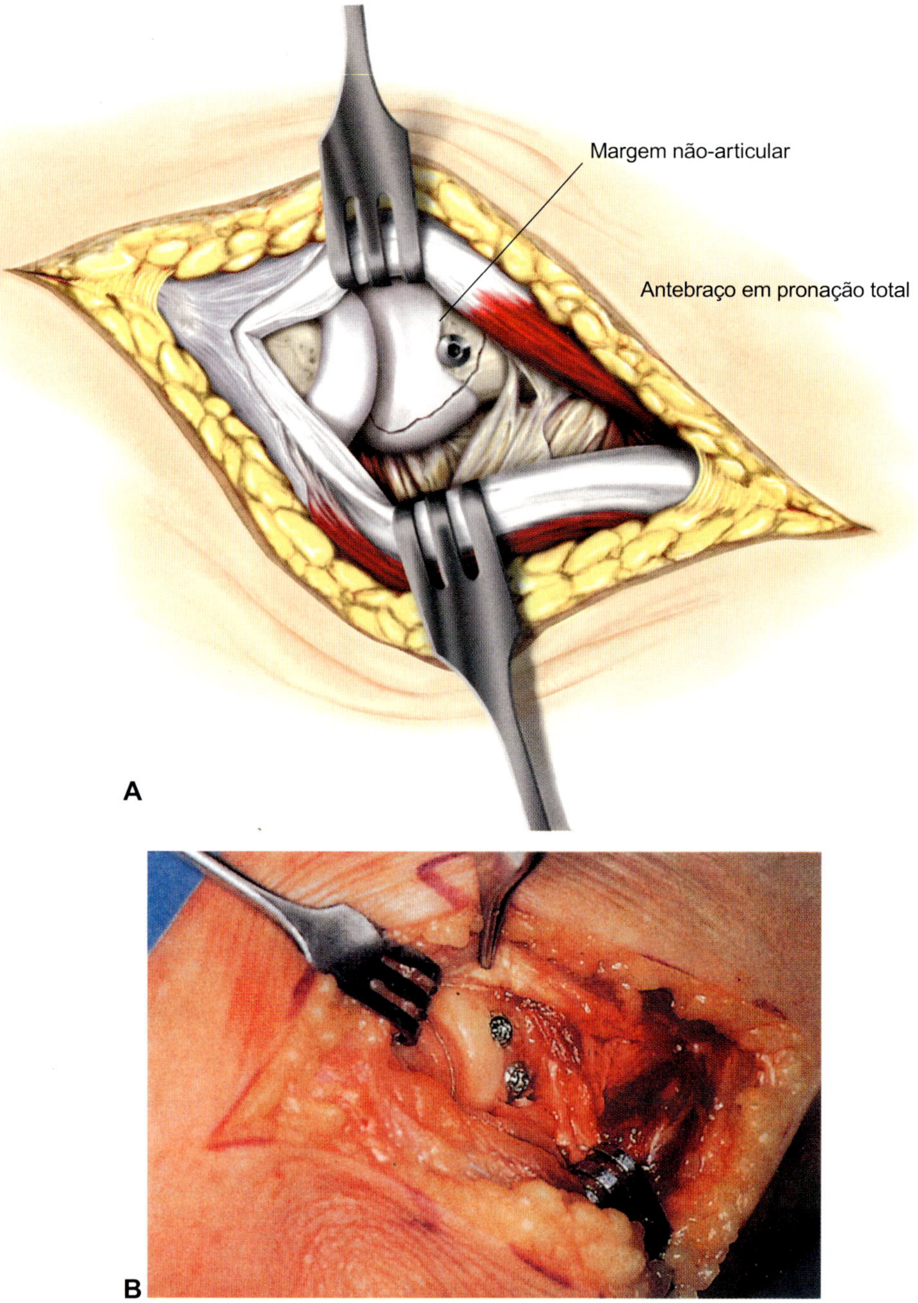

Figura 15. Observe o parafuso passando através da porção não-articular da margem da cabeça radial com a porção mais ampla que se articula com a incisura sigmóide menor que aparece abaixo **(A)**. Ambos os parafusos foram inseridos e estão no nível da superfície, e eles não são uma fonte de irritação **(B)**.

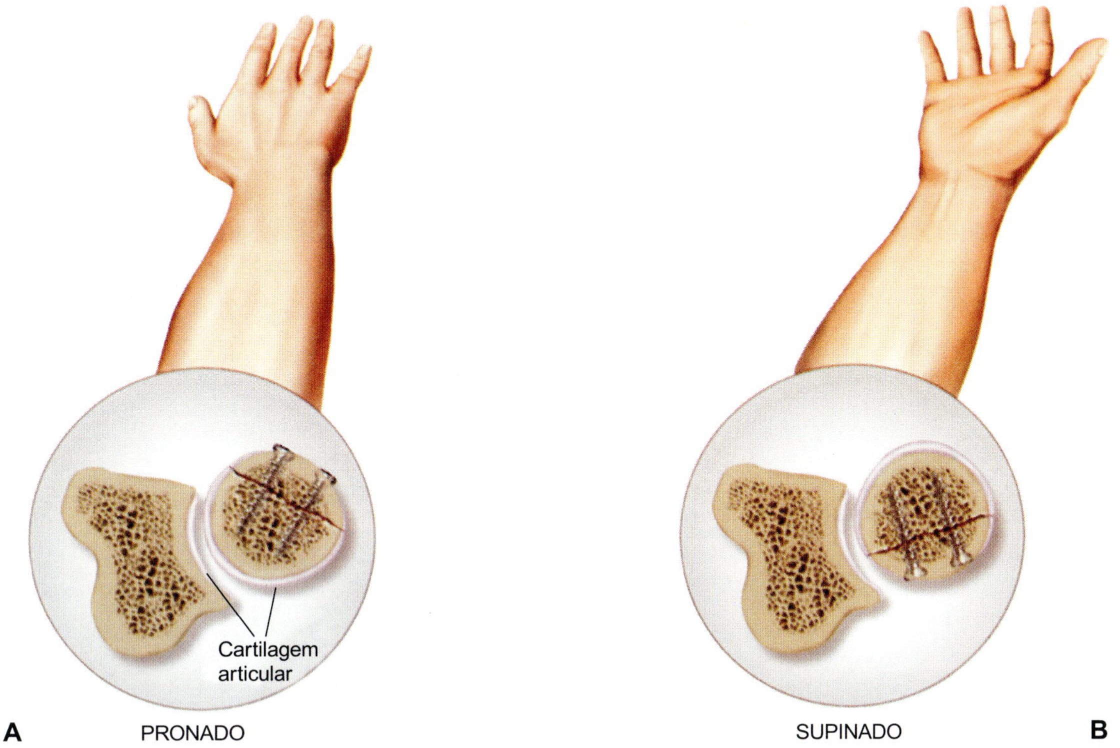

Figura 16. A fixação pode ser aplicada através da margem da cabeça radial que não se articula com a ulna tanto em pronação completa **(A)** como em supinação completa **(B)**.

tura estiver estável, uma movimentação ativa suave é permitida e a pronação e supinação passivas são encorajadas, evitando a realização de flexão em pronação, já que esse movimento causa um aumento do estresse sobre a fratura (9). As radiografias são repetidas em 6 semanas. É esperado que uma consolidação inicial já esteja presente nesse momento. Um período de 3 meses tipicamente é necessário para que ocorra uma consolidação completa da fratura.

Resultados

Existem diversos artigos, mas nenhuma grande série, de acompanhamento a longo prazo após esse procedimento (5). Para as fraturas do Tipo II, aproximadamente 90% parecem apresentar uma consolidação da fratura com um resultado satisfatório (10,11). Os resultados das fraturas da cabeça radial do Tipo III são registrados menos comumente (9). O sucesso varia desde resultados comparáveis às fraturas em fatia até resultados inferiores a 30% a 33%. Um estudo recente em nosso laboratório demonstrou resultados funcionais melhores com uma função próxima do normal em fraturas não-complicadas (1). A força do grupo submetido a RAFI foi superior à do grupo que foi submetido a uma ressecção e à do que foi tratado sem cirurgia.

COMPLICAÇÕES

As complicações mais comuns da fixação da cabeça radial consistem em uma falha da fixação. Isso é visto particularmente nas fraturas com cominução ou com insuficiência do ligamento colateral causando estresses aumentados sobre o fragmento reparado da fratura. O tratamento é uma ressecção radial em um segundo tempo. A ressecção não deve ocorrer entre os 5 a 7 dias iniciais após a lesão inicial, mas, se um desvio ocorrer, deve ser adiada por 3 a 4 semanas.

Se a fratura não se consolidar em 8 a 12 semanas, uma excisão em um segundo tempo é o método preferido em relação a tentativas adicionais de fixação.

Em alguns casos, particularmente se a fixação não foi o único procedimento, ou a fixação se seguir a tentativas de manipulação e desbridamento, pode ocorrer o aparecimento de osso ectópico. Poucas opções de tratamento estão disponíveis no estágio agudo. Tipicamente o processo deve amadurecer e depois pode ser excisado em um momento posterior. Isso complica e compromete o resultado final do procedimento, e a prevenção é muito mais desejável do que o tratamento depois que se forme um osso ectópico.

CASO ILUSTRATIVO DA TÉCNICA

Essa paciente de 38 anos de idade sofreu um traumatismo com estresse em valgo sobre o cotovelo, rompendo o ligamento colateral medial e causando uma fratura por compressão do colo do rádio (Fig. 17). A técnica descrita foi utilizada para inserir uma miniplaca na margem da cabeça radial após a redução da fratura (Fig. 18). Um ano depois, a fratura havia se consolidado (Fig. 19) e a amplitude de movimentos da paciente era de 10 a 145 graus, a flexão de 70 graus e a supinação de 80 graus. Ela não referia dor.

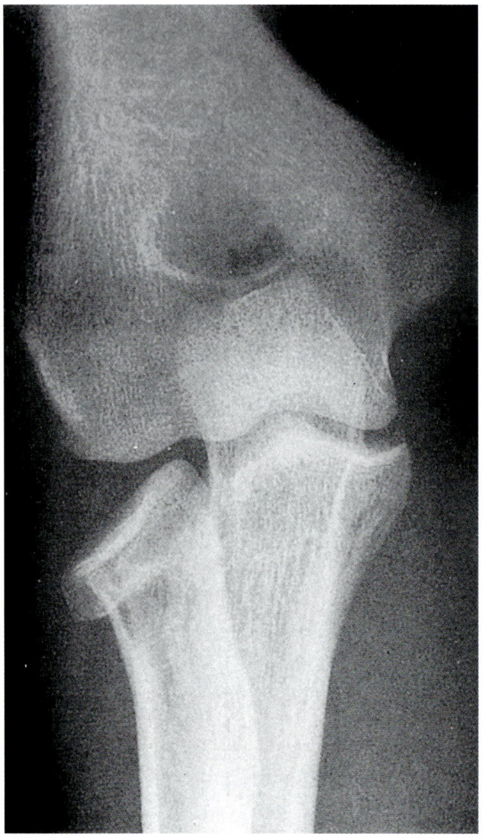

Figura 17. O estresse em valgo resultou em uma fratura do colo do rádio em uma mulher de 38 anos de idade. Uma depressão desse tamanho somente ocorre com uma ruptura do ligamento colateral medial.

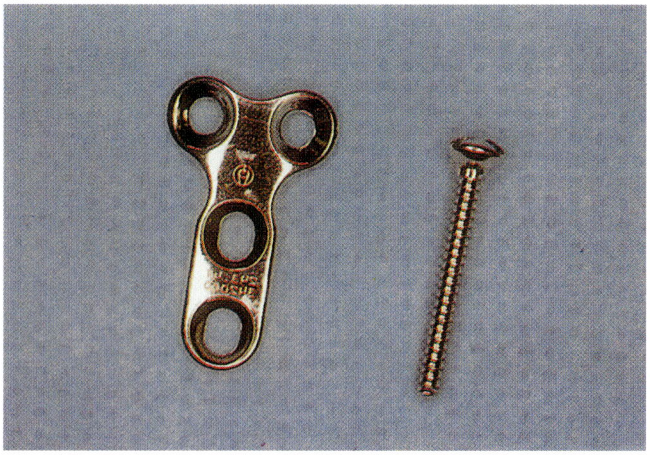

Figura 18. Na redução, a cabeça radial estava intacta, e uma miniplaca foi utilizada com um parafuso cortical de 2,0 AO.

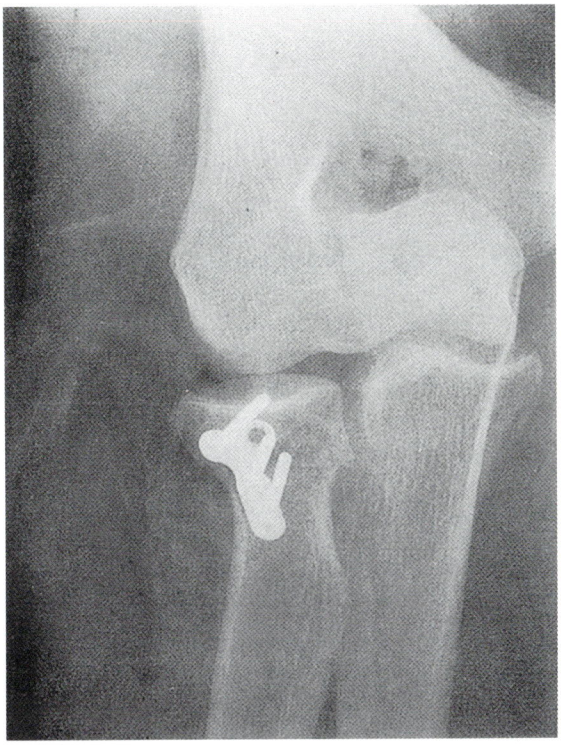

Figura 19. Um ano após o tratamento, a fratura da paciente estava consolidada com uma depressão mínima, e a paciente apresentava um arco de movimento quase normal.

Agradecimento

Este capítulo foi reproduzido de Morrey, B.F. (ed): *Master Techniques in Orthopaedic Surgery: The Elbow*. Raven Press, New York, pp. 97-111, 1994.

LEITURA RECOMENDADA

1. Boulas, J., and Morrey, B.F.: Functional results of different treatment modalities for radial head fractures (in v. preparation).
2. Bunker, T.D., and Newman, J.H.: The Herbert diferential pitch bone screw in displaced radial head fractures. *Injury,* 16:621, 1985.
3. Heim, U., and Trub, H.J.: Erfahrungen mit der Primaren Osteosynthese von Radius-Kopfchenfrakturen. *Helv. Chir. Acta.,* 45:63, 1978.
4. King, G.J.W., Evans, D.C., and Kellam, F.J.: Open reduction and internal fixation of radial head fractures. *J. Orthop. Trauma,* 5:21, 1991.
5. Konlic, E., and Perry, C.R.: Indications and technique of open reduction on and internal fixation of radial head fractures. *Orthopedics,* 15:837-842, 1992.
6. Leung, K.S., and Tse, P.Y.T.: A new rnethod of fixing radial neck fractures: brief report. *J. Bone Joint Surg. [Br]* 71:326, 1989.
7. Morrey, B.F.: Radial head fracture. In Morrey, B.F. (ed.): *The Elbow and Its Disorders,* 2nd ed. W.B. Saunders, Philadelphia, 1993.
8. Odenheimer, K., and Harvey, J.P., Jr.: Internal fixation of fractures of the head of the radius. *J. Bone Joint Surg. [Am],* 61:785, 1979.
9. Sanders, R.A., and French, H.G.: Open reduction and internal fixation of comminuted radial head fractures. *Am. J, Sports Med.,* 14:130, 1986.
10. Shmueli, G., and Herold, H.Z.: Compression screwing of displaced fractures of the head of the radius. *J. Bone Joint Surg. [Br]* 63:5 35, 1981.
11. Soler, R.R., Tarela, J.P., and Minores, J.M.: Internal fixation of fractures of the proximal end of the radius in adults. *Injury,* 10:268, 1979.

10

Fraturas do Antebraço: Redução Aberta e Fixação Interna

Brendan M. Patterson

INDICAÇÕES/CONTRA-INDICAÇÕES

Praticamente todas as fraturas desviadas do antebraço em adultos se beneficiarão do tratamento cirúrgico. Várias séries notaram os problemas associados com o tratamento fechado dessas lesões esqueléticas (1,3,4). A fixação com placas das fraturas diafisárias do antebraço levou a uma melhora dramática nos resultados funcionais e é considerada o "padrão ouro" quando comparada com outros métodos (1,3,5,9,10).

As indicações para o tratamento conservador das fraturas do antebraço incluem fraturas isoladas da diáfise da ulna resultantes de um trauma direto (i.e., a fratura do "cassetete"), fraturas sem desvio do antebraço nas quais a curvatura anatômica do rádio pode estar mantida pela moldagem interóssea, e a maioria das fraturas pediátricas. Fraturas isoladas da ulna com uma significativa cominução ou com desvio de mais de 50% podem se beneficiar de uma fixação interna por causa da alta incidência de não-consolidações em comparação com as clássicas variantes em cassetete minimamente desviadas. As fraturas do terço distal da ulna necessitam de observação intensiva se for escolhido o tratamento conservador, para assegurar que a articulação radioulnar distal permanece bem reduzida.

A gravidade das lesões dos tecidos moles desempenha um papel crítico na determinação do tratamento cirúrgico. Fraturas expostas nas quais o desbridamento inicial produz uma ferida relativamente limpa geralmente podem ser tratadas com fixação imediata com placa. Feridas nas quais existem uma desvitalização e contaminação considerável podem não ser tratáveis com fixação interna imediata com placas. A estabilização provisória com fixação externa e osteossíntese com placa em um segundo momento com ou sem fechamento em retalho da ferida pode ser necessária para as lesões abertas graves do antebraço.

B. M. Patterson, M.D.: Department of Orthopaedic Surgery, MetroHealth Medical Center, Case Western Reserve University School of Medicine, Cleveland, Ohio 44109.

Fraturas do antebraço com luxações associadas ao nível do cotovelo ou do punho geralmente irão necessitar de uma fixação do antebraço para facilitar a redução da luxação adjacente. Na fratura de Monteggia, na qual existem uma fratura proximal da ulna e uma luxação da cabeça radial, a cabeça radial não pode ser mantida em uma posição reduzida sem uma estabilização da ulna. Inversamente, a fratura do terço distal do rádio com luxação da articulação radioulnar distal, a fratura de Galeazzi geralmente é denominada "fratura de necessidade", já que a estabilização cirúrgica do rádio é necessária para que haja a redução da articulação radioulnar distal.

PLANEJAMENTO PRÉ-OPERATÓRIO

O tratamento cirúrgico bem-sucedido se baseia em uma sólida preparação do paciente e em um plano de tratamento. No paciente consciente e cooperativo, uma concisa história do mecanismo de lesão e um exame completo da extremidade superior são essenciais. Lesões ipsilaterais simultâneas do braço, punho e da mão devem ser determinadas clinicamente, e as radiografias são obtidas com base no exame. Uma dor intensa, fraqueza ou parestesias podem ser indicativas de isquemia. Uma avaliação cuidadosa do envoltório de tecidos moles, compartimentos do antebraço, função neurológica e suprimento vascular para a mão deve ser realizada e documentada antes da cirurgia. O exame neurológico deve incluir uma avaliação motora dos nervos radial, interósseo posterior, mediano e ulnar e uma avaliação sensitiva dos nervos radial, mediano e ulnar. Os pulsos axilar, braquial, radial e ulnar devem ser palpados.

Uma síndrome compartimental iminente ou estabelecida determina uma fasciotomia imediata com estabilização esquelética. O diagnóstico de síndrome compartimental no paciente consciente é baseado no exame clínico e nos sintomas clássicos. Uma dor fora de proporção em relação à lesão, sensibilidade com a extensão passiva dos dedos e compartimentos firmes e sensíveis à palpação são achados comuns. A medida da pressão do compartimento no paciente consciente não contribui significativa no processo de tomada de decisões, já que os sinais e sintomas clássicos de síndrome compartimental necessitam de uma fasciotomia imediata. No paciente obnubilado, o diagnóstico de síndrome compartimental requer um alto grau de suspeita clínica e uma avaliação seriada cuidadosa. No paciente inconsciente, as medidas de pressão dos compartimentos podem ser o único indicador confiável, e medidas repetidas podem ser necessárias. Nesses pacientes, o limiar para descompressão pode ser mais baixo. A medida pressórica crítica que dita uma fasciotomia do antebraço permanece controversa. Os estudos iniciais recomendavam que a fasciotomia se baseasse em uma pressão tecidual absoluta. Entretanto, como a perfusão tecidual é mais importante, as recomendações baseadas no diferencial entre a pressão diastólica média e as pressões compartimentais são consideradas mais confiáveis do que as pressões compartimentais absolutas. Heckman et al. (6) sugeriram que uma pressão dentro de 20 a 30 mmHg da pressão arterial diastólica média é um indicador de um compartimento em risco elevado de isquemia irreversível.

Radiografias ortogonais de alta qualidade que incluam incidências ântero-posterior (AP) e laterais do antebraço são essenciais. As radiografias simples devem incluir as articulações do cotovelo e do punho para avaliar o antebraço lesionado de modo apropriado. Para que um tratamento ideal possa ser proporcionado, as condições patológicas do punho e do cotovelo devem ser diagnosticadas. Incidências separadas do cotovelo, do punho e da mão podem ser necessárias para complementar as incidências do antebraço. A localização da fratura, sua obliqüidade, o grau de cominução e a presença de uma lesão de tecidos moles proximal ou distal são importantes para o planejamento cirúrgico. A decisão de realizar uma fluoroscopia intra-operatória sob estresse é baseada no exame inicial e nas radiografias simples do punho. Essa avaliação dinâmica pode ser útil para o diagnóstico de uma instabilidade carpal associada que possa se beneficiar de um tratamento precoce.

Placas de compressão de pequenos fragmentos com parafusos de 3,5 mm são recomendadas para a maioria das fraturas diafisárias do antebraço. Modelos como gabaritos das placas de compressão estão disponíveis para o planejamento pré-operatório. Um comprimento inadequado da placa e uma fixação desequilibrada, com muitos orifícios em um lado da fratura e a ausência de orifícios suficientes do outro, são os dois erros mais comuns que podem levar a um resultado comprometedor. Esses erros geralmente podem ser evitados por meio de um planejamento pré-operatório cuidadoso.

O tratamento cirúrgico precoce dessas lesões melhora os resultados. Um atraso no tratamento cirúrgico muitos dias após a lesão aumenta a dificuldade da redução e freqüentemente aumenta a quantidade de dissecção dos tecidos moles. Nos pacientes nos quais a cirurgia é atrasada em mais de 2 semanas após a lesão, a exposição de ambos os sítios de fratura antes da fixação do rádio e da ulna pode ser necessária.

CIRURGIA

Depois de uma anestesia geral ou regional satisfatória, o paciente é colocado em decúbito dorsal na mesa de cirurgia com a extremidade posicionada em uma mesa para cirurgia da mão. Um torniquete é aplicado à extremidade superior do braço. Logo após o braço é preparado e os campos cirúrgicos colocados de modo padrão. Uma cefalosporina de primeira geração é administrada antes da insuflação do torniquete. A crista ilíaca deve ser preparada nos casos em que um enxerto autógeno possa ser necessário. Nos casos em que existe somente um cirurgião, a crista ilíaca ipsilateral geralmente é mais conveniente. A coleta da crista ilíaca ipsilateral localiza a dor do paciente a um só lado, permite que o paciente se deite sobre o lado contralateral no pós-operatório e elimina a necessidade de o cirurgião mudar de posição durante a cirurgia. Nos casos em que existe um segundo cirurgião, a espinha ilíaca contralateral pode ser utilizada para acelerar a cirurgia. A enxertia deve ser realizada em fraturas com extensas cominuções ou padrões segmentares. Deve ser considerado o enxerto ósseo nas fraturas diafisárias nas quais mais de um terço da circunferência é cominuto. É muito importante se manter as fixações dos tecidos moles aos fragmentos cominutos utilizando um método de fixação indireta para diminuir a necessidade de enxertia com osso da crista ilíaca.

As incisões cirúrgicas são planejadas e traçadas nas faces volar e dorsal do antebraço com um marcador de pele (Fig. 1). A abordagem anterior extensível de Henry é recomendada para a maioria das fraturas do rádio (7). A abordagem de Henry é especialmente útil para fraturas na metade distal do rádio porque a placa é facilmente aplicada à achatada superfície volar do rádio nessa área. A abordagem anterior pode ser estendida proximalmente até a cabeça radial e a face anterior da articulação do cotovelo. A anatomia subcutânea da ulna permite uma pronta exposição através de uma abordagem posterior com o braço em posição flexionada (Fig. 2).

O braço é elevado e é feito o esvaziamento sangüíneo através da gravidade ou com o uso de uma bandagem de Esmarch. Na maioria dos casos, a abordagem anterior ao rádio é feita inicialmente. Dependendo do nível da fratura, a incisão da pele atravessa a prega do cotovelo em um ângulo que se estende distalmente da face lateral do tendão do bíceps na direção da articulação do punho ao longo do trajeto do flexor radial do carpo (Fig. 3). Para as fraturas no terço proximal ou médio do rádio, a fáscia é incisionada ao longo da face lateral do bíceps, e o compartimento volar

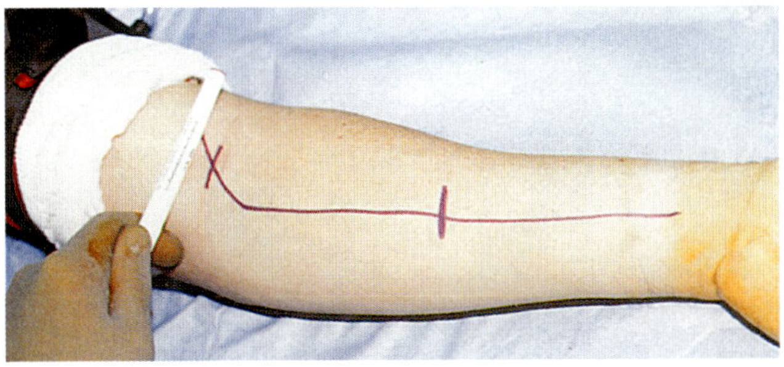

Figura 1. A incisão da pele para a abordagem de Henry é marcada na face anterior do antebraço. O paciente está em decúbito dorsal na mesa de cirurgia, o cotovelo está estendido e o antebraço mantido em supinação.

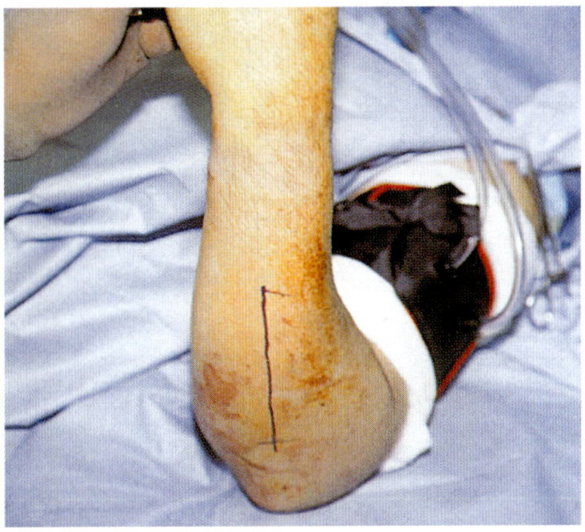

Figura 2. A abordagem subcutânea para a ulna é marcada com o cotovelo flexionado e o antebraço em rotação neutra. O sítio de fratura deve ser palpado para determinar o ponto médio da incisão.

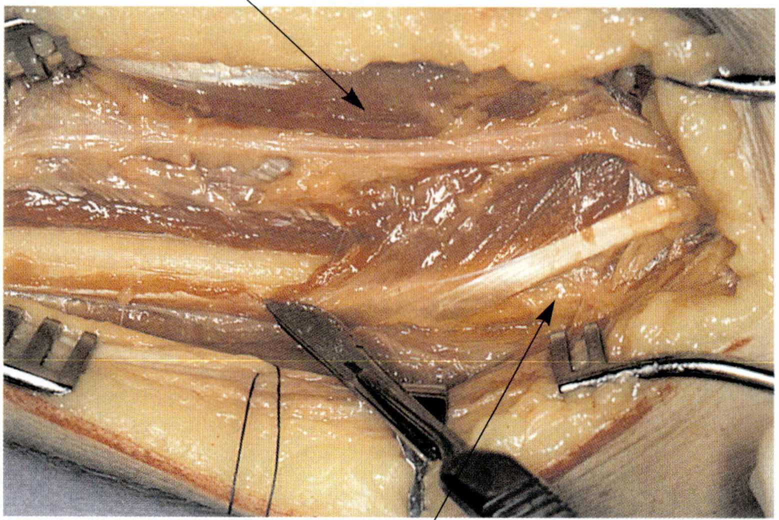

Figura 3. A fáscia volar é aberta com dissecção cortante para expor os músculos braquiorradial e flexor radial do carpo. O intervalo entre esses músculos é aberto com técnica romba. O ramo sensitivo do nervo radial passa por baixo do braquiorradial e perfura a fáscia volar no terço distal.

é aberto ao longo da face ulnar do músculo braquiorradial. Deve ser tomado cuidado para evitar a lesão ao ramo interósseo posterior do nervo radial durante sua passagem através do músculo supinador proximalmente e ao ramo sensitivo superficial que emerge por baixo do braquiorradial distalmente. O pronador redondo pode ser elevado para as fraturas do terço médio do rádio (Fig. 4). A artéria recorrente radial e veia são ligadas, o que permite uma melhor exposição do supinador. A dissecção periosteal na zona de lesão é minimizada escolhendo-se cuidadosamente a superfície do osso ao qual a placa será aplicada. A abordagem pode ser estendida proximalmente para a articulação do cotovelo (Fig. 5). Os fragmentos cominutos da fratura são levados às suas posições com uma pinça dentária e proporcionam "leituras corticais" para determinar o alinhamento rotacional, angular e longitudinal. As extremidades da fratura são expostas com pequenas pinças de redução e por afastadores em ângulo reto (Fig. 6). O uso de pinças de redução de pequenos fragmentos pontiagudas ou serreadas permite um excelente controle dos segmentos proximal e distal da fratura sem necessitar da dissecção dos tecidos moles necessária para a inserção de pinças de ampla superfície ou afastadores em alavanca.

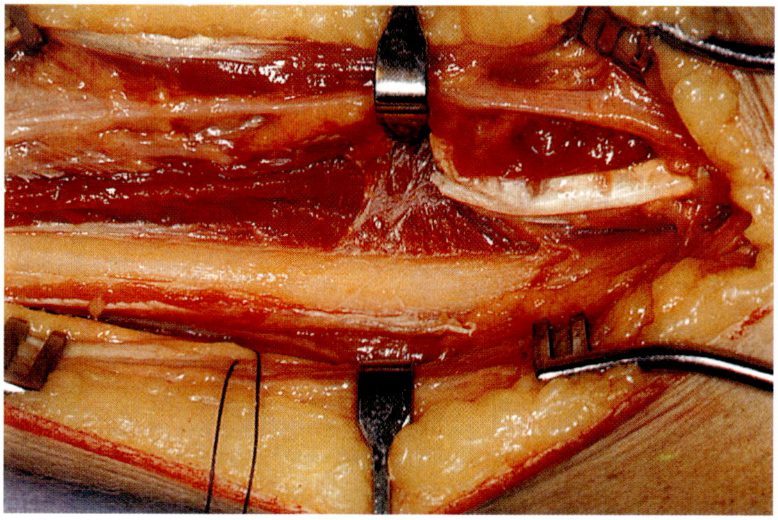

Figura 4. O pronador redondo foi elevado por dissecção cortante para expor o terço médio do rádio.

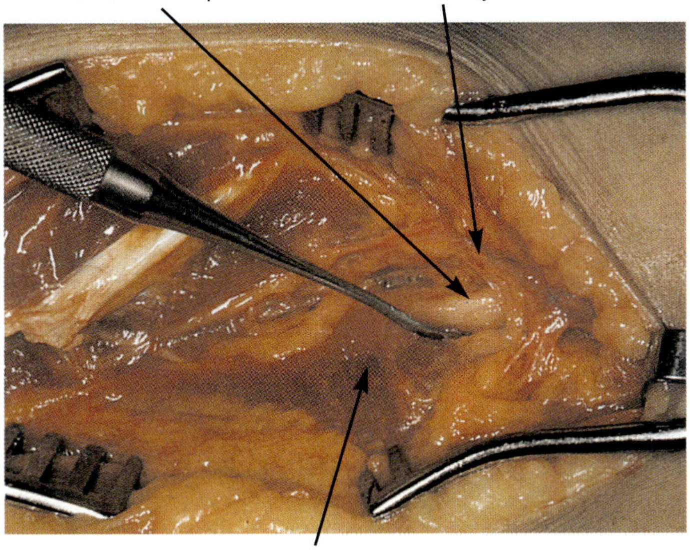

Figura 5. A abordagem de Henry pode ser estendida para o terço proximal do rádio, se necessário. A sonda mostra a inserção do tendão bicipital.

O rádio geralmente é reduzido sob visualização direta. Os princípios da fixação com placa de compressão são utilizados. Para as fraturas do terço distal do rádio, uma placa aplicada distal e volarmente necessita de pouca moldagem (Fig. 7). Uma pré-moldagem com angulação da placa pode ser necessária nos terços médio e proximal e é mandatória para placas aplicadas à superfície dorsal e abaulada do rádio. O primeiro parafuso cortical é colocado em uma posição neutra, e depois um segundo parafuso é colocado excentricamente no lado oposto da fratura para permitir uma compressão quando for apertado. Nos padrões de fratura oblíquos, um parafuso de compressão interfragmentar pode ser colocado através da placa para aumentar a estabilidade. A maioria das fraturas oblíquas curtas é tratável através da utilização de parafusos de compressão. Os parafusos são então colocados no final da placa, e os orifícios restantes são utilizados conforme a necessidade. Em pacientes jovens com boa qualidade óssea, o comprimento da placa é mais importante do que o número de parafusos e corticais incorporadas. Em pacientes idosos com um estoque ósseo ruim, deve ser maximizada a estabilidade, sendo colocados pelo menos quatro parafusos e oito corticais proximal e distalmente ao sítio da fratura. Novos *designs* de placas, como as placas de compressão dinâmica de baixo contato, possuem uma superfície inferior modificada para diminuir o contato da placa de encontro ao osso, o que pode diminuir a isquemia do osso. Essas placas, disponíveis em titânio e aço inoxidável, possuem orifícios biselados que

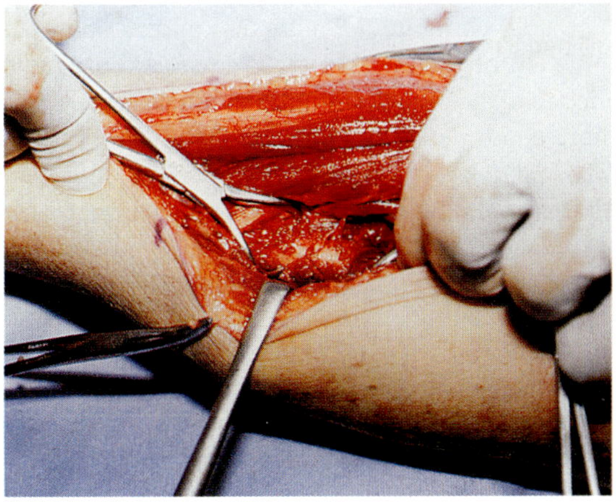

Figura 6. A exposição é facilitada mediante o uso de afastadores em ângulo reto e de pinças de Weber pequenas. Uma extensa dissecção dos tecidos moles com ampla exposição do foco da fratura é evitada.

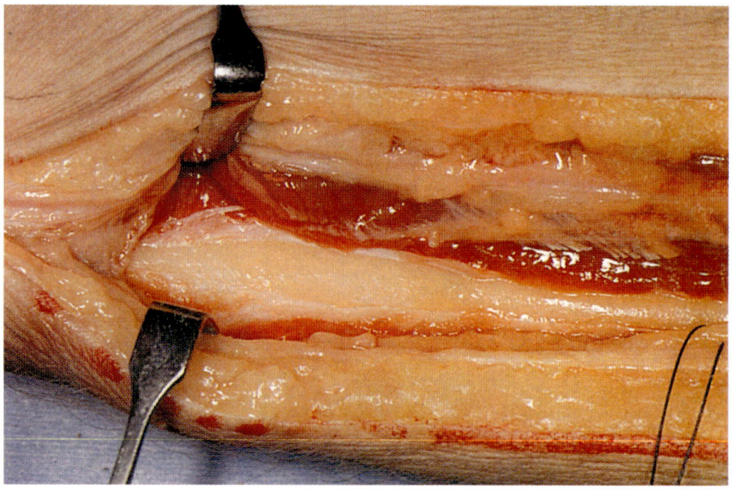

Figura 7. O terço distal da diáfise do rádio é exposta com o afastamento do braquiorradial radialmente e do flexor radial do carpo ulnarmente. O rádio é relativamente achatado nessa zona, e a placa geralmente precisa de uma mínima moldagem.

proporcionam maiores ângulos de inserção para a colocação do parafuso. As placas também são facilmente modeladas, já que a área transversal é similar ao longo do comprimento da placa, ao contrário do *design* antigo, no qual a área transversal é variada. Brocas afiadas e irrigação do osso durante a perfuração são recomendadas para diminuir o potencial de necrose térmica ao redor do orifício.

A abordagem dorsal de Thompson para o rádio geralmente é útil para fraturas no terço proximal do rádio. A incisão da pele para a abordagem dorsal se inicia próximo ao epicôndilo lateral do úmero e se estende distalmente até a face ulnar do tubérculo de Lister (Figs. 8 e 9). O plano internervoso entre o extensor radial curto do carpo (ERRC) e o extensor comum dos dedos (ECD) é aberto (Fig. 10). Proximalmente, o supinador deve ser exposto e elevado com o antebraço em supinação para proteger o nervo interósseo posterior (Fig. 11). A supinação do antebraço leva o nervo interósseo anterior para longe da área de dissecção (Fig. 12). A abordagem dorsal não é recomendada para fraturas nas quais a extremidade distal da placa se estende além do abdutor longo do polegar, já que o implante pode levar a uma inflamação dessa área.

Quando a cirurgia é realizada dentro da primeira semana após a lesão, o rádio pode ser fixado estabilizado antes da exposição e redução da ulna. Se a cirurgia for realizada com atraso de 7 a 10 dias, pode ser necessário expor e mobilizar o rádio e a ulna individualmente antes da fixação de cada osso. A decisão sobre qual osso fixar primeiro geralmente é baseada na preferência do cirurgião. Nos casos em que ambas as fraturas são de padrões curtos simples ou oblíquos, minha preferência é inicialmente estabilizar o rádio. A exposição do rádio geralmente é mais complicada do que a da ulna, e a realização dessa exposição no início da cirurgia parece simplificar a fixação da ulna. Esse fato é especialmente verdadeiro nos casos nos quais a redução radial permite o uso de um método de redução indireto para a estabilização da ulna. Nas fraturas em que um osso é significativamente mais cominuto do que o outro, a fixação interna do fragmento menor pode auxiliar a redução da fratura mais cominuta.

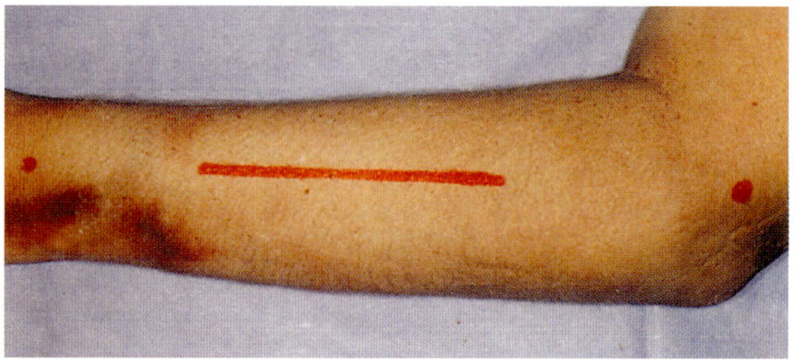

Figura 8. A abordagem dorsal para o rádio é marcada ao longo de uma linha que vai do epicôndilo lateral do úmero para o lado ulnar do tubérculo de Lister.

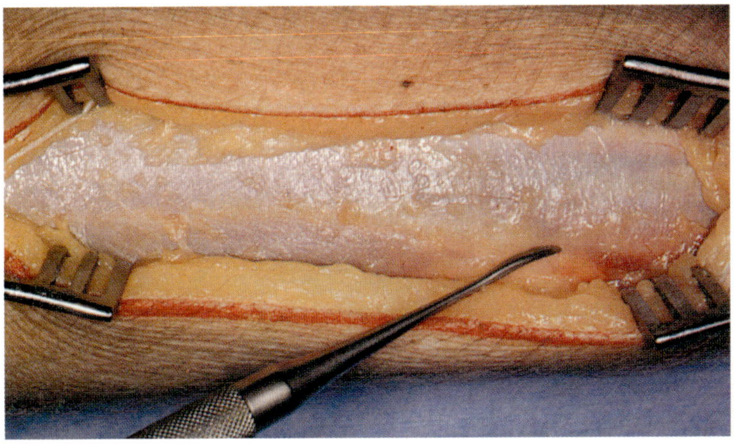

Figura 9. A fáscia dorsal de revestimento é examinada para definir o intervalo entre o extensor curto radial do carpo (ECRC) e o extensor comum dos dedos (ECD).

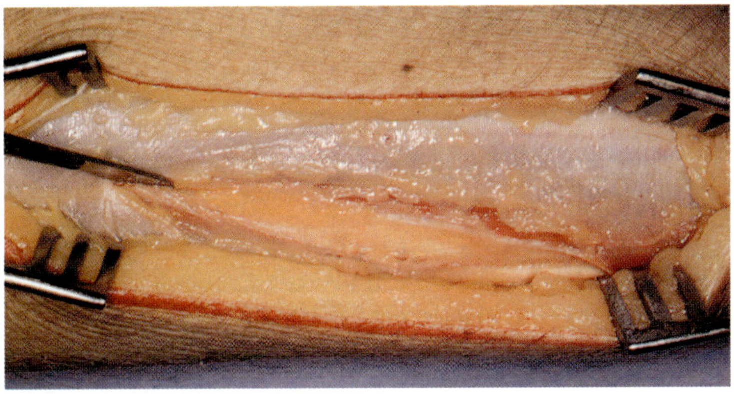

Figura 10. A fáscia dorsal é incisionada ao longo de seu intervalo. O abdutor longo do polegar (ALP) cruza a superfície dorsal do rádio e tem um trajeto oblíquo na porção distal da exposição.

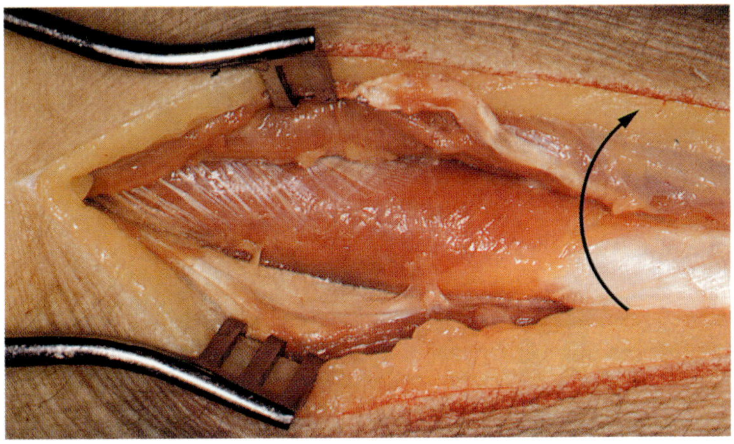

Figura 11. No lado proximal da abordagem dorsal, o supinador se superpõe ao rádio.

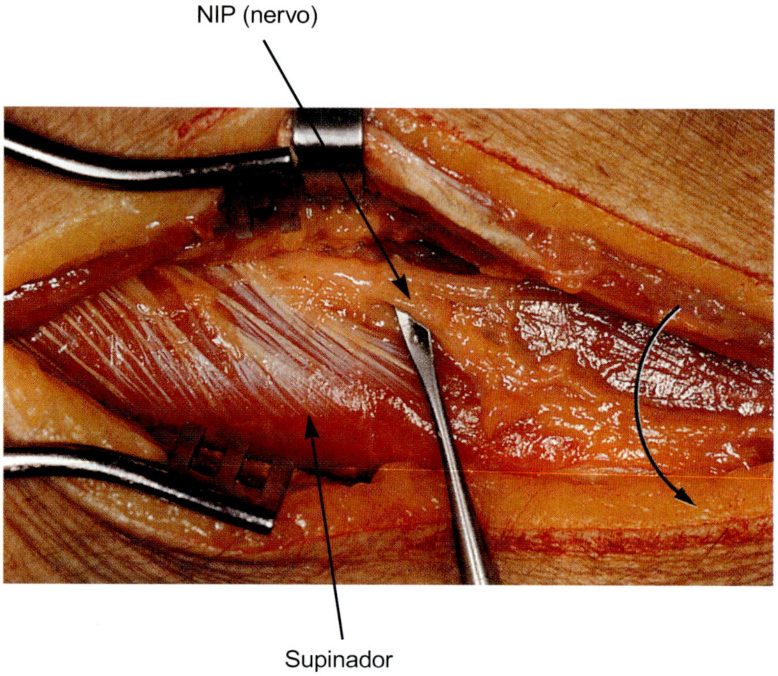

Figura 12. O antebraço está pronado, o que traz o nervo interósseo posterior (NIP) para uma posição mais próxima do campo cirúrgico e pode aumentar o risco de lesão.

Uma vez que o rádio esteja estabilizado, o cotovelo é flexionado e a ulna é exposta. Uma abordagem dorsal reta ao longo da margem subcutânea é realizada. A anatomia óssea e a localização subcutânea da ulna tornam-na ideal para a fixação com métodos de redução indireta. É preferível se colocar a placa ulnar na superfície dorsal por baixo do extensor ulnar do carpo. A placa pode ser fixada em um dos lados da fratura com um parafuso e depois "empurrada" utilizando-se um afastador de osso (trator) colocado entre a placa e um parafuso colocado fora da placa como um poste (Fig. 13). Os fragmentos cominutos da fratura são reduzidos com o uso de uma pinça dentária e comprimidas pela liberação parcial do afastador laminar. A fratura é comprimida ainda mais com o uso de uma guia de broca excêntrico e uma placa de compressão. Os sintomas tardios relacionados com a placa ulnar podem ser evitados se a placa ficar apoiada dorsalmente à margem subcutânea da ulna (Fig. 14).

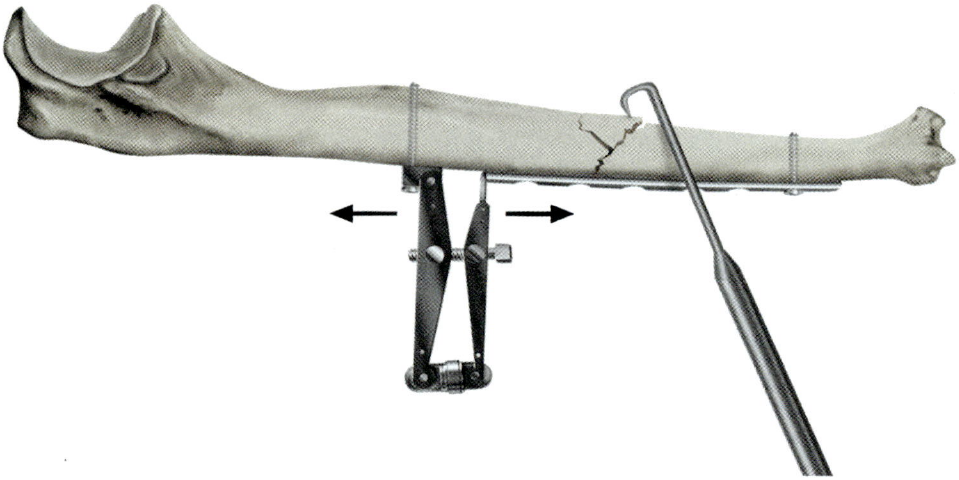

Figura 13. A redução indireta da ulna é ilustrada. Um afastador laminar (trator) e um parafuso (poste) são utilizados para realizar a distração da fratura. Uma pinça dentária é utilizada para levar o fragmento em cunha para sua posição. O afastador laminar é gradualmente liberado, e a fratura é comprimida com um parafuso excêntrico.

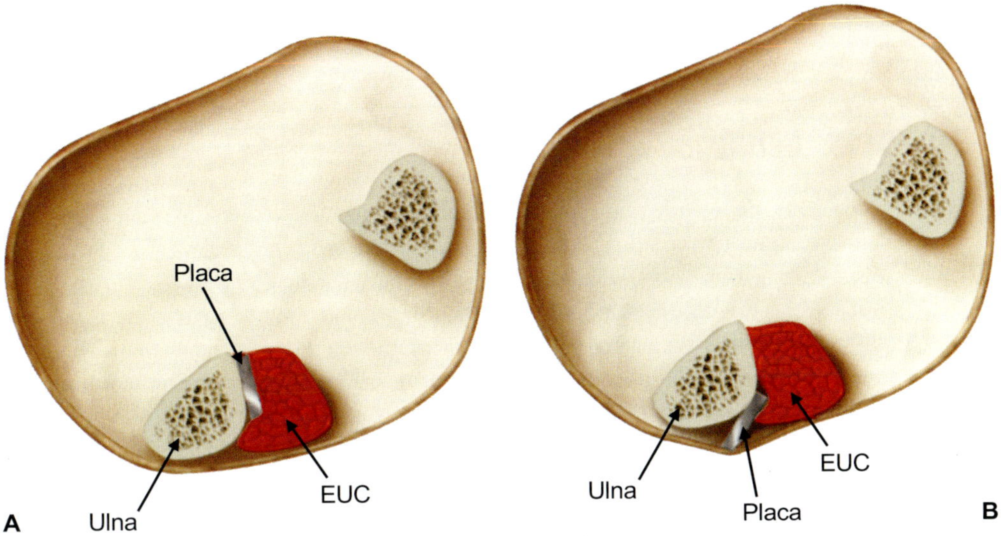

Figura 14. A, B: A placa ao longo da borda subcutânea da ulna deve ser colocada de modo que ela se localize abaixo do extensor curto radial do carpo (ECRC) e esteja apoiado dorsalmente à borda subcutânea da ulna. Isso diminui os sintomas relacionados com uma placa dolorosamente proeminente, especialmente quando o antebraço é colocado sobre uma superfície rígida.

Depois da fixação interna do rádio e da ulna, o alinhamento do antebraço e a rotação são clinicamente avaliados. Uma falha em restaurar o abaulamento e a angulação do rádio diminui a pronação e a supinação do antebraço (11). Radiografias panorâmicas intra-operatórias são obtidas para avaliar a adequação da redução e da fixação. A localização da placa em relação ao sítio da fratura, comprimento do parafuso e posição do parafuso é criticamente analisada.

As feridas são fechadas pela reaproximação da pele com suturas simples com fio de náilon para a ferida volar. O torniquete pode ser liberado um pouco antes do fechamento para identificar fontes de sangramento excessivo. O fechamento da fáscia do lado volar não é necessário nem é aconselhável. A fáscia pode ser fechada no lado ulnar se o edema de tecidos moles não for excessivo. Isso é feito porque os pacientes podem se queixar de herniação muscular ao longo da margem ulnar. O torniquete é liberado, e uma imobilização compressiva com uma tala gessada axilopalmar é aplicada.

TRATAMENTO PÓS-OPERATÓRIO

A osteossíntese com placa do antebraço permite a reabilitação pós-operatória precoce da extremidade lesionada. A mobilização dos dedos é iniciada no dia após a cirurgia. A tala gessada é removida 3 a 5 dias após a cirurgia. O movimento do ombro, cotovelo, antebraço e punho é encorajado após a remoção do gesso. O paciente é instruído em exercícios de amplitude de movimentos ativos e ativo-assistidos. Exercícios de supinação ativa assistida e de pronação são enfatizados. Um curativo compressivo é utilizado até a cicatrização da ferida. A sutura é removida em aproximadamente 10 dias.

A necessidade de terapia ocupacional e fisioterapia é baseada no progresso do período pós-operatório inicial. Os pacientes motivados com lesões isoladas de baixa energia geralmente podem ser tratados com um programa de exercício domiciliar auto-executado após receberem instrução inicial dada pelo cirurgião ou terapeuta. Pacientes com lesões múltiplas ou com lesão associada do braço ou da mão ipsilateral que não apresentem uma melhora ou percam a amplitude de movimentos nas primeiras 2 a 3 semanas após o tratamento devem participar de um programa de terapia. A maioria dos pacientes que necessitam de redução aberta em um segundo tempo irá necessitar de terapia ocupacional pós-operatória.

O paciente é aconselhado a realizar a maioria das atividades do dia-a-dia com a extremidade afetada. As restrições incluem o levantamento de pesos, empurrar objetos contra a gravidade e esportes. Radiografias são recomendadas conforme a indicação clínica. A avaliação radiológica de rotina do antebraço entre 6 a 8 semanas não é necessária se o paciente não apresenta sintomas e a atividade está aumentando. O método mais útil para determinar a consolidação é através de radiografias aos 3 e 6 meses.

COMPLICAÇÕES

As complicações iniciais incluem paralisia nervosa, síndrome compartimental e infecção da ferida. As paralisias nervosas após as cirurgias são mais comumente o resultado da tração ou de um edema acentuado. Lesão ao ramo sensitivo superficial do nervo radial pode causar um neuroma doloroso. Os pacientes devem ser observados de perto no pós-operatório para evitar a não-detecção de uma síndrome compartimental em evolução. Os pacientes com dor intensa que não cede com as doses usuais de narcóticos devem ser submetidos a uma avaliação neurológica cuidadosa e a palpação direta dos compartimentos. Dor provocada por extensão passiva dos dedos deve ser pesquisada. Medidas da pressão dos compartimentos devem ser realizadas se qualquer dúvida permanecer sem resposta após a avaliação clínica. Infecção profunda após a fixação interna de fraturas fechadas é incomum. Entretanto, se uma infecção aguda ocorrer, ela é mais bem tratada com irrigação, desbridamento, retenção das placas iniciais e antibióticos intravenosos específicos determinados pela cultura.

As complicações tardias incluem a não-consolidação, refratura após a remoção da placa e sinostose (2,8,12). A maioria dos pacientes não necessita de uma remoção do material de síntese após a redução aberta e fixação interna do antebraço. Uma placa proeminente e dolorosa na ulna pode ser uma indicação para sua remoção. A dissecção para remover placas no rádio é trabalhosa, e os riscos da cirurgia provavelmente são maiores do que os benefícios na maioria dos pacientes (2,8). Pseudo-artrose em fraturas do antebraço se desenvolve em menos de 5% dos casos tratados por fixação com placa de compressão (1,3,4,9,10). O tratamento consistindo em recolocação da placa com enxerto de osso autógeno geralmente é bem-sucedido. A ocorrência de sinostose após a fixação interna constitui um problema difícil. Os resultados da reconstrução tardia para as sinostoses pós-traumáticas geralmente são desapontadores. Os fatores que afetam o resultado incluem a gravidade da lesão inicial, o tempo decorrido entre a lesão e a reconstrução e a localização da sinostose no antebraço. A ressecção da sinostose no meio do antebraço parece apresentar melhores resultados do que as ressecções proximais ou distais (12).

CASO ILUSTRATIVO DA TÉCNICA

Um homem de 45 anos de idade apresentou fratura de ambos os ossos do antebraço associada com uma fratura da diáfise umeral ipsilateral em decorrência de um acidente automobilístico. O úmero foi fixado com placa através de uma abordagem ântero-lateral antes do procedimento do antebraço. As radiografias do antebraço estão demonstradas na Figura 15.

O rádio foi abordado através de uma incisão anterior. A dissecção profunda foi realizada medialmente ao braquiorradial. O rádio foi exposto proximalmente, e os fragmentos da fratura foram mobilizados com pinças de Weber para pequenos fragmentos. A fratura do rádio foi reduzida e estabilizada com uma placa de aço inoxidável LC-DC. O cotovelo foi flexionado, e a ulna foi exposta através de uma abordagem posterior reta e fixada com uma placa idêntica. As radiografias pós-operatórias estão demonstradas na Figura 16A e B.

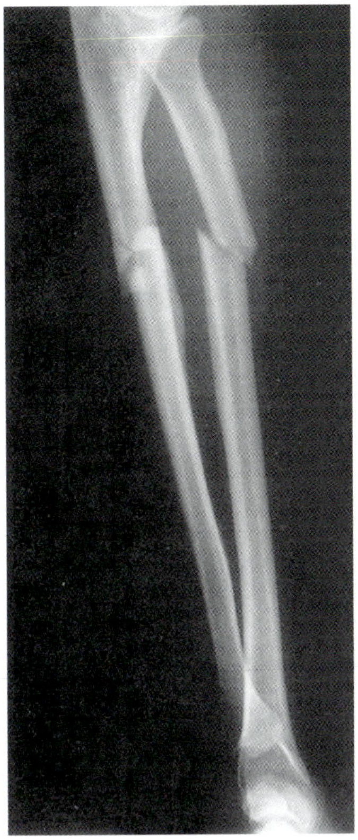

Figura 15. Radiografia de uma fratura do rádio e da ulna proximal.

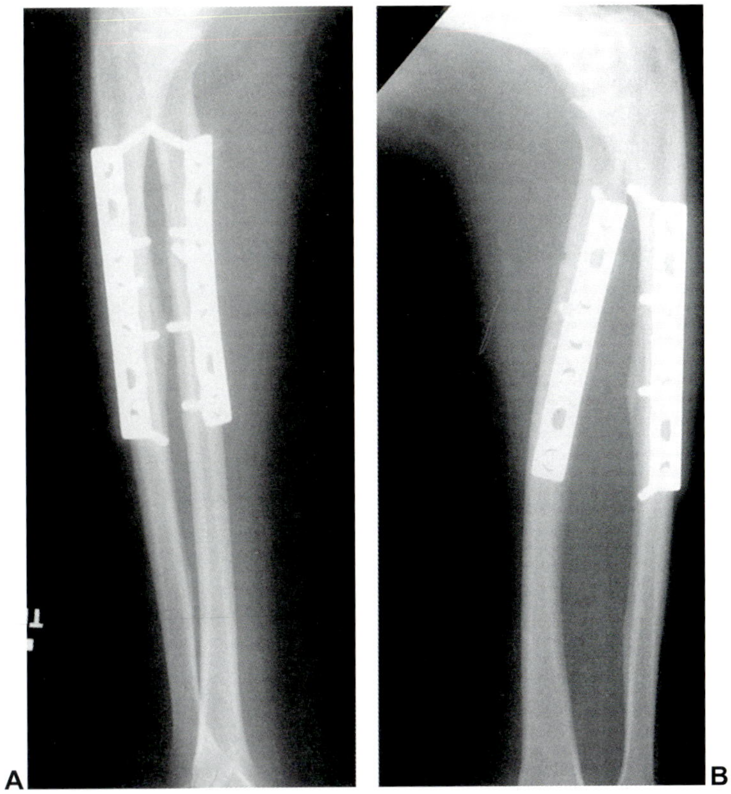

Figura 16. Radiografias ântero-posterior **(A)** e lateral **(B)** do antebraço após fixação interna rígida com duas placas LC-DC.

LEITURA RECOMENDADA

1. Anderson, L.D., Sisk, T.D., Tooms, R.E., and Park, W.I., III: Compression fractures of the radius and ulna. *J. Bone Joint Surg. [Am],* 57:287-297, 1975.
2. Beaupre, G.S., and Csongradi, J.J.: Refracture risk after plate removal in the forearm. *J. Orthop. Trauma,* 10:87-92, 1996.
3. Burwell, H.N., and Charnley, A.D.: Treatment of forearmfractures in adults with particular reference to plate fixation. *J. Bane Joint Surg. [Br],* 46:404-425, 1964.
4. Chapman, M.W., Gordon, J.E., and Zissimos, A.G.: Compression-plate fixation in acute diaphyseal fractures of the radius and ulna. *J. Bone Joint Surg. [Am],* 71:159-169, 1989.
5. Duncan, R., Geissler, W., Freeland, A.E., and Savoie, F.H.: Immediate internal fixation of open fractures of the diaphysis of the forearm *J. Orthop. Trauma,* 6:25-31, 1992.
6. Heckman, M.M., et al.: Compartment pressure in association with closed tibia fractures. *J. Bone Joint Surg. [Am],* 76:1285-1292, 1994.
7. Henry, W.A.: *Extensile Exposures,* 2nd ed. Churchill Livingstone, New York, 1973, p. 100.
8. Langkarner, V.G., and Ackroyd, C.E.: Removal of forearm plates: a review of complications. *J. Bone Joint Surg. [Br],* 72:601-604,1990.
9. Mih, A.D., Cooney, W.P., Idler, R.S., and Lewallen, D.G.: Long-term follow-up of forearm bone diaphyseal plating. *Clin. Orthop.,* 299:256-258, 1994.
10. Moed, B.R., Kellam, J.F., Foster, J.R., et al.: Immediate internal fixation of open fractures of the diaphysis of the forearm. *J. Bone Joint Surg. [Am],* 68:1008-1017, 1986.
11. Schemitsch, E.H., and Richards, R.R.: The effect of malunion on functional outcome after plate fixation of both bones of the forearm in adults. *J. Bone Joint Surg. [Am],* 74:1068-1078, 1992.
12. Vince, K.G., and Miller, J.E.: Cross-union complicating fracture of the forearm. *J. Bone Joint Surg. [Am],* 69:640-653, 1987.

11

Fraturas do Antebraço: Fixação Intramedular

Daniel M. Zinar

INDICAÇÕES/ CONTRA-INDICAÇÕES

As fraturas diafisárias do antebraço em adultos são lesões relativamente comuns que em geral ocorrem após um trauma de energia intermediária ou alta. Com a disseminação dos métodos defendidos pela AO/ASIF, a fixação com placas destas lesões veio a se tornar o padrão ouro. Inúmeros autores demonstraram altos índices de consolidação e excelentes resultados funcionais após a osteossíntese com placa dessas fraturas. As principais desvantagens desse método de fixação são as longas incisões e a ampla exposição necessárias para reduzir e fixar as fraturas. As paralisias do nervo radial não são incomuns após as reduções abertas e fixações internas, particularmente no terço proximal. Além disso, a cicatriz resultante pode acarretar uma significativa deformidade estética, particularmente em pacientes do sexo feminino.

A fixação intramedular com hastes das fraturas de antebraço não tem o objetivo de substituir a fixação convencional com placas. Em vez disso, ela está indicada para um subgrupo de pacientes no qual a fixação pode ser vantajosa quando comparada com a osteossíntese com placa. Estas indicações para a fixação intramedular do rádio e ulna incluem fraturas segmentares, fraturas por projéteis de arma de fogo com grande cominução, refratura do antebraço após remoção da placa, fratura ocorrendo acima ou abaixo de uma placa já existente e fraturas que ocorrem em atletas que participam de esportes de contato.

A fixação intramedular está contra-indicada em crianças ou adolescentes para evitar uma lesão à placa de crescimento durante a inserção da placa. A fixação intramedular do antebraço também está contra-indicada em adultos nos quais o canal intramedular mede menos de 3 mm em seu ponto mais estreito. Fraturas a menos de 3 cm da extremidade proximal ou distal do osso não devem ser fixadas por via intramedular devido a uma estabilização inadequada do segmento menor do osso (Fig. 1). A fixação com haste deve ser evitada em pacientes com deformidades preexistentes do antebraço que possam impedir uma fixação com hastes sem uma osteotomia. Finalmente, a fixação com hastes não é o método de fixação de primeira escolha para estabilizar osteotomias corretivas ou para o tratamento de pseudo-artrose.

D. N. Zinar, M.D.: Department of Orthopaedic Surgery, Los Angeles Couty-Harbor – University of California at Los Angeles Medical Center, Torrance, California 90509.

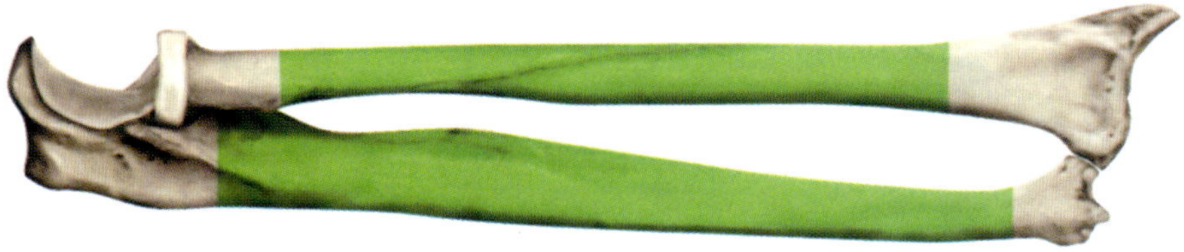

Figura 1. Porção do rádio e da ulna que pode ser tratada com uma haste interbloqueável de antebraço. Pelo menos 3 cm de osso intacto em cada extremidade devem estar presentes.

PLANEJAMENTO PRÉ-OPERATÓRIO

As fraturas do antebraço podem ocorrer como lesão isolada ou após trauma múltiplo. No paciente gravemente lesionado, o suporte básico e avançado ATLS *(advanced trauma life suport)* e uma completa avaliação do trauma e ressuscitação do paciente são mandatórios. Uma vez que as condições que estejam ameaçando a vida e o membro estejam sob controle, o braço lesionado é cuidadosamente avaliado. Toda a extremidade superior é inspecionada à procura de feridas abertas, equimoses, abrasões, deformidades etc. O membro é palpado do ombro até os dedos, procurando por áreas de dor à palpação ou crepitações de fraturas. Lesões ipsilaterais do ombro, braço, cotovelo, punho e mão comumente ocorrem após traumas de alta energia. O braço é examinado cuidadosamente para se assegurar de que uma síndrome compartimental não existe. Se houver qualquer dúvida, a pressão dos compartimentos deve ser medida. O antebraço é o segundo local mais comum para uma síndrome compartimental, após a perna. Os pulsos axilar, radial, ulnar e braquial devem ser palpados e comparados com os pulsos do lado oposto. Os componentes sensitivos e motores dos nervos radial, mediano e ulnar devem ser documentados. Em pacientes com lesões proximais, a função do plexo braquial necessita de avaliação. Se a fratura for exposta, as feridas devem ser cobertas com material estéril, o membro imobilizado e antibióticos intravenosos administrados. O paciente deve ser levado assim que possível a uma sala de cirurgia para irrigação e desbridamento.

Radiografas ântero-posteriores (AP) e laterais do antebraço lesionado e do antebraço intacto são obtidas para determinar o comprimento apropriado do pino, diâmetro e abaulamento radial. Existem três métodos de determinação do comprimento correto do pino: primeiro, o braço não-acometido do paciente é medido com uma fita métrica da ponta do olécrano até a estilóide da ulna e a medida é subtraída em 1 cm; segundo, um pino de comprimento conhecido é colocado sobre o osso afetado durante a cirurgia enquanto se aplica uma tração para manter o osso em seu tamanho apropriado, e depois o comprimento é checado pela fluoroscopia; ou o terceiro, pré-operatoriamente, utilizando-se modelos radiológicos com parâmetros de ampliação conhecidos. Como a cabeça radial em geral é difícil de ser palpada, o comprimento radial pode ser determinado pela subtração de 2 cm do comprimento ulnar.

Projeções especiais, como as radiografias oblíquas, tomografia computadorizada (TC), ou outras modalidades de imagem, não são úteis no planejamento pré-operatório.

CIRURGIA

A anestesia geral é a preferida em relação à anestesia regional porque o relaxamento obtido melhora as chances de se conseguir uma redução fechada. A fixação intramedular fechada é mais bem-sucedida se a cirurgia é realizada dentro das 72 horas iniciais pós-lesão. O paciente é colocado na posição supina em uma mesa de cirurgia equipada com uma mesa de braço radiolucente, com o braço sendo deixado livre de campos cirúrgicos (Fig. 2). Um intensificador de imagens móvel com braço em C é colocado na cabeceira da mesa. O cirurgião se senta de frente para a axila, enquanto o assistente se posiciona na extremidade da mesa de mão. Para a fixação intramedular da ulna, o ombro é abduzido e rodado internamente, e o cotovelo é flexionado a 90 graus (Fig. 3).

A redução das fraturas pode ser obtida por métodos abertos ou fechados. A fixação fechada é preferível, já que preserva o suprimento sangüíneo e melhora a consolidação da fratura. A redução fechada é conseguida através de uma tração longitudinal ou pressão direta sobre o sítio da fratura. Equipamentos de tração utilizando arreios para os dedos não se mostraram bem-sucedidos. O auxiliar do cirurgião deve utilizar luvas de chumbo esterilizadas para minimizar a radiação sobre suas mãos. Quando os fragmentos da fratura estão bloqueados em uma aposição em baioneta, uma técnica de miniabertura através de uma incisão de 2 a 4 cm pode ser utilizada para reduzir os fragmentos (Fig. 4).

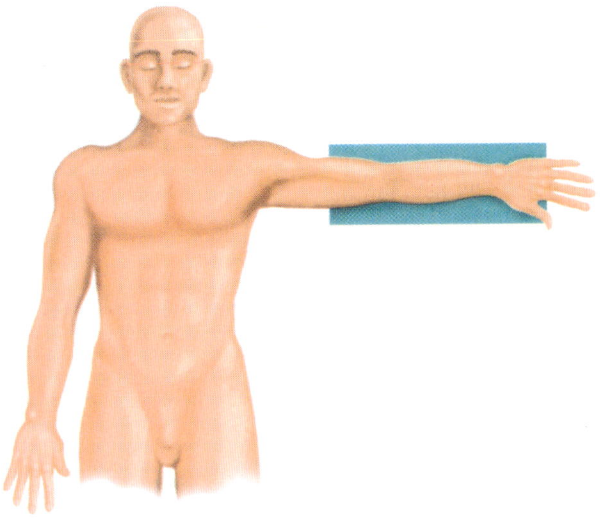

Figura 2. O paciente é posicionado em decúbito dorsal com o membro sobre uma mesa para braço radiolucente. O cirurgião se senta de frente para a axila, enquanto o intensificador de imagens é posicionado na cabeceira da mesa.

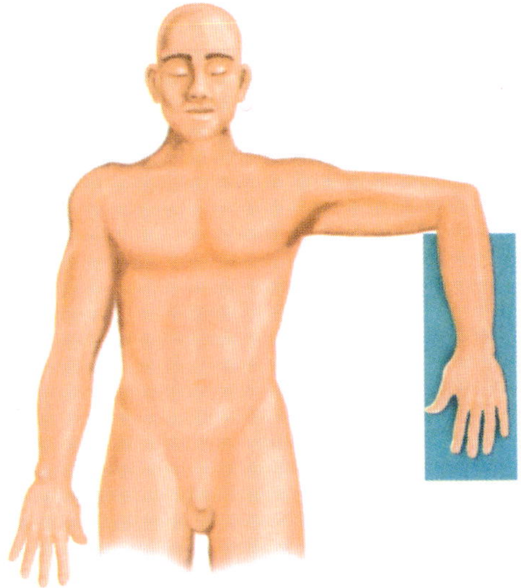

Figura 3. Na fixação da ulna, o cotovelo é flexionado 90 graus para se obter acesso ao olécrano para o portal de entrada.

Portal de Entrada

Um torniquete é utilizado sempre que possível para minimizar a perda sangüínea. Se ambos os ossos estiverem fraturados, o rádio é tratado primeiro. Entretanto, ambos os ossos são preparados para fixação antes da fixação de qualquer fratura. Uma incisão de 1,5 cm é feita lateralmente ao tubérculo de Lister no rádio distal (Fig. 5). O tendão do extensor longo do polegar é identificado e liberado de sua bainha ao redor do tubérculo de Lister (Fig. 6). O intervalo entre os extensores longo e curto do punho é então identificado (Fig. 7). É importante se identificar a margem distal do rádio para evitar uma inserção inadvertida através do escafóide. O canal medular é penetrado obliquamente através de um orifício piloto de 2,0 mm na margem dorsal do rádio (Fig. 8). A flexão do punho sobre uma pilha de toalhas é útil para evitar uma perfuração inadvertida da cortical volar (Fig. 9). O portal de entrada é alargado com uma fresa canulada de 6,0 mm (Fig. 10).

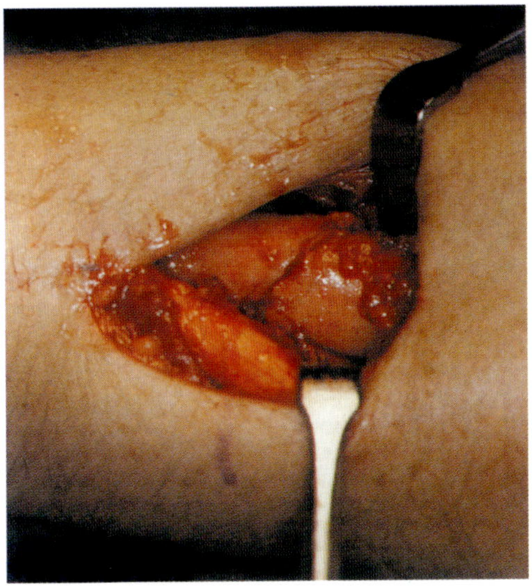

Figura 4. Uma incisão de 4 cm ou "miniabertura" utilizada para reduzir uma fratura completamente desviada do rádio.

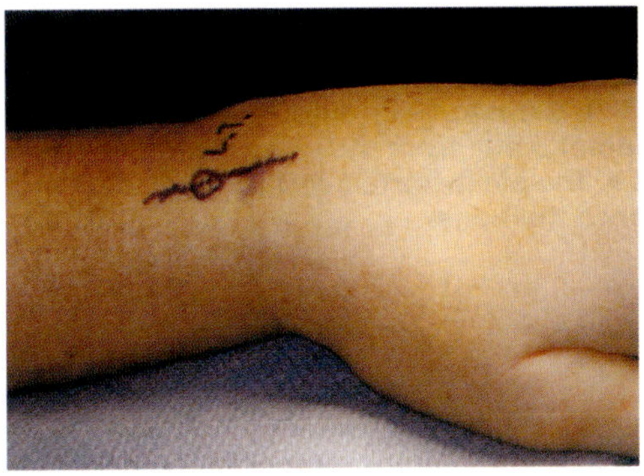

Figura 5. Incisão de 2 cm centrada sobre o tubérculo de Lister para portal de entrada no rádio.

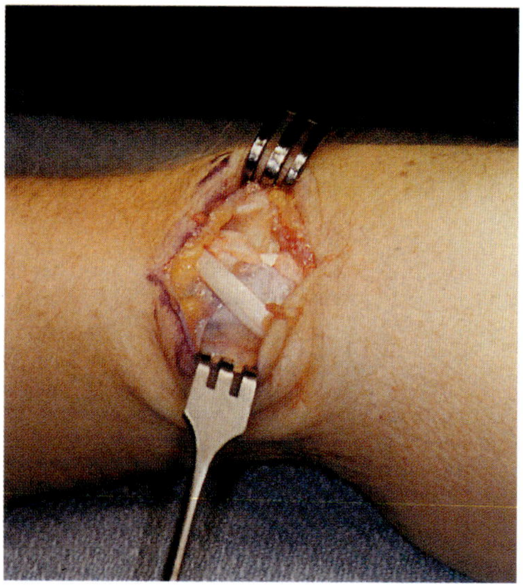

Figura 6. O retináculo extensor é dividido para expor o tendão do extensor longo do polegar (ELP). O tendão do ELP é então liberado de sua bainha circundante.

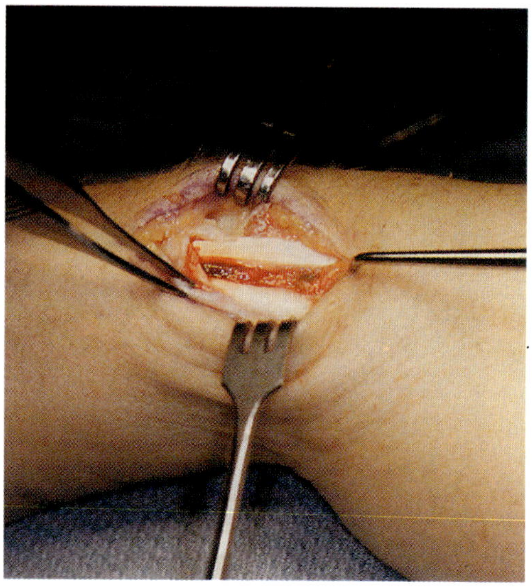

Figura 7. O intervalo entre o extensor longo radial do carpo (ELRC) é desenvolvido. O extensor longo do polegar (ELP) é afastado radialmente com o ELRC.

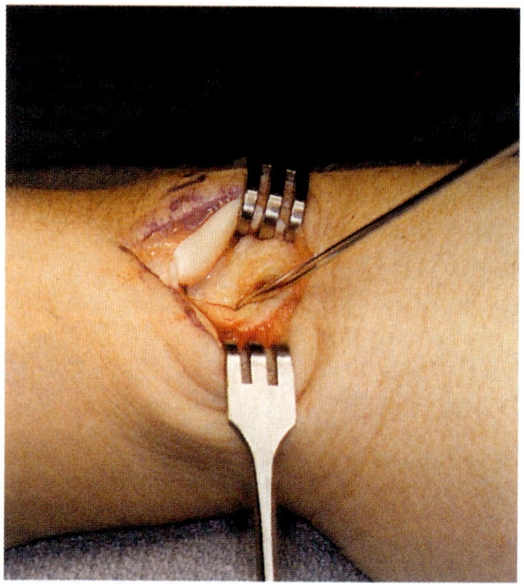

Figura 8. O pino guia de 2,0 mm é introduzido em um ponto a 5 mm da margem distal do rádio. O pino é iniciado verticalmente para ganhar entrada dentro do osso.

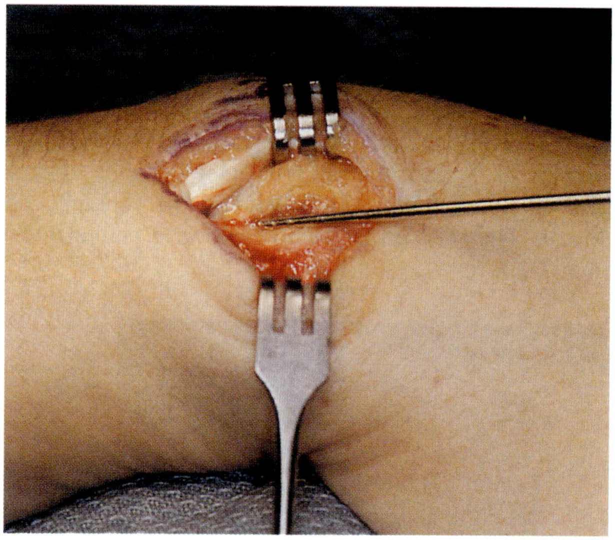

Figura 9. O punho é então flexionado, e o pino é trazido para uma direção mais horizontal para evitar penetração da cortical volar.

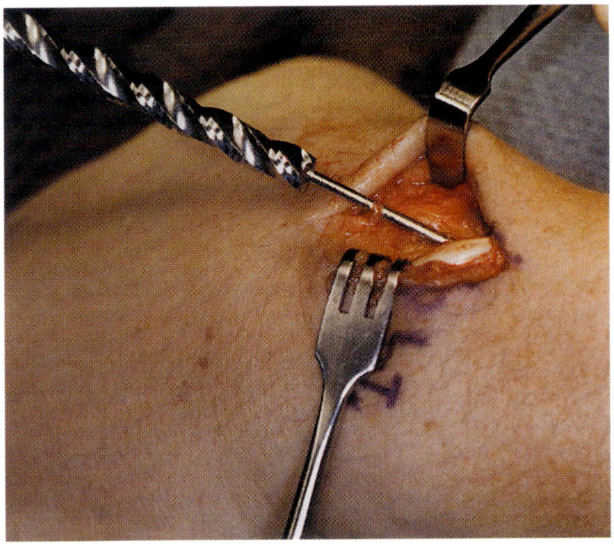

Figura 10. Um fresador canulado de 6 mm é introduzido sobre o fio de 2,0 mm para alargar o portal de entrada.

Como a ulna se abaúla na direção do rádio no terço proximal, o ponto de inserção para a ulna é na direção do lado radial do olécrano, aproximadamente a 5 mm da cortical lateral. Uma incisão de 1 cm é utilizada com a mesma broca de 2,0 mm, seguida de um fresador canulado de 6 mm.

Preparação do Canal

Fresadores de tamanho apropriado são essenciais para uma fixação intramedular bem-sucedida (Fig. 11). Fresadores de extremidade curta cortante e de cortes laterais são fabricados pela Biomet (Warsaw, IN, EUA) e pela Smith and Nephew Richards (Memphis, TN, EUA.). A porção mais estreita do canal intramedular pode variar de 3 a 7 mm. A definição pré-operatória do tamanho do canal determina se será necessário realizar fresagem antes da inserção do pino. O canal medular deve ser sobrefresado em 0,5 a 1,0 mm para evitar encarceramento do pino, cominução da fratura ou distração no foco da fratura.

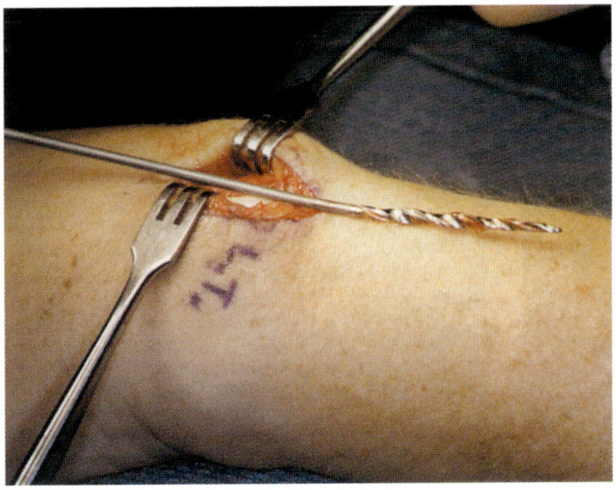

Figura 11. Um fresador manual é demonstrado com uma inclinação de 15 graus para ajudar no "deslizamento" sobre a cortical volar. Os fresadores estão disponíveis nos tamanhos de 3,0 a 5,5 mm em progressões de 0,5 mm.

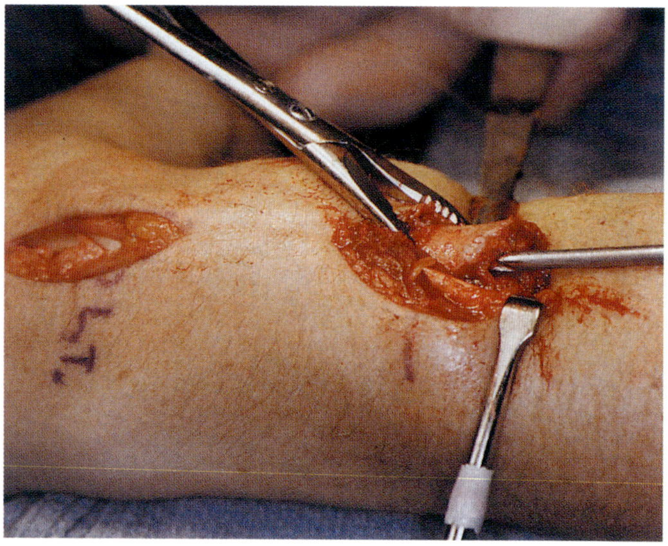

Figura 12. Uma fresa motorizada é demonstrada durante uma fixação aberta para preparar o canal no sítio de fratura.

Tanto na fixação com pino intramedular aberta como na fechada, ambas as fraturas devem ser reduzidas e preparadas antes de serem fixadas; caso contrário, a estabilidade do osso fixado pode tornar a redução da outra fratura difícil. Quando uma fixação fechada é realizada, o controle rotacional obtido pelo encaixe de interferência do pino é menos importante do que durante a fixação aberta. Se uma fixação intramedular aberta for realizada, o canal pode ser fresado a partir do foco de fratura (Fig. 12). Depois que o último fresador for utilizado, ele é substituído por uma haste guia reta de 2,4 mm. O rádio é reduzido e temporariamente estabilizado com uma haste guia. A ulna é preparada de um modo semelhante.

Os pinos de antebraço são fabricados em diversos materiais e formatos diferentes. Alguns são feitos de aço inoxidável, outros, de titânio. Alguns são pré-articulados para se conformar ao abaulamento dorsorradial normal do rádio e ao abaulamento lateral da ulna. Outras hastes são retas e devem ser modeladas antes da inserção utilizando um curvador de hastes. A haste radial deve ser modelada em relação ao abaulamento dorsorradial normal. Este pode ser determinado através de radiografias do lado não-afetado para ajudar a avaliar a quantidade de angulação da

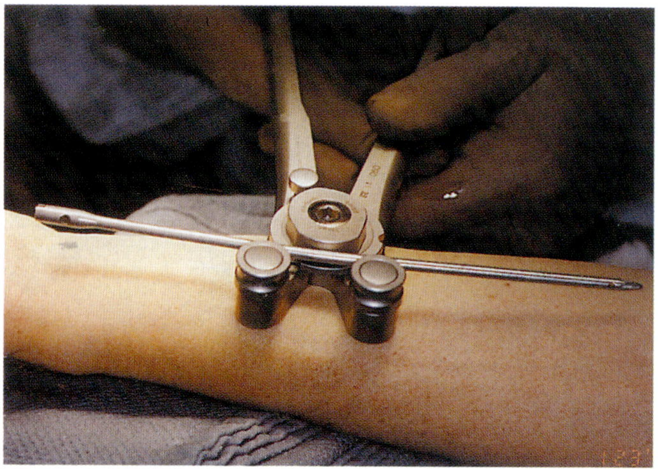

Figura 13. Um angulador de haste é utilizado para dar o contorno da haste radial.

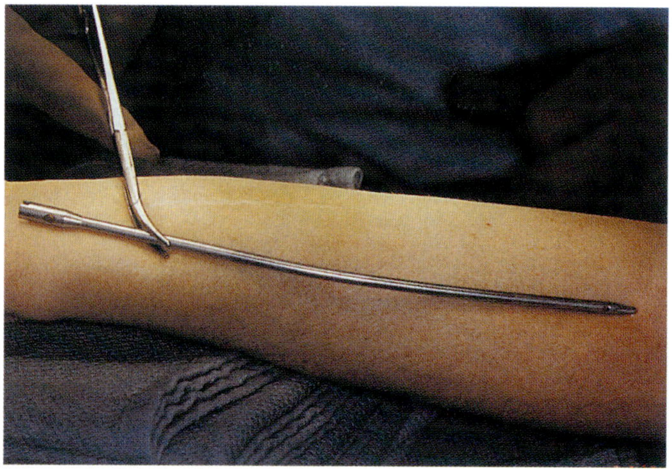

Figura 14. A haste é angulada para recriar o abaulamento dorsorradial. A quantidade de abaulamento pode ser determinada através das medidas radiológicas tomadas do rádio não-lesionado antes da cirurgia.

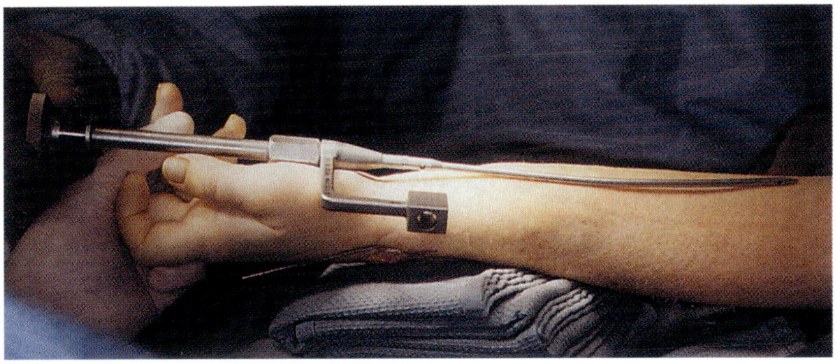

Figura 15. O colocador da haste e o guia direcionador são montados. A orientação do pino em relação ao abaulamento dorsal radial normal é demonstrada.

haste. Esse processo é similar ao processo de curvatura das placas de reconstrução antes da implantação (Fig. 13). Depois de uma moldagem apropriada do pino (Fig. 14), a orientação do implante em relação à anatomia é importante. Após a montagem da haste no colocador de haste e no guia direcionador (Fig. 15), a haste é inserida com pressão manual ou com leves marteladas. O alinhamento rotacional apropriado é confirmado pelo uso de um intensificador de imagens. A orientação da tuberosidade bicipital e da estilóide radial é útil na confirmação da rotação correta do rádio. Além disso, no final do procedimento, uma checagem intra-operatória do arco de rotação do antebraço é essencial para evitar uma redução inadequada. A haste é acomodada de modo que a extremidade esteja embutida logo abaixo da cortical (Fig. 16).

Inserção do Parafuso de Bloqueio

A haste pode ser bloqueada estaticamente (parafusos em ambas as extremidades) ou dinamicamente (parafusos em somente uma extremidade). A estabilidade da fratura, a cooperação esperada do paciente e a imobilização pós-operatória devem ser consideradas. Para padrões de fratura instáveis, pacientes possivelmente não cooperativos e pacientes que desejem estar livres de qualquer imobilização no pós-operatório, deve ser realizado bloqueio estático para proporcionar controle rotacional ideal e manutenção do comprimento. Se o cirurgião possui qualquer dúvida sobre o comprimento ou a estabilidade rotacional da fratura, o bloqueio estático deve ser realizado.

Uma broca de 2,0 mm é utilizada para preparar os parafusos de bloqueio proximal e distal (Fig. 17). Um parafuso de 2,7 mm completamente rosqueado é colocado através de uma guia sobre a extremidade final do pino. No rádio, esse parafuso é colocado da face radial para a ulnar

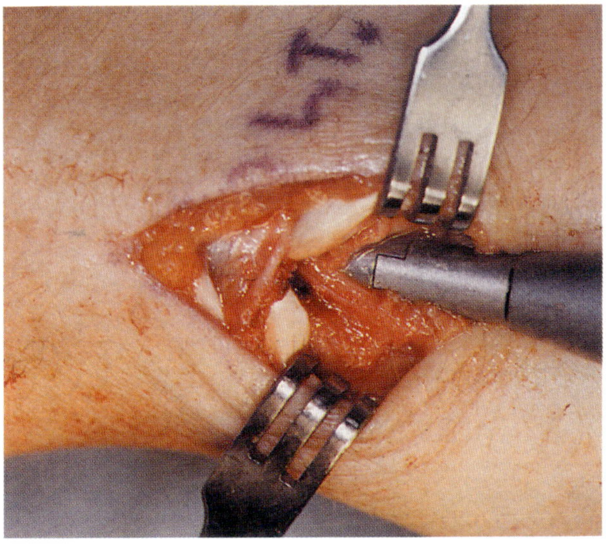

Figura 16. A haste é acomodada de modo que a extremidade fêmea esteja embutida logo abaixo da cortical para evitar irritação dos tendões extensores.

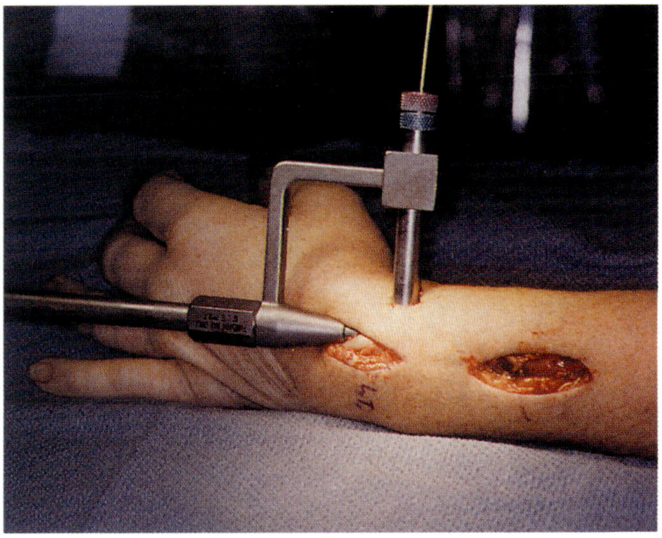

Figura 17. Uma incisão de 1,5 cm é feita para inserir o parafuso de engate. Os guias da broca e do parafuso devem ser colocados sobre o osso para evitar causar uma lesão do ramo superficial do nervo radial.

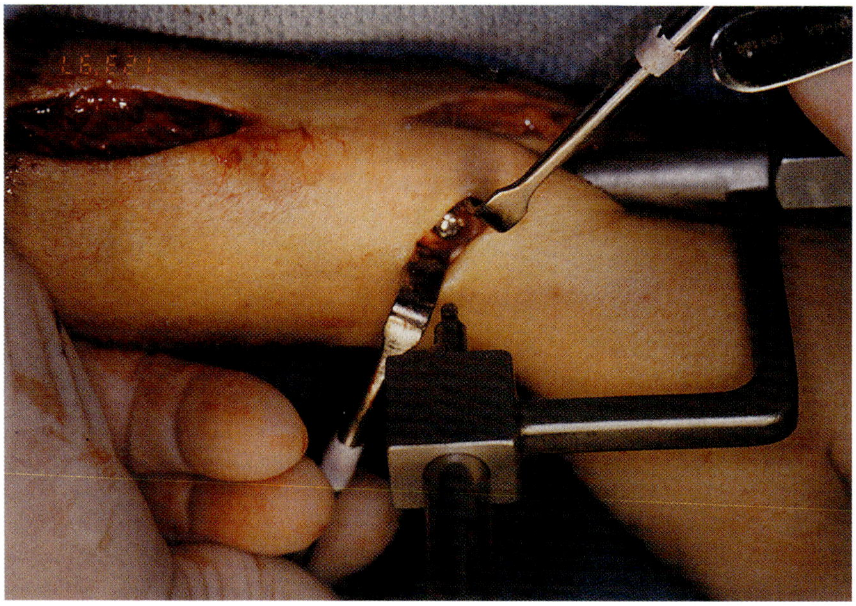

Figura 18. Parafuso de bloqueio embutido no osso. Um intensificador de imagens é utilizado para verificar se o parafuso se encaixou no orifício da haste.

através de uma incisão de 1 cm (Fig. 18). Os tecidos moles são afastados de modo a se ter a certeza de que a guia da broca esteja firmemente sobre o osso para evitar uma lesão do ramo superficial do nervo radial. Na ulna, o parafuso é colocado da extremidade ulnar para a radial, através de uma incisão de 1 cm para evitar lesão do nervo ulnar. O bloqueio na extremidade final do pino é difícil. Ele é feito com o auxílio de um intensificador de imagens. É obtida uma perfeita visualização circular do orifício. Uma incisão é necessária para expor o osso no rádio proximal para evitar lesão do nervo interósseo posterior. O braço deve ser mantido em posição neutra com o orifício a não mais que 3 cm da extremidade do rádio para diminuir a possibilidade de lesão do nervo interósseo posterior. O comprimento do parafuso é medido a partir de uma broca calibrada, e um parafuso unicortical de 2,7 mm é inserido.

Após a colocação dos parafusos, a amplitude de movimentos do braço é checada, e o arco de rotação é registrado. Ambos os orifícios dos parafusos são checados para assegurar a posição apropriada da haste e dos parafusos utilizando-se um intensificador de imagens.

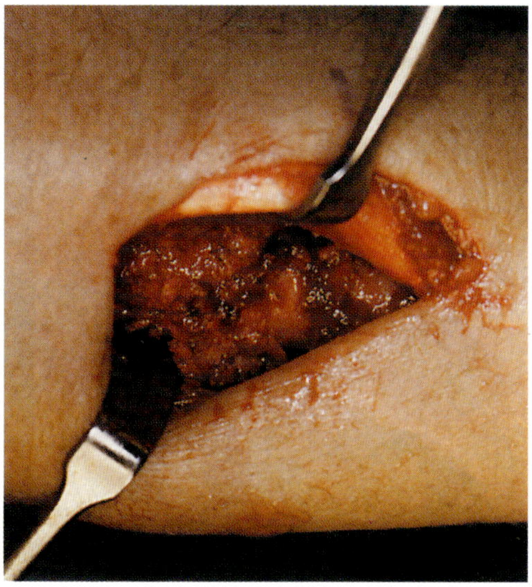

Figura 19. Enxerto ósseo obtido da fresagem do portal de entrada é utilizado para preencher o foco de fratura através de uma incisão em "miniabertura".

Enxerto Ósseo

Com a fixação fichada, a enxertia óssea geralmente não é necessária. Se a fixação intramedular for feita através de um procedimento aberto, um enxerto de osso primário deve ser feito, especialmente se houver uma cominução, um defeito ósseo ou qualquer espaço por distração no sítio da fratura. Freqüentemente uma quantidade suficiente de osso obtida a partir da fresagem do portal de entrada pode ser utilizada se a quantidade de osso necessária for pequena (Fig. 19). Osso esponjoso do rádio distal ou da ulna proximal também pode ser utilizado. Não temos experiência com o uso de enxertos de bancos de ossos ou com a utilização de osso sintético empregado em conjunto com uma fixação intramedular do antebraço.

TRATAMENTO PÓS-OPERATÓRIO

Se uma fixação firme for conseguida em um paciente cooperativo, um gesso tipo axilopalmar ou um gesso em pinça de confeiteiro é aplicado durante 2 semanas (Fig. 20). Em pacientes que não cooperam ou em pacientes nos quais a fixação com pinos foi realizada em procedimentos abertos ou bloqueados dinamicamente, os pinos são imobilizados durante 4 a 6 semanas. Levantamento de pesos ou os movimentos de torção devem ser evitados durante 3 meses. Os pacientes são acompanhados mensalmente para determinar os resultados clínicos e a consolidação radiológica. Atividades recreacionais como o golfe ou o tênis são permitidas após aproximadamente 6 meses. A remoção do material de síntese não é recomendada, a menos que o paciente esteja sintomático.

No Los Angeles County Harbor- University of California at Los Angeles Medical Center, as revisões em perspectivas e retrospectivas foram realizadas para avaliar a fixação do antebraço com pinos. Índices de consolidação de 97% foram registrados, com resultados bons e excelentes

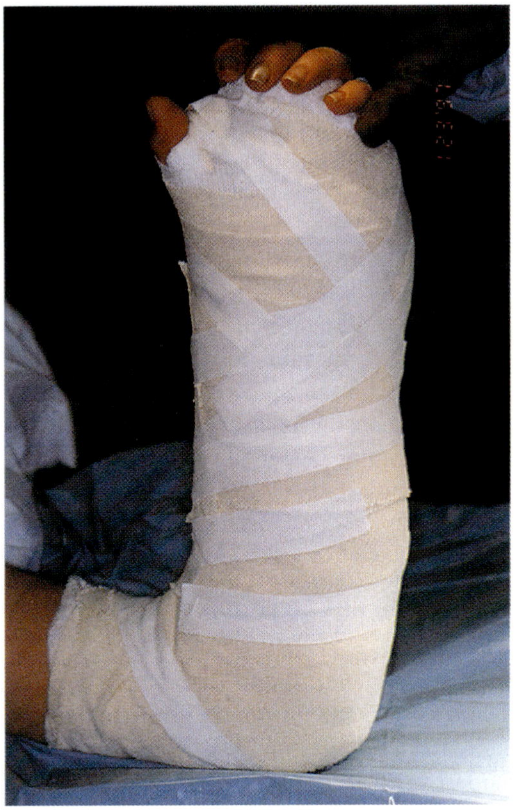

Figura 20. Um curativo compressivo volumoso para a mão é incorporado a uma imobilização do tipo pinça de confeiteiro para obter tanto compressão para diminuir o edema como para controlar a dor. O curativo é removido em 2 semanas para a retirada dos fios de sutura.

em 25 pacientes. Esses resultados se comparam favoravelmente com os resultados de outras séries de fraturas de antebraço tratadas com placas. Todos os estudos enfatizaram a necessidade de uma seleção apropriada do paciente e uma técnica cirúrgica cuidadosa com atenção aos detalhes (6-8). A fixação da ulna foi descrita de modo bem-sucedido por De Pedro (1).

Marek (3) não registrou não-consolidações ou infecções em suas séries de pacientes tratados com fixação intramedular. Street (5) registrou um índice de consolidação de 93% em suas séries de pacientes tratados com um pino quadrado de antebraço. Estudos correlacionaram uma precisão da redução e a restauração do abaulamento radial na fratura do antebraço com retorno da função (4).

COMPLICAÇÕES

As complicações mais comuns da fixação intramedular do antebraço incluem encarceramento do pino, cominução iatrogênica da fratura, distração da fratura, não-consolidação e perfuração cortical durante a fresagem ou a colocação do pino. Uma fixação bem-sucedida elimina o problema de refratura após a remoção do implante, que já foi registrada com a fixação das fraturas do antebraço com placas. A principal complicação da não-consolidação pode ser minimizada se (a) uma fixação intramedular fechada é realizada sempre que possível, (b) distração do sítio da fratura é evitada e (c) enxertia óssea é feita quando uma fixação intramedular aberta é necessária em fraturas cominutivas. A consolidação radiológica da fratura pode ser lenta e não deve limitar a restauração da função. Problemas técnicos como encarceramento do pino, distração da fratura, cominução iatrogênica e perfuração cortical são evitáveis com atenção cuidadosa à técnica cirúrgica e com o planejamento pré-operatório.

O encarceramento do pino é a complicação mais comum. Ele pode ser evitado tendo-se a certeza de que o pino avança a cada golpe do martelo. Uma mudança na velocidade de inserção também deve alertar o cirurgião de que o pino pode estar muito apertado. A remoção do pino com uma tenaz ou a abertura da cortical pode ser necessária para remoção do pino encarcerado. Esse procedimento é seguido por sobrefresagem do canal em 1 mm e reinserção do pino com bloqueio estático.

Distração da fratura e cominução iatrogênica também podem ser evitadas com uma preparação apropriada do canal. Uma fresagem adicional em 0,5 a 1 mm irá minimizar esse problema. Se qualquer uma dessas situações ocorrer durante uma fixação aberta, a utilização do enxerto ósseo é recomendada.

A não-consolidação é mais bem tratada através de uma osteossíntese com placa de compressão. Uma pseudo-artrose hipertrófica não necessita de enxertia óssea. A pseudo-artrose atrófica deve ser fixada com placas com uso suplementar de enxerto de osso esponjoso.

A perfuração cortical geralmente ocorre durante a entrada no portal de entrada no rádio. A flexão do punho a 90 graus sobre uma pilha de toalhas irá evitar que a broca ou o fresador saiam pela cortical volar.

CASO ILUSTRATIVO DA TÉCNICA

Uma mulher de 43 anos de idade com uma fratura de Galeazzi do antebraço esquerdo foi tratada com osteossíntese com placa. Dois anos após a lesão, a placa foi removida por causa do desconforto local. Três meses após a remoção da placa, a paciente estava levantando um pacote e observou uma dor imediata e edema no antebraço esquerdo. Radiografias demonstraram uma refratura (Fig. 21A e B). A paciente foi tratada com um pino radial bloqueado distalmente através de uma incisão aberta limitada no sítio da fratura. A fratura consolidou em 10 semanas com completa restauração da função (Fig. 22).

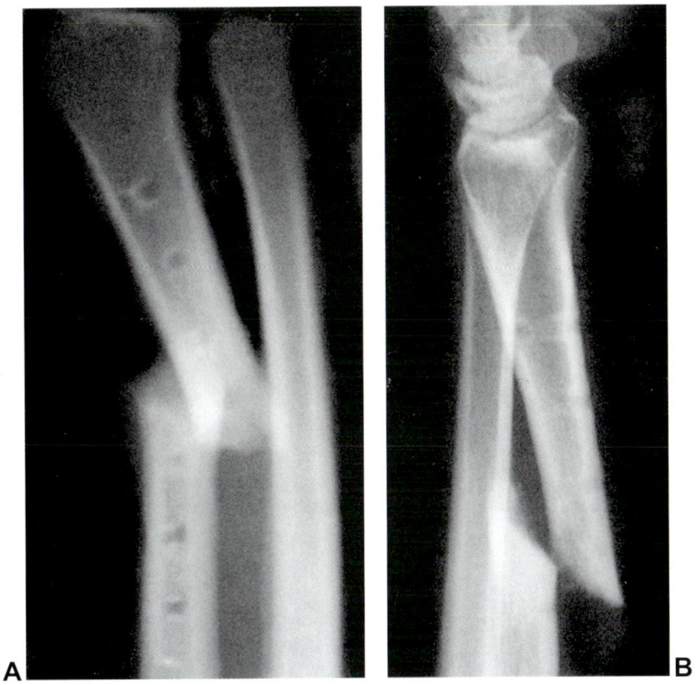

Figura 21. Radiografia ântero-posterior **(A)** e lateral **(B)** do rádio, que apresenta uma refratura após a remoção de placa.

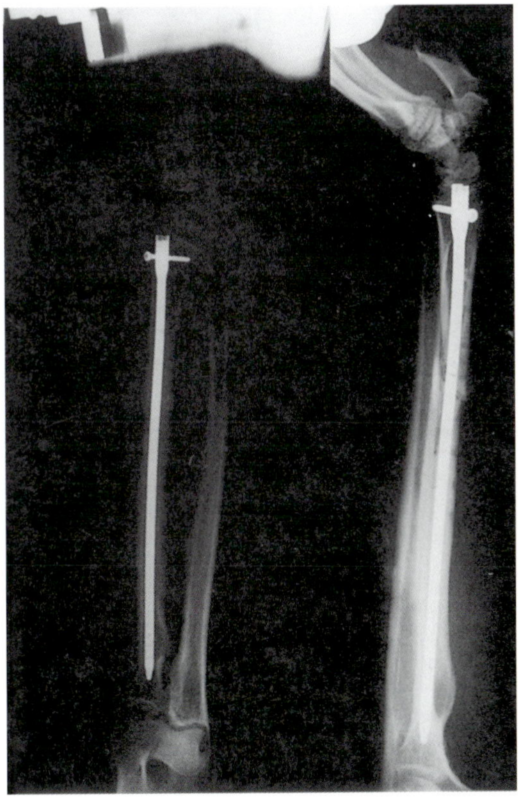

Figura 22. Radiografia pós-operatória demonstrando a fixação intramedular do antebraço com o bloqueio dinâmico (somente a extremidade distal foi bloqueada).

LEITURA RECOMENDADA

1. Amit, Y., Salai, M., Checkik, A., et al.: Closing intramedullary nailing for the treatment of diaphyscal forearm fractures in adolescence: a preliminary report. *J. Pediatr. Orthop.,* 5:143-146, 1985.
2. Anderson, L.D., Sisk, T.D., Tooms, R.E., Park, W.I. III: Compression-plate fixation in acute diaphyseal fractures of the radius and ulna. *J. Bone Joint Surg. [Am],* 57:287, 1975.
3. Chapman, M.W., Gordon, J.E., Zissimos, A.G.: Compression-plate fixation of acute fractures of the diaphyses of the radius and ulna. *J. Bone Joint Surg. [Am],* 71:159, 1989.
4. DePedro, J.A., Garcia-Navarette, F., DeLucas, F.G., Otero, R., Oteo, A., Stern, Ll.: Internal fixation of ulnar fractures by locking nail. *Clin. Orthop.,* 283:81, 1992.
5. Hidaka, S., and Gustilo, R.B.: Refracture of bones of the forearm after plate removal. *J. Bone Joint Surg. [Am],* 66:1241, 1984.
6. Langkamer, V.G., and Ackroyd, C.E.: Safe forearm plate removal: fact or fallacy? *J. Bone Joint Surg. [Br].,* 71:875, 1989.
7. Marek, F.M.: Axial fixation of forearm fractures. *J. Bone Joint Surg. [Am],* 41:1099, 1961.
8. Rush, L.V., and Rush, H.L.: Technique for longitudinal pin fixation of certain fractures of the ulna and of the femur. *J. Bone Joint Surg.,* 21:619, 1939.
9. Schemitsch, E., and. Richards, R.: The effect of malunion on functional outcome of fractures of both bones of the forearm in adults. *J. Bone Joint Surg. [Am],* 74:1068, 1992.
10. Smith, H., and. Sage, F.P.: Medullary fixation of forearm fractures. *J. Bone Joint Surg. [Am],* 39:91, 1957.
11. Street, D.: Intramedullary forearm nailing. *Clin. Orthop.,* 212:219, 1986.
12. Street, D., Plut, L, Wood, W.: Intramedullary forearm nailing. American Academy of Orthopaedic Surgeons Exhibit, 1979.
13. Street, D.M.: Medullary nailing of forearm fractures. *J. Bone Joint Surg. [Am],* 39:715, 1957.
14. Wolgin, M., and Zinar, D.M.: Intramedullary fixation of forearm fractures using the Street square forearm nail. American Academy of Orthopaedic Surgeons meeting, New Orleans, 1990.
15. Zinar, D.M., Wolgin, M., et al.: Prospective evaluation of forearm i.m. nailing. American Academy of Orthopaedic Surgeons Meeting, Washington, D.C., 1992.

12

Fraturas Distais do Rádio: Fixação Externa

Thomas F. Varecka

■ INDICAÇÕES/ CONTRA-INDICAÇÕES

As fraturas do rádio distal estão entre as lesões esqueléticas comuns tratadas por cirurgiões ortopédicos. Entretanto, não existe um consenso sobre qual o melhor método de tratamento. Existe uma controvérsia considerável sobre qual método de tratamento (i.e., gesso, fixação interna, fixação percutânea, ou fixação externa) é o ideal (1,4-6,6,8,9,11,13,14,17,20,21,28).

O uso da fixação externa possui muitas vantagens. É relativamente fácil de ser utilizado, adaptável, alivia a dor, e é bem aceito pela maioria dos pacientes. Além disso, é versátil, proporciona um acesso para o punho e pode ser convertido em outras formas de tratamento, se necessário. Por essas razões, a fixação externa ganhou uma ampla aceitação no tratamento das fraturas complicadas do rádio distal (3-6,8,9,11-13,15,17,18,20,21).

O reconhecimento recente de que mesmo pequenos graus de mau alinhamento podem afetar de modo adverso os resultados funcionais veio estimular uma procura por melhores métodos de tratamento das fraturas do rádio distal. O uso dos aparelhos gessados freqüentemente é inadequado na prevenção da perda da redução e no colapso tardio nos padrões de fratura cominutivos ou instáveis (2,5,8,11-14,16,19-21). Para evitar esses problemas, a prática de incorporar pinos inseridos percutaneamente nos aparelhos gessados foi iniciada. Esse método de tratamento possui a vantagem de evitar alguns dos colapsos observados em fraturas distais cominutivas do rádio, mas dificulta o acesso aos tecidos moles. A fixação externa, por ser uma técnica diretamente derivada da técnica com pinos no gesso, é mais útil no tratamento das fraturas instáveis do rádio distal. Para que os princípios da fixação externa possam ser aplicados de modo racional, o cirurgião deve compreender os fatores associados a instabilidade após a ocorrência de fraturas radiais distais e aprender a identificar esses fatores clinicamente e a tratá-los cirurgicamente para chegar a um resultado satisfatório.

Inicialmente, uma história e exame físicos completos e precisos devem ser realizados. No caso das fraturas distais do rádio, a história pode trazer luz sobre o mecanismo de lesão, a energia envolvida, a reação do paciente à lesão e o estilo de vida/ nível de atividade do paciente. Além disso, fatores como ocupação, mão dominante e a presença de fatores que possam causar uma confusão ou de co-morbidades (e.g., artrite preexistente, doença neuromuscular) podem influenciar o tratamento e os resultados. Esses fatores possuem um impacto significativo na indicação ou não da fixação externa, ou qualquer outro método de tratamento a ser utilizado (4,6,7,10,13,15,17,21).

T. F. Varecka, M.D.: Department of Orthopaedic Surgery, University of Minnesota, Hennepin County Medical Center, Minneapolis, Minessota 55414.

Similarmente, um bom exame físico é indispensável. A magnitude da deformidade pode proporcionar pistas sobre um desvio mínimo e estável ou uma fratura acentuadamente desviada e instável. O grau de edema se correlaciona com a extensão do dano aos tecidos moles, sugerindo um amplo desvio inicial e uma incapacidade resultante (Fig. 1A e B). É importante que se documente o estado dos nervos radial, mediano e ulnar, dos tendões flexores e extensores e das artérias radial e ulnar no momento da avaliação inicial. A presença ou ausência de déficits neurovasculares geralmente possuei ramificações médico-legais e deve ser documentada. A avaliação clínica do punho e da mão lesionadas algumas vezes é dolorosa para os pacientes e tediosa para os médicos, especialmente nas lesões por traumas de alta energia ou quando o estado mental do paciente está alterado. Porém, essa informação nunca deve ser omitida. Uma completa avaliação clínica é mandatória para afastar a possibilidade de outras lesões, sejam elas regionais ou sistêmicas.

Finalmente, um conjunto completo de radiografias de boa qualidade deve ser obtido. Incidências de rotina incluem projeções ântero-posteriores (AP), laterais e oblíquas do punho lesionado e incidências em AP e lateral do antebraço, incluindo o cotovelo. Essas incidências geralmente proporcionam uma avaliação adequada da angulação, encurtamento, desvio, cominução e envolvimento articular. Deve ser tomado cuidado para a obtenção de uma incidência lateral verdadeira do punho e antebraço, e não uma lateral supinada. Incidências de comparação do punho e antebraço opostos freqüentemente são úteis na determinação dos parâmetros esqueléticos. Raramente, estudos especializados, como imagens de tomografia computadorizada (TC) ou de ressonância magnética (RM), são necessários na situação de um trauma agudo. Uma análise crítica das radiografias simples é o fator mais importante na determinação da estabilidade da fratura.

Os achados radiológicos que se mostraram os mais preditivos de instabilidade após uma fratura do rádio distal são:

1. encurtamento radial de mais de 10 mm ou perda da inclinação radial em mais de 20 graus (Fig. 2A);
2. perda ou reversão da inclinação articular volar em mais de 20 graus (Fig. 2B);
3. desvio radial de mais de 4 a 6 mm;
4. cominução de mais de 50% do diâmetro do rádio em uma radiografia lateral; ou
5. extensão intra-articular da fratura ou desvio ou ambos em mais de 2 mm.

Cada um desses fatores está associado a uma perda da integridade estrutural e geralmente leva a uma perda da redução após a manipulação fechada e imobilização com gesso. Quando a soma de fatores obtidos da história (e.g., lesão de alta energia), achados físicos (e.g., grande edema precoce) e alterações radiográficas (e.g., encurtamento radial) sugerem a presença de instabilidade, o tratamento com aparelho de gesso quase sempre irá falhar e está contra-indicado (2,4,8,11,14,20). Infelizmente, essas condições de instabilidade são freqüentemente ignoradas ou não-reconhecidas; assim, após uma boa redução inicial, a fratura entra em colapso e sofre um novo desvio, geralmente no momento da primeira visita de revisão. A deformidade resultante em

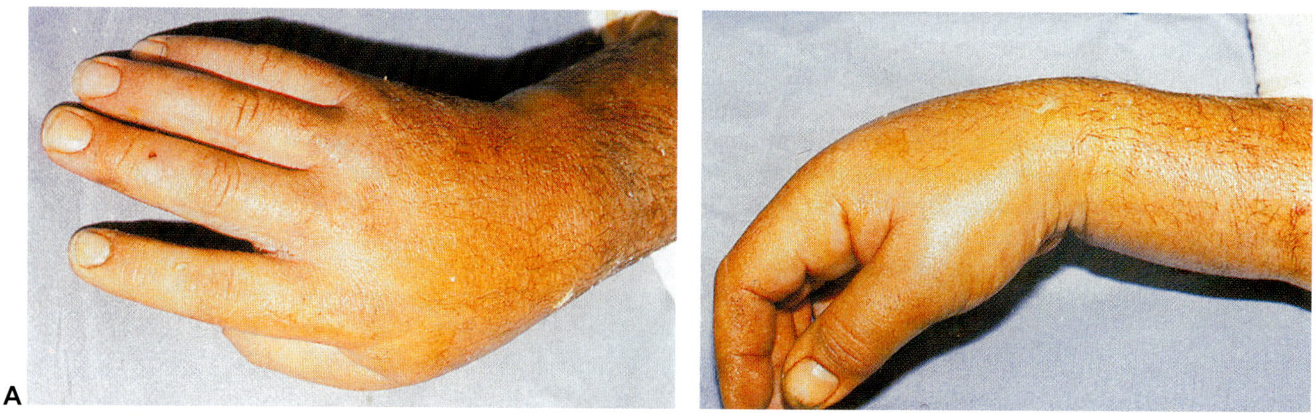

Figura 1. A: Mão e punho direito de um homem de 37 anos de idade, trabalhador da construção civil, que caiu de uma altura de 4,5 m, sobre a mão hiperestendida. **B:** Observe o inchaço e a deformidade em extensão do punho.

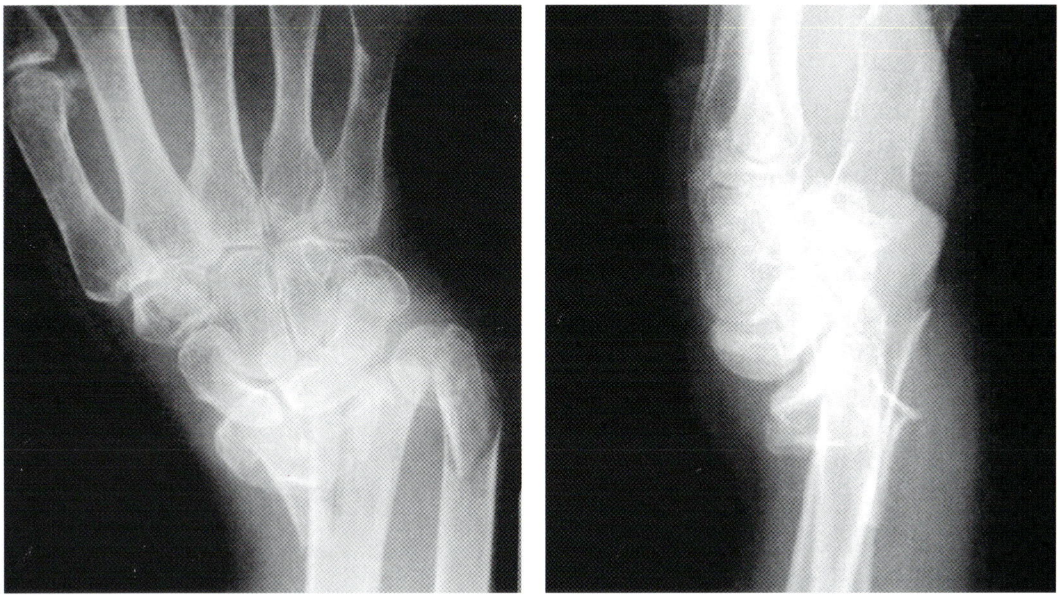

Figura 2. A: Radiografia ântero-posterior (AP) demonstrando um encurtamento acentuado e desvio consistente com um trauma de alta energia e com uma fratura instável. **B:** Radiografia lateral demonstrando um desvio dorsal e inversão da inclinação volar normal da superfície articular normal.

dor, diminuição do movimento, diminuição da potência de pressão e, eventualmente, diminuição da função da mão (2,8,11,16,19,21).

Forças mecânicas desequilibradas e deformantes após a fratura devem ser neutralizadas para evitar um novo desvio. A neutralização dessas forças pode ser conseguida com um rígido sistema *exoesquelético*, como um fixador externo. A fixação externa se baseia nos princípios biomecânicos da "ligamentotaxia", uma técnica de restauração do comprimento e alinhamento pelo uso de uma tração mantida. Esse método de tratamento usa a capacidade dos tecidos moles de reduzir os fragmentos quando colocados sob tensão (3,10). Os tecidos moles são tensionados e conseqüentemente tracionam os fragmentos desviados para um alinhamento anatômico. Além disso, pela manutenção dessa tensão sobre os tecidos moles, o fixador externo resiste à tendência a um novo desvio neutralizando as forças geradas pela contração muscular, uso funcional ou mesmo da gravidade.

A principal indicação para o uso de um fixador externo é um paciente com uma fratura distal do rádio mecanicamente instável na qual a redução anatômica e sua manutenção são necessárias (1,2,4,6-9,11-13,15,17,18,20,21). Pacientes jovens com altas demandas, trabalhos extenuantes ou *hobbies* vigorosos são excelentes candidatos para a fixação externa, assim como indivíduos mais velhos nos quais as fraturas provavelmente entrarão em colapso após a imobilização em gesso e que não podem tolerar a perda funcional resultante da perda do alinhamento. A presença de lesões bilaterais das extremidades superiores, nas quais longas imobilizações gessadas causam grandes dificuldades para os cuidados pessoais ou a independência do paciente, é outra indicação para a fixação externa. Finalmente, as fraturas expostas do rádio distal, nas quais o acesso à ferida é vital, são uma forte indicação para a fixação externa.

Uma indicação relativa para a fixação externa inclui o desejo de manter uma aparência anatômica da mão e do punho, quando o uso somente do gesso provavelmente levará a um novo desvio dos fragmentos da fratura e a uma deformidade clínica.

Quando tomamos a decisão sobre as fraturas distais, devem ser enfatizados o status funcional do paciente, as necessidades físicas e os desejos para uma recuperação ideal em vez de fatores relativos como idade ou densidade óssea.

Devido à sua versatilidade, existem poucas contra-indicações para a fixação externa. O fixador externo não é um obstáculo para outros tratamentos necessários na mão ou no punho. Em certas circunstâncias as condições locais da pele podem estar de tal modo comprometidas que o fixador externo pode não estar indicado. Em alguns pacientes, idiossincrasias de suas personalidades ou uma instabilidade emocional podem tornar difícil ou impossível o tratamento de suas fraturas com um fixador externo, que deve ser evitado. A presença de uma fratura simples e de baixa energia do rádio distal raramente necessita de fixação externa, e o aparelho gessado se torna a melhor opção de tratamento (6,17, 20).

PLANEJAMENTO PRÉ-OPERATÓRIO

O planejamento pré-operatório começa com a avaliação inicial da lesão. O paciente deve ser preparado para a sala de cirurgia (SC) depois de se assegurar que não existam contra-indicações traumáticas ou sistêmicas à cirurgia. É importante explicar para o paciente as implicações da fixação externa e suas vantagens e desvantagens. Também é útil explicar os protocolos pós-operatórios, destacando-se a importância da recuperação do movimento dos dedos, antebraço, cotovelo e ombro.

A SC deve ser informada sobre a cirurgia planejada de modo a disponibilizar os equipamentos necessários. Os equipamentos devem incluir um conjunto padronizado de instrumentos cirúrgicos; o sistema de fixação externa da preferência do cirurgião, uma broca mecânica, se desejado, para a inserção dos pinos fixadores; uma mesa de cirurgia que permita a aplicação de tração intra-operatória; e um intensificador de imagens com braço em C com monitor. Para ser completo, o sistema de fixação externo deve vir com uma variedade de pinos, conectores, braçadeiras, barras, chaves inglesas etc., para permitir a montagem em uma variedade de configurações. É importante se rever pessoalmente o equipamento de modo a assegurar que um conjunto completo de componentes do fixador esteja disponível antes do início da cirurgia. Além disso o cirurgião deve determinar como o paciente será posicionado, a localização do intensificador de imagens e onde os profissionais da SC irão ficar durante a cirurgia. As radiografias da lesão devem estar à vista durante a realização da cirurgia. As referências intra-operatórias a essas radiografias são úteis na determinação da colocação dos pinos, como o fixador externo será posicionado para neutralizar as forças deformantes, as manobras de redução e se fios de Kirschner adicionais (fios-K) serão necessários. Um planejamento pré-operatório cuidadoso faz com que o procedimento transcorra de modo mais suave, permite que os assistentes compreendam quais são as tarefas a serem realizadas e libera a mente do cirurgião para se concentrar completamente nas tarefas cirúrgicas necessárias para a redução e estabilização da fratura. Apesar de não serem feitos em todos os casos, o desenho e a medida dos ângulos de inclinação radial e volar, bem como a construção da quantidade de comprimento radial nas radiografias do punho contralateral, são um exercício útil, particularmente para os cirurgiões menos experientes.

Apesar de a redução da fratura e a aplicação do fixador poderem ser realizadas com uma variedade de técnicas anestésicas, a anestesia geral é a preferida. A ansiedade e o medo por parte do paciente podem interferir significativamente com a anestesia regional. O relaxamento muscular alcançado com a anestesia geral normalmente melhora a capacidade de redução da fratura.

CIRURGIA

O paciente é posicionado na mesa de cirurgia em decúbito dorsal com uma mesa de cirurgia de mão radiolucente posicionada do mesmo lado da extremidade fraturada (Fig. 3A e B). A mesa de mão preferida é uma que não precise de um pé de apoio lateral, já que esses apoios tendem a interferir na colocação do intensificador de imagens com braço em C. Além disso, a mesa de mão deve ter, ou deve aceitar, um equipamento para realização de tração intra-operatória (Fig. 4A-C).

Uma vez que o paciente esteja anestesiado, um torniquete é colocado na extremidade superior do braço. Apesar de não ser utilizado de modo rotineiro, ele pode ser bastante útil se um sangramento inesperado surgir durante a aplicação do fixador externo ou se um procedimento aberto for necessário.

Nesse momento, uma tentativa de redução é feita para verificar se a fratura pode ser reduzida e se as manobras planejadas serão eficazes para a realização da tarefa. Geralmente, uma redução completa não pode ser realizada nesse estágio, e a importância da tração intra-operatória se torna evidente. O braço do paciente é então preparado, e os campos cirúrgicos, colocados. O aparato para tração intra-operatória é aplicado à mão/braço do paciente e sua eficácia em auxiliar na redução da fratura pode ser avaliada através do intensificador de imagens com braço em C (Fig. 5A e B).

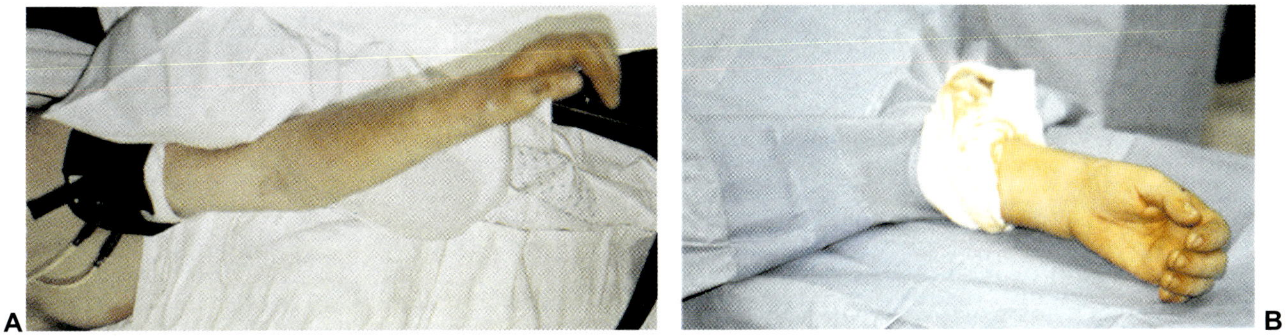

Figura 3. A: Paciente em decúbito dorsal com a extremidade posicionada em uma mesa para cirurgia de mão. **B:** Braço do paciente preparado após a colocação dos campos cirúrgicos, pronto para a cirurgia.

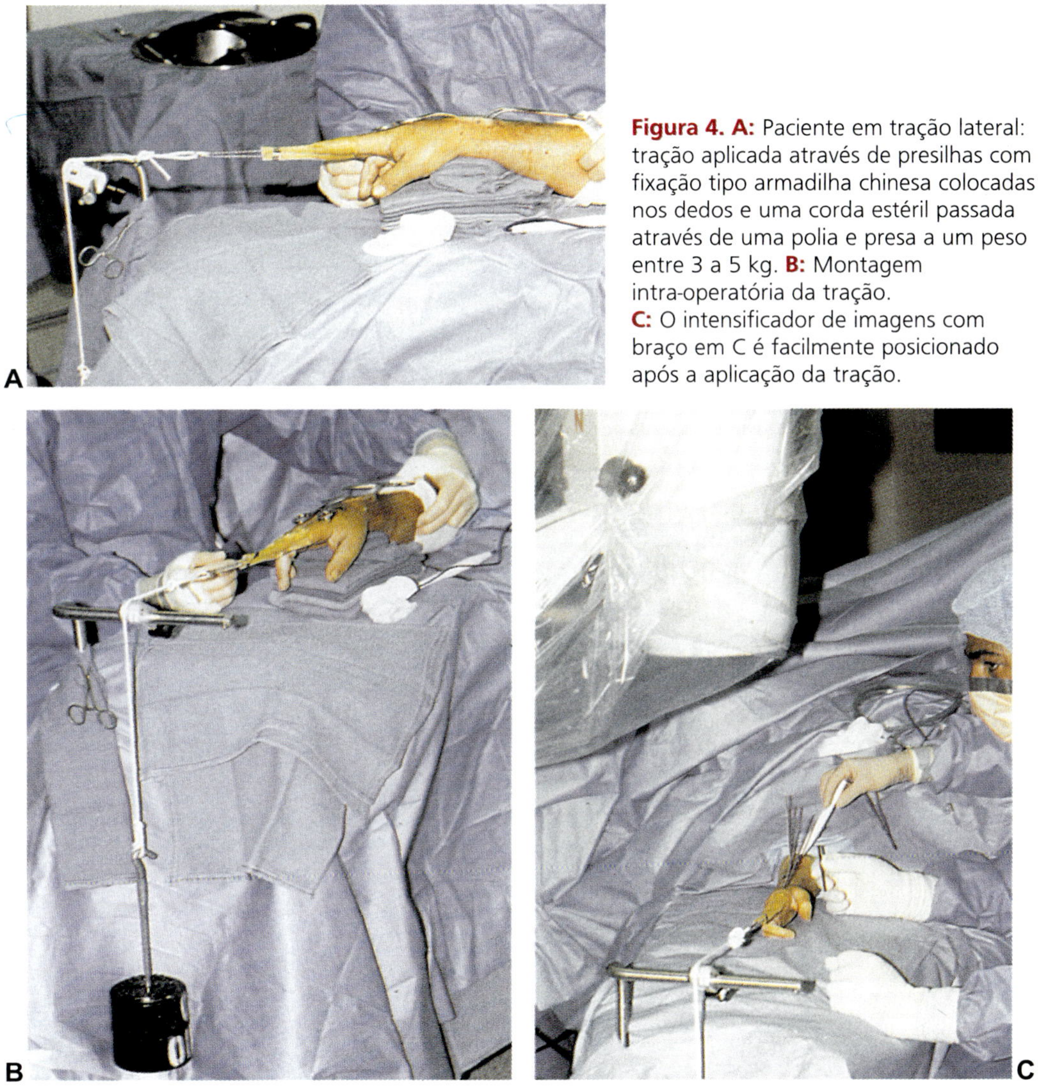

Figura 4. A: Paciente em tração lateral: tração aplicada através de presilhas com fixação tipo armadilha chinesa colocadas nos dedos e uma corda estéril passada através de uma polia e presa a um peso entre 3 a 5 kg. **B:** Montagem intra-operatória da tração. **C:** O intensificador de imagens com braço em C é facilmente posicionado após a aplicação da tração.

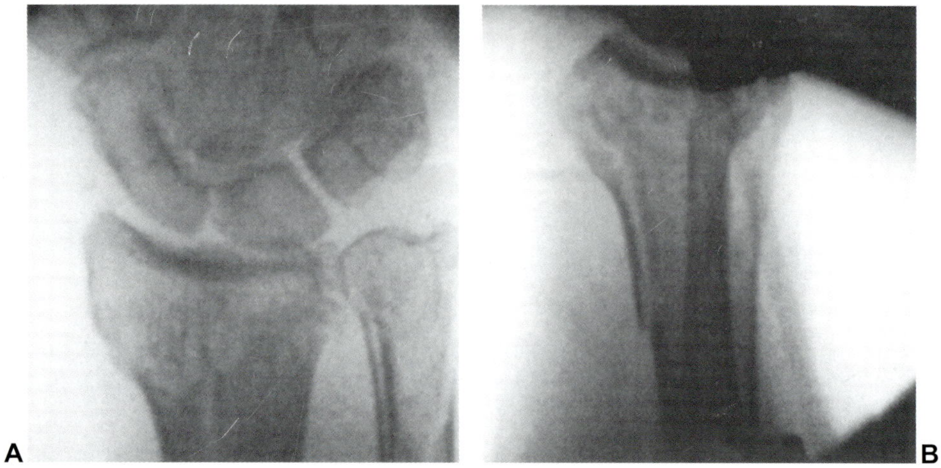

Figura 5. A: Projeção ântero-posterior (AP) do intensificador de imagens demonstrando restauração do comprimento e correção do desvio com a aplicação da tração. **B:** Imagem da projeção lateral do intensificador de imagens demonstrando correção da deformidade aceitável com a tração.

O cirurgião agora está pronto para iniciar a inserção dos pinos fixadores no antebraço, no punho ou na mão. Dependendo da configuração da fratura, pode ser apropriado transpor o punho com o fixador em ponte, necessitando assim da inserção de pinos no segundo metacarpal; alternativamente, e na ausência de uma cominução metafisária, somente a transposição em ponte da fratura pode ser necessária; nesse caso não seria necessária, portanto, a colocação de pinos em metacarpais.

No antebraço, a também chamada *área nua* do rádio pode ser palpada a cerca de 10 a 12 cm proximal à estilóide do rádio e em cerca de 45 graus de inclinação para o plano frontal axial médio. Com os pinos proximais nessa região, eles estarão em um plano aproximadamente a meio caminho entre uma abordagem totalmente dorsal e uma totalmente frontal. Existem diversas vantagens com essa localização e posição:

1. A probabilidade de impalar um músculo ou tendão é minimizada;
2. Uma lesão ao ramo dorsal do nervo radial é minimizada;
3. A área é suficientemente distante da zona de lesão, o que diminui as chances de complicações no trato do pino; e
4. Os pinos colocados nessa posição proporcionam uma boa estabilidade mecânica para a fratura.

Preocupações sobre a integridade do nervo radial superficial, evitando danos iatrogênicos a ele, geralmente requerem uma abordagem formal e aberta do antebraço para a colocação dos pinos. Essa exposição é particularmente necessária com os sistemas de fixação que utilizam um tubo único e rígido, ou aqueles com uma conformação segmentar, mas conectados rigidamente por módulos de ajuste esferoidais. Ambas as configurações estão destinadas à aplicação em uma posição radial médio-axial, por esse motivo colocando o nervo radial em risco (Fig. 6A e B). Nessa circunstância, é feita uma incisão de 3 a 5 cm na pele, com uma exposição formal da cortical do rádio e visualização direta do nervo radial e seu afastamento. A compreensão de que o nervo radial está localizado a princípio profundamente e depois na superfície volar do tendão do braquiorradial (esse tendão também sendo volar à chamada *área nua* do rádio) permite uma dissecção mais limitada. A inserção de pinos através de incisões "perfurantes" pode ser seguramente realizada se a área nua do rádio for utilizada, já que os sítios de inserção permanecem dorsais ao tendão do braquiorradial e longe do nervo (Fig. 7A e B). Quase todos os sistemas de fixação atualmente utilizam mangas protetoras de brocas e de pinos para minimizar o risco de dano aos tecidos moles.

A mecânica da inserção do pino dependerá da natureza dos pinos utilizados. Alguns sistemas de fixação possuem pinos com autoperfuração e automacheamento, e esses geralmente são inseridos com uma broca motorizada. Outros sistemas utilizam uma técnica de pré-perfuração, o que permite a perfuração do duro osso cortical com uma broca pontiaguda e a inserção manual dos pinos.

Os pinos são avançados até que tenham incorporado a cortical oposta do rádio. Um avanço excessivo pode levar a uma irritação da membrana interóssea, de estruturas neurovasculares e de outros tecidos. O avanço em excesso necessita de uma remoção parcial, que pode levar a um

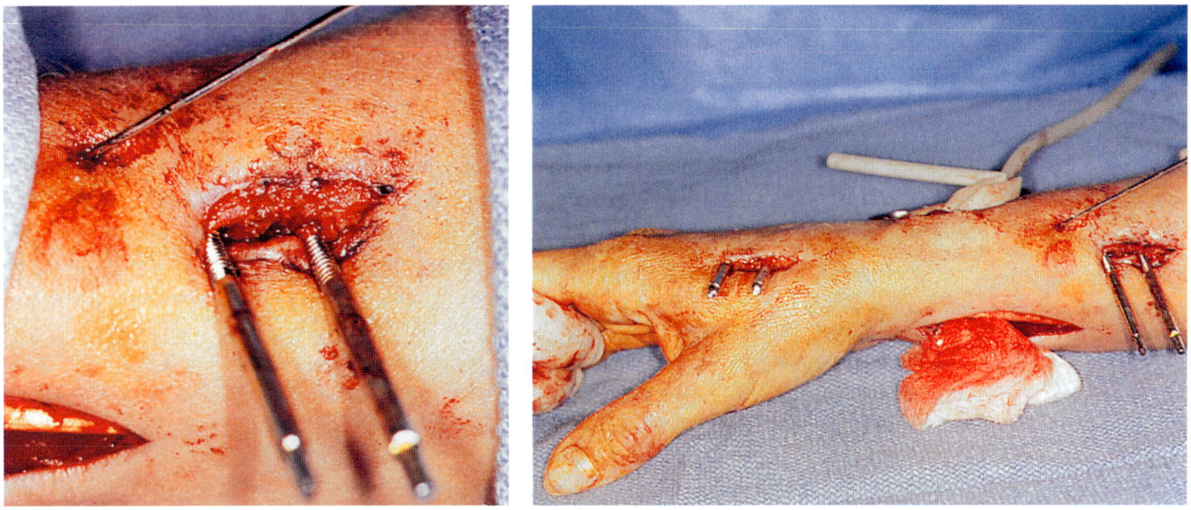

A B

Figura 6. A: Incisão necessária para a exposição da cortical radial, durante a colocação dos pinos de fixação proximais. **B:** Visão de todo o antebraço, mostrando os sítios proximal e distal dos pinos. Observe que os pinos proximais e distais não estão no mesmo plano, o que pode levar a uma deformidade em supinação no sítio da fratura.

afrouxamento prematuro do pino, especialmente com pinos macheados utilizados por certos sistemas de fixação. Os dois pinos proximais devem apresentar pontos de partida com uma distância de 3 a 5 cm entre ambos na cortical radial do rádio; nos fixadores rígidos ou segmentares, esses pinos são colocados de um modo paralelo. Nos fixadores modulares ou em componentes, os pinos são colocados para teoricamente convergirem aproximadamente 1 a 1,5 cm com um desvio ulnar para a superfície ulnar do rádio. O posicionamento apropriado é confirmado com um intensificador de imagens.

Para as fraturas mais distais do rádio, uma construção do fixador com a transposição em ponte está indicada. Nessas situações, os sítios de entrada para os pinos distais estão localizados na superfície radial do segundo metacarpal. O principal problema encontrado na colocação desses pinos é a possível penetração do primeiro músculo interósseo dorsal. Para evitar isto, um desvio suave em direção palmar do músculo é realizado com o polegar da mão não-dominante do cirurgião, enquanto a mão dominante é utilizada para a colocação do pino. O pino mais proximal é colocado através da porção proximal do metacarpiano e avançado até incorporar não somente a cortical ulnar do segundo metacarpiano, mas também a cortical radial do terceiro. A espessura

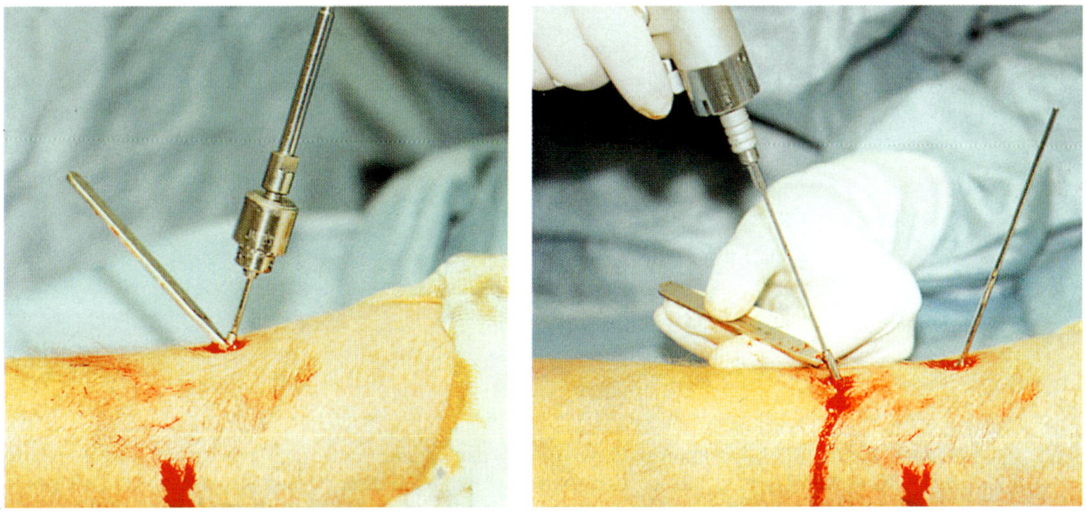

A B

Figura 7. A: Inserção dos pinos proximais através de uma incisão por bisturi na área nua do rádio. **B:** Inserção do segundo dos dois pinos proximais.

reduzida do osso cortical nesse nível está associada com uma fraqueza mecânica, necessitando assim da incorporação de três corticais para evitar um desprendimento prematuro ou arrancamento acidental do pino. Por causa da necessidade de acomodar o pino no terceiro metacarpo, a linha de orientação será co-planar com o plano frontal médio do osso propriamente dito. O pino mais distal é colocado em uma orientação um pouco mais dorsal e com uma inclinação direcionada distalmente de 35 a 40 graus. O ponto inicial deve ser imediatamente distal à junção dos terços médio e distal do metacarpal. Essa localização e orientação desse pino colocam-no em osso cortical sem que os orifícios dos pinos estejam diametrialmente opostos entre si, mas sim em uma posição excêntrica. Isso minimiza a concentração de forças e ajuda a evitar as complicações com o pino. A localização final do pino é checada com o intensificador de imagens com braço em C.

O fixador externo está agora pronto para sua montagem. Meu aparelho preferido é o fixador com sistema-componentes que permite maior versatilidade no momento da colocação. Uma única barra pequena é conectada a cada um dos conjunto de pinos nesse momento (Fig. 8A e B). Por causa da natureza em componentes desse sistema de fixação, deve ser tomado cuidado de se colocar o número e tipo apropriados de braçadeiras nas barras fixadoras conforme elas são aplicadas nos pinos fixadores. É fácil se cometer um erro nessa parte do processo, o que irá necessitar da desmontagem do fixador ou de um retroajuste das braçadeiras, o que pode ser inconveniente. Uma montagem modular é a mais favorável, com a aplicação inicial das barras mais curtas aos pares de pinos proximal e distal. Isso permite que seja realizada uma montagem seqüencial, ao mesmo tempo que tração contínua, manipulação e ligamentotaxia são implementadas, redirecionadas ou então alteradas. A fratura permanece incompletamente reduzida enquanto o fixador está sendo montado.

Tendo montado as barras curtas aos pinos, duas barras mais longas (geralmente de 80 a 120 mm) são presas com uma braçadeira barra-barra e depois montadas às barras proximal e distal com braçadeiras barra-barra das porções modulares da estrutura (Fig. 9A e B). As manobras de redução previamente determinadas são feitas nesse momento, e todas as braçadeiras são firmemente apertadas. O alinhamento da fratura pode ser avaliado com o intensificador de imagens com braço em C.

Com muita freqüência, o comprimento radial e o desvio dorsal são adequadamente e anatomicamente corrigidos com a tração e a manipulação. As deformidades mais difíceis de se lidar são as angulações dorsais residuais e a depressão dos fragmentos articulares. Conseguir uma restauração completa da inclinação volar é o ideal, mas difícil. Um erro comum é se pensar que a falha em corrigir a angulação dorsal está em parte relacionada com uma tração e ligamentotaxia insuficientes. De fato, freqüentemente o que ocorre é o contrário. Estudos anatômicos demonstraram que os rígidos ligamentos volares preferencialmente irão se tensionar *versus* os ligamentos dorsais. A aplicação de mais tração paradoxalmente pode piorar a angulação dorsal, em vez de corrigi-la (3,10). Nessa circunstância, a redução indireta não pode ser bem-sucedida, sendo

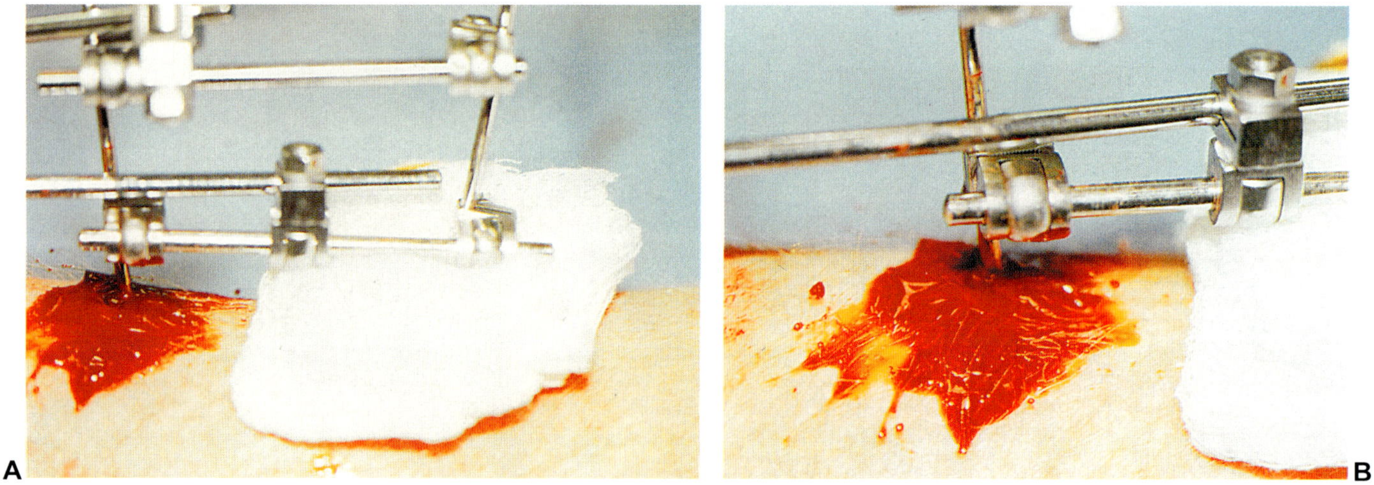

Figura 8. A: Uma montagem modular, demonstrando dois pinos colocados por via percutânea e uma barra curta, conectados por duas braçadeiras barra-pino, apresentando uma barra maior conectada por uma braçadeira barra-barra. Observe a pilha de gazes colocadas para evitar o pistoneamento da pele ao redor dos pinos. **B:** Visão de perto do conjunto das braçadeiras barra-pino e barra-barra.

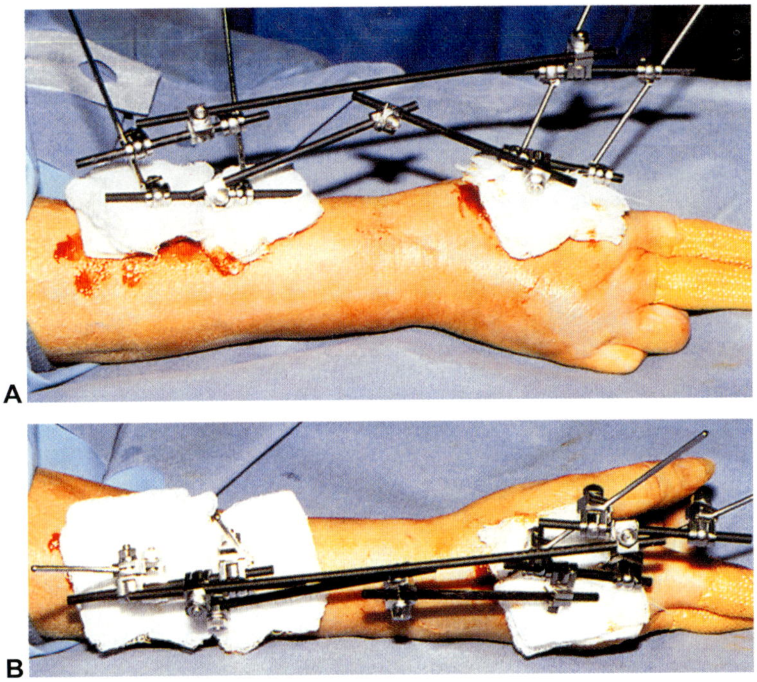

Figura 9. A: Visão dorsal da estrutura completamente montada, com proteções de gaze. O posicionamento extremo do punho não é necessário. **B:** Vista lateral da estrutura completamente montada. Observe que os pinos proximais estão colocados dorsorradialmente para evitar contato com o nervo radial.

necessária uma manobra direta. A angulação dorsal residual é mais bem tratada através de uma inserção percutânea de fios-K de 1,8 a 2,0 mm no(s) fragmento(s) distal(is) utilizando-os como *joysticks* para manipular o(s) fragmento(s) para uma posição neutra, ou 0 grau de angulação dorsal (18; Fig. 10A-H). Similarmente, fragmentos articulares deprimidos não podem ser reduzidos somente pela tração, pois eles não possuem fixações em tecidos moles que possam levá-los a um alinhamento. Esses fragmentos freqüentemente estão impactados na metáfise por forças compressivas geradas no momento da lesão. Esses fragmentos também devem ser reduzidos por meios diretos através de uma pequena incisão dorsal. Com um pequeno osteótomo ou elevador periosteal no sítio da fratura, o fragmento deprimido geralmente pode ser levado de volta a seu lugar com uma pressão suave sob controle fluoroscópico. Recentemente, artroscopia do punho tem sido utilizada para auxiliar nessa manobra. Entretanto, o hematoma agudo, combinado com o pequeno volume articular e o campo visual modesto, pode tornar esses esforços artroscópicos difíceis. Se o fragmento articular for grande o suficiente, ele pode ser fixado com um fio-K. Se a superfície articular envolvida for pequena ou consistir em múltiplas peças, deve ser inserido um enxerto ósseo sob o(s) fragmento(s) para suporte (12-14,18). Tanto enxerto ósseo autógeno como de banco de ossos se mostraram eficazes nessa situação. O uso de um substituto para o enxerto ósseo, como a hidroxiapatita coraline ou uma matriz óssea sintética (Norian SRS), para o suporte dos fragmentos deprimidos se mostra promissor. À medida que uma maior experiência com esses materiais for sendo adquirida, eles podem vir a se tornar os materiais de escolha para o suporte desses fragmentos deprimidos. Com cuidado e experiência, pode ser conseguida uma restauração da congruência articular e da anatomia radial distal próxima da perfeição.

Nesse momento, a atenção é direcionada para a articulação radioulnar distal (ARUD). Depois da redução da fratura, uma pronação e supinação total através da ARUD deve ser passivamente realizável na mesa de cirurgia (Fig. 11A e B). Um bloqueio mecânico sugere um fragmento não-reduzido ou uma subluxação ARUD residual. Se um fragmento solto estiver presente, algumas vezes ele pode ser trazido a seu lugar com um *joystick* de fio-K, que é a opção preferida. Alternativamente, se o fragmento for pequeno, ele deve ser excisado. Quando uma subluxação ARUD está presente, a supinação do antebraço geralmente irá reduzir a incongruência; entretanto, a fixação com pinos cruzando o rádio e a ulna distal é recomendada durante 3 semanas. Novamente, o alinhamento final é verificado com o intensificador de imagens.

Com uma redução satisfatória, a rigidez da fixação é aumentada pelo acréscimo de uma barra final. Esta geralmente mede de 180 a 220 mm e se conecta à construção modular distal e proximal por meio de um segundo conjunto de pequenas hastes, que foram empilhadas nos conjuntos de pinos distal e proximal.

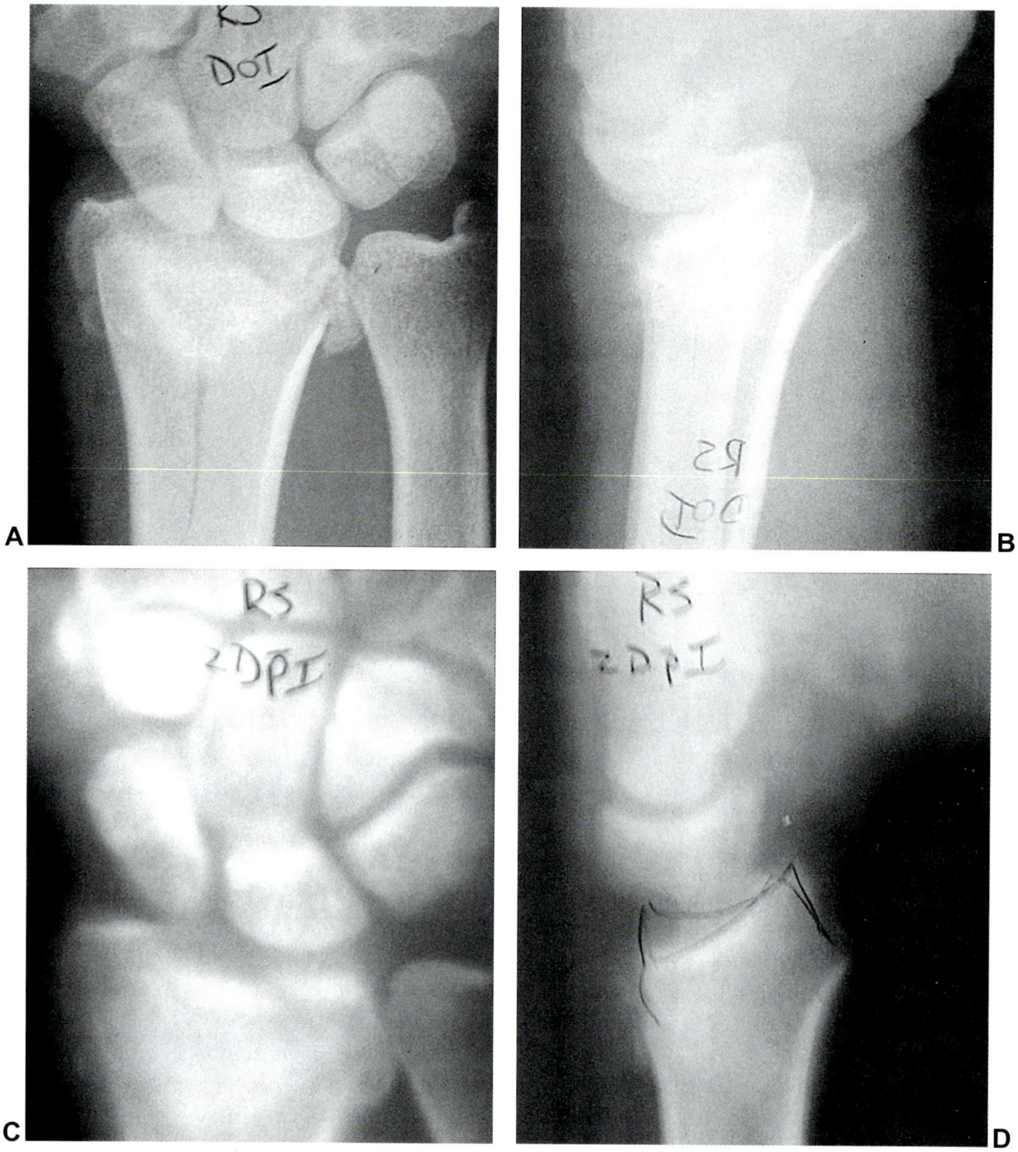

Figura 10. A: Radiografia ântero-posterior (AP) de um paciente com uma fratura distal do rádio por trauma de alta energia. **B:** Incidência lateral do mesmo paciente. **C:** Tomogramas em AP, após a aplicação do fixador, demonstrando falha na tração e ligamentotaxia em reduzir os fragmentos articulares deprimidos. **D:** Tomogramas laterais, após a aplicação do fixador, demonstrando uma falha da tração e da ligamentotaxia em reduzir a angulação dorsal.

Os sítios dos pinos são cobertos com uma quantidade pequena de gaze umedecida com uma solução de iodo ou antibióticos. As gazes são colocadas sobre os pinos em quantidade suficiente para ficarem encunhadas suavemente entre a pele e a barra mais inferior conforme sua conexão aos pinos. Esse encunhamento proporciona um suave efeito compressivo sobre a pele adjacente aos pinos. Isso evita o fenômeno de "pistonagem" do pino dentro da pele quando o edema regride. Com a prevenção do refluxo e do edema sobre os sítios dos pinos, a incidência de infecções no trato do pino vem diminuindo. Tendo sido colocadas de um modo estéril no momento da cirurgia, as gazes podem ser mantidas até a remoção do pino. As mudanças periódicas dos curativos não são necessárias se os sítios dos pinos forem mantidos limpos e secos. Um curativo volumoso com gazes e uma faixa elástica é aplicado para completar a bandagem. Uma checagem final é feita para se assegurar que uma completa amplitude de movimentos dos dedos está presente e que o polegar não possui nenhum tipo de restrição, e que uma pronação e supinação completas podem ser realizadas.

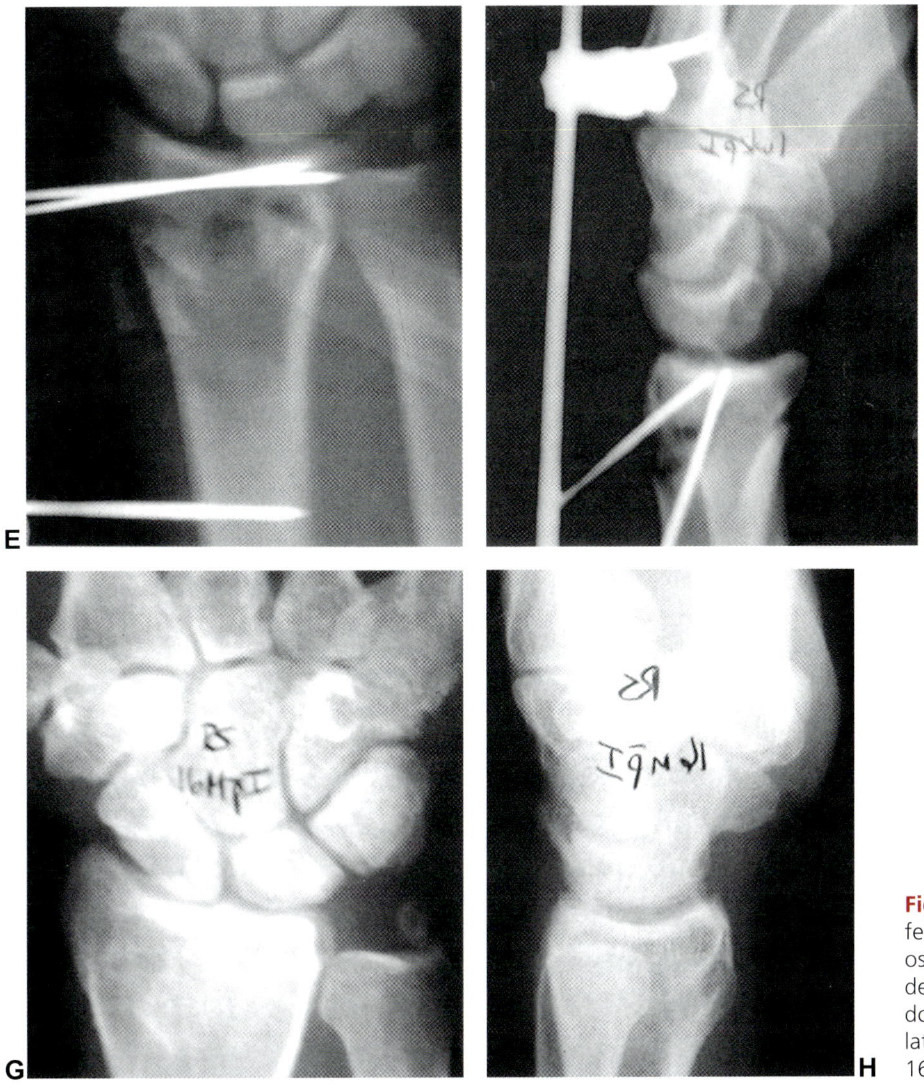

Figura 10. *(Continuação)* **E:** *Joysticks* feitos com fios-K utilizados para reduzir os fragmentos articulares. **F:** *Joysticks* de fios-K reduziram a angulação dorsal. **G, H:** Radiografias em AP e lateral em um acompanhamento de 16 meses.

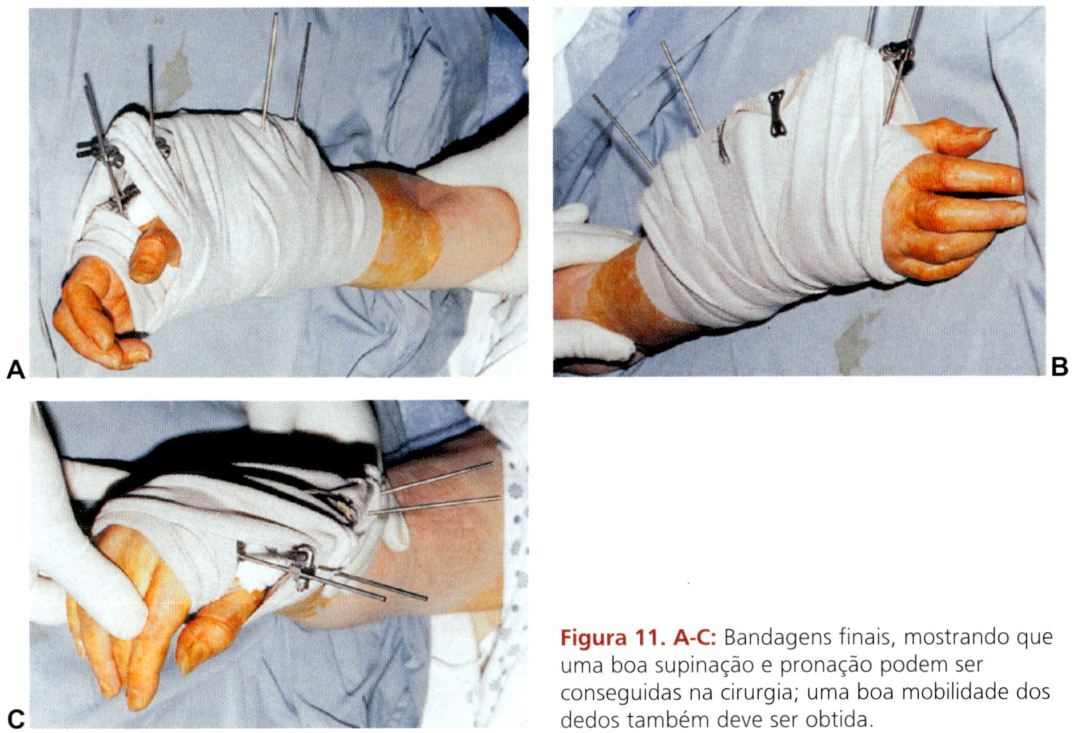

Figura 11. A-C: Bandagens finais, mostrando que uma boa supinação e pronação podem ser conseguidas na cirurgia; uma boa mobilidade dos dedos também deve ser obtida.

TRATAMENTO PÓS-OPERATÓRIO

Tendo discutido com o paciente antes da cirurgia o plano pós-operatório, podemos iniciar a reabilitação quase que imediatamente. A terapia inicial do paciente é um programa auto-realizado de exercícios para os dedos. O paciente retorna ao médico em aproximadamente 1 semana para a primeira avaliação pós-operatória. Nesse momento, o paciente deve apresentar uma amplitude de movimentos completa da extensão ativa dos dedos e aproximadamente 50% a 60% da flexão dos dedos (Fig. 12A). A pronação deve ser quase completa, e a supinação de pelo menos 20 a 25 graus deve ser possível. Se esses objetivos foram alcançados, deve ser encorajado um trabalho agressivo sobre as atividades motoras. Se existir um retardo na recuperação dos movimentos, ou a dor pareça ser um impedimento, o paciente é encaminhado a um programa formal de terapia para a mão. Em cada um dos casos, o paciente é avaliado novamente 2 semanas após a lesão para a reavaliação da mobilidade e dos progressos. Qualquer retardo de movimentos nesse ponto é tratado através de um agressivo programa de fisioterapia.

Os pacientes são reavaliados, e radiografias de contraste são obtidas nas semanas 1, 4 e 8. Qualquer perda da redução geralmente é observada na primeira visita e deve ser tratada com um ajuste imediato do fixador ou uma cirurgia de revisão. Entretanto, quando uma redução anatômica é obtida e mantida no primeiro tratamento, a perda da redução é incomum. Quaisquer problemas com os pinos serão facilmente reconhecidos no momento da realização das radiografias em 4 semanas. Na oitava semana, a fratura deve estar suficientemente consolidada de modo que o fixador possa ser removido. Geralmente, esse procedimento é fácil e confortavelmente realizado no ambulatório, sem necessidade de anestesia.

Durante o tempo em que o paciente estiver com o fixador, ele é fortemente encorajado a utilizar a mão afetada para as atividades de rotina do dia-a-dia, tomando cuidado somente para evitar molhar a mão e o curativo (Fig. 12B). Recomenda-se que o paciente não utilize a mão para levantar peso acima de 2,5 kg e que evite qualquer tipo de atividade de impacto (e.g., martelar). Para pacientes com lesões das extremidades inferiores, a mão e o braço podem ser utilizados para auxiliar na deambulação com muleta dotada de apoio.

Existem controvérsias a respeito da duração ideal do tratamento com um fixador externo (4,6,7,9,10,13,15,17,20). Quando a energia do trauma é de intensidade suficiente para determinar o uso de um fixador externo, então a fratura necessita em geral de 8 semanas de imobilização e suporte (Fig. 13A e B). Nenhum efeito prejudicial foi observado, desde que o carpo não tenha sido afastado ou tracionado em excesso por uma tração excessiva. Esse afastamento ou distração excessiva geralmente levará a um quadro radiológico de osteopenia difusa e subseqüente artrofibrose clínica. A ligamentotaxia adequada e a redução da fratura podem ser conseguidas sem precisar uma distração excessiva.

Após a remoção do fixador, inicia-se uma reabilitação mais intensa. Sessões formais de fisioterapia são quase sempre recomendáveis para ajudar na recuperação dos movimentos do punho e da força da mão. Durante esse período, os pacientes freqüentemente estão relutantes em utilizar a mão ou o punho de modo vigoroso devido ao medo de uma nova lesão. A maioria dos

A 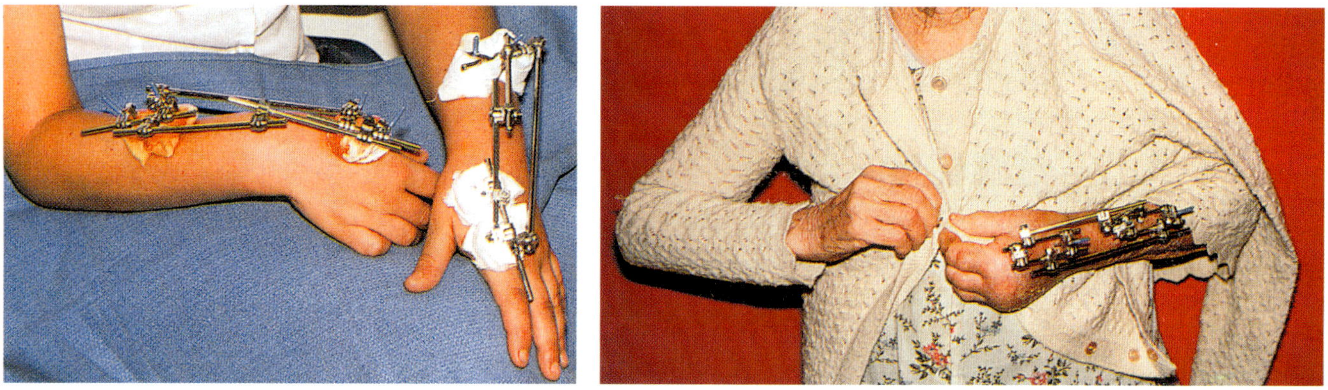 B

Figura 12. A, B: Os pacientes devem ser capazes de utilizar a extremidade para a realização de atividades funcionais.

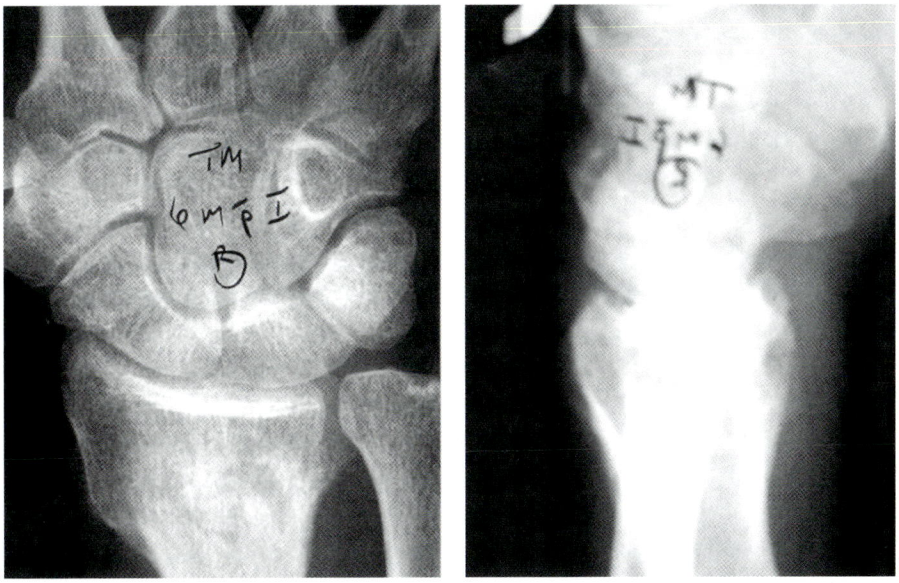

A B

Figura 13. A, B: Radiografias do paciente na avaliação após 6 meses demonstrando uma boa manutenção da redução, a despeito do grave desvio inicial.

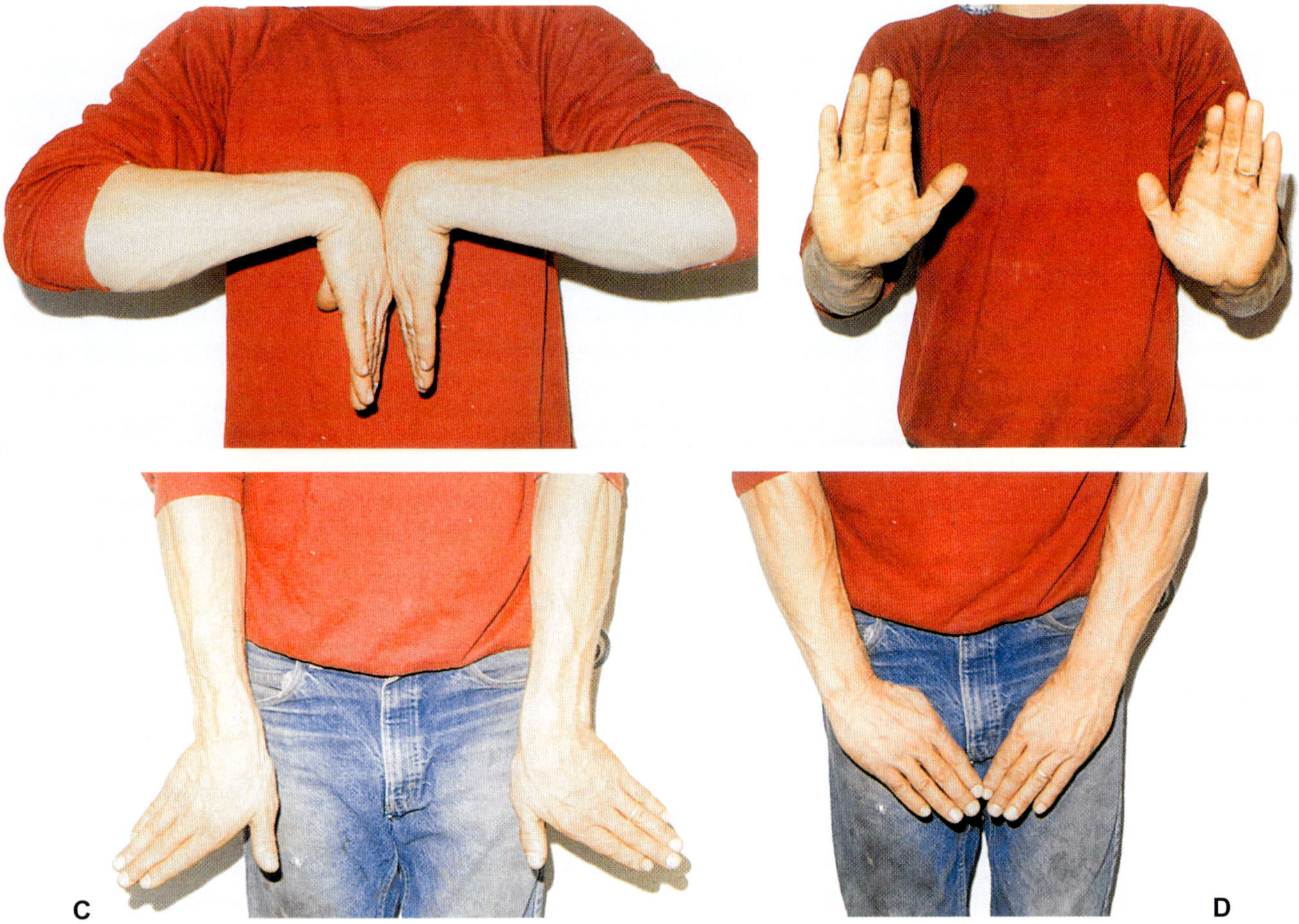

A B C D

Figura 14. A, B: Paciente demonstrando flexão e extensão. **C, D:** Paciente demonstrando os desvios ulnar e radial. Nesse momento, ele havia retornado a atividades leves em seu trabalho na construção civil e acabou retomando a atividade completa.

pacientes precisa de encorajamento repetido para manter a motivação e conseguir uma recuperação ideal. Uma recuperação máxima em geral não é observada até 6 a 8 meses após a lesão (Fig. 14A-D). Nesse ínterim, os pacientes devem ser encorajados a continuar a usar a mão e o punho o máximo possível. Com perseverança e trabalho árduo, a recuperação de 50 a 70 graus de extensão, 40 a 45 graus de flexão, pronação completa e 60 a 80 graus de supinação devem estar recuperados. Uma força de preensão de 70% a 100% do normal pode ser recuperada se um encurtamento pós-traumático excessivo do rádio tiver sido evitado. Apesar de esses valores não serem completamente normais, eles são suficientes para permitir que os pacientes realizam praticamente todas as atividades do dia-a-dia e permitem o retorno a quase todas as tarefas ocupacionais, com a possível exceção dos pacientes que utilizavam as mãos em atividades da construção civil.

COMPLICAÇÕES

A complicação mais comum após uma fratura distal do rádio é a perda secundária da redução (1,2,8,11,17,21). Se a fratura se consolidar com uma deformidade, o paciente pode desenvolver uma diminuição da força de pressão, dor, diminuição da função, bem como uma deformidade estética (16,19). O melhor tratamento para isso é a prevenção através de uma fixação estável da fratura. Quando essa fixação é conseguida, uma perda da redução obtida é muito menos provável. Entretanto, se ocorrer uma perda da redução, o tratamento com osteotomia corretiva precoce está recomendada para diminuir a morbidade e melhorar a função. A osteotomia do rádio é um procedimento tecnicamente trabalhoso e necessita de uma análise cuidadosa da deformidade, bem como de um meticuloso planejamento pré-operatório. O enxerto com osso de crista ilíaca e a fixação interna quase sempre são necessários. Freqüentemente uma artroplastia da ARUD está indicada.

Uma das complicações mais devastadoras após uma fratura do rádio distal é a ocorrência de distrofia simpática reflexa (DSR). A DSR é constituída de um amplo espectro de respostas vasomotoras anormais, presumivelmente mediadas por uma descarga excessiva do sistema nervoso simpático, resultando em edema, dor, rigidez e perda da função. Qualquer paciente pode desenvolver DSR, e um alto grau de suspeita deve ser mantido se sinais e sintomas se desenvolverem a despeito da simplicidade da fratura. O início de uma DSR pode ocorrer de modo precoce entre 5 a 7 dias após a lesão e consistem nada mais que uma sensação subjetiva de parestesia. Dor, edema excessivo e dificuldade de alcançar uma boa movimentação dos dedos podem ser outros sinais de alerta precoces, precedendo as clássicas alterações de cor e textura da pele e atividade sudomotora. Um diagnóstico presuntivo de DSR demanda um tratamento agressivo, com fisioterapia; antidepressivos, agentes ansiolíticos ou analgésicos, ou uma combinação desses; e um bloqueio do gânglio estrelado. Corticoesteróides e a estimulação elétrica nervosa transcutânea (TENS) apresentam resultados variados. O reconhecimento precoce e o pronto tratamento são necessários para que um comprometimento da função da mão possa ser evitado.

Outro problema comum é uma compressão do nervo mediano. O comprometimento do túnel do carpo como o resultado do desvio de uma fratura geralmente leva a pressões aumentadas dentro do túnel do carpo. Isso, combinado com uma pressão aumentada dos tecidos causada por hemorragias ou edema, pode produzir uma neuropatia compressiva aguda do nervo mediano. Se não for tratada, essa condição causa dor e pode de fato precipitar uma DSR. O tratamento é a descompressão do nervo mediano. Em muitos casos, essa consiste na simples redução da fratura, mesmo que isso seja feito preliminarmente em um departamento de emergência. Se os sintomas ou sinais neurológicos persistirem ou aumentarem, uma liberação cirúrgica imediata do túnel do carpo é necessária (Fig. 15A-F). Uma síndrome do túnel do carpo aguda geralmente pode se desenvolver dentro de algumas horas após a fixação interna ou externa das fraturas do rádio distal e é outra razão para que se evite uma anestesia regional para a cirurgia.

Artrofibrose com perda da movimentação do punho ou dos dedos freqüentemente ocorre após as fraturas do rádio distal. Bandagens apertadas, impacto sobre as articulações dos dedos pelo fixador ou pelas bandagens e uma falha de encorajar a movimentação precoce dos dedos podem levar a uma rigidez digital significativa. Uma distração excessiva do carpo com o fixador pode causar uma rigidez profunda no punho. Uma terapia precoce e agressiva na fase convalescente é mandatória para que essa complicação não venha a ocorrer.

Instabilidade carpal pode se desenvolver como conseqüência das fraturas do rádio distal e geralmente é agravada pelos fixadores externos (16,19). Uma instabilidade aguda, mais freqüentemente vista quando a fratura do rádio distal possui um componente longitudinal ou vertical se

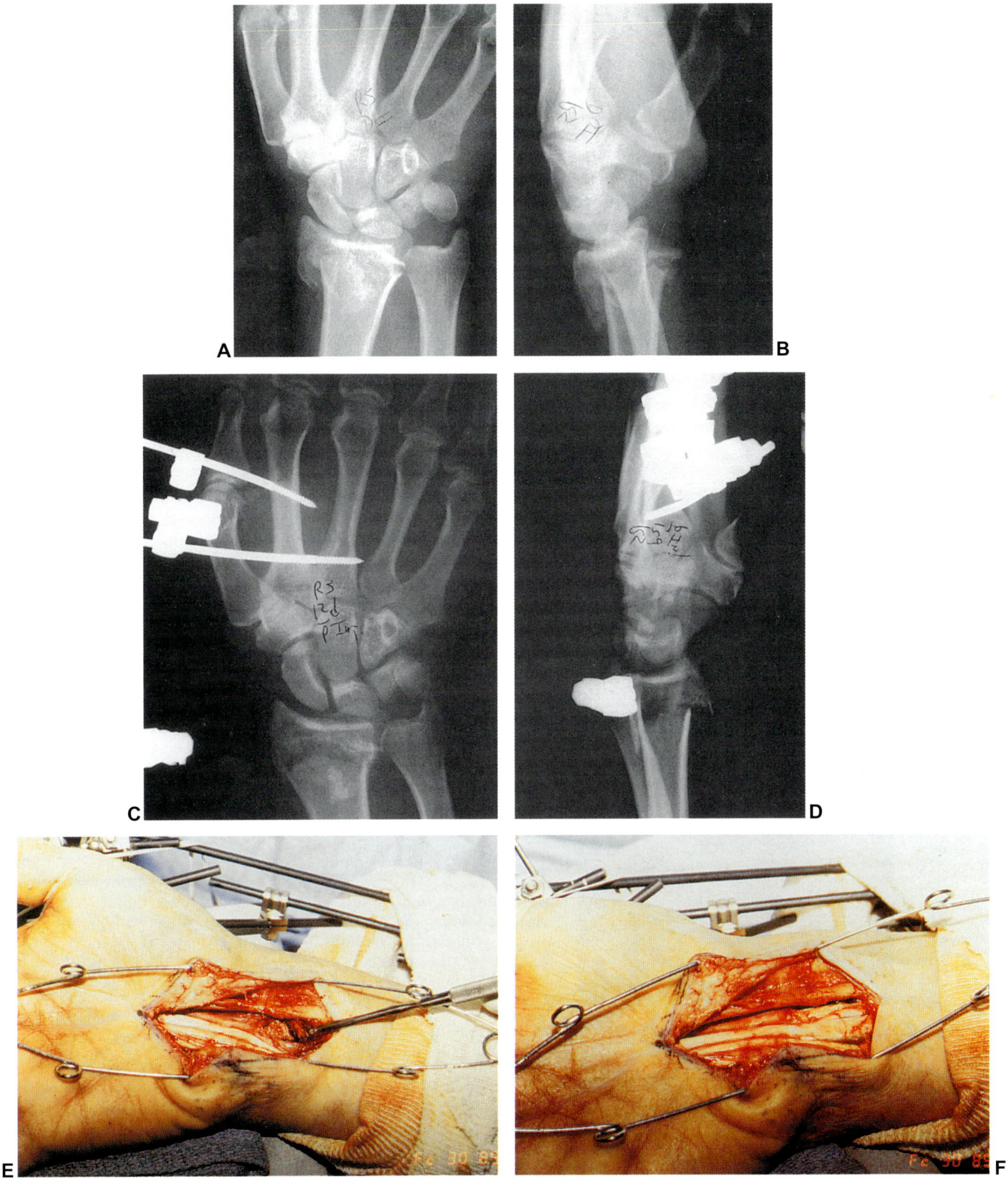

Figura 15. A, B: Radiografias ântero-posterior (AP) e lateral de um paciente com uma fratura do rádio distal após trauma de alta energia. **C, D:** Radiografias em AP e lateral do paciente após a aplicação do fixador. Observe uma falha na redução do fragmento volar, Em aproximadamente 72 horas após a cirurgia, o paciente começou a se queixar de uma intensa parestesia do nervo mediano. **E:** Descompressão do nervo mediano. Grande fragmento ósseo volar, visto na ponta do elevador periosteal, estava comprimindo o nervo mediano. **F:** O fragmento volar foi reduzido, descomprimindo o nervo mediano.

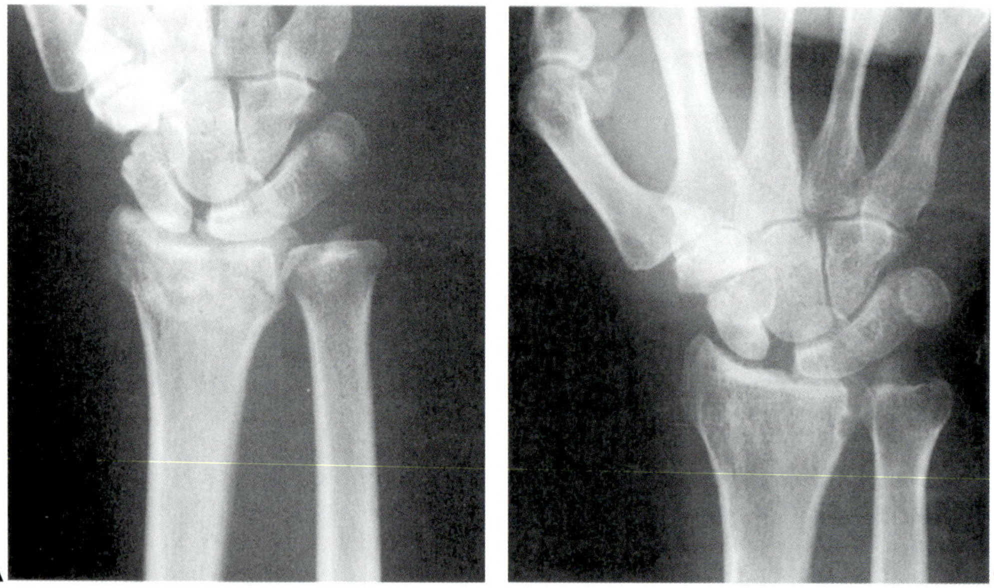

A C

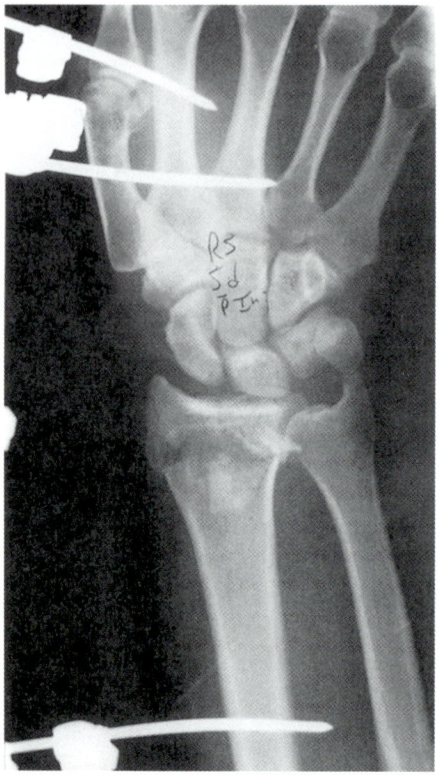

B

Figura 16. A: Radiografia ântero-posterior (AP) de um paciente que fraturou o rádio após uma queda de bicicleta. Observe o aumento do espaço escafolunar. **B:** Radiografia em AP após a aplicação do fixador. O aumento do espaço articular radiocarpal, bem como a perda da congruência escafolunar, sugerem a presença de importante lesão ligamentar. **C:** O mesmo paciente 6 meses depois, exibindo acentuada dissociação escafolunar em uma radiografia com o punho fechado.

estendendo para a superfície articular, é exacerbada pela distração após a fixação externa. O reconhecimento desse problema e uma análise cuidadosa das radiografias intra-operatórias permitem uma detecção precoce (Fig. 16A-C). O tratamento consiste na diminuição da tração/distração, seguida por uma redução do padrão de instabilidade, seja por métodos abertos ou fechados, com o uso de fixação com fios apropriados ou reparo. Padrões de instabilidade tardia envolvem principalmente as articulações médio-carpais e quase sempre são a conseqüência de uma falha na correção ou manutenção da inclinação volar normal.

Finalmente, os problemas com o trato dos pinos, especialmente drenagem ou infecção, sempre são complicações potenciais após uma fixação externa (17). Com boas técnicas e com o uso de curativos estéreis, a patologia do trato dos pinos pode ser minimizada. Se ocorrer secreção local simples devido a irritação dos pinos, a limpeza dos sítios dos pinos, a abertura da pele que circunda os pinos e a administração de antibióticos geralmente são suficientes. No caso de infecções verdadeiras, com drenagem purulenta, uma irrigação mais formal e desbridamento com mudança do local dos pinos são necessários. Antibióticos por longos períodos podem estar indicados se existir evidência de osteomielite.

Fraturas cominutivas instáveis do rádio distal, causadas por traumas de alta energia, podem ser tratadas de modo bastante eficiente com o uso de fixadores externos. Nos locais em que uma angulação dorsal residual ou depressão dos fragmentos intra-articulares representam um alinhamento pós-redução inaceitável, fios-K inseridos percutaneamente podem ser utilizados para se obter uma correção satisfatória. Alternativamente, procedimentos com incisões limitadas, algumas vezes suplementados com o uso de enxertos ósseos, geralmente permitirão a restauração de uma arquitetura esquelética normal ou próxima do normal. Curativos estéreis, aplicados no momento da cirurgia e apropriadamente mantidos, podem permanecer no lugar até a remoção do fixador. Um grande nível de vigilância deve ser mantido para qualquer complicação pós-operatória, e estas devem ser tratadas rapidamente. Quando todas as etapas do tratamento são realizadas com cuidado, podem ser esperados rotineiramente resultados clínicos satisfatórios.

LEITURA RECOMENDADA

1. American Academy of Orthopaedic Surgeons: *Clinical Policies: Colles' Fracture.* July 1991:14.
2. Bacorn, R.W., and Kurtzke, J.F.: Colles' fracture: a study of two thousand cases from the New York State Workman's Compensation Board. *J. Bone Joint Surg. [Am],* 35:643, 1953.
3. Bartosh, R.A., and Saldana, M.J.: Intraatticular fractures of the distal radius: a cadaveric study to determine if ligamentotaxis restores radiopalmar tilt. *J. Hand Surg. [Am],* 15:18, 1990.
4. Cooney, W.P. III: External fixation of distal radius fractures. *Clin. Orthop.,* 180:44, 1983.
5. Dias, J.J., Wray, C.C., Jones, J.M.: The radiologic deformity of Colles' fracture. *Injury,* 18:304, 1987.
6. Frykman, G.K., Tooma, G.S., Boyko, K., et al.: Comparison of eleven external fixators for treatment of un-stable wrist fractures. *J. Hand Surg. [Am],* 14:247, 1989.
7. Horesh Z., and Volpin G.: The surgical treatment of severe comminuted intraarticular fractures of the distal radius with the small AO external fixation device: a prospective three-and-one-half year follow-up study. *Clin. Orthop.,* 263:147, 1989.
8. Hove, L.M., et al.: Prediction of secondary displacement in Colles' fracture. *J. Hand Surg. [Br],* 19:731, 1994.
9. Jakim, L, Pieterse, H.S., Sweet, M.B.E.: External fixation for intraarticular fractures of the distal radius. *J. Bone Joint Surg. [Br],* 73:302, 1991.
10. Kaempffe, F.A., Medige, L, Colluci M.: Biomechanical effects of wrist distraction: a cadaveric: study. Presented at the Annual Meeting of the American Academy of Orthopaedic Surgeons, San Francisco, 1993.
11. Kongsholm, L, and Olerud, C.: Plaster cast versos external fixation for unstable intraarticular Colles' fractures. *Clin. Orthop.,* 241:57, 1989.
12. Leung, K.S., Shen, W.Y., et al.: Ligamentotaxis and bone grafting for comminuted fractures of the distal radius. *J. Bone Joint Surg. [Br],* 71:838, 1989.
13. Leung K.S., Shen W.Y., Tsang H.K., et al.: An effective treatment of comminuted fractures of the distal radius. *J. Hand Surg. [Am],* 15:11, 1990.
14. McBirnie, J., Court-Brown, C.M., McQueen M.M.: Early open reduction and bone grafting for unstable fractures of the distal radius. *J. Bone Joint Surg. [Br],* 77:571, 1995.
15. McQueen, M.M., Michie, M., Court-Brown, C.M.: Hand and wrist function after external fixation of unstable distal radial fractures. *Clin. Orthop.,* 283:200, 1992.
16. O'Flanagan, S.J., Ip, F.K., Roberts, C.J., Chow, S.P.: Carpal malaligment following intraarticular fractures of the distal radius in a working population. *Injury,* 26:231, 1995.
17. Sanders, R.A., Keppel, F.L., Waldrop, Ll.: External fixation of distal radial fractures: results; and complications. *J. Hand Surg. [Am],* 16:385, 1991; *J. Bone Joint Surg. [Br],* 69:635, 1991.
18. Seitz W.H Jr., Froimson A.I., Leb R., et al.: Augmented external fixation of unstable distal radius fractures. *J. Hand Surg. [Am],* 16:1010, 1991.
19. Taleinik, L, and Watson, H.K.: Midcarpal instability caused by malunited fractures of the distal radius. *J. Hand Surg.,* 9:350, 1984.
20. Van der Linden, W., and Ericson, R.: Colles' fracture: how should its displacement be measured and how should it be immobilized? *J. Bone Joint Surg. [Am],* 63:1285, 1981.
21. Villar, R,N., Marsh, D., Rushton, N., Greatorex, R.A.: Three years after Colles' fracture: a prospective study. *J. Bone joint Surg. [Br],* 69:635, 1987.

13

Fraturas Distais do Rádio: Redução Aberta e Fixação Interna

Alan E. Freeland e William B. Geissler

INDICAÇÕES/CONTRA-INDICAÇÕES

Definimos estar presente uma instabilidade primária das fraturas do rádio distal quando nos deparamos com um ou mais dos seguintes parâmetros radiológicos: (a) mais de 5 mm de encurtamento radial, (b) mais de 20 graus de perda da inclinação lateral, (c) mais de 2 mm de ressalto articular e (d) cominução se estendendo além da linha axial média. Os resultados das fraturas radiais distais acompanham a restauração anatômica. O objetivo tanto para a redução como para o resultado deve incluir a restauração do comprimento radial a não mais de 2 mm de encurtamento, menos de 10 graus de perda da inclinação lateral e não mais que 2 mm de translação dorsal ou volar e não mais que 2 mm de incongruência articular.

A manipulação fechada isolada geralmente é insuficiente para manter a redução em fraturas distais do rádio instáveis. As fraturas radiais distais instáveis que são reduzidas e imobilizadas em aparelho de gesso freqüentemente entram em colapso. Portanto, algum tipo de estabilização esquelética deve ser considerado para as fraturas instáveis após a sua redução. Nós preferimos uma fixação percutânea ou aberta limitada com fios de Kirschner (fios-K) para essas fraturas.

Quando as fraturas instáveis do rádio distal não podem ser reduzidas ou necessitam de enxerto ósseo para preencher e estabilizar os defeitos causados pela cominução ou impactação, a fratura é aberta, reduzida, enxertada com osso quando necessário, e uma placa é utilizada para fixação primária. A fixação com placa permite um posicionamento funcional do punho e a mobilização e reabilitação precoce do punho e dos dedos, ao mesmo tempo que minimiza o risco de perda de redução que pode ocorrer quando os fios-K ou fixadores externos são removidos. Um ou mais fios-K ainda podem ser úteis na obtenção ou sustentação da construção geral em alguns pacientes.

A. E. Freeland, M.D. e W.B. Geissler, M.D.: Department of Orthopaedic Surgery and Rehabilitation, University of Mississippi Medical Center, Jackson, Mississippi 39216.

Fios-K, fixação externa ou combinações podem ser mais apropriadas para manter a redução em ossos osteopênicos e em casos com grande perda tecidual. Eles podem ser necessários além da fixação com placas quando a estabilidade é incerta após a aplicação da placa e em casos nos quais existe uma cominução cortical na superfície oposta da placa. A fixação externa inicialmente é utilizada para as fraturas do rádio distal com grave cominução ou perda articular. Se a superfície articular não puder ser satisfatoriamente restaurada, a reconstrução precoce pode estar indicada.

PLANEJAMENTO PRÉ-OPERATÓRIO

Quanto mais grave for o desvio inicial da fratura, maior a necessidade de restaurar a anatomia normal. Um exame neurovascular completo é essencial para a identificação das lesões arteriais, comprometimento neurológico ou ambos. A palpação dos pulsos ulnar e radial, bem como a avaliação da cor, temperatura e enchimento capilar da mão, é útil. Um teste de Allen pode ser útil mas é freqüentemente limitado por causa da dor. Um exame sensitivo e motor deve ser realizado distalmente ao sítio da fratura. O nervo mediano está especialmente vulnerável à contusão e tração após fraturas distais do rádio com desvio. Se uma síndrome do túnel do carpo aguda ou síndrome compartimental do antebraço for identificada, a descompressão do nervo mediano deve ser considerada no momento da redução da fratura, estabilização ou fasciotomia.

A articulação radioulnar distal também deve ser avaliada. Fraturas do processo estilóide da ulna são comuns nas fraturas graves do rádio distal. Essas apresentam maior probabilidade de estarem presentes quando existem mais de 2 mm de encurtamento radial. Se o fragmento do processo estilóide ulnar for grande e estiver desviado, provavelmente ele deve ser reduzido e estabilizado no momento do tratamento da fratura radial distal. A articulação radioulnar distal pode ser examinada clinicamente e radiologicamente após a estabilização da fratura distal, e, em alguns casos, uma avaliação artroscópica pode ser útil.

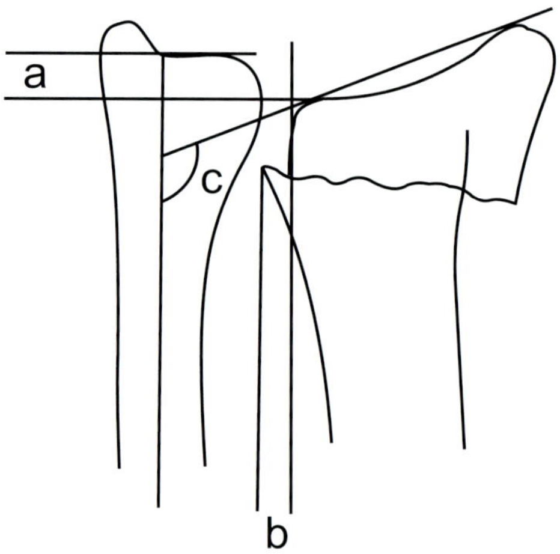

Figura 1. Parâmetros radiológicos ântero-posteriores. Encurtamento radial **(a):** a diferença de nível entre a superfície ulnar e a parte distal ulnar da superfície radial distal. Desvio radial **(b):** o desvio do fragmento distal em relação à diáfise radial. Ângulo radial **(c):** o ângulo da superfície radial distal em relação ao eixo longo do rádio (Reproduzido com permissão da ref. 1.)

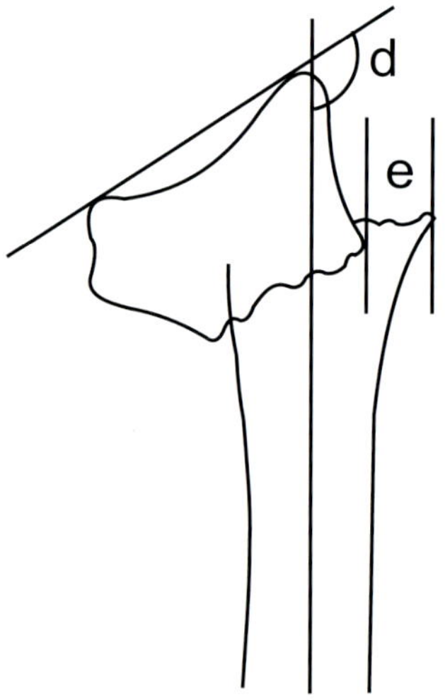

Figura 2. Parâmetros radiológicos laterais. Ângulo dorsal **(d):** o ângulo da superfície radial distal em relação ao eixo longo do rádio. Desvio dorsal **(e):** a distância do fragmento radial distal em relação à diáfise radial. (Reproduzido da ref. 1.)

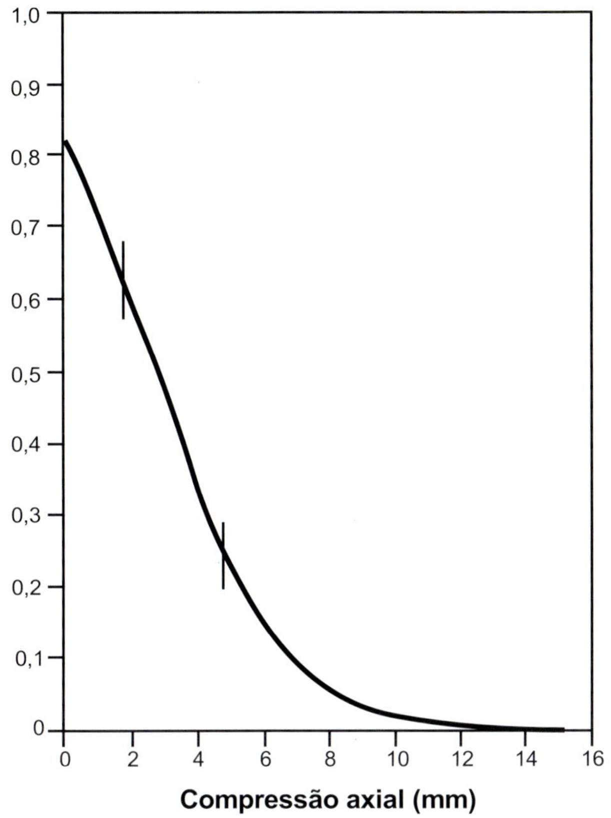

Figura 3. Probabilidade estimada de uma posição anatômica final aceitável de uma fratura de Colles com um encurtamento axial radial. (Reproduzido com permissão da ref. 1.)

Da mesma forma, o carpo e os espaços intercarpais podem ser avaliados através das radiografias convencionais do punho. Uma avaliação adicional pode ser considerada em uma base individual, lembrando que, quanto mais grave for a fratura do rádio distal, mais provável será a associação com uma lesão carpal ou intercarpal.

Em todos os pacientes com lesões significativas de punho, radiografias convencionais póstero-anterior e lateral devem ser obtidas. Se uma fratura do rádio distal e ulnar for identificada, a radiografia póstero-anterior é avaliada à procura de encurtamento axial, desvio radial e inclinação do ângulo radial (Fig. 1). A radiografia lateral é avaliada para inclinação do ângulo dorsal e desvio dorsal (Fig. 2). Fraturas com encurtamento radial de 2 mm ou mais são freqüentemente instáveis. Fraturas com mais de 5 mm de desvio quase sempre são instáveis (Fig. 3). Dois mm ou mais de translação dorsal na cortical palmar do fragmento distal apresentam maior correlação com instabilidade (sinal da prateleira positivo). Similarmente, uma cominução ou impactação que se estende além da linha axial média na radiografia lateral está altamente correlacionada com instabilidade (Fig. 4). Um degrau intra-articular de mais de 2 mm deve ser restaurado para minimizar a chance de artrose pós-traumática. A "regra dos dois" é útil na lembrança desses critérios radiográficos (Quadro 1).

Os princípios do tratamento das fraturas extra-articulares do rádio distal com desvio são (a) redução anatômica da fratura ou próximo da posição anatômica; (b) enxertia óssea em qualquer defeito significativo (cruzando a linha axial média) causada por cominução ou impactação; e (c) estabilização da fratura com placa, fios-K ou uma combinação dos dois. A apuração de tração contínua é instrumental na realização e manutenção da redução.

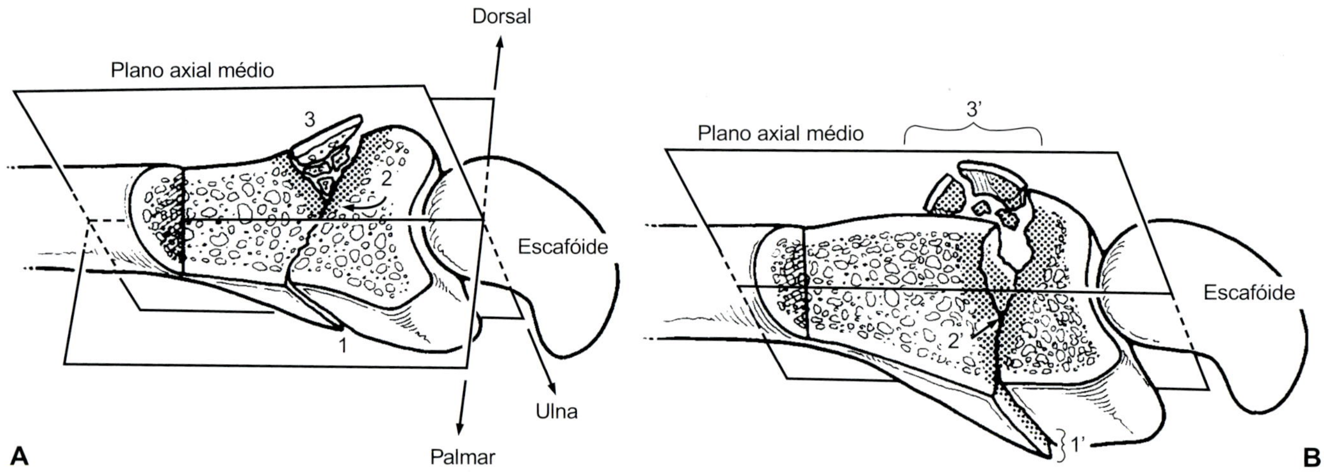

Figura 4. A: Visão lateral de uma fratura radial distal estável: 1, o sinal da prateleira cortical é negativo; 2, a cominução/impactação dorsal não cruza o plano axial médio; e 3, existem pouca cominução dorsal, deformidade plástica e cavitação. **B:** Visão lateral de uma fratura distal do rádio instável: 1, o sinal da prateleira cortical é positivo (mais de 2 mm de translação dorsal visualizada na cortical palmar); 2, cominução/impactação dorsal cruzando a linha axial média; e 3, existem uma cominução dorsal mais acentuada, deformação plástica e cavitação do que em **A**. (Reproduzido com permissão da ref. 4.)

A enxertia com osso autógeno é mais confiavelmente obtida a partir da crista ilíaca. Pequenas incisões minimizam a morbidade. O olécrano ipsilateral proximal é outra fonte de osso autógeno. Existe um risco pequeno mas bastante real de fratura secundária através do defeito cortical no sítio doador ulnar. Os substitutos de enxerto ósseo se mostram promissores na diminuição da morbidade, da hospitalização e do custo, sem comprometer os resultados, mas atualmente nem o número de casos, nem a duração do acompanhamento do sítio doador permitem um endosso firme e qualificado para sua utilização em relação à rádio distal. Temos evitado a aloenxertia por causa das preocupações com os riscos de infecção e confiabilidade e qualidade da consolidação óssea.

Na fratura *intra-articular* do rádio distal com desvio, é importante se restaurar tanto a metáfise como a superfície articular. Uma vez que esses objetivos são atingidos, a fratura é avaliada e tratada como uma fratura extra-articular.

As fraturas do rádio distais com desvio palmar com pequenos componentes oblíquos são inerentemente instáveis e necessitam de redução aberta e fixação interna para que se obtenham resultados ideais. Essa afirmativa também é verdadeira para os fragmentos de fratura ulnares mediais distais.

Apesar de os parâmetros médios normais poderem ser utilizados para a restauração da fratura, radiografias póstero-anterior e lateral do punho não-lesionado geralmente proporcionam um excelente molde para o planejamento do reparo da fratura.

QUADRO 1. Desvio máximo permitido levando a uma instabilidade provável

Desvio intra-articular (degrau)	2 mm
Encurtamento	2 mm
Desvio dorsal (translação)	2 mm

Dois milímetros ou mais em qualquer um ou mais de um desses parâmetros provavelmente significam uma instabilidade importante da fratura. Se não forem melhorados ou restaurados, a probabilidade de artrose ou de déficit funcional aumenta.

CIRURGIA

O paciente é levado para sala de cirurgia e colocado em decúbito dorsal. Uma dose intravenosa de cefalosporina é administrada em pacientes não-alérgicos. Se o paciente for alérgico, uma alternativa antibiótica é utilizada. O paciente é submetido a anestesia geral ou regional para segurança e conforto. A extremidade lesionada é elevada e esvaziada de seu suprimento sangüíneo utilizando-se uma bandagem elástica Ace ou uma faixa de Esmarch antes de uma anestesia regional intravenosa ou depois de uma anestesia geral. A extremidade é preparada e os campos são colocados da maneira usual.

Fraturas Radiais Distais com Desvio Dorsal

Realiza-se uma redução manipulativa da fratura radial distal auxiliada por tração. A tração é então aplicada de forma contínua através de um sistema de polias, aplicado através de malhas (tipo armadilha chinesa) aos dedos médio e indicador (Fig. 5A e B).

Uma incisão de aproximadamente 10 cm é feita na face radial dorsal do antebraço distal, estendendo-se até a prega dorsal do punho. Ela é feita sobre a face medial do rádio distal com o

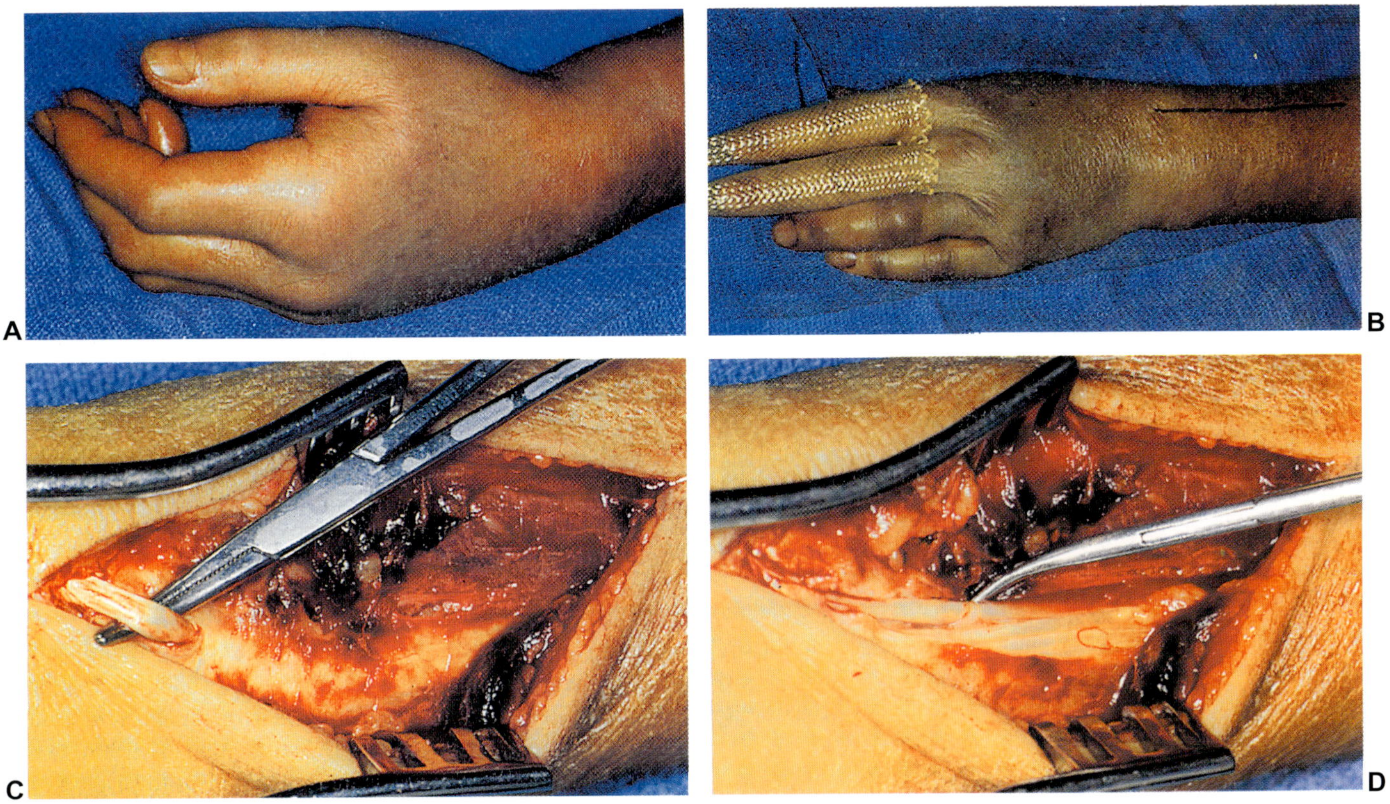

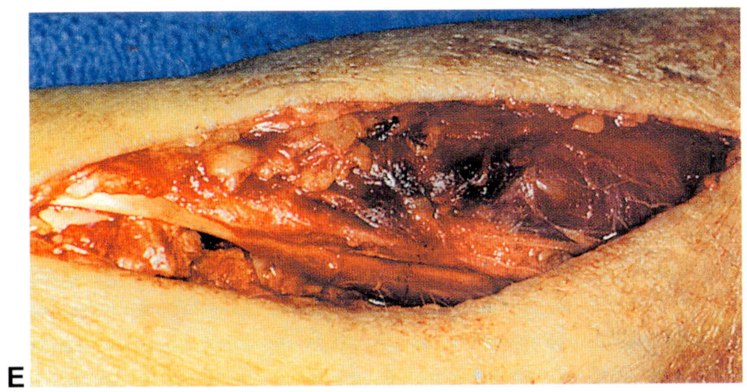

Figura 5. A: Fratura distal radial desviada com encurtamento, desvio dorsal e edema. **B:** Malhas para os dedos tipo armadilha chinesa são aplicadas nos dedos médio e indicador para serem presas no aparato de tração fixado na mesa. Uma redução por manipulação fechada foi realizada. A incisão é traçada sobre o dorso do rádio distal. **C:** A bainha do tendão do extensor longo do polegar foi aberta distalmente ao retináculo do punho. O tendão foi identificado e isolado com uma pinça hemostática. **D:** O teto do terceiro compartimento dorsal é aberto, expondo o extensor longo do polegar. Uma pinça hemostática identifica o extensor longo do polegar proximal ao retináculo do punho. **E:** O extensor longo do polegar é desviado radialmente para fora do terceiro compartimento dorsal. *(Continua.)*

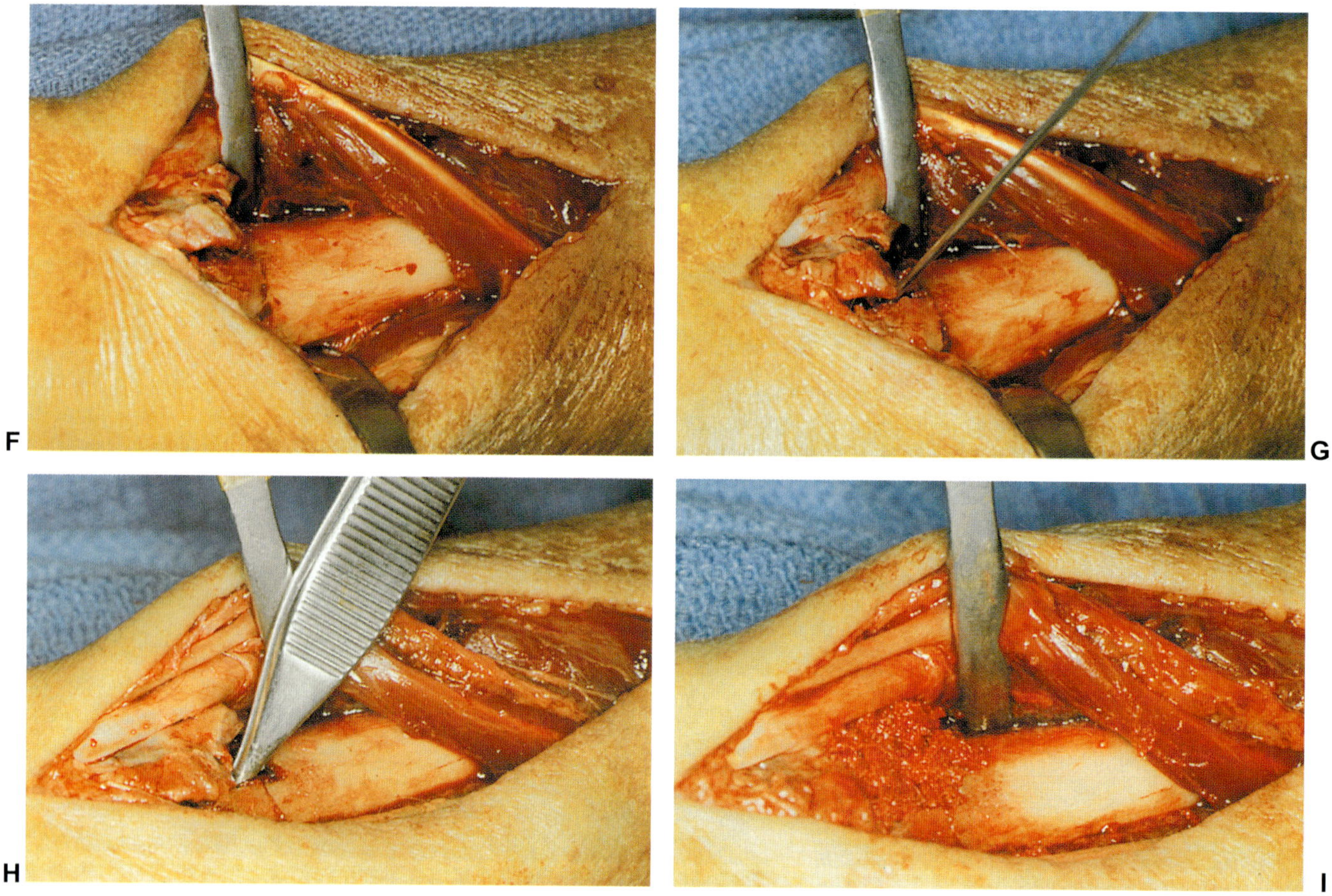

Figura 5. *(Continuação)* **F:** O assoalho do terceiro compartimento dorsal é incisionado levando o cirurgião diretamente ao sítio da fratura. Uma dissecção subperiosteal do segundo e quarto compartimentos expõe ainda mais a fratura. Os fragmentos distais ainda apresentam algum desvio dorsal e não estão completamente reduzidos. **G:** Um fio-K é aplicado no fragmento distal para alavancagem e assistência na redução. **H:** Após a redução do fragmento distal, uma cavidade óssea é formada pela cominução e impactação. **I:** A cavidade é preenchida por osso esponjoso compactado.

auxílio da fluoroscopia, lateralmente ao tubérculo de Lister. A incisão é realizada através do tecido subcutâneo, e o sangramento é controlado com eletrocoagulação. O terceiro compartimento dorsal contendo o extensor longo do polegar é incisionado na face ulnar do tubérculo de Lister (Fig. 5C e D), desviado radialmente (Fig. 5E) e penetrado. O tecido mole é elevado do rádio distal para ambos os lados, refletindo o quarto compartimento dorsal e seus tendões, incluindo o tendão do extensor comum dos dedos e o extensor próprio do indicador em direção ulnar (Fig. 5F). A dissecção periosteal é continuada em direção radial, e um pequeno afastador de Hohmann é colocado para aumentar a exposição. O afastador é colocado abaixo do periósteo, protegendo o abdutor longo do polegar e o extensor curto do polegar no primeiro compartimento dorsal e o músculo braquiorradial adjacente. Similarmente, um pequeno afastador de Hohmann pode ser colocado subperiostealmente na face ulnar próximo ao rádio distal para proteger os extensores dos dedos extrínsecos.

Pinças de redução óssea, fios-K pequenos sem rosca, um afastador ósseo ou um fixador externo podem ser utilizados para auxiliar na manipulação das fraturas radiais distais extra-articulares para o alinhamento (Fig. 5G). Algumas vezes essas manobras são suficientes para

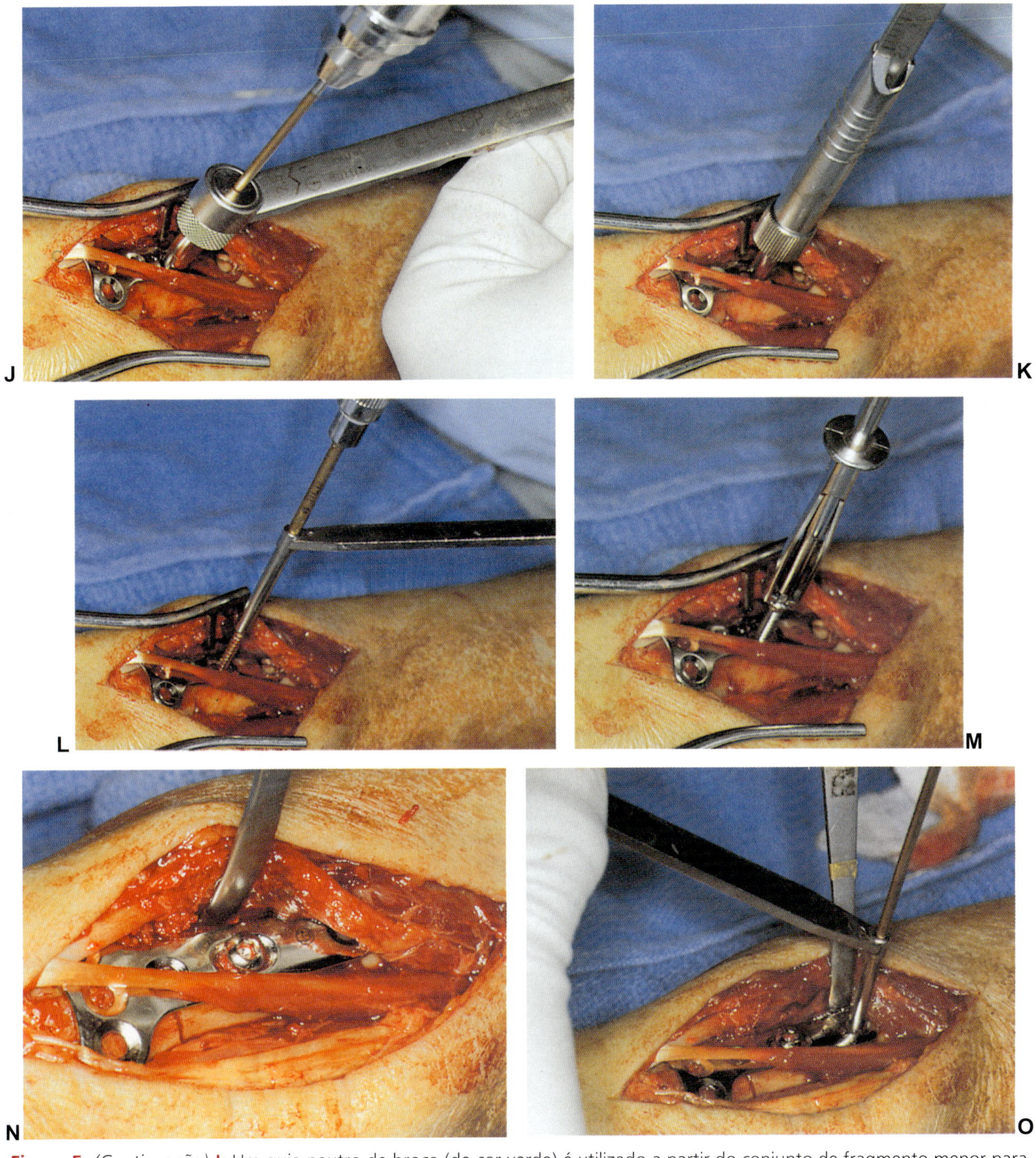

Figura 5. *(Continuação)* **J:** Um guia neutro de broca (de cor verde) é utilizado a partir do conjunto de fragmento menor para centralizar a broca no orifício elíptico na haste da placa T. Um orifício de 2,5 mm é perfurado. **K:** Um medidor de profundidade calibrado é utilizado para determinar a profundidade do orifício do parafuso. **L:** O orifício do parafuso é macheado com um macho de 3,5 mm. **M:** Um parafuso de 3,5 mm é aplicado, segurando-se a placa pelo orifício elíptico da haste. A fluoroscopia com braço C pode ser utilizada e os ajustes finais feitos na posição da placa-T. **N:** A placa-T coaptada ao rádio distal, atuando como contraforte e segurando o fragmento distal da fratura. O extensor longo do polegar está superposto à placa-T. *(Continua.)*

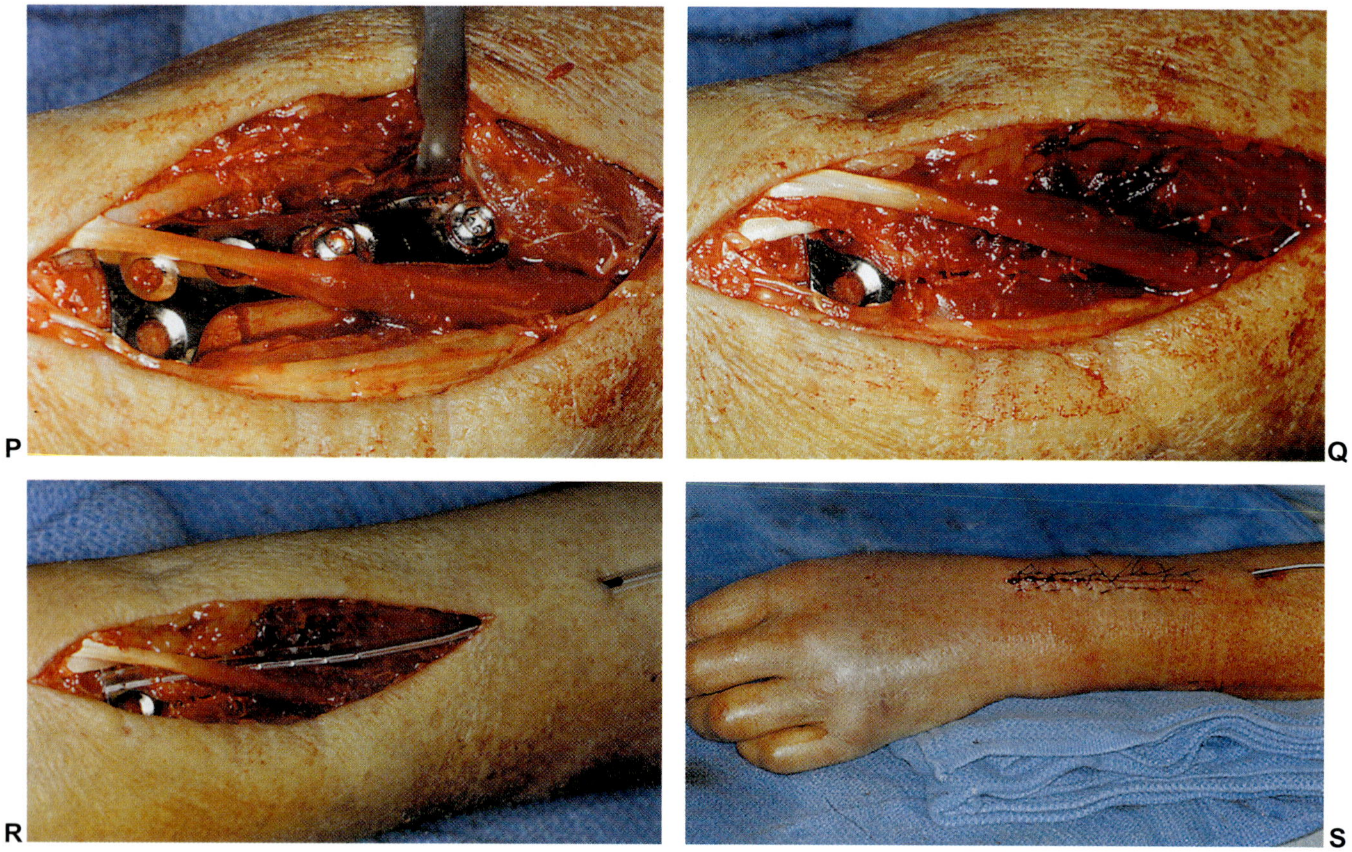

Figura 5. *(Continuação)* **O, P:** Uma broca guia de ponta arredondada é utilizada para perfurar um orifício na haste proximal. O processo de preparação parafuso-orifício é completado e um segundo parafuso é aplicado. A fratura agora está segura, permitindo que o punho e o antebraço sejam levados em uma completa amplitude de movimentos. Como a metáfise está algo osteopênica, decidimos não colocar nenhum parafuso na barra da placa através do fragmento distal, permitindo que ela atue como um contraforte. **Q:** O retináculo dorsal é suturado sobre a placa-T, gerando alguma proteção para os tendões sobrejacentes. **R:** Um pequeno dreno hemovac é colocado profundamente na ferida incisional e trazido para fora através de uma incisão proximal independente separada. **S:** A sutura é completada por planos, deixando a fáscia dorsal profunda aberta. Observe a correção da deformidade, mas a persistência de um edema residual na mão e nos dedos e de equimose.

reduzir também os fragmentos intra-articulares. Fios-K, pinos de Steinmann, um cinzel dentário ou impactadores ósseos geralmente são úteis na restauração dos fragmentos intra-articulares desviados. A redução pode ser monitorada através de fluoroscopia, artroscopia ou ambas. Defeitos ósseos causados pela cominução ou impactação devem ser enxertados com osso (Fig. 5H).

O osso esponjoso pode ser colhido do ilíaco através de incisões limitadas utilizando brocas de trepanação ou curetas e cinzéis. Os cilindros de osso obtidos dessa maneira podem ser utilizados diretamente, ou o osso esponjoso pode ser compactado pelo uso de uma seringa de 10 ml e compressão com o êmbolo (Fig. 6A-C). O osso esponjoso compactado pode ser então removido do cilindro da seringa com uma agulha espinhal longa (Fig. 6D). Quando o enxerto de osso é completado (Fig. 5I), a fratura geralmente poderá ser estabilizada com uma placa-T dorsal de minifragmento (Fig. 5J-P). A placa pode ser modelada com ferros de moldagem para ser obtida uma coaptação precisa da placa ao rádio distal dorsal (Fig. 7A-C). Fios-K, parafusos comuns ou parafusos canulados podem ser utilizados para fixar os fragmentos intra-articulares. Como uma alternativa ou como adjunto à fixação com placa, fios-K podem ser utilizados para fixar a metáfise à diáfise, especialmente em osso osteopênico. Sempre que possível, o retináculo dorsal do punho é reparado (Fig. 5Q). Isso protege os tendões extensores de uma abrasão direta sobre a placa e parafusos durante a movimentação do punho e dos dedos. O extensor longo dos dedos é deixado desviado radialmente para fora de seu compartimento. Um pequeno dreno de sucção hemovac é

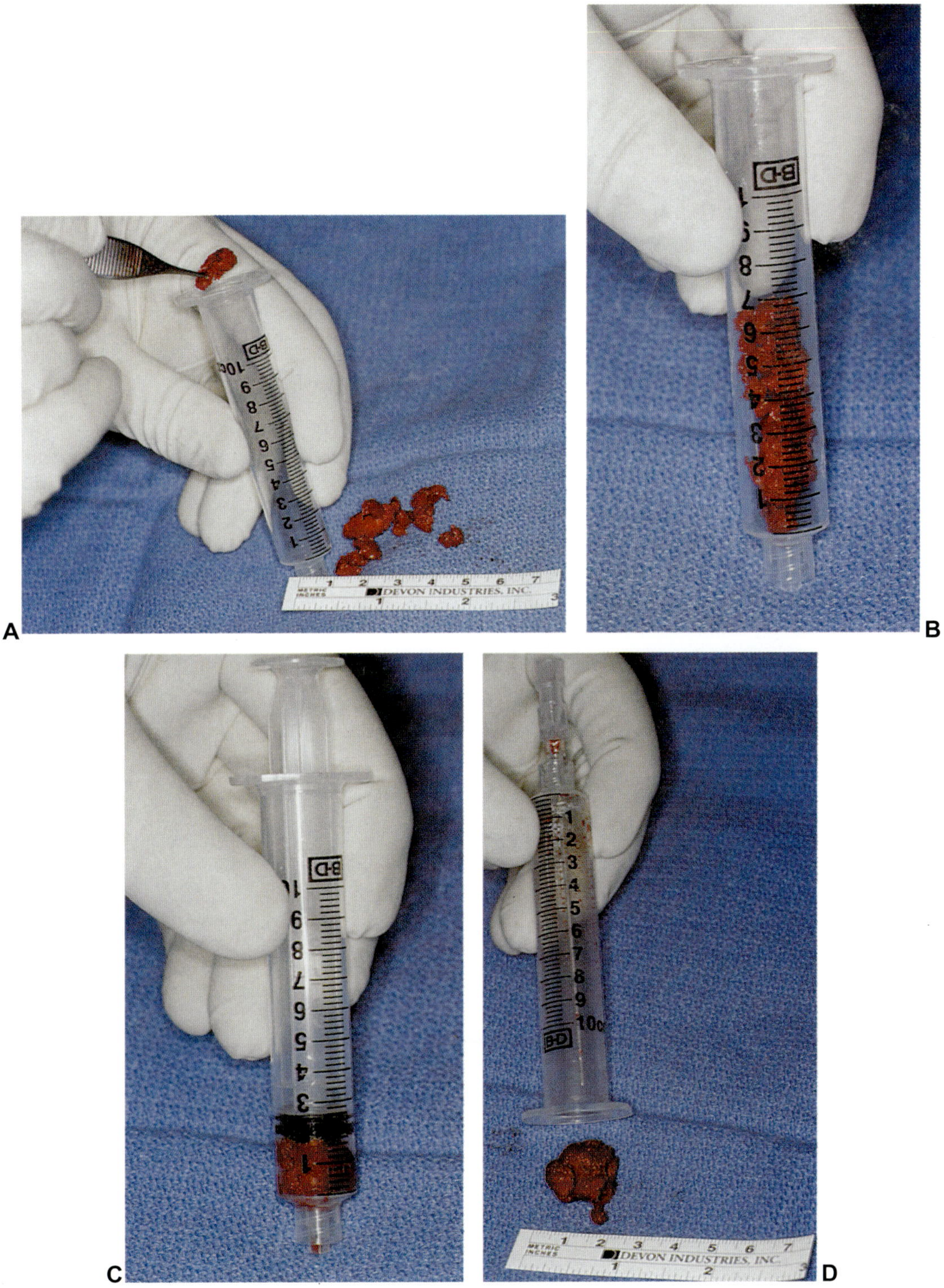

Figura 6. A: Peças de osso esponjoso retiradas através de curetagem do ilíaco e colocadas em uma seringa de 10 ml. **B:** A seringa está cheia. **C:** O êmbolo compacta o osso esponjoso. **D:** Uma agulha espinhal número 18 é utilizada para a retirada do osso esponjoso compactado.

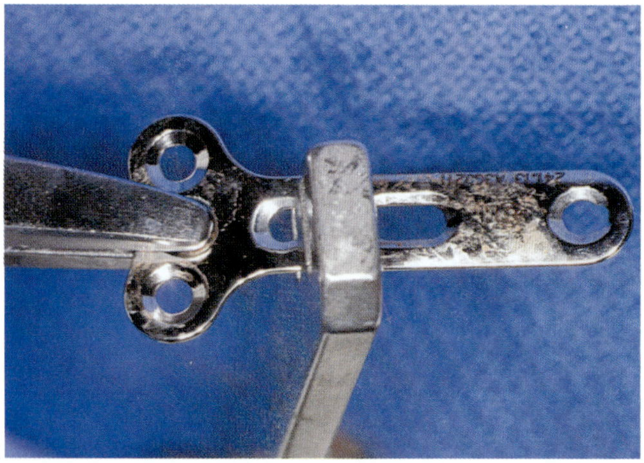

A

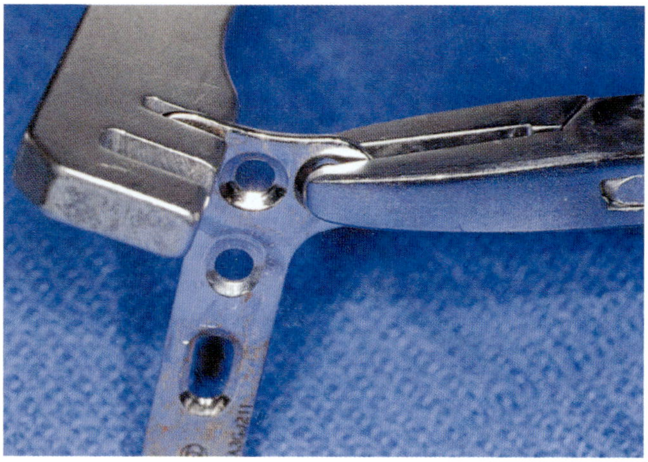

B

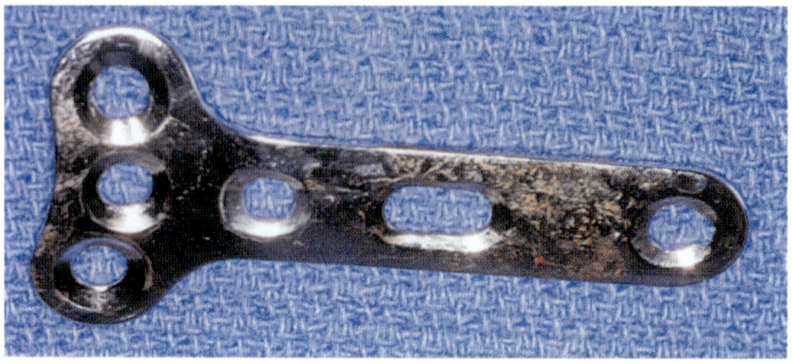

C

Figura 7. A: Ferros de moldagem são utilizados para moldar a placa-T e angulá-la de perto entre a barra e a haste. Uma inclinação deve prosseguir continuamente em uma direção. A angulação para a frente e para trás em direções alternadas diminui a vida de fadiga da placa, enfraquecendo-a. **B:** Dois ferros de moldagem são utilizados para moldar a placa-T em uma curva que melhor se aproxime do fragmento distal da fratura. **C:** O contorno da placa foi completado de modo que ela adquire um encaixe preciso sobre o fragmento da fratura reduzida. Isso otimiza sua função estabilizadora de contraforte.

colocado profundamente na ferida cirúrgica e trazido para fora proximalmente e de modo dependente através de uma pequena incisão separada (Fig. 5R). A fáscia profunda não é reparada. O tecido subcutâneo é reaproximado através do uso de fios absorvíveis. A pele é fechada com fios não-absorvíveis finos (Fig. 5S).

Fraturas Distais do Rádio com Desvio Palmar

As fraturas distais do rádio com pequenos desvios oblíquos e fragmentos distais com desvio palmar ou rodados devem ser abordadas através de uma incisão palmar. Tanto mediante tração manual ou então com tração aplicada através de um sistema de polias com o uso de malhas para os dedos em geral é suficiente para se conseguir uma redução inicial. A incisão palmar é feita diretamente sobre o flexor radial do carpo (Fig. 8A). Ela é levada através do tecido subcutâneo, e o sangramento é controlado com eletrocoagulação. A bainha palmar do flexor radial do carpo é incisionada longitudinalmente (Fig. 8B) e o tendão é afastado. A bainha posterior do flexor radial do carpo é incisionada longitudinalmente (Fig. 8C), expondo o flexor longo do polegar (Fig. 8D). O flexor longo do polegar e a artéria radial e veias acompanhantes são afastados radialmente (Fig. 8E). O nervo mediano e os tendões flexores extrínsecos são afastados em direção ulnar para expor o pronador quadrado. A inserção do pronador quadrado é incisionada longitudinalmente ao longo da margem radial palmar do rádio distal em sua inserção, deixando uma pequena asa de tecido para que o músculo possa ser suturado durante o fechamento (Fig. 8F).

Novamente, fios-K, um elevador dentário, um furador ou uma pinça tentacular podem ser úteis para a realização da redução (Fig. 8G). Fluoroscopia, a artroscopia ou ambos, nos casos de fraturas intra-articulares, também podem ser úteis. Uma vez que a redução tenha sido obtida, os fios-K são utilizados para uma fixação provisória (Fig. 8H). Uma placa-T de pequenos fragmentos palmar é aplicada (Fig. 8 I-L). O primeiro parafuso é colocado através do orifício elíptico da placa-T próximo à junção do corpo-barra da placa. Isso permite alguma liberdade no ajuste da placa após a aplicação do primeiro parafuso. Se necessário, pode ser feita uma modelagem com

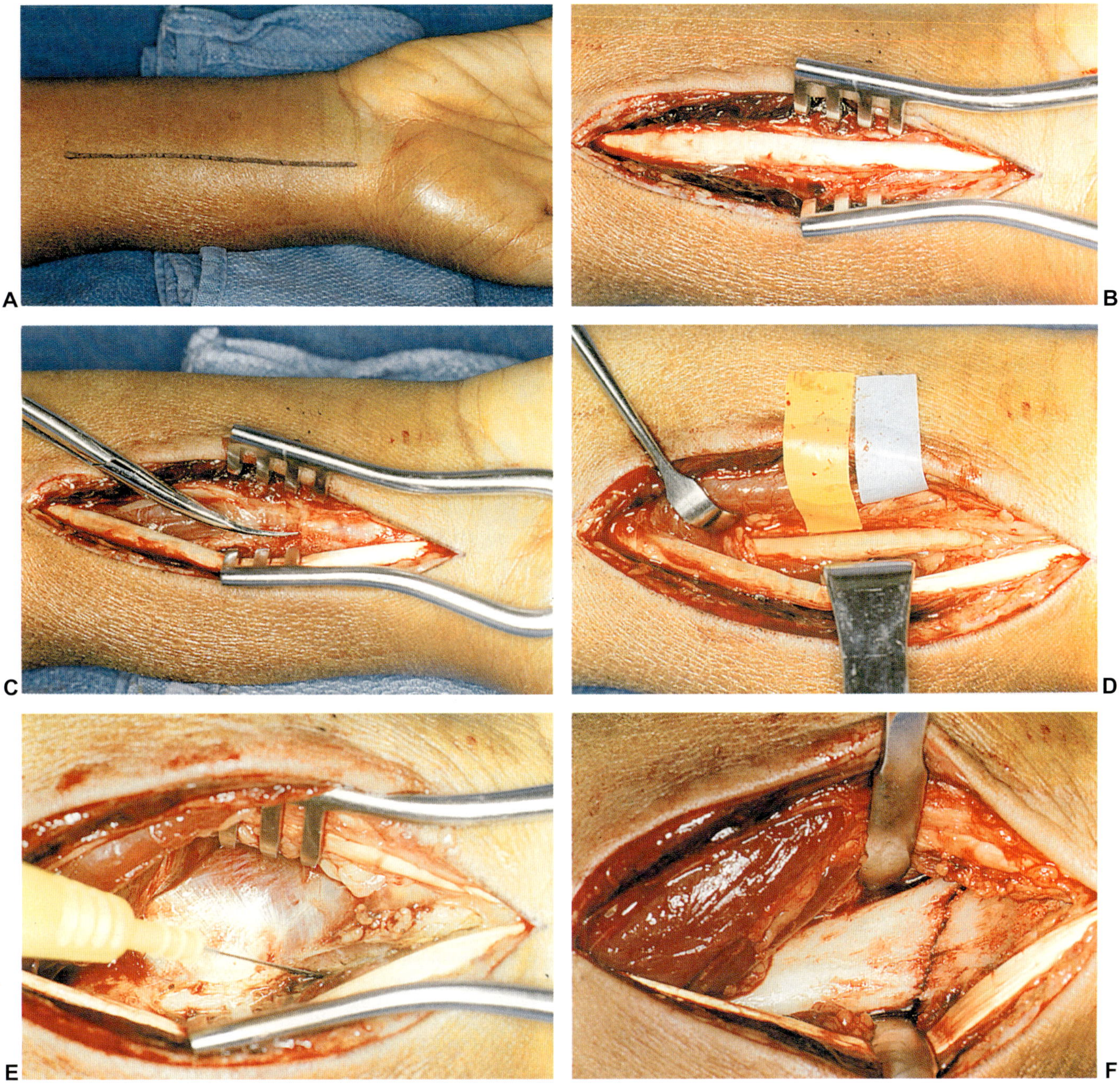

Figura 8. A: Uma incisão é traçada sobre a porção distal do flexor radial do carpo para a abordagem de uma fratura de Thomas Tipo II ou fratura volar de Barton. **B:** O tecido subcutâneo e a bainha anterior sobre o flexor radial do carpo foram incisionados. **C:** A bainha posterior e a fáscia antebraquial profunda são incisionadas. **D:** O flexor longo do polegar e o nervo mediano são identificados **E:** O flexor longo do polegar e o nervo mediano são afastados e protegidos. O pronador quadrado é identificado e incisionado ao longo de sua inserção radial. **F:** O pronador quadrado é elevado do periósteo do rádio distal, expondo a fratura. *(Continua)*

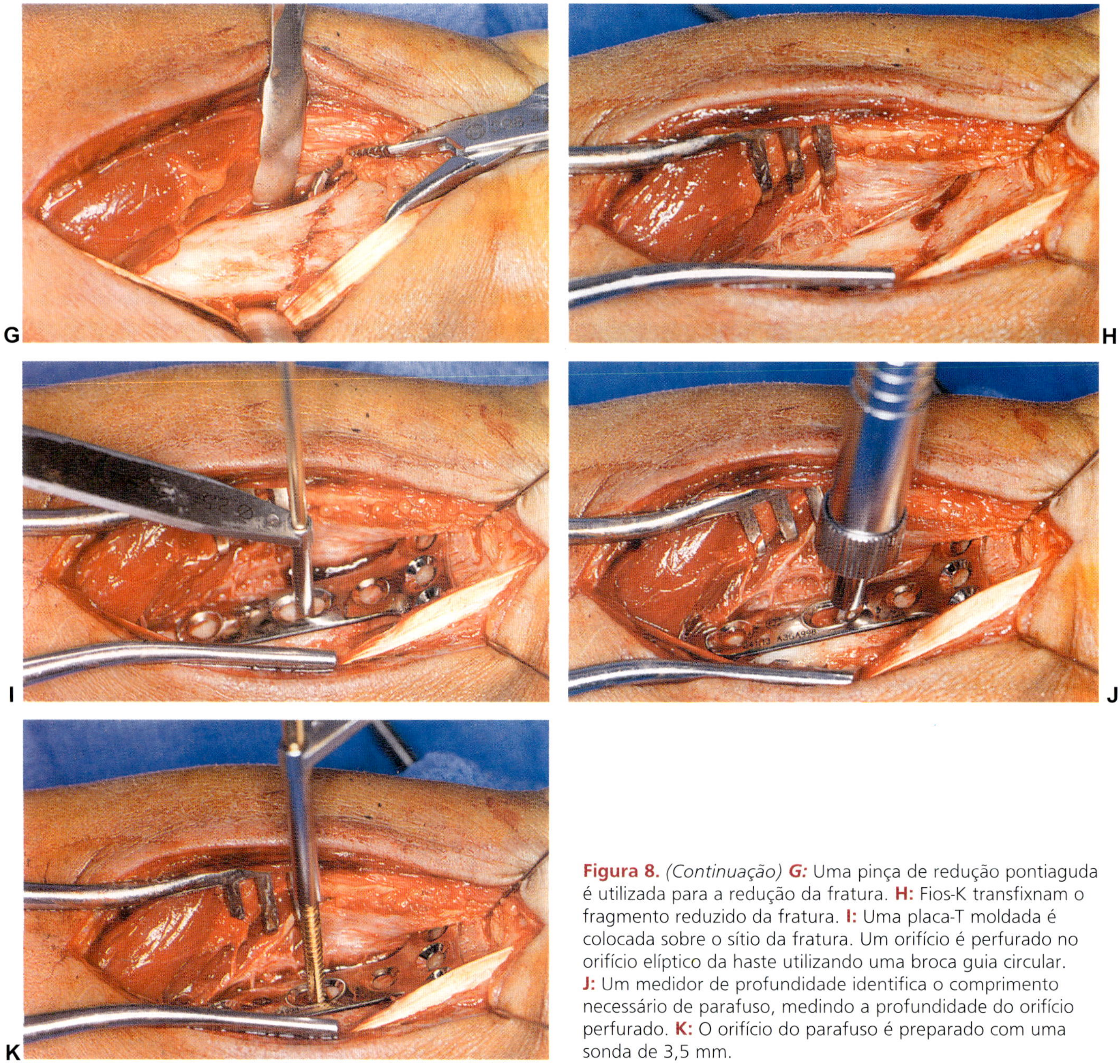

Figura 8. *(Continuação)* **G:** Uma pinça de redução pontiaguda é utilizada para a redução da fratura. **H:** Fios-K transfixnam o fragmento reduzido da fratura. **I:** Uma placa-T moldada é colocada sobre o sítio da fratura. Um orifício é perfurado no orifício elíptico da haste utilizando uma broca guia circular. **J:** Um medidor de profundidade identifica o comprimento necessário de parafuso, medindo a profundidade do orifício perfurado. **K:** O orifício do parafuso é preparado com uma sonda de 3,5 mm.

ferros apropriados para assegurar que haja uma boa coaptação entre a placa e a fratura reduzida. O orifício mais proximal do corpo da placa-T é alinhado e preso com um parafuso. Os parafusos podem ser colocados através da barra da placa para segurar a fratura, apesar de isso nem sempre ser necessário (Fig. 8M). Os parafusos mais próximos da fratura geralmente são angulados para longe da fratura para uma fixação mais segura. Os parafusos não são colocados diretamente no sítio da fratura. Para os fragmentos distais volares ulnares desviados ou rodados, as placas-T de minifragmentos de 2,7 ou as placas anguladas são úteis.

Cominução e perda óssea que necessite de enxertia óssea no lado palmar das fraturas são infreqüentes. Porém, se houver perda óssea ou impactação de qualquer conseqüência, uma enxertia com osso esponjoso pode ser realizada de modo similar ao das fraturas radiais com desvio dorsal.

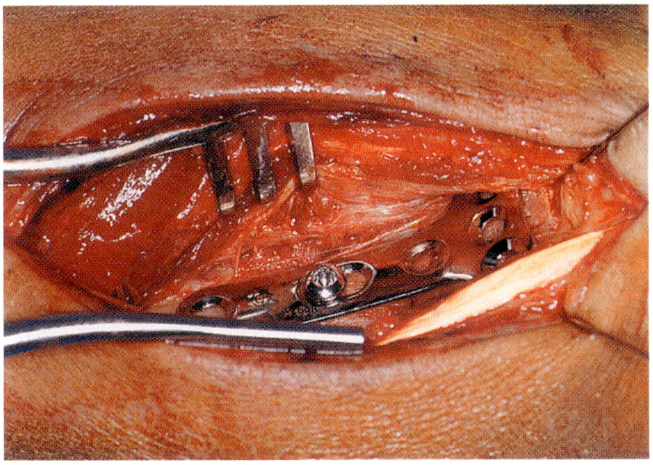
L

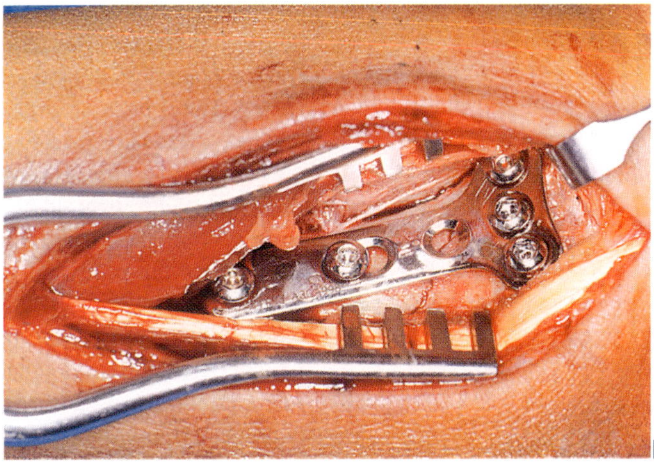
M

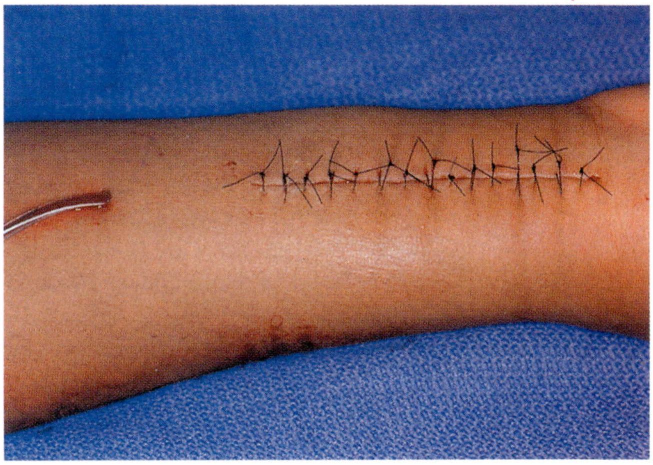
N

Figura 8. *(Continuação)* **L:** A placa é fixada com um parafuso no orifício elíptico da haste da placa-T. Os ajustes finais podem ser feitos através de controle fluoroscópico. **M:** O restante dos parafusos é utilizado para fixar a placa com a fratura na posição reduzida. A placa atua como contraforte e estabiliza a fratura. **N:** Um dreno hemovac pequeno é colocado proximalmente e de modo dependente da incisão. A incisão é fechada por planos, deixando a fáscia profunda aberta.

Uma vez que a redução, a fixação e a enxertia óssea estejam completadas, o torniquete é liberado e a hemostasia realizada. A vascularização dos dedos pode ser avaliada durante o período de hiperemia reativa. A ferida é copiosamente irrigada com solução salina estéril contendo antibióticos. A inserção do pronador quadrado pode ser reaproximada utilizando-se uma sutura ininterrupta com fios absorvíveis quando isso puder ser feito sem tensão. Preferimos colocar o pronador quadrado sobre a superfície palmar do rádio distal sem suturá-lo, para evitar qualquer embaraço vascular do músculo que possa ser causado pelo edema pós-operatório. Não temos visto nenhum problema funcional com essa abordagem. Um pequeno dreno de hemovac para aspiração é colocado profundamente na ferida e trazido para fora proximalmente e de modo dependente através de uma pequena incisão separada. Fios reabsorvíveis finos podem ser utilizados para reaproximar o tecido subcutâneo. A fáscia profunda não é reparada para evitar um embaraço neurovascular como uma síndrome compartimental. A pele é reaproximada. Sutura interrompida ou subcuticular com fios não-absorvíveis é utilizada (Fig. 8N). Steri-strips podem ser utilizadas para suplementar o fechamento subcuticular. Em alguns casos, pode ser preferível o uso da sutura com grampos.

TRATAMENTO PÓS-OPERATÓRIO

Os pacientes são tratados com uma imobilização estéril com acolchoamento extra sobre as proeminências ósseas e estruturas neurovasculares superficiais. Esse é levado acima do cotovelo para evitar forças rotacionais no sítio da fratura. É colocado um acolchoamento sobre a fossa antecubital, sobre o olécrano e sobre os epicôndilos lateral e medial para a proteção dessas estruturas e do nervo ulnar subjacente. Uma tala gessada posterior de braço é aplicada com o cotovelo em 90 graus de flexão, o antebraço em rotação neutra, o punho em 10 a 15 graus de dorsiflexão (posição funcional) , o polegar em abdução palmar e o espaço do polegar mantido. Os dedos são deixados livres.

O paciente é instruído a manter o braço no nível ou acima do coração durante os primeiros 7 a 10 dias. Uma tipóia é colocada durante a deambulação e alguns pacientes também podem utilizá-la enquanto permanecem sentados. Quando o paciente estiver deitado, o punho pode ser apoiado sobre o abdome ou tórax com travesseiros colocados ao lado do corpo do paciente. O dreno é removido 24 a 48 horas após a cirurgia.

Uma das vantagens mais importantes da redução aberta, fixação interna e enxertia óssea é que elas geram uma estabilidade no sítio da fratura suficiente para colocar o punho em uma posição funcional. Nessa posição, os dedos podem ser reabilitados com maior facilidade. Inicialmente encorajamos 10 repetições dos exercícios de amplitude de movimentos dos dedos de modo progressivo dentro da tolerância do paciente, a cada hora, enquanto o paciente estiver acordado, se possível. Acreditamos que a restauração de um bom movimento dos dedos venha a influenciar a recuperação do punho. Quando uma recuperação digital completa é atingida, o paciente é capaz de utilizar a mão e o punho depois que a imobilização é retirada. Essa será uma vantagem na recuperação do movimento do punho.

A reabilitação do punho e dos dedos é dividida em estágios arbitrários e superpostos. Uma compreensão e conhecimento desses estágios é útil para o paciente, a família, a terapeuta e o médico. Esses estágios são (a) consolidação; (b) movimento; (c) força e potência; (d) resistência e (e) retorno às atividades do dia-a-dia, ao trabalho e à recreação.

As suturas são removidas em aproximadamente 7 a 10 dias após a cirurgia. Nesse momento, a tala posterior longa de braço é removida e substituída por uma tala volar de punho ou por uma luva gessada. O paciente é instruído a não rodar o antebraço ativamente. Em geral, a imobilização é mantida durante 3 semanas. Dependendo da firmeza da fixação e da colaboração do paciente, o período de proteção pode ser ajustado para intervalos maiores ou menores. Após 3 semanas, o paciente passa a utilizar um imobilizador volar de punho pré-fabricado. Isso permite ao paciente manter uma posição funcional do punho, evitando o efeito de tenodese dos extensores sobre os dedos, ao mesmo tempo que permite ao paciente manter uma posição funcional para participar da reabilitação dos dedos. O paciente inicia banhos em água quente durante 10 minutos 3 vezes ao dia. Nos primeiros 5 minutos, o paciente é solicitado a realizar exercícios de movimentos dos dedos em sessões de 10 repetições, flexão e extensão do punho, desvio radial e ulnar do punho e circundução do punho. A pronação e a supinação também são realizadas. Dez repetições de cada exercício são realizadas com a palma para cima, com a palma para baixo e com o polegar para cima. Essa rotina move e exercita independentemente o punho e os flexores e extensores dos dedos contra a gravidade e com a gravidade eliminada. Durante os 5 minutos seguintes, o paciente é solicitado a iniciar suaves exercícios de fortalecimento utilizando uma esponja caseira dentro da água.

É implementado um tratamento simultâneo para edema e para a fibrose. A elevação e os exercícios de amplitude iniciais devem ajudar fisicamente a bombear o líquido do edema para fora da extremidade, ajudando a circulação e a evitar aderência dos tendões. Massagem retrógrada, enfaixamento de Coban, uso de estuquinete de compressão, luva Isotoner ou outros equipamentos de compressão e uma bomba de Jobst podem ser utilizados, à escolha do médico ou do terapeuta.

O tratamento preventivo para a fibrose é feito para amolecer, desensibilizar e mobilizar o tecido cicatricial. A aplicação de massagem é eficiente com relação a esse objetivo em até 6 meses após a lesão ou cirurgia. Ela é suplementada pela utilização de vibração, elastone de silicone polimérico suave (Silastic) e Coban, e por técnicas de dessensibilização, conforme indicado.

Conforme o movimento do punho do paciente melhora, exercícios de resistência mais agressivos podem ser realizados com o uso de aparelhos para fortalecimento da força de pressão. Em cerca de 6 a 8 semanas, e dependendo dos sinais de consolidação da fratura nas radiografias, o fortalecimento pode ser realizado através de exercícios tipo rosca para os dedos, punho e antebraço e de roscas invertidas. Os exercícios de resistência são iniciados com 10 repetições e aumentados para 30 repetições utilizando 50% da capacidade máxima de levantamento do paciente. Uma vez que as 30 repetições tenham sido alcançadas, podem ser acrescentados 250 g ao peso e o processo repetido até que o paciente se estabilize. Uma vez que haja uma estabilização, a manutenção pode ser feita 2 a 3 vezes por semana.

O retorno ao trabalho necessita de um notável e delicado equilíbrio entre nossas responsabilidades primárias com o paciente e nossa responsabilidade com os empregadores, fontes de pagamento e sociedade. A responsabilidade do paciente é fundamental. Preencha esse requisito conscientemente, e você automática e simultaneamente irá preencher as responsabilidades restantes. O paciente deve estar seguro, dentro de seu limite de tolerância para a dor, produtivo e capaz de satisfazer o empregador antes de retornar ao trabalho. Dois fatores afetam essa avaliação mais do que outros: se a mão lesionada é a dominante ou a não-dominante e o grau de demanda física do trabalho. Os pacientes podem esperar um retorno a atividades profissionais de baixa demanda ou trabalhos como vendedor em 2 a 4 semanas após a lesão. As lesões à mão dominante podem precisar de 4 a 8 semanas a mais, especialmente para artesões ou cirurgiões. Operários podem necessitar ainda mais (i.e., 3 a 4 meses no mínimo) e podem necessitar de uma estimulação para retornar ao trabalho e de um retorno gradual às suas atividades laborais. Alguns operários com fraturas graves podem até ter que passar por um retreinamento para que passem a desenvolver ocupações com demandas mais baixas.

Os atletas podem retornar às atividades de arremesso e de segurar/receber em distâncias curtas em 1 a 2 meses após a lesão. Velocidade, distância e freqüência são integradas com o programa de recuperação da força e condicionamento durante 1 a 2 meses e até que uma recuperação completa seja atingida. As atividades de impacto como os voleios curtos (tênis), *putting* (golfe) e contato com o bastão (beisebol) são iniciadas entre 6 a 10 semanas após a lesão e aumentadas conforme o tolerado durante 1 a 2 meses. Pode levar de 4 a 6 meses para se atingir uma recuperação completa dos movimentos e 1 ano para se recuperar a força completa com serviços normais e golpes contra o chão (tênis), *driving* e jogos com ferros curtos (golfe), e um contato com *full-swing* (beisebol).

Resultados

Resultados, medidos por parâmetros objetivos como a amplitude de movimentos, força de preensão e tempo de retorno ao trabalho e às atividades esportivas, se correlacionam altamente primeiro com a gravidade da fratura, segundo com a restauração da anatomia e terceiro com a demanda física das atividades do paciente. Aproximadamente um terço dos pacientes apresentará um significativo dano residual. A maioria desses danos ocorre em pacientes com fraturas mais graves, nas quais as dificuldades para conseguir restaurar o punho se correlacionam com a gravidade da fratura (6).

Os protocolos de verificação dos resultados como a *short-form health survey* (SF-36), o Arthritis Impact Measurement Scale (AIMS) e o questionário do túnel do corpo do Brigham and Women's Hospital são ainda mais sensíveis e abrangentes na avaliação do progresso do paciente, problemas e resultados. Esses instrumentos devem ser de grande ajuda no tratamento, reabilitação, intervenção sobre os problemas, controle dos custos e relação com os pacientes, fontes de pagamento e empregadores.

COMPLICAÇÕES

Consolidação Viciosa

Perda da redução precoce ou tardiamente e a conseqüente consolidação viciosa extra-articular ocorrem em cerca de 5% dos pacientes (6). Uma fratura instável que é reduzida e imobilizada em um aparelho de gesso freqüentemente perde sua redução. Uma fratura instável com perda óssea (falha) ou impactação que é reduzida e estabilizada cirurgicamente mas que não recebe enxerto ósseo pode sofrer uma perda tardia da redução. Conseqüentemente, é importante identificar essas fraturas que são inerentemente instáveis. Essas fraturas devem ser reduzidas, estabilizadas e enxertadas com osso. O enxerto ósseo pode, de fato, ser o fator mais importante entre esses três componentes.

Artrose Pós-traumática

Além da deformidade radial, o impacto ulnar carpal e o colapso carpal resultante do encurtamento radial e perda da inclinação dorsal podem danificar a recuperação funcional e levar a uma artrose pós-traumática. Uma consolidação viciosa de uma fratura intra-articular pode levar a artrose pós-traumática em 90% dos pacientes com 2 mm ou mais de incongruência articular, ao contrário dos 10% encontrados com 1 mm ou menos de degrau (12). A artrose pós-traumática resultante de uma consolidação viciosa intra-articular ocorre com uma incidência de cerca de 6,5% do total das fraturas radiais distais (6).

Neuropatia do Mediano

Alterações sensitivas radiais e ulnares devem ser cuidadosamente avaliadas e monitoradas, porém o nervo mediano é o nervo mais freqüentemente lesionado nas fraturas radiais distais. Até 60% das fraturas radiais distais apresentam algum sintoma de comprometimento do nervo mediano (7). A lesão inicial pode ser por tração ou compressão; entretanto, edema e o posicionamento do punho também desempenham um papel. Uma flexão excessiva do punho e injeções de anestésicos locais são problemáticas. A redução precoce da fratura e a estabilização podem minimizar o dano nervoso e aliviar os sintomas da síndrome do túnel do carpo aguda e a síndrome compartimental. A síndrome do túnel do carpo ocorre entre 12% e 17% das fraturas radiais distais (15), enquanto a síndrome compartimental possui uma incidência de 0,7% (6).

Se a neuropatia do nervo mediano é inicialmente completa ou se é progressiva após a redução e estabilização, o nervo deve ser cirurgicamente descomprimido e inspecionado. Preferimos descomprimir um nervo mediano comprometido no momento da redução, fixação interna e enxertia óssea. Isso evita um evento catastrófico com certeza, esclarece a condição exata do nervo e minimiza tanto a extensão como a duração da lesão nervosa. Uma liberação precoce do túnel carpal aumenta o trauma total composto ao punho, mão e extremidade e os riscos de aumentar a instalação de fibrose e conseqüente risco de aderências tendinosas.

O nervo mediano carrega 70% das fibras simpáticas para a mão. Uma descompressão precoce das neuropatias persistentes do mediano pode aliviar ou diminuir as respostas da dor mediadas pelo simpático e suas conseqüentes alterações e complicações distróficas, incluindo neuropatia persistente (8% de incidência), síndrome ombro/mão (incidência de 3,5%), doença de Dupuytren pós-traumática (incidência de 11%) e rigidez dos dedos (incidência de 1,5%; 6,15).

Lesões Carpais ou Intercarpais Associadas

Os ossos do carpo e os espaços intercarpais devem ser examinados nas radiografias de rotina. O reparo concomitante precoce das fraturas carpais e das lesões dos ligamentos do punho no momento do tratamento da fratura distal do rádio geralmente proporciona a melhor oportunidade para otimização dos resultados. A artroscopia após a redução distal do rádio e a estabilização demonstra alguma promessa na identificação e no tratamento de lesões mais ocultas, especialmente aquelas do complexo da fibrocartilagem triangular e ligamento lunotriquetial.

Aderências e Irritação do Tendão Extensor

Rupturas do tendão extensor, geralmente do extensor longo do polegar, ocorrem em cerca de 1% das fraturas radiais distais (6). Aderências dos tendões extensores são menos bem documentadas, mas ocorrem e são problemáticas. Esses problemas podem resultar da dissecção cirúrgica, bem como da aplicação da placa. Novos perfis de placas mais baixos que protegem os tendões tanto da placa como das cabeças dos parafusos estão atualmente sob avaliação como um meio de melhorar ou minimizar o problema. A ruptura do extensor longo do polegar pode ser evitada pelas técnicas de redução anatômica e evitando-se que fragmentos ósseos ou margens agudas fiquem posicionados próximo ao tendão. Não observamos nenhum problema específico ao mover o extensor longo do polegar de sua bainha, reorientando-o em direção radial. Uma fixação estável da fratura e a movimentação precoce ativa do punho podem ser o melhor remédio para evitar aderência dos tendões e anquilose articular.

Não-consolidação

A ocorrência de pseudo-artrose é rara nas fraturas do rádio distal, mas pode ocorrer nas fraturas graves. Perda de tecido mole, perda óssea, cominução e desvascularização podem desempenhar um papel. Fixação estável e a enxertia óssea precoce geralmente são necessárias. Algumas vezes a gravidade da lesão e osteopenia evitam um tratamento bem-sucedido. A realização de fusão do punho pode ser necessária como cirurgia de salvação.

Infecção

Infecção raramente é encontrada nas fraturas radiais fechadas, mesmo após cirurgia. A gravidade da lesão, o comprometimento sistêmico ou ambos geralmente estão implicados quando uma infecção ocorre. A infecção é identificada pelos clássicos sinais de calor, rubor, dor e edema. A flutuação ou drenagem confirmam o diagnóstico quando presentes. O tratamento de uma celulite é pela elevação e repouso do punho e pelo uso de antibióticos intravenosos ou orais. Se houver secreção purulenta, esta deve ser drenada, e qualquer tecido necrótico desbridado. A fixação estável deve ser mantida até que a fratura esteja consolidada.

CASOS ILUSTRATIVOS DA TÉCNICA

Fratura Radial Distal Extra-articular Instável com Desvio Dorsal

Uma mulher de 61 anos de idade caiu enquanto patinava. Ela sofreu uma fratura fechada extra-articular do rádio distal (Fig. 9A e B). Houve um encurtamento de 4 mm do rádio em comparação com o punho não-lesionado. A radiografia lateral revelou uma translação dorsal de 3 mm, 30 graus de perda da inclinação lateral e uma translação dorsal do carpo sobre o rádio distal. Um defeito ósseo podia ser visto na radiografia ântero-posterior após a redução da fratura (Fig. 9C) se estendendo além da linha axial média na radiografia lateral (Fig. 9D), deixando a fratura instável. Após a restauração da inclinação lateral com uma manipulação utilizando fios-K, o defeito ficou ainda maior (Fig. 9E).

Uma incisão dorsal foi feita sobre o rádio distal. Os ajustes foram feitos para se obter uma redução final que fosse próxima à anatômica. Enxerto de osso esponjoso compacto foi colhido do ilíaco, e o defeito foi preenchido. A fratura foi estabilizada com uma placa-T de minifragmentos de 3,5 mm colocada como um contraforte para completar a reconstrução do punho (Fig. 9F e G). A quantidade de movimentação passiva foi registrada no momento da cirurgia para ser utilizada como orientação durante a reabilitação.

Fratura Intra-articular Desviada com Defeito Ósseo

Um homem de 42 anos de idade sofreu uma fratura intra-articular fechada do rádio distal com um fragmento radial médio impactado (Fig. 10A e B). O desvio articular foi de 2 mm na radiografia AP e de 3 mm na radiografia lateral. O rádio distal foi abordado através de uma incisão dorsal. Uma broca de trepanação foi utilizada para o acesso do canal intramedular do rádio distal proximal à fratura (Fig. 10C e D). Um impactador de osso foi introduzido no orifício e avançado (Fig. 10E). Sob controle fluoroscópico, o fragmento foi reduzido com o uso de um impactador (Fig. 10F-H). O defeito ósseo visível (Fig. 10I) foi preenchido com fragmentos de osso esponjoso compactado (Fig. 10J). Esses foram avançados e utilizados como contrafortes e

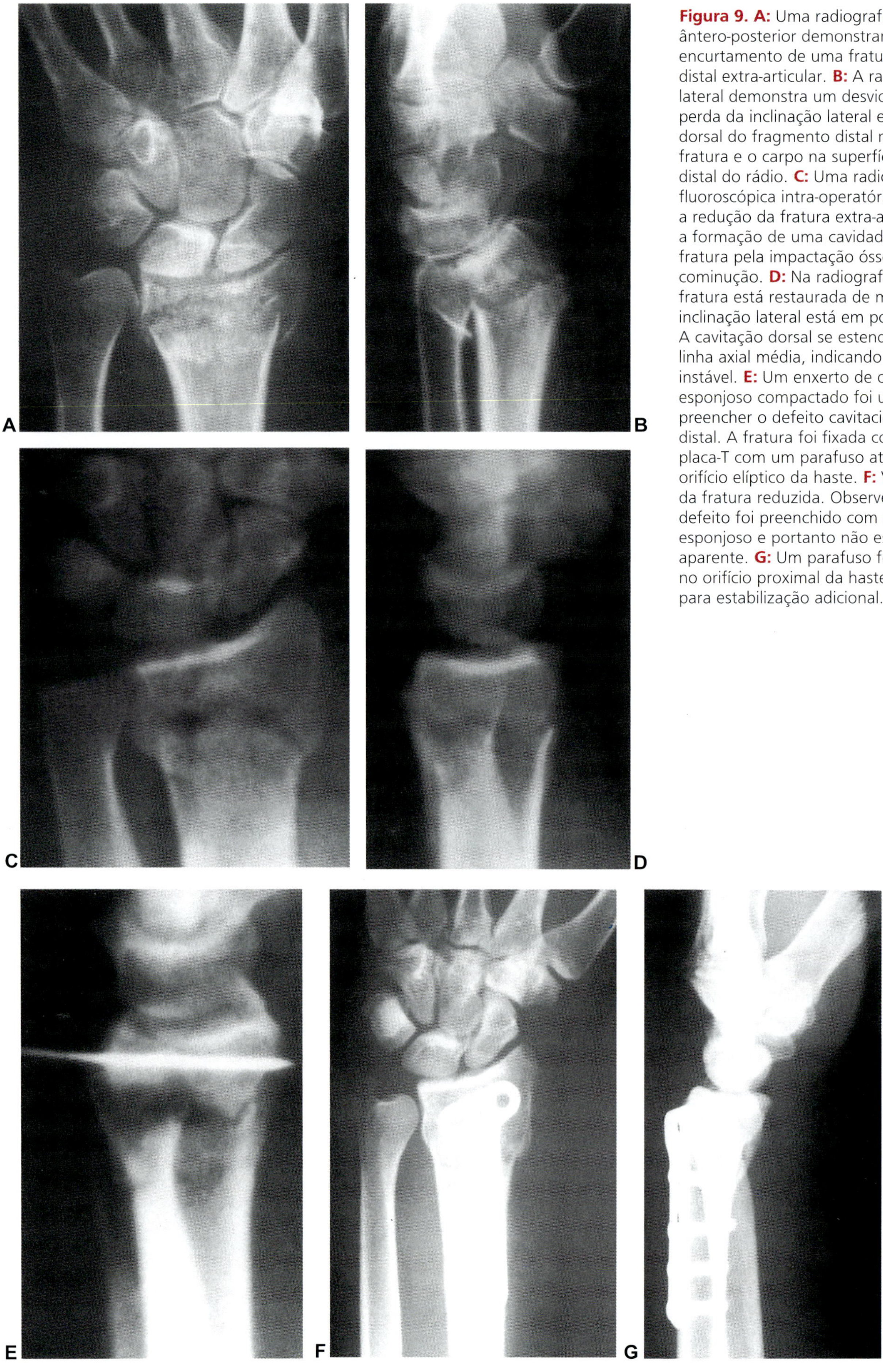

Figura 9. A: Uma radiografia ântero-posterior demonstrando o encurtamento de uma fratura radial distal extra-articular. **B:** A radiografia lateral demonstra um desvio dorsal, perda da inclinação lateral e translação dorsal do fragmento distal no sítio da fratura e o carpo na superfície articular distal do rádio. **C:** Uma radiografia fluoroscópica intra-operatória demonstra a redução da fratura extra-articular com a formação de uma cavidade no sítio da fratura pela impactação óssea e cominução. **D:** Na radiografia lateral, a fratura está restaurada de modo que a inclinação lateral está em posição neutra. A cavitação dorsal se estende além da linha axial média, indicando um defeito instável. **E:** Um enxerto de osso esponjoso compactado foi utilizado para preencher o defeito cavitacional no rádio distal. A fratura foi fixada com uma placa-T com um parafuso através do orifício elíptico da haste. **F:** Vista lateral da fratura reduzida. Observe que o defeito foi preenchido com osso esponjoso e portanto não está mais aparente. **G:** Um parafuso foi colocado no orifício proximal da haste da placa-T para estabilização adicional.

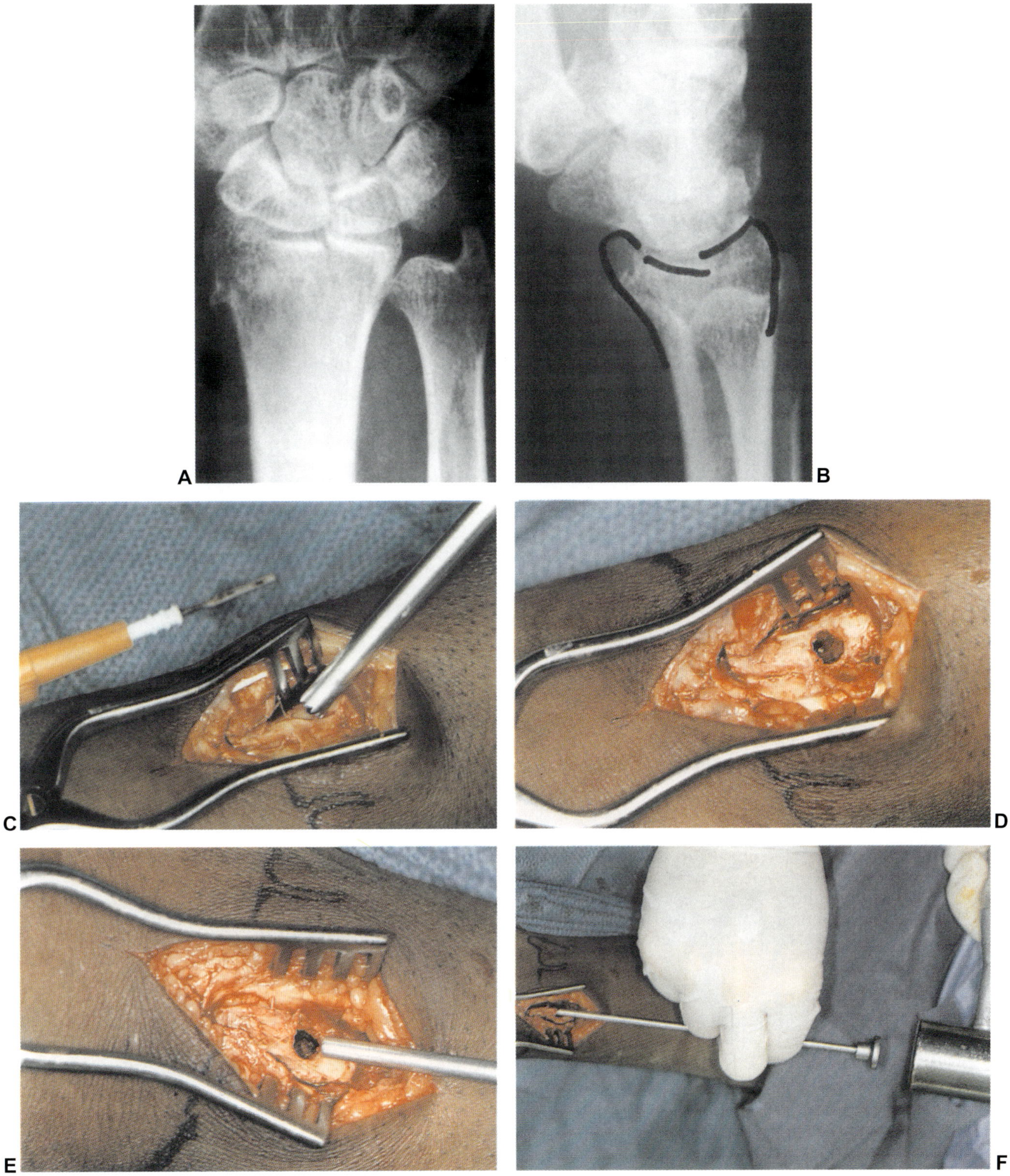

Figura 10. A: A radiografia ântero-posterior (AP) do punho demonstra uma fratura intra-articular do rádio distal com três grandes fragmentos e fragmentos quase iguais em posição intra-articular. O fragmento médio, em particular, está impactado e desviado proximalmente. Existe uma incongruência de 2 mm. **B:** Na radiografia lateral, vemos uma fratura radial distal com impactação e perda da congruência articular de 3 mm. **C:** Uma broca de trepanação é utilizada para ganhar acesso à cavidade intramedular do rádio distal proximal ao sítio da fratura. **D:** O orifício criado pela broca de trepanação é visualizado. **E:** Um impactador de osso é introduzido no orifício trepanado. **F:** O impactador é avançado e mantido na posição. A posição do fragmento impactado e desviado da fratura pode ser restaurada através de uma pressão transmitida manualmente ou com um martelete através de controle fluoroscópico radiológico. *(Continua.)*

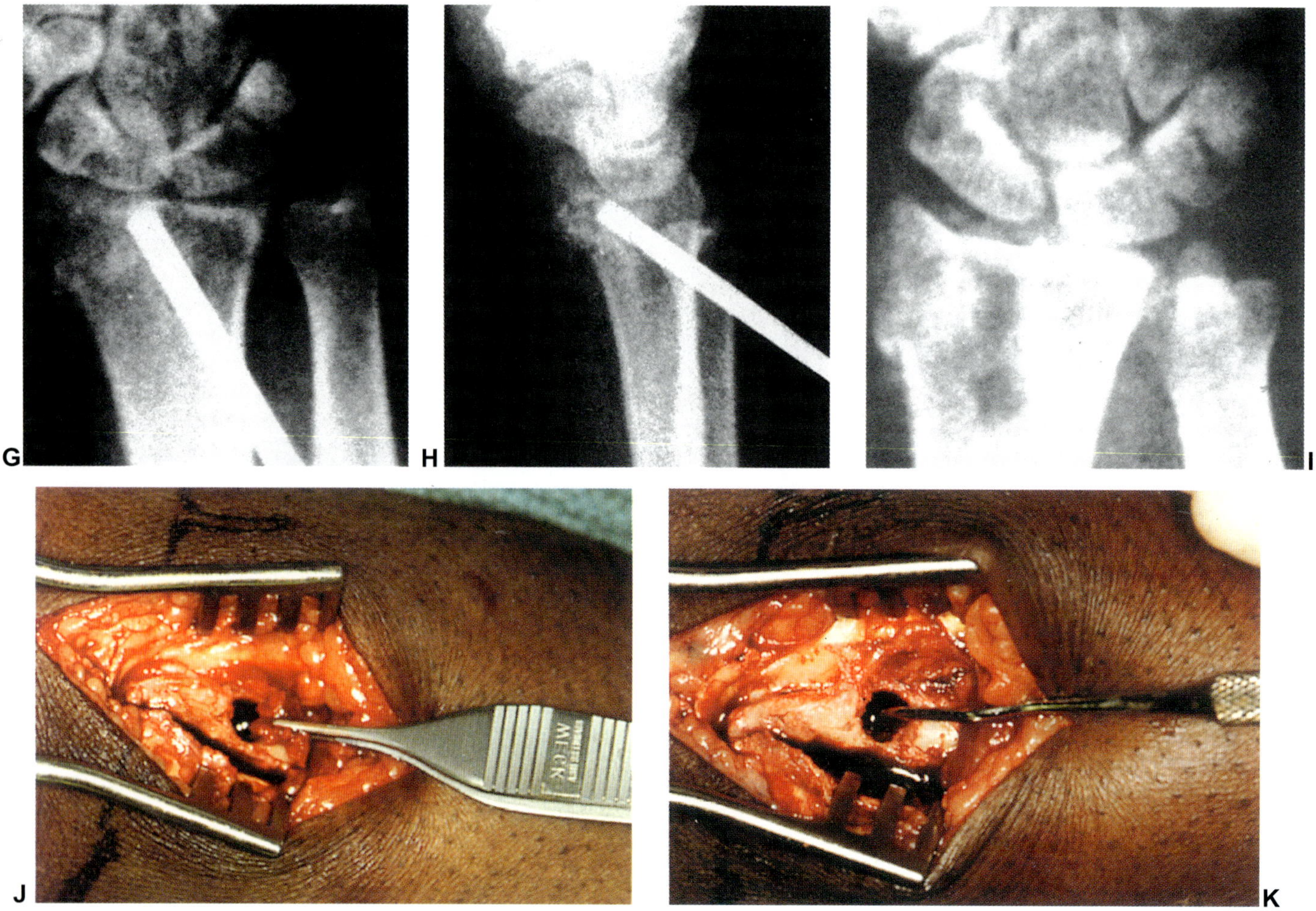

Figura 10. *(Continuação)* **G:** Radiografia fluoroscópica demonstrando fragmento deprimido da fratura em uma posição restaurada após a utilização do equipamento de impactação. **H:** A radiografia lateral mostra a restauração do fragmento desviado da fratura com a utilização de equipamento de impactação óssea. **I:** Cavidade óssea subjacente ao fragmento intra-articular restaurado. **J:** Enxerto ósseo é colocado no defeito. **K:** Um impactador dentário é utilizado para posicionar o enxerto ósseo.

para preencher o defeito com o uso de um impactador dentário (Fig. 10K e L). A fratura foi fixada depois com uma construção de dois fios-K segurando o fragmento estilóide à diáfise e dois fios-K paralelos à superfície articular da região subcondral dos três fragmentos intra-articulares do rádio distal (Fig. 10M e N).

Fratura Radial Distal Intra-articular com Desvio Volar

Um operário de 29 anos de idade sofreu uma fratura radial distal em duas partes com desvio volar em um acidente automobilístico (Fig. 11A e B). Uma abordagem palmar foi utilizada sobre o rádio distal. A redução foi completada com uma pinça tentacular (Fig. 11C e D). Uma fixação provisória foi conseguida com fios-K (Fig. 11E e F). Uma placa-T de pequenos fragmentos de 3,5 mm foi moldada à fratura e fixada em modo de contraforte (Fig. 11G e H). O orifício de parafuso que estava superposto à fratura foi deixado vazio. Os parafusos através da barra e da placa foram aplicados com técnica compressiva para que houvesse compressão dos fragmentos subjacentes da fratura (Fig. 11I e J).

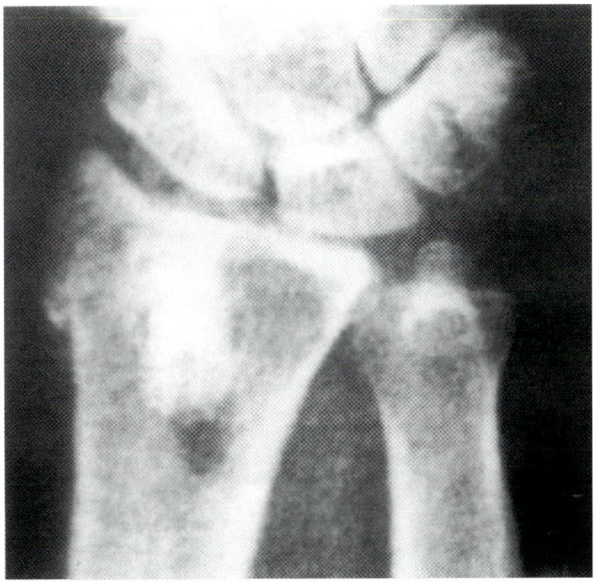

L

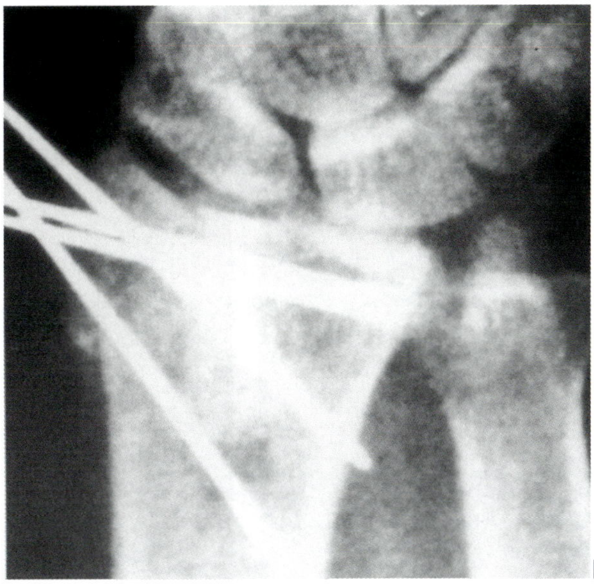

M

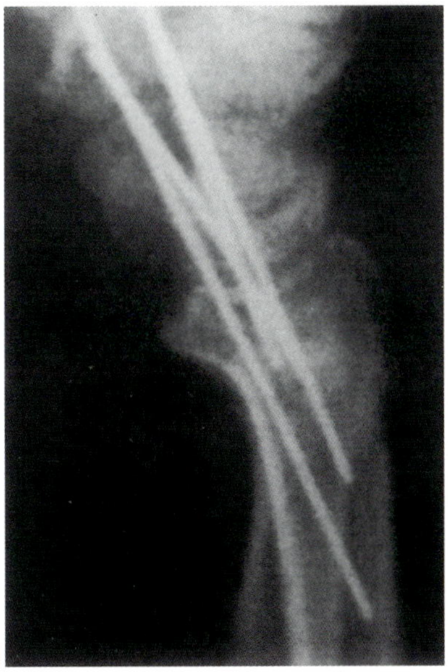

N

Figura 10. *(Continuação)* **L:** A radiografia fluoroscópica demonstra o preenchimento com enxerto ósseo do defeito cavitacional, o qual se encontra dando apoio ao fragmento da fratura previamente desviado. **M:** Radiografia AP demonstrando os fios-K utilizados para manter a redução e obter estabilização da fratura. **N:** A radiografia lateral mostra restauração do alinhamento com o enxerto ósseo e o fio-K preso ao fragmento distal da fratura.

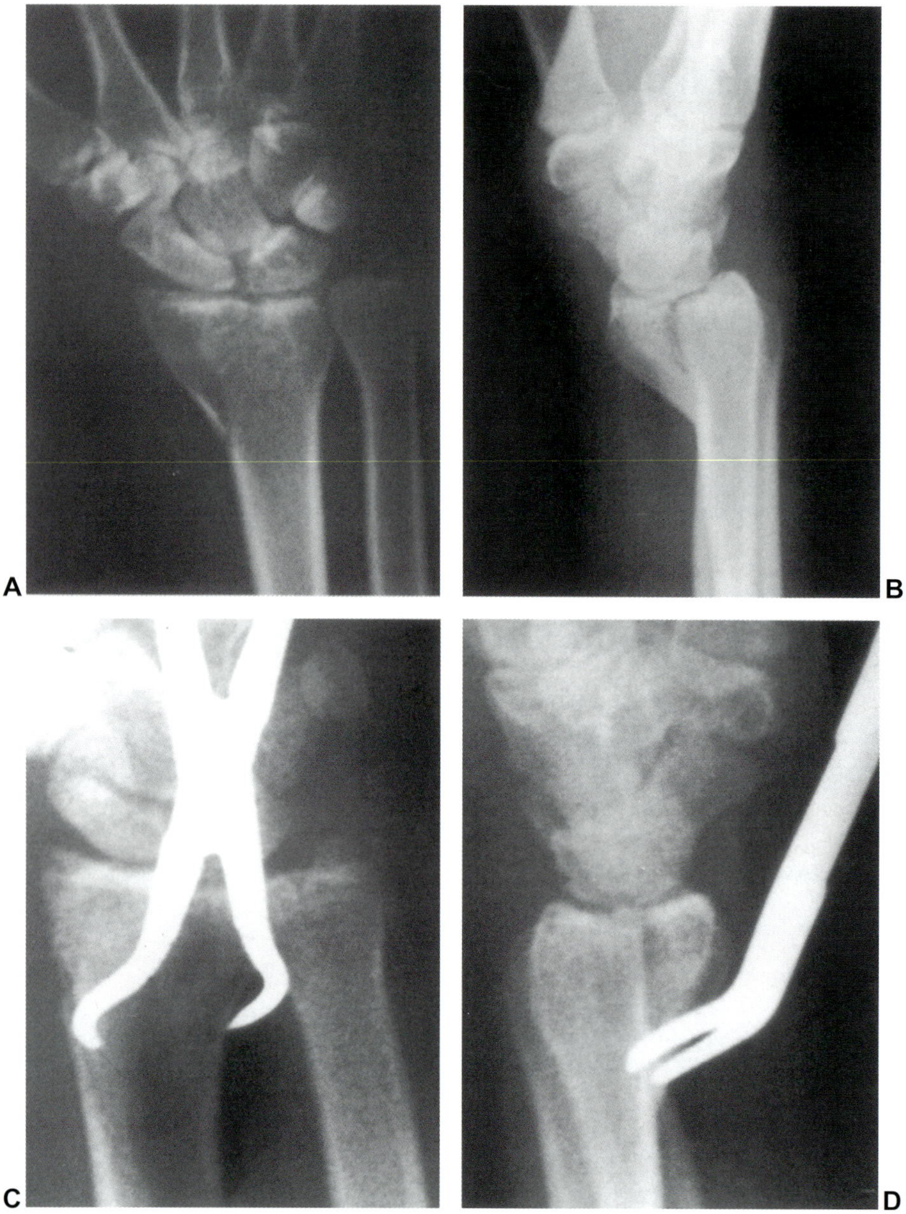

Figura 11. A: Radiografia ântero-posterior (AP) mostrando uma fratura do rádio distal em duas partes com desvio volar. **B:** A radiografia lateral mostra a mesma fratura do rádio distal em duas partes com desvio volar. **C:** Uma pinça tentacular é utilizada para restaurar a fratura desviada. **D:** Radiografia lateral demonstrando a redução da fratura com a pinça de redução pontiaguda.

Fratura Radial Distal em Quatro Partes Desviada com Fragmento Volar Medial Rodado

Uma jovem de 19 anos de idade sofreu uma fratura radial distal em quatro partes fechada e desviada (Fig. 12A e B). Uma redução manipulativa fechada melhorou a posição da fratura mas não reduziu adequadamente ou controlou os fragmentos intra-articulares, particularmente os fragmentos dorsal e volar. O fragmento volar estava rodado em 90 graus (Fig. 12C e D). Utilizando tração, manipulação fechada e fluoroscopia, o fragmento estilóide foi fixado com pinos à diáfise proximal. Uma incisão palmar foi feita sobre o rádio distal e o fragmento volar foi reduzido e seguro com uma placa-T 2,7 de minifragmentos. O fragmento dorsal foi então manipulado para uma posição reduzida utilizando uma pequena incisão dorsal e um fio-K. Os fios-K foram então utilizados para fixar esse fragmento à construção (Fig. 12E e F).

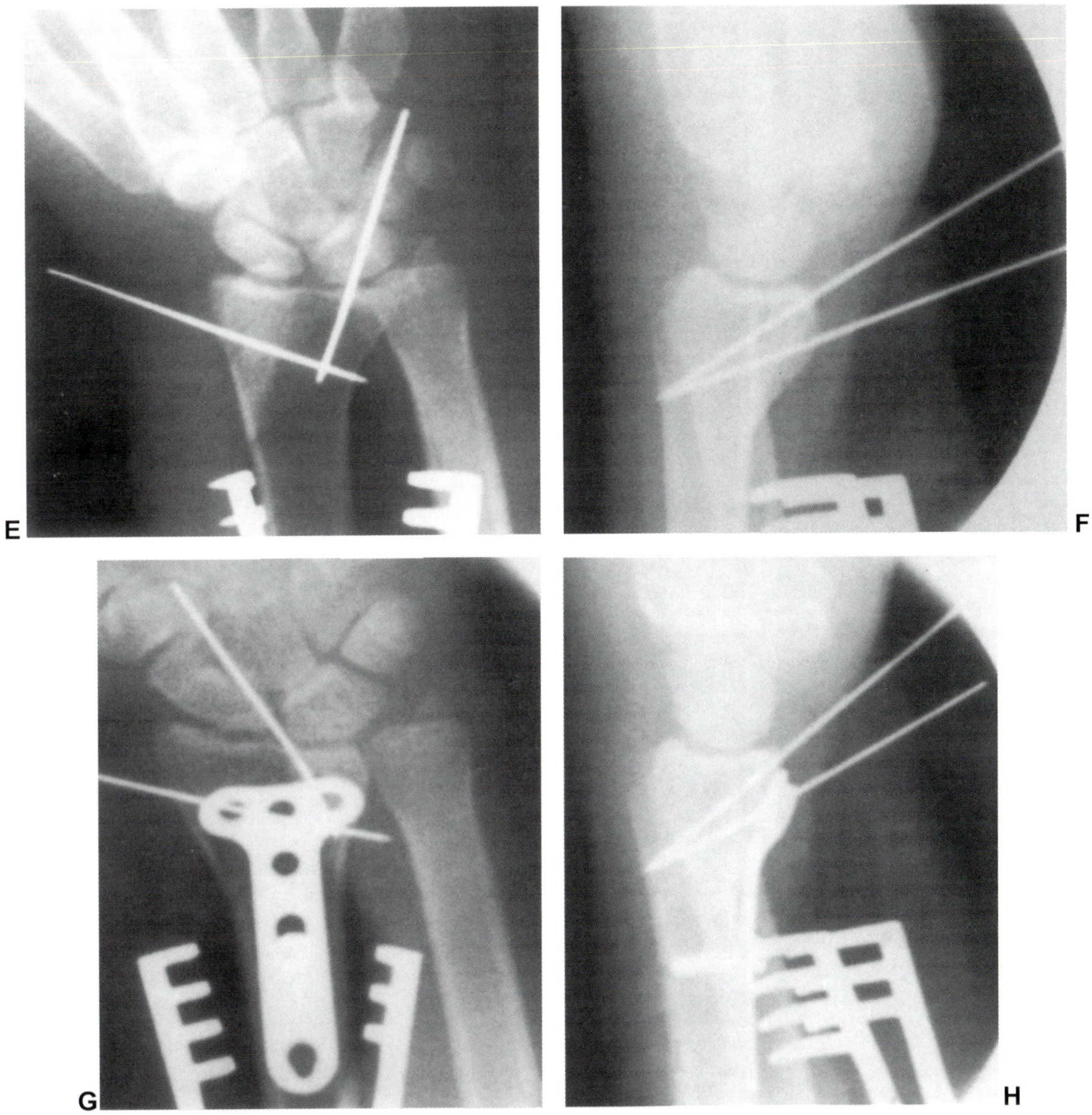

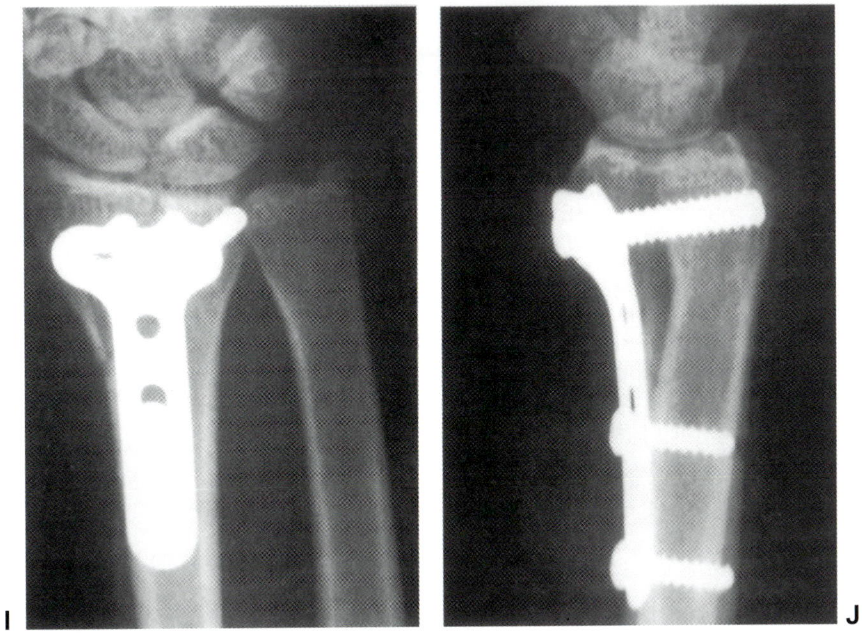

Figura 11. *(Continuação)* **E:** A radiografia AP mostra a fratura reduzida provisoriamente com fios-K. **F:** A radiografia lateral mostra a fratura reduzida fixada provisoriamente com fios-K. **G:** Radiografia fluoroscópica da posição inicial da placa após a aplicação do parafuso através do orifício elíptico no corpo da placa. **H:** A radiografia lateral demonstra uma redução excelente, o posicionamento da placa e a coaptação após a fixação inicial com um único parafuso através do orifício elíptico do corpo da placa. **I:** A radiografia AP confirma a redução e a posição da placa. **J:** A radiografia lateral confirma a redução e a posição da placa. Note que o orifício mais distal na placa foi deixado vazio. Isso ocorreu porque o sítio da fratura está localizado abaixo dele.

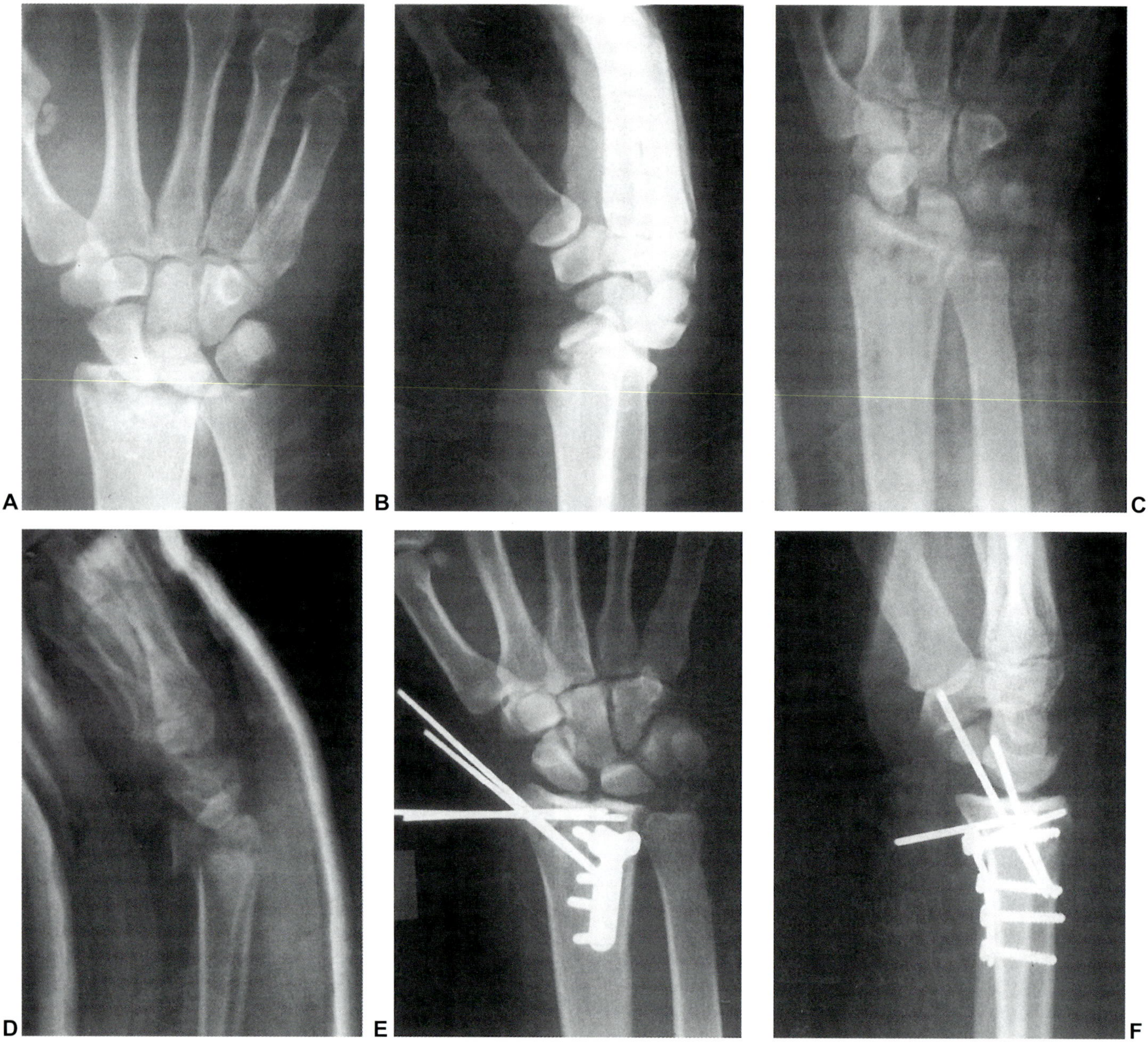

Figura 12. A: Fratura radial dorsal intra-articular desviada dorsalmente. **B:** A incidência radiológica lateral confirma uma fratura intra-articular desviada em quatro partes. **C:** O comprimento foi restaurado por redução manipulativa. **D:** Apesar de o comprimento ter sido restaurado na imagem ântero-posterior, os fragmentos dorsal e volar intra-articulares não estão adequadamente reduzidos. Isso é particularmente verdadeiro para o fragmento volar medial, cuja superfície articular está rodada em 90 graus. **E:** Fratura radial distal intra-articular em quatro partes reduzida e estabilizada com fios-K e uma placa-T de minifragmentos de 2,7 mm, que segura o fragmento medial volar. **F:** A incidência lateral demonstra uma excelente redução e estabilização da fratura radial distal em quatro partes. (**A, D, E** e **F** reproduzidas com permissão de Geissler, W.B.: Arthroscopically assisted reduction of intra-articular fractures of the distal radius. *Hand Clin.,* 11:24, 1995.)

LEITURA RECOMENDADA

1. Abbaszadegam H., Jonsson U., von Sivers, K.: Prediction of instability of Colles' fractures. *Acta Orthop. Scand.,* 60:646-650, 1989.
2. Amadio, P.C., Silverstein, M.D., Ilstrup, D.M., Schleck, C.D., Jensen, L.M.: Outcome after Colles' fractures: the relative responsiveness of the questionnaires and physical examination measures. *J. Hand Surg. [Am],* 21:781-787, 1996.
3. Axelrod, T.S., and McMurtry, R.Y.: Open reduction arid internal fixation of comminuted, intraarticular fractures of the distal radius. *J. Hand Surg. [Am],* 15:1-11, 1990.
4. Benoist, L.A., and Freeland, A.E.: The shelf sign indicating instability in minimally displaced extraarticular distal radial fractures. *Orthopedics,* 18:1125-1126, 1995.
5. Bradway, J.K, Amadio, P.C., Cooney, W.P.: Open reduction and internal fixation of displaced, intraarticular fractures, of the distal end of the radius. *J. Bone Joint Surg. [Am],* 71:839-847, 1989.
6. Cooney, W.P., III, Dobyns, J.H., Linscheid, R.L.: Complications of Colles' fracture. *J. Bone Joint Surg*62:613-619, 1980.
7. Geissler, W.B, and Fernandez, D.L.: Percutaneous and limited open reduction of the articular surface of the distal radius. *J. Orthop. Trauma,* 5:255-264, 1991.
8. Geissler, W.B, Freeland, A.E., Savoie, F.H., Mclntyre, L.W., Whipple, T.L.: Carpal instability associated with displaced intraarticular distal radial fractures. *J. Bone Joint Surg.,* 78A:357-365, 1996.
9. Glowacki, K.A., Weiss, A.P.C., Ikelman, E.: Distal radius fractures: concepts and complications. *Orthopaedics,* 19:601-608, 1996.
10. Gupta, A.: The treatment of Colles' fracture: immobilization with the wrist dorsiflexed. *J. Bone Joint Surg. [Br],* 73:312-315, 1991.
11. Jupiter, J.B., and Lipton, H.: The operative treatment of intraarticular fractures of the distal radius. *Clin. Orthop.,* 292:48-61, 1993.
12. Knirk, J.L., and Jupiter, J.B.: Intraarticular fractures of the distal end of the radius in young adults. *J. Bone Joint Surg. [Am],* 68:647-659, 1986.
13. Leung, KS., So, WS., Chin, V.D.F., Leung, P.C.: Ligamentotaxis for comminuted distal radial fractures modified by primary cancellous grafting and functional bracing: long-term results. *J. Orthop. Trauma,* 5:265-271, 1991.
14. Melone, C.P., Jr.: Open treatment for displaced articular fractures of the distal radius. *Clin. Orthop.,* 202:103-111, 1986.
15. Stewart, H.D., Innes, A.R., Burke, F.D.: The hand complications of Colles' fractures. *J. Hand Surg. [Br],* 10:103-106, 1985.
16. Terral, T.G., and Freeland, A.E.: Early salvage reconstruction of severe distal radius fractures. *Clin. Orthop.,* 237:147-151, 1996.
17. Thomas, F.B.: Reduction of Smith's fracture. *J. Bone Joint Surg. [Br],* 39:463-470, 1957.
18. Weber, E.R.: A rational approach for the recognition and treatment of Colles' fracture. *Hand Clin.,* 3:13-21, 1987.
19. Zemel, N.P.: The prevention and treatment of complications from fractures of the distal radius and ulna. *Hand Clin.,* 3:1-11, 1987.

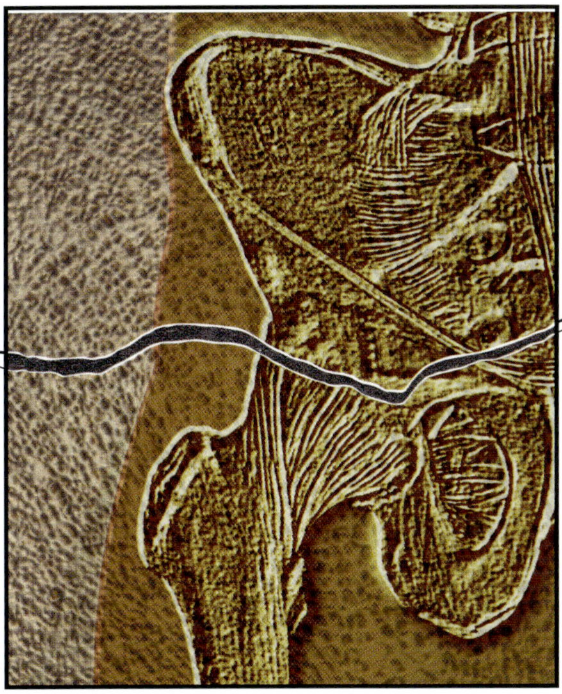

PARTE II

Extremidade Inferior

14

Fraturas do Colo do Fêmur: Redução Aberta e Fixação Interna

Marc F. Swiontkowski

INDICAÇÕES/CONTRA-INDICAÇÕES

A indicação para a redução aberta e fixação interna de uma fratura do colo do fêmur é uma fratura desviada em um paciente com uma densidade óssea adequada, independentemente da idade. As fraturas sem desvio ou impactadas em valgo também podem se beneficiar de uma capsulotomia anterior limitada sem a completa visualização da fratura. A redução aberta do colo femoral é feita por duas razões. A primeira é evacuar o hematoma intracapsular, que causa efeitos adversos sobre a circulação da cabeça femoral. Como nenhum suprimento sangüíneo é levado para a cabeça femoral a partir da cápsula anterior do quadril, uma abordagem anterior ao colo do fêmur não coloca em risco a circulação da cabeça femoral (12). A segunda razão para a redução aberta é se otimizar a redução do colo femoral antes da fixação interna. A precisão da redução e a densidade da cabeça femoral e do colo se mostraram os dois fatores mais importantes para se chegar a uma estabilidade após a fixação interna de uma fratura do colo do fêmur. Mesmo fraturas que pareçam estar bem reduzidas sob controle fluoroscópico podem estar acentuadamente desviadas na visualização direta, particularmente em rotação. Como a cabeça femoral fica relativamente isquêmica pela fratura e pelo desvio, a fixação interna deve ser considerada uma emergência ortopédica relativa. Tentativas de se realizar a cirurgia nas primeiras 8 horas após a fratura nos grupos de risco mais altos (pacientes com menos de 50 anos de idade, incluindo crianças) melhoraram os resultados (10).

Contra-indicações para redução aberta e fixação interna de uma fratura do colo do fêmur incluem a artrite reumatóide ou uma osteoartrite moderada da articulação do quadril adjacente, baixa densidade óssea, expectativa limitada de vida e fraturas patológicas relacionadas a doenças metastáticas. Esses pacientes são mais bem tratados através de uma artroplastia.

Para propósitos de seleção do paciente, a avaliação da compressão primária e secundária e da tensão trabecular nas radiografias iniciais, como descrito por Singh (6), é útil. Entretanto, o elemento mais importante é uma boa história do paciente ou da família ou ambos a respeito da função física pré-lesão. Múltiplas co-morbidades médicas ou uma função limitada ou ambos direcionam o cirurgião para uma artroplastia. Os pacientes com grandes co-morbidades médicas se beneficiam da avaliação e do tratamento de suas condições médicas associadas até 48 horas antes da cirurgia. Esses pacientes idosos e em geral doentes geralmente se beneficiam da artroplastia (3).

M. F. Swiontkowski, M.D.: Department of Orthopaedic Surgery, University of Minnesota Medical School, Minneapolis, Minnesota 55.455.

PLANEJAMENTO PRÉ-OPERATÓRIO

Após uma avaliação médica apropriada e tratamento, o paciente deve ser trazido de modo semi-urgente até a sala de cirurgia. A aplicação de tração não tem sido útil no tratamento da dor antes da cirurgia, provavelmente porque ela tensiona a cápsula anterior do quadril e limita o volume capsular (1). Uma incidência ântero-posterior (AP) e uma radiografia lateral através da mesa em geral são suficientes para o diagnóstico e o planejamento do tratamento. Entretanto, uma radiografia em AP da pelve pode ser útil na avaliação da densidade óssea, bem como pode auxiliar a determinar o ângulo colo-diafisário se houver uma cominução no local de fratura no colo femoral.

Pacientes com lesões múltiplas devem ser completamente avaliados de uma forma rápida e liberados em termos de lesões de abdômen, tórax e cabeça. Em pacientes com múltiplas lesões ortopédicas, a fratura do colo femoral deve ter prioridade sobre a maioria das outras fraturas fechadas. Aproximadamente 3% a 5% dos pacientes com fraturas diafisárias da diáfise femoral apresentarão uma fratura concomitante do colo femoral ipsilateral (10). Radiografias de alta qualidade do quadril e do joelho devem ser incluídas na avaliação de todos os pacientes com fraturas da diáfise femoral. Infelizmente, nem a cintilografia óssea com metildifosfonato de tecnécio 99 nem as imagens de ressonância magnética podem diferenciar de modo confiável pacientes que irão desenvolver uma osteonecrose pós-traumática e por isso não serão úteis, a curto prazo, para orientar na seleção de pacientes que deveriam ser submetidos a redução aberta e fixação interna ou artroplastia (7,9).

CIRURGIA

Anestesia geral, epidural ou espinhal pode ser utilizada; entretanto, as técnicas espinhais ou epidurais são as melhores escolhas para pacientes mais velhos com problemas médicos. Os pacientes podem ser posicionados com a extremidade sendo deixada livre de campos cirúrgicos na posição de decúbito dorsal em uma mesa radiolucente (Fig. 1A) ou em uma mesa de fratura em decúbito dorsal. Se a última for escolhida (o que é o melhor método para a obtenção de radiografias laterais de alta qualidade), somente uma leve tração deve ser aplicada ao membro, o que permite alguma capacidade de manipulação da perna durante a cirurgia. Se a primeira for escolhida, a imagem lateral deve ser obtida através de uma rotação externa do membro depois de ter sido realizada a fixação temporária.

A abordagem cirúrgica é feita através de uma incisão reta na pele similar à utilizada para a colocação do parafuso deslizante de quadril em uma fratura intertrocantérica. A incisão deve ser curvada anteriormente na direção do pilar glúteo da crista ilíaca em pacientes obesos ou musculosos, o que permite uma dissecção mais fácil do intervalo distal entre o tensor da fáscia lata e o glúteo médio (Fig. 1B).

A fáscia profunda é dividida em linha com a incisão da pele, e o intervalo entre o tensor da fáscia lata e o glúteo médio (abordagem de Watson-Jones) é aberto (Fig. 1C e D). A cápsula do quadril é identificada pelo afastamento da gordura pericapsular medialmente e inserindo-se um afastador de Hohmann ao longo da margem acetabular anterior (Fig. 1E). A cápsula é aberta ao longo do eixo do colo femoral (Fig. 1F). Isso pode ser feito com uma mínima dissecção de tecidos moles, permitindo que o cirurgião avalie a redução da fratura do colo femoral diretamente e com controle fluoroscópico biplanar. Uma lâmina número 15 em uma manopla número 7 pode ser utilizada sob o controle fluoroscópico para limitar a dissecção profunda.

Um hematoma intracapsular sob pressão significativa é encontrado em cerca de 15% dos pacientes, independentemente da quantidade de desvio da fratura ou da idade do paciente (2). O cirurgião deve estar convencido de que a fratura do colo femoral é anatômica antes de utilizar a técnica de abertura limitada. Quando uma redução aberta do quadril é necessária, a cápsula é dissecada a partir da crista intertrocantérica e as margens são marcadas com fios não-absorvíveis número 1 para afastamento. Uma lâmpada de cabeça é bastante útil para melhorar a iluminação. Outra técnica útil para ajudar na redução da fratura é a colocação de um pino de Schanz de 5 mm no fêmur lateral proximal distal da ponte de inserção planejada para os parafusos canulados (Fig. 1G). A fratura é manualmente distracionada através de tração lateral e distal aplicada ao pino, e o fragmento proximal é levantado anteriormente com um instrumento curvo e rombo. A redução da fratura é comple-

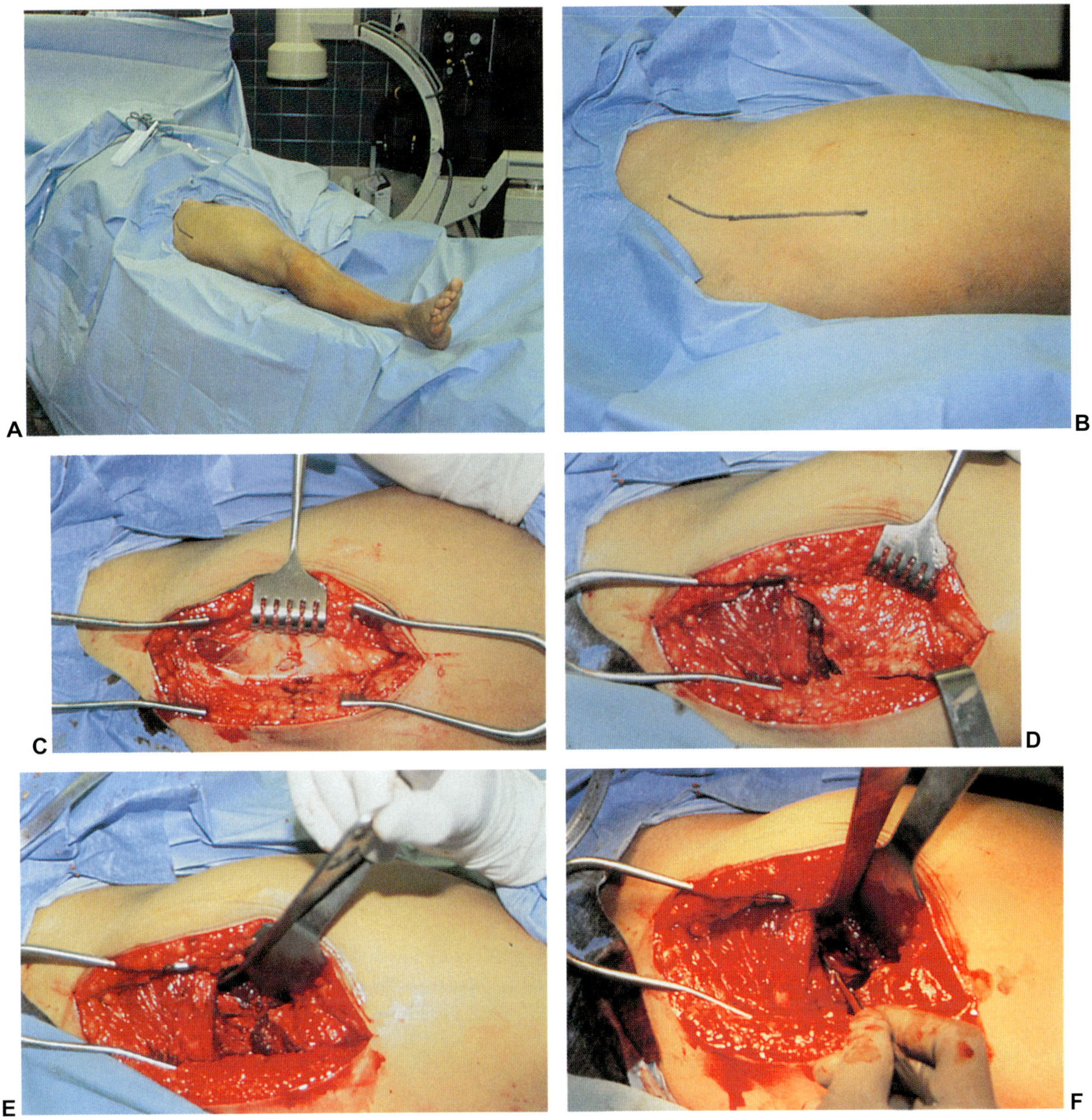

Figura 1. A: A técnica de redução aberta está ilustrada nessa fratura do colo femoral acentuadamente desviada. Posicionamento da coluna do paciente em uma mesa radiolucente; alternativamente, pode ser utilizada uma mesa de fratura. **B:** A incisão da pele possui entre 8 a 10 cm de comprimento, centralizada sobre o trocanter de Precter. O pé do paciente está à direita do leitor. **C:** Depois que a incisão da fáscia lata é feita, o intervalo entre os músculos tensor e glúteo máximo é aberto. Este é visível na porção proximal (lado esquerdo) da ferida. **D, E:** A exposição final da face anterior da fratura do quadril é realizada, inicialmente pela elevação do vasto lateral para fora da crista intertrocantérica **(D)** e depois pelo afastamento da gordura pericapsular medialmente e pela inserção de um afastador de Hohmann ao longo da face anterior do acetábulo. **(E)**. **F:** A cápsula do quadril é incisionada em linha com o colo do fêmur, evacuando qualquer hematoma intracapsular coletado. *(Continua.)*

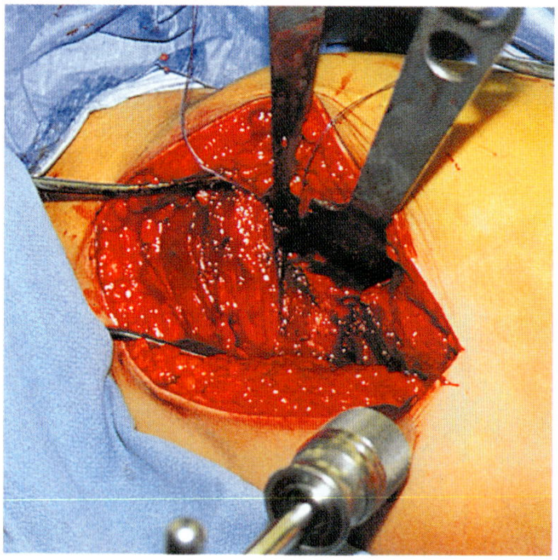
G

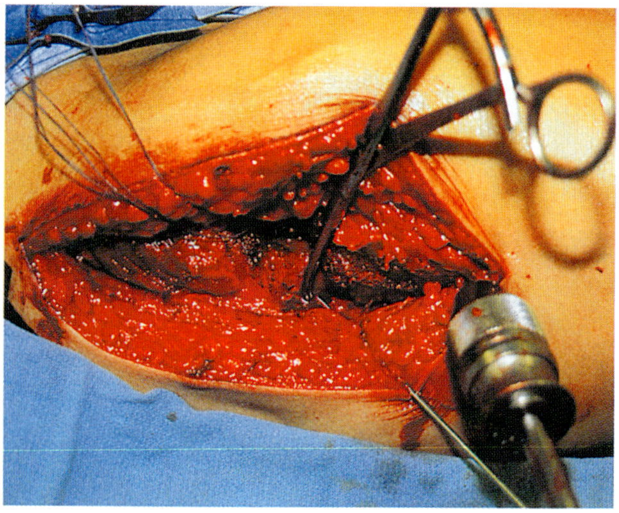
H

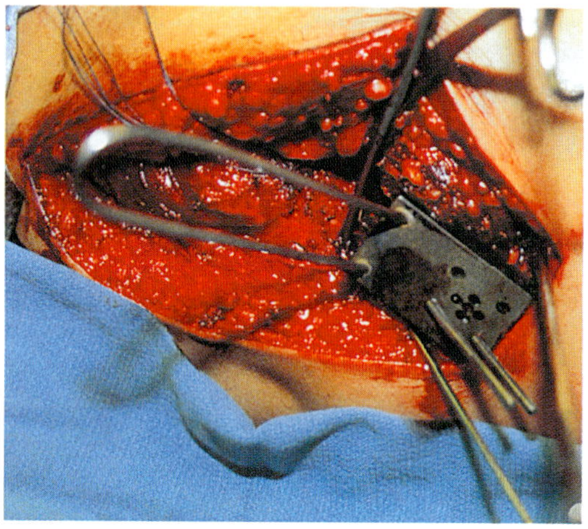
I

Figura 1. *(Continuação)* **G:** A manobra de redução é realizada por uma tração através de um pino de Schanz no fêmur proximal com translação posterior da diáfise em relação ao colo com um *spiked pusher*. A redução final da fratura desviada do colo é realizada com a rotação interna do membro com a utilização do pino de Schanz. **H:** O primeiro fio-guia é inserido depois que a redução anatômica é documentada com fluoroscopia biplanar e confirmada sob visualização direta. **I:** Um segundo fio-guia é colocado em paralelo ao primeiro com a utilização de uma guia de perfuração.

tada por uma rotação interna do fragmento distal e pelo levantamento do pino de Schanz e aplicando-se uma força compressiva. Uma fixação provisória é conseguida com três fios de Kirschner ou fios guia canulados de 3.2 mm colocados com o auxílio de intensificadores de imagens biplanares (Fig. 1H). A fixação definitiva é conseguida com parafusos canulados ou não-canulados (Figs. 1 I e 2 A-E). Diversos autores (8,11) demonstraram que não existem benefícios com a utilização de mais do que três parafusos quando uma redução anatômica é obtida. Além disso, não existe vantagem em termos de estabilidade pós-redução em comparação com implantes similares. Um parafuso deslizante de quadril não mostrou um aumento na estabilidade mecânica quando uma redução anatômica foi conseguida. Entretanto, esse material pode ter algum benefício quando a redução não é anatômica porque irá depender da fixação com placa lateral para resistir a um desvio angular da fratura em vez do osso esponjoso do colo e da cabeça femoral.

Em pacientes com uma cominução posterior, a redução geralmente pode ser melhorada pelo alinhamento das corticais anteriores do colo femoral. Eu prefiro inserir o parafuso ântero-superior primeiro, o que ajuda a minimizar a angulação da fratura quando os parafusos mais posteriores são inseridos e apertados. Um parafuso deslizante de quadril também pode ser utilizado quando está presente cominução para evitar a angulação quando a fratura é comprimida.

O fechamento é iniciado com a reaproximação da cápsula com um número limitado de fios não-absorvíveis. Permite-se que o vasto lateral caia de volta em seu lugar, e a fáscia é fechada sobre um dreno com fios absorvíveis interrompidos. A gordura subcutânea é reaproximada com um número limitado de suturas absorvíveis e a pele com fio de náilon 3-0 ou grampos. Profilaxia antibiótica com cefalosporinas de primeira geração deve ser iniciada pré-operatoriamente e continuada durante 24 horas após a cirurgia.

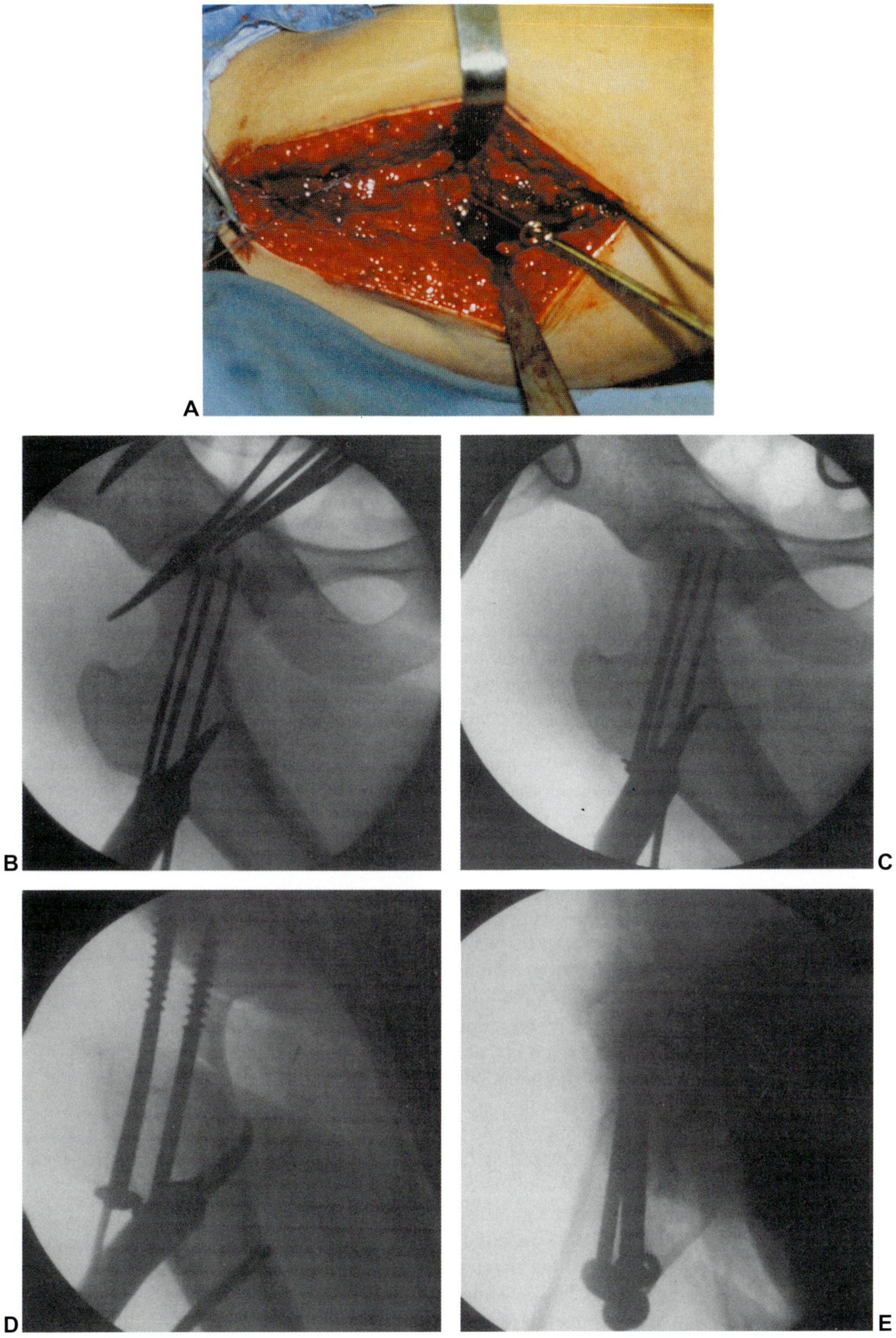

Figura 2. A: Os parafusos são inseridos um de cada vez, iniciando com o parafuso anterior-superior. **B, C:** O primeiro parafuso é colocado anterior e superiormente para gerar compressão e estabilidade inicial na cortical posterior, que pode estar cominuída e instável. **D, E:** A posição final dos implantes e a qualidade da redução são confirmadas pelas imagens fluoroscópicas finais.

Resultados

Para as fraturas do colo femoral com desvio, um índice de consolidação de 90% é esperado, e existe uma chance de 20% a 30% de osteonecrose pós-traumática. Em pacientes com mais de 65 anos de idade, somente 70% atingem seus níveis funcionais pré-fratura. Um risco de 12% de morte relacionado à fratura (excesso de mortalidade em relação aos controles para idade) deve ser esperado.

TRATAMENTO PÓS-OPERATÓRIO

Os pacientes são rapidamente mobilizados e instruídos a deambular com um suporte de peso controlado com muletas ou um andador. Os pacientes que são capazes de manter um suporte limitado do peso (até 50% do peso corporal) sobre o membro não-lesionado devem continuar com as muletas durante 12 semanas. Em pacientes com mais de 60 anos de idade, isso geralmente é conseguido com o uso de um andador, enquanto pacientes mais jovens geralmente utilizam muletas. Em pacientes com lesões de extremidades superiores ou naqueles que não possuem força suficiente em membros superiores ou o equilíbrio para utilizar muletas ou um andador, o tratamento pós-operatório deve ser individualizado. Uma carga excessiva precoce aumenta o risco de novo desvio da fratura e pode requerer um período de dependência de cadeiras de rodas. A consulta a um fisioterapeuta é aconselhável para que seja feito um treinamento da marcha. Em alguns pacientes, uma breve estada em uma unidade de reabilitação é desejável. Exercícios para amplitude de movimentos geralmente não são necessários. O cuidado pós-operatório deve incluir uma avaliação para trombose venosa profunda (TVP) e a profilaxia enquanto o paciente estiver imóvel. Uma imagem Doppler dúplex geralmente é obtida dentro das 36 horas de pós-operatório e semanalmente até que o paciente esteja completamente mobilizado. Enoxaparina (Lovenox) e baixas doses de Varfarina (Coumadin) são igualmente eficazes para a profilaxia. Radiografias de acompanhamento devem ser obtidas até que a fratura esteja consolidada. Os pacientes são vistos anualmente por pelo menos 3 anos para afastar a possibilidade da presença de osteonecrose pós-traumática.

COMPLICAÇÕES

As complicações mais comuns após fixação interna das fraturas do colo do fêmur são necrose avascular e pseudo-artrose. O risco de necrose avascular em pacientes idosos com fraturas desviadas do colo femoral, de acordo com uma recente meta-análise publicada na literatura inglesa, é de 16%, e de pseudo-artrose de 30% (4). O índice de pseudo-artrose em pacientes mais jovens varia de 0 a 86%, e de necrose avascular, de 20% a 59%. Essas complicações se relacionam primariamente à qualidade da redução e também podem estar relacionadas ao momento da redução. A necrose avascular nem sempre é funcionalmente devastadora. Quase todos os pacientes com menos de 50 anos de idade possuem sintomas suficientes para necessitar de uma nova cirurgia, enquanto pacientes mais idosos somente necessitam de uma nova cirurgia em 30% a 50% dos casos. Portanto, os sintomas estão relacionados com a demanda funcional e podem ser tratados de modo bem-sucedido através de uma artroplastia.

A não-consolidação após as fraturas do colo do fêmur podem ser tratadas com uma osteotomia corretiva ou uma artroplastia articular. Em pacientes fisiologicamente mais jovens, a não-consolidação pode ser tratada com uma osteotomia em cunha de fechamento e fixação com uma placa em lâmina de 120 graus. Marti et al. (5) registram 50 pacientes que foram submetidos a osteotomia, dos quais 37 foram acompanhados durante um tempo mínimo de 7 anos e atingiram uma pontuação média na escala de Harris para quadril de 90. O mais interessante foi que 22 dessas pacientes apresentavam evidências radiológicas de necrose avascular, ilustrando o ponto de que essa complicação nem sempre é funcionalmente devastadora. Complicações menos comuns incluem infecção, TVP, embolia pulmonar (EP), perda da redução e fraturas subtrocantéricas através do portal de entrada no fêmur proximal. A perda da redução quase sempre está associada à má qualidade óssea ou redução inadequada. A perda da redução deve ser tratada com a repetição da redução e fixação interna (geralmente através da troca por um parafuso deslizante de quadril) se a densidade óssea for boa e com uma endoprótese cimentada em casos negativos. A infecção profunda é tratada com desbridamento cirúrgico precoce, antibióticos específicos determinados pela cultura e o fechamento sobre um dreno. O movimento do quadril deve ser limitado até que a ferida esteja cicatrizada.

CASO ILUSTRATIVO DA TÉCNICA

Um rapaz de 23 anos de idade sofreu uma fratura acentuadamente desviada do colo do fêmur direito em uma queda de uma altura de 2,5 m (Fig. 3A e B). Sua história médica era notável devido ao uso por longo tempo de fenitoína (Dilantin) para o tratamento de distúrbios convulsivos. Ele foi tratado com a redução aberta e fixação com parafusos 8 horas após a lesão. Pós-operatoriamente, ele foi mantido em muletas durante 12 semanas, e a fratura consolidou em 7 semanas (Fig. 3C). Nenhum sinal ou sintoma indicava uma necrose avascular após um acompanhamento de 2 anos. Uma cintilografia óssea com metildifosfato de tecnécio 99 obtida 3 semanas após a lesão demonstrou acentuada hiperemia da cabeça femoral. Uma radiografia 10 anos mais tarde demonstrou uma fratura completamente consolidada e remodelada, quando o paciente sofreu uma segunda fratura em uma queda similar (Fig. 3D-G).

A

B

C

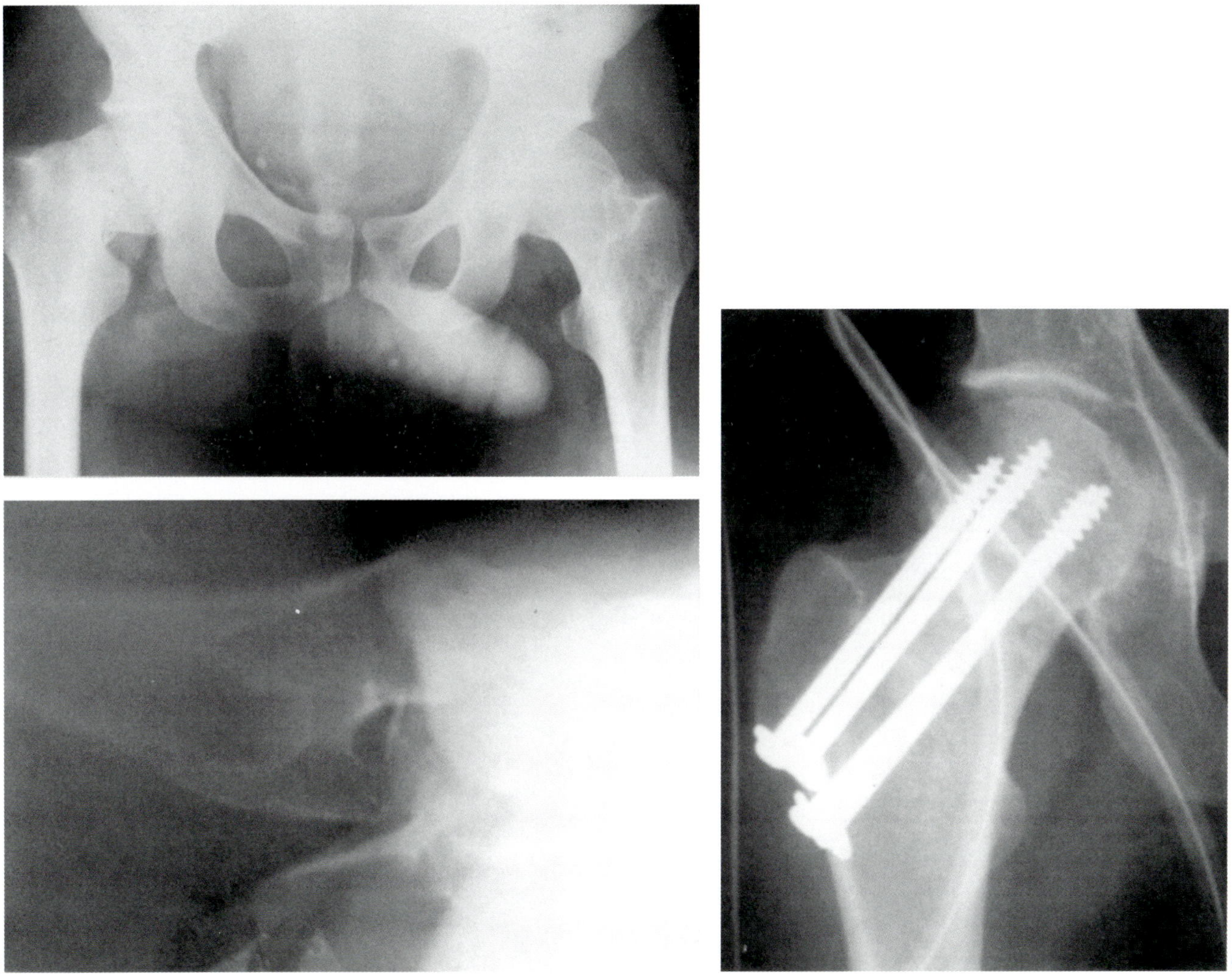

Figura 3. A, B: Radiografias da pelve demonstram uma fratura desviada do colo femoral em um paciente de 23 anos de idade após uma queda. **C:** Radiografia ântero-posterior (AP) pós-operatória do quadril após a redução aberta. A fratura foi colocada em valgo por causa da cominução do colo femoral posterior. *(Continua.)*

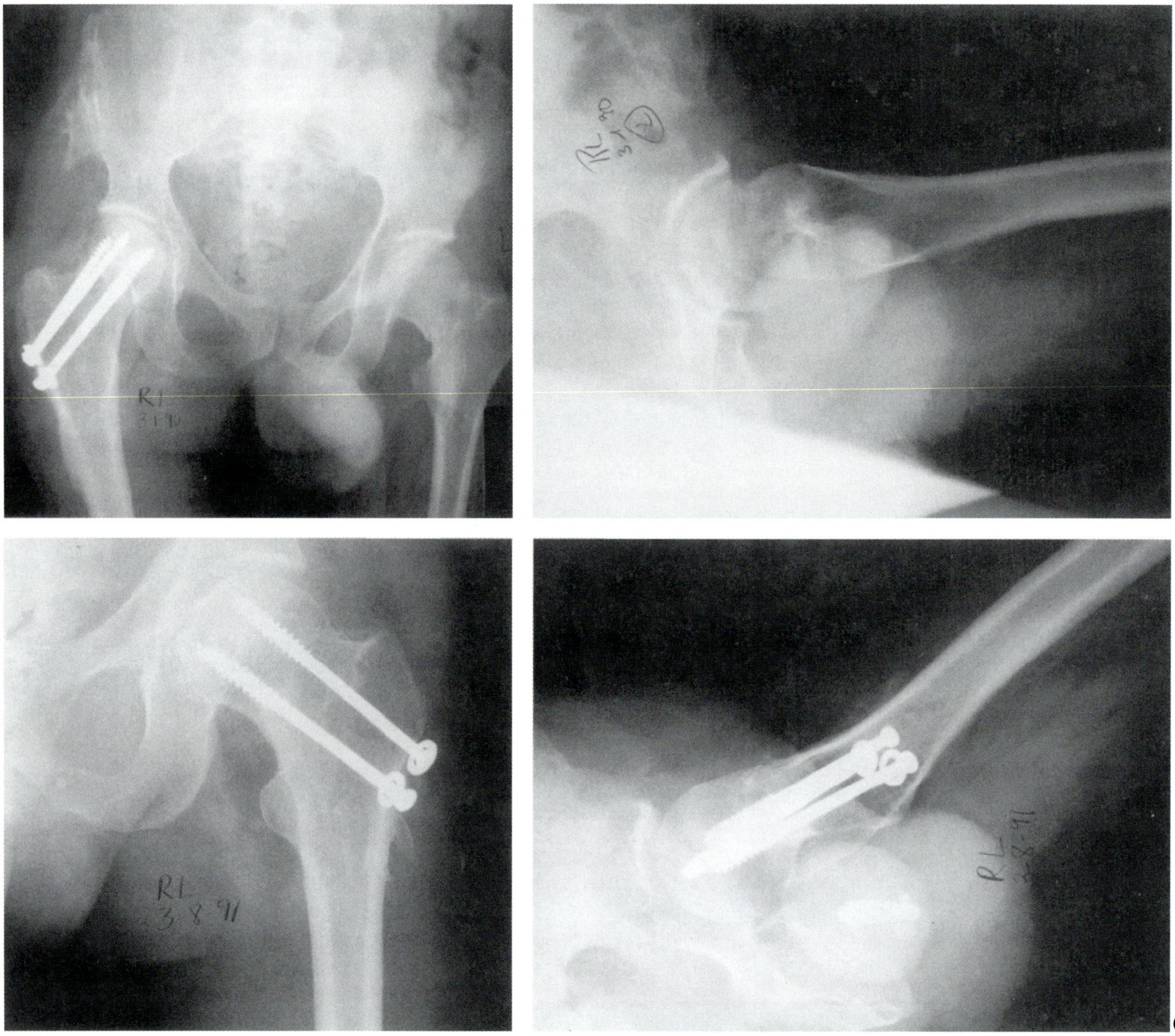

D E F G

Figura 3. *(Continuação)* **D:** Radiografia de acompanhamento após 10 anos realizada quando o paciente lesionou o quadril contralateral em uma queda. **E:** Radiografia lateral do quadril esquerdo fraturado. **F, G:** Incidências em AP e lateral 1 ano após a redução aberta da fratura do colo femoral esquerdo.

LEITURA RECOMENDADA

1. Anderson, G.H., Harper, W.M., Connolly, C.D., Badham, L, Goodrich, N., Gregg, P.J.: Preoperative skin traction for fractures of the proximal femur J. *Bone Joint Surg. [Br],* 75:794-796, 1993.
2. Drake, J.K., and Meyers, M.H.: Intracapsular pressure and hemiarthrosis following femoral neck fracture. *Clin. Orthop.,* 182:172-176, 1984.
3. Kenzora, J.E., McCarthy, R.E., Lowell, J.D., Sledge, C.B.: Hip fracture mortality: relation to age, treatment, preoperative illness, time of surgery and complications. *Clin. Orthop.,* 186:45-56, 1984.
4. Lu-Yao, G.L., Keller, R.B., Littenberg, B., Wennberg J.E.: Outcomes after displaced fractures of the femoral neck: a meta-analysis of one hundred and six published reports. *J. Bone Joint Surg. [Am],* 76:15-25, 1994.
5. Marti, R.K., Schuller, H.M., Raaymakers E.L.F.B.: Intertrochanteric osteotomy for non-union of the femoral neck. *J. Bone Joint Surg. [Br],* 71:782-787, 1989.
6. Singh, M., Nagarath, A.R., Maini, P.S.: Changes in trabecular pattern of the upper end of the femur as an index of osteoporosis. *J. Bone Joint Surg. [Am],* 52:457-467, 1970.

7. Speer, K.P., Spritzer, C.E., Harrelson, J.M., Nunley, J.A.: Magnetic resonance imaging of the femoral head after acute intracapsular fracture of the femoral neck. *J. Bone Joint Surg. [Am],* 72:98-113, 1990.
8. Springer, E.R., Lachiewicz, P.F., Gilbert, J.A.: Internal fixation, of femoral neck fractures: a comparative biomechanical study of Knowles pins and 6.5-mm cancellous screws. *Clin. Orthop.,* 267:85-92, 1991.
9. Stromqvist, B.: Femoral head vitality after intracapsular hip fracture: 490 cases studied by intravital tetracycline labeling and Tc-MDP radionuclide imaging. *Acta Orthop. Scand.,* (suppl 2):5-71, 1983.
10. Swiontkowski, M.F.: Intracapsular fractures of the hip. *J. Bone Joint Surg. [Am],* 76:129-138, 1994.
11. Swiontkowski, M.F., Harrington, R.M., Keller, T.S., VanPatten, P.K.: Torsion and bending analysis of internal fixation techniques for femoral neck fractures: the role of implant design and bone density. *J. Orthop. Res.* 5(3):433-444, 1987.
12. Trueta, L, and Harrison, M.H.M.: The normal vascular anatomy of the femoral head in adult man. *J. Bone Joint Surg. [Br],* 35:442-461, 1953.

15

Fraturas Intertrocantéricas do Quadril: Parafuso Deslizante de Quadril

Kenneth J. Koval

INDICAÇÕES/CONTRA-INDICAÇÕES

O objetivo primário do tratamento da fratura é o retorno dos pacientes aos níveis de função pré-fratura. Existe um consenso geral de que, em um paciente com uma fratura intertrocantérica do quadril, esse objetivo pode ser atingido de um modo mais eficiente através do tratamento cirúrgico. O tratamento não-operatório somente é apropriado em pacientes que não têm capacidade para andar e ter poucas dores e em alguns pacientes mais jovens e saudáveis com fraturas sem desvio. Entretanto, esses pacientes devem ser monitorados de perto para a detecção de qualquer evidência de desvio da fratura. Pacientes que são tratados de modo conservador devem ser mobilizados rapidamente para evitar as complicações de um repouso prolongado.

O fator mais importante em qualquer classificação das fraturas intertrocantéricas é a estabilidade da fratura. A estabilidade está aumentada quando a cortical póstero-medial está intacta ou é restaurada no momento da cirurgia. Padrões instáveis das fraturas intertrocantéricas incluem a perda do contraforte póstero-medial, a extensão subtrocantérica e os padrões de fratura com a obliqüidade invertida.

O parafuso deslizante de quadril permanece como o implante de escolha para a maioria das fraturas intertrocantéricas do quadril. Materiais de fixação intramedular com pinos/parafusos deslizantes de quadril como o pino Gamma ou o parafuso intramedular de quadril também têm sido utilizados no tratamento das fraturas intertrocantéricas do quadril. Entretanto, estudos comparando esses materiais com o parafuso deslizante para o quadril não encontraram diferenças estatísticas significativas em relação a tempo de cirurgia, perda sangüínea, duração da permanência hospitalar, índices de infecções ou de complicações da ferida, falha do implante, desprendimento do parafuso ou deslizamento do parafuso. Entretanto, os pacientes tratados com pinos intramedulares apresentam índices maiores de fraturas da diáfise femoral na ponta do pino ou nos locais utilizados para inserção dos parafusos de travamento distal.

PLANEJAMENTO PRÉ-OPERATÓRIO

A deformidade após a fratura depende do grau de desvio e da cominução da fratura. Fraturas sem desvio geralmente apresentam pouca ou nenhuma deformidade clínica, enquanto os

K. J. Koval, M.D.: Fracture Service: Department of Orthopaedic Surgery, Hospital for Joint Diseases, New York, New York 10003.

pacientes com fraturas cominutivas desviadas apresentam o clássico sinal de encurtamento do membro e rotação externa. A amplitude de movimentos do quadril lesionado é invariavelmente dolorosa e deve ser evitada. Em pacientes nos quais a fratura ocorreu como resultado de um trauma de alta energia, uma avaliação cuidadosa é necessária para que se afastem lesões associadas.

O exame radiológico padrão das fraturas intertrocantéricas deve incluir uma incidência ântero-posterior (AP) da pelve e uma radiografia em AP e lateral através da mesa do quadril afetado. As radiografias laterais através da mesa ajudam a definir a cominução póstero-medial. Ocasionalmente, a geometria da fratura não é completamente apreciada nas radiografias padrão em AP. Nesses casos, uma incidência com 15 a 20 graus de rotação interna pode ser útil. Se um material de fixação intramedular vier a ser utilizado, as radiografias contralaterais são úteis para que se tenha um modelo do tamanho e do ângulo do implante proposto.

CIRURGIA

A cirurgia é mais bem realizada com os pacientes em decúbito dorsal em uma mesa ortopédica (ou mesa de fraturas) com ambas as extremidades inferiores fixadas em apoios para os pés (Fig. 1). Um poste perineal acolchoado é colocado na virilha ipsilateral, tomando-se o cuidado de não comprimir de modo excessivo os lábios vaginais ou a região escrotal. A fratura é reduzida através de uma suave tração longitudinal com a perna rodada externamente, seguida de uma rotação interna (Fig. 2A e B). A perna não-envolvida é flexionada, abduzida e rodada externamente para permitir a passagem do braço em C do intensificador de imagens (Fig. 3A). Alternativamente, a extremidade contralateral pode ser abduzida com o quadril e joelho estendidos; essa manobra, entretanto, coloca uma grande pressão sobre o períneo causada pelo poste perineal (Fig. 3B).

A fratura deve ser reduzida ou ser redutível antes da preparação do paciente e da colocação dos campos operatórios. O intensificador de imagens deve proporcionar uma visualização radiográfica biplanar não-obstruída de todo o fêmur proximal, incluindo a articulação do quadril (Fig. 4A-D). O cirurgião deve estar preparado para lidar com uma angulação residual em varo, com uma curvatura posterior ou rotação inadequada. Uma angulação residual em varo ou uma curvatura posterior podem levar a dificuldades para a centralização do parafuso de compressão no colo e cabeça femorais. O alinhamento inadequado em varo geralmente pode ser corrigido com uma

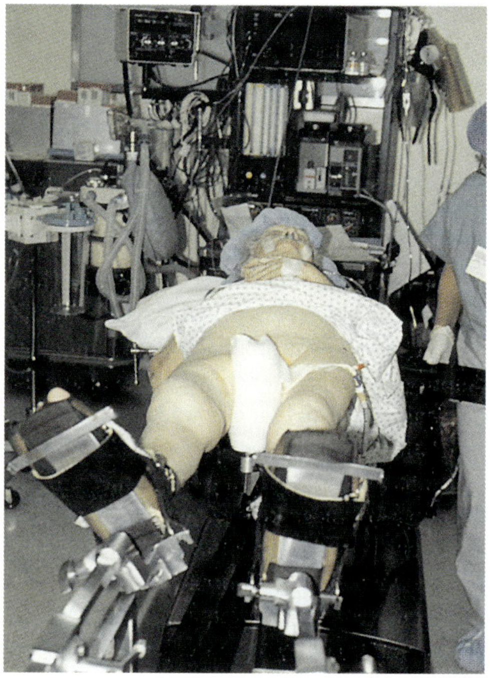

Figura 1. O paciente é colocado em decúbito dorsal em uma mesa ortopédica com ambas as extremidades inferiores sustentadas nos apoios para os pés. Da mesa ortopédica um poste perineal acolchoado é colocado na virilha ipsilateral, tendo-se o cuidado de não comprimir os lábios vaginais ou o escroto.

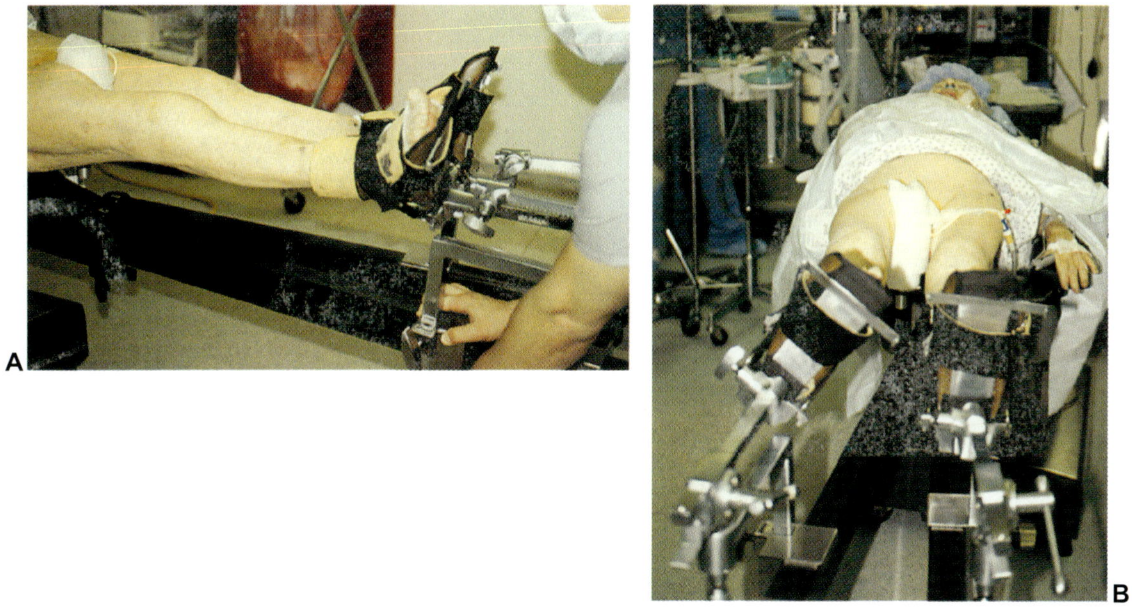

Figura 2. A redução de fratura é realizada mediante tração longitudinal com o membro inferior rodado externamente **(A)** seguida por rotação interna **(B)**.

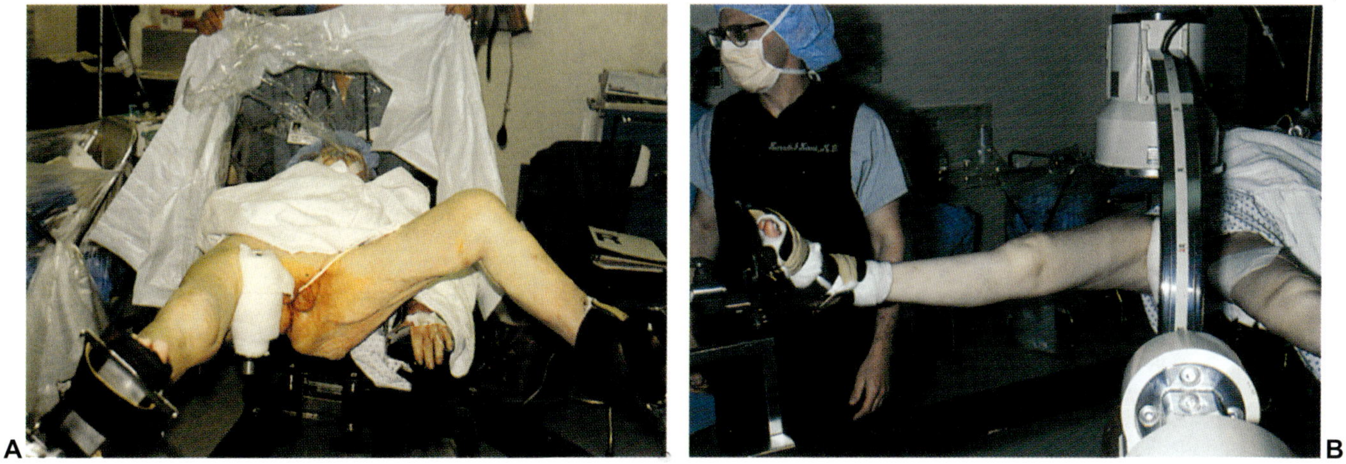

Figura 3. A perna não-envolvida é flexionada, abduzida e rodada externamente para permitir que o intensificador de imagens seja posicionado para realização da imagem lateral **(A)**. Alternativamente, a extremidade contralateral pode ser abduzida com o quadril e joelho estendidos; essa manobra, entretanto, faz com que o poste perineal exerça uma grande pressão sobre o períneo **(B)**.

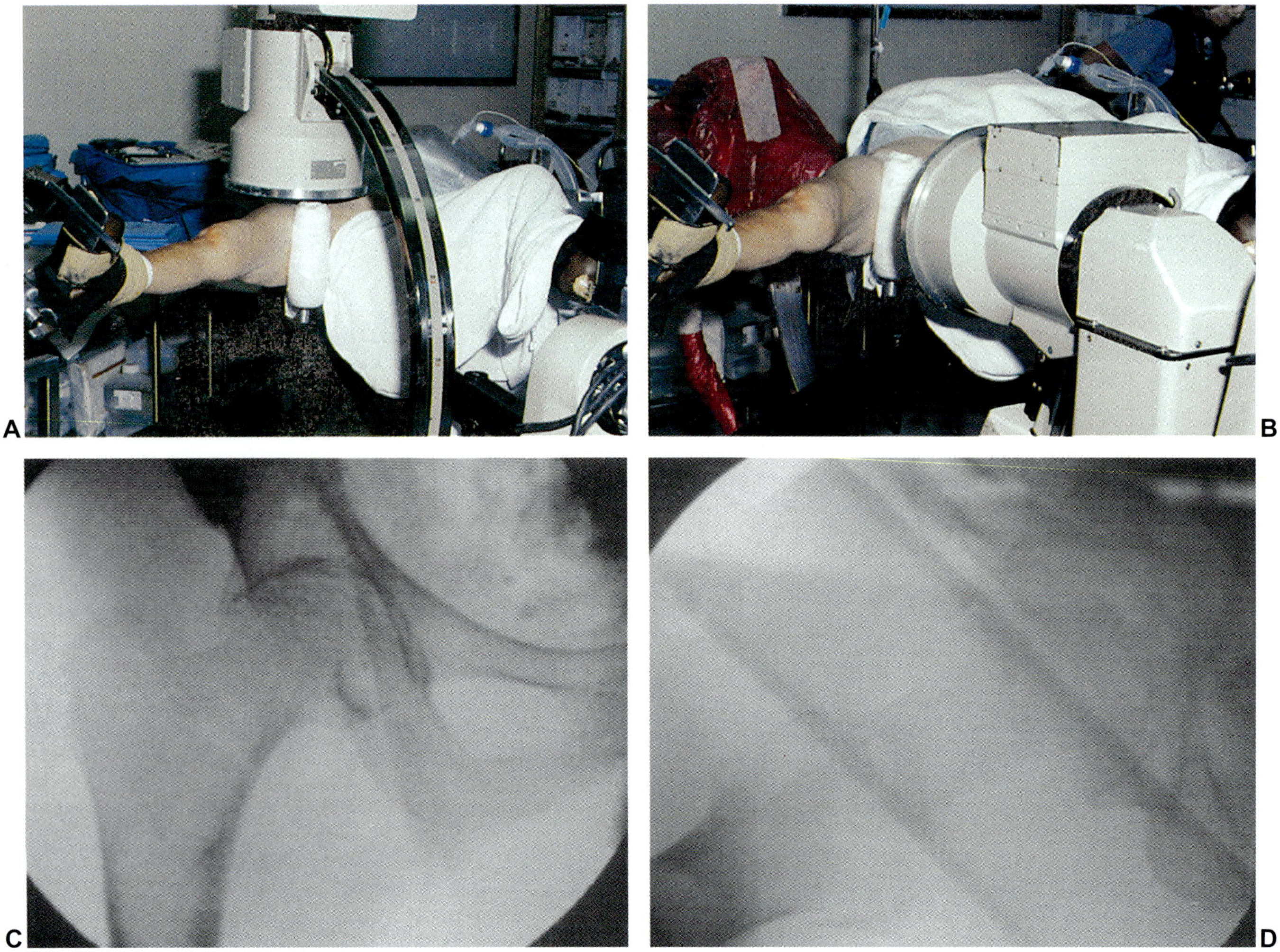

Figura 4. O posicionamento do intensificador de imagens nas incidências radiológicas em AP e lateral **(A, B)**. Radiografias em AP e lateral de uma fratura intertrocantérica antes da preparação do membro do paciente e a colocação dos campos operatórios **(C, D)**.

tração longitudinal adicional para o desencaixe dos fragmentos da fratura, seguida de uma nova redução. A curvatura posterior geralmente é o resultado de uma cominução posterior e necessita de uma correção manual com a utilização de uma muleta, gancho ósseo ou elevador periosteal (Fig. 5). Uma vez reduzida, a extremidade inferior é rodada sob controle fluoroscópico para determinar se os fragmentos da fratura se movem como uma unidade. Em pacientes nos quais a diáfise femoral se move de modo independente do fragmento proximal, deve ser evitada uma excessiva rotação interna do membro. Nesses casos, colocamos a extremidade inferior em posição neutra. Uma vez que a fratura esteja reduzida, o paciente é preparado e os campos são colocados. Nós preferimos um biombo de isolamento (Fig. 6).

Fraturas Estáveis

Uma incisão lateral reta é feita da base do grande trocanter, até a coxa (Fig. 7). A banda iliotibial é dividida longitudinalmente, permanecendo posterior à inserção do músculo tensor da fáscia lata proximalmente (Fig. 8). Um afastador de Hohmann é colocado sob o vasto lateral, proximal à inserção do glúteo máximo (Fig. 9). O vasto lateral é cuidadosamente elevado do septo intermuscular lateral em uma direção posterior para anterior, tomando-se o cuidado de identificar e ligar os ramos perfurantes da artéria femoral (Figs. 10-12).

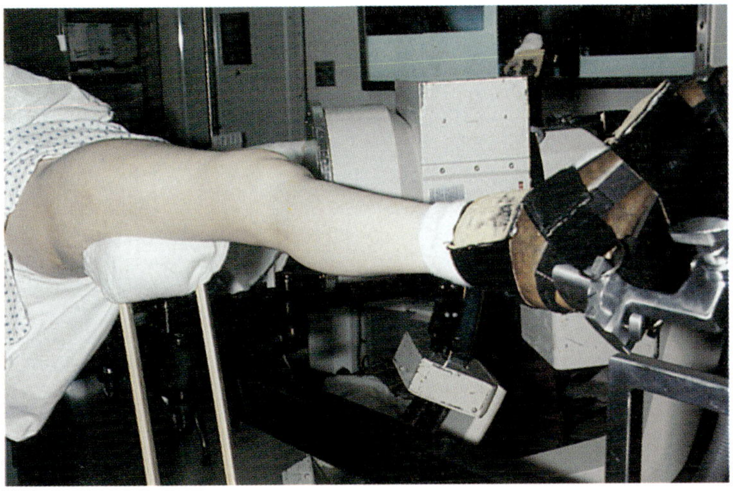

Figura 5. Correção da curvatura posterior com o uso de uma muleta.

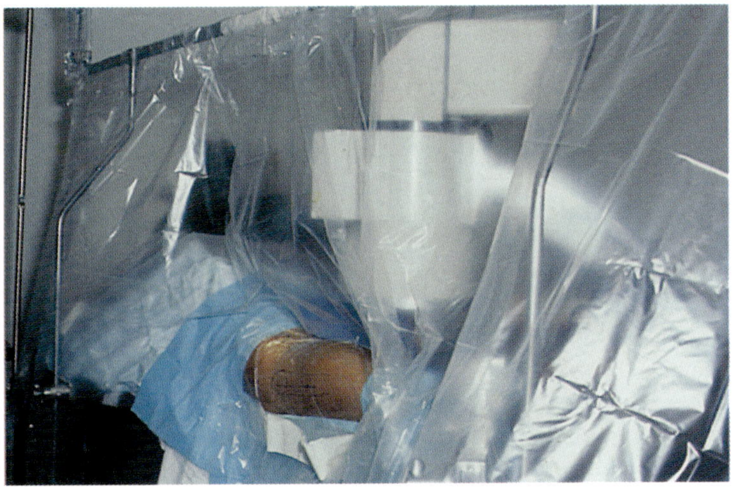

Figura 6. Colocação dos campos operatórios e preparação da cortina de isolamento.

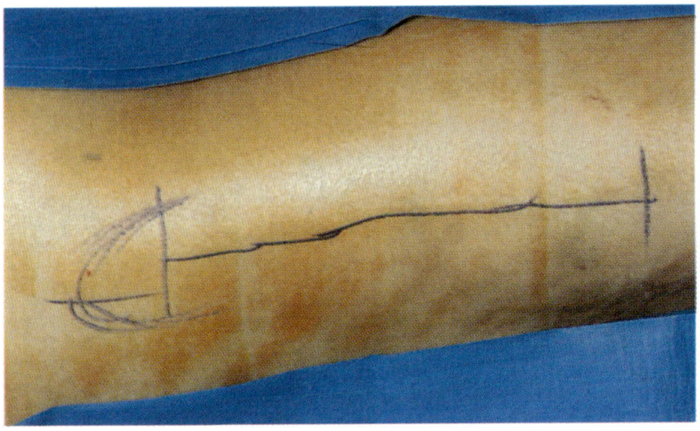

Figura 7. Uma incisão lateral reta é feita da base do grande trocanter, se estendendo até a coxa.

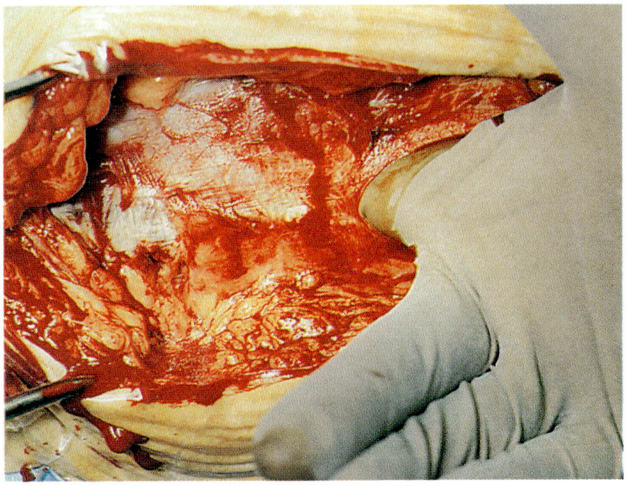

Figura 8. A banda iliotibial é incisionada longitudinalmente em linha com a incisão da pele. Um dedo é inserido proximalmente para assegurar que esta permaneça posterior ao tensor da fáscia lata.

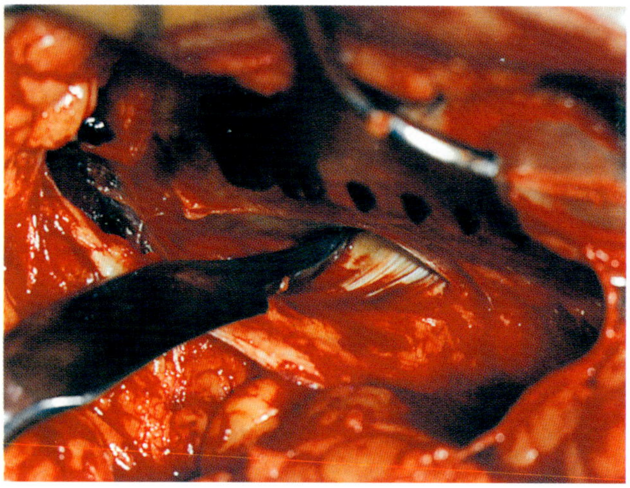

Figura 9. Posicionador do afastador de Hohmann sob o vasto lateral, proximal à inserção do tendão do glúteo máximo.

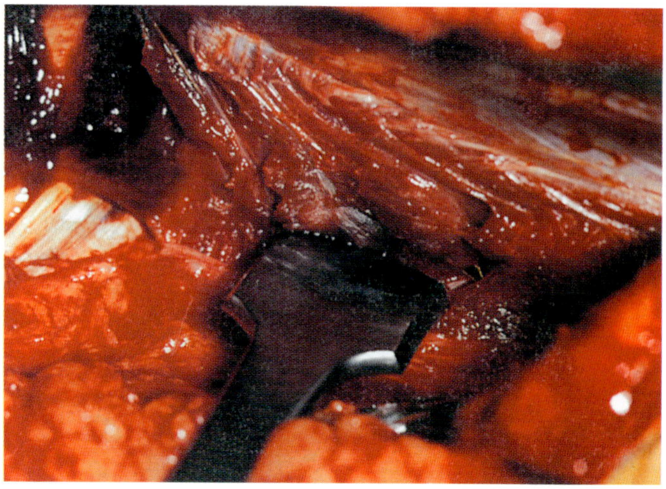

Figura 10. Após o posicionamento do afastador de Hohmann, o vasto lateral é desinserido do fêmur lateral.

Um orifício de 3,2 mm é feito na cortical lateral do fêmur proximal no nível do pequeno trocanter. Um fio-guia é inserido sob controle com o intensificador de imagens com uma guia de 135 graus (Fig. 13A e B). Alguns cirurgiões recomendam a colocação de um fio-guia anterior ao colo femoral para estimar a anteversão do colo femoral; entretanto, em nossa experiência, isso geralmente não é necessário. A posição do fio-guia é ajustada até que ele se localize no centro da cabeça e colo femoral (Fig. 14A e B); uma posição ligeiramente póstero-inferior também é aceitável. Entretanto, a posição súpero-anterior deve ser evitada por causa do risco aumentado de cortar a cortical e provocar migração superior do parafuso de compressão-deslizamento superior. Se o fio-guia não pode ser posicionado de modo apropriado na cabeça e colo femoral, a redução da fratura e o ângulo colo-diáfise são reavaliados de modo crítico. Ocasionalmente, uma guia angular de 130 ou 140 graus é necessária para melhorar a posição do parafuso de compressão.

Quando uma posição satisfatória do fio-guia é confirmada, ele é avançado até o osso subcondral da cabeça femoral, e o comprimento do parafuso de compressão-deslizamento a ser usado é determinado (Fig. 15). Nas fraturas intertrocanterianas estáveis, uma impactação significativa não é necessária; portanto, se escolhe um parafuso de compressão com comprimento ideal para maximizar o acoplamento parafuso-barril, permitir cerca de 5 mm de impactação e se localizar 1 cm dentro do osso subcondral. Por exemplo, se o fio-guia mede 100 mm até o osso subcondral, um parafuso de compressão de 90 mm deve ser escolhido. Uma vez que o parafuso esteja completa-

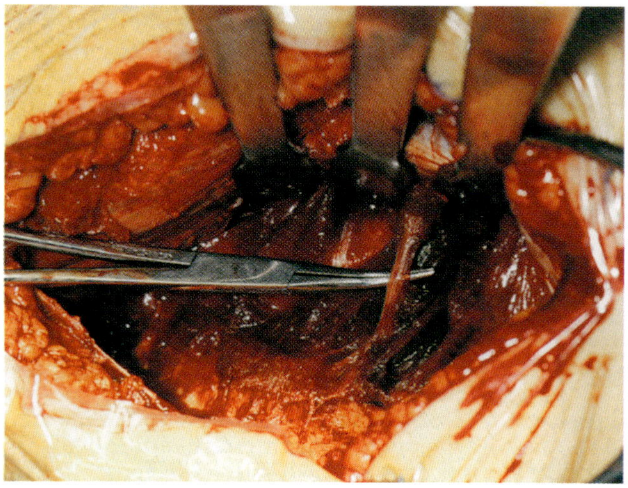

Figura 11. Identificação e ligação dos ramos perfurantes da artéria femoral.

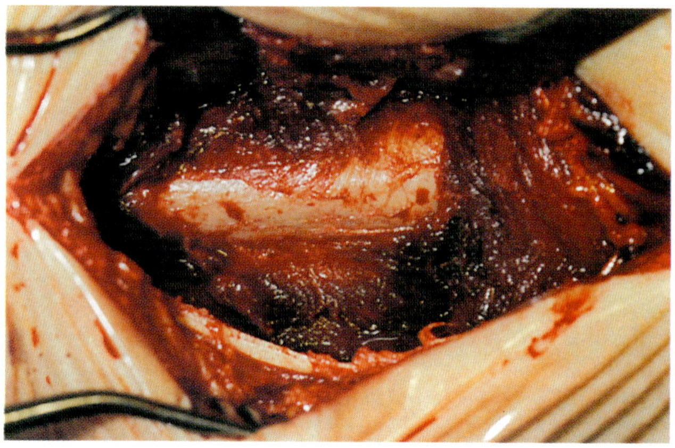

Figura 12. Exposição final do aspecto lateral do fêmur.

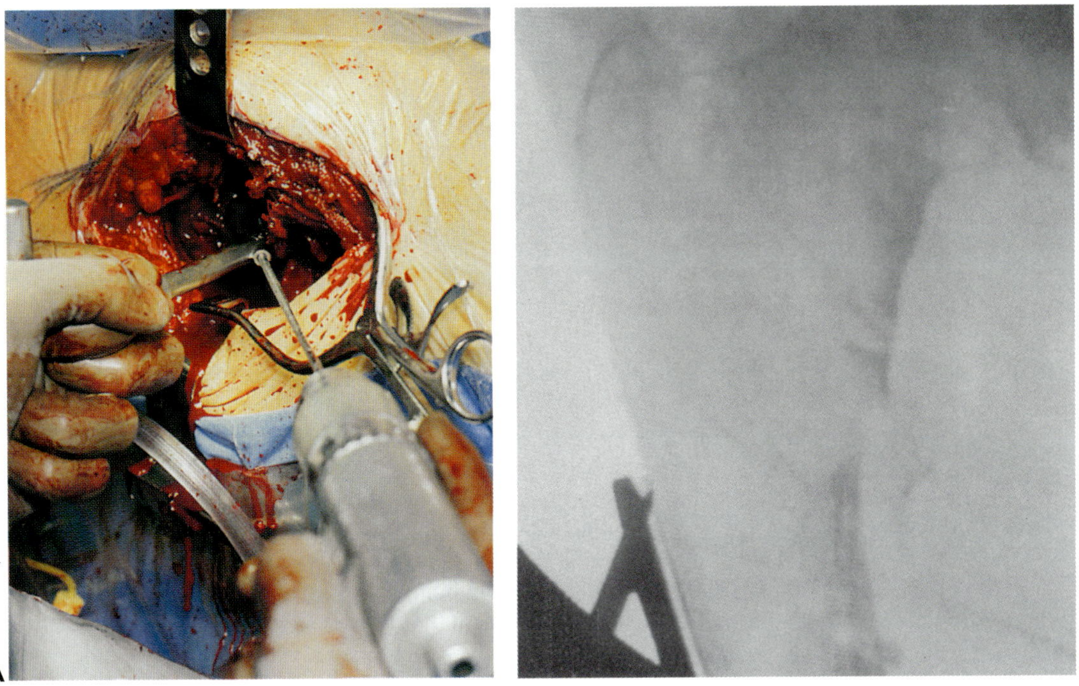

A B

Figura 13. O uso de uma guia de 135 graus **(A, B)** para colocar um fio-guia na cabeça femoral com o uso do intensificador de imagens.

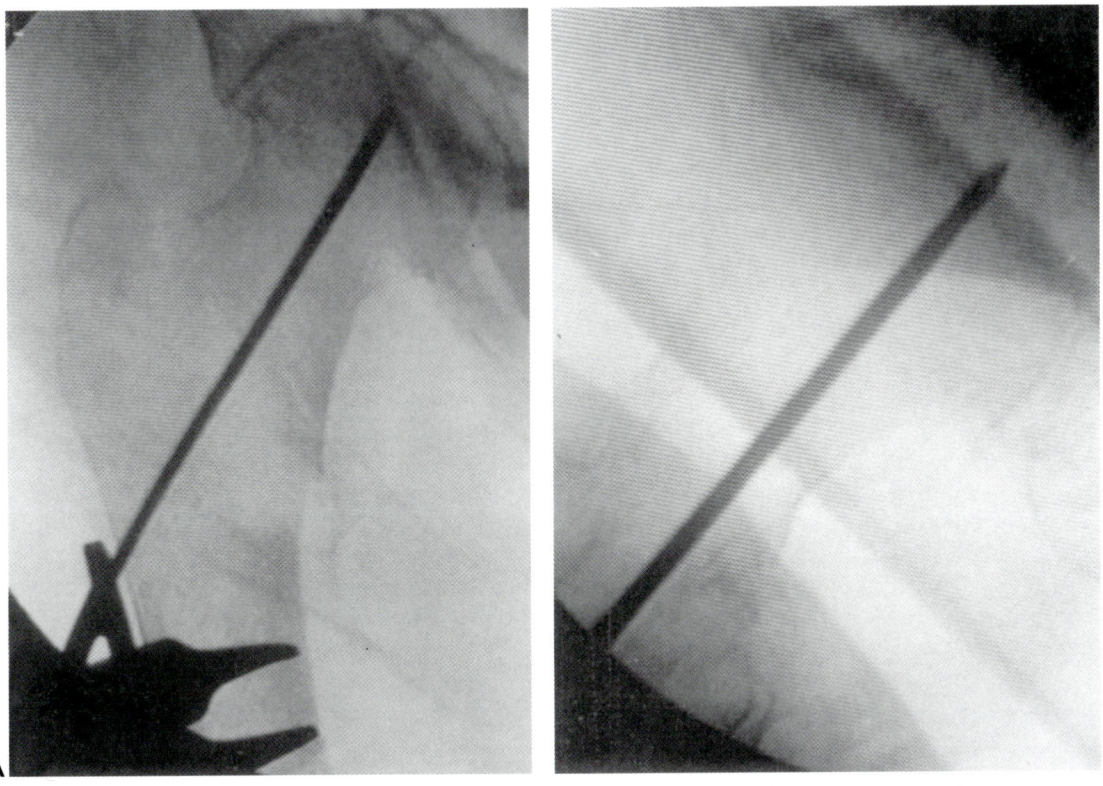

A B

Figura 14. Radiografias ântero-posterior (AP, **A**) e lateral **(B)** do fio-guia completamente assentado.

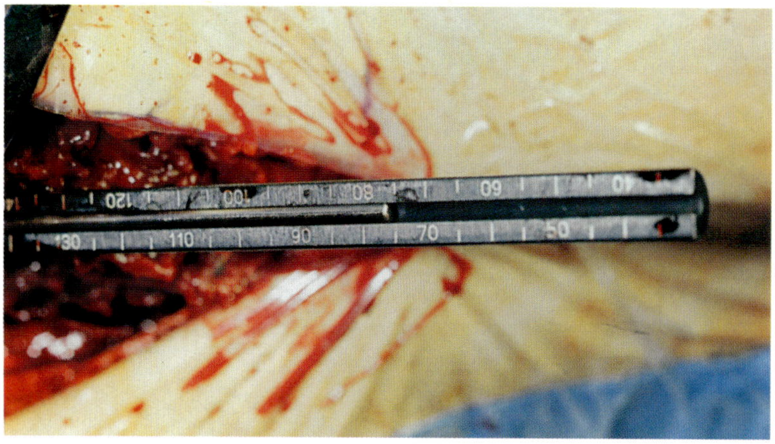

Figura 15. Mensuração do comprimento do fio-guia. Para verificar essa medida, use um outro fio de tamanho similar e subtraia o comprimento exposto do fio-guia.

mente assentado a 5 mm do osso subcondral, o parafuso de compressão pode ser introduzido em 5 mm no barril da placa. A fresagem é realizada sob controle através do intensificador de imagens sobre o fio-guia até uma distância de 5 mm do osso subcondral (Fig. 16). A posição do fio-guia durante a fresagem deve ser monitorizada (Fig. 17) para evitar que o fio-guia venha a encostar no fresador, o que pode resultar em uma penetração da cabeça femoral. Ocasionalmente, o fio-guia é removido acidentalmente durante a retirada do fresador.

Quando isso acontece, o fio pode ser recolocado com o uso do reposicionador de fio-guia, que está disponível em vários conjuntos de parafusos deslizantes do quadril (Fig. 18A e B), ou com o uso de um parafuso de compressão-deslizamento inserido de modo invertido dentro do canal de fresagem. O fêmur proximal é golpeado, mesmo em pacientes idosos, para evitar a rota-

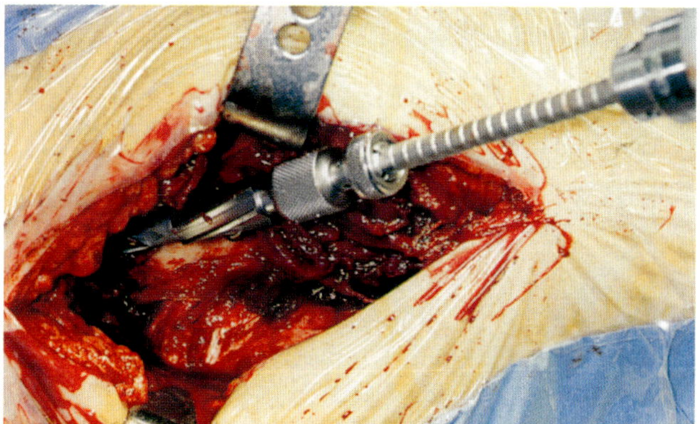

Figura 16. Fresagem do fêmur proximal.

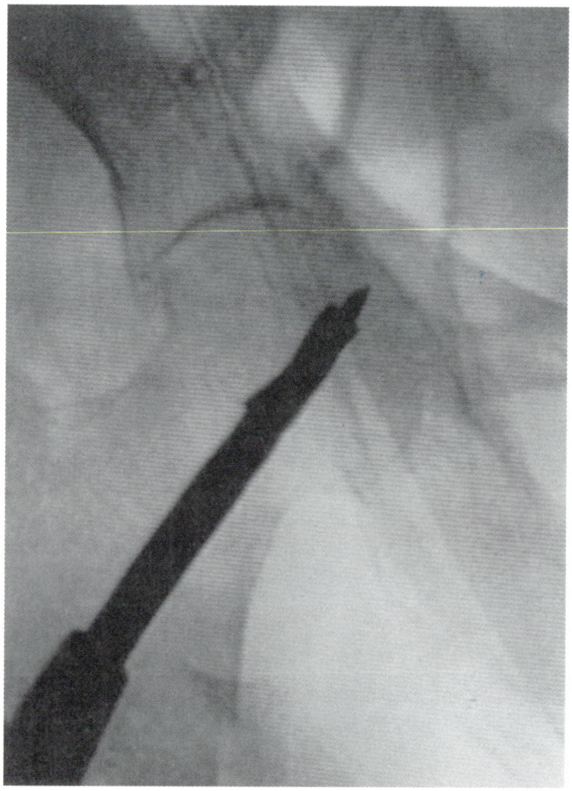

Figura 17. A posição do fio-guia deve ser monitorizada durante a fresagem evitar que o fio-guia venha a encostar no fresador, o que pode resultar em penetração na cabeça femoral.

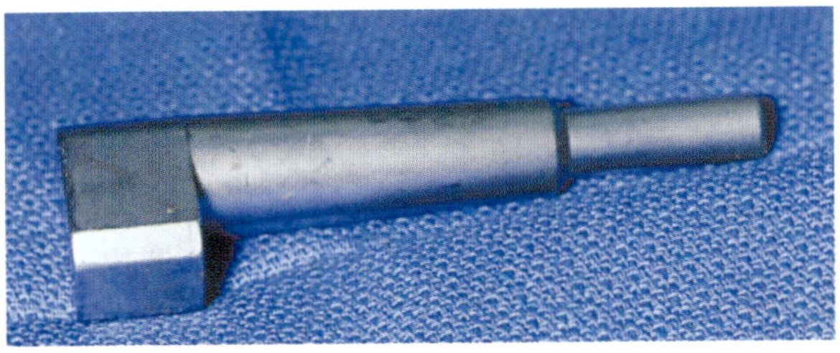

A

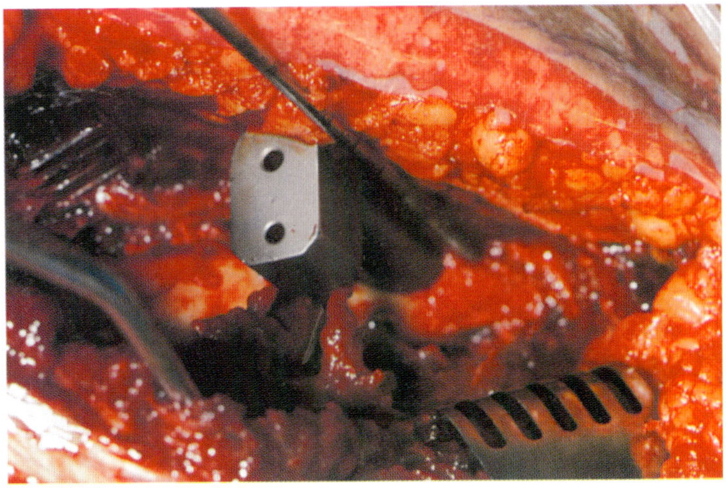

B

Figura 18. Uso de um reposicionador de fio-guia **(A, B)** para reinserir um fio-guia que venha a se desprender durante a remoção do fresador.

ção da cabeça femoral durante a inserção do parafuso de compressão-deslizamento (Fig. 19), e o parafuso de compressão-deslizamento é então inserido de 0,5 a 1,0 mm para dentro do osso subcondral. Quando o parafuso estiver apropriadamente posicionado dentro da cabeça femoral, uma placa de 135 graus com quatro orifícios é inserida sobre o parafuso. Um sistema de parafuso deslizante "chaveado" é o preferido para aumentar a estabilidade rotacional; entretanto, o parafuso deve estar orientado de modo a que a placa seja posicionada ao longo da diáfise femoral. Uma placa de barril curto é utilizada se um parafuso de compressão de 80 mm ou menos foi inserido (Fig. 20), e um barril longo é utilizado para os casos restantes.

A placa deve deslizar sobre o parafuso de quadril e ser frouxamente presa com pinças sobre a diáfise femoral. A fratura é impactada pela liberação da tração e pelo deslocamento suave da diáfise na direção do fragmento proximal (Fig. 21A e B). Uma pinça estreita é utilizada para segurar a placa ao osso e é apertada enquanto a posição da fratura é reavaliada. Essa manobra de impacta-

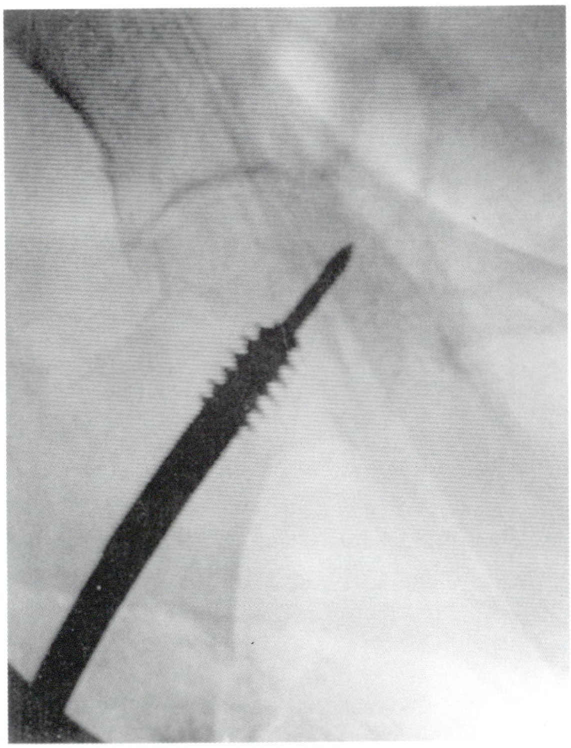

Figura 19. Redução femoral inadequada causada por rotação da cabeça femoral durante a inserção do parafuso de compressão-deslizamento.

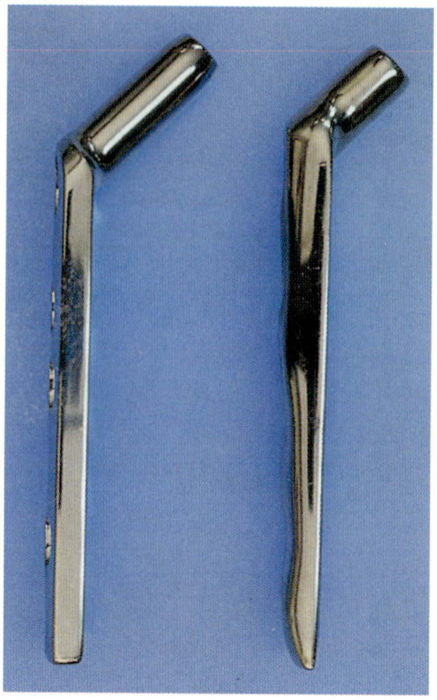

Figura 20. Placas de parafusos deslizantes de quadril regular e de barril curto. O barril curto é utilizado somente se um parafuso de retardo de 80 mm ou menos foi inserido.

ção melhora a estabilidade da fratura e ajuda a evitar uma distração, que pode resultar em um encurtamento excessivo no período pós-operatório. Três a quatro parafusos de fixação são inseridos através da placa, dependendo da qualidade do osso. A fratura é manualmente impactada novamente, e a posição da fratura rechecada. A necessidade da aplicação de um parafuso de compressão é determinada pela visualização da quantidade de acoplamento parafuso-barril (Fig. 22A); um parafuso de compressão é inserido se houverem preocupações sobre um possível desacoplamento parafuso-barril no período pós-operatório (Fig. 22B). A ferida é fechada por planos sobre drenos de sucção (Fig. 23).

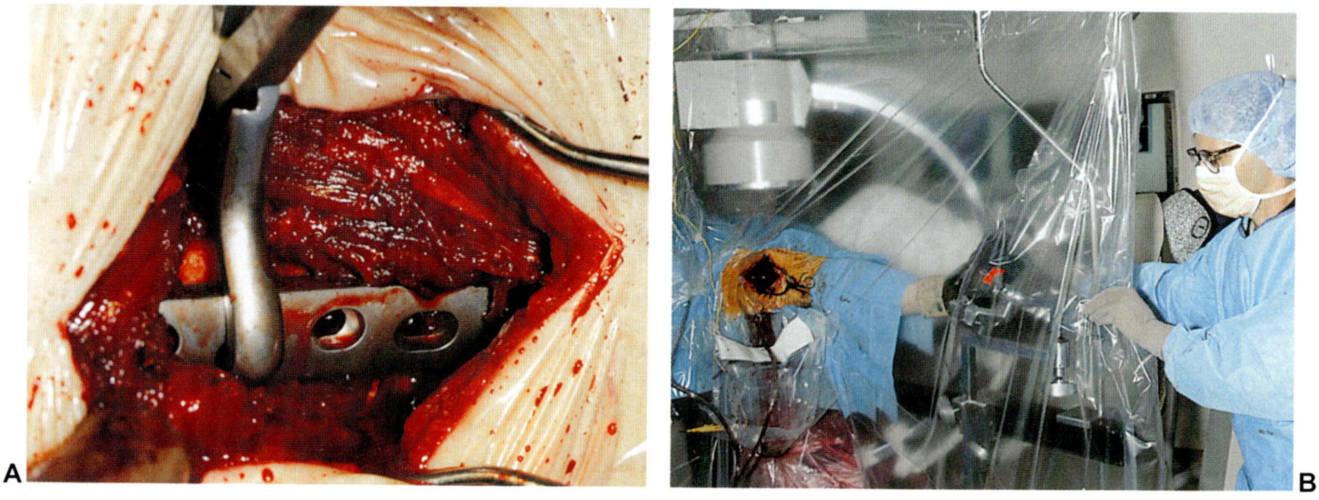

Figura 21. A placa é frouxamente presa à diáfise femoral com uma pinça **(A)** e a fratura é impactada com a liberação da tração sobre o membro inferior e com o deslocamento suave da diáfise na direção do fragmento proximal **(B)**.

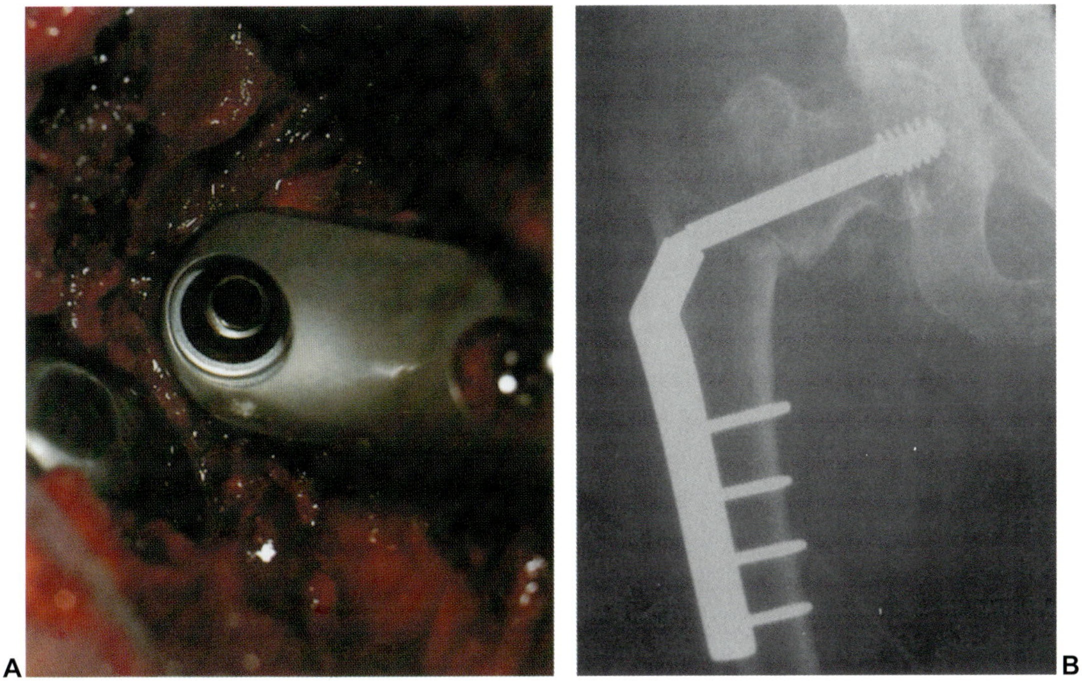

Figura 22. A necessidade de um parafuso de compressão é avaliada através da visualização da quantidade de acoplamento parafuso-barril **(A)**. Um parafuso de compressão é inserido se houver o receio de desacoplamento pós-operatório do parafuso-barril **(B)**.

Fraturas Instáveis

As fraturas intertrocantéricas instáveis são caracterizadas pela perda do contraforte póstero-medial (Fig. 24). Outro tipo de fratura intertrocantérica instável é encontrado nos padrões de obliqüidade invertida, nos quais a fratura se inicia proximalmente ao pequeno trocanter e se estende lateralmente em uma orientação oblíqua (Fig. 25).

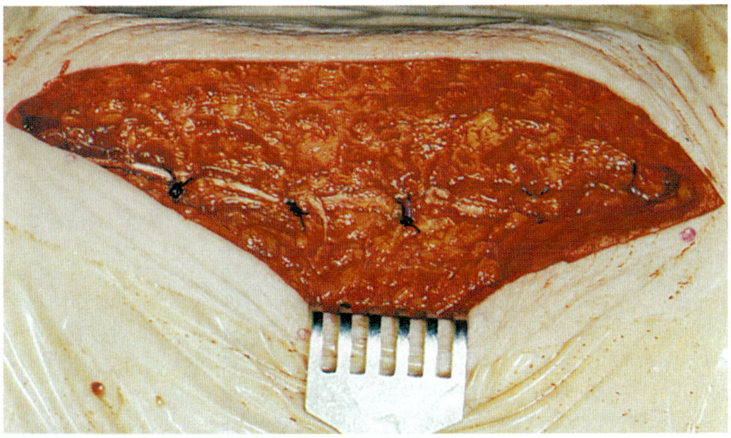

Figura 23. A banda iliotibial é reaproximada com o uso de suturas interrompidas.

A abordagem geral para o tratamento das fraturas instáveis é semelhante à descrita para os padrões estáveis de fratura. O alinhamento anatômico da fratura é seguido por uma fixação interna com o uso de um parafuso deslizante de quadril. O alinhamento anatômico consiste no alinhamento do fragmento da cabeça e do colo com a diáfise, em vez de se tentar a realização de uma redução anatômica exata com a fixação de todos os fragmentos da fratura. O parafuso deslizante de quadril permite a impactação controlada da fratura. Em pacientes mais idosos, o fragmento póstero-medial

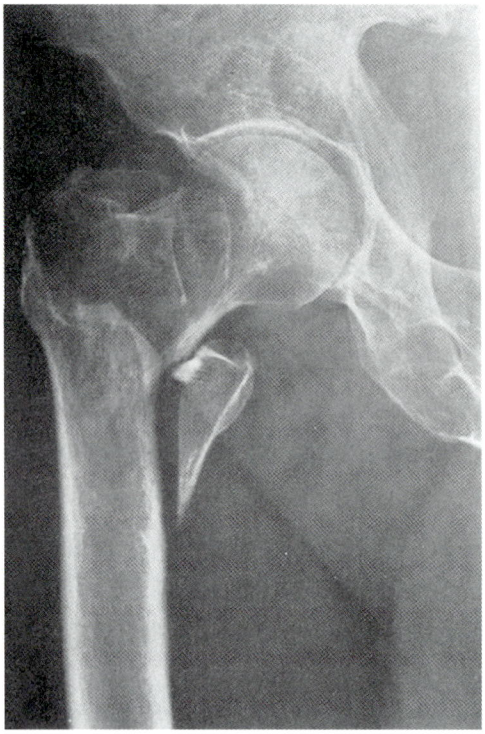

Figura 24. Fraturas intertrocantéricas instáveis são caracterizadas pela perda do contraforte póstero-medial.

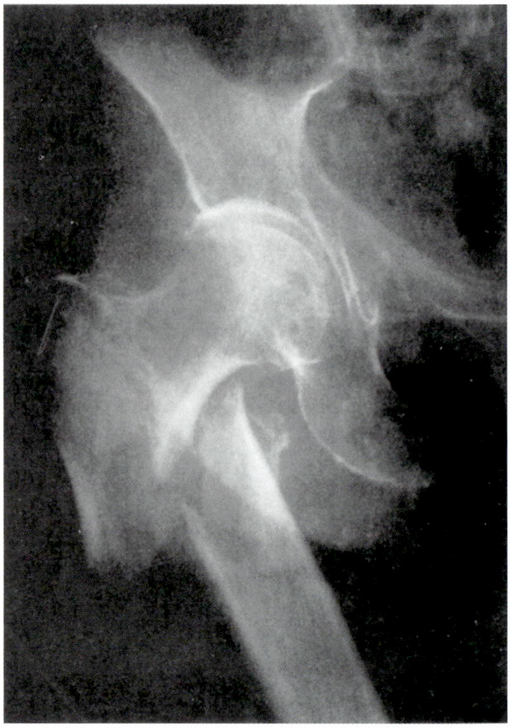

Figura 25. Fraturas intertrocantéricas de obliqüidade reversa se iniciam em uma posição proximal ao pequeno trocanter e se estendem lateralmente com uma orientação oblíqua.

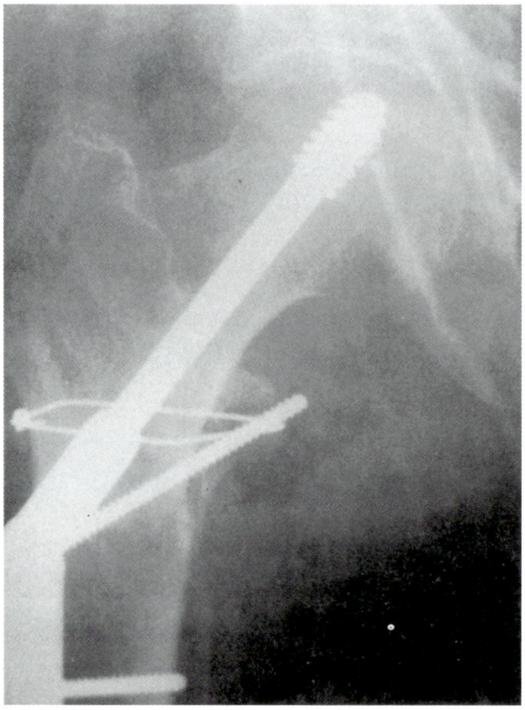

Figura 26. Fixação do fragmento póstero-medial com um fio de cerclagem e um parafuso de compressão.

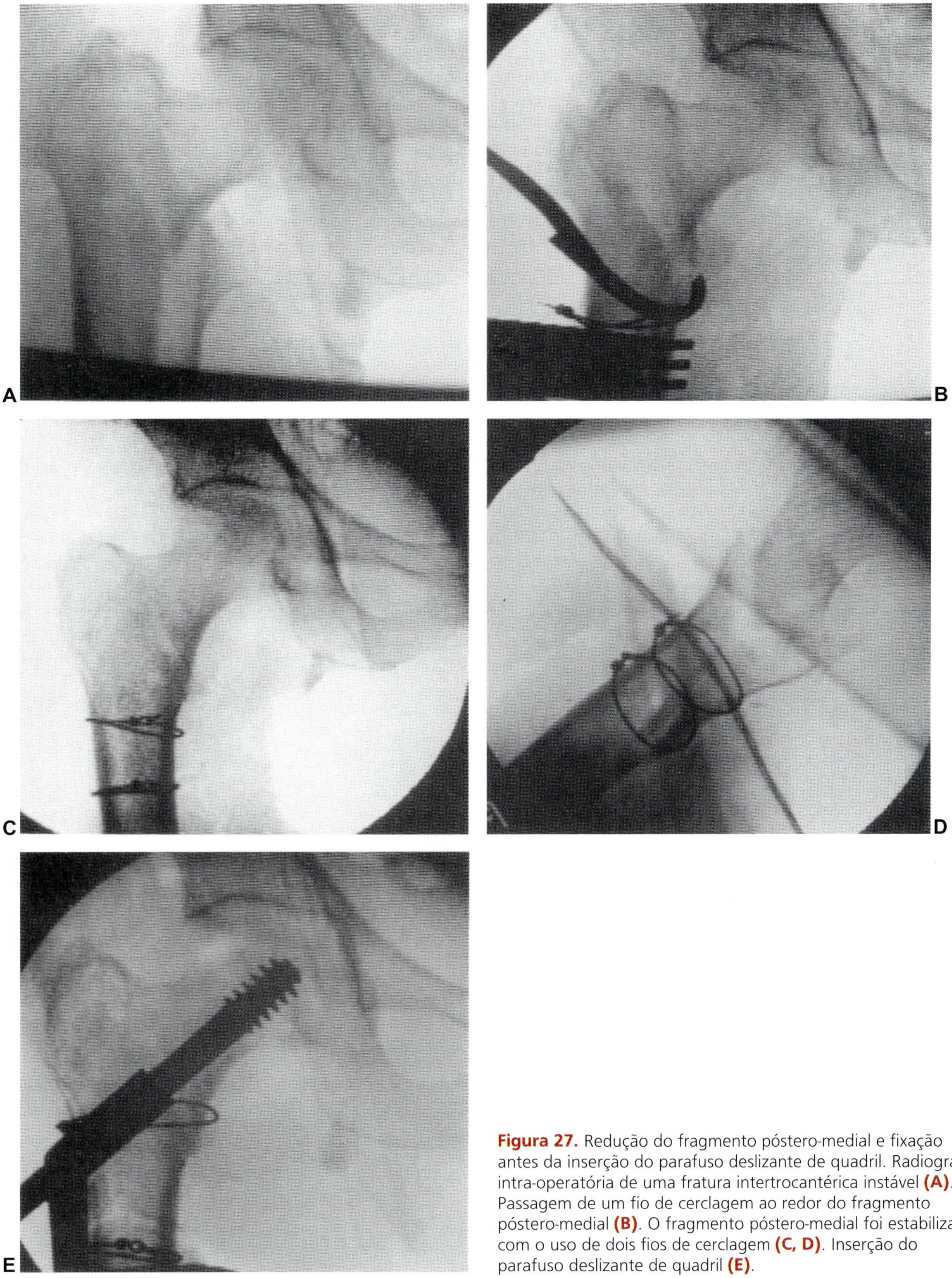

Figura 27. Redução do fragmento póstero-medial e fixação antes da inserção do parafuso deslizante de quadril. Radiografia intra-operatória de uma fratura intertrocantérica instável **(A)**. Passagem de um fio de cerclagem ao redor do fragmento póstero-medial **(B)**. O fragmento póstero-medial foi estabilizado com o uso de dois fios de cerclagem **(C, D)**. Inserção do parafuso deslizante de quadril **(E)**.

geralmente é ignorado. Entretanto, em pacientes mais jovens deve ser feita uma tentativa de redução dos grandes fragmentos póstero-mediais em uma posição próxima da anatômica para evitar um deslizamento excessivo do parafuso-barril, o que pode resultar no encurtamento do membro. Se o paciente está posicionado em uma mesa ortopédica, a tração é liberada para mobilizar o fragmento póstero-medial. A rotação externa da extremidade pode ser necessária para expor a área póstero-medial da diáfise femoral. A fixação do fragmento póstero-medial pode ser difícil, particularmente se uma cominução estiver presente, e envolve o uso seja de um parafuso de compressão ou um fio de cerclagem (Fig. 26), ou ambos. Esse fragmento pode ser reduzido e estabilizado tanto antes como depois da colocação da placa (Fig. 27A-E).

As fraturas *basicervicais* do quadril estão localizadas proximalmente ou na linha intertrocantérica, porém são extracapsulares. A inserção do parafuso de compressão-deslizamento na cabeça e colo pode causar rotação do fragmento proximal. Para evitar que isso aconteça, dois fios-guia podem ser inseridos ou então um parafuso de esponjosa "anti-rotação" (Fig. 28). Essa técnica evita a rotação do fragmento da cabeça e do colo durante a fresagem e a colocação do parafuso.

Para as *fraturas intertrocantéricas com extensão subtrocantérica*, a estabilização provisória do componente subtrocantérico facilita a inserção do parafuso deslizante de quadril (Fig. 29A-E). Se uma mesa ortopédica for utilizada, a liberação da tração e a manipulação da extremidade em geral auxiliam na redução. Quando a fratura subtrocantérica é reduzida e mantida, a tração é reaplicada, e a posição da redução é verificada. Sempre que possível, os parafusos inseridos através da placa devem ser colocados como parafusos de compressão para estabilizar a extensão subtrocantérica. Obviamente, uma placa maior é necessária para que se obtenha uma fixação adequada da diáfise. As fraturas intertrocantéricas com extensão subtrocantérica também podem ser estabilizadas através do uso de um pino intramedular ou uma placa com ângulo fixo de 95 graus. As fraturas intertrocantéricas com obliqüidade invertida atuam como as fraturas subtrocantéricas e são mais bem estabilizadas com uma haste intramedular ou uma placa de ângulo fixo de 95 graus.

Fraturas com cominução e desvio do grande trocanter necessitam de atenção especial. Os abdutores são extremamente importantes para a função do quadril e para a marcha. Se o grande trocanter estiver deslocado, as técnicas de fios em banda de tensão são utilizadas para a fixação

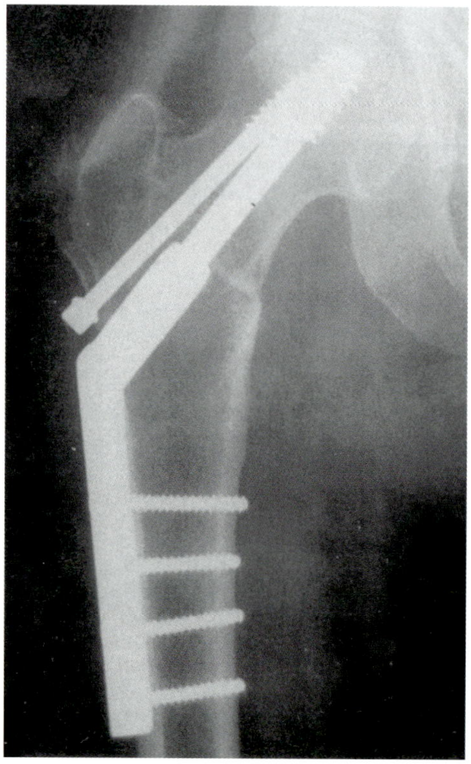

Figura 28. Uso de um parafuso deslizante com um parafuso de esponjosa de anti-rotação em uma fratura basicervical do quadril.

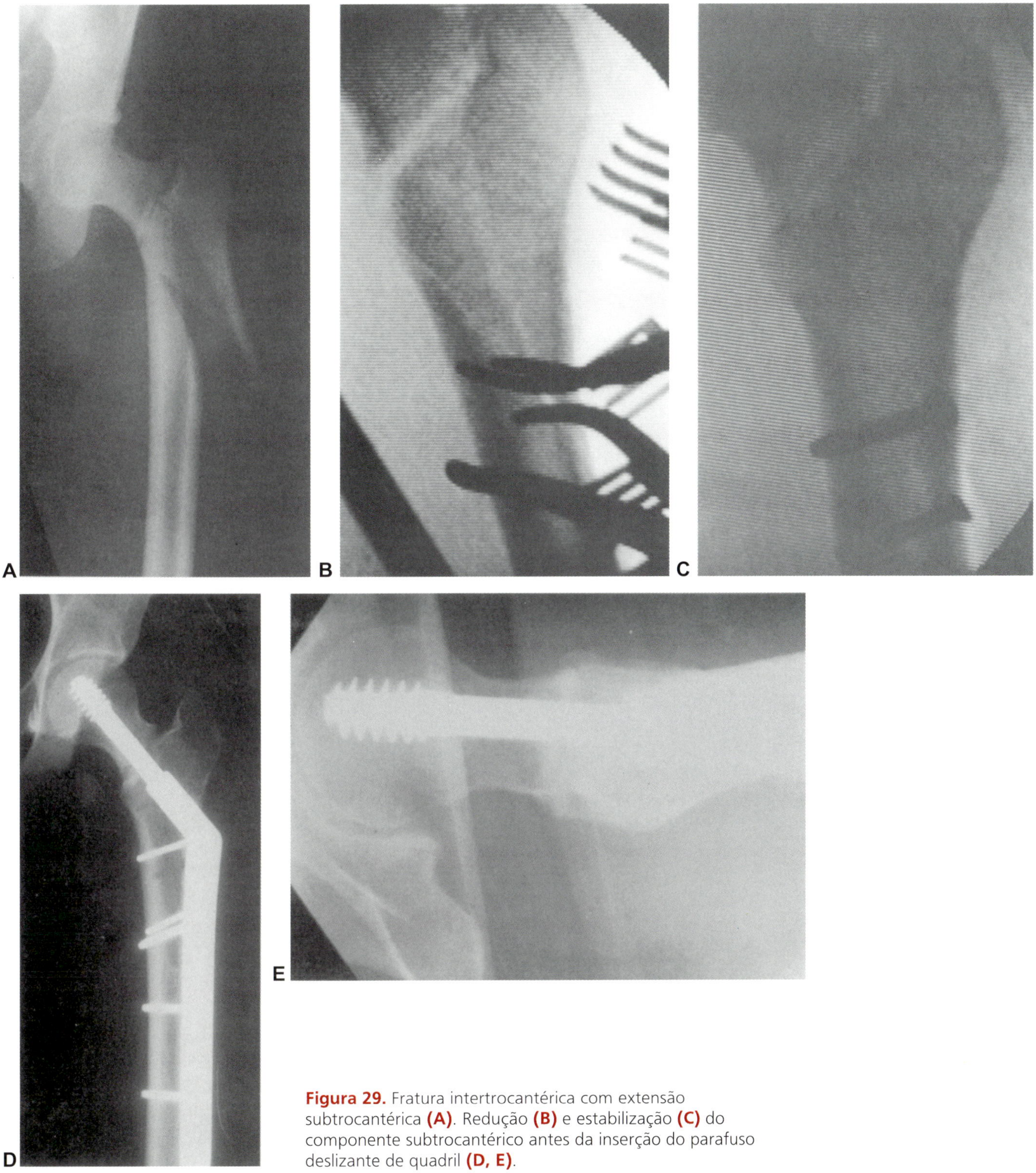

Figura 29. Fratura intertrocantérica com extensão subtrocantérica **(A)**. Redução **(B)** e estabilização **(C)** do componente subtrocantérico antes da inserção do parafuso deslizante de quadril **(D, E)**.

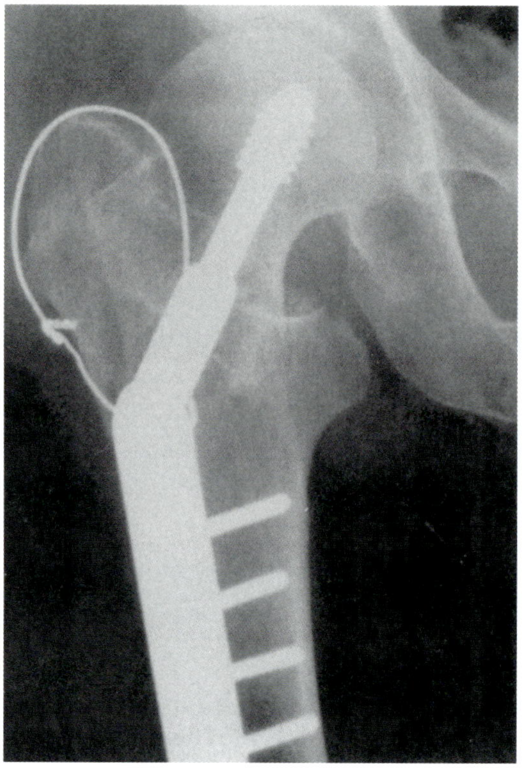

Figura 30. Uso de um fio de cerclagem, colocado abaixo do tendão abdutor e passado ao redor do barril da placa, para estabilizar o grande trocanter.

do grande trocanter e para preservar a função abdutora. Um fio de cerclagem é colocado sob o tendão adutor e passado ao redor do barril da placa. Com a placa fixada na diáfise, o fio pode ser apertado para que haja uma fixação segura do grande trocanter (Fig. 30).

TRATAMENTO PÓS-OPERATÓRIO

Os pacientes são mobilizados de seus leitos no primeiro dia pós-operatório e lhes é permitido deambular, com carga conforme o tolerado. É difícil, se não impossível, que pacientes idosos venham a ter um progresso significativo em um programa de reabilitação se a carga sobre o membro for restringida. Além disso, existem poucas justificativas biomecânicas de restrição de carga depois de fraturas de quadril, pois as atividades como os movimentos no leito e o uso de um urinol geram forças através do quadril próximas às forças resultantes de uma deambulação sem suporte. Todos os pacientes devem ter profilaxia tromboembólica além de 24 a 48 horas de profilaxia antibiótica de amplo espectro.

Após a alta hospitalar, os pacientes são vistos em 6 semanas, 12 semanas, 6 meses, 12 meses e depois anualmente. No acompanhamento, uma radiografia em AP da pelve e radiografias em AP e lateral através da mesa do quadril fraturado são realizadas. Os pacientes inicialmente recebem um programa de fisioterapia domiciliar para treinamento da marcha e exercícios de amplitude de movimentos para o quadril e joelho. Uma vez que estejam deambulando, são encaminhados a um serviço de fisioterapia. Quando existem evidências radiológicas de formação de calo ósseo, exercícios de fortalecimento muscular são iniciados.

Mais de 95% das fraturas intertrocantéricas de quadril irão evoluir para consolidação. A avaliação da recuperação funcional após uma fratura do quadril se torna importante, já que o sucesso de um método de tratamento é medido pelo número de pacientes que são capazes de recuperar o nível de função pré-fratura. Quarenta a 60% dos pacientes geriátricos com fraturas do quadril são capazes de retornar diretamente para casa após a hospitalização. Os fatores que influem na rapidez da alta hospitalar são idade do paciente, deambulação independente antes da fratura e uma deambulação independente precoce após a cirurgia, capacidade de realização das atividades da vida diária (AVD) e a presença de uma outra pessoa no lar do paciente. Quarenta a 60% dos pacientes recuperarão seu estado deambulatório pré-fratura dentro de 1 ano. Fatores associados com a recuperação do estado deambulatório após uma fratura do quadril incluem idade, sexo masculino e ausência de demência preexistente. A grande maioria dos pacientes necessitará de auxílio para a realização das atividades da vida diária. Entre os pacientes que eram independentes em relação às atividades da vida diária antes da fratura, somente 20% a 35% recuperarão sua independência para AVD pré-fratura. Fatores relatados que têm influência para uma recuperação da independência para as AVD são idade, ausência de demência ou delírio em pacientes não-dementes e um maior contato com uma rede social.

COMPLICAÇÕES

O índice de mortalidade de 1 ano após as fraturas intertrocantéricas é similar ao registrado para as fraturas do colo do fêmur e varia entre 14% a 36%. A maioria dos autores concorda que os maiores riscos de mortalidade ocorrem dentro dos primeiros 6 meses após a fratura. Depois do primeiro ano, o índice de mortalidade se aproxima dos encontrados entre os controles para sexo e idade que não sofreram fraturas do quadril. A incidência de infecções na ferida cirúrgica diminuiu significativamente com o uso de antibióticos profiláticos. Estudos recentes registraram uma incidência de menos de 3%. Fatores de risco incluem infecções do trato urinário, úlceras de decúbito, tempo de cirurgia prolongado, desorientação que venha a interferir com o cuidado apropriado da ferida e proximidade da incisão ao períneo.

As complicações cirúrgicas mais freqüentemente encontradas são um desvio em varo do fragmento proximal, rotação e pseudo-artrose. O desvio em varo após uma fixação interna geralmente ocorre nas fraturas instáveis, com escape do parafuso de compressão através da porção ântero-superior da cabeça femoral (Fig. 31). Essa complicação resulta de (a) colocação do parafuso na face ântero-superior da cabeça femoral; (b) incapacidade de se obter uma redução estável; (c) colapso excessivo da fratura de modo que a capacidade deslizante do material é excedida; (d) acoplamento inadequado do parafuso-barril que impede o deslizamento; ou (e) osteoporose acentuada, que evita uma fixação segura. Quando essa complicação ocorre, as opções de trata-

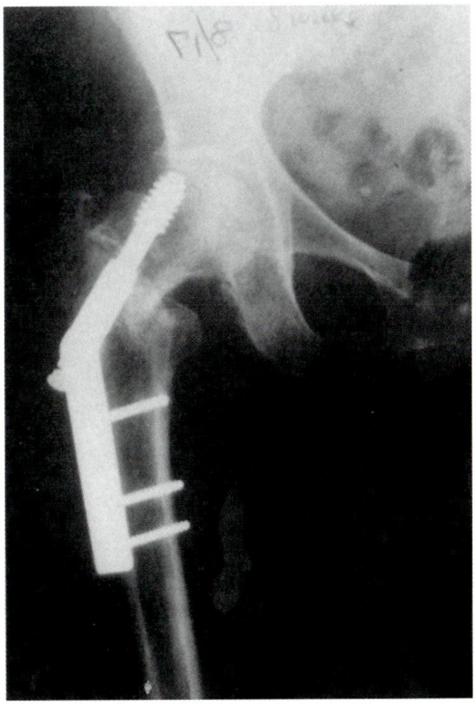

Figura 31. Perda da redução após a cirurgia resultando em um desvio em varo do fragmento proximal e interrupção cortical superior causada pelo parafuso.

mento incluem a aceitação da deformidade; uma segunda tentativa de redução aberta e fixação interna, que pode necessitar do uso de metilmetacrilato; ou a conversão para uma endoprótese bipolar ou uma artroplastia total de quadril. A aceitação da deformidade deve ser considerada em pacientes que não deambulam e com grandes riscos cirúrgicos. Quando a reoperação está indicada, a conversão para uma endoprótese bipolar ou uma artroplastia total de quadril geralmente é realizada.

A deformidade em rotação geralmente resulta da rotação interna do fragmento distal no momento da redução e fixação. Nas fraturas instáveis, os fragmentos distal e proximal podem se mover de modo independente. Nesses casos, o fragmento distal deve ser fixado internamente em posição neutra ou em leve rotação externa. Pseudo-artrose ocorre em menos de 2% dos casos. Em alguns casos, com bom estoque ósseo, a repetição da fixação interna combinada a uma osteotomia em valgo e enxerto ósseo pode ser considerada. Entretanto, em pacientes mais idosos, a conversão para uma substituição calcar com uma endoprótese bipolar será o procedimento de escolha.

■ CASO ILUSTRATIVO PARA A TÉCNICA

Um homem de 80 anos de idade tropeçou e caiu, sofrendo uma fratura intertrocantérica desviada com um pequeno fragmento póstero-medial. Uma radiografia AP realizada com a extremidade em rotação interna foi utilizada para delinear melhor o padrão da fratura. Após avaliação médica, ele foi submetido a tratamento cirúrgico com a utilização de um parafuso deslizante sem estabilização do fragmento póstero-medial (Fig. 32A-E).

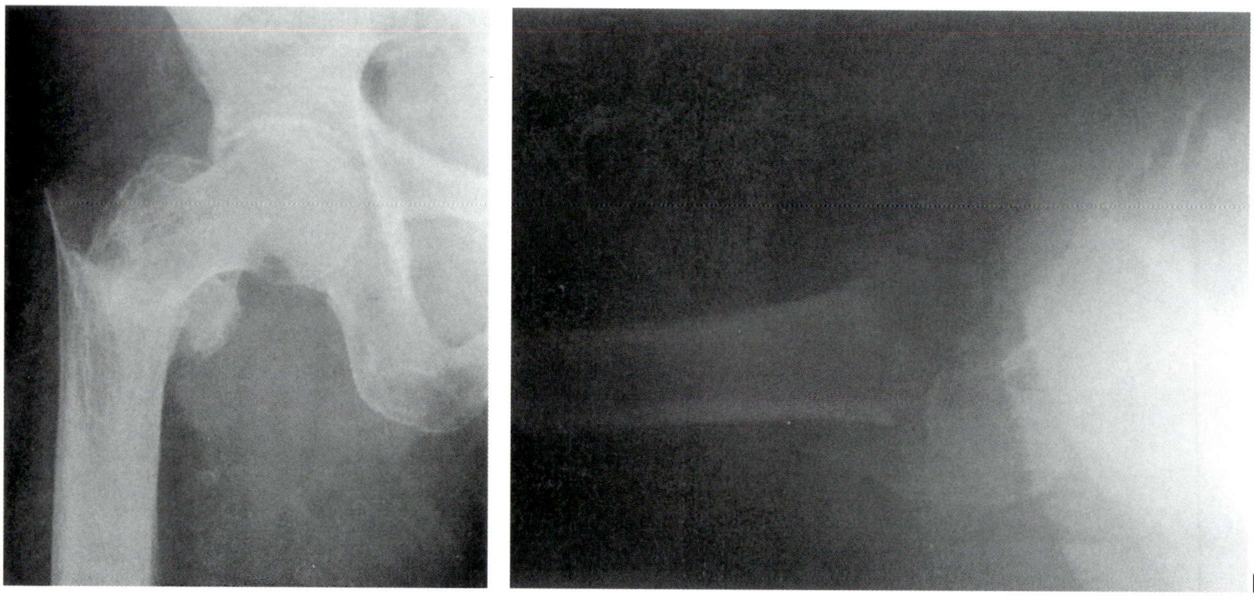

A B

Figura 32. Radiografias ântero-posterior (AP) e lateral de uma fratura intertrocantérica com um pequeno fragmento póstero-medial **(A, B)**.

C 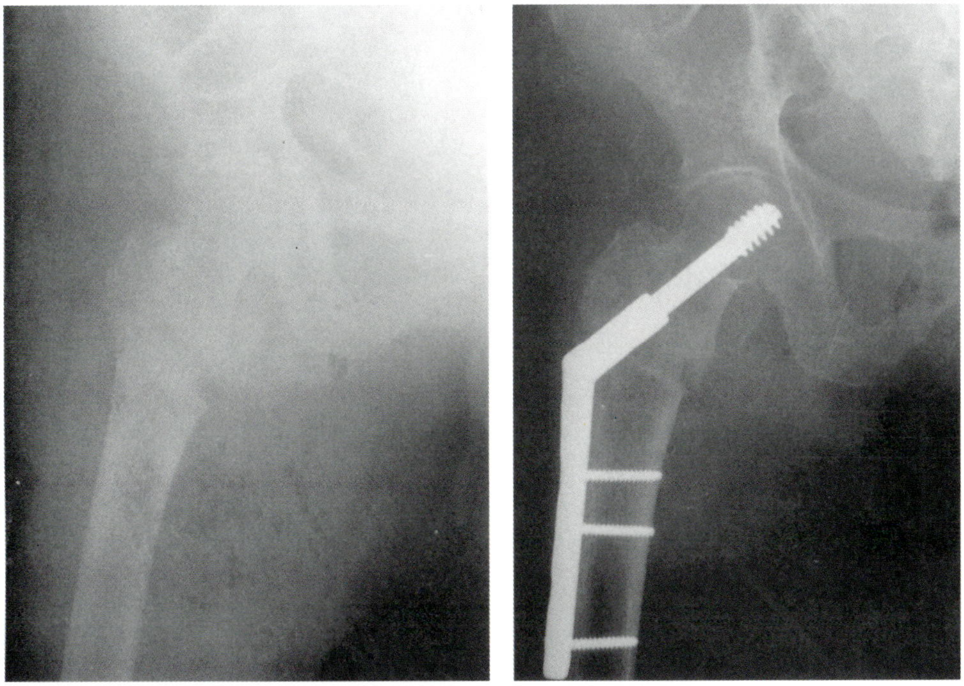 D

E 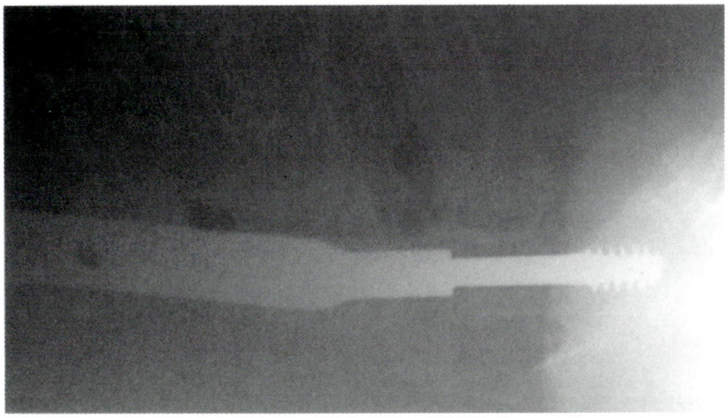

Figura 32. *(Continuação)* O padrão de fratura é mais bem visualizado com a extremidade rodada internamente **(C)**. A fratura foi estabilizada com um parafuso deslizante de quadril sem a redução ou fixação do fragmento póstero-medial **(D, E)**.

LEITURA RECOMENDADA

1. Apel, D.M., Patwardhan, A., Pinzur, M.S., Dobozi, W.R.: Axial loading studies of unstable intertrochanteric fractures of the femur. *Clin. Orthop.,* 246:156-164, 1989.
2. Blair, B.J., Koval, K.J., Kummer, F., Zuckerman, J.D.: A biomechanical comparison of multiple cancellous screws to the sliding hip screw for the treatment of basicervical fractures. *Clin. Orthop.,* 306:256-263, 1994.
3. Chang, W., Zuckerman, J, Kummer, F., Frankel, V.: biomechanical evaluation of anatomic reduction versus medial displacement osteotomy in unstable intertrochanteric fractures. *Clin. Orthop.,* 225:141-146, 1987.
4. Desjardins, A.L., Roy, A., Paiement, G., et al.: A prospective randomized study comparing anatomical reduction and medial displacement osteotomy *J. Bone Joint Surg. [Br],* 75:445-447, 1993.
5. Evans, E.M.: The treatment of trochanteric fractures of the femur. *J. Bone Joint Surg. [Br],* 31:190-203, 1949.
6. Hopkins, C.T., Nugent, J.T., Dimon, J.H., III.: Medial displacement osteotomy for unstable intertrochanteric fractures: twenty years later. *Clin. Orthop.,* 245:169-172, 1989.
7. Meislin, RI, Zuckerman, J.D., Kummer, F.J., Frankel, V.H.: A biochemical analysis of the sliding hip screw: the question of plate angle. *J. Orthop. Trauma.,* 4:130-136, 1990.

16

Fraturas Subtrocantéricas do Fêmur: Placa-Lâmina com Ângulo Fixo de 95 Graus

Eric E. Johnson

INDICAÇÕES/ CONTRA-INDICAÇÕES

A redução aberta e fixação interna com uma placa-lâmina com ângulo fixo de 95 graus é uma das várias modalidades de tratamento aceitáveis para a estabilização de uma fratura subtrocantérica do fêmur (1,5-7,11,13). Ela tem uma longa história de aplicações bem-sucedidas para as fraturas do fêmur proximal, mas instila um certo grau de "medo e ansiedade" em muitos cirurgiões. Fora dos centros de trauma, as placas-lâminas de ângulo fixo são implantes de fixação raramente utilizados. Entretanto, a fixação com a placa-lâmina oferece diversas vantagens quando comparada com outras formas de fixação das fraturas do fêmur proximal (5). Ela pode ser utilizada nas fraturas femorais proximais muito cominutivas, fraturas do quadril e da diáfise ipsilaterais e nas fraturas subtrocantéricas com extensão para a base do colo ou para a região trocantérica. O implante proporciona um excelente controle rotacional, e a colocação da lâmina não requer a perfuração de um orifício no colo ou na cabeça femoral. Quando a técnica é dominada, uma redução anatômica ou próximo à anatômica de fraturas bastante complexas é possível.

A placa-lâmina angulada possui diversas qualidades especiais encontradas em poucos outros implantes. Ela pode oferecer uma estabilidade excelente para fraturas complexas, pode ser utilizada na osteotomia corretiva do quadril e pode proporcionar possibilidade de salvação a uma fixação deficiente do fêmur proximal resultante do uso de outros implantes. Como qualquer procedimento trabalhoso, os resultados são otimizados com a experiência e o domínio da técnica. A placa-lâmina é uma excelente escolha para a redução indireta e para a imobilização biológica das fraturas femorais proximais e distais (5). A redução indireta com a placa-lâmina angulada proporciona uma excelente fixação que é biomecanicamente sólida, permitindo a rápida mobilização e uma carga parcial precoce (5).

A estabilização com placa-lâmina de ângulo fixo está indicada em praticamente todos os tipos de fraturas femorais proximais. Ela é mais adaptável às fraturas subtrocantéricas, subtrocantéricas-intertrocantéricas ou fraturas combinadas da base do colo femoral e do fêmur proxi-

E. E. Johnson, M.D.: Department of Orthopaedic Surgery, University of California at Los Angeles Medical Center, Los Angeles, California 90095-6902.

mal. Implantes alternativos para essas fraturas incluem os implantes com placa lateral e parafuso de compressão com ângulo variável, parafusos de compressão condilar de 90 graus com placa lateral e *designs* de pinos intramedulares de interbloqueio avançados com opções de bloqueio proximal variáveis (2-4,8-15). Esses implantes também podem estabilizar o colo femoral ipsilateral e as fraturas diafisárias. As contra-indicações relativas para a osteossíntese com placa-lâmina para as fraturas subtrocantéricas do fêmur são pacientes idosos com osso osteopênico nas quais o osso mole pode comprometer a estabilidade da fixação, pacientes não-confiáveis que podem iniciar uma carga descontrolada sobre o membro após a cirurgia e cirurgiões não-familiarizados com a técnica.

Duas técnicas cirúrgicas podem ser utilizadas com as placas de ângulo fixo para reduzir as fraturas do fêmur proximal. Essas duas técnicas envolvem tanto a redução direta como a indireta da fratura femoral. A redução direta é recomendada quando existem dois grandes fragmentos principais (fragmentos diafisários proximal e distal) e um ou mais fragmentos em borboleta com mínima cominução perifratura. A redução anatômica com o uso de um parafuso de retardo para a fixação dos grandes fragmentos em borboleta geralmente pode ser realizada sem grandes dificuldades. A redução indireta ou biológica é preferida quando encontramos uma cominução moderada ou severa da fratura, tornando impossível a fixação com parafusos de retardo de todos os fragmentos, e porque quando tentamos fixar todos esses fragmentos podemos produzir uma excessiva dissecção dos tecidos moles e desvitalização dos fragmentos ósseos. A redução indireta promove a restauração do comprimento e do alinhamento utilizando o implante em combinação com o distrator de fraturas AO/ASIF. A redução indireta envolve a colocação de uma placa lateral maior com menos parafusos espalhados sobre a maior distância diafisária para aumentar a estabilidade da fixação. A redução indireta também se baseia na capacidade de tensionar o tecido mole com distração da fratura de volta ao comprimento com mínimo distúrbio do hematoma circundante e do ambiente dos tecidos moles periosteais.

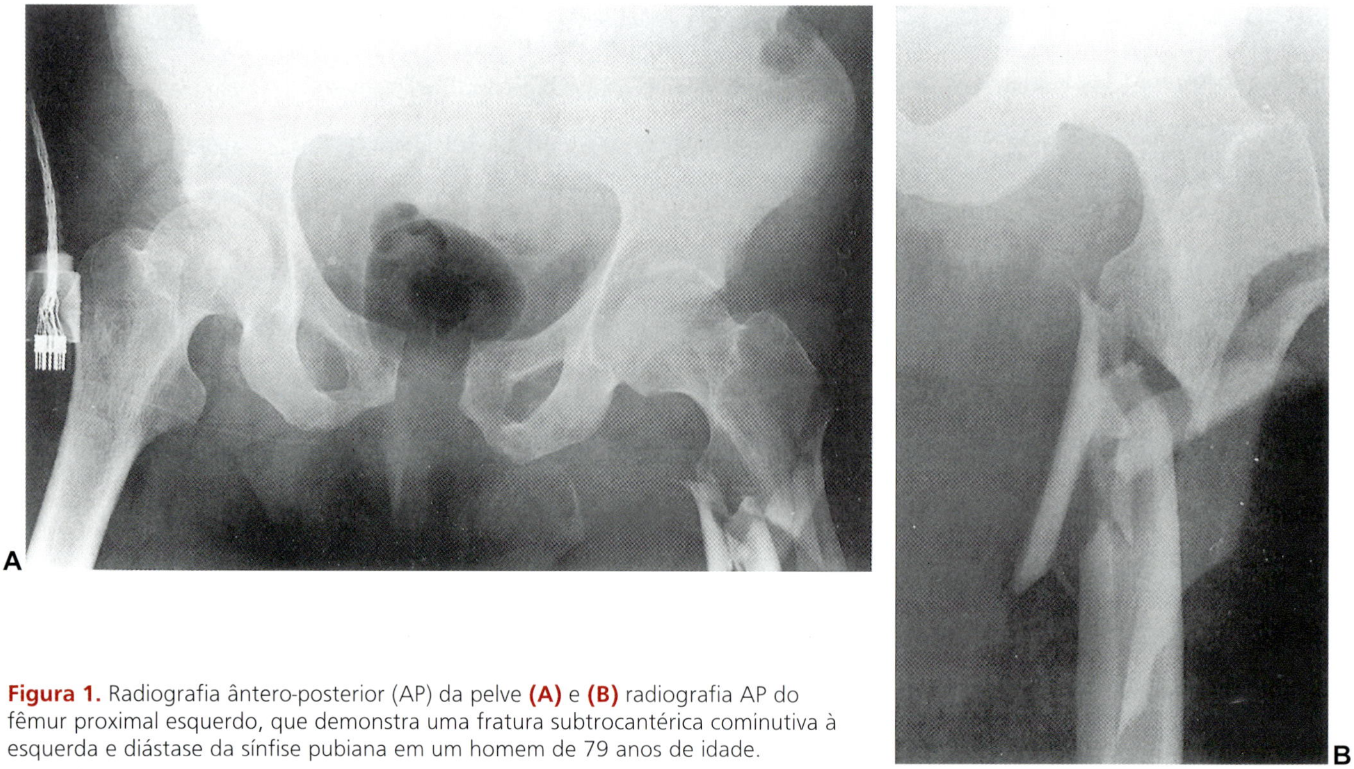

Figura 1. Radiografia ântero-posterior (AP) da pelve **(A)** e **(B)** radiografia AP do fêmur proximal esquerdo, que demonstra uma fratura subtrocantérica cominutiva à esquerda e diástase da sínfise pubiana em um homem de 79 anos de idade.

PLANEJAMENTO PRÉ-OPERATÓRIO

O planejamento pré-operatório é essencial quando uma placa-lâmina de ângulo fixo é utilizada nas fraturas proximais do fêmur. O cirurgião deve estar familiarizado com os implantes e com a técnica do grupo AO/ASIF antes de tentar realizar esse procedimento. Existem vários pontos-chave no planejamento pré-operatório da osteossíntese com placa-lâmina que devem ser direcionados pelo cirurgião para evitar complicações intra-operatórias. Eles incluem a determinação do sítio de inserção da placa-lâmina na lateral do grande trocanter, o comprimento das porções da placa e da lâmina do implante e o número e a localização dos parafusos de retardo interfragmentares para aumentar a estabilidade da fixação.

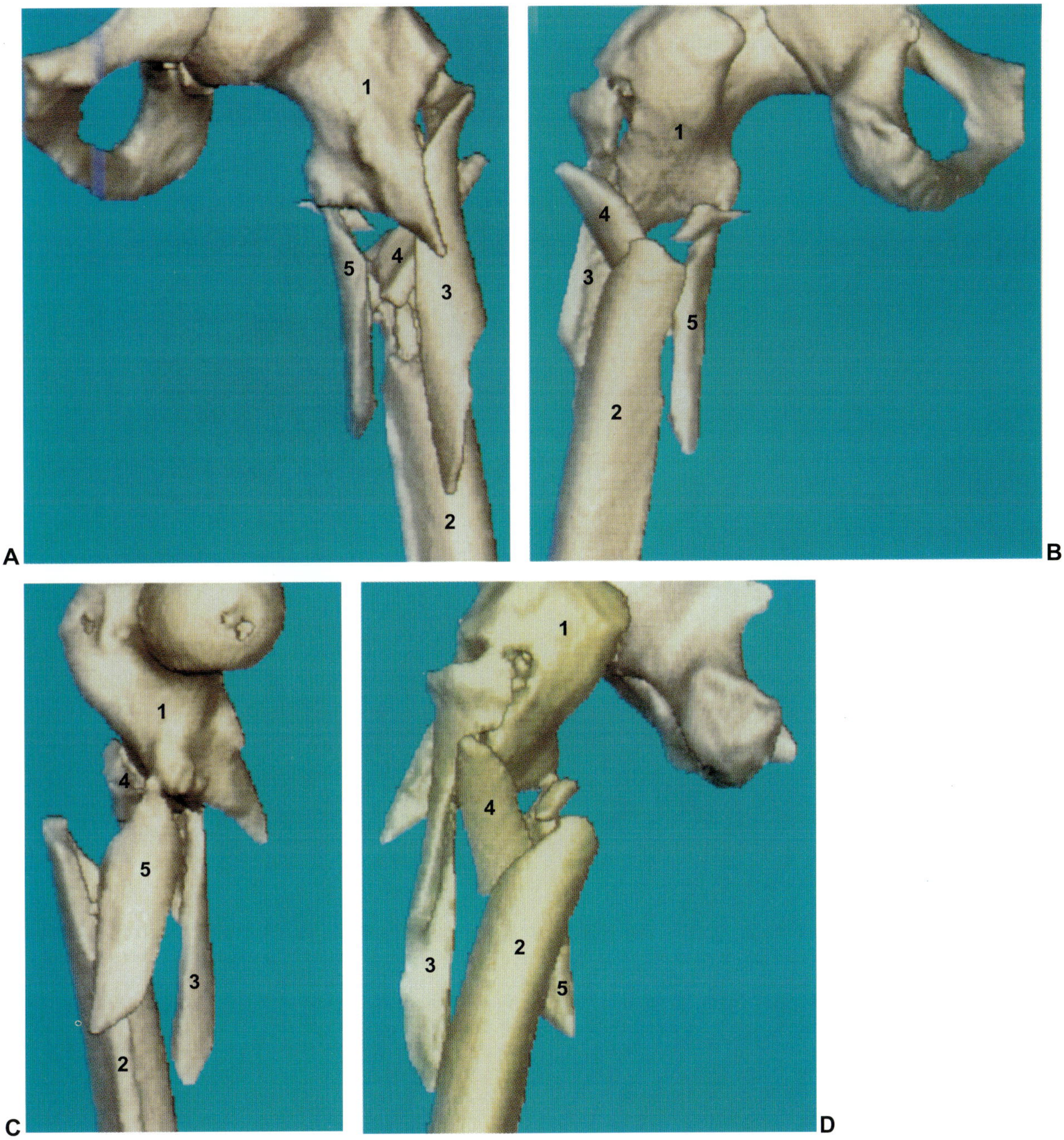

Figura 2. Tomografia computadorizada axial tridimensional (3D) com imagens **(A)** ântero-posterior, **(B)** posterior, **(C)** medial e **(D)** lateral da fratura subtrocantérica mostrada na Figura 1. Essas imagens demonstram a cominução da cortical femoral lateral abaixo da crista trocantérica lateral. Os principais fragmentos estão numerados de 1 a 5 em todas as imagens.

O primeiro passo no planejamento da osteossíntese é a reconstrução da fratura femoral proximal através de um desenho no qual os fragmentos individuais da fratura são colocados na posição reduzida. Freqüentemente, várias radiografias do lado envolvido são necessárias por causa do desvio da fratura e da rotação dos fragmentos (Figs. 1 e 2). A chave para a colocação correta da placa-lâmina em ângulo fixo é a estimativa do sítio de entrada correto do cinzel de assentamento na lateral do grande trocanter. O sítio de entrada mais comum é proximal e lateral à porção mais proeminente da crista do grande trocanter (Fig. 3). Esse marco anatômico irá, na maioria dos casos, colocar a lâmina na porção inferior da cabeça femoral e proximal à face inferior do colo femoral. Os moldes de lâmina da AO permitem uma estimativa do comprimento da lâmina e do tamanho da placa lateral para auxiliar no planejamento da redução da fratura subtrocantérica. O comprimento da lâmina aumenta em intervalos de 10 mm iniciando em 50 mm, e os comprimentos das placas laterais são determinados pelo número de orifícios, iniciando com cinco orifícios e se estendendo até 22-26 orifícios nos implantes feitos sob medida.

A porção da lâmina da placa deve chegar até 1 a 1,5 cm da porção central inferior da superfície articular da cabeça femoral. Estimativas de comprimento de placa lateral e número de orifícios de

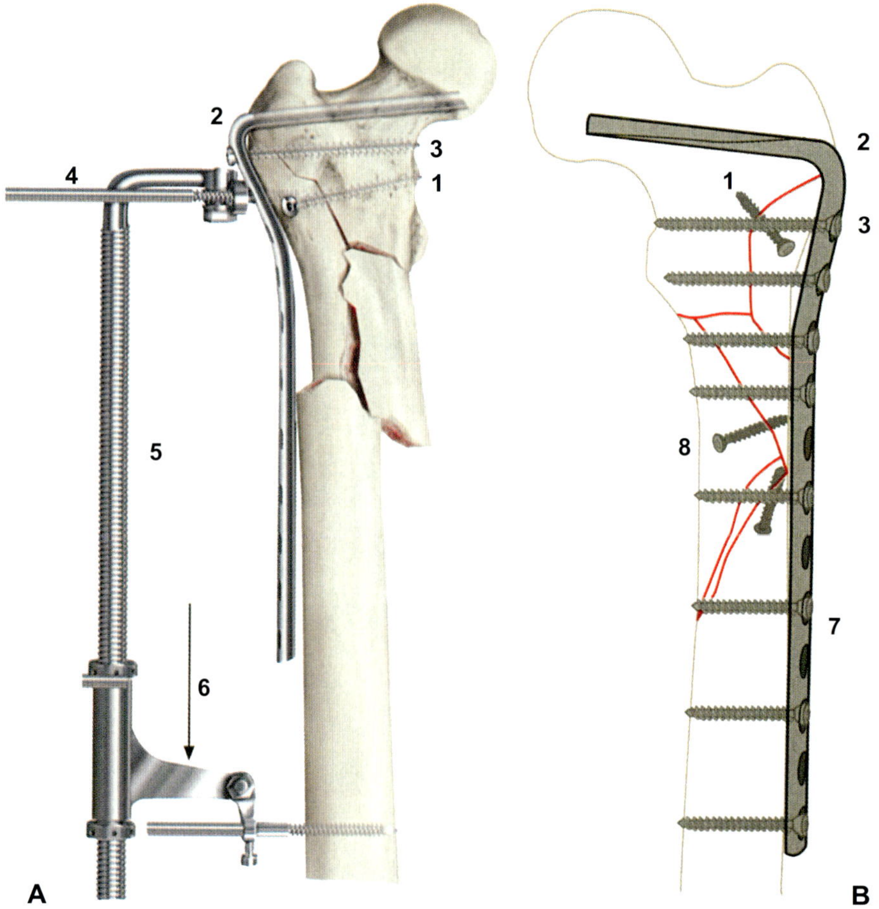

Figura 3. A: Etapas utilizadas para a obtenção de redução das fraturas subtrocantéricas com a utilização do distrator de fratura AO/ASIF. Passo 1, reconstrução da cortical femoral lateral proximal com um parafuso de compressão. Passo 2, corte e assentamento da lâmina da placa no fêmur proximal. Passo 3, inserção do primeiro parafuso da placa para estabilizá-la no fêmur proximal. Passo 4, realização dos orifícios para os pinos distratores, o proximal no segundo orifício da placa e o distal abaixo do final da placa. Passo 5, aplicação do distrator de fratura AO/ASIF nos pinos. Passo 6, distração da fratura. **B:** Planejamento pré-operatório demonstrando a fratura subtrocantérica do fêmur esquerdo com parafusos de compressão individuais e um molde da placa-lâmina traçado sobre a diáfise femoral. O tamanho da lâmina, o número de orifícios para a placa lateral e o sítio de entrada ligeiramente proximal à crista trocantérica lateral (passos 1 a 3). A estabilização da placa à diáfise distal e o término da fixação do parafuso de compressão e do parafuso distal (passos 7 a 8). A redução direta dessa fratura é planejada com a fixação dos grandes fragmentos em borboleta com vários parafusos de compressão e da longa fratura oblíqua sob a placa.

parafusos abaixo da extensão distal da fratura são possíveis a partir do planejamento pré-operatório. Pelo menos quatro parafusos incorporando oito corticais são necessários distalmente em uma fratura subtrocantérica cominutiva. Uma alternativa para a colocação de quatro parafusos imediatamente abaixo do nível da fratura é o aumento do comprimento da placa e a diminuição do número de parafusos no fragmento distal da diáfise pelo não-preenchimento de todos os orifícios. Através do aumento do comprimento da placa lateral, e espalhando-se os parafusos sobre uma distância maior da fratura, o resultado é uma construção mais estável. Depois de planejar a redução dos fragmentos da fratura em uma posição aceitável e traçar o molde placa-lâmina escolhido sobre o fêmur reconstruído, o cirurgião confirma o plano pré-operatório de uma maneira progressiva, passo a passo, verificando o tamanho do implante, o número de parafusos acima e abaixo da fratura e o local correto de entrada no trocanter.

CIRURGIA

A cirurgia é realizada com o paciente na posição de decúbito lateral utilizando um intensificador de imagens com braço em C cruzando a mesa ou na posição de decúbito dorsal em uma mesa de cirurgia radiolucente. As imagens nas incidências pré-operatórias em AP e lateral proporcionam a visualização do fêmur proximal e do quadril durante o procedimento. Na posição lateral, a extremidade é preparada e os campos são colocados deixando o membro livre, permitindo a manipulação dos fragmentos e facilitando a realização de imagens na posição de "rã lateral"', assegurando o posicionamento apropriado da lâmina no colo femoral. Uma abordagem lateral direta do fêmur é realizada, expondo vários centímetros acima do trocanter maior a um nível distal o suficiente para permitir a redução da placa lateral à diáfise distal (Fig. 4). O tensor da fáscia lata é incisionado, e a fáscia do vasto lateral e o músculo são liberados da face posterior do fêmur anterior ao septo intermuscular póstero-lateral. É importante se expor adequadamente o grande trocanter. O cirurgião deve ter cuidado de minimizar a dissecção de cada fragmento ósseo cominuído durante a exposição, redução e fixação (Fig. 5).

Depois da exposição do trocanter, a cortical femoral imediatamente distal à crista trocantérica lateral é avaliada. Se a cortical nesse nível estiver comprometida, um importante marco anatômico está perdido, e a inserção precisa do implante se torna mais difícil (Figs. 1 e 2). A reconstrução da cortical femoral proximal lateral (Fig. 2, fragmento 3, e Fig. 3, passo 1) ao fragmento colo-trocantérico é crucial (Fig. 2, fragmento 1) e facilita a orientação correta do cinzel de assentamento (Fig. 3, passo 2; Fig. 6). Dois fios-guia são utilizados para auxiliar na inserção do cinzel de assentamento. O primeiro ou o fio-guia anterior é colocado ao longo da cortical anterior do colo femoral para indicar o grau de anteversão fêmur-colo e guiar a orientação da inserção do cinzel de assentamento. O controle desse plano da inserção do cinzel de assentamento determina a torção interna ou externa da redução final da fratura. O segundo fio é colocado na porção superior do trocanter maior em um ângulo de 95 graus em relação ao eixo da diáfise femoral e direcionado para o colo e cabeça femorais. Esse segundo fio controla a orientação do alinhamento em varo ou em valgo do implante ao eixo anatômico do fêmur. O instrumento guia com ângulo de 95 graus

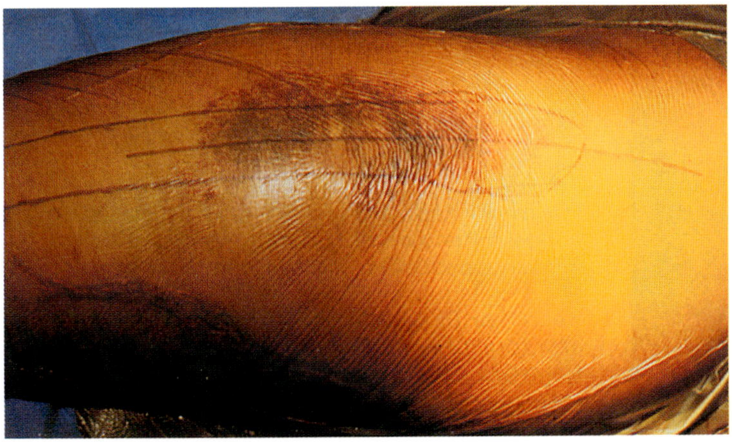

Figura 4. O paciente é colocado na posição de decúbito lateral e é feita uma abordagem lateral direta, estendendo-se acima do nível do trocanter maior até o terço proximal da diáfise femoral.

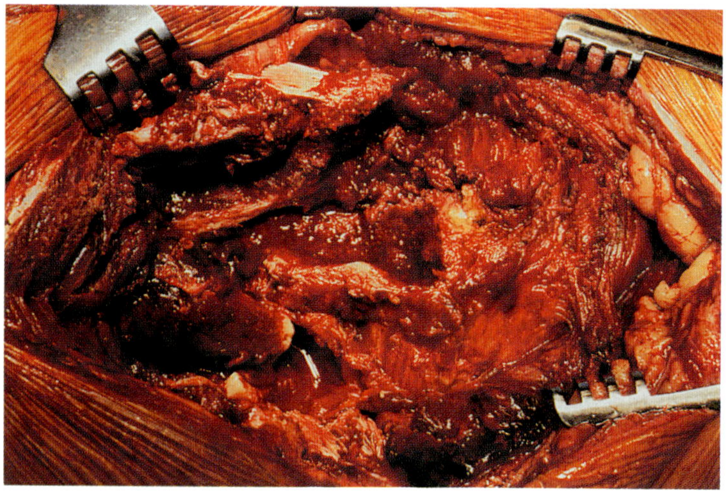

Figura 5. Exposição pré-redução da fratura subtrocantérica. Uma dissecção mínima dos fragmentos ósseos individuais é mandatória para se assegurar a viabilidade dos fragmentos após a redução.

facilita essa colocação do fio de Kirschner (fio-K) (Fig. 7). Outros marcos anatômicos incluem a crista trocantérica lateral, a diáfise femoral proximal lateral e a largura no plano AP do trocanter maior. Uma técnica adicional utilizando a palpação romba com o dedo das margens anterior e posterior da base do colo femoral proporciona ao cirurgião um marco anatômico adicional da orientação do colo femoral. Um dedo define a margem anterior do colo femoral através da margem anterior do músculo abdutor médio. O segundo dedo identifica a margem posterior do colo próximo à inserção dos rotadores externos curtos abaixo da margem posterior do músculo glúteo médio (Fig. 8). Essa técnica proporciona uma imagem indireta adicional do meio do colo femoral, atuando como uma referência adicional para a colocação do cinzel de assentamento (Figs. 7, 9 e 10).

É essencial lembrar que o colo femoral se origina da metade anterior do grande trocanter; portanto, o cinzel de assentamento deve entrar através da metade anterior do trocanter, proximal à crista trocantérica lateral, e não na linha média anatômica do grande trocanter (Fig. 7). O cinzel de assentamento é colocado através da guia de inserção (que é pré-ajustada em um ângulo de 95 graus) e checado fluoroscopicamente para verificar a posição. Um dos erros mais comuns com o uso desse implante é a penetração da cortical femoral-colo anterior com o cinzel de assentamento, que irá resultar em um posicionamento inadequado da placa-lâmina e em uma tendência de rotação externa da fratura quando a placa lateral for reduzida à diáfise femoral. Isso pode ser evitado através de uma constante avaliação fluoroscópica durante a colocação seqüencial do cinzel

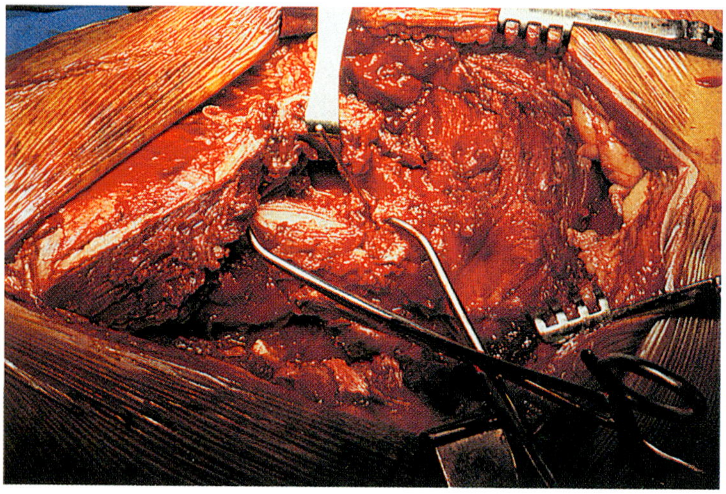

Figura 6. A redução da cortical femoral lateral abaixo da crista trocantérica é realizada com a utilização de uma grande pinça de redução e estabilizada com fios-K ou parafusos de compressão. Os parafusos de compressão são preferíveis para a fixação definitiva. A redução dos fragmentos número três e quatro ao fragmento proximal principal colo-trocantérico reconstrói a cortical femoral lateral proximal.

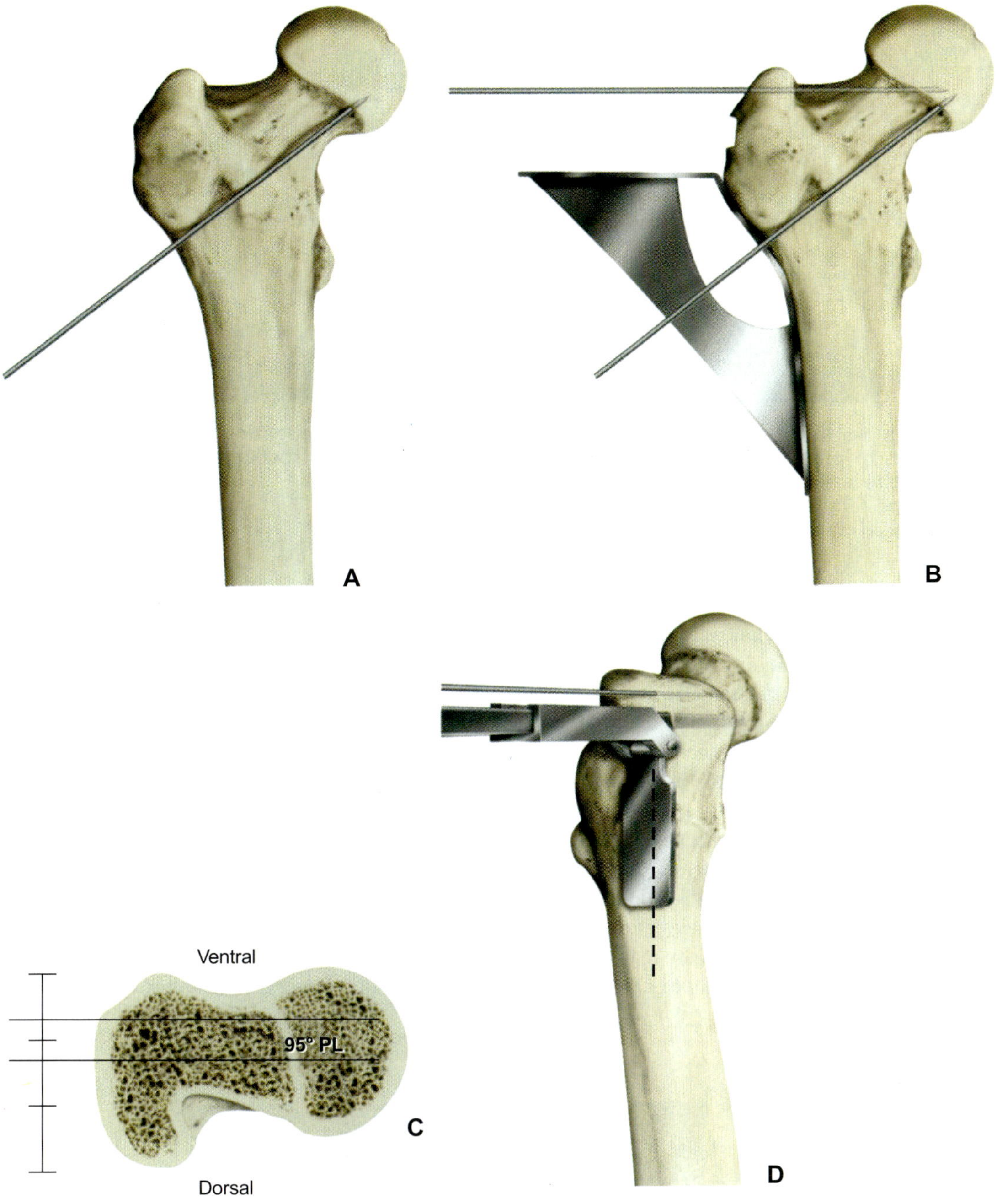

Figura 7. Ilustração da técnica de colocação dos fios-K guia para a facilitação do corte da fenda para a lâmina no colo femoral. **A:** Fio- guia do colo femoral anterior indicando a anteversão femoral-colo. **B:** A colocação da guia com ângulo de 95 graus colocando o fio- guia correspondente na porção proximal do colo femoral. **C:** Relação do colo femoral com o grande trocanter proximal para a inserção da lâmina da placa com ângulo fixo de 95 graus. Observe que o colo femoral central corresponde à metade anterior do grande trocanter nesse nível. **D:** Visão lateral anterior da colocação do cinzel de assentamento, cortando a fenda da lâmina na base da cabeça femoral (observe que a aresta da guia de assentamento está na porção média da diáfise femoral). A reconstrução da cortical femoral lateral aumenta a posição correta do posicionamento da guia de assentamento.

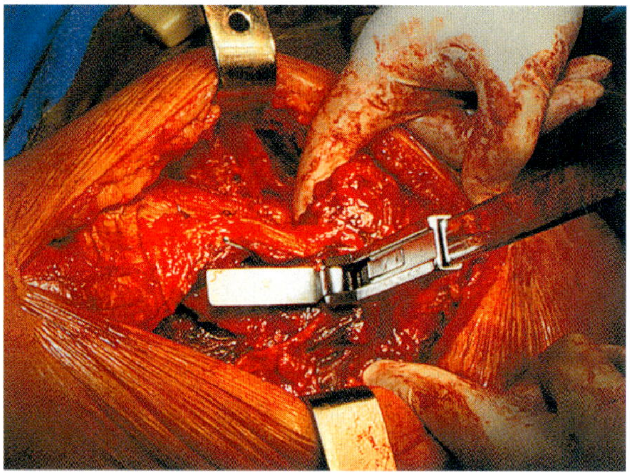

Figura 8. Outra guia durante o assentamento do cinzel e do assentamento subseqüente da placa da lâmina é a colocação dos dedos indicadores do assistente na porção anterior e posterior da base do colo femoral. O cirurgião então direciona o cinzel de assentamento entre os dedos do assistente.

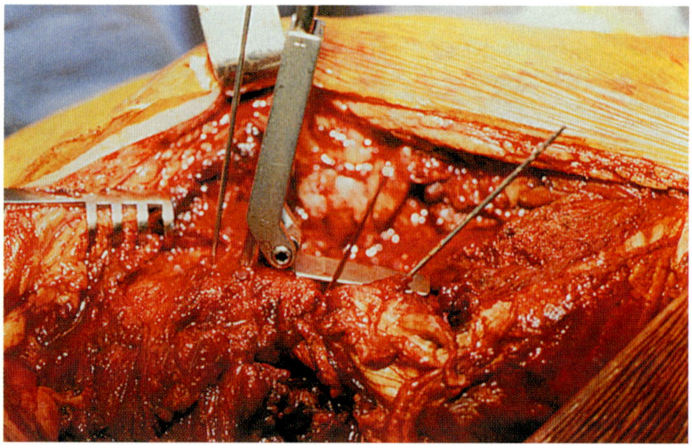

Figura 9. Visão anterior do cinzel de assentamento e guia paralela ao fio-guia do grande trocanter em 95 graus.

de assentamento na diáfise femoral. O peso do equipamento de inserção tem a tendência de cair posteriormente conforme o cinzel é avançado. Uma atenção constante ao ângulo de inserção, à rotação do cinzel e à torção interna e externa no fêmur irá diminuir a incidência de erros técnicos associados com a inserção. A guia do cinzel de assentamento possui uma falange ajustável, que é colocada de encontro ao osso residual da cortical femoral inferior para a crista trocantérica. Essa falange permite que o cirurgião avalie qualquer flexão ou extensão ou desalinhos toroionais internos ou externos do cinzel de assentamento conforme ele avança no colo e cabeça femorais. A observação fluoroscópica do avanço da lâmina no colo femoral é necessária tanto no plano radiológico AP como no lateral.

Uma vez que a fenda de inserção tenha sido cortada pelo cinzel de assentamento, a margem inferior da cortical lateral no sítio de entrada é removida com um osteótomo estreito para permitir que a porção angulada da placa-lâmina assente de encontro ao fêmur proximal. O implante apropriado é conectado ao instrumento de inserção da porta-placa e introduzido na fenda com a mesma técnica utilizada para o cinzel de assentamento, para evitar erros de inserção-posição. O cirurgião não deve se iludir com a falsa impressão de segurança de que o implante irá seguir o trajeto

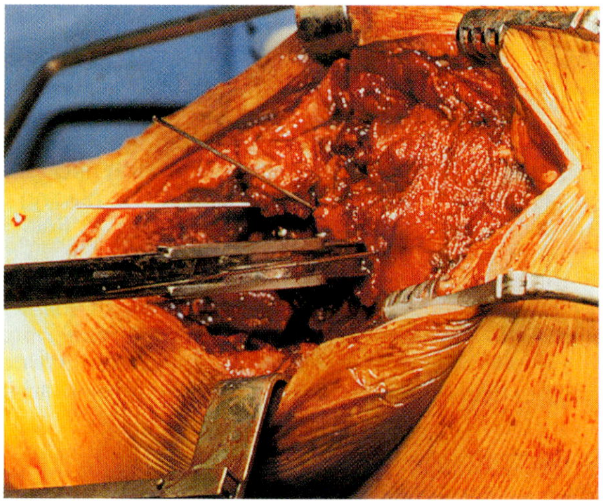

Figura 10. Visão axial do cinzel de assentamento e seu relacionamento com o fio-guia colo-femoral anterior.

da fenda cortada e irá se ajustar automaticamente na posição correta. A retenção de ambos os fios-guias-K ao longo do colo femoral e proximal ao grande trocanter proporcionam marcos anatômicos chaves para a inserção da placa. Rotação, flexão, extensão e erros em valgo/varo podem resultar de um excesso de confiança e da falta de atenção com a técnica de inserção. Se ocorrer algum erro com a colocação da placa-lâmina, é possível a remoção do implante e o redirecionamento da placa-lâmina em uma nova posição. Entretanto, isso necessita de habilidade considerável, e somente leves correções de posição podem ser conseguidas. A vantagem chave do implante em placa-lâmina é que o cinzel de assentamento não remove osso do colo ou da cabeça femoral. Portanto, a correção da posição da lâmina é possível em mãos experientes.

Depois que o implante estiver assentado no fragmento proximal, é crucial a inserção de um parafuso na porção proximal da placa para aumentar a estabilidade de fixação no fragmento proximal e evitar que a lâmina corte o osso e perca sua posição em relação à cabeça, durante a redução da fratura subtrocantérica (Fig. 13, passo 3). Depois da colocação do primeiro parafuso da placa, o distrator de fratura da AO é aplicado através do implante, facilitando a redução da fratura subtrocantérica. Um pino distrator da AO ou de Schanz é colocado no fêmur proximal através do segundo orifício da placa-lâmina e na cortical proximal. Um orifício similar é feito na diáfise femoral distal perpendicular ao eixo da diáfise abaixo do nível da extremidade distal da placa. O distrator AO é montado sobre esses dois pinos, e uma lenta distração é aplicada através do local da fratura pelo implante (Fig. 11). Pode ser utilizado tanto o distrator longo quanto o curto da AO/ASIF. Uma tensão gradual é aplicada através da fratura subtrocantérica com o distrator até que os fragmentos principais da fratura estejam com um ligeiro excesso de tração. Conforme a tensão sobre os tecidos moles aumenta, existe uma tendência a que haja um afastamento da placa-lâmina do fragmento distal da diáfise. Isso necessita da colocação de pinças em clampes ósseos para a manutenção da placa em posição e para levar o implante para uma posição mais próxima da diáfise distal conforme a fratura é distracionada. Depois de se atingir um ligeiro alongamento em excesso do sítio da fratura, a lâmina é reduzida ao fragmento distal da diáfise com pinças ósseas (Fig. 11).

Em geral, com a técnica de redução direta, grandes fragmentos em borboleta devem estar reduzidos ao fragmento principal proximal ou distal antes da inserção do implante. Fragmentos póstero-mediais ocasionais da fratura envolvendo o pequeno trocanter não podem ser reduzidos até que os principais fragmentos da fratura tenham sido reduzidos. Esses grandes fragmentos da fratura são estabilizados utilizando-se parafusos de compressão posicionados de modo a evitar a interferência com a posição final do implante. O distrator permite a manipulação da rotação e a correção do desalinhamento angular durante a distração da fratura subtrocantérica do fêmur. Uma vez que o alinhamento da fratura tenha sido conseguido, o distrator é invertido para permitir que os fragmentos da fratura retornem à posição anatômica (Fig. 12). Parafusos de compressão podem ser inseridos entre os dois fragmentos principais conforme o distrator e as pinças ósseas mantêm a redução. O término da osteossíntese é obtido pela colocação do parafuso final e pela

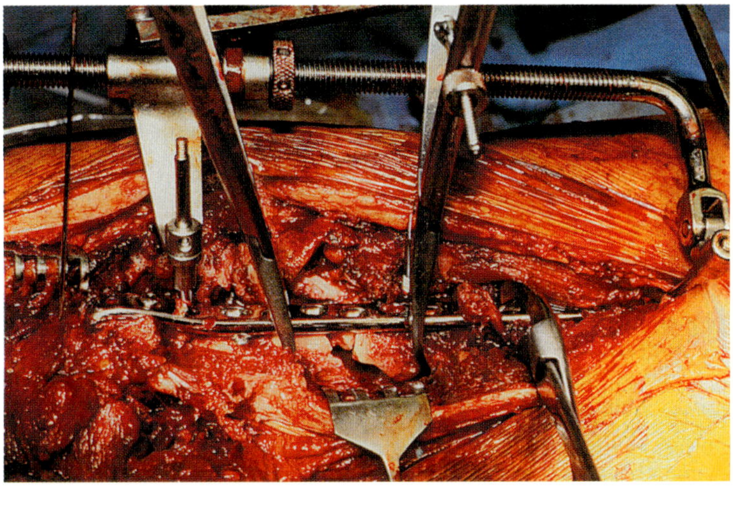

Figura 11. Aplicação do distrator femoral através da fratura subtrocantérica com pinças ou clampes ósseos prendendo a placa ao fragmento da diáfise distal. Uma leve superdistração complementar de 5 mm é realizada para permitir o alinhamento das principais linhas de fratura.

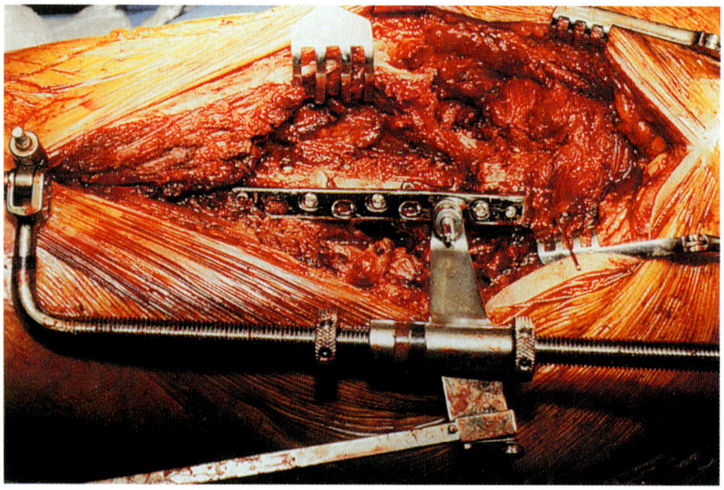

Figura 12. Reversão da superdistração e ajuste das principais linhas de fratura. Uma vez que a redução tenha sido obtida, a fixação definitiva com parafusos de compressão é realizada entre os principais fragmentos ósseos para aumentar a fixação.

remoção das pinças ou clampes e do distrator. O quadril é então examinado sob controle fluoroscópico para avaliar a redução e a fixação da fratura nos planos AP e lateral.

Com as técnicas de redução indireta, o realinhamento é conseguido pelo retorno da tensão dos tecidos moles ao normal através do uso do distrator e da avaliação fluoroscópica da redução geral. Não são feitas tentativas de compressão interfragmentar com parafusos de compressão quando encontramos pequenos fragmentos cominutivos. A redução indireta necessita de habilidades cirúrgicas avançadas para a estimativa precisa do comprimento e alinhamento corretos da fratura e do nível apropriado de tensão sobre os tecidos moles ao redor da fratura. São obtidas radiografias para se verificar o comprimento correto e a redução geral. A redução indireta demanda a preservação do hematoma da fratura evitando a dissecção direta do sítio da fratura. As feridas são fechadas sobre drenos de sucção. O fechamento do vasto lateral e do tensor da fáscia lata completa o fechamento profundo. Um curativo compressivo é aplicado à ferida.

TRATAMENTO PÓS-OPERATÓRIO

Os drenos são removidos em 24 a 48 horas quando a drenagem é de menos de 25 ml durante um período de 24 horas. Antibióticos intravenosos pós-operatórios são suspensos dentro das primeiras 24 horas. Os exercícios para a amplitude de movimentos são iniciados imediatamente no período pós-operatório com o uso de uma máquina de movimentação passiva contínua. A mobilização precoce com muletas ou com andador é prescrita somente com carga parcial e mantida durante as primeiras 6 semanas pós-operatórias. Profilaxia tromboembólica pré- e pós-operatória, incluindo meias pulsáteis e terapia anticoagulante, é mantida até que o paciente esteja deambulando de modo independente, o que geralmente acontece em 4 a 5 dias após a cirurgia. Heparina ou varfarina subcutânea é prescrita de acordo com a avaliação médica. Radiografias são feitas em intervalos mensais, e uma carga progressiva sobre o membro é iniciada quando as radiografias demonstrarem a formação de calo e consolidação da linha de fratura (Fig. 13). A carga total geralmente não é possível antes de 12 semanas de pós-operatório de uma fratura subtrocantérica significativa. Os pacientes podem retornar totalmente às suas atividades assim que as radiografias demonstrarem uma consolidação completa da fratura. A participação em esportes de contato de alto risco é limitada por 6 meses após a cirurgia. Se o eixo mecânico, rotação da extremidade ou comprimento estiverem em posição anatômica, o paciente pode esperar um excelente resultado.

O resultado após a osteossíntese com placa-lâmina do fêmur proximal varia de acordo com a experiência do cirurgião e a complexidade da fratura (1,4-7,13). Kinast et al. (5) estudaram dois grupos de pacientes com fraturas subtrocantéricas com as técnicas de redução direta e indireta. Eles demonstraram uma diminuição no tempo de consolidação de 1 mês em média e uma diminuição significativa nos índices de pseudo-artrose quando técnicas de redução indireta foram utilizadas nas fraturas subtrocantéricas. Altos índices de consolidação e bons resultados funcionais podem ser conseguidos desde que as dificuldades técnicas e as nuances da técnica estejam dominadas (5). A maioria dos cirurgiões fica desconfortável com o uso do implante de placa-lâmina

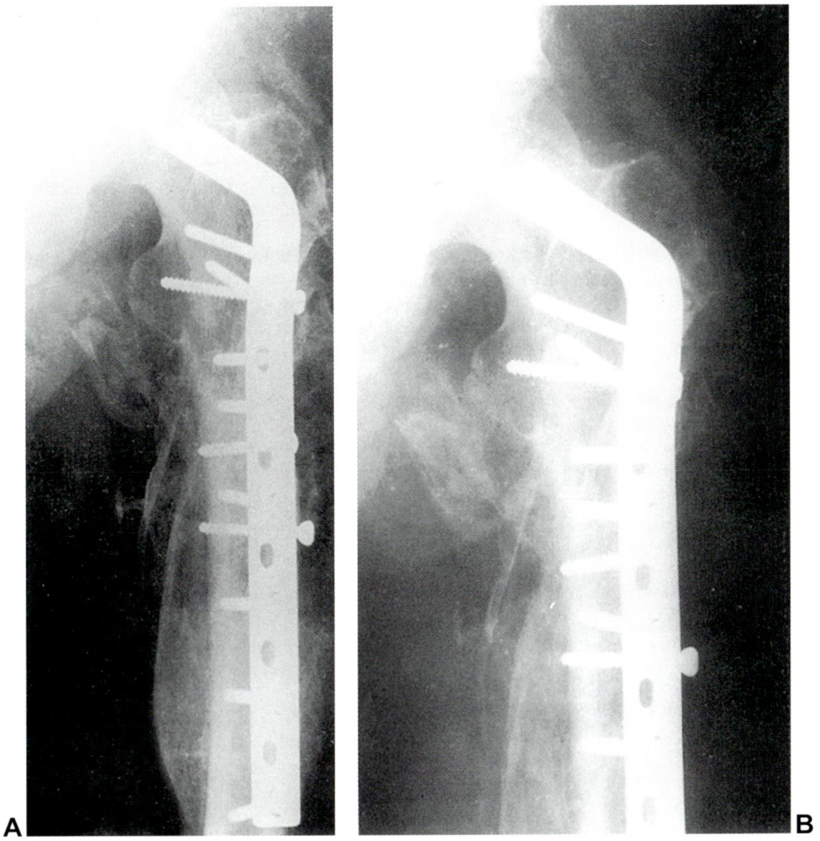

Figura 13. Radiografias ântero-posterior (AP; **A**) e lateral **(B)** demonstram a consolidação da fratura e o alinhamento anatômico de fratura subtrocantérica do fêmur esquerdo.

com ângulo fixo. A sensação de ter somente uma chance de inserção tende a levar o cirurgião na direção dos modelos de implante de placa lateral com parafuso de compressão. Entretanto, uma vez que o domínio da técnica com a placa-lâmina tenha sido atingido, o cirurgião passa a possuir uma habilidade significativa para tratar complexas e extensas fraturas do fêmur proximal. Os erros técnicos de inserção e a falta de experiência são as principais razões para problemas com reduções e consolidação com essa técnica.

COMPLICAÇÕES

A fixação com placa-lâmina do fêmur proximal possui muitos dos problemas comuns com qualquer equipamento de placa no tratamento das fraturas do quadril. A perda da fixação e o colapso em uma posição em varo podem ocorrer com a colocação inadequada do implante. O uso do implante em ossos osteoporóticos apresenta algum risco de falha devido à falta de aderência ao osso e fixação inadequada. Os pacientes que fazem carga de modo prematuro podem produzir uma falha do equipamento por causa da alta concentração de estresse que existe na área subtrocantérica. As complicações mais comuns relacionadas com a técnica são um desalinhamento residual em varo da fratura, penetração do colo femoral, rotação externa e encurtamento da extremidade. Índices de pseudo-artrose de até 16% foram registrados (1,5). Outras complicações são o resultado direto de uma técnica de inserção deficiente (incluindo a penetração anterior ou posterior do colo femoral, varo ou valgo, torção interna ou externa), e desalinhamento em flexão ou extensão pode ocorrer se a atenção com as técnicas de inserção não forem rigorosamente observadas. Essas complicações também são problemas potenciais com os implantes de placa lateral com parafuso de compressão. Os implantes de placas com parafusos laterais podem rodar no plano flexão-extensão, e essas deformidades de inserção em potencial são eliminadas com esses implantes. Entretanto, os implantes com placa lateral e parafuso de compressão necessitam da perfuração de um grande orifício no colo e cabeça femorais e desse modo não oferecem opção de colocação do parafuso de compressão em outra posição na cabeça femoral sem comprometer a fixação do implante. A técnica de inserção da placa-lâmina não perfura ou remove osso dentro da cabeça ou colo femorais, e o reposicionamento da lâmina é tecnicamente possível. A penetração da lâmina na articulação do quadril é rara e resulta de uma estimativa inadequada do comprimento da lâmina.

LEITURA RECOMENDADA

1. Asher, M.A., Tippett, J.W., Rockwood, C.A., Zilber, S.: Compression fixation of subtrochanteric fractures. *Clin. Orthop.,* 117:202-208, 1976,
2. Goldhagen, P.R., O'Connor, D.R., Schwarze, D., Schwartz, E.: A prospective comparative study of the compression hip screw and the gamma nail. *J. Orthop. Trauma,* 8(5):367-372, 1994.
3. Haas, N.P., Schutz, M., Mauch, C., Hoffmann, R., Sudkamp, N.P.: Management of ipsilateral fractures of the femur shaft and proximal femur-therapy overview and current management. *Zentralbl, Chir.,* 120(11):856-861, 1995.
4. Hoffmann, R., Sudkamp, N.P., Schutz, M., Raschke, M., Haas, N.P.: Current status of therapy of subtrochanteric femoral fractures. *Unfallchirurgie* 99(4):240-248, 1996.
5. Kinast, C., Bolhofner, B.R., Mast, J.W., Ganz, R.: Subtrochanteric fractures of the femur: results of treatment with the 95 degrees condylar blade-plate. *Clin. Orthop.,* 238:122-130, 1989.
6. Müller, M.E., Allgöwer, M., Schnieder, R., Willenegger, H.: Angled plates. In *Manual of internal fixation: techniques recommended by the AO-ASIF Group,* 2nd ed. Springer-Verlag: Berlin, 1979, pp. 85-97,
7. Müller, M.E., Allgöwer, M., Schnieder, R., Willenegger, H.: Angled plates. In *Manual of internal fixation: techniques recommended by the AO-ASIF Group,* 3rd ed. Springer-Verlag: Berlin, 1991, pp. 254-265.
8. Nungu, K.S., Olerud, C., Rehnberg, L.: Treatment of subtrochanteric fractures with the AO dynamic condylar screw. *Injury,* 24(2):90-92, 1993.
9. Pai, C.H.: Dynamic condylar screw for subtrochanteric femur fractures with greater trochanteric extension. *J. Orthop. Trauma,* 10(5):317-322, 1996.
10. Radford, P.J., and Howell, C.J.: The AO dynamic condylar screw for fractures of the femur. *Injury,* 23(2):89-93, 1992.
11. Vanderspecten, K., Verheyen, L., Broos, P.: A review on 161 subtrochanteric fractures-risk factors influencing outcome: age, fracture pattern and fracture level. *Unfallchirurgie* 98(5):265-271, 1995.
12. Warwick, D.J., Crichlow, T.P., Langkamer, V.G., Jackson, M.: The dynamic condylar screw in the management of subtrochanteric fractures of the femur. *Injury,* 26(4):241-244, 1995.
13. Whatley, J.R., Garland, D.E., Whitecloud, T. III, Whickstrom, L Subtrochanteric fractures of the femur: treatment with ASIF blade plate fixation. *South. Med. J.,* 71(11):1372-1375, 1978.
14. Wiss, D.A., and Brien, W.W.: Subtrochanteric fractures of the femur: results of treatment by interlocking nailing. *Clin. Orthop.,* 283:231-236, 1992.
15. Wiss, D.A., Fleming, C.H., Matta, J.M., Clark D.: Comminuted and rotationally unstable fractures of the femur treated with an interlocking nail. *Clin. Orthop.,* 212:35-47, 1986.

17

Fraturas Subtrocantéricas do Fêmur: Reconstrução com Hastes Intramedulares

Thomas A. Russell

INDICAÇÕES/CONTRA-INDICAÇÕES

Uma haste de reconstrução combina uma técnica de haste intramedular anterógrada com parafusos de bloqueio que permitem fixação na cabeça femoral. Os parafusos de bloqueio geram uma estabilidade rotacional e axial à diáfise femoral. Todas as hastes de reconstrução possuem um abaulamento anterior para facilitar a inserção. A geometria da haste é alterada ao longo de todo o seu comprimento com variações em seu perfil para maximizar sua resistência e minimizar sua rigidez.

Uma haste de reconstrução com bloqueio é um implante intramedular com parafusos de compressão de bloqueio, que são inseridos em posição diagonal na cabeça femoral com os parafusos de bloqueio distal inseridos em uma orientação transversal (Fig. 1). Mecanicamente, uma haste de reconstrução bloqueada de modo estático pode ser utilizada para estabilizar lesões e deformidades do colo femoral a até 4 cm acima do joelho. Uma haste de reconstrução freqüentemente é utilizada para a estabilização de fraturas subtrocantéricas "altas" do fêmur, incluindo fraturas patológicas e fraturas eminentes na região intertrocantérica-subtrocantérica.

Russell e Taylor (1) descreveram uma classificação para fraturas subtrocantéricas do fêmur com base na presença ou ausência de envolvimento da fratura do trocanter menor/calcar medial e grande trocanter (fossa piriforme) (Fig. 2). Fraturas envolvendo o trocanter menor mas sem extensão para o grande trocanter (Russell-Taylor I-B) talvez sejam a melhor indicação para uma haste de reconstrução (Fig. 3). Fraturas segmentares do fêmur, nas quais a fratura proximal se estende para a metáfise femoral superior, também são boas indicações para as hastes de reconstrução. Esse implante também está indicado para tratamento de consolidações viciosas, pseudo-artrose e fixação de fraturas subtrocanterianas que já foram fixadas de modo malsucedido com placas. Uma haste de reconstrução também pode ser utilizada para tratar algumas fraturas do colo femoral e diáfise femoral ipsilaterais.

Uma haste de reconstrução não deve ser considerada a haste de primeira escolha para as fraturas diafisárias do fêmur, devido à complexidade do direcionamento e colocação dos parafusos na cabeça femoral. As hastes de reconstrução também estão contra-indicadas em crianças com

T. A. Russell, M.D.: Department of Orthopaedic Surgery, University of Tennessee, and Memphis Orthopaedic Group, Inc., Memphis, Tennessee 38104.

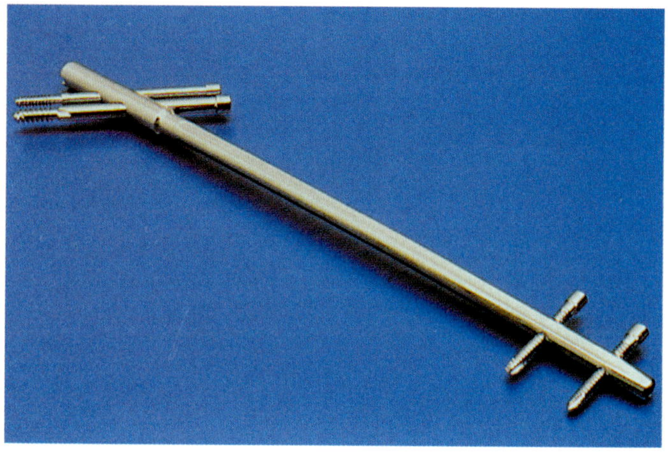

Figura 1. Haste de reconstrução (Smith & Nephew, Inc.)

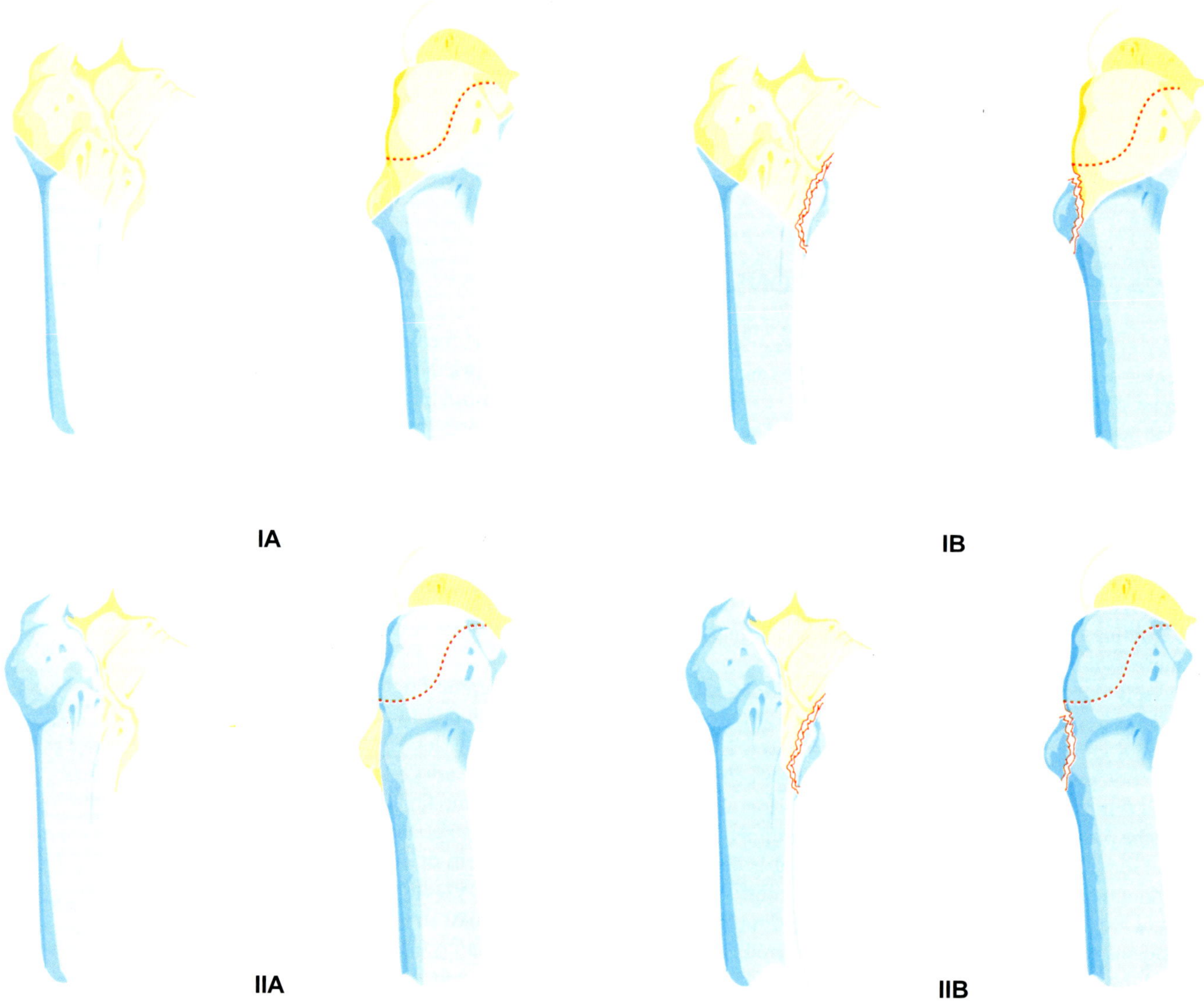

Figura 2. Diagrama dos componentes do padrão subtrocantérico de Russell-Taylor IB com o grande trocanter intacto e fratura do trocanter menor.

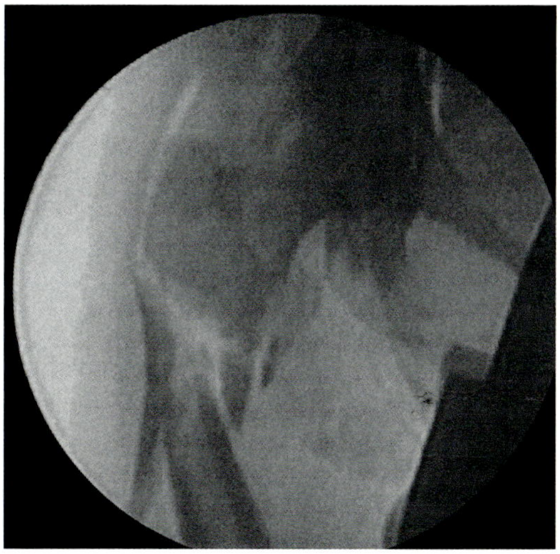

Figura 3. Fratura subtrocantérica com o grande trocanter intacto e a fratura do trocanter menor.

placas epifisárias abertas. O material pode ser inserido através do uso de uma técnica aberta ou fechada no sítio da fratura, apesar de que, por motivos biológicos, a técnica fechada é a preferida.

PLANEJAMENTO PRÉ-OPERATÓRIO

As fraturas subtrocantéricas também podem ser caracterizadas como fraturas com mecanismos de alta energia e baixa energia. As fraturas subtrocantéricas de baixa energia são mais comumente encontradas em pacientes idosos com algum grau de osteopenia. Os mecanismos de fratura de alta energia geralmente são observados em grupos etários mais jovens com lesões associadas em até 50% dos casos, como registrado em 1987 por Bergman et al. (2). A revisão retrospectiva de Waddell (3) de 130 pacientes concluiu que lesões cirúrgicas em 27 de seus pacientes envolviam crânio, tórax, pelve, coluna, vísceras e outros ossos longos (3). Vinte desses 27 pacientes apresentaram mais de uma lesão. Fraturas expostas são raras, assim como síndromes compartimentais, mas ambas as complicações aumentam a morbidade da lesão se uma rápida avaliação e tratamento não forem instituídos.

Os pacientes com fraturas subtrocantéricas do fêmur invariavelmente apresentam dor referida na coxa proximal, uma deformidade em rotação externa e possivelmente uma angulação na região proximal anterior da coxa, se a extremidade não estiver imobilizada. Uma incapacidade de sustentar carga sobre o membro faz com que seja necessário transporte em ambulância e maca. Freqüentemente edema e equimoses são aparentes, dependendo do mecanismo de lesão e as tempo decorrido desde a instalação do trauma. Lesões neurológicas ou vasculares são incomuns nas fraturas subtrocantéricas, a menos que sejam resultado de um trauma penetrante.

As radiografias pré-operatórias devem incluir uma imagem em AP e lateral de todo o fêmur, incluindo a cabeça femoral, colo e o joelho. As radiografias devem ser cuidadosamente inspecionadas para afastar a propagação intra-articular das fraturas ou doença concomitante. Radiografias pré-operatórias do fêmur não-lesionado podem ser utilizadas para a estimativa do diâmetro da haste, quantidade esperada de fresagem e comprimento final da haste nas fraturas cominutivas. Moldes radiológicos para planejamento pré-operatório e reconstrução com hastes estão disponíveis fornecidos pelos fabricantes. Se a cirurgia for adiada, a restauração do comprimento no sítio da fratura deve ser obtida com tração antes da fixação fechada. Uma falha em restaurar o comprimento pode levar a uma tração intra-operatória excessiva, com lesões do nervo pudendo ou ciático.

Radiografias de alta qualidade devem ser examinadas para determinar se existe a extensão da fratura para o grande trocanter e fossa piriforme. Em pacientes com extensão da fratura acima do trocanter menor, uma divisão coronal no fragmento proximal freqüentemente está presente. Isso pode resultar em cominução do fragmento proximal com perda do portal de entrada durante a fresagem e fixação com hastes. Nesses casos, a fixação com haste pode estar contra-indicada.

Se a fratura for fixada com haste, uma redução aberta do fragmento proximal com estabilização provisória da região trocantérica com um fórceps é altamente aconselhável.

A maioria das hastes de reconstrução está disponível em tamanhos que variam de 10 a 16 mm em diâmetro com comprimentos entre 24 e 50 cm. As hastes possuem curvaturas para a direita e esquerda, para compensar a anteversão do colo femoral em relação ao eixo da diáfise no plano coronal. Os orifícios para os parafusos de bloqueio proximais estão orientados anteriormente em 8 a 15 graus em relação aos orifícios para os parafusos distais de modo a facilitar a entrada do parafuso na cabeça femoral. As hastes de reconstrução tipicamente utilizam dois parafusos de compressão deslizantes para maximizar a fixação na cabeça femoral e minimizar a rotação do fragmento proximal. Estes parafusos de compressão variam entre 6,4 e 8,0 mm de diâmetro.

O conhecimento preciso do ângulo colo-diáfise dos parafusos em relação à haste e seu diâmetro incluso são importantes na seleção do implante. Os ângulos "colo-diáfise" das hastes variam de 125 a 135 graus. Materiais com ângulos maiores maximizam a capacidade de deslizamento mas são de difícil inserção em quadris com uma posição relativa em varo. Materiais com ângulos menores apresentam maiores estresses e uma menor capacidade deslizante, mas são inseridos com maior facilidade. A maioria dos materiais está chegando a um consenso de 130 graus. As hastes de reconstrução possuem uma separação entre os dois parafusos proximais de 17 a 21 mm na maioria dos materiais. Medida das radiografias pré-operatórias é necessária para documentar o ângulo colo-diáfise e planejar o espaçamento do parafuso e a posição final da haste. As hastes de reconstrução são tipicamente dilatadas proximalmente para compensar os maiores estresses que existem na região subtrocantérica. Esse fato deve ser lembrado no planejamento pré-operatório pois é necessária uma fresagem adicional do fragmento proximal. Os parafusos de bloqueio distal geralmente variam entre 4,5 a 6,4 mm de diâmetro e podem ser parafusos completamente rosqueados ou parafusos parcialmente rosqueados.

O comprimento e o diâmetro da haste dependem do tamanho do paciente e da extensão da cominução do fêmur. Para minimizar os riscos de falha do implante, deve ser utilizado o maior implante acomodável para o paciente. A haste deve preencher o canal medular ao nível do istmo, para minimizar a deformação translacional mesmo quando se utiliza o bloqueio. O bloqueio estático está recomendado nas fraturas agudas para que haja estabilidade máxima. A ponta da haste deve se estender até a metáfise femoral distal de modo a evitar um aumento do estresse na área diafisária e para facilitar o bloqueio distal. Um comprimento excessivo da haste pode resultar na migração da haste para dentro do joelho com dinamização.

CIRURGIA

Posicionamento do Paciente

A posição em decúbito dorsal está recomendada para a reconstrução com pinos, já que é familiar para a maioria dos cirurgiões e permite a visualização adequada do quadril nas incidências em AP e lateral, que é crítica para uma implantação bem-sucedida do material. A posição de decúbito lateral é útil nas cirurgias de revisão, especialmente em fixações com hastes que tenham sido malsucedidas devido a portais de entrada incorretos, pois os portais de entrada são mais bem visualizados nessa posição.

Com o paciente na posição de decúbito dorsal, o membro não-afetado e o tronco são abduzidos enquanto a extremidade afetada é aduzida. O quadril afetado é flexionado em 15 graus, com manutenção da relação do "calcanhar-para-dedos do pé" (Fig. 4A e B). Aplica-se tração ao suporte para o pé preso à mesa ortopédica ou através de um pino esquelético para tração passado pelo fêmur distal ou tíbia proximal. O alinhamento rotacional do fragmento proximal é determinado com o intensificador de imagens. O fragmento distal é rodado de modo a se alinhar com o fragmento proximal. É importante lembrar que a anteversão do colo femoral em adultos é em média de 15 graus na maioria dos pacientes da raça branca, mas pode ser de até 30 graus nas populações asiáticas. Na posição de decúbito dorsal, a perna geralmente estará posicionada em 0 a 15 graus de rotação externa quando o fragmento distal estiver corretamente rodado. Sempre verifique e confira com o membro inferior não-envolvido para avaliar o alinhamento rotacional.

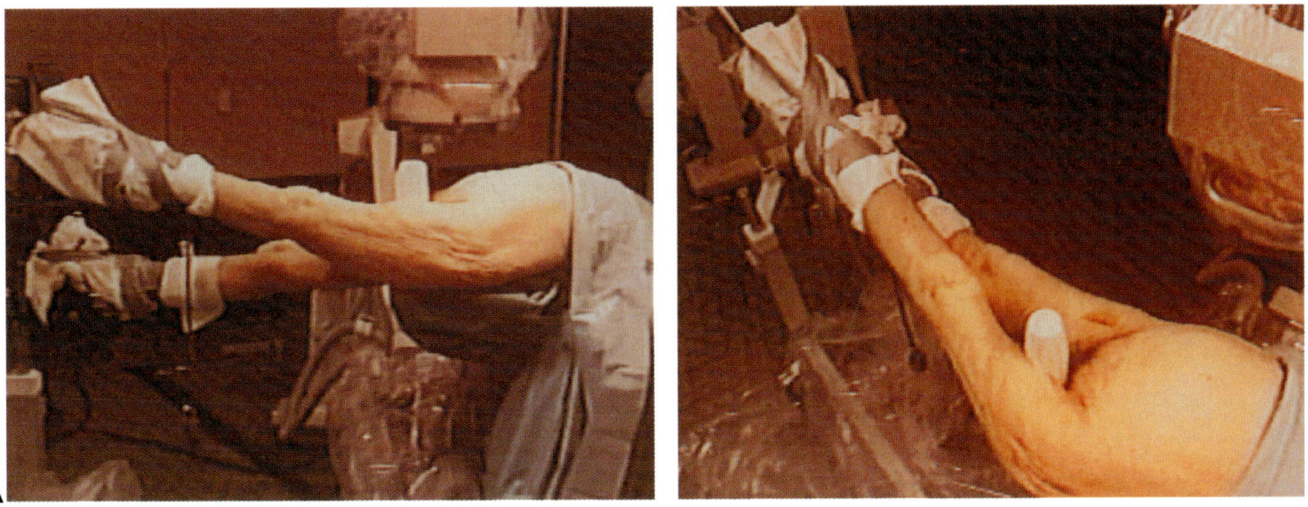
A B

Figura 4. A, B: Posição em decúbito dorsal com a extremidade afetada sob tração pelo pé aduzida para facilitar o portal de entrada, o quadril flexionado em aproximadamente 15 graus e o joelho estendido.

Se a movimentação do quadril estiver restrita antes da cirurgia, a correção mais importante no alinhamento rotacional será na fase de reabilitação pós-operatória.

Preparação do Paciente

Prepare o paciente e coloque os campos cirúrgicos a partir da crista ilíaca, incluindo as nádegas e a face lateral da coxa, distalmente abaixo do joelho. Cubra o braço do intensificador de imagens com um campo de isolamento estéril. Uma cefalosporina de primeira geração é administrada. Se a fratura for exposta, deve-se acrescentar vancomicina ou um aminoglicosídeo. Geralmente, a cefalosporina, 1 g e.v. é mantida durante 48 horas após a cirurgia para as fraturas fechadas. A reconstrução com haste nas fraturas expostas deve ser realizada somente após o desbridamento apropriado e irrigação da ferida da fratura aberta. Devem ser feitas uma nova preparação e uma nova colocação de campos cirúrgicos estéreis para minimizar a contaminação cruzada no sítio de inserção da haste.

Abordagem Cirúrgica

Uma incisão oblíqua da pele de 10 cm é feita proximalmente ao trocanter maior (Fig. 5). A fáscia do glúteo máximo é incisionada e o músculo aberto em linha com suas fibras. O plano subfascial do glúteo máximo é identificado, e a fossa trocantérica ou piramidal é palpada.

Preparação Femoral

O estabelecimento do portal correto para a entrada da haste é em um ponto crucial. Pontos de partida incorretos podem levar a deformidades angulares. Para a fixação intramedular com fresa-

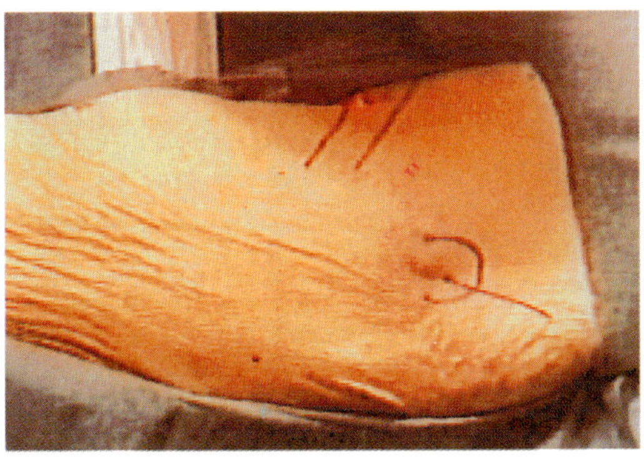

Figura 5. Incisão da pele.

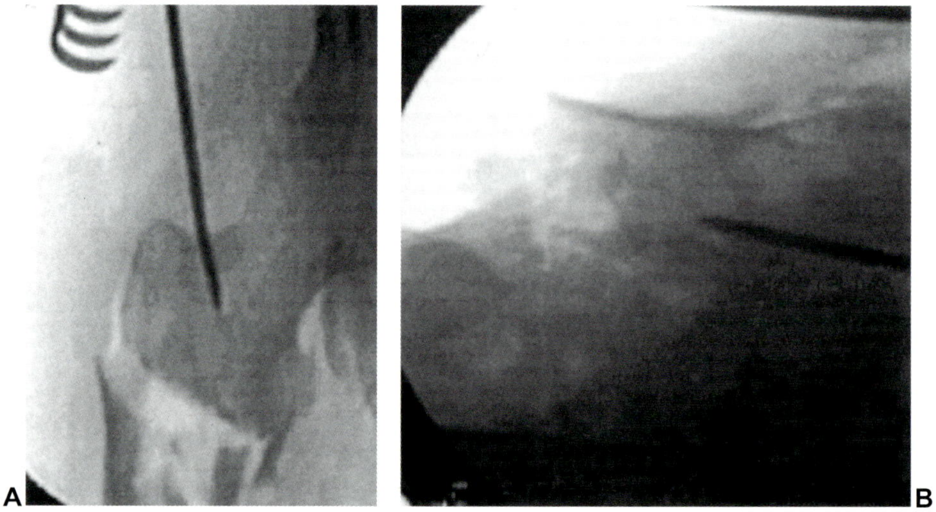

Figura 6. A, B: Pino-guia de ponta rosqueada inserido na fossa piriforme, centrado na incidência lateral.

gem convencional, o ponto de partida correto é a partir da fossa piriforme. Entretanto, para a reconstrução com hastes, o portal de entrada se localiza ligeiramente anterior à fossa. Antes de o colo femoral surgir a partir da porção anterior do fêmur proximal, mover o ponto de partida em 3 a 4 mm anteriormente facilita a inserção do parafuso proximal. O sítio de entrada é determinado pela utilização de uma haste guia rosqueada de 3,2 mm inserida na fossa intertrocantérica, colocando a haste no plano médio do fêmur tanto na incidência em AP como na lateral (Fig. 6A e B). O portal de entrada é alargado com uma fresa canulada colocada sobre a haste guia (Fig. 7A e B). Se o fragmento proximal estiver flexionado, rodado externamente e aduzido a tal grau que o portal de entrada não possa ser visualizado, manipule o fragmento proximal com um fórceps de redução pontiagudo ou através de uma haste de Schanz inseridos por via percutânea até uma posição que normalize a projeção em AP.

Para auxiliar na redução da fratura da diáfise, um fio-guia de ponta em formato de bola, que não exceda o diâmetro máximo não-fresado do istmo do fêmur, é dobrado em sua ponta. O fio é avançado até o nível da fratura, com a curva se opondo à cortical medial. Sua posição é confirmada dentro do fêmur em incidências AP e lateral com o intensificador de imagens (Fig. 8A e B). O fragmento proximal é reduzido ao fragmento distal manualmente ou com um equipamento de alinhamento interno da fratura (Fig. 9A-C). O fio-guia é avançado pelo centro do fragmento distal até que sua ponta atinja a cicatriz epifisária antiga. A contenção do fio-guia dentro do fêmur é verificada através do uso do intensificador de imagens (Fig. 10).

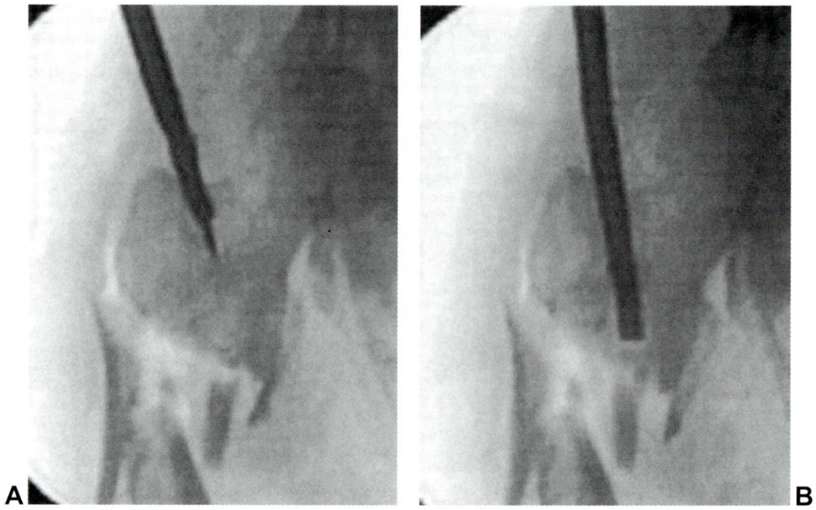

Figura 7. A, B: Fio-guia de fresagem com um fresador canulado rígido de 8 mm para corrigir o portal de entrada.

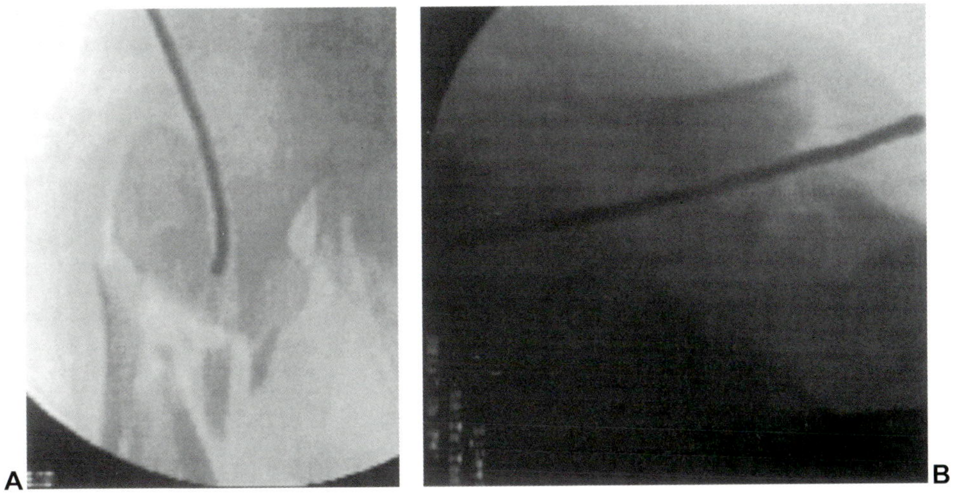

Figura 8. A, B: Inserção do fio-guia de 3,2 mm no sítio da fratura. A ponta do fio é encurvada para facilitar a redução da fratura.

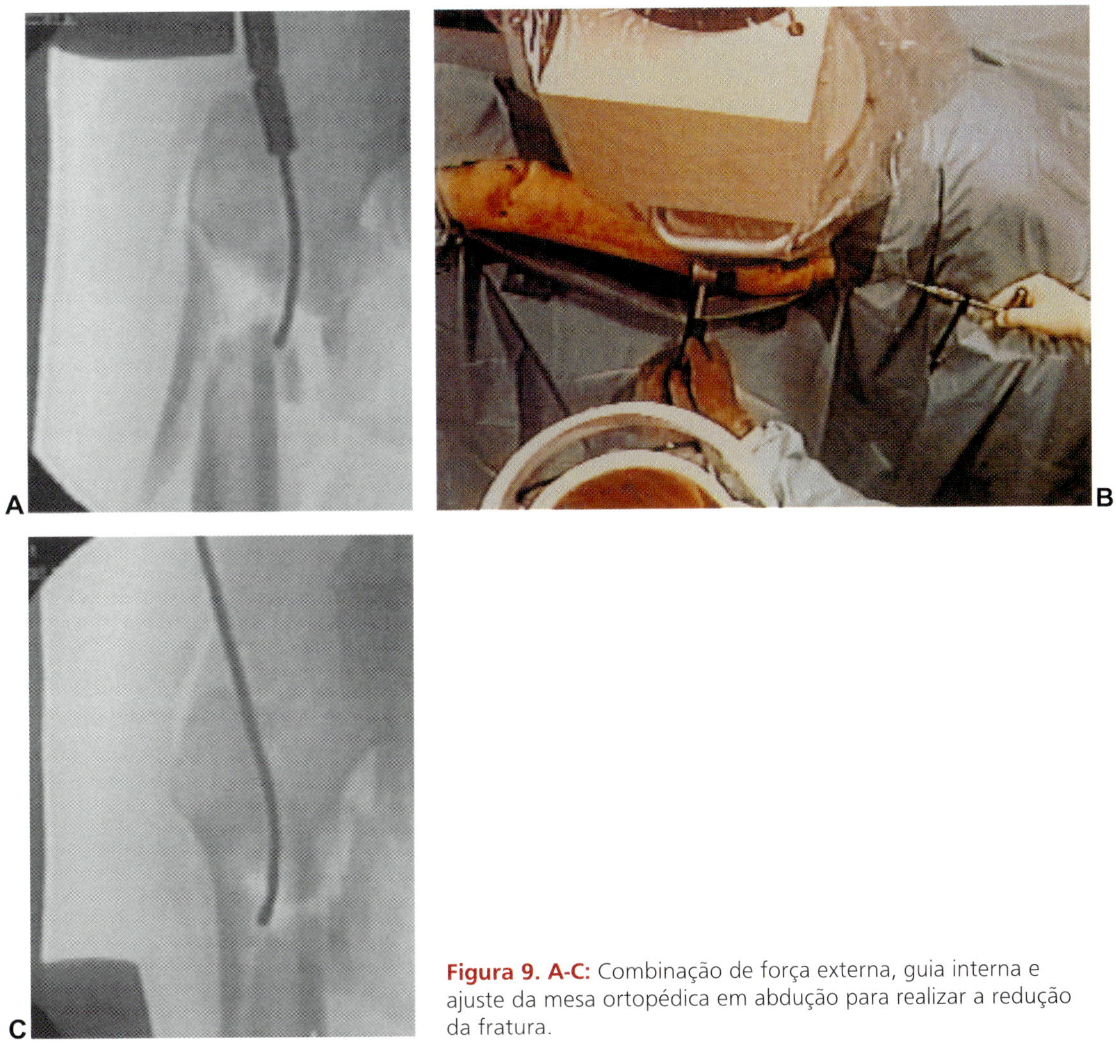

Figura 9. A-C: Combinação de força externa, guia interna e ajuste da mesa ortopédica em abdução para realizar a redução da fratura.

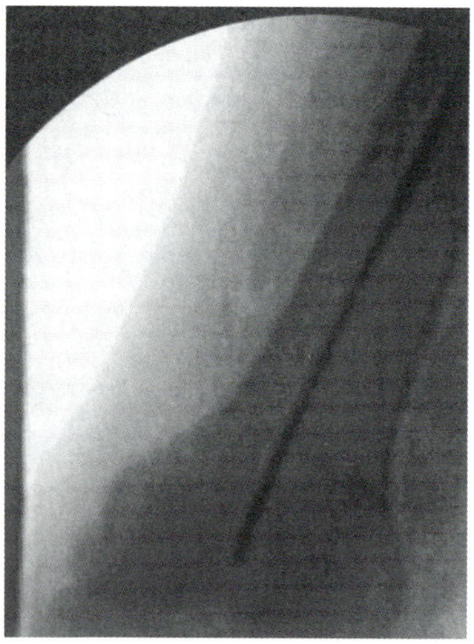

Figura 10. Fio-guia inserido até o joelho para fresagem e determinação do comprimento da haste.

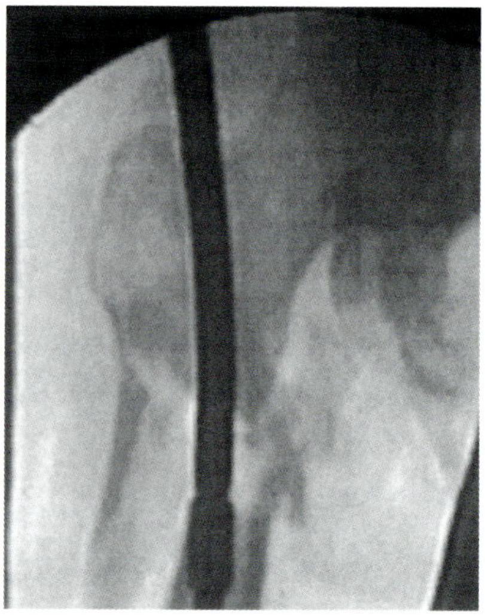

Figura 11. Fresas flexíveis e progressivas em incrementos de 0,5 mm com uma sobrefresagem de 8 a 9 mm para a expansão proximal da haste de reconstrução.

O fêmur é fresado em incrementos de 0,5 mm de 9.0 mm a até pelo menos 1,0 mm a mais do que o diâmetro proposto da haste. Em pacientes com uma grande curvatura anterior do fêmur, observada nas radiografias laterais, ou extensão da fratura para o quarto distal do fêmur, é importante se fresar com um excesso de 1,5 a 2 mm em relação ao diâmetro da haste. O diâmetro da fresa final deve ser verificado com o molde de fresas antes da seleção da haste e sua colocação. Nunca insira uma haste que possua um diâmetro maior do que a última fresa utilizada. Os 8 cm proximais do fêmur são fresados até 15 mm em diâmetro com fresas progressivas, começando com uma fresa de 9 mm para acomodar a extremidade dilatada da maioria das hastes de reconstrução (Fig. 11). Como o fragmento proximal deve ser substancialmente fresado, é muito importante se evitar a destruição do portal de entrada proximal por uma fresagem excêntrica. Isso geralmente ocorre durante a inserção da fresa e durante a sua extração. Use um martelete com fenda ou outro instrumento para direcionar uma força medial sobre a diáfise da fresa durante a inserção e a extração de modo a evitar essa complicação (Fig. 12A e B).

A verificação do comprimento apropriado da haste pode ser determinada por dois métodos separados, o método do fio-guia ou o método de calibragem do comprimento da haste. Seja qual for o método, qualquer distração residual presente no foco de fratura deve ser eliminada. No método do fio-guia, a extremidade distal do fio-guia é colocada entre o pólo proximal da patela e a cicatriz epifisária femoral distal, enquanto um segundo fio-guia é superposto à porção do fio-guia de redução que se estende proximalmente a partir do portal de entrada femoral. Subtraia o comprimento (em mm) dos fios-guias superpostos a partir de 900 mm para determinar o comprimento da haste. Alternativamente, uma régua de aferição do comprimento da haste é colocada sobre a pele da face anterior da coxa (fêmur não-afetado, pré-operatoriamente; fêmur afetado, intra-operatoriamente) com sua extremidade distal entre o pólo proximal da patela e a cicatriz epifisária femoral distal. O intensificador de imagens é movido até a extremidade proximal do fêmur, e o comprimento correto da haste é lido diretamente nas marcações da régua.

O tubo medular de troca é colocado sobre o fio-guia para manter a fratura reduzida enquanto se substitui o fio com a extremidade em formato de bola por um fio-guia direcionador da haste com a extremidade reta. O tubo medular de troca é removido.

Inserção da Haste

A haste de tamanho apropriado é presa à guia de perfuração proximal. Quando montada de modo apropriado, a haste terá um abaulamento anterior, e a orientação da guia de perfuração proximal aponta lateralmente.

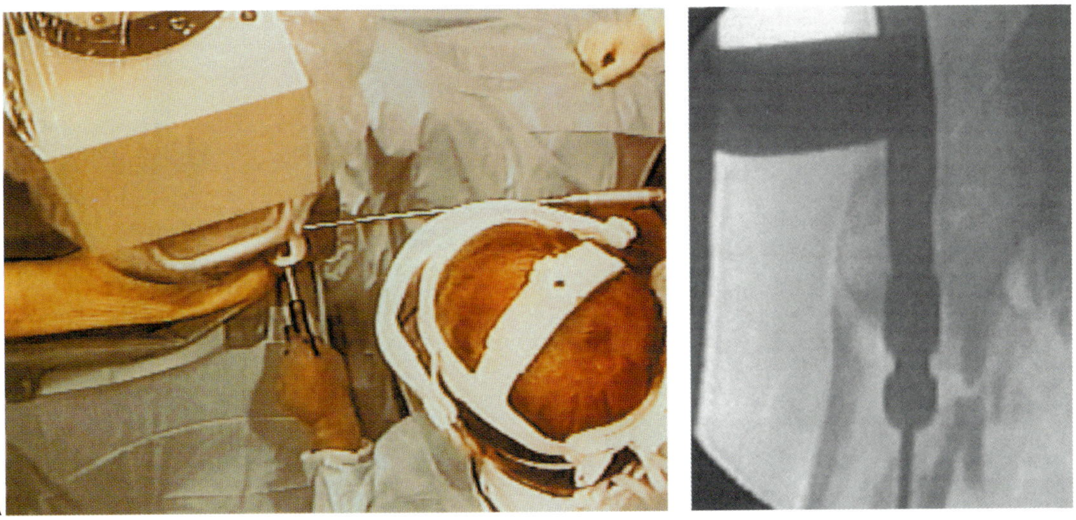

A B

Figura 12. A ,B: Um martelete com fenda insere uma força medial sobre a diáfise do fresador para evitar dano ao trocanter maior durante a inserção e extração da cabeça do fresador.

Monte o martelete deslizante ou o direcionador à guia de perfuração proximal e insira a haste sobre o fio-guia. A guia de perfuração proximal atua como uma manopla para controlar a rotação e auxiliar na inserção da haste (Fig. 13). É muito importante não se golpear o guia de perfuração diretamente, pois isto pode deformar o equipamento de direcionamento e comprometer o bloqueio proximal. Uma vez que a haste tenha sido inserido, o equipamento de direcionamento proximal deve ser reapertado. A haste é direcionada sob controle radiográfico até 1 a 2 cm de sua profundidade prevista.

Como a anatomia do fêmur proximal varia de pessoa para a pessoa, uma haste de reconstrução é inserida até o ponto em que a extremidade superior da haste acomodará os dois parafusos proximais. Freqüentemente, pequenos ajustes na posição da haste, seja proximal ou distal, são necessários para alinhar os orifícios na haste com a cabeça e colo do fêmur. Uma extrapolação externa para a colocação final da haste e centralização do parafuso pode inicialmente ser realizada com a régua de medida do comprimento da haste e uma régua radiopaca ou uma guia. Seu perfil é traçado com um marcador de pele sobre a cabeça e colo femorais (Figs. 14 e 15). Com a haste quase toda assentada, os protetores de perfuração inferiores são colocados na guia de perfuração proximal para extrapolar a localização eventual do parafuso inferior.

O intensificador de imagens é posicionado para obter uma incidência lateral verdadeira da cabeça e colo femorais. A guia de direcionamento proximal é alinhada com o eixo do intensificador de imagens através da rotação da guia de perfuração proximal no plano transversal (Fig. 16). Se o equipamento de direcionamento proximal for radiopaco, a guia é centralizada em relação à cabeça femoral, dividindo ao meio a cabeça femoral no plano coronal na incidência lateral verda-

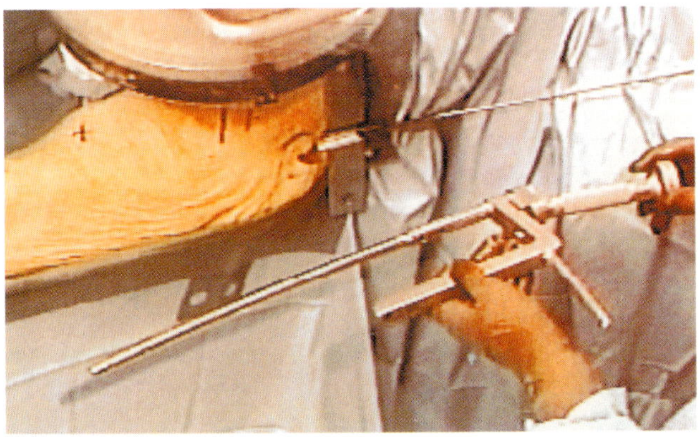

Figura 13. Montagem da haste com o guia de perfuração proximal.

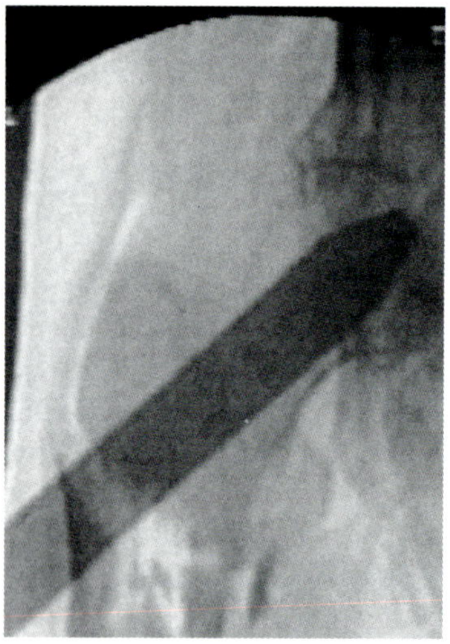

Figura 14. Régua de superposição para avaliar de modo antecipado a zona de inserção final do parafuso.

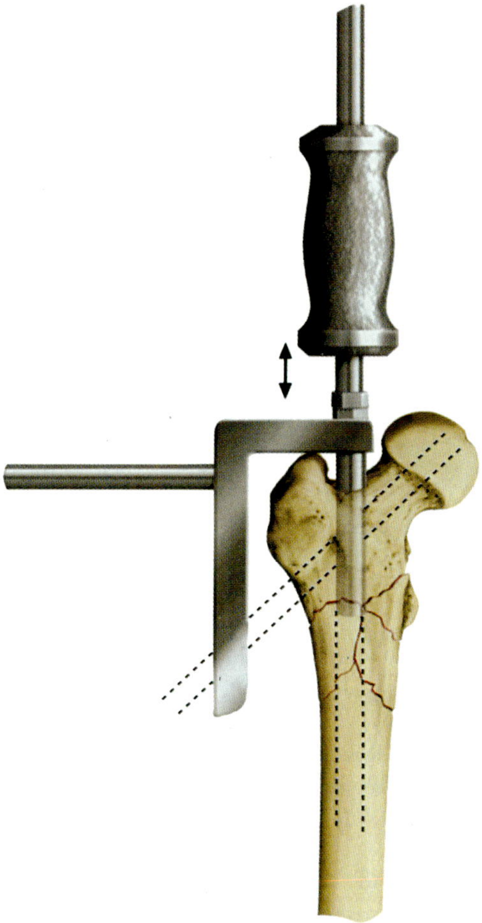

Figura 15. Ajuste da profundidade da inserção da haste para centralização dos parafusos de bloqueio proximal.

deira obtida pelo intensificador de imagens. As porções anterior e posterior da cabeça femoral devem ser vistas em relação à guia de perfuração proximal para confirmar que os parafusos estejam contidos dentro da cabeça femoral (Fig. 17). Uma verificação adicional dos fios-guia proximais, brocas e parafusos de bloqueio pode ser obtida com incidências oblíquas obtidas com o intensificador de imagens. Com um marcador de pele, uma linha horizontal é traçada na face lateral da coxa como uma referência para corrigir a rotação da guia de perfuração proximal (Fig. 18). A tração é liberada e a haste é assentada. O fio-guia intramedular é removido do fêmur.

Técnica para Inserção do Parafuso de Bloqueio

O bloqueio proximal envolve a inserção de grandes parafusos de esponjosa. Os parafusos de bloqueio proximais devem atingir o denso osso subcondral da cabeça femoral para uma estabilidade máxima. A pele e a fáscia são incisionadas através do orifício inferior da guia de perfuração proximal. Os protetores de brocas empilhados são inseridos através do orifício inferior e empurrados até o osso. A haste guia apropriada é inserida através do protetor de broca e avançada na cabeça femoral pelo menos 4 mm superior ao calcar, 5 mm dentro do osso subcondral da cabeça femoral. A posição da haste guia dentro da cabeça é confirmada com imagens radiológicas em incidências AP e oblíqua obtidas com o intensificador de imagens (Fig. 19A e B).

Na incidência lateral verdadeira, se a visibilidade do pino-guia fica obstruída pela guia de perfuração proximal mas a cabeça femoral anteriormente e posteriormente estiver visível, a

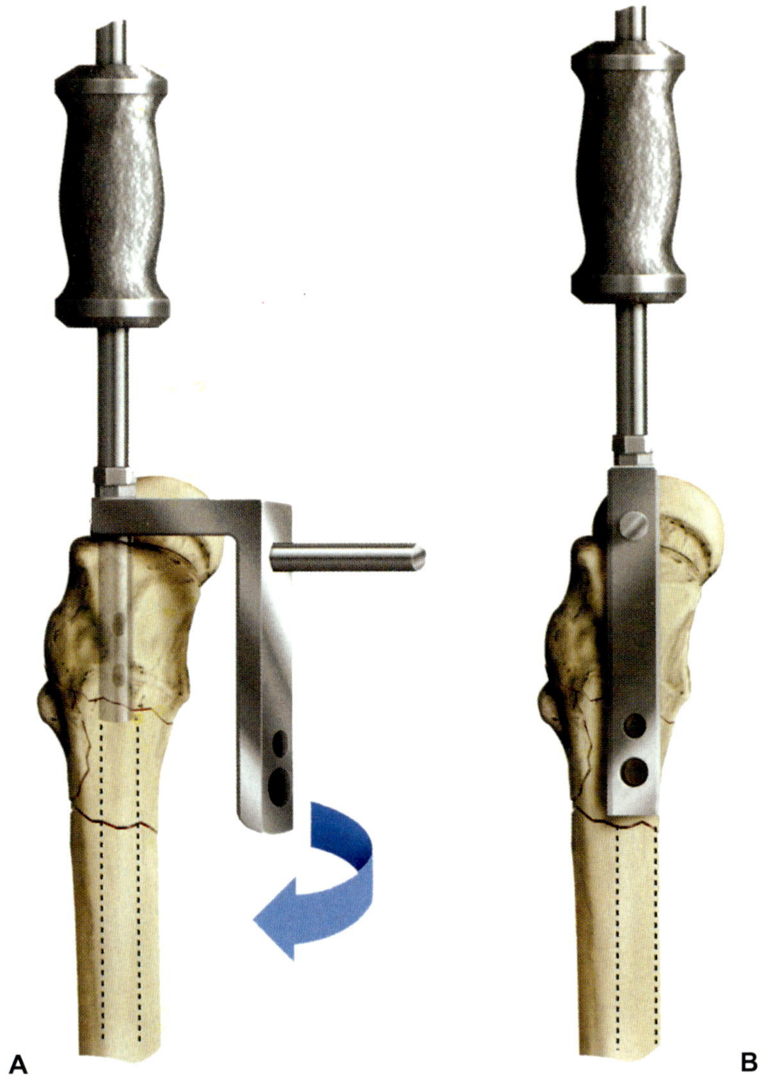

Figura 16. A, B: Rotação da guia de perfuração proximal para centralizar a guia para a anteversão correta dos parafusos na cabeça femoral; a guia de perfuração deve dividir a cabeça femoral ao meio (bissecção) na incidência radiológica lateral verdadeira.

localização central do pino pode ser deduzida. Para uma confirmação adicional, o intensificador de imagens pode ser rodado anteriormente e posteriormente a partir da posição lateral verdadeira. O segunda pino-guia é colocado no orifício superior da haste, e sua localização dentro da cabeça femoral é confirmada com o intensificador de imagens. A pele e a fáscia são incisionadas através do orifício superior da guia de perfuração proximal e os protetores de broca (manga) são inseridos através do orifício superior. Os protetores são empurrados até o osso. O segundo pino-guia proximal é inserido através do protetor de broca e avançado até a cabeça femoral (Fig. 20).

O pino-guia inferior e os protetores de broca internos são removidos se o parafuso não é canulado. Isso deixa um orifício piloto para centrar a broca grande com tope. A broca com tope para parafusos apropriada é inserida através dos protetores de broca restantes na cabeça femoral até uma profundidade de 5 mm para dentro do osso subcondral. Verifique que esses protetores de perfuração estejam de encontro ao osso (Fig. 21). A medida do comprimento do parafuso é determinada com brocas calibradas (Fig. 22). Alternativamente, o comprimento pode ser avaliado com o uso de um medidor de profundidade. O parafuso de compressão apropriado é inserido através do protetor de broca na cabeça femoral (Fig. 23). As roscas dos parafuso devem se posicionar

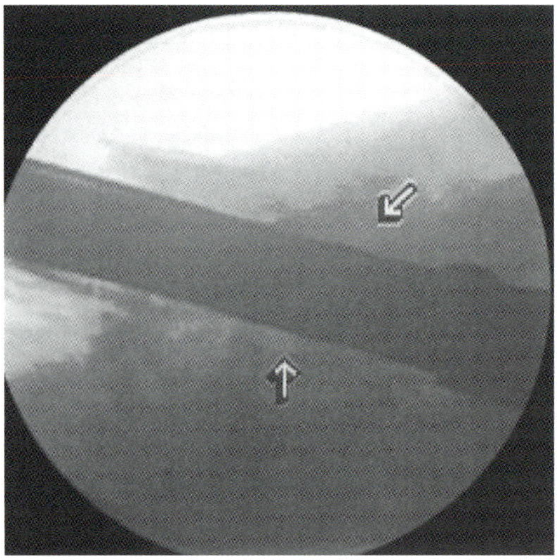

Figura 17. Incidência fluoroscópica lateral com bissecção da cabeça femoral com a guia de perfuração para o posicionamento correto do parafuso.

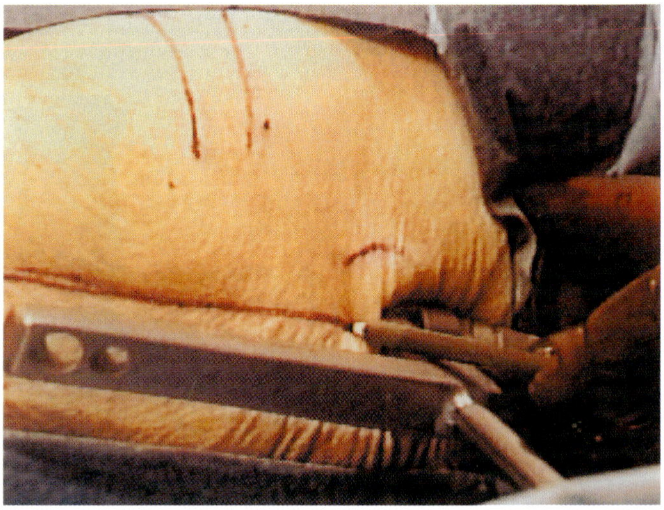

Figura 18. Traçado da guia de perfuração para servir como um lembrete visual da anteversão correta.

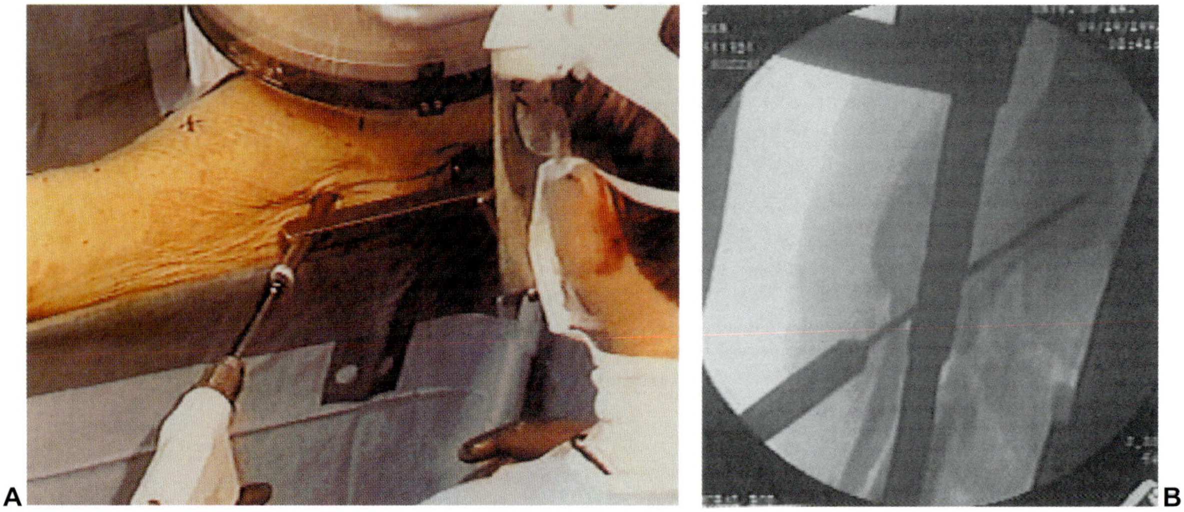

Figura 19. A, B: Insira o fio-guia inferior e confirme a localização correta em uma posição 5 mm dentro do osso subcondral e o alinhamento colo-diafisário correto.

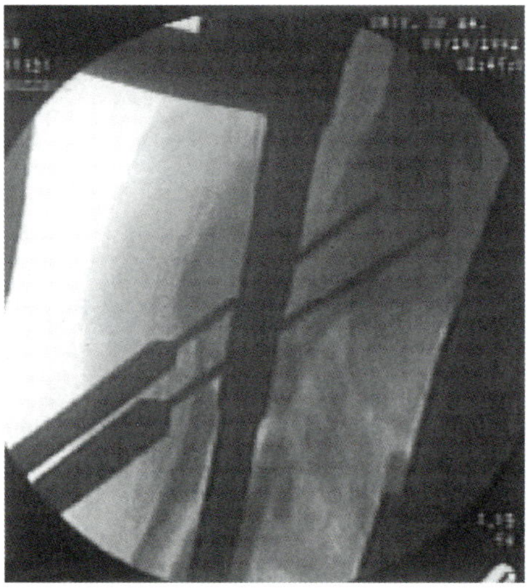

Figura 20. Insira o segundo fio-guia para centralização e estabilidade da guia proximal.

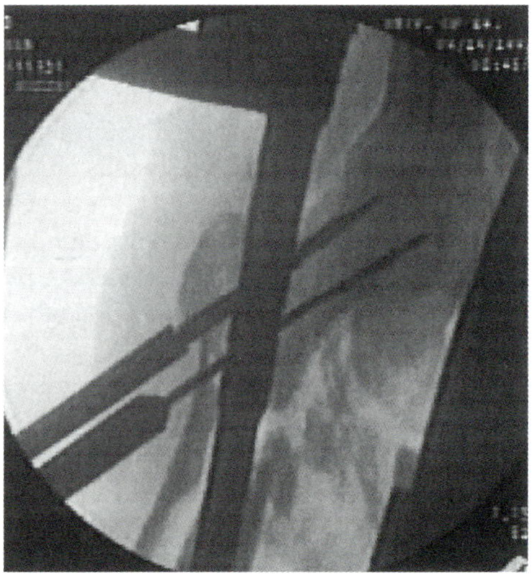

Figura 21. Utilize uma broca com estágios para a preparação do trato do parafuso.

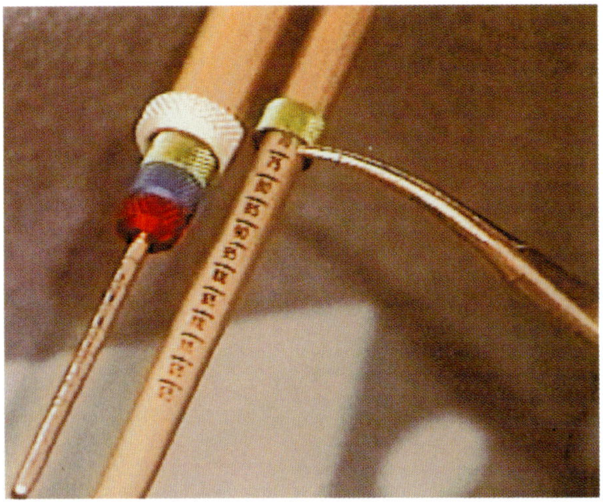

Figura 22. Determine o comprimento correto do parafuso a partir da broca com estágios calibrada.

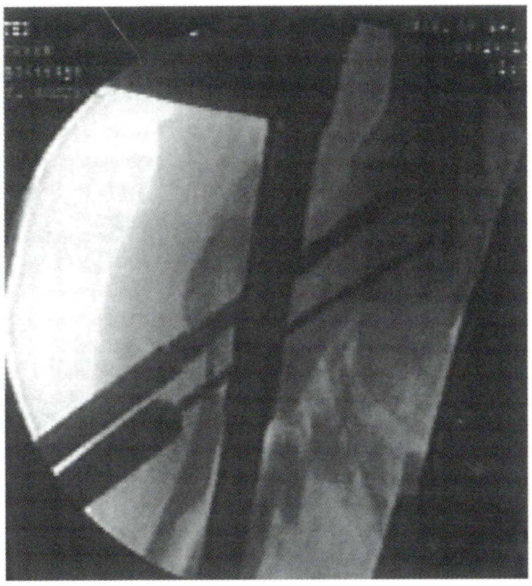

Figura 23. Insira o parafuso de compressão proximal.

totalmente dentro da cabeça femoral e não no colo femoral para aumentar a fixação. Os protetores de broca restantes são removidos.

Insira o segundo parafuso proximal de modo semelhante, com o orifício superior da guia de perfuração, e um pino-guia, se ainda não estiver posicionado, é avançado 5 mm para dentro do osso subcondral. A haste guia e os protetores de broca apropriados para parafusos não-canulados são removidos. A broca com tope é inserida através do protetor de broca dentro da cabeça femoral até 5 mm do osso subcondral. Verifique que o protetor de broca esteja localizado de encontro ao osso. O comprimento do parafuso é determinado nesse ponto pela utilização de brocas calibradas ou pela utilização de um medidor de profundidade. Remova a broca com tope. O macheamento geralmente está recomendado, mas em ossos densos de pacientes jovens ele é necessário (Fig. 24). O parafuso proximal de tamanho apropriado é inserido na cabeça femoral. O protetor de broca é removido. Confirme a contenção de ambos os parafusos dentro da cabeça femoral com incidências em AP, lateral e oblíqua (Fig. 25). Para uma estabilidade máxima, todas as roscas dos parafusos de bloqueio proximal devem estar dentro da cabeça femoral. Nenhuma rosca do parafuso deve passar através de nenhuma linha de fratura, para evitar distração causada pelas roscas. O bloqueio proximal agora está terminado.

A inserção de um parafuso de bloqueio distal aumenta a estabilidade e diminui a incidência de consolidações viciosas. Eu prefiro a técnica da mão livre ou uso uma broca radiolucente para a colocação do parafuso de bloqueio distal (Fig. 26A-C).

A guia de perfuração proximal é retirada da haste. Todo o fêmur é avaliado sob controle do intensificador de imagens para confirmar a colocação correta dos parafusos, a adequação da redução, a estabilidade no foco de fratura e o comprimento apropriado da haste. As feridas são irrigadas e fechadas por planos (fáscia, tecido subcutâneo e pele) do modo padrão. Curativos estéreis são aplicados. Se uma tração esquelética tiver sido utilizada, o pino para tração é removido e as feridas são cobertas com curativos estéreis.

TRATAMENTO PÓS-OPERATÓRIO

Na ausência de lesões associadas, os pacientes são mobilizados do leito para uma cadeira e recebem treinamento de marcha com um andador ou muletas no primeiro ou segundo dia após a cirurgia. A profilaxia tromboembólica geralmente começa 12 horas após a cirurgia, com uma heparina de baixo peso molecular e continuada por 7 a 14 dias, dependendo da mobilidade do paciente. A carga é restrita a 10- 15 kg sobre a extremidade afetada nas fraturas cominutivas. Se o contato cortical tiver sido restaurado e existir uma boa qualidade óssea, a carga é permitida conforme tolerado com muletas ou um andador. Os exercícios para amplitude de movimentos e levantamentos da perna estendida são iniciados na primeira semana. Os pacientes em geral rece-

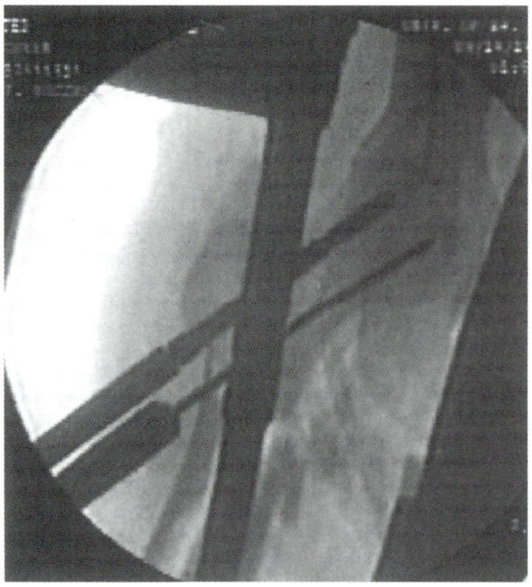

Figura 24. Remova o segundo fio-guia e faça uma perfuração com a broca com estágios para o segundo parafuso; freqüentemente há necessidade de realizar macheamento quando existe osso denso.

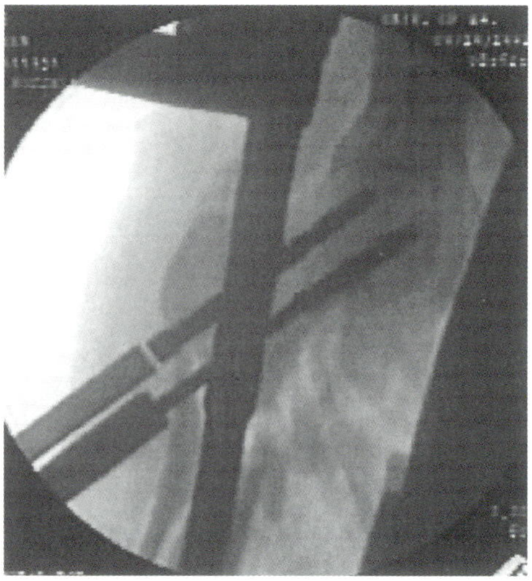

Figura 25. Insira o segundo parafuso proximal e confirme o assentamento radiologicamente.

A

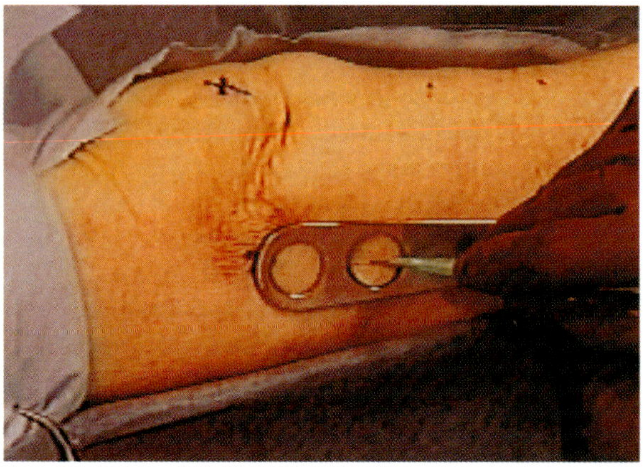

B

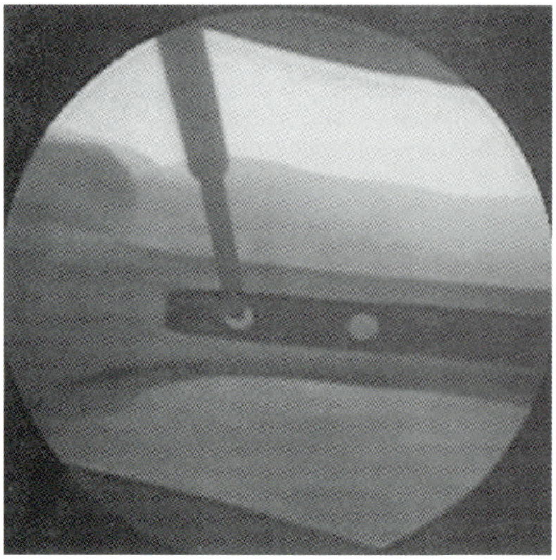

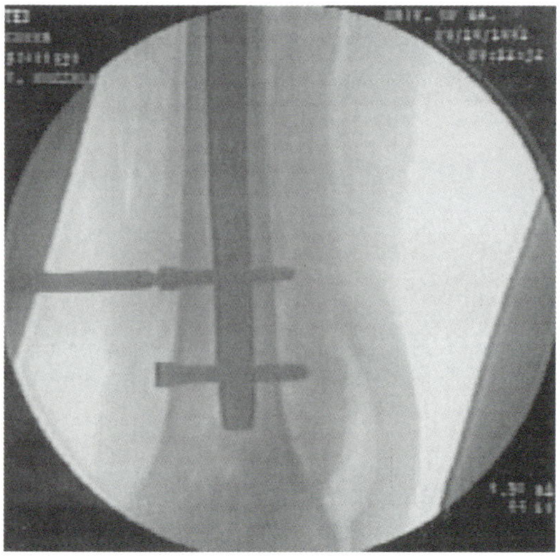

C

Figura 26. A-C: Técnica da mão livre: localize o orifício com um marcador externo, faça uma incisão sobre o eixo do orifício, insira um trocarte para fazer uma pequena cavidade no osso, perfure para fixação bicortical e insira os parafusos.

bem alta hospitalar no terceiro ou quarto dia após a cirurgia, quando demonstram um controle do membro inferior suficiente para deambular em suas residências com uma muleta ou andador. Os pacientes são avaliados em intervalos de 3 a 4 semanas, e radiografias são realizadas em cada visita. Quando um calo é detectado (em geral após 4-8 semanas), é permitido o uso de uma carga progressiva. Os pacientes devem demonstrar a capacidade de suportar carga total sobre o membro afetado durante 60 segundos antes que o uso das muletas seja suspenso. Um programa de exercícios progressivo para a resistência é prescrito, e natação ou o uso de bicicleta estacionária são recomendados.

A remoção do implante não é considerada até que haja um calo ósseo maduro unindo o sítio da fratura nas radiografias em AP e lateral, o que raramente ocorre antes de 1 ano. Uma anestesia geral é necessária e geralmente uma hospitalização de 24 horas. Os pacientes utilizam muletas após a remoção do implante até que suas marchas retornem ao estado de antes da remoção do implante. Depois da remoção do implante, os esportes de contato são evitados durante 3 meses.

No caso de fraturas isoladas, a maioria dos pacientes atinge um estado que permite deambulação com muletas dentro de 6 a 8 semanas, começam a dirigir em 8 a 16 semanas e já fazem uma carga total sobre o membro entre 3 a 5 meses após a lesão. Os pacientes podem esperar uma recuperação funcional suficiente para o retorno às suas atividades prévias na maioria dos casos. Os índices de consolidação após uma reconstrução fechada com haste atinge os 95% a 100% nas fraturas subtrocantéricas agudas não complicadas por outras lesões.

Não existem pesquisas atuais sobre os resultados de diferentes tipos de tratamento para as fraturas subtrocantéricas do fêmur. Foi somente nos últimos 10 anos que, como cirurgiões, focalizamos nossos esforços na obtenção de consolidação da fratura com uma taxa de falha do implante de menos de 10% nessas difíceis fraturas. Assim com a maioria das fraturas de quadril, evitar uma posição em varo e significativas discrepâncias no comprimento dos membros inferiores são equivalentes a um bom resultado para o cirurgião e para o paciente. A maioria dos pacientes retorna a suas ocupações e atividades recreacionais prévias se for atingida uma restauração funcional. A maioria dos problemas persistentes está relacionada com lesões associadas do joelho ou neurológicas. Sanders et al (4) propuseram um sistema de avaliação dos resultados para as fraturas subtrocantéricas, mas nenhuma série comparativa está disponível com essa avaliação de resultados.

COMPLICAÇÕES

Redução Deficiente

A seleção do portal de entrada para a haste de reconstrução é significantivamente mais difícil do que para a fixação intramedular padrão com hastes. Depois da ocorrência das fraturas subtrocantéricas, uma forte tração muscular leva a uma flexão, rotação externa e posicionamento em varo do fragmento proximal. Isso aumenta a dificuldade de visualização do portal de entrada com o intensificador de imagens. Esse problema pode ser resolvido seja pela rotação interna do membro, e uma tentativa de redução fechada do quadril ou pela inserção de um pino por via percutânea dentro da massa trocantérica para atuar como um *joystick* e rodar o fêmur proximal para uma posição mais reconhecível anatomicamente. Em pacientes obesos, um direcionador reto de pino tende a afastar a haste lateralmente e forçar o quadril em uma posição em varo se uma extensão da fratura ou cominução estiver presente medialmente. Isso ocorre por causa da pressão do direcionador sobre o ílio lateral. Pode ser utilizado um direcionador com degrau e aplicar de uma pressão medialmente através do direcionador depois de corrigir a profundidade de inserção da haste para restaurar o alinhamento normal do quadril. Alternativamente, a fixação com haste na posição de decúbito lateral diminui o desalinhamento em varo.

Erros Relacionados à Colocação do Parafuso Proximal

A aferição da profundidade apropriada de inserção da haste para maximizar a centralização do parafuso na cabeça femoral pode ser surpreendentemente difícil. Os moldes pré-operatórios podem ser úteis na determinação do diâmetro do colo femoral e auxiliar na seleção do implante apropriado.

A visualização radiográfica do fêmur proximal, particularmente na projeção lateral, pode ser difícil. A rotação do intensificador de imagens até uma posição lateral verdadeira da cabeça e colo femorais é a chave para a colocação bem-sucedida do parafuso proximal. Isso é facilitado por uma rotação temporária da guia proximal anteriormente. Uma vez que a face lateral verdadeira do colo possa ser visualizada e a redução esteja confirmada, a manopla é rodada posteriormente até que a guia opaca divida a cabeça femoral ao meio. Isso permite a visualização da cabeça femoral anterior e posteriormente à guia de bloqueio. Quando uma porção da cabeça femoral anterior e posterior à manopla da guia é visualizada, os parafusos estarão contidos na posição centralizada da cabeça femoral (Fig. 16). Eu sou favorável à colocação dos parafusos em uma posição levemente anterior na cabeça femoral.

Na posição em decúbito dorsal, a cabeça femoral está localizada anteriormente à diáfise do fêmur, necessitando que a guia de perfuração proximal seja rodada abaixo da horizontal para evitar uma colocação do parafuso na região posterior da cabeça femoral. A construção em anteversão da haste compensa o afastamento do colo femoral do centro do canal medular. Isso minimiza a quantidade de rotação externa necessária para a inserção da haste e para otimizar o bloqueio distal de modo que a inserção do parafuso distal não seja tão posterior ao nível do joelho. Durante a inserção dos parafusos de bloqueio proximal, eles tendem a ser colocados em retroversão. Ainda que 8 a 15 graus de anteversão estejam presentes na maioria das hastes de reconstrução em relação aos orifícios de bloqueio distal, a guia de perfuração proximal deve ser posicionada um pouco abaixo do eixo horizontal do membro. O alinhamento rotacional e a centralização da guia de perfuração proximal são confirmados em uma incidência realizada com o intensificador de imagens.

Em alguns pacientes, pode haver alguma dificuldade para a colocação de dois parafusos dentro da cabeça femoral. As causas mais comuns para esse problema são uma redução em varo do fragmento proximal, um colo femoral estreito e uma coxa vara preexistente em referência ao ângulo "colo-diáfise" dos parafusos proximais e pino. Se os parafusos proximais atravessam em um trajeto inferior para superior pela cabeça femoral ou se a perspectiva do cirurgião é que somente um parafuso pode ser inserido, a fratura provavelmente está em varo. Outro erro comum é uma inserção da haste a uma profundidade inadequada. Isso pode ser minimizado através de um planejamento pré-operatório e tendo como referência a ponta do grande trocanter para se encontrar o centro da cabeça femoral. O objetivo é se tentar colocar o parafuso inferior logo acima da cortical femoral medial. Se a haste for inserida muito profundamente, será difícil se inserir o parafuso ou o parafuso penetrará a cortical. O fio-guia deve estar colocado 4 a 5 mm acima do colo femoral medial. Alternativamente, um fio-K pode ser inserido percutaneamente pela face anterior do colo femoral para a direção desejada e a guia direcionador proximal é inserida utilizando esse ponto de referência.

Freqüentemente, durante a inserção do parafuso proximal, o cirurgião irá observar que o parafuso de bloqueio proximal não avança além da haste na direção do colo femoral. Isso geralmente ocorre porque o parafuso proximal parcialmente rosqueado está atuando como um ferrolho. Quando todas as roscas do ferrolho ficam contidas dentro da haste proximal, não existem mais roscas para puxar a haste na direção do osso. Nesse ponto, freqüentemente é útil fazer um macheamento para o parafuso para dentro da cabeça femoral até que as roscas entrem em contato com o osso e iniciem o processo de rosqueamento de novo.

Os parafusos proximais devem proporcionar uma estabilização estável na sala de cirurgia. Nos casos de osteoporose grave ou de lesões patológicas nas quais os parafusos não possuem uma boa fixação, uma melhora da fixação do parafuso proximal com a utilização de metilmetacrilato não-pressurizado é aconselhável.

Infecção

Infecção é relativamente incomum nas técnicas de fixação fechadas com haste e provavelmente ocorrem em um índice de 1% nas fraturas fechadas e em um índice ligeiramente maior nas fraturas abertas. Se o implante estiver estável, a incisão e drenagem da infecção aguda e o uso de antibióticos intravenosos estão recomendados. Uma vez que a fratura tenha se consolidado, o implante deve ser removido e o canal desbridado. Um problema mais difícil ocorre quando há a perda da fixação acompanhada de uma infecção oculta. Dependendo do tipo de organismo, o desbridamento e nova fixação com haste e antibióticos pode ser bem-sucedido. Se um organismo virulento for encontrado com perda da estabilidade da haste, a tração, fixação externa, ou ambas podem ser necessárias, com uma expectativa de maior morbidade nessa situação.

Ruptura da Fixação

A perda da fixação pode ocorrer pela falha da fixação do parafuso ou quebra da haste ou do parafuso. A quebra da haste geralmente indica a ocorrência de pseudo-artrose e falha por fadiga do material. Se asséptica, é recomendada a troca da haste. A perda da fixação do parafuso proximal reflete um osso patológico (i.e., osteopenia, neoplasia) ou uma colocação inadequada do parafuso inicial. Um desprendimento tardio da fixação do parafuso implica pseudo-artrose. A revisão da haste e a enxertia óssea são necessárias para um procedimento de salvação bem-sucedido. A quebra do parafuso distal precoce geralmente é o resultado de uma carga prematura ou excessiva. Uma diminuição do comprimento ou um desvio rotacional pode ocorrer se os parafusos distais forem removidos precocemente ou se o paciente inicia atividades com cargas excessivas sobre o membro.

Pseudo-Artrose

As não-consolidações assépticas são falhas biológicas que podem ou não ser complicadas pela ocorrência de falha do implante. Se o implante existente estiver solto, ele deve ser submetido a uma revisão com a utilização de uma fixação mais adequada, geralmente para uma haste de reconstrução de interbloqueio de maior calibre. Nas pseudo-artroses hipertróficas, a troca da haste é tudo que será necessário. Quando existem dúvidas ou na presença de uma pseudo-artrose atrófica, enxerto com osso autógeno do ílio no sítio da pseudo-artrose com a técnica de Phemister-Judet é aconselhável.

Perda Funcional

A perda funcional é quase sempre o resultado de complicações no nível do quadril ou joelho. A ossificação heterotópica é um achado radiológico freqüente, mas raramente é sintomática. Fraturas da patela, fraturas periarticulares do joelho e lesões dos tecidos moles podem resultar em perda de movimento após fraturas subtrocantéricas. Lesões neurológicas associadas com as fraturas subtrocantéricas são raras, mas devem ser cuidadosamente avaliadas antes da fixação com haste. Lesões do nervo ciático ou do nervo pudendo observadas após a cirurgia geralmente são causadas pela tração excessiva necessária para a redução ou por uma síndrome compartimental. Essas lesões nem sempre melhoram com o tempo, resultando em uma morbidade significativa.

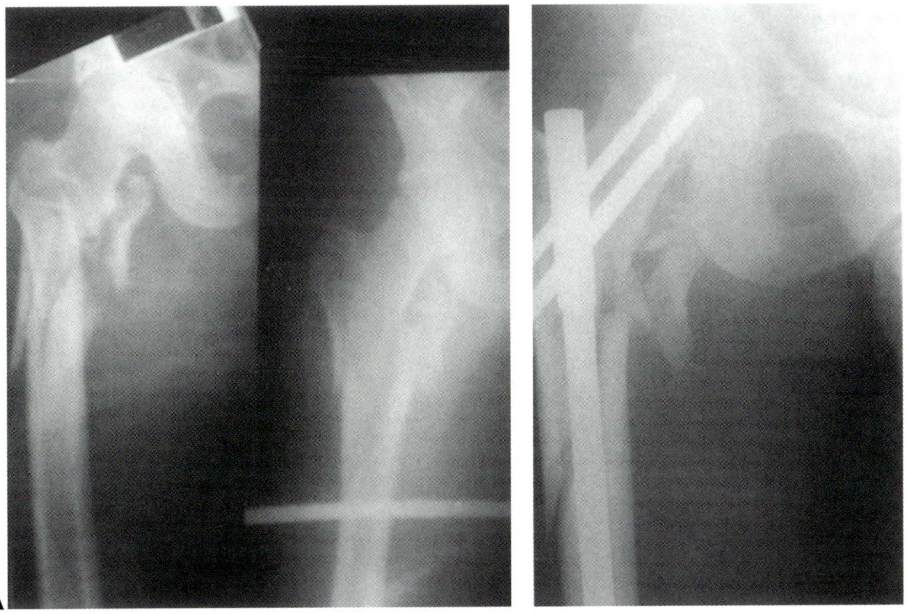

A B

Figura 27. A, B: Fratura subtrocantérica causada por um acidente de pára-quedas. Estabilização com haste de reconstrução de Russell-Taylor, modo estático.

CASO ILUSTRATIVO DA TÉCNICA

Um homem de 49 anos de idade teve problemas com seu pára-quedas durante o salto. No impacto, ele sofreu uma fratura fechada do fêmur proximal com desvio (Fig. 27A e B). O paciente foi submetido a uma reconstrução estática com haste e com fresagem. Sua fratura consolidou em 3 meses e ele retornou a suas atividades laborativas sem restrições. Esse padrão de fratura provavelmente representa a indicação ideal para uma haste de reconstrução, ou seja, uma fratura subtrocantérica com perda da estabilidade cortical medial com fratura do trocanter menor (Russell-Taylor IB). A fratura não se estende para a fossa piriforme.

LEITURA RECOMENDADA

1. Bergman, G.D., Winquist, R.A., Mayo, K.A., Hansen, S.T., Jr.: Subtrochanteric fracture of the femur: fixation using the Zickel nail. *J. Bone Joint Surg. [Am]* 69:1032-1040, 1987.
2. Charnley, G.J., and Ward, A.J.: Reconstruction femoral nailing for nonunion of subtrochanteric fracture: a revision technique following dynamic condylar screw failure. *Int. Orthop.,* 20:55-57, 1996.
3. Russell, T.A., and Taylor, J.C.: Subtrochanteric fractures. In Browner, B. (ed.): *Skeletal Trauma,* 1993.
4. Sanders, R., Regazzoni, P., Routt, M.L., Jr.: The treatment of subtrochanteric fractures of the femur using the dynamic condylar screw. *J. Orthop. Trauma,* 3:206-213, 1989.
5. Slater, J.C., Russell, T.A., Walker, EM.: Intramedullary nailing of complex subtrochanteric fracture of the femur. Presented at AAOS Orthopaedic Transactions, 1992.
6. Taylor, D.C., Erpelding, J.M., Whitman, C.S., Kragh, J.R., Jr.: Treatment of comminuted subtrochanteric femoral fractures in a young population with a reconstruction nail. *Mil. Med.,* 161:735-738, 1996.
7. Waddell, J.P.: Subtrochanteric fractures of the femur: a review of 130 patients. *J. Trauma,* 19:585-592, 1979.
8. Wheeler, D.L., Croy, T.J., Well, T.S., Scott, M.D., Senft, D.C., Duwellius, P.J.: Comparisons of reconstruction nails for high subtrochanteric femur fracture fixation. *Clin. Orthop.,* 338:231-239, 1997.
9. Wiss, DA, and Brien, W.W.: Subtrochanteric fractures of the femur: results of treatment with interlocking nails *Clin. Orthop.,* 283:231-236, 1992.

18

Fraturas do Fêmur: Fixação com Haste Intramedular

Bruce D. Browner, Andrew E. Caputo, e Augustus D. Mazzocca

■ INDICAÇÕES/CONTRA-INDICAÇÕES

A fixação com haste intramedular é o tratamento de escolha para praticamente todas as fraturas femorais em adultos. Existem dois tipos de fixação utilizando haste intramedular com bloqueio: estático e dinâmico. O bloqueio estático envolve a colocação de parafusos de bloqueio proximal e distal, o que evita uma rotação inadequada e o encurtamento. O bloqueio dinâmico utiliza parafusos de bloqueio somente em um dos lados da fratura, seja proximal ou distal. Como o bloqueio estático não inibe a consolidação da fratura, quase todas as fraturas da diáfise femoral devem ser bloqueadas estaticamente. Ocasionalmente, o bloqueio dinâmico está indicado em fraturas oblíquas curtas e em fraturas transversas da diáfise média sem cominução.

Muitos sistemas de classificação foram descritos para as fraturas do fêmur. Winquist e Hansen desenvolveram uma classificação baseada na quantidade de cominução (Fig. 1). As fraturas dos Tipos I e II têm um contato ósseo estável entre os fragmentos proximal e distal e são consideradas estáveis em relação ao comprimento. A cominução dos Tipos III e IV resulta na ausência de contato entre os fragmentos proximal e distal e necessita de um bloqueio estático para manter o comprimento e a rotação corretos do membro.

As indicações para a colocação de hastes intramedulares no fêmur incluem fraturas simples ou cominutivas abaixo do pequeno trocanter se estendendo distalmente até 7 cm acima do joelho. A maioria das fraturas expostas da diáfise femoral dos Graus I e II pode ser tratada com fresagem e o uso de hastes intramedulares. Fraturas isoladas Grau III podem ser mais bem tratadas com um tratamento agressivo da ferida, tração esquelética e uma fixação intramedular em um segundo tempo. Pacientes com múltiplas lesões incluindo fraturas expostas do fêmur necessitam de estabilização esquelética precoce para evitar comprometimento pulmonar. Nessas circunstâncias, o uso de hastes intramedulares sem fresagem pode ser biologicamente atrativo. Entretanto, os benefícios mecânicos da fresagem com inserção de uma haste maior, gerando mais estabilidade e resistência, são sacrificados.

B. D. Browner, M.D.: Department of Orthopaedic Surgery, University of Connecticut Health Center, John Dempsey Hospital, Farmington, Connecticut 06034-4037.
A. E. Caputo, M.D., e A. D. Mazzocca, M.D.: Department of Orthopaedics, University of Connecticut Health Center, Farmington, Connecticut 06034-4037.

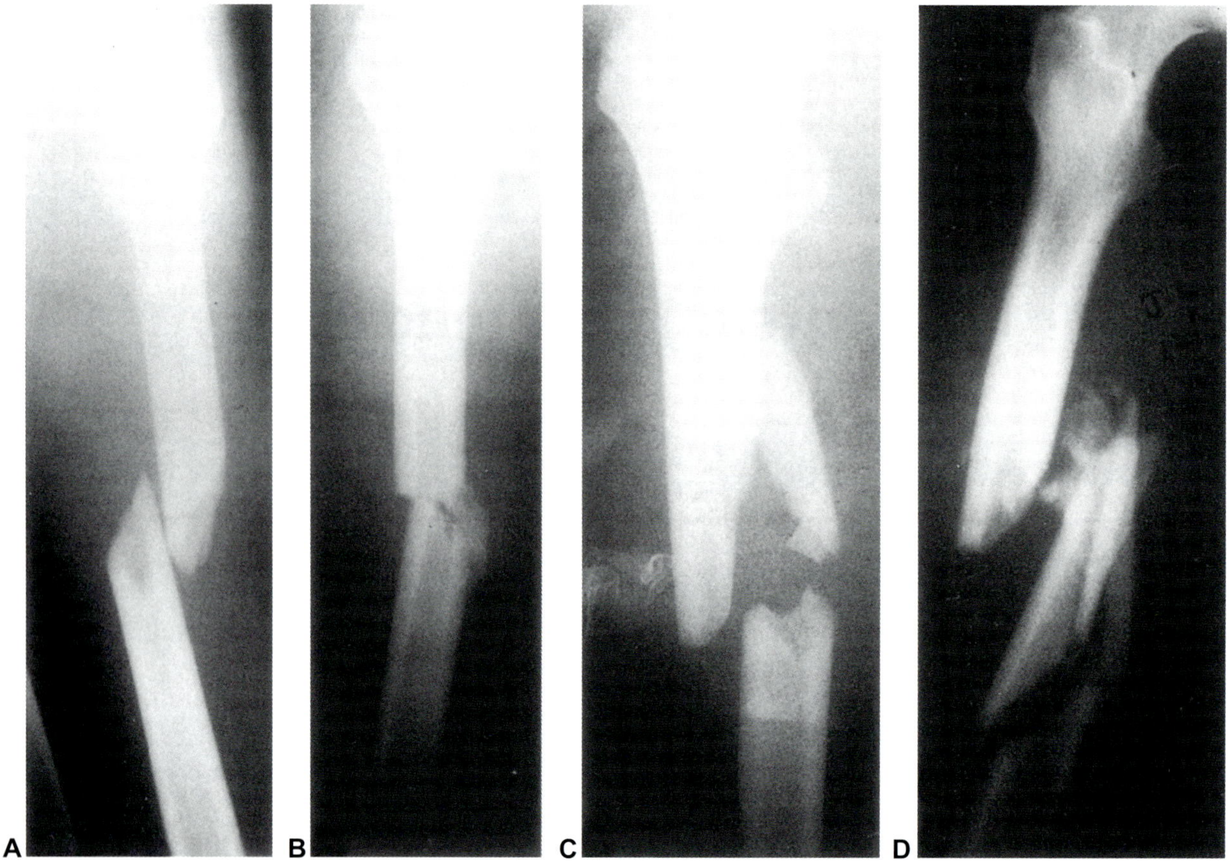

Figura 1. A-D: Classificação de fratura de Winquist-Hansen baseada na quantidade de cominução.

As contra-indicações para a fixação intramedular com haste incluem infecções locais ou sistêmicas ativas. A colocação anterógrada de hastes em adolescentes com placas de crescimento abertas pode danificar o suprimento sangüíneo para a cabeça femoral, causando osteonecrose. Essas fraturas podem ser mais bem tratadas pelo uso de hastes intramedulares flexíveis, que são inseridas de modo retrógrado, proximal à placa de crescimento do fêmur distal. Outras contra-indicações à fixação com hastes incluem pacientes com canais medulares muito estreitos ou aqueles com deformidades preexistentes que possam impedir a fixação intramedular fechada com haste.

PLANEJAMENTO PRÉ-OPERATÓRIO

Todos os pacientes com fraturas fechadas causadas por um trauma causado por traumatismo contuso devem ser avaliados quanto à presença de outras lesões. A avaliação do trauma e a ressuscitação com uma equipe multidisciplinar são necessárias em pacientes com lesões múltiplas. Radiografias ântero-posteriores (AP) e laterais de alta qualidade devem ser obtidas para a avaliação da fratura (Fig. 2A e B). A localização da fratura e o grau de cominução devem ser avaliados nas radiografias simples. A ocorrência de fraturas do quadril ipsilateral ou dos côndilos femorais deve ser descartada antes da fixação com haste. Radiografias específicas do quadril e do joelho geralmente são necessárias para uma melhor visualização dessas fraturas. Fraturas que não estavam desviadas e que não foram identificadas nessas áreas podem desviar durante a fixação com haste. Uma vez identificadas, essas fraturas podem ser tratadas através de fixação percutânea com parafusos. A osteoartrite do quadril com uma contratura em flexão pode limitar o movimento do quadril na mesa de tração e tornar a fixação com haste difícil na posição de decúbito dorsal. Quando existem uma grande cominução ou defeitos segmentares, radiografias panorâmicas do fêmur oposto podem ser úteis para a determinação do comprimento apropriado.

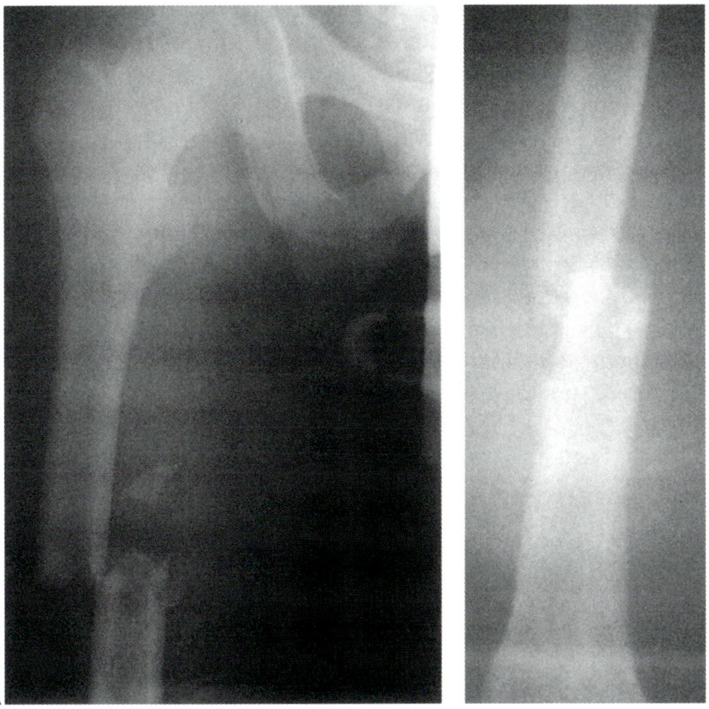

A B

Figura 2. A, B: Radiografia ântero-posterior do fêmur direito demonstrando uma fratura epifisária média transversal com mínima cominução.

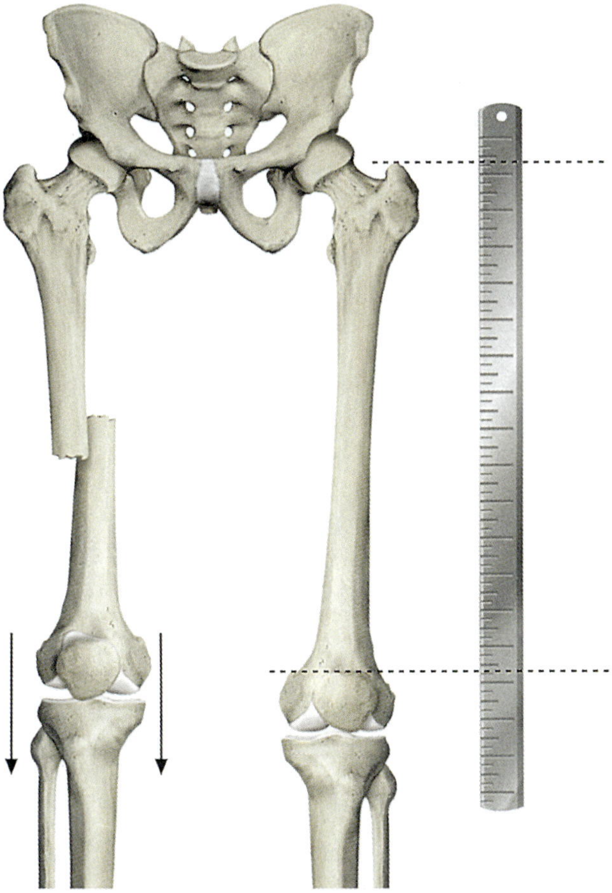

Figura 3. Avaliação pré-operatória do comprimento do membro. Para as fraturas simples com cominução limitada, a fratura geralmente pode ser reduzida com mínimos problemas para restaurar o comprimento correto do membro. Em pacientes com cominução da fratura dos Tipos III e IV de Winquist, o comprimento é restabelecido pelo uso do fêmur contralateral como referência. O comprimento entre a ponta do trocanter e o tubérculo adutor é determinado. Durante a cirurgia, o comprimento do fêmur fraturado é ajustado pelo uso da tração para duplicar o comprimento correto entre o trocanter-tubérculo adutor. Isso pode ser confirmado pela superposição de dois fios-guia de mesmo tamanho.

As radiografias contralaterais também podem ser utilizadas para avaliar o diâmetro do canal medular e o grau de curvatura do fêmur intacto. Pacientes com canais intramedulares extremamente pequenos podem necessitar de implantes de tamanhos especiais, que devem ser determinados antes da cirurgia para se assegurar a disponibilidade do implante. O processo de remodelamento associado com a idade avançada e osteoporose geralmente pode levar a um aumento do diâmetro do canal medular. Nesses pacientes, a inserção de hastes de diâmetros muito grandes não é necessária, já que a estabilidade pode ser obtida com maior eficiência através da utilização de hastes de 12 a 14 mm com bloqueio estático. A rigidez aumentada das hastes de maior diâmetro pode causar uma cominução iatrogênica durante a inserção no frágil osso osteoporótico; portanto, é particularmente importante se combinar a curvatura do implante com a curvatura do fêmur.

O restabelecimento do comprimento correto do membro e a escolha de uma haste de comprimento apropriado necessitam de um comprimento de referência. Nós utilizamos a distância entre a ponta do grande trocanter e o tubérculo adutor para determinar o comprimento. Uma radiografia do membro intacto com uma régua radiopaca colocada ao lado da coxa (Fig. 3) deve ser obtida.

CIRURGIA

Posicionamento do Paciente

A inserção da haste pode ser realizada com o paciente em decúbito lateral (Fig. 4) ou em decúbito dorsal (Fig. 5) com ou sem mesa ortopédica. A vantagem da posição de decúbito lateral é um melhor acesso à fossa piriforme, especialmente em pacientes maiores ou naqueles com doenças no quadril ipsilateral com uma diminuição da amplitude de movimentos. As desvantagens da posição lateral são o comprometimento respiratório nos pacientes com lesões múltiplas, angulação em valgo da fratura, dificuldade em determinar a rotação apropriada, congestão venosa causada pela pressão do poste perineal e uma maior dificuldade de inserção dos parafusos de bloqueio distal.

Existem diversas vantagens com a posição em decúbito dorsal, incluindo a facilidade da preparação, menor comprometimento respiratório, melhor alinhamento da fratura e inserção mais fácil do parafuso distal. A principal desvantagem é uma maior dificuldade em estabelecer o ponto inicial correto na fossa piriforme.

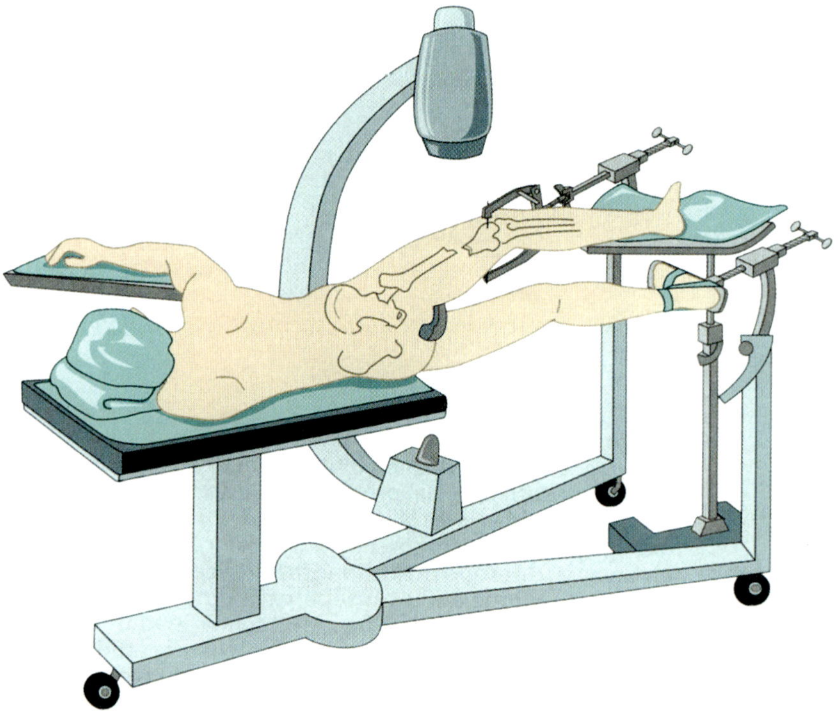

Figura 4. Posição cirúrgica em decúbito lateral. Na posição cirúrgica do decúbito lateral, um acesso melhorado ao fêmur proximal é aumentado pela flexão do quadril, que minimiza a interferência da inserção da instrumentação com o tronco do paciente. Uma desvantagem dessa técnica é que a função pulmonar fica levemente comprometida, esse é um procedimento demorado e existe a possibilidade de congestão venosa causada pelo poste peroneal comprimindo a face medial da coxa e os vasos femorais.

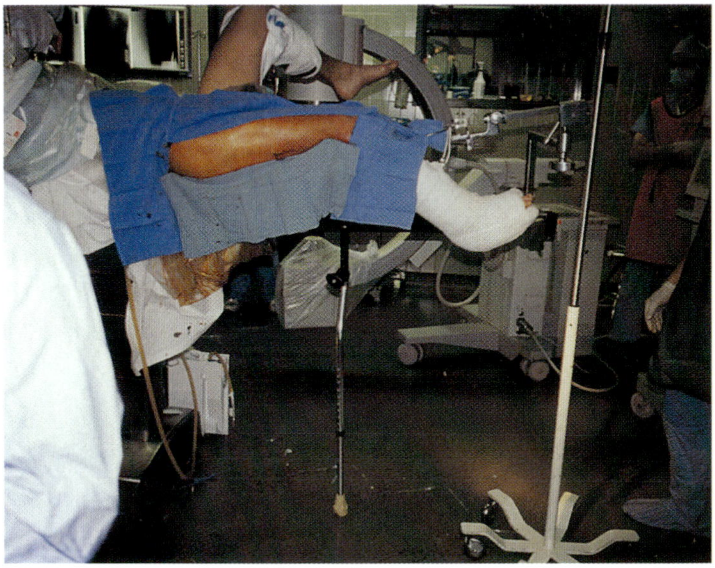

Figura 5. Posição cirúrgica em decúbito dorsal. Para obter um melhor acesso ao fêmur proximal no lado cirúrgico, o braço do paciente é posicionado acima do corpo, e o tronco é desviado para longe do lado afetado. O membro a ser operado é aduzido ao nível do quadril. O alinhamento rotacional é obtido com o joelho flexionado e o pé é deixado livre e pendente. A tração deve ser aplicada pelo uso de um pino de Steinmann colocado no nível do tubérculo tibial. Os pontos de fixação para o arco de tração devem ser colocados próximo à pele para evitar a inclinação do pino de Steinmann quando a tração é aplicada. A inclinação do pino dissipa a força de tração e produz dificuldades na hora da remoção do pino. O pino de Steinmann protruso deve ser cortado próximo ao arco, e as extremidades pontiagudas restantes devem ser cobertas com uma fita para evitar lesões nos profissionais que estarão ao redor do campo cirúrgico.

Classicamente, a fixação intramedular com haste é feita em uma mesa ortopédica que faça a redução da fratura através de uma tração longitudinal mantida com ou sem um pino esquelético. Um poste perineal proporciona um fulcro contra o qual a tração é aplicada. O *design* da maioria das mesas ortopédicas permite o acesso circunferencial à extremidade para manipulação, exposição cirúrgica e realização de imagens. O tempo de preparação é mais longo com uma mesa ortopédica em pacientes com traumas múltiplos que necessitam de procedimentos cirúrgicos simultâneos ou seqüenciais.

Alternativamente, a fixação intramedular com haste pode ser realizada em uma mesa radiolucente. A tração pode ser aplicada manualmente com ou sem o uso de um distrator femoral. A colocação da haste pode ser realizada através de uma abordagem anterógrada ou retrógrada. A técnica dá melhor resultado quando a colocação da haste é feita antes de 24 horas após a lesão. O tempo de preparação é mínimo, e o acesso à fossa piriforme é facilitado pela adução do mem-

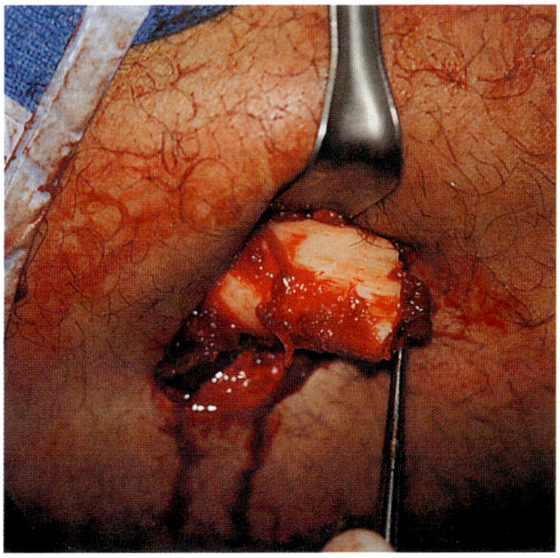

Figura 6. Tratamento de uma fratura exposta. A ferida da fratura exposta deve ser desbridada antes da fixação com haste. As extremidades do osso devem ser inspecionadas e cuidadosamente limpas com uma cureta. Extensões cirúrgicas da incisão devem ser fechadas, e a ferida original deve ser deixada aberta. No final do desbridamento, todos os instrumentos, capotes, luvas e campos cirúrgicos devem ser trocados, sendo a fixação com haste intramedular realizada como um procedimento distinto.

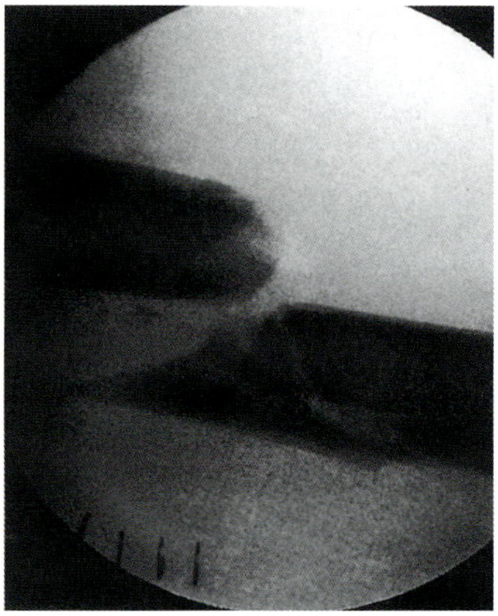

Figura 7. Alinhamento da fratura. Uma vez que o paciente esteja posicionado na mesa ortopédica, existe um desvio posterior do fragmento distal.

bro. As desvantagens com essa técnica incluem a dificuldade de visualização do quadril e do fêmur proximal na projeção lateral, dificuldade de reduzir e manter o alinhamento da fratura, risco às estruturas neurovasculares femorais e bloqueio do campo cirúrgico pelo distrator femoral (Fig. 6).

Redução Fechada

A redução fechada é feita mediante tração através da mesa ortopédica e manipulação externa. Uma bota de tração acoplada com pino de tração passado através da tíbia distal ou do fêmur proximal permite aplicação de tração, e o alinhamento é checado com o intensificador de imagens (Fig. 7). Ocasionalmente a manipulação do membro pelo cirurgião ou uma muleta pode ser útil para a redução de uma fratura angulada (Figs. 8 e 9). Para minimizar o risco de paralisia do nervo pudendo, a tração é diminuída durante a preparação, colocação dos campos e exposição proximal. Freqüentemente, uma haste de pequeno diâmetro pode ser utilizada no fragmento proximal para reduzir um fragmento proximal flexionado e rodado externamente. Alternativamente, muitos fabricantes de implantes incluem uma haste de pequeno diâmetro no conjunto de hastes para esse propósito.

Ponto de Entrada

O ponto de entrada é crítico para a colocação apropriada da haste e a redução da fratura. Uma incisão longitudinal de 6 a 10 cm de comprimento é feita sobre o grande trocanter em linha com o fêmur (Fig. 10). A fáscia superposta aos abdutores é incisionada e o músculo dividido em linha com suas fibras até a fossa piriforme (Fig. 11). Uma furadeira ou sovela pontiaguda é colocada na fossa piriforme e sua posição é confirmada com fluoroscopia. A ponta deve estar centrada diretamente em linha com o canal medular nas incidências em AP e lateral. Um portal de entrada medial deve ser evitado, pois pode levar a uma fratura do colo femoral. A colocação do portal lateralmente pode levar à cominução e a um alinhamento em varo nas fraturas proximais. Uma vez que a furadeira esteja apropriadamente posicionada na fossa piriforme e confirmada fluoroscopicamente, um orifício piloto é criado (Fig. 12A-D). Alternativamente, um fio-guia pode ser passado na fossa piriforme e o fêmur proximal aberto com uma broca canulada (Figs. 13-20).

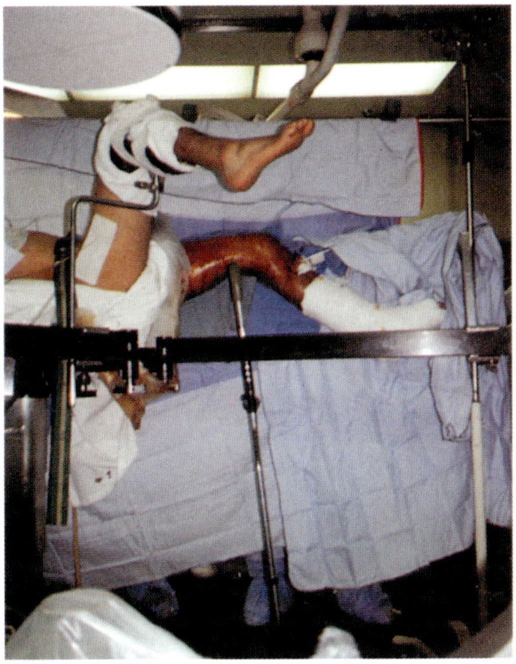

Figura 8. Redução da fratura. Uma muleta é colocada entre o assoalho e a face posterior do membro para auxiliar na redução. Isso coloca o fragmento distal em posição neutra. Observe que a muleta regulável permite um ajuste intra-operatório preciso e uma maior flexibilidade na redução.

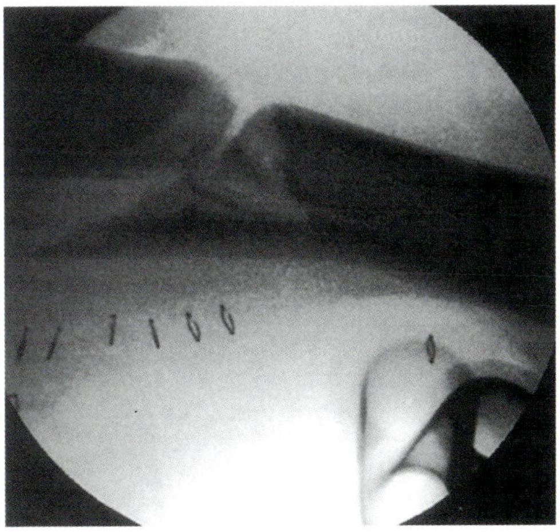

Figura 9. Redução da fratura. Essa incidência lateral demonstra a fratura após a correção do desvio posterior do fragmento distal com a muleta.

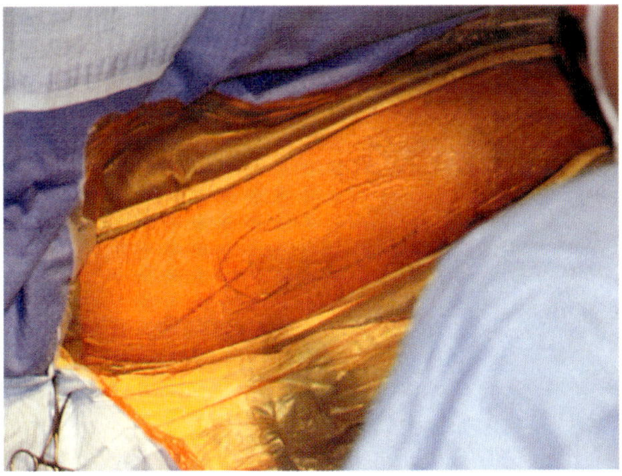

Figura 10. Planejamento da incisão cirúrgica. Uma incisão longitudinal de 6 a 10 cm de comprimento é feita na região proximal ao grande trocanter. O campo cirúrgico deve incluir o fêmur distal para acomodar o bloqueio distal.

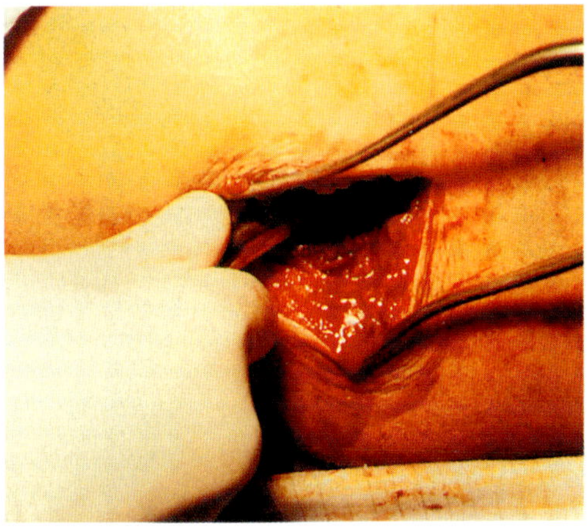

Figura 11. Incisão e dissecção. A incisão foi feita e levada através do tecido subcutâneo e fibras do glúteo máximo até a margem posterior do glúteo médio. A ponta do grande trocanter e a fossa piriforme são localizadas através de palpação digital.

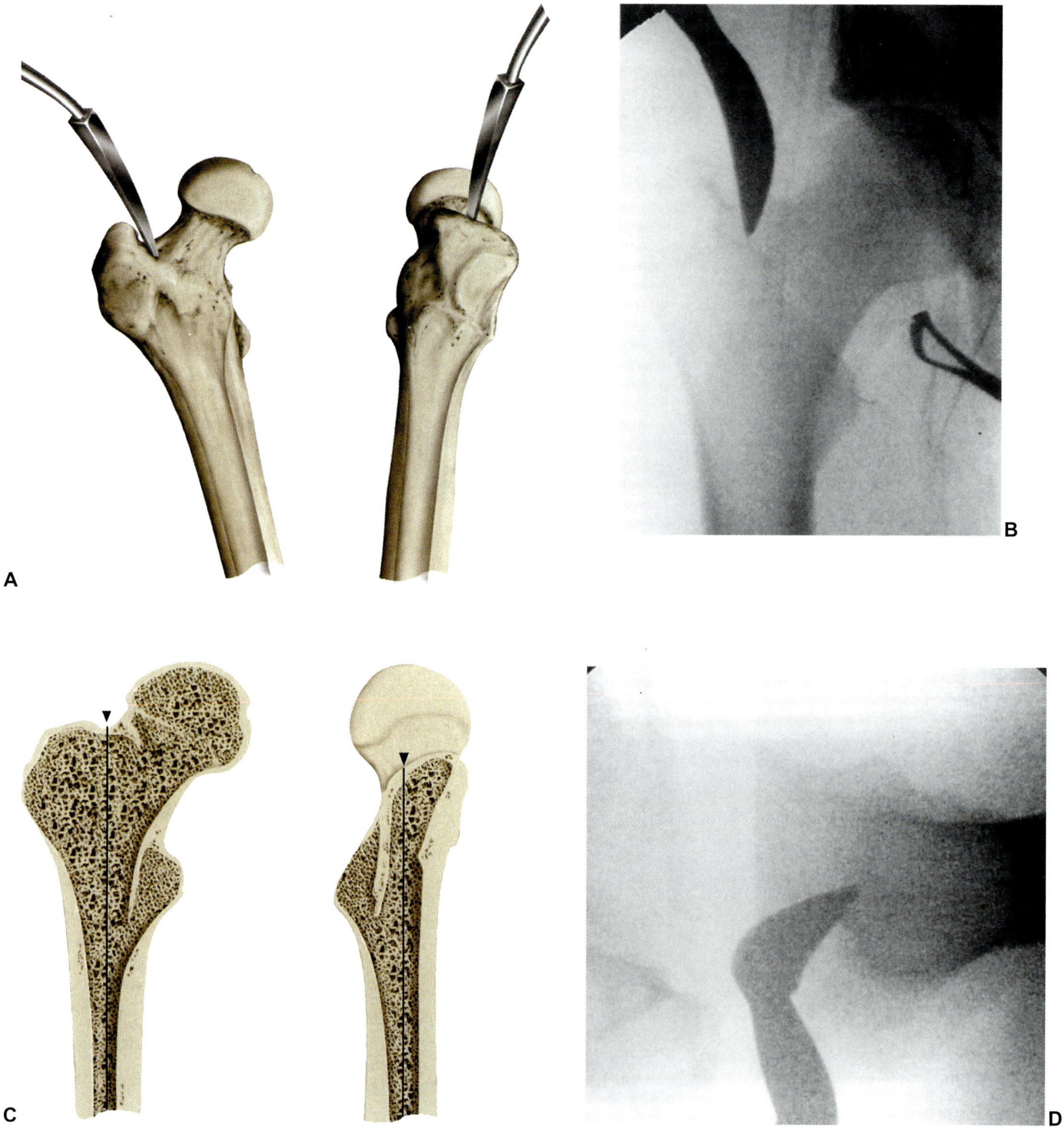

Figura 12. Estabelecimento do portal de entrada femoral com uma furadeira de Küntscher. Uma alternativa para o estabelecimento do portal de entrada no fêmur proximal é o uso de uma furadeira curva **(A)**. A posição inicial da furadeira estabelecida por palpação digital deve ser confirmada radiologicamente pelo intensificador de imagens em incidências ântero-posterior e lateral, que inclui o grande trocanter, a cabeça femoral e a porção proximal do canal medular **(B)**. O cirurgião deve imaginar uma linha passando pelo centro do canal medular e se projetando pelo topo do fêmur **(C)**. O portal de entrada deve ser estabelecido exatamente onde a linha emerge na incidência radiológica em AP **(D)**.

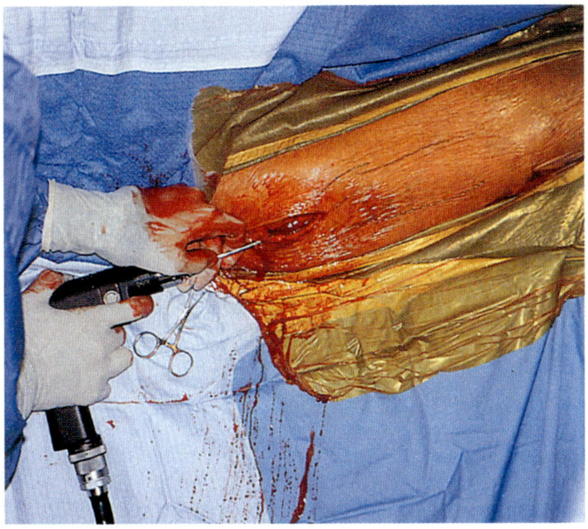

Figura 13. Estabelecimento do portal de entrada femoral com uma broca canulada. Alternativamente, o portal de entrada pode ser estabelecido pelo uso de uma broca canulada. Como mostrado aqui, um pino de Steinmann de 5/32 é guiado radiologicamente e perfurado até a fossa piriforme.

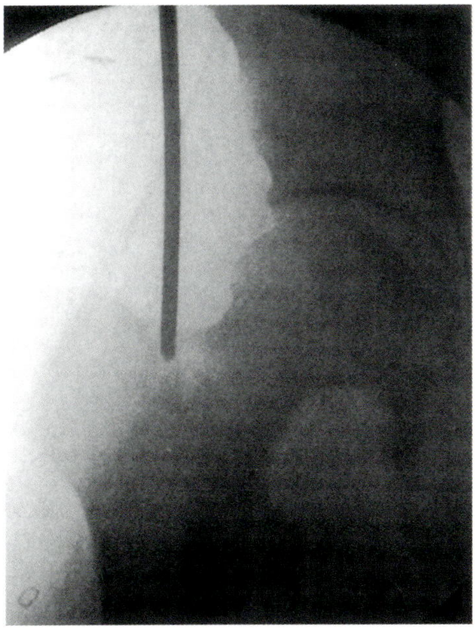

Figura 14. Colocação do pino de Steinmann. A posição correta do pino de Steinmann durante sua entrada pelo topo do fêmur é em um ponto onde a linha que define o centro do canal medular emergiria pelo topo do osso.

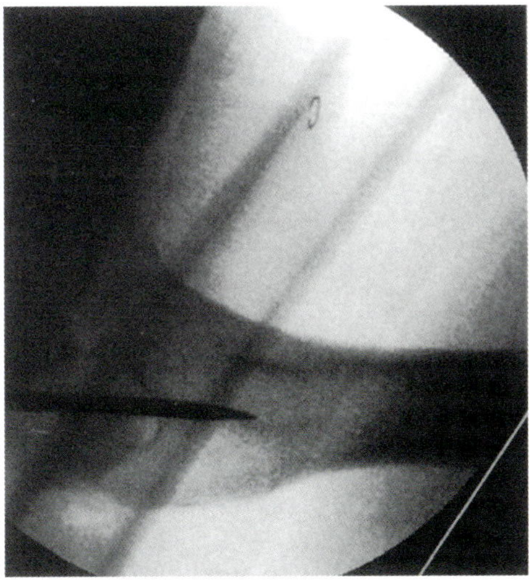

Figura 15. Colocação do pino de Steinmann. Como na incidência ântero-posterior, a incidência lateral do fêmur proximal demonstra que o pino de Steinmann de 5/32 penetra o osso exatamente no ponto em que a linha que define o centro do canal medular emerge no topo do osso.

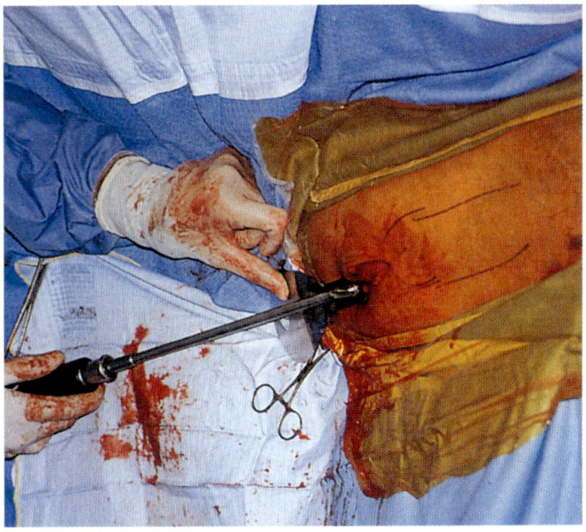

Figura 16. Broca canulada com fresador. A broca canulada é inserida com um protetor de tecidos moles em seu lugar sobre o pino de Steinmann de 5/32.

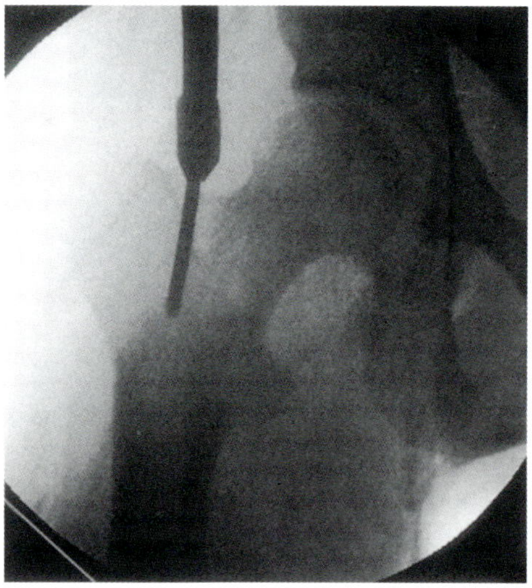

Figura 17. Colocação do fresador. O fresador de extremidade cortante de 13 mm é colocado sobre o pino de Steinmann de 5/32, produzindo um portal de entrada precisamente localizado. A perfuração com uma fresa de extremidade pontiaguda de 13 mm é um método superior para o estabelecimento de um portal de entrada através do osso femoral proximal em um paciente jovem. O uso desse fresador canulado especial sobre um pino de Steinmann de 5/32 evita o escorregamento, que pode ocorrer com as furadeiras curvas com manopla em T. Aqui é crítico ter uma adução adequada do quadril.

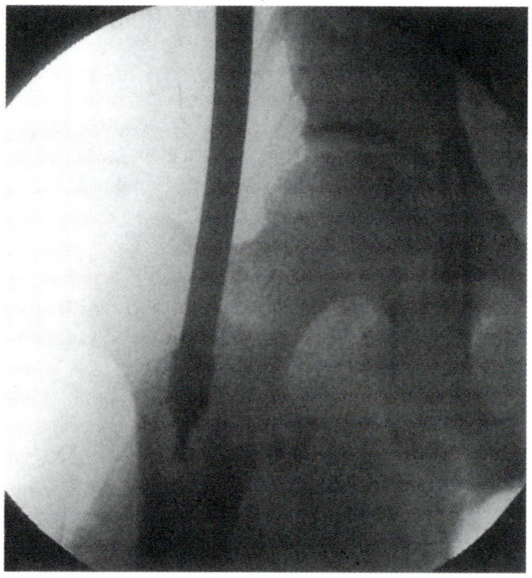

Figura 18. Colocação do fresador. Variações anatômicas individuais algumas vezes evitam que o pino de Steinmann de 5/32 continue seu caminho ao longo do eixo do canal medular do fêmur. Nesses casos, o pino deve ser inserido no fêmur somente por alguns centímetros. Uma vez que a broca canulada seja passada pelo topo do fêmur, o corpo da broca pode ser empurrado medialmente para mais perto do paciente, de modo a redirecionar a extremidade cortante na direção do canal medular.

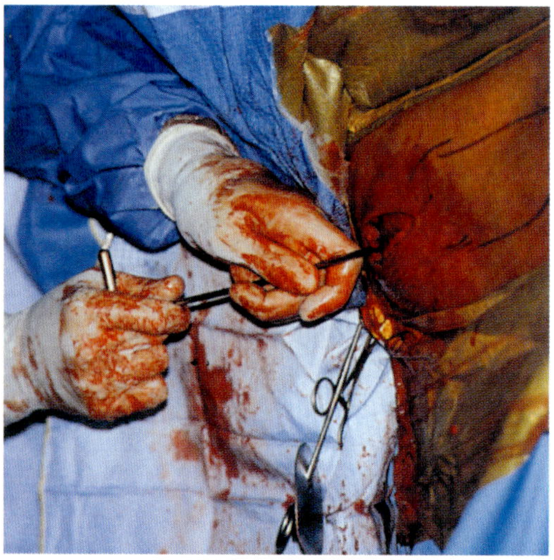

Figura 19. Dilatação do canal medular com uma furadeira com manopla em T. Como o corpo do fresador de portal de entrada com extremidade cortante de 13 mm é rígido, nem sempre é possível a passagem desse fresador pelo canal medular. Nesses casos, a furadeira em T, que possui uma diáfise mais maleável, pode ser introduzida para completar o caminho da metáfise para o canal medular.

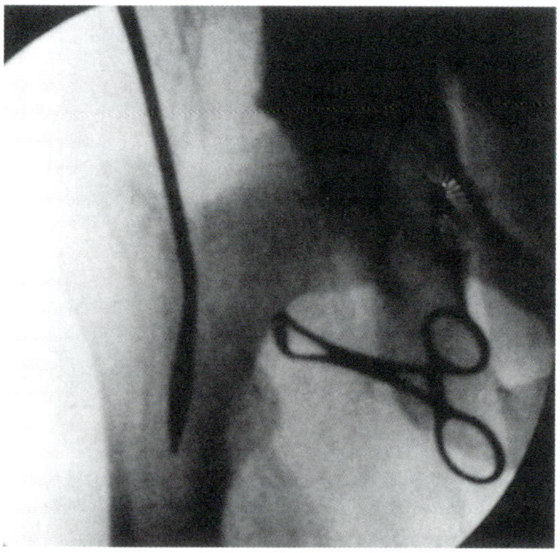

Figura 20. Furadeira com manopla em T. Essa vista radiológica do fêmur proximal mostra a furadeira curva em T sendo passada pelo canal medular.

Inserção do Fio-guia, Redução da Fratura e Fresagem

Um fio-guia de ponta esférica é colocado dentro do canal sob controle fluoroscópico. Uma ponta esférica é essencial para evitar complicações durante a fresagem. Comumente, os 2 cm distais do fio-guia são curvados e utilizados para direcionar o fio na direção do fragmento distal desviado. O fio-guia deve ser colocado centralmente no fragmento distal porque a colocação excêntrica pode causar cominução e desalinhamento (Figs. 21-42).

Inicialmente, um fresador com extremidade cortante pequena (8,5 ou 9,0 mm) é utilizado. Depois sucessivos fresadores com laterais cortantes em incrementos de 1,0 mm são utilizados até que os fresadores comecem a cortar a superfície endostal, o que é percebido como uma resistência manual e um estalido audível. O diâmetro do fresador é então aumentado em incrementos de 0.5 mm para minimizar a geração de calor e a probabilidade de encarceramento do fresador dentro do canal medular. O fresador deve ser avançado através do istmo até que a resistência seja perdida, o que indica que a cabeça do fresador entrou na porção alargada do canal medular. Apesar de o fio-guia de ponta esférica se estender por todo o comprimento do fêmur, o osso esponjoso na metáfise distal não deve ser fresado. Uma melhor fixação será atingida se a haste puder ser impactada no osso esponjoso. O canal deve ser fresado entre 1 a 1,5 mm a mais do que o diâmetro da haste que se deseja inserir. Melhorias nas técnicas de metalurgia e de fabricação aumentaram a resistência das hastes intramedulares, permitindo a fixação bem-sucedida com hastes de menor diâmetro. Para a maioria dos pacientes, nós utilizamos hastes de 10 a 12 mm de diâmetro em pacientes do sexo feminino e de 11 a 13 mm em pacientes do sexo masculino.

O comprimento correto do fêmur fraturado é restabelecido durante a cirurgia pelo uso do fio-guia de ponta esférica e o comprimento de referência previamente determinado. Um segundo fio-guia de tamanho igual ao fio guia de ponta esférica é inserido na ferida até o nível do portal de entrada no topo do fêmur. Uma pinça é colocada no fio-guia no ponto em que ele se superpõe à ponta do fio-guia de ponta esférica. A distância entre a pinça e a extremidade livre do segundo fio-guia é medida para estimar a distância da ponta do trocanter maior até o tubérculo adutor. Essa distância é comparada com a medida de referência feita antes da cirurgia no fêmur contralateral intacto. Os ajustes devem ser feitos com tração para corrigir qualquer discrepância com essa distância.

Depois da fresagem, a extremidade distal do fio-guia com ponta esférica é posicionada de modo correspondente à extensão distal da haste desejada. Para a maioria das fraturas diafisárias, isso corresponde ao tubérculo do adutor. Nas fraturas do terço distal, a esfera é colocada em uma

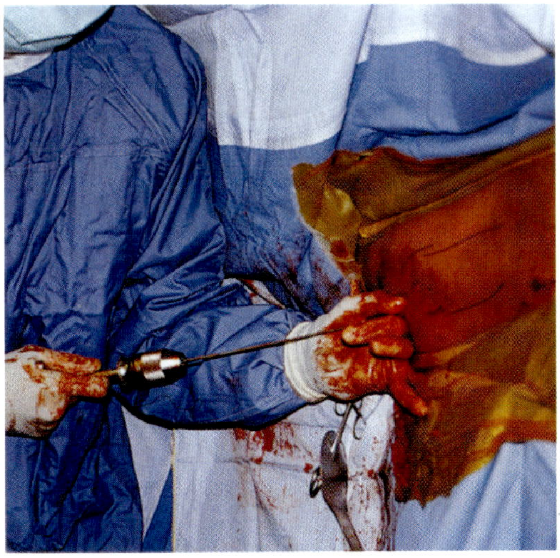

Figura 21. Colocação do fio-guia com ponta esférica. O fio-guia de fresagem com ponta esférica é preso a um mandril em T e introduzido no portal de entrada. O fio-guia pode ser rodado conforme é avançado através de uma pressão sobre o mandril em T.

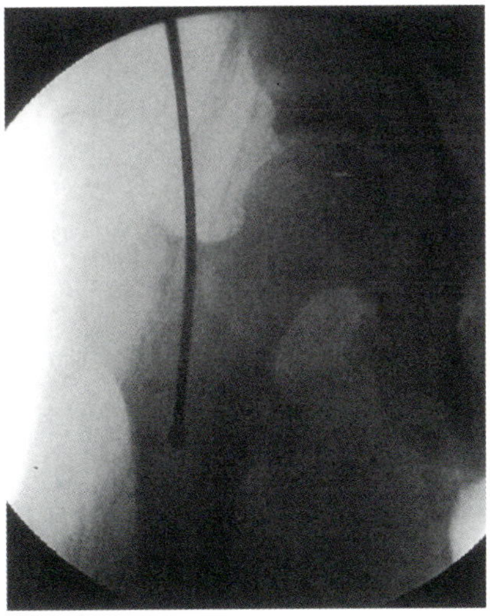

Figura 22. Colocação do fio-guia com ponta esférica. Devido à inclinação curva na extremidade do fio-guia, a ponta esférica algumas vezes encontra resistência em sua passagem através da metáfise.

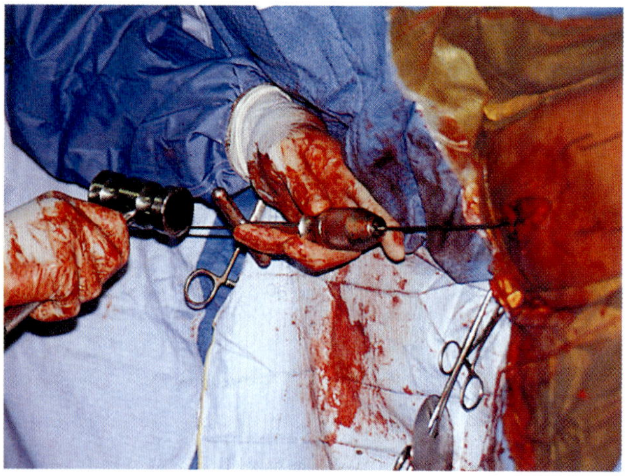

Figura 23. Colocação do fio-guia com ponta esférica. O mandril em T é preso ao fio-guia próximo à ferida de entrada para melhorar o controle e minimizar a deformação do fio. Quando o fio-guia com ponta curva é utilizado, o mandril em T irá permitir a manipulação rotacional do fio-guia. Alguma resistência encontrada pode ser superada por leves golpes sobre o mandril em T. Se uma grande resistência estiver presente, a posição da ponta esférica deve ser cuidadosamente identificada com imagens em AP e lateral obtidas com o intensificador de imagens. Pode ser necessária a retirada da ponta para seu reposicionamento.

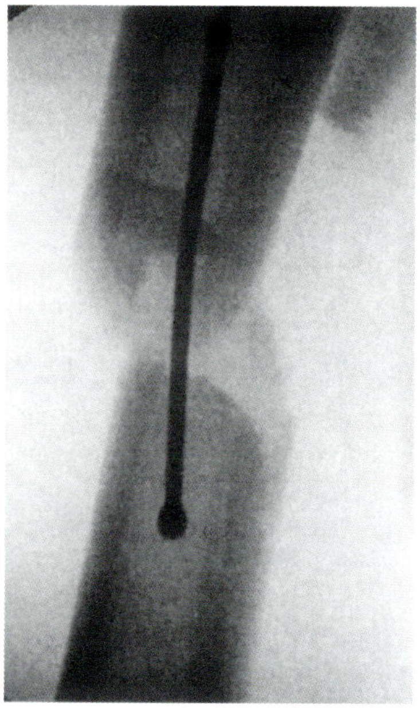

Figura 24. Colocação do fio-guia com ponta esférica além do foco de fratura. Se existir uma pequena quantidade de translação residual no sítio da fratura, algumas vezes é possível se passar o fio-guia aproveitando a inclinação na extremidade do fio. A passagem do fio-guia é bastante facilitada pelo uso de um breve período de fluoroscopia ao vivo. A passagem bem-sucedida pelo canal medular oposto pode ser confirmada pela visualização de que a ponta do fio-guia está contida dentro do osso e cruza as margens corticais na direção dos tecidos moles. Para confirmar ainda mais a localização do fio-guia, ele deve ser rodado. Incidências laterais são necessárias para confirmar a posição correta do fio dentro do canal medular.

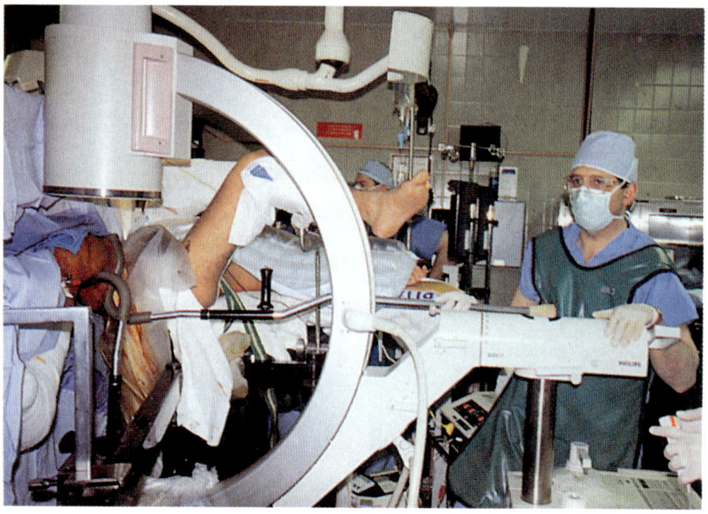

Figura 25. Redução da fratura com uma muleta. Quando a fratura demonstra uma angulação em valgo ou um desvio medial da extremidade distal do fragmento proximal, um assistente que não esteja atuando no campo cirúrgico pode aplicar uma força no plano coronal com uma muleta.

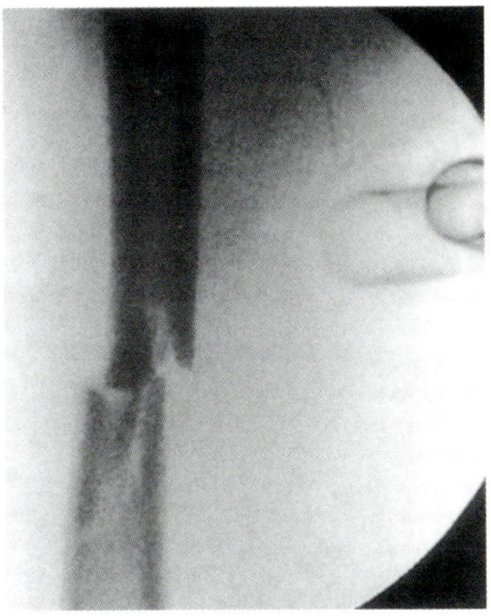

Figura 26

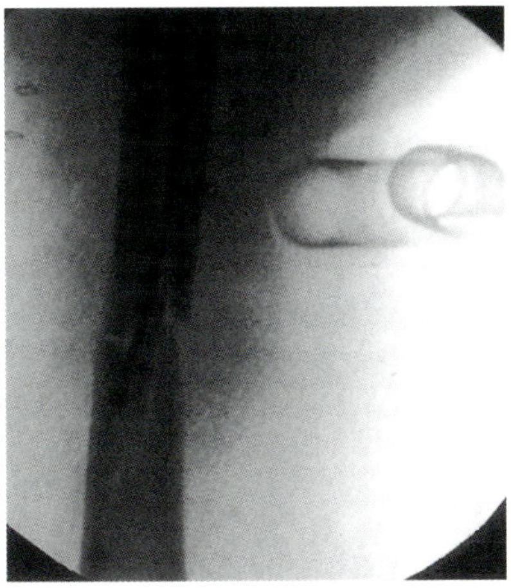

Figura 27

Figuras 26 e 27. Redução da fratura com a muleta. Uma combinação de manobras pode ser utilizada para reduzir a fratura no plano sagital. Uma muleta geralmente é necessária para apoiar o fragmento distal, que é puxado na direção do chão pelas duas cabeças do músculo gastrocnêmio. O fragmento proximal é empurrado anteriormente pelos flexores do quadril. Uma pressão manual aplicada na face anterior da coxa pode auxiliar na redução. A conformação radiológica da muleta reduz a fratura e permite a passagem do fio-guia com ponta esférica.

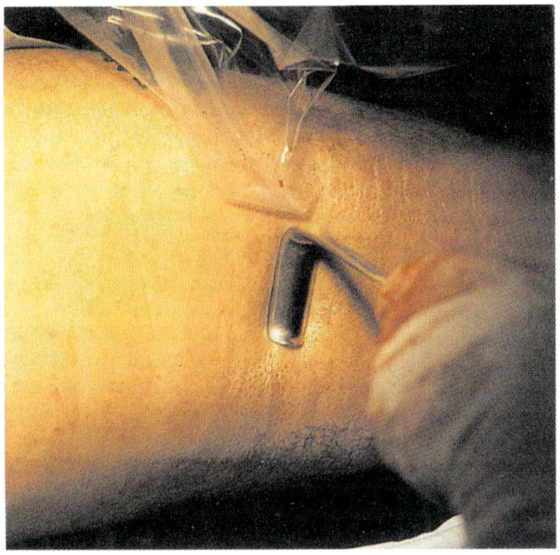

Figura 28

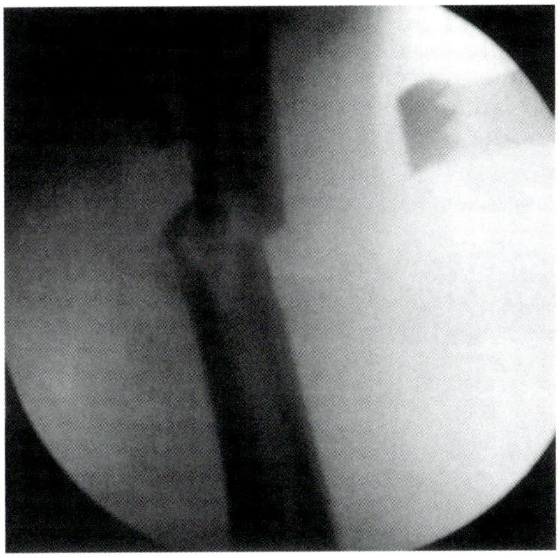

Figura 29

Figuras 28 e 29. Redução da fratura com afastadores. Quando a fratura demonstra uma angulação em varo ou desvio medial, uma força de redução pode ser aplicada no plano coronal através de uma pressão com o uso de afastadores estéreis.

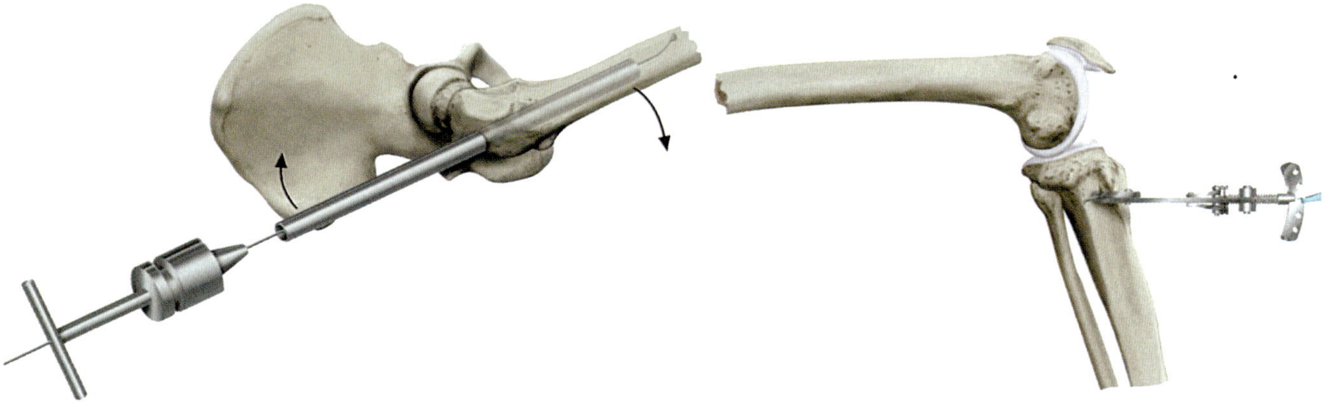

Figura 30. Redução da fratura com uma haste de pequeno diâmetro ou a ferramenta de redução. Uma força de redução mais poderosa pode ser aplicada com o uso de uma haste de menor diâmetro ou ferramenta de redução. Quando encontramos fraturas diafisárias proximais, esse método pode ser utilizado para controlar o fragmento proximal flexionado, rodado externamente e abduzido durante a redução.

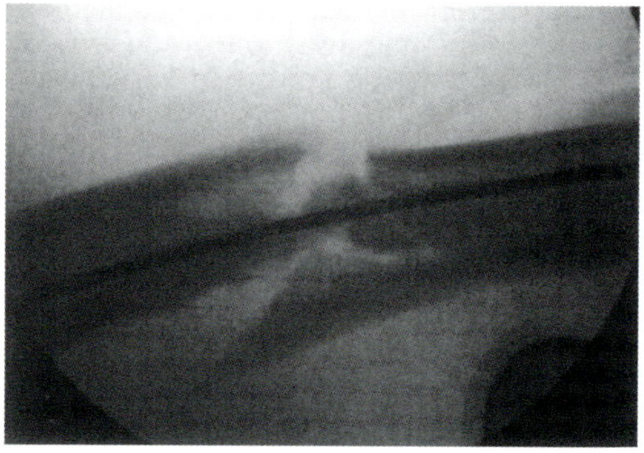

Figura 31. Passagem do fio-guia além do foco da fratura. A passagem do fio-guia para o fragmento distal é confirmada. Devem ser realizadas imagens em AP e lateral para se assegurar de que o fio está no canal medular.

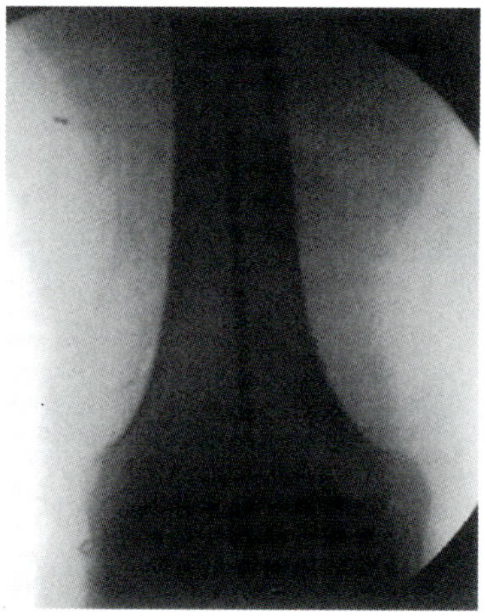

Figura 32. Confirmação da localização apropriada do fio guia. A fratura deve ser reduzida antes da inserção do fio guia e mantida nesta posição durante toda a frezagem, inserção da haste e fixação com o parafuso distal. A redução correta é confirmada quando o fio guia passa pelo centro do canal medular até o nível do tubérculo do adutor.

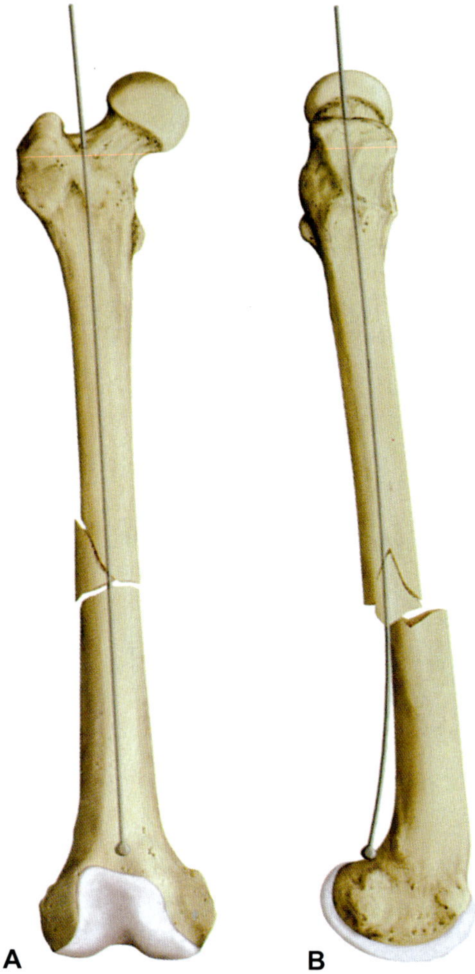

A B

Figura 33. A, B: Colocação apropriada do fio guia com ponta esférica. Observe como um fio passado posteriormente pode ser visto como se estivesse passando centralmente na incidência ântero-posterior. Isto enfatiza a necessidade de se obter ambas as incidências para a confirmação da contenção do fio no canal medular.

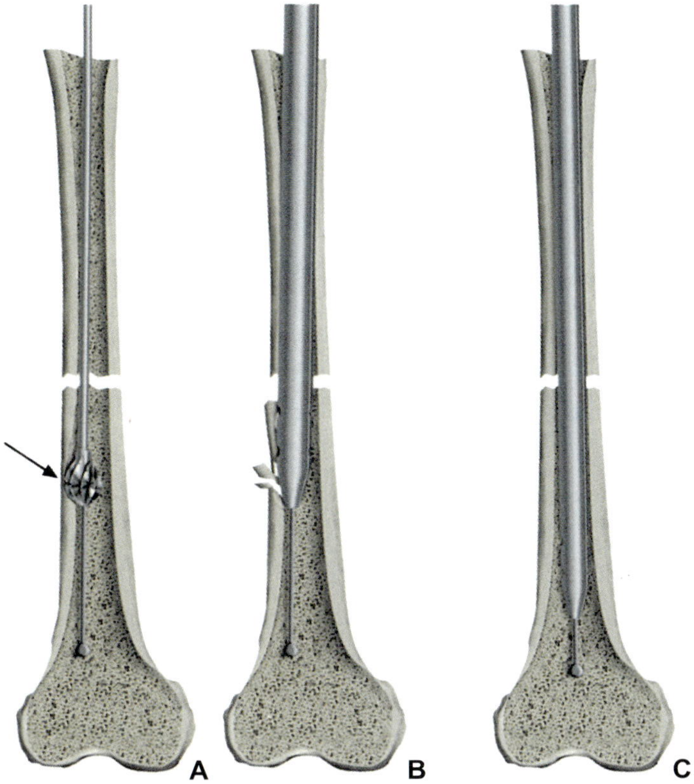

Figura 34. A-C: Colocação do fio guia. Uma colocação excêntrica do fio guia pode levar a uma fresagem excessiva de uma cortical e a cominução durante a inserção da haste.

posição imediatamente proximal à incisura intercondilar. Nestes casos, é imperativo se planejar a colocação de dois parafusos de bloqueio distal, o que evita ocorra movimento do fragmento distal. Ocasionalmente pode ser necessário uma adaptação na haste, que será aparada em sua extremidade distal, permitindo uma colocação mais distal do parafuso de bloqueio.

Nas fraturas de Winquist III a IV, geralmente é difícil se restabelecer o comprimento correto do membro através da reaproximação dos principais fragmentos. Por este motivo. A tração deve ser ajustada de modo que o comprimento de referência (grande trocânter até o tubérculo do adutor) determinado pré-operatoriamente possa ser reproduzido durante a cirurgia com o uso de um fio guia de extremidade esférica e um segundo fio guia de comprimento igual. Um erro ao comparar o comprimento intra-operatório com o comprimento de referência pode resultar em uma fixação do fêmur em uma posição encurtada ou alongada.

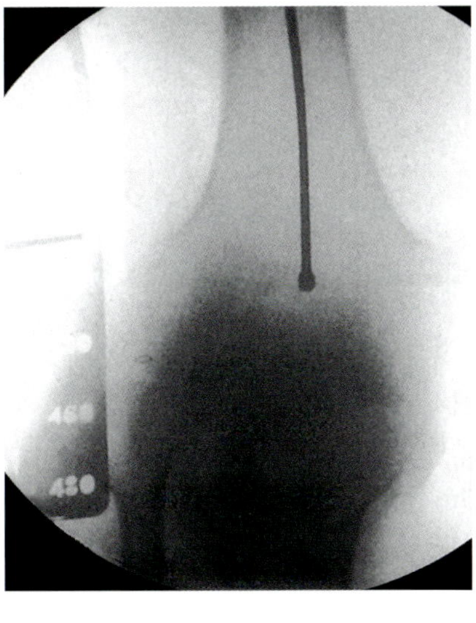

Figura 35. Tamanho da haste intramedular femoral. O comprimento proposto da haste é medida da ponta do trocanter maior até o tubérculo do adutor.

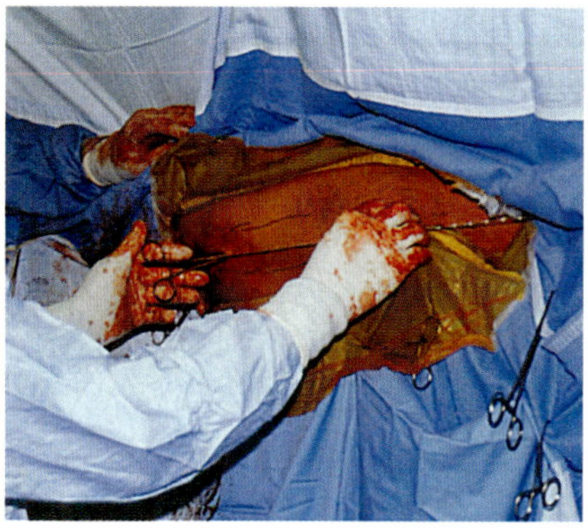

Figura 36

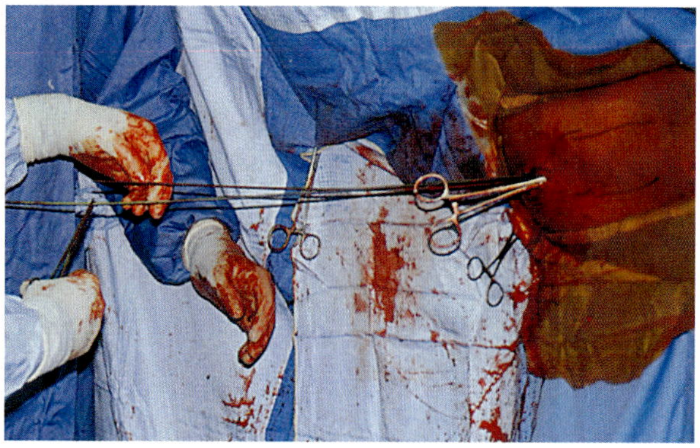

Figura 37

Figuras 36 e 37. Medida com a régua. O restabelecimento do comprimento correto do fêmur fraturado e a escolha de uma haste intramedular de comprimento correto necessitam do uso de um comprimento de referência, que é a distância entre a ponta do trocanter maior e o tubérculo do adutor. Essa distância pode ser medida com o uso de uma régua radiopaca colocada na face lateral da coxa no nível do fêmur.

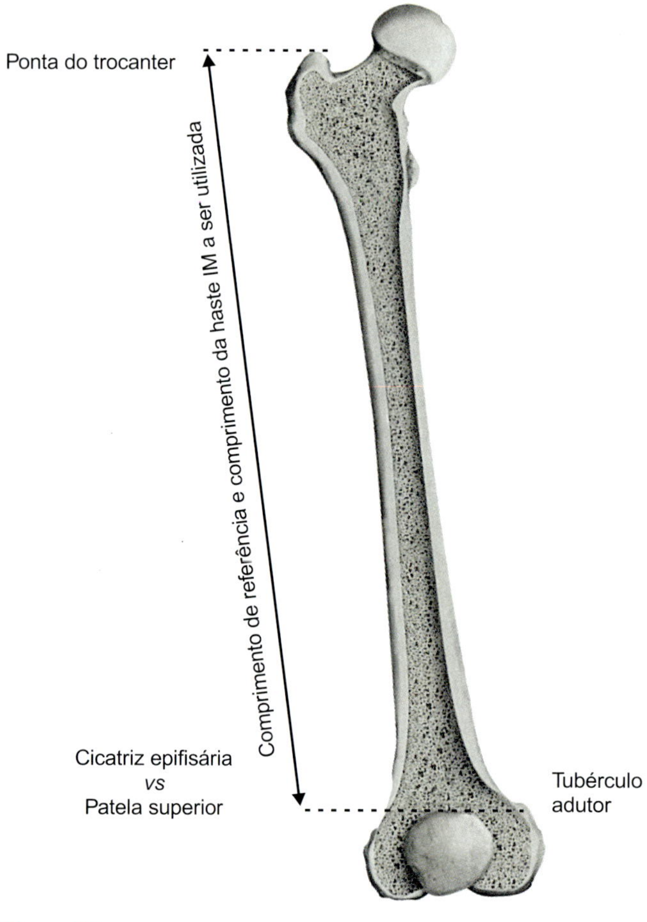

Figura 38

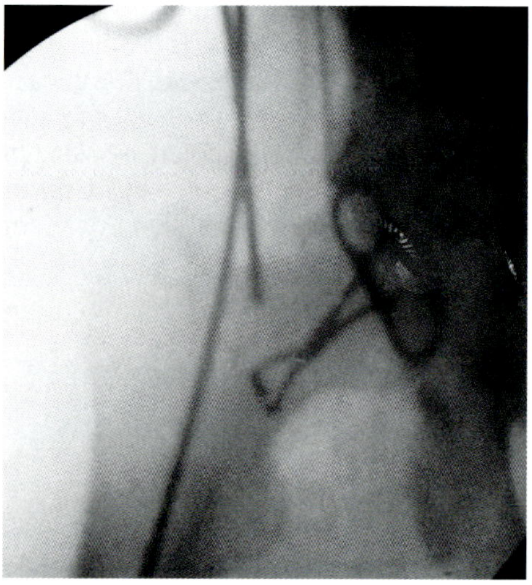

Figura 39

Figuras 38 e 39. Medida do fio. Um segundo fio-guia de comprimento igual ao fio-guia com ponta esférica é inserido na ferida até o nível do portal de entrada no topo do fêmur. Uma pinça é colocada no fio-guia no ponto em que ele se superpõe à ponta do fio guia com ponta esférica. A distância entre a pinça e a extremidade livre do segundo fio-guia é medida, e a distância da ponta do grande trocanter até o tubérculo adutor é estimada. Essa distância é comparada com a medida de referência feita antes da cirurgia no fêmur contralateral intacto. Ajustes devem ser feitos com tração para corrigir qualquer discrepância em relação a essa distância.

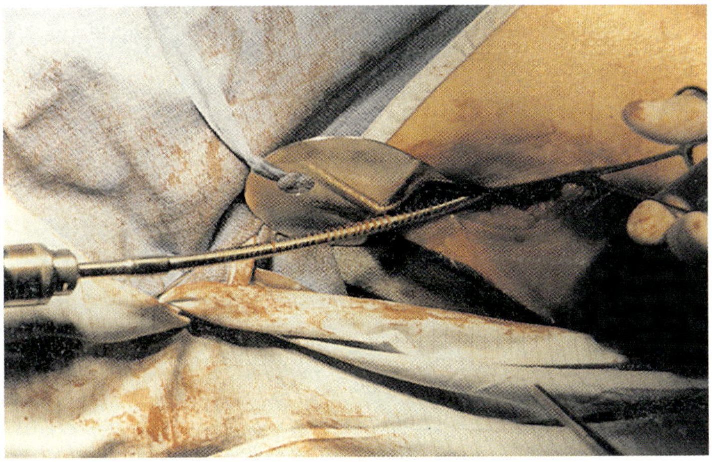

Figura 40. Fresagem. O protetor de tecidos moles sempre deve ser utilizado para evitar lesões à pele e aos músculos pela rotação do corpo do fresador. Uma faixa acolchoada é amarrada ao protetor para evitar que ele caia no chão. Quando o fresador é puxado de volta, uma pinça de Kocher é utilizada para se segurar o fio-guia, evitando sua extração através do sítio da fratura. O fresador inicial deve ser pequeno, do tipo com extremidade cortante, para criar um caminho para os fresadores subseqüentes.

O fio-guia de ponta esférica não foi projetado para ser utilizado para a inserção da haste. A ponta do fio-guia geralmente é curvada para facilitar a canulação do fragmento distal, e a largura da esfera geralmente é mais ampla do que o diâmetro interno da ponta da haste. Conseqüentemente, o fio-guia de ponta esférica e curvada pode ficar aprisionado se for utilizado para a inserção da haste. Adicionalmente, um fio-guia de maior diâmetro que preencha mais completamente o diâmetro interno da ponta da haste é preferível para a inserção da haste. Se a haste for inserida sobre um fio-guia fino, o diâmetro interno maior da ponta da haste pode permitir que a haste se desvie em uma posição excêntrica. Isso pode causar um encarceramento inadvertido no córtex do fragmento distal. Portanto, é necessário um fio-guia reto, liso e grande é necessário. Uma bainha plástica é utilizada para manter a continuidade do canal durante a troca do fio-guia de ponta esférica pelo fio-guia liso (Figs. 43-45).

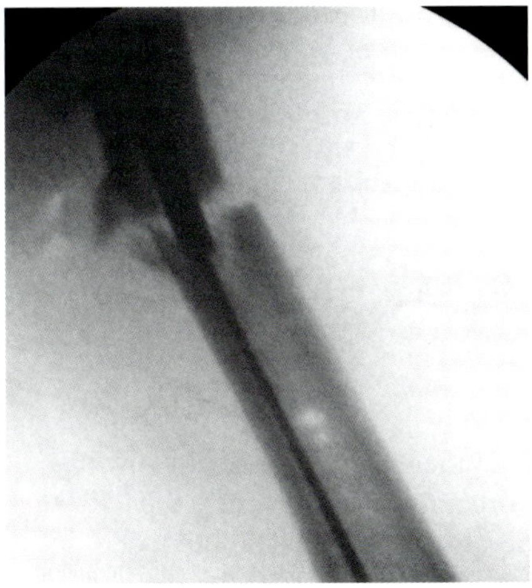

Figura 41

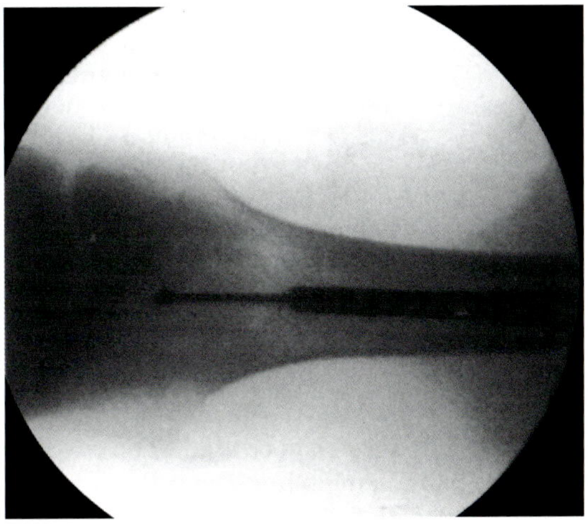

Figura 42

Figura 41 e 42. Fresagem. A fim de evitar pressão excessiva no canal medular, a fresa deve ser cortante, com lâminas profundas, e ter um corpo pequeno em relação ao diâmetro da cabeça da fresa. Além disso, a fresa deve ser avançada lentamente, e várias passagens devem ser executadas com cada diâmetro. Fresas de corte lateral são utilizadas para alargar o canal em um diâmetro 1 mm maior que o diâmetro da haste a ser utilizada. O diâmetro das fresas pode ser aumentado inicialmente em incrementos de 1 mm. Assim que a fresagem começar a cortar o osso cortical, o aumento do diâmetro da fresa deve ser aumentado em incrementos de 0,5 mm. Se for encontrada resistência excessiva com a utilização de um diâmetro de fresa em particular, o último diâmetro que passar sem dificuldades deve ser reintroduzido e passado várias vezes para remover quantidades adicionais de osso. Um excesso de fresagem da ordem de 1 a 2 mm deve ser realizado quando o fêmur tem um encurvamento significativo, quando o istmo é longo e estreito ou se a passagem da haste estiver encontrando dificuldade.

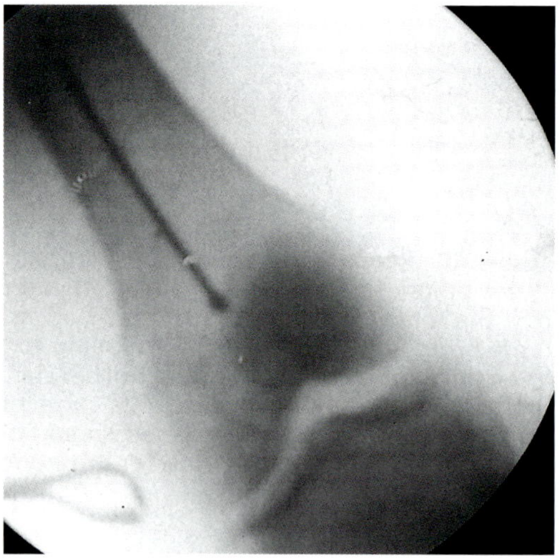

Figura 43

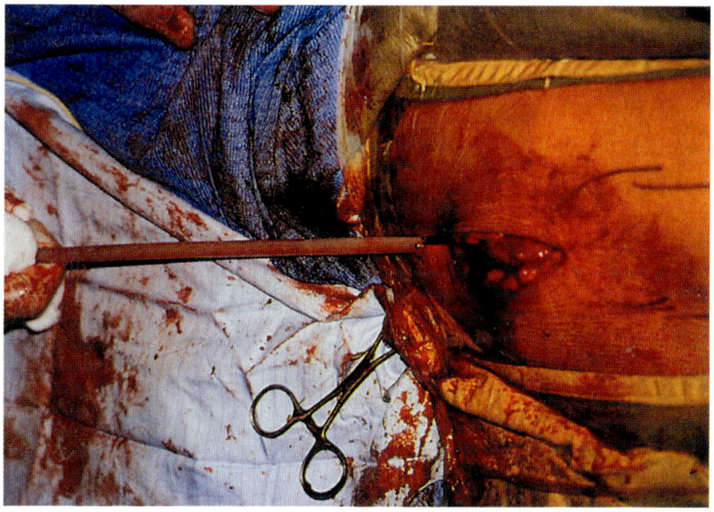

Figura 44

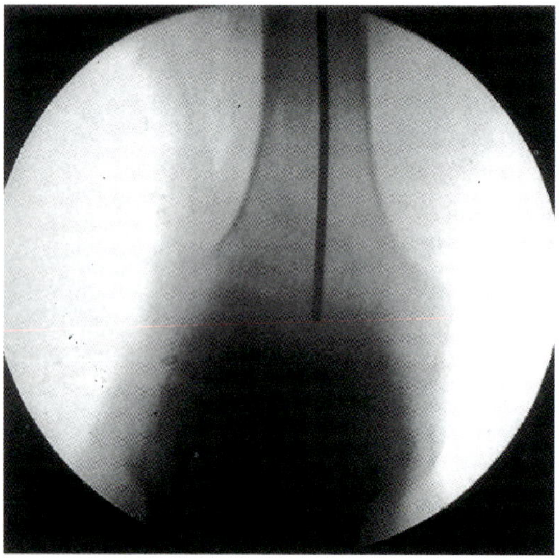

Figura 45

Figuras 43, 44 e 45. Troca do fio-guia. O propósito para a extremidade esférica do fio-guia com extremidade em bola é o de auxiliar na extração de um fresador encarcerado. Entretanto, por causa da bola, esse fio não deve ser utilizado para a inserção da haste. O fio-guia de fresagem com ponta esférica é substituído por um fio-guia de ponta reta de diâmetro ligeiramente maior (fio-guia da haste), que se encaixa na haste, minimizando o risco de ficar preso na cortical do fragmento distal. Um tubo plástico de troca deve ser utilizado para evitar o deslocamento da fratura e simplificar a troca dos fios. Um marcador metálico na ponta do tubo permite a confirmação radiográfica de que o tubo passou através do foco da fratura.

Colocação da Haste

A haste é montada em seu equipamento de inserção e colocada sobre o fio-guia de ponta lisa. Controle fluoroscópico deve ser utilizado durante a passagem pelo sítio da fratura para minimizar a probabilidade de cominução iatrogênica. A haste é impactada suavemente com um martelete até que a haste proximal esteja no nível ou um pouco abaixo da superfície do grande trocanter. A extremidade distal da haste deve ser inserida até o ponto de referência escolhido (tubérculo adutor para as fraturas diafisárias e adjacente à incisura intercondilar para as fraturas do terço distal; Figs. 46-52). A maioria das hastes é projetada com parafusos de transfixação no plano coronal. Para se conseguir uma rotação apropriada, a haste deve ser controlada com o equipamento de inserção/bloqueio proximal durante a inserção.

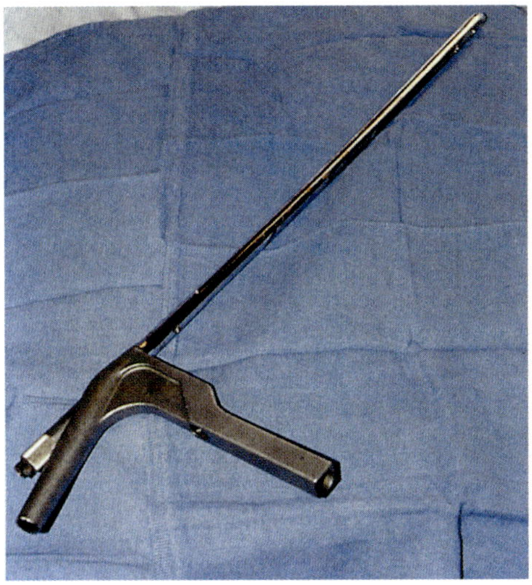

Figura 46

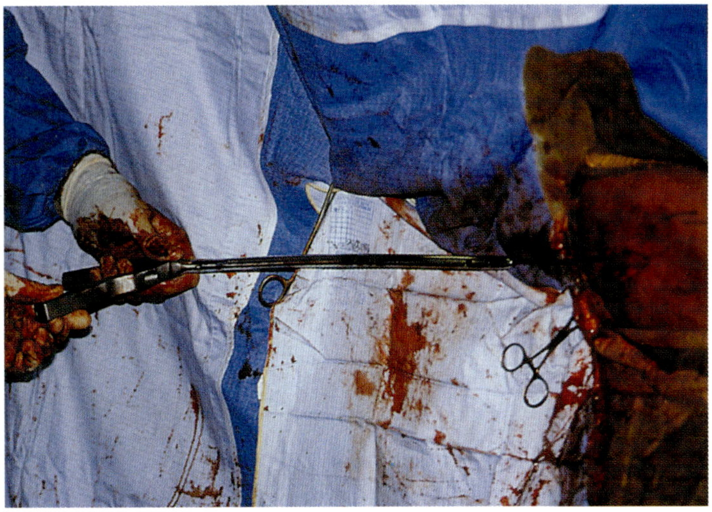

Figura 47

Figuras 46 e 47. Montagem e inserção da haste intramedular (IM). O equipamento direcionador e de condução é preso no topo da haste. O direcionador da haste pode afrouxar após vários golpes de martelete durante a inserção e deve ser reapertado freqüentemente. A haste é inserida sobre o fio-guia através do fêmur, com a manopla do equipamento direcionador se projetando em paralelo ao chão, de modo que os orifícios para os parafusos proximal e distal fiquem localizados no plano coronal.

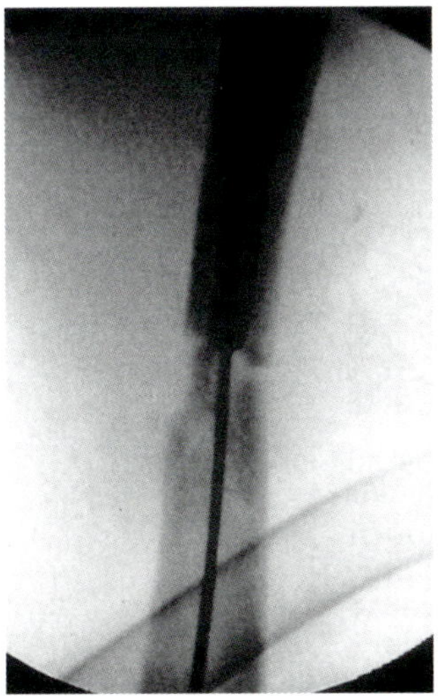

Figura 48

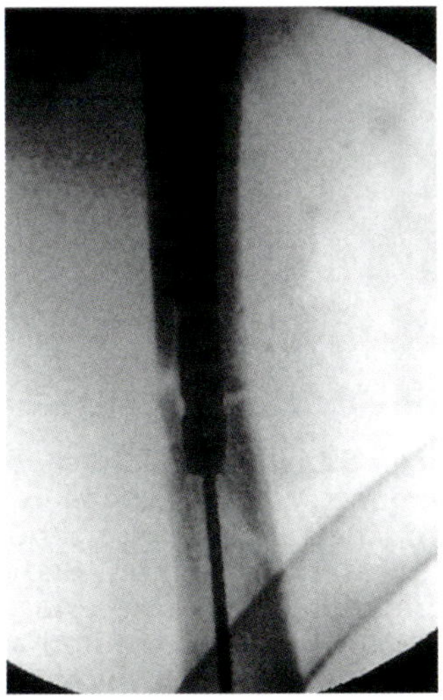

Figura 49

Figuras 48 e 49. Avanço da haste intramedular (IM). Para evitar o encarceramento de fragmentos cominutos que se localizem no caminho da haste, a extremidade proximal da haste é empurrada medialmente em relação ao paciente para direcionar a extremidade distal da haste lateralmente, afastando-a do fragmento. A haste deve ser avançada lentamente sob controle fluoroscópico.

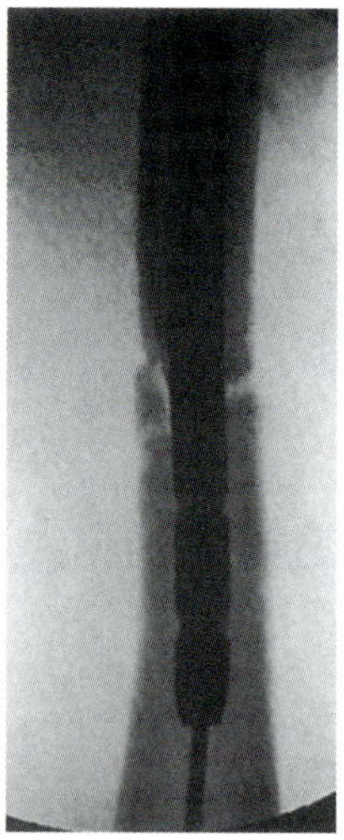

Figura 50

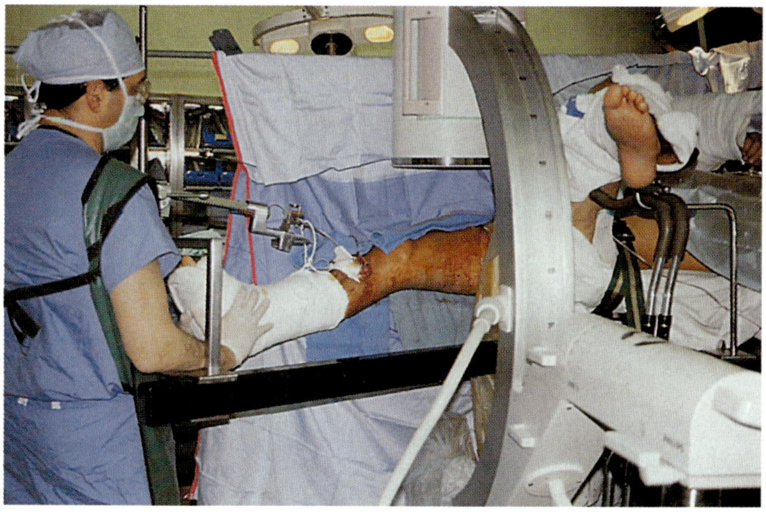

Figura 51

Figuras 50 e 51. Impactação da fratura. Uma vez que a haste tenha passado pelo fragmento distal, a tração é liberada para permitir a impactação no sítio da fratura. A impactação é auxiliada pela extensão do joelho, segurando-se o pé firmemente. Esse passo é omitido nas fraturas gravemente cominutivas nas quais o comprimento do fêmur já tenha sido ajustado pela tração.

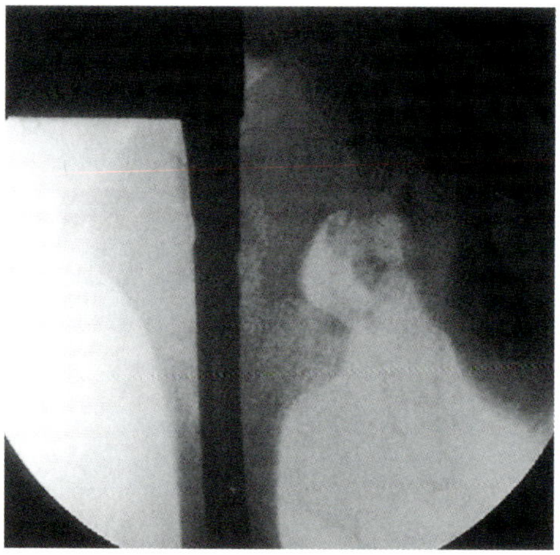

Figura 52. Colocação da haste intramedular (IM). Quando a haste está completamente inserida, o equipamento direcionador deve tocar o grande trocanter. A confirmação radiológica desse contato é necessária, pois os tecidos moles podem entrar em contato e artificialmente elevar o equipamento direcionador, deixando a haste proeminente.

Bloqueio Proximal

A maioria dos sistemas de hastes incorpora um guia de bloqueio proximal conectado ao equipamento de inserção. Os sistemas de hastes utilizam parafusos de bloqueio proximal transverso ou diagonal (Figs. 53-58). Um parafuso único de bloqueio cruzado é colocado diagonalmente do grande trocanter para o menor trocanter ou transversalmente através da diáfise femoral. Uma falha em assentar completamente a haste pode levar a uma colocação superior do parafuso diagonal, predispondo a uma perda da fixação ou a fraturas do colo femoral.

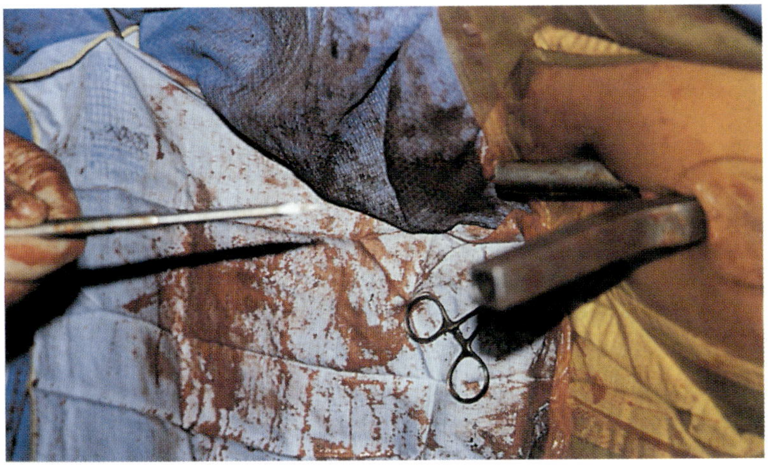

Figura 53

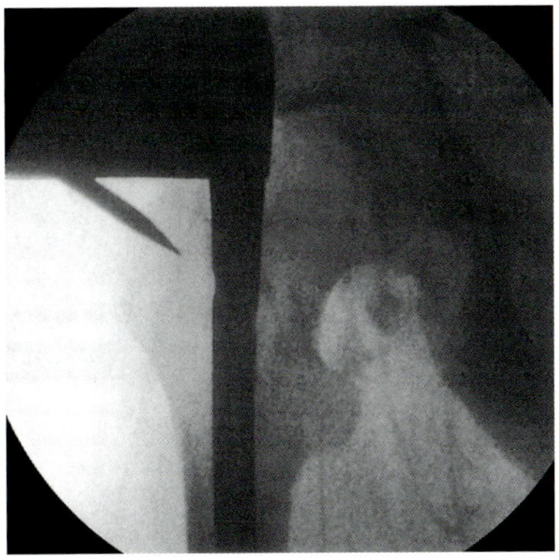

Figura 54

Figuras 53 e 54. Inserção do parafuso proximal com uma furadeira. O caminho para o parafuso proximal é diagonal, e a broca se prende ao córtex lateral em um ângulo agudo. Isso pode causar a migração distal da ponta da broca. Para evitar isso, uma furadeira é utilizada para fazer um pequeno furo no córtex antes da perfuração.

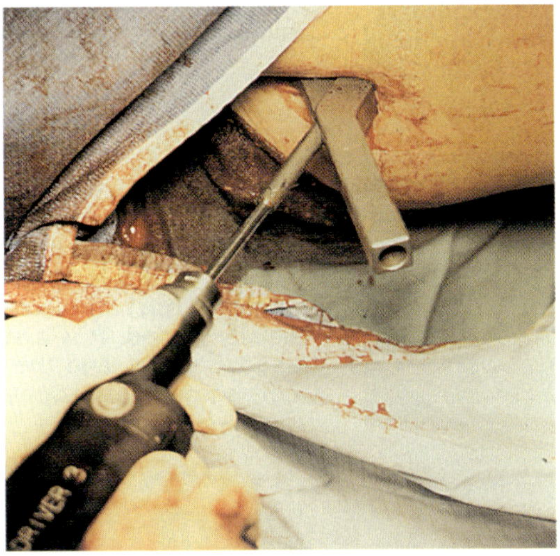

Figura 55

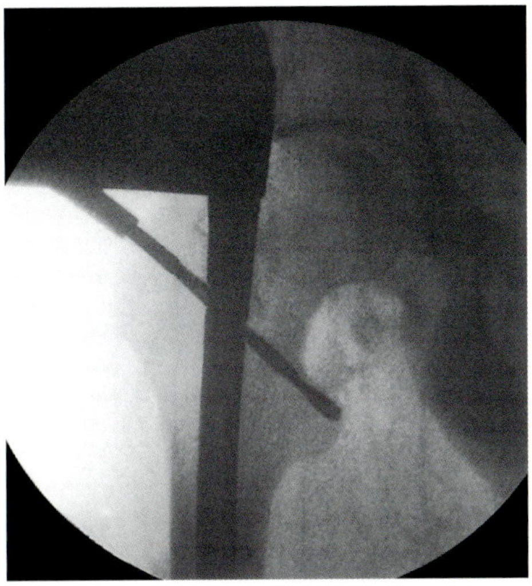

Figura 56

Figuras 55 e 56. Perfuração do orifício proximal. Na incidência ântero-posterior (AP), o pequeno trocanter parece estar no plano coronal; entretanto, ele se projeta póstero-medialmente. Não é necessário se perfurar a ponta aparente do pequeno trocanter porque a broca está saindo anteriormente ao pequeno trocanter.

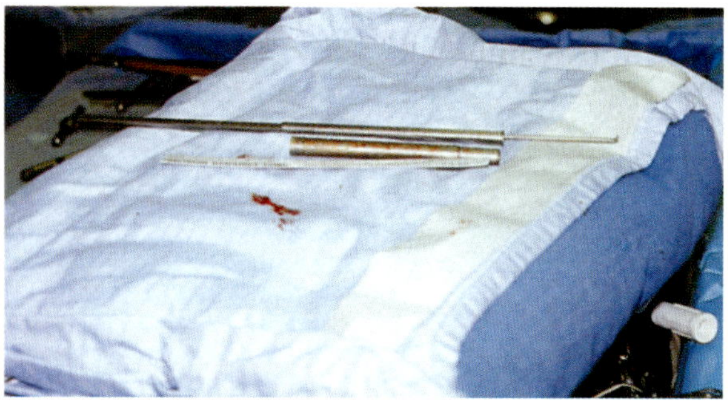

Figura 57. Medidor de profundidade e protetor de tecidos. Se houver algum problema em medir e enganchar o córtex oposto com um medidor de profundidade, a profundidade pode ser estimada radiologicamente. Essa imagem mostra a diferença entre o comprimento do medidor de profundidade e o protetor de tecidos. Observe que o protetor é cerca de 1,0 cm mais curto do que o protetor do medidor de profundidade. Para obter a medida correta, o protetor de tecidos moles deve ser removido e o medidor de profundidade utilizado com seu próprio protetor.

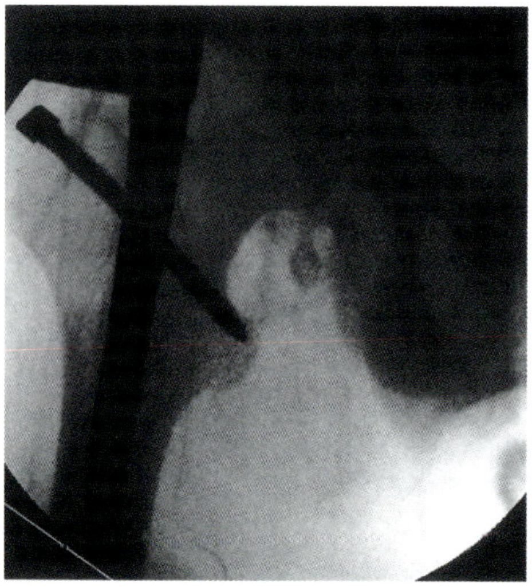

Figura 58. Colocação do parafuso proximal. Muitos pacientes se queixam de dor no trocanter por causa da proeminência da cabeça do parafuso proximal. Para diminuir esse desconforto, a cabeça do parafuso pode ser parcialmente lixada. O parafuso é autoperfurante e completamente rosqueado, e a haste é rosqueada de modo que o cirurgião pode embutir o parafuso efetivamente.

Bloqueio Distal

Inúmeros métodos diferentes foram criados para facilitar o bloqueio distal (Figs. 59-69). A flexibilidade dos equipamentos direcionadores presos ao intensificador de imagens causou uma inserção imprecisa do parafuso. O equipamento, que necessita da fixação direta ao intensificador de imagens, também perdeu popularidade devido ao receio de perda da garantia do intensificador de imagens. Diversos fabricantes projetaram equipamentos direcionadores para o bloqueio distal, que se prendem à extremidade proximal da haste. A tendência de as hastes intramedulares de secção aberta sofrerem deformação torcional durante a inserção irá interferir no alinhamento

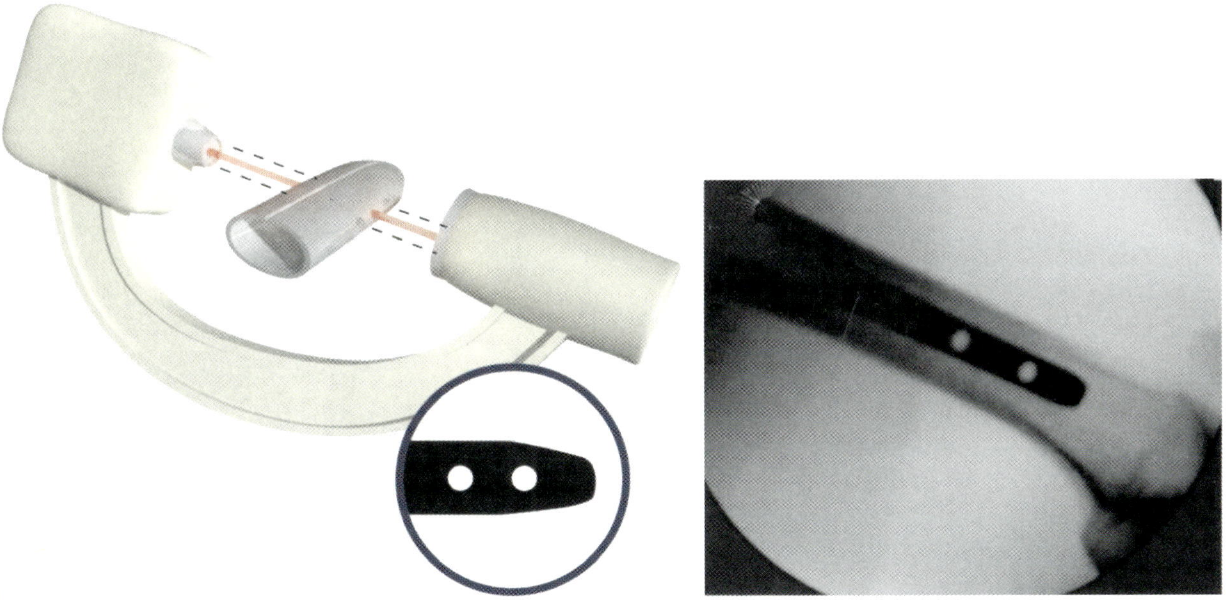

A B

Figura 59. Fixação distal. O alinhamento rotacional correto da fratura deve ser confirmado antes da fixação distal. O intensificador de imagens deve ser posicionado para obter uma incidência lateral ideal da extremidade distal da haste. O objetivo é passar o feixe de raios exatamente em linha com o eixo dos orifícios para os parafusos **(A)**. Esta posição é obtida quando os orifícios aparecem perfeitamente redondos **(B)**. Uma aparência elíptica dos orifícios sugere um mal alinhamento do feixe de raios.

entre o equipamento direcionador e os orifícios para os parafuso distais. O comprimento desses equipamentos faz com que eles fiquem sujeitos a desvio e a uma colocação imprecisa do parafuso, particularmente quando utilizados na posição de pequeno dorsal. Por estes problemas, a maioria dos cirurgiões recorre ao uso de equipamentos manuais e à técnica da "mão livre". Os equipamentos incluem guias de brocas, furadeiras, pinos pontiagudos e brocas. Compensações radiológicas das fixações das brocas, que são utilizadas em conjunto com perfuratrizes padronizadas, foram desenvolvidas para permitir a perfuração direta sob controle radiológico.

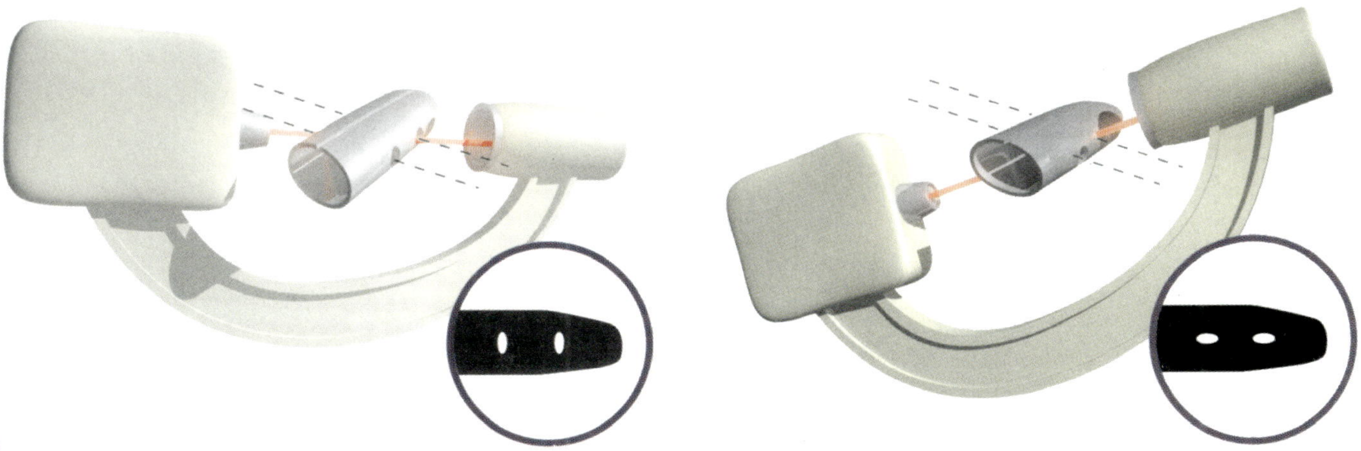

A B

Figura 60. Ilustração de um posicionamento oblíquo dos orifícios distais resultantes da rotação. **A:** Mau alinhamento do feixe de raios no plano coronal faz com que os orifícios apareçam como elipses verticais. **B:** Nesse caso, o mau alinhamento no plano sagital faz com que os orifícios apareçam como elipses horizontais.

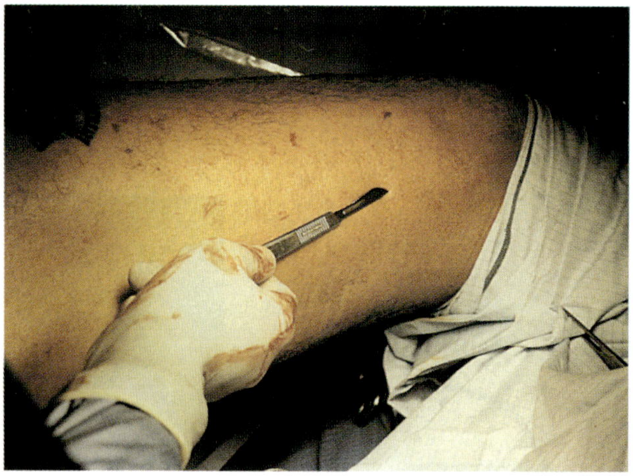

Figura 61. Marcação do orifício de entrada distal. A ponta do bisturi é posicionada na pele sobre o orifício do parafuso de modo que, uma vez que o direcionamento correto seja atingido, pode ser feita uma incisão imediata.

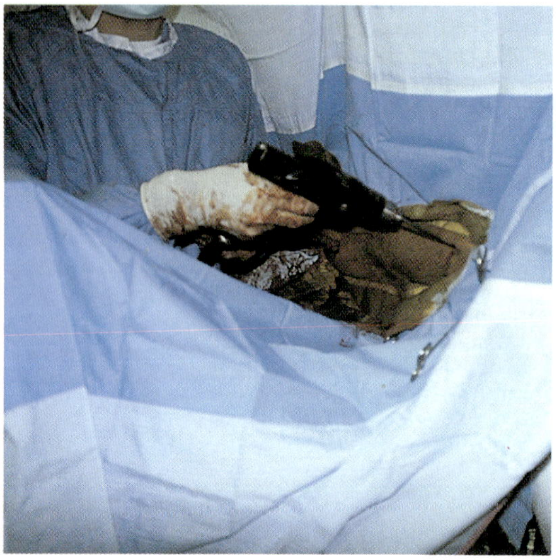

Figura 62

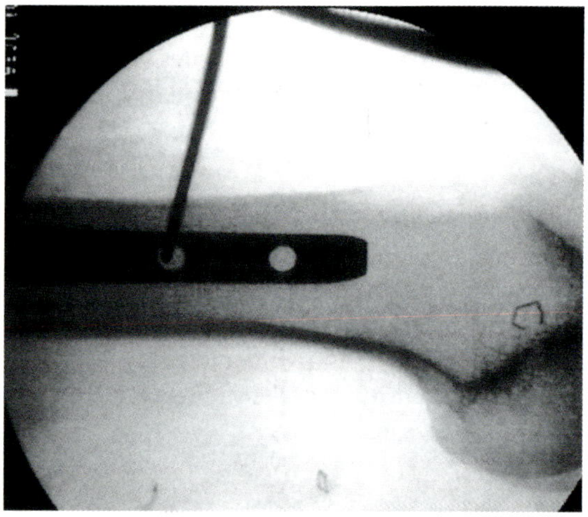

Figura 63

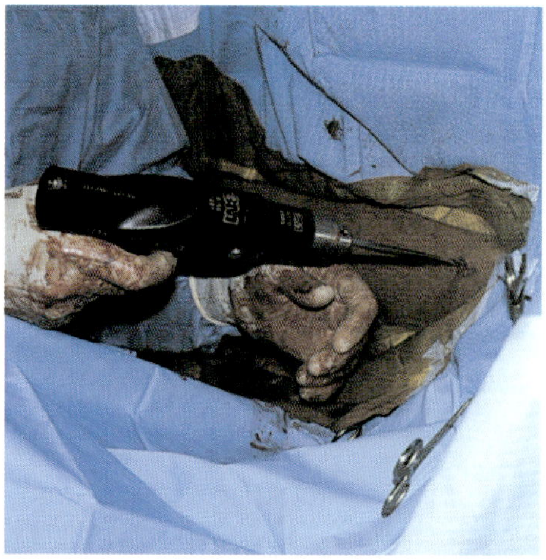

Figura 64

Figuras 62, 63 e 64. Perfuração do orifício de entrada distal. A perfuratriz é mantida fora do feixe de raios X com a ponta da broca de encontro ao córtex lateral, exatamente centralizada sobre o orifício do parafuso proximal. Com a fluoroscopia desligada, a broca é abaixada em linha com o eixo do feixe de raios X e o orifício do parafuso. Uma pressão contínua deve ser mantida sobre a ponta da broca enquanto um assistente estabiliza o fêmur. Além desses passos, o uso de uma broca de ponta cortante ajuda a evitar a migração da broca.

Rotineiramente nós utilizamos uma técnica manual modificada para o interbloqueio distal. Imperativo para o sucesso dessa técnica é o posicionamento apropriado do intensificador de imagens diretamente perpendicular ao fêmur e centralizado sobre os orifícios distais para os parafusos. Com um posicionamento apropriado, os orifícios na haste distal devem aparecer como círculos perfeitos e não como elipses. Um fio de Kirschner longo é colocado sobre a pele no centro do orifício e confirmado radiologicamente. Uma incisão de 2 cm na pele é feita com dissecção romba até a cortical femoral lateral. O fio é então golpeado no osso para passar pelo centro do orifício, criando um ponto de partida para facilitar a perfuração. A confirmação radiológica de que a broca atravessou a haste de modo bem-sucedido é essencial antes da perfuração da cortical oposta. Similarmente o parafuso de bloqueio deve ser confirmado com o intensificador de imagens. Ambos os orifícios dos parafusos devem ser preenchidos nas fraturas do terço distal, pois o diâmetro do fragmento distal é maior do que o da haste, e a fixação com um único parafuso pode levar à rotação do fragmento ao redor do parafuso e causar o movimento no sítio da fratura. Para aumentar a capacidade de fixação do parafuso, dois parafusos distais também devem ser utiliza-

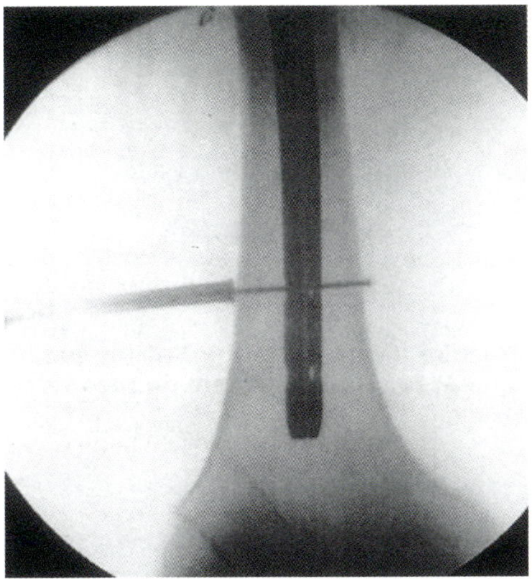

Figura 65. Medida da profundidade do orifício de fixação distal. A medida da profundidade para a determinação do comprimento correto do parafuso. Devem ser acrescentados 5 mm ao comprimento do parafuso para assegurar uma projeção além do córtex oposto para facilitar a remoção se o parafuso se quebrar.

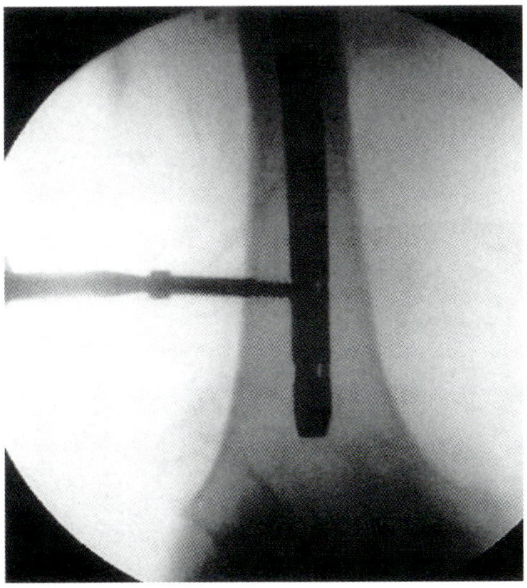

Figura 66

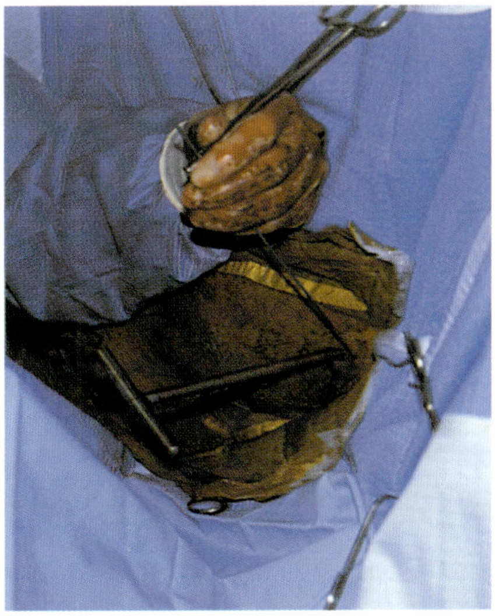

Figura 67

Figuras 66 e 67. Inserção do parafuso distal. A chave de fendas é utilizada para definir o eixo do primeiro parafuso e para auxiliar a inserção do segundo parafuso.

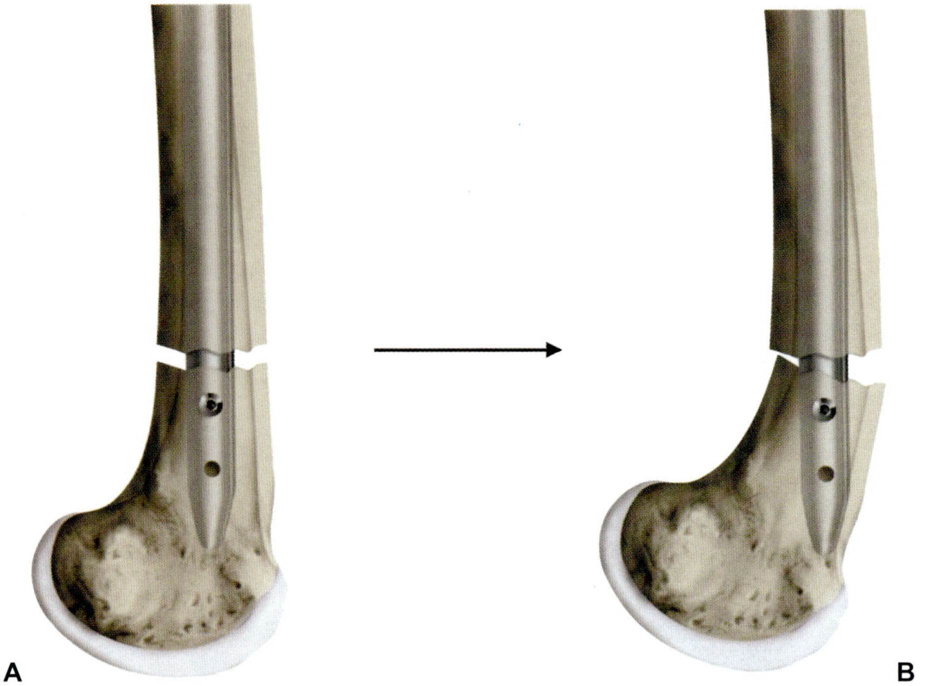

Figura 68. A e **B:** bloqueio cruzado em cavilha de uma fratura do terço distal do fêmur com um único parafuso permite que o fragmento distal balance ou rode através do eixo do parafuso.

dos em qualquer fratura diafisária em osso osteoporótico. Um único parafuso distal colocado no orifício proximal dos dois orifícios de parafusos distais é suficiente para as fraturas dos terços superior ou médio se uma haste com fresagem for utilizada. Nesses casos, o diâmetro do canal medular na extremidade distal do fragmento distal geralmente tem um tamanho semelhante ao do diâmetro da haste, prevenindo rotação do fragmento distal.

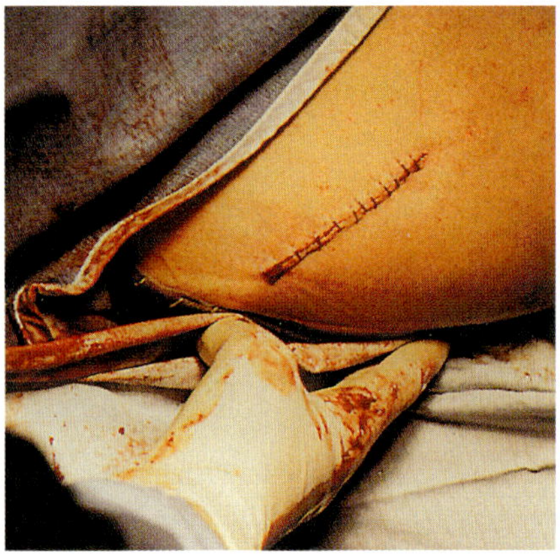

Figura 69. Fechamento da ferida.

TRATAMENTO PÓS-OPERATÓRIO

O tratamento pós-operatório depende da localização da fratura e da quantidade de cominução, idade do paciente, mobilidade pré-operatória e gravidade de lesões coexistentes. A carga do peso precoce é encorajada nos pacientes com fraturas transversais ou oblíquas curtas quando existe um contato estável entre os dois fragmentos principais, de modo que o peso seja transmitido através do osso. Quando uma cominução impede a transmissão do peso através do osso, 2 a 3 meses de carga parcial são recomendados para permitir a formação do calo. Na realidade, em relação à carga sobre o membro, a dor geralmente é o fator limitante do paciente.

A maioria das fraturas irá consolidar com a haste em que foi realizado bloqueio estático. Isso é vantajoso, mesmo nas fraturas transversais estáveis, já que ajuda a controlar a rotação. A dinamização (a remoção de parafuso proximal ou distal de uma haste estaticamente bloqueada) pode ser útil para permitir a impactação naquelas poucas fraturas que não demonstrem uma consolidação progressiva 3 a 4 meses após a colocação da haste.

A fisioterapia, incluindo exercícios para amplitude de movimentos ativa, fortalecimento muscular contra a resistência, treinamento da marcha e terapia em piscina, é rotineiramente utilizada para acelerar a reabilitação, aumentar a consolidação da fratura e aumentar o nível final de recuperação funcional.

Os pacientes são examinados em nível ambulatorial 10 a 14 dias após a cirurgia para retirada de pontos e inspeção da ferida. Radiografias em AP e lateral são obtidas para inspecionar a posição do implante, falha no alinhamento e progresso na consolidação imediatamente após a cirurgia e em 6 semanas, 12 semanas, e nas semanas 20 e 24. Um conjunto final de radiografias é obtido aos 6 meses para documentar a consolidação adequada da fratura. A média das fraturas diafisárias do fêmur não-complicadas irá consolidar em 3 a 5 meses. Na ausência de fraturas da patela ou lesões dos ligamentos do joelho, os pacientes geralmente apresentam uma excelente recuperação da movimentação do joelho. A velocidade da recuperação e o grau de movimentos são melhorados com a utilização de fisioterapia iniciada de modo precoce.

COMPLICAÇÕES

Consolidação Viciosa

O uso rotineiro do bloqueio estático diminuiu a incidência de desvio pós-operatório das fraturas que levavam a uma consolidação viciosa. A maioria das consolidações viciosas resulta quando as fraturas são fixadas em uma posição de mau alinhamento. As fraturas transversais e oblíquas curtas no istmo são naturalmente alinhadas por causa do maior contato endosteal com a haste. As fraturas acima e abaixo do istmo possuem um fragmento mais curto com um grande canal medular, predispondo o fragmento a um desalinhamento angular, a menos que sua posição seja cuidadosamente controlada. Durante a cirurgia, a posição correta do fragmento é confirmada pela visualização do sítio da fratura sob baixa ampliação (câmera próxima ao membro), assegurando que o fio-guia esteja no centro do fragmento tanto na incidência em AP como na lateral. Se o fragmento curto for mantido em posição correta durante a passagem do guia, fresagem e inserção da haste e parafusos, o desalinhamento pode ser evitado. Uma colocação correta do portal de entrada na fossa piriforme em linha com o canal medular é importante na prevenção das consolidações viciosas em valgo nas fraturas do terço proximal. Além de evitar um desalinhamento em valgo, é essencial que o alinhamento rotacional correto seja estabelecido antes da inserção da haste. Na posição em decúbito dorsal, as fraturas diafisárias são alinhadas permitindo-se que o joelho seja fletido com o pé pendente sobre o chão. A colocação proximal do pino de tração tibial no nível da tubérculo tibial irá facilitar a flexão do joelho, o que melhora o alinhamento rotacional e transmite uma força de tração maior ao longo do fêmur. Uma colocação mais distal do pino de tração causa extensão do joelho quando a tração é aplicada. Isso diminui a força transmitida ao fêmur, diminui o braço de momento do fragmento distal e resulta em angulação posterior da fratura femoral.

Uma rotação inadequada, se reconhecida precocemente, pode ser corrigida pela remoção dos parafusos distais, correção da deformidade e reinserção dos parafusos. Uma angulação de 5 a 7 graus em qualquer plano geralmente é bem tolerada; entretanto, um desalinhamento de mais de

10 graus em geral necessita de uma revisão imediata para que se evitem sintomas tardios. Um aumento da cominução associado com a fixação intramedular com haste não é comum e é tolerado desde que a cominução esteja entre os parafusos distais de bloqueio estático.

Retardo de Consolidação e Pseudo-artrose

O uso de uma técnica fechada para a inserção de hastes bloqueadas resulta em uma incidência de 1% a 2% de pseudo-artrose. A introdução das hastes a uma certa distância do sítio da fratura evita a dissecção direta e o descolamento periosteal, preservando assim a biologia da fratura. Fatores sistêmicos (desnutrição, diabetes, esteróides, tabagismo, etc.) e locais (grande descolamento periosteal, infecção ou lesão vascular) podem se combinar para causar um retardo de consolidação ou uma pseudo-artrose. Cada um desses fatores deve ser levado em consideração, e os planos de tratamento desenvolvido de acordo.

Paralisia do Nervo Pudendo

As paralisias do nervo pudendo geralmente resultam de uma excessiva tração contínua sobre o poste perineal. Essa complicação geralmente pode ser evitada se a colocação da haste é realizada no dia da lesão. Somente uma tração limitada é necessária durante essa fase inicial para que se atinjam excelentes reduções. Quando a colocação da haste é adiada, uma tração esquelética suficiente deve ser aplicada para fazer uma superdistração da fratura de modo suave. Isso pode ser confirmado por radiografia lateral. A incidência em AP somente não deve ser utilizada para determinar o comprimento, já que o filme geralmente é feito em paralelo à superfície do leito em vez de estar orientado em relação ao membro, e por isso pode dar uma falsa impressão de haver distração quando na realidade existe uma superposição dos fragmentos. Se for possível manter essa superdistração pré-operatoriamente, a redução da fratura quando for feita a fixação com haste se torna mais fácil sem necessitar do uso de tração em excesso. As paralisias do nervo pudendo geralmente são neuropraxias e freqüentemente se resolvem em 3 a 4 meses.

Fraturas do Colo Femoral

A maioria dos estudos sobre as fraturas ipsilaterais do quadril e diafisárias sugere que uma fratura do colo femoral apresenta maior probabilidade de representar uma lesão não-identificada do que uma fratura iatrogênica. Radiografias do quadril devem ser cuidadosamente examinadas para eliminar a possibilidade de uma luxação do quadril ou uma fratura do colo femoral. Uma radiografia separada do fêmur proximal em AP e em rotação interna pode ser bastante útil na visualização do colo femoral.

Uma variedade de técnicas foi desenvolvida para tratar essas fraturas combinadas, incluindo a inserção de múltiplos parafusos canulados ao redor de uma haste já existente, haste de reconstrução e múltiplos parafusos canulados com uma haste de bloqueio retrógrado.

Infecção

A despeito da fresagem do canal medular e da inserção de um implante que se estenda pelo comprimento do fêmur, a ocorrência de infecção após as fixações intramedulares fechadas com haste é surpreendentemente pouco freqüente. A técnica fechada, que elimina a dissecção no sítio da fratura, contribui para a baixa incidência de infecção e de pseudo-artrose. Quando ocorre uma infecção, a extensão do envolvimento pode variar. Felizmente, a infecção pode ficar confinada às camadas superficiais da ferida ou ao hematoma na ferida de entrada ou no sítio da fratura. Essas infecções podem ser tratadas com o uso de antibióticos intravenosos e drenagem local. Menos freqüentemente, toda a cavidade medular pode se infectar. A metade interna da espessura da cortical, desvascularizada pela fresagem, pode se tornar um extenso seqüestro. Nessa circunstância, o tratamento necessita da remoção da haste e da repetição da fresagem para o desbridamento da cortical endosteal. Uma nova haste ou um fixador externo pode ser necessário se a fratura ainda não estiver consolidada.

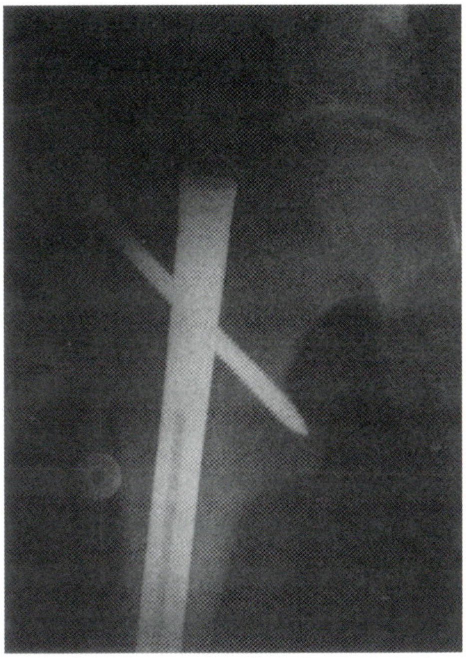

Figura 70. Radiografia pós-operatória.

CASO ILUSTRATIVO PARA A TÉCNICA

Um rapaz de 23 anos de idade sofreu um trauma abdominal fechado e uma fratura fechada do fêmur direito como resultado de um acidente automobilístico frontal. O paciente perdeu a consciência no momento do acidente e experimentou uma leve amnésia retrógrada. No exame inicial, havia uma deformidade óbvia da diáfise média do fêmur direito. Os pulsos periféricos estavam intactos, assim como o exame neurológico. As radiografias da coluna cervical, tórax e pelve foram normais. Uma tomografia computadorizada do crânio (TC) foi negativa para fratura ou sangramento intracraniano. As radiografias em AP e lateral do fêmur demonstraram uma fratura transversal da diáfise média do fêmur (Fig. 2A e B). O paciente apresentou lesão abdominal que necessitou de laparotomia. Na cirurgia, foi constatado que o paciente tinha uma transecção completa do jejuno, que foi reparado. Imediatamente após a laparotomia, uma fixação intramedular fechada com haste foi realizada com bloqueio estático da haste. Como a fratura era da diáfise média, um único parafuso distal foi utilizado para fixação (Fig. 70). O paciente foi mobilizado no segundo dia de pós-operatório. A fratura consolidou em 4 meses, com excelente restauração da função.

LEITURA RECOMENDADA

1. Browner, B.D,: *The Science and Practice of Intramedullary Nailing,* 2nd ed. Williams & Wilkins, Baltimore, 1996.
2. Brumback, R.J., Reilly, J.P., Poka, A., Lakatos, R.P., Bathon, G.H., Burgess, A.R.: Intramedullary nailing of femoral shaft fractures, Part I: Decision making errors with interlocking fixation. *J. Bone Joint Surg. [Am],* 70:1441-1452, 1988.
3. Brumback, R.J., Stribling, E.P., Poka, A., Lakatos, R., Bathon, G.H., Burgess, A.R.: Intramedullary nailing of op open fractures of the femoral shaft. *J. Bone Joint Surg. [Am],* 71:1324-1330, 1989.

19

Fraturas Supracondilares do Fêmur: Parafuso Condilar Dinâmico

Roy W. Sanders

INDICAÇÕES/CONTRA-INDICAÇÕES

O Parafuso de Compressão Dinâmica (PCD) foi desenvolvido (Synthes, Paoli, PA, EUA) em um esforço de tornar a placa-lâmina de 95 graus mais "utilizável" e ainda mantendo uma fixação estável da fratura. O PCD é um sistema de duas peças que consiste em um parafuso e uma placa lateral que são separados, tornando sua inserção mais fácil do que as placas-lâminas de ângulos fixos, particularmente quando são necessárias longas placas laterais. Além disso, o parafuso condilar é colocado sobre um fio-guia e necessita de orientação em somente dois planos para sua inserção. O parafuso condilar é bloqueado para evitar a rotação dentro do barril e pode ser apertado contra a placa, permitindo uma compressão intercondilar, uma opção que não é possível com as placas de ângulo fixo. A placa possui dois orifícios arredondados, proximais ao barril do parafuso condilar, para a inserção de parafusos de compressão de 6,5 mm, o que ajuda a evitar uma rotação condilar distal ao redor do parafuso condilar. Finalmente, a placa possui orifícios de compressão dinâmica para facilitar a compressão interfragmentar entre os fragmentos individuais da diáfise, os côndilos, ou ambos.

As indicações para o uso desse equipamento são as fraturas supracondilares do fêmur em pacientes esqueleticamente maduros nos quais um mínimo de 4 cm do côndilo femoral medial esteja intacto, de modo que haja osso suficiente para a inserção do parafuso condilar. Essas fraturas estão descritas pela classificação de fraturas da AO/ASIF e incluem fraturas A_1, A_2 e A_3, bem como fraturas C_1, C_2 e C_3 (Fig. 1).

As contra-indicações para a fixação com esse material estão relacionadas com a quantidade de cominução dos côndilos. Quando existe uma cominução extensa, múltiplos parafusos pequenos geralmente são necessários para fixar os fragmentos condilares. Quando isso ocorre, pode ser impossível se colocar o parafuso condilar através do caminho necessário sem encontrar parafusos de compressão. Nesses casos, devem ser considerados outros materiais, como a placa condilar em contraforte ou a haste intramedular. Além disso, uma fratura exposta ou uma lesão em um paciente politraumatizado pode inicialmente inviabilizar o uso da fixação interna. Nesses casos, um fixador externo temporário pode ser colocado até que o paciente ou a ferida possam ser submetidos a uma estabilização definitiva.

R. W. Sanders, M.D.: Department of Orthopaedics, University of South Florida, Tampa, Florida 33612.

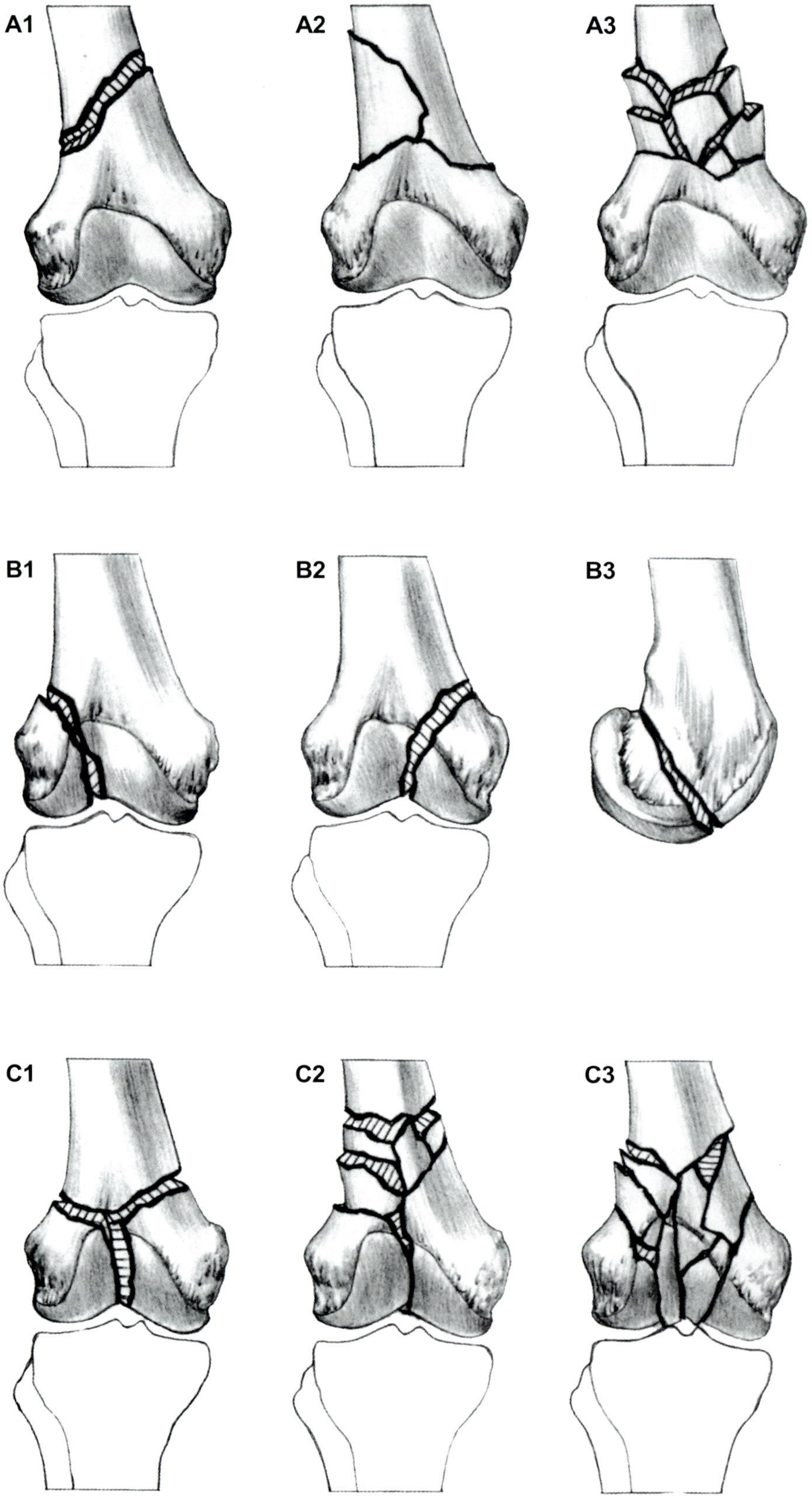

Figura 1. A-C: A classificação da AO para fraturas do fêmur distal.

PLANEJAMENTO PRÉ-OPERATÓRIO

O planejamento pré-operatório necessita de várias etapas diferentes: avaliação do paciente, avaliação do membro e avaliação da fratura. O paciente deve ser avaliado e ressuscitado, e todas as medidas necessárias para assegurar a vida do paciente e a viabilidade do membro devem ser tomadas. Claramente, o paciente deve estar em condições de ser submetido ao(s) procedimento(s) cirúrgico(s) indicado e naqueles pacientes com múltiplas lesões prioridades devem ser estabelecidas. A condição do paciente e as lesões associadas vão determinar o melhor momento para realização da cirurgia, posicionamento do paciente, tipo de cirurgia, de mesa cirúrgica e equipamento necessário. Uma vez que essa etapa tenha sido concluída, a atenção pode ser direcionada especificamente para a fratura.

O planejamento pré-operatório das fraturas supracondilares do fêmur requer o exame cuidadoso depois que radiografias de 11 × 14 polegadas são obtidas em incidências ântero-posterior e lateral, do fêmur com fratura e do membro não-lesionado. Se existir uma cominução ou encurtamento significativos, incidências realizadas sob tração devem ser obtidas para permitir a visualização de todos os fragmentos da fratura. O planejamento é feito utilizando todos os métodos recomendados por Mast et al.

Apesar de o planejamento pré-operatório poder ser realizado simplesmente com o traçado da fratura, o modo mais eficiente e exato é através do uso do Planejador Pré-operatório (Synthes, Paoli, PA, EUA; Figs. 2 e 3). Nesse *kit* encontramos uma prancha de traçado, canetas, réguas e moldes para o planejamento da fixação interna com um PCD. Uma mesa com tampa iluminada ou um negatoscópio também são necessários. Primeiro, trace os fragmentos individuais da fratura encontrados na radiografia em AP como peças separadas (Fig. 4A). Depois, em uma segunda folha de papel, desenhe o perfil do fêmur normal (Fig. 4B). Coloque esse desenho em uma mesa de luz a e prenda uma prancha de traçado nova por cima dessa, de modo que nenhuma das pranchas se mova. Depois coloque a prancha com os fragmentos da fratura entre os dois, movendo a última de modo que se alinhe com o fêmur "molde" normal (Fig. 4C). Trace os perfis dos fragmentos da fratura em uma prancha de traçado nova, "reduzindo" assim a fratura. Uma vez completado, realize o mesmo exercício para a série de radiografias laterais. Prenda os desenhos finais em uma mesa de luz. Deslize o molde do PCD por baixo das pranchas e determine o comprimento do parafuso condilar e da placa lateral. Desenhe esses materiais e registre as diversas medidas ao lado do desenho. A seguir, acrescente os parafusos para placa e para compressão conforme seja necessário e registre esses parafusos também (Fig. 4D).

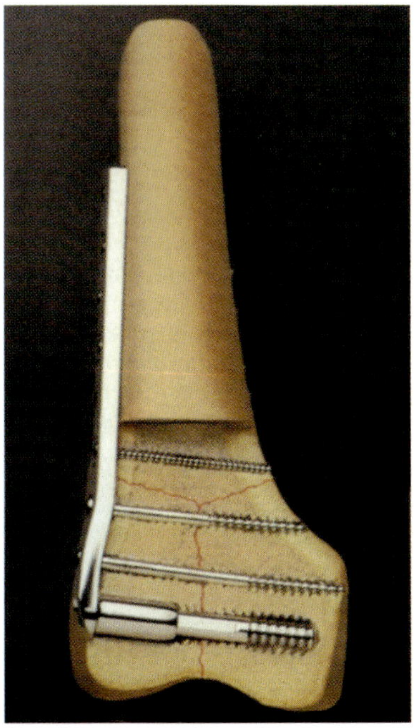

Figura 2. O Parafuso Condilar Dinâmico (Synthes, Paoli, PA, EUA).

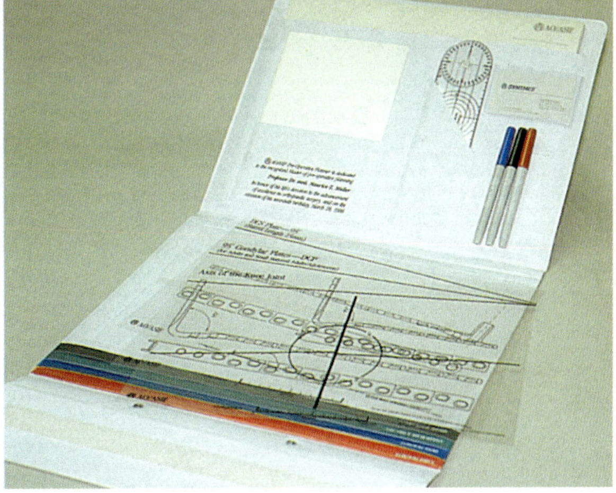

Figura 3. O planejador pré-operatório da AO (Synthes, Paoli, PA, EUA). Esse *kit* inclui papel para traçados, moldes, goniômetros, canetas e instruções para a realização do planejamento pré-operatório.

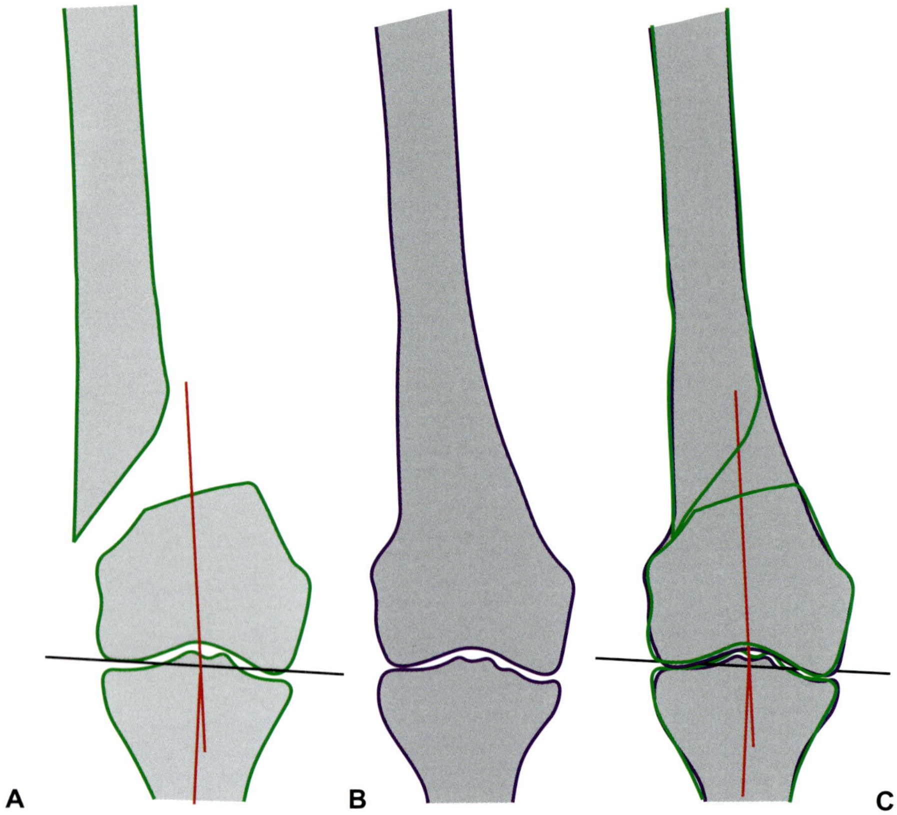

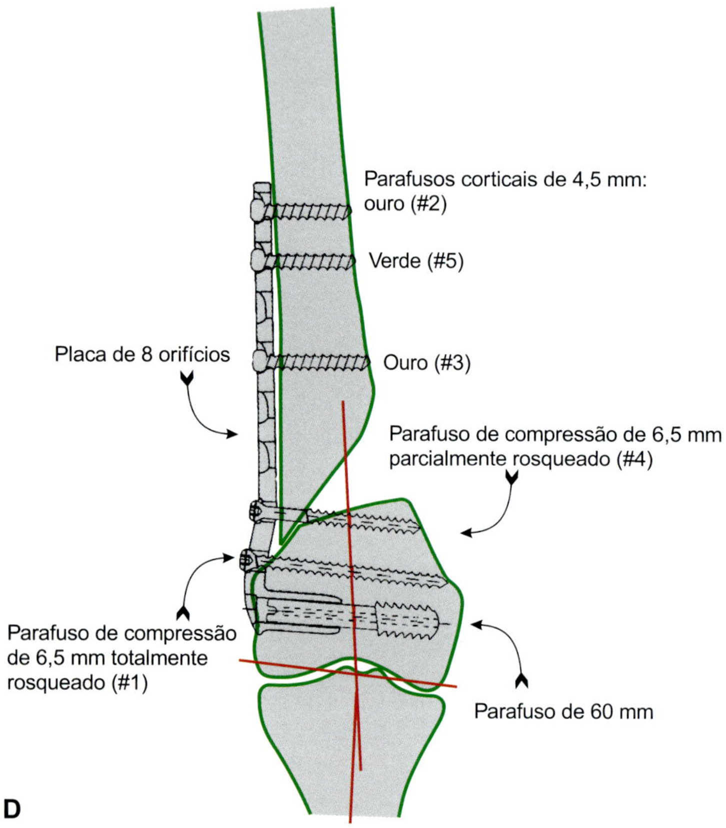

Figura 4. A: Os fragmentos individuais da fratura encontrados na radiografias em projeção ântero-posterior desenhados como peças separadas. **B:** O traçado normal do fêmur. Coloque esse traçado em uma mesa de luz e uma prancha de traçado nova sobre ele prendendo-a de modo que nenhuma das folhas se mova. **C:** Insira o traçado com os fragmentos da fratura entre os dois, movendo o último de modo que ele se alinhe com o molde de fêmur "normal". Trace os perfis dos fragmentos em uma prancha de traçado limpa, "reduzindo" assim a fratura. **D:** Pegue o desenho final e prenda-o a uma mesa de luz. Deslize o molde de PCD por baixo do desenho e determine o comprimento do parafuso condilar e o comprimento da placa. Desenhe esses componentes e registre as diversas medidas ao lado do desenho. A seguir, acrescente os parafusos da placa e os de compressão conforme o necessário, e também registre esses materiais.

Uma vez que os traçados pré-operatórios estejam completados, outras etapas na tática cirúrgica, como o tipo de incisão e técnicas de redução, devem ser registradas. A criação de uma tática cirúrgica reduz o tempo de sala de cirurgia e esclarece a necessidade de equipamentos cirúrgicos específicos. As necessidades básicas de equipamentos incluem instrumentos e parafusos de grandes fragmentos, grandes pinças de redução óssea, as placas PCD e os instrumentos DHS e um distrator femoral AO/ASIF. Os equipamentos suplementares freqüentemente necessários incluem parafusos de esponjosa extralongos de 6,5 mm totalmente rosqueados, placas de contraforte condilar, um conjunto de fios e um conjunto de placas de grandes fragmentos. Esses itens devem estar disponíveis caso surjam problemas que venham a necessitar de uma fixação alternativa.

CIRURGIA

Preparação

O paciente é colocado em uma mesa cirúrgica radiolucente. Um saco de areia é colocado abaixo do quadril para evitar rotação externa da extremidade afetada durante a cirurgia. Apesar de enxertia óssea raramente ser utilizada (principalmente por causa do uso de técnicas de redução indireta), a crista ilíaca ipsilateral é preparada e os campos cirúrgicos são colocados. Um intensificador de imagens com o braço em C deve estar disponível para assegurar que a fratura possa ser

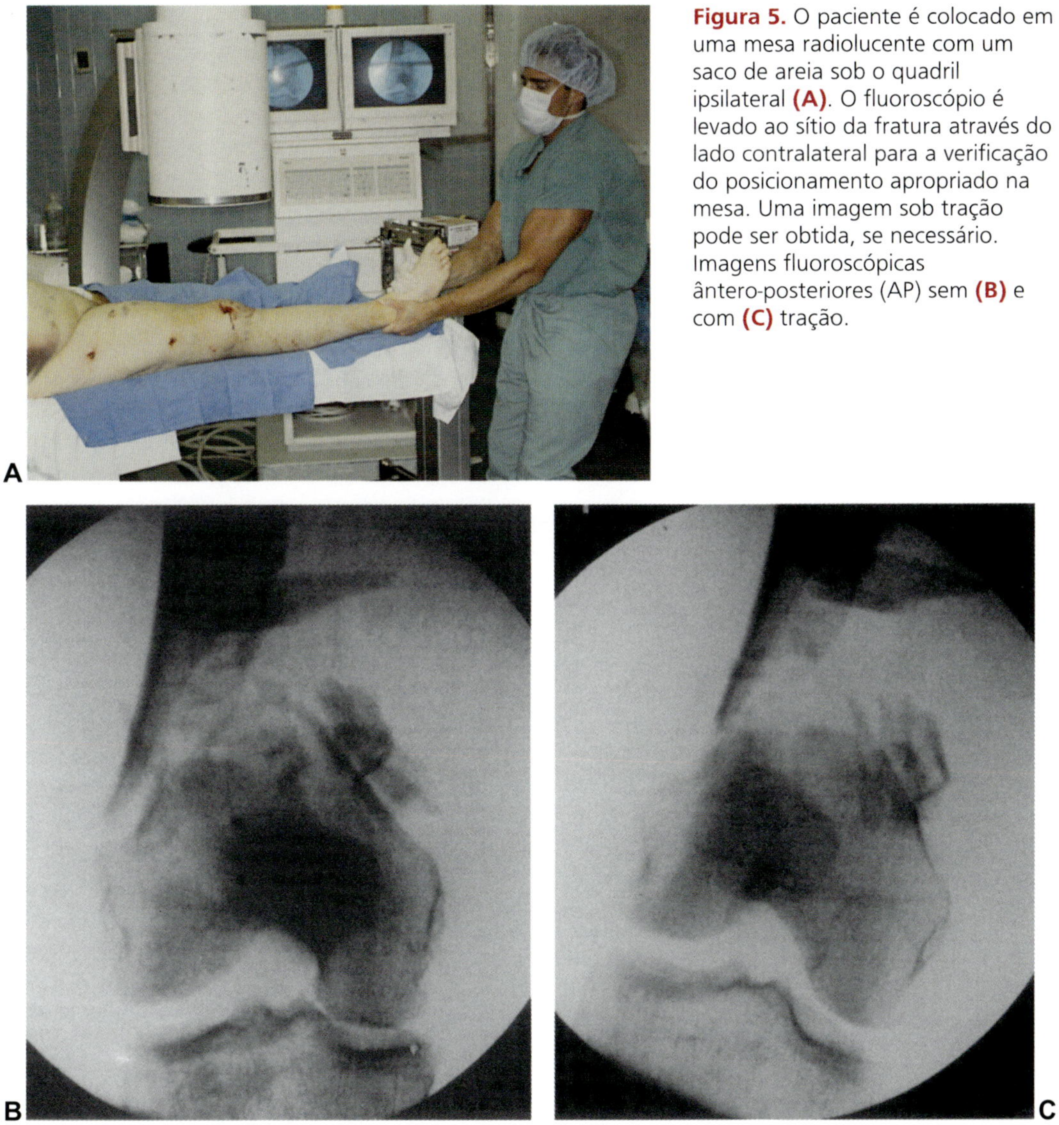

Figura 5. O paciente é colocado em uma mesa radiolucente com um saco de areia sob o quadril ipsilateral **(A)**. O fluoroscópio é levado ao sítio da fratura através do lado contralateral para a verificação do posicionamento apropriado na mesa. Uma imagem sob tração pode ser obtida, se necessário. Imagens fluoroscópicas ântero-posteriores (AP) sem **(B)** e com **(C)** tração.

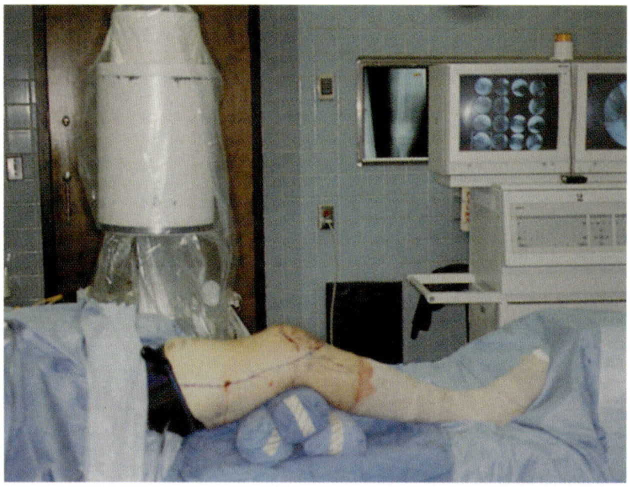

Figura 6. Aparência do membro após a preparação e colocação dos campos operatórios. Observe os acolchoamentos para o joelho, o torniquete estéril e o Coban (3M Corp., Minneapolis, MN, EUA) aplicados ao membro para diminuir o edema durante a cirurgia.

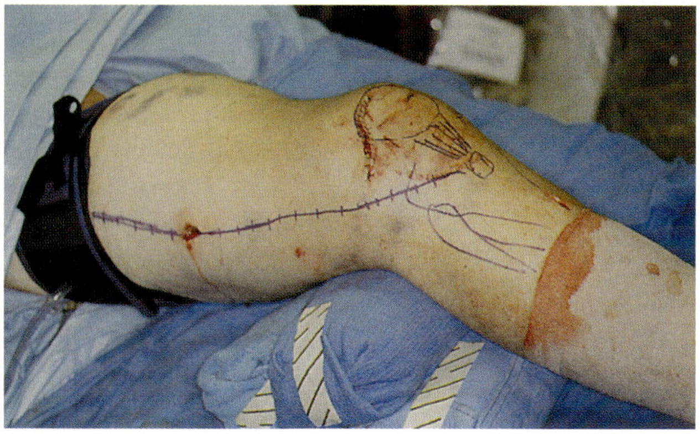

Figura 7. Abordagem lateral para o fêmur distal. A incisão incorpora a trilha do pino do fixador externo. Observe também que a ferida aberta foi lavada e fechada como um procedimento separado antes da preparação do membro.

adequadamente visualizada (Fig. 5A). Radiografias com tração, se necessárias, devem ser obtidas nesse momento (Fig. 5B e C). Todo o membro é preparado e os campos cirúrgicos são colocados, incluindo o quadril. Um torniquete estéril é colocado o mais proximal possível, e o membro é esvaziado com o uso de uma bandagem de Esmarch. Antes de se inflar o torniquete, o joelho é flexionado além dos 90 graus para puxar o quadríceps de baixo do torniquete, maximizando a excursão intra-operatória do joelho. Depois da remoção da bandagem de Esmarch, um acolchoamento é colocado sob o joelho para elevar o membro e flexionar o joelho (Fig. 6).

Incisão e Exposição

O fêmur distal é exposto através de uma abordagem lateral com uma incisão em linha com a diáfise femoral, avançando-a distalmente até o joelho (Fig. 7). A incisão é estendida distalmente a até um centímetro do tendão patelar, e a partir daí ela é curvada lateralmente de modo que esteja em paralelo com o tendão ao nível do tubérculo tibial. Proximalmente, a incisão é estendida o máximo necessário para que se tenha acesso ao componente diafisário.

Depois que a hemostasia é completada, a banda iliotibial é cortada em linha com a incisão. Na região do joelho, onde a banda iliotibial encontra com o retináculo patelar lateral, a banda é incisionada em suas fibras anteriores, penetrando na cápsula do joelho e na sinóvia (Fig. 8). A

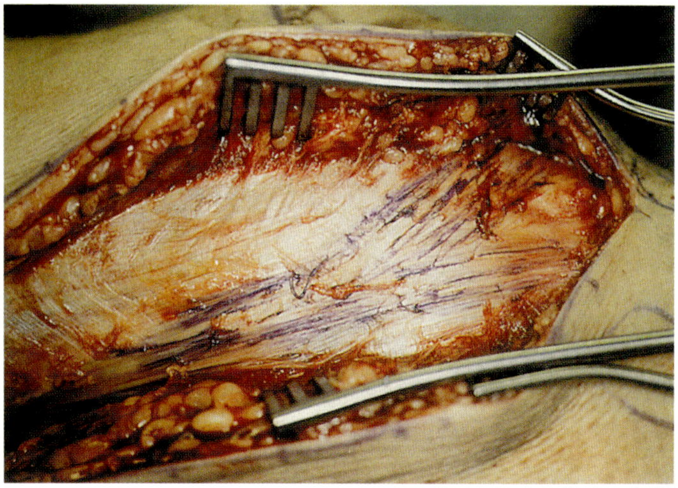

Figura 8. Proximalmente, o tensor da fáscia lata é incisionado em linha com a incisão da pele. Distalmente, as fibras da banda iliotibial avançam diretamente para o tubérculo de Gerdy. Mais anteriormente, o retináculo patelar anterior se funde com essas fibras, como foi descrito por Ruedi. A articulação deve ser penetrada seguindo a margem anterior da banda iliotibial distalmente. Essa é a zona de entrada segura para o joelho.

hemartrose é evacuada e a articulação é irrigada. Um afastador de Hohmann é colocado de encontro ao côndilo medial e é utilizado para afastar a cápsula e a patela, bem como expor a articulação (Fig. 9A e B). *É importante lembrar que não são colocados afastadores na região extra-articular onde se localiza o músculo quadríceps, para manter a vascularidade para os fragmentos femorais mediais da fratura.*

Se a superfície articular não estiver bem exposta, uma das causas pode ser a tensão aumentada sobre a patela, evitando que ela se retraia medialmente. Em vez de osteotomizar o tubérculo da tíbia ou realizar uma Z-plastia do tendão patelar, o mecanismo do quadríceps é relaxado, permitindo-se uma superposição ou encurtamento do fêmur. Isso é feito quando se permite que os fragmentos metafisários e diafisários da fratura se superponham. Quando isso é feito, o quadríceps relaxa, e a patela se move facilmente para o lado medial, expondo assim a superfície articular.

O restante da diáfise é então exposto em sua superfície lateral, pela elevação do vasto lateral. O vasto lateral deve ser separado da diáfise com uma pequena camada de músculo deixada na face posterior do fêmur para evitar que os vasos perfurantes se retraiam atrás do septo intermuscular se forem cortados. Essa etapa é mais bem realizada através de uma separação suave do músculo com um elevador periosteal de face aberta (Fig. 10A). Quando isso é feito por planos, os vasos sangüíneos que perfuram o músculo perpendicularmente às suas fibras serão vistos e podem ser facilmente pinçados e cauterizados (Fig. 10B). Quando completada, somente a superfície lateral da diáfise femoral deve estar exposta (Fig. 10C). Afastadores autobloqueantes devem ser utilizados, mas deve-se resistir à tentação de colocar afastadores de Hohmann ou Bennett medialmente, já que eles comprometerão a vascularidade dos fragmentos mediais da fratura.

Redução Articular

A parte mais importante da reconstrução cirúrgica é a redução anatômica da superfície articular. Técnicas de redução indireta devem ser utilizadas para os fragmentos da diáfise, para restaurar o alinhamento axial e o comprimento. Entretanto, as fraturas articulares necessitam de uma redução anatômica direta. Qualquer incongruência articular irá resultar em artrose pós-traumática.

As fraturas articulares são anatomicamente reduzidas com o uso de fios de Kirschner (fios-K) e com pinças de redução óssea pontiagudas de uma maneira provisória. Todas as fraturas com divisões coronais ou sagitais são internamente fixadas com parafusos de compressão, parafusos de Herbert ou pinos Biofix, tomando-se o cuidado de embutir qualquer parafuso colocado através da cartilagem (Fig. 11). Como os PCD têm a capacidade de produzir compressão entre os côndilos, as fraturas intra-articulares somente necessitam de um parafuso de retardo de compres-

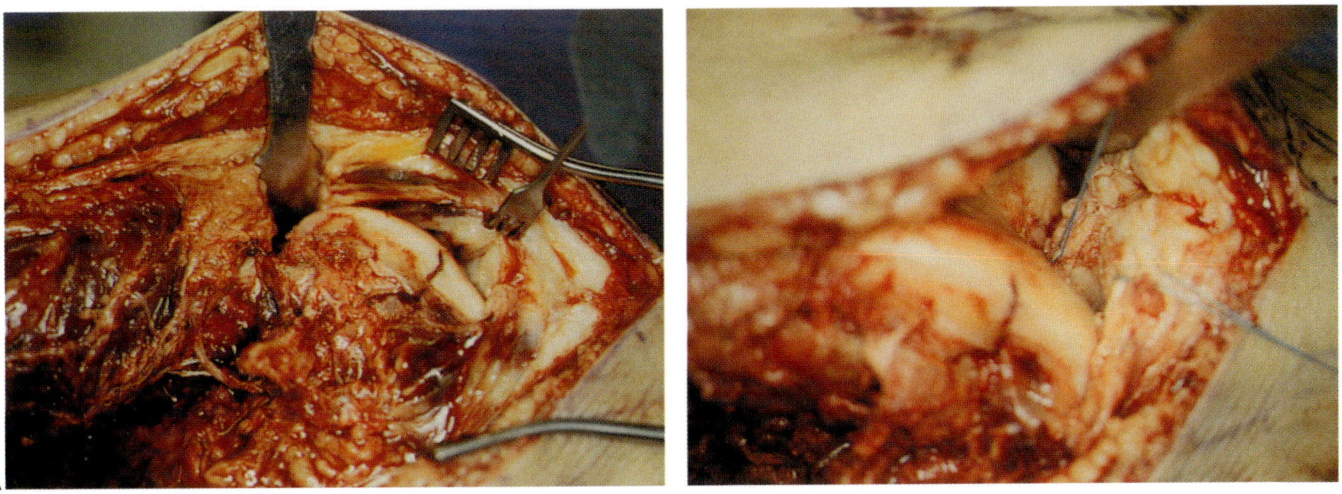

Figura 9. A: A articulação é mais bem exposta com a colocação de um afastador de Hohmann dentro da cápsula medial. Deve-se tomar cuidado para não colocar o afastador de Hohmann proximalmente à cápsula articular, pois isso irá tracionar o músculo para longe do fêmur. **B:** Uma vez exposta, a articulação pode ser explorada, nesse caso indicando uma ruptura complexa do menisco lateral.

são complementar de 6,5 mm. Entretanto, a colocação desse parafuso de retardo de 6,5 mm deve ser planejada de modo que não interfira com a inserção do implante PCD, especificamente, contacto com a placa lateral. Portanto, a posição do ponto de partida para ingestão do PCD e a largura da placa lateral devem ser determinadas antes da inserção do parafuso de compressão.

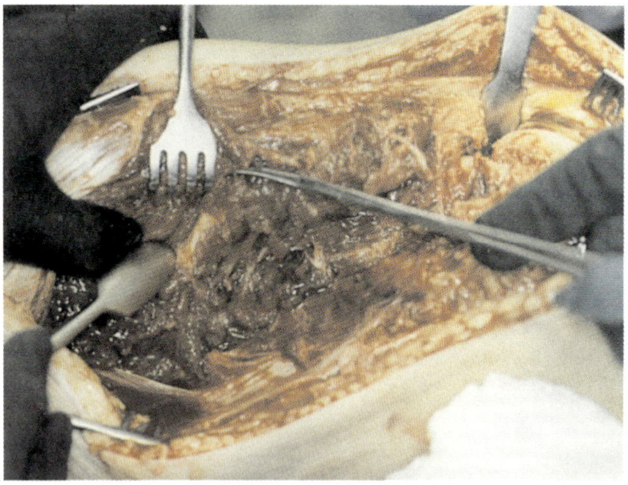
A

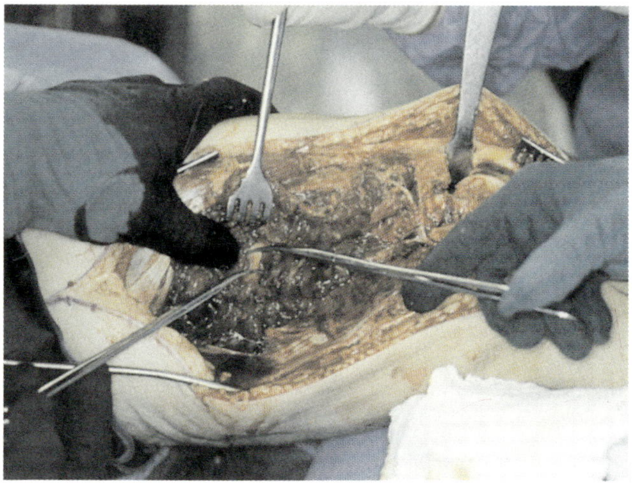
B

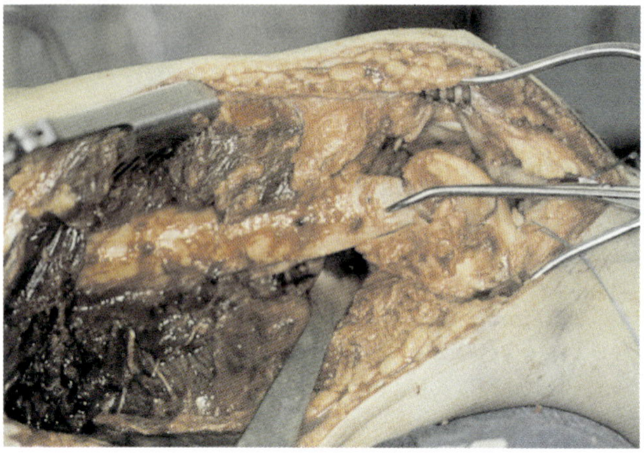
C

Figura 10. A: Um afastador é utilizado para aplicar tensão ao vasto lateral, e o elevador periosteal é utilizado para suavemente cortar o músculo. Todas as artérias perfurantes podem ser facilmente encontradas dessa forma, como estruturas brancas atravessando perpendicularmente as fibras musculares. **B:** Uma vez encontrados, esses vasos são pinçados, suturados, cauterizados ou cortados para evitar sangramentos. **C:** A superfície lateral da diáfise femoral está agora exposta. Observe que são utilizados afastadores autobloqueantes. Também é importante o fato de que a diáfise femoral posterior, onde os côndilos se encontram com a diáfise, esteja exposta e restaurada à sua posição anatômica (observe Hohmann) pela substituição dos fragmentos cominutos, se necessário. Dessa forma, a posição exata dos côndilos e a colocação correta do PCD estarão asseguradas.

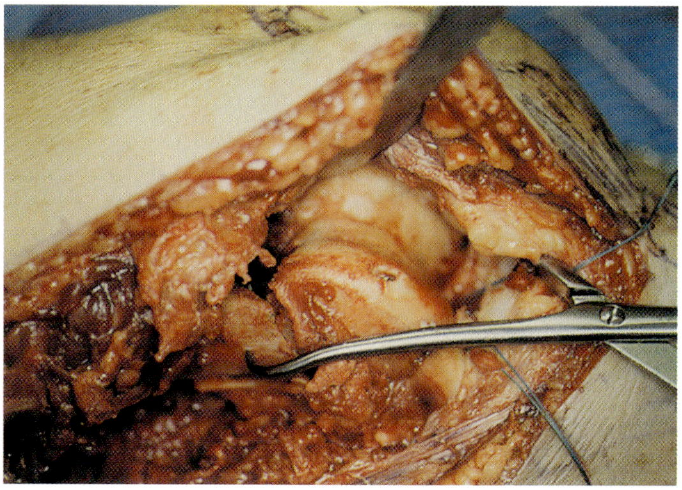

Figura 11. Um parafuso de retardo de 3,5 mm embutido sob a cartilagem e bem distante do parafuso PCD.

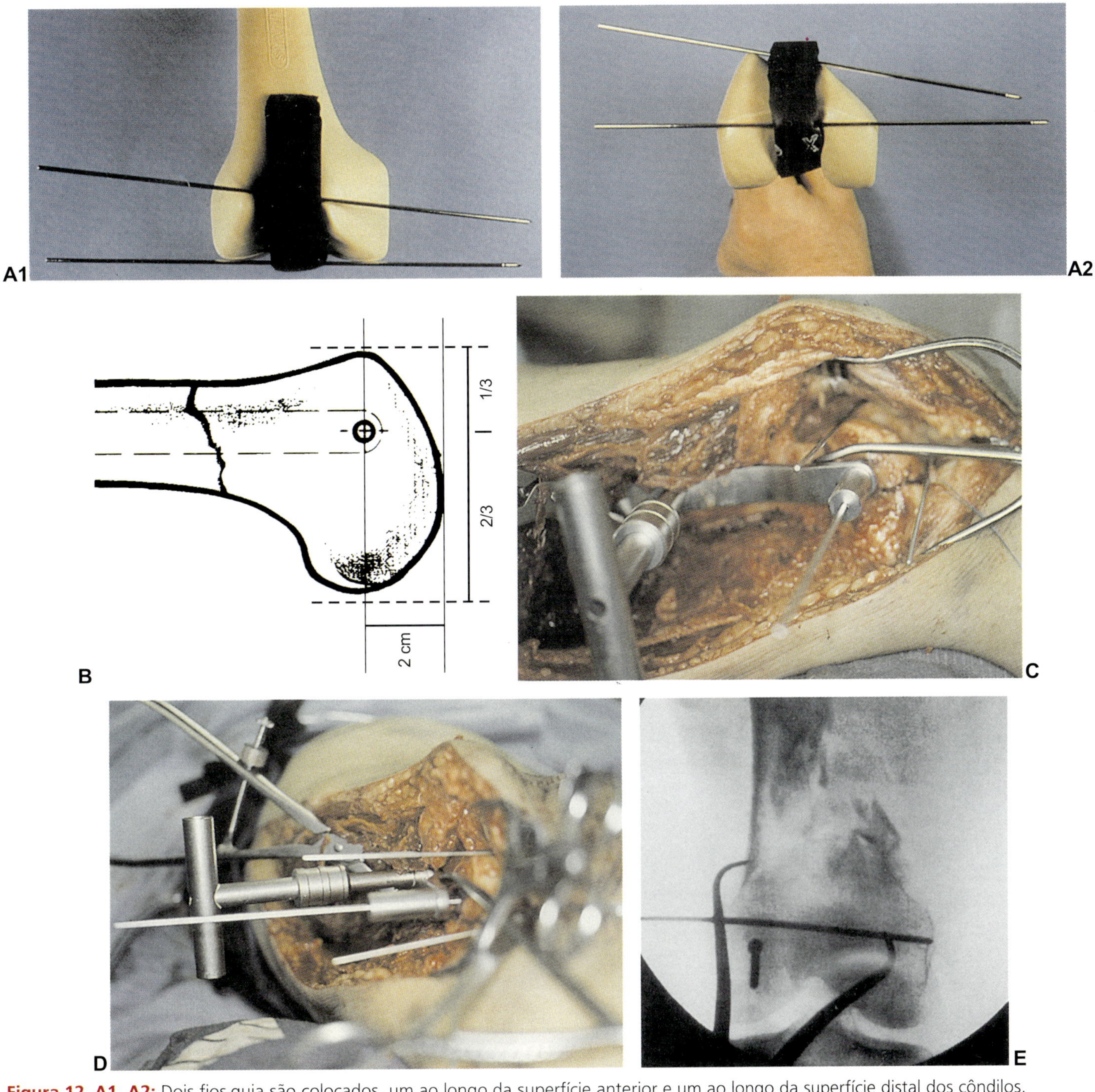

Figura 12. A1, A2: Dois fios-guia são colocados, um ao longo da superfície anterior e um ao longo da superfície distal dos côndilos. **B:** Representação esquemática do local para colocação do pino-guia para a inserção do parafuso condilar. **C, D:** Vistas "laterais e em AP" dos côndilos distais, utilizando o alinhamento do guia e dos fios para assegurar um posicionamento perfeito para o pino de orientação. Observe que o pino-guia de orientação está paralelo a um dos pinos em cada vista. Depois que o pino-guia de orientação é colocado, sua posição é verificada radiologicamente. **E:** Colocação do fio guia-com a utilização do "gabarito" e controle fluoroscópico pelo intensificador de imagem.

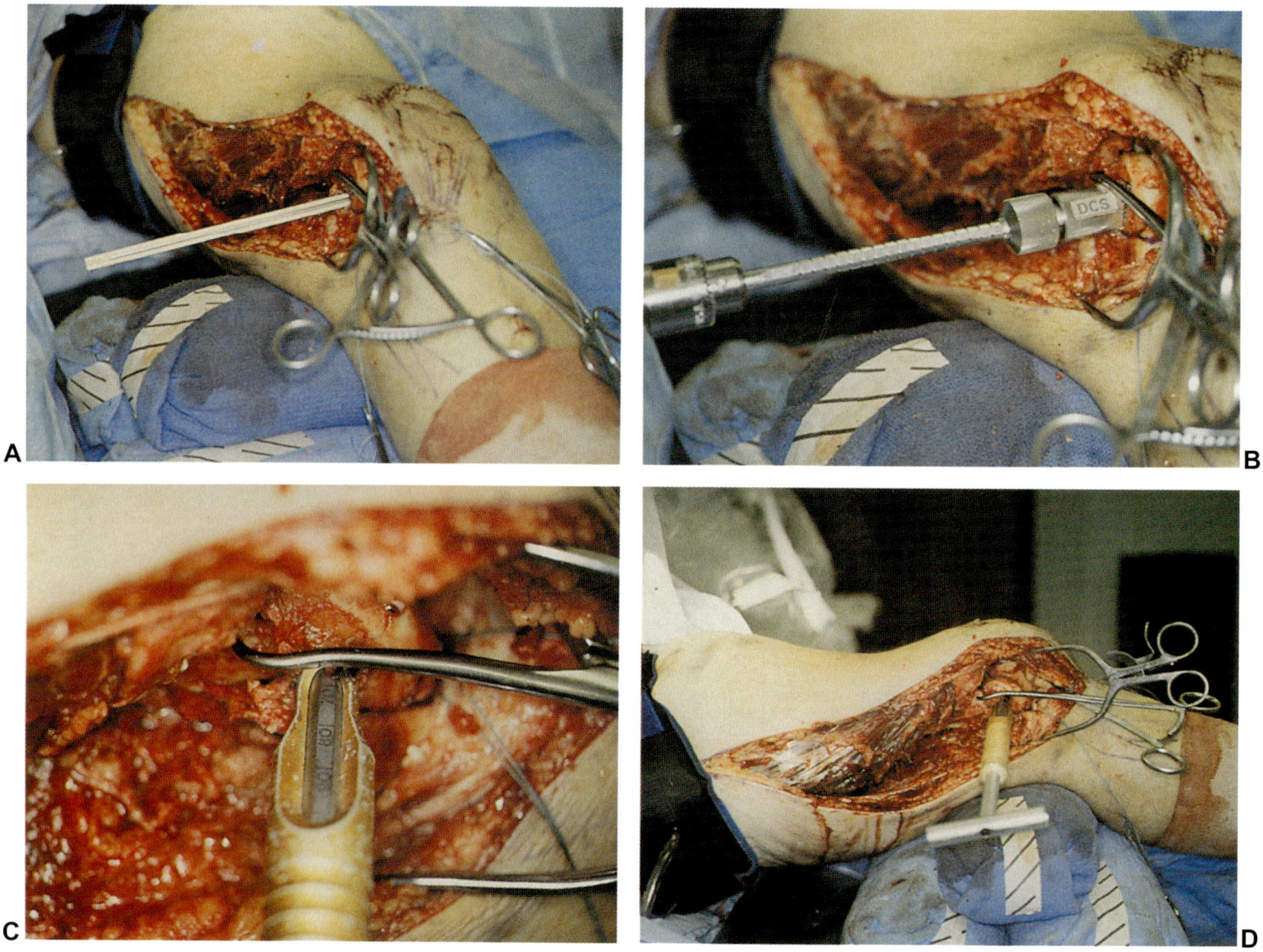

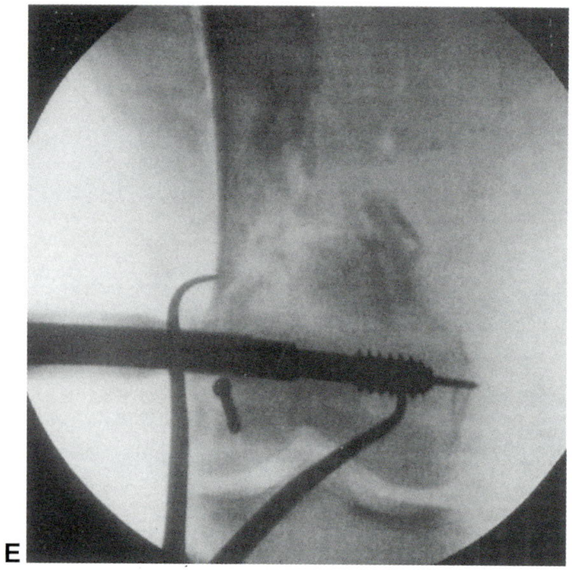

Figura 13. A: O comprimento do pino-guia é medido, e o fresador do PCD ajustado a 10 mm menos do que o comprimento medido do pino-guia. **B:** Fresagem dos côndilos. **C:** Golpeamento dos côndilos. **D:** Imageamento da chave de parafuso em paralelo com a diáfise femoral preenchendo o "bloqueio da chave". **E:** Radiografia em AP do parafuso no lugar.

Inserção do Parafuso de Compressão Dinâmica

A chave para uma inserção bem-sucedida do implante PCD é a colocação apropriada do pino-guia no fêmur distal. A visualização do côndilo lateral em sua totalidade da face anterior para a posterior, tomando-se o cuidado de evitar cortar o ligamento colateral lateral, é essencial. Proximalmente, só é necessário que se visualize o ponto onde o côndilo lateral encontra a cortical posterior da diáfise; esse canto dá a informação posicional sobre a interface diáfise-placa (Fig. 10C). A apreciação desses marcos anatômicos permite a inserção da placa de 95 graus, mesmo em face de uma grande cominução da diáfise lateral distal.

Fios de alinhamento são colocados superiormente e distalmente aos côndilos femorais distais (Fig. 12A). Um pino-guia de orientação é perfurado no côndilo lateral a 2 cm da linha articular, ao contrário dos 1,5 cm para a placa-lâmina. Isso acomoda o maior diâmetro do parafuso condilar. O pino-guia deve entrar até o meio da metade anterior do côndilo lateral (Fig. 12B). Um controle fluoroscópico deve ser utilizado para verificar se a colocação do pino-guia está paralela ao eixo articular do joelho e se não existe uma protrusão medial do fio-K (Fig. 12E). Alternativamente, o guia PCD pode ser colocado ao longo da cortical lateral do fêmur distal (depois da redução anatômica do fêmur distal), com o fio-K inserido sob controle radiológico (Fig. 12C e D). Deve ser tomado cuidado, entretanto, para avaliar a colocação da guia antes da inserção do fio-K. Se isso não for feito, o guia PCD pode colocar o fio-guia em uma posição fora da ideal.

O comprimento do pino-guia é medido, e o fresador do PCD ajustado em 10 mm a menos do que o comprimento medido do pino-guia (Fig. 13A). Os côndilos femorais são fresados (Fig. 13B). Se houver um osso esponjoso duro, todo o comprimento do orifício é macheado (Fig. 13C). Durante a inserção do parafuso condilar, o parafuso deve ser inserido por mais 5 mm para aumentar a peta do osso. Em osso osteopênico, esse macheamento não é feito de modo rotineiro. Se a pega óssea ainda for insuficiente, o parafuso é removido e se insere metilmetacrilato no orifício

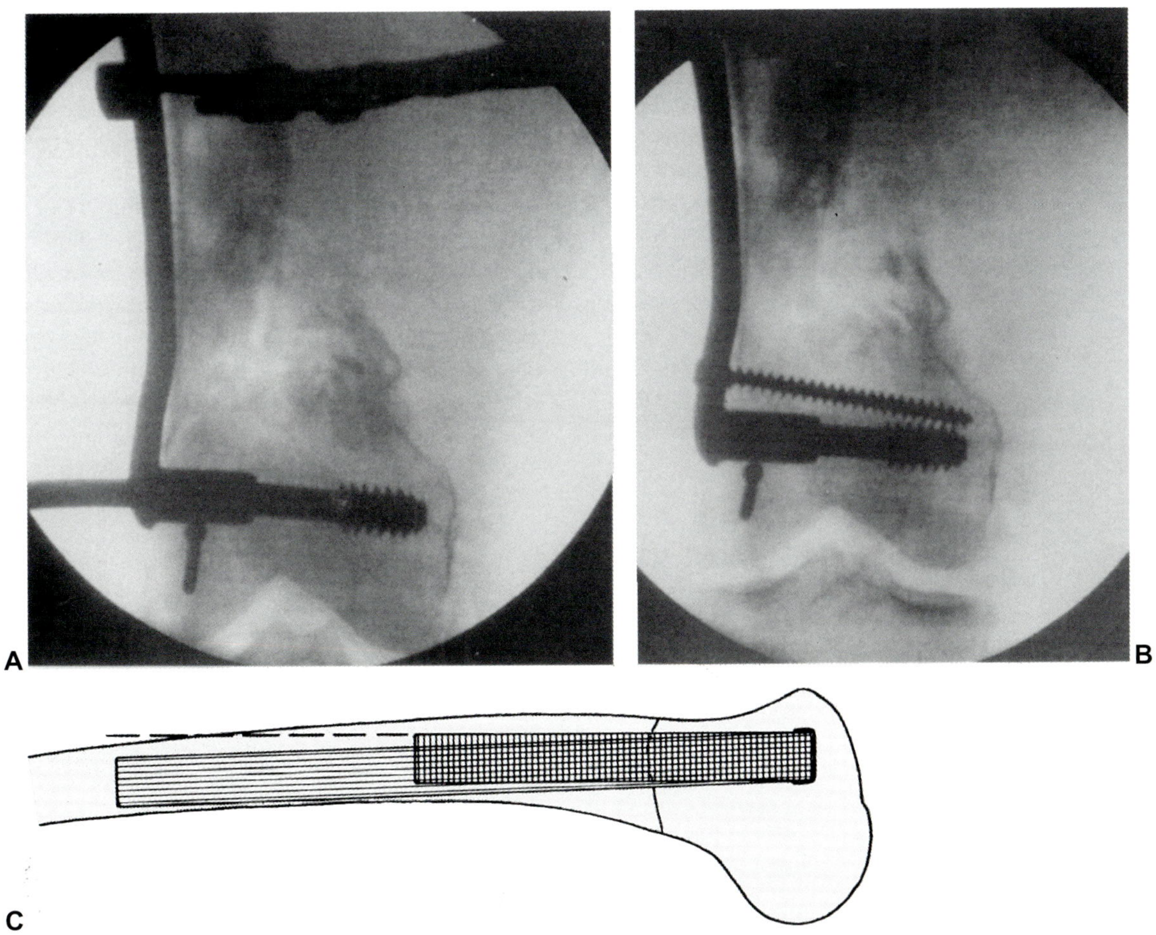

Figura 14. A, B: Colocação da placa lateral. **C:** Desenho esquemático demonstrando a posição das placas maior e menor sobre a diáfise femoral. Observe que a placa mais longa necessita de uma colocação mais posterior para manter um contato com o osso devido à curvatura femoral.

do parafuso. O parafuso é novamente inserido de modo que somente as roscas se prendam ao cimento. Isso permite uma compressão intracondilar subseqüente se necessário, ao mesmo tempo que permite a rotação da placa para redução da diáfise. O parafuso deve estar assentado com a chave de parafuso posicionada em paralelo à diáfise para alinhar o mecanismo de bloqueio da chave (Fig. 13D e E).

Fraturas supracondilares extra-articulares são tratadas sem compressão intracondilar; o comprimento do parafuso condilar deve ser igual ao ajuste da fresagem. As fraturas intracondilares, por outro lado, necessitam de compressão. Se o comprimento do parafuso condilar for igual ao ajuste da fresagem nesse caso, quando a compressão é aplicada, o resultado pode ser a protrusão lateral do corpo do parafuso. Isso irá evitar uma compressão intracondilar máxima quando o parafuso de compressão for aplicado.

Portanto, nesse caso, um parafuso condilar de 5 a 10 mm menor do que o comprimento do ajuste da fresagem é utilizado. O objetivo em cada caso é um bloco femoral distal estável, anatomicamente reconstruído, que possa ser fixado à diáfise.

Redução da Diáfise e Aplicação da Placa

A placa lateral é então rosqueada sobre o parafuso condilar (Fig. 14A). A diáfise ainda está para ser reduzida. A placa é alinhada com a diáfise posterior, no nível em que o côndilo se encontra com a diáfise. Se a fratura se estende até a diáfise, uma placa lateral longa será necessária. Nesse caso, a placa deve ser presa mais posteriormente na diáfise para levar em conta a curvatura femoral (Fig. 14C). Uma vez que a fratura esteja alinhada, um ou dois parafusos de esponjosa de compressão de 6,5 mm são colocados nos orifícios arredondados da placa (Fig. 14B). Finalmente, o parafuso de compressão é colocado no orifício distal para bloquear o parafuso condilar em relação à placa.

Uma vez que a placa esteja segura distalmente, aplica-se tração manual. Isso geralmente realinha o fêmur de modo provisório. Uma pinça de Verbrugge tamanho 3 é colocada na placa e na diáfise proximal. Um equipamento de tensão articulado (ETA) é inserido na posição fechada (verde) com um parafuso bicortical, em linha com a placa (Fig. 15A). A pinça de Verbrugge evita que haja uma translação dos fragmentos da diáfise enquanto ocorre o alongamento com o ETA. Se for encontrada uma deformação da fratura, ou se a placa parecer estar deslizando para fora da diáfise femoral, uma pinça padrão é colocada no osso, de modo que um braço se fixe no ápice do ângulo feito pelos fragmentos da fratura e o outro se fixe na placa. Conforme essa pinça é apertada, a deformação da fratura ou o deslizamento da placa serão evitados. Com uma chave inglesa, o ETA é alongado de modo que os fragmentos da fratura sejam ligeiramente distracionados (Fig. 15B). A pinça de Verbrugge tamanho 3 é apertada, e os fragmentos da fratura, reduzidos. O pé em formato de gancho do ETA é girado para se encaixar no orifício mais proximal da placa. A chave inglesa é virada de modo a criar uma compressão com o ETA (vermelho) até que a fratura esteja estável e bem reduzida (Fig. 15F). Nos casos de extensa cominução medialmente, essa manobra ainda pode obter a compressão da cortical lateral. Quando uma compressão cortical lateral não é possível, essa técnica não pode ser utilizada.

Uma vez que a fratura esteja seguramente reduzida, os parafusos são inseridos na placa (Fig. 15C). Tipicamente, um parafuso é colocado no orifício mais proximal da placa, bem como no orifício mais próximo à fratura. Essa distância máxima irá gerar uma pegada máxima. Se o número de orifícios de parafusos deixados abertos entre esses dois orifícios for maior do que três, então mais parafusos devem ser colocados conforme a necessidade. Finalmente, o fragmento distal é fixado, e qualquer parafuso de compressão é inserido com base no padrão da fratura. As pinças são removidas, e o quadril e joelho são flexionados ao máximo para verificar a estabilidade da fixação (Fig. 16A e B). As feridas são fechadas por planos sobre um dreno profundo (Fig. 16C). Radiografias finais são obtidas antes da conclusão da anestesia, e um curativo é aplicado juntamente com um imobilizador de joelho (braço ou órtese) articulado (Fig. 17A e B). O paciente é transferido para a sala de recuperação, onde é colocado em uma máquina de movimentação passiva contínua.

TRATAMENTO PÓS-OPERATÓRIO

O paciente é mobilizado para fora da cama no primeiro dia de pós-operatório e começa a colocar carga sobre a ponta do pé no segundo dia de pós-operatório. O dreno é removido nesse momen-

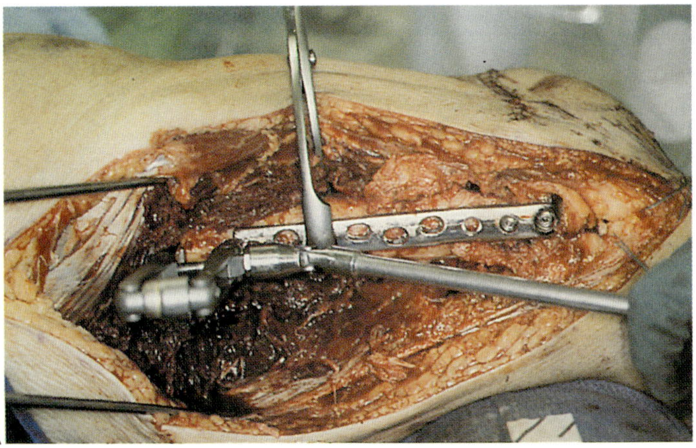
A

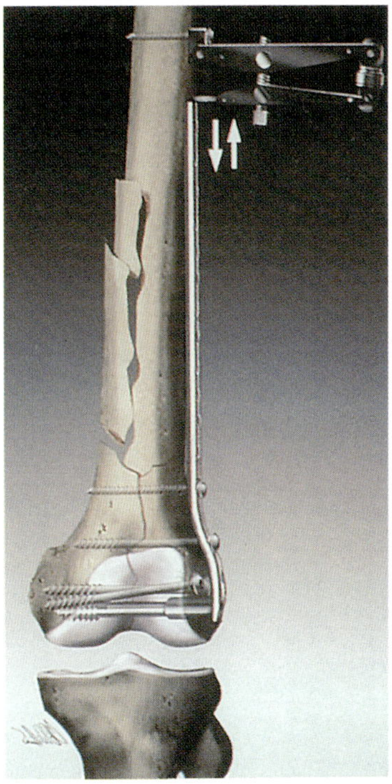
B

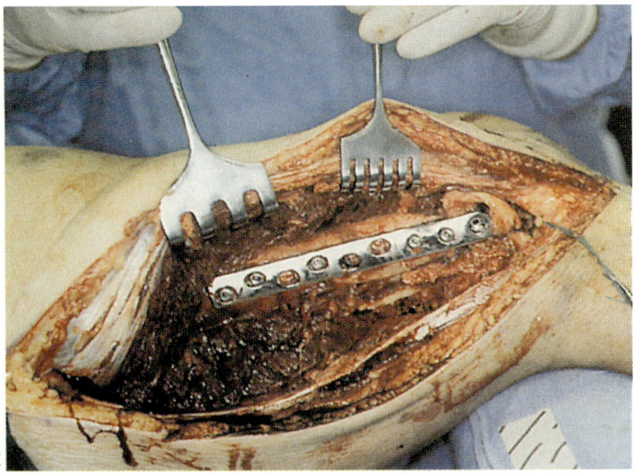
C

Figura 15. A: O equipamento tensionador da articulação (ETA) e sua aplicação inicial. **B:** Distração, redução e compressão com a utilização do ETA. **C:** Colocação dos parafusos corticais na placa lateral.

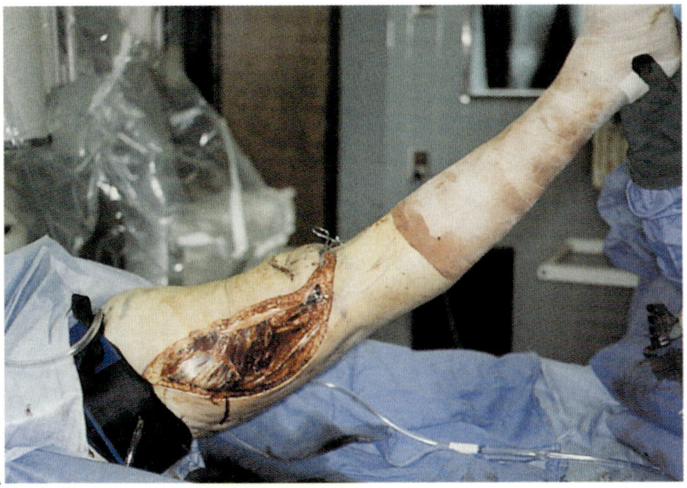
A

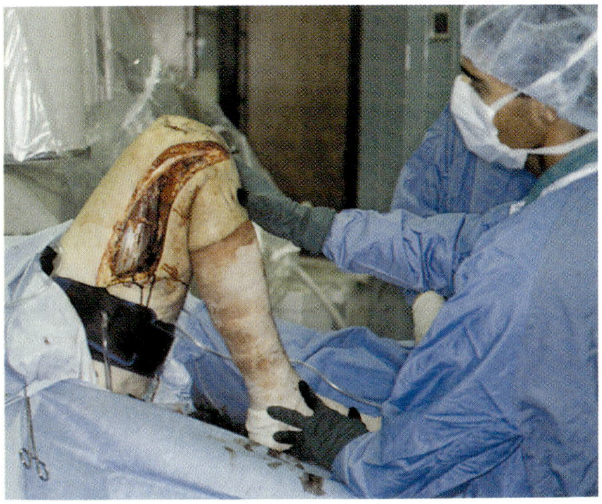
B

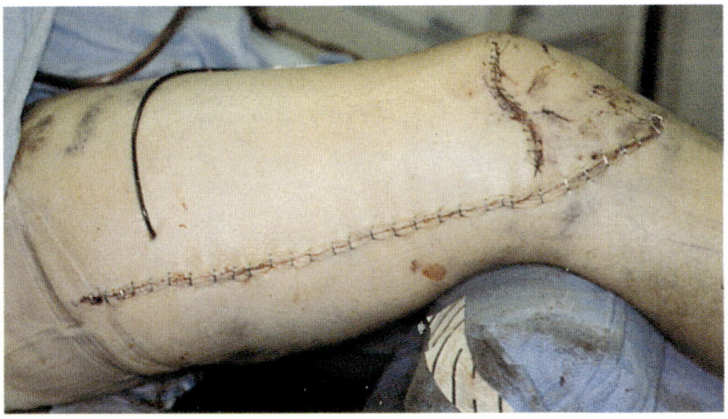
C

Figura 16. A-C: Avaliação intra-operatória da estabilidade e da amplitude de movimentos do joelho.

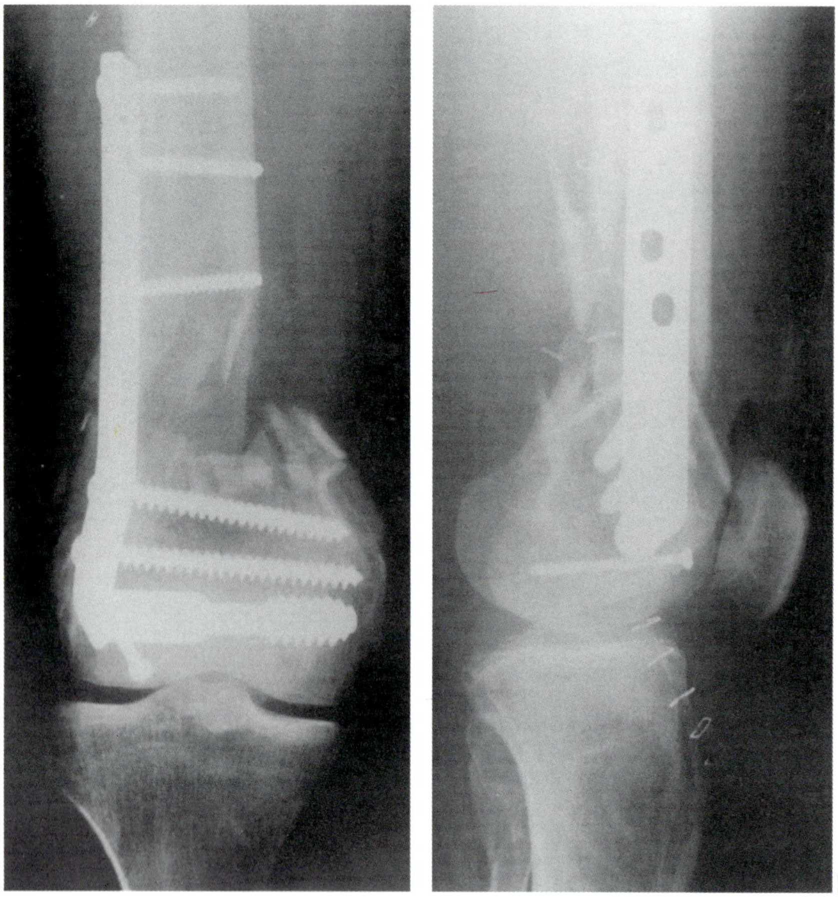

Figura 17. A, B: Radiografias intra-operatórias finais.

to e os curativos são trocados. Assim que o paciente estiver independente com suas necessidades de deambulação, recebe alta do hospital, tipicamente no terceiro dia de pós-operatório.

A fisioterapia do paciente com exercícios para fortalecimento e para a amplitude de movimentos é realizada durante as próximas 12 semanas. Oito semanas após a cirurgia, as radiografias devem demonstrar sinais de consolidação da fratura. Uma carga parcial pode ser iniciada nesse momento, se houver sinais claros de consolidação. A carga é aumentada, com base na progressão radiológica da consolidação, com a carga total geralmente sendo possível em 10 a 12 semanas. A fisioterapia é encorajada pelas próximas 6 semanas, com o paciente sendo capaz de retornar a seu nível de atividade pré-lesão entre 4 a 6 meses após a fratura.

Funcionalmente, o paciente deve ser capaz de retornar a todas as atividades do dia-a-dia, incluindo a deambulação ativa, em 6 meses. Uma amplitude total de movimentos é possível nessa época, mas o paciente deve ter pelo menos uma amplitude funcional de movimento do joelho de 5 a 95 graus. A atividade desportiva e os trabalhos pesados devem ser possíveis em 9 meses, e uma recuperação completa sem fraqueza da musculatura de vasto medial ou uma claudicação deve ser possível dentro de 1 ano. Dor relacionada às mudanças de tempo, causada pela dilatação e contratura da placa metálica, freqüentemente é observada, seja em climas frios como em locais úmidos. Nesses casos, a placa e os parafusos podem ser removidos em 9 a 12 meses, desde que a fratura esteja completamente consolidada radiologicamente.

COMPLICAÇÕES

Intra-Operatórias

Provavelmente a mais preocupante complicação é um mau posicionamento do parafuso condilar. Como uma fresa é utilizada para inserir o parafuso, uma grande quantidade de osso é removida dos côndilos. Se o parafuso estiver mal posicionado ou se escapar para fora dos côndilos, ele deve ser removido, deixando um grande defeito. Se isso ocorrer, o procedimento pode ser salvo com uma placa-lâmina colocada no osso distal ao orifício, uma placa de contraforte condilar lateral ou uma haste intramedular. A placa-lâmina oferece mais estabilidade, mas claramente é o implante de inserção mais difícil. A placa de contraforte condilar, apesar de ser facilmente colocada, ficará instável se a cortical medial estiver cominuta ou se existir um defeito segmentar. Apesar de a haste intramedular ser um bom material para a salvação, ela pode necessitar de uma exposição adicional.

Pseudo-Artrose/ Consolidação Viciosa

Ocasionalmente se desenvolve uma pseudo-artrose, mais comumente na junção metafisária-diafisária. Esta geralmente é tratada com a remoção e troca da placa lateral por uma placa ligeiramente maior, com uma compressão adicional através do uso do ETA. Se o cirurgião acreditar que uma compressão cortical é obtida por métodos indiretos e que a vascularidade medial não foi comprometida, então um enxerto ósseo não é necessário. Nos casos de redução direta ou instabilidade, um enxerto ósseo esponjoso é acrescentado.

Uma consolidação viciosa resultará se o parafuso for inserido de modo incorreto. Se o parafuso não estiver em linha com a extremidade distal do fêmur, a articulação do joelho estará em valgo ou em varo em relação ao eixo da diáfise. Similarmente, se o parafuso estiver colocado muito anteriormente no côndilo, a placa lateral irá forçar uma translação posterior dos côndilos; uma colocação posterior irá resultar em uma translação anterior. Se o barril da placa estiver posicionado lateralmente, a placa estará fixada à diáfise, o que irá causar uma translação medial dos côndilos, desviando o eixo mecânico. Finalmente, se o parafuso condilar não for girado de modo que o bloqueio da chave permita que a placa se assente na superfície lateral da diáfise, então a placa é forçada para essa posição e irá rodar os côndilos distal, seja em posição fletida ou estendida. Se uma consolidação viciosa sintomática ocorrer, uma osteotomia corretiva com uma placa-lâmina deve ser realizada.

Anquilose do Joelho

Se o paciente desenvolver rigidez do joelho após uma fixação interna, deve ser instituído um programa agressivo de fisioterapia. Se este for ineficaz, manipulação sob anestesia ou uma lise artroscópica das aderências, ou ambas, devem ser realizadas. Se essas medidas falharem, deve ser considerada a quadricepsplastia. Na maioria das vezes tudo o que se necessita é a liberação da musculatura do quadríceps da diáfise femoral e uma manipulação. Se essas manobras forem mal sucedidas, um alongamento V-Y formal do quadríceps deve ser realizado.

CASO ILUSTRATIVO DA TÉCNICA

Um homem de 72 anos de idade foi envolvido em um acidente automobilístico, no qual ele perdeu o controle de seu veículo e colidiu na traseira de um ônibus escolar (Fig. 18A e B). Ele foi ressuscitado e depois avaliado clínica e radiologicamente. O diagnóstico foi de uma fratura exposta isolada do fêmur, distal do tipo II de Gustillo (Fig. 19A e B). Ele foi levado para a sala de cirurgia, o membro foi desbridado e um fixador externo temporário foi colocado. Sua ferida foi coberta com Epigard (Fig. 20). Uma vez estabilizado, foi determinada a fixação definitiva da fratura. Depois da indução anestésica, o fixador foi removido, foi feito preparo da pele e os campos foram colocados. A abordagem e a fixação definitiva de sua fratura são mostradas neste capítulo. No pós-operatório, o paciente iniciou os exercícios de amplitude de movimentos e não fez carga sobre o membro durante 3 meses até que a fratura consolidasse. A partir desse estágio, ele iniciou uma carga progressiva sobre o membro e apresentou uma evolução tranqüila, retornando a suas atividades do dia-a-dia em aproximadamente 4,5 meses após a cirurgia.

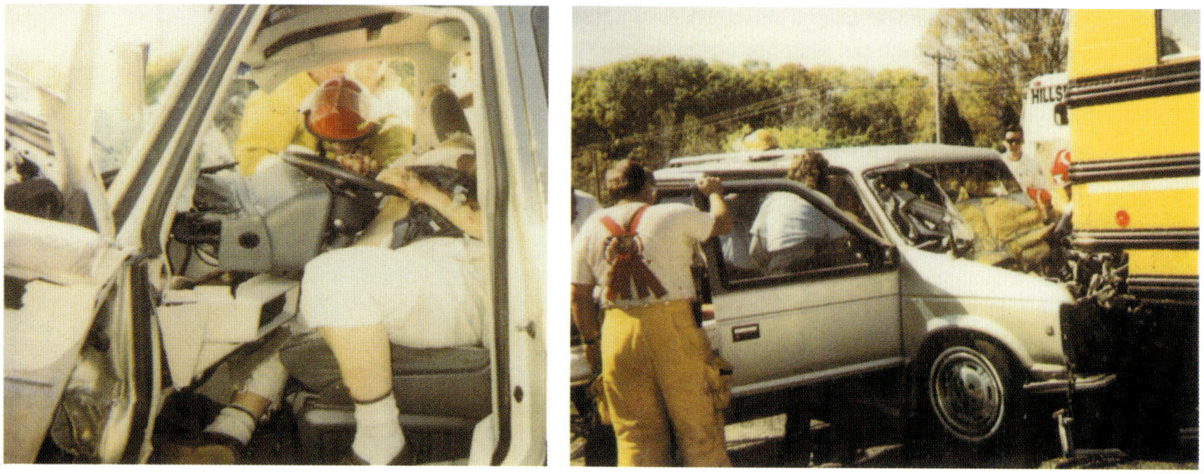

A B

Figura 18. A, B: Fotografias do acidente antes da retirada do paciente. Observe o esmagamento causado pelo painel do carro e o aprisionamento do fêmur e da perna.

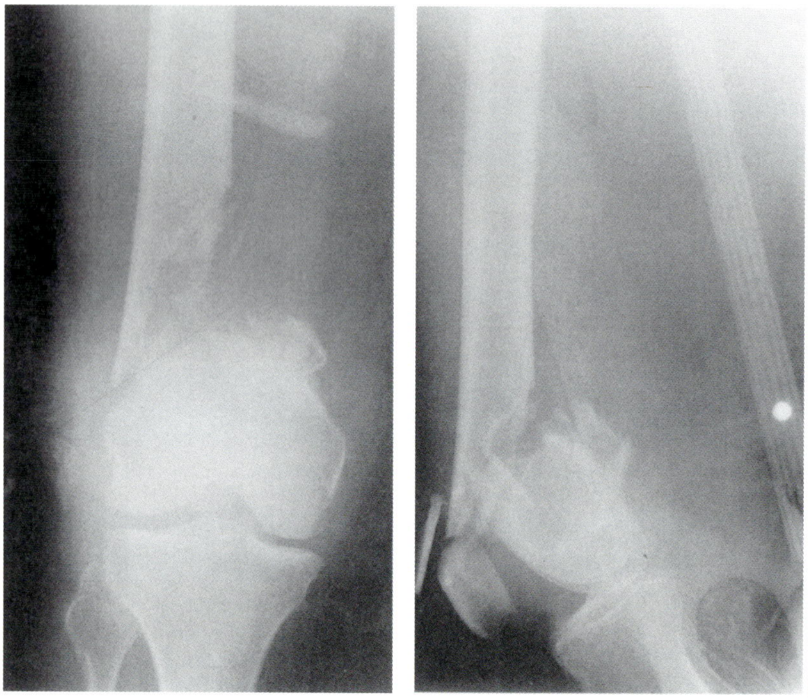

A B

Figura 19. A, B: Radiografias ântero-posterior (AP) e lateral do fêmur distal lesionado. Observe a flexão dos côndilos distais.

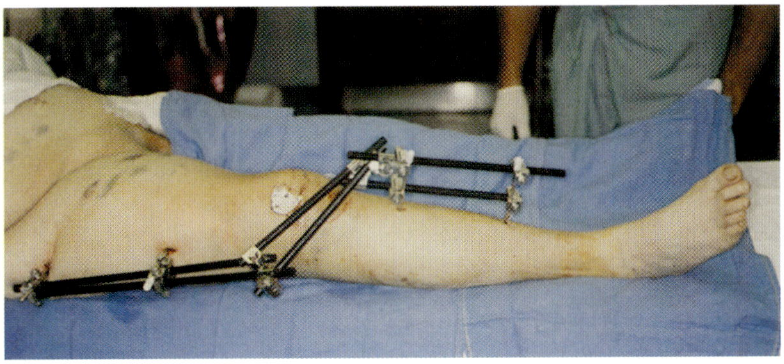

Figura 20. A ferida foi desbridada, sendo aplicado um fixador externo para estabilização do fêmur distal. O Epigard está aplicado, e um fixador externo multiplanar atua como uma "tração portátil" para restaurar o comprimento do fêmur.

LEITURA RECOMENDADA

1. Bolhoffner, B.R., Carmen, B., Clifford, P.: The results; of open reduction and internal fixation of distal femur fractures using a biologic (indirect) reduction technique. *J. Orthop. Trauma,* 10:372-377, 1996.
2. Marymont, J.V., and Mizel, M.S.: Fracture of the subtalar joint in springboard divers: a report of two cases. *Am. J. Sports Med.,* 24:123-124, 1996.
3. Mast, L, Jakob, R., Ganz, R.: *Planning and Reduction Technique in Fracture Surgery.* Springer-Verlag, Berlin, 1989.
4. Muller, M.E., Allgower, M., Schneider, R., Willinegger H.: *Manual of Internal Fixation: Techniques Recommended by the AO Group.* Springer-Verlag, Berlin, 1990.
5. Ostrum, R.F., and Geel, C.: Indirect reduction and internal fixation of supracondylar femur fractures without bone graft. *J. Orthop. Trauma,* 9:278-284, 1995.
6. Sanders, R., Regazzoni, P., Ruedi, T.: The treatment of supracondylar-intracondylar fractures of the femur using the dynamic condylar screw. *J. Orthop. Trauma,* 3:214-222, 1989.
7. Schatzker, L, Tile, M.: *The Rationale for Operative Fracture Care.* Springer-Verlag, New York, 1990.
8. Siliski, J.M., Mahring, M., Hofer, H.P.: Supracondylar-intercondylar fractures of the femur: treatment by internal fixation. *J. Bone Joint Surg.,* 71:95-104, 1989.
9. Wiss, D.A., Missakian, M.: Supracondylar fracture of the femur. *Orthopaedics,* 8-921, 1985.

20

Fraturas Supracondilares do Fêmur: Fixação Intramedular com Haste

David Seligson

■ INDICAÇÕES/CONTRA-INDICAÇÕES

A haste intramedular supracondilar é um método excelente de tratamento para fraturas do fêmur distal. As fraturas supracondilares apresentam-se como um grupo diverso de fraturas envolvendo o osso e a cartilagem de forma variável. Essas lesões são classificadas como Tipo A, fraturas extra-articulares; Tipo B, fraturas unicondilares; e Tipo C, fraturas intra-articulares (16). Nas fraturas dos Tipos A e C, a superfície articular e os côndilos femorais estão separados da diáfise do fêmur e são boas indicações para a colocação retrógrada de uma haste (Fig. 1). As fraturas unicondilares do Tipo B são mais bem tratadas com o uso de parafusos ou placas ou ambos e não são tratáveis com o uso de hastes supracondilares. Entre as diversas técnicas disponíveis para fixação do fêmur distal, a haste intramedular supracondilar possui diversas vantagens. Ela é de mais fácil colocação do que a haste femoral anterógrada, pois elimina a necessidade de uma mesa ortopédica e de uma incisão no quadril para a inserção da haste. O procedimento é mais biologicamente favorável do que a osteossíntese com placa, como com placas de lâminas anguladas e parafusos condilares, porque uma abordagem aberta com desvascularização dos tecidos moles não é necessária, oferecendo assim melhores condições para a consolidação da fratura. Apesar de os fixadores externos ocasionalmente serem utilizados nas fraturas graves do fêmur distal, eles são incômodos, podem levar a uma perda da fixação e apresentam alta incidência de complicações nos tratos dos pinos. A redução aberta e a fixação interna das fraturas cominutivas do fêmur distal podem levar a procedimentos mais demorados, com resultados anatômicos e funcionais abaixo do satisfatório. Para a maioria dos cirurgiões ortopédicos, uma solução simples para as fraturas supracondilares de fêmur, com ou sem extensão para a articulação do joelho, é o uso da haste intramedular supracondilar. Em um paciente com politraumatismo significativo, a colocação de uma haste supracondilar oferece várias vantagens mecânicas e biológicas (Figs. 2A e B, 3A e B). Com as fraturas do Tipo C, particularmente com cominução da superfície articular, a redução aberta e a fixação interna da articulação pode ser necessária. Geralmente, a haste pode ser introduzida após a montagem da massa óssea articular, e pode haver uma menor dificuldade de se corrigir o alinhamento varo-valgo do fêmur distal do que com o uso de placas.

D. Seligson, M.D.: Department of Orthopaedics, University of Louisville, Louisville, Kentucky 40202; e Ortho Trauma Associates, Louisville, Kentucky 40207.

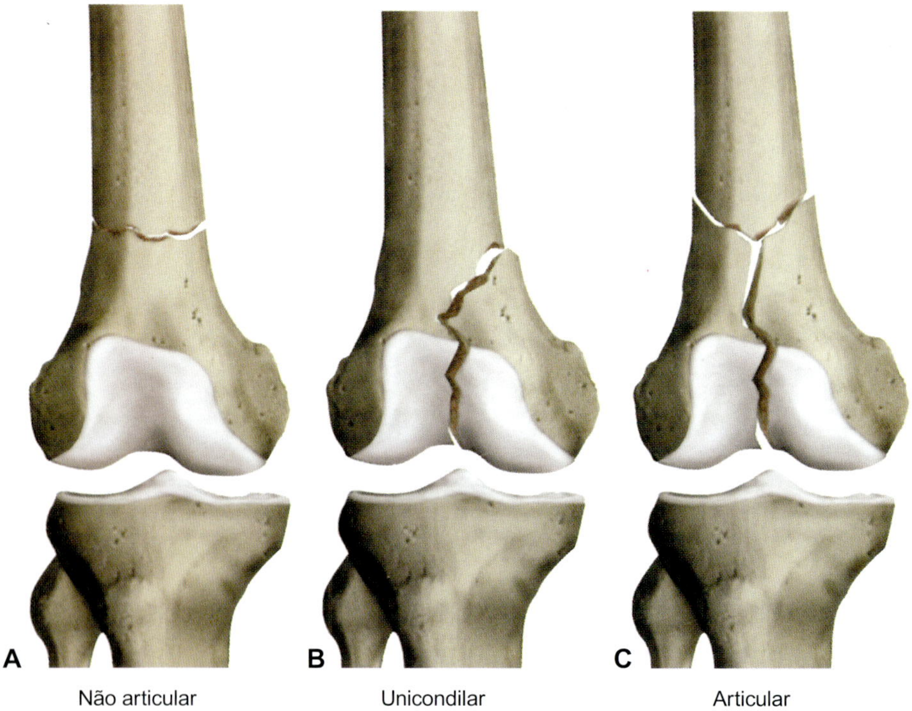

Figura 1. A-C: Fraturas do fêmur distal: Tipo A, não-articular; Tipo B, unicondilar; Tipo C, articular (da ref. 16).

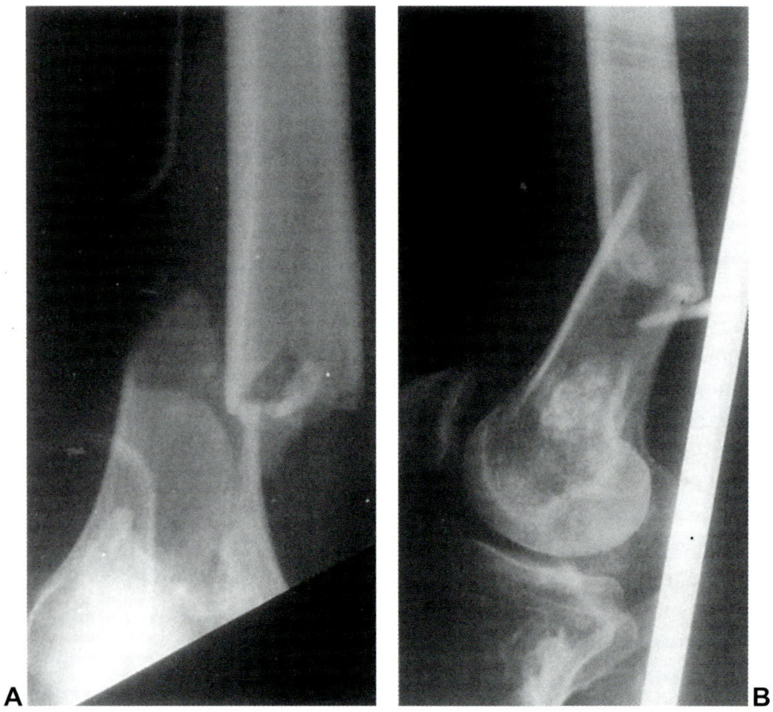

Figura 2. A, B: Radiografias pré-operatórias em um paciente com fratura da diáfise distal do fêmur.

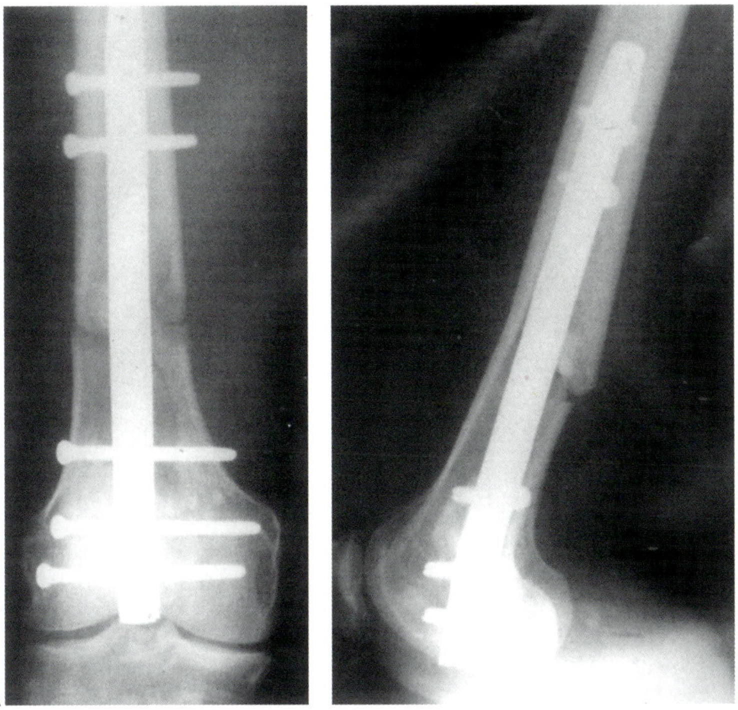

A B

Figura 3. A, B: Radiografias pós-operatórias após a fixação com hastes a partir do joelho.

Fraturas transcondilares extremamente distais envolvendo os 2 a 3 cm distais do fêmur não são tratáveis com haste. Aqui a redução aberta e a fixação direta da fratura são necessárias. Esses padrões de lesão geralmente estão associados com fraturas-luxação do joelho em pacientes jovens. Para as osteotomias corretivas do fêmur distal, eu prefiro uma placa com lâmina condilar de 95 graus. Placas condilares podem ser utilizadas com técnica percutânea nas fraturas metafisárias cominutivas em pacientes mais jovens. Com esse método biológico, nem a articulação (para um ponto de entrada) nem o periósteo são significantivamente perturbados.

A haste intramedular supracondilar é particularmente útil em situações nas quais as alterações na geometria femoral dificultam outros métodos de tratamento. Isso inclui as fraturas supracondilares proximais a uma prótese de joelho ou distais a implantes de quadril, bem como fraturas nas quais o fêmur não pode ser instrumentado devido a um desalinhamento do canal medular. A haste supracondilar também deve ser considerada em pacientes com problemas complexos como obesidade, na qual o uso de uma mesa ortopédica para a colocação da haste pode ser inconveniente.

O uso de hastes supracondilares é mais difícil em pacientes com fraturas intra-articulares do fêmur distal (Tipo C) que podem necessitar de redução aberta da superfície articular (Figs. 4, 5A e B). Ela não pode ser utilizada quando já existir um implante centromedular no canal femoral distal como o componente femoral com haste de uma artroplastia total de joelho. Além disso, o uso de hastes intramedulares supracondilares de forma isolada não resolverá o problema de uma pseudo-artrose supracondilar estabelecida (11).

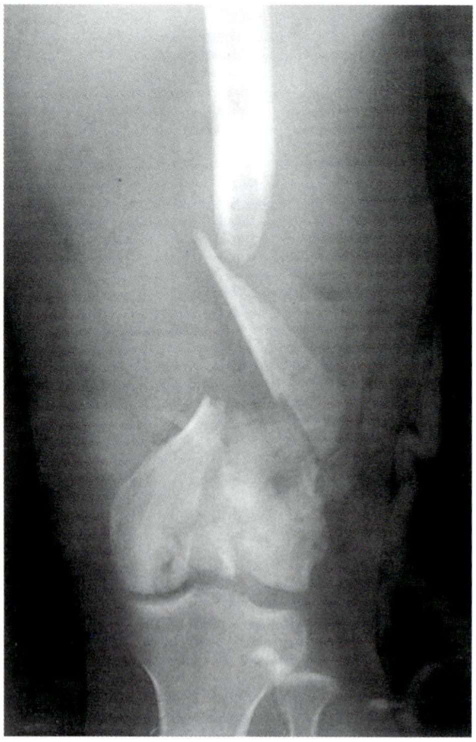

Figura 4. Radiografia pré-operatória em uma fratura supracondilar do tipo C. (Cortesia do Dr. William G. DeLong, Jr. M.D., Haddonfield, N.J.)

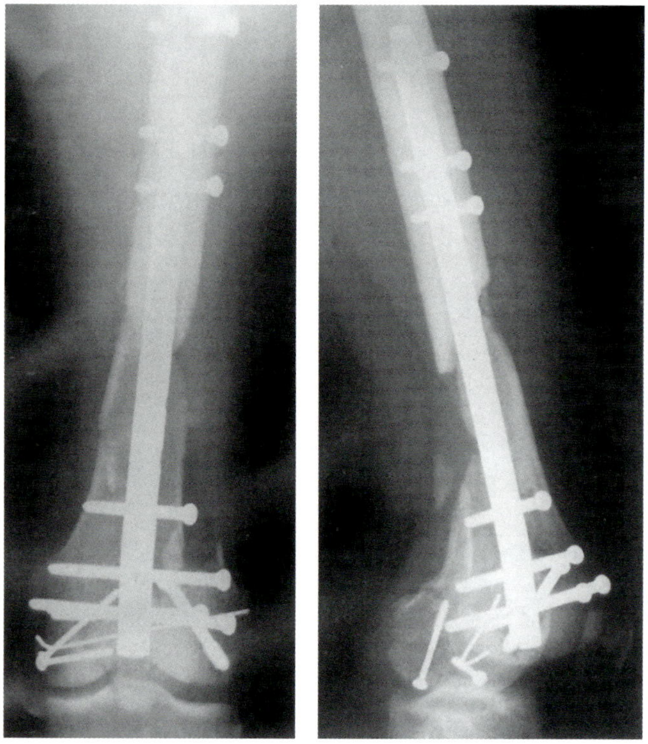

A B

Figura 5. A, B: Radiografias após 6 semanas. Uma redução aberta com reconstrução da superfície articular foi realizada. (Cortesia do Dr. William G. DeLong, Jr. M.D., Haddonfield, N.J.)

PLANEJAMENTO PRÉ-OPERATÓRIO

Em pacientes saudáveis com fraturas isoladas do fêmur distal, a fixação com haste pode ser realizada logo após a lesão. A avaliação inclui uma história e exame físico, hemograma completo, exame de urina, tempo de protrombina e radiografias de alta qualidade em incidências ântero-posterior e lateral do joelho e do fêmur distal. Além das radiografias simples de rotina da área supracondilar e do joelho, uma radiografia perpendicular ao plano da articulação do joelho e uma incidência axial também podem auxiliar a identificar uma cominução intercondilar. As imagens de tomografia computadorizada (TC) não são utilizadas rotineiramente para avaliar a complexidade da fratura. Exame de tipagem sangüínea deve ser feito se uma redução aberta for planejada ou parecer provável. Em pacientes que apresentam lesões múltiplas ou co-morbidades clínicas associadas, o procedimento deve ser adiado até que as condições gerais ou locais tenham melhorado. A cirurgia ocasionalmente deve ser adiada por vários dias ou até uma semana após a lesão. Em pacientes com fratura com mínimo desvio, nos quais a cirurgia será adiada, um imobilizador volumoso para o joelho é utilizado. Entretanto, em pacientes com cominução ou desvio significativo da fratura, tração esquelética com 5 a 10 kg através de um pino tibial proximal e um curativo volumoso com o uso de toalhas enroladas ou sacos de areia para suporte do joelho em cada lado do joelho diminuem o movimento sobre o sítio da fratura e aumentam o conforto do paciente. Uma tração esquelética formal com um imobilizador de Thomas e fixação de Pearson também pode ser utilizada.

Antes da cirurgia, é importante se determinar se a fixação com haste pode ser realizada com a utilização da técnica fechada ou se um método aberto será necessário, porque a redução aberta necessita de mais tempo e equipamento. O método aberto está indicado para os padrões de fratura do Tipo C nos quais uma redução satisfatória da superfície articular distal não pode ser conseguida por via percutânea. Infelizmente, a classificação universal das fraturas não proporciona essa informação (16). Algumas fraturas simples C-1 apresentam rotação e não serão reduzidas através da tração, necessitando de redução aberta. Inversamente, muitas fraturas cominutivas C-3 podem ser tratadas por um procedimento fechado. Uma radiografia pré-operatória com o membro em tração pode ajudar a avaliar se uma redução aberta será necessária ou se os côndilos podem ser reduzidos e fixados percutaneamente. O comprimento da haste é estimado antes da cirurgia pelo uso de moldes de implantes superpostos às radiografias da lesão. Se a fratura estiver confinada à área distal ao alargamento femoral distal, hastes mais curtas (150 mm de comprimento) serão suficientes. Se a fratura se estender proximalmente na direção da diáfise inferior do fêmur, hastes de 200 a 250 mm serão necessárias. Em alguns dos sistemas de imagens radiológicos mais modernos que diminuem a imagem, os moldes de tamanho podem levar a erros, pois eles precisam que o filme seja feito em uma distância padrão, e não em escala reduzida. Em pacientes idosos e magros, as fraturas distais geralmente podem ser tratadas com hastes de 11 × 150 mm, com orifícios em todo o comprimento da haste. Pacientes mais jovens e mais pesados precisam de hastes maiores e mais largas que apresentem uma porção central sem orifícios para parafusos. Entretanto, quanto maior for o diâmetro da haste, maior o orifício de entrada na tróclea, e, portanto, maior a probabilidade de que os côndilos ou serão mantidos afastados ou serão divididos pelo implante. Parafusos e arruelas cônicas são especialmente úteis em pacientes com osteopenia para melhorar a fixação no fêmur distal. Um conjunto completo de parafusos ósseos convencionais, parafusos para bloqueio e parafusos canulados deve estar disponível para a fixação das fraturas sagitais ou coronais, que podem não ser detectadas até o momento da cirurgia.

Sempre que a colocação de hastes supracondilares é feita através de um procedimento aberto, os sítios da fratura devem ser enxertados com o uso de osso esponjoso autógeno coletado da crista ilíaca ipsilateral. Se somente uma pequena quantidade de osso for necessária, pode ser obtida da face lateral da tíbia proximal. Defeitos metafisários significativos podem ser preenchidos com substitutos ósseos sintéticos ou com o uso do banco de ossos. Em casos mais raros são necessários apoios ósseos para obter uma reconstrução da diáfise femoral distal; entretanto, eu prefiro não utilizar o enxerto de osso alógeno em associação com a fixação com haste supracondilar.

Durante a cirurgia, a maioria dos pacientes recebe 1 g de cefazolina intravenosa logo antes da incisão e a cada 8 horas por um total de seis doses. Um torniquete proximal de coxa pode ser útil no controle da perda de sangue nas fraturas distais. O cirurgião deve estar familiarizado com a técnica de colocação dos parafusos de interbloqueio distal a mão livre. Apesar de um guia acoplado ser utilizado para inserir os parafusos de bloqueio, ele pode ser ineficaz com as hastes mais longas na porção proximal. Portanto, o cirurgião deve ser capaz, removendo o guia de parafuso, de colocar os parafusos através dos orifícios da haste utilizando a técnica a mão livre.

CIRURGIA

A fixação intramedular com haste supracondilar é realizada sob anestesia geral ou epidural com o paciente sobre uma mesa radiolucente com o auxílio de um intensificador de imagens. A perna é preparada e os campos são colocados com o membro sendo deixado livre. Um torniquete de coxa estéril pode ser útil nos padrões de fraturas distais. Uma pequena toalha enrolada colocada abaixo do grande trocanter melhora o alinhamento do membro por evitar rotação externa do membro. Um campo dobrado ou um acolchoamento é colocado embaixo do joelho para mantê-lo em 30 graus de flexão.

Uma tração manual é aplicada ao membro para a redução da fratura. A redução é verificada em dois planos com o uso do intensificador de imagens. A unidade de fluoroscopia pode ser passada por cima ou por baixo da mesa para uma incidência lateral. O cirurgião deve estar certo de que o intensificador de imagens esteja orientado em ângulo reto em relação à extremidade, de modo que uma incidência em AP e lateral verdadeiras sejam obtidas durante o procedimento. Se uma redução satisfatória puder ser obtida por manipulação fechada, a cirurgia pode ser realizada *por via percutânea*. Pode ser possível manipular a fratura manualmente para melhorar a redução. O cirurgião pode empurrar, com as mãos, os fragmentos cominutivos da fratura ou segurar o fêmur distal e manualmente melhorar a redução. Em pacientes mais velhos, particularmente na presença de acentuada cominução metafisária, 1 a 2 cm de encurtamento podem ser aceitáveis. Durante o procedimento, é importante se visualizar o membro e se manter o alinhamento. Até 5 graus de angulação em varo ou em valgo são aceitáveis. Ocasionalmente em um paciente idoso com artrose do compartimento medial algum desvio em valgo pode ajudar a descarregar o compartimento medial. Mais de 10 graus de angulação em varo ou em valgo geralmente levam a complicações pós-operatórias, o que deve ser evitado. Quando uma redução aceitável em relação às expectativas de demanda de atividades e estado funcional do paciente não puder ser atingida por processo fechado, o procedimento deve ser realizado através de redução aberta. Uma artrotomia parapatelar limitada medial ou lateral feita através de uma incisão reta permite redução direta da superfície articular ou a correção do desvio metafisário distal.

Clampes ósseos de retenção para a pelve podem ser utilizados para melhorar a redução da fratura através de colocação percutânea e aplicação de uma suave força através dos clampes ou pinças. Também é possível se fazer incisões limitadas para reduzir os fragmentos articulares e depois manter esses fragmentos no lugar com grandes pinças de redução óssea pontiagudas. Assim que uma redução satisfatória tiver sido atingida, uma fixação temporária com fios-K mantém a redução. Os fios-K utilizados para a fixação podem ser usados como guia para a introdução de parafusos canulados nos estágios seguintes da cirurgia. Sempre que possível, é desejável se passar esses fios de fixação temporária transversalmente através dos côndilos, anteriormente, posteriormente ou ambos, em relação à posição planejada para a haste. Em geral, o bloco articular do fêmur distal é amplo o suficiente na direção ântero-posterior de modo que os fios passados anteriormente ou posteriormente na direção dos côndilos não irão interferir com a colocação da haste intramedular supracondilar. Para a fixação definitiva dos côndilos, parafusos canulados de 5,5 a 6,5 mm podem ser passados sobre os fios-guia. Somente depois que a superfície articular dos côndilos femorais estiver reduzida e provisoriamente ou definitivamente fixada é que a haste deve ser introduzida. Os parafusos intercondilares, entretanto, podem ser inseridos antes ou depois da colocação da haste. Se eles forem colocados antes da inserção da haste, eles são apertados após a colocação da haste para evitar o desprendimento durante a instrumentação do fêmur.

O portal de entrada ideal para a haste é através da incisura intercondilar, centralizado entre os côndilos na projeção em AP e em linha com o canal medular na projeção lateral. Faça uma incisão na pele e no ligamento patelar verticalmente de 2 a 3 cm para permitir a entrada do furador. Os retalhos da pele não são desenvolvidos no plano subcutâneo. O canal medular é aberto sob controle fluoroscópico com um furador de Küntscher. Um guia de fresagem com ponta em formato de bola é passado através da fratura, e a redução é verificada em dois planos. Um método alternativo para abrir o fêmur distal é com o fio-guia e um fresador de parafuso canulado de quadril. Quando a diáfise e os côndilos não se reduzem, um truque útil é a utilização de um distrator femoral com pinos temporariamente colocado na diáfise femoral e nos côndilos para melhorar a redução e restaurar o comprimento (Fig. 6). Essa manobra é útil quando existe uma deformidade em translação que é de difícil controle manual. Utilizando fresas retas ou flexíveis, o canal medular é frezado 1,5 a 2 mm a mais do que o diâmetro planejado da haste (Fig. 7). Em pacientes jovens com canais estreitos, a diáfise femoral distal irá precisar de fresagem. Em pacientes mais velhos com canais medulares mais amplos, a fresagem só é necessária no portal de entrada. O guia com ponta em bola é trocado por um tubo plástico para o guia direcionador da haste (Fig. 8). A haste é inserida sobre um fio-guia que cruza sobre a fratura utilizando somente pressão manual (Fig. 9).

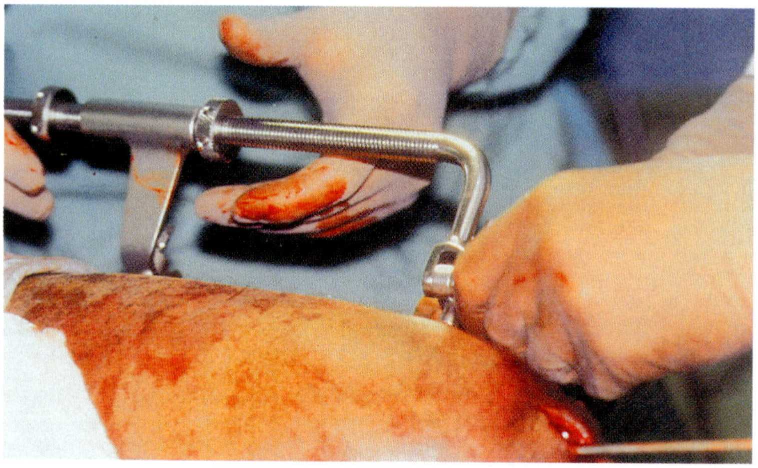

Figura 6. Aplicação do distrator femoral com a colocação de pinos no fêmur distal e côndilo lateral. O distrator é utilizado para facilitar a redução da fratura e a colocação da haste.

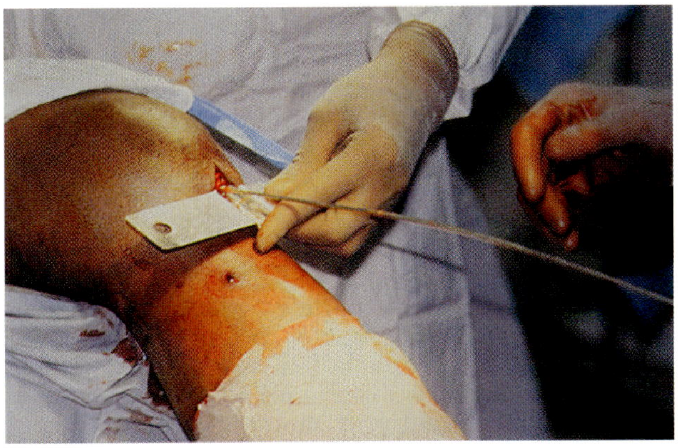

Figura 7. Guias de Küntscher regulares e fresas são utilizados para abrir o canal medular.

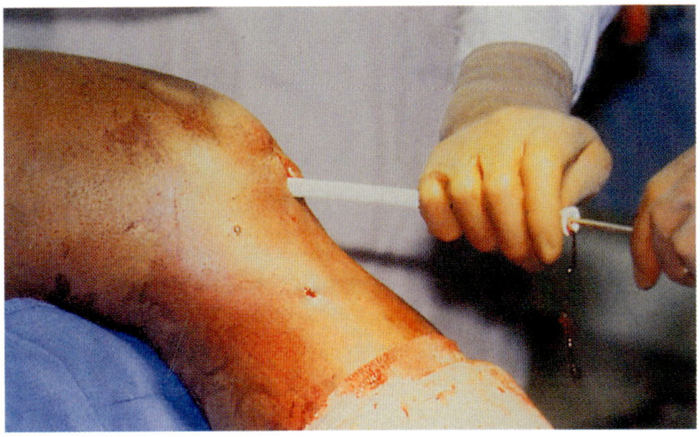

Figura 8. O guia para fresagem com ponta em bola é trocado pelo guia da haste para direcionamento. Lembre de remover a guia de planejamento da haste de modo que os parafusos possam ser colocados.

A haste nunca deve ser colocada em seu local com o uso de marteletes. Esse é um ponto importante no procedimento. *Durante a colocação da haste, a fratura deve estar reduzida e o alinhamento do membro restaurado* (Fig. 10). Deve-se ter atenção para evitar um desalinhamento em varo-valgo ou uma rotação inadequada dos côndilos femorais sobre a diáfise femoral ou ambos. A curvatura anterior do fêmur distal pode ser restaurada pela movimentação do apoio ou da toalha enrolada que está apoiando o fêmur distal. A haste geralmente é colocada com o ápice em posição ventral (inclinado), mas, se a redução for melhor, o ápice pode ser colocado dorsalmente. A inclinação da haste permite que o implante seja colocado em uma melhor posição no fêmur distal se o ponto de entrada for muito anterior ou posterior.

Assim que a redução é conseguida, algum encurtamento (1 a 2 cm) pode ser observado. Esse encurtamento pode ser aceitável, particularmente em pacientes idosos. É mais seguro que se faça uma impactação da fratura no momento da cirurgia do que esperar que os côndilos venham a ceder gradualmente, o que pode levar a problemas de protrusão do parafuso ou da haste no pós-operatório. O cirurgião deve evitar usar a haste como uma alavanca para a redução da fratura, e é melhor manipular a fratura ao redor da haste. A profundidade correta da haste é determinada na projeção lateral com o uso do intensificador de imagens. A extremidade da haste deve ser levada até se ajustar precisamente para ficar rente à superfície articular da tróclea ou ficar embutida e a 2 mm no fêmur distal. É importante que se lembre que a tróclea possui um sulco profundo, de modo que a zona para a fixação do parafuso no fêmur distal é bastante estreita.

O guia para os parafusos bloqueantes possui duas posições. A posição mais distal é para os membros maiores. A posição mais próxima é mais precisa por causa da distância reduzida para os orifícios da haste. O guia e a haste com os protetores de broca e brocas são checados para se ter a certeza de que eles se combinam antes da inserção da haste. Qualquer leve discrepância entre a

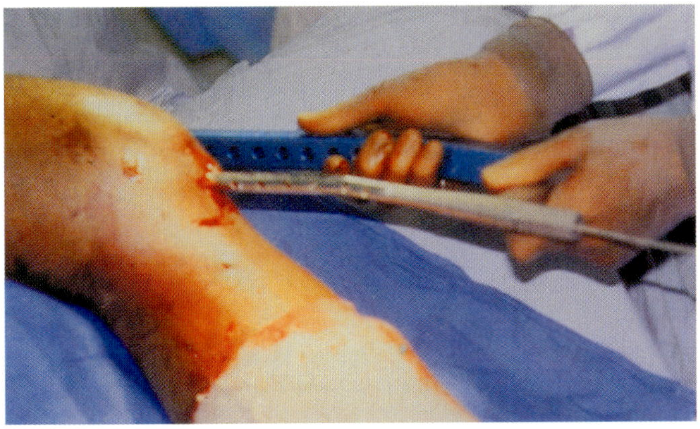

Figura 9. A haste é inserida no canal intramedular e através do sítio da fratura.

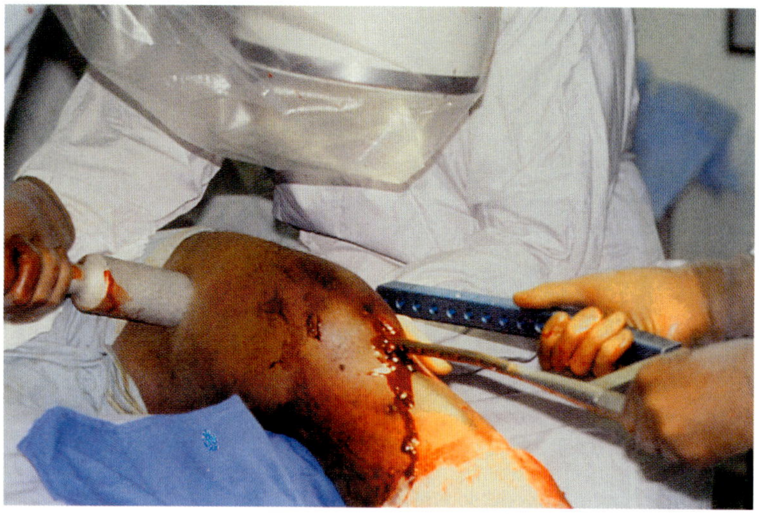

Figura 10. A fratura é reduzida e mantida alinhada. Deve-se tomar o cuidado de assegurar um alinhamento varo-valgo correto do joelho, bem como o posicionamento apropriado do fêmur distal. A haste é introduzida suavemente. Ela não deve ser levada ou forçada de nenhum modo, já que isso pode resultar em uma discrepância entre a haste e a guia do parafuso. O posicionamento correto deve ser determinado a partir de uma radiografia lateral.

haste e a guia pode fazer com que a broca não encontre o orifício da haste. As razões mais comuns para que a broca não passe através da haste incluem uma falha em prender o equipamento direcionador de modo firme à haste, golpeamento da haste durante sua colocação, provocando sua angulação, um acunhamento entre a haste e o braço direcionador de encontro ao fêmur ou à coxa, causando um alinhamento inadequado, utilização inadequada das próteses para guias, e a perfuração da coxa com a broca em um ângulo pequeno, de modo que ela desliza para longe do centro sobre a superfície do fêmur.

Os parafusos de bloqueio são inseridos da posição lateral para a medial e da extremidade distal para a proximal utilizando-se dois pares de protetores de brocas e brocas. Uma broca é passada através da guia e de protetores para estabilizar a posição entre a guia e a haste (Fig. 11). A segunda broca e os protetores são utilizados para colocar o parafuso 5 mm distal e os dois parafusos 5 mm proximais através da haste. A perfuratriz é removida e a broca é checada em projeções radiológicas em AP e lateral para verificação de sua posição. É muito mais difícil se inserir parafusos bloqueantes corretamente se um orifício for erroneamente perfurado, porque a broca tem a tendência de encontrar o orifício antigo. Uma vez que o primeiro parafuso seja inserido, a broca utilizada para estabilizar a guia é removida e substituída pelo parafuso distal. A seqüência da colocação dos parafusos da extremidade distal para a proximal da haste é importante. Se os parafusos forem colocados primeiro na extremidade proximal, os côndilos femorais podem "pistonear" ao redor da haste, tornando a redução difícil. O comprimento do parafuso é determinado com o auxílio de

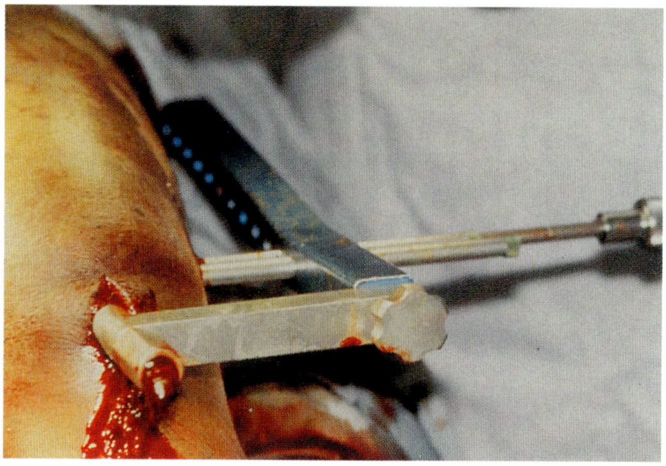

Figura 11. A haste é fixada no fêmur distal por uma broca passada através da guia e dos protetores de broca.

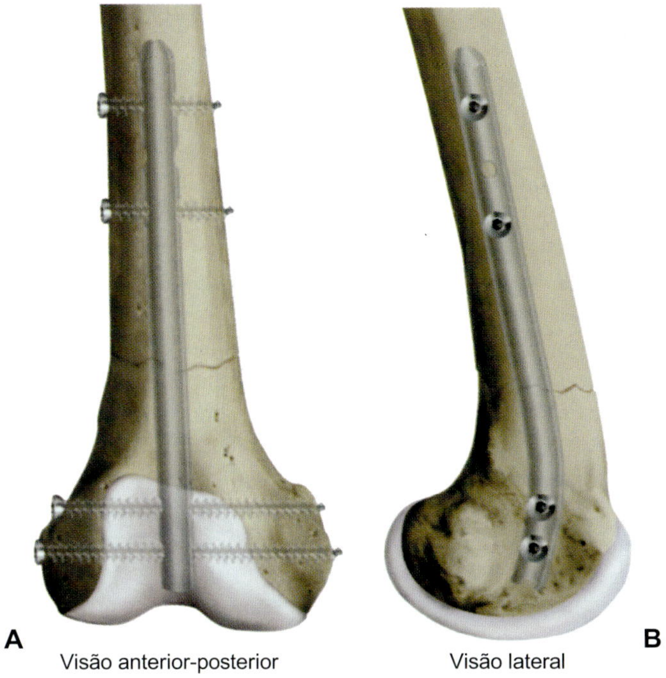

Figura 12. A, B: A configuração dos parafusos proximais e distais à fratura deve ser equilibrada.

um intensificador de imagens. Distalmente, parafusos de 60 a 70 mm em geral são suficientes. A rotação do intensificador de imagens para a projeção oblíqua ajuda a assegurar que a ponta do parafuso esteja posicionada através da cortical femoral medial e não esteja causando protrusão contra os tecidos moles.

O número de parafusos bloqueantes deve ser equilibrado proximal e distalmente à fratura (Fig. 12). Para a maioria das fraturas, dois parafusos são colocados proximalmente e dois distalmente ao plano transversal principal da fratura. Nas fraturas transversas estáveis Tipo A e nas fraturas simples do Tipo C, o sítio da fratura pode ser carregado (estimulado) pela utilização de uma haste com fenda oval (Fig. 13).

Parafusos de compressão interfragmentares suplementares são colocados sobre os fios-guia utilizados para fixação temporária da fratura para completar a osteossíntese. A incisão é fechada com uma sutura simples, e o joelho é colocado em um curativo volumoso e em um imobilizador de joelho (Fig. 14). Radiografias AP e lateral finais são obtidas antes de o paciente deixar a sala de cirurgia.

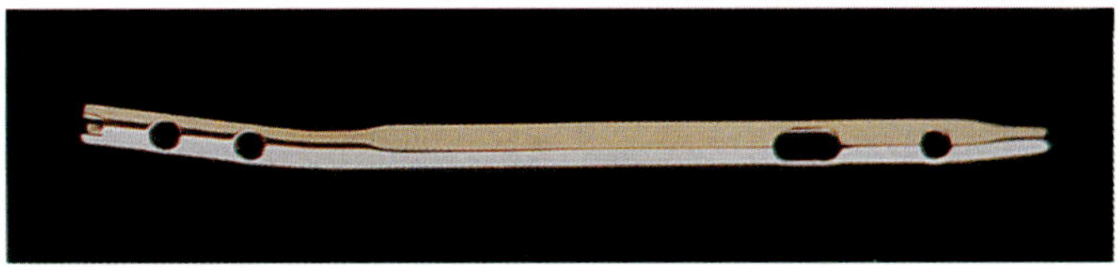

Figura 13. Haste supracondilar com um orifício de compressão proximal oval. Isso permite que uma fratura estável comprima com a carga sobre o membro.

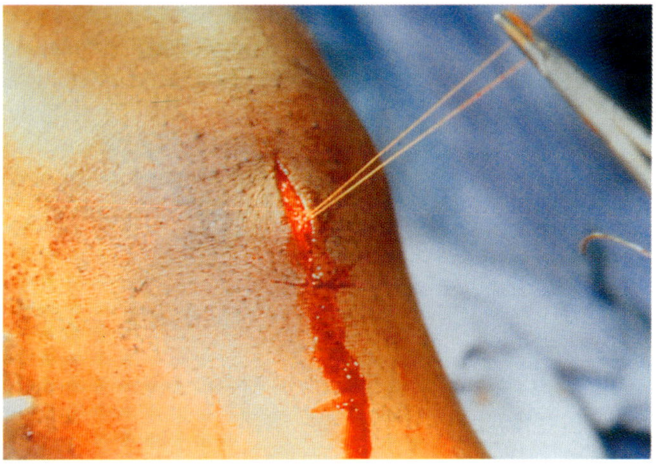

Figura 14. A ferida é fechada com uma sutura simples. Depois do fechamento da ferida, o joelho é colocado em um curativo volumoso e em um imobilizador de joelho.

TRATAMENTO PÓS-OPERATÓRIO

Como a haste supracondilar é utilizada em um grande e diversificado grupo de pacientes com diferentes padrões de fraturas, o tratamento pós-operatório deve ser individualizado para que o resultado esperado seja bem-sucedido. A colocação retrógrada de hastes supracondilares não permite prover um grau de estabilidade comparável ao de uma haste bloqueável utilizada para as fraturas diafisárias do fêmur, que permite o uso imediato do membro. Uma construção haste supracondilar-osso *não poderá* suportar carga imediata. Uma movimentação agressiva do joelho com fisioterapia também pode levar a falha. Os objetivos da cirurgia durante a primeira semana pós-operatória são o controle do edema do membro, reabilitação da musculatura do quadríceps e movimentação ativa do tornozelo. Profilaxia para o tromboembolismo é rotineiramente utilizada. Em pacientes de baixo risco, compressão venosa intermitente e aspirina são utilizadas, enquanto que em pacientes de alto risco, varfarina (anticoagulação até 1,5 vez o controle, INR, 2,0 a 2,5) é recomendada. Em situações especiais, por exemplo, quando a anticoagulação precisar ser revertida devido a uma outra cirurgia, a heparina intravenosa intermitente (50 mg q 12h) é utilizada. Os curativos cirúrgicos são mantidos por 48 a 72 horas. Os drenos são colocados se uma redução aberta foi necessária. Drenos são removidos em 24 a 48 horas quando o sangramento é mínimo. Subseqüentemente, as feridas são deixadas sem curativos, ou um curativo simples é aplicado. Em 5 dias, os pacientes móveis têm permissão para molhar e secar a ferida durante o banho diário.

Em pacientes cooperativos, com uma fixação estável, exercícios em uma máquina de movimentação passiva contínua (MPC) são iniciados na sala de recuperação. Ela é ajustada em uma baixa freqüência e limitada a 60 graus de flexão. Conforme o inchaço diminui, a reeducação do quadríceps é iniciada através de um programa de movimentação assistida do joelho com um limite definido (inicialmente 45 graus de flexão). O levantamento da perna estendida *não é* prescrito ou encorajado. A movimentação do joelho progride em uma base individual. Pacientes alertas e cooperativos são mobilizados com o auxílio de uma tábua deslizante. Conforme os pacientes adquirem o controle sobre o membro, eles são mobilizados para uma cadeira de rodas. Uma vez que os pacientes tenham atingido 30 a 50 graus de flexão e possam se transferir para uma cadeira de rodas, eles recebem alta hospitalar. A flexão do joelho progride até 90 graus, e fortalecimento isométrico para o quadríceps e mobilização patelar são enfatizados. Pacientes cooperativos com um bom controle sobre o membro são treinados para marcha com muletas ou um andador, sem carga sobre o membro. As suturas são removidas entre 10 e 14 dias. Carga sobre o membro não é permitida até que haja evidências de uma boa função muscular e de consolidação radiológica da fratura ao redor de 6 a 8 semanas após a cirurgia. Pós-operatoriamente, meias elásticas longas de compressão são colocadas em pacientes durante 3 a 5 dias após a cirurgia. Um imobilizador de joelho é utilizado no leito e para mobilização do paciente. Um aparelho de gesso articulado *(cast brace)* pode ser útil em pacientes mais jovens com padrões de fraturas instáveis, quando eles começarem a fazer descarga do peso sobre o membro em 6 a 8 semanas.

Pacientes fisiologicamente jovens com fraturas isoladas podem retornar à maioria dos tipos de atividades leves em 14 a 16 semanas após a lesão. Somos favoráveis a um condicionamento físico intensivo e uma preparação especial com vistas ao retorno ao trabalho por mais 4 a 6 semanas para pacientes com atividades com altas demandas de energia, como o trabalho na construção civil e operários de linhas de montagem. A maioria dos pacientes perde um pouco da mobilidade do joelho depois da cirurgia e deve ser avisada sobre a possibilidade de encurtamento e artrose devido à cominução articular. Pacientes mais velhos geralmente retornam a seu nível pré-lesão de cuidados pessoais, compras e atividades recreacionais e voltam a dirigir. A maioria dos pacientes chega a uma melhora médica máxima entre 6 a 8 meses após a lesão.

COMPLICAÇÕES

Poucas complicações foram observadas quando essa técnica é utilizada. Um problema comum é um parafuso proeminente no fêmur distal. Isso é causado pela colocação de parafusos que são muito longos. O fêmur distal possui um formato trapezoidal: mais amplo dorsalmente do que ventralmente. Os parafusos de bloqueio de tamanho apropriado são geralmente de 60 a 70 mm de comprimento. O comprimento do parafuso pode ser checado nas incidências fluoroscópicas oblíquas durante a cirurgia. Se os parafusos forem muito grandes e causarem dor, poderão ser removidos ou

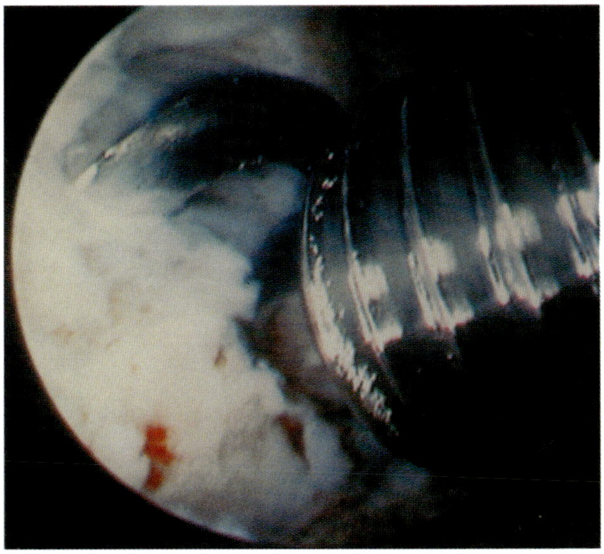

Figura 15. Visão artroscópica demonstrando o extrator da haste sendo rosqueado na extremidade do pino supracondilar.

trocados em um procedimento ambulatorial. Entre as poucas outras complicações que são conhecidas encontramos: pseudo-artrose, infecção, quebra da haste (diminuída pelo desenvolvimento de hastes mais fortes com menos orifícios) e quebra do parafuso (diminuída pelo desenvolvimento de parafusos mais resistentes). Parafusos tortos geralmente podem ser retirados através das mesmas incisões pelas quais foram colocados. Para remover um parafuso quebrado, primeiro retire a cabeça do parafuso. Depois coloque um pino de 4 mm, a extremidade romba primeiro, no orifício do parafuso. Golpeie esse pino com um martelete para extrair a ponta do parafuso de modo que ele venha a comprimir a pele do lado oposto, faça uma incisão sobre o parafuso e remova-o.

Infecção representa um sério desafio terapêutico. Uma infecção precoce pode ser suprimida através da lavagem do joelho e do uso contínuo de altas doses de antibióticos (oral ou intravenoso) até que a haste possa ser removida. As infecções após a consolidação da fratura são tratadas com a remoção da haste e irrigação da articulação do joelho. A incidência de complicações após as fixações das fraturas supracondilares com haste é baixa, especialmente quando consideramos as difíceis indicações nas quais a haste é utilizada. A remoção da haste ocasionalmente está indicada. Ela pode ser feita tanto sob controle fluoroscópico como por via artroscópica. Por via artroscópica, a extremidade da haste pode ser vista e o extrator colocado sob visualização direta (Fig. 15). Ao mesmo tempo, aderências significativas podem ser rompidas, e a superfície articular desbridada.

CASO ILUSTRATIVO PARA A TÉCNICA

Uma enfermeira de 57 anos de idade sofreu um acidente automobilístico frontal usando cinto de segurança. Suas lesões consistiram em uma fratura exposta cominutiva do fêmur distal esquerdo com envolvimento intra-articular e perda de pele, uma fratura sem desvio do platô tibial esquerdo, fraturas de metatarsais e outras pequenas lacerações, queimaduras e a perda de um dente. Sua radiografia inicial é mostrada na Fig. 16A.

Seu tratamento inicial consistiu no desbridamento de sua fratura exposta, colocação de um colar impregnado com antibióticos no sítio da fratura e estabilização em ponte através da articulação do joelho pela utilização de um fixador externo (Fig. 16B).

Subseqüentemente, uma haste intramedular retrógrada foi colocada com a fixação do bloco articular femoral com parafusos e pinos bioabsorvíveis, um parafuso canulado de aço e um parafuso de bloqueio através da haste (Fig. 16C). Ela ficou hospitalizada durante 10 dias. Quatro meses após a cirurgia, ela já fazia carga total sobre o membro mas apresentava uma restrição do movimento do joelho a 75 graus de flexão. Seu joelho estava estável. Ela foi capaz de retornar a suas atividades laborativas 6 meses após como enfermeira de centro cirúrgico. Sua radiografia 4 meses após a cirurgia é mostrada na Fig. 16D.

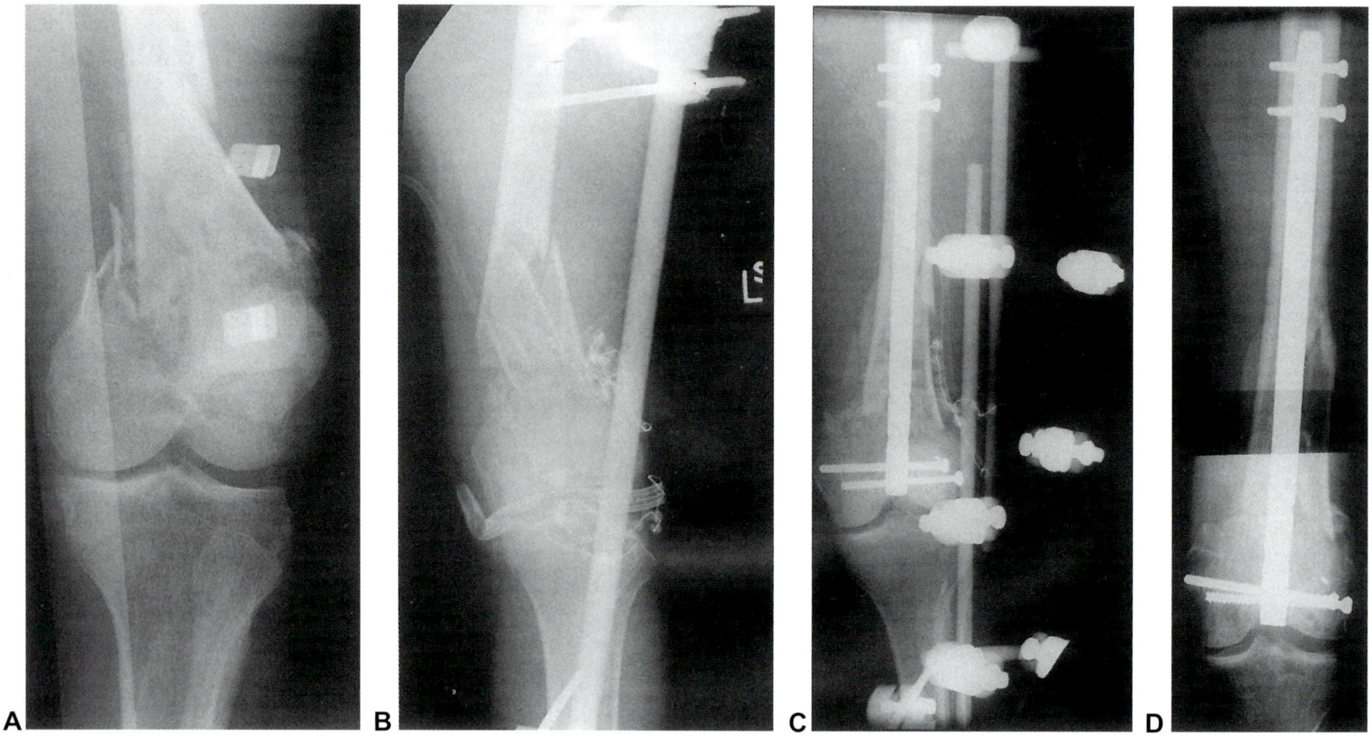

Figura 16. A: Radiografia pré-operatória demonstrando uma fratura exposta cominutiva do fêmur distal esquerdo e uma fratura do platô tibial sem desvio. **B:** Radiografia mostrando a estabilização da fratura com a utilização de um fixador externo de pino longo e a inserção de um colar impregnado com antibiótico. **C:** Colocação de parafusos e pinos bioabsorvíveis. Uma haste intramedular retrógrada, um parafuso canulado de aço e um parafuso de bloqueio também foram utilizados para fixar ainda mais os fragmentos da fratura. **D:** Radiografia 4 meses após a cirurgia com remoção do fixador externo.

LEITURA RECOMENDADA

1. David, S.M., Harrow, M.E., Peindl, R.D., Frick, S.L., Kellam, J.F.: Comparative biomechanical analysis of supracondylar femur fracture fixation: locked intramedullary nail vs. 95 degree angled plate. *J. Orthop. Trauma.,* 11:344- 350, 1997.
2. DeLong, W.G., Watson, J.T., Born, C.T., Iannacone, W.M.: Treatment of supracondylar and femoral shaft fractures by retrograde nail techniques. Orthopedic Trauma Association 11th Annual Meeting, Tampa, Florida, September 28-October 1, 1995.
3. Green, S.: Distal intramedullary fixation of supracondylar fractures of the femur Tech. *Orthop.,* 3:71-76, 1988.
4. Guerra, J.J., Della-Valle, C.J., Corcoran, J.A., Duda, J.R.: Arthroscopically assisted placement of a supracondylar intramedullary nail. *Arthroscopy,* 11 (2):239-244, 1995.
5. Henry, S.L,: Management of supracondylar fractures proximal to total knee arthroplasty with the GSH supracondylar nail. *Contemp. Orthop.,* 31(4):231-238, 1995.
6. Henry, S.L., Busconi, B., Gold, S., Watson, T., Licht, T., Schaper, L.: Management of supracondylar fractures of the femur with the GSH intramedullary nail: a preliminary report. *Contemp. Orthop.,* 22(6):631-640, 1991.
7. Henry, S.L., Green, S., Trager, S., Seligson, D.: Management of supracondylar femur fractures with the GSH intramedullary nail: a preliminary report. *Contemp. Orthop.,* 22(6):631-640, 1991.
8. Henry, S.L., and Seligson, D.: Management of supracondylar fractures; of the femur with the GSH supracondylar nail: the percutancous technique. *Tech. Orthop.,* 9(3):189-194, 1994.
9. Iannacone, W.M., Bennet, F.S., DeLong, W.G., Born, C.T., Dalsey, R.M.: Initial experience with the supracondylar femoral fractures using the supracondylar intramedullary nail: a preliminary report. *J. Orthop. Trauma,* 8(4):322-327, 1994.
10. Jabozenski, F.F., and Crawford, M.: Retrograde intramedullary nailing of supracondylar femur fractures above total knee arthroplasty: a preliminary report of four cases. *J. Arthroplasty,* 10(1):95-101, 1995.

11. Khalily, C., Voor, M.J., Seligson, D.: Fracture site motion with Ilizarov and hybrid external fixation. *J. Orthop. Trauma,* 12:21-26,1998.
12. Koval, K.J., Seligson, D., Rosen, H., Fee, K.: Distal femoral nonunion: treatment with a retrograde inserted locked intramedullary nail. *J. Orthop. Trauma,* 9(4):285-291, 1995.
13. Lessen, M.R., Jensen, S., Borris, L.C., Kristensen, K., Nielsen, P.T.: Early experience with retrograde supracondylar intramedullary nailing. *Acta Orthop. Scand.,* 65(suppl 260):75, 1994.
14. Lucas, S.F., Seligson, D., Henry, S.L.: Intramedullary supracondylar nailing of femoral fractures: a preliminary report of the GSH supracondylar nail. *Clin. Orthop.,* 296:200-206, 1993.
15. Moed, B.R., and Watson, J.T.: Retrograde intramedullary nailing, without reaming of fractures of the femoral shaft in multiply injured patients. *J. Bone Joint Surg. [Am],* 77(10):1520-1527, 1995.
16. Müller, M.E., Nazarian, S., Koch, P., Schatzker, J.: *The Comprehensive Classification of Fractures of Long Bones.* Springer-Verlag, Berlin, 1990.
17. Murrel, G.A., and Nunley, J.A.: Interlocked supracondylar intramedullary nails for supracondylar fractures after total knee arthroplasty: a new treatment method. *J. Arthroplasty,* 10(1):37-42, Feb 1995.
18. Ostermann, P.A.W., Hahn, M.P., Ekkernkamp, A., Dávid, A., Muhr, G.: Behandlung einer suprakondylären Femurfraktur proximal einer Kniegelenksendoprothese durch retrograde Verriegelungsnagelung. *Zenfrbl. Chir.,* 120:731-733, 1995.
19. Ostermann, P.A.W., Hahn, M.P., Ekkernkamp, A., Muhr, G.: Die retrograde Verriegelungsnagelung distaler Femurfrakturen mit dem GSH-Nagel. *Chirurgie,* 67:1135-1140, 1996.
20. Seligson, D., Been, J.N., Howard, P.A.: Supracondylar fractures: an historical perspective. *Tech. Orthop.,* 9(3):180-188, 1994.
21. Seligson, D., Henry, S.L., Weiss, G.: The intramedullary supracondylar nail. *Unfallchirurgie,* 229:275-278, 1993.
22. Wozasek, G.E., Seligson, D., Durgin, R., Voor, M.: Distal interlocking screw fixation strength in femoral intramedullary nailing: influence of bone quality and supplemental buttress nut. *Osteosyn. Int.,* 2:123-127, 1996.
23. Wurst, C., and Seligson, D.: The treatment of supracondylar fractures of the femur with an interlocking nail: initial case experience. *Osteosyn. Int.,* 3:204-208, 1995.

21

Fraturas Patelares: Redução Aberta e Fixação Interna

John H. Wilber

INDICAÇÕES/CONTRA-INDICAÇÕES

Tratamento cirúrgico é a opção de escolha para a maioria das fraturas patelares com desvio. As opções cirúrgicas incluem redução aberta e fixação interna, patelectomia total ou parcial, com a escolha do tratamento sendo dependente do padrão da fratura e da quantidade de desvio. As fraturas patelares são classificadas em dois grupos: desviadas e não-desviadas. Dentro de cada um desses grupos, as fraturas são divididas em padrões estrelado, transversal e vertical. As fraturas transversais geralmente ocorrem no terço central, apesar de fraturas transversais apicais e distais também ocorrerem. As fraturas ainda podem ser classificadas, com base no grau de cominução, como não-cominutivas, cominutivas ou altamente cominutivas.

A patela tanto é um componente integral do mecanismo extensor do joelho como é um componente articular da articulação do joelho. O tratamento ideal deve obter uma redução anatômica da superfície articular enquanto se restabelece a continuidade do mecanismo extensor. Um desvio de mais de 3 mm ou uma incongruência articular de mais de 2 mm é considerado forte indicação para tratamento cirúrgico.

A patelectomia total geralmente está indicada quando a patela está cominuta de forma tão grave que uma construção bem-reduzida e estável não pode ser conseguida através de redução aberta e fixação interna. A patelectomia parcial está indicada para os casos que apresentem uma cominução grave tanto do pólo superior como do pólo inferior, em que não é possível realizar com sucesso uma redução aberta e fixação interna.

A redução aberta e a fixação interna estão indicadas para as fraturas patelares desviadas que possuam fragmentos grandes o suficiente para serem reduzidos e reparados de modo estável, sendo o tratamento de escolha para a maioria das fraturas de patela desviadas em pacientes fisiologicamente jovens. Muitas fraturas cominutivas podem ser salvas.

J. H. Wilber, M.D.: Department of Orthopaedic Surgery, Case Western Reserve University, University Orthopaedic Associates, Cleveland, Ohio 44106.

Contra-indicações e as contra-indicações relativas para o tratamento cirúrgico incluem os padrões de fraturas estáveis sem desvio ou com mínimos desvios, pele contundida ou lesionada que impeça uma abordagem cirúrgica segura infecção ativa envolvendo a extremidade com a fratura patelar e condições médicas do paciente que possam interferir com uma intervenção cirúrgica segura.

PLANEJAMENTO PRÉ-OPERATÓRIO

O primeiro passo no planejamento pré-operatório inclui uma história precisa e um cuidadoso exame físico. A história deve incluir a história médica pertinente, problemas atuais e o nível de atividade do paciente. O mecanismo de lesão pode explicar a gravidade da lesão bem como o padrão da fratura. É útil saber se a lesão ocorreu como o resultado de um impacto direto (e.g., queda sobre o joelho) ou de uma flexão resistida do joelho, resultando em uma lesão do tipo tração.

O exame físico deve incluir uma completa avaliação da extremidade, procurando sinais de trauma direto e edema. A presença de bolhas causadas pela fratura, lacerações, abrasões e contusões devem ser documentadas. É essencial documentar se a fratura é aberta. As feridas devem ser checadas e se necessário, devem ser cuidadosamente exploradas para determinar se estão em continuidade ou não com a fratura ou com a articulação do joelho. Nas fraturas patelares desviadas, um defeito visível ou palpável geralmente é observados entre os fragmentos, apesar de esse desvio poder estar mascarado por um edema significativo, que se desenvolve rapidamente. Em alguns casos, a hemartrose não é aparente porque uma grande ruptura do retináculo permite que o

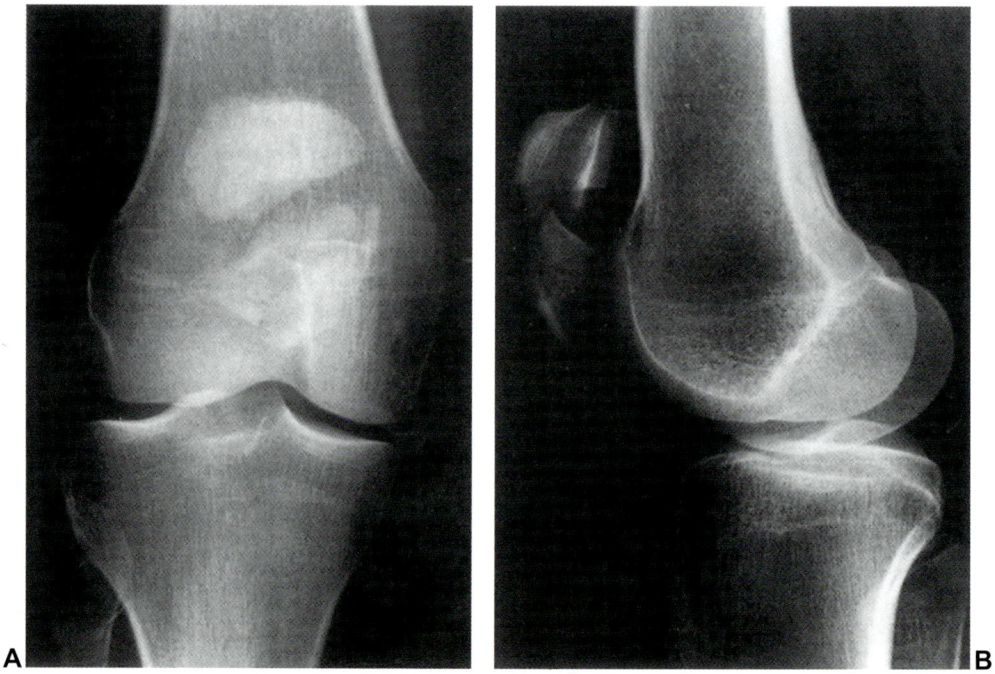

Figura 1. A, B: Radiografias ântero-posterior (AP) e lateral mostrando uma fratura transversal da patela com cominução do fragmento distal. A incidência lateral demonstra uma cominução significativa envolvendo a superfície articular, além de desvio dos fragmentos dos pólos proximal e distal.

sangue se dissipe para os tecidos circundantes. A ausência de hemartrose não afasta a possibilidade de estar presente uma fratura patelar.

A continuidade do mecanismo do quadríceps é avaliada a seguir. Uma hemartrose tensa e dolorosa em geral complica essa parte do exame. A aspiração do joelho com uma injeção de anestésico local geralmente diminui a dor. O paciente é solicitado a contrair o quadríceps e a tentar estender completamente o joelho. A capacidade em realizar esses movimentos não afasta a possibilidade de uma fratura patelar, pois os retináculos medial e lateral ainda podem estar intactos, proporcionando uma continuidade parcial para o mecanismo extensor. Entretanto, a incapacidade de realizar esses movimentos geralmente indica existência de fratura da patela com a ruptura dos retináculos medial e lateral. A avaliação da estabilidade do joelho deve ser cuidadosamente realizada. A flexão do joelho deve ser evitada porque esta pode desviar ainda mais os fragmentos da fratura, além de causar desconforto significativo para o paciente. Os pulsos periféricos, os compartimentos da perna e um exame neurológico devem ser realizados.

Depois do exame físico, devem ser obtidas radiografias do joelho. A avaliação radiológica padrão inclui incidências ântero-posterior (AP), lateral e axial da patela. Uma radiografia em AP com o paciente em decúbito dorsal é obtida, centralizada sobre a patela (Fig. 1). É preciso tomar cuidado para posicionar a patela centralizada na linha média do fêmur; isso geralmente necessita de uma leve rotação interna da extremidade. A radiografia lateral pode ser realizada como uma incidência lateral cruzando a mesa, com o joelho ligeiramente flexionado. Para uma incidência axial, a incidência de Merchand é mais fácil e seguramente obtida no paciente lesionado (Fig. 2). O paciente é colocado em decúbito dorsal sobre a mesa de exames com o joelho flexionado em 45 graus sobre a extremidade da mesa. O feixe de raios X é angulado em 30 graus a partir da horizontal e o chassi é colocado perpendicularmente a esse feixe, a uma distância de 30,5 cm pé abaixo do joelho. Incidências comparativas do joelho não-lesionado podem ser úteis em alguns pacientes (i.e., patela bipartida). Ocasionalmente, em pacientes com padrões complexos de fratura, uma tomografia ou tomografia computadorizada podem ser úteis.

Fraturas verticais geralmente não são identificadas nas radiografias em AP e lateral e são mais bem visualizadas nas incidências axiais. Grandes linhas de fraturas desviadas podem ser prontamente observadas, enquanto as linhas de fraturas menores e sem desvio geralmente estão obscuras por causa da superposição da patela sobre o fêmur na incidência em AP. Na maioria dos

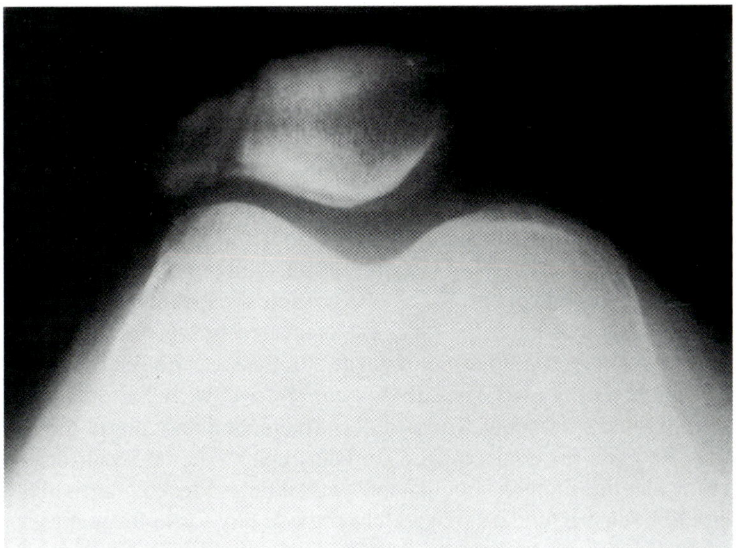

Figura 2. Incidência axial da patela demonstrando uma fratura vertical da faceta lateral da patela. Existe desvio mínimo dos fragmentos.

casos, a fratura é mais cominutiva do que parece na avaliação radiológico. Um desvio de mais de 3 mm ou uma incongruência articular de mais de 2 mm são indicações de cirurgia.

Os traçados pré-operatórios devem ser realizados nos padrões complexos de fratura. Faça um traçado sobre as incidências AP e lateral do lado contralateral não-lesionado e depois superponha as linhas de fratura encontradas no lado lesionado nesse molde normal. A fixação deve ser desenhada, e as etapas do procedimento cuidadosamente listadas. A sala de cirurgia deve ser informada sobre os equipamentos necessários, com base no planejamento pré-operatório. Os equipamentos necessários para a cirurgia geralmente incluem pinças de redução óssea pontiagudas de vários tamanhos, pequenas curetas, cortadores de fio, curvadores e tensionadores de fio, fios de Kirschner de 1,2 mm (fios-K) e um fio de 1 mm. Perfuratrizes e direcionadores de fio também são necessários. Parafusos para pequenos fragmentos e seus instrumentos devem estar disponíveis.

A cirurgia pode ser realizada assim que o paciente esteja preparado e os planos pré-operatórios apropriados tenham sido concluídos. Se a fratura é aberta, a cirurgia deve ser feita urgentemente. As fraturas fechadas devem ser operadas quando as lesões dos tecidos moles e as condições gerais do paciente permitirem.

CIRURGIA

O paciente é colocado em decúbito dorsal em uma mesa de cirurgia padrão. Como existe uma tendência para a perna rodar externamente, um pequeno acolchoamento pode ser colocado sob o quadril ipsilateral. Um torniquete é colocado em uma parte alta da coxa envolvida. O procedimento pode ser realizado sob anestesia geral ou raquianestesia. O paciente é preparado do modo usual e os campos cirúrgicos são colocados deixando o membro inferior livre. O suprimento sangüíneo do membro é esvaziado com uma faixa de Esmarch estéril, e o torniquete é inflado a uma pressão apropriada para o tamanho do membro e a pressão arterial do paciente. Antes de inflar o torniquete, o quadríceps é puxado distalmente para assegurar que ele não fique aprisionado sob o torniquete, o que pode deslocar a patela proximalmente, tornando a redução difícil. Quando o retináculo está intacto, a flexão do joelho irá ajudar a avançar o quadríceps por baixo do torniquete. Se o retináculo não está intacto, a patela pode ser manualmente puxada em uma direção distal, ao mesmo tempo em que se flexiona o joelho e se infla o torniquete. Um acolchoamento estéril pode ser colocado atrás do joelho, o que permite que o joelho seja fletido entre 15 a 20 graus. Profilaxia antibiótica apropriada deve ser iniciada antes de inflar o torniquete.

A incisão da pele pode ser transversal ou longitudinal. Uma incisão longitudinal é a preferida quando uma dissecação mais proximal e distal é necessária para o reparo de fraturas cominutivas, em casos nos quais um alongamento com fios pode ser necessário chegando até o tubérculo tibial, e quando procedimentos de reconstrução tardios são antecipados. Esteticamente, a incisão transversal é a preferida, e também evita um dano potencial ao ramo safeno do nervo femoral.

A incisão é aprofundada através dos tecidos subcutâneos e através da bolsa pré-patelar. Um hematoma geralmente é encontrado assim que a bolsa é aberta, o que em geral leva diretamente ao sítio da fratura (Fig. 3). Deve ser tomado o cuidado de se minimizar a dissecção direta dos fragmentos da fratura. Os tecidos moles que circundam a patela em geral mantêm os fragmentos não-desviados em seus lugares, e, se esses forem rompidos, os fragmentos podem desviar, criando um padrão de fratura mais complicado e instável. A fratura desviada deve ser exposta. Os coágulos devem ser removidos com uma combinação de pequenas curetas e equipamento de sucção com ponta fina. A irrigação deve ser utilizada de modo liberal para ajudar a remover o hematoma e pequenos fragmentos inconseqüentes da fratura. A extensão das lesões dos retináculos medial e lateral deve ser identificada e as margens marcadas para um reparo tardio. A superfície inferior da patela, além do sulco patelar, deve ser inspecionada à procura de danos articulares. A articulação do joelho deve ser inspecionada e irrigada para remover qualquer fragmento solto.

Depois que a fratura e a articulação do joelho tiveram sido completamente irrigadas, as margens da fratura cuidadosamente expostas e o padrão da fratura completamente delineado, uma redução preliminar é realizada. O pequeno acolchoamento atrás do joelho precisará ser removido nesse momento, porque a flexão do joelho tornará a redução mais difícil. No caso de uma fratura

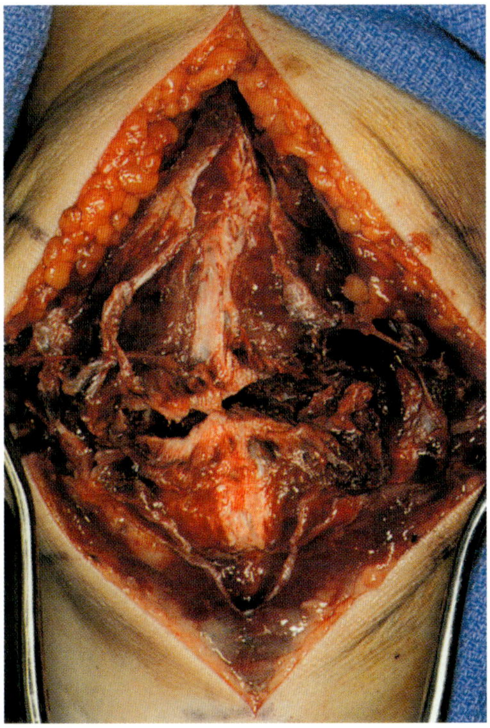

Figura 3. Exposição cirúrgica através de incisão vertical pela linha média mostrando a fratura transversa da patela com ruptura dos retináculos medial e lateral. Os tecidos moles foram mantidos intactos sobre as superfícies da patela.

transversal central simples, pode-se realizar diretamente o procedimento de fixação com a técnica da banda de tensão. Em outras fraturas mais complexas, o objetivo é tentar se reduzir os fragmentos para criar um padrão de fratura transversal que possa ser estabilizado com a técnica da banda de tensão. Um exemplo é um padrão de fratura transverso que também apresente uma divisão vertical através do fragmento proximal ou distal. A divisão vertical é reduzida inicialmente e mantida temporariamente com uma pinça de redução óssea grande. Depois ela é estabilizada temporariamente com fios-K de 1,2 mm. A estabilização definitiva desse fragmento depende do tamanho e pode ser com fios-K ou com parafusos de minifragmentos ou de pequenos fragmentos. Uma vez que essa fixação tenha sido realizada, as pinças e a fixação provisória são removidas. O objetivo é tentar converter um padrão complexo de fratura em um padrão transversal simples.

Assim que tiver sido criado um padrão de fratura transversal, a técnica do fio em banda de tensão é realizada. Com o uso de uma broca de 2 mm, dois orifícios paralelos são feitos de modo retrógrado através do fragmento ósseo proximal. Um fio-K de 1,6 ou 1,8 mm é avançado através desses orifícios e através do tendão do quadríceps (Fig. 4). Eles são avançados até que a ponta pontiaguda do fio-K esteja completamente dentro do fragmento ósseo proximal. Os dois fragmentos proximal da fratura são reduzidos e mantidos com uma grande pinça de redução. Deve ser tomado o cuidado de assegurar que a superfície articular esteja anatomicamente reduzida através da inspeção das superfícies articulares anterior e posterior. A superfície articular pode ser inspecionada através das rupturas preexistentes no retináculo. Se não houver uma ruptura significativa no retináculo, uma artrotomia lateral ou medial pequena deve ser feita para permitir a inspeção ou a palpação da superfície articular. Os fios-K são então seqüencialmente presos à broca e avançados pelo fragmento distal (Fig. 5). Eles devem ser avançados distalmente em pelo menos 1 cm além da ponta inferior da patela. Novamente, a adequação da redução deve ser checada. Um segmento de 30 cm de um fio de aço de 1 mm é passado de modo adjacente à patela e ao mecanismo do quadríceps em posições proximais e distais, passando por trás dos fios-K e próximos aos pólos superior e inferior da patela. Se isso não for conseguido, o fio não irá obter uma fixação adequada e pode se soltar, eventualmente resultando em uma perda da fixação e da redução. Para facilitar a

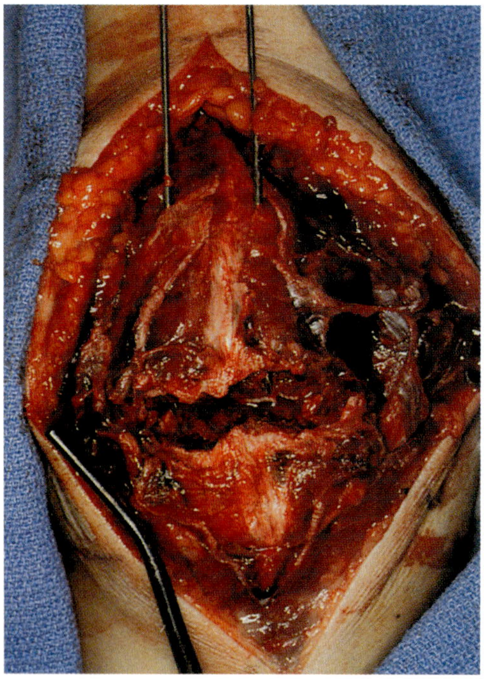

Figura 4. O hematoma foi evacuado, a articulação e a linha da fratura, desbridadas. Fios-K foram avançados de modo retrógrado através da patela, e os fragmentos da patela agora estão prontos para serem reduzidos.

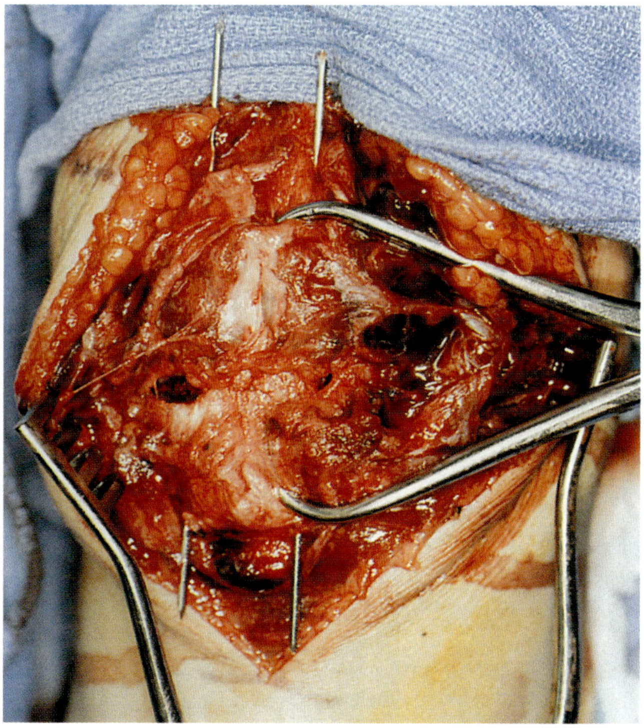

Figura 5. A fratura transversa foi anatomicamente reduzida com o uso de uma pinça de redução de fratura pontiaguda e os fios-K foram avançados de modo anterógrado através do fragmento distal. Os fios-K estão paralelos um em relação ao outro.

passagem do fio de aço, eu passo um angiocateter tamanho 16 através do mecanismo do quadríceps, logo acima do pólo superior da patela e por trás dos fios-K (Fig. 6). O fio de 1 mm é passado através do cateter, que então é removido. Uma técnica idêntica é utilizada distalmente. Como a patela possui uma superfície achatada, não é necessário se colocar um fio em banda de tensão em formato de oito. Para assegurar um tensionamento simétrico do fio, recomenda-se a técnica do duplo laço. Uma torção é feita sobre o fio em seu lado contínuo e no lado contralateral, as duas extremidades dos fios são apertadas a mão e giradas. O excesso de fio é removido. Com o uso de

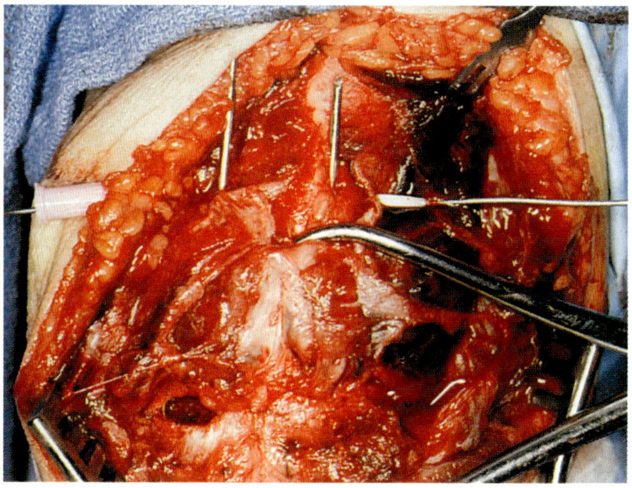

Figura 6. Um angiocateter calibre 16 é passado através do tendão do quadríceps por trás dos fios-K e superiormente à patela. O fio de cerclagem está sendo passado através do angiocateter, que será então removido. Um procedimento idêntico é realizado através do pólo distal.

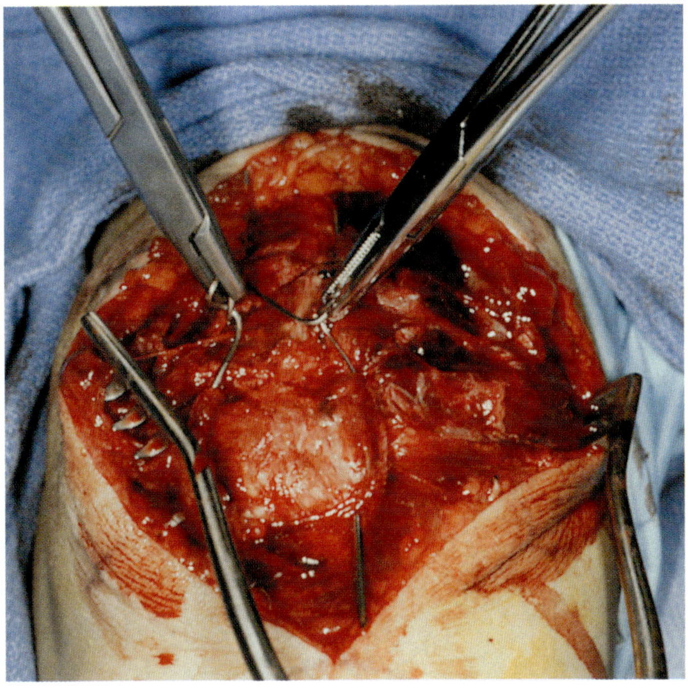

Figura 7. A técnica do duplo tensionamento é realizada através do aperto consecutivo de cada lado do fio em banda de tensão. Pode-se observar o fechamento do espaço da fratura com o uso dessa técnica.

um porta-agulhas grande ou uma pinça grande especificamente projetada para apertar fios, as duas extremidades do fio são seqüencialmente apertadas (Fig. 7). A técnica do tensionamento do fio é crítica. Antes do giro, o fio deve ser tensionado pela tração exercida através do levantamento da pinça. O fio é então torcido suavemente. Isso irá assegurar que ambos os fios se torçam um ao redor do outro, em vez de um fio envolver o outro. Os fios são apertados de modo seqüencial dessa maneira até que uma compressão adequada tenha sido atingida. Novamente, a qualidade da redução é checada e o joelho é suavemente flexionado para verificar a estabilidade da fixação (Fig. 8). O fio torcido é cortado e as extremidades são curvadas com o uso de um porta-agulha grande e suavemente achatadas com o uso de um socador de osso e um martelete de modo que eles se posicionem próximo à superfície superior do osso. Os fios-K são curvados a seguir. Eles são curvados através da estabilização do fio próximo ao osso com um porta-agulha e com o uso de um curvador de fios, tentando incliná-los a 110 graus. O excesso de fio é cortado. O fio é então rodado posteriormente em 180 graus e avançado em direção ao mecanismo do quadríceps. Se não for avançado na direção do mecanismo do quadríceps, o fio causará uma irritação excessiva, além de apresentar maior probabilidade de se romper. As extremidades distais dos fios são cortadas de modo que não fiquem excessivamente proeminentes dentro do tendão patelar. Os defeitos retinaculares são reparados com suturas em formato de oito com fios de polyglatin 910 tamanho 0 (Vicril; Figs. 9 e 10).

O torniquete é esvaziado e hemostasia é obtida com eletrocoagulação. Um dreno de sucção é colocado na articulação do joelho. O fechamento deve ser meticuloso, incluindo o fechamento da bolsa pré-patelar como uma camada separada com o uso de Vicril 2-0. O tecido subcutâneo é fechado com o uso de sutura simples invertida com Vicril. O fechamento da pele é dependente de sua integridade. O fechamento subcuticular gera excelentes resultados estéticos, mas deve ser reservado para os casos sem lesões da pele com pequenos edemas. Se existem preocupações a respeito de danos à pele, devem ser utilizados fios de náilon. Um curativo estéril é aplicado, e um imobilizador de joelho ou uma braçadeira articulada são colocadas na posição de extensão total.

Outras variações da técnica da banda de tensão incluem o uso de parafusos canulados 4-0 com o fio em banda de tensão sendo passados através dos parafusos canulados e apertados com a técnica padrão do duplo laço. No caso de fraturas do pólo distal da patela, a técnica do fio em banda de tensão pode ser utilizada, porém os fios-K têm que estar posicionados próximos um do outro de modo que ambos fixem o fragmento distal. Uma alternativa é através do uso retrógrado de parafusos canulados ou padronizados 4,0 além da técnica em banda de tensão. Com fragmen-

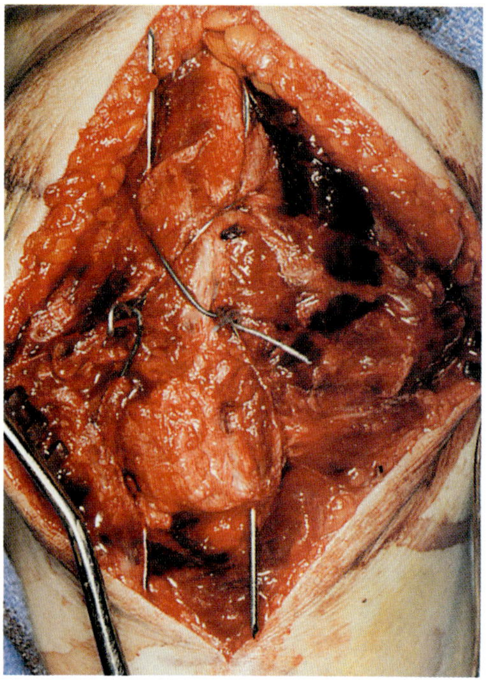

Figura 8. Os fios em banda de tensão foram apertados, cortados e curvados. Os fios-K ainda não foram encurtados, e o retináculo ainda não foi reparado.

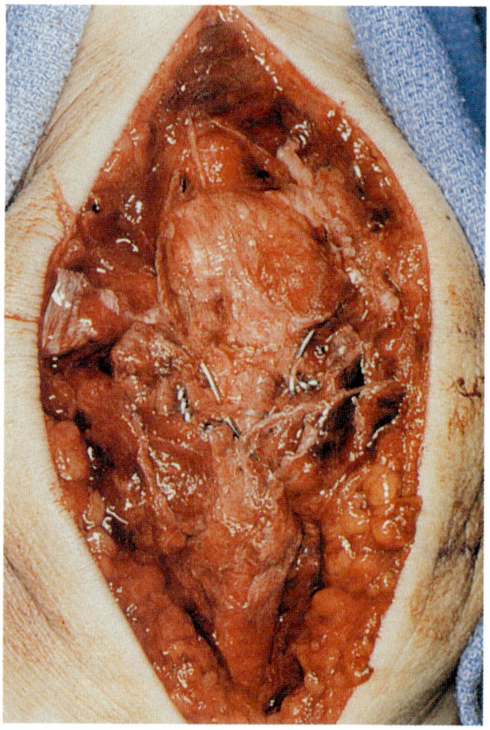

Figura 9. A construção final do fio em banda de tensão com os fios-K cortados, curvados e acomodados dentro do quadríceps e tendão patelar. O retináculo foi reparado.

tos muito pequenos, um único parafuso pode ser utilizado. No caso de uma fratura estrelada, um fio de cerclagem circunferencial pode ser útil para "empacotar" os fragmentos da fratura (Fig. 11). Nas fraturas estreladas, é importante não violar os tecidos moles ao redor do fragmento, pois isso irá causar uma ruptura significativa dos fragmentos da fratura.

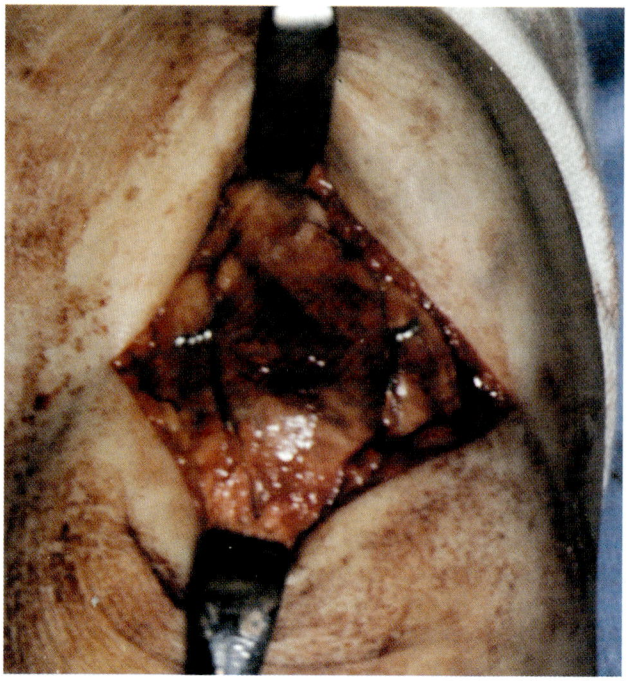

Figura 10. Incisão transversal alternativa com a construção final visualizada através da ferida.

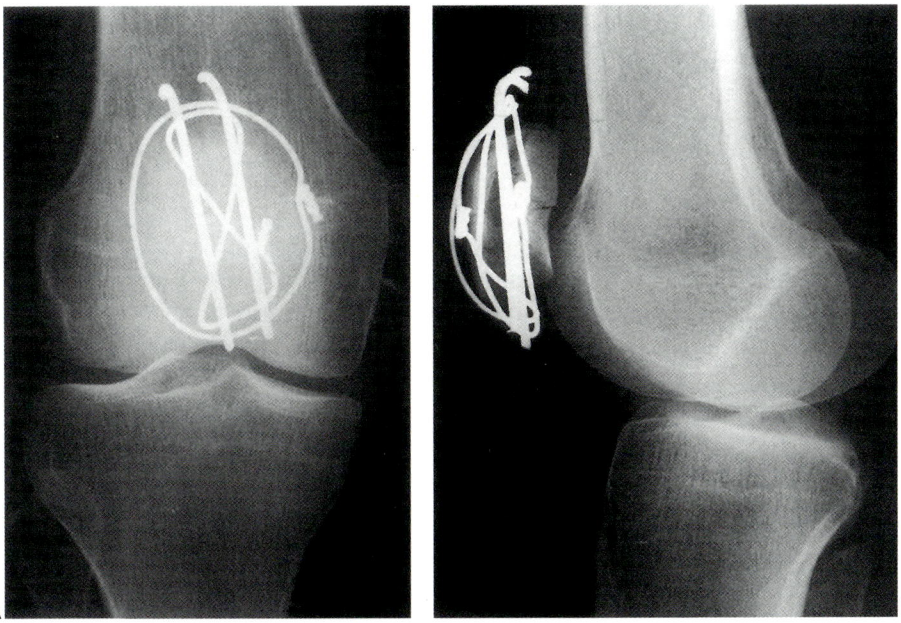

A B

Figura 11. A, B: Radiografias pós-operatórias em incidências ântero-posterior (AP) e lateral de uma fratura cominutiva da patela fixada com uma combinação de fio em banda de tensão e a técnica do fio de cerclagem. A superfície articular foi anatomicamente restaurada.

TRATAMENTO PÓS-OPERATÓRIO

Os cuidados pós-operatórios dependem do tipo da fratura e da estabilidade resultante depois da osteossíntese. Em pacientes com fixação estável, a movimentação do joelho é iniciada imediatamente. O paciente é colocado em uma máquina de movimentação passiva contínua (MPC) na sala de recuperação. Quando o paciente não está na MPC ou recebendo terapia, ele deve estar protegido por um imobilizador de joelho ou por uma braçadeira articulada (órtese) na posição bloqueada. No primeiro dia de pós-operatório, o paciente é mobilizado de seu leito para deambular com carga conforme tolerada e com o joelho em extensão total. As dobradiças da braçadeira podem ser afrouxadas ou o imobilizador de joelho retirado para a realização dos exercícios para a amplitude de movimentos. O fortalecimento do quadríceps é iniciado no período pós-operatório imediato. O dreno é removido em 48 horas, e o paciente em geral recebe alta hospitalar logo depois. Eles são avaliados em aproximadamente 7 a 10 dias para troca de curativos e remoção das suturas. Se a ferida estiver cicatrizada, extensão ativa e exercícios de levantamento da perna esticada são iniciados, com o paciente sendo encaminhado a um serviço de fisioterapia. O paciente é avaliado novamente em 4 semanas, e radiografias da patela são obtidas sem o imobilizador. Se houver evidência radiológica de consolidação, exercícios progressivos com resistência são iniciados. O paciente abandona progressivamente o imobilizador dependendo da mobilidade e da força. Uma reabilitação completa leva de 4 a 6 meses. Se houver sintomas ou sinais de perda da fixação durante esse período pós-operatório, os exercícios para a amplitude de movimentos são interrompidos e o paciente é imobilizado e acompanhado de perto.

No caso de uma fixação instável da fratura, exercícios para a amplitude de movimentos não são possíveis. O reparo deve ser protegido seja em um imobilizador de joelho ou em uma braçadeira com o joelho bloqueado em extensão. A braçadeira é removida somente para a avaliação das feridas e limpeza da extremidade. Exercícios isométricos para o quadríceps podem ser iniciados, mas o reparo deve estar protegido até que existam sinais de consolidação. Exercícios para amplitude de movimentos são evitados durante 3 a 6 semanas.

COMPLICAÇÕES

No período pós-operatório imediato, as principais complicações incluem hemartrose e infecções. Uma hemartrose geralmente pode ser evitada pelo uso de um dreno de sucção pós-operatório. Se o dreno não for utilizado ou se for retirado de modo prematuro, a hemartrose pode ser aspirada. Isso somente é necessário se uma hemartrose com tensão causar dor significativa ou interferir na reabilitação.

Infecção é uma complicação rara, mas devastadora. Ela geralmente pode ser evitada com seleção criteriosa do momento certo para examinar a cirurgia e através de técnicas cirúrgicas meticulosas. Se uma infecção se desenvolver, ela deve ser tratada agressivamente com antibióticos e desbridamento com drenagem. A fisioterapia e os exercícios iniciais para amplitude de movimento devem ser suspensos durante o tratamento da infecção. Se a infecção envolver a articulação do joelho, ela deve ser cirurgicamente drenada e irrigada. Antibióticos intravenosos específicos determinados pela cultura devem ser utilizados durante 3 a 6 semanas. Em geral a fixação interna não deve ser removida até que a fratura tenha consolidado.

A perda da fixação e da redução é outra complicação possível após o reparo cirúrgico das fraturas patelares. Isso é mais comum nos padrões complexos de fratura, em pacientes não cooperativos e quando a terapia é muito agressiva. Se existirem sinais de perda de fixação sem uma perda significativa da redução, ela pode ser tratada com imobilização. Se houver sinais de perda da fixação juntamente com a perda da redução, está indicada uma revisão da fixação interna. Um retardo na consolidação ou uma pseudo-artrose geralmente são o resultado de uma falha da fixação ou de uma redução inicial inadequada. Essas complicações em geral podem ser evitadas através de boas técnicas de redução e fixação e por um acompanhamento pós-operatório bem conduzido. Os retardos na consolidação podem ser tratados com a repetição das técnicas de cerclagem com fios. As consolidações viciosas significantivas necessitam de uma patelectomia.

Artrofibrose e perda da movimentação do joelho são complicações relativamente comuns após fraturas da patela. Essas complicações são observadas com maior freqüência nas fraturas muito cominutivas e nas fraturas que necessitam de um período prolongado de imobilização. A maioria dos pacientes pode ser tratada com um programa de fisioterapia agressivo e persistente, apesar de que casos ocasionais podem necessitar de manipulação sob anestesia. Se o paciente não responder à fisioterapia e necessitar de manipulação sob anestesia, minha preferência é a realização de um desbridamento artroscópico da artrofibrose no momento da manipulação. Isso permite a inspeção da superfície patelar, uma lise direta da artrofibrose que envolve o recesso suprapatelar e goteiras laterais, além de aderências do coxim adiposo sobre a incisura intercondilar. O desbridamento artroscópico e a manipulação devem ser seguidos de uma fisioterapia agressiva para manter o movimento e aumentar a força.

A osteoartrite pós-operatória resulta de uma redução inadequada das superfícies articulares ou de lesões da superfície articular que ocorrem no momento da lesão. Nos estágios iniciais, a artroscopia e o desbridamento patelar podem diminuir alguns sintomas. Eventualmente, no paciente jovem, uma patelectomia pode ser o tratamento de escolha. No paciente idosos que apresente um envolvimento do espaço articular medial e lateral, a artroplastia total do joelho pode ser o tratamento de escolha.

CASO ILUSTRATIVO DA TÉCNICA

Uma mulher de 58 anos de idade tropeçou e caiu sobre seu joelho direito flexionado. Ela relatou o início imediato de um quadro doloroso e observou uma incapacidade de estender a perna. As radiografias demonstraram uma fratura transversal da patela (Fig. 12). Redução aberta e fixação interna com o uso da técnica em banda de tensão foram realizadas. Ela foi tratada com exercícios para a amplitude de movimentos, mas seu joelho estava protegido por um imobilizador de joelho. A fratura consolidou sem intercorrências, e a amplitude de movimentos 1 ano após a cirurgia era de 0 a 140 graus, com excelente função e sem dores (Fig. 13).

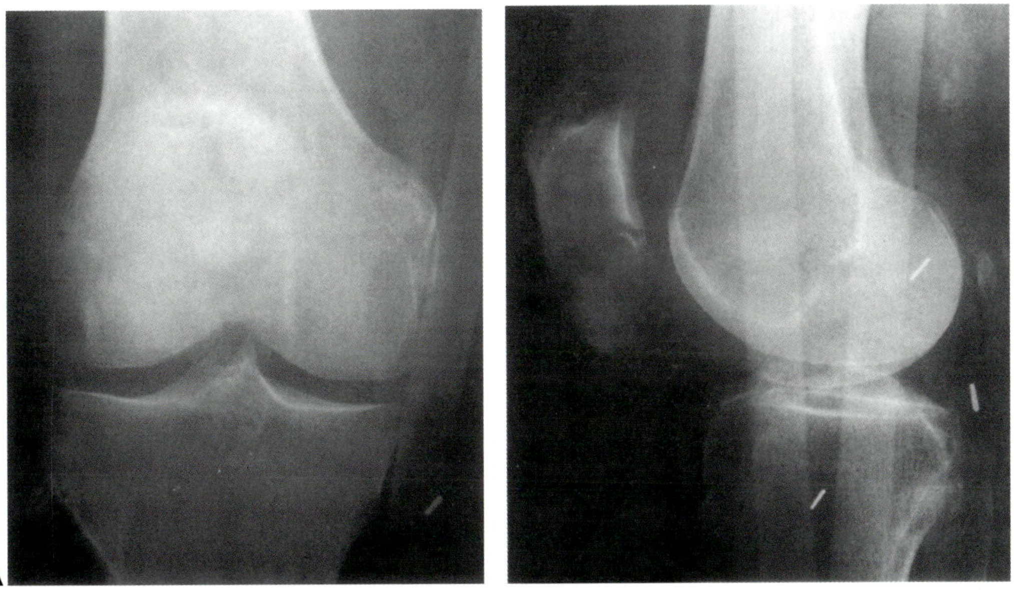

A B

Figura 12. A, B: Radiografia pré-operatória em incidências ântero-posterior (AP) e lateral de uma fratura transversal da patela mostrando um desvio significativa e incongruência articular.

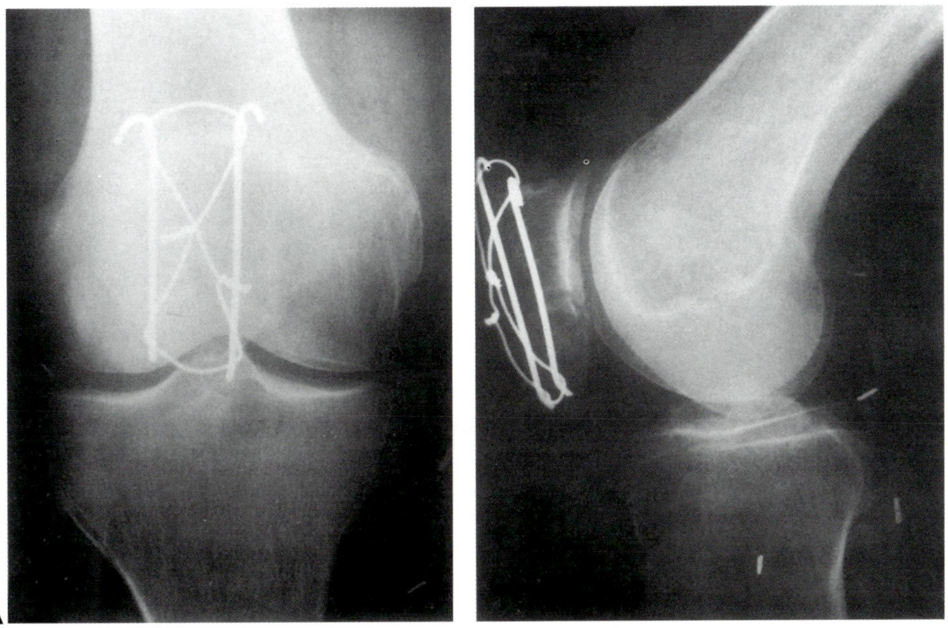

A B

Figura 13. A, B: Radiografia pós-operatória em incidências ântero-posterior (AP) e lateral demonstrando que a fratura foi fixada anatomicamente com a técnica de banda de tensão. Um fio em banda de tensão foi colocado em configuração em forma de oito devido à configuração mais esférica da superfície da patela para evitar o escorregamento dos fios.

LEITURA RECOMENDADA

1. Benjamin, I., Bried, J., Dohm, M., McMurtry, M.: Biomechanical evaluation of various forms of fixation of transverse patellar fractures. *J. Orthop. Trauma,* 1:219-222, 1987.
2. Böstman, O., Kiviluoto, O., Nirhamo, J.: Comminuted displaced fractures of the patella. *Injury,* 13:196-202, 1981.
3. Böstman, O., Kiviluoto, O., Santavirta, S., Nirhamo, L, Wilppula, E.: Fractures of the patella treated by operation. *Arch. Orthop. Trauma Surg.,* 102:78-81, 1983.
4. Carpenter, J.E., Kasman, R., Matthews, L.S.: Fractures of the patella: instructional course lectures. *J. Bane Joint Surg. [Am]* 75:1550-1561, 1993.
5. Edwards, B., Johnell, O., Redlund-Johnell, I.: Patellar fractures: a 30-year follow-up. *Acta Orthop. Scand.,* 60:712-714, 1989.
6. Goodfellow, L, Hungerford, D.S., Zindel, M.: Patello-femoral joint mechanics and pathology: 1. Functional anatomy of the Patello-femoral joint. J. *Bone Joint Surg, [Br],* 58:287-290, 1976.
7. Hung, L.K., Chan, K.M., Chow, Y.N., Leung, P.C.: Fractured patella: operative treatment using the tension band principle. *Injury,* 16:343-347, 1985.
8. Levack, B., Flannagan, J.P., Hobbs, S.: Results of surgical treatment of patellar fractures. *J. Bone Joint Surg. [Br],* 67:416-419, 1985.
9. Lotke, P.A., and Ecker, M.L.: Transverse fractures of the patella. *Clin. Orthop.,* 158:180-184, 1981.
10. Muller, M.E., Allgower, M., Schneider, R., Willinegger, H.: *Manual of Internal Fixation: Techniques Recommended by the AO Group.* Springer-Verlag, Berlin, 1991.
11. Smith, S.T., Cramer, K.E., Karges, D.E., Watson, J.T., Moed, B.R.: Early complications in the operative treatment of patella fractures. *J. Orthop. Trauma,* 11:183-187, 1997.
12. Torchia, M.E., and Lewallen, D.G.: Open fractures of the patella. *J. Orthop. Trauma,* 10:403-409, 1996.
13. Weber, M.J., Janecki, C.J., McLeod, P., Nelson, C.L., Thompson, J.A.: Efficacy of various forms of fixation of transverse fractures of the patella. *J. Bone Joint Surg. [Am]* 62:215-220, 1980.

22

Luxação do Joelho

John M. Siliski

■ INDICAÇÕES/ CONTRA-INDICAÇÕES

O tratamento cirúrgico imediato para as luxações do joelho está indicado somente em algumas circunstâncias, que incluem: (a) luxação aberta, (b) laceração ou trombose da artéria poplítea, (c) luxação irredutível.

O reparo e a reconstrução precoce dos ligamentos (em 3 semanas) estão indicados para a maioria dos joelhos com rupturas ligamentares múltiplas. Tipicamente, ambos os ligamentos cruzados e um ou ambos ligamentos colaterais estão rompidos após uma luxação do joelho. Lesões adicionais que podem necessitar de um tratamento cirúrgico são as rupturas capsulares, avulsões tendinosas, rupturas meniscais e fraturas intra-articulares associadas. Antes dessas complexas cirurgias de joelho, três pré-requisitos devem ser atingidos: (a) o paciente deve estar clinicamente capacitado para a cirurgia, (b) o membro deve possuir um suprimento vascular intacto ou reconstruído e (c) a cobertura de tecidos moles sobre o joelho deve estar em condições de tolerar uma incisão e dissecção cirúrgica. O planejamento pré-operatório para o reparo e reconstrução ligamentar inclui a preparação do paciente, do membro e do envoltório de tecidos moles. Se esses pré-requisitos não puderem ser atingidos, o reparo e a reconstrução ligamentar devem ser adiados.

Contra-indicações para o reparo e reconstrução ligamentar incluem uma incapacidade durante as primeiras semanas após a lesão de se ter o paciente, membro e tecidos moles em condições aceitáveis para a cirurgia. Nesses casos, o joelho é mais bem tratado através de uma imobilização em uma posição reduzida e em ligeira flexão (~10 graus) com o uso de aparelho de gesso, braçadeira ou fixador externo. Outra contra-indicação para a cirurgia ligamentar é em um paciente idoso ou enfermo com baixa atividade física pré-lesão; essa extensa cirurgia pode ter poucos benefícios a curto e longo prazo para esse tipo de pacientes. Na extremidade oposta do espectro etário está o paciente pediátrico com placas epifisárias abertas. A perfuração de túneis sobre o joelho para a passagem dos enxertos de ligamentos pode danificar as placas de crescimento. Se o reparo cirúrgico for feito nesse grupo etário, a técnica deve evitar as placas de crescimento ou deve ser aceito um encurtamento do membro, no caso de dano às placas de crescimento.

J. M. Siliski, M.D.: Department of Orthopaedic Surgery, Massachusetts General Hospital, Harvard Medical School, Boston, Massachusetts 02114.

PLANEJAMENTO PRÉ-OPERATÓRIO

Avaliação e Preparação

A luxação da articulação tibiofemoral é uma lesão incomum, mas bastante grave. Apesar de essa lesão poder ocorrer durante a prática de esportes, mais comumente ela é o resultado de um trauma de alta energia, como uma queda ou um acidente automobilístico. Conseqüentemente, outras lesões que possam ter ocorrido na cabeça, tórax ou abdômen devem ter preferência no tratamento. Portanto, é possível que uma lesão grave como a luxação do joelho não seja detectada em pacientes com traumas múltiplos. Como um joelho luxado no local do acidente pode ser reduzido durante a transferência do paciente, é importante que os profissionais que estejam avaliando o paciente identifiquem um joelho altamente instável e que realizem uma completa avaliação neurovascular e ortopédica da extremidade lesionada. O joelho que foi luxado, mas que é visto inicialmente pelo médico na posição reduzida, ainda apresenta grande risco para insuficiência vascular da perna, tanto quanto um joelho que esteja visivelmente luxado.

O joelho que está visivelmente luxado deve ser reduzido e estabilizado. Os pulsos periféricos devem ser checados. Se houver no exame físico qualquer achado sugestivo de insuficiência vascular, o paciente deve ser levado a uma sala de cirurgia o mais rapidamente possível para a exploração da artéria poplítea e uma derivação com enxerto da veia safena é realizada por um cirurgião vascular. Depois da revascularização, uma fasciotomia dos quatro compartimentos é necessária devido ao edema pós-isquêmico da panturrilha. Depois da revascularização, o joelho deve ser estabilizado com imobilizadores ou fixadores externos passados através do joelho. Quando o cirurgião vascular tiver a confiança de que o enxerto permanecerá aberto, as lesões dos tecidos moles do joelho podem ser reparadas e reconstruídas como um segundo procedimento, geralmente 7 a 10 dias após a lesão.

Mesmo que o paciente apresente pulsos intactos no pé abaixo de uma luxação de joelho, ainda é possível que haja uma lesão vascular como uma ruptura da íntima que subseqüentemente pode evoluir para trombose. Nesse cenário, é mais seguro que seja obtida uma arteriografia. Se a arteriografia for negativa, pode ser feito o agendamento da cirurgia do paciente para um momento próximo e conveniente. Se a arteriografia demonstrar uma ruptura da íntima, mas existindo fluxo através da artéria, o paciente deve ser submetido a uma terapia com anticoagulantes e acompanhado por um cirurgião vascular. Se após uma semana a artéria poplítea permanecer aberta, a anticoagulação pode ser interrompida para o reparo e reconstrução do joelho.

Além da lesão da artéria poplítea, paralisias do nervo fibular também são lesões associadas comuns. Em geral, essas lesões apresentam um prognóstico ruim e não respondem à descompressão cirúrgica. O tratamento do reparo dos tecidos moles ao redor do joelho prossegue da mesma forma que nos casos sem lesão do nervo fibular. O pé deve ser imobilizado de modo a evitar deformidade do pé na posição eqüina.

As luxações de joelho causadas por traumas de alta energia freqüentemente são abertas. Luxações abertas necessitam de irrigação e desbridamento da ferida e da articulação do joelho em caráter de emergência. Os reparos dos tecidos moles feitos no desbridamento inicial devem ser limitados a procedimentos mais simples feitos através da irrigação da ferida e com o uso limitado de materiais de sutura. Uma dissecção extensa e a inserção de enxertos de tecidos moles e de materiais metálicos devem ser evitadas. É mais seguro se adiar o reparo definitivo em 7 a 21 dias para permitir a cicatrização dos tecidos moles. Se a cirurgia for adiada, o joelho pode ser estabilizado em imobilizadores ou em fixadores externos.

O objetivo do tratamento em pacientes com problemas associados, como traumas múltiplos, lesão da artéria poplítea e feridas abertas, é ter o paciente e a extremidade lesionada em condições de melhora que sejam suficientes para permitir o reparo e a reconstrução das lesões dos tecidos moles do joelho em 7 a 10 dias. Se nenhum desses fatores complicadores existir, o reparo e a reconstrução do joelho podem ser realizados em um dia ou dois após a lesão.

Exame do Joelho e Estudos por Imagens

O aspecto mais importante do planejamento pré-operatório é o exame clínico do joelho. Um exame inicial pode ser feito no leito sem anestesia. Equimoses, dor à palpação e inchaço dos tecidos moles sobre os ligamentos colaterais geralmente indicam uma lesão nesses sítios. O calca-

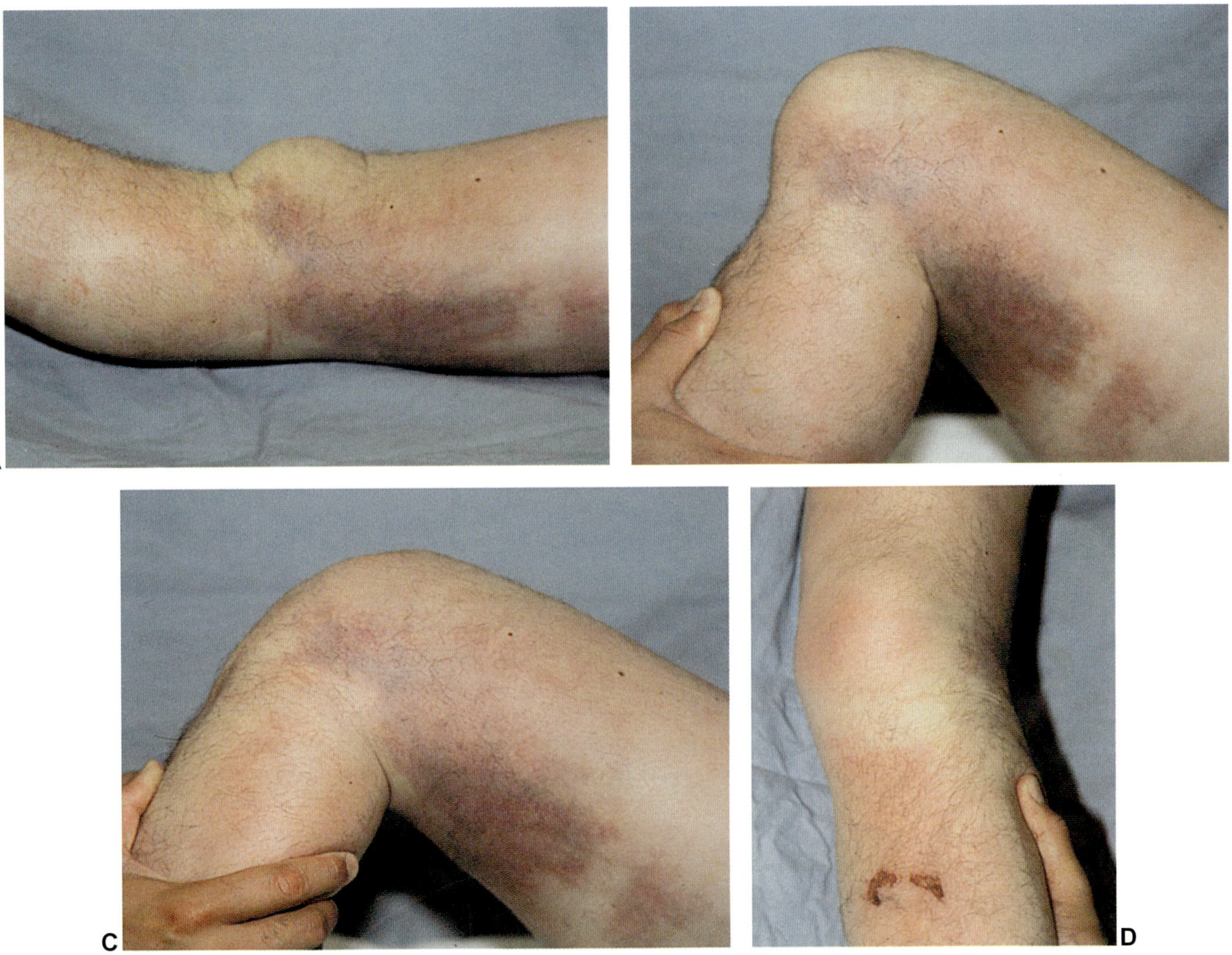

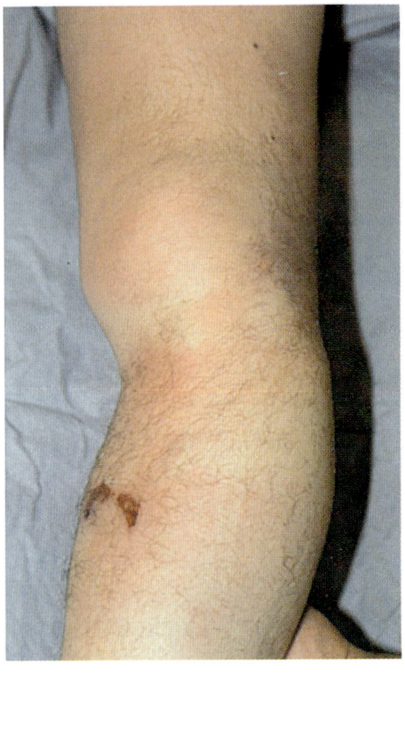

Figura 1. Exame sob anestesia indicando a ruptura de ambos os ligamentos cruzados e de ambos os ligamentos colaterais. **A:** Hiperextensão. **B:** Teste da gaveta posterior em 90 graus de flexão. **C:** Teste da gaveta anterior em 90 graus de flexão. **D:** Extensão com estresse em valgo. **E:** Extensão com estresse em varo.

nhar pode ser lentamente elevado da cama, para avaliação da possibilidade de hiperextensão do joelho. Em 20 graus de flexão, a abertura das faces medial e lateral da articulação em um estresse em valgo ou em varo indica ruptura do complexo colateral de ligamentos. Também em 20 graus, uma instabilidade ântero-posterior (AP) do joelho indica a presença de lesão do ligamento cruzado. Um segundo exame é realizado sob anestesia um pouco antes do reparo cirúrgico. Nesse momento, o joelho pode ser examinado de modo mais vigoroso, incluindo uma checagem dos ligamentos cruzados em 90 graus de flexão (Fig. 1A-E). Na maioria dos casos, um joelho que foi luxado terá sofrido uma ruptura dos ligamentos cruzados anterior (LCA) e posterior (LCP) e uma lesão do complexo ligamentar medial ou lateral ou de ambos.

Devem ser obtidas radiografias em incidências ântero-posterior (AP), lateral e axial. As radiografias simples podem não demonstrar evidências de lesão óssea, e com o joelho reduzido e imobilizado podem apresentar somente sinais sutis de um desalinhamento tibiofemoral ou um alargamento do compartimento. As radiografias simples podem apresentar ainda fraturas por avulsão do fêmur, tíbia e fíbula, indicando a avulsão nos sítios de inserção dos ligamentos. Os estudos de ressonância magnética (RM) geralmente são úteis na avaliação dos meniscos, cápsula e ligamentos. Entretanto, devido à quantidade excessiva de trauma aos tecidos moles e de edema, os estudos de RM logo após as luxações de joelho podem não ser confiáveis quanto ao grau de ruptura dos tecidos moles.

Apesar de alguns cirurgiões defenderem uma artroscopia úmida ou seca na avaliação e tratamento cirúrgico da luxações do joelho, existem algumas contra-indicações para seu uso. Como a cápsula do joelho em geral está amplamente rompida, o líquido artroscópico bombeado para dentro do joelho irá extravasar para os tecidos moles, com o potencial de produzir um edema maciço na coxa e na panturrilha. A avaliação do joelho é mais bem realizada através de uma combinação de exame sob anestesia, RM e exploração cirúrgica. A artroscopia tipicamente acrescenta pouco. A respeito do tratamento cirúrgico, muitos reparos de tecidos moles não podem ser realizados por via artroscópica, mas podem ser bem completados somente através de incisões formais. Por esses motivos, eu não utilizo a artroscopia na avaliação ou tratamento da luxação do joelho.

Instrumentos, Implantes e Enxertos

A preparação para a cirurgia deve incluir: (a) um conjunto de guias para ligamento, incluindo equipamentos direcionadores com lúmen único e múltiplo, (b) fios Beath ou outros instrumentos para a passagem dos fios de sutura através de pequenos orifícios perfurados, (c) âncoras de sutura, (d) parafusos de esponjosa de 4,0 e 6,5 mm com arruelas com cravos de ligamentos ou placas de ligamentos com cravos, (d) grampos para fixação de ligamento, (e) parafusos de interferência e (f) um mecanismo de coleta de enxerto para um ou dois enxertos de tendão patelar, ou outros aloenxertos de escolha.

CIRURGIA

O paciente é colocado em decúbito dorsal em uma mesa cirúrgica padrão. Um torniquete é colocado na região superior da coxa. Um apoio de perna ajustável, ou rolos de cobertores presos através da mesa, podem ser utilizados para posicionar o joelho em extensão em graus variáveis de flexão até 90 graus. Os campos cirúrgicos são colocados, e o membro inferior é preparado de modo a ser deixado livre para manipulação.

Complexo Colateral Medial e Ligamentos Cruzados

A partir da face ântero-medial, é feita uma incisão vertical, iniciando-se no nível da margem superior da patela e se estendendo distalmente ao longo do tendão patelar até a base do tendão (Fig. 2). A capsulotomia medial é feita. Esta é estendida até uma curta distância pelo tendão do quadríceps, o suficiente para afastar a patela lateralmente e examinar a incisura femoral. O coxim adiposo é elevado do menisco medial e afastado lateralmente. O menisco medial é cuidadosamente preservado. O tendão patelar é checado. Em alguns casos, ocorre uma ruptura do tendão patelar parcial ou mesmo completa, que deve ser apropriadamente reparada. Os ligamentos

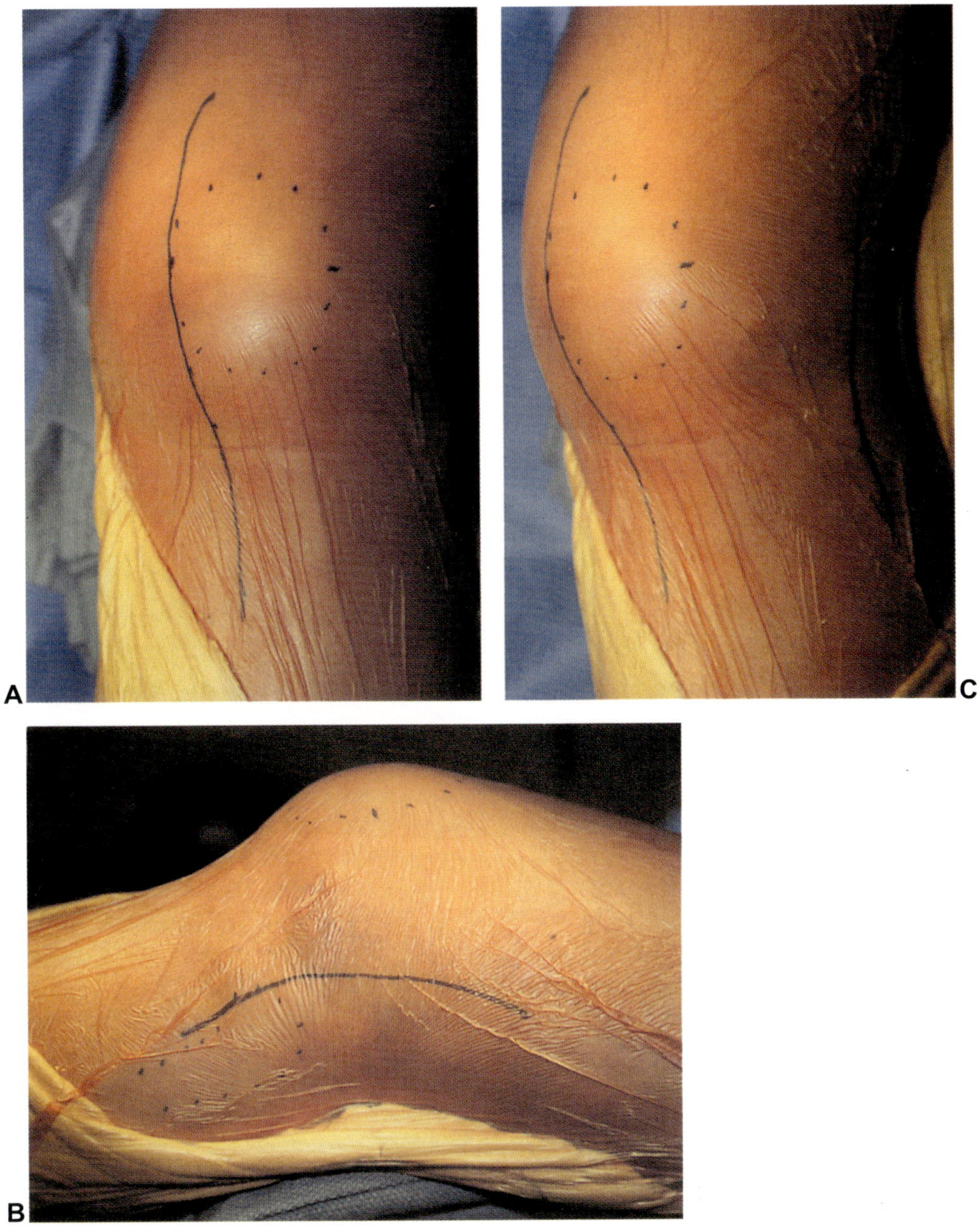

Figura 2. Incisões marcadas para as abordagens cirúrgicas. **A:** Visão anterior demonstrando a incisão ântero-medial da pele, imediatamente medial à patela e tendão patelar. **B:** Visão lateral mostrando a incisão lateral da pele, anteriormente à tíbia. **C:** Visão ântero-lateral mostrando a ampla ponte de pele entre as duas incisões.

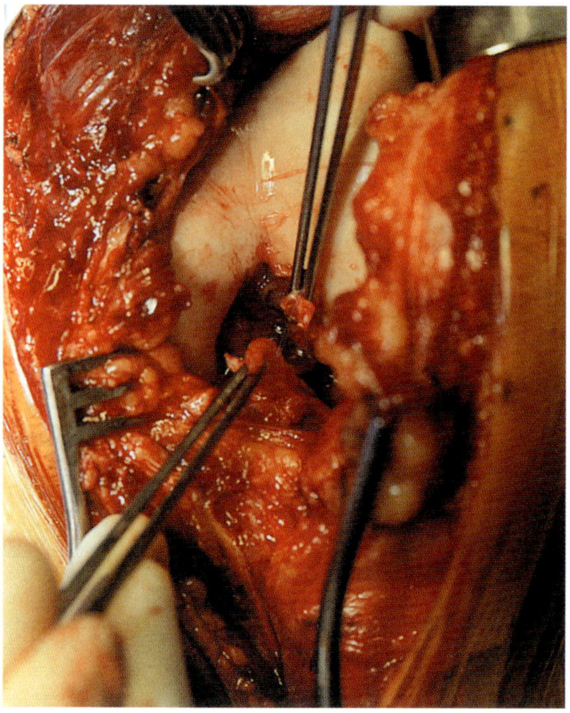

Figura 3. Ruptura irreparável da substância média do ligamento cruzado anterior.

cruzados são inspecionados. Na maioria dos casos, o LCA está rompido e necessita de reconstrução em vez de um reparo (Fig. 3). Com as guias para ligamentos utilizadas na reconstrução endoscópica do LCA, túneis de tamanho apropriado podem ser perfurados através da tíbia e do fêmur para reconstrução (Fig. 4A-C). Um aloenxerto de tendão patelar poderá ser uma escolha razoável para a reconstrução do LCA, já que pode ser preparado em uma mesa auxiliar enquanto a cirurgia do joelho continua. O uso de um aloenxerto também diminui a morbidade adicional da coleta do enxerto no joelho lesionado. O enxerto de LCA pode ser colocado no telhado e fixado no lado femoral e deixado solto no lado tibial.

O LCP pode estar avulsionado no lado femoral ou tibial do joelho (Fig. 5). Se o ligamento estiver avulsionado e for viável, poderá ser reinserido com o uso da técnica de Marshall (Figs. 6 e 7). Duas suturas de cabos confeccionadas com fios não-absorvíveis número 5 são colocadas na extremidade avulsionada do LCP, deixando quatro extremidades livres no perímetro do ligamento. Na inserção do LCP na face interna do côndilo femoral medial, uma broca é utilizada para criar uma abrasão no osso cortical até uma superfície sangrante. Uma guia de ligamento com múltiplos orifícios é utilizada para perfurar trilhas através do côndilo medial do fêmur, saindo no perímetro em que foi feita a abrasão no sítio de fixação do LCP na incisura femoral. Os fios nas extremidades do LCP são passados através das trilhas perfuradas para o lado medial do côndilo femoral medial. Os quatro fios podem ser então puxados em conjunto para permitir a reaproximação do LCP na direção de seu sítio de inserção. Os fios são deixados soltos até o final da cirurgia.

Se o LCP estiver avulsionado no lado tibial, o que ocorre menos comumente, ele pode ser reinserido com a utilização de uma técnica semelhante. A tíbia é subluxada para a frente o suficiente para se visualizar o sítio da inserção posterior do LCP. Passadores de fios são perfurados com o uso de uma guia da face anterior para a posterior, até a parte posterior da tíbia no sítio de inserção do LCP. A mesma técnica de sutura é utilizada na extremidade do LCP. Deve ser tomado cuidado para evitar qualquer tipo de lesão às estruturas neurovasculares durante a perfuração e a passagem dos fios.

Se o LCP não puder ser reinserido, ele pode ser reconstruído com o uso de um aloenxerto ou de um auto-enxerto. No fêmur, o túnel é perfurado em uma posição imediatamente anterior à origem do ligamento colateral medial (LCM) e na direção da incisura no sítio de inserção normal do

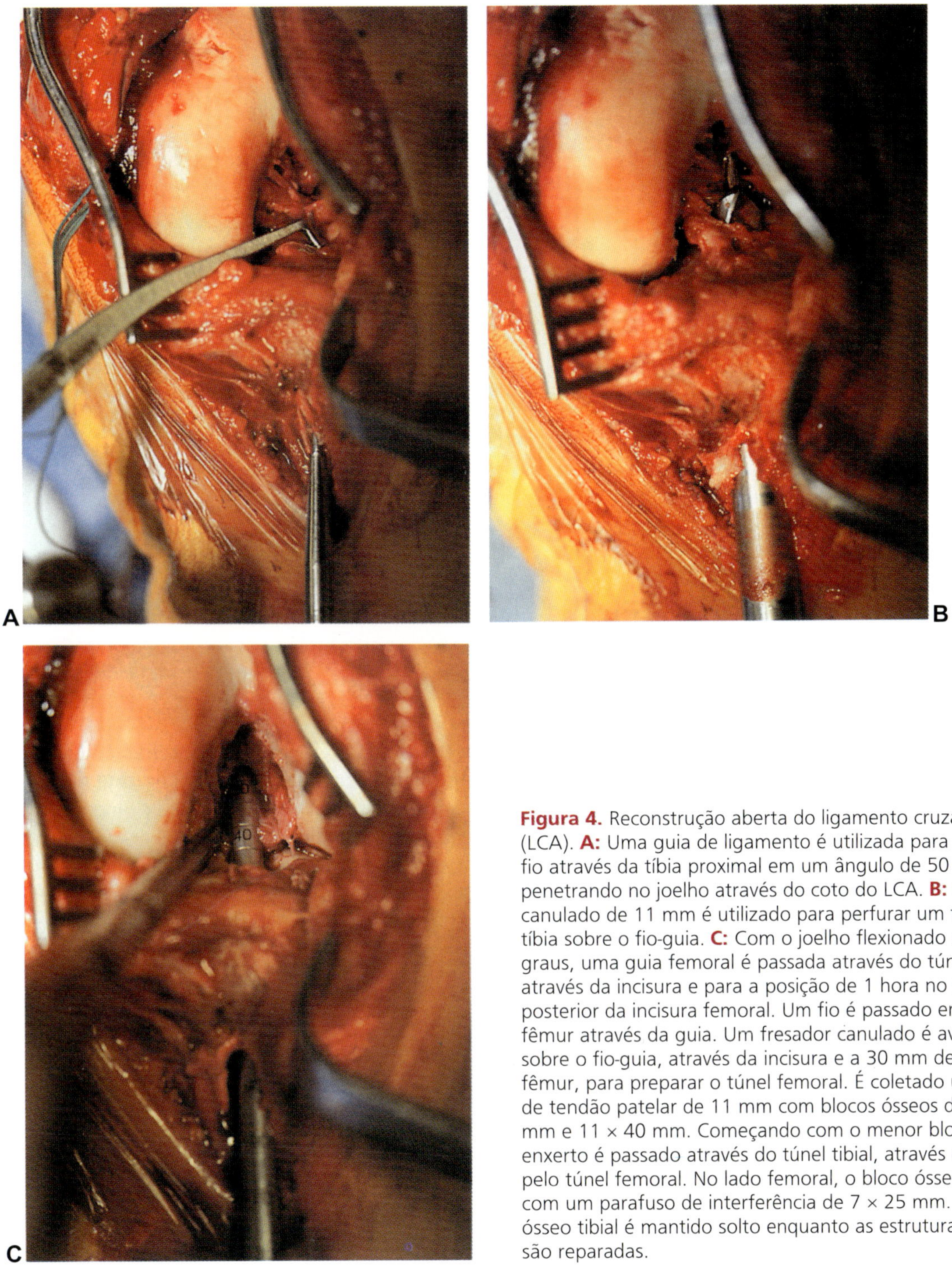

A B C

Figura 4. Reconstrução aberta do ligamento cruzado anterior (LCA). A: Uma guia de ligamento é utilizada para perfurar um fio através da tíbia proximal em um ângulo de 50 graus, penetrando no joelho através do coto do LCA. B: Um fresador canulado de 11 mm é utilizado para perfurar um túnel na tíbia sobre o fio-guia. C: Com o joelho flexionado em 90 graus, uma guia femoral é passada através do túnel tibial, através da incisura e para a posição de 1 hora no recesso posterior da incisura femoral. Um fio é passado em 40 mm no fêmur através da guia. Um fresador canulado é avançado sobre o fio-guia, através da incisura e a 30 mm dentro do fêmur, para preparar o túnel femoral. É coletado um enxerto de tendão patelar de 11 mm com blocos ósseos de 10 × 25 mm e 11 × 40 mm. Começando com o menor bloco ósseo, o enxerto é passado através do túnel tibial, através da incisura e pelo túnel femoral. No lado femoral, o bloco ósseo é preso com um parafuso de interferência de 7 × 25 mm. O bloco ósseo tibial é mantido solto enquanto as estruturas laterais são reparadas.

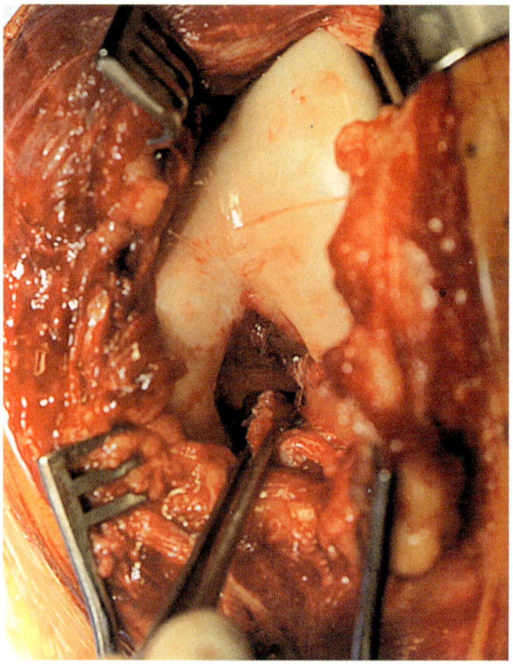

Figura 5. Avulsão do ligamento cruzado posterior (LCP) do fêmur, com algumas poucas fibras restantes. Nesse caso, o LCP é considerado reparável.

LCP. Na tíbia, o túnel do LCP é perfurado distalmente ao túnel do LCA e através da cortical posterior no sítio de inserção normal do LCP. A reconstrução do ligamento pode ser passada e fixada em um dos lados do joelho, mas a segunda fixação não é feita até o final da cirurgia.

As estruturas do compartimento medial são inspecionadas. Se o menisco medial estiver rompido e não for reparável, uma meniscectomia parcial aberta é realizada. Se o menisco medial apresentar uma lesão em alça de balde reparável ou uma desinserção periférica da cápsula, ele é suturado (Fig. 8A). Se a cápsula medial, incluindo o canto póstero-medial, estiver avulsionada da tíbia, ela pode ser reinserida com o uso de sutura de ancoragem colocada ao longo da margem do

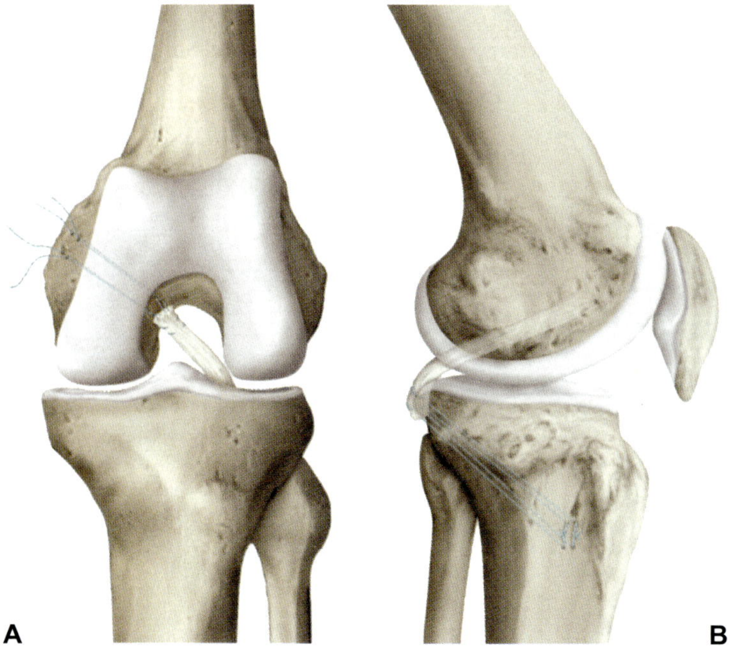

A B

Figura 6. Reinserção do ligamento cruzado posterior (LCP). **A:** Ao fêmur. **B:** À tíbia.

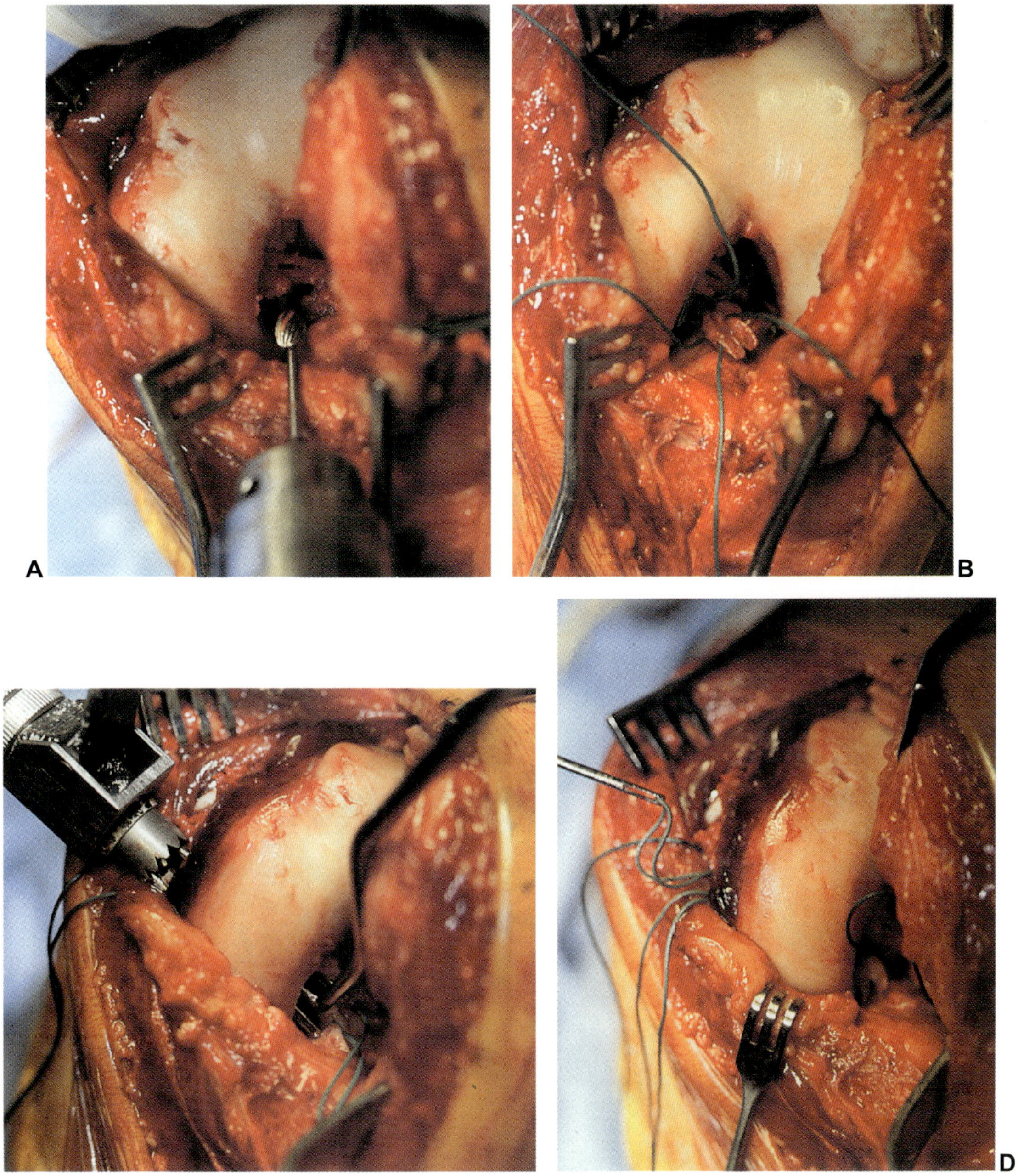

Figura 7. Reinserção do ligamento cruzado posterior (LCP) ao fêmur. A: O sítio de inserção sofre uma abrasão até o osso esponjoso com uma broca. B: Dois fios não-absorvíveis número 5 são passados pelo LCP, com as quatro extremidades livres deixadas à mostra. C: Uma guia de ligamento é utilizada para perfurar quatro orifícios através do côndilo femoral medial, terminando no perímetro do sítio de inserção do LCP. D: Utilizando um passador de fio, cada fio é passado através de seu orifício na direção da superfície medial do côndilo femoral. Os fios são presos com uma pinça mas não são amarrados até que os outros ligamentos estejam reparados.

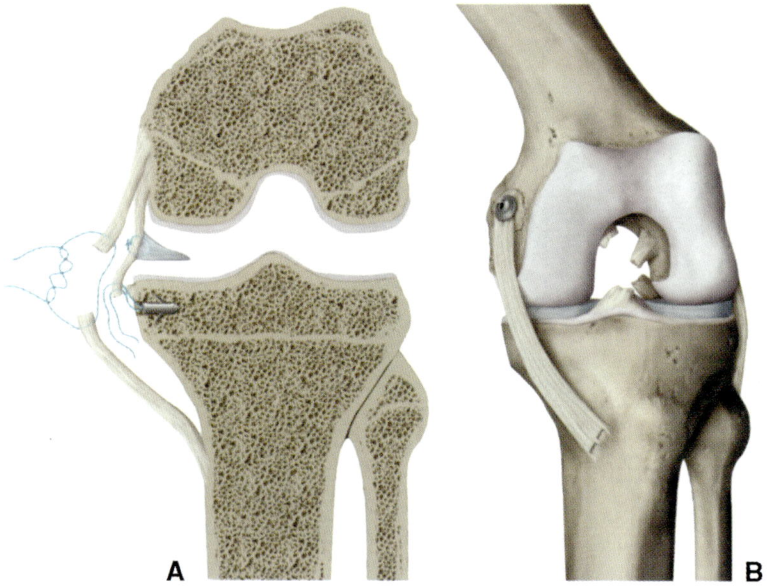

Figura 8. Tipos de reparo realizados no compartimento medial. A: A desinserção periférica do menisco medial é suturada à cápsula. A avulsão capsular é reinserida na tíbia com suturas de ancoragem. A ruptura da substância média do ligamento colateral medial (LCM) é suturada. B: As avulsões do LCM superficial são reinseridas com um parafuso de esponjosa com uma arruela para ligamento ou com grampos para ligamento.

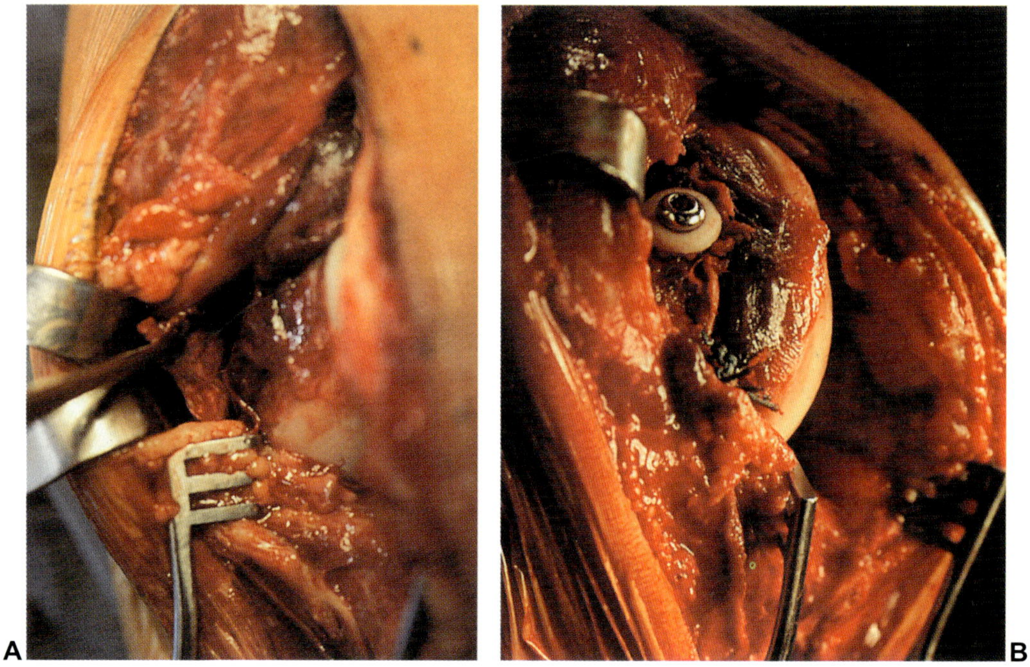

Figura 9. Avulsão do ligamento colateral medial (LCM) do epicôndilo medial. A: Extremidade livre do LCM e seu sítio de avulsão. B: O LCM é reinserido com um parafuso de esponjosa grande e com uma arruela com cravos para ligamento.

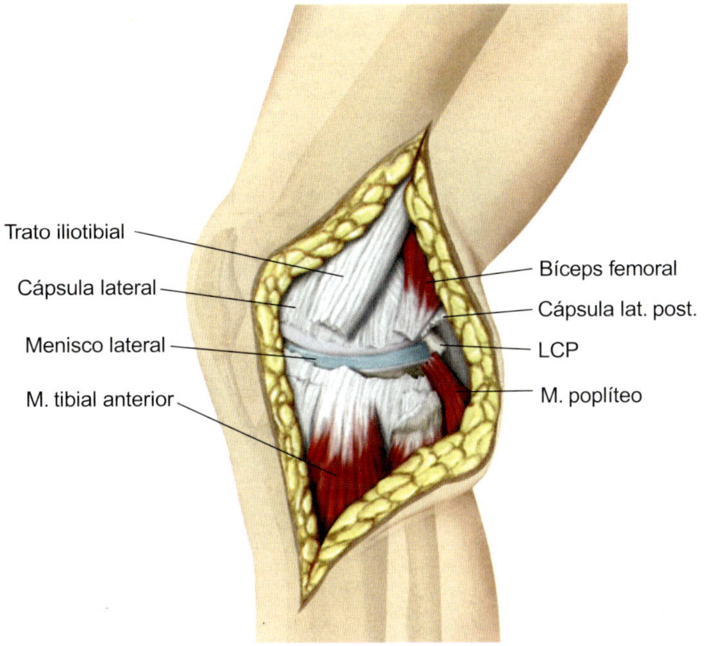

Figura 10. Estruturas visualizadas na face póstero-lateral do joelho através de uma incisão vertical na pele.

platô tibial. Se estiver rompida em sua substância média, a cápsula é suturada. O LCM superficial é inspecionado (Fig. 8B). Se estiver avulsionado do epicôndilo medial do fêmur, ele geralmente pode ser reinserido com um único parafuso de esponjosa grande e uma arruela com cravos para ligamento (Fig. 9). Se estiver rompido em sua substância média, o LCM pode ser suturado diretamente. Se estiver avulsionado da tíbia, ele pode ser reinserido através de diversas técnicas, incluindo arruelas com cravos para ligamentos e grampos com cravos.

Reparo Póstero-lateral

Se o lado póstero-lateral do joelho estiver rompido, uma segunda exposição cirúrgica é realizada (Fig. 2B e C). A incisão da pele é realizada anteriormente à fíbula proximal e estendida distalmente abaixo da articulação em aproximadamente 4 cm e proximalmente acima da articulação em aproximadamente 6 cm. Um amplo retalho de pele é criado assim entre as duas incisões. Geralmente, nenhuma outra dissecção é necessária além da incisão na pele, pois esta encontra as estruturas profundas rompidas (Fig. 10).

O passo seguinte na face lateral é a identificação e marcação de todas as estruturas rompidas (Fig. 11A). O nervo fibular é identificado na porção posterior da exposição. A cápsula póstero-lateral (ligamento arqueado) é identificada e marcada (Fig. 11B). Ela geralmente está rompida em sua substância média ou avulsionada da tíbia. O músculo gastrocnêmio pode estar parcial ou totalmente rompido. O músculo poplíteo em geral está completamente rompido e não é reparável. A cápsula lateral tipicamente está rompida em sua substância média ou avulsionada da tíbia (Fig. 11C). Se ela estiver rompida em sua substância média, pode estar associada com uma desinserção capsular do menisco. O ligamento colateral lateral pode estar avulsionado do fêmur ou da fíbula ou rompido em sua substância média (Fig. 11D). O tendão do bíceps femoral comumente está avulsionado da fíbula. Anteriormente, a banda iliotibial está comumente avulsionada do tubérculo de Gerdy.

Depois da identificação e marcação de todas as estruturas reparáveis, o reparo prossegue das estruturas profundas e posteriores para as superficiais e anteriores. A cápsula posterior, se rompida em sua substância média, é suturada, em combinação com a reinserção da porção posterior do menisco lateral. Se ela estiver avulsionada da tíbia, as âncoras de suturas são colocadas ao longo da margem posterior do platô tibial lateral e utilizadas para reinserir a cápsula póstero-lateral (Fig. 12A e B). O reparo do menisco e da cápsula lateral prossegue da região posterior para a anterior ao redor da circunferência do platô lateral, seguindo até o tendão patelar, se necessário.

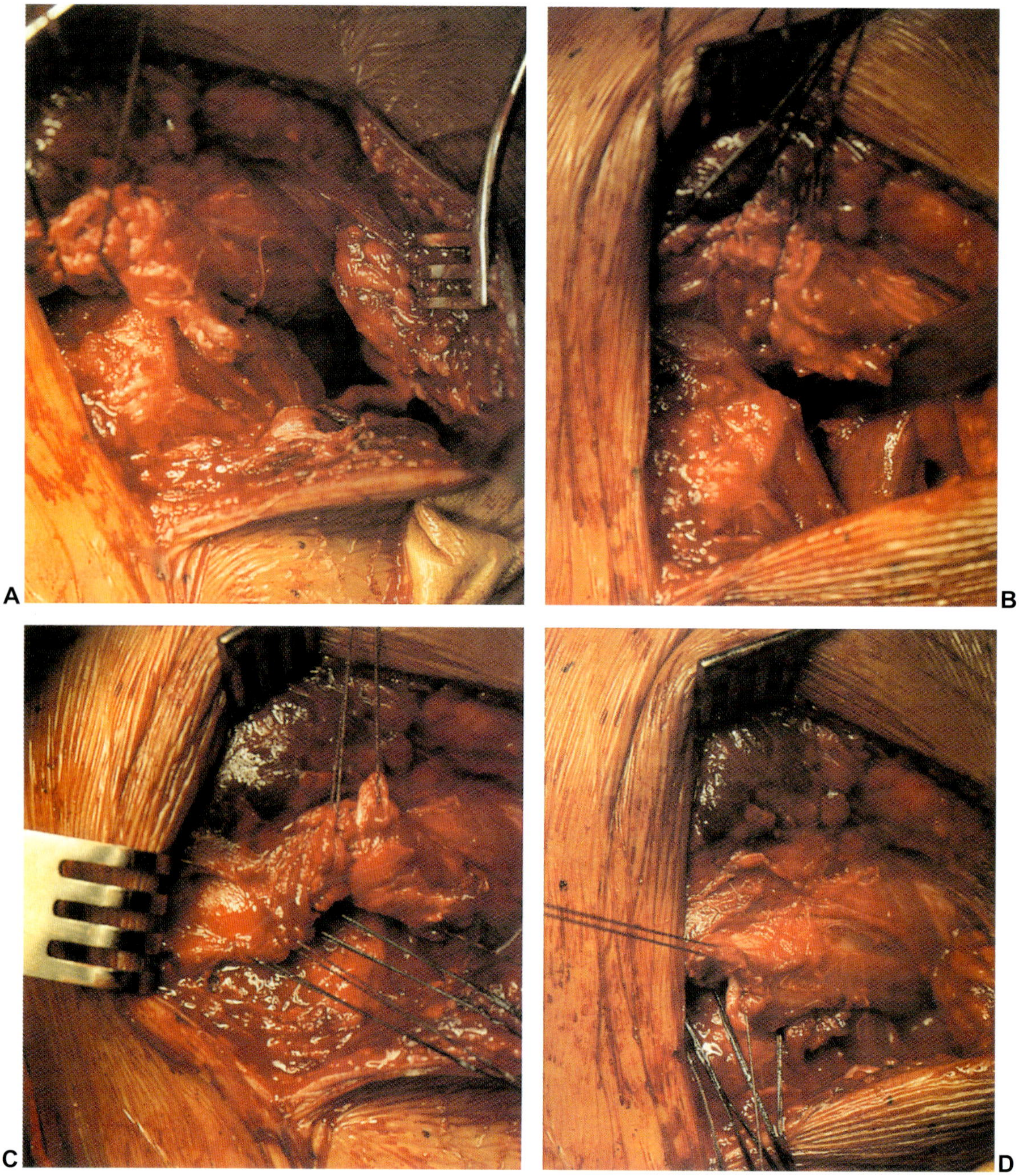

Figura 11. Exposição lateral do joelho. **A:** Nesse caso, somente a incisão da pele é necessária em uma região mais distal, já que todas as estruturas mais profundas das faces lateral e póstero-lateral do joelho estavam rompidas. O próximo passo é a identificação de cada estrutura rompida. O nervo fibulado é observado no recesso póstero-inferior. **B:** Avulsão do ligamento arqueado da tíbia póstero-lateral. **C:** Avulsão da cápsula lateral da tíbia lateral. A face inferior do menisco lateral está visível. **D:** O tendão do bíceps femoral e o ligamento colateral lateral estão avulsionados da cabeça da fíbula.

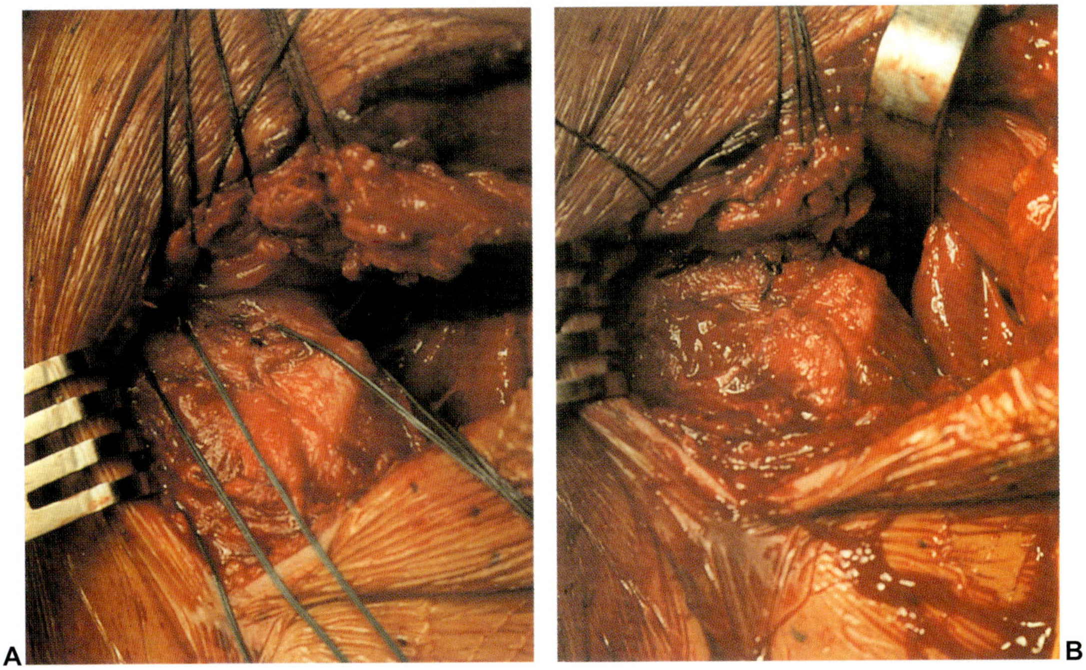

Figura 12. Reinserção do ligamento arqueado e da cápsula lateral. **A:** Âncoras de suturas são passadas ao redor da circunferência da tíbia e do ligamento cruzado posterior (LCP) para o tendão patelar utilizando fios não-absorvíveis número 2. **B:** Os fios são passados através do ligamento arqueado e pela cápsula lateral e são amarrados, reinserindo na tíbia essa camada profunda.

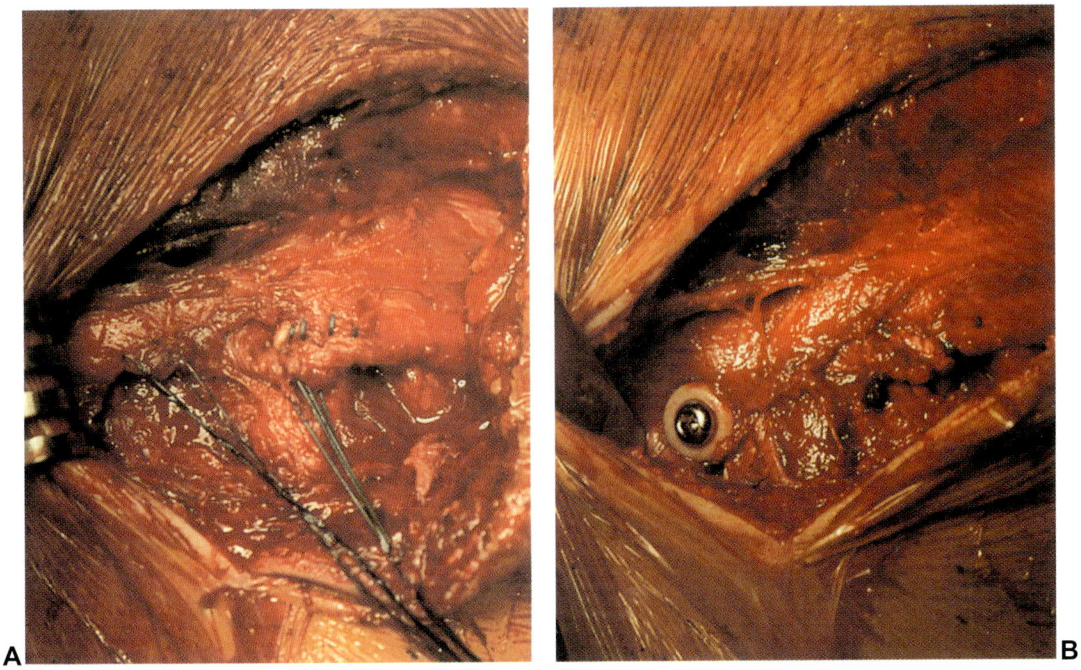

Figura 13. Reinserção das estruturas laterais superficiais. **A:** Suturas com cabos longos são colocadas nas extremidades do bíceps femoral e do ligamento colateral lateral. Fios de identificação são passados pela banda iliotibial. **B:** O bíceps femoral e o ligamento colateral lateral são reinseridos na cabeça fibular pela passagem dos fios correspondentes através dos orifícios perfurados. A banda iliotibial é reinserida no tubérculo de Gerdy com a utilização de um grande parafuso de esponjosa e uma arruela com cravos de ligamento.

O ligamento colateral lateral, se rompido em sua substância média, pode ser reparado com o uso de sutura de cabo longo em ambas as extremidades do ligamento, aproximando as extremidades e amarrando os fios. Se ele estiver avulsionado do fêmur, várias técnicas de reinserção podem ser utilizadas. Comumente, a avulsão inclui um pequeno pedaço de osso e tecido moles adjacente, suficiente para a reinserção com um parafuso de esponjosa e uma arruela com cravos para ligamento. Se estiver avulsionado da fíbula, mas sem um fragmento de osso, o ligamento pode ser reinserido com o uso de sutura com cabo longo passado através de orifícios perfurados na fíbula proximal com fios número 5 (Fig. 13A).

Algumas vezes, um fragmento de tamanho considerável da fíbula está avulsionado e pode ser reinserido com o uso de um parafuso de esponjosa para pequenos fragmentos, ou com a técnica de banda de tensão com um fio número 5. O tendão do bíceps femoral pode ser reinserido à fíbula proximal com o uso de suturas de cabos longos passados através de orifícios perfurados na fíbula ou nos tecidos moles que permanecem presos à fíbula proximal (Fig. 13B). A banda iliotibial freqüentemente está avulsionada do tubérculo de Gerdy e pode ser reinserida com o uso de inúmeras técnicas. A mais simples e a mais rápida é com o uso de um parafuso de esponjosa com uma arruela com cravos para ligamento (Fig. 13B).

Fixação dos Ligamentos Cruzados

Com as estruturas mediais, laterais, ou ambas, reparadas, a atenção retorna para os ligamentos cruzados. Estes agora podem ser simultaneamente tensionados e presos ao osso. Se os sítios de inserção para os ligamentos cruzados tiverem sido apropriadamente identificados durante a colocação dos fios e dos enxertos, deve fazer pouca diferença em qual posição de flexão o joelho deve estar enquanto os enxertos são tensionados e presos ao osso. Antes de nós realmente fixarmos os ligamentos em seu lugar, eles podem ser tensionados e o joelho deve ser levado em uma completa amplitude de movimentos, desde a extensão completa até os 90 graus ou mais de flexão. Se existir qualquer preocupação sobre um tensionamento excessivo dos ligamentos em qualquer posição, provavelmente é melhor se deixar os ligamentos levemente frouxos, em vez de tensioná-los de modo tão firme que venha a desencadear uma limitação na extensão ou na flexão. Geralmente coloco o joelho em 45 graus de flexão enquanto tensiono simultaneamente os ligamentos e faço suas fixações nos devidos lugares.

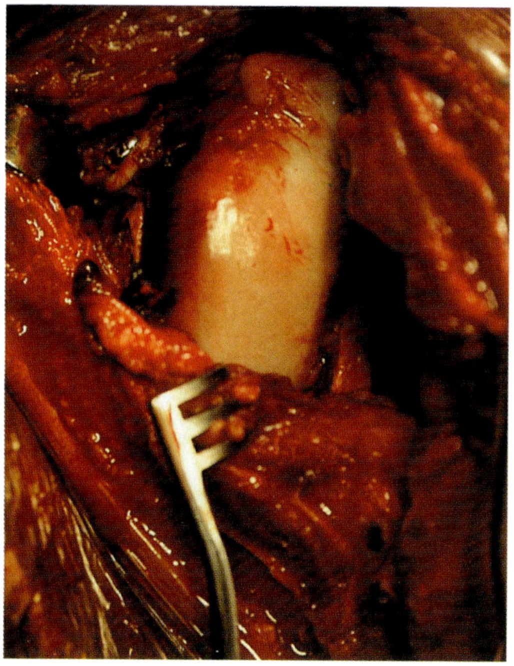

A

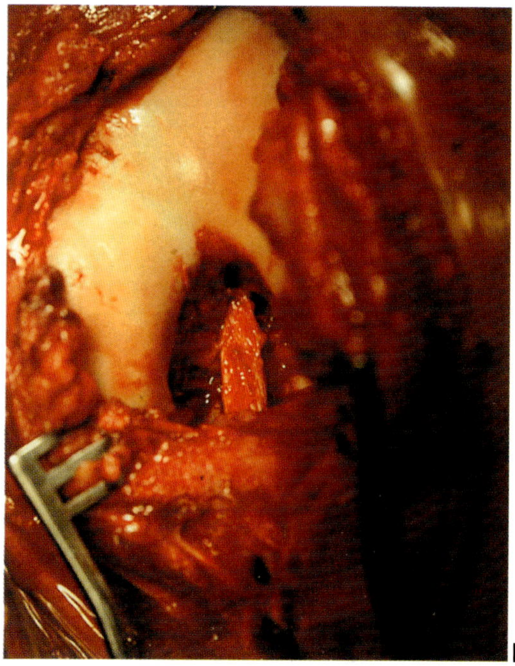

B

Figura 14. Fixação do ligamento cruzado realizada com o joelho em flexão parcial e com ambos os ligamentos cruzados sendo simultaneamente tensionados. **A:** O ligamento cruzado posterior (LCP) é preso ao fêmur através da amarração dos fios sobre as pontes ósseas no côndilo femoral medial. **B:** O ligamento cruzado anterior (LCA) é preso à tíbia com um parafuso de interferência inserido no túnel tibial.

Mais comumente a fixação final inclui a amarração dos fios de reinserção do LCP sobre uma ponte óssea no côndilo femoral medial e a inserção de um parafuso de interferência no túnel tibial para o enxerto do LCA (Fig. 14A e B).

Fechamento

O torniquete é liberado antes do fechamento. Qualquer ponto de sangramento é identificado e cauterizado. A incisão ântero-medial é fechada com a reaproximação do coxim adiposo e o fechamento da incisão capsular. A camada subcutânea e a pele são fechadas. Se também tiver sido utilizada uma incisão lateral, em geral se faz um fechamento subcutâneo e da pele.

TRATAMENTO PÓS-OPERATÓRIO

Na conclusão do procedimento cirúrgico, uma braçadeira articulada é aplicada. O joelho é tratado com o uso da máquina de movimentação passiva contínua (MPC), limitando a extensão a 10 graus se o joelho estava hiperestendido pré-operatoriamente. A quantidade de flexão não é limitada, e o objetivo é a recuperação dos 90 graus de flexão assim que o paciente tolerar. Estresses em varo e em valgo são evitados para que não ocorra um tensionamento sobre os reparos dos ligamentos colaterais. Apesar de um exercício suave para a amplitude de movimentos poder ser utilizado por um fisioterapeuta durante o primeiro mês, um programa de fortalecimento muscular não é possível até que o reparo e as reconstruções tenham cicatrizado na posição. Não existe vantagem em se liberar precocemente a carga, e o paciente é mantido sem carga sobre o membro durante o primeiro mês e gradualmente progride, com o uso de uma braçadeira de joelho, desde carga parcial até carga total durante o segundo mês. Entre 8 e 12 semanas, os pacientes podem fazer carga total sobre o membro.

Existem dois objetivos contraditórios no primeiro mês de pós-operatório: a proteção dos enxertos e da reconstrução durante o início da cicatrização e a recuperação do movimento do joelho. Em geral, a instalação de rigidez é uma grande ameaça, e por isso sou favorável a uma movimentação precoce do joelho entre 10 e 90 graus dentro de 1 mês de cirurgia e a aceitar alguma frouxidão no joelho. Após o reparo de um joelho luxado, a maioria dos pacientes não recupera uma amplitude completa de movimentos. Entretanto, um objetivo razoável é atingir uma extensão total e 120 graus de flexão.

Apesar de alguns pacientes obterem excelentes resultados e retornarem a esportes recreacionais e trabalho com alta demanda física, a maioria apresenta sintomas persistentes e limitações funcionais. Assim, é muito importante que tanto o paciente quanto o cirurgião tenham uma expectativa realista sobre o resultado final da lesão e do tratamento cirúrgico. Pacientes que eram mais ativos antes de suas lesões apresentam as maiores probabilidades de necessitar de ajustes em seu trabalho e esportes após a lesão.

Geralmente exponho a meus pacientes antes da cirurgia quais são minhas expectativas dessa maneira: "Mesmo com a cirurgia, nós improvavelmente alcançaremos um joelho do tipo A. O objetivo realista é um joelho B, mas podemos ter que nos conformar com um joelho C se houver complicações. Para mim, um joelho do tipo B possui de 0 a 120 graus de movimento, nenhuma instabilidade funcional para atividades leves e mínima ou nenhuma dor." Os pacientes também devem ser informados de que uma melhora máxima não acontece antes de 1 a 2 anos após a lesão.

COMPLICAÇÕES

Os pacientes que apresentaram ruptura da artéria poplítea ou uma trombose como parte da lesão do joelho estão em risco de contraturas pós-isquêmicas no tornozelo e pé e mesmo, em alguns casos, de amputação. Quanto mais rapidamente forem feitas a revascularização e a fasciotomia, melhor será o prognóstico para o membro.

Infecção, particularmente após uma luxação aberta do joelho, pode afetar gravemente o resultado da articulação. Apesar de a infecção em geral poder ser erradicada com desbridamento cirúrgico e antibioticoterapia, a articulação apresenta alto risco de desenvolver instabilidade, rigidez, destruição cartilaginosa e uma artrite pós-traumática precoce.

Instabilidade funcional não é um problema freqüente após um reparo cirúrgico bem-feito dos tecidos moles. Entretanto, se no resultado final alguma instabilidade funcional significativa persistir, existe a opção de uma reconstrução secundária ou tratamento com utilização de uma braçadeira ou órtese.

Artrofibrose é o problema mais comum após uma luxação do joelho, tratado com reparo cirúrgico. Se for realizado reparo cirúrgico, este deve ser seguro o suficiente para que o joelho possa mover-se imediatamente. A imobilização em uma luxação do joelho reparada cirurgicamente provavelmente apresentará uma articulação bastante estável, porém muito rígida. A luxação do joelho deve ser observada com cuidado após o reparo cirúrgico para avaliar a recuperação dos movimentos. Se em 2 semanas for encontrado menos de 60 graus de flexão, a recomendação é de uma manipulação suave sob anestesia antes que as aderências se tornem maduras. Em 6 semanas, se a manipulação for realizada e o joelho não progredir além dos 90 graus de flexão, uma manipulação mais vigorosa pode ser realizada, pressupondo que os reparos cirúrgicos e as reconstruções estejam cicatrizando e que já apresentem alguma resistência à tensão. Após 3 meses, as aderências intra-articulares e a cicatrização extra-articular tornam a recuperação da movimentação do joelho muito mais difícil. Nos piores casos, pode se formar osso heterotópico, criando bloqueios estruturais à flexão. Esforços tardios para melhorar o movimento podem começar com uma lise "artroscópica" das aderências e por uma manipulação, mas pode necessitar da remoção do osso heterotópico para que haja mesmo uma modesta melhora na flexão do joelho.

Embora no passado o tratamento com redução fechada e imobilização por 6 a 8 semanas tenha sido defendido por alguns autores como a melhor forma de tratamento, consideramos que, com o aumento da experiência nas técnicas de reparo e reconstrução ligamentar do joelho e tecidos moles associados, o reparo cirúrgico imediato das luxações de joelho tenha possibilidade de proporcionar melhores resultados do que o tratamento conservador.

LEITURA RECOMENDADA

1. Montgomery, T.J., Savoie, F.H., White, J.L., Roberts, T.S., Hughes, J.L.: Orthopaedic management of knee dislocations: comparison of surgical reconstruction and immobilization. *Am. J. Knee Surg.,* 8:97-103, 1995.
2. O'Donnell, T.F., Brewster, D.D., Darling, B.C., Veen, H., Waltman, A.C.: Arterial injuries associated with fractures and/or dislocations of the knee. *J. Trauma,* 17:775-784, 1977.
3. Plancher, K.D., and Siliski, J.M.: Dislocation of the knee. In Siliski, J.M. (ed.): *Traumatic Disorders of the Knee.* Springer-Verlag, New York, 1994, pp. 315-331.
4. Reddy, P.K., Posteraro, R.H., Schenk, R.C.: The role of MRI in evaluation of the cruciate ligaments in knee dislocations. *Orthopedics,* 19:166-170, 1996.
5. Roman, P.D., Hopson, C.N., Zenni, E.J.: Traumatic dislocation of the knee: a report: of 30 cases and literature review. *Orthop. Rev.,* 16:33-40, 1987.
6. Scebacher, J.R., Inglis, A.E., Marshall, J.L., Warren, R.F.: The structure of the posterolateral aspect of the knee. *J. Bone Joint Surg. [Am],* 64:536-541, 1982.
7. Shapiro, M.J., and Freedman, E.L.: Allograft reconstruction of the anterior and posterior cruciate ligaments after traumatic: knee dislocation. *Am. J. Sports Med.,* 23:580-587, 1995.
8. Shelbourne, K.D., Porter, D.A., Clingman, J.A., McCarroll, J.R., Rettig, A.C.: Low velocity knee dislocations. *Orthop. Rev.,* 20:995-1004, 1991.
9. Sisto, J.D., and Warren, R.F.: Complete knee dislocation: a follow-up study of operative treatment. *Clin. Orthop.,* 198:94-101, 1985.
10. Taylor, A.R., Arden, G.P., Rainey, H.A.: Traumatic dislocation of the knee: a report: of forty-three cases with special reference to conservative treatment. *J. Bone Joint Surg. [Br],* 54:96-102, 1972.
11. Warren, L.F., and Marshall, J.L.: The supporting structures and layers of the medial side of the knee: an anatornical analysis. *J. Bone Joint Surg. [Am],* 61:56-62, 1979.
12. Wright, D.G., Covey, D.C., Born, C.T., Sadasivan, K.K.: Open dislocation of the knee. *J. Orthop. Trauma,* 9:135-140, 1995.

23

Fraturas do Platô Tibial: Redução Aberta e Fixação Interna

J. Tracy Watson e Donald A. Wiss

INDICAÇÕES/CONTRA-INDICAÇÕES

As fraturas do platô tibial geralmente são um desafio em relação a um tratamento eficaz. Os objetivos do tratamento são se obter uma articulação do joelho congruente que seja funcionalmente estável, permitindo uma transmissão equilibrada das cargas através da articulação do joelho.

Ao considerar a realização de tratamento cirúrgico, o cirurgião deve individualizar o tratamento em relação a uma variedade de fatores como idade do paciente, níveis preexistentes de atividade, condições médicas e expectativas do paciente. As considerações sobre as lesões devem incluir a extensão da cominução da fratura e da impactação articular, lesões associadas e, o mais importante, a condição dos tecidos moles.

Inúmeros estudos demonstraram que instabilidade e desalinhamento do joelho após uma fratura são os dois critérios mais importantes que afetam o resultado e geralmente tornam necessário o tratamento cirúrgico (6,9,10). A instabilidade geralmente é causada por uma deformidade articular e, menos comumente, por rupturas ligamentares. Está bem estabelecido que fragmentos articulares deprimidos não podem ser reduzidos através de simples manipulação e tração. Se o desvio da fratura for grande o suficiente para produzir uma instabilidade articular, o tratamento cirúrgico deve ser escolhido (1,10).

As indicações absolutas para a cirurgia incluem (a) fraturas expostas do platô, (b) fraturas com uma síndrome compartimental associada e (c) fraturas com lesões vasculares associadas. As indicações relativas para a cirurgia incluem (a) a maioria das fraturas bicondilares desviadas, (b) fraturas condilares mediais desviadas e (c) fraturas do platô lateral que resultem em instabilidade articular (1,3,10-12).

A contra-indicação mais comum para uma redução aberta e fixação interna imediata é um comprometimento do envoltório de tecidos moles, que pode ocorrer nas fraturas abertas e nas fechadas. Fraturas do platô tibial que não resultam em instabilidade articular ou deformidade podem ser tratadas de modo conservador.

J. T. Watson, M.D.: Division of Orthopaedic Trauma, Wayne State University, Detroit, Michigan 48201.
D. A. Wiss, M.D.: Southern California Orthopaedic Institute, Van Nuys, California 91405-3730.

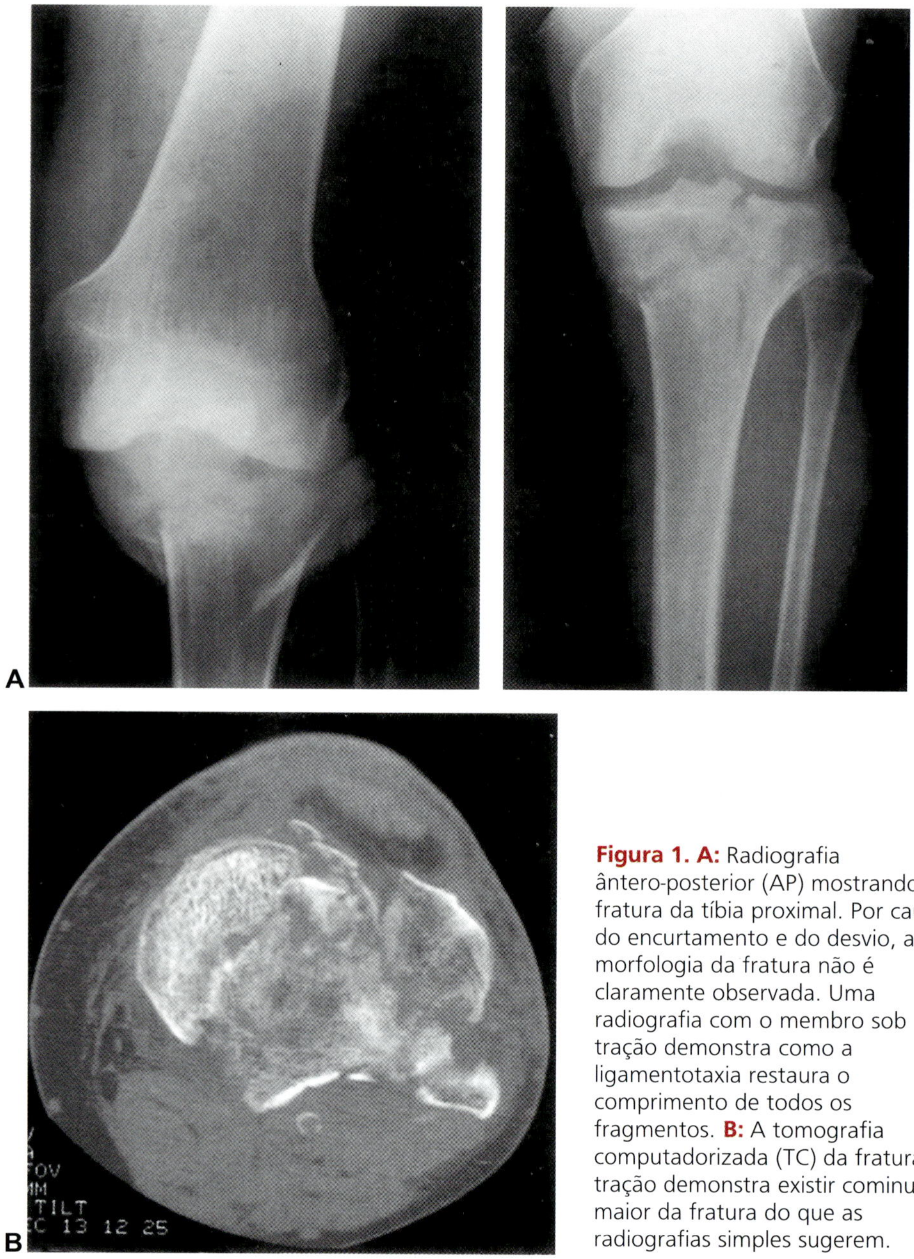

Figura 1. A: Radiografia ântero-posterior (AP) mostrando fratura da tíbia proximal. Por causa do encurtamento e do desvio, a morfologia da fratura não é claramente observada. Uma radiografia com o membro sob tração demonstra como a ligamentotaxia restaura o comprimento de todos os fragmentos. **B:** A tomografia computadorizada (TC) da fratura sob tração demonstra existir cominução maior da fratura do que as radiografias simples sugerem.

PLANEJAMENTO PRÉ-OPERATÓRIO

História e Exame Físico

A obtenção da história clínica contendo informações a respeito do mecanismo da lesão é primordial, já que é importante determinar se a lesão ocorreu como o resultado de uma força de alta ou de baixa energia. Isso é especialmente importante quando se consideram técnicas de fixação interna, já que as fraturas causadas por mecanismos de alta energia tendem a apresentar mais lesões associadas dos tecidos moles. Fatores que podem comprometer uma redução aberta precoce incluem bolhas de fratura, contusão ou necrose direta da pele e síndromes compartimentais com ou sem comprometimento vascular.

O exame físico deve focalizar a integridade do envoltório de tecidos moles na presença de lesões de alta energia com bolhas ou com abrasões superficiais. Essas áreas devem ser evitadas se uma abordagem cirúrgica for escolhida. Se incisões na pele comprometida não puderem ser evitadas, então a cirurgia deve ser adiada ou métodos alternativos de estabilização da fratura devem ser escolhidos. Adicionalmente, os pulsos periféricos e a função nervosa, bem como o estado dos compartimentos, devem ser avaliados. Monitoramento da pressão dos compartimentos deve ser feito em certos pacientes com fraturas de alta energia, especialmente nas fraturas desviadas do platô medial, fraturas bicondilares e fraturas do platô com dissociação diáfise/metáfise. Angiografias devem ser obtidas quando o exame físico revelar pulsos ausentes ou diminuídos.

Estudos por Imagens

As radiografias devem incluir incidências ântero-posterior (AP), lateral e oblíquas interna e externa. As incidências oblíquas geralmente detectam graus sutis de impactação articular ou linhas de fratura que não são visíveis nas incidências em AP ou lateral. As técnicas cirúrgicas atuais utilizando os métodos indiretos de redução e fixação necessitam do conhecimento preciso da anatomia tridimensional da fratura. Imagens de tomografia computadorizada (TC) substituíram a tomografia linear como o estudo de imagens de escolha. As imagens de TC em reconstruções axial, coronal e sagital são úteis no delineamento da extensão e da localização das linhas de fraturas condilares, bem como na determinação da localização e da profundidade da cominução e da impactação articular (12).

Recentemente, as imagens de ressonância magnética (RM) têm sido utilizadas para a avaliação pré-operatória das fraturas do platô tibial. A RM se mostrou superior às imagens de TC na avaliação de lesões associadas dos tecidos moles, como rupturas meniscais e ligamentares (2). Entretanto, a RM pode não estar imediatamente disponível em diversas instituições.

Radiografias sob tração são um método adicional utilizado (Fig. 1) para determinar a eficácia das técnicas de distração. As radiografias com tração podem determinar se uma redução indireta com a utilização da ligamentotaxia será eficaz e podem acrescentar informações úteis ao planejamento das incisões cirúrgicas.

O desenvolvimento de um plano pré-operatório e uma estratégia cirúrgica são importantes para melhorar os resultados. O planejamento pré-operatório ajuda a assegurar que implantes apropriados, ferramentas de redução, enxertos ósseos ou substitutos para enxertos ósseos e equipamento fluoroscópico estejam disponíveis no momento da cirurgia. Nós achamos útil estratificar as fraturas do platô tibial de acordo com a classificação de Schatzker, que divide essas lesões em seis subtipos distintos (1). É importante lembrar que fragmentos articulares deprimidos da fratura não serão reduzidos somente através de técnicas de manipulação, tração ou ligamentotaxia. Se os defeitos articulares forem suficientes para produzir uma instabilidade articular, a superfície articular deve ser cirurgicamente desimpactada, elevada e apoiada com enxertos ósseos e materiais de fixação.

Em muitos casos, o uso de enxerto ósseo, seja um enxerto de crista ilíaca autógena, substituto de hidroxiapatita ou aloenxerto de banco de osso fresco e congelado, se faz necessário.

CIRURGIA

O paciente recebe uma anestesia geral ou espinhal e é colocado em decúbito dorsal em uma mesa de cirurgia radiolucente. Nós preferimos uma mesa que tenha a capacidade de "quebrar" de modo a permitir que o joelho possa ser flexionado até 90 graus (Fig. 2). Alternativamente, um grande acolchoamento ou uma almofada pode ser utilizado para elevar a extremidade cirúrgica, permitindo a flexão do joelho até 90 graus durante a cirurgia (Fig. 3). Um intensificador de imagens com braço em C deve ser trazido para o campo cirúrgico através do lado contralateral. Antes de preparar e colocar os campos cirúrgicos, imagens de teste devem ser obtidas para verificar que imagens precisas em AP e lateral são facilmente obtidas.

Toda a extremidade é preparada e os campos são colocados. Se um enxerto ósseo de crista ilíaca precisar ser utilizado, a crista ilíaca ipsilateral também é incluída na preparação inicial e um torniquete estéril é utilizado.

Como a maioria das fraturas do platô envolve o platô lateral, uma incisão parapatelar lateral é a mais comumente utilizada (Fig. 3). Essa incisão pode ser estendida proximalmente e distalmente quando é necessário obter uma maior exposição, como ocorre nas fraturas tipos V e VI de Schatzker. Uma incisão medial ou posterior medial também pode ser necessária quando se trata de padrões específicos de fratura. Para as fraturas isoladas do platô medial (Schatzker IV), uma incisão parapatelar medial está recomendada.

Incisões relativamente retas são escolhidas por causa de sua natureza prolongável, ao mesmo tempo que minimizam os danos aos retalhos de pele.

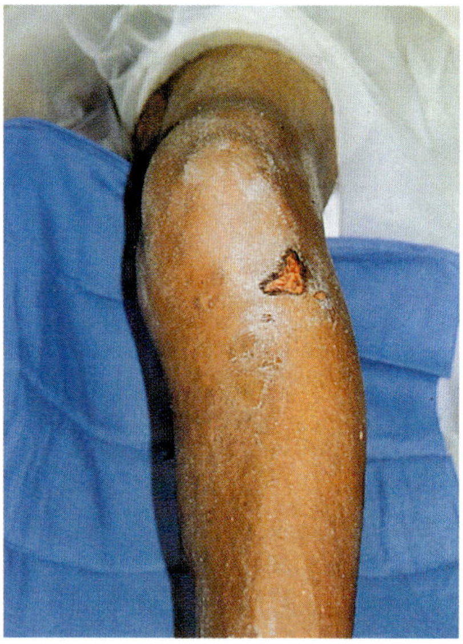

Figura 2. Posição na sala de cirurgia mostrando a capacidade de deixar a perna em uma posição pendente em relação à mesa e de flexionar o joelho a até 90 graus.

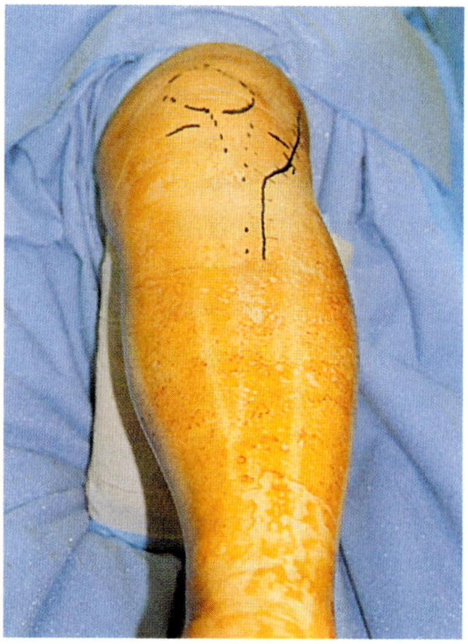

Figura 3. Um marcador estéril delineia a incisão lateral. Um acolchoamento estéril é colocado embaixo do joelho para permitir a flexão do joelho durante a cirurgia.

Tratamento de Tipos Específicos de Fraturas

Tipo I. A fratura em cunha ou em divisão (Fig. 4A) do platô lateral em geral é tratável através de uma abordagem percutânea. Se o menisco lateral estiver intacto, determinado por RM pré-operatória, pode ser possível a realização de uma redução fechada e fixação percutânea com parafusos canulados. A redução é conseguida através da aplicação de tração longitudinal com uma força em varo aplicada manualmente, ou estão com o uso de um distrator baseado no fêmur. Se uma redução aceitável puder ser conseguida, a fratura é comprimida com uma grande pinça de redução pontiaguda colocada percutaneamente. A fixação é realizada através de dois ou três parafusos

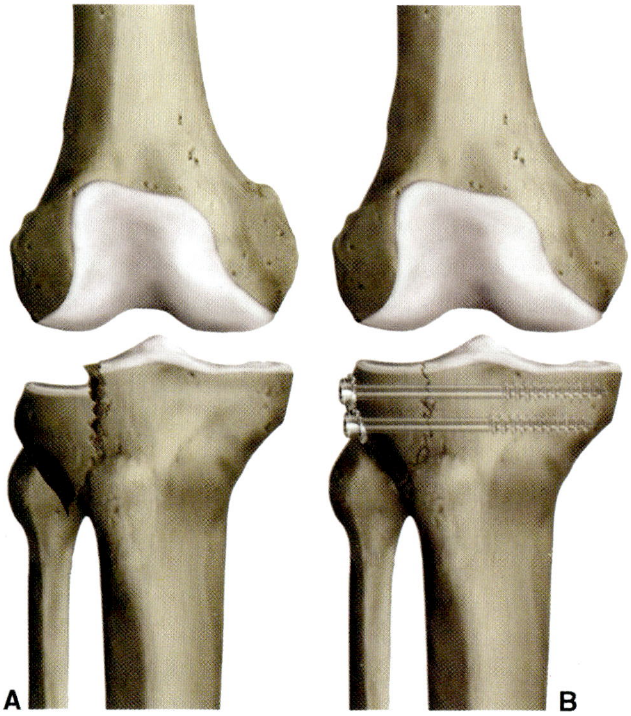

Figura 4. A: Fratura do trato tibial Tipo I de Schatzker. Fratura com divisão do côndilo lateral da tíbia sem cominução articular. **B:** Fixação lateral com uma placa de contraforte. Alternativamente, se não houver cominução, parafusos de compressão esponjosa podem ser utilizados.

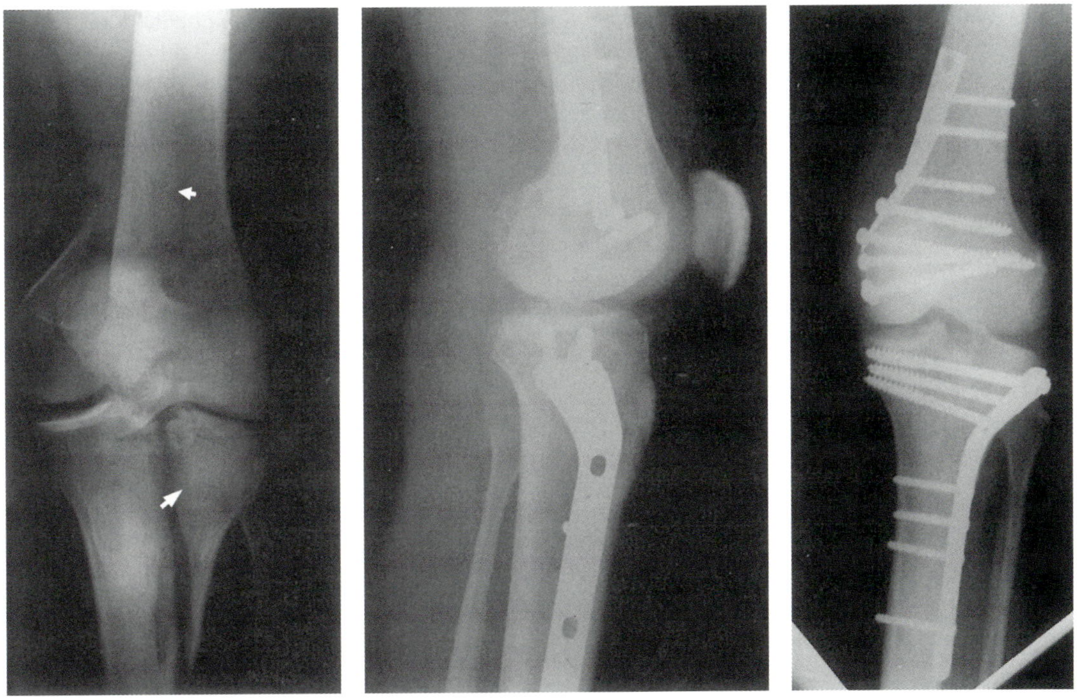

Figura 5. Incidências pré- e pós-operatórias de fratura do platô do tipo I de Schatzker. O fragmento condilar lateral necessitou de uma placa de contraforte para manter a redução.

canulados grandes passados através de pequenas incisões (5,8). A inclinação desses parafusos deve ser determinada pré-operatoriamente com base nas imagens da RM. Se a imagem pré-operatória da RM demonstra uma lesão meniscal periférica ou o aprisionamento do menisco dentro da fratura, ou se a redução fechada falha em reduzir de modo adequado a fratura, a redução aberta está indicada. Se o fragmento for incomumente grande ou cominutivo, uma placa de contraforte lateral deve ser utilizada, em vez de múltiplos parafusos de compressão (Figs. 4B e C e 5).

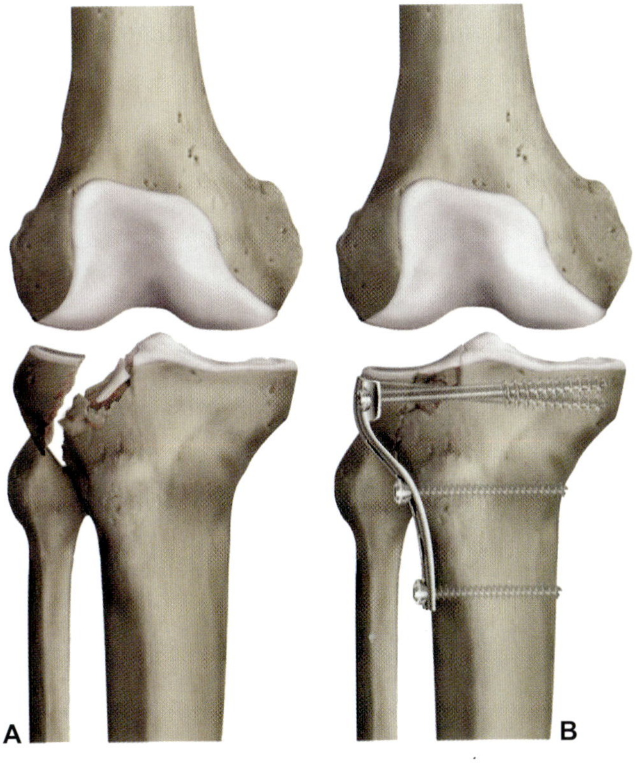

Figura 6. A: Fratura de platô tibial do tipo II de Schatzker. Cominução e impactação da superfície articular ocorrem em uma fratura com uma grande cunha no platô lateral. **B:** A tática cirúrgica envolve a desimpactação e elevação da superfície articular. A superfície articular deve ser aplicada com uma combinação de material de enxerto ósseo e materiais de fixação. A construção mais comum inclui parafusos de compressão esponjosa, bem como uma placa lateral antideslizamento ou uma placa em contraforte.

Tipo II. As lesões do tipo II envolvem a combinação de uma fratura do côndilo lateral com uma depressão de sua superfície articular (Fig. 6A). Os estudos por imagens realizados antes da cirurgia são cruciais para determinar a extensão e a localização da superfície articular impactada.

A fratura é mais bem abordada com o uso de uma incisão lateral padrão, e a superfície articular visualizada através de uma abordagem submeniscal (Fig. 7A). O ligamento meniscal tibial lateral é incisionado transversalmente com a elevação do menisco pelo uso de diversos fios de tração ou pequenos afastadores angulados. A linha de fratura condilar é visualizada no nível da articulação através dessa abordagem submeniscal e acompanhada distalmente ao longo da face lateral da tíbia proximal (Fig. 7A-C).

Quando a articulação é exposta, o joelho é flexionado até 90 graus. Isso facilita a visualização da superfície articular por permitir que o peso da perna faça uma distração da articulação. Alternativamente, um distrator femoral pode ser utilizado para aumentar a visualização articular através de uma distração mantida. Os fragmentos articulares impactados podem ser reduzidos por meio de duas técnicas diferentes. Em uma, a linha de fratura condilar está em cunha aberta

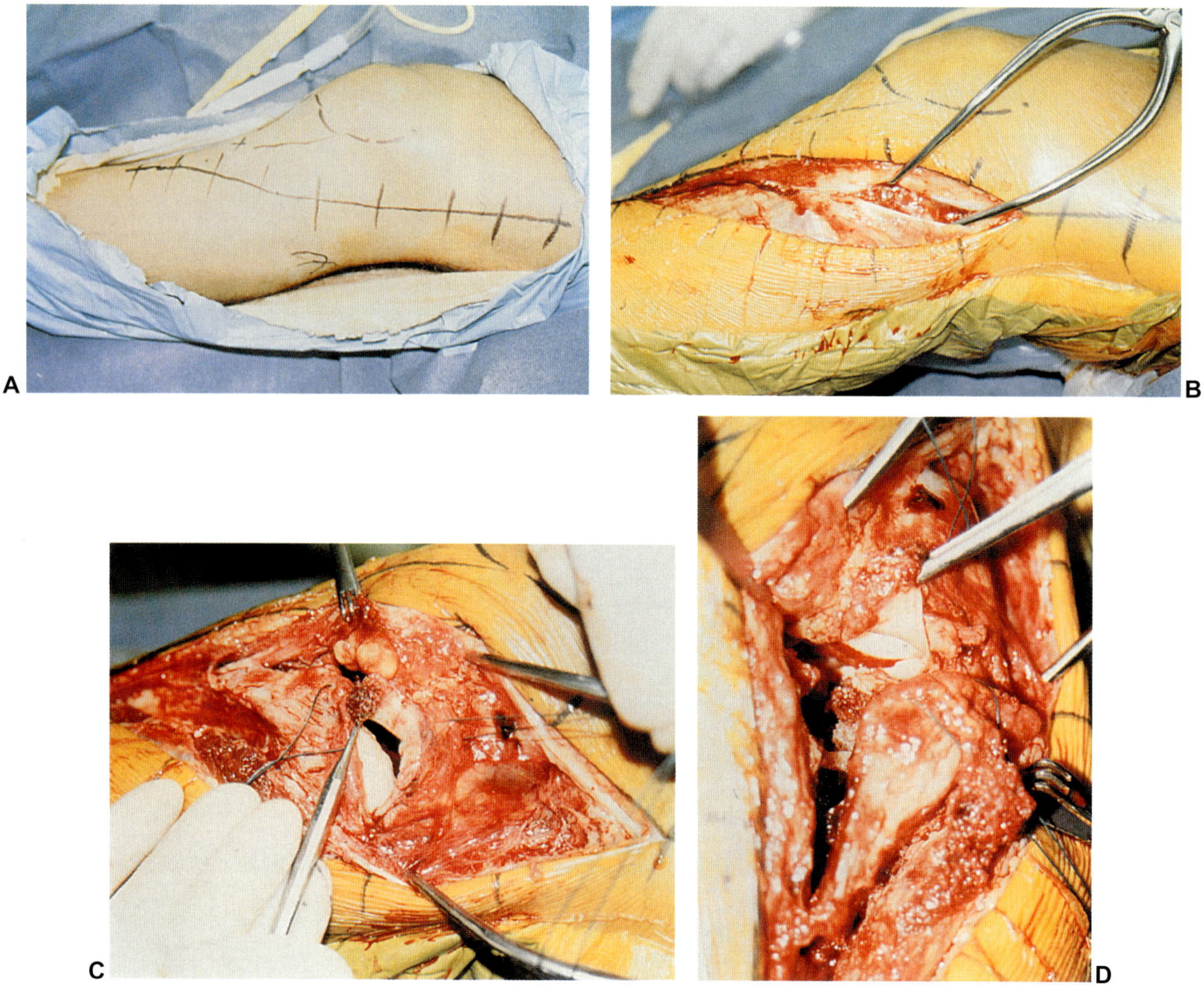

Figura 7. A: Incisão lateral padrão. A incisão começa entre 1,5 a 2,0 cm lateral à diáfise tibial e é levada proximalmente sobre o tubérculo de Gerdy até um ponto a meio caminho entre a margem lateral da patela e a cabeça fibular. Ela se estende proximalmente em linha com as fibras da fáscia lata. **B:** A fáscia lata é dividida com a incisão da pele, assim como a fáscia do compartimento anterior. **C:** A fáscia lata e os músculos do compartimento anterior são afastados do tubérculo de Gerdy e da margem lateral da diáfise tibial. Os ligamentos meniscotibiais laterais são identificados com fios. Nesse caso, o corno anterior do menisco lateral estava avulsionado com um fragmento de osso (sonda dentária). **D:** A fratura com divisão condilar lateral se abre como um livro e a impactação articular é visualizada.

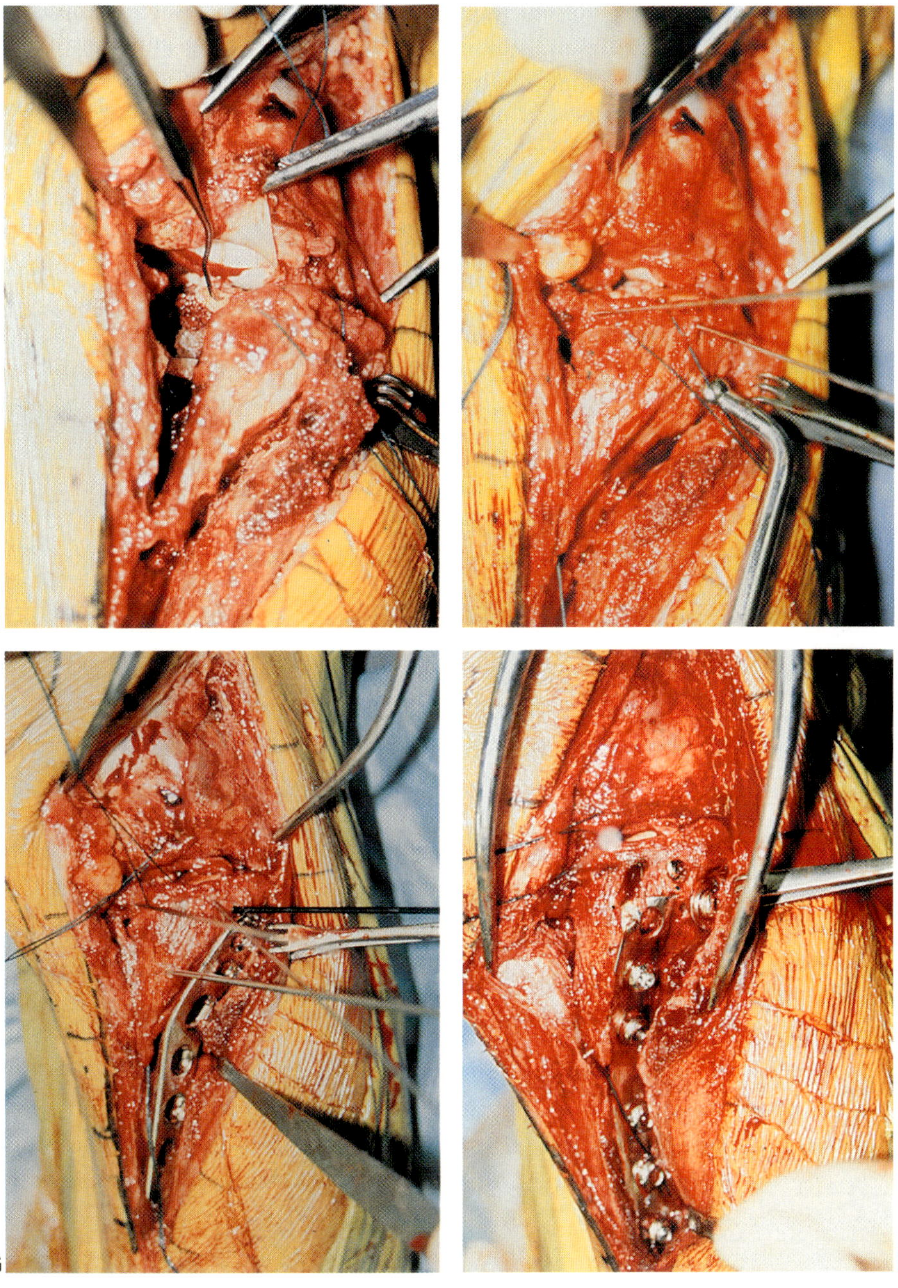

E F

G H

Figura 7. *(Continuação)* **E:** Uma sonda dentária ou um impactador é utilizado para elevar a superfície articular impactada, e o enxerto ósseo é colocado abaixo da superfície para apoiá-la. **F:** Depois do enxerto ósseo, o côndilo é reduzido com o uso de uma grande pinça de redução percutânea. Fios de Kirschner ou pinos de Steinmann são utilizados como ferramentas adicionais para melhorar a redução. **G:** Fios-guia para os parafusos canulados são inseridos sob controle fluoroscópico, e placa de contraforte é moldada e colocada ao longo do aspecto lateral da diáfise. **H:** Parafusos finais são colocados na placa de contraforte lateral após a colocação dos parafusos condilares canulados de compressão posicionados mais proximalmente.

como um livro (Fig. 7D-H). A depressão articular é diretamente avaliada, e um impactador é inserido por baixo para desimpactar e elevar os fragmentos da fratura. Para apoiar os fragmentos articulares, deve ser utilizado material de enxerto ósseo. Os fragmentos osteoarticulares devem ser elevados em massa pela colocação do material de enxerto abaixo do fragmento. Dessa forma, a pressão exercida pelo impactador é distribuída por uma área maior, evitando a fragmentação ou a divisão da superfície articular. Conforme o enxerto é colocado abaixo do fragmento articular, a superfície articular é lenta e progressivamente reconstruída. Uma fixação provisória com fios de Kirschner (fios-K) pode ser útil para a estabilização da articulação depois da elevação.

Uma vez que a articulação tenha sido reconstruída, o côndilo dividido é reduzido e mantido com uma pinça de redução grade. A fixação do côndilo é feita com uma placa em contraforte, ou, se a fratura condilar for minimamente cominutiva, com parafusos de compressão com ou sem

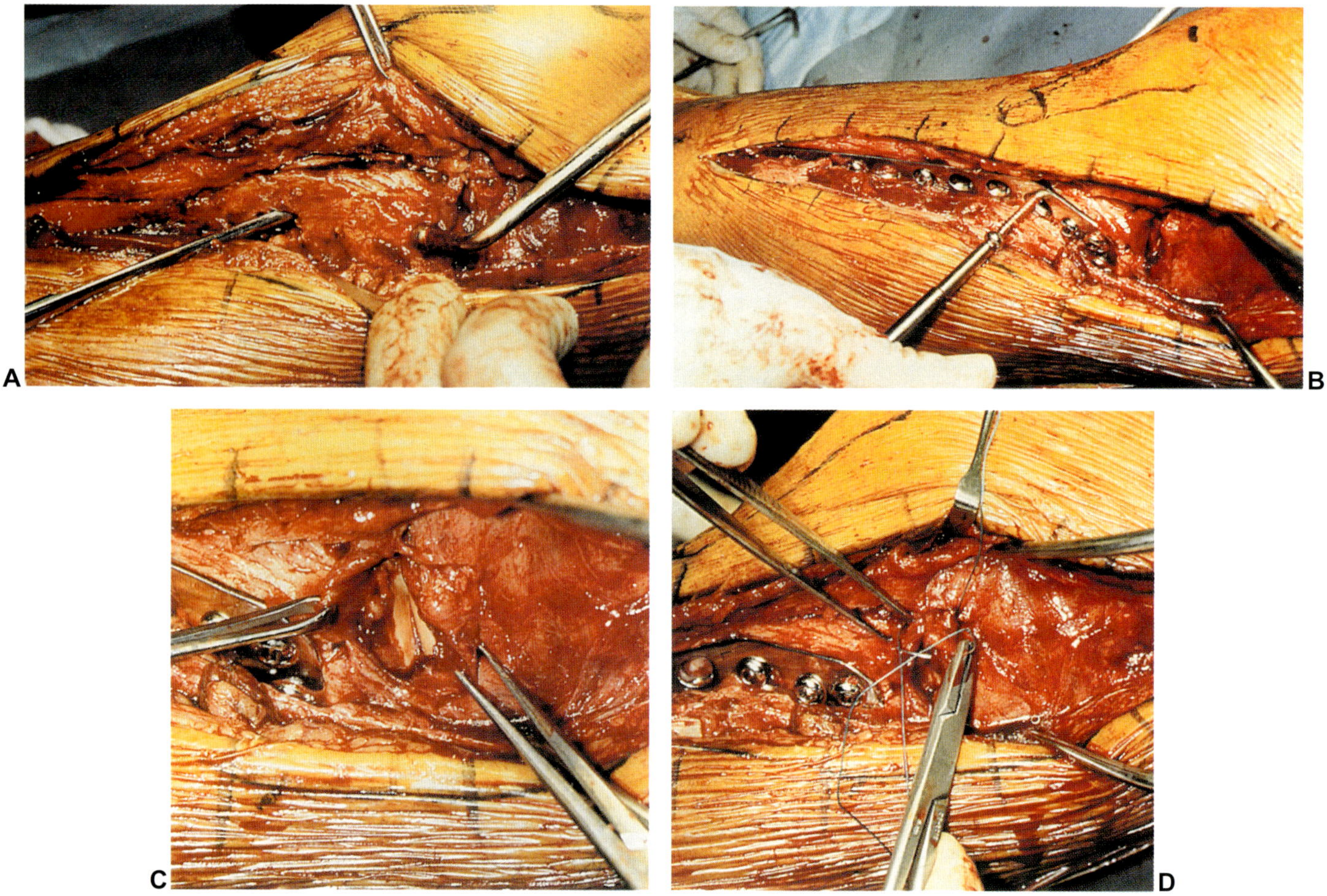

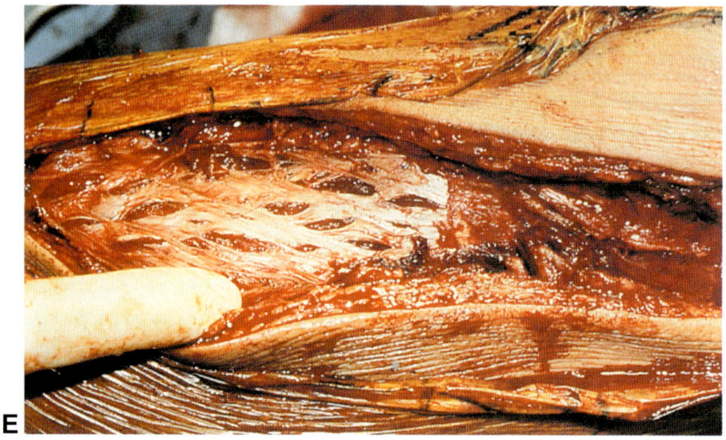

Figura 8. A: A grande divisão do côndilo é inicialmente reduzida e provisoriamente fixada com o uso de uma pinça de redução. Uma janela é feita na cortical, e um impactador ósseo é utilizado para elevar a superfície articular impactada. (Observe o impactador localizado através da janela cortical distal.) **B:** Depois da redução articular, uma placa de contraforte é posicionada lateralmente na tíbia e os parafusos são colocados. **C:** A redução articular pode ser visualizada através da exposição submeniscal. Pinças atraumáticas seguram os dois lados do ligamento menisco-tibial que foi incisado. **D:** O ligamento meniscotibial é reparado com o uso de fios não-absorvíveis. **E:** A fáscia lata é fechada em linha com a incisão da pele. A fáscia do compartimento anterior sobrejacente é "cortada como a crosta de uma torta", através de pequenas incisões na fáscia, minimizando o risco de síndrome compartimental no pós-operatório.

uma placa antideslizante. Deve-se tomar cuidado para reparar o ligamento meniscotibial. Isso é importante para assegurar que a função do menisco em transmitir e distribuir forças através da linha articular lateral será preservada.

Alternativamente, se a linha de fratura condilar se estende além da exposição cirúrgica, o côndilo deve ser reduzido inicialmente e mantido com uma pinça de redução grande. Quatro ou cinco orifícios perfurados de 2 mm são feitos em um retângulo ou quadrado de 1 cm no alargamento metafisário. Eles são conectados com o uso de um osteótomo pequeno para produzir uma janela cortical. A janela é impactada diretamente na metáfise com o uso de um impactador curvo pequeno. Enxerto ósseo adicional é colocado no defeito metafisário através da janela cortical, e o fragmento articular é gradualmente elevado conforme é feita a aplicação do enxerto ósseo. A adequação da redução é visualizada diretamente através da janela submeniscal, bem como indiretamente com o uso do intensificador de imagens (Fig. 8A-E). Essa técnica minimiza o descolamento do côndilo tibial e da tíbia proximal.

Tipo III. Essa lesão geralmente ocorre em grupos etários mais velhos com osso osteoporótico após um estresse em valgo de baixa energia. A superfície articular do platô lateral fica impactada sem que sofra uma fratura associada do côndilo lateral. Os estudos por imagens irão localizar especificamente a área da impactação (Fig. 9A e B).

O tratamento dessa lesão evoluiu recentemente e é menos invasivo. Tradicionalmente, uma exposição submeniscal padronizada era necessária para visualizar e elevar os fragmentos impactados. Essa fratura agora é tratada com pequenas incisões utilizando um intensificador de imagens ou um artroscópio para visualizar a superfície articular lateral. Uma pequena incisão lateral é feita sobre a região metafisária do côndilo lateral. A exposição é limitada somente para ganhar acesso para desenvolver uma pequena janela cortical. A janela deve ter um tamanho suficiente para permitir a enxertia e elevação do fragmento por baixo (4,5). Uma vez que a redução da articulação tenha sido confirmada pela artroscopia ou fluoroscopia, o enxerto é estabilizado com parafusos canulados passados de modo percutâneo em uma localização subcondral (Fig. 10A e B).

Tipo IV. As fraturas do platô medial geralmente são causadas por traumas de alta energia e em geral estão associadas com lesões neurovasculares e um desvio significativo da fratura. Elas geralmente ocorrem em conjunto com outras lesões, especialmente luxações do joelho com rupturas ligamentares. Com esse tipo de fratura é necessário um alto índice de suspeita para evitar a não-observação de uma lesão que ponha o membro em risco. Nas fraturas com pouca ou nenhuma cominução ou desvio, a redução fechada pode ser tentada com grandes pinças de redução. Se bem-

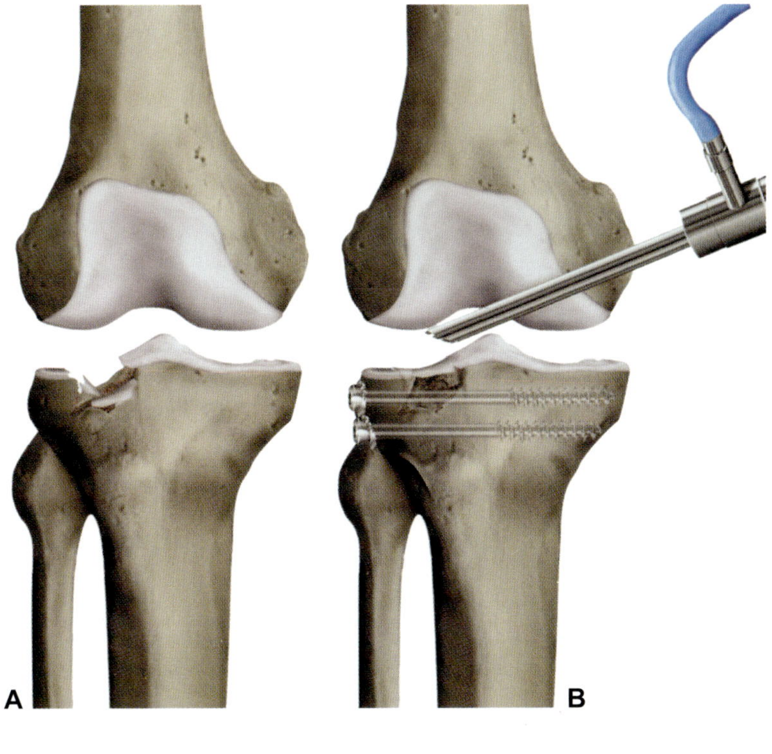

Figura 9. A: Fratura do platô tibial do tipo III de Schatzker. Essa lesão envolve somente a impactação da superfície articular lateral. O côndilo permanece intacto. **B:** Fratura do tipo III de Schatzker depois da elevação articular e fixação com parafusos de esponjosa.

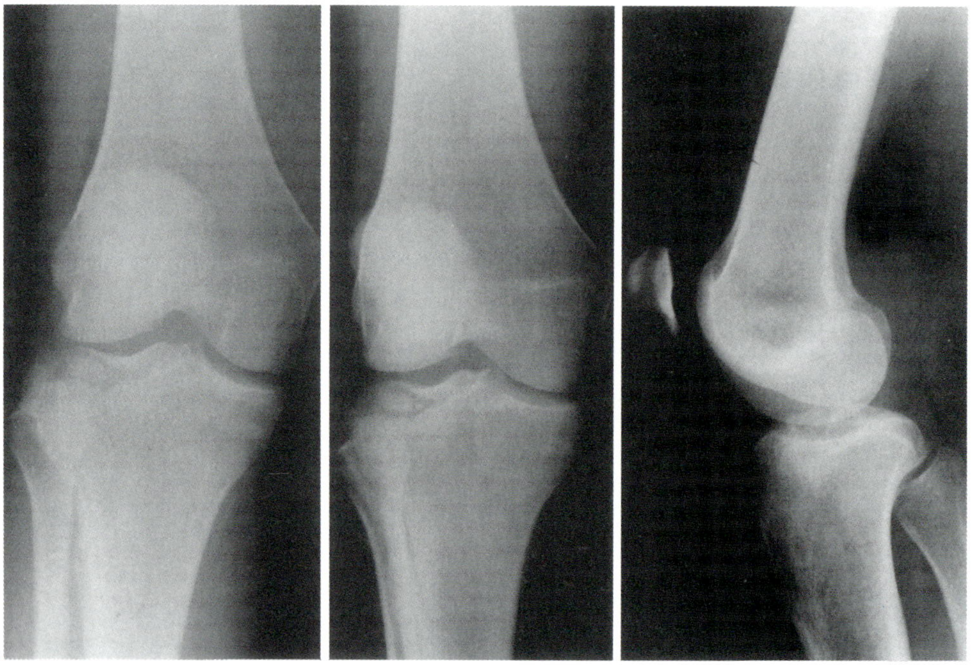

A

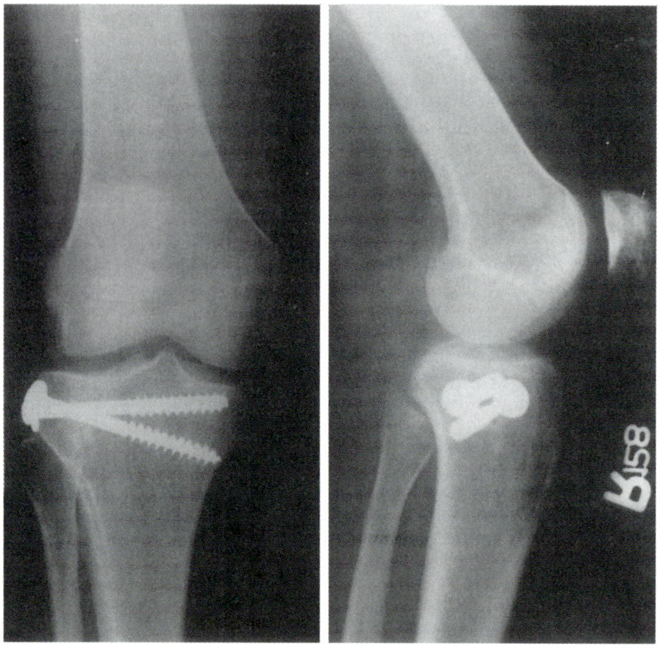

B

Figura 10. A: Incidências ântero-posterior (AP), lateral e oblíquas de uma fratura do tipo III de Schatzker mostrando impactação articular solitária. **B:** As radiografias pós-operatórias 1 ano depois mostram a restauração da superfície articular e a fixação com parafusos de compressão esponjosa.

sucedida, a fixação com o uso de múltiplos parafusos canulados geralmente é suficiente. Entretanto, a maioria das fraturas do platô medial é altamente instável, com cominução na região da eminência intracondilar. Geralmente nesta região o ligamento cruzado anterior (LCA) está avulsionado com uma peça de osso. Essas fraturas impossibilitam o tratamento percutâneo (Fig. 11A e B).

Onde indicado, uma abordagem parapatelar medial é recomendada, com redução direta dos fragmento da fratura. Se uma fratura intercondilar estiver presente, ela deve ser reparada. Se o LCA estiver avulsionado, ele deve ser reparado com um parafuso pequeno ou um fio passado através de orifícios perfurados na cortical tibial anterior.

A fixação do côndilo tibial medial é realizada com uma placa em contraforte pela elevação de toda a pata de ganso em continuidade com a porção superficial do ligamento colateral medial. Dessa forma, a placa entra em contato direto com toda a superfície metafisária medial sem aprisionar os tecidos moles (Fig. 12A-C).

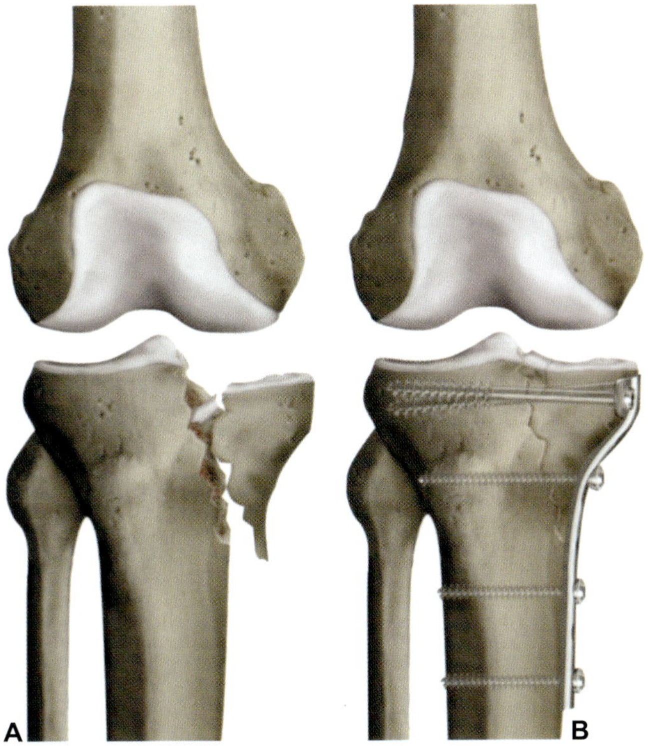

Figura 11. A: Fratura do platô tibial do tipo IV de Schatzker. A fratura do côndilo medial em geral está associada a uma cominução intracondilar e fragmentação. **B:** A gravidade dessas lesões geralmente necessita de fixação com placa de contraforte na tíbia medial.

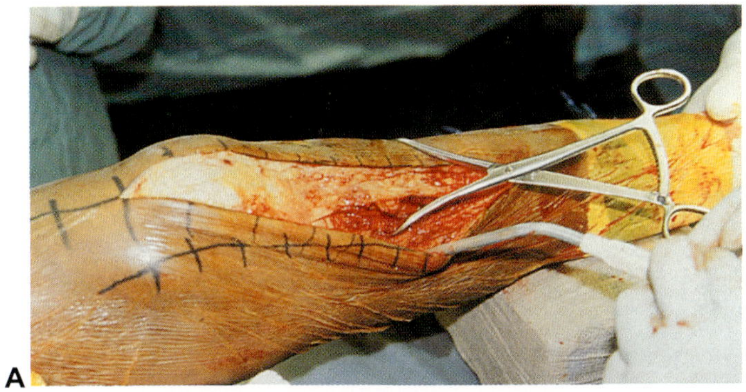

Figura 12. A: Exposição parapatelar medial de uma fratura do platô tipo IV de Schatzker com uma pinça de redução grande. **B:** Observe a elevação subperiosteal de todo o pé anserino para permitir a colocação da placa ao longo da superfície medial da tíbia. **C:** Remoção da pinça de redução depois da colocação de todos os parafusos de fixação. Observe a natureza prolongável da abordagem medial.

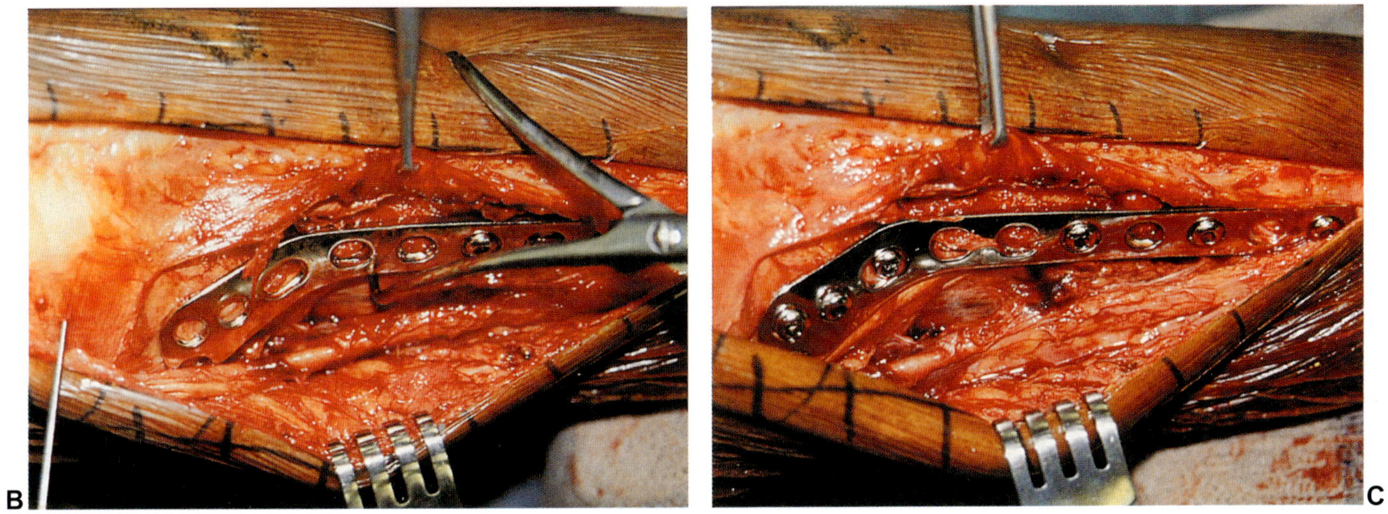

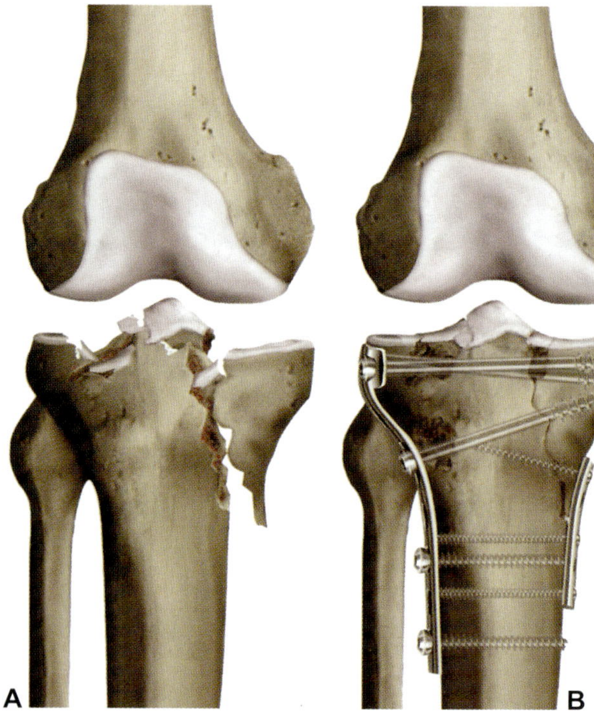

Figura 13. A: Fratura do platô tibial do tipo V de Schatzker. Essa fratura geralmente envolve ambos os côndilos, com extensa cominução lateral e medial da articulação e impactação. **B:** Fixação com placa de contraforte lateral e placa de contraforte medial antideslizante.

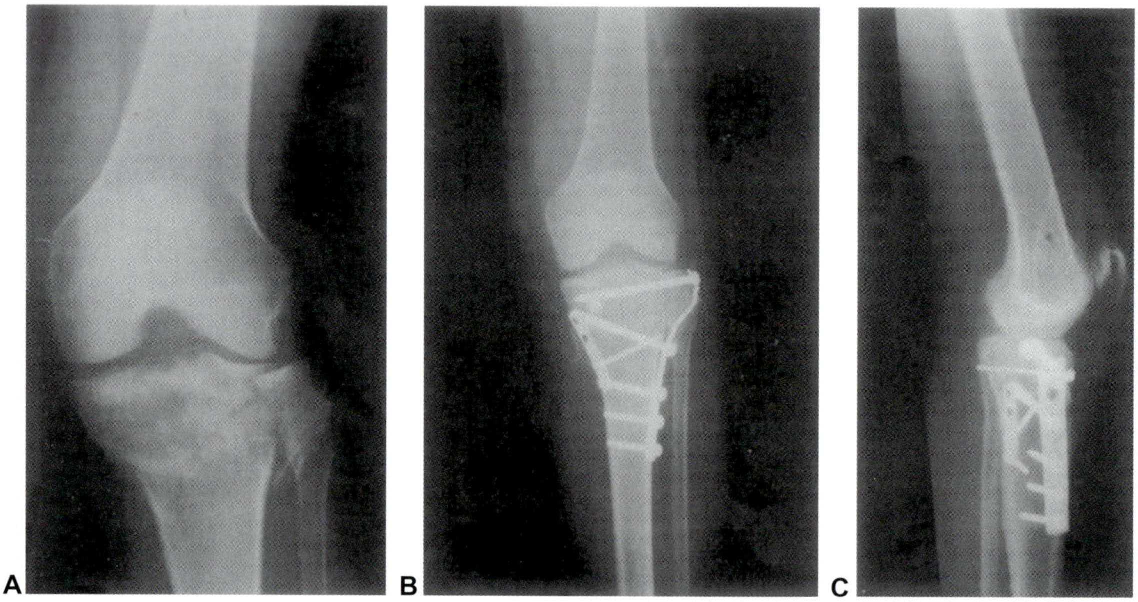

Figura 14. A-C: Fratura bicondilar tratada primariamente através de uma exposição lateral. Um parafuso canulado foi utilizado para realizar compressão dos dois côndilos. Uma placa de contraforte baseada lateralmente foi aplicada para fixar os côndilos ao componente da diáfise. Uma segunda placa antideslizante foi posicionada através de uma abordagem medial posterior limitada. Essa placa menor foi utilizada para atuar como um contraforte no platô medial.

Tipos V e VI. Essas complexas fraturas do platô geralmente são o resultado de forças de alta energia e na maioria das vezes estão associadas com grave comprometimento dos tecidos moles circundantes. Nesses casos, deve ser evitado empregar uma exposição prolongável da tíbia superior para a colocação subperiosteal de grandes implantes. Essa abordagem está associada a um risco aumentado de deiscência e infecção da ferida (Fig. 13A e B).

As fraturas envolvendo ambos os côndilos freqüentemente são cominutivas, e pode haver uma dissociação da diáfise em realizar metáfise. Muitas dessas fraturas são mais bem tratadas com algum tipo de fixação externa. Entretanto, se uma fixação com placas for escolhida, uma técnica de redução indireta com um ou dois distratores femorais é recomendada. A distração em geral melhora o alinhamento dos côndilos por ligamentotaxia. Grandes pinças de redução aplicadas por via percutânea visam a reduzir ou melhorar a posição das fraturas intercondilares. A fixação definitiva da fratura é abordada através de uma via parapatelar lateral (3,7). Com base nos estudos por imagens pré-operatórios, a impactação articular é elevada com o uso de janelas corticais feitas medialmente ou lateralmente.

Parafusos canulados ou convencionais são utilizados inicialmente para manter a redução condilar, seguida pela fixação dos côndilos à diáfise tibial (Fig. 14). Uma placa de contraforte ou uma placa de côndilo tibial mais forte é colocada em uma posição extraperiosteal ao longo da face lateral da diáfise se o tecido mole permitir essa dissecção. Placas condilares tibiais mais fortes são utilizadas para as fraturas do tipo VI para "unir" a zona de cominução que em geral se encontra na junção metafisária/diafisária. Nessas lesões, é importante restaurar o eixo mecânico correto (Fig. 15A e B).

Se os fragmentos da fratura condilar não estiverem cominutivos após uma boa redução da fratura, o côndilo medial geralmente pode ser controlado com uma placa fixada lateralmente e com parafusos. Entretanto, na maioria dos casos, o côndilo medial irá necessitar de suporte para evitar uma deformidade em varo tardia. Esse suporte é conseguido através da colocação de uma placa de compressão dinâmica tubular de um terço ou de 3,5 mm. O implante geralmente é colocado na superfície póstero-medial ou diretamente na diáfise medial da tíbia no ápice da linha de fratura metafisária medial. Deve-se tomar cuidado para limitar a dissecção através dessa segunda incisão para evitar o desenvolvimento de grandes retalhos de pele. Parafusos de compressão podem ser colocados por via percutânea através da pele na direção da placa (Fig. 16A e B).

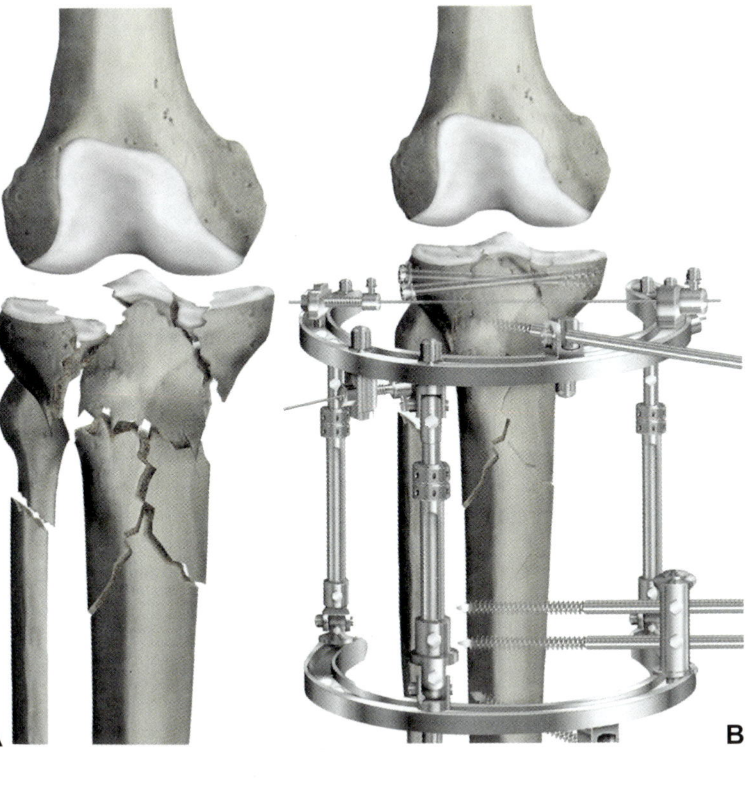
A B

Figura 15. A: Fratura do platô tibial do tipo VI de Schatzker. Essa lesão envolve uma fratura entre os côndilos medial e lateral, bem como uma completa dissociação da região metafisária da diáfise tibial. **B:** O tratamento necessita da colocação de uma forte placa de contraforte lateral. Essa placa deve ser forte o suficiente para resistir às forças de angulação que atuam na junção metafisária-diafisária. Em muitos casos, essa área está muito cominuída e necessitará de enxerto ósseo para evitar a instalação de pseudo-artrose. Geralmente uma incisão póstero-medial limitada é necessária para colocar uma placa antideslizante menor ou uma placa em contraforte, em um esforço para reforçar e apoiar o componente condilar medial fraturado.

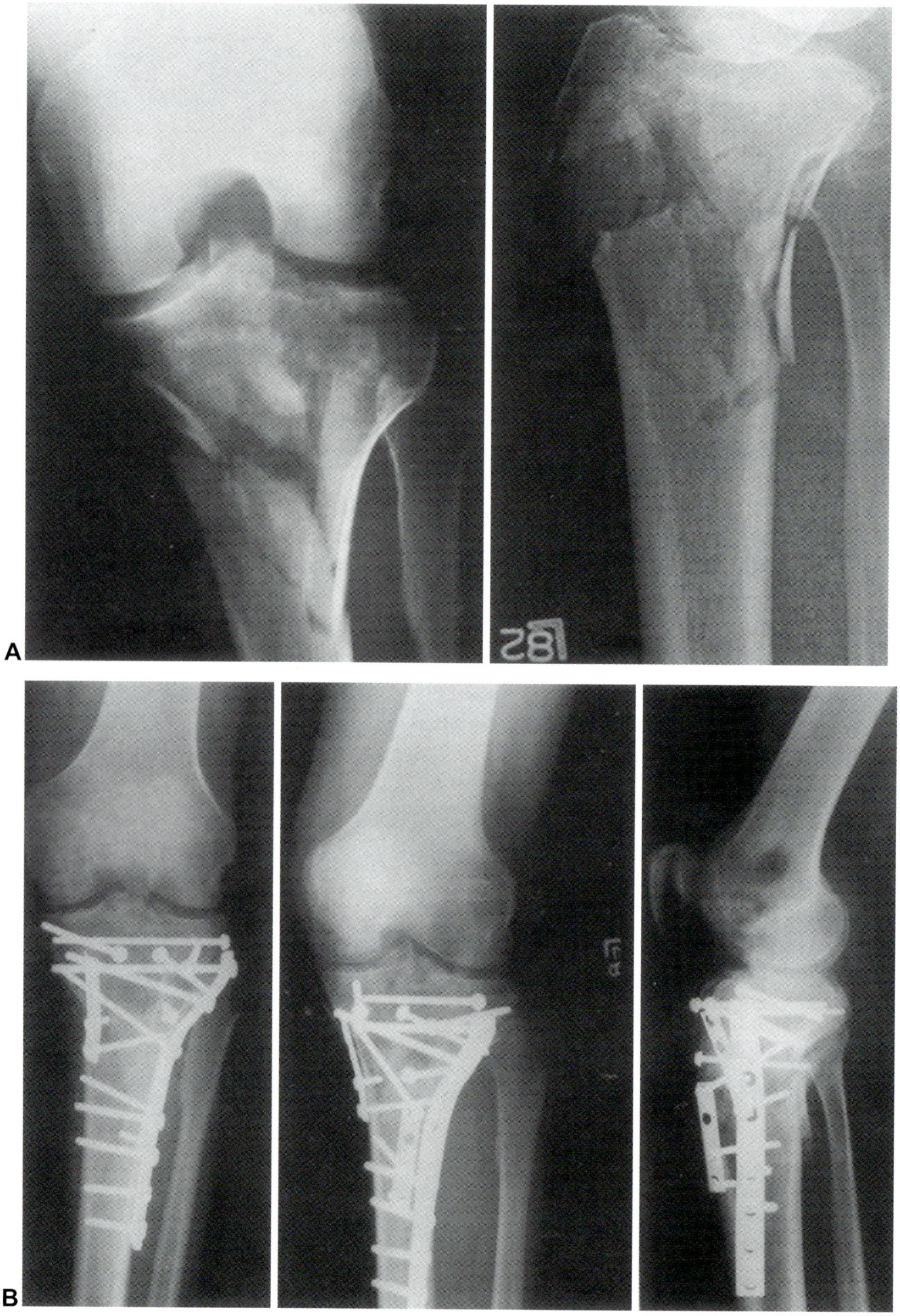

Figura 16. A: Fratura grave do platô tibial do tipo VI de Schatzker. Observe a natureza bicondilar da fratura e a completa dissociação da região metafisária da diáfise. **B:** Estabilização com uma placa de compressão dinâmica e fixação adicional através de uma incisão medial posterior. Essas técnicas necessitam de uma atenção muito cuidadosa durante a manipulação dos tecidos moles em um esforço de evitar um descolamento subperiosteal desnecessário.

Se uma cominução extensa ou uma lesão aos tecidos moles estiver presente, incisões adicionais estão contra-indicadas para evitar problemas com a ferida. A placa medial é abandonada em favor de um fixador externo simples de meio-pino. Um ou dois meios-pinos mediais são colocados percutaneamente proximalmente no fragmento condilar medial em paralelo à superfície articular. Uma estrutura monolateral medial simples é construída e presa a um ou dois pinos distais colocados bem abaixo do sítio da fratura na diáfise tibial. Não deve ser excessivamente enfatizado que quando um comprometimento extremo dos tecidos moles está presente, a redução aberta formal e a osteossíntese com placas devem ser abandonadas em favor de pequenos fios tensionados ou uma fixação externa híbrida.

TRATAMENTO PÓS-OPERATÓRIO

No pós-operatório, o membro é colocado em um curativo volumoso tipo Jones desde a virilha até os dedos do pés. Uma cefalosporina é administrada durante 24 a 48 horas após a cirurgia. Um dreno de sucção é mantido por pelo menos 24 horas até que a drenagem seja de menos de 30 ml em um intervalo de 8 horas.

Se o envoltório de tecidos moles não estiver significativamente danificado no momento da lesão e o fechamento da ferida tiver sido conseguido sem tensão, exercícios em uma máquina de movimentação passiva contínua (MPC) estão recomendados. Se um edema significativo ou tensão sobre a linha da sutura estiver presente, a MPC é adiada até que o edema tenha diminuído. O volumoso curativo é removido em 48 horas e o membro é colocado em uma braçadeira de joelho ou órtese que permita o aumento gradual da amplitude de movimentos do joelho.

A fisioterapia é iniciada precocemente com exercícios de fortalecimento para o quadríceps, bem como treinamento para a marcha com muletas ou um andador, sem carga sobre o membro. Os pacientes são avaliados em 2 semanas para a remoção das suturas e em intervalos mensais daí por diante. Radiografias em AP e lateral são obtidas, e a descarga do peso progride conforme a consolidação da fratura vai melhorando. Os pacientes são mantidos sem carga sobre o membro durante 6 a 8 semanas em todos os padrões de fratura. Uma vez que a ferida tenha cicatrizado, se iniciam exercícios para amplitude de movimentos ativos e ativos-assistidos. O objetivo é se atingir 90 graus de flexão do joelho na quarta semana após a cirurgia. Uma descarga do peso corpórea de até 50% é iniciada em 6 a 8 semanas, dependendo das evidências radiológicas de consolidação da fratura. Nas lesões de maior energia como os tipos V e VI, a carga deve ser adiada por 10 a 12 semanas. Na maioria das lesões de menor energia, os pacientes podem fazer uma carga total em 12 a 14 semanas. A maioria dos pacientes pode esperar retornar às atividades mais simples entre 4 a 6 meses. Corridas e esportes vigorosos podem necessitar de até 1 ano de reabilitação. O paciente e o cirurgião podem esperar um bom resultado funcional para a maioria das fraturas de baixa energia, correspondendo aos tipos I, II e III de Schatzker.

Por causa da presença da cominução na junção metafisária-diafisária nas lesões dos tipos V e VI, essa área geralmente consolida lentamente. Se a consolidação não estiver progredindo satisfatoriamente, a área deve ser enxertada com osso antes de ser iniciada a carga do peso corporal sobre o membro. O enxerto deve ser planejado quando os tecidos moles tiverem cicatrizado adequadamente, em geral entre 8 a 10 semanas após a lesão. Essas lesões de alta energia em geral levam de 12 a 18 meses antes que os pacientes estejam capacitados a reassumir muitas de suas atividades diárias rotineiras. O resultado funcional para essas graves lesões é de prognóstico reservado. Os pacientes raramente retornam a suas atividades desportivas. Os objetivos do cirurgião e do paciente devem levar em consideração o grau de dano articular e a extensão da lesão dos tecidos moles. Uma amplitude de movimentos funcional, juntamente com uma deambulação indolor e o retorno às atividades do dia-a-dia, deve ser o objetivo do tratamento.

COMPLICAÇÕES

Incisões cirúrgicas realizadas em um momento inadequado através de tecidos moles traumatizados com dissecção extensa dos tecidos moles em geral contribuem para um colapso precoce da ferida e infecção. Essas complicações podem ser minimizadas pela realização da cirurgia no momento ideal, limitação da extensão dos retalhos de pele, dissecção extraperiosteal dos fragmentos da fratura e minimização da dissecção dos tecidos moles no sítio da fratura.

As incisões guiadas por TC no sítio da fratura, juntamente com técnicas de redução indireta com o uso de um distrator femoral, grandes pinças de redução percutânea e parafusos canulados, todos ajudam a danificar ainda mais o envoltório de tecidos moles.

Se ocorrer um colapso da ferida, intervenção cirúrgica imediata está indicada. Irrigação e desbridamento de toda a pele desvitalizada, músculo e osso são mandatórios. Se a ferida puder ser fechada sem tensão, o fechamento sobre drenos de sucção é recomendado.

Se for encontrada uma infecção profunda com pus, a ferida deve ser mantida aberta e redesbridada em 48 horas. Quando for obtida uma ferida com cultura negativa, o fechamento secundário da ferida deve ser realizado. Na maioria dos casos, isso irá necessitar de um retalho rotacional do gastrocnêmio medial ou lateral. Ocasionalmente, uma transferência de tecido livre será necessário.

O material de síntese deve ser mantido se proporcionar estabilidade ao foco da fratura. Se o material estiver solto, deve ser removido e o membro estabilizado com um fixador externo que passa em ponte sobre o joelho. Isso geralmente resulta em uma fusão do joelho, já que a sepse intra-articular combinada com instabilidade resulta em uma rápida condrólise com destruição da articulação.

Uma pseudo-artrose asséptica ocasionalmente ocorre nas fraturas tipos V e VI de Schatzker, na junção da metáfise com a diáfise. Essas pseudo-artroses devem ser enxertadas de modo precoce. Uma revisão da cirurgia também pode ser necessária. Uma consolidação viciosa pode ocorrer nessas lesões, com um colapso tardio da superfície articular ou deformação da junção metafisária-diafisária. Se o eixo mecânico estiver afetado, uma osteotomia corretiva pode ser necessária. Se o paciente for idoso, uma revisão para artroplastia total de joelho pode ser apropriada.

Rigidez de joelho em geral ocorre nas fraturas graves ou quando ocorre um atraso na recuperação da amplitude de movimentos. A lise artroscópica das aderências, combinada com suave manipulação sob anestesia, pode ser útil nos pacientes que não conseguem atingir 90 graus de flexão dentro das primeiras 4 semanas após a cirurgia.

CASO ILUSTRATIVO PARA A TÉCNICA

Um homem de 25 anos de idade se envolveu em um acidente de motocicleta no qual sofreu múltiplas lesões, incluindo uma fratura bicondilar do platô tibial do tipo VI de Schatzker (Fig. 17). As radiografias em AP e lateral revelaram uma fratura bicondilar, bem como uma dissociação metafisária-diafisária. A imagem da TC demonstrou uma depressão articular mínima; entretanto, era evidente uma significativa separação entre os côndilos medial e lateral.

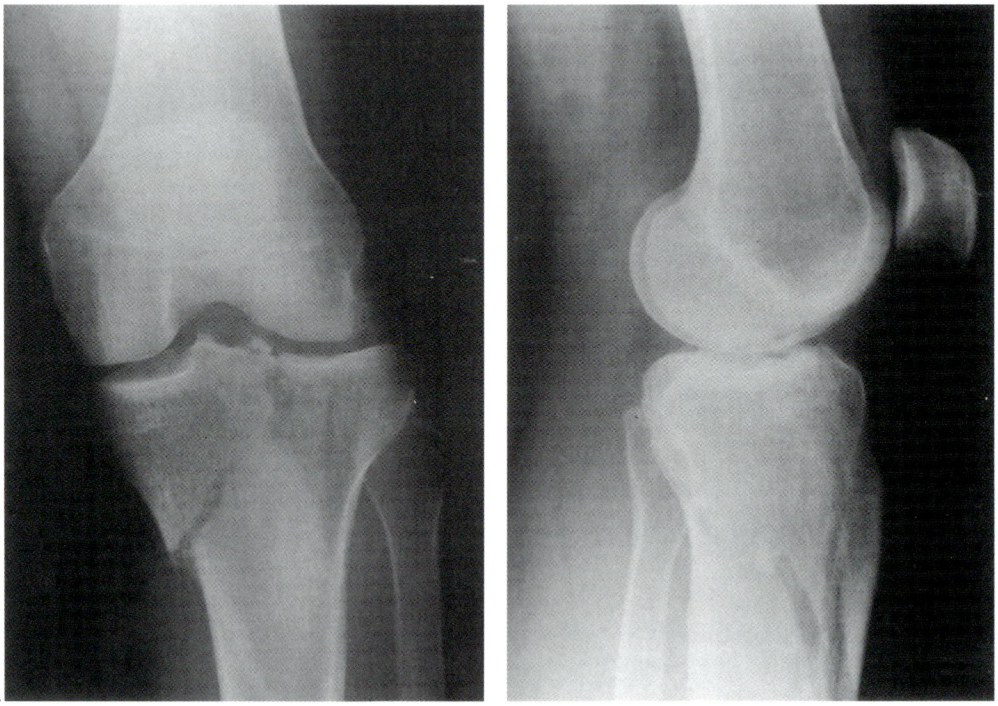

A B

Figura 17. A: Fratura do platô tibial do tipo VI de Schatzker mostrando a natureza bicondilar da lesão com uma completa dissociação metafisária-diafisária. **B:** Radiografia lateral da fratura do platô tibial tipo VI de Schatzker. Observe a extensão anterior da linha de fratura distal. Essa área irá precisar de uma segunda placa.

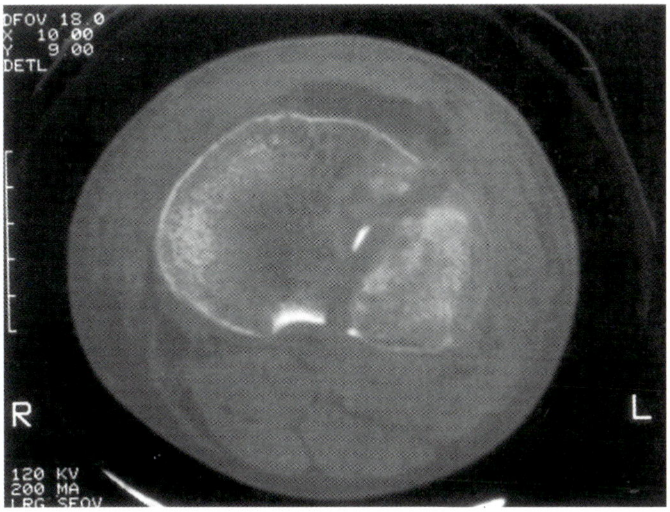
C

Figura 17. *(Continuação)* **C:** A imagem de tomografia computadorizada (TC) revela uma mínima impactação articular, mas demonstra uma ampla separação dos côndilos medial e lateral.

Uma abordagem parapatelar lateral prolongável foi utilizada. Depois da incisão da fáscia do compartimento anterior e da banda iliotibial, o grande fragmento lateral foi encontrado. O ligamento meniscotibial foi dividido e o joelho flexionado em 90 graus para visualizar o componente intra-articular, bem como a principal linha de fratura do côndilo lateral. Utilizando-se uma pinça de redução percutânea grande, a divisão intercondilar e a fratura da diáfise foram reduzidas. A fratura foi estabilizada com o uso de uma placa com contraforte lateral, que cobriu a região diáfise/metáfise. Por causa da natureza instável do côndilo ântero-medial, um parafuso de compressão colocado por via percutânea e uma placa antideslizante anterior foram colocadas para apoiar essa região. A construção final demonstrava a restauração da congruência articular, bem como a manutenção do eixo mecânico, 9 meses após a cirurgia (Fig. 18A e B). O paciente retornou às suas atividades do dia-a-dia, mas não foi capaz de retomar às suas atividades desportivas.

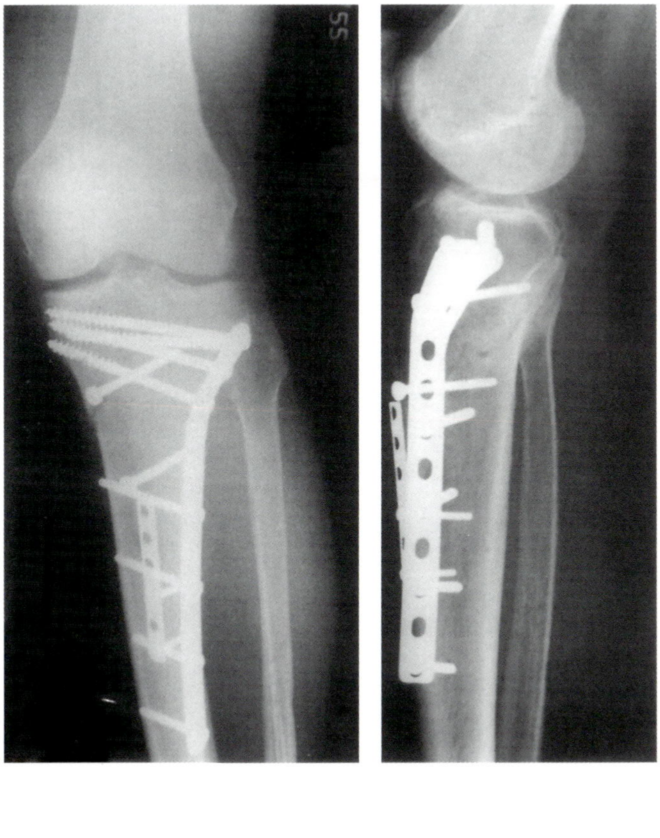
A B

Figura 18. A, B: Radiografias 9 meses após a cirurgia demonstram a consolidação através de todas as linhas de fratura. Não ocorreu perda de redução da diáfise, e a linha articular lateral está mantida.

LEITURA RECOMENDADA

1. Apley, G.: Fractures of the tibial plateau. *Orthop. Clin. North Am.,* 10:61-76, 1979.
2. Barrow, B.A., Fajiman, W.A., Parker, L.M., Albert, M.J., Divaric, D.M., Hudson, T.M.: Tibial plateau fractures: evaluation with MR imaging. *Radiographics,* 14(3):553-559, 1994.
3. Benirschke, S.K., Agnew, S.G., Mayo, K.A., et al.: Open reduction internal fixation of complex proximal tibial fractures. *J. Orthop. Trauma,* 5:236, 1991.
4. Holzach, P., Matter, P., Minter, J.: Arthroscopically assisted treatment of lateral plateau fractures in skiers: use of a cannulated reduction system. *J. Orthop. Trauma,* 8(4):273-281, 1994.
5. Koval, K.T., Sanders, R., Borrelli, J, et al: Indirect reduction and percutaneous screw fixation of displaced tibial plateau fractures. *J. Orthop. Trauma,* 6:340-351, 1992.
6. Lansinger, O., Bergrnan, B., Courmaer, L., et: al.: Tibial condylar fractures: a 20 year follow-up. *J. Bone Joint Surg. [Am],* 68:13-18, 1986.
7. Mast, I., Ganz, R., Jacob, R.: *Planning and Reduction Techniques in Fracture Surgery.* Springer-Verlag, Berlin, 1989.
8. Rangitsch, M.R., Duwelius, P.J., Colville, M.R.: Limited internal fixation of tibial plateau fractures. *J. Orthop. Trauma,* 7:168-169, 1993.
9. Rasmussen, P.: Tibial condylar fractures: impairment of knee joint stability as an indicator for surgical treatment. *J. Bone Joint Surg. [Am],* 55:1331-1350, 1973.
10. Schatzker, J., and McBroom, R.: Tibial plateau fractures: the Toronto experience 1968-1975. *Clin. Orthop.,* 138:94-104, 1979.
11. Waddell, A.P., Johnston, D.W.C., Meidre, A.: Fractures of tibial plateau: a review of 95 patients and comparison of treatment methods. *J. Trauma,* 2:376-381, 1981.
12. Watson, J.T.: High energy fractures of the tibial plateau. *Orthop. Clin. North Am.,* 25:4723-4752, 1994.

24

Fraturas do Platô Tibial: Fixadores Externos com Estruturas em Anel e Híbridas

Fred F. Behrens

INDICAÇÕES/CONTRA-INDICAÇÕES

O tratamento cirúrgico das fraturas do platô tibial com fixadores externos com estruturas em anel ou híbridas (1) é uma alternativa aceitável às opções conservadoras ou à fixação interna (2,8,10,11). As fraturas periarticulares da tíbia proximal ("lesões dos pára-choques", 3) e as fraturas bicondilares são as indicações mais comuns para esse método de tratamento (Fig. 1). Ambos os padrões de fratura estão associados com uma alta incidência de problemas nos tecidos moles, causados pela gravidade da lesão inicial ou pela extensa dissecção cirúrgica que é necessária para a realização de osteossíntese com placas (3,9,11). Outras considerações que favorecem o uso das estruturas em anel ou híbridas incluem osteopenia (7), desvio articular mínimo ou moderado, extensa cominução metafisária ou diafisária e a necessidade de uma deambulação precoce (i.e., pacientes que estão debilitados ou que apresentem lesões bilaterais em membros inferiores; 2).

As fraturas unicondilares ou bicondilares do platô tibial em pacientes jovens com bom estoque ósseo e alguns fragmentos articulares bem-definidos respondem bem às técnicas modernas de redução e fixação interna (2,5). Para o idoso osteopênico com uma fratura bicondilar do platô tibial ou o paciente que é incapaz de tratar bem do pino, uma imobilização em aparelho de gesso articulado *(cast brace)* (4), possivelmente seguida por uma artroplastia total de joelho, pode ser um procedimento preferível (1).

F. F. Behrens, M.D.: Department of Orthopaedics, New Jersey Medical School, Newark, New Jersey 07103-2499.

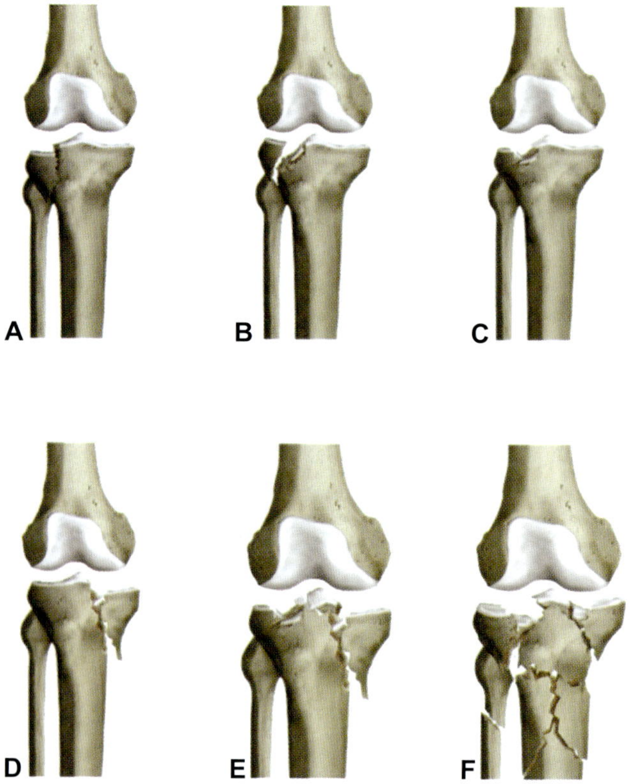

Figura 1. Classificação de Schatzker para as fraturas do platô tibial.

PLANEJAMENTO PRÉ-OPERATÓRIO

Como muitas das fraturas do platô tibial são causadas por um trauma de alta energia, a atenção inicial deve ser concentrada na ressuscitação do paciente e no tratamento das lesões que

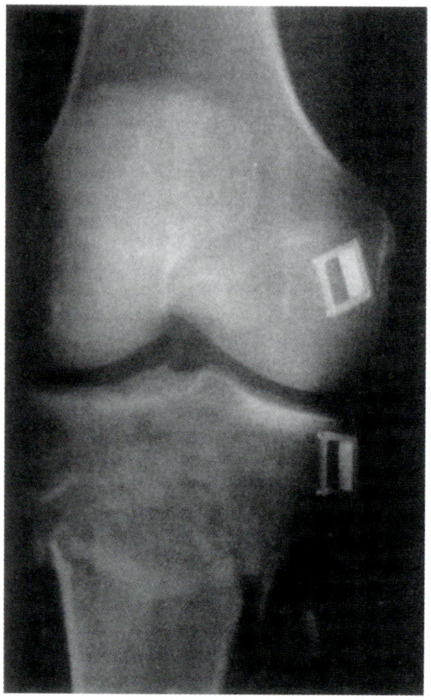

Figura 2. Radiografia ântero-posterior (AP) de uma fratura bicondilar do platô tibial com mínimo desvio da superfície articular.

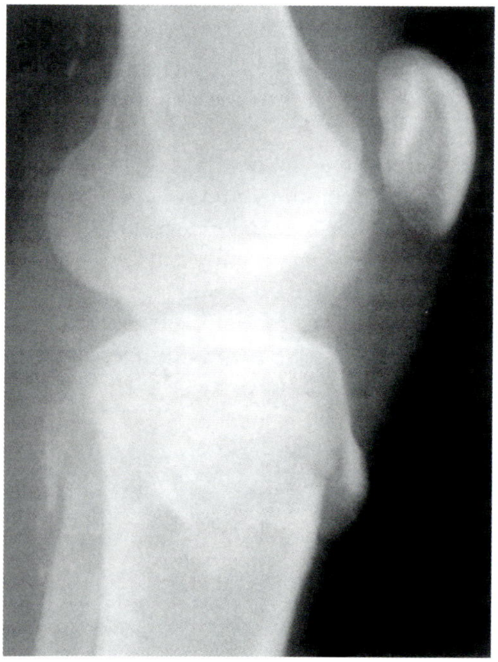

Figura 3. Radiografia lateral demonstrando uma angulação anterior do fragmento e mínima cominução metafisária.

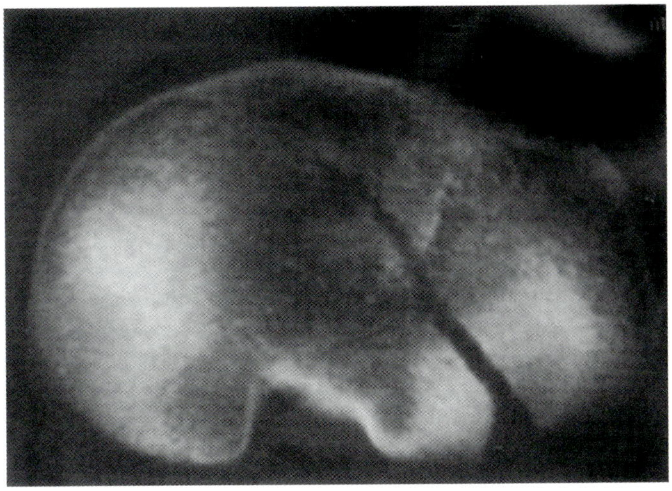

Figura 4. Imagem de tomografia computadorizada (TC) logo abaixo da superfície articular mostrando a linha principal da fratura.

ponham em risco a vida e o membro. A extremidade lesionada é cuidadosamente examinada à procura de feridas abertas, abrasões, comprometimento neurovascular e lesões ligamentares. A diminuição ou a ausência dos pulsos distais e um enchimento capilar com atraso são indicações para uma avaliação angiográfica de urgência. Uma medida da pressão compartimental deve ser obtida em pacientes que estão intoxicados, têm lesão do sistema nervoso central, apresentam diminuição das sensações periféricas ou têm dor pronunciada durante a flexão plantar-dorsiflexão passiva dos dedos do pé.

A avaliação radiológica inclui incidências ântero-posterior (AP) e lateral da tíbia/fíbula envolvida e uma série de joelho consistindo em uma incidência em AP verdadeiro do platô (ampola do raios X em 10 graus de inclinação caudal) e uma radiografia lateral do joelho (Figs. 2 e 3). Além disso, uma incidência em AP do joelho oposto em um filme grande é obtida para a documentação do ângulo tibiofemoral normal. Uma imagem de tomografia computadorizada (TC) abrangendo desde o fêmur distal até a extensão mais distal da fratura tibial, com reconstruções coronal e sagital, substituiu a tomografia simples na maioria dos centros (Figs. 4-6). As imagens de TC tendem a causar menos desconforto ao paciente, e as incidências em secção transversal se tornaram um

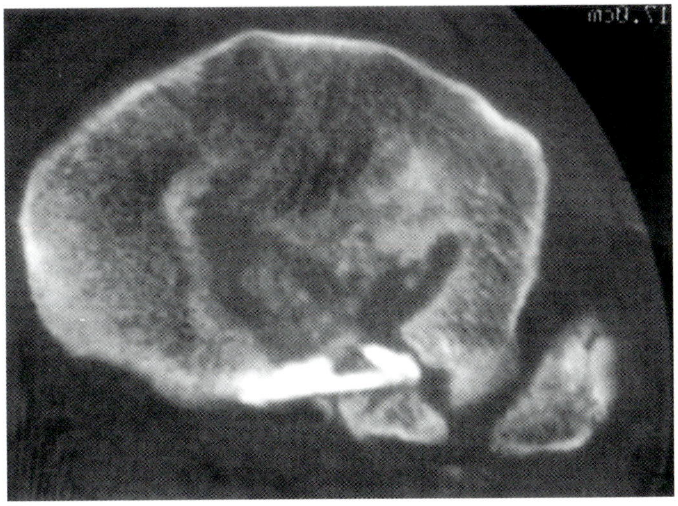

Figura 5. Imagem de tomografia computadorizada (TC) logo acima da fratura metafisária demonstrando uma cominução posterior adicional.

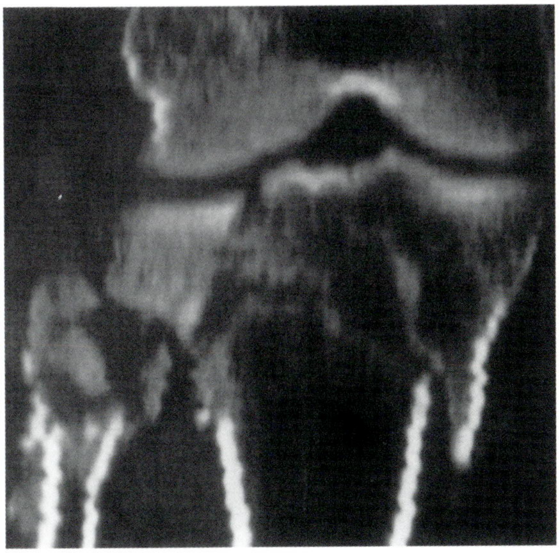

Figura 6. Imagem de tomografia computadorizada (TC). Reconstrução sagital demonstrando uma depressão mínima do fragmento tibial lateral e extensa cominução da cabeça fibular.

pré-requisito para a determinação da posição ideal do fio e dos parafusos. Como lesões dos ligamentos colaterais e dos meniscos são raras nas fraturas bicondilares do platô tibial, imagens de ressonância magnética (RM) não são obtidas de modo rotineiro. As exceções são os padrões de fratura com divisão do platô lateral, pois eles podem aprisionar um menisco perifericamente desinserido.

A menos que a fratura do platô tibial seja aberta, acompanhada de comprometimento vascular ou de uma síndrome compartimental, ela é tratada eletivamente vários dias após a lesão. Nesse momento, toda a avaliação clínica e radiológica necessária está disponível, e o edema pós-traumático já diminuiu. Fraturas com desvio mínimo na superfície articular e com menos de 5 mm de encurtamento no nível metafisário são temporariamente imobilizadas em uma tala gessada que mantenha o joelho em cerca de 20 graus de flexão e o tornozelo em posição neutra. Na presença de cominução metafisária ou articular substancial ou de um encurtamento, ou ambos, a extremidade lesionada é colocada em uma férula de Böhler, com 5 a 7,5 kg de tração através de um pino passado pelo calcâneo. Em pacientes com lesões múltiplas que precisem de mobilização freqüente ou de transferências repetidas por razões diagnósticas, um fixador externo transarticular que mantenha o fragmento da fratura em uma posição neutra ou ligeiramente destracionada é preferível. Uma estrutura unilateral ancorada anteriormente com dois pinos ântero-laterais no fêmur distal e dois pinos anteriores na tíbia proximal, que mantenha o joelho em 30 a 45 graus de flexão, será de grande valia nessa situação.

Antes de o paciente ser trazido para a sala de cirurgia, os cirurgiões devem gastar algum tempo planejando a intervenção, levando em consideração as condições dos tecidos moles, a gravidade da osteopenia e o padrão da fratura, incluindo a cominução articular e metafisária e o desvio. Lesões associadas, a idade e a capacidade de cooperar são outros parâmetros importantes a serem considerados, já que eles podem indicar a necessidade de um descarregamento do peso precoce do peso. Após o reexame do membro e uma cuidadosa avaliação dos tecidos moles ao redor do joelho, o processo de planejamento é mais bem realizado na frente de um negatoscópio com todas as radiografias disponí-

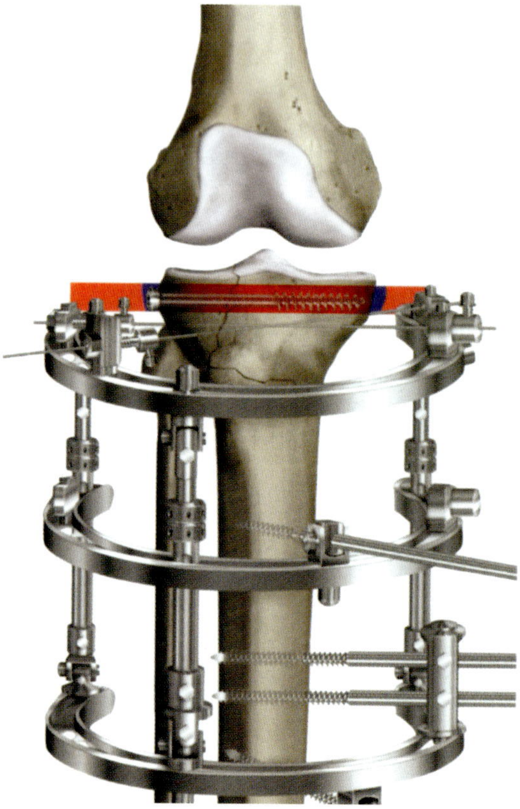

Figura 7

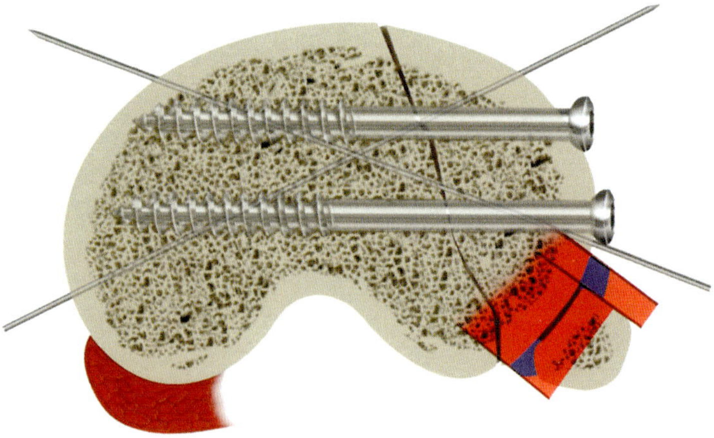

Figura 8

Figuras 7 e 8. Esquemas pré-operatórios indicam nas zonas vermelhas que não devem ser transfixadas por meios-pinos ou fios de transfixação. Os esquemas também indicam a colocação desejável dos principais implantes e a seqüência das principais etapas cirúrgicas.

veis. Para uma situação simples, poucas linhas traçadas com uma caneta que possa ser apagada nas radiografias relevantes podem ser suficientes. Os padrões mais complexos de fratura, com cominução e desvio metafisário-diafisário complexos, são mais bem analisados com a ajuda de uma superposição translúcida com o uso do joelho e da tíbia opostos normais como molde (Fig. 7). Um segundo desenho deve descrever um corte transversal de TC do platô tibial (Fig. 8). As linhas de fratura, as cavidades sinoviais do joelho e das articulações tibiofibulares proximais, a localização das incisões auxiliares, a direção e o comprimento dos parafusos periarticulares e outros implantes chaves são marcados nas superposições. Finalmente, o procedimento cirúrgico previsto, dividido em poucas etapas predefinidas, é documentado. O plano pré-operatório completo serve então como um guia e como uma fonte de consulta durante a intervenção cirúrgica (Figs. 7 e 8).

CIRURGIA

Depois da introdução da anestesia geral ou regional, o paciente é colocado em uma mesa cirúrgica radiolucente (Fig. 9). Se não for feita pré-operatoriamente, a circunferência da perna é medida no nível do joelho para permitir uma distância de pelo menos dois dedos ou 3 a 4 cm entre a pele e a estrutura em anel circunferencialmente (Fig. 10). Com base nessa avaliação e na configuração da fratura, uma estrutura em anel ou híbrida é construída (Fig. 11).

A extremidade é preparada e os campos são colocados da virilha até o tornozelo. Um torniquete estéril é aplicado se uma redução aberta limitada for considerada. A coxa é apoiada com diversos campos dobrados para proporcionar cerca de 10 a 15 graus de flexão do joelho (Fig. 12). Isso permite que incidências em AP verdadeiras do platô tibial sejam realizadas, com o intensificador de imagens posicionado perpendicularmente à mesa, e eleva o joelho o suficiente, de modo que a perna oposta não possa interferir quando uma imagem lateral é obtida.

Os dois objetivos que devem ser atingidos quando se estabiliza uma fratura do platô tibial com uma estrutura híbrida incluem (a) redução e fixação da superfície articular e (b) um alinhamento estável e anatômico do membro.

Redução e Fixação da Superfície Articular

O grau do desvio articular nas radiografias pré-operatórias é um bom indicador da necessidade de uma redução aberta limitada. Entretanto, uma decisão final não é feita até que as imagens do joelho e da tíbia proximal tenham sido obtidas na sala de cirurgia com a aplicação de tração longitudinal à perna (Figs. 13 e 14). Em algumas fraturas, somente a ligamentotaxia, seguida de uma fixação percutânea com parafuso, irá restaurar o alinhamento anatômico da articulação. Outros padrões de fratura necessitam da manipulação percutânea dos fragmentos desviados da fratura ou, se essa manipulação não for bem-sucedida, de uma redução aberta e fixação interna limitadas para se conseguir uma redução satisfatória dos fragmentos articulares.

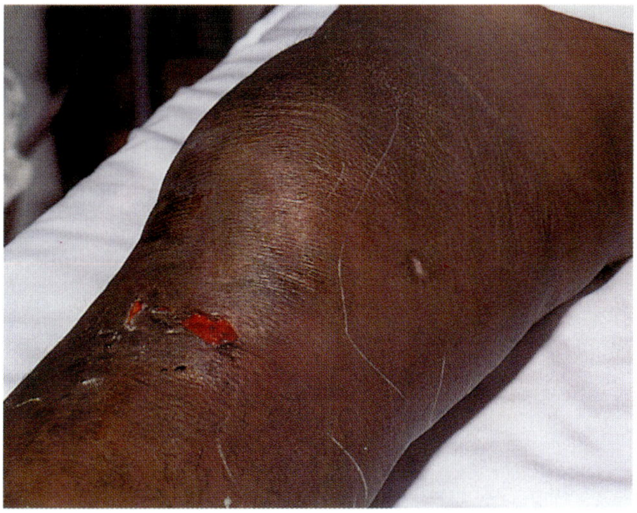

Figura 9. O joelho 4 dias após a lesão. O edema de tecidos moles diminuiu. A pequena abrasão da pele medialmente ao tubérculo tibial está limpa.

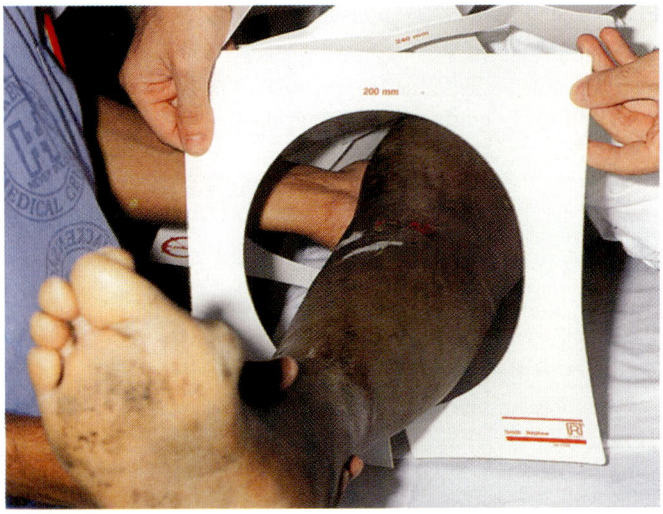

Figura 10. Determinação do tamanho ideal do anel com o uso de um molde.

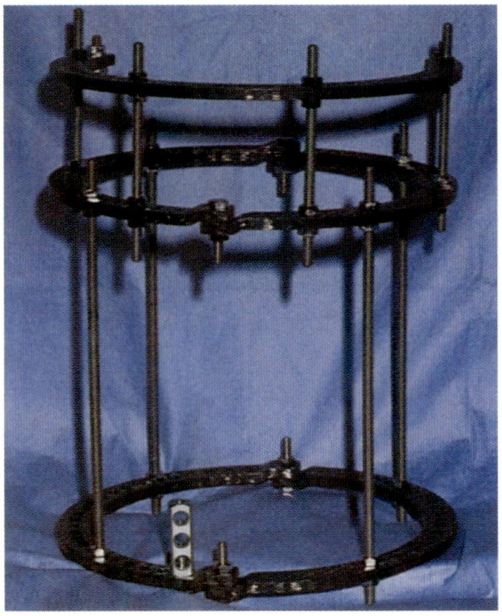

Figura 11. Pré-montagem do fixador em anel com o pino mais largo se estendendo pelo fragmento distal com a capacidade de ajuste gradual do alinhamento entre os fragmentos proximal e distal.

Se os fragmentos articulares apresentarem um desvio de menos de 2 a 3 mm, eles são estabilizados por via percutânea com dois ou mais fios de sustentação de tamanho médio de cerca de 2 mm de diâmetro (Figs. 15 e 16). Esses fios de sustentação mantêm os fragmentos articulares reduzidos e evitam um desvio secundário durante a fixação com parafuso.

A fixação da superfície articular com parafusos é a próxima etapa. Por causa da facilidade de uso, parafusos canulados inseridos sobre fios-guia são os preferidos. Os números de direções dos parafusos utilizados são determinados pela localização e pela direção das linhas principais da fratura como são observadas nas imagens de TC. Os fios-guia apropriados são então colocados em

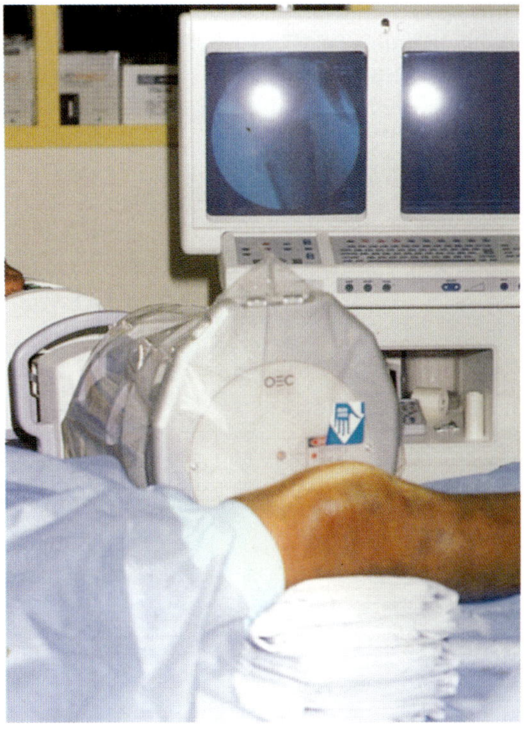

Figura 12. Preparação na sala de cirurgia com o joelho elevado em 10 a 15 graus para permitir a realização de imagens ântero-posteriores verdadeiras (AP) do platô tibial e uma imagem transversal sem obstáculos.

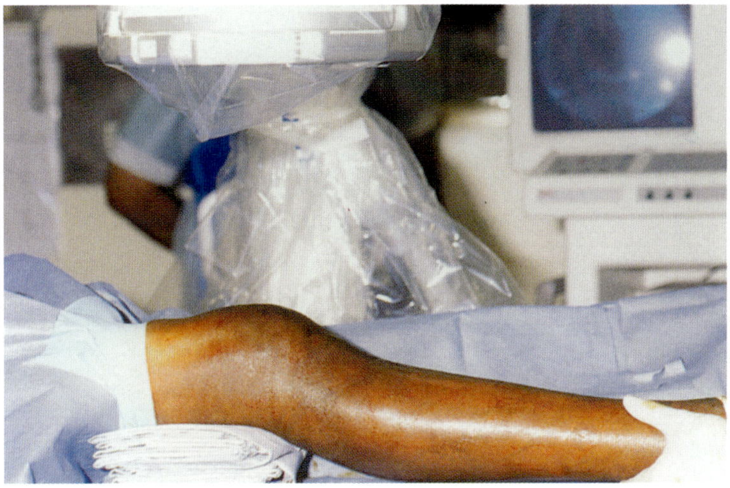

Figura 13. Aplicação de tração para avaliar a redução e o alinhamento do fragmento.

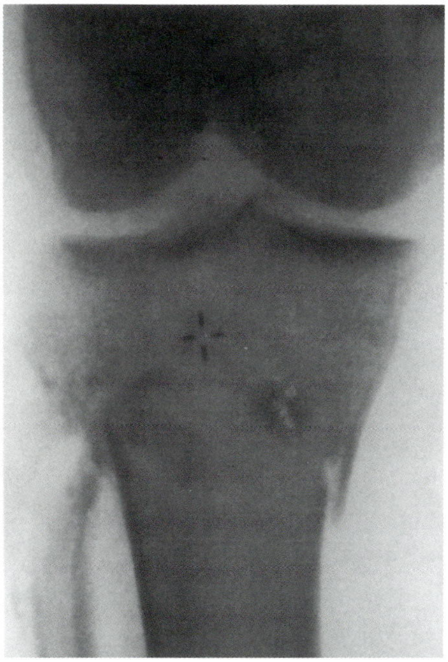

Figura 14. Imagem durante a aplicação da tração.

uma profundidade de 1 cm na superfície articular, e os parafusos canulados são inseridos (Figs. 17 e 18). Se os fios de sustentação forem necessários para manter uma construção articular estável, eles são cortados sobre a superfície óssea externa; de outro modo, eles são removidos (Figs. 19 e 20). Parafusos rosqueados com diâmetros entre 6,5 e 7,3 mm são os mais comumente utilizados.

No final dessa parte inicial do procedimento, uma construção proximal estável de pelo menos 2 a 3 cm de comprimento é obtida. Esse fragmento reconstruído serve então como uma âncora proximal para a estrutura externa.

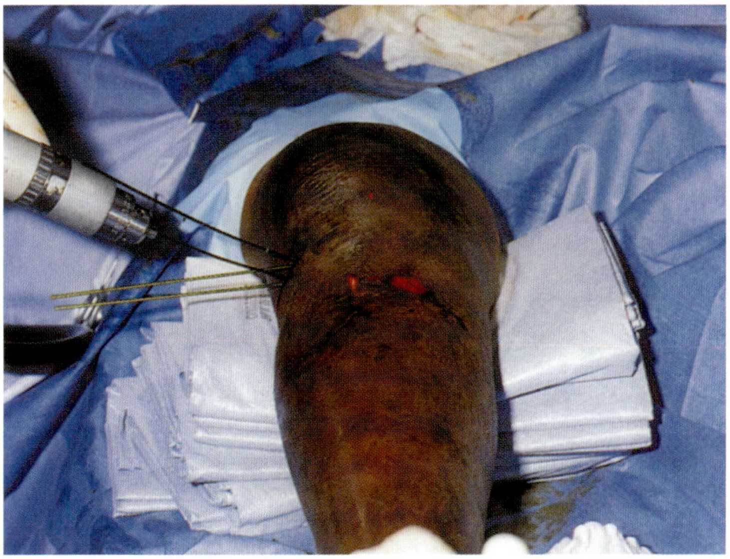

Figura 15

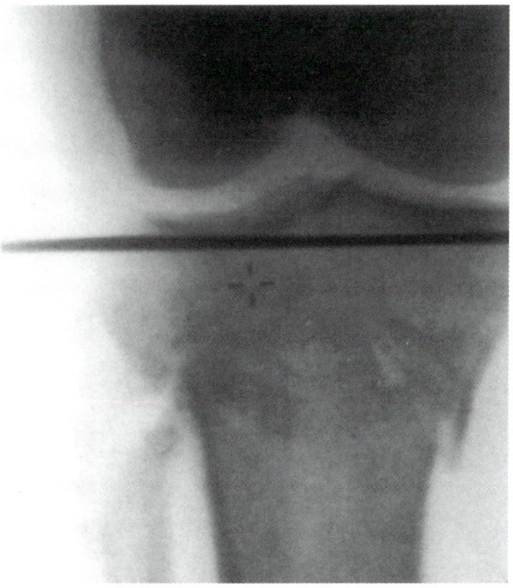

Figura 16

Figuras 15 e 16. Colocação dos fios de sustentação subcondral.

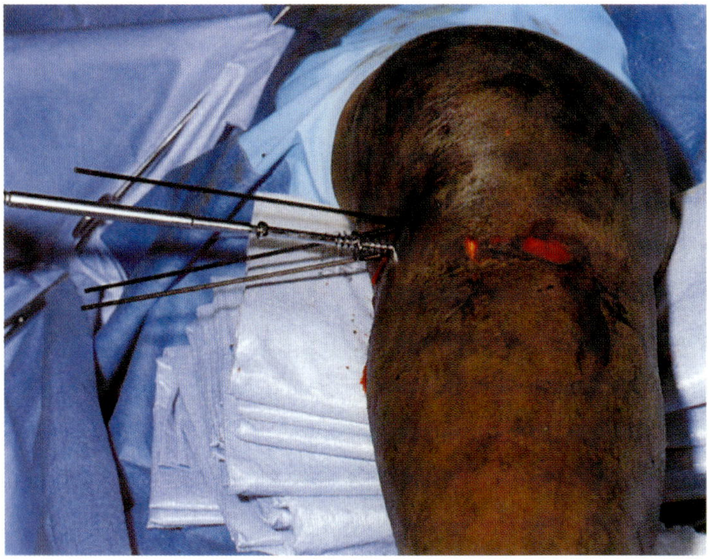

Figura 17

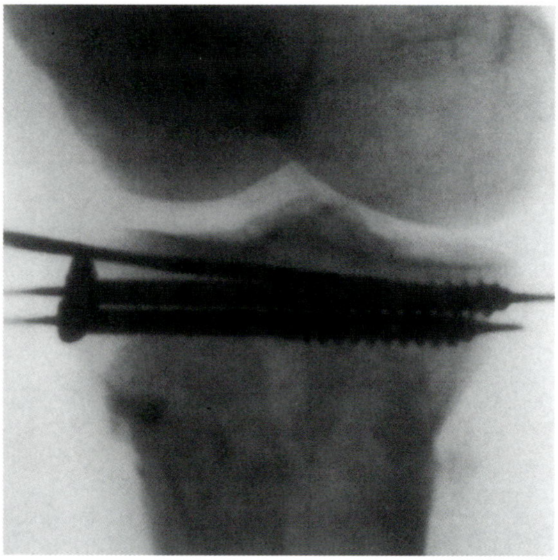

Figura 18

Figuras 17 e 18. Fixação com parafuso da fratura do platô lateral com o uso de parafusos canulados inseridos na direção ântero-lateral para póstero-medial.

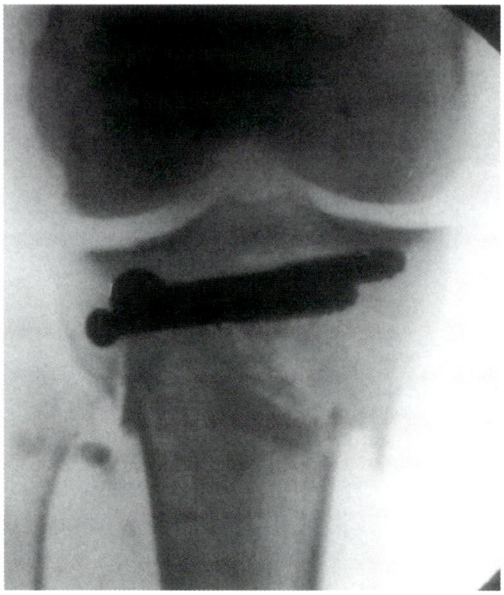

Figura 19

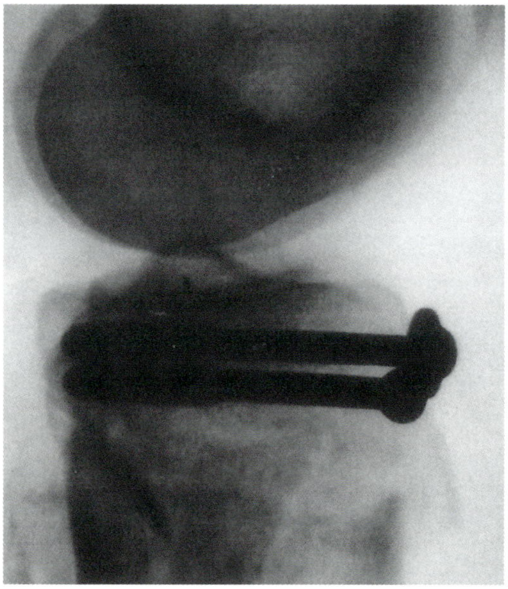

Figura 20

Figuras 19 e 20. Imagens ântero-posterior (AP) e lateral após a fixação com parafusos dos fragmentos intra-articulares. Os fios de sustentação foram removidos.

Alinhamento e Estabilidade Tibial

Conceitualmente, a estrutura em anel ou híbrida pode ser aplicada como um fixador simples ou como um fixador em pinça (1). Com o primeiro método, a colocação de um fio no fragmento proximal é seguida pela inserção de um fio ou um pino na parte distal do fragmento inferior. A estrutura é então ancorada nesses dois implantes, assegurando um alinhamento apropriado do membro antes que os fios e pinos restantes sejam inseridos. Entretanto, como a maioria das estruturas híbridas contém conexões longitudinais facilmente ajustáveis, os pinos e fios em cada fragmento podem ser inseridos separadamente. A estrutura em anel ou híbrida é então aplicada como a última etapa.

Para facilitar a aplicação da estrutura, o membro é apoiado proximalmente no joelho e no tornozelo (Fig. 21). Fios em formato de azeitona são preferidos, já que eles proporcionam uma estabilidade adicional e diminuem o risco de desvio dos fragmentos sobre os fios. Como as reflexões sinoviais da articulação do joelho podem se sobrepor ao platô tibial em até 14 mm, nenhum dos fios proximais deve ser colocado próximo à superfície articular (6). O primeiro fio é inserido de uma direção póstero-lateral para a direção ântero-medial. Como cerca de 10% dos pacientes possuem uma conexão direta entre a articulação tibiofibular proximal e a articulação do joelho, é recomendado que o fio não seja colocado através da fíbula, mas sim anteriormente a ela na parede do platô lateral. Uma vez que o fio esteja conectado ao anel proximal, ele é apropriadamente centralizado e depois tensionado em cerca de 30 a 45 kg. Isso facilita a inserção do segundo fio em formato de azeitona da direção póstero-medial para ântero-lateral. Deve-se tomar cuidado para que esse fio passe anteriormente ao músculo gastrocnêmio; isso irá evitar que haja dores com a movimentação do joelho. Ambos os fios são então tensionados simultaneamente em algo entre 45 e 65 kg (Fig. 22).

Na maioria dos casos, o fragmento distal é estabilizado com dois meios-pinos inseridos próximo ao plano sagital (Fig. 23). Quanto maior o diâmetro do pino e quanto maior a extensão do pino longitudinal, mais estável é a construção. Antes de o primeiro pino (o mais próximo da articulação do tornozelo) ser inserido, o comprimento da perna e o alinhamento geral do membro são reavaliados. Para uma rápida checagem do alinhamento, o fio do eletrocautério é tensionado entre um ponto medial à espinha ilíaca anterior superior e o meio da articulação do tornozelo (Figs. 24 e 25). Quando cruza o joelho, o fio deve passar próximo à espinha intercondilar, em uma imagem realizada com o intensificador de imagens. Se uma estrutura em anel for utilizada, a perna é centrada no anel mais distal antes da inserção dos pinos ou fios respectivos. Depois de esses implantes serem colocados, o alinhamento do membro e da estrutura é novamente avaliado. Os pinos ou fios restantes são então inseridos.

Uma estrutura híbrida ou em anel aplicada dessa forma em geral possui pouca estabilidade no plano sagital por causa da tração exercida pelo mecanismo do quadríceps. Por esse motivo, um terceiro ou um quarto fio pode ser passado por esse fragmento (Fig. 26). Se o fragmento for

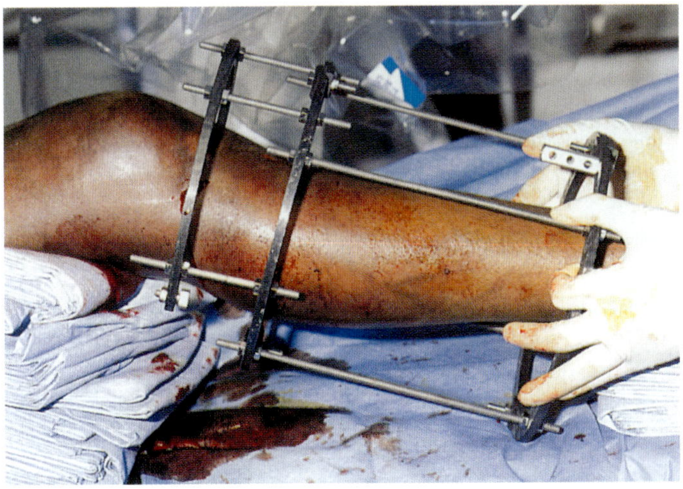

Figura 21. Posicionamento da estrutura pré-montada em anel, permitindo uma distância de dois dedos entre a perna e os anéis.

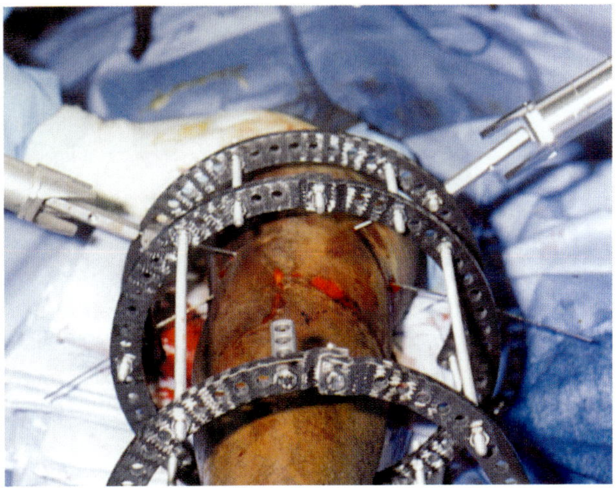

Figura 22. Aperto simultâneo dos dois fios em formato de azeitona iniciais no fragmento proximal.

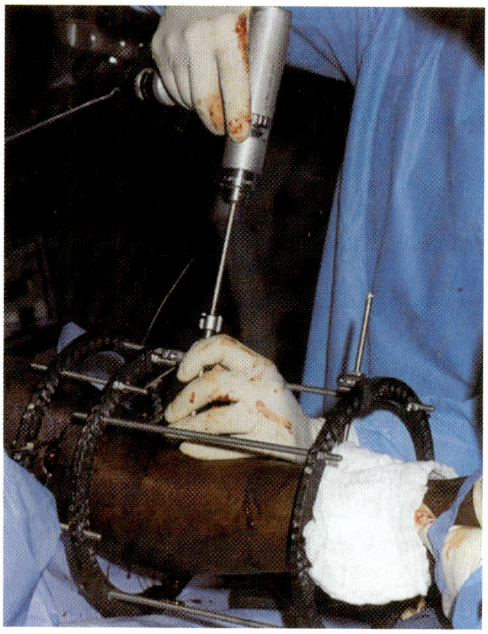

Figura 23. Pré-perfuração do pino proximal no fragmento distal.

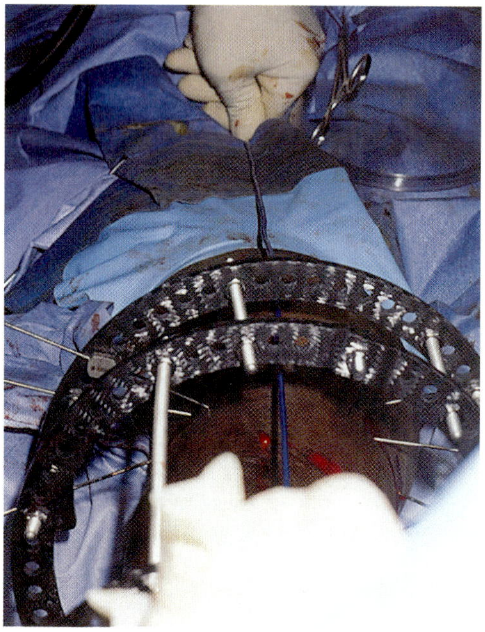

Figura 24

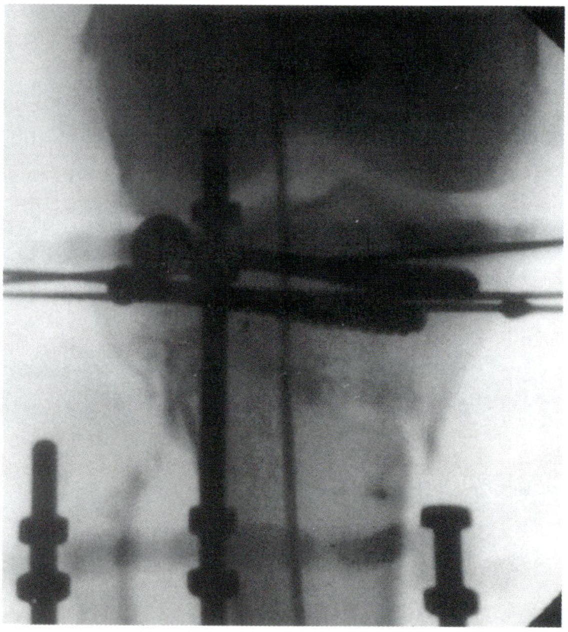

Figura 25

Figuras 24 e 25. Checagem do alinhamento com o uso do fio do eletrocautério. A imagem mostra o cordão passando através das espinhas intercondilares.

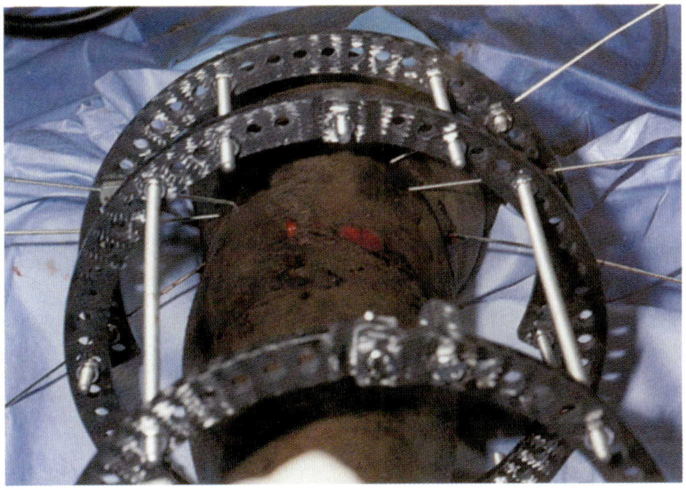

Figura 26. A região do joelho depois da colocação do terceiro fio no fragmento proximal. Isso é feito para reduzir o desvio sagital.

grande o suficiente, um meio pino-sagital ancorado no anel mais proximal promove uma construção ainda mais estável (Figs. 27 e 28).

No final do procedimento, mas antes da conclusão da anestesia, radiografias em AP e lateral da tíbia envolvida e uma radiografia em AP centralizada sobre o joelho são obtidas (Figs. 29-32). Esse último filme é comparado para avaliação do alinhamento fêmoro-tibial apropriado com as radiografias pré-operatórias obtidas do joelho oposto. Correções no alinhamento, se necessárias, são realizadas antes que o paciente deixe a sala de cirurgia.

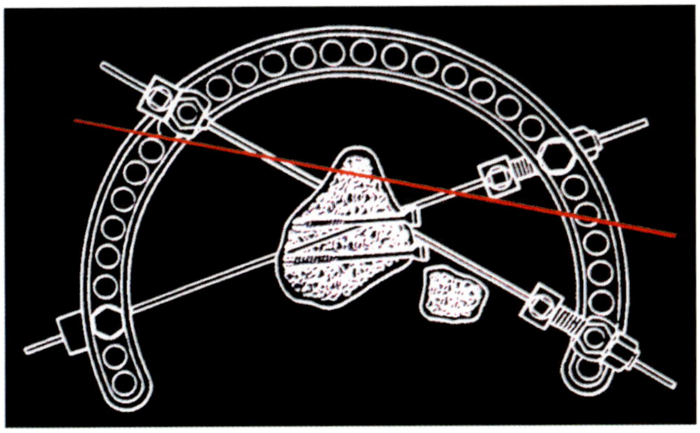

Figura 27

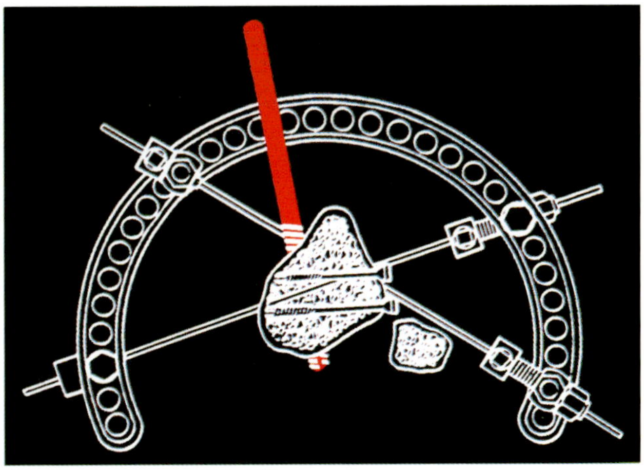

Figura 28

Figuras 27 e 28. Colocação de um fio adicional ou um pino sagital no fragmento proximal para evitar a rotação no plano sagital.

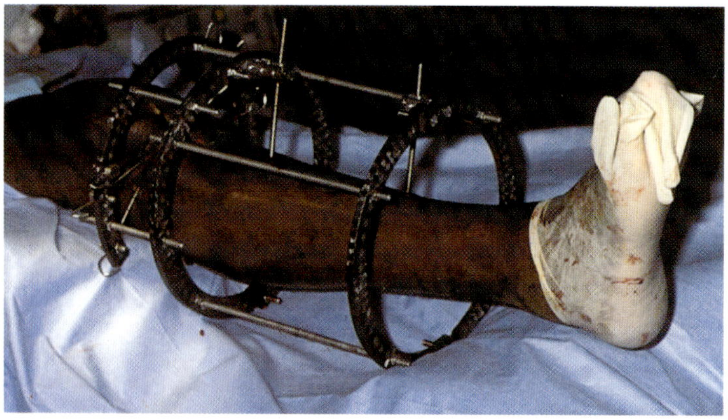

Figura 29

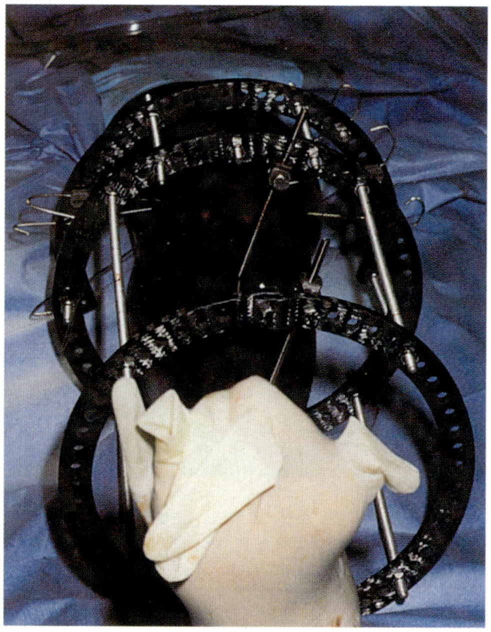

Figura 30

Figuras 29 e 30. Vistas lateral e anterior da estrutura em anel montada no paciente.

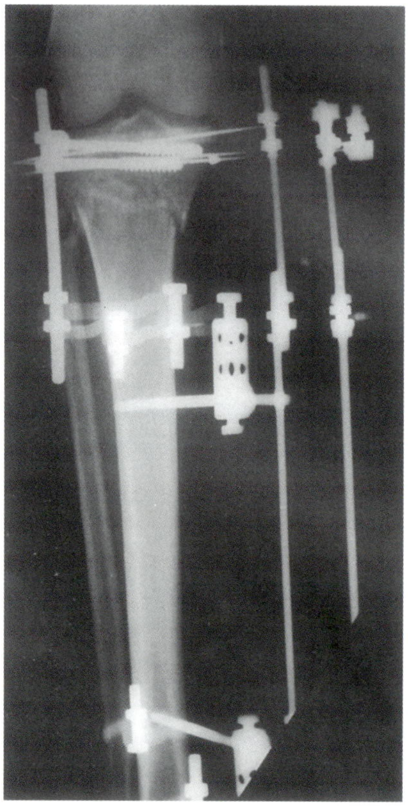

Figura 31

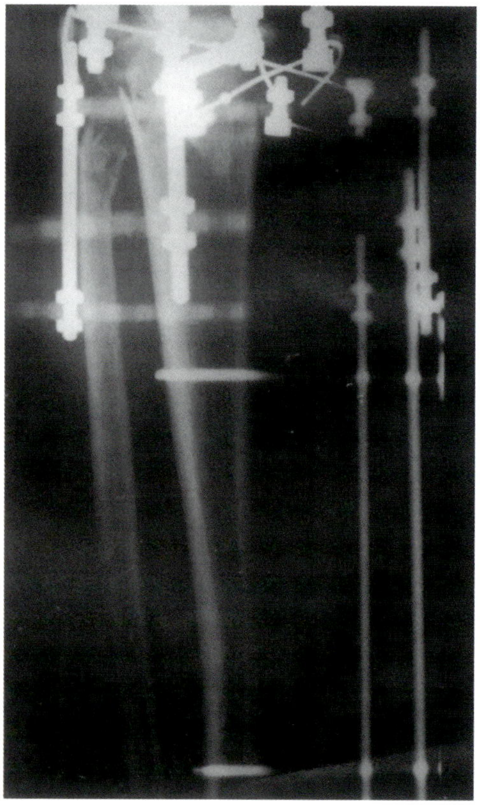

Figura 32

Figuras 31 e 32. Radiografias ântero-posterior (AP) e lateral após o término da redução e aplicação da estrutura em anel.

TRATAMENTO PÓS-OPERATÓRIO

Mesmo que todos os fios e pinos sejam colocados abaixo das reflexões sinoviais da articulação do joelho, uma contaminação bacteriana da articulação ao longo dos tratos dos fios e através de fendas nos fragmentos articulares ainda é possível durante cerca de 4 semanas. Por esse motivo, os sítios proximais dos pinos e fios são inicialmente cobertos com compressas de gaze embebidas em iodopovidona-iodo (Betadine) e mantidas no lugar com uma bandagem de Kerlix. Esses curativos são trocados duas vezes por semanas durante 4 semanas. Se o paciente possuir um controle e equilíbrio suficientes, a mobilização é iniciada com muletas nos dias 1 ou 2 do pós-operatório. O toque no chão com a ponta dos dedos do pé (5 a 10 kg) é encorajado. Exercícios para a amplitude ativa de movimentos do joelho e do tornozelo são iniciados ao mesmo tempo. O cuidado de rotina com os pinos e fios consiste na lavagem da perna e dos sítios de entrada dos pinos com sabão e água uma vez por dia.

Depois da alta hospitalar, o paciente é examinado em intervalos de 3 semanas no consultório, onde radiografias em AP e lateral da tíbia e do joelho são obtidas. Se existirem preocupações sobre mudanças no alinhamento, incidências em AP de ambos os joelhos são realizadas. As correções no alinhamento podem ser realizadas no consultório sem necessidade de anestesia. Dependendo da gravidade da cominução e do grau de osteopenia, uma carga total de peso é permitida entre 4 a 8 semanas após a cirurgia. Nesse momento, a maioria dos pacientes já possui uma amplitude ativa de movimentos de cerca de 5 a 90 graus. Na média, as estruturas podem ser removidas 4 meses após a lesão. Quando o processo de consolidação está atrasado, os fixadores são dinamizados em cerca de 3,5 meses através do afrouxamento das conexões entre os pinos tibiais e a estrutura para permitir de 5 a 10 mm de movimento. Duas semanas após a "dinamização" da estrutura, o alinhamento da fratura é reavaliado em radiografias padrões. Se não houver um desvio do eixo, o paciente continua a andar sobre a estrutura dinamizada até que a fratura tenha consolidado. Depois que o fixador é retirado, o paciente inicia um pequeno programa de fisioterapia que focaliza a restauração de uma movimentação completa do joelho, bem como a força e a resistência da extremidade envolvida. Se a fratura não estiver consolidada, a estrutura é reapertada, possivelmente comprimida, e o paciente é encorajado a continuar com uma carga total sobre a fratura até que ela tenha consolidado e a estrutura possa ser removida.

O resultado funcional final de uma fratura bicondilar do platô tibial tratada em um fixador com estrutura em anel parece ser bastante similar aos resultados observados após a fixação interna, exceto pelo fato de que falhas secundárias da fixação, necrose dos tecidos moles e infecções profundas são menos comuns (9). Os pacientes mais jovens são capazes de retornar às suas ocupações pré-lesão e à maioria de suas atividades recreacionais. Os pacientes mais idosos empregados em ocupações com altas demandas físicas podem ter que modificar suas atividades.

COMPLICAÇÕES

Existem poucos registros na literatura de fraturas do platô tibial tratadas com fixadores externos com estruturas em anel ou híbridas, e nenhuma série apresenta informações sobre um acompanhamento superior a 3 anos (8,10,11). A informação disponível indica que a maioria das fraturas do platô tibial tratadas com esse método se consolida entre 3 a 5 meses. A amplitude de movimentos do joelho varia entre 105 e 120 graus, e a maioria dos pacientes retorna a uma atividade completa sem apoio. Os resultados das avaliações de joelhos utilizando a pontuação do Hospital for Special Surgery em geral variam entre 82 e 90 (8,10,11). Ocorre alguma drenagem pelo trato dos pinos ou dos fios em cerca de 30% a 50% dos pacientes. Ela responde rapidamente a um cuidado local da ferida e curto tratamento com antibióticos locais. Os problemas mais graves foram as infecções dos tecidos profundos, em particular a piartrose, que ocorreu em 5% a 15% dos casos. Apesar de essas infecções geralmente resolverem com uma irrigação e drenagem aberta ou artroscópica, elas podem levar a lesões permanentes em uma contratura em função do joelho. A colocação dos fios proximais a mais de 15 mm distais da superfície articular do joelho e um cuidado redobrado com a higiene do pino ou do fio podem eliminar essa complicação. Pseudo-artroses ocorrem em cerca de 4% dos casos; a consolidação da fratura tende a ocorrer rapidamente após uma enxertia óssea. Consolidações viciosas, a maioria em valgo de 8 a 15 graus, ocorrem ocasionalmente, mas osteotomias corretivas raramente são necessárias.

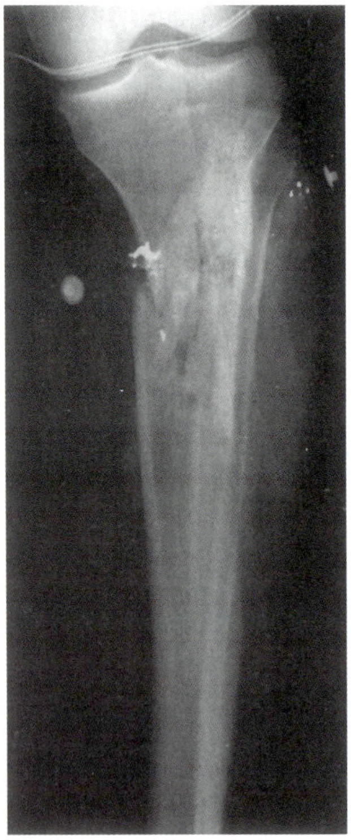

Figura 33

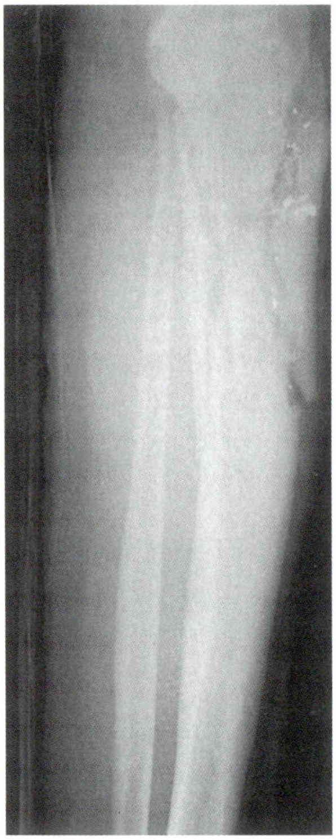

Figura 34

Figuras 33 e 34. Radiografias ântero-posterior (AP) e lateral de uma fratura tibial proximal adjacente ao platô tibial.

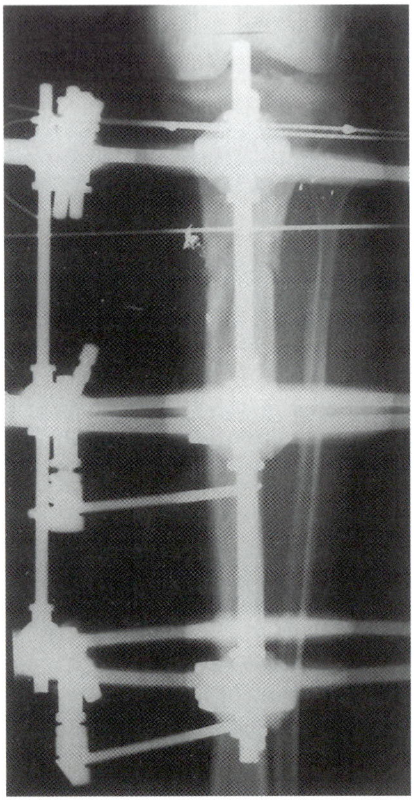

Figura 35

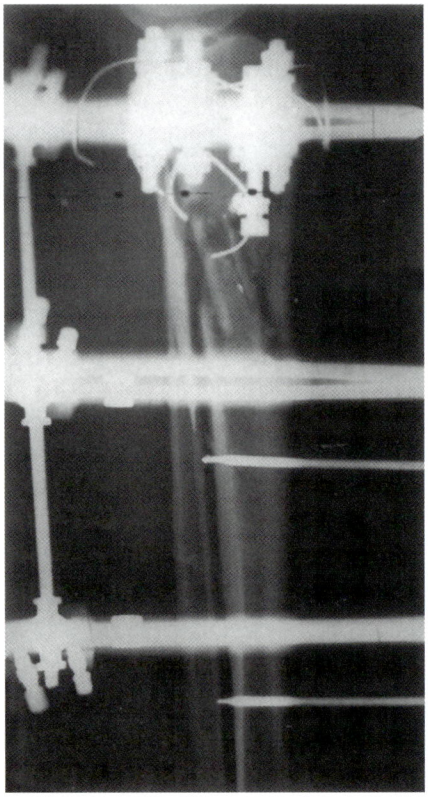

Figura 36

Figuras 35 e 36. Incidências radiológicas ântero-posterior (AP) e lateral depois da estabilização com um fixador em anel.

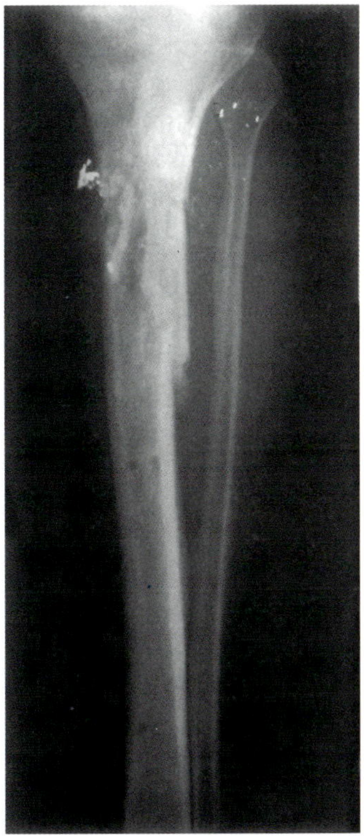

Figura 37

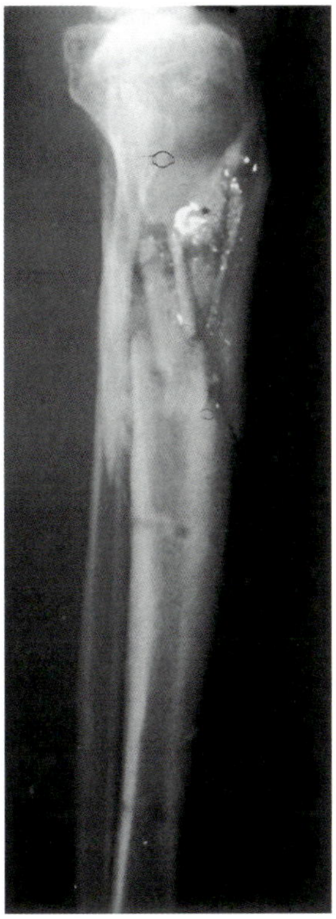

Figura 38

Figuras 37 e 38. Radiografias ântero-posterior (AP) e lateral 3 meses e meio após a remoção do fixador. Apesar de algumas das linhas de fratura originais ainda estarem visíveis, o paciente está deambulando, com carga total sobre a fratura e sem nenhum apoio.

CASO ILUSTRATIVO PARA A TÉCNICA

Um homem de 51 anos de idade sofreu um ferimento por projétil de arma de fogo na tíbia proximal esquerda (Figs. 33 e 34) e no terço médio do fêmur direito. Ambas as fraturas eram cominutivas. O fêmur direito foi estabilizado com uma haste bloqueada. Nós escolhemos utilizar um fixador em anel para a fratura periarticular da tíbia porque ele poderia manter, pelo menos, um bom alinhamento, com estabilidade suficiente para permitir uma carga precoce sobre a fratura – uma opção que não seria possível com o uso de uma haste tibial (Figs. 35 e 36).

Duas semanas após a lesão, o paciente já fazia carga total sobre o membro esquerdo e colocava carga parcial sobre os dedos do pé no lado direito (10 kg). Depois de outras 4 semanas, o paciente havia recuperado a amplitude total dos movimentos do joelho esquerdo. O fixador externo foi removido em 3,5 meses depois da lesão, quando tanto a fratura do fêmur como a da tíbia já haviam consolidado (Figs. 37 e 38).

LEITURA RECOMENDADA

1. Behrens, F.F.: General theory and principles of external fixation. *Clin. Orthop.*, 241:15-23, 1989.
2. Behrens, F.F.: Knee and leg: bone trauma In Frymoyer, J. (ed.): *Orthopaedic Knowledge Update-4. Home study syllabus.* Academy of Orthopaedic Surgeons, Rosemont, IL 1993, pp. 579-592.
3. Burgess, A.R., Poka, A., Brumback, RI, Flagle, C.L., Loeb, P.E., Ebraheim, N.A.: Pedestrian tibial injuries. *J. Trauma,* 27:596-600, 1987.
4. DeCoster, T.A., Nepola, J.V., El-Khoury, G.Y.: Cast brace treatment of proximal tibia fractures: a ten-year follow-up study. *Clin. Orthop.*, 231:196-204,1988.

5. Lansinger, O., Bergman, B., Korner, L., et al.: Tibial condylar fractures: a twenty-year follow-up. *J. Bone Joint Surg. [Am],* 68:13-19, 1986.
6. Reid, J.S., Vanslyke, M., Moulton, M.J.R., Mann, T.A.: Safe placement of proximal tibial transfixation wires with respect to intracapsular penetration. 1995 Annual Meeting of the Orthopaedic Trauma Association, Tampa, Florida, Sept. 29 to Oct. 1, 1995.
7. Schatzker, L, McBroom, R., Bruce, D.: The tibial plateau fractures: the Toronto experience 1968-1975. *Clin. Orthop.,* 138:94-104, 1979.
8. Stamer, D., Schenk, R., Staggers, B., Aurori, K., Aurori, B., Behrens, F.: Bicondylar tibial plateau fractures treated with a hybrid ring external fixator: a preliminary study. *J. Orthop. Trauma,* 8(6):455-461, 1994.
9. Wagner, H.E., and Jakob, R.P.: Zur Problematik der Plattenosteosynthese bei den bikondylären Tibiakopffrakturen. Unfallchirurgie, 89:304-311, 1986.
10. Watson, J.T.: High-energy fractures of the tibial plateau. *Orthop. Clin. North. Am.,* 25:723-752, 1994.
11. Weiner, L.S., Kelley, M., Yang, E., et al.: The use of combination internal fixation and hybrid external fixation in severe proximal tibia fractures. *J. Orthop. Trauma,* 9(3):244-250, 1995.

25

Fraturas da Diáfise Tibial: Redução Aberta e Fixação Interna

Brett R. Bolhofner

INDICAÇÕES/CONTRA-INDICAÇÕES

A fixação interna após redução aberta com o uso de placas e parafusos pode ser realizada em praticamente qualquer fratura da tíbia que possua condições satisfatórias dos tecidos moles. Apesar de a fixação com hastes intramedulares bloqueadas ter se tornado popular para o tratamento de muitas fraturas da diáfise tibial, o uso de placas permanece como uma alternativa viável (4). Em comparação com os implantes intramedulares, a colocação de placas na tíbia requer uma maior atenção à condição dos tecidos moles, um planejamento pré-operatório maior e maior atenção aos detalhes durante a cirurgia.

Fortes indicações para a osteossíntese com placas das fraturas da diáfise tibial são a presença de síndrome de compartimento, lesão neurovascular, comprometimento do canal medular ou acesso ao canal medular comprometido por causa de lesão associada (2,6).

As indicações relativas para a redução aberta e fixação interna incluem as seguintes: pacientes politraumatizados, fraturas expostas, perda de redução tardia de um tratamento conservador, lesão segmentar, fraturas que se estendam tanto para a articulação do joelho como para o tornozelo, fraturas dos terços proximais ou distais da diáfise e fraturas em pacientes nas quais os hábitos de vida e profissionais necessitem de uma perfeita restauração do comprimento e da rotação da diáfise (2,6).

As contra-indicações relativas à osteossíntese com placas incluem as fraturas diafisárias isoladas da tíbia com desvio, que podem ser mais bem tratadas com uma haste intramedular com bloqueio. Fraturas expostas muito contaminadas, que necessitem de desbridamento em série, são mais bem tratadas com um fixador externo em vez de osteossíntese com placa.

Uma avaliação cuidadosa do envelope de tecidos moles no momento da lesão e no momento da cirurgia é essencial, já que esse fator influencia a determinação do momento correto para realização do procedimento cirúrgico. A graduação da lesão dos tecidos moles de acordo com a classificação de Tscherne pode ser útil na avaliação das lesões de tecidos moles em associação com padrão de fratura presente (3). Nos pacientes em que os tecidos moles não permitem uma fixação interna inicial por causa de inchaço, abrasões ou bolhas, um período de espera, talvez de cerca de 10 a 14 dias, está indicado. A pele deve possuir uma textura normal para que seja realizada a osteossíntese com placas.

B. R. Bolhofner, M.D.: All Florida Orthopedic Associates, St. Petersburg, Florida 33702.

Quando as condições dos tecidos moles são satisfatórias, a tíbia é tratável através da fixação com placas, já que ela possui uma grande superfície subcutânea que pode ser utilizada para a estabilização sem a necessidade de dissecção da musculatura.

PLANEJAMENTO PRÉ-OPERATÓRIO

A avaliação inicial dos tecidos moles e do padrão radiológico da fratura é realizada imediatamente. Atenção às condições neurovascular, bem como ao estado dos compartimentos musculares, é obrigatória. A presença de contusão dos tecidos moles, necrose de pele, edema, síndrome compartimental, abrasão da pele ou qualquer ferimento deve ser cuidadosamente documentada. Radiografias em incidências ântero-posterior (AP) e lateral da tíbia, incluindo as articulações do joelho e do tornozelo, devem ser obtidas (Fig. 1).

A escolha do momento ideal para realizar a fixação interna é baseada primariamente nas condições dos tecidos moles. Uma redução aberta com fixação interna da tíbia somente deve ser realizada quando existem condições satisfatórias da pele e das feridas, de modo a permitir um fechamento dos tecidos moles livre de tensão ao término do procedimento. Se essas condições não existirem, a fixação interna deve ser adiada. A extremidade deve ser imobilizada, engessada ou colocada temporariamente em um fixador externo até que existam condições mais favoráveis. Se a cirurgia for adiada, é necessário que o membro seja elevado para auxiliar na diminuição do edema. O tecido mole necrótico deve ser bem demarcado e excisado no momento da cirurgia. No caso de fraturas da tíbia proximal, isso pode necessitar de um retalho rotacional do músculo gastrocnêmio no momento da cirurgia. Nas fraturas da tíbia distal, pode haver a necessidade de transferência de tecido ou de um retalho rotacional fasciocutâneo. Quando uma cobertura de tecidos moles satisfatória estiver presente, o procedimento pode ser realizado com base em um planejamento pré-operatório e uma tática cirúrgica bem-concebidos.

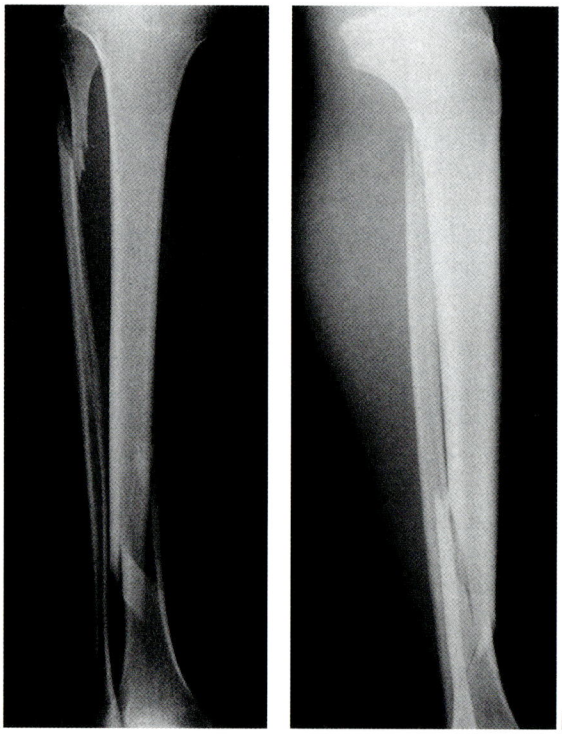

A B

Figura 1. As radiografias ântero-posterior (AP; **A**) e lateral **(B)** da tíbia e fíbula demonstram uma fratura do terço distal da tíbia com uma fratura em borboleta póstero-medial sem desvio. As radiografias incluem a articulação acima e abaixo da fratura.

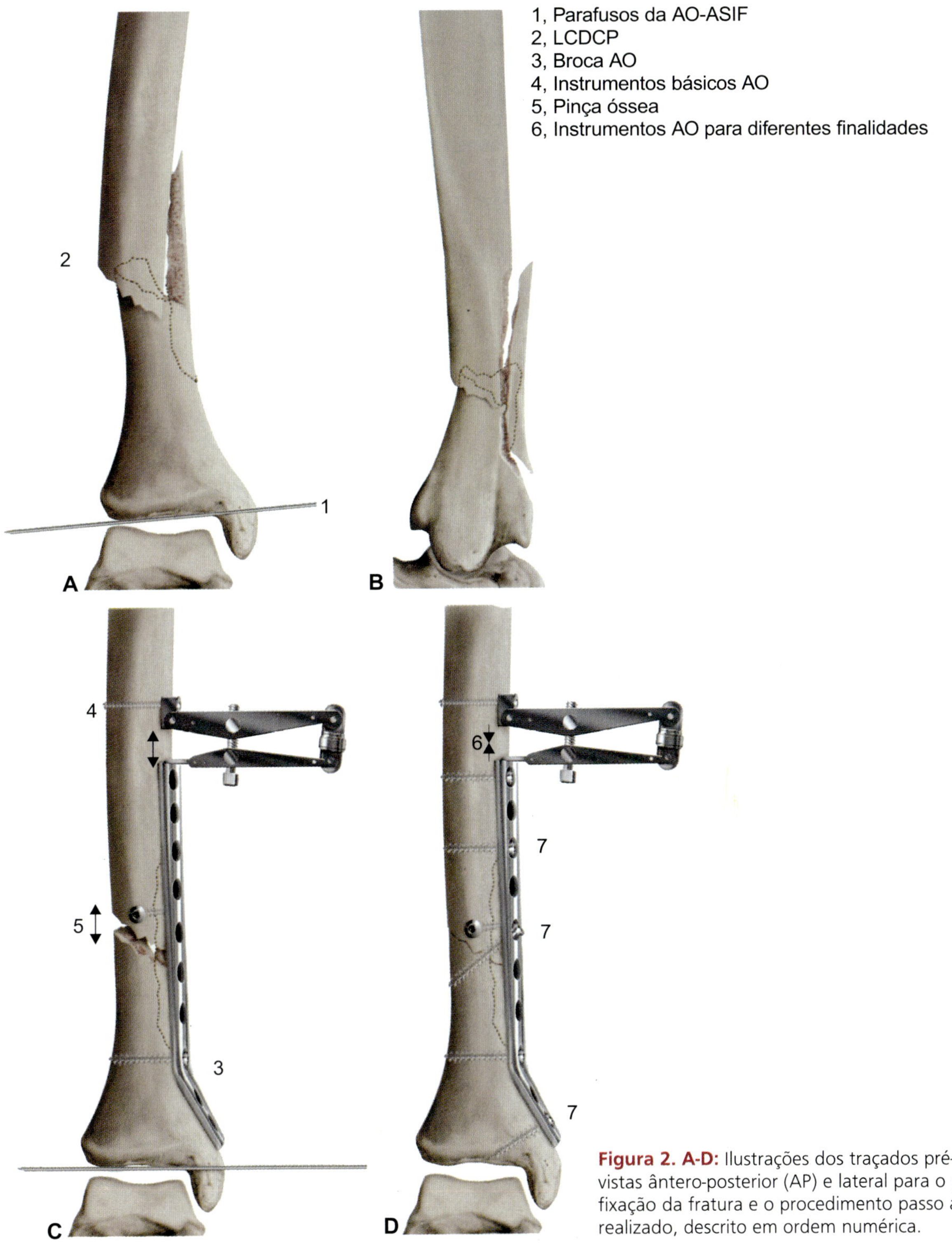

Figura 2. A-D: Ilustrações dos traçados pré-operatórios em vistas ântero-posterior (AP) e lateral para o planejamento da fixação da fratura e o procedimento passo a passo que será realizado, descrito em ordem numérica.

Radiografias em projeções AP e lateral da extremidade lesionada devem ser obtidas. Se a fratura é complexa ou se existir uma deformidade significativa, pode ser útil para o planejamento pré-operatório que se obtenha uma radiografia em projeções em AP e lateral da extremidade não-afetada, ou uma radiografia em AP e lateral da extremidade afetada submetida à tração para uma melhor conceituação do padrão de fratura. Os traçados pré-operatórios, que não precisam ser de qualidade artística, devem ser preparados de modo que o procedimento seja delineado passo a passo do início ao fim, de uma maneira simples (Fig. 2A-D). Como os traçados pré-operatórios vão estar visíveis na sala de cirurgia no momento da operação, é muito útil se indicar diretamente no plano pré-operatório qualquer equipamento que possa ser necessário. As etapas do procedimento são indicadas no plano pré-operatório em ordem numérica.

O equipamento necessário para realizar o procedimento são parafusos da AO/ASIF e placas (placa de compressão dinâmica de contato limitado ou LCDCP, Sinthes, Paoli, PA, EUA), uma broca AO e os instrumentos básicos, pinça óssea e afastadores e elevadores pequenos para tecidos moles.

O conhecimento da técnica básica da AO é necessário, incluindo o uso de parafusos de compressão e técnica de moldagem das placas (2).

CIRURGIA

Quando os tecidos moles forem satisfatórios e um planejamento pré-operatório tiver sido estabelecido, o procedimento pode ser iniciado (Fig. 3). Deve ser observado que, em contraste com o plano pré-operatório para uma cirurgia de reconstrução para trauma, como por exemplo uma osteotomia, os achados intra-operatórios como linhas de fratura sem desvio ou uma cominução não-reconhecida podem estar presentes, o que ocasionalmente pode alterar a ordem do planejamento pré-operatório.

O paciente é colocado em decúbito dorsal em uma mesa cirúrgica normal. O uso de torniquete não é necessário para o procedimento, mas pode ser utilizado, se desejado. O uso tanto da anestesia espinhal como da anestesia geral traz resultados satisfatórios. Todo o membro desde os dedos do pé até a virilha ou região da coxa é preparado. Antibióticos intravenosos profiláticos, geralmente uma única dose pré-operatória de cefalosporina, estão recomendados. A localização e o comprimento da incisão são os traçados sobre a pele antes da aplicação de um campo adesivo impregnado com iodo (Fig. 4). Eu prefiro realizar o procedimento na posição sentada na extremidade distal da mesa, com o assistente da cirurgia também sentado.

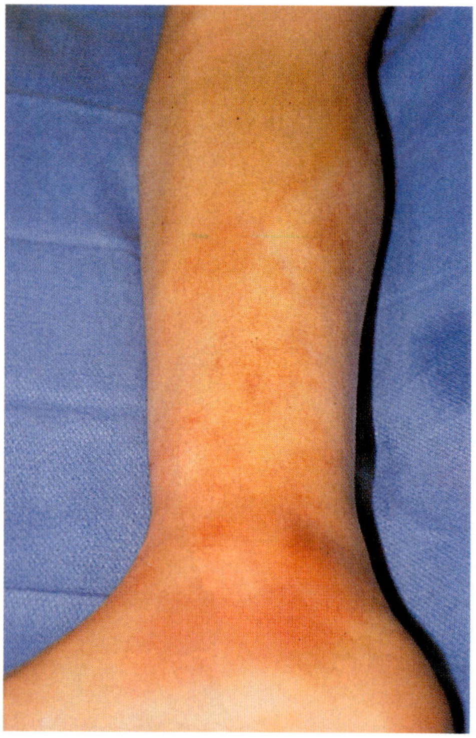

Figura 3. A condição da pele é avaliada antes da realização da redução aberta e da fixação interna. Nesse caso, encontramos uma equimose causada pela lesão; entretanto, não existem áreas de necrose de pele óbvia ou uma abrasão significativo. O edema resolveu o suficiente, de modo que a crista anterior pode ser vista proximalmente e o maléolo medial pode ser identificado distalmente.

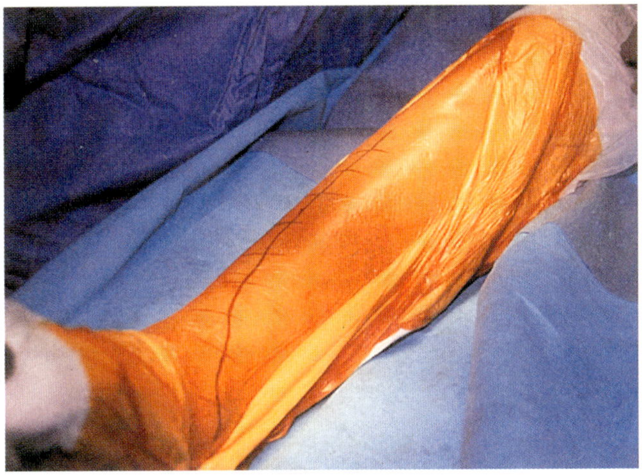

Figura 4. A incisão cirúrgica planejada é indicada na pele com um marcador para auxiliar na abordagem cirúrgica, bem como no fechamento da ferida. A área cirúrgica é envolvida com um adesivo impregnado com iodo.

Abordagem Cirúrgica

A abordagem cirúrgica para esse procedimento é uma longa incisão anterior feita a 1 cm lateral à crista da tíbia e correspondente às linhas de Langer (Fig. 5; 5). A incisão é suavemente curvada em sua porção distal no nível da dilatação metafisária na região supramaleolar. Uma incisão cirúrgica longa é a preferida, para permitir uma exposição satisfatória da tíbia e para evitar um afastamento vigoroso e desnecessário da pele, particularmente no retalho medial da pele (Fig. 6A). Não é necessário sacrificar a veia ou nervos safenos na porção distal da incisão, já que a placa pode ser colocada por baixo dessas estruturas, deixando-as completamente intactas (Fig. 6B). Elas somente devem ser dissecadas o suficiente para permitir a passagem da placa por baixo delas. Além disso, não é necessário se penetrar a bainha do tendão do tibial anterior.

A pele e o retalho subcutâneo são então levantados em uma direção medial, o suficiente para permitir a exposição da margem póstero-medial da tíbia e o fragmento em borboleta, que são vistos após a remoção do hematoma da fratura. A dissecção permanece extraperiosteal. O periósteo freqüentemente está descolado nas margens da fratura, como resultado do desvio da fratura. Se qualquer outro afastamento periosteal for necessário, não deve ser elevado mais do que 1 a 2 mm da margem imediata da fratura. O restante do procedimento deve ser realizado de modo totalmente extraperiosteal (Fig. 7; 5).

Fixação Interna

Uma vez que a abordagem cirúrgica esteja completada e uma exposição satisfatória do foco da fratura e da superfície medial da tíbia tenha sido atingida, o planejamento pré-operatório é seguido da maneira predeterminada para a redução e fixação da fratura (Fig. 2A-D).

O eixo da articulação do tornozelo é inicialmente marcado com um fio de Kirschner de referência colocado com a mão através dos tecidos moles no nível da articulação do tornozelo (passo 1, Fig. 2B).

Como o fragmento póstero-medial em borboleta está minimamente desviado, ele pode ser reduzido diretamente com o uso de uma pinça de redução padrão sem descolamento ou dano periosteal (passo 2, Fig. 2B e Fig. 8). Se existir um desvio significativo do fragmento em borboleta, uma técnica de redução indireta é preferível, em vez de se pôr em risco a vascularização do fragmento com a dissecção dos tecidos moles com uma manipulação manual direta.

Com o fragmento em borboleta reduzido e mantido com uma pinça de redução aplicada extraperiostealmente, ele é fixado com um parafuso cortical de compressão de 4,5 mm através do uso da técnica AO (Fig. 9A e B). Essa é a porção da redução direta do caso. A fixação do restante da fratura é conseguida com uma placa tibial LCDCP de 4,5 mm. O osso ou a superfície inferior

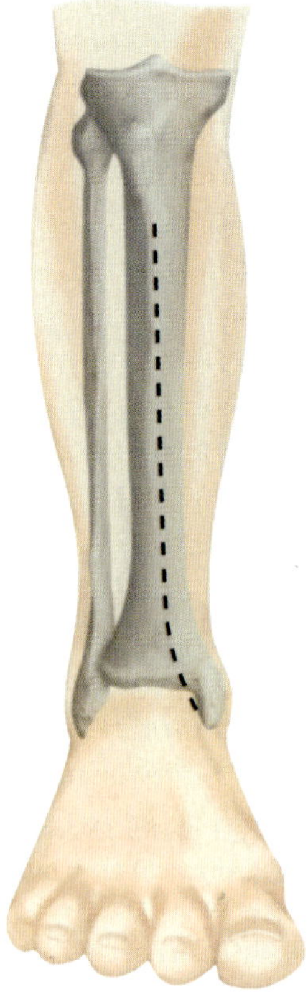

Figura 5. A incisão cirúrgica é anterior e curvilínea, começando 1 cm lateral à crista tibial e curvando-se medialmente na porção distal.

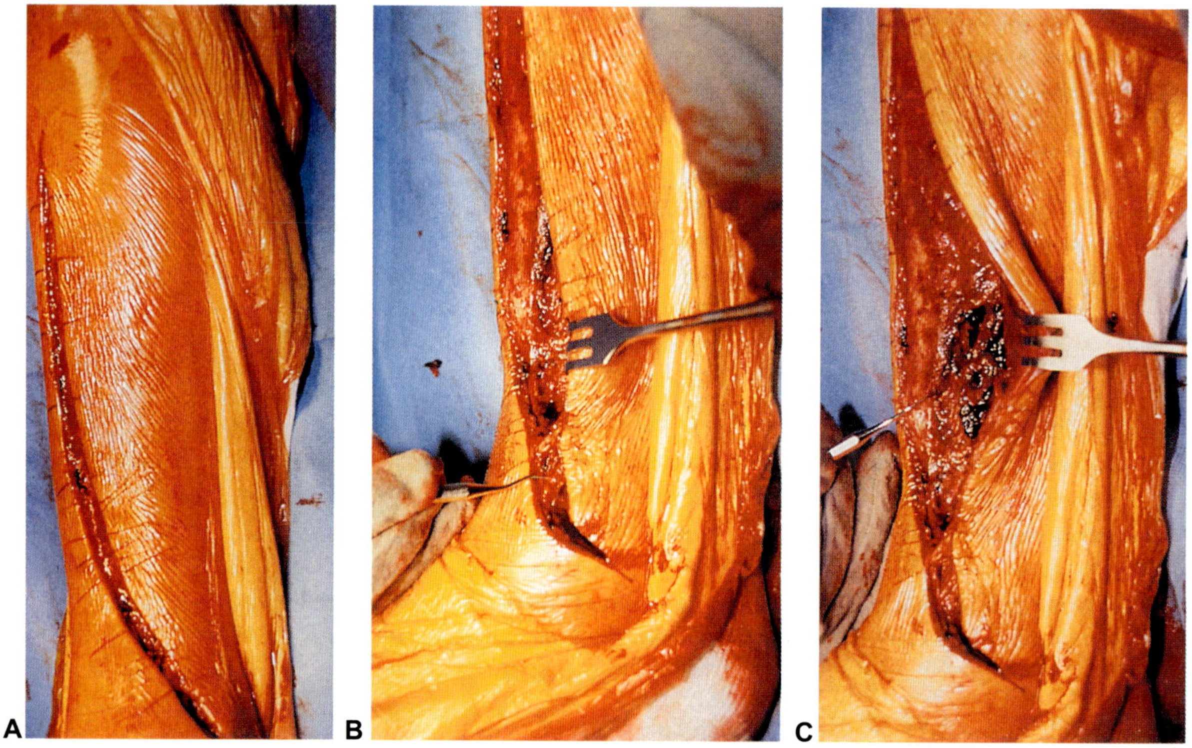

Figura 6. A: A incisão cirúrgica é realizada através da pele e tecido subcutâneo. **B:** O pequeno instrumento dentário indica a localização das estruturas safenas distais que são preservadas durante a abordagem cirúrgica e o procedimento. **C:** O pequeno instrumento dentário indica a presença de um hematoma da fratura, que é removido para exposição da fratura.

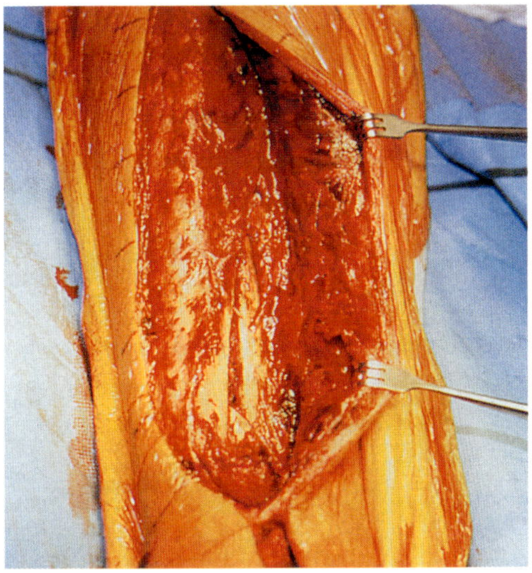

Figura 7. Depois da evacuação do hematoma da fratura, a fratura, incluindo o fragmento em borboleta minimamente desviado em direção póstero-medial, pode ser vista. As margens da fratura são identificadas como áreas brancas em comparação ao periósteo hemorrágico circundante. Isso indica a quantidade de periósteo que foi descolada pela lesão. Como observado, existe uma visualização suficiente das margens da fratura pelo descolamento feito somente pela fratura para permitir a visualização necessária para a redução. Não é necessário nenhum outro descolamento periosteal para a redução e fixação dessa fratura. O periósteo está hemorrágico por causa da lesão e também porque não está sendo utilizado o torniquete.

dessa placa possui pequenas ondulações, de modo que a placa entra em contato com o osso ou com o periósteo somente em pontos alternados de modo intermitente, preservando a circulação periosteal. Entretanto, as placas padrões de aço inoxidável sem a característica do contato limitado também são satisfatórias. A placa é moldada para se encaixar naturalmente com o contorno normal da tíbia medial distal (Fig. 10). Com experiência, a moldagem e torção da placa são realizadas durante o procedimento. Para os cirurgiões menos experientes, a placa pode ser pré-moldada com o uso de um molde ósseo ou um esqueleto antes do procedimento, com a subseqüente esterilização do material. A LCDCP, em particular, é bastante adaptável, particularmente em osso rígido. A placa é fixada ao fragmento distal com um único parafuso em qualquer um dos orifícios distais para parafusos (passo 3, Fig. 2C).

Um parafuso para apoio é então inserido 1 ou 2 cm proximal à extremidade da placa. O aparelho de compressão articulado da AO é aplicado na extremidade proximal da placa e distracionado (passo 4, Fig. 2C). Se a placa estiver apropriadamente moldada, não é necessário prender a placa à diáfise proximalmente. Entretanto, a aplicação de uma pinça pode ser realizada com muito cuidado, se necessário, através da realização de uma pequena incisão para permitir que a pinça óssea seja colocada lateralmente com mínima dissecção dos tecidos moles.

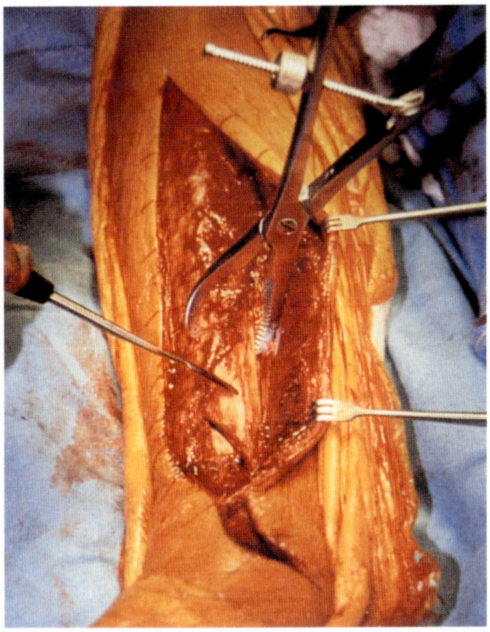

Figura 8. O fragmento póstero-medial da fratura em borboleta é reduzido diretamente com o uso de uma pinça óssea. Mesmo que o fragmento em borboleta seja diretamente reduzido, a pinça óssea é aplicada extraperiostealmente, e não é necessária a dissecção dos tecidos moles para a realização dessa redução. O pequeno afastador indica a localização do fragmento póstero-medial em borboleta.

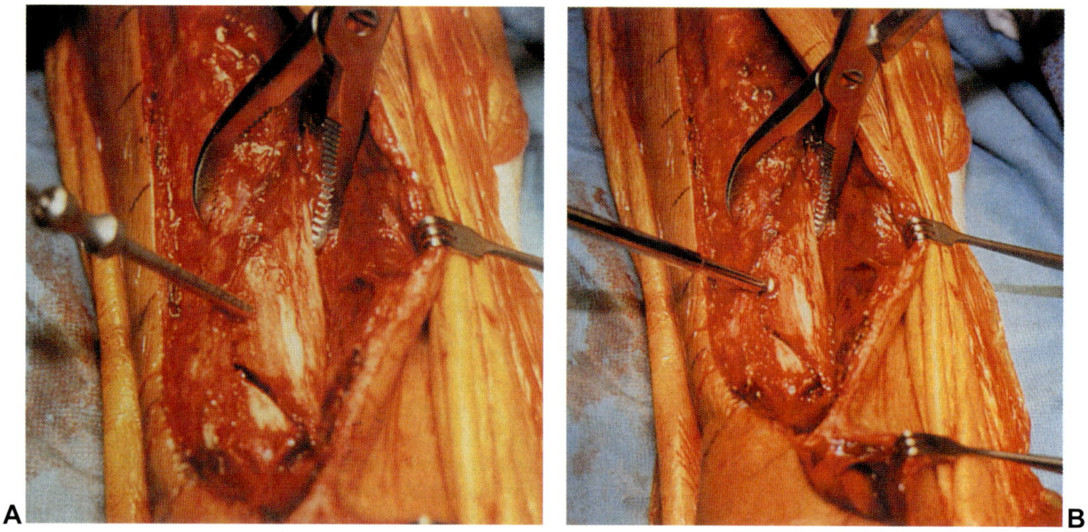

Figura 9. A: A fixação com parafuso de compressão é realizada no fragmento em borboleta com a técnica padrão da AO. A cortical mais próxima foi perfurada, e o protetor da broca é utilizado para perfurar a cortical mais distante. **B:** O parafuso de compressão foi colocado sem dissecção adicional dos tecidos moles. Observe também que o retalho medial está preso algo distalmente pelas estruturas safenas, que permanecem intactas.

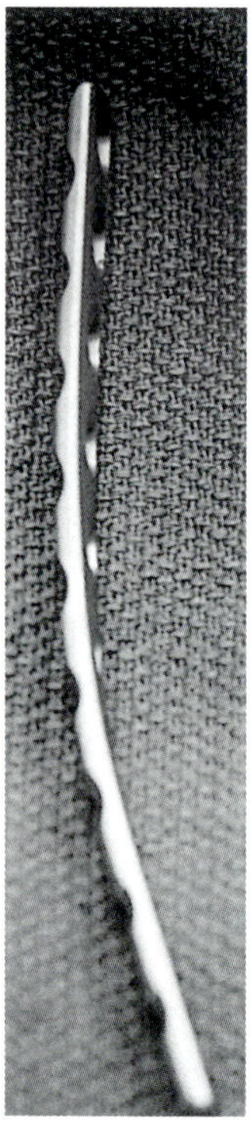

Figura 10. Uma placa tibial de 4,5 mm, placa de compressão dinâmica de contato limitado (LCDCP) é moldada para a superfície medial da tíbia distal com uma curvatura distal e uma torção medial proximal.

A fratura é então distracionada (passo 5, Fig. 2D) e a redução é ajustada em relação à angulação e a rotação com pequenas mudanças de posição na extremidade, ou com pinças de redução colocadas extraperiostealmente (Fig. 11 A e B). Essa é a porção de redução indireta do caso (1).

Uma vez que a fratura tenha sido reduzida, o aparelho de compressão articulado é colocado no modo compressão em aproximadamente 60 kPa (passo 6, Fig. 2D; 2). Essa construção, com somente um parafuso e o aparelho de compressão articulado, em geral é bastante estável, e esse em geral é um bom ponto no caso para a obtenção de radiografias intra-operatórias para a avaliação da redução e do alinhamento da fratura. Eu prefiro filmes padrões em vez de imagens realizadas pelo intensificador de imagens, já que eles permitem uma melhor avaliação do alinhamento axial geral (Fig. 12). Nesse ponto do procedimento, praticamente nenhuma ponte foi queimada, e qualquer passo pode ser facilmente revertido.

Se a redução for satisfatória, os principais fragmentos devem ser fixados com parafusos de compressão passados através ou por fora da placa. Parafusos adicionais são inseridos na placa para aumentar a estabilidade (Fig. 13A e B e passo 7, Fig. 2D). O número exato de parafusos não é precisamente conhecido, mas é feita uma tentativa para se "equilibrar" a fixação com parafusos dispersos igualmente em cada lado da placa. São obtidas radiografias intra-operatórias, e os ajustes finais na fixação são realizados (Fig. 14A e B). A radiografia final deve corresponder ao planejamento pré-operatório.

A ferida é irrigada com uma solução antibiótica e fechada sobre um pequeno dreno. A pele propriamente dita é aproximada com suturas horizontais interrompidas com fio de náilon 4-0. Não deve estar presente nenhuma tensão nas margens da ferida no momento do fechamento (Fig. 15). Se um fechamento livre de tensão não puder ser obtido após a osteossíntese, eu prefiro fazer múltiplas pequenas incisões relaxantes tipo "crosta' com uma lâmina de bisturi número 10 em ambos os lados da incisão cirúrgica, o que freqüentemente permite fechamento sem tensão. Se um fechamento da ferida sem tensão não for possível, então somente a porção da ferida que pode ser fechada com tensão é realizada, e o restante da ferida é deixado aberto. O paciente pode retornar à sala de cirurgia alguns dias depois para um fechamento primário ou cobertura com retalho, se necessário.

Um curativo estéril não-adesivo é colocado sobre a ferida, seguido pela aplicação de um curativo volumoso tipo Jones. Uma tala gessada pode ser incorporada ao Jones se

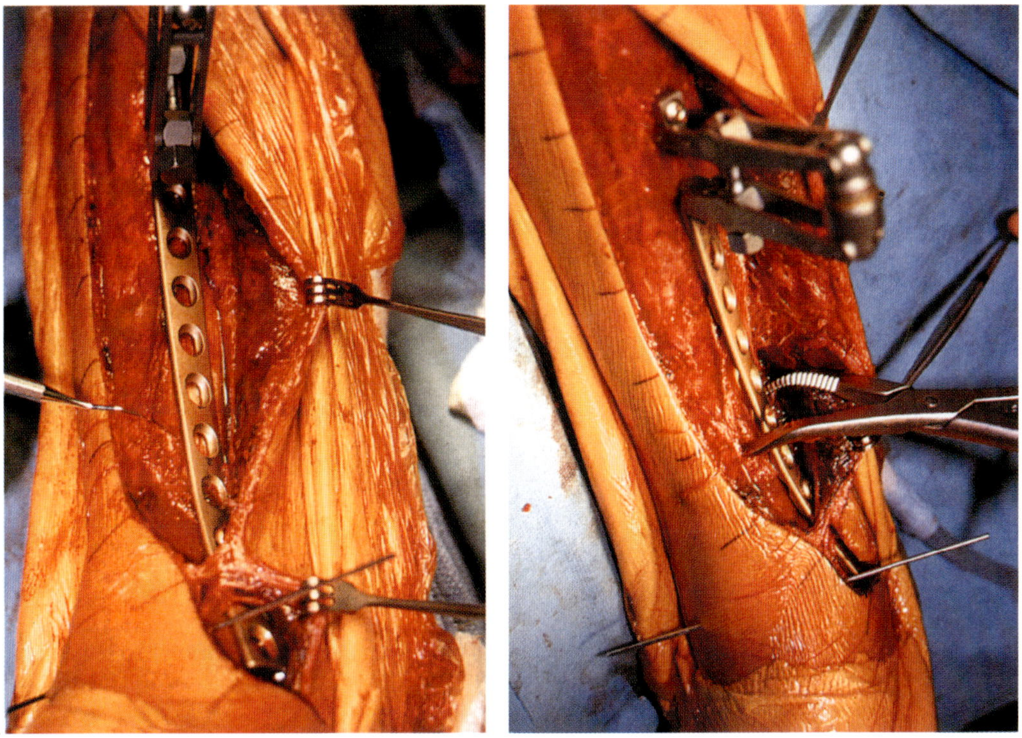

A B

Figura 11. A: Aplicação da placa de compressão dinâmica de contato limitado (LCDCP) com um único parafuso distalmente. A placa foi colocada por baixo da veia e nervo safenos. O aparelho de compressão articulado está no modo de distração, e um instrumento dentário indica a pequena quantidade de distração que está sendo realizada no sítio da fratura, que ainda não está anatomicamente reduzida. **B:** A redução é ajustada pela aplicação de uma pinça de redução, outra vez extraperiostealmente, com o aparelho de compressão articulado ainda no modo de distração. Observe também o fio de Kirschner livre no nível da articulação do tornozelo, o que é útil na identificação da localização da articulação do tornozelo durante a cirurgia.

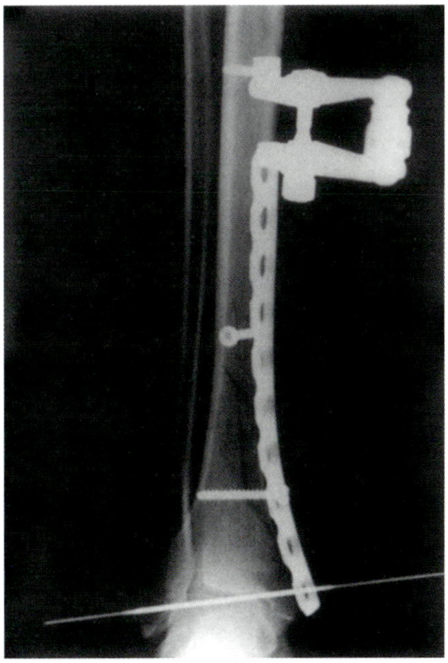

Figura 12. Radiografia intra-operatória ântero-posterior (AP) mostrando a placa tibial moldada aplicada com um único parafuso distal. O aparelho de compressão articulado agora está em compressão, e a construção é estável.

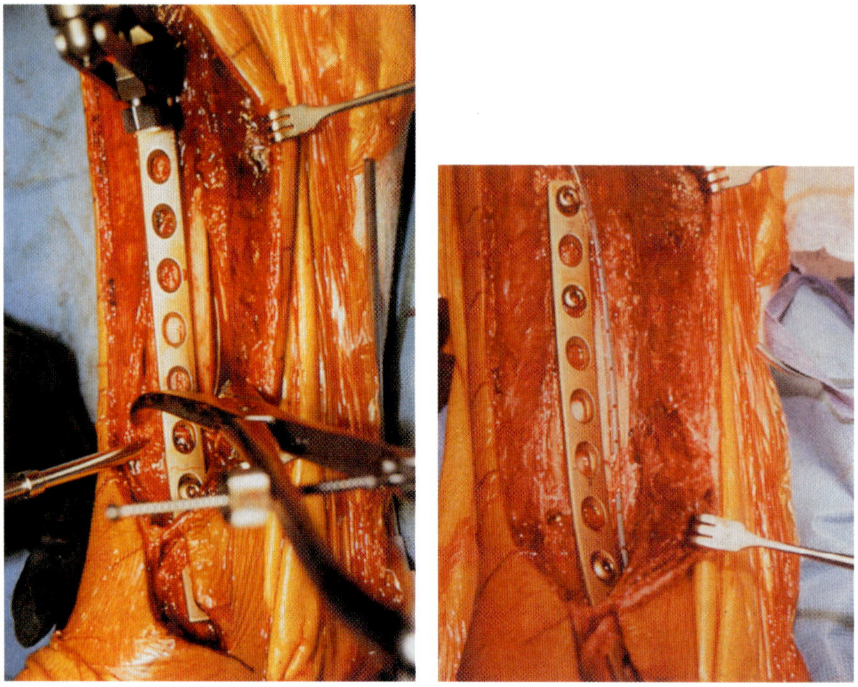

A B

Figura 13. A: Fixação adicional dos dois principais fragmentos da fratura com parafuso de compressão. Em contraste com a colocação antecipada do parafuso de compressão através da placa, baseada no planejamento pré-operatório, foi decidida durante a cirurgia a colocação desse parafuso de compressão fora da placa, que foi feita sem uma dissecção adicional dos tecidos moles. **B:** Colocação dos parafusos adicionais na placa e remoção do aparelho de compressão articulado. Observe que a placa está localizada abaixo das estruturas safenas distalmente; essas estruturas são preservadas durante todo o procedimento. Um único dreno cirúrgico é colocado em uma região adjacente à placa antes do fechamento da ferida.

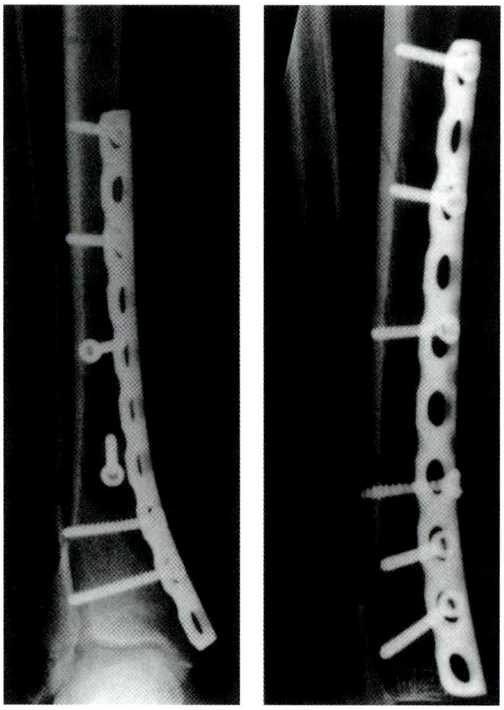

A B

Figura 14. Radiografias ântero-posterior (AP, **A**) e lateral **(B)** da osteossíntese final são feitas na conclusão do caso. Qualquer ajuste no comprimento ou na posição pode ser feito nesse momento.

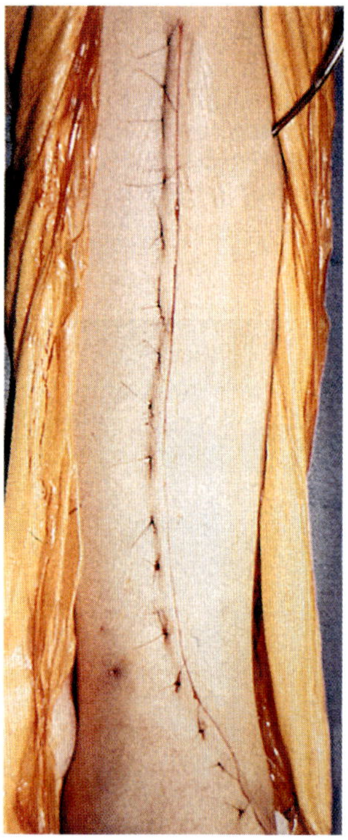

Figura 15. O fechamento da pele é realizado com suturas interrompidas horizontais com fio de náilon 4-0. Não deve estar presente nenhuma tensão na pele no momento do fechamento.

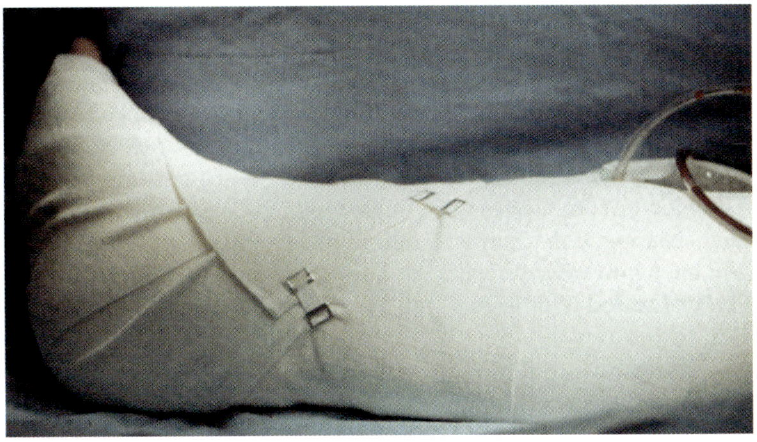

Figura 16. Um curativo volumoso para os tecidos moles é aplicado ao término da cirurgia.

desejado, particularmente se houver lesões mais distais (Fig. 16). Isso também ajuda a evitar uma deformidade em eqüino. No pós-operatório, o membro é elevado em uma férula de Bohler-Braun durante 1 a 3 dias.

As fraturas diafisárias da tíbia são freqüentemente acompanhadas por uma fratura associada da fíbula, que geralmente não necessita de reparo. Entretanto, se a fratura da tíbia for proximal ou distal, uma osteossíntese com placa pode ser realizada no momento da estabilização tibial para aumentar a estabilidade da fratura. Se houver um excessivo encurtamento causado pela fratura, pode ser útil se realizar a osteossíntese fibular antes da osteossíntese tibial. Deve ser tomado cuidado no planejamento pré-operatório para que se permitam pontes de pele satisfatórias entre as incisões para tíbia e fíbula, que devem ter um mínimo de 8 cm.

TRATAMENTO PÓS-OPERATÓRIO

O paciente é mobilizado no primeiro dia de pós-operatório com uma carga parcial (20 kg) sobre o lado afetado, se suas condições gerais permitirem.

O dreno geralmente é retirado entre os dias 2 e 4 do pós-operatório, seguido pela remoção dos curativos cirúrgicos no dia seguinte. Exercícios ativos e ativo-assistidos para a amplitude de movimentos do tornozelo, quadril e joelho são realizados. Um curativo seco leve pode ser necessário durante vários dias no caso de qualquer drenagem de ferida. Qualquer porção do regime pós-operatório pode ser realizada em um ambiente ambulatorial, dependendo da situação clínica.

O paciente é acompanhado em intervalos de 4 semanas com exames clínicos e radiografias. A carga é progredida com base no exame clínico do desconforto ou em uma sensibilidade localizada e na aparência radiológica da fratura durante o acompanhamento. Tipicamente, a carga será progredida para parcial (50 kg) em 6 a 8 semanas e para total em 8 a 12 semanas.

COMPLICAÇÕES

A principal preocupação após a redução aberta e fixação interna de uma fratura tibial é que a incisão cicatrize sem problemas. Mesmo com os cuidados mais avançados, pode haver uma mínima necrose de pele ou das margens da ferida de 1 a 2 mm, o que geralmente não necessita de nada mais que observação. Uma necrose mais extensa da pele e das margens da ferida pode necessitar de excisão cirúrgica com irrigação, desbridamento e novo fechamento da ferida, ocasionalmente com o uso de um avanço de retalho. Uma perda significativa de pele e de tecidos moles no período pós-operatório pode necessitar de uma cobertura com retalho.

Uma infecção profunda, ocorrendo nas primeiras 6 a 8 semanas após a redução aberta e fixação interna, deve ser tratada com irrigação da ferida e novo fechamento sobre drenos com ou sem um colar antibiótico se a fixação permanecer intacta e segura. Uma infecção tardia na presença de material de síntese solto irá necessitar de irrigação, desbridamento e remoção do material de síntese com fixação externa da tíbia, até que possam ser obtidas condições satisfatórias na ferida e nos tecidos moles.

O tratamento do retardo de consolidação e da pseudo-artrose de uma fratura da diáfise tibial após redução aberta e fixação interna irá depender de se o material de síntese permanece intacto ou se apresenta falhas, seja um desprendimento ou uma quebra. Se a fixação permanecer intacta e as condições dos tecidos moles forem satisfatórias, o retardo da consolidação ou a pseudo-artrose podem ser tratados com enxerto ósseo e manutenção de uma carga parcial protegida. Se a fixação interna demonstra sinais de falha, será necessário se remover o material e repetir a fixação interna com a adição de enxerto ósseo e um período adicional de deambulação com carga parcial protegida.

CASO ILUSTRATIVO PARA A TÉCNICA

Um homem de 31 anos de idade sofreu uma fratura isolada do terço distal da tíbia em uma briga doméstica. O paciente só procurou atendimento médico 24 horas após a lesão. Nesse momento, o exame revelou uma extremidade inferior dolorosa e edemaciada, mas com os pulsos distais intactos. Os compartimentos da extremidade estavam normais, e uma leve deformidade em rotação externa da extremidade foi observada, juntamente com um pequeno encurtamento. Por causa do edema, a extremidade foi inicialmente imobilizada em um curativo volumoso tipo Robert-Jones com o apoio de uma tala gessada posterior, e a extremidade foi elevada durante 10 dias, sem que o paciente ficasse internado. O exame subseqüente revelou uma resolução satisfatória do edema dos tecidos moles, apesar de persistir a presença de uma equimose pós-traumática.

A osteossíntese foi planejada do modo apresentado anteriormente. O planejamento e o procedimento ocorreram conforme foi ilustrado, e as radiografias de acompanhamento apresentadas aqui são de 12 semanas após o procedimento, período em que o paciente já fazia uma carga total sobre o membro há 4 semanas (Fig. 17A e B). Além disso, seus tecidos moles e a ferida são mostrados com sua aparência após 12 semanas (Fig. 18). O material de síntese implantado tipicamente será removido em aproximadamente 18 meses após a consolidação da fratura.

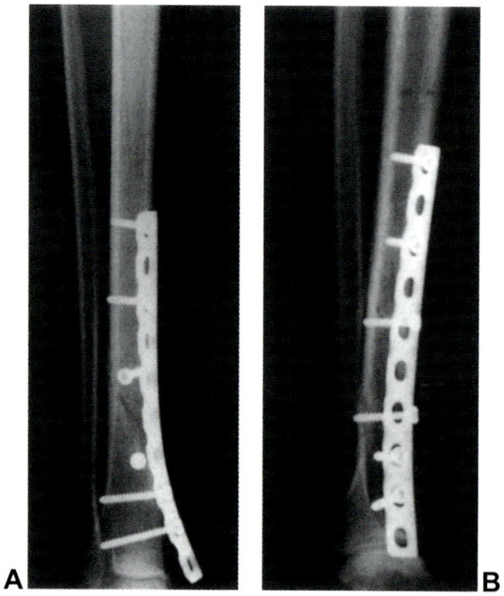

Figura 17. Radiografias ântero-posterior (AP, **A**) e lateral **(B)** da osteossíntese após 12 semanas. Nesse momento, o paciente já fazia carga total sobre o membro durante 4 semanas.

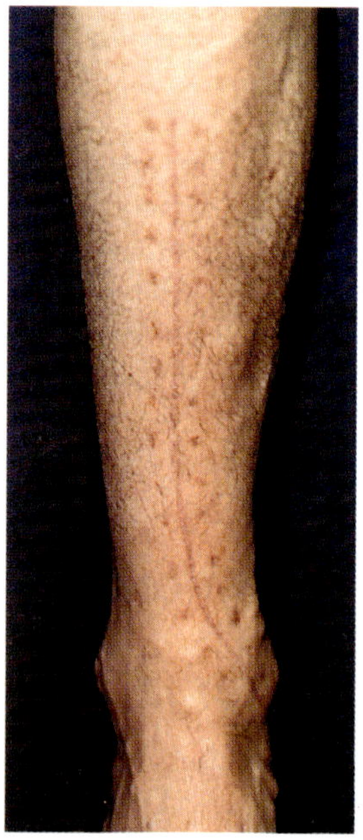

Figura 18. Aparência da cicatriz cirúrgica na pele do paciente e dos tecidos moles após 12 semanas.

LEITURA RECOMENDADA

1. Mast, J, Jakob, R., Ganz, R.: *Planning and Reduction Technique in Fracture Surgery.* Springer-Verlag, Berlin, 1989.
2. Muller, M.R., Allgower, M., Schneider, R., Willenegger, H.: *Manual of Internal Fixation,* 2nd ed. Springer- Verlag, New York, 1979.
3. Oestern, H.J., Tscherne, H.: Pathophysiology and classification of soft tissue injuries associated with fractures. In Tscherne, H., Gotzen, L. (eds): *Fractures with Soft Tissue Injuries.* Springer-Verlag, Berlin 1984.
4. Perren, S.M.: Physical and biological aspects of fracture healing with special reference to internal fixation. *Clin. Orthop.,* 138:175-196, 1979.
5. Ruedi, T., von Huchstetter, A., Schlumpf, R.: *Surgical Approaches for Internal Fixation.* Springer-Verlag, Berlin 1984.
6. Ruedi, T., Webb, JK, Allgower, M.: Experience with the dynamic compression plate (DCP) in 418 recent fractures of the tibial shaft. *Injury,* 7:252-265, 1976.

26

Fraturas da Diáfise Tibial: Fixação com Haste Intramedular após Fresagem

Robert A. Winquist

Fraturas da diáfise tibial estão associadas com mais complicações do que qualquer outra lesão dos ossos longos. O tratamento conservador com imobilização gessada, ao mesmo tempo que minimiza os riscos de infecção, geralmente resulta em um encurtamento inaceitável, rotação inadequada ou angulação. O tratamento cirúrgico, apesar de melhorar o alinhamento e a função, está associado com altos índices de infecção e pseudo-artrose. A osteossíntese com placa nas fraturas da diáfise tibial abertas ou fechadas causadas por mecanismos de alta energia apresenta os maiores índices de complicação, particularmente infecção. Alternativamente, a estabilização com um fixador externo, apesar de diminuir o índice de infecção, está associada a uma má aceitação por parte do paciente, cirurgias repetidas e angulação após a remoção do fixador. Em um esforço para melhorar o resultado geral, muitos especialistas recomendam o uso de hastes bloqueáveis estáticas para as fraturas da tíbia desviadas instáveis fechadas ou abertas.

Existem diversas variáveis na definição das fraturas tibiais. As classificações mais valiosas atualmente são a Gustilo Classification for Soft-Tissues Injuries e a OTA Classification for Long Bones Fractures (Fig. 1).

Não existe um consenso entre os especialistas se a tíbia deve de ser minimamente fresada ou se não deve ser fresada durante a colocação da haste. As vantagens da fresagem intramedular incluem a colocação de hastes e parafusos maiores, que melhoram o alinhamento e diminuem os índices de falhas dos materiais. As desvantagens incluem aumento da perda vascular endóstea (que comumente se recupera em 6 a 12 semanas), aumento do risco de infecção, risco de necrose térmica do osso e um índice aumentado de síndrome de compartimento. A despeito desses riscos, o uso de hastes com fresagem está se tornando o tratamento de escolha para fraturas tibiais fechadas e instáveis. Nas fraturas expostas dos graus I, II e IIIA de Gustilo, o método de tratamento predominante é a utilização de uma haste intramedular bloqueada estaticamente com mínima fresagem (Figs. 2-4). Nas fraturas graus IIIB e IIIC, o tratamento se dá através do uso de hastes intramedulares com bloqueio estático sem fresagem ou com o uso de um fixador externo.

R. A. Winquist, M.D.: Orthopedic Physician Associates, Seattle, Washington 98104.

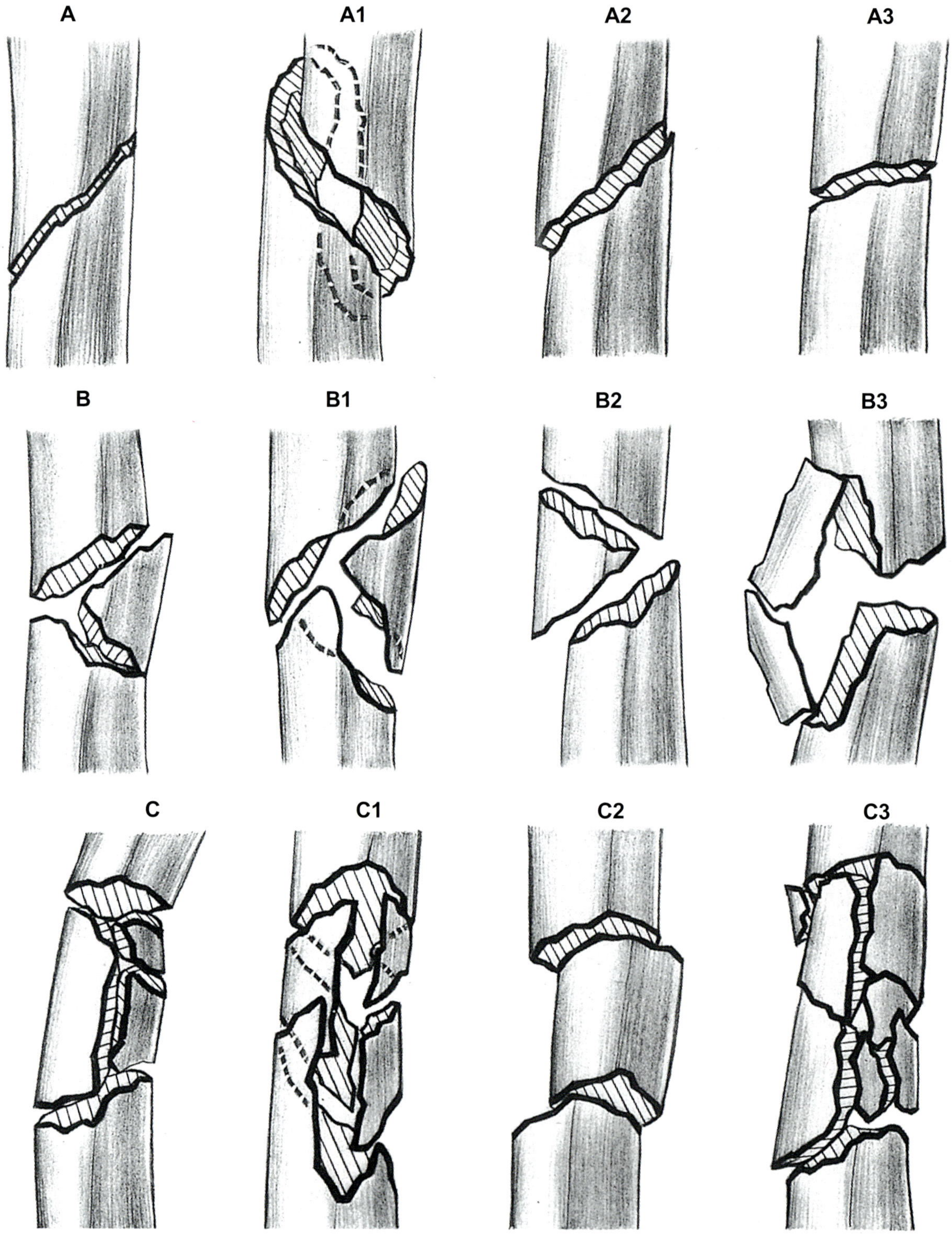

Figura 1. Classificação da OTA para fraturas dos ossos longos.

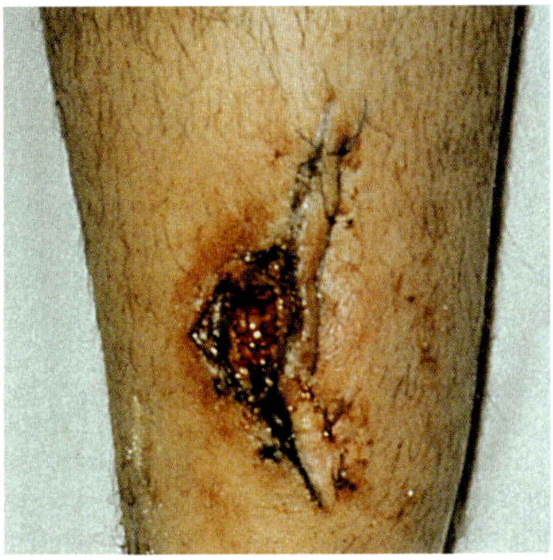

Figura 2. Ferimento na pele em uma fratura aberta grau IIIA.

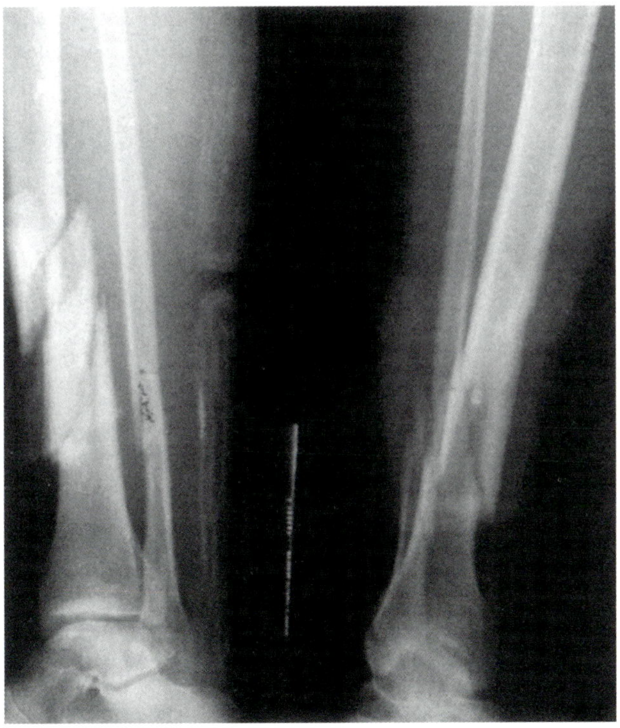

Figura 3. Radiografias ântero-posterior (AP) e lateral de uma fratura instável, aberta e cominutiva grau IIIA.

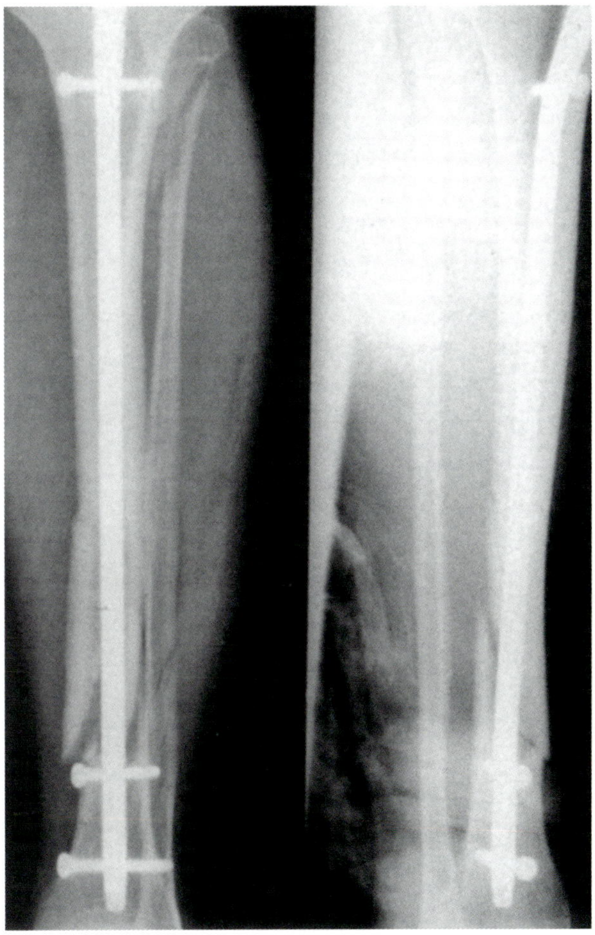

Figura 4. Radiografias pós-operatórias em incidências ântero-posterior (AP) e lateral com uma haste bloqueada de modo estático com mínima fresagem.

INDICAÇÕES/ CONTRA-INDICAÇÕES

A estabilização da tíbia está indicada em pacientes com lesões múltiplas; uma fratura ipsilateral do fêmur, tornozelo ou pé; uma lesão vascular; uma síndrome compartimental e fraturas bilaterais. Fraturas localizadas nos dois terços médios da tíbia, que são tratáveis através do uso de haste, incluem as fraturas transversas, oblíquas curtas, espirais, cominutivas e segmentares (Figs. 5-8). As indicações para a fixação com haste podem se estender proximalmente e distalmente, particularmente nas fraturas segmentares. As fraturas instáveis com alto grau de lesão de tecidos moles, sejam fechadas ou abertas, necessitam de estabilização cirúrgica. Um posicionamento inaceitável após redução fechada e imobilização com gesso também é uma indicação para o uso de haste. Fraturas com encurtamento de mais de 1,5 a 2,0 cm e uma angulação de mais de 5 graus em varo ou valgo e 10 graus de angulação anterior ou posterior podem ser candidatas. Fraturas tibiais com a fíbula intacta somente devem ser estabilizadas se houver um desvio ou angulação da fratura tibial (Figs. 9 e 10). Se a fratura possuir um padrão com desvio pequeno ou sem desvio ou é uma fratura espiral, o tratamento conservador é satisfatório. Quase todas as fraturas abertas necessitam de estabilização para permitir um melhor tratamento dos tecidos moles.

As contra-indicações para o uso das hastes incluem pacientes imaturos com fise e apófise do tubérculo tibial abertas. O dano à apófise pode levar a uma hiperextensão nesse grupo. A radiografia lateral deve ser cuidadosamente inspecionada, e os pacientes com canais medulares muito pequenos podem apresentar riscos para fixação com haste (Fig. 11). Se o tratamento escolhido for o de fixação com haste, uma haste de Ender de pequeno diâmetro pode ser colocada, ou será importante se ter fresas de 5 mm de diâmetro para iniciar o processo de fresagem de modo cuidadoso para não queimar o osso. Não deve ser utilizado um torniquete para a fresagem em nenhum paciente durante a fixação com haste. Outra contra-indicação é infecção. A fixação com haste na presença de infecção no sítio da ferida possui um alto risco de osteomielite crônica e diminuição nos índices de consolidação. Esses pacientes são mais bem tratados com o desbridamento e uso de fixadores externos.

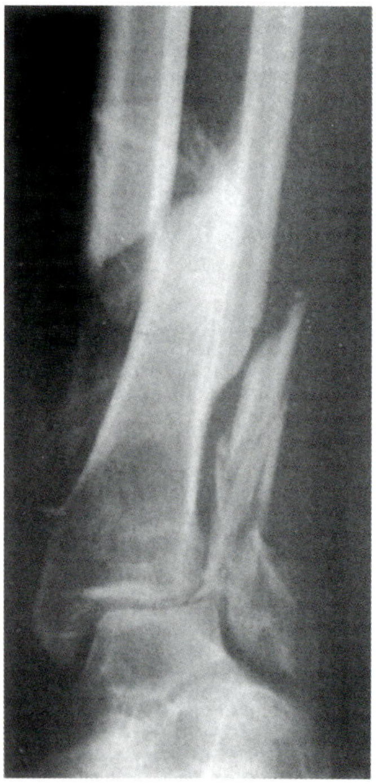

Figura 5. Radiografia ântero-posterior (AP) de uma fratura grau I e aberta da extremidade distal da tíbia com fratura do tornozelo.

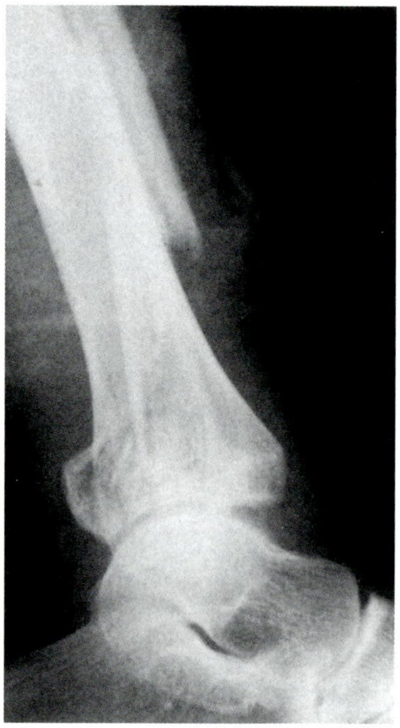

Figura 6. Radiografia lateral demonstrando uma fratura maleolar posterior.

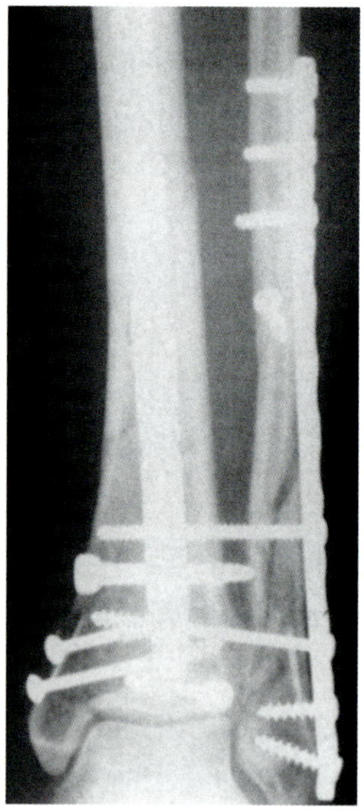

Figura 7. Radiografia ântero-posterior (AP) pós-operatória demonstrando a colocação de parafusos de compressão para a fratura do tornozelo e uma haste bloqueada para a fratura tibial.

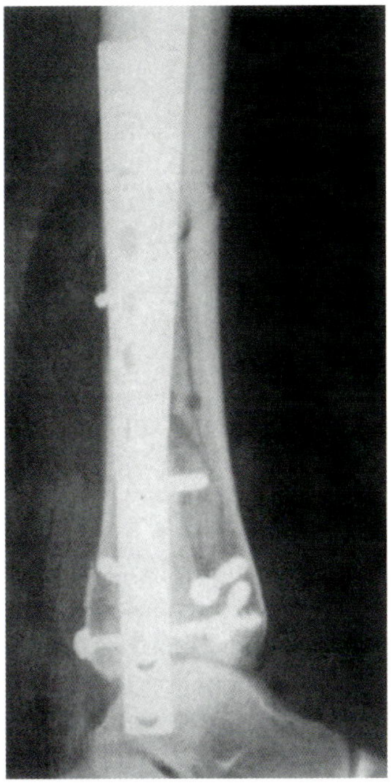

Figura 8. Radiografia lateral demonstrando a redução do maléolo posterior.

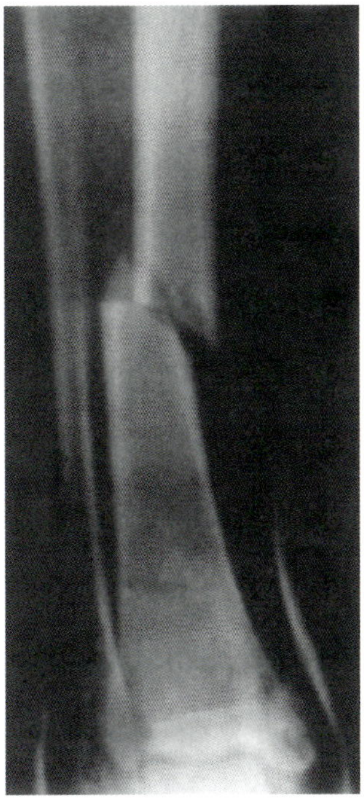

Figura 9. Fratura tibial com fíbula intacta. A angulação em valgo com translação indica mecanismo de tratamento cirúrgico.

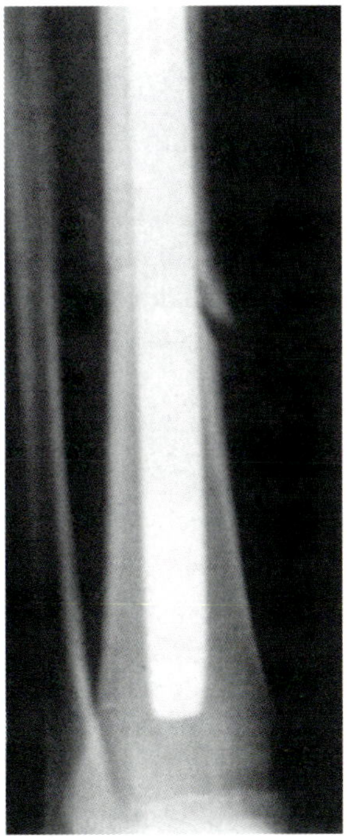

Figura 10. Radiografia ântero-posterior (AP) com haste intramedular não-bloqueada em uma fratura estável.

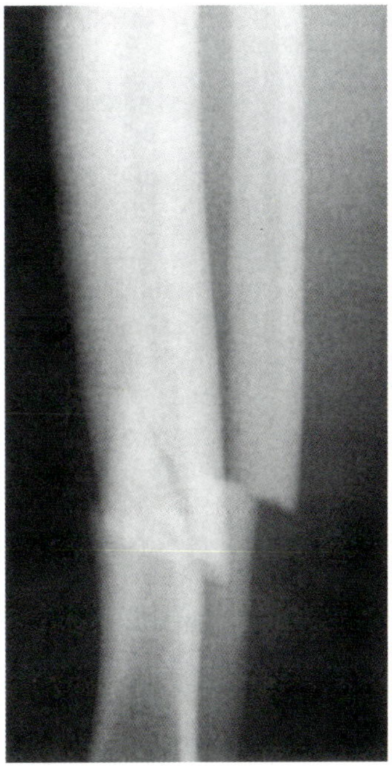

Figura 11. Radiografia lateral demonstrando um canal medular extremamente pequeno. A fresagem deve ser evitada ou realizada com fresas muito pequenas, começando com 5 mm.

PLANEJAMENTO PRÉ-OPERATÓRIO

Um cuidadoso exame físico do paciente é necessário para a identificação de outras lesões. O exame para comprometimento neurovascular é importante. O grau de edema e a presença de qualquer bolha relacionada à fratura, sejam serosas ou sanguinolentas, devem ser registrados. A palpação do compartimento no sítio da fratura é importante para determinar a rigidez do compartimento. A movimentação ativa dos dedos do pé, bem como dor com distensão passiva e hipoestesia, devem ser observadas. Se houver qualquer dúvida sobre uma síndrome de compartimento, medidas da pressão são valiosas. Não parece necessário adiar a cirurgia em pacientes com uma síndrome compartimental iminente. A fixação intramedular com haste somente causa um aumento transitório na pressão, que deve retornar ao normal rapidamente. Com um monitoramento cuidadoso, qualquer paciente que desenvolva uma síndrome de compartimento antes ou depois da cirurgia ainda necessitará de uma liberação dos compartimentos e da estabilização da fratura com haste intramedular. Se a estabilização da tíbia for adiada, o desbridamento das feridas abertas ainda é necessário. Os pacientes tanto com fraturas fechadas como com fraturas abertas devem ser imobilizados em uma tala de gesso longa durante o intervalo entre a lesão e a fixação intramedular.

Pacientes com fraturas fechadas devem receber cefalosporina durante as 24 horas que precedem o procedimento de fixação. Pacientes com fraturas expostas devem ser tratados com cefalosporinas ou, nas fraturas contaminadas, com cefalosporinas e aminoglicosídeos durante 48 horas.

Uma radiografia pré-operatória com incidência ântero-posterior (AP) e lateral da extremidade fraturada, incluindo na radiografia tanto o joelho como o tornozelo, é importante na definição da fratura e da geometria da tíbia e da lesão. A radiografia lateral deve ser cuidadosamente inspecionada e o tamanho do canal medular medido. Um ossímetro é utilizado para medir a tíbia e estabelecer o comprimento e o diâmetro da haste que será utilizada. Características positivas do *design* da haste incluem orifícios de interbloqueio estático e dinâmico, orifícios oblíquos para as fraturas proximais, orifícios distais agrupados para as fraturas distais e canulação para uma fácil colocação sobre um fio-guia, bem como para a sua remoção, em caso de quebra da haste.

CIRURGIA

Anestesia

A anestesia geral é a preferida para a fixação intramedular com haste. Se anestesia espinhal for utilizada, ela deve ser de curta duração, pois a avaliação do estado neurológico e do nível de dor é muito importante depois da cirurgia. Uma anestesia epidural contínua deve ser evitada no tratamento das fraturas tibiais. Apesar de ser benéfica para o paciente sob o ponto de vista do alívio da dor, ela torna difícil o monitoramento dos compartimentos.

Redução da Fratura

A redução e a fixação tibial com haste podem ser conseguidas com o uso de uma mesa ortopédica, um acolchoamento estéril sob o joelho ou um distrator. Um acolchoamento colocado sob o joelho é a técnica mais simples e é particularmente útil para as fraturas expostas que necessitam de desbridamento e de uma nova preparação antes de se realizar a fixação com a haste (Figs. 12 e 13). O joelho é flexionado sobre um coxim radiolucente, o que permite o acesso à tíbia proximal, bem como a visualização do ponto inicial. A desvantagem desse método de tratamento é a dificuldade de obtenção e de manutenção do comprimento da fratura, além do controle da angulação e da rotação. Também é difícil para o assistente segurar a perna de um modo perfeitamente imóvel durante o bloqueio distal. O acolchoamento sob o joelho é mais vantajoso para padrões estáveis de fratura.

Uma mesa ortopédica possui uma preparação mais complexa porém é mais eficiente na manutenção do comprimento e da rotação. Com a mesa ortopédica, o joelho é flexionado em 90 graus sobre um poste, que é colocado proximalmente à fossa poplítea para evitar a compressão dos vasos e do nervo peroneal (Fig. 14). Uma faixa é passada ao redor da perna para evitar a rotação externa da extremidade. Uma mesa ortopédica é mais vantajosa para pacientes com lesões fe-

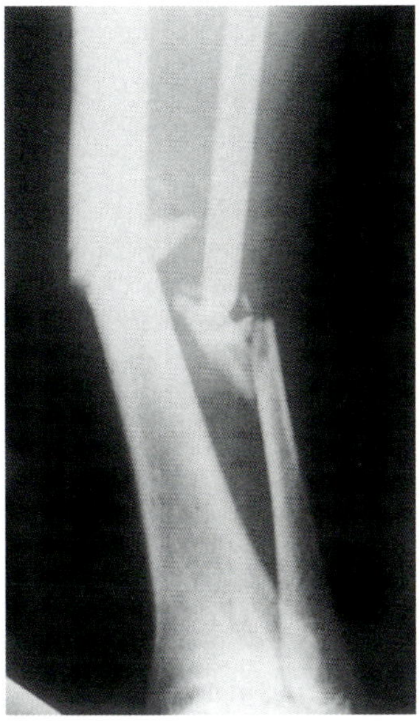

Figura 12. Radiografia ântero-posterior (AP) de uma fratura aberta grau II com fratura tibial e fibular no mesmo nível.

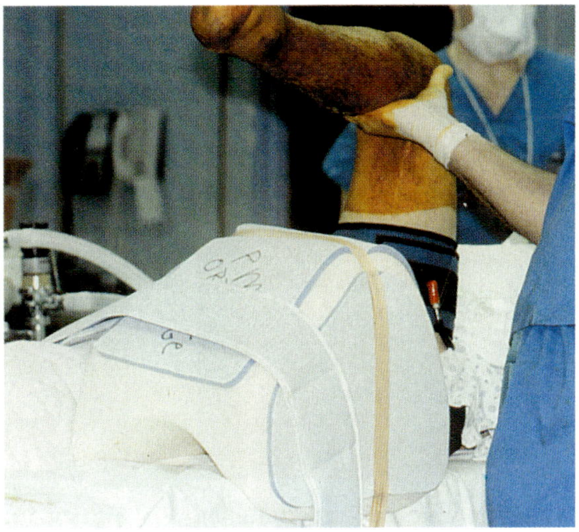

Figura 13. Imobilizador de espuma utilizado como um coxim de apoio sob o joelho.

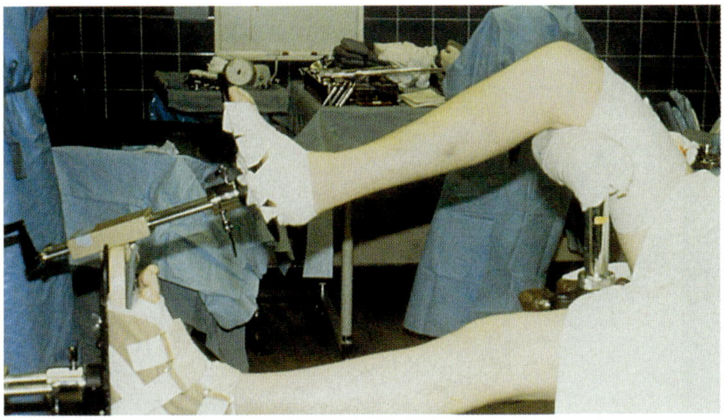

Figura 14. Mesa ortopédica com o joelho flexionado em 90 graus e o poste peroneal posicionado de encontro à coxa, ao invés de estar colocado na fossa poplítea.

chadas isoladas da tíbia e é mais difícil de ser utilizada em pacientes com traumas múltiplos e em fraturas expostas.

Um distrator pode ser utilizado com um pino passado proximalmente na tíbia posterior e distalmente imediatamente acima da articulação do tornozelo. Nas fraturas agudas, uma estrutura unilateral geralmente é adequada. Depois de um período entre 10 dias a 2 semanas, se torna mais difícil se recuperar o comprimento, e uma estrutura unilateral pode levar à angulação. Portanto, pinos tibiais proximais e distais passados de lado a lado são utilizados com uma estrutura bilateral com uma distração medial e lateral simultânea. Em comparação com o acolchoamento sob o joelho, esse método leva mais tempo e é mais complexo, mas promove um bom alinhamento e estabilidade durante a fixação com a haste e o bloqueio.

Incisão no Ponto Inicial

A articulação é palpada e marcada no nível do joelho. A incisão é iniciada na linha articular e se estende proximalmente (Fig. 15). Não há necessidade de que a incisão prossiga distalmente até o tubérculo da tíbia. Para as fraturas da diáfise média ou abaixo dessa região, a incisão e ponto inicial é medial ao tendão patelar. A articulação é palpada, e a furadeira é inserida no local em que a

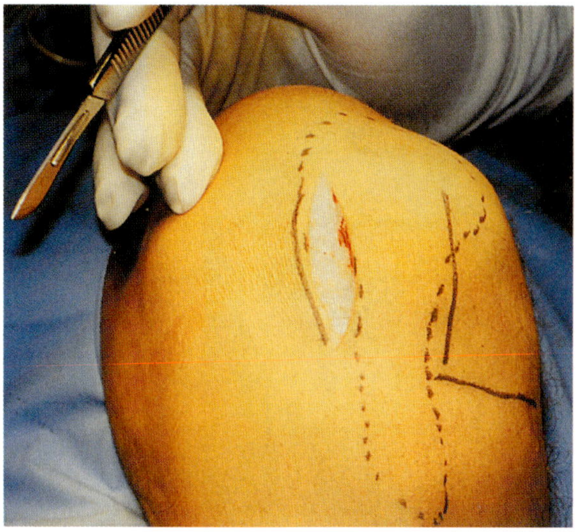

Figura 15. Marcações na pele com a patela e o tendão patelar delineados. Observe uma marca horizontal na linha articular lateral e uma marca longitudinal na margem lateral do tendão patelar, com uma incisão medial feita sobre a margem medial do tendão patelar. A incisão se inicia na linha articular e prossegue proximalmente.

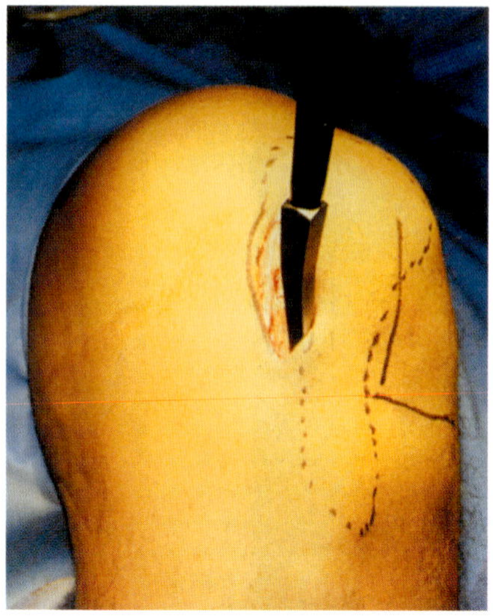

Figura 16. Uma furadeira pontiaguda é inserida na incisão.

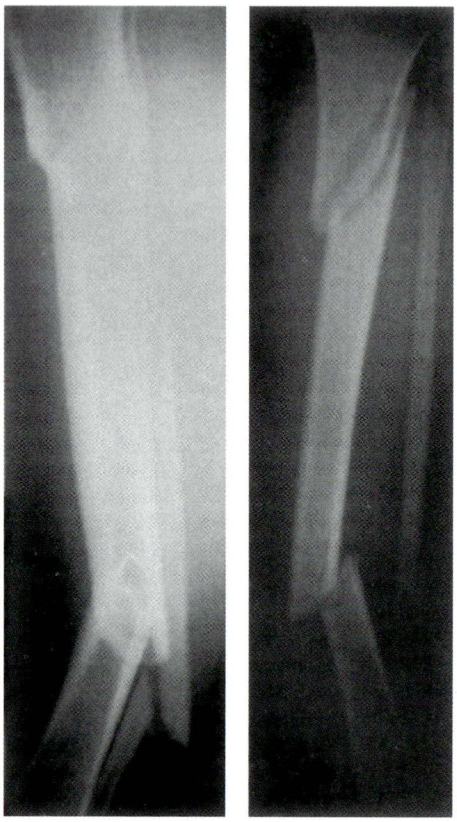

A B

Figura 17. A, B: Fratura segmentar da tíbia.

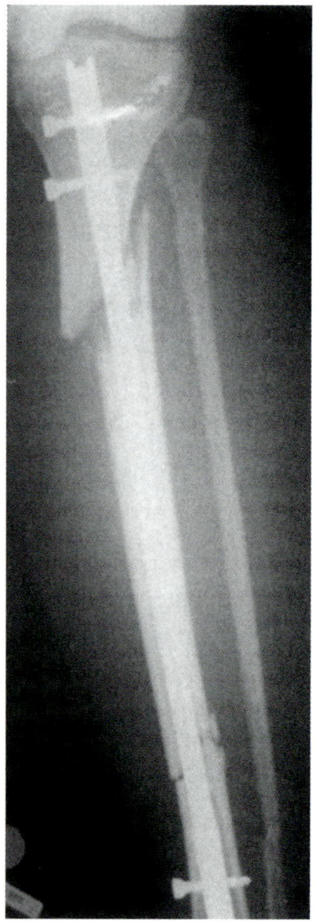

Figura 18. Desalinhamento do componente proximal da fratura segmentar porque o ponto inicial da cirurgia foi posicionado em uma região muito medial.

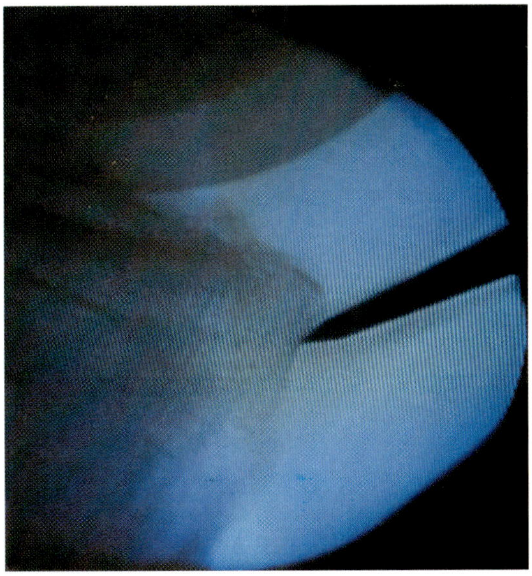

Figura 19. Radiografia lateral com a furadeira posicionada ligeiramente inferior ao ponto inicial correto.

tíbia anterior alcança a articulação (Fig. 16). É importante manter-se fora da articulação, porque a parte posterior da furadeira pode entrar em contato com o côndilo femoral. É igualmente importante não penetrar a tuberosidade da tíbia, já que isso leva a uma angulação do ponto inicial mais oblíqua no plano anterior-posterior, gerando um maior risco de penetração da cortical posterior com a haste. Nas fraturas proximais, a incisão e o ponto inicial se localizam lateralmente ao tendão patelar (Figs. 17 e 18). É importante se utilizar uma furadeira tibial pontiaguda e curva e que se cheque sua posição nos planos AP e lateral com o intensificador de imagens antes da confecção do portal. Na radiografia lateral, a ponta da furadeira deve ser inferior à linha articular (Fig. 19). Na radiografia em AP, ele deve estar em linha com o eixo longo da tíbia (Fig. 20). Nas fraturas proximais, é útil se manter um pouco mais lateralmente e se passar a haste sempre em contato com a cortical lateral, para ajudar a evitar tanto uma translação como uma angulação. A haste sem fresagem da Synthes (Synthes, Paoli, PA) possui um problema particular com as fraturas proximais por causa de sua curva longa e distal, que pode levar a uma translação e a uma angulação no sítio da fratura (Fig. 21). Nas fraturas proximais, algumas vezes é necessária a estabilização temporária com uma pinça ou com uma pequena placa.

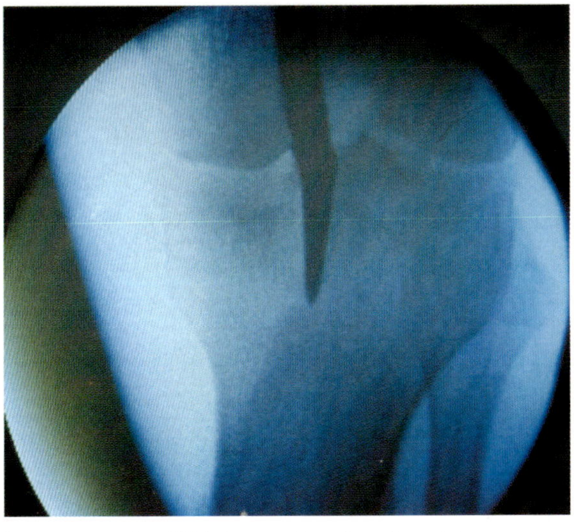

Figura 20. Radiografia ântero-posterior (AP) demonstrando a furadeira em uma posição ligeiramente medial.

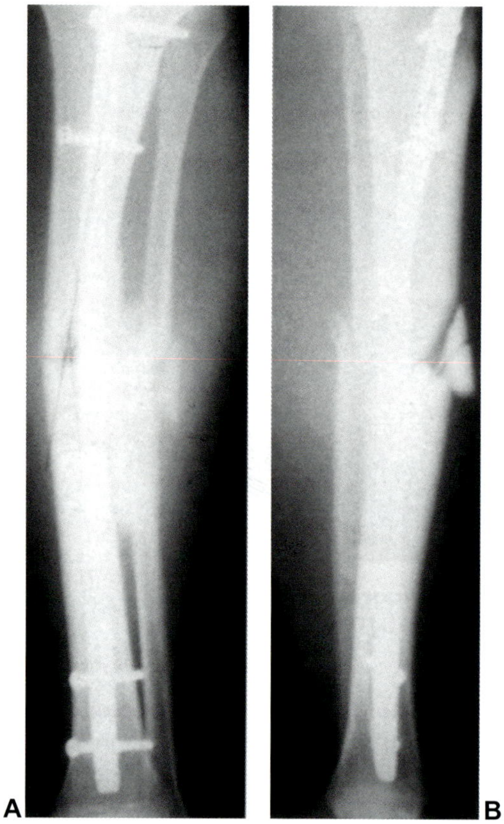

Figura 21. A, B: Radiografias pós-operatórias de uma fratura cominutiva da tíbia proximal tratada com haste intramedular AO. A longa curva de Herzog com alguma rotação externa da haste criou uma deformidade.

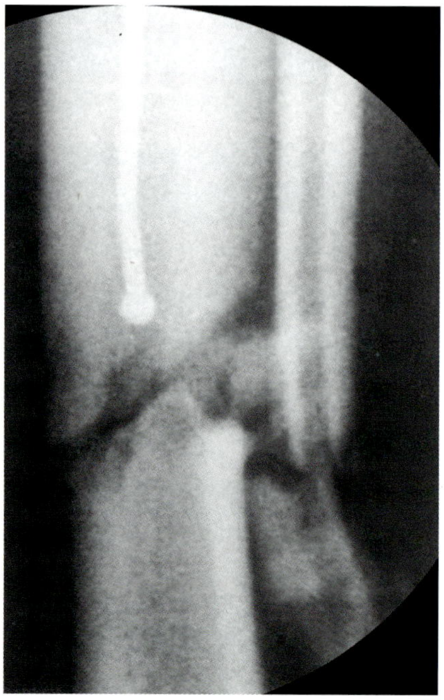

Figura 22. Ponta em bulbo do fio-guia se aproximando do foco de fratura.

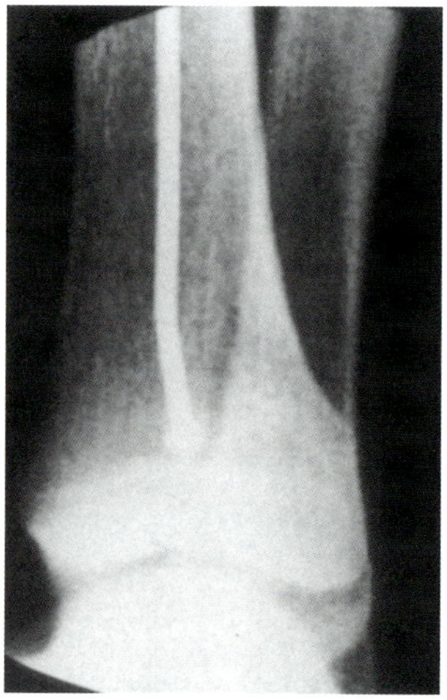

Figura 23. Ponta do globo do fio-guia passando para baixo até atingir o osso subcondral.

Fio-Guia com a Ponta em Bulbo

Um fio-guia com a ponta em bulbo é inserido pelo canal. É útil se fazer uma pequena curvatura no fio-guia a 2 cm de sua ponta. Isso geralmente facilita a passagem do fio através do foco da fratura. Uma manopla em T, que é utilizada para controlar o fio-guia com ponta em bulbo, é colocada na porção média guia. A ponta do fio é inicialmente direcionada posteriormente para entrar na tíbia e depois imediatamente é virada anteriormente e passada pelo foco da fratura, evitando a penetração da cortical posterior proximalmente ou uma saída pela parte posterior do foco da fratura. O fio-guia é avançado até o foco da fratura e, sob o uso de um intensificador de imagens em dois planos, o fio é passado na direção do fragmento distal (Fig. 22). Ele é impactado no osso subcondral acima do tornozelo para a estabilização da ponta em bulbo e para ajudar na determinação do comprimento (Fig. 23). Um segundo fio com ponta em bulbo, de tamanho idêntico, é colocado na linha articular, e uma grande régua é utilizada para determinar o comprimento da haste. Outro método para determinar o comprimento da haste é através da medida da tíbia externamente com uma régua grande, com marcas visíveis, e confirmar esta medida com o uso do intensificador de imagens.

Fresagem

A fresagem é uma etapa crítica da técnica cirúrgica e deve ser bem feita de modo a evitar complicações (Figs. 24 e 25). A fresagem deve ser feita com fresas de extremidade cortante que dissipem o calor e a pressão. Para evitar o dano aos tecidos moles ao redor da incisão, um protetor de pele deve ser utilizado. O torniquete deve ser evitado. Devido ao risco de necrose causada pelo calor que aumenta durante a fresagem, ela deve ser realizada com um torque baixo com fresas cortantes que dissipem o calor (Fig. 26). O cirurgião deve iniciar com uma fresa de pequeno diâmetro e aumentar em intervalos de meio milímetro até que se atinja um contato com a cortical. Para as fraturas fechadas, existe a necessidade de fresagem de somente um milímetro a mais do

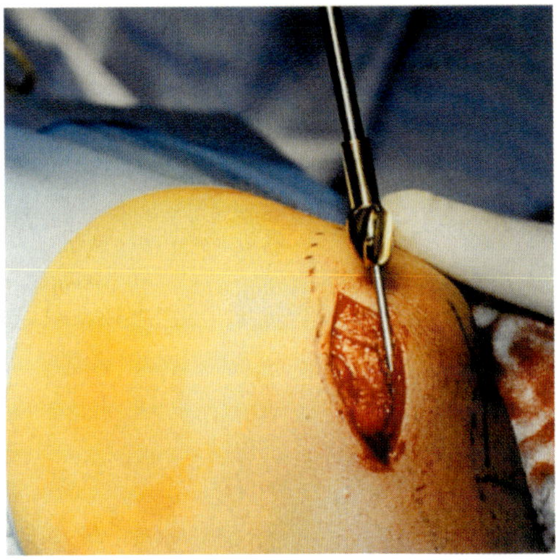

Figura 24. Fresador passado sobre fio-guia com ponta em bulbo.

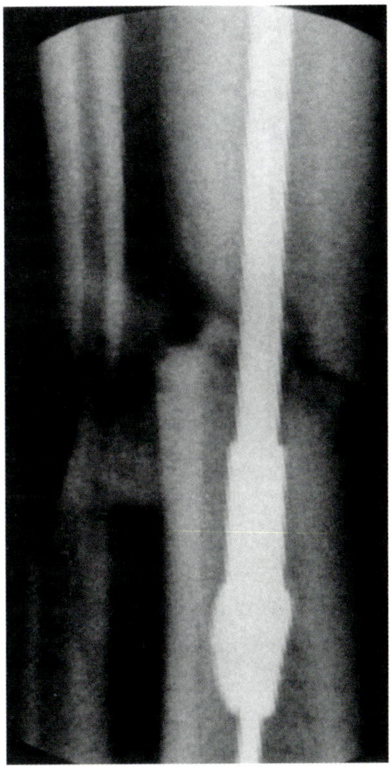

Figura 25. Fresador passado através da dilatação metafisária. Mínima fresagem em fraturas abertas grau I.

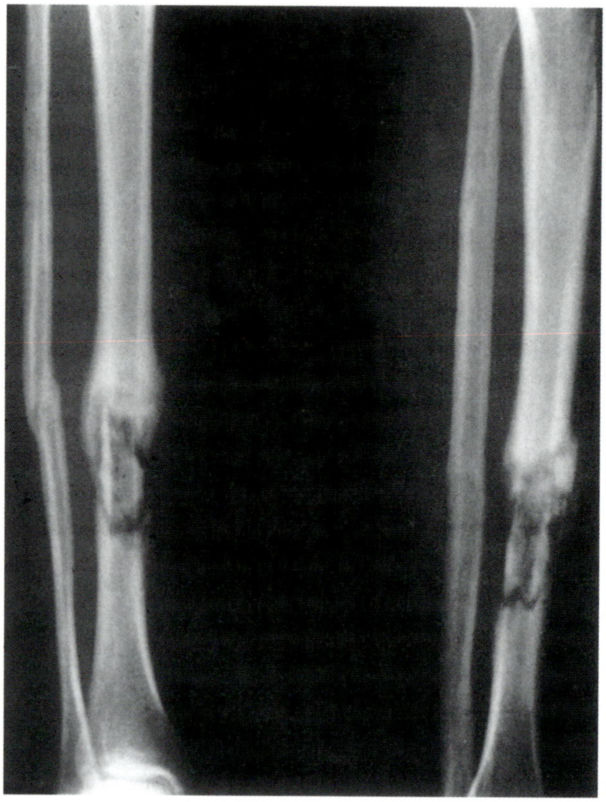

Figura 26. Necrose da tíbia causada pelo calor.

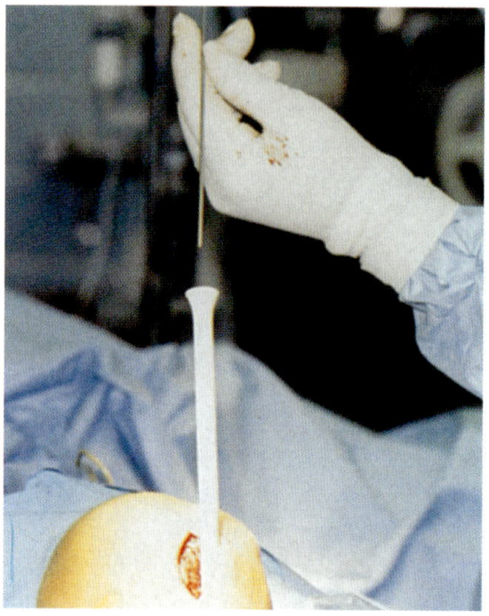

Figura 27. Tubo de troca com a guia direcionada da haste.

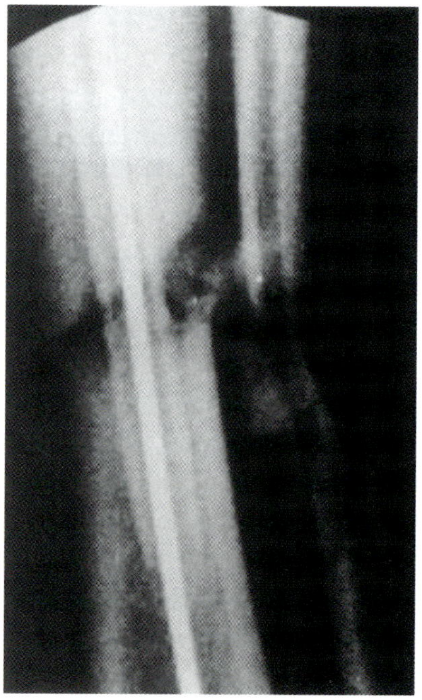

Figura 28. A radiografia demonstra o tubo de troca cruzando o foco da fratura.

que o diâmetro do canal medular. A fratura deve ser reduzida durante a passagem da fresa (auxiliado pelo fio-guia com a ponta em bulbo). Se o diâmetro do canal permitir, existe um benefício mecânico quando se coloca uma haste que tenha 10 mm de diâmetro ou mais. Não se deve realizar uma fresagem excessiva para se atingir esse objetivo, particularmente nas fraturas expostas. Se necessário, uma haste de 8 ou 9 mm pode ser utilizada. Entretanto, com as hastes menores, o tratamento pós-operatório do paciente deve ser modificado. O paciente deve ser mantido sem fazer carga sobre o membro até que haja evidências de consolidação, e, se a consolidação for lenta, deve ser considerada a dinamização ou a troca da haste. Vários investigadores sugeriram que a fresagem pode aumentar a possibilidade de síndrome do compartimento. Na conclusão da frezagem, os compartimentos devem ser palpados, e, se houver qualquer preocupação, a pressão do compartimento pode ser novamente medida e durante as 48 horas seguintes.

Tubo de Troca

Antes da inserção da haste, um tubo de troca plástico é passado sobre o fio-guia com a ponta em bulbo e através do sítio da fratura (Figs. 27 e 28). Uma vez que o fio-guia é removido, um fio-guia sem ponta em bulbo é inserido e o tubo plástico é removido. A haste é passada sobre esse fio-guia. Como a redução pode ser mantida com esse guia, é importante se utilizar hastes canuladas. Raramente o sítio da fratura deve ser aberto para a passagem da haste. Hastes sólidas não oferecem vantagens mecânicas nem diminuem o risco de infecção quando comparadas com as hastes canuladas. Entretanto, em minha experiência, as hastes sólidas tornam a passagem da haste menos previsível e a remoção de uma haste quebrada extremamente difícil.

Inserção da Haste

Insira a haste sobre o fio-guia. É importante se empurrar anteriormente a extremidade proximal da haste para minimizar uma penetração da cortical posterior (Fig. 29). Controle com imagem lateral deve ser utilizado durante a passagem da haste no terço superior da tíbia. Conforme a haste se aproxima da fratura, esta deve estar alinhada em dois planos (Fig. 30). A haste deve ser inserida com uma leve rotação externa. Se for permitida uma rotação interna da haste, o interbloqueio terá que ser feito proximalmente e distalmente na cortical póstero-medial, o que é muito mais difícil do que se esse bloqueio fosse feito na superfície plana da tíbia. Portanto, para fazer

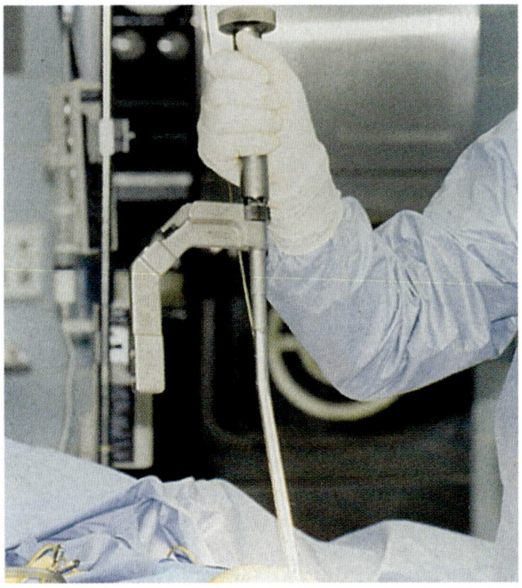

Figura 29. Haste inserida na tíbia proximal com a mão puxando a haste posteriormente, para empurrar a ponta da haste anteriormente.

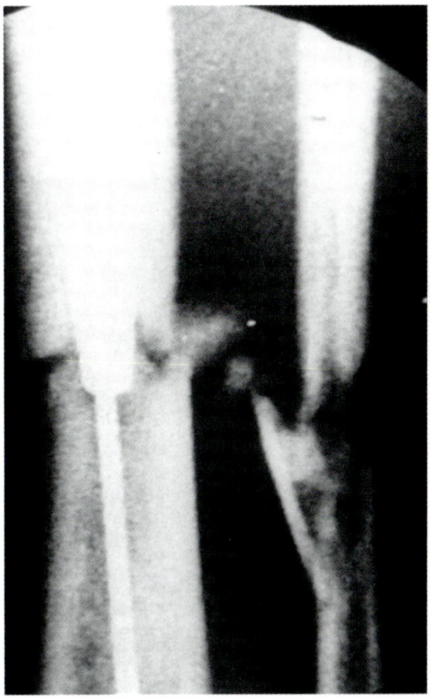

Figura 30. Haste cruzando o foco da fratura.

com que a passagem da haste seja um processo mais fácil, a haste deve ser rodada externamente em cerca de 10 graus em relação ao eixo longo da tíbia.

Conforme a haste cruza o foco da fratura, é importante evitar que ocorra distração ao nível do foco. Uma fresagem adicional de 1 mm é útil. Em padrões estáveis de fratura, a tração deve ser liberada quando a ponta da haste passar 1 cm além da fratura. Esse procedimento deve permitir impactação e evitar a distração. Uma contrapressão distal pode ser necessária conforme a haste passa pela fratura, para evitar a distração. Como as hastes tibiais são pequenas e os diâmetros dos parafusos são pequenos, a aplicação de um parafuso distal com a técnica do *back-slap* possui o risco de uma fadiga precoce do parafuso de bloqueio distal. Conforme a haste é passada pela tíbia, é importante se reavaliar a precisão de seu comprimento. A tíbia deve ser inspecionada proximalmente e distalmente. Se a haste estiver muito curta ou muito longa, ela deve ser removida e substituída por uma outra haste. Nas fraturas distais, a haste deve atingir o osso subcondral. A haste não deve ficar embutida a mais do que 2 a 3 cm da superfície da tíbia proximal, se não uma extração da haste se tornará extremamente difícil. As hastes da Howmedica e da Zimmer possuem extensores de haste, que podem ser benéficas quando se fazem pequenos ajustes no comprimento.

Inserção dos Parafusos Proximais

Equipamentos direcionadores que se prendam à haste intramedular são muito bem-sucedidos no auxílio da colocação dos parafusos de bloqueio da tíbia proximal (Fig. 31). Os parafusos passados da região anterior para a posterior têm um leve risco de lesão para as estruturas vasculares e, se possível, devem ser evitados (Fig. 32). Parafusos oblíquos para as fraturas proximais são mais seguros. Somente um parafuso proximal é necessário para fraturas na diáfise média ou abaixo dessa região (Fig. 33). Para fraturas proximais, são necessários dois parafusos na extremidade proximal da haste. Para fraturas transversais ou oblíquas curtas estáveis da tíbia, o uso de uma fenda dinâmica na extremidade proximal da haste é benéfico para permitir a impactação da fratura. Se houver qualquer sinal de cominução ou um componente em espiral da fratura, a haste deve ser bloqueada de modo estático.

Inserção do Parafuso Distal

Eu prefiro utilizar a técnica da mão livre para a inserção do parafuso distal, porque nenhuma das guias é constantemente útil. Para as fraturas da metade da tíbia em uma região mais proximal, somente um único parafuso distal é necessário, enquanto nas fraturas distais devem ser utilizados dois parafusos. É possível se utilizar um parafuso passado da posição medial para a lateral e um

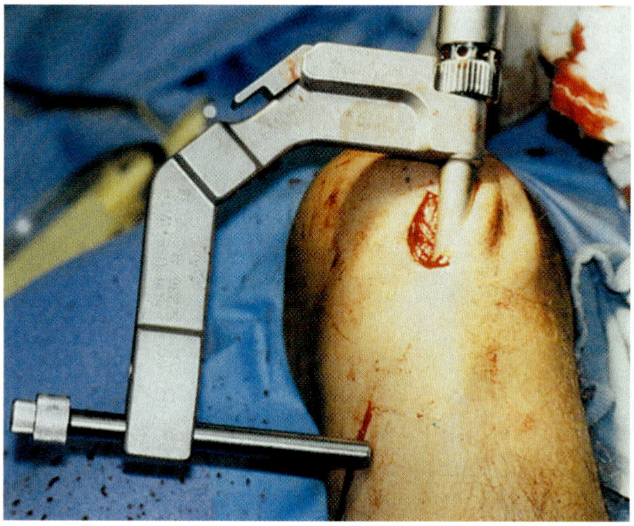

Figura 31. Gabarito para o posicionamento proximal correto.

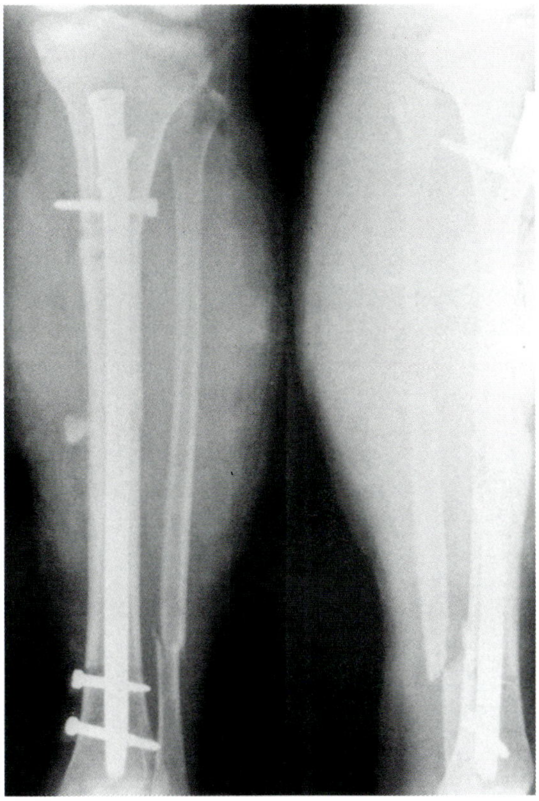

Figura 32. Parafuso passado da posição anterior para a posterior com risco de lesão vascular.

outro da posição anterior para a posterior, mas o último parafuso requer atenção ao tendão tibial anterior e às estruturas vasculares posteriores.

Deve ser enfatizado que a haste deve estar rodada externamente em 10 graus para permitir o seu direcionamento sobre uma superfície plana. A técnica da mão livre requer, primeiro, o direcionamento da incisão da pele. O intensificador de imagens é alinhado com a haste e inclinado e rodado até que um orifício perfeitamente redondo seja visualizado. É melhor se utilizar um intensifica-

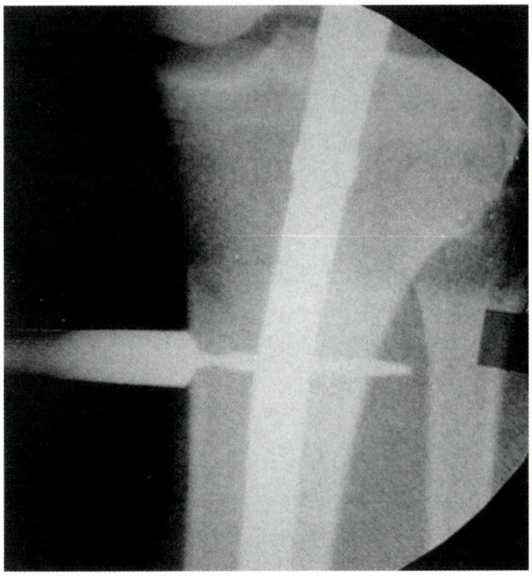

Figura 33. Medidor de profundidade para determinar o comprimento do parafuso.

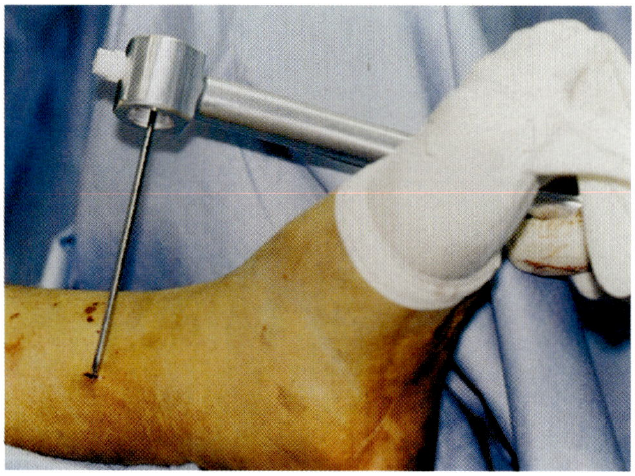

Figura 34. Trocar pontiagudo para marcar a incisão da pele.

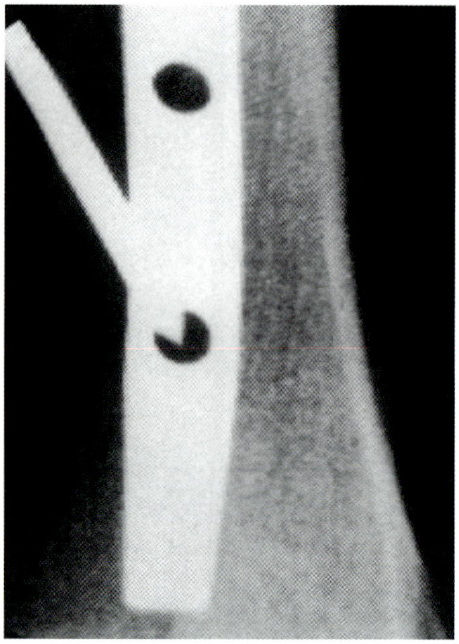

Figura 35. Trocar no centro do orifício de interbloqueio.

dor que possa ampliar o orifício 2 vezes mais do que o tamanho normal. Também é útil se afastar a ampola do intensificador de imagens da tíbia para aumentar o espaço de trabalho e ajudar na ampliação do orifício. A extremidade pontiaguda de um trocar é colocada sobre a pele até que esteja centralizada sobre o orifício (Fig. 34). Uma incisão de 1 cm é feita diretamente sobre o orifício e sobre a face medial da tíbia. Como a veia safena está muito próximo da área demarcada, sua laceração é possível. O guia é novamente colocado sobre o osso até que esteja centralizado no orifício (Fig. 35). Ele é trazido até o eixo longitudinal e checado pela fluoroscopia para se assegurar de que

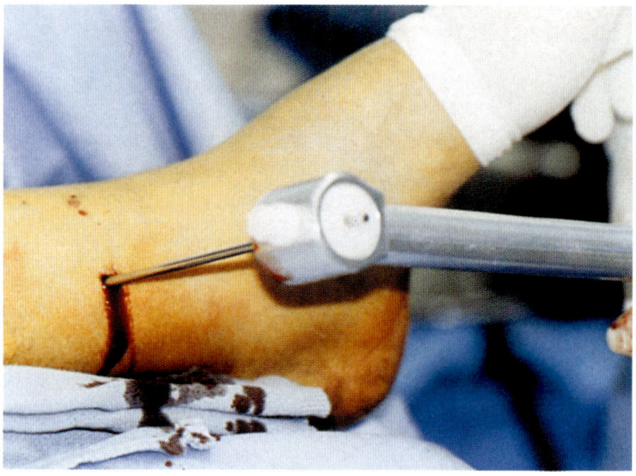

Figura 36. Trocar posicionado no eixo do orifício.

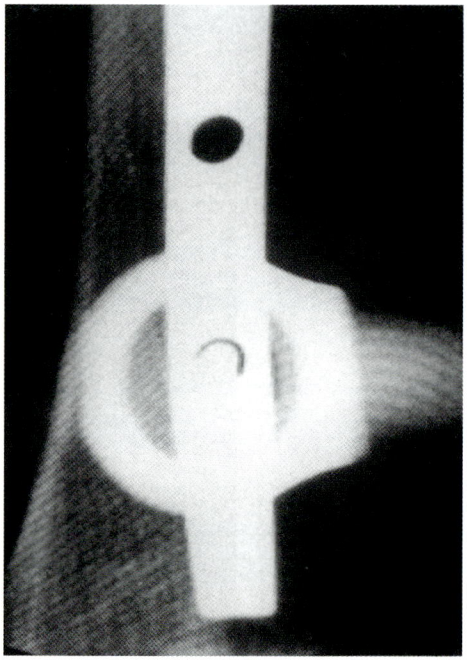

Figura 37. Utilização de fluoroscopia para certificação de que o trocar está centralizado.

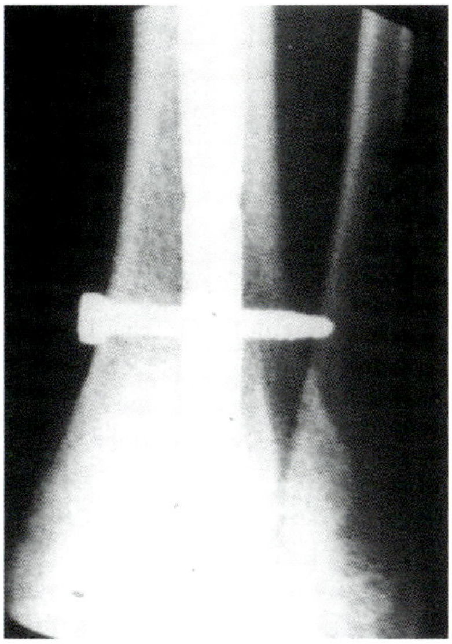

Figura 38. Parafuso, 5 mm, em caso de futura quebra.

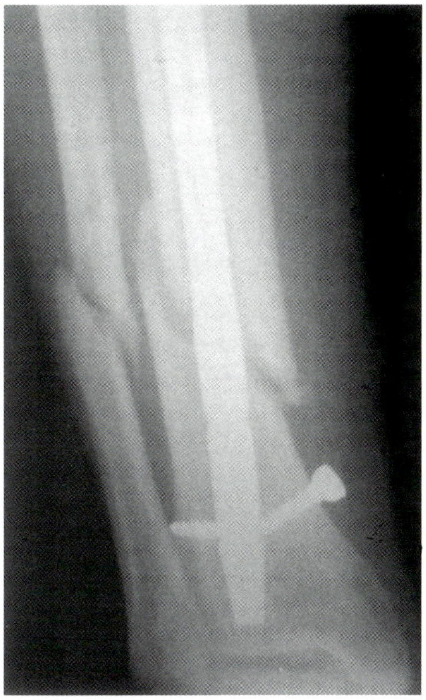

Figura 39. Parafuso quebrado.

o guia esteja centralizado em todos os planos (Fig. 36); um halo deve ser evidente ao redor do guia (Fig. 37). A extremidade pontiaguda é então passada na direção da tíbia com um martelete e em seguida é removida. Uma broca é colocada a mão livre através do orifício e através da haste. A incidência em AP é checada e a tíbia lateral é perfurada e medida para a colocação do parafuso. É importante se utilizar um parafuso que seja 5 mm maior, já que isso torna sua remoção mais fácil em caso de quebra (Fig. 38). O parafuso deve ficar protruso através da cortical; se o parafuso não estiver proeminente, será muito difícil sua retirada se houver uma quebra (Fig. 39). Uma radiografia lateral deve ser novamente checada, para que haja a certeza absoluta de que o parafuso está posicionado na haste e que não se moveu anteriormente ou posteriormente (Fig. 40).

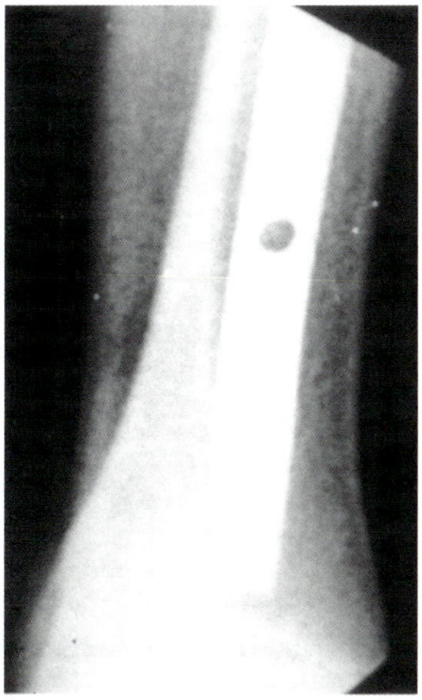

Figura 40. Radiografia lateral, para se assegurar de que o parafuso distal está centralizado no orifício.

Fechamento da Ferida

Um anestésico de longa duração é injetado em todas as feridas. As feridas são então irrigadas e fechadas. Se necessário, o paciente é checado para avaliação de aumento da pressão compartimental. Fraturas dos graus I, II e IIIA são mantidas abertas e fechadas em um segundo tempo cirúrgico. Fraturas do grau IIIB são agendadas para retornar à sala de cirurgia para repetição do desbridamento e cobertura com retalhos.

TRATAMENTO PÓS-OPERATÓRIO

Uma tala gessada posterior é colocada no paciente com o tornozelo mantido em posição neutra ou em ligeira dorsiflexão para prevenir a instalação de uma deformidade em eqüino. O paciente permanece imobilizado até que o edema diminua. Isso pode levar de 1 a 6 semanas. Se o gesso for removido de modo precoce, o paciente tende a se sentir mais desconfortável, e o pé cai em posição eqüina. Em um paciente confiável com um padrão estável de fratura e um parafuso de bloqueio dinâmico, carga parcial sobre os dedos do pé é desejável, com um carregamento progressivo durante as primeiras 4 semanas. Em um padrão instável ou em um paciente não-confiável, é recomendado o não-carregamento do membro durante as primeiras 6 a 8 semanas. Um leve edema da perna pode ser controlado com o uso de uma meia elástica espessa. Nas fraturas expostas, o monitoramento contínuo da ferida é necessário, e a freqüência é ditada pela gravidade da ferida. A primeira visita ao consultório no pós-operatório acontece entre 1 a 2 semanas, para mudança da imobilização e inspeção de todas as feridas. Depois dessa visita, o paciente é avaliado mensalmente, com a realização de radiografias em AP e lateral até que a fratura tenha consolidado. Se houver qualquer dúvida sobre a consolidação depois de 2 a 4 meses, radiografias oblíquas podem ser necessárias para avaliar melhor a consolidação. A carga geralmente é iniciada aos 2 meses, e o calo ósseo é evidente. Além de procurar pelo calo, também é importante procurar por parafusos ou hastes quebradas. Essas significam instabilidade, necessitando de uma mudança no tratamento. Se o parafuso estiver quebrado em uma fratura com padrão bastante estável, isso pode levar à consolidação, e nenhum outro tipo de tratamento será necessário. Se a quebra do parafuso ocorre em um padrão de fratura instável, o resultado será um encurtamento, bem como uma grande possibilidade de pseudo-artrose. O tratamento deve ser alterado nessa população de pacientes.

A consolidação da tíbia é lenta, e os pacientes devem ser informados sobre a duração do processo. Eles raramente apresentam expectativas realistas devido à falta de um conhecimento real. Uma dor em joelho no pós-operatório é quase universal e em geral cede após um período de 4 a 6 meses. A fisioterapia é necessária para o treinamento da marcha e exercícios para o quadríceps com levantamentos da perna estendida e movimentação ativa para amplitude de movimentos do tornozelo. Exercícios passivos para amplitude de movimentos do joelho somente aumentam a dor patelofemoral. A maioria dos pacientes necessita de um suporte externo durante 2 a 4 meses. A deambulação sem suporte aumenta gradualmente entre o quarto e o sexto mês após a lesão, com uma diminuição gradual da claudicação. O retorno a atividades atléticas como corrida geralmente necessita de 6 a 12 meses. A recuperação completa necessita de um mínimo de 1,5 a 2 anos. Os pacientes podem retornar às suas atividades de acordo com seus níveis de conforto. Em geral, eles devem retornar lentamente, pois esses pacientes apresentam osteoporose e enfraquecimento do osso devido ao desuso. Ciclismo e natação são formas suaves de exercícios para obter fortalecimento e hipertrofia muscular antes que o paciente volte a praticar atividades físicas mais difíceis.

COMPLICAÇÕES

Retardo de Consolidação/Pseudo-Artrose

Retardo de consolidação e a pseudo-artrose da tíbia são comuns. Esse fato está relacionado ao envelope de tecidos moles ao redor da tíbia, que é deficiente e que fica ainda mais comprometido pela lesão. Falhas do implante também são comuns. Portanto, um monitoramento pós-operatório cuidadoso é importante, e procedimento cirúrgicos adicionais são esperados nas fraturas graves.

A dinamização é uma excelente escolha para o tratamento de fraturas que apresentem uma consolidação lenta após 2 a 3 meses e que apresentem padrões estáveis de fratura que não levem a um encurtamento excessivo ou rotação. Se o calo não for evidente em 2 a 3 meses nesse grupo, a remoção dos parafusos na extremidade da haste mais distante da fratura é benéfica. Enxerto ósseo é utilizado em pacientes com defeito ósseo. Esse enxerto é mais eficiente quando realizado após um período de espera. Entre 6 a 8 semanas parece ser um tempo ideal. Como essas fraturas são instáveis e irão encurtar, a haste estática deve ser mantida em seu lugar. A troca da haste também pode ser utilizada nesses pacientes. Sua indicação ideal é para pacientes que inicialmente foram estabilizados com hastes e parafusos de pequeno diâmetro. Entre 2 a 3 meses após a lesão, quando os tecidos moles já estão bem cicatrizados, uma troca da haste é realizada, com substituição da haste inicial por uma haste de maior diâmetro, podendo ou não ser bloqueada estaticamente, dependendo do padrão da fratura.

Falha do Material de Síntese

Uma falha do parafuso ocorre em 10% a 40% das hastes tibiais bloqueadas estaticamente. Parafusos mais fracos são os com menores diâmetros e aqueles feitos de titânio. Se a falha do parafuso ocorre em uma fratura com padrão estável, não existe a necessidade de cirurgia, e a fratura deve consolidar. Em um padrão de fratura instável, incluindo fraturas distais, a quebra do parafuso freqüentemente é o primeiro estágio, antes da quebra da haste. Nesses pacientes, os parafusos quebrados devem ser removidos, e hastes maiores devem ser inseridas, com parafusos maiores, tanto de modo estático como dinâmico. A quebra da haste ocorre em 5% a 10% das fraturas. Essa quebra geralmente ocorre após 3 a 4 meses. As hastes quebradas devem ser trocadas. Nas hastes canuladas com diâmetros maiores, um gancho pode ser utilizado para sua remoção. Nas hastes canuladas de menor diâmetro, um fio-guia com ponta em bulbo com uma haste guia lisa a seu lado pode ser utilizada para a remoção do fragmento distal. Nas hastes sólidas, a remoção do fragmento distal é extremamente difícil, e devo advertir contra a inserção de hastes sólidas no fêmur ou na tíbia.

Infecção

A infecção após a fixação com hastes deve ser subclassificada em infecções aguda e crônica. Nas infecções agudas, que ocorrem dentro da primeira semana após a cirurgia, desbridamento e drenagem são o tratamento de escolha. A haste pode ser mantida, e o paciente é tratado com um regime de antibióticos parenterais durante 6 semanas. Se a infecção for controlada, a haste é mantida e o paciente deve evoluir para consolidação. Se a consolidação for lenta, um enxerto ósseo póstero-lateral pode ser necessário.

Se a infecção for crônica, geralmente é devido a um seqüestro segmentar. Nesses pacientes, a haste freqüentemente deve ser removida e um segmento da tíbia removido para erradicação da infecção. Esses pacientes são colocados em fixadores externos e necessitam de enxertia com osso esponjoso para tratamento de pequenos defeitos e de transporte segmentar para defeitos maiores. Antibióticos são novamente necessários e devem ser administrados por via parenteral durante pelo menos 6 semanas.

Síndrome de Compartimento

As síndromes de compartimento são sempre um diagnóstico difícil. Elas geralmente ocorrem dentro das primeiras 48 horas após a lesão, mas podem ser observadas de modo tardio em até 5 dias após a lesão. O exame físico freqüente em um paciente consciente representa a técnica diagnóstica mais confiável, e as medidas de pressão são particularmente benéficas para avaliar se existe alguma tendência a aumento da pressão. Em instituições com capacidade de monitoramento freqüente, a pressão do compartimento pode aumentar até 30 mm Hg da pressão diastólica antes que uma liberação de compartimento seja feita. Em situações nas quais a cobertura não é boa à noite ou nos fins de semana, a liberação do compartimento em casos com uma pressão inferior e com achados iniciais indicativos de síndrome de compartimento é aconselhável. Uma fasciotomia dos quatro compartimentos pode ser realizada através de uma única incisão lateral ou através de uma incisão lateral e outra póstero-medial. A incisão póstero-medial é particularmente importante para casos com lesões mais distais.

CASO ILUSTRATIVO PARA A TÉCNICA

Esse homem de 38 anos de idade foi envolvido em um acidente de esqui. Ele sofreu uma fratura oblíqua alta da metáfise tibial e uma fratura oblíqua da tíbia distal na junção dos terços médio e distal (Fig. 41). A fratura distal foi aberta do grau IIIA de Gustilo, que não necessitou de retalho. A lesão foi tratada com desbridamento primário da fratura aberta e estabilização temporária com uso de fixador externo e com fixação primária com placa e parafusos da fratura proximal (Fig. 42). A ferida cicatrizou e o edema dos tecidos moles diminuiu. Cinco semanas depois da lesão, o fixador externo foi removido, e se esperou por 1 semana para que se realizasse a fixação da tíbia com haste, em uma tentativa de se prevenir o aparecimento de infecções. A placa proximal foi então removida, e as fraturas proximal e distal foram fixadas com o uso de uma haste metafisária-diafisária (MD) sem interbloqueio distal. Nesse momento, acreditava-se que o encurtamento e a rotação não seriam problema. A fratura proximal, entretanto, foi estabilizada com dois parafusos proximais que foram colocados em uma posição muito alta na tíbia, sendo essa a posição ideal para essa fratura (Fig. 43). Ambas as fraturas apresentaram uma excelente consolidação sem infecção, e o paciente apresentava uma amplitude de movimentos completa no tornozelo e joelho com um mínimo de dor na tíbia. Outra opção de tratamento é através da fixação primária com haste no dia da lesão. A redução apropriada da fratura proximal sempre é difícil, e a fixação com haste após fresagem *versus* a fixação com haste sem fresagem das fraturas abertas da tíbia distal permanece um assunto controverso.

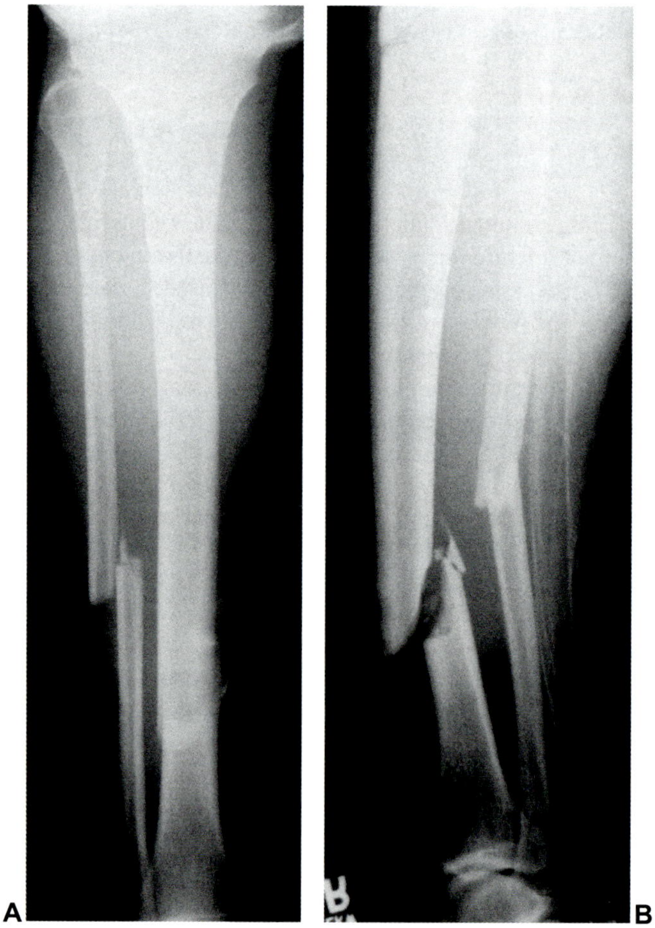

Figura 41. A, B: Radiografias ântero-posterior (AP) e lateral da tíbia no dia da lesão. As imagens demonstram o desvio da fratura distal, representando uma lesão dos tecidos moles e uma fratura oblíqua proximal bastante alta e ligeiramente oblíqua.

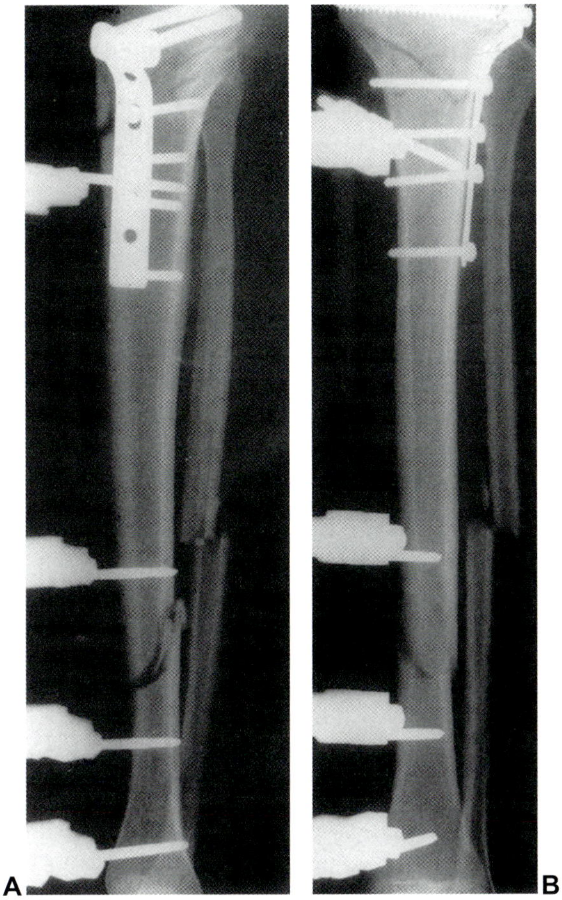

Figura 42. A, B: Radiografias ântero-posterior (AP) e lateral do pós-operatório no dia da lesão. Uma placa T tibial proximal está na posição com um fixador externo para a fratura distal aberta.

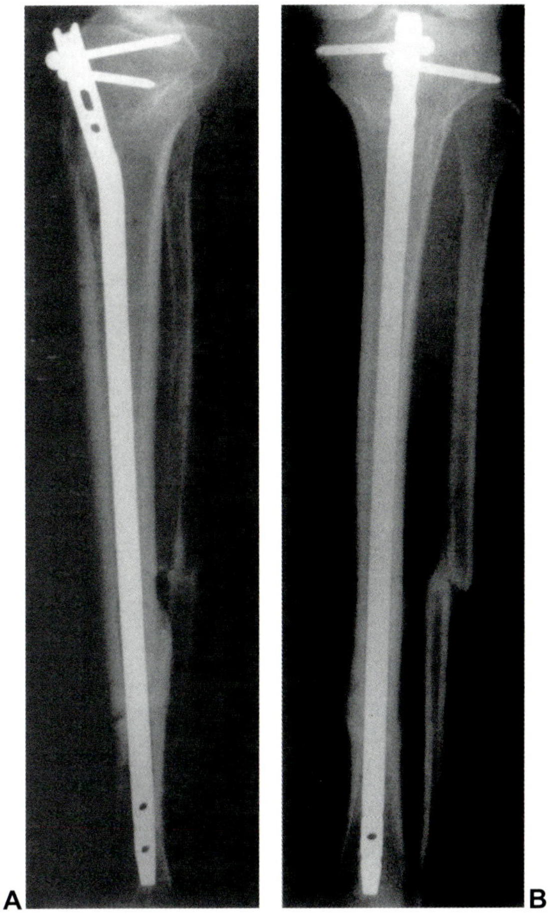

Figura 43. A, B: Seis meses após a lesão, observamos uma consolidação completa na radiografia ântero-posterior (AP) e uma consolidação parcial na radiografia lateral. A haste estabilizou ambas as fraturas.

LEITURA RECOMENDADA

1. Blick, S.S., Brumback, R.J., Lakatos, R., Poka, A., Burgess, A.R.: Early prophylactic bone grafting of highenergy tibial fractures. *Clin. Orthop.,* 240(3):21-41, 1989.
2. Bone, L.B., and Johnson, K.D.: Treatment of tibia fractures by reaming and intrarnedullary nailing. *J. Bone Joint Surg. [Am],* 68(6):877-887, 1986.
3. Browner, B.D.: Pitfalls, errors and complications in the use of locking Kuntscher nails. *Clin. Orthop.,* 212:192-208, 1986.
4. Carr, J.B.: Use of the reamed nail in tibial shaft fractures. In Cardea, J.A. (ed): *Operative Techniques in Orthopaedics.* WB Saunders, Philadelphia, 1991, pp. 319-325.
5. Collins, D.N., Pearce, C.E., McAndrew, M.P.: Successful use of reaming and intramedullary nailing of the tibia. *J. Orthop. Trauma,* 4:315-322, 1990.
6. Court-Brown, D.M.: The clinical results of reamed intramedullary nailing. *Tech. Orthop.,* 11(1):79-85, 1996.
7. Gustilo, R.B., Mendoza, R.M., Williams, D.N.: Problems in the management of type III (severe) open fractures: a new classification of type III open fractures. *J. Trauma,* 24:742, 1984.
8. Henley, M.B.: Intramedullary devices for tibial fracture stabilization. *Clin. Orthop.,* 240:87-96, 1989.
9. Henley, M.B., Champman, J.R., Agel, L, Swiontkowski, M.F., Whorton, A.M.: Treatment of type II, IIIA and IIIB open fractures of the tibial shaft: a randomized prospective comparison of unreamed interlocking nails and half-pin external fixators. *J. Orthop. Trauma,* 12:1-7, 1998.

10. Leunig, M., and Hertel, R.: Thermal necrosis after tibial reaming for intramedullary nail fixation. *J. Bone Joint Surg. [Br],* 78(4):584-587, 1996.
11. McQueen, M.M.: Intramedullary reaming and compartment pressure. *Tech. Orthop.,* 11(1):41-44, 1996
12. Muller, C., Mclff, T., Rahn, B.A., Pfister, U., Weller, S.: Intramedullary pressure strain on the diaphysis and increase in cortical temperature when reaming. *Injury Suppl,* 3:31, 1993.
13. Rhinelander, F.W.: Tibial blood supply in relation to fracture healing. *Clin. Orthop.,* 105:34, 1974.
14. Schendelmaier, P., Kettek, P., Tscherne, H.: Biomechanical study of nine different tibial locking nails. *J. Orthop., Trauma,* 10(1):37-44, 1996.
15. Swiontkowski, M.F.: Tibial shaft fractures. In Hansen, S.T., Swiontkowski, M.F. (eds.): *Orthopaedic Trauma Protocols.* Raven Press, New York, 1993.
16. Tenetta, P., III, Berman, M., Watnik, N, Berkowitz, G., Steuer, J.: Treatment of grade IIIB open tibial fractures. *J. Bane Joint Surg. [Br],* 76(1):13-19, 1994.
17. Trafton, P.G.: Tibial shaft fractures. In Browner, B.D., Jupiter, J.B., Levine, A.M., Trafton, P.G. (eds.): *Skeletal Trauma.* Saunders, Philadelphia, 1992, pp. 1809-1821.
18. Whittle, A.P., Russell, T.A., Taylor, J.C., Lavelle, D.G.: Treatment of open fractures of the tibial shaft with the use of interlocking nailing without reaming. *J. Bone Joint Surg. [Am],* 74(8):1162-1171, 1992.
19. Wiss, DA: Flexible medullary nailing of acute tibial shaft fractures. *Clin. Orthop.,* 212:122-132, 1986.

27

Fraturas da Diáfise Tibial: Fixação com Hastes Intramedulares de Pequeno Diâmetro

Kenneth D. Johnson

INDICAÇÕES/CONTRA-INDICAÇÕES

A fixação da tíbia com haste intramedular com ou sem uma fresagem mínima é uma técnica cirúrgica que é utilizada pelos cirurgiões ortopédicos desde 1950. As hastes flexíveis de Ender (Fig. 1A), originárias da Áustria, e as hastes semi-rígidas de Lottes (Fig. 1B), originárias dos Estados Unidos, se tornaram populares no tratamento das fraturas abertas da diáfise tibial no final da década de 1970 e no início da década de 1980. Nessa época, a fixação externa era considerada o tratamento de escolha ou o "padrão ouro" para fraturas expostas da diáfise da tíbia. Entretanto, foi somente no início da década de 1980, com o desenvolvimento de hastes intramedulares de pequeno diâmetro com capacidade de bloqueio, que a fixação intramedular da tíbia com hastes ganhou ampla aceitação. Com a informação desenvolvida por Lottes, Velasco, Holbrook e outros, um tremendo interesse logo se desenvolveu a respeito do uso das hastes intramedulares de pequeno diâmetro para o tratamento das fraturas expostas da tíbia (5,9,13,14).

A fixação intramedular das fraturas causadas por mecanismo de alta energia, apesar de ser atraente pela perspectiva mecânica, possui várias fraquezas biológicas. Os estudos que utilizaram hastes intramedulares com fresagem nas fraturas abertas da diáfise tibial apresentaram um significativo risco de infecção (1). Provavelmente esse fato se deve ao dano tecidual adicional causado pela fresagem repetida, que causa geração de calor, comprometimento do suprimento sangüíneo do osso e dos tecidos moles e impactação dos canais de Harvers com os produtos da fresagem, tornando a revascularização mais lenta. Portanto, em um membro que já sofreu um trauma significativo (a fratura exposta), o insulto adicional da fresagem leva a dano tecidual. As conseqüências da fresagem intramedular podem ser suficientes para superar o sistema imune local e fazer com que este sistema não consiga eliminar as bactérias que permanecem na ferida aberta. Em um adulto de tamanho normal, a fixação tibial com haste de pequeno diâmetro pode ser feita com o mínimo de fresagem. A penetração do canal intramedular com uma única passagem da fresa, sonda ou haste parece causar o mesmo insulto básico ao suprimento sangüíneo endosteal (12). O dano causado pela passagem repetida do fresador, ao mesmo tempo que alarga o diâmetro do osso endostal, causa um insulto adicional, predispondo a fratura exposta da tíbia a infecção (10).

K. D. Johnson, M.D.: Department of Orthopaedic Surgery, Vanderbilt University Medical Center, Nashville, Tennessee 37212.

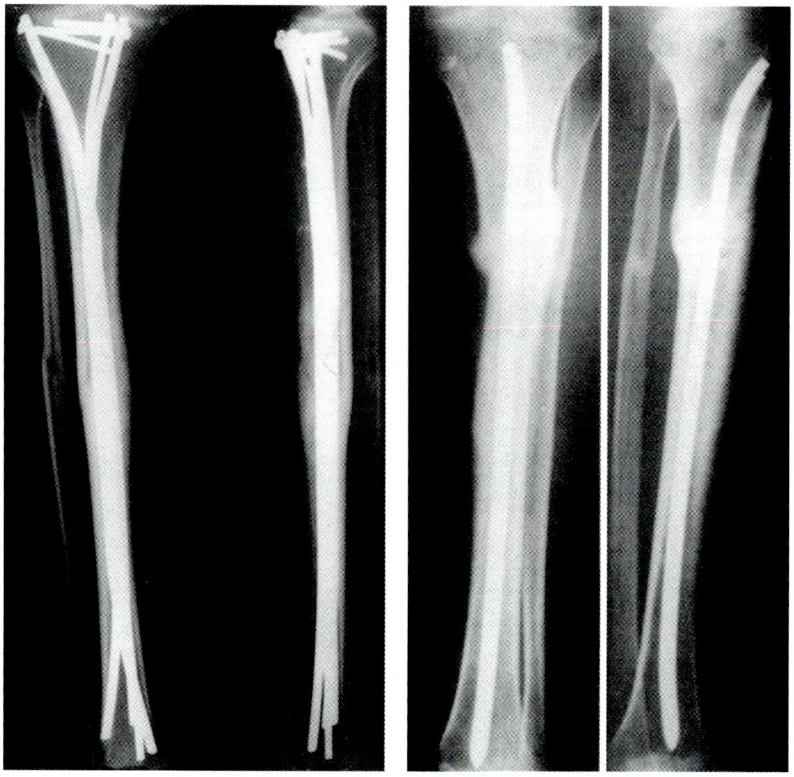

A B

Figura 1. A: Radiografia com hastes de Ender. **B:** Radiografias com hastes de Lottes.

A principal indicação para a utilização de uma haste intramedular de pequeno diâmetro na tíbia é o tratamento das fraturas expostas da diáfise tibial. A técnica é mais eficaz quando aplicada às fraturas expostas de graus I, II e IIIA da diáfise da tíbia (Fig. 2A-C). A fixação tibial com haste deve ser utilizada com maior reserva com fraturas expostas da diáfise tibial dos graus IIIB e IIIC devido aos risco de complicações, particularmente infecções (Fig. 2D; 3). O procedimento foi comparado com a fixação externa, tanto em perspectiva como retrospectivamente (4,5,9,11,13,17).

As hastes tibiais de pequeno diâmetro estão indicadas também para a estabilização das fraturas da diáfise tibial associadas com síndromes de compartimentos (15). A estabilização imediata da fratura facilita o tratamento das feridas da fasciotomia, minimizando dor e incapacidade adicionais. As hastes intramedulares sem fresagem ou de pequeno diâmetro ocasionalmente estão indicadas em fraturas fechadas da tíbia com lesões dos tecidos moles de alto grau (Tscherne C-4), nas quais a fresagem pode não ser atrativa (7).

Outra boa indicação para o uso das hastes de pequeno diâmetro é o tratamento de fraturas do terço distal da tíbia com extensão da fratura para o tornozelo ou sua proximidade (Fig. 3A). Se a fratura do tornozelo estiver minimamente desviada e se não houver uma impactação articular, uma haste intramedular de pequeno diâmetro pode ser uma excelente opção de tratamento (Fig. 3B). Isso geralmente necessita de uma redução percutânea ou de uma redução aberta da fratura periarticular para evitar seu desvio durante a inserção da haste. O uso desse material pode simplificar um problema difícil e complexo em relação ao tratamento (Fig. 3C e D).

As hastes intramedulares de pequeno diâmetro também são eficientes no tratamento de fraturas tibiais em pacientes com uma estrutura esquelética pequena. O esqueleto pequeno é comum em certos grupos étnicos (asiáticos, hispânicos), em distúrbios neurológicos ocasionais (após poliomielite) e em algumas pacientes do sexo feminino (Fig. 4).

Existem diversas contra-indicações para o uso das hastes tibiais sem fresagem/de diâmetro pequeno. Essas complicações estão relacionadas principalmente com uma resistência mecânica diminuída. Por causa de seu menor diâmetro (tanto da haste quanto dos parafusos de bloqueio), esses materiais estão mais propensos à falha por fadiga do que as hastes maiores com parafusos de maior tamanho que são colocados após fresagem (6,18). Portanto, essas hastes não são

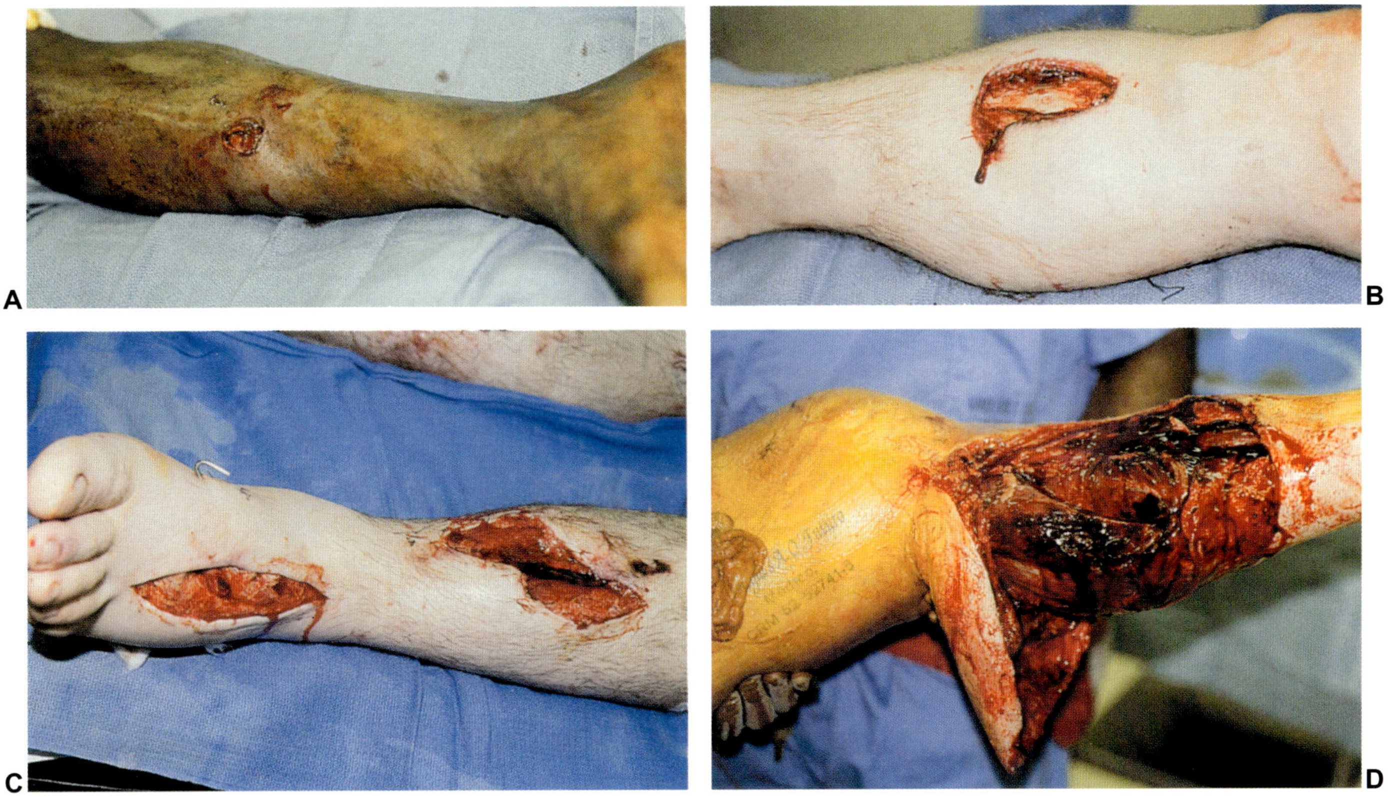

Figura 2. Fraturas expostas da diáfise tibial. **A:** Grau I. **B:** Grau II. **C:** Grau IIIA. **D:** Grau IIIB.

recomendadas quando fixamos fraturas tibiais fechadas com desvio porque elas necessitam de um suporte adicional (gessos, imobilizadores ou uma restrição total à carga) para evitar falha do material de síntese (Fig. 5). Na maioria das vezes, o padrão de falha mais encontrado é a fratura do parafuso, proximal, distal ou de ambos (2,4,11,17). Para facilitar a remoção no evento de uma quebra, os parafusos de bloqueio cruzado devem ser inseridos de modo a penetrar a cortical oposta em 2 a 4 mm. A quebra da haste é um problema ainda maior. A remoção de uma haste intramedular fraturada da tíbia pode ser uma tarefa extremamente difícil, particularmente se a haste for sólida.

Outra contra-indicação para o uso de hastes tibiais é encontrada em indivíduos esqueleticamente imaturos. Adolescentes com uma fise de crescimento tibial proximal aberta e um tubérculo apofisário podem desenvolver discrepâncias no tamanho dos membros ou deformidades angulares, particularmente em recurvatum, após a fixação com haste se o centro de crescimento proximal for lesionado. A apófise tibial proximal está localizada essencialmente no ponto inicial para a colocação da haste.

A contra-indicação mais comum e certamente a mais controversa ao uso de um implante intramedular é encontrada nas fraturas da diáfise tibial abertas e de alto grau (1,2,14). Não existem estudos que tenham comprovado de modo suficiente a eficácia das hastes tibiais nas fraturas expostas da diáfise tibial de grau IIIB, particularmente aquelas fraturas que necessitam de desbridamentos repetidos para assegurar a presença de uma ferida limpa com uma cobertura eventual com retalhos. As fraturas expostas da diáfise tibial de grau IIIC provavelmente são mais bem tratadas inicialmente com o uso de um fixador externo ou com amputação imediata. Nos membros revascularizados de modo bem-sucedido, existem evidências crescentes que demonstram que a fixação externa temporária por um período de 7 a 10 dias pode ser uma excelente maneira de tratar essas lesões complexas antes da conversão do tratamento para uma haste intramedular de pequeno diâmetro. Esta técnica, apesar de ser promissora, ainda não está comprovada e aguarda que sejam feitas mais pesquisas clínicas.

Uma haste tibial de pequeno diâmetro não deve ser utilizada para grandes defeitos segmentares na tíbia. Se uma fratura exposta da tíbia apresentar um defeito de mais de 4 cm, vai necessi-

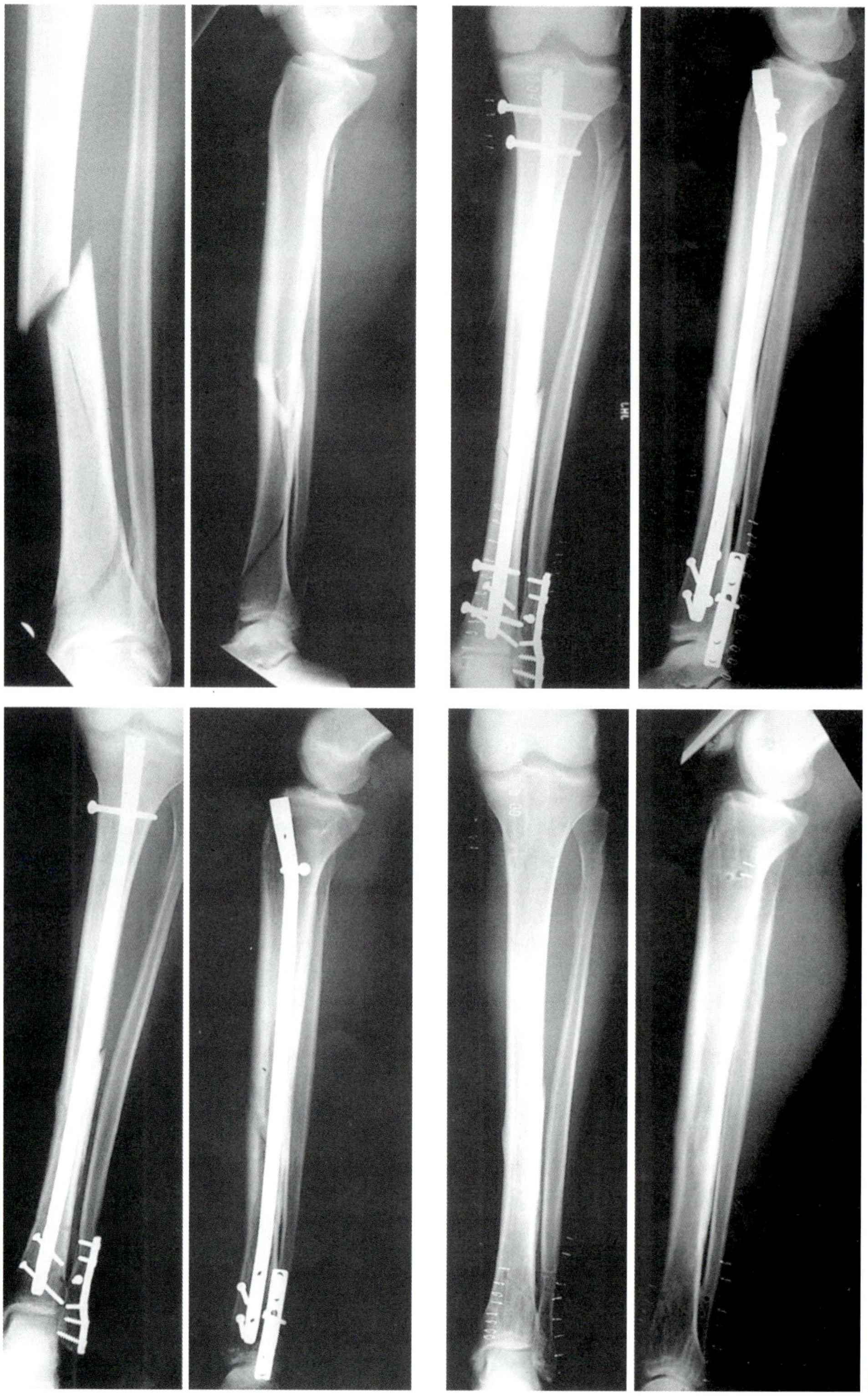

AI, AII

BI, BII

CI, CII

DI, DII

Figura 3. Um homem de 30 anos de idade foi atingido por um automóvel e sofreu uma fratura exposta da diáfise tibial grau IIIA. **AI, AII:** Radiografias ântero-posterior (AP) e lateral da fratura aguda. **BI, BII:** Radiografias pós-operatórias da reconstrução. **CI, CII:** Consolidação inicial após a remoção dos parafusos de bloqueio distal. **DI, DII:** Radiografias após a remoção do material de síntese.

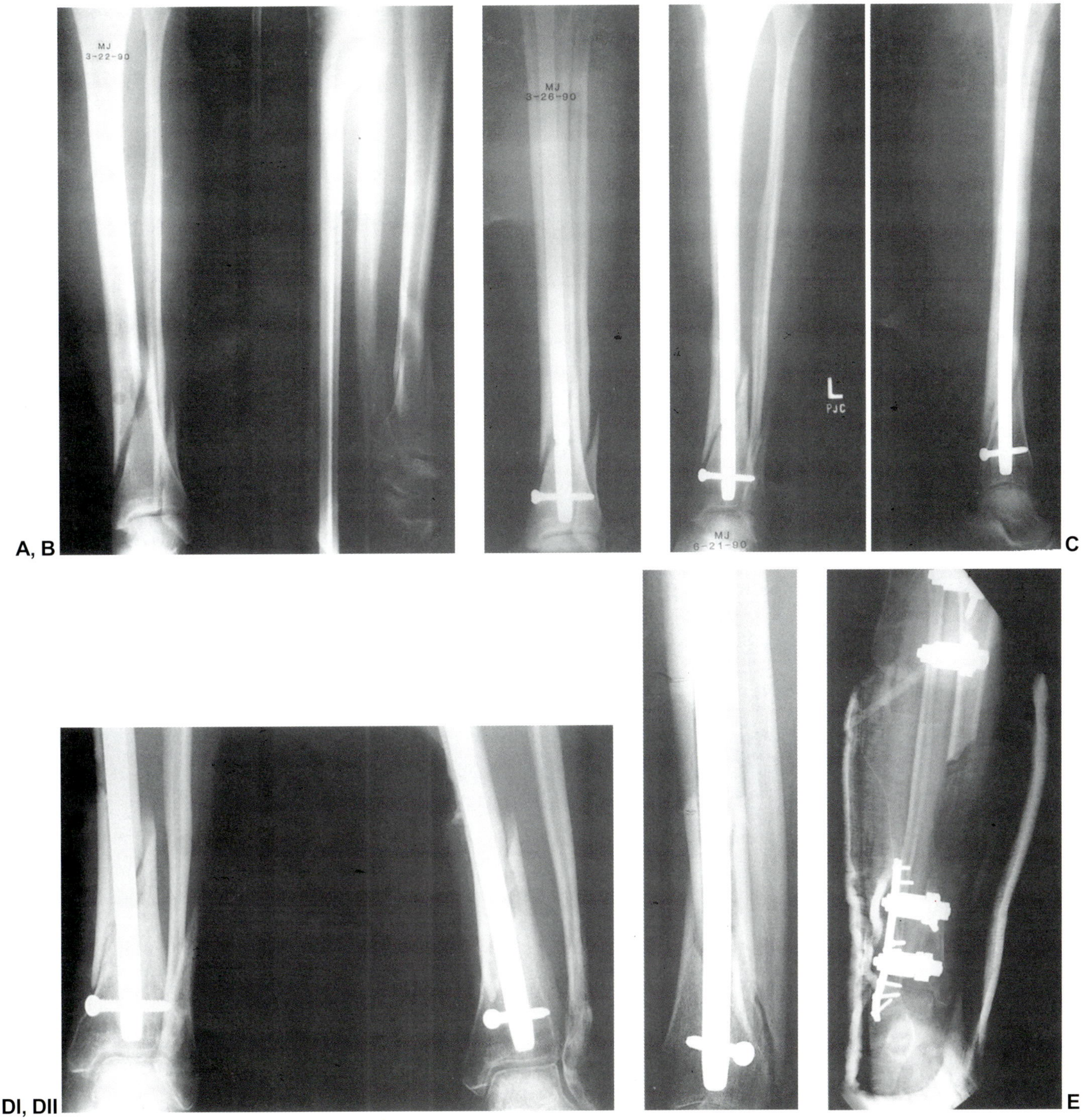

Figura 4. Uma mulher de 55 anos de idade com seqüelas de poliomielite que fraturou a tíbia esquerda enquanto esquiava. **A:** Fratura aguda, em radiografias ântero-posterior (AP) e lateral (observe o diâmetro do canal de 5 a 6 mm na radiografia lateral). **B:** Após uma fresagem intramedular difícil, uma haste intramedular de 9 mm foi inserida. **C:** Três meses após a lesão encontramos uma úlcera necrótica sobre a tíbia, osso necrótico no sítio da fratura e nenhuma evidência de consolidação. **DI, DII:** Observe a úlcera proximal à fratura 4 meses após a lesão. **E:** Depois de uma ressecção segmentar.

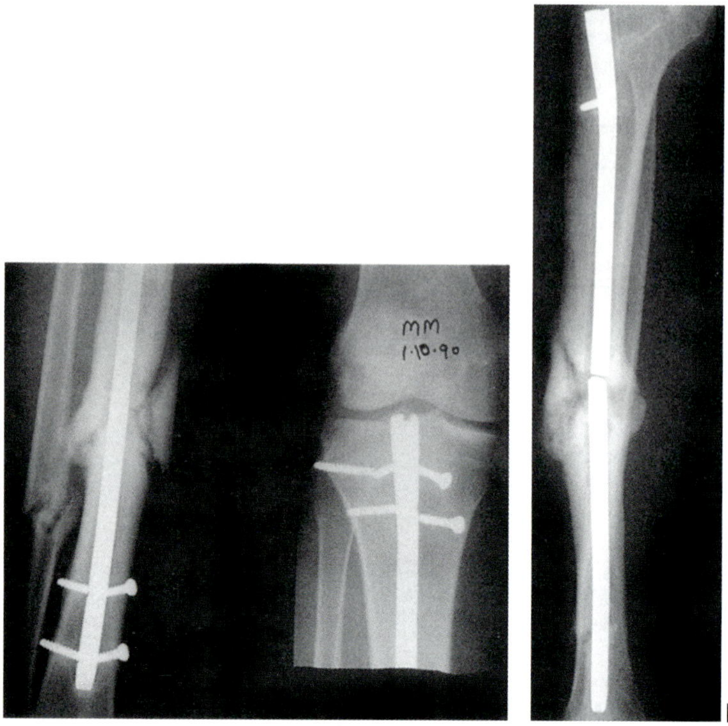

A B

Figura 5. Falhas do material de síntese. **A:** Quebra dos parafusos. **B:** Quebra da haste.

tar de enxerto ósseo, o enxerto ósseo e a incorporação prolongada irão atrasar a recuperação e aumentar o potencial para a ocorrência de falha do material. Métodos alternativos devem ser escolhidos, como fixação externa e transporte ósseo. As hastes de pequeno diâmetro podem ser utilizadas para defeitos corticais e pequenos defeitos segmentares de menos de 4 cm. Esses defeitos geralmente necessitam de enxertos de osso esponjoso colocados no sítio da fratura ou através de uma abordagem póstero-lateral entre 6 semanas a 3 meses após a lesão (Fig. 6).

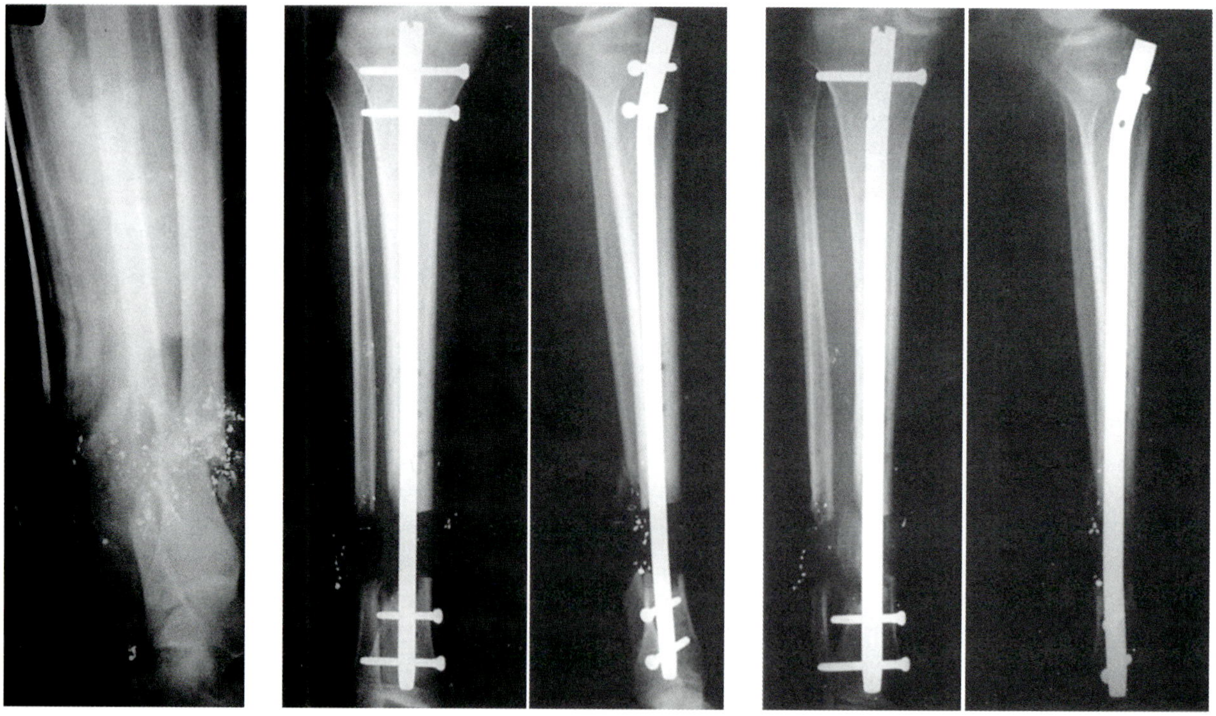

A, BI, BII CI, CII

Figura 6. Um homem de 26 anos de idade com uma fratura exposta da tíbia devido a ferimento por projétil de arma de fogo disparado a uma distância próxima, causando lesão ao terço distal da tíbia. **A:** Radiografia lateral da lesão aguda. **BI, BII:** Reconstrução pós-operatória da tíbia após o desbridamento apropriado do osso e dos tecidos moles. **CI, CII:** Após a enxertia de osso esponjoso no defeito segmentar 5 meses após a lesão e cobertura dos tecidos moles.

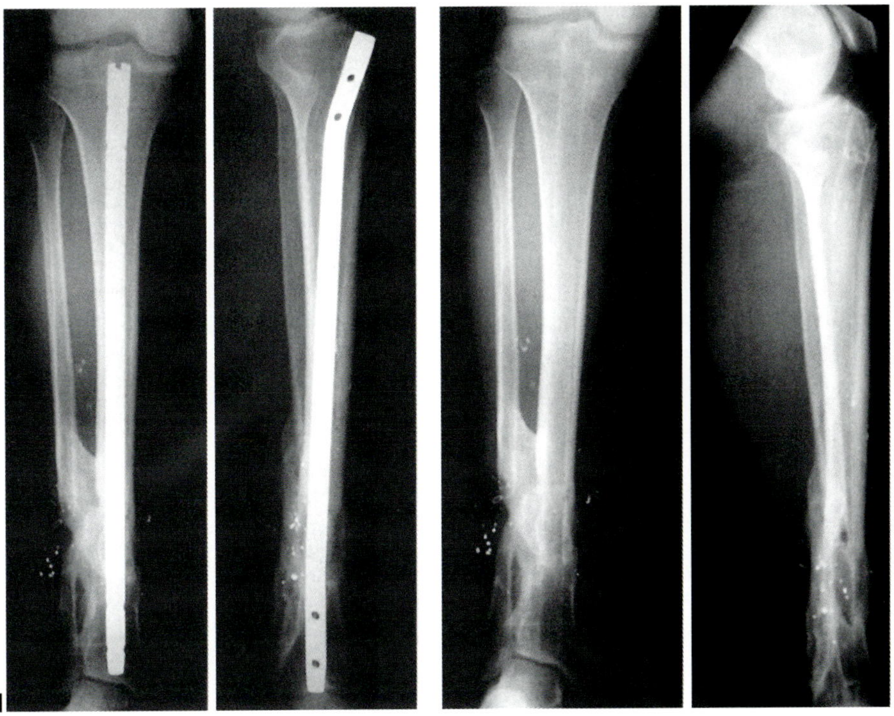
DI, DII
EI, EII

Figura 6. *(Continuação)* **DI, DII:** Repetição do enxerto ósseo (abordagem lateral) e troca da haste (diâmetro maior) 1 ano após a lesão. **EI, EII:** Consolidação da tíbia após a remoção do material de síntese 16 meses depois da lesão.

As hastes tibiais de pequeno diâmetro devem ser utilizadas com cuidado nas fraturas do terço proximal da diáfise da tíbia. A experiência demonstra que o uso de haste intramedular de qualquer diâmetro no terço proximal da diáfise da tíbia é difícil por causa do desalinhamento resultante de um portal de entrada ruim ou desequilíbrio muscular. Em diversos estudos, o índice de complicações com o uso de uma haste de pequeno diâmetro nas fraturas da tíbia proximal foi substancialmente maior do que nas outras fraturas da diáfise da tíbia (8). Se uma haste tiver que ser utilizada, uma fixação aberta com uma redução anatômica da fratura proximal pode ser o procedimento indicado.

PLANEJAMENTO PRÉ-OPERATÓRIO

O planejamento pré-operatório inclui uma cuidadosa avaliação do paciente na sala de emergência. As radiografias devem incluir incidências ântero-posterior (AP) e lateral da tíbia, bem como radiografias do joelho ou do tornozelo, para determinar a presença ou a ausência de extensão da fratura em direção proximal ou distal. Se a cominução da fratura gerar uma dificuldade em determinar o comprimento geral do membro (Fig. 7), pode ser útil se obter uma radiografia da tíbia contralateral intacta com um marcador radiopaco (Fig. 7C). De um ponto de vista prático, clinicamente é mais fácil se medir o comprimento na tíbia intacta. Independentemente do método utilizado, é importante se considerar como o comprimento será determinado antes da cirurgia, particularmente nas fraturas cominutivas da diáfise tibial.

As fraturas expostas devem ser cuidadosamente avaliadas e a ferida da fratura classificada de acordo com Gustilo e Anderson (3). Se a ferida estiver altamente contaminada e necessitar de desbridamentos repetidos para se obter margens de tecidos limpas e saudavelmente viáveis, a fixação com hastes de pequeno diâmetro pode estar contra-indicada. O estado neurovascular da perna deve ser cuidadosamente documentado. O diâmetro do canal em projeções em AP e lateral deve ser medido antes da cirurgia com o uso de ossímetros que levam em conta a ampliação causada pelas imagens radiológicas (Fig. 4). Uma fresagem com potência excessiva pode ser necessária para ajustar uma haste que seja significativamente maior, o que pode ser um desastre.

Quando se solicita a sala de cirurgia para o tratamento com hastes de pequeno diâmetro, a mesma instrumentação e técnica utilizada com as hastes tibiais colocadas com fresagem são

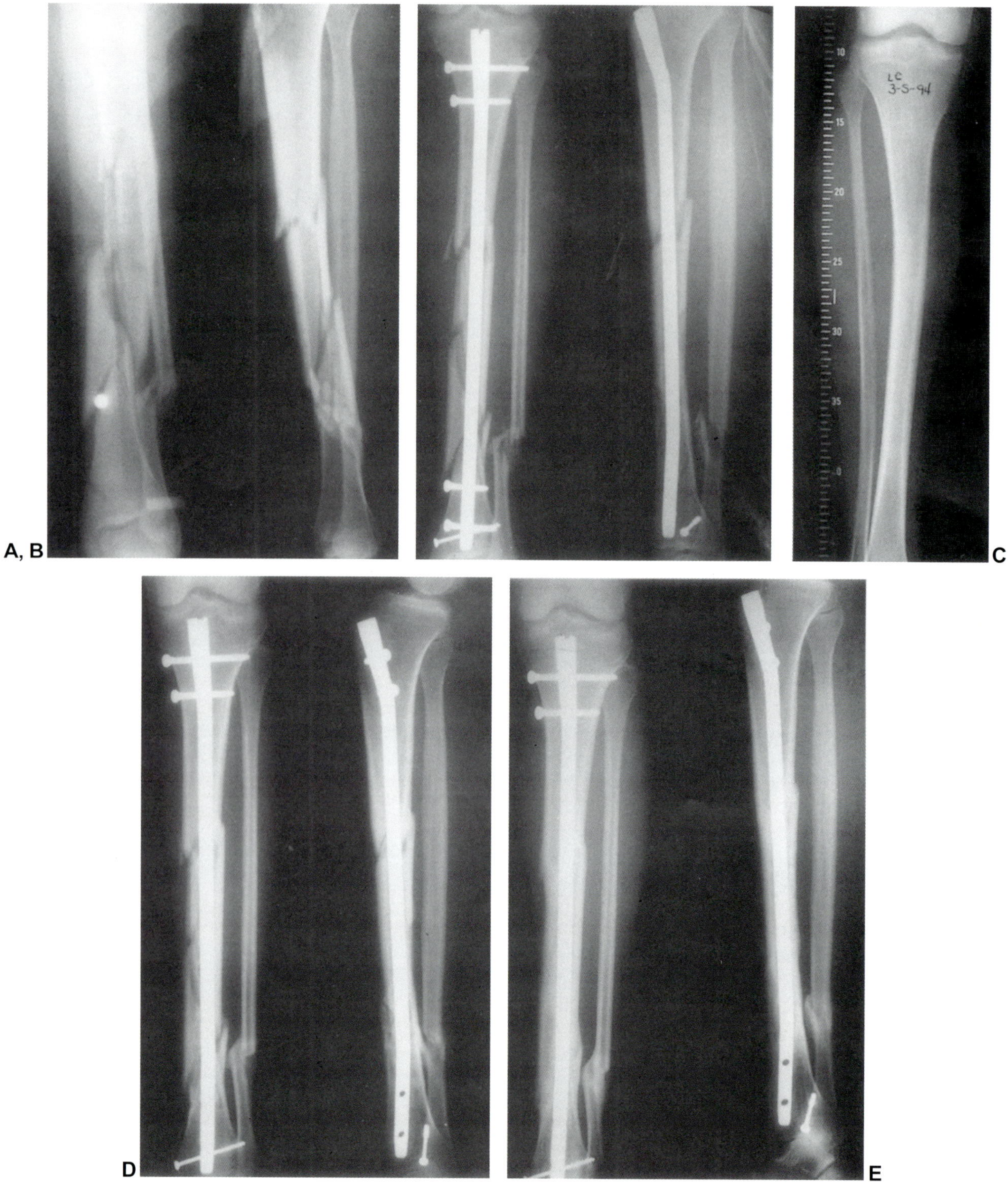

Figura 7. Uma moça de 20 anos de idade que sofreu fratura exposta e cominutiva da diáfise tibial grau II após acidente automobilístico. **A:** Radiografias iniciais em projeções ântero-posterior (AP) e lateral da lesão (observe a fratura do maléolo medial com mínimo desvio). **B:** Radiografia pós-operatória demonstrando a reconstrução com uma haste de diâmetro pequeno e um parafuso pequeno. **C:** Exemplo radiológico da tíbia intacta com um marcador radiopaco para a determinação do comprimento apropriado da tíbia. **D:** Radiografia após a remoção do parafuso de bloqueio distal 4 meses após a lesão. **E:** Consolidação da fratura 7 meses após a lesão.

necessárias. Fresadores intramedulares pontiagudos de pequeno diâmetro também devem estar disponíveis. Se a fratura for exposta, os instrumentos necessários para o desbridamento, especificamente a lavagem pulsátil, são essenciais. Se uma redução aberta ou a fixação percutânea com parafusos de uma fratura metafisária forem procedimentos prováveis, parafusos canulados, um conjunto de material para pequenos fragmentos, pinças ósseas e fios de Kirschner lisos (fios-K) devem ser solicitados. Eu prefiro utilizar uma mesa radiolucente prolongável e um intensificador de imagens com braço em C para todas as fixações da tíbia com hastes, evitando a utilização de tração intra-operatória.

CIRURGIA

O paciente é levado à sala de cirurgia e recebe anestesia geral. O uso da anestesia espinhal não está recomendado para fraturas tibiais porque o efeito mais prolongado dessa anestesia pode mascarar uma síndrome de compartimento em potencial no período pós-operatório, o que pode ser devastador se não for diagnosticado.

O paciente é colocado em decúbito dorsal em uma mesa de cirurgia radiolucente (Fig. 8) A extensão radiolucente da mesa deve permitir a visualização desde o pé até uma região logo acima do joelho com o intensificador de imagens. Muitas mesas de cirurgia são radiolucentes mas possuem margens e barras laterais metálicas, que interferem na imagem da radiografia e comumente bloqueiam uma visualização total. Almofadas radiolucentes (Fig. 9) são colocadas sob campos estéreis para permitir um melhor posicionamento da extremidade inferior durante o procedimento cirúrgico. Um torniquete é aplicado acima do joelho, e a perna é preparada, procedimento que é seguido pela colocação dos campos cirúrgicos.

Se a fratura for aberta, as feridas traumáticas são irrigadas e desbridadas. As margens da ferida comumente são estendidas para melhorar a exposição e a visualização. Todos os fragmentos corticais não-viáveis são removidos, bem como qualquer corpo estranho ou tecido necrótico (tecido subcutâneo e músculo). O desbridamento deve ser feito de maneira ordenada, seqüencial e completa para tornar o tecido estéril na preparação para a fixação com haste intramedular que acontecerá a seguir. As extremidades da fratura são cuidadosamente inspecionadas e limpas para assegurar que não haja detritos de corpos estranhos no canal medular, tanto proximalmente como distalmente. Se o grau de contaminação for alto e a ferida não puder ser deixada essencialmente limpa e estéril, uma fixação externa pode ser preferível ao uso de hastes tibiais de pequeno diâmetro. A ferida traumática é copiosamente irrigada com 9 a 12 L de solução salina normal com o

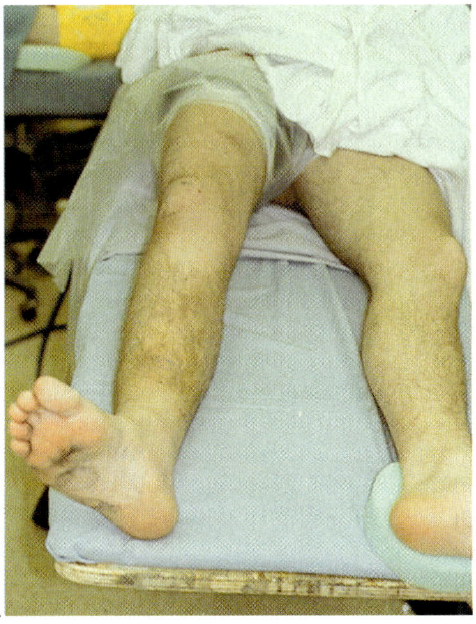

A

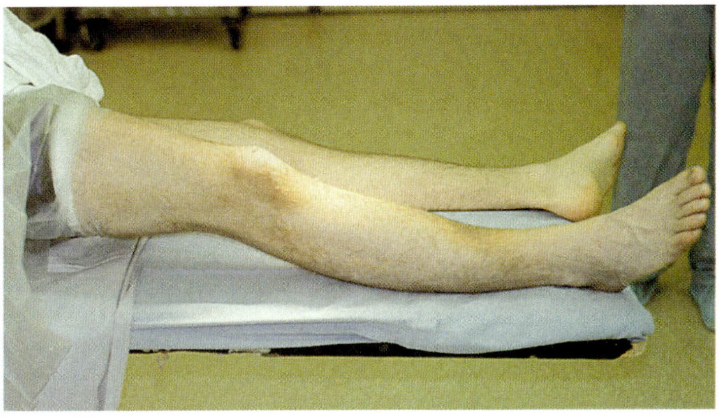

B

Figura 8. A, B: Paciente em uma mesa radiolucente com extensão, na sala de cirurgia, preparado para a fixação intramedular da tíbia com haste.

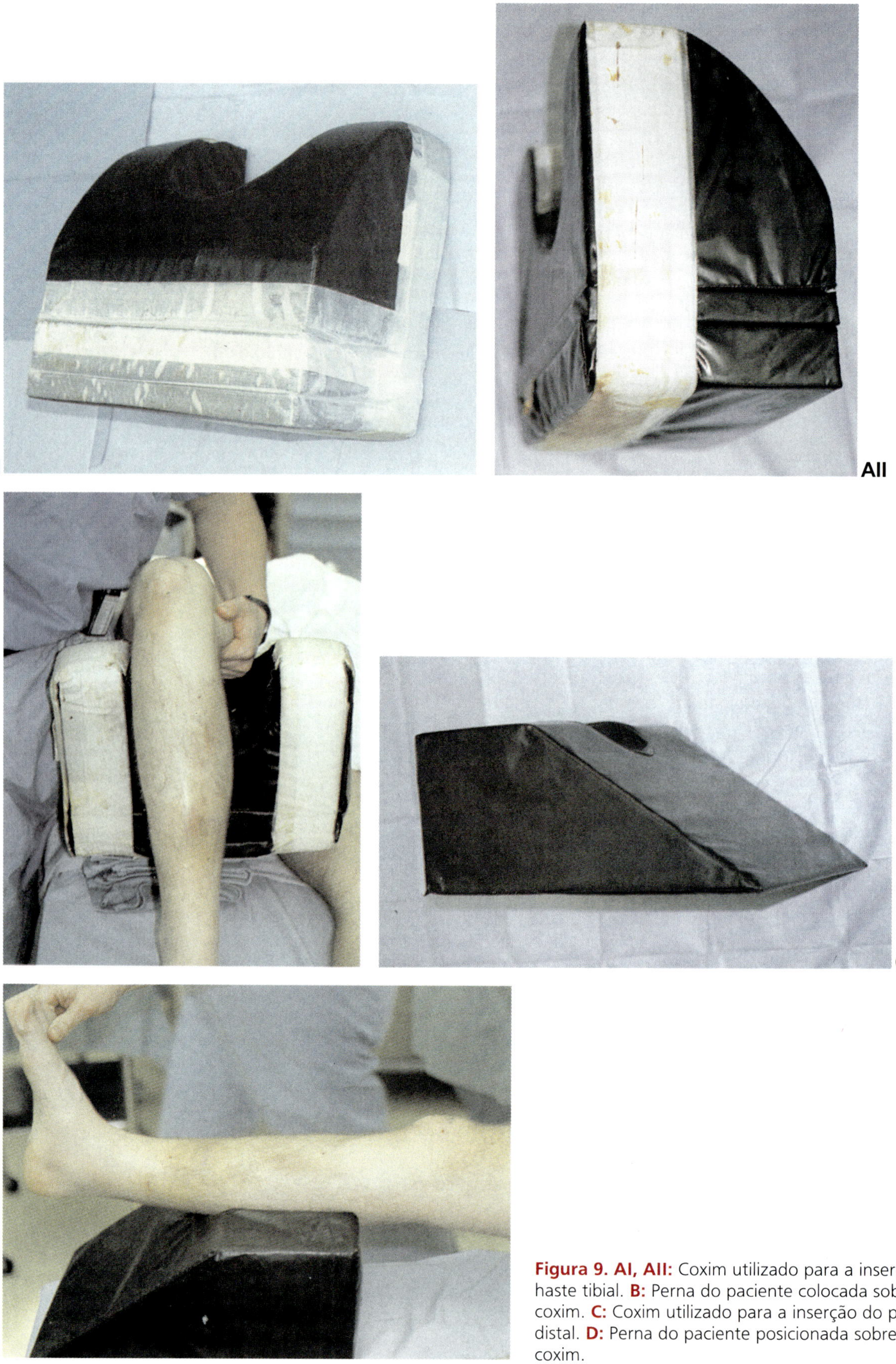

Figura 9. AI, AII: Coxim utilizado para a inserção da haste tibial. **B:** Perna do paciente colocada sobre o coxim. **C:** Coxim utilizado para a inserção do parafuso distal. **D:** Perna do paciente posicionada sobre o coxim.

uso de uma lavagem pulsátil (Fig. 10). Nós utilizamos um equipamento de lavagem que permite uma corrente de solução salina sob pressão com aspiração através do mesmo aparato.

Após ter realizado a irrigação e o desbridamento da ferida, a atenção é voltada para a estabilização esquelética. Um grande coxim, previamente mencionado, é colocado por baixo dos campos cirúrgicos estéreis sob o fêmur distal com toalhas estéreis colocadas na porção em U para permitir a flexão do joelho entre 60 a 80 graus (Fig. 9B). Em nossa instituição, nós trocamos as luvas externas para essa parte do procedimento mas não fazemos rotineiramente uma troca dos capotes cirúrgicos. Uma incisão é feita sobre a face anterior do joelho, estendendo-se da porção média da patela até o tubérculo tibial 1 cm medial ao tendão patelar (Fig. 11A e B). A dissecção é realizada através da pele e tecido subcutâneo, definindo cuidadosamente a margem medial do tendão patelar. A fáscia que se superpõe ao tendão patelar, da margem inferior da patela até a área do tubérculo tibial, é incisionada. A pele sobre a metade inferior da patela é aberta para evitar o dano à pele durante o processo de passagem da haste para fixação. O tendão patelar é afastado lateralmente, e o coxim adiposo pré-patelar é incisionado para permitir o acesso da metáfise tibial proximal. Um pequeno objeto metálico (pinça) é colocado no mole osso metafisário na linha média da metáfise proximal da tíbia logo abaixo da linha articular (Fig. 11C). Uma imagem em

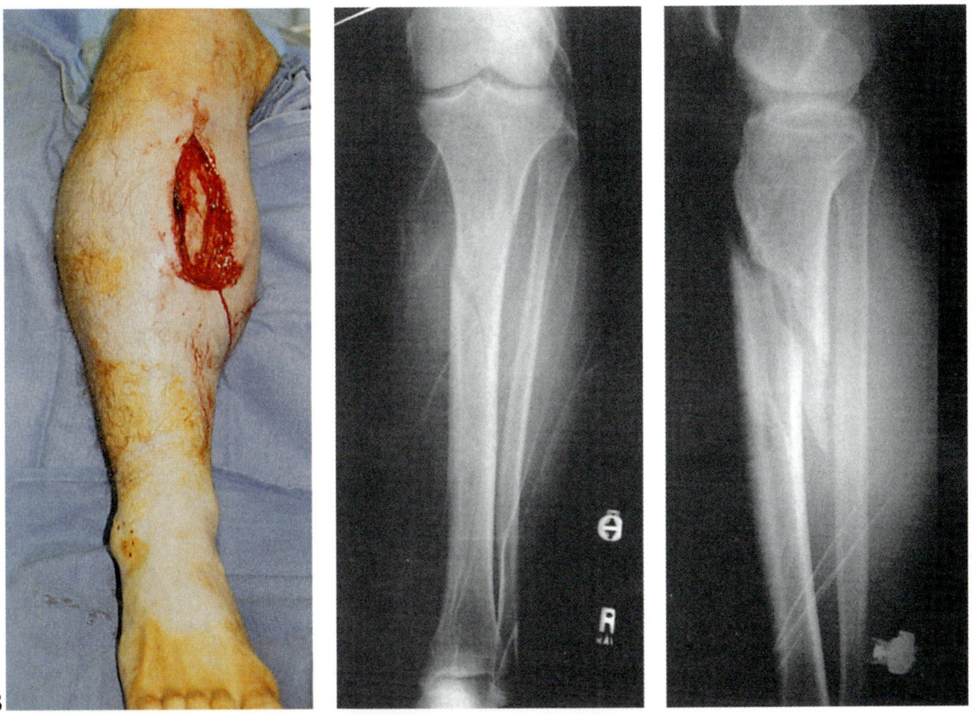

A, B

C

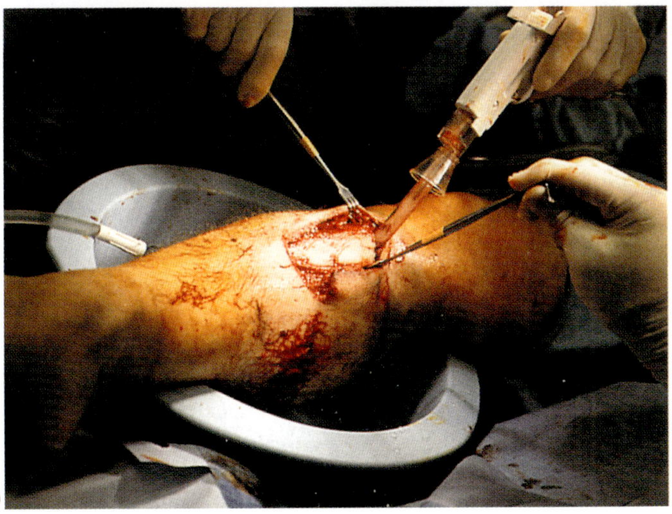

D

Figura 10. A: Fratura exposta da diáfise proximal da tíbia e apresentação da ferida, grau IIIA. **B:** Radiografia ântero-posterior (AP) da fratura. **C:** Radiografia lateral da fratura da tíbia. **D:** Lavagem pulsátil da fratura exposta após cuidadoso desbridamento.

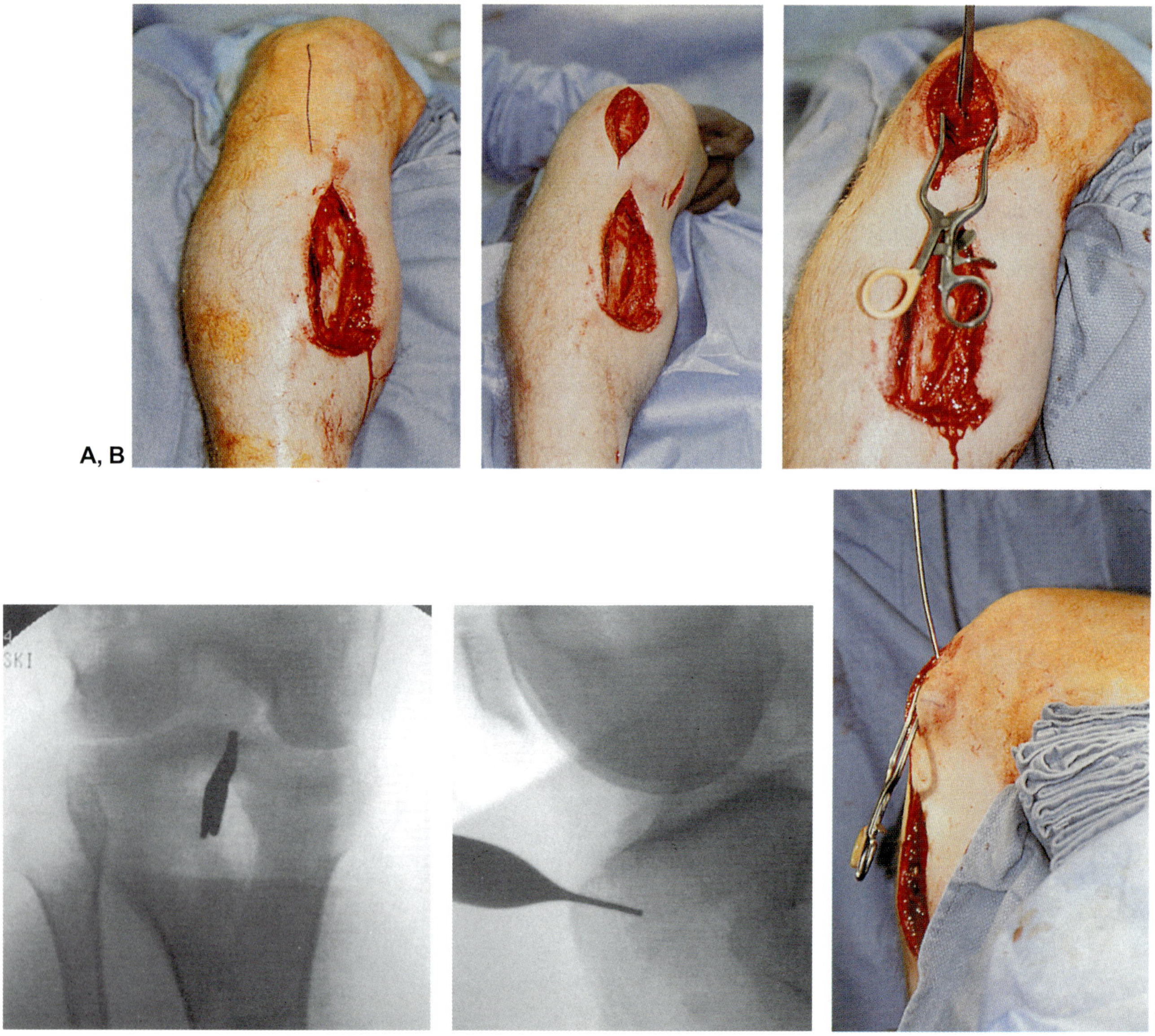

A, B C DI, DII E

Figura 11. A: Traçado da incisão para a colocação da haste intramedular. **B:** Incisão. **C:** Pinças de Adson colocadas nos osso metafisário para determinar a posição inicial. **DI, DII:** Radiografias ântero-posterior (AP) e lateral da pinça de Adson localizando a posição inicial adequada (observe a localização proximal na imagem lateral). **E:** Joelho flexionado em 90 graus para facilitar a passagem dos fios-guia ou fresadores e para evitar uma penetração posterior.

AP é utilizada para a verificação do ponto de partida correto (Fig. 11D). A tíbia é aberta com uma furadeira pontiaguda em formato de T, de 6 a 7 mm de diâmetro (Fig. 12). É útil se flexionar o joelho ainda mais (90 a 100 graus) para direcionar a furadeira ao longo da cortical anterior da tíbia (Fig. 11E). É importante evitar a penetração da cortical posterior durante a confecção do portal. Uma vez que a furadeira tenha penetrado o canal intramedular, ela é removida e trocada por um fio-guia de fresagem com ponta esférica. O fio-guia é introduzido através do trato previamente criado e avançado até o nível do local de fratura. O intensificador de imagens é levado ao campo cirúrgico para visualizar a redução da fratura. Com a maioria das fraturas expostas da diáfise tibial, a fratura pode ser facilmente reduzida com uma tração longitudinal e mantida manualmente ou com uma pinça de redução pontiaguda, se necessário. Geralmente, uma manipulação simples da fratura permite que o guia com ponta esférica cruze o foco de fratura na direção do fragmento distal, o que é verificado com o uso do intensificador de imagens. O fio-guia de ponta esférica é então impactado na metáfise tibial distal no nível da cicatriz epifisária tibial distal. O comprimen-

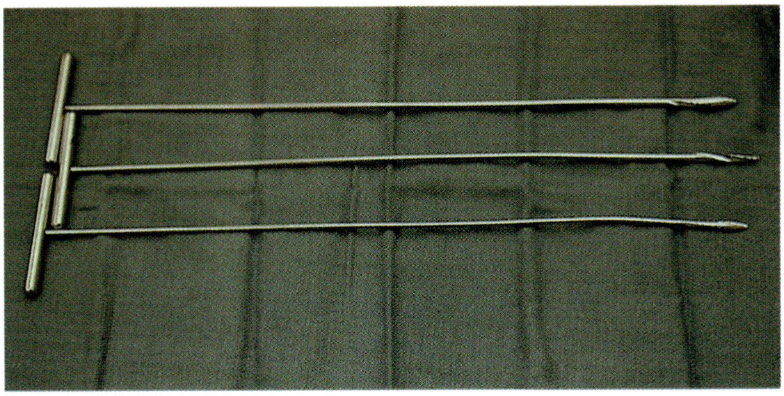

Figura 12. Fresadores pontiagudos com manoplas em T (com diâmetros de 6, 7 e 8 mm).

to é determinado com a utilização de um fio de tamanho igual para confirmar o comprimento que foi determinado pré-operatoriamente.

Alguns cirurgiões passam uma sonda antes ou depois da redução da fratura para ajudar na determinação do diâmetro do canal. Eu prefiro passar uma fresa de extremidade cortante de 9 mm para abrir o canal intramedular até um tamanho consistente para permitir a passagem suave e fácil da haste intramedular de pequeno tamanho. A experiência demonstra que essa técnica é significativamente menos traumática por evitar o uso de força excessiva durante a inserção da haste e parece não causar complicações a longo prazo. Se a fresa passar com grande dificuldade, uma fresa de tamanho menor deve ser utilizada. Como regra geral, eu primeiro uso fresas manuais em formato de T de tamanhos 6, 7 e 8 mm (Fig. 12). Ocasionalmente, utilizamos fresas motorizadas de pequeno diâmetro que inicialmente têm o tamanho de 5 mm e aumentam de tamanho em progressões de 0,5 mm. Essas fresas geralmente são necessárias para os canais de diâmetros extremamente pequenos em adolescentes, asiáticos ou na presença de certas doenças (osteogênese imperfecta e após poliomielite). É válido enfatizar que qualquer material passado pelo canal intramedular deve passar sem dificuldade. Isso inclui guias, fresas e hastes. Se for encontrada uma resistência significativa, sua causa deve ser determinada e corrigida. Uma progressão suave e contínua dos instrumentos e da haste é essencial.

Uma vez que o diâmetro do canal tenha sido determinado e a fresagem esteja completada, o guia de fresagem de 3 mm com ponta esférica é trocado por um guia para introdução da haste de 3 mm com extremidade não-esférica. A haste de tamanho apropriado é montada no guia de haste para permitir a inserção dos parafusos de bloqueio proximal da posição medial para a lateral. Eu prefiro o uso de hastes canuladas, que tornam mais fáci a inserção das hastes sobre um fio-guia, fazendo com que o procedimento cirúrgico flua com mais tranqüilidade. As hastes sólidas e não-canuladas também estão disponíveis, mas eu não as recomendo.

A haste é inserida na tíbia sobre o fio-guia de 3 mm. Novamente, deve-se tomar o cuidado de flexionar o joelho a pelo menos 90 graus para facilitar a inserção da haste. Geralmente a haste pode ser "empurrada" até a diáfise média com simples pressão manual. Conforme a haste se aproxima do foco de fratura, deve ser tomado o cuidado de manter a redução da fratura antes da passagem da haste. A haste então é cuidadosamente direcionada através do foco de fratura e na direção do fragmento distal. Uma vez que a haste esteja firmemente localizada no fragmento distal, o fio-guia é removido. A haste então é completamente assentada dentro do canal intramedular e direcionada até o nível previamente medido na metáfise tibial distal. Nesse ponto, a intensificação de imagens é utilizada para a visualização da tíbia proximal e distal, bem como do foco de fratura. Não é incomum que se observe alguma distração no foco de fratura (Fig. 13). Essa distração se desenvolve porque o estreito fragmento distal se prende firmemente à haste e é empurrado distalmente com a inserção da haste. Além de observar o comprimento e o alinhamento, a atenção deve estar voltada para a correção da rotação tanto da haste dentro da tíbia como do alinhamento geral da tíbia. Se pequenas quantidades de distração estiverem presentes no foco de fratura, elas geralmente podem ser corrigidas com a impactação manual na face plantar do pé. Se a distração persistir, a técnica de impactação do *backslapping* deve ser utilizada.

O *backslapping* começa através do processo de penetração da haste na tíbia entre 5 a 10 mm de profundidade. Com a técnica do *backslapping,* os parafusos de bloqueio distal são colocados

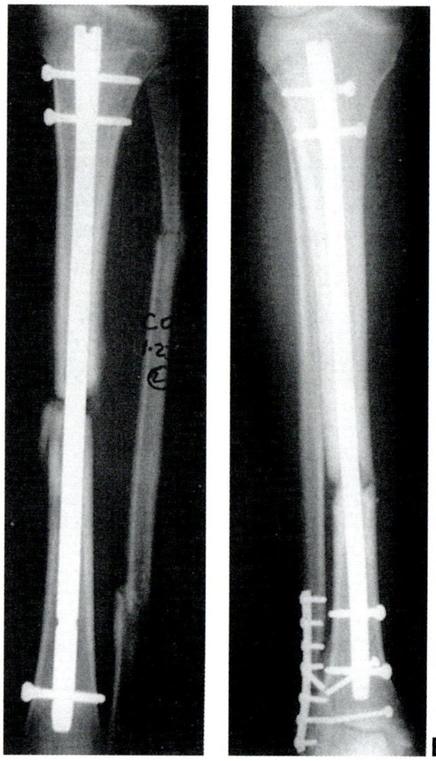

A B

Figura 13. A, B: Radiografias de uma fratura tibial com a haste posicionada e distração no sítio da fratura.

antes da inserção dos parafusos de bloqueio proximal (7). Esse procedimento é o oposto ao da técnica usual que insere os parafusos proximais primeiro. O joelho é estendido. A parte inferior da perna é colocada em uma pilha de toalhas estéreis ou em um acolchoamento previamente posicionado, de modo a elevar a perna que está sendo operada a um nível mais alto do que a outra perna (Fig. 14A). O intensificador de imagens é trazido até a área da tíbia distal e colocado em uma posição perpendicular ao eixo longitudinal da perna. Uma imagem lateral é obtida, e orifícios perfeitamente esféricos são identificados na imagem do intensificador (Fig. 14B). Se o orifício estiver achatado na porção proximal ou distal do orifício, uma colocação mais perpendicular da máquina ou da perna é necessária (Fig. 14C). Se o orifício apresenta achatamentos na porção anterior ou posterior, alterações rotacionais na perna ou na máquina são necessárias para a correção do alinhamento (Fig. 14D). Uma vez que um orifício perfeitamente esférico tenha sido identificado (Fig. 14E), o tamanho do orifício é ampliado através do movimento do feixe de raios para uma posição mais próxima da face lateral da perna, o que também permite um maior espaço de trabalho entre a imagem e a perna. Muitos intensificadores de imagens possuem a capacidade de ampliar a imagem também. Uma incisão com bisturi é feita na pele localizada diretamente sobre o orifício perfeitamente esférico e os tecidos moles são dissecados de modo anatômico até a margem subcutânea da tíbia. Um instrumento cortante e pontiagudo é inserido através da incisão e posicionado diretamente na diáfise da tíbia (Fig. 15A). A tíbia é abordada da face anterior para a posterior, não em paralelo à haste. Eu prefiro um pino de Steinmann pontiagudo em uma manopla canulada em T ajustável para essa parte do procedimento. Uma vez que a ponta do pino esteja posicionada dentro do orifício perfeitamente esférico na imagem do intensificador, o pino é colocado em paralelo ao feixe de raios, e uma indentação do orifício é feita próximo à cortical através de um suave golpe de martelete na extremidade do pino (Fig. 15B). Essa indentação na superfície cortical evita que a broca “caminhe” sobre a curva cortical tibial . O pino de Steinmann é removido, e uma broca de tamanho apropriado é colocada na endentação previamente criada. O intensificador de imagens é novamente utilizado para checar a posição correta da broca dentro do círculo perfeitamente esférico (Fig. 15C). Com a broca em paralelo ao feixe de raios X, a broca é avançada na direção da cortical mais próxima, através do orifício na haste, e depois através da cortical mais distante (Fig. 15D). Uma vez que a cortical mais próxima tenha sido penetrada, se ocorrer uma obstrução à passagem da broca, a direção da broca deve ser rechecada com o uso do intensi-

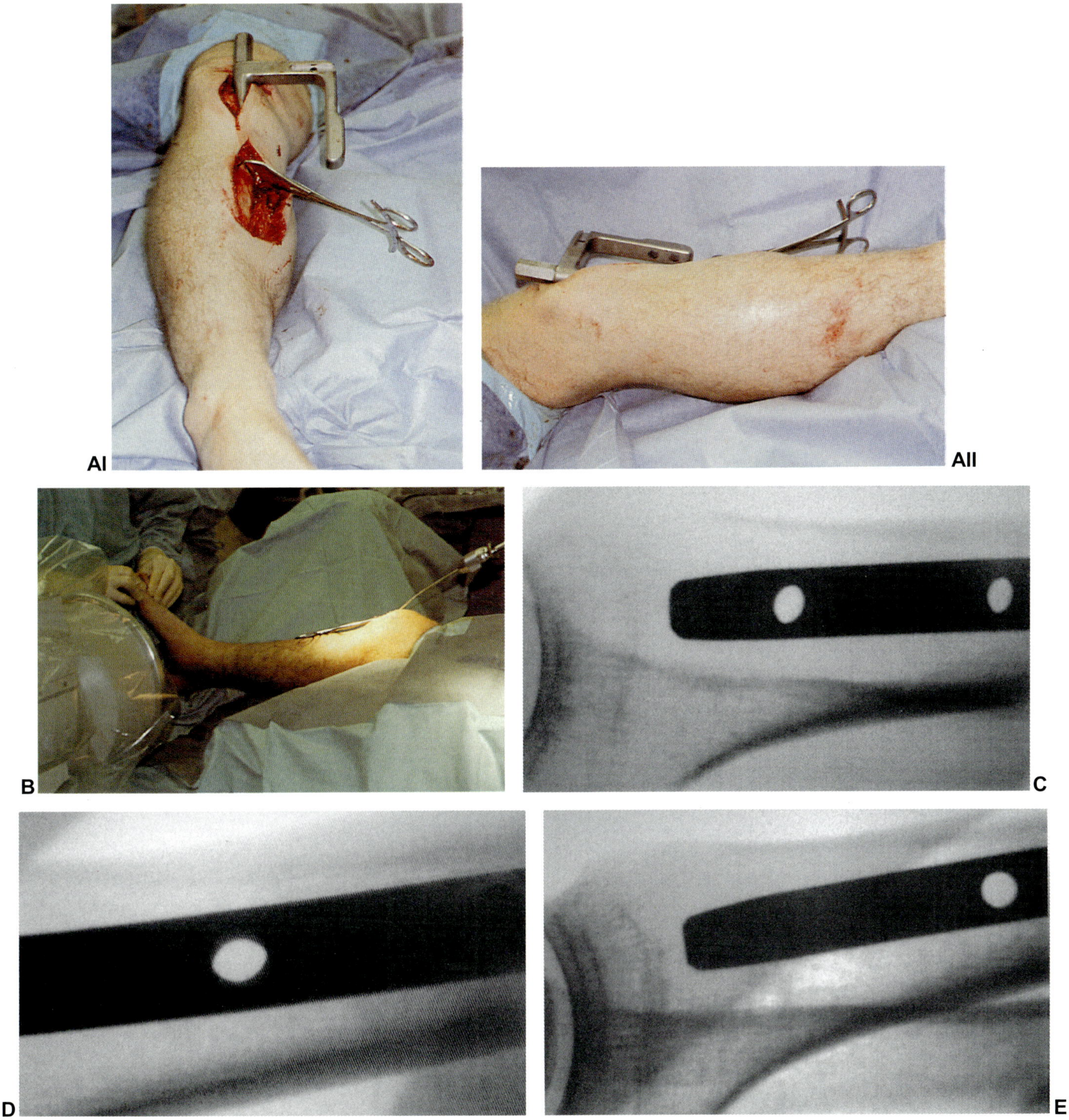

Figura 14. AI, AII: Perna estendida e elevada na preparação para a colocação do parafuso de bloqueio distal. **B:** Intensificador de imagens posicionado para a visualização de orifícios perfeitamente esféricos. **C:** Radiografia com uma margem proximal e distal plana para um orifício. **D:** Radiografia com uma margem anterior e posterior plana para um orifício. **E:** Orifício perfeitamente esférico observado após correção apropriada.

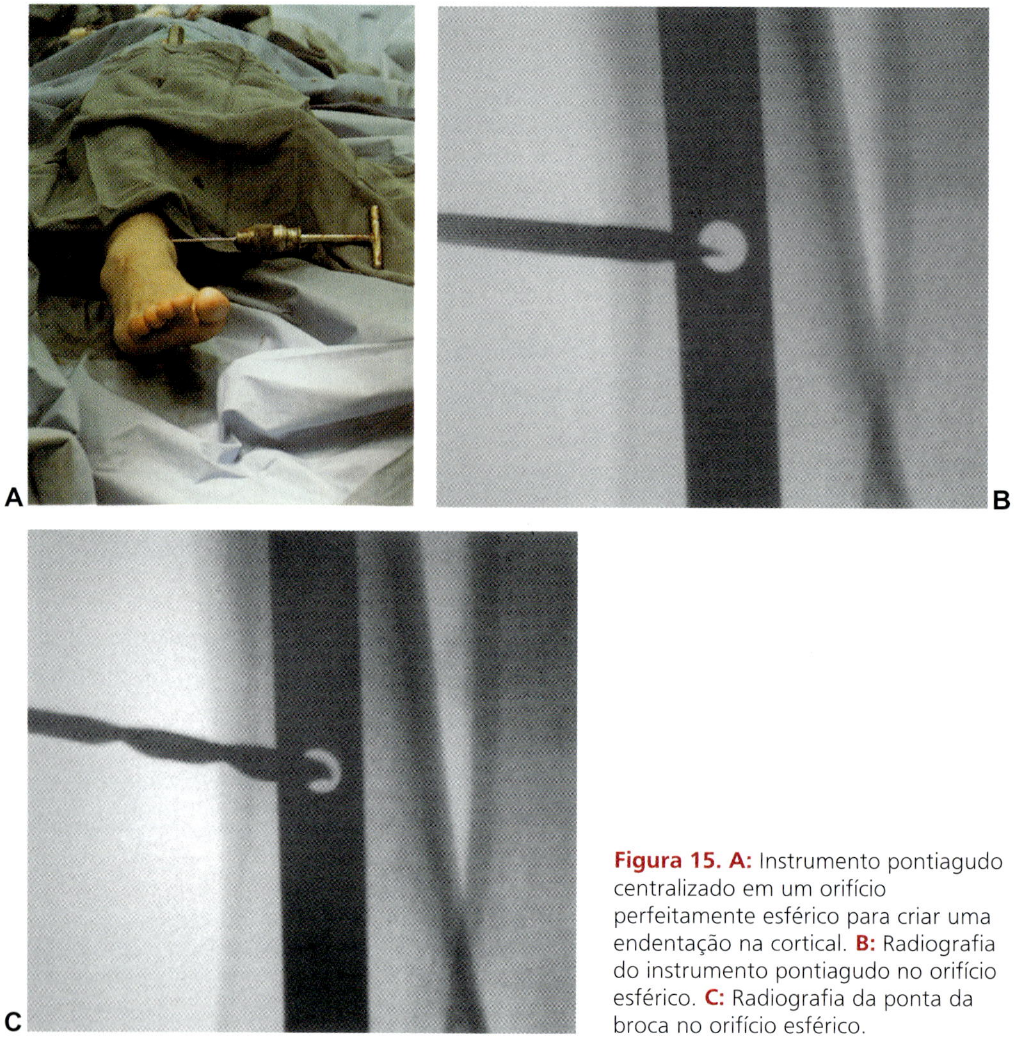

Figura 15. A: Instrumento pontiagudo centralizado em um orifício perfeitamente esférico para criar uma endentação na cortical. **B:** Radiografia do instrumento pontiagudo no orifício esférico. **C:** Radiografia da ponta da broca no orifício esférico.

ficador de imagens. Pequenas correções na direção podem ser facilmente realizadas. Uma vez que a broca tenha penetrado na cortical mais distante, a perfuratriz é removida. O intensificador de imagens é então utilizado para verificar se a broca está localizada dentro do orifício de bloqueio da haste (Fig. 15E). O intensificador de imagens então é rodado para uma incidência em AP (Fig. 16A), e utilizando o guia central de perfuração para o equipamento direcionador proximal, o comprimento do parafuso de bloqueio potencial é lido diretamente a partir da broca sem o uso de um medidor de profundidade (Fig. 16B). Nesse ponto, o parafuso de bloqueio de tamanho correto é inserido através do controle do intensificador de imagens de um modo semelhante ao delineado (Fig. 14C e D). Um segundo parafuso de bloqueio distal pode ser inserido, se necessário. Nós utilizamos dois parafusos de bloqueio distal nos padrões instáveis de fratura ou em fraturas localizadas a 5 cm dos parafusos de bloqueio distal. Uma radiografia lateral é obtida para verificar se os parafusos estão localizados dentro do orifício. Isso é verificado pela obliteração do orifício da haste pelo parafuso (Fig. 16C). Um martelete é preso ao equipamento direcionador proximal na haste intramedular (Fig. 17A), e sob controle do intensificador de imagens, o sítio da fratura é comprimido ou impactado com o *backslapping* do martelete (Fig. 17B). Uma distração persistente no sítio da fratura está associada com um aumento da incidência de pseudo-artrose tibial. Uma vez que o foco de fratura esteja comprimido (Fig. 18A), o alinhamento rotacional é reavaliado, e um parafuso de bloqueio proximal, transversal ou oblíquo é inserido (Fig. 17D). Na maioria das vezes, somente um parafuso de bloqueio proximal, transversal ou oblíquo é utilizado. Ocasionalmente, quando as fraturas ocorrem próximo ao terço proximal da tíbia, dois parafusos de bloqueio proximal são colocados.

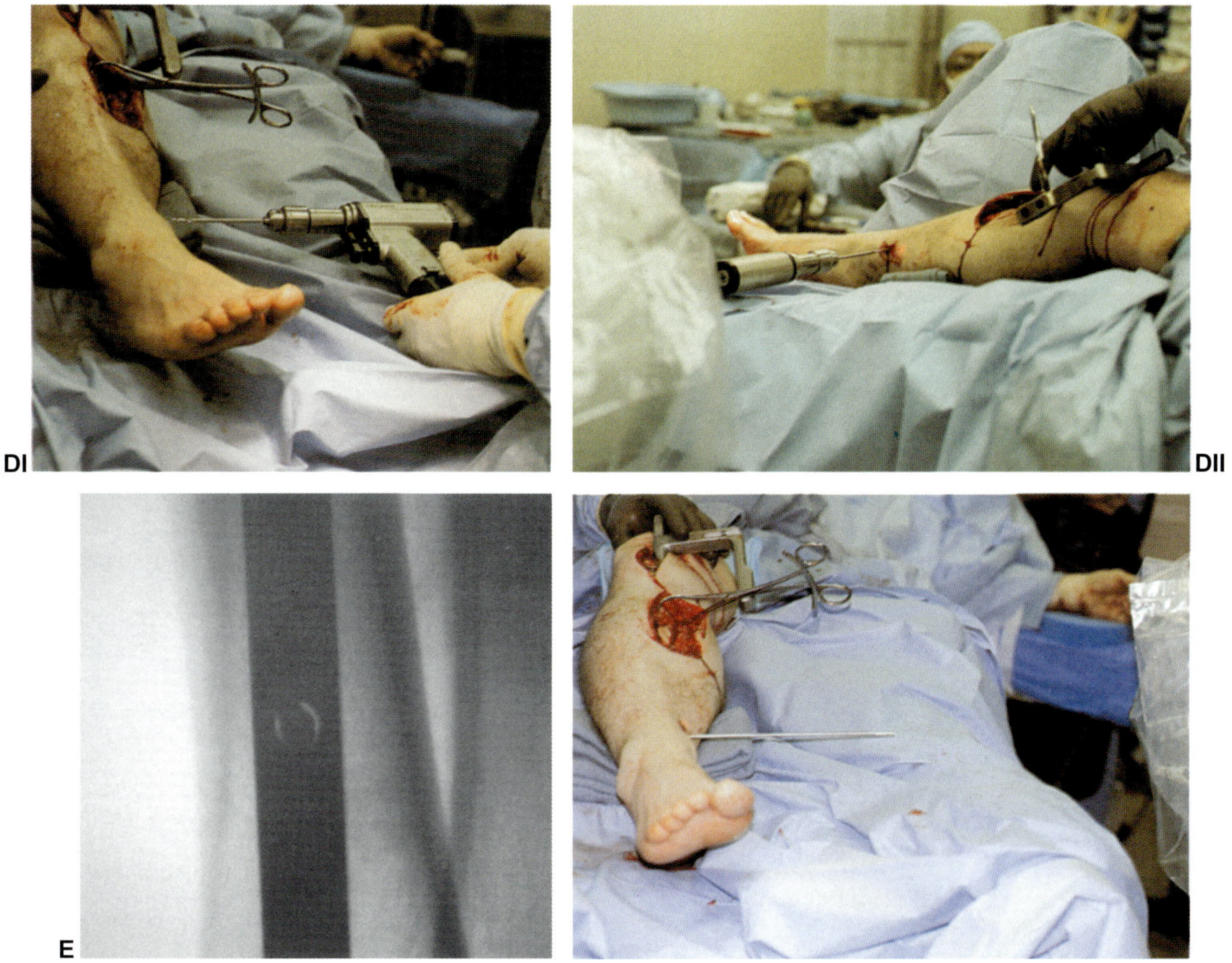

Figura 15. *(Continuação)* **DI, DII:** Broca posicionada na endentação e perfurada em paralelo ao feixe de raios X. **E:** Radiografia da broca *(esquerda)* após a perfuração através do orifício, verificando seu posicionamento correto *(direita)*.

Antes do término do procedimento cirúrgico, o intensificador de imagens é utilizado para a checagem do alinhamento geral da tíbia. O equipamento direcionador proximal é removido somente quando o cirurgião está satisfeito com um comprimento, alinhamento e rotação satisfatórios. É quase impossível se reinserir o equipamento de bloqueio proximal em uma haste intramedular que esteja bem assentada dentro da tíbia. Após a remoção do equipamento direcionador proximal, a extremidade superior da haste, os parafusos de bloqueio proximal (Fig. 18A e B), o sítio da fratura e o aspecto distal da haste e dos parafusos de bloqueio (Fig. 18C) são inspecionados em incidências AP e lateral. Deve ser tomado o cuidado de assegurar que todos os parafusos incorporem os orifícios na haste intramedular. A haste tibial deve se localizar no osso cortical da tíbia proximal (Fig. 18D). Devem ser obtidas cópias permanentes das imagens obtidas com o intensificador.

As feridas traumáticas são cuidadosamente reavaliadas. As feridas simples (graus I e II) são comumente fechadas de modo primário. Se um fechamento da ferida sem tensão pode ser conseguido em uma fratura aberta da tíbia grau IIIA, o fechamento deve ser realizado (Fig. 19A). Caso contrário, a ferida é coberta com uma pele sintética estéril ou Epiguard (Clinipad Corp,, Norwich, CT). Se uma cobertura com retalho é considerada necessária, a consulta a um cirurgião plástico é feita no momento da cirurgia inicial ou em um segundo desbridamento realizado dentro de 48 horas. Não é raro que o enxerto de pele seja feito entre 48 a 96 horas após a cirurgia por um cirurgião ortopédico ou plástico. Nós rotineiramente utilizamos um dreno de sucção hemovac de 1/8 de polegada para a incisão do portal da haste, que é trazido para fora através de uma incisão ântero-lateral

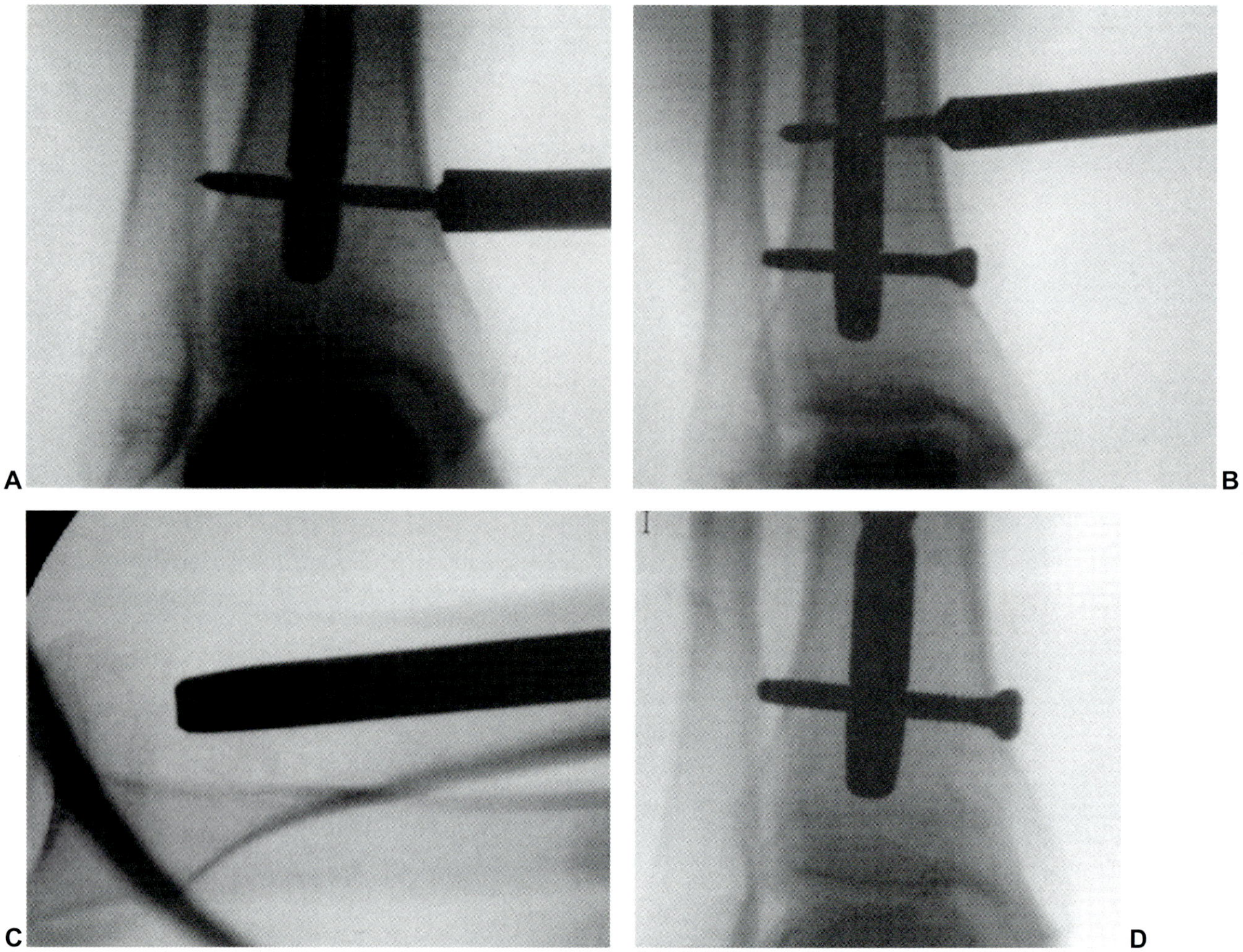

Figura 16. A: Imagem do intensificador de imagens na posição ântero-posterior (AP). **B:** Radiografia da broca posicionada através da cortical mais próxima e da mais distante durante a checagem do comprimento para a escolha do parafuso. **C:** Radiografia lateral do parafuso passado através da haste, obliterando completamente o orifício. **D:** Imagem em AP do parafuso apropriadamente posicionado (aproximadamente 2 mm fora da cortical do osso).

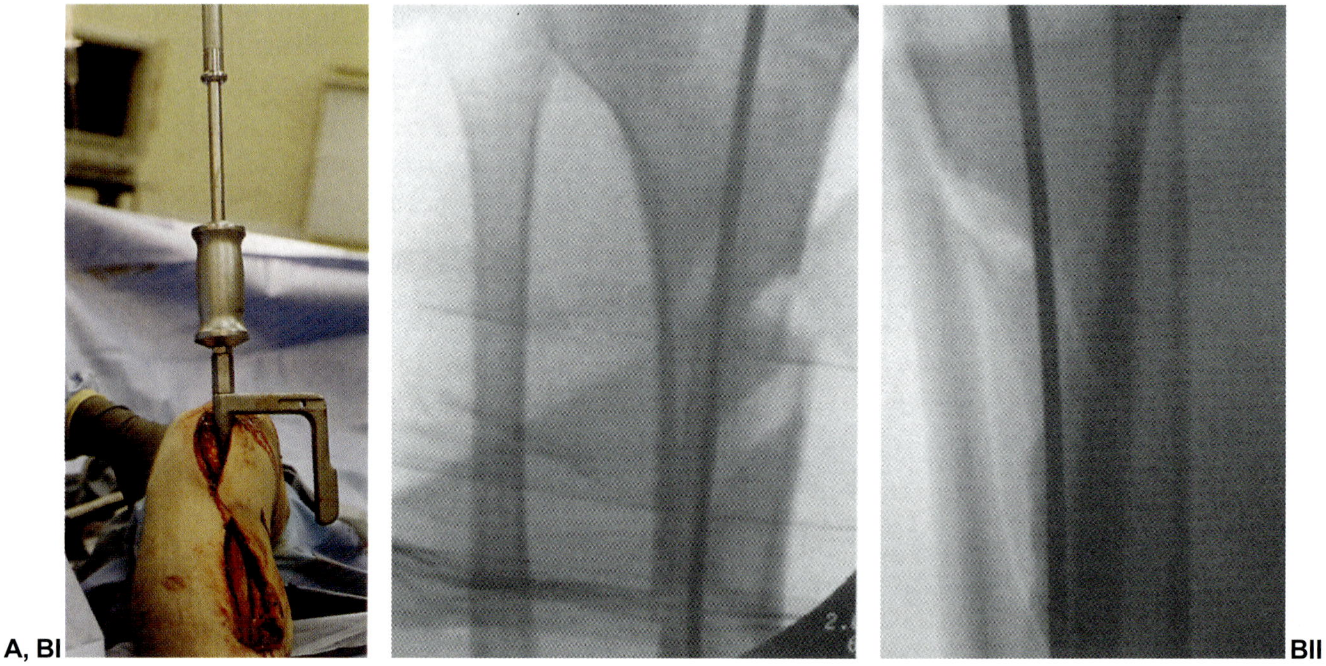

Figura 17. A: Um martelo é preso ao equipamento direcionador proximal antes da manobra de *backslap*. **BI, BII:** Radiografia da fratura com distração antes da realização da manobra de *backslap*.

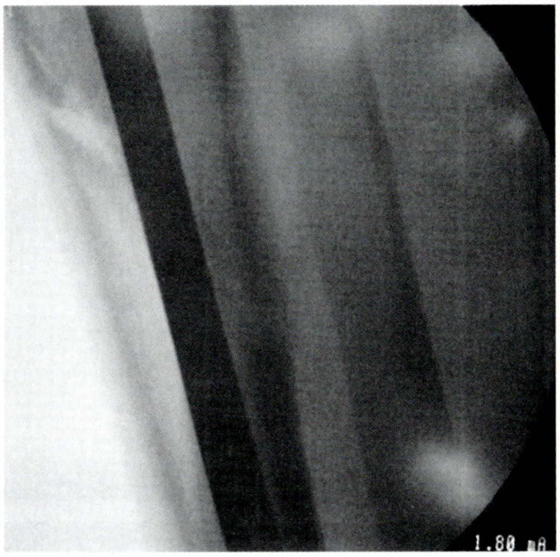

C

Figura 17. *(Continuação)* **C:** Radiografia da fratura após a manobra de *backslap* com os parafusos de bloqueio distal posicionados.

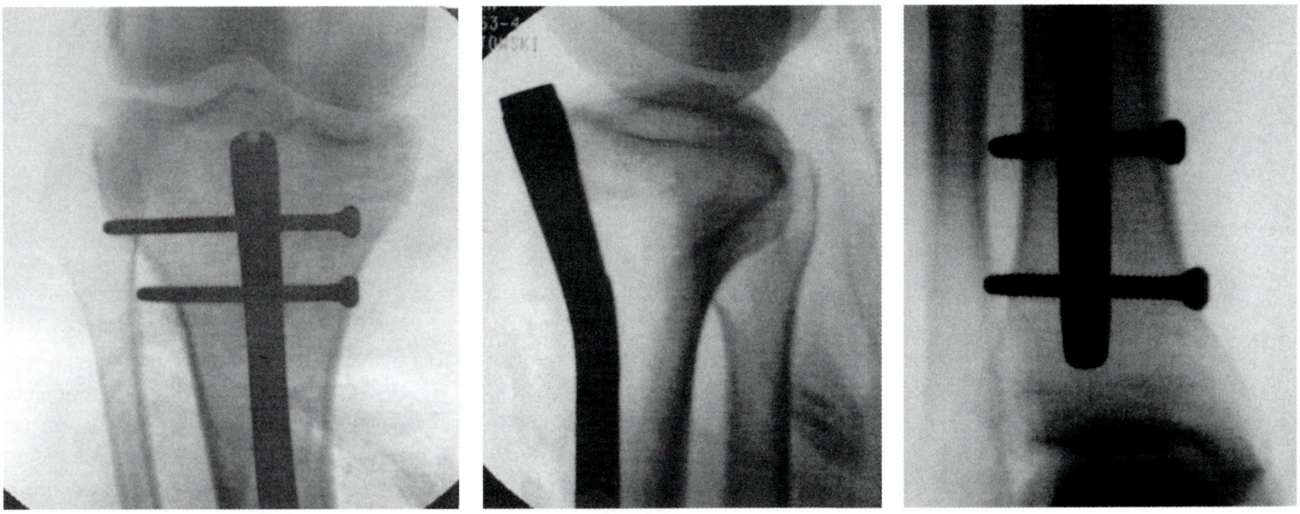

A, B C

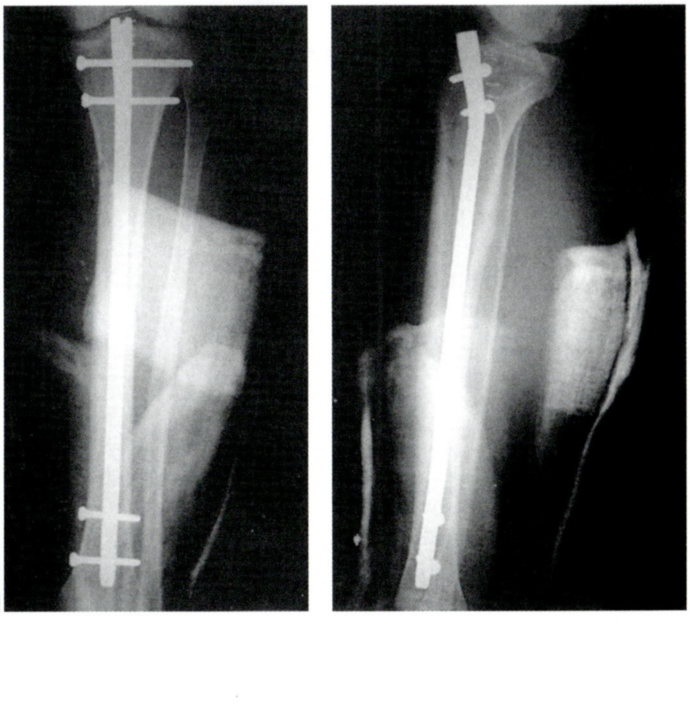

DI, DII

Figura 18. A: Radiografia da tíbia proximal após a fixação intramedular com haste [ântero-posterior (AP)]. **B:** Radiografia da tíbia proximal depois da fixação intramedular com haste (lateral). **C:** Radiografia da tíbia distal após o bloqueio. **DI, DII:** Radiografias permanentes da fratura e da haste (AP e lateral). Observe que a região proximal da haste não está posicionada de modo ideal (5 mm para fora da cortical proximal).

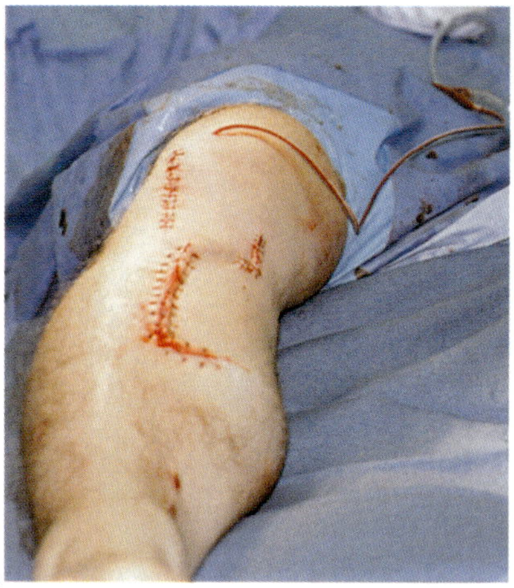
A
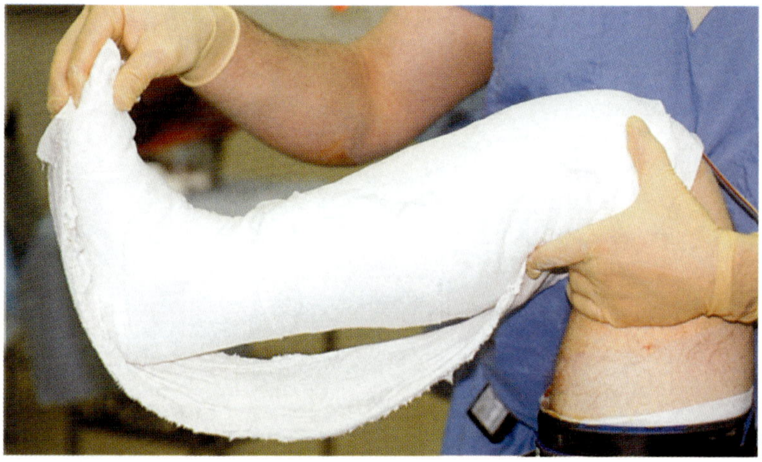
B
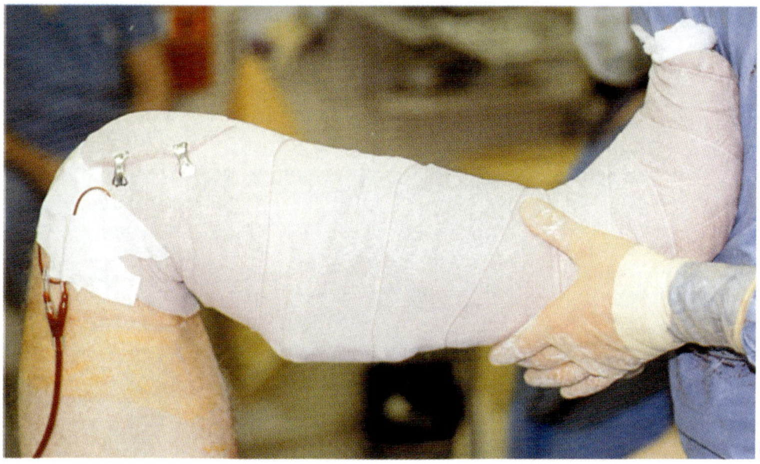
C

Figura 19. A: A ferida aberta grau IIIA é fechada primariamente. **B:** Imobilização com talas de coaptação medial, lateral e posterior é utilizada para manter o tornozelo em dorsiflexão neutra. **C:** Visão final do imobilizador com o dreno na posição adequada.

separada. A fáscia que recobre o tendão patelar é reaproximada com suturas interrompidas em formato de oito com fio absorvível. Fios absorvíveis de pequeno diâmetro são utilizados no tecido subcutâneo e a pele é fechada com grampos. Uma compressão estéril é aplicada na região inferior da perna, e talas gessadas medial, lateral e posterior são aplicadas ao pé e tornozelo, com o tornozelo posicionado em dorsiflexão neutra (Fig. 19B). O tornozelo *sempre* é imobilizado depois da inserção de uma haste intramedular para evitar uma contração em eqüino (Fig. 19C).

TRATAMENTO PÓS-OPERATÓRIO

O dreno é removido entre 24 a 48 horas. Antibióticos pré-operatórios, que são iniciados tanto na sala de emergência como no momento da indução anestésica, são continuados durante 48 horas. Nas fraturas abertas de graus I e II, uma cefalosporina de primeira geração é a utilizada; nas fraturas abertas grau III, um aminoglicosídeo é acrescentado. Antibióticos perioperatórios por 24 a 48 horas são utilizados sempre que o paciente retorna à sala de cirurgia para manipulação da fratura ou desbridamento da ferida aberta. As fraturas expostas graves necessitam de desbridamento cirúrgico em intervalos de 48 horas até que seja obtida uma cobertura final da ferida. A cobertura da ferida é realizada através de fechamento primário, com a enxertia de pele, ou com cobertura com retalhos locais ou livres, realizada por um cirurgião plástico. As feridas abertas que foram fechadas primariamente não são novamente desbridadas de modo rotineiro. No pós-operatório, o paciente recebe treinamento para marcha com carga parcial (7 a 10 kg) com a utilização de muletas ou um andador. Exercícios para o fortalecimento do quadríceps e da musculatura posterior da coxa são instituídos no primeiro dia de pós-operatório, particularmente por meio de exercícios isometriais para o quadríceps. Os exercícios de amplitude de movimentos para o joelho também são iniciados imediatamente. A imobilização pós-operatória geralmente é mantida até a primeira visita pós-operatória (10 dias a 2 semanas). A imobilização é removida em 2 semanas, e nenhuma outra imobilização é necessária, a menos que lesões no pé ou no tornozelo ipsilaterais tornem necessário. Uma vez que o imobilizador seja removido, exercícios para a amplitude de movimentos do tornozelo e do retropé são iniciados, e carga parcial

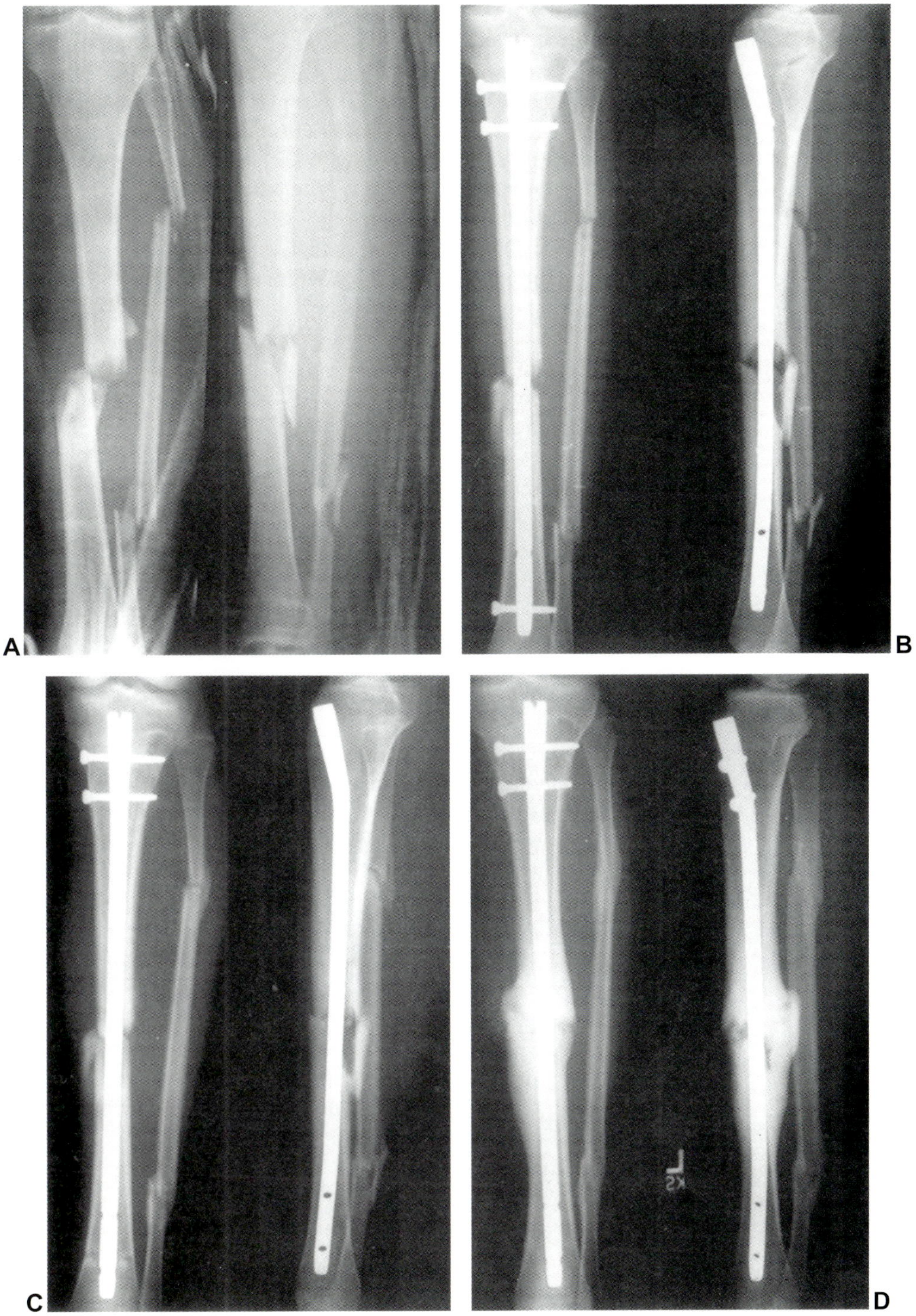

Figura 20. Uma menina de 15 anos de idade foi atropelada por um carro, com fraturas expostas bilaterais da tíbia. A tíbia esquerda sofreu uma fratura exposta grau IIIB.
A: Radiografia da lesão aguda [ântero-posterior (AP) e lateral] da tíbia esquerda.
B: Radiografia pós-operatória após irrigação e desbridamento, fixação intramedular com haste e cobertura com um retalho tardio e enxerto de pele (dois procedimentos cirúrgicos separados). Observe a distração no foco da fratura. **C:** Radiografia após a remoção dos parafusos de bloqueio distal 3 meses após a lesão realizada com anestesia local no consultório. Observe que os orifícios distais dos parafusos agora estão posicionados distalmente entre 5 a 10 mm em relação aos orifícios do osso, o que indica um encurtamento no foco primário da fratura. **D:** Consolidação 6 meses após a lesão.

(7 a 10 kg) é encorajada. Na primeira visita pré-operatória, a ferida é inspecionada e as suturas são removidas, mas não são feitas radiografias.

O paciente é visto em intervalos de 4 a 6 semanas para checagem da ferida e avaliação radiológica. Mais freqüentemente, o paciente é mantido com carga parcial durante um total de 12 semanas (Fig. 20A e B). Na visita de 3 meses, uma formação inicial do calo ósseo deve ser observada nas radiografias. Se a formação do calo estiver ausente, deve ser considerada a dinamização do material intramedular em uma fratura estável com comprimento e contacto ósseo mantido (Fig. 20C). Isso é feito pela remoção dos parafusos de bloqueio proximais ou distais no próprio consultório sob anestesia local. Em pacientes nos quais os parafusos não são facilmente palpáveis, ou em pacientes extremamente ansiosos, sedação intravenosa ou um anestésico geral de curta duração pode ser necessário. Os parafusos do bloqueio distal raramente são removidos antes da visita de 3 meses e geralmente são removidos entre 4 a 5 meses após a fixação com haste se a consolidação parece estar demorando nas radiografias de uma fratura estável com comprimento e contacto ósseo mantido. Se uma estabilidade de contato não está presente, como no caso de um defeito cortical de mais de 50% da circunferência da tíbia presente no sítio da fratura, deve-se considerar uma enxertia óssea precoce. Nas fraturas com falha óssea, a enxertia de osso esponjoso pode ser aplicada através de uma abordagem ântero-lateral ou póstero-lateral. A enxertia está recomendada entre 6 semanas a 3 meses após a lesão inicial para acelerar a consolidação da fratura e permitir um suporte mais precoce de carga. A carga total não é permitida no caso dessas hastes de pequeno diâmetro até que os sinais de consolidação da fratura sejam observados, entre 3 a 4 meses após a cirurgia. Se uma dinamização for necessária para promover a consolidação de um retardo de consolidação, a carga total sobre o membro é fortemente encorajada. Essa carga geralmente leva à consolidação da fratura (Fig. 20D). Se a consolidação da fratura ou a formação do calo periosteal não estiver presente 6 meses após a lesão, devem ser consideradas outras técnicas mais agressivas para promover a consolidação. Neste cenário, eu sou favorável à troca da haste com um implante fresado se as feridas traumáticas estiverem cicatrizadas e se não houver história de infecção. Um enxerto ósseo suplementar somente é necessário se estiverem presentes significativos defeitos corticais (Fig. 6).

Por causa de sua localização subcutânea, as hastes tibiais podem ser sintomáticas, tanto nos sítios dos parafusos de bloqueio como no joelho. Se forem sintomáticas, a remoção do material de síntese 1 ano após a consolidação da fratura pode estar indicada (Fig. 7). Nenhuma proteção pós-operatória é necessária após a remoção do material de síntese. Não é incomum se remover os parafusos de bloqueio transversais e deixar uma haste que esteja bem ajustada no local. Estudos demonstraram que, se a haste está assentada abaixo da córtex, sua remoção não irá necessariamente curar a dor de joelho que possa estar presente.

Após a consolidação da tíbia, a maioria dos pacientes recupera uma amplitude de movimentos normal de seu joelho, com uma força do quadríceps excelente. Se a fixação com haste tiver sido feita de modo apropriado, os pacientes não devem apresentar um encurtamento de mais de 1 cm, e não devem apresentar evidências de desalinhamento rotacional ou angular. Ocasionalmente encontramos alguma rigidez no tornozelo ou na articulação subtalar, que é de pouco significado clínico. Uma vez que a fratura tenha consolidado, o paciente é encorajado a retornar às suas atividades. A remoção do material de síntese é discutida com o paciente e somente será realizada se os sintomas justificarem.

COMPLICAÇÕES

A mais temida complicação após a fixação tibial com haste, particularmente nas fraturas expostas, é infecção (1,11). O índice de infecção é relativamente baixo e é igual ou menor do que o encontrado na fixação externa das fraturas expostas dos graus I, II e IIIA. Em minha experiência, a infecção ocorreu com maior freqüência no momento da troca da haste no caso de pseudo-artroses do que após o tratamento inicial (2). Em nossa série de 87 pacientes, a infecção ocorreu em 9% dos pacientes. Seis das oito infecções ocorreram após a troca da haste, e somente duas entre as oito infecções ocorreram após a fixação inicial com haste. A melhor forma de evitar infecção é através da realização de uma completa e radical irrigação e desbridamento no momento do procedimento inicial e do uso de antibióticos apropriados. A cobertura da ferida assim que razoavelmente possível também deve ser encorajada.

A falha do material de síntese é outra séria complicação em potencial. Essas hastes são mecanicamente menos sólidas do que as hastes tibiais maiores que são colocadas após fresagem (4,6,17,18). Existe pouca diferença na resistência entre a maioria das hastes intramedulares de 8, 9 e 10 mm. Na maioria das vezes utilizo as hastes de 9 mm. A quebra do parafuso é a forma mais comum de falha do material de síntese (Figs. 5, 21F e 22). Os parafusos com um diâmetro de cabeça de 3,5 mm ou menos são propensos a falhas, o que ocorre em aproximadamente 20% a 30% dos casos. Portanto, para minimizar esse índice de quebra de parafusos, o uso de parafusos de bloqueio transversais com um diâmetro maior do que 3,5 mm (3,8 m ou mais) é recomendado. Mesmo com os parafusos de bloqueio de 3,8 mm deve ser tomado o cuidado de evitar estresse sobre a haste ou o parafuso até que ocorra consolidação inicial da fratura. Se a consolidação apresentar um retardo, devem ser feitas tentativas para diminuir o estresse sobre o material de síntese (dinamização) no sentido de encorajar a consolidação da fratura. Como a quebra dos parafusos é comum, é importante se deixar salientes os parafusos de bloqueio fixados na cortical mais distante (2 a 4 mm) para facilitar sua remoção em caso de quebra (Fig. 18C). A quebra dos parafusos não deve ter um efeito desfavorável sobre a consolidação da fratura, e de fato pode ser vista como uma forma de dinamização (uma tentativa própria do paciente de consolidar a fratura; Fig. 21). Esse pode ser um problema em pacientes nos quais é necessária a remoção do material de síntese.

Uma haste intramedular quebrada é uma grande complicação. Se a haste fraturada for canulada, ela geralmente pode ser removida. Obviamente, a porção proximal da haste fraturada é facilmente removida. A tíbia proximal é então fresada até 12 mm. Ganchos ou pinças intramedulares especial-

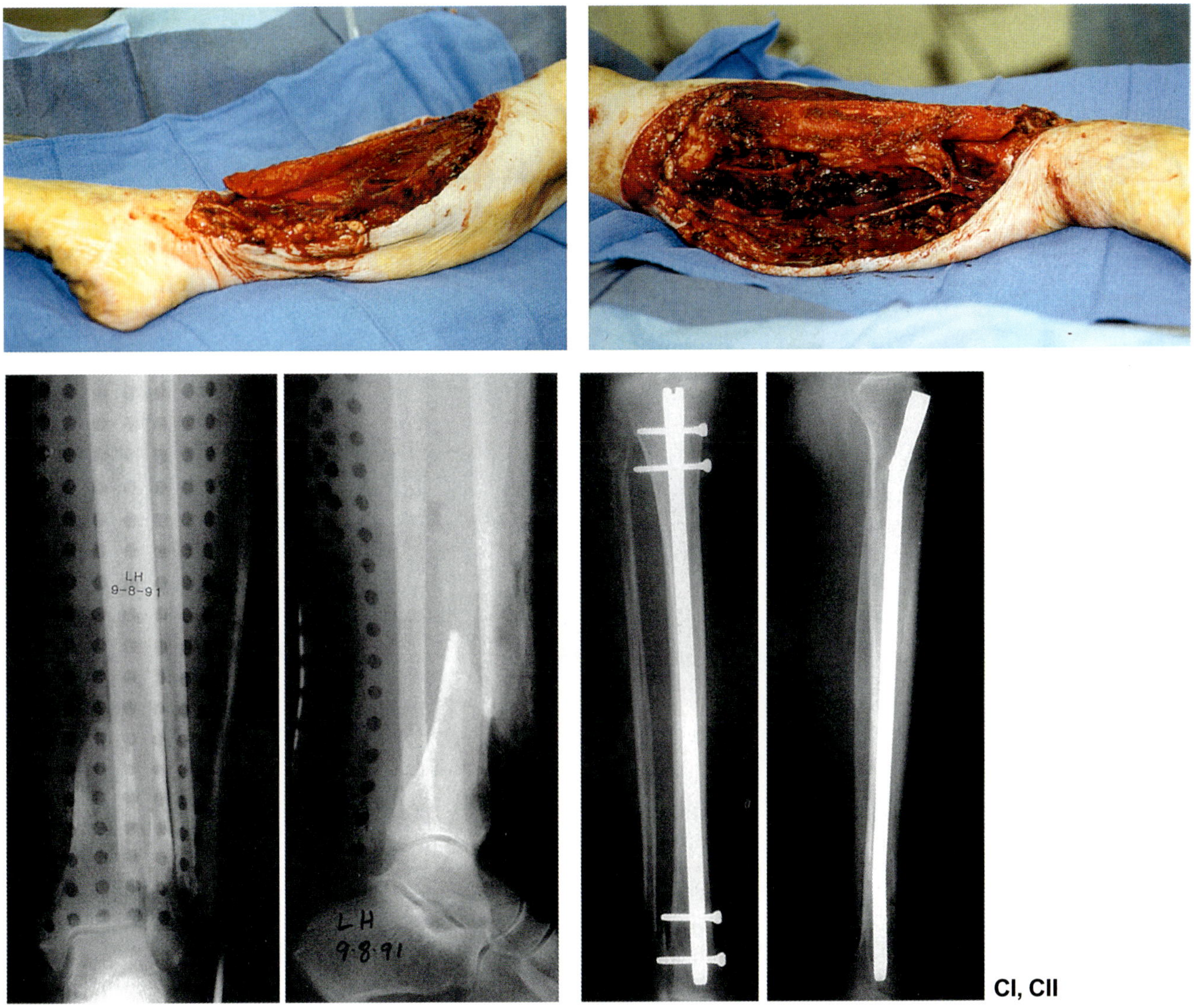

AI AII

BI, BII CI, CII

Figura 21. Fratura exposta do terço distal da tíbia de uma mulher de 77 anos de idade causada por um acidente automobilístico. **AI, AII:** Fratura exposta grau IIIA com lesão em desenluvamento logo abaixo do joelho se estendendo até o tornozelo. **BI, BII:** Radiografias ântero-posterior (AP) e lateral pré-operatórias. **CI, CII:** Radiografias pós-operatórias após irrigação e desbridamento, fixação intramedular com haste de pequeno diâmetro e fechamento primário da ferida. *(Continua.)*

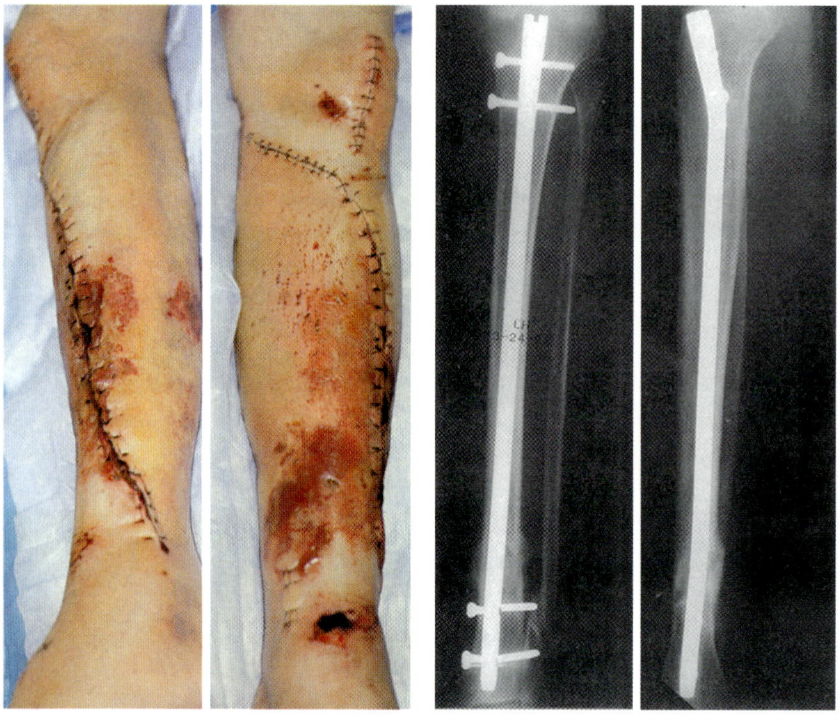

DI, DII EI, EII

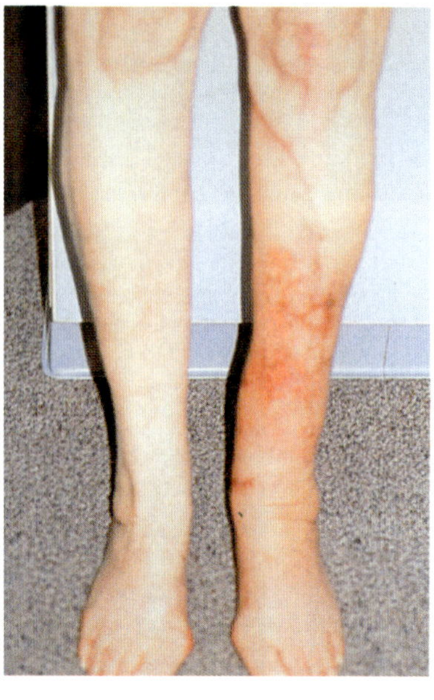

F

Figura 21. *(Continuação)* **DI, DII:** Aspecto da pele 1 mês após a cirurgia com uma epidermólise significativa. A ferida foi monitorada de perto pelo cirurgião ortopédico e pelo cirurgião plástico. **EI, EII:** Consolidação da fratura sem nenhuma outra cirurgia 6 meses após a lesão com autodinamização (quebra do parafuso distal) da haste intramedular. A carga foi permitida entre 6 a 8 semanas após a lesão nessa mulher de 77 anos de idade. **F:** Status da pele em 6 meses. Observe que nessa paciente foi realizado somente um procedimento cirúrgico.

mente projetadas são utilizadas para capturar o fragmento distal da haste fraturada, e a haste é removida através de leves golpes sobre os ganchos. A fresagem do canal intramedular proximal à porção distal da haste facilita bastante a remoção da haste fraturada. Infelizmente, hastes sólidas fraturadas têm uma remoção quase impossível (Fig. 22A). Foram desenvolvidos extratores, mas eles não são confiáveis. Geralmente, a remoção de uma haste sólida fraturada necessita da abertura do sítio de fratura propriamente dito ou que se empurre a peça quebrada para uma porção não-utilizada da tíbia (maléolo posterior), onde ela pode ser removida através de uma abordagem posterior ao tornozelo, ou simplesmente deixada nesse local (Fig. 22B e C). Uma haste intramedular fraturada invariavelmente ocorre na presença de um retardo de consolidação ou de uma pseudo-artrose que não foi reconhecida, ou nos casos em que houve uma carga prematura sobre uma fratura não- consolidada. Se a fratura ainda não estiver consolidada 6 meses após a lesão e o paciente está fazendo carga sobre o membro, deve ser desenvolvido um plano de tratamento para fratura não-consolidada. O tempo de vida dessas hastes

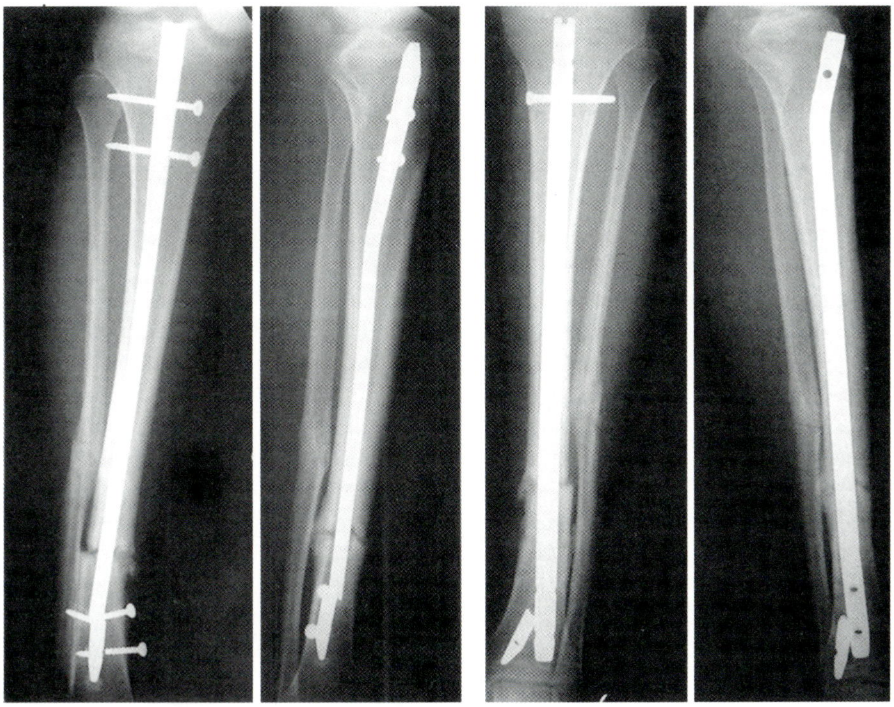

AI, AII

BI, BII

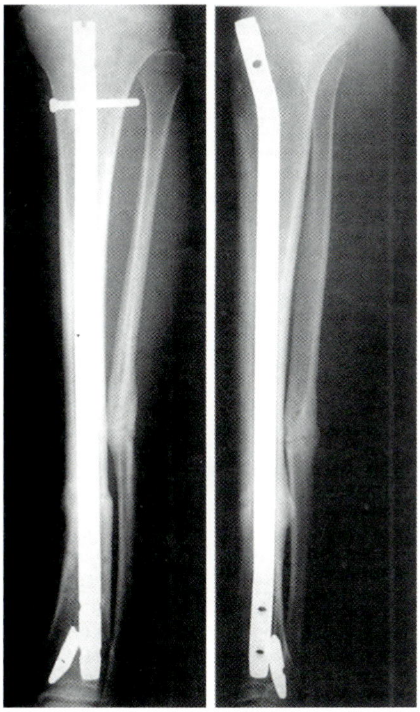

CI, CII

Figura 22. Um rapaz de 18 anos de idade encaminhado por uma outra instituição com quebra de haste e ausência de consolidação da fratura 8 meses após a colocação e fixação interna em uma fratura exposta da tíbia grau I com uma haste intramedular sólida de pequeno diâmetro. **AI, AII:** Radiografias ântero-posterior (AP) e lateral na apresentação, 8 meses após a lesão. A carga foi permitida após 6 semanas, e a quebra da haste ocorreu no terceiro mês. **BI, BII:** Radiografias em AP e lateral após a remoção do material fraturado (haste e parafusos) e troca da haste intramedular por outra de maior diâmetro. A extremidade fraturada da haste sólida não poderia ser recuperada sem a abertura da ferida e osteotomia da tíbia. Esse detrito foi simplesmente empurrado para o lado. Uma carga total foi permitida imediatamente após a cirurgia. **CI, CII:** Fratura consolidada 10 semanas após a cirurgia. A remoção da haste não foi realizada após 3 anos.

até que ocorra fadiga é de 6 meses a 1 ano, e a ocorrência de fratura da haste sem uma consolidação da fratura pode ser um fato esperado.

Retardo de consolidação e a pseudo-artrose são complicações comuns após fraturas expostas da diáfise tibial. As pseudo-artroses ocorrem em 10% a 30% dos casos de fraturas expostas da diáfise tibial e aumentam com a gravidade da fratura. Geralmente, entre 3 a 5 meses após a lesão, uma decisão deve ser tomada para determinar se a fratura está progredindo de modo razoável na direção da "consolidação" ou não. Nos retardos de consolidação com estabilidade devido a comprimento e contato normais do osso, a fratura deve ser dinamizada pela remoção dos parafusos de bloqueio distal e raramente com a remoção dos parafusos proximais (isso predispõe a um aumento dos sintomas no nível do joelho). A dinamização geralmente leva à consolidação da fratura.

Além disso, ela permite uma carga total e diminui qualquer leve distração que possa estar presente no foco de fratura (Fig. 20). Os defeitos corticais de mais da metade da circunferência da tíbia devem ser submetidos a enxertia com osso esponjoso de modo precoce (6 semanas). Isso pode acelerar a consolidação e diminuir a incidência de falha do material de síntese. Se a consolidação não tiver ocorrido após um período de mais de 6 meses da lesão, o paciente apresenta uma pseudo-artrose e deve ser considerado candidato a troca da haste intramedular com ou sem enxerto osso (14; Fig. 6).

É incomum que se observe uma total falha do material de síntese com o uso dessa técnica. A falha total após a colocação da haste geralmente em primeiro lugar é o resultado de uma indicação inadequada do procedimento. A falha decorrente de infecção é impossível de ser controlada. Essa geralmente necessita da remoção da haste e da aplicação de um fixador externo para o controle da infecção. Uma pseudo-artrose pode ocorrer se existir um grande defeito após a fixação com haste intramedular. Grandes defeitos segmentares (mais de 4 cm) são mais bem tratados com a fixação externa e com o transporte ósseo primário. Em nossa experiência, as fraturas do terço proximal causam com maior freqüência falhas por desalinhamento e pseudo-artrose (8).

Pequenas quantidades de encurtamento (1 a 1,5 cm) são comuns com o uso dessa técnica e raramente causam sintomas ou dificultam a função. Quando ocorrem angulação e rotação, geralmente elas estão relacionadas à técnica e devem ser cuidadosamente avaliadas pelo cirurgião no momento da cirurgia.

LEITURA RECOMENDADA

1. Bone, L.B., Johnson, K.D.: Treatment of tibial fractures by reaming and intramedullary nailing. *J. Bone Joint Surg. [Am]* 68:877-887, 1987.
2. Cole, J.D., Ansel, L.J., Schwartzberg, R.: A sequential protocol for management of severe open tibial fractures. *Clin. Orthop.,* 315:84-103, 1995.
3. Gustillo, R.B., Mendoza, R.M., Williams, D.N.: Problems in the management of type 111 (severe) open fractures: a new classification of type III open fractures. *J. Trauma,* 24:742-746, 1984.
4. Henley, M.B., Mayo, K.: Prospective comparison of unreamed interlocking intramedullary nails and half-pin external fixation for grade II and III open tibia fractures. *J. Orthop. Trauma,* 4:233-234, 1990.
5. Holbrook, J.L., Swiontkowski, M.F., Sanders, R.: Treatment of open fractures of the tibial shaft: Ender nailing versus external fixation: a randomized prospective comparison. J. *Bone Joint Surg. [Am]* 71:1231-1238, 1989.
6. Hutson, J.J., Zych, G.A., Cole, J.D., et al.: Mechanical failures of intramedullary tibial nails applied without reaming. *Clin. Orthop.,* 315:129-137, 1995.
7. Krettek, C., Schandelmaier, P., Tscherne, H.: Nonreamed interlocking nailing of closed tibial fractures with severe soft tissue injury. *Clin. Orthop.,* 315:34-47, 1995.
8. Lang, G.J., Cohen, B.E., Bosse, M.J., Kellam, I.F.: Proximal third tibial shaft fractures: should they be nailed? *Clin. Orthop.,* 315:64-74,1995.
9. Lottes, J.O.: Medullary nailing of the tibia with the triflange nail. *Clin. Orthop.,* 105:253-266, 1974.
10. Rhinelander, F.W.: Effects of medullary nailing on the normal blood supply of the diaphyseal cortex. *Instr Course Lect,* 22:161-187, 1973.
11. Singer, R.W., Kellam J.F.: Open tibial diaphyseal fractures: results, of unreamed locked intramedullary nailing. *Clin. Orthop.,* 315:114-118, 1995.
12. Sitter, T., Wilson, L, Browner, B.: The effect of reamed versus unreamed nailing on intramedullary blood supply and cortical viability. *J. Orthop. Trauma,* 4:232-233, 1990.
13. Swanson, T.V., Spiegel, J.D., Sutherland, T.B., Bray, T.J., Chapman, M.W.: A prospective, comparison study of the Lottes nail versus external fixation in 100 open tibial fractures. *Orthop. Trans.,* 14:716-717, 1990.
14. Templeman, D., Thomas, M., Varecka, T., Kyle, R.: Exchange reamed intramedullary nailing for delayed union and nonunion of the tibia. *Clin, Orthop.,* 315:169-175, 1995.
15. Turen, C.H., Burgess, A.R., Vanco, B.: Skeletal stabilization for tibial fractures associated with acute compartment syndrome. *Clin. Orthop.,* 315:163-168, 1995.
16. Velazco, A., Whitesides, T.E., Fleming, L.L.: Open fractures of the tibia treated with the Lottes nail. *J. Bone Joint Surg. [Am]* 65:879-884, 1983.
17. Whittle, A.P., Russell, T.A., Taylor, J.C., Lavelle, D.G.: Treatment of open fractures of the tibial shaft with the use of interlocking nailing without reaming. *J. Bone Joint Surg. [Am]* 74:1162-1171, 1992.
18. Whittle, A.P., Wester, W., Russell, T.A.: Fatigue failure in small diameter tibial nails. *Clin. Orthop.,* 315:119-128, 1995

28

Fraturas do Pilão Tibial: Redução Aberta e Fixação Interna

James A. Goulet

INDICAÇÕES/CONTRA-INDICAÇÕES

O tratamento das fraturas do pilão tibial é ditado pela quantidade de desvio dos fragmentos articulares, pela magnitude da cominução da fratura e pela extensão do dano aos tecidos moles. As fraturas do pilão com menos de 2 mm de incongruência articular e sem um desvio significativo da metáfise não necessitam de tratamento cirúrgico. Entretanto, inúmeros estudos demonstraram que o melhor resultado para as fraturas com desvio é obtido quando as fraturas reconstrutíveis são anatomicamente reduzidas e estabilizadas cirurgicamente para permitir movimentação precoce do tornozelo. Esse método de tratamento também possui mais riscos de complicações, primariamente infecções das feridas. É muito importante, ainda que difícil, se reconhecer pacientes com lesões não-detectadas. Entretanto, se a obtenção de redução anatômica sem causar comprometimento dos tecidos moles não puder ser conseguida, devem ser considerados outros tipos de tratamento como o uso de fixação externa.

As indicações para a redução aberta e fixação interna das fraturas do pilão são para lesões com mais de 2 mm de desvio articular, uma fratura reconstrutível e um envoltório de tecidos moles adequado. Uma fratura reconstrutível é aquela fratura na qual os marcos anatômicos subcondrais são radiologicamente reconhecíveis e os fragmentos articulares são grandes o suficiente para receber parafusos de pequenos fragmentos. Geralmente, se os fragmentos articulares da fratura não puderem ser delineados em um esquema feito no papel, a fratura não é reconstrutível. Por outro lado, a cominução metafisária geralmente pode ser tratada por técnicas de "fixação em ponte com placas", e esta não é uma contra-indicação para cirurgia se a articulação puder ser reconstruída anatomicamente.

A pele e os tecidos subcutâneos superpostos ao tornozelo são finos e facilmente danificáveis. Isso torna a redução aberta e fixação interna vulnerável às complicações relacionadas com a ferida. Diversos estudos sobre fraturas do pilão tratadas com redução aberta e fixação interna registraram altas taxas de complicação de feridas. Portanto, a avaliação dos tecidos moles é crítica, embora seja uma avaliação altamente subjetiva. Achados dos tecidos moles que sugerem um adiamento na fixação interna, ou o uso de outra forma de tratamento, incluem um edema significativo na extremidade distal da perna, tornozelo e pé; abrasão da pele; bolhas de fratura e descoloração da pele associada com contusão; e lesões fechadas de desenluvamento. Nesses casos, um fixador externo simples e temporário, ou a um pino para tração esquelética no calcâneo, pode

J. A. Goulet, M.D.: Department of Orthopaedic Surgery, University of Michigan Hospitals and Health Center, Ann Arbor, Michigan 48109-0328.

ser utilizado até que os tecidos moles tenham melhorado. Imobilizações devem ser evitadas, já que podem resultar em encurtamento no foco da fratura e bloqueiam o acesso à ferida. Assim que as bolhas da fratura tenham resolvido e o edema tenha diminuído o suficiente para permitir que a pele se enrugue, a intervenção cirúrgica pode ser realizada. A fixação imediata é possível em algumas fraturas que surgem de lesões de baixa energia e em centros de trauma especializados que tenham experiência em tratamento precoce. Para a maioria das fraturas do pilão nas quais a redução aberta e fixação interna é realizada, inicialmente são utilizadas medidas contemporizadoras, e o procedimento definitivo é adiado por um período de 5 a 14 dias. Um tempo ainda maior pode ser necessário nos casos mais graves.

PLANEJAMENTO PRÉ-OPERATÓRIO

Apesar de o foco do planejamento pré-operatório para a maioria das fraturas estar baseado no exame radiológico da fratura, a avaliação clínica do membro em um paciente que apresenta uma fratura do pilão pode ser o elemento mais importante no planejamento pré-operatório. Contra-indicações para a cirurgia precoce com o uso de osteossíntese com placa incluem um edema maciço, abrasões de pele, bolhas de fratura e extensa contusão. Enquanto se espera que essas lesões associadas melhorem, um planejamento pré-operatório completo e cuidadoso pode ser realizado.

A avaliação radiológica das fraturas do pilão inclui incidências em AP, lateral, AP verdadeiro e oblíquas da tíbia distal (Figs. 1 e 2) e pode ser o único estudo de imagens necessário para fraturas com pouca ou nenhuma cominução. Para fraturas cominutivas, radiografias sob aplicação de tração permitem uma identificação mais precisa da morfologia da fratura e podem facilitar o planejamento pré-operatório. Se as imagens radiológicas não delinearem a geometria da fratura ou se uma intervenção cirúrgica estiver sendo planejada, a realização de tomografia computadorizada (TC) está indicada. As imagens de TC são úteis para determinar a quantidade precisa de desvio articular e rotatório dos fragmentos da fratura (Fig. 3).

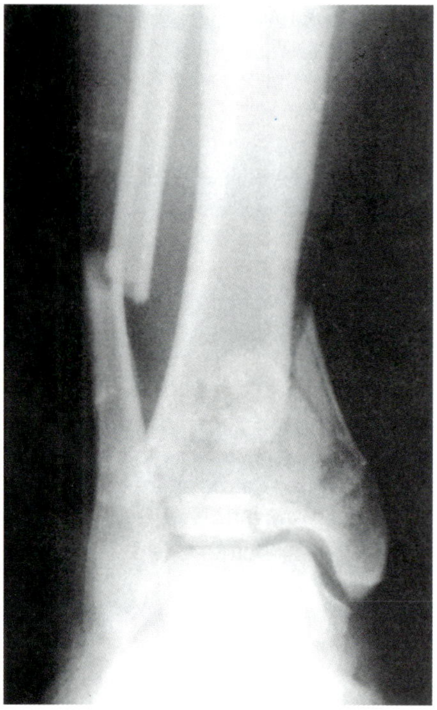

Figura 1. Radiografia ântero-posterior (AP) de uma fratura fechada do pilão tibial com extensão da fratura para a superfície articular e uma fratura associada da fíbula.

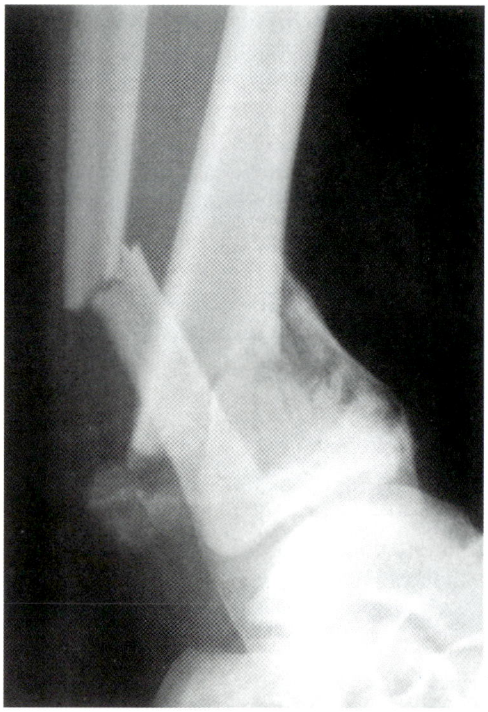

Figura 2. A incidência lateral da fratura demonstra ápice com angulação posterior. Encontramos uma fratura associada do calcâneo.

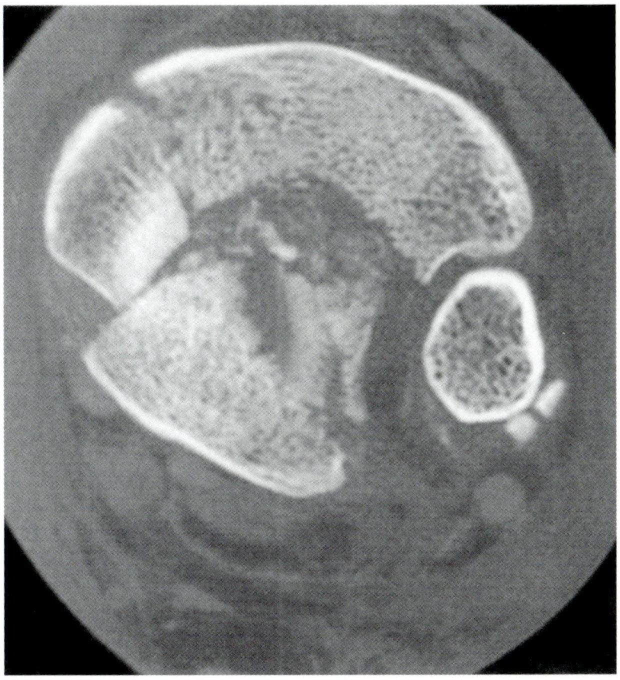

Figura 3. Tomografia computadorizada (TC) da fratura apresentada nas Figs. 1 e 2. Uma série de imagens consecutivas de TC pode ser utilizada para avaliar a rotação das fraturas desviadas e a presença de detritos ósseos entre os fragmentos, como demonstrado nessa imagem.

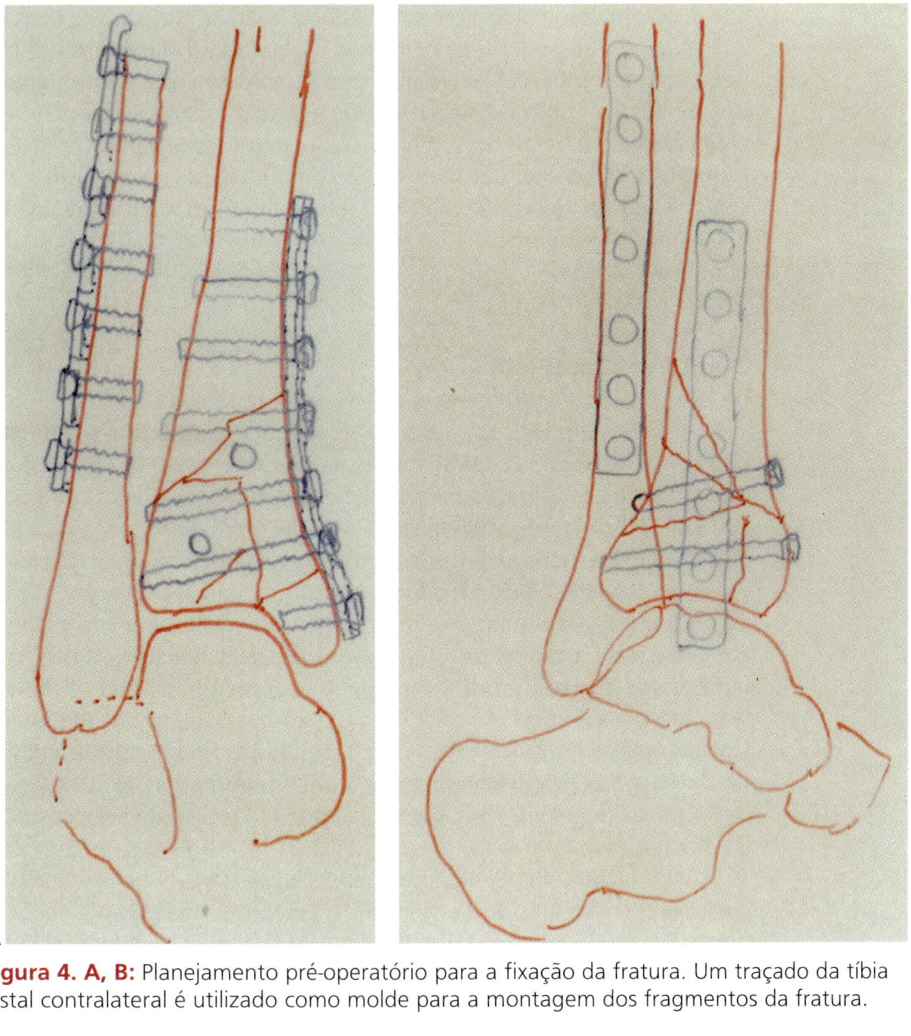

A B

Figura 4. A, B: Planejamento pré-operatório para a fixação da fratura. Um traçado da tíbia distal contralateral é utilizado como molde para a montagem dos fragmentos da fratura.

Incidências comparativas com tornozelo oposto são utilizadas para formar um molde pré-operatório sobre o qual os traçados da fratura do lado lesionado podem ser superpostos. Esse passo define melhor os fragmentos presentes e permite o desenvolvimento de uma tática cirúrgica (Fig. 4). O planejamento pré-operatório deve incluir também o posicionamento do paciente na mesa, localização da(s) incisão(ões), métodos e instrumentos necessários para a redução da fratura e implantes necessários para a fixação. Instrumentos freqüentemente necessários incluem um distrator femoral, equipamento de distração-compressão articular, afastadores ósseos e um conjunto de pinças ou clampes de redução que não lesionem os tecidos moles. Sempre que possível, o planejamento deve incluir a preparação da sala de cirurgia. Por exemplo, se o uso do intensificador de imagens for considerado necessário para o procedimento, uma mesa cirúrgica radiolucente deve estar disponível, bem como uma sala grande o suficiente para acomodar todos os equipamentos. Se a utilização de enxerto ósseo for provável, a crista ilíaca deve ser preparada.

CIRURGIA

Medidas Contemporizadoras

Se a fixação interna precisar ser adiada por mais de 6 a 8 horas, o membro deve ser apoiado de modo seguro e eficaz. Medidas contemporizadoras têm por objetivo obter uma melhora da redução, restauração do comprimento, obtenção de estabilização relativa, e permitir a elevação da perna para acelerar a resolução do edema. Tração esquelética com pino no calcâneo e elevação da perna em uma férula de Bohler são um método consagrado para a obtenção desses objetivos. Um método temporário mais eficiente de tratamento é a construção de um fixador externo em ponte triangular incorporando o pino do calcâneo para servir como uma forma portátil de tração calcânea. Os meios-pinos proximais devem ser colocados no terço médio da tíbia, a uma distância considerável do sítio de incisão medial planejada. A fixação interna de uma fratura fibular associada, com o uso de incisão póstero-lateral, pode ser realizada no momento da aplicação do fixador externo se esse procedimento melhorar a redução da fratura distal da tíbia. A fixação externa em vez da tração calcânea e uso de férula possui a vantagem de permitir a mobilização do paciente. Ocasionalmente, o cirurgião pode escolher não realizar outra intervenção cirúrgica no caso de uma redução aceitável após a fixação fibular e a aplicação do fixador externo tibial, ou se surgirem outras contra-indicações à fixação interna (Figs. 5 e 6). Entretanto, a fixação externa em ponte sobre a articulação não é capaz de corrigir de maneira satisfatória o desalinhamento axial ou uma redução inaceitável da superfície articular, tornando necessária a realização de uma fixação interna definitiva da tíbia.

Tratamento Definitivo

Reudi e Allgower (8) descreveram quatro etapas seqüenciais para a fixação interna de uma fratura do pilão tibial. O primeiro passo é a redução aberta e fixação interna da fíbula; o segundo, a redução anatômica e fixação da superfície articular da tíbia distal; o terceiro, a fixação da superfície articular tibial distal remontada à diáfise tibial com uma placa; e o quarto, a enxertia óssea. Essas etapas ou passos ainda são seguidos no tratamento atual das fraturas do pilão tibial, mas as técnicas de redução e fixação mudaram substancialmente desde a promulgação dessas etapas por Reudi e Allgower (8) em 1979. Devido aos inaceitáveis índices de complicações relacionados à ferida, a maioria dos especialistas em fraturas mudou a prioridade de uma rígida redução anatômica e fixação de todos os elementos para uma redução anatômica da superfície articular com a máxima preservação dos tecidos moles e suprimento vascular para os fragmentos ósseos. As técnicas atuais utilizam implantes de 3,5 mm no lugar de implantes maiores e mais volumosos de 4,5 mm para muitas fraturas e utilizam placas para transpor grandes áreas de cominução. A dissecção dos tecidos moles no sítio da fratura é minimizada, com a exposição sendo limitada às superfícies articulares e porções adjacentes do sítio da fratura.

Se uma fixação fibular for necessária, duas incisões são utilizadas – uma póstero-lateral e outra ântero-medial. A exposição dos fragmentos da fratura é crítica em um procedimento bem-sucedido. A incisão fibular é realizada ao longo da margem posterior da fíbula, em vez de ser feita

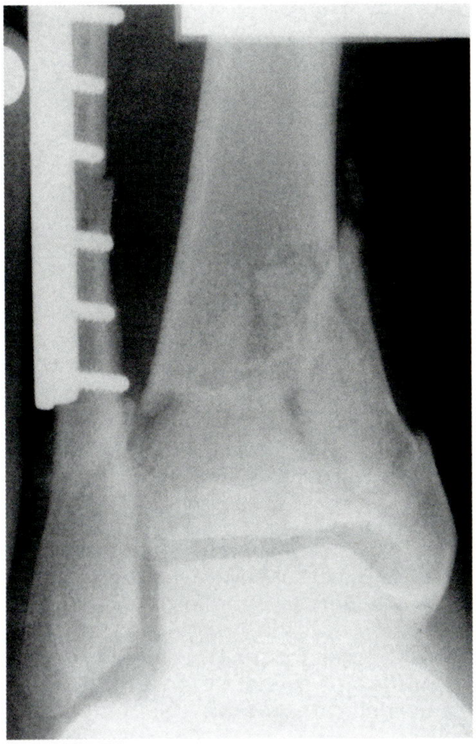

Figura 5. Incidência ântero-posterior (AP) da fratura após a fixação fibular com placas e aplicação de um fixador externo. Apesar de não haver um ressalto articular aparente, a fratura está desviada em varo, e o fragmento articular está impactado como é mostrado na Fig. 3.

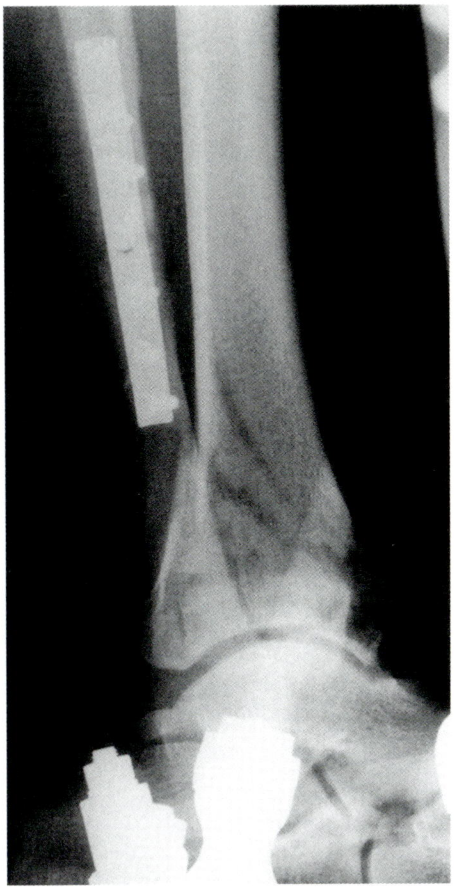

Figura 6. Radiografia lateral da fratura após a estabilização da fíbula com uma placa e a aplicação de um fixador externo. A deformidade em recurvato aparente na Fig. 2 foi corrigida. A redução da superfície articular parece adequada.

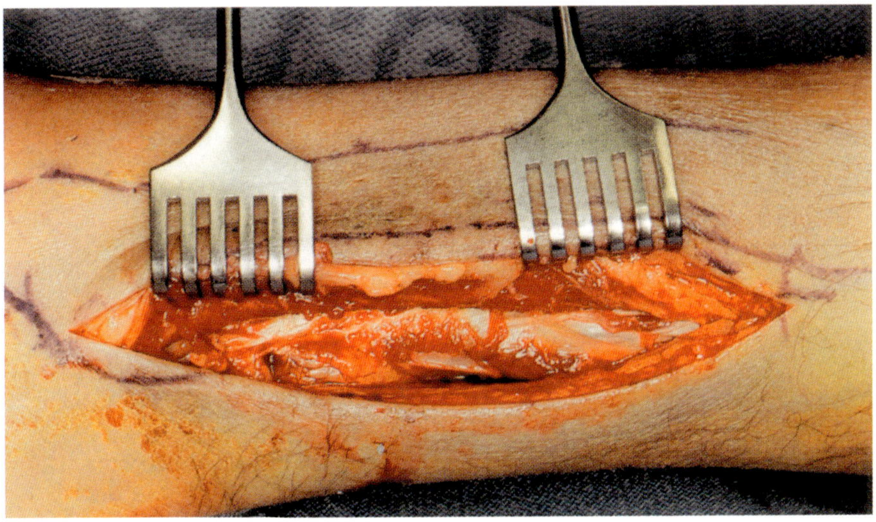

Figura 7. Visão intra-operatória da abordagem póstero-lateral à fíbula. A anatomia da superfície das margens fibulares anterior e posterior foi demarcada com uma caneta de marcação azul Os tecidos subcutâneos são minimamente afastados anteriormente para expor o limite entre os tendões fibulares e a fíbula. A realização da incisão fibular mais posteriormente permite que uma ponte de pele adequada seja criada entre as duas incisões.

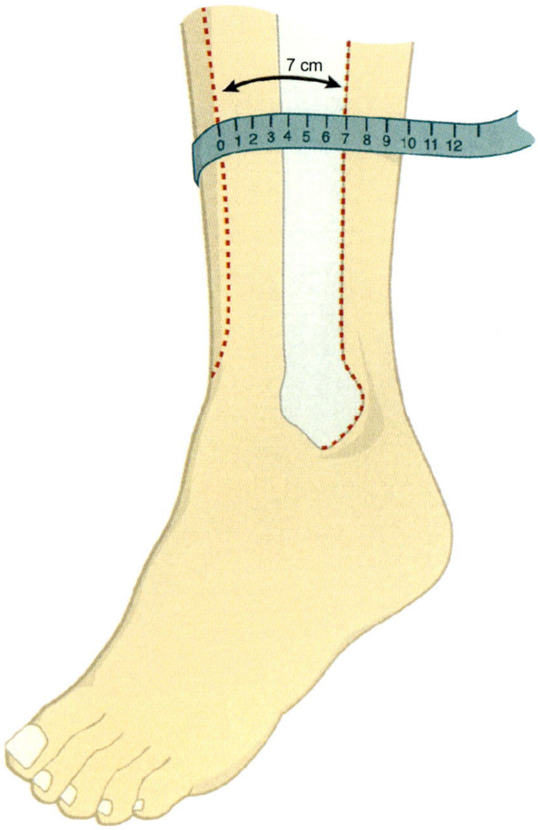

Figura 8. Visão esquemática demonstrando a ponte de pele de 7 cm entre as incisões anterior e posterior. Uma ponte de pele mais ampla é desejável, e uma ponte de 9 cm freqüentemente pode ser conseguida. Observe novamente a posição da incisão lateral alcançada sobre a margem posterior da fíbulal em vez de estar localizada na porção média.

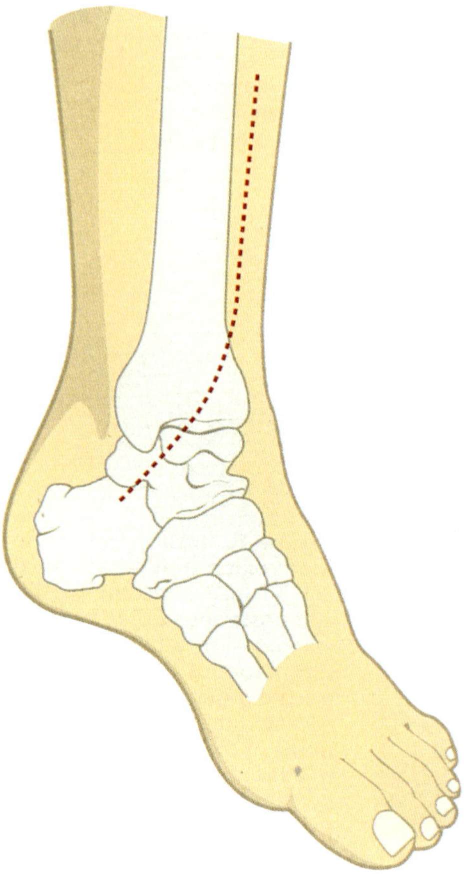

Figura 9. Visão esquemática demonstrando a incisão ântero-medial. A incisão apresenta uma suave curva medialmente na direção de um ponto distal à ponta do maléolo medial. A superfície articular da tíbia distal pode ser bem visualizada através dessa incisão.

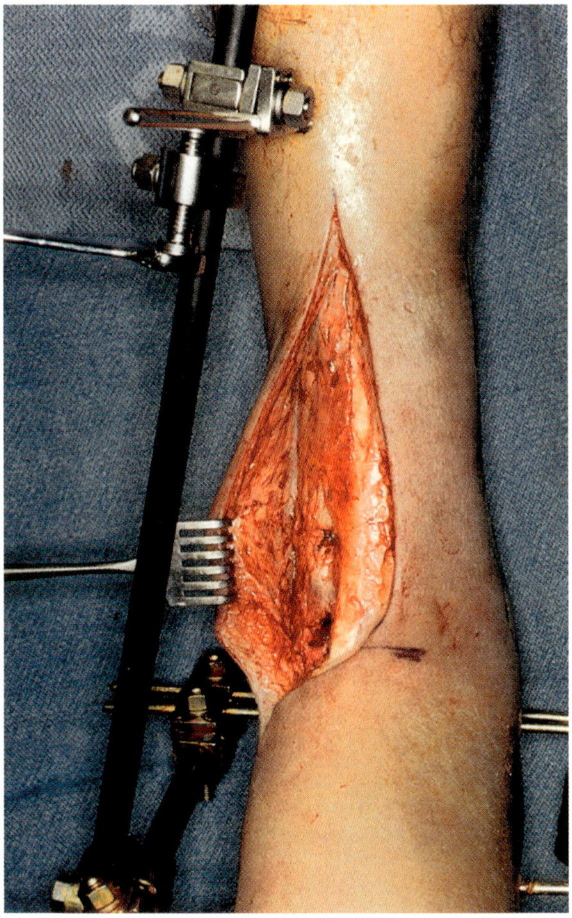

Figura 10. Fotografia intra-operatória de uma incisão ântero-medial. A bainha dos tendões extensores foi preservada. Uma incisão profunda medial às bainhas dos tendões e sobre a articulação irá expor a superfície articular. Observe a presença do tubo radiolucente do fixador externo na face medial, parte de uma estrutura triangular colocada como uma manobra temporária no momento da lesão. Uma força de distensão é aplicada ao distrator do fixador para que se obtenha uma distração medial adicional. Um retalho foi levantado medialmente, logo acima do periósteo, para permitir a colocação da placa medial.

diretamente em uma posição lateral sobre a superfície subcutânea, como poderia ser a incisão utilizada para a fixação das fraturas do tornozelo (Fig. 7). Uma ponte de pele de não menos de 7 cm entre as incisões deve ser preservada (Fig. 8). Uma ponte de pele mais ampla é desejável, e uma ponte de pele de 9 cm freqüentemente é possível com um planejamento adequado. A incisão ântero-medial se inicia lateralmente à crista tibial proximalmente e se curva na direção do maléolo medial no nível do tornozelo (Fig. 9). Toma-se o cuidado de evitar a penetração da bainha dos tendões extensores, particularmente a do tibial anterior (Fig. 10). A incisão é feita diretamente até o periósteo, mas não através dele, sem dissecção substancial dos tecidos subcutâneos.

Os fragmentos da fratura são expostos pela elevação do periósteo ao longo das linhas da fratura. O tecido mole é dissecado entre 2 a 3 mm das linhas da fratura, e os fragmentos são afastados para expor os sítios da fratura (Figs. 11 e 12). Um plano de dissecção entre o periósteo e a camada subcutânea é desenvolvido, se necessário, para a colocação da placa. Afastadores autobloqueantes são evitados.

O fator isolado mais importante para não se desvitalizar os fragmentos da fratura é a distração. A distração inicial pode ser conseguida com o uso de um distrator femoral ou um fixador externo com pinos passados pela tíbia proximal e pelo calcâneo medial. Se um fixador externo já foi colocado como uma medida contemporizadora, ele pode ser mantido após a cirurgia para neutralizar a fixação interna. Pinças de redução pontiagudas são utilizadas em vez de grandes pinças ósseas.

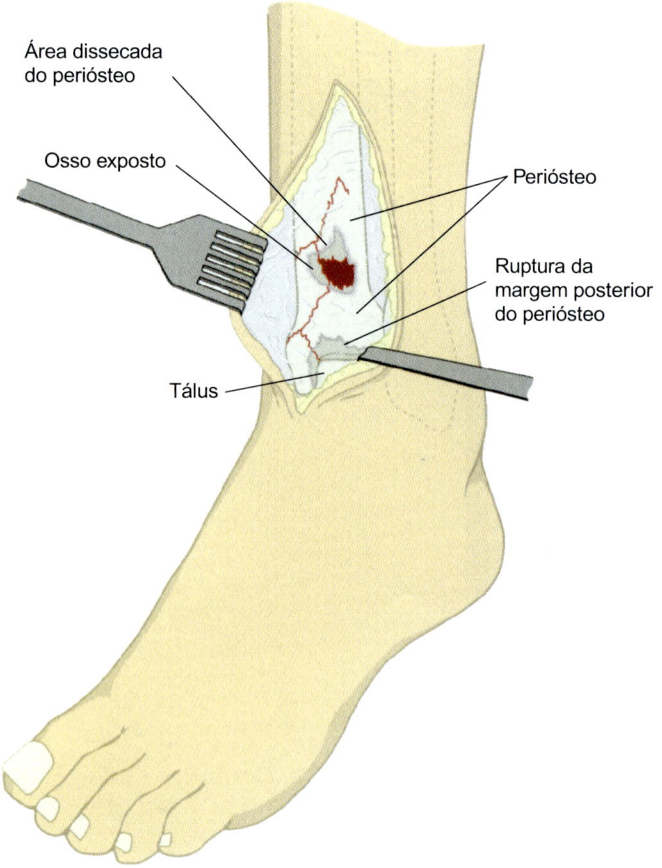

Figura 11. Visão esquemática da exposição obtida através de uma incisão ântero-medial extraperiosteal. A superfície articular está bem visualizada.

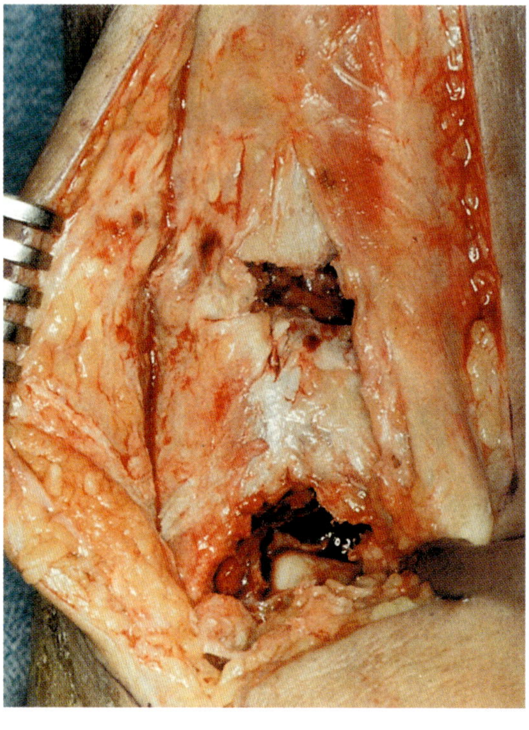

Figura 12. Fotografia intra-operatória demonstrando a elevação de um retalho medial para expor a linha de fratura medial distal. A fratura já possui algumas semanas, e o periósteo está mais espesso do que usualmente é visto imediatamente após a fratura. O osso está diretamente exposto somente no sítio do defeito e na superfície articular. O tálus é facilmente visualizado.

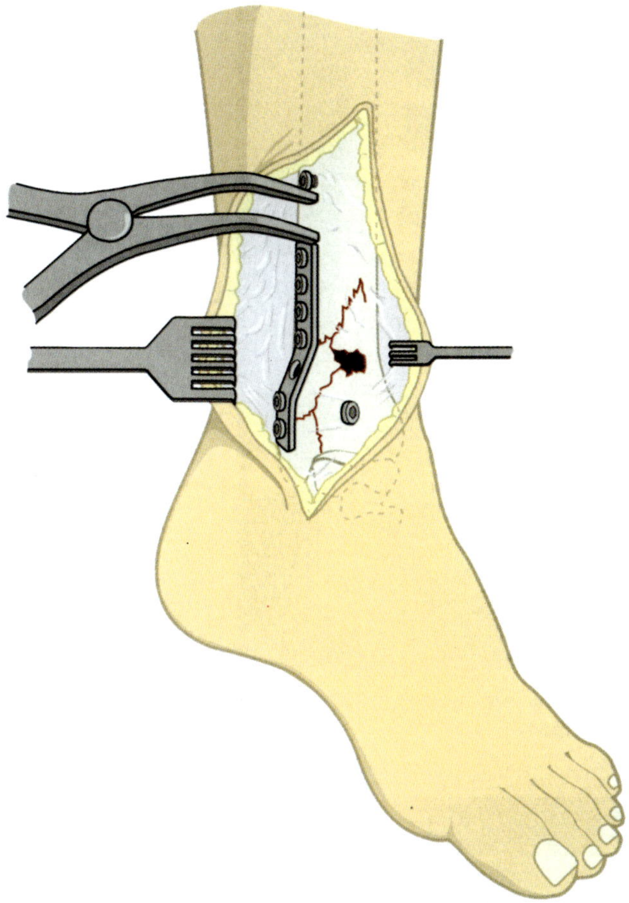

Figura 13. Demonstração esquemática de uma redução indireta com o uso da placa e da técnica do "empurrão" com apoio em um parafuso posicionado proximalmente. A placa tubular achatada de 1/3 foi presa distalmente, depois da redução da superfície articular. Os parafusos colocados através da placa, bem como um parafuso independente, mantêm a redução articular. A distração é conseguida com um pequeno afastador laminar. Nessa vista esquemática, os parafusos já foram colocados através da placa proximal após a realização da distração.

A fíbula é estabilizada primeiro, com o uso de uma placa tubular de um terço. A fixação fibular ajuda a restaurar o comprimento e é particularmente importante quando existem fraturas ântero-laterais ou póstero-laterais da tíbia. A redução da fíbula indiretamente reduz esses fragmentos tibiais por meio da ligamentotaxia realizada através dos ligamentos tibiofibulares ântero-inferiores ou póstero-inferiores.

Quando a superfície articular tibial distal está cominuta, ela é cuidadosamente reduzida com uma pinça que não lesione os tecidos moles, uma sonda dentária, e é realizada uma fixação provisória com fio de Kirschner. Os fragmentos articulares impactados podem ser de difícil reconhecimento e redução, particularmente se houver uma cominução. Uma sonda dentária é bastante útil na manipulação de pequenos fragmentos para uma posição de redução sem um comprometimento adicional da integridade ou da vascularização do osso. A superfície articular do tálus é utilizada como molde durante a montagem desses fragmentos articulares. Múltiplos parafusos de pequenos fragmentos (3,5 mm) canulados ou não-canulados são utilizados para a reconstrução articular definitiva.

A superfície articular remontada é fixada a seguir na metáfise com o uso de pequenas placas. Uma placa tubular achatada de um terço, uma placa em folita de trevo de 3,5 mm ou uma placa de compressão dinâmica com contato limitado (LCDC) são as mais utilizadas. O alinhamento axial pode ser obtido através de uma variedade de técnicas de redução indireta. Uma técnica particularmente útil para corrigir o varo residual é através da fixação do fragmento distal com uma placa medial empurrando essa placa distalmente até uma posição neutra (Fig. 13), alcançando a fixação estável demonstrada nas Figs. 14 e 15. O enxerto autógeno de crista ilíaca é utilizado para preencher os defeitos ósseos (Fig. 16). Em alguns casos com mínima cominução distal e uma robusta cobertura de tecidos moles na região medial, uma placa de compressão dinâmica de 3,5 mm pode ser considerada para esse propósito.

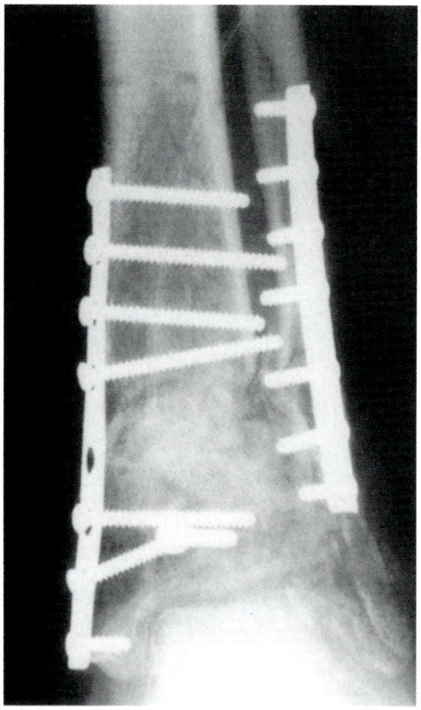

Figura 14. Radiografia ântero-posterior (AP) da fixação.

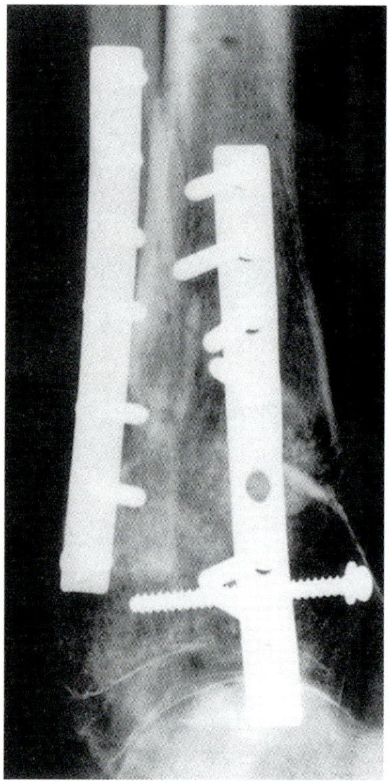

Figura 15. Radiografia lateral da fratura.

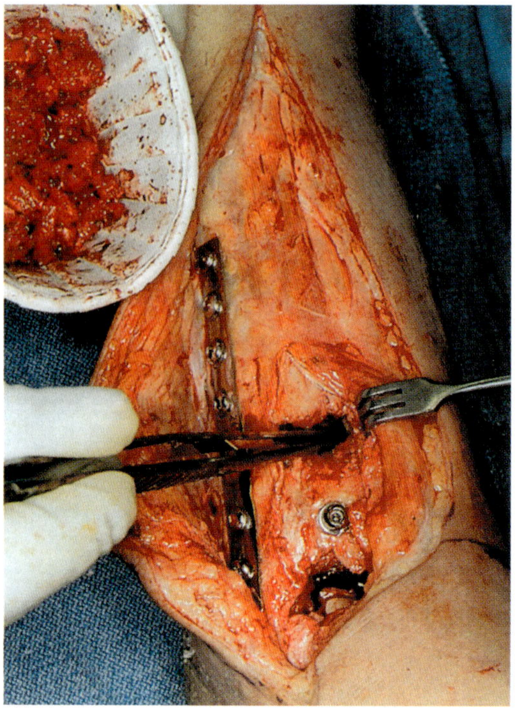

Figura 16. Colocação de enxerto ósseo autógeno no defeito ósseo. A maioria dos defeitos está presente em uma região adjacente ao osso subcondral na intersecção das linhas de fratura. A aba periosteal será fechada sobre o sítio receptor do enxerto.

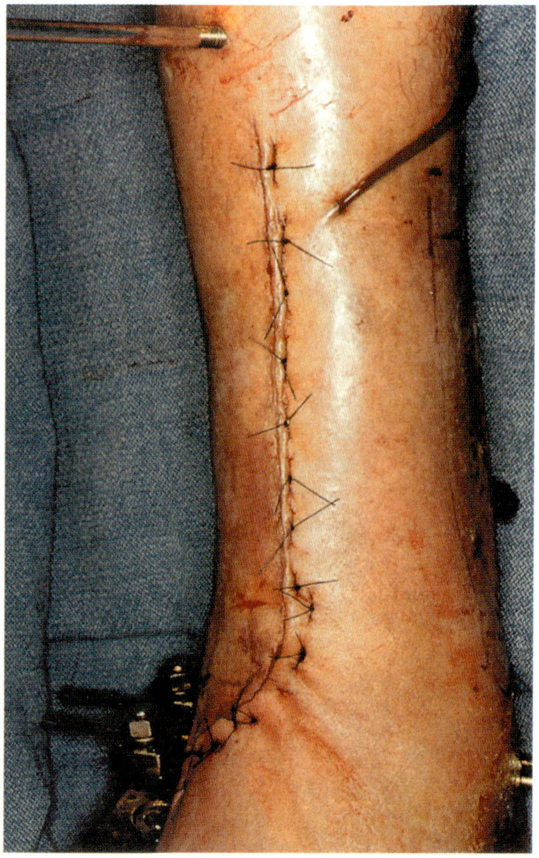

Figura 17. Suturas atraumáticas de pele foram realizadas com o fechamento sem tensão. Um pequeno dreno de sucção foi colocado proximalmente, com o cuidado de evitar a violação do retalho medial e da ponte de pele lateral.

O fechamento da ferida é feito com o uso de fios absorvíveis para segurar os tecidos subcutâneos por planos. Pontos de Donati modificados são utilizados para o fechamento da pele (Fig. 17). Se um fechamento livre de tensão de ambas as incisões não puder ser obtido, a incisão lateral da pele é mantida aberta. Essa incisão pode ser fechada através de um fechamento primário durante a primeira semana. Um enxerto de pele raramente é necessário.

TRATAMENTO PÓS-OPERATÓRIO

Rigorosa manutenção de elevação do membro é observada durante 24 a 48 horas. Uma calha gessada posterior é aplicada inicialmente após a cirurgia. Os pacientes rotineiramente são avaliados em 2 semanas para remoção das suturas, e a partir dessa visita os intervalos passam a ser mensais. Radiografias são obtidas em intervalos mensais e incluem incidências em AP verdadeira e lateral do tornozelo e incidências ântero-posterior e lateral da tíbia se um fixador externo tiver sido utilizado. Se um fixador externo for aplicado em conjunto com fixação interna limitada, quando surgir um caso de união da fratura, o fixador pode ser removido. Isso geralmente ocorre entre 6 a 8 semanas após a cirurgia. Um calo pequeno ou a ausência de calo após 8 semanas ou mais da cirurgia, ou o desenvolvimento de um desalinhamento axial em qualquer momento, necessita de uma avaliação adicional e consideração sobre realização de uma nova cirurgia.

A maioria dos pacientes tratados com redução aberta e fixação interna utiliza um andador e é liberada a fazer uma carga de 15 a 20 kg sobre o membro (como medido na balança de banheiro). Movimentos ativos e ativo-assistidos são encorajados fora da calha de imobilização assim que uma cicatrização adequada da ferida tenha sido assegurada. Fisioterapia é utilizada durante a hospitalização para instrução sobre o uso de muletas, mas não é rotineiramente utilizada para pacientes que já receberam alta hospitalar. Conforme a consolidação da fratura progride, a carga pode ser aumentada. O uso de bicicletas ergométricas é útil em muitos pacientes após 6 a 8 semanas para a recuperação da força e melhora da movimentação do tornozelo.

A carga total é permitida para a maioria dos pacientes entre o terceiro e o quarto mês de pós-operatório. Atividade fora do imobilizador é permitida, e os pacientes são encorajados a retornar às suas atividades do dia-a-dia. A recuperação das atividades do dia-a-dia inclui subir escadas, flexões, agachamentos e apanhar objetos no chão, e podem ser realizadas entre 4 a 5 meses após a cirurgia, dependendo do grau de recuperação dos movimentos do tornozelo. O retorno às atividades recreativas também depende do grau de recuperação dos movimentos do tornozelo. A maioria dos pacientes é capaz de andar de bicicleta, jogar golfe e outras atividades recreacionais leves 6 meses após a lesão. O retorno a atividades como o tênis, esqui e outras atividades recreacionais mais vigorosas é permitido entre 6 e 12 meses. Entretanto, no caso de fraturas complexas, a participação em esportes freqüentemente é dificultada pela perda de movimentos do tornozelo ou pela baixa resistência aeróbica. Apesar de uma recuperação completa não ser possível nesses pacientes, uma melhora gradual pode ocorrer em um período de até 18 meses após a cirurgia.

COMPLICAÇÕES

A mais temida complicação após a redução aberta e fixação interna das fraturas do pilão é uma infecção. Em uma grande série, infecção ocorreu em 14% dos casos (6). A despeito das técnicas atuais de tratamento dos tecidos moles, infecção associada com a fixação interna das fraturas do pilão ainda permanece consideravelmente acima do índice de 1% geralmente associado aos procedimentos cirúrgicos ortopédicos eletivos. O tratamento apropriado de uma infecção na ferida após a fixação interna das fraturas do pilão é o desbridamento cirúrgico agressivo, antibióticos intravenosos e a colocação de um retalho muscular livre e vascularizado sobre a ferida, se houver um defeito de tecidos moles. Se não for realizado um tratamento agressivo das infecções na ferida poderá resultar um curso prolongado do tratamento e desencadear a necessidade de uma amputação.

Outros problemas que ocorrem com freqüência após as fraturas do pilão incluem pseudo-artrose, consolidação viciosa e osteoartrite do tornozelo. Pseudo-artrose ocorre em 3% dos casos, geralmente na região metafisária. As fraturas altamente cominutivas causadas por mecanismos de alta energia apresentam um índice de pseudo-artrose mais alto, de até 25% em uma série (1). O tratamento pode ser complexo mas freqüentemente envolve a colocação de enxerto ósseo com revisão da fixação interna da fratura. Nesse tipo de cirurgia, consolidação viciosa e osteoartrite da articulação do tornozelo que necessitam de uma artrodese são as complicações mais freqüente, após a instalação de pseudo-artrose.

A freqüência de complicações pode ser antecipada pela gravidade da lesão e pelo desenvolvimento de problemas pós-operatórios relacionados à ferida. Uma avaliação pré-operatória completa e a seleção cuidadosa dos pacientes representam os melhores meios de minimizar as complicações.

CASO ILUSTRATIVO PARA A TÉCNICA

Um homem de 34 anos de idade caiu de um telhado de aproximadamente 6 m de altura, sofrendo uma fratura intra-articular isolada da tíbia distal e da fíbula (Fig. 18). A fratura da tíbia era fechada, com um edema moderado de tecidos moles e sem bolhas de fratura. Uma laceração limpa de 2 cm estava presente lateralmente sobre a fratura fibular. Na sala de cirurgia, a ferida traumática foi irrigada e minimamente desbridada. Uma fixação provisória foi conseguida com uma placa fibular, levando a uma melhora da redução da superfície articular distal (Figs. 19 e 20), e a incisão lateral da pele foi mantida aberta. A perna foi elevada e o paciente retornou à sala de cirurgia 8 dias mais tarde para fixação definitiva da tíbia e fechamento da incisão lateral. A fratura consolidou sem maiores intercorrências (Fig. 21), e o paciente retornou às suas atividades com carga total sobre o membro 3 meses após a fratura.

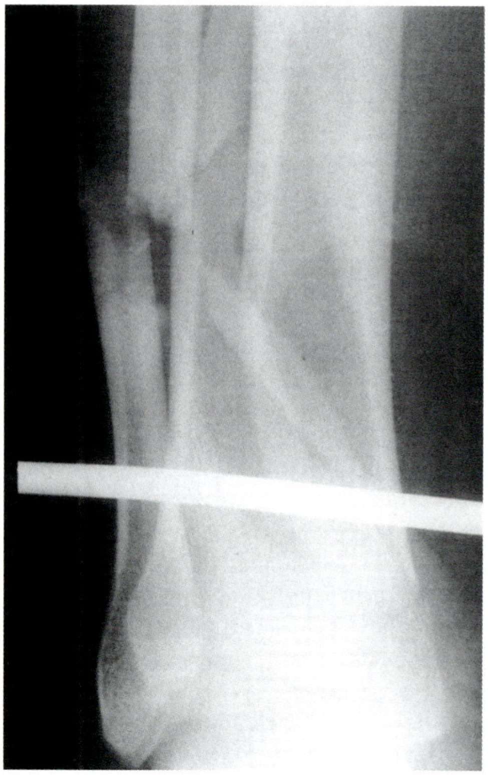

Figura 18. Radiografia ântero-posterior (AP) de uma fratura distal da tíbia com fratura fibular associada. A fratura se estende para a superfície articular tibial.

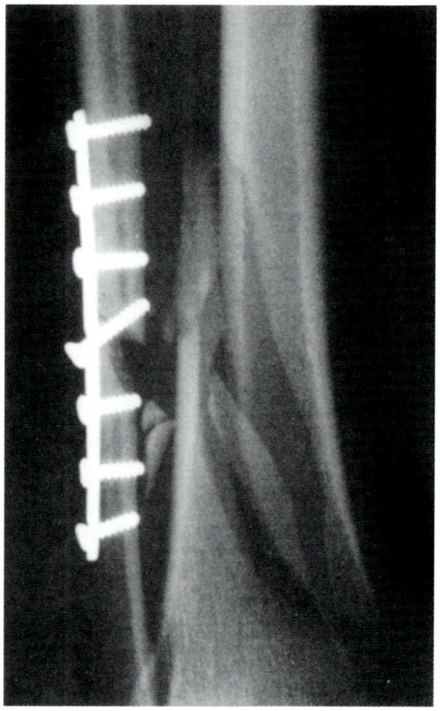

Figura 19. Visão ântero-posterior (AP) da fratura após a estabilização fibular. A superfície articular está bem reduzida, com um desvio residual nas áreas metafisária e diafisária.

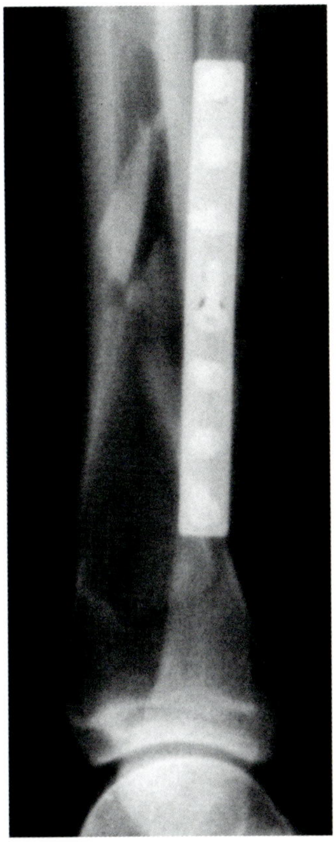

Figura 20. Visão lateral após a irrigação e desbridamento. A fratura fibular foi reduzida com uma placa tubular de 1/3, atingindo uma redução quase anatômica nessa incidência.

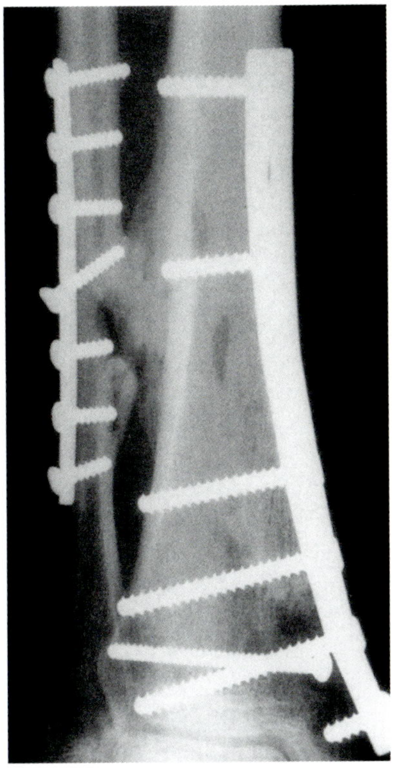

Figura 21. Uma placa de compressão dinâmica estreita foi aplicada medialmente para manter a redução da fratura. A placa foi pré-moldada para se acomodar na tíbia com a utilização de um modelo esquelético. A consolidação da fratura ocorreu com a formação de uma sinostose no local da ruptura da sindesmose no sítio da fratura fibular.

LEITURA RECOMENDADA

1. Bourne, R.B., Rorabeck, C.H., Macnab, L: Intra-articular fractures of the distal tibia: the pilon fracture. *J. Trauma,* 23:591-596, 1983.
2. Carr, J.B., Hansen, S.T., Benirschke, S.K.: Surgical treatment of foot and ankle trauma: use of indirect reduction techniques. *Foot Ankle,* 9:176-178, 1989.
3. Helfet, D.L., Koval, K., Pappas, L, Sanders, R.W., DiPasquale, T.: Intraarticular pilon fractures of the tibia. *Clin. Orthop.,* 298:221-228, 1994.
4. Mast, L, Jakob, R., Ganz, R.: *Planning and reduction technique in fracture surgery.* Springer-Verlag, New York, 1989.
5. Mast, J.W., Spiegel, P.G., Pappas, J.N.: Fractures of the tibial pilon. *Clin Orthop,* 230:68-82, 1988.
6. McFerran, M.A., Smith, S.W., Boulas, RI, Schwartz, H.S.: Complications encountered in the treatment of pilon fractures. *J. Orthop. Trauma,* 6(2):195-200, 1992.
7. Ovadia, D.N., Beals, R.K.: Fractures of the tibial plafond. *J. Bone Joint Surg. [Am],* 68:543, 1986.
8. Ruedi, T., Allgower, M.: The operative treatment of intra-articular fractures of the lower end of the tibia. *Clin. Orthop.,* 138:105-110, 1979.
9. Teeny, S., Wiss, D.A.: Open reduction and internal fixation of tibial plafond fractures: variables contributing to poor results and complications. *Clin. Orthop.,* 292:108-117, 1993.
10. Tornetta, P. III., Gorup, J.: Axial computed tomography of pilon fractures. *Clin. Orthop.* 323:273, 1996.
11. Tornetta, P. III., Weiner, L., Bergman, M., et al: Pilon fractures: treatment with combined internal and external fixation. *J. Orthop. Trauma,* 7:489-496, 1993.
12. Vander Griend, R., Michelson, J.D., Bone, L.B.: Fractures of the ankle and the distal part of the tibia. *J. Bone Joint Surg. [Am],* 78:1772-1783, 1996.
13. Wyrsch, B., McFerran, M.A., McAndrew, M., et al.: Operative treatment of fractures of the tibial plafond. *J. Bone foint Surg. [Am],* 78:1646-1657, 1996.

29

Fraturas do Pilão: Fixação Externa Híbrida

Lon S. Weiner

INDICAÇÕES/ CONTRA-INDICAÇÕES

As fraturas do pilão estão entre as lesões mais difíceis e desafiadoras em termos de um tratamento eficaz porque combinam a ruptura de uma superfície articular com uma cominução metafisária variável, geralmente na presença de partes moles comprometidas. Nos últimos 10 anos, o tratamento das fraturas do pilão mudou dramaticamente. Enquanto no passado a redução aberta e fixação interna era utilizada em quase todas as fraturas com desvio, a fixação externa híbrida atualmente se tornou o tratamento de escolha para diversas fraturas graves do pilão. O ímpeto para essa mudança foram as altas taxas de complicação, particularmente deiscência da ferida, infecção profunda, osteomielite e falha do material de síntese, vistas após a osteossíntese com placa dessas fraturas. O motivo para o uso de uma fixação externa híbrida é limitar as incisões e a dissecção dos tecidos moles para a reconstrução articular, evitando assim longas incisões através de tecidos moles contundidos e não-cooperativos. Em vez de longas placas, o fixador mantém o comprimento e o alinhamento.

A classificação da AO divide as fraturas do pilão em três amplos tipos e três subcategorias em graus crescentes de gravidade (Fig. 1). Existem padrões extra-articular (Tipo A), articular parcial (Tipo B) e totalmente articular (Tipo C). O método de tratamento é determinado pelo tipo de fratura, pela sua configuração e pela magnitude da lesão dos tecidos moles. A maioria das fraturas tipo A1 e A2 e praticamente todas as fraturas tipo B são mais bem tratadas por métodos conservadores ou pela fixação interna clássica. Por outro lado, muitas das fraturas tipo A3 e a maioria das fraturas do Tipo C são mais bem tratadas com a fixação externa híbrida (Fig. 2). Entretanto, a fixação externa deve ser considerada sempre que houver um comprometimento significativo dos tecidos moles, extensão diafisária ou fraturas expostas (Fig. 3).

Fraturas com grandes fragmentos articulares que estão minimamente desviadas ou que reduzem após a realização de distração (C1 e C2) são adequadas para a fixação percutânea com parafuso para a superfície articular e aplicação de uma estrutura híbrida. As fraturas C3 nas quais uma reconstrução metafisária adequada pode ser conseguida permitem a aplicação de um fixador externo. Essa técnica é menos eficaz quando encontramos uma cominução periarticular extensa (C3 baixa), visto que geralmente essas fraturas necessitam de estruturas em ponte que ultrapassem a articulação. A maioria das fraturas C3 necessita de uma artrotomia formal para redução articular e estabilização.

L. S. Weiner, M.D.: Department of Orthopaedic Trauma, Lenox Hill Hospital, and Department of Orthopaedics, Mt. Sinai Hospital, New York, New York 10021.

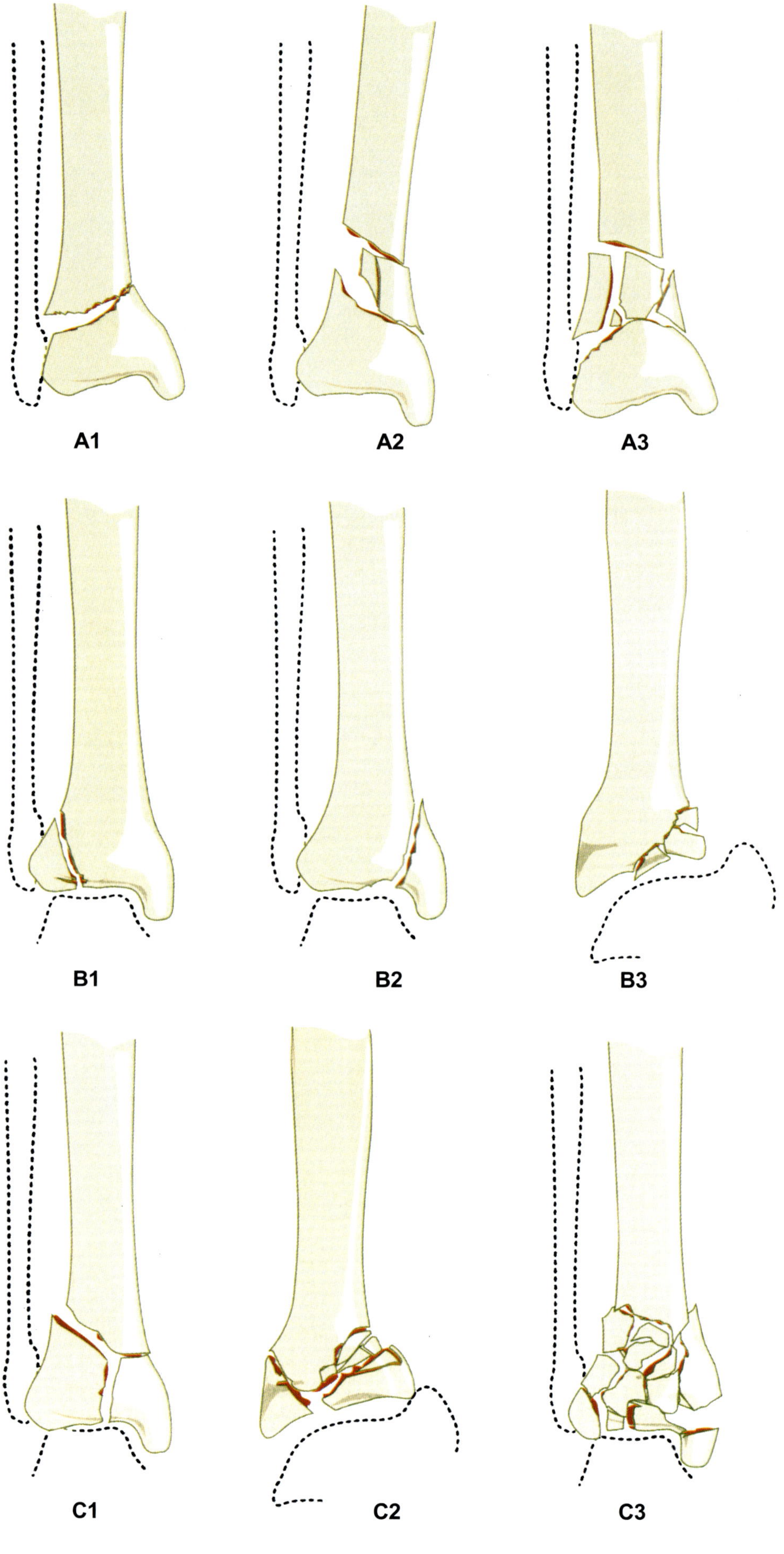

Figura 1. A-C: Classificação da AO para as fraturas do pilão.

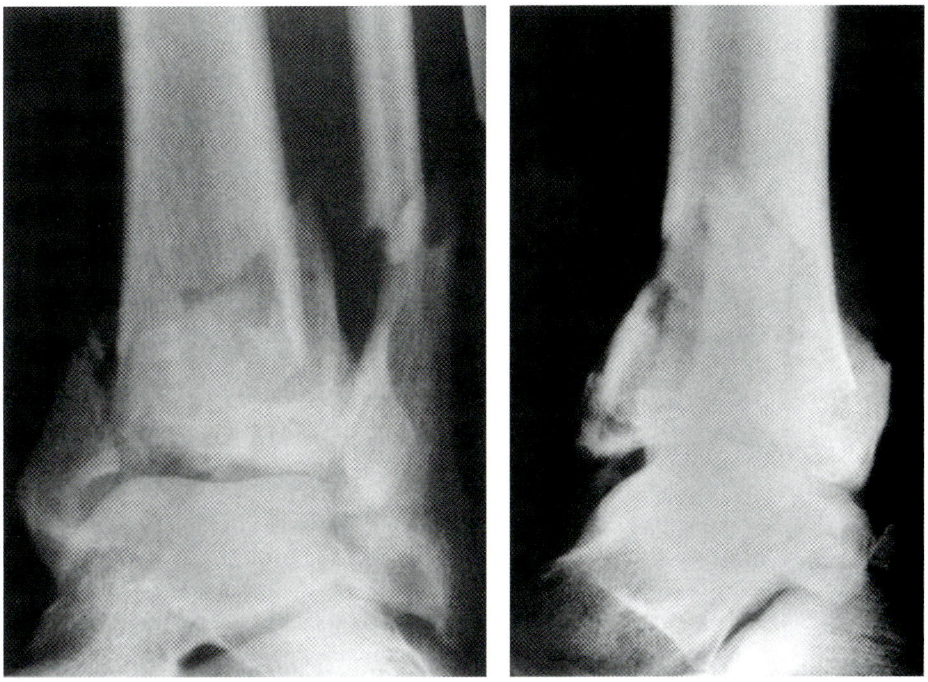

A B

Figura 2. A,B: Uma fratura cominutiva do pilão a 3 cm da articulação. A fixação com fios distais pode ser difícil.

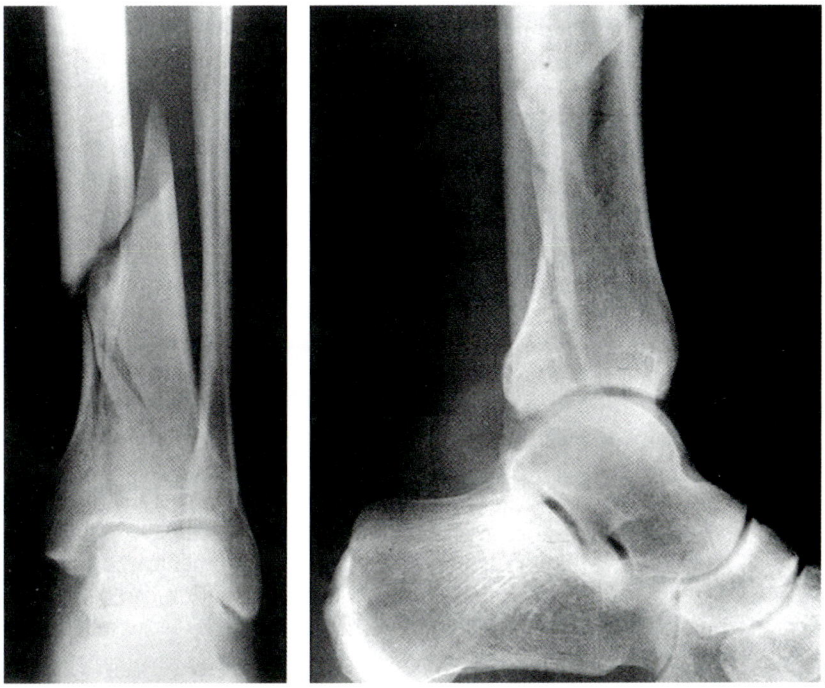

A B

Figura 3. A, B: Fraturas com extensão metafisária-diafisária são uma excelente indicação para a fixação externa híbrida.

As fraturas expostas do pilão são uma forte indicação para a fixação externa híbrida. A localização, o tamanho e o grau na classificação das fraturas abertas são fatores que devem ser considerados na tomada de decisões. Muitas das fraturas expostas dos graus I e II são tratáveis através de estruturas híbridas padrões, enquanto muitas das fraturas expostas de grau III necessitam de estruturas que ultrapassem em parte a articulação para permitir desbridamento gessado e procedimentos de cobertura para os tecidos moles.

PLANEJAMENTO PRÉ-OPERATÓRIO

A avaliação na sala de emergência de um paciente com fratura do pilão deve incluir uma avaliação geral para o trauma e um exame detalhado da extremidade. As fraturas do pilão geralmente são lesões de alta energia, e a presença de lesões concomitantes no mediopé, retropé, joelho, quadril ou pelve e na coluna deve ser descartada. Por causa da grave contusão dos tecidos moles com sangramento e edema, síndromes de compartimento da perna, do pé ou de ambos não são raras. Uma dor crescente, dor com a extensão passiva dos dedos do pé ou uma perda progressiva da função necessitam de uma avaliação imediata. Um exame cuidadoso e documentado do estado motor, sensitivo e vascular do membro é mandatório.

O tratamento inicial das fraturas do pilão depende do padrão da fratura, do estado dos tecidos moles, da experiência do cirurgião e da instituição que está proporcionando o tratamento. Fraturas expostas, fraturas com síndrome de compartimento e pacientes com lesões múltiplas necessitam de cirurgia imediata. Uma redução provisória com estruturas de fixação externa que ultrapassem em parte a articulação, com ou sem colocação de placa na fíbula, precisa ser realizada. Em pacientes com lesões isoladas, o momento ideal para a cirurgia é altamente subjetivo. Alguns cirurgiões são favoráveis a uma fixação externa precoce, enquanto outros defendem uma espera para realizar a fixação. Em nossa instituição, as fraturas com desvio, angulação ou encurtamento são tratadas com tração esquelética calcânea em uma férula de Bohler Braun. As fraturas menos graves podem ser imobilizadas em tala. Eu prefiro esperar entre 7 a 10 dias para permitir a cicatrização dos tecidos moles antes de realizar a cirurgia. As bolhas de fratura geralmente são um sinal de gravidade para a lesão dos tecidos moles. A cirurgia é adiada até que a base da bolha esteja reepitelizada. Depois de 3 dias, as bolhas são abertas e tratadas com creme de sulfadiazina prata (Silvadene). Eu prefiro permitir que as bolhas cicatrizem antes da cirurgia, sejam elas sanguinolentas ou repletas de líquido.

O planejamento pré-operatório é um aspecto crítico do procedimento cirúrgico. Radiografias ântero-posterior (AP), lateral e oblíquas da tíbia e do tornozelo são essenciais para a avaliação inicial da fratura. Ocasionalmente as radiografias do tornozelo contralateral não-lesionado são úteis para comparação. Se a fratura estiver desviada, angulada ou for cominutiva, radiografias com o membro sob tração melhoram a visualização da metáfise e da superfície articular. Imagens pré-operatórias de tomografia computadorizada (TC) ou tomogramas ou ambos podem ser úteis na identificação da localização e do tamanho dos fragmentos da fratura e se eles são tratáveis por meio de fixação interna.

As imagens de TC são de grande valor para lesões articulares complexas (Tipo C; 14). Para otimizar o valor da imagem de TC, a fratura deve estar sob distração. As secções axiais da TC definem o fragmento principal da superfície articular. Os três principais componentes da fratura no plano axial incluem o maléolo medial, o canto ântero-lateral e o maléolo posterior. O tamanho dos fragmentos da fratura e a presença de cominução podem ser avaliados. Além disso, a cominução metafisária pode ser visualizada, ajudando a determinar se um enxerto ósseo será necessário. As imagens de TC são mais úteis nas fraturas tipo C3 e nas fraturas tipo C2 com um desvio significativo.

CIRURGIA

Anestesia geral ou espinhal é administrada. O paciente é colocado em decúbito dorsal em uma mesa radiolucente com um acolchoamento sob as nádegas para manter a perna em rotação neutra. Um intensificador de imagens com o braço em C móvel é posicionado para permitir a visualização da perna tanto na posição AP como lateral, com a obtenção de imagens de teste antes da preparação e colocação dos campos cirúrgicos. Toda a perna e a crista ilíaca ipsilateral são preparadas, e os campos são colocados. Se necessário, um torniquete estéril pode ser aplicado à coxa. Um pino de tração do calcâneo, um distrator femoral ou um fixador externo tibial-calcâneo simples são recursos utilizados para uma redução indireta inicial (Fig. 4).

A tração intra-operatória através do pino ou o uso do distrator são mais úteis para fraturas com cominução articular ou metafisária ou de ambos os locais. A distração leva a uma ligamentotaxia, que ajuda na redução da fratura, diminuindo a quantidade de dissecção necessária para a exposição e fixação da fratura. A distração somente com o uso do pino do calcâneo é valiosa nas fraturas tipo C2, C3 e B3 com subluxação anterior do tálus.

Se a ligamentotaxia produzir uma superfície articular próxima da anatômica, uma fixação percutânea é realizada. Fraturas nas quais a superfície articular não está desviada ou que é reduzida após a distração podem ser tratadas com fixação percutânea com parafusos e fixação externa. Se a articulação não puder ser reduzida por meios fechados, uma redução aberta torna-se mandatória para obter restauração da congruência articular. Isso também permite que seja feita uma enxertia óssea primária dos defeitos metafisários. A maioria das fraturas do pilão tratadas cirurgicamente necessita de duas incisões. A fíbula é abordada através de uma incisão póstero-lateral, que segue a margem posterior da fíbula. A incisão tibial é ântero-medial e permanece medial ao tibial anterior. A ponte de pele entre as duas incisões deve ser de pelo menos 7 a 8 cm (Fig. 5A). A dissecção profunda deve criar retalhos de espessura completa do tecido desde a pele até o osso (Fig. 5B). A bainha do tendão do tibial anterior não deve ser violada. A redução pode ser facilita-

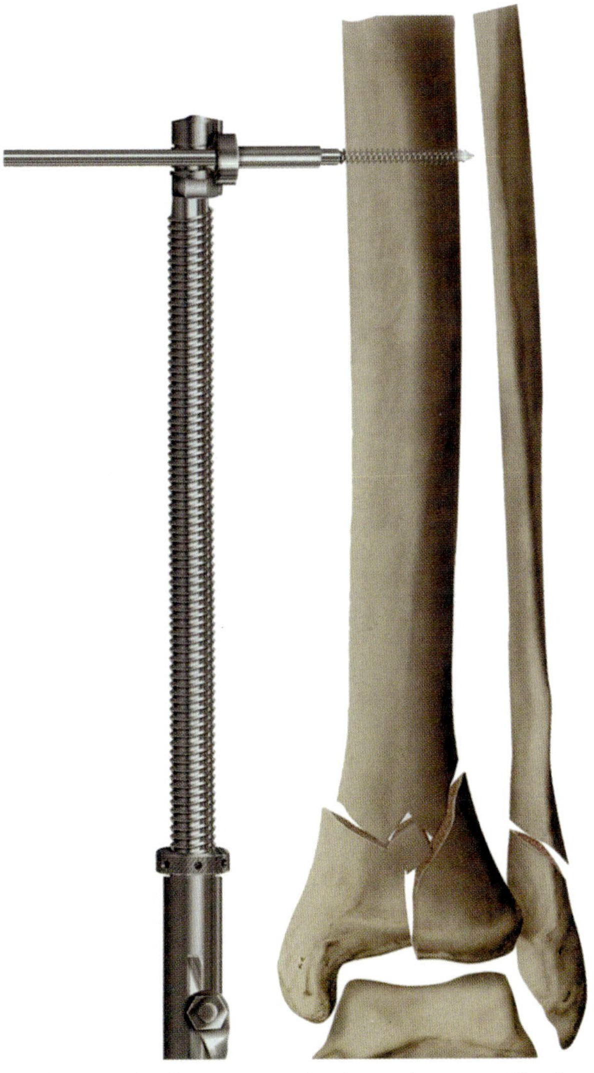

Figura 4. Distrator femoral ou um fixador externos simples podem ser utilizados para restaurar o comprimento do membro fraturado através de uma redução indireta.

da com o uso de pinos calcâneos (Fig. 5C). Durante a dissecção profunda, deve ser tomado o cuidado de não se separar os tecidos moles dos fragmentos cominutivos, o que pode levar a desvitalização dos fragmentos ósseos. As fixações capsulares ao fragmento articular não devem ser rompidas. A dissecção deve ser mantida no mínimo necessário para permitir a redução e fixação da fratura (Fig. 5D).

A fixação da fíbula é realizada através de uma incisão póstero-lateral. As decisões a respeito da necessidade de realizar uma estabilização fibular geralmente são difíceis. Eu sou favorável ao uso da fixação das fraturas fibulares, o que ajuda na redução da porção lateral ou posterior da superfície articular tibial. As fraturas fibulares que não são fixadas incluem as fraturas cominutivas ou fraturas altas não associadas com a patologia do tornozelo. Em outras palavras, se a redução e fixação da fíbula contribuir para reduzir parte da superfície articular da tíbia através de uma ligamentotaxia, ela deve ser realizada. A fixação da fíbula com uma placa tubular de um terço é o método de escolha. Fraturas transversais, particularmente em ossos osteoporóticos de idosos, necessitam de incisões maiores e de maiores implantes (placa de compressão dinâmica; DCP). Nesses casos, minha preferência é restaurar o comprimento da fíbula e fixá-la com um dos fios transfixantes do fixador externo.

Pacientes com fraturas expostas ou com tecidos moles gravemente traumatizados geralmente são tratados com uma abordagem em estágios. Um fixador externo prolongável e a fixação primária da fíbula com placas geralmente restauram o comprimento e o alinhamento da tíbia. Quan-

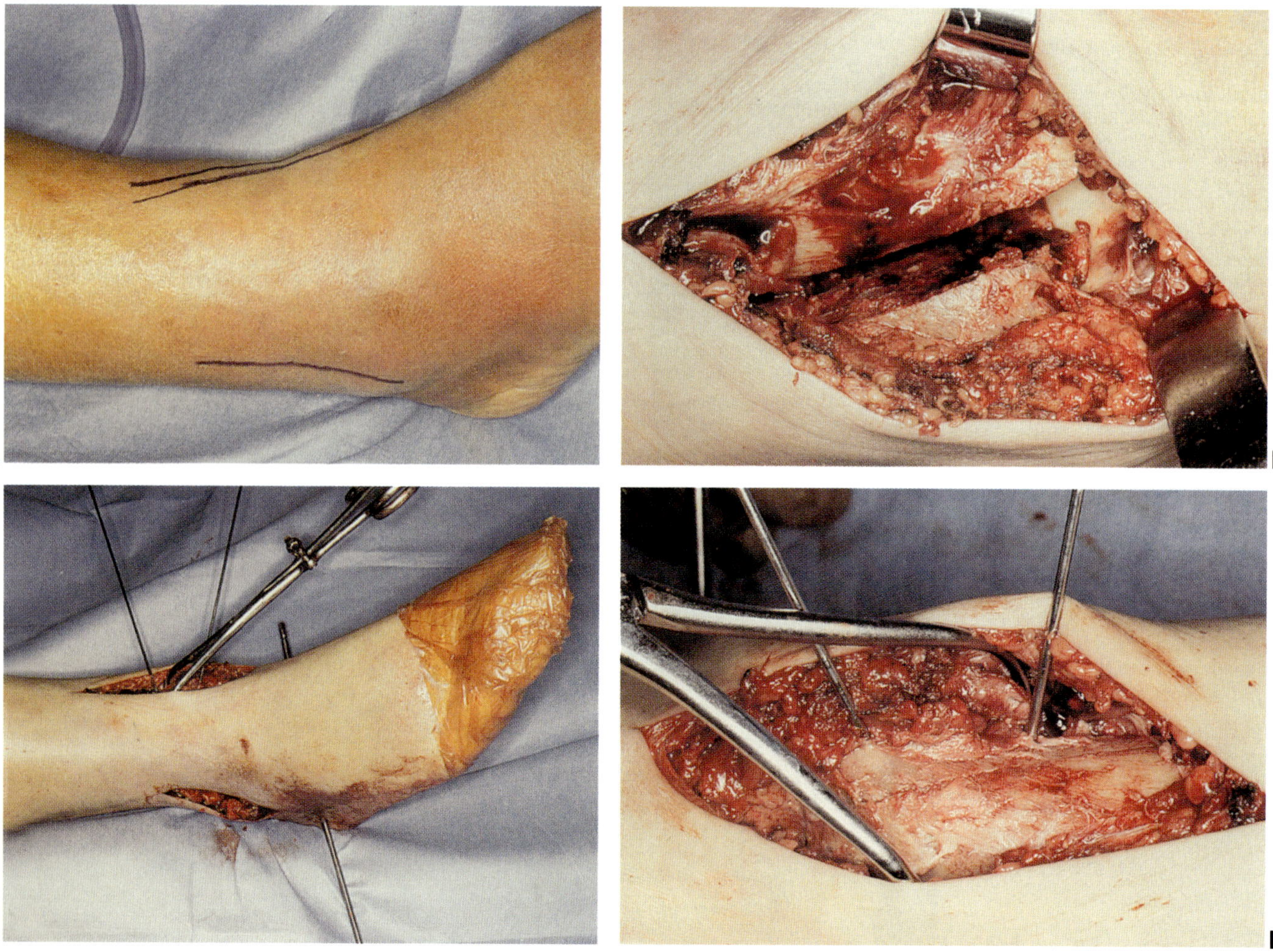

A B C D

Figura 5. A: Duas incisões separadas são feitas para a redução e fixação da fíbula e tíbia, respectivamente. **B:** Exposição da fratura. **C:** Ponte de pele; retalhos de espessura total são criados. Um pino no calcâneo é utilizado para tração. **D:** Redução provisória mantida com pinos e pinças ósseas.

do os tecidos moles se recuperam, uma fixação formal da tíbia e a conversão para um fixador externo híbrido podem ser feitas entre 7 a 21 dias.

A reconstrução da metáfise e da superfície articular é a etapa seguinte. Com o uso de distração e manipulação da fratura, os principais fragmentos da metáfise e da superfície articular são reduzidos e estabilizados com uma pinça óssea pequena ou com fios de Kirschner (fios-K) ou ambos. Os fragmentos metafisários geralmente são fixados com parafusos para a estabilização e para atuarem como contraforte para a reconstrução articular. A fixação dos principais fragmentos metafisários é realizada com parafusos de 3,5, 4,0 ou 4,5 mm. O tipo e o número de parafusos dependem da configuração da fratura. Sempre que possível, o canto ântero-lateral, o maléolo medial e o maléolo posterior devem ser fixados. Se houver perda de osso metafisário, enxertia óssea (crista ilíaca) deve ser utilizada, apesar de utilizarmos substitutos de enxertos ósseos para pequenos defeitos em idosos. A crista ilíaca é importante quando o enxerto é utilizado para recriar um apoio ou reforço anterior quando a cortical da tíbia se apresentar muito cominutiva.

Uma vez que a superfície articular tenha sido reconstruída, a metáfise é reduzida à diáfise com o uso de um fixador externo. A aplicação do fixador externo começa pela inserção de um fio fino (1,8 mm) da posição póstero-lateral para a ântero-medial (Fig. 6A). O fio pode passar através da fíbula ou anteriormente a ela. Quando a fíbula não é fixada com placas, o fio póstero-lateral passa anteriormente a ela. Se persistirem varo e encurtamento na tíbia após a fixação da fíbula, então a realização de manipulação da tíbia é necessária. Minha preferência é pela utilização de um pino calcâneo para distracionar a tíbia e restaurar o comprimento e alinhamento. Um fio transfibular não deve ser inserido até que a tíbia esteja adequadamente reduzida. O fio não deve passar por trás da fíbula, onde os tendões fissulares e o nervo sural podem ser lesionados. São realizadas imagens com o intensificador para confirmar a posição do fio. O braço em C do intensificador pode ser rodado sob a mesa para a obtenção de incidências oblíquas. Geralmente, o fio deve estar entre 5 a 10 mm da articulação do tornozelo e paralelo à superfície articular. Apesar de a reflexão capsular tibial do

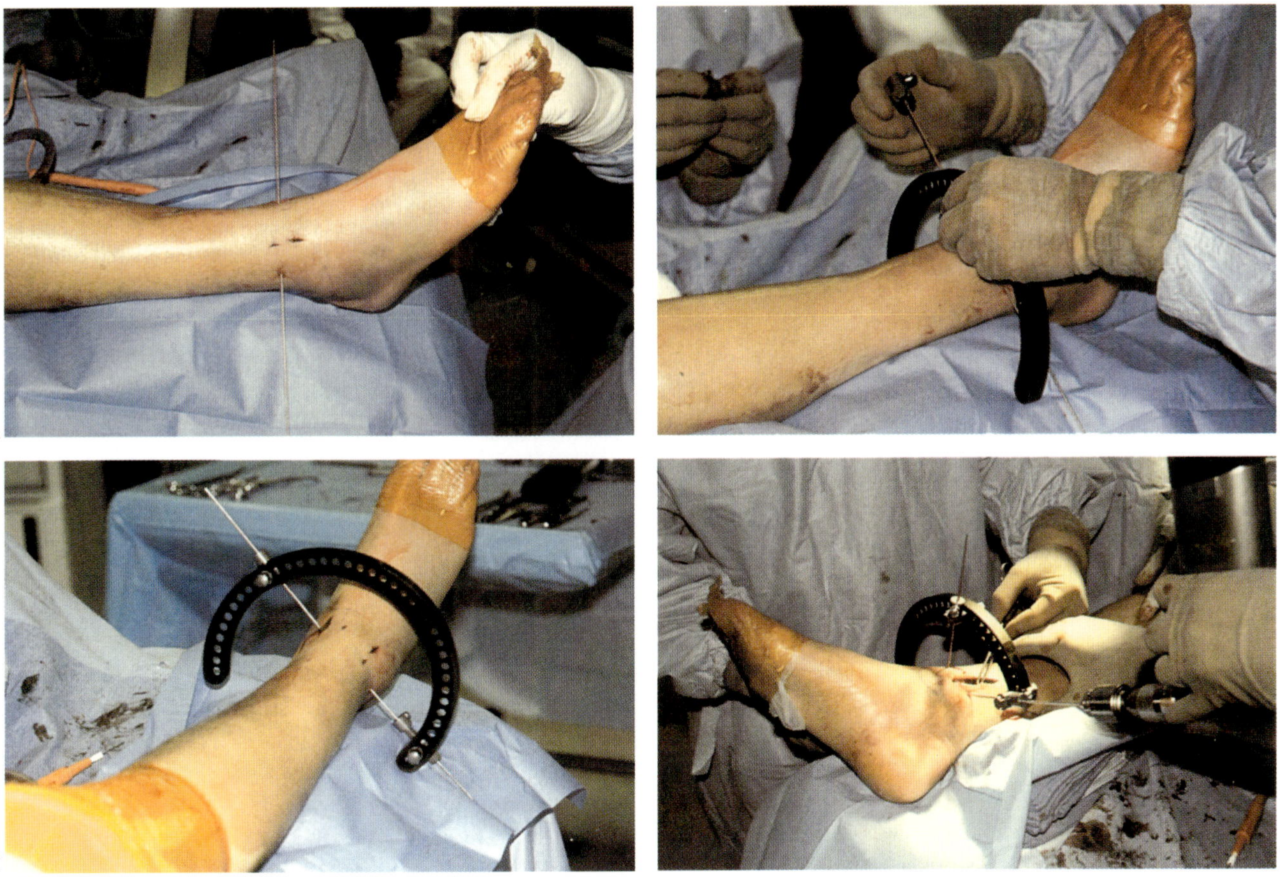

A B C D

Figura 6. A: O fio número um é inserido da posição póstero-lateral para a ântero-medial. **B-D:** Montagem do anel. O fio dois é inserido da posição póstero-medial para ântero-lateral utilizando o anel como guia. *(Continua.)*

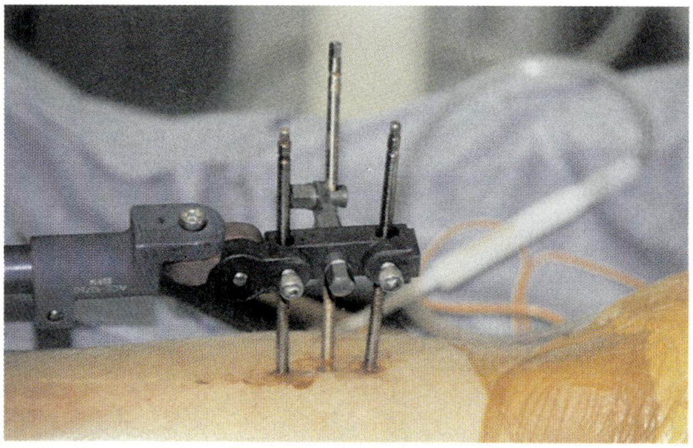

E

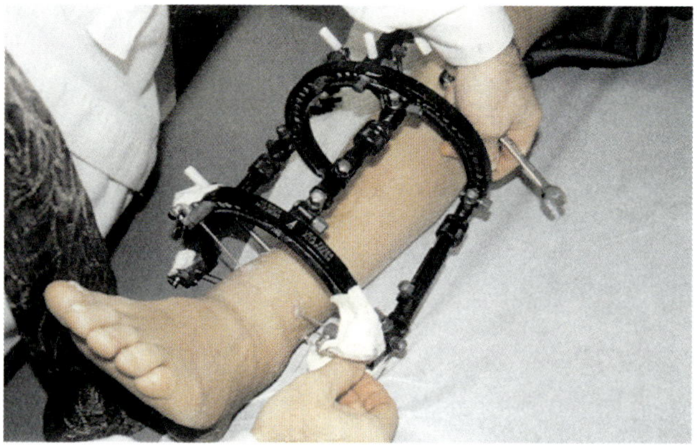

F

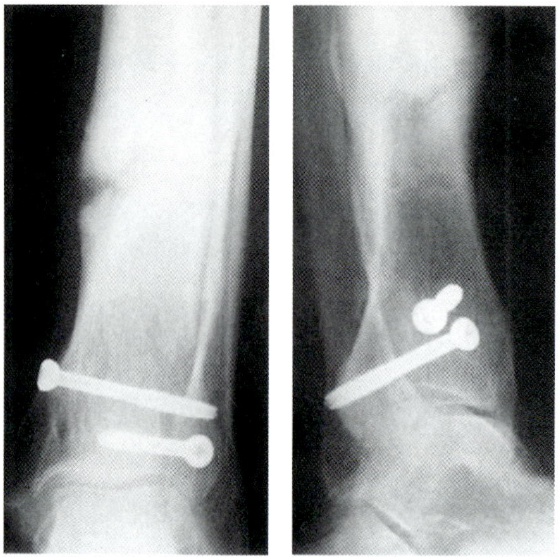

G, H

Figura 6. *(Continuação)* **E:** Colocação biplanar do pino proximal. **F:** Configuração final do fixador externo. **G, H:** Radiografias realizadas 18 meses depois.

joelho ter se mostrado como de até 14 mm, nenhum estudo similar foi realizado para o tornozelo (11). O anel selecionado é o de tamanho "médio" ou "tibial". Deve haver pelo menos 3 ou 4 cm de distância entre o anel e a pele. Um anel de 2/3 é utilizado, deixando a face posterior da perna aberta, o que permite que o paciente repouse a perna no leito, evitando compressão da estrutura. O anel é conectado ao fio através de uma âncora e uma montagem sob tensão e agora serve como um guia para orientar a colocação de outros fios e pinos (Fig. 6B). O segundo fio começa no maléolo medial anteriormente ao tendão do tibial posterior (Fig. 6C e D). É importante se fechar a incisão anterior antes de inserir o fio para evitar uma obstrução ao fechamento da ferida.

O anel distal é centralizado sobre a perna, e os fios são bloqueados. Os fios devem ser tensionados a uma carga entre 100 a 130 kg. Dependendo do padrão de fratura, um terceiro fio transversal de meio-pino é utilizado para aumentar a estabilidade. Fios azeitonados são úteis em duas circunstâncias. A primeira é a captura de um fragmento da fratura, e a segunda, um fio azeitonado pode estabilizar a tíbia distal no sentido de impedir uma translação em relação ao fragmento proximal. Esse procedimento é aplicável nas fraturas cominutivas, nas quais dois fios proporcionam a maior parte da estabilidade.

O anel proximal é conectado à diáfise com meios-pinos. Uma configuração biplanar é utilizada com os dois pinos na cortical medial e um pino colocado anteriormente (Fig. 6E).

Três hastes de conexão são utilizadas para conectar os anéis proximal e distal. As hastes de conexão são colocadas anteriormente, lateralmente e medialmente (Fig. 6F). Isso permite um melhor ajuste nos planos frontal e sagital. Por exemplo, uma deformidade em varo pode ser corrigida pelo alongamento da haste de conexão medial com ou sem encurtamento da haste lateral. A dobradiça anterior deve estar destravada durante essa manobra. Uma redução fechada da dissociação metafisária-diafisária é realizada, e o fixador é bloqueado. A redução é então confirmada através de imagens. Se os métodos indiretos para a redução da junção metafisária-diafisária não forem bem-sucedidos, será necessária uma redução aberta. Uma incapacidade de reduzir a tíbia em geral é causada por herniação fascial dos fragmentos de fratura ou por encarceramento de fragmentos de osso ou de tecidos moles.

TRATAMENTO PÓS-OPERATÓRIO

Após a cirurgia, o paciente é colocado em um volumoso curativo e imobilizado em uma tala posterior para manter o tornozelo em posição neutra. A amplitude de movimentos do tornozelo e os cuidados com o pino começam no segundo dia de pós-operatório. O paciente é ensinado a cuidar do pino e a remover a imobilização pela tala posterior. Os pinos são limpos com água oxigenada e solução salina duas vezes por dia.

Para fraturas intra-articulares, carga sobre o membro não é permitida durante um mínimo de 8 semanas. Nas fraturas extra-articulares, uma carga parcial pode ser iniciada em 2 semanas. A carga parcial é aumentada conforme a progressão do calo ósseo. Se existir cominução metafisária, a carga sobre o local é restringida para evitar encurtamento ou angulação. Entre 6 e 8 semanas, a dinamização da estrutura pode ser considerada. Para dinamizar a estrutura, o deslizador dinâmico é liberado em todas as três hastes de conexão. O paciente então fica em pé, colocando o peso de seu corpo sobre a perna fraturada, fazendo uma carga total sobre a tíbia com a estrutura desbloqueada. O fixador é novamente bloqueado para evitar movimento tipo pistão. Esse procedimento pode ser repetido em 4 semanas.

O acompanhamento é feito no consultório em intervalos de 2 a 4 semanas por 3 meses. Durante esse período, três conjuntos de radiografias são realizados para a avaliação da consolidação e do alinhamento da fratura. Quando as radiografias demonstrarem a existência de consolidação avançada da fratura, inicia-se o planejamento para a remoção da fixação.

A remoção do fixador geralmente é realizada no consultório ou ocasionalmente em um centro cirúrgico. Critérios para a remoção consistem em evidências tanto clínicas como radiológicas de consolidação. Clinicamente, a extremidade é examinada com a remoção das hastes de conexão de modo que possa ser realizado um teste de estresse em valgo-varo. Isso permite alguma avaliação da estabilidade da fratura. Existem evidências radiológicas de consolidação quando está presente um calo de união na junção metafisária-diafisária. Em geral quatro incidências para o tornozelo e tíbia inferior são necessárias, incluindo as posições frontal, lateral e oblíquas para avaliação da consolidação. O momento ideal para remoção do fixador externo em geral ocorre entre 10 e 14 semanas.

Uma vez que o fixador tenha sido removido, uma bota gessada é utilizada até que o calo da fratura tenha amadurecido e que haja o mínimo de dor. O retorno às atividades ou ao trabalho é individualizado, dependendo da idade, da atividade, do tipo de trabalho e da gravidade da fratura do paciente. Em geral, os pacientes são liberados para aumentar suas atividades físicas quando a dor é mínima com a deambulação e na presença de uma movimentação de tornozelo de 5 graus na dorsiflexão e de 20 graus de flexão plantar, e quando os pacientes são capazes de deambular sem claudicar (Fig. 6G e H).

COMPLICAÇÕES

Complicações após as fraturas do pilão infelizmente são freqüentes. Uma incapacidade de se conseguir uma redução anatômica geralmente está relacionada a uma cominução extensa da fratura. A cirurgia deve focalizar a restauração da superfície articular, particularmente a do maléolo medial, fragmento posterior e canto ântero-lateral. Os defeitos metafisários devem ser enxertados primariamente com osso. Também pode ser um problema se conseguir uma fixação estável quando se utiliza uma combinação de fixação interna e externa. A estabilidade é mais bem realizada através da construção de uma configuração biplanar no fragmento proximal e, quando possível, do acréscimo de um terceiro fio de transfixação ou de um meio-pino no fragmento distal. A estabilidade da fixação pode ser significativamente melhorada se os principais fragmentos da fratura forem colocados sob compressão. Isso, é claro, implica que haja um estoque ósseo adequado sem uma perda óssea significativa ou cominução. Se ocorrer uma perda da fixação ou mudança de posição, a construção do fixador precisa ser reavaliada. Se a fixação com parafuso falha e a reconstrução é inaceitável, uma revisão da fixação interna deve ser considerada. Se houver perda da posição, um ajuste do fixador externo pode ser feito para recuperação do alinhamento. Entretanto, se o fixador tiver perdido sua pega ou fixação no osso, o fixador precisa ser trocado para uma configuração que ultrapasse em parte a articulação (1,7).

Infecção e complicações dos tecidos moles talvez sejam as complicações mais temidas após o tratamento cirúrgico das fraturas do pilão (5,9,10,13,15). A maioria das infecções após uma fixação híbrida são infecções superficiais do trato do pino, que geralmente respondem ao tratamento local agressivo e ao uso de antibióticos locais (1,8,14). A remoção do pino deve ser reservada para as infecções profundas e para os pinos soltos. Em minha experiência, a articulação do tornozelo parece ser menos vulnerável a uma contaminação secundária causada por fios transfixantes infectados do que a articulação do joelho após uma fixação em anel das fraturas tibiais proximais. Portanto, a proximidade do fio em relação à articulação é menos crítica no tornozelo do que no joelho.

Para minimizar os problemas no trato do pino, os pinos e fios são mantidos subcutâneos. É imperativo que os tendões ao redor do tornozelo não sejam transfixados. Além disso, os pinos/fios devem ser passados através de ossos intactos, pois pinos soltos geralmente drenam.

Infecções profundas relacionadas aos problemas da ferida podem ser minimizados esperando-se pelo menos de 5 a 7 dias antes que seja realizado o procedimento cirúrgico, fazendo incisões apropriadas na pele sem retalhos e com a dissecção mínima dos fragmentos da fratura. Se uma infecção profunda ocorrer, um desbridamento agressivo e o uso de antibióticos específicos durante 3 a 6 semanas estão recomendados.

Consolidação viciosa e a pseudo-artrose são complicações em potencial em qualquer fratura e apresentam um índice registrado de até 30% após o tratamento cirúrgico (4,6,9,10,13). A consolidação viciosa é evitada pela criação de uma estrutura estável com boas reduções iniciais e uma descarga de peso tardia sobre o membro. A remoção precoce do fixador antes que tenha ocorrido uma consolidação adequada pode levar a consolidação viciosa e pseudo-artrose (1,3,14). A pseudo-artrose é prevenida quando se evita a aplicação de uma distração excessiva com o fixador e evitando ao máximo a dissecção dos tecidos moles. Defeitos metafisários necessitam de enxerto ósseo primário, enquanto a cominução metafisária-diafisária pode ser tratada com uma enxertia óssea em um segundo tempo cirúrgico após 6 a 8 semanas, se necessário. Se ocorrerem consolidações viciosas ou pseudo-artroses, elas geralmente se localizarão na junção metafisária-diafisária.

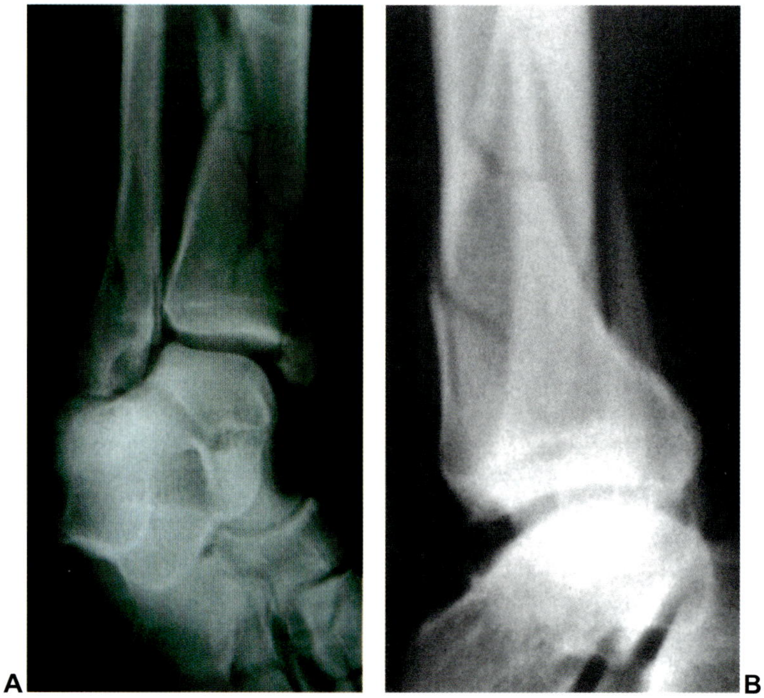

Figura 7. A, B: Radiografias ântero-posterior e lateral de uma fratura do pilão tipo C2 da classificação da AO.

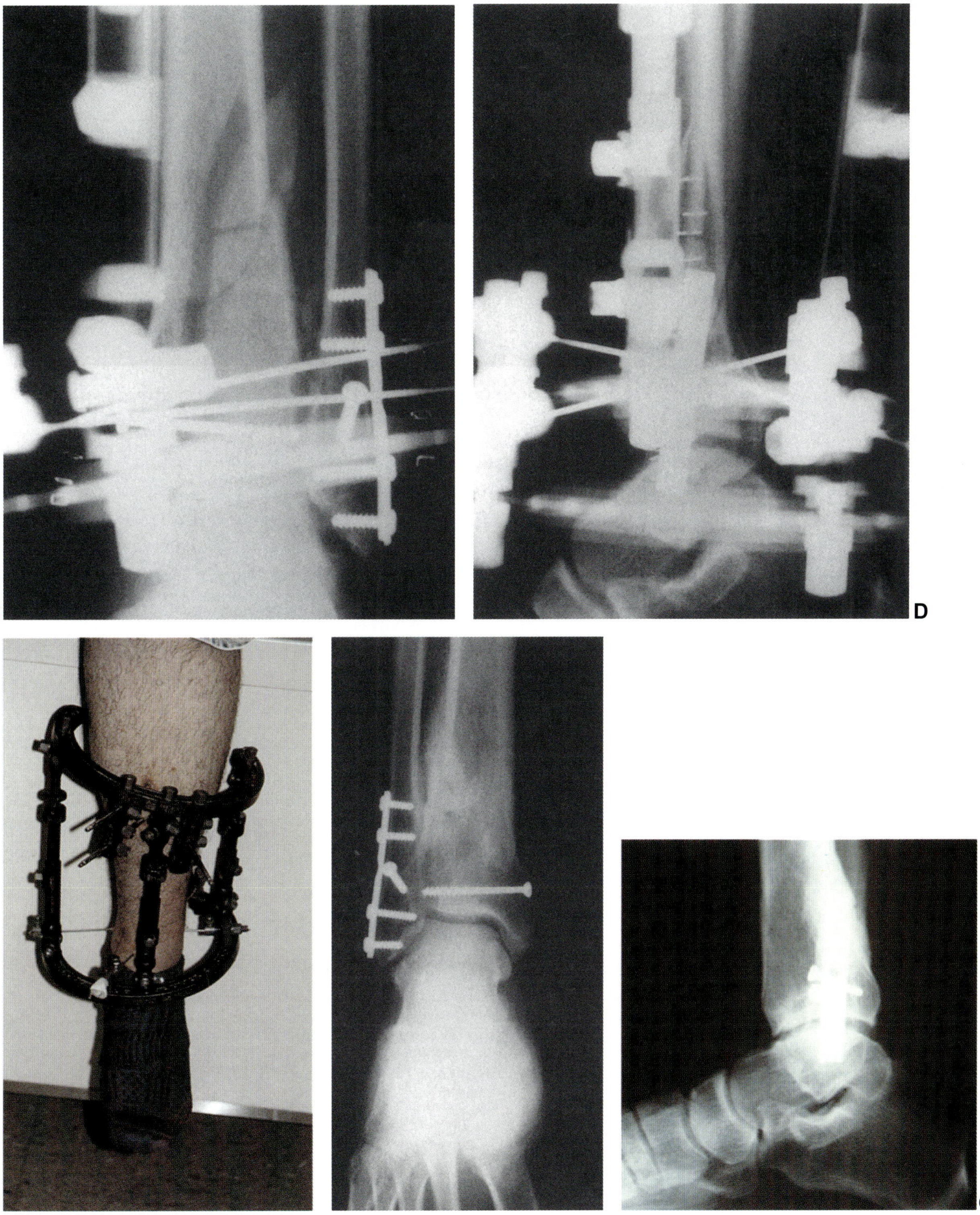

C D

E, F G

Figura 7. *(Continuação)* **C, D:** Incidências pós-operatórias com fixação interna/externa. **E:** Aparência clínica com o fixador externo. **F, G:** Radiografias ântero-posterior e lateral do resultado. *(Continua.)*

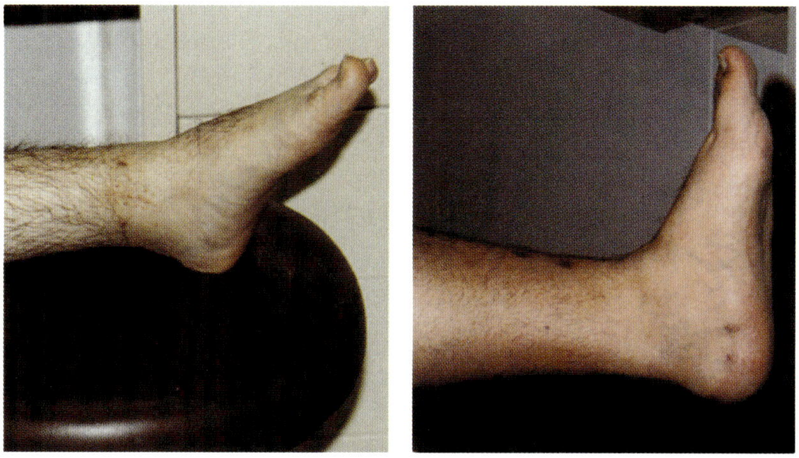

Figura 7. *(Continuação)* **H, I:** Avaliação clínica da amplitude de movimentos após o tratamento.

CASO ILUSTRATIVO PARA A TÉCNICA

Um homem de 35 anos de idade sofreu uma fratura do pilão em um acidente automobilístico. As radiografias revelaram uma fratura tipo C2 com fratura associada da fíbula. O paciente foi colocado em uma férula de Bohler com tração calcânea. No sétimo dia, ele foi submetido a uma fixação com placa da fíbula, fixação percutânea com parafusos para manter o alinhamento articular e fixação externa com estrutura híbrida. O acompanhamento após 2 anos demonstra um excelente alinhamento e um espaço articular do tornozelo normal (Fig. 7A-I).

LEITURA RECOMENDADA

1. Bone, L., Stegemann, P., McNamara, K., Seibel, R.: External fixation of severely comminuted and open tibial pilon fractures. *Clin. Orthop.,* 292:101-107, 1993.
2. Brumback, R.J., McGarvey, W.C.: Fractures of the tibial pilon: evolving treatment concepts for the pilon fracture. *Orthop. Clin. North Am.,* 26:273-285, 1995.
3. Court-Brown, C.M., Wheelwright, E.F., Christie, L, et al.: External fixation for type III open tibial fractures. *J. Bone Joint Surg. [Br],* 72:801-804, 1990.
4. Helfet, D.L., Koval, K., Pappas, L, Sanders, R.W., DiPasquale, T.: Intraarticular pilon fractures of the tibia. *Clin. Orthop.,* 298:221-228, 1994.
5. Karas, E., Weiner, L.S.: Displaced pilon fractures: an update. *Orthop. Clin. North Am.,* 25:652-663, 1994.
6. Kellam, J.F., Waddell, J.P.: Fractures of the distal tibial metaphysis with intraarticular extension: the distal tibial explosion fracture. *J. Orthop. Trauma,* 19:593-601, 1979.
7. Marsh, J.L., Bonar, S., Nepola, J.V., Decoster, T.A., Hurwitz, S.R.: Use of an articulated external fixator for fractures of the tibial plafond. J. *Bone Joint Surg. [Am],* 77:1498-1509, 1995.
8. Marsh, J.L., Nepola, J.V., Wuest, T.K., et al.: Unilateral external fixation until healing with the dynamic axial fixator for severe open tibial fractures. *J. Orthop. Trauma,* 5:341-348, 1991.
9. McFerran, M.A., Smith, S.W., Boulas, H.J., Schwartz, H.S.: Complications encountered in the treatment of pilon fractures. *J. Orthop. Trauma,* 6:195-200, 1992.
10. Ovadia, D.N., Beals, R.K.: Fractures of the tibial plafond. J. *Bone Joint Surg. [Am],* 68:543-551, 1986.
11. Reid, J.S., Vanslyke, M., Moulton, J.R., Mann, T.A.: Safe placement of proximal tibial transfixation wires with respect to intracapsular penetration. OTA Annual Meeting, Tampa, Florida, 1995.
12. Ruedi, T.P., Allgower, M.: The operative treatment of intraarticular fractures of the lower end of the tibia. *Clin. Orthop.,* 138:105-110, 1979.
13. Teeny, S.M., Wiss, D.A.: Open reduction and internal fixation of tibial plafond fractures: variables contributing to poor results and complications. *Clin. Orthop.,* 292:108-117, 1993.
14. Tornetta, P., Weiner, L.S., Bergman, M., et al.: Pilon fractures: treatment with combined internal and external fixation. *J. Orthop. Trauma,* 7:489-496, 1993.
15. Wyrscu, B., McFerren, M., McAndrew M., et al.: Operative treatment of fractures of the tibial plafond. J. *Bone Joint Surg. [Am],* 78:1646-1657.

30

Fraturas Maleolares: Redução Aberta e Fixação Interna

Peter G. Trafton, Peter A. Cole e Christopher W. DiGiovanni

INDICAÇÕES/CONTRA-INDICAÇÕES

As fraturas do tornozelo estão entre as lesões mais freqüentemente observadas pelos cirurgiões ortopédicos. As fraturas maleolares sem desvio podem ser tratadas eficientemente com técnicas conservadoras na maioria das vezes. Mesmo pequenos desvios, entretanto, podem ter um significado clínico.

Fraturas isoladas da fíbula sem abertura da pinça tibiofibular ou desvio talar podem ser tratadas de modo conservador com excelentes resultados se o desvio for menor que 2 mm. É importante identificar e separar os pacientes com fraturas isoladas da fíbula dos pacientes que apresentam lesões óbvias ou lesões ocultas na face medial do tornozelo. Em pacientes com dor medial mas sem anormalidades nas radiografias simples, devem ser realizadas radiografias sob estresse. Na presença de uma dilatação do espaço medial (mais de 4 mm) com um desvio talar, a fratura fibular provavelmente deve ser fixada.

Apesar de ser possível obter uma redução satisfatória ou mesmo anatômica de uma fratura maleolar através de redução fechada, a manutenção dessa redução geralmente necessita de imobilização em uma posição não-funcional em um gesso longo da perna por pelo menos 6 semanas. Por causa dos períodos de recuperação longos e da significativa morbidade, preferimos realizar uma redução aberta e fixação interna para pacientes com esses tipos de fraturas e com a ausência de contra-indicações cirúrgicas. Pacientes com osteoporose acentuada, insuficiência arterial, objetivos limitados em relação à deambulação ou curta expectativa de vida podem ser candidatos ruins para a redução aberta e fixação típica.

Um desvio talar, resultando de abertura da articulação tibiofibular após o desvio de uma fratura maleolar ou ruptura da sindesmose, ou ambos, diminui a área de contato do tornozelo dramaticamente (19). Como estresses de alto contato podem causar osteoartrite pós-traumática, a maioria dos especialistas em fraturas considera o desvio talar uma forte indicação para a redução

P. G. Trafton, M.D.: Department of Orthopaedic Surgery, Brown University, Providence, Rhode Island 02903.
P. A. Cole, M.D.: Department of Orthopaedic Surgery, University of Mississippi Medical Center, Jackson, Mississippi 39216.
C. W. DiGiovanni, M.D.: Department of Orthopaedics, Brown University, Providence, Rhode Island 02908.

aberta e fixação interna. Desvios relativamente pequenos da fratura (mais de 2 mm) da fíbula sugerem a presença de instabilidade talar, representando assim uma indicação para cirurgia em um paciente jovem e saudável.

Pacientes com desvio acentuado, resultando em luxação tibiotalar, apresentam uma lesão muito maior dos tecidos moles. Nesses pacientes, uma redução fechada imediata alivia a tensão sobre os tecidos moles, descomprime as estruturas neurovasculares, diminui o desconforto e permite que a cirurgia seja adiada até que os tecidos moles estejam menos edemaciados e mais capazes de tolerar incisões cirúrgicas. Se uma redução do tálus abaixo do plafond não for possível, a redução aberta imediata é aconselhável.

QUADRO 1. Correlação dos sistemas de classificação de Danis-Weber (AO/ASIF) e de Lauge-Hansen para as fraturas maleolares

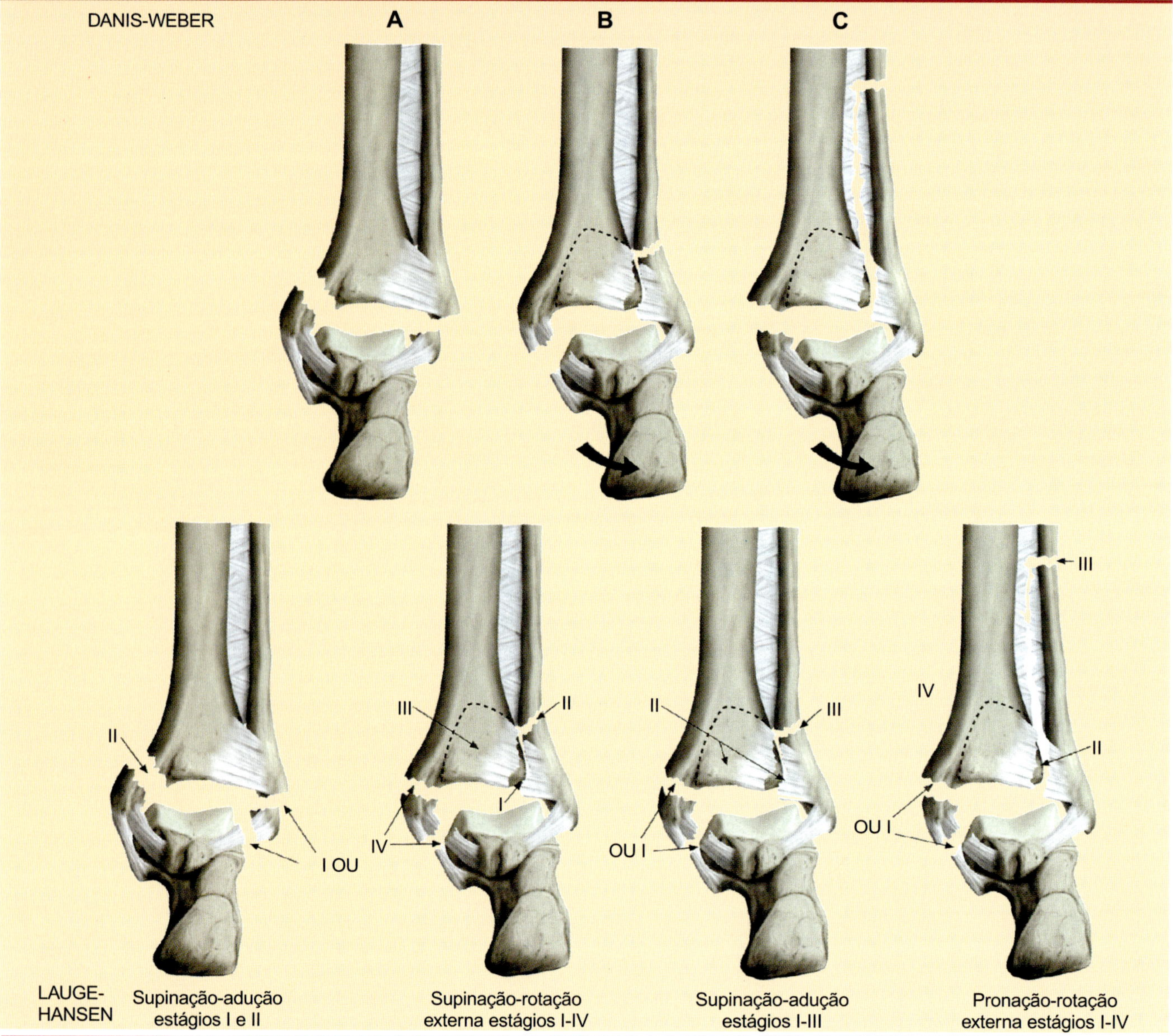

O sistema de Danis-Weber (AO/ASIF) é baseado no nível da fratura fibular. O sistema de Lauge-Hansen é baseado nos mecanismos de lesão verificados experimentalmente. O Tipo A das lesões de Danis-Weber geralmente apresenta fraturas do tipo supinação-adução de Lauge-Hansen. O Tipo B pode ser uma lesão de supinação-rotação externa ou pronação-abdução, e o Tipo C geralmente é uma lesão em pronação-rotação externa. Redesenhado, com permissão, do Capítulo 52, p.1851, Browner, B.; Jupiter, J.; Levine, A; Trafton, P.; (eds). *Skeletal Trauma.* W.B. Sunders, Philadelphia 1990.

Fraturas expostas do tornozelos e fraturas com desvios que ameacem a sobrevivência dos tecidos moles necessitam de uma redução aberta e fixação interna em caráter emergencial.

A hospitalização está indicada quando os pacientes são vistos inicialmente com (a) fratura luxação, (b) lesão significativa dos tecidos moles, (c) dor intensa ou lesões concomitantes ou (d) falta de assistência adequada e suporte no ambiente domiciliar. Em outras situações, pacientes com uma fratura maleolar podem ser tratados como um paciente de ambulatório.

Nenhuma classificação das fraturas do tornozelo se mostrou completamente adequada para guiar o tratamento ou prever seu resultado. A classificação de Lauge-Hansen e a de Danis-Weber são valiosas para a compreensão do mecanismo de lesão do tornozelo e a lesão resultante (12, 17; Quadro 1). Termos descritivos adicionais são quase sempre necessários para esclarecer as lesões localizadas nas regiões medial e posterior do tornozelo, bem como para especificar o grau de desvio inicial.

PLANEJAMENTO PRÉ-OPERATÓRIO

Os princípios básicos para o tratamento das fraturas maleolares são a restauração anatômica da articulação tibiofibular, um pé plantígrado e o retorno precoce da movimentação normal do tornozelo. As fraturas maleolares são lesões freqüentes, representando o espectro de lesão que abrange os ossos e os tecidos moles. O cirurgião deve analisar cada paciente, avaliando separadamente o padrão de fratura, desvio e cominução, o grau de lesão dos tecidos moles, bem como fatores sistêmicos associados como a idade, nível de atividade e osteoporose, para desenvolver a "personalidade da lesão".

Uma avaliação cuidadosa e completa é necessária para o paciente com uma lesão do tornozelo. A história focaliza o mecanismo da lesão, a presença de lesões associadas, a idade do paciente e condições sistêmicas como neuropatia diabética ou doença vascular periférica. O exame local enfatiza o reconhecimento da deformidade, feridas abertas ou comprometimento da pele e integridade neurovascular.

As radiografias iniciais para a avaliação de um tornozelo aparentemente lesionado devem incluir incidências ântero-posterior (AP), AP verdadeira e lateral do tornozelo. Após essa avaliação somente incidências AP verdadeira e lateral são necessárias, a menos que indicações específicas surjam para incidências diferentes (i.e., para confirmar a localização do material de síntese ou para identificar uma pseudo-artrose oculta). Uma vez que o paciente tenha começado a carregar peso sobre o membro, todas as radiografias de acompanhamento são feitas com carga. Radiografias do tornozelo contralateral podem ser úteis se houver uma anatomia atípica, ou em crianças e adolescentes com epífises abertas.

Ainda que os fragmentos do chamado "maléolo posterior" possam ser avaliados nas incidências laterais, seus tamanhos verdadeiros e localização são mais bem demonstrados nas imagens axiais de tomografia computadorizada (TC). Isso ajuda a avaliar o envolvimento do lábio posterior e do plafond. As imagens de TC estão ocasionalmente indicadas nas lesões de impactação lateral em algumas fraturas em supinação-adução por delinearem melhor a lesão afetando a superfície de suporte de peso da tíbia distal.

Após a avaliação inicial da pele, edema dos tecidos moles, deformidade e *status* neurovascular, o tornozelo lesionado deve ser imobilizado para evitar qualquer outra lesão aos tecidos moles ou à articulação. Radiografias no imobilizador ou no gesso devem ser realizadas para a confirmação de um alinhamento satisfatório se a instabilidade for significativa. Com a restauração provisória do alinhamento, a redução cruenta/fixação interna se torna um procedimento relativamente eletivo, que pode ser realizado tanto antes do aparecimento de um edema significativo dos tecidos moles, ou, se o edema for pronunciado, depois de sua resolução, o que geralmente ocorre em uma semana (11).

A avaliação pré-operatória da fratura do paciente permite um planejamento da posição do paciente, incisões cirúrgicas, manobras de redução e detalhes da fixação. Apesar de geralmente seguirmos as orientações dadas pela AO/ASIF para a fixação, é importante reconhecer que cada fratura maleolar possui sua identidade própria, de modo que diversas opções devem ser consideradas com relação à seqüência da redução e fixação, bem como tipos e locais de aplicação do material de síntese. Durante o planejamento e a execução da cirurgia, o objetivo é uma restauração anatômica da articulação do tornozelo.

Os instrumentos que serão realizados para a redução e fixação devem ser especificados e solicitados antes da indução da anestesia. Nós rotineiramente utilizamos as placas e parafusos de pequenos fragmentos da AO/ASIF, bem como fios de Kirschner (fios-K) e fios de aço calibre 18 (ou de 1,0 ou de 1,25 mm) para as bandas de tensão ou raramente cerclagem fibular. Entretanto, preferimos o uso de parafusos de 4,5 mm para fixação da sindesmose retirados do material para grandes fragmentos porque eles são mais resistentes. Arranjos devem ser feitos para obtenção de radiografia intra-operatória, e, sempre que possível, utilizamos um intensificador de imagens com braço em C. Entretanto, é prudente se obter radiografias padronizadas de alta qualidade se as imagens fluoroscópicas não forem completamente satisfatórias. O pessoal da sala de cirurgia deve estar informado em relação aos planos do cirurgião quanto à imobilização pós-operatória como o uso de gesso ou de imobilizadores. Instruções específicas podem ser necessárias para a escolha anestésica, principalmente se a cirurgia for feita em uma base ambulatorial. Nessa situação, a atenção deve ser direcionada para o objetivo de se fornecer uma analgesia adequada sem uma excessiva sedação ou náusea. A infiltração local ou os bloqueios regionais com Marcaína a 0,5% (bupivacaína) e Toradol (ketorolac), iniciados intravenosamente e continuados por via oral durante 48 horas, bem como o uso de narcóticos orais adequados, elevação do membro e deambulação limitada, ajudam a controlar a dor no pós-operatório.

CIRURGIA

Posicionamento

Depois da indução de anestesia geral ou raquidiana, o paciente é posicionado em decúbito dorsal, com um coxim abaixo da nádega do lado lesionado para auxiliar o acesso à fíbula (Fig. 1). Todos os pontos de pressão são acolchoados. Um torniquete pneumático é aplicado na região superior da coxa para uso durante a cirurgia, se necessário. Um antibiótico do tipo cefalosporina (ou um alternativo se o paciente for alérgico) é administrado logo após a indução da anestesia. A perna é preparada e os campos são colocados deixando a extremidade livre. Um campo adesivo de plástico cobre os artelhos e isola um estoquinete impermeável para a panturrilha até na área acima do campo operatório.

Incisão Lateral e Exposição

A(s) incisão(ões) planejada(s) antes da cirurgia é(são) decidida(s) com base no exame dos tecidos moles e na localização da fratura. Retalhos subcutâneos devem ser evitados porque eles podem comprometer a perfusão da pele. Nós abordamos a fíbula através de uma incisão reta, entre os compartimentos anterior e lateral, angulando a incisão para uma posição levemente anterior distalmente para permitir o acesso ao canto ântero-lateral da articulação do tornozelo (Fig. 2). O nervo fibular superficial, cujos ramos podem cruzar a incisão em nível subcutâneo ou fascial, deve ser preservado (Fig. 3). A divisão ou o encarceramento do nervo em uma cicatriz pode levar a um neuroma sintomático. O ligamento tibiofibular anterior inferior (LTFAI) é identifica-

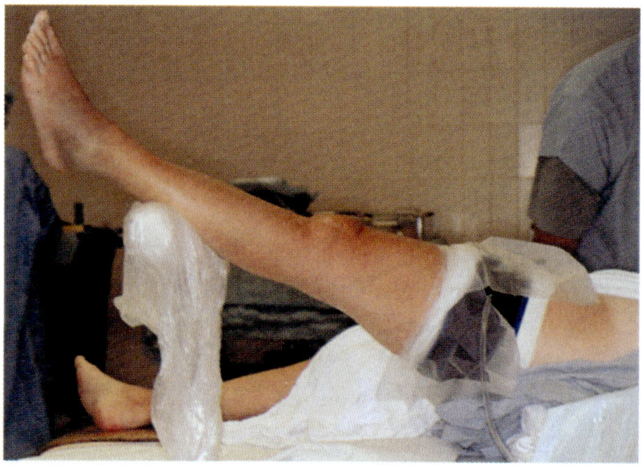

Figura 1. Antes da preparação da extremidade e da colocação dos campos cirúrgicos, um torniquete de coxa é aplicado, e um rolo é colocado sob a região glútea ipsilateral.

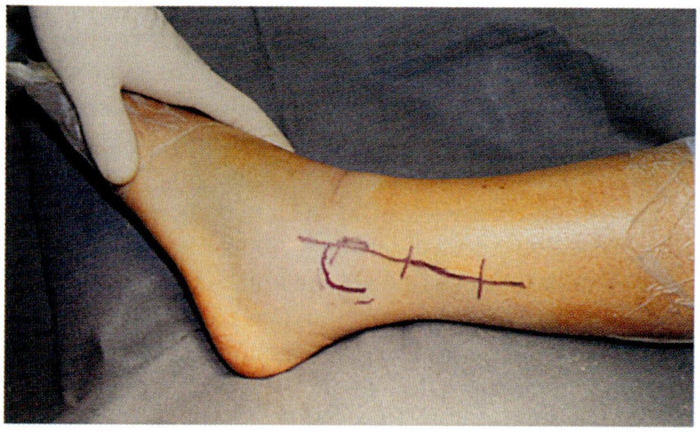

Figura 2. Uma incisão oblíqua sobre a fíbula distal permite o acesso ao espaço articular ântero-lateral.

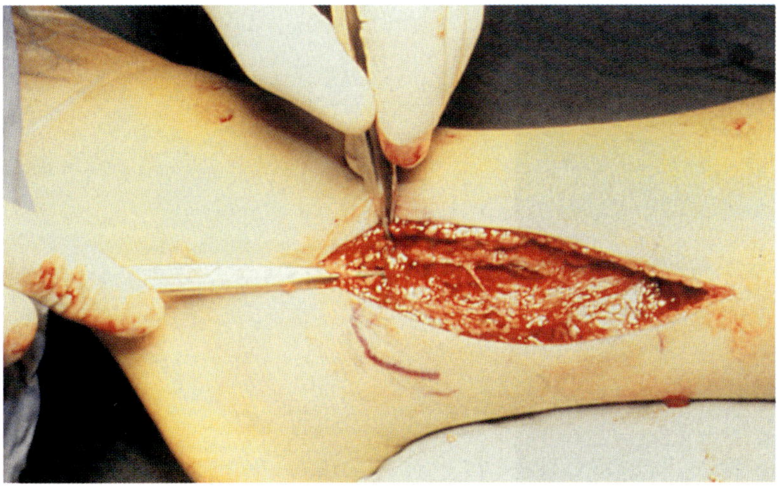

Figura 3. Deve ser tomado o cuidado para evitar uma lesão do nervo fibrilar superficial, protegendo-o durante a abordagem lateral. Retalhos de espessura total são levados através da fáscia profunda sem a criação de retalhos subcutâneos.

do. Ele pode estar rompido em sua substância ou estar avulsionado com um fragmento de osso do maléolo lateral ou da tíbia. Seu reparo proporciona um guia útil para a redução anatômica da sindesmose e, conseqüentemente, a relação apropriada da fíbula em relação à tíbia. A ruptura do LTFAI também está presente nas fraturas mais altas da fíbula (i.e., nas fraturas de pronação-rotação externa de Lauge-Hansen ou Danis-Weber C) como parte de uma sindesmose comprometida ou rompida. Sua exposição, juntamente com a visualização da região ântero-lateral da articulação do tornozelo, é importante nesse padrão de fratura, especialmente quando encontramos uma cominução da fratura, por causa da dificuldade de se obter uma redução anatômica da articulação tibiofibular se o cirurgião se preocupa somente com a fratura extra-articular e esquece o objetivo primário da redução da superfície articular.

A dissecção dos tecidos moles, incluindo o periósteo, é mantida ao mínimo, especialmente se houver uma cominução significativa. As tentativas de redução anatômica para os fragmentos da fratura fibular podem ser difíceis. Nessa situação, uma redução indireta preserva melhor as inserções dos tecidos moles. Usar um equipamento para distração, como um fixador externo temporário ou uma placa apropriadamente moldada presa distalmente e avançada com o uso de um afastador de osso de encontro a um parafuso de apoio no fragmento proximal, ajuda a restaurar o comprimento. Se a fratura não for cominutiva, as suas extremidades são expostas com um rebatimento de 2 mm do periósteo e o coágulo é removido com irrigação e sucção, evitando curetas que possam deslocar pequenos fragmentos de fratura que podem ser pistas valiosas para uma redução anatômica.

A exposição deve ser suficiente para permitir a colocação da pinça de redução e para a inserção dos materiais de fixação, e especialmente para avaliar visualmente a redução articular do tálus, plafond tibial ântero-lateral e maléolo lateral. Um afastador em ângulo reto estreito, colocado na cápsula anterior do tornozelo, permite a inspeção da articulação do tornozelo, após a irrigação e a remoção dos coágulos e de qualquer fragmento intra-articular solto (Fig. 4).

Redução Lateral e Fixação

As fraturas fibulares com uma obliqüidade suficiente são inicialmente fixadas com um (ou raramente dois) parafuso de compressão interfragmentar, suplementado por uma placa tubular de um terço (Figs. 5 e 6). Com as fraturas transversas, um parafuso de compressão é impossível, e a compressão interfragmentar é conseguida com a placa. Se uma cominução significativa estiver presente, a placa é utilizada como uma ponte, passando por cima dos fragmentos cominutivos e assegurando o comprimento, rotação e angulação apropriados para a fíbula com a utilização da articulação tibiofibular como um molde para a redução apropriada (depois de reduzir anatomicamente e transfixar temporariamente essa articulação). Radiografias para comparação do tornozelo oposto podem ser úteis quando a cominução é extensa. A confirmação radiológica do estado da redução antes da aplicação da placa pode ser necessária para evitar um mau alinhamento. A utilização de enxerto ósseo pode ser aconselhável, especialmente se os fragmentos forem pequenos

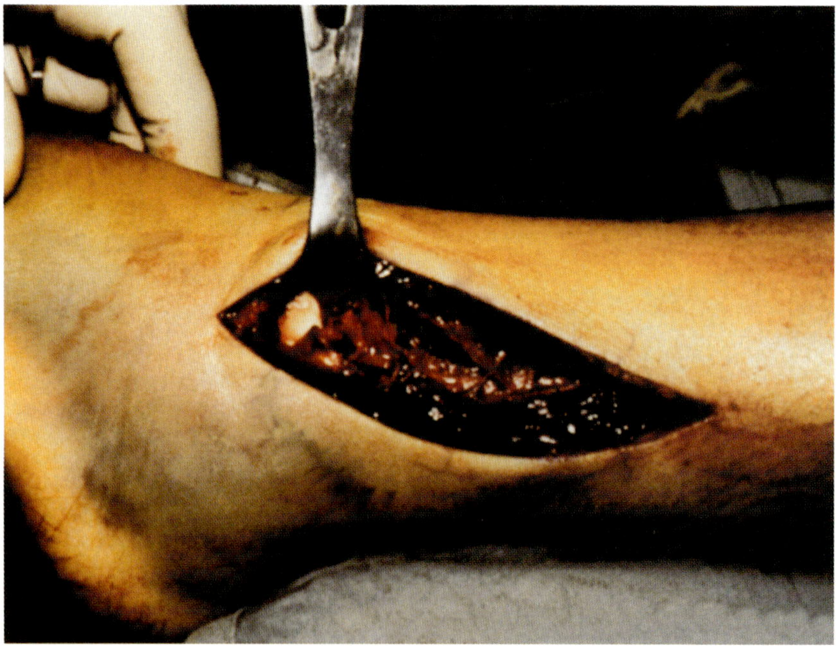

Figura 4. A dissecção lateral demonstra um mínimo descolamento periosteal da fíbula e uma excelente visão da cúpula talar. Uma irrigação e sucção vigorosas para a evacuação do hematoma permitem a inspeção à procura de dano articular.

ou desvascularizados pela lesão. As placas fibulares podem ser aplicadas na face lateral do osso, ou, no caso de fraturas em supinação-rotação externa do tipo B, na superfície posterior ou póstero-lateral da maneira descrita por Weber como uma placa antideslizante (6).

Para as fraturas de Danis-Weber do tipo A, as faces anterior e lateral da fíbula são expostas, juntamente com a margem da superfície articular. O fragmento distal da fratura geralmente pode ser reduzido anatomicamente. Uma pinça dentária ou um gancho ósseo é útil para manter a fratura reduzida enquanto fios-K são inseridos através da fratura para uma fixação provisória, ou mais tipicamente uma fixação definitiva. A redução é confirmada visualmente e, se necessário, radiograficamente. Geralmente, as fraturas de Danis-Weber do tipo A podem ser fixadas com dois fios-K pequenos e um fio em banda de tensão aplicado lateralmente e fixado distalmente ao redor de fios-K e proximalmente ao redor de um parafuso de ancoragem ou através de um orifício perfurado. As extremidades dos fios devem ser curvadas e impactadas para minimizar sua proeminência. Ocasionalmente, um parafuso de compressão é inserido em posição levemente oblíqua

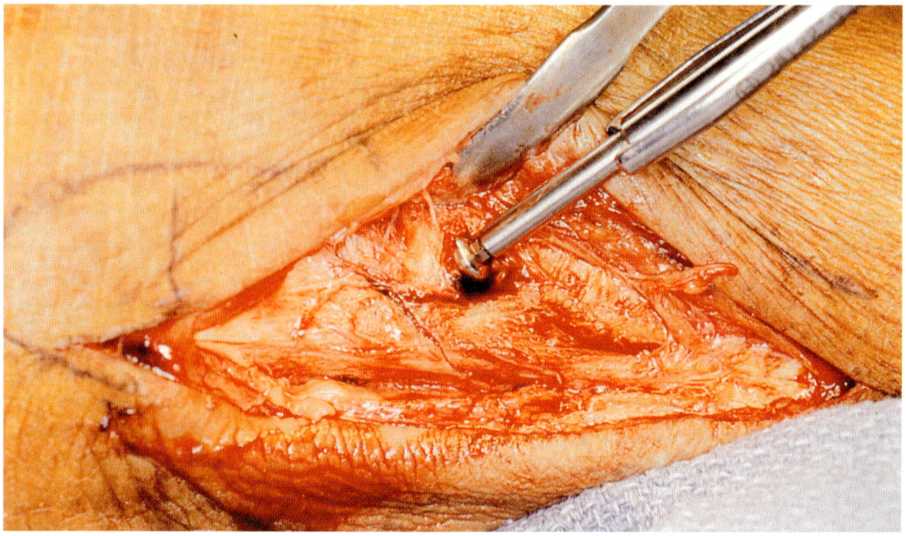

Figura 5. Um parafuso cortical de 3,5 mm é colocado perpendicularmente à fratura fibular oblíqua, depois de essa fratura ser reduzida provisoriamente com uma pinça pontiaguda.

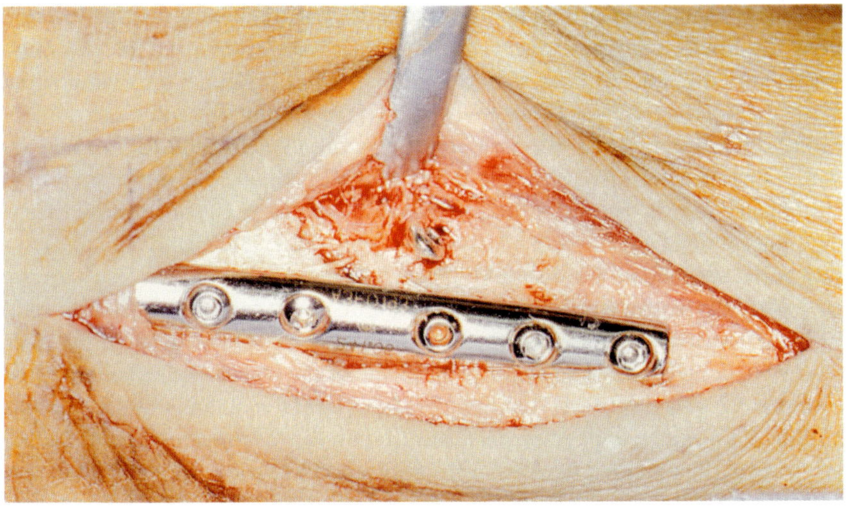

Figura 6. Uma placa tubular de 1/3 é moldada e aplicada à superfície lateral ou póstero-lateral da fíbula. Parafusos de 4 mm de esponjosa de rosca completa podem melhorar a captura no osso metafisário distal. Deve ser tomado o cuidado de evitar a penetração da articulação tibiofibular.

em relação à fratura e através do córtex proximal. Alternativamente, uma placa tubular de um terço pode ser moldada para se ajustar distalmente ao osso, produzindo uma configuração de "placa em gancho" (Fig. 7).

As fraturas fibulares do tipo B de Danis-Weber geralmente são reduzidas com o uso de tração sobre o fragmento distal com uma pinça de redução pontiaguda com uma suave rotação interna do fragmento distal. A redução é "ajustada" com o uso de uma sonda dentária ou uma pinça de redução aplicada à fíbula acima da fratura, o que tipicamente permite algum reposicionamento mesmo com uma membrana interóssea intacta. A redução é então conseguida com uma pequena pinça inserida obliquamente através da fíbula, perpendicular ao plano da fratura. O aperto da pinça de redução comprime a fratura sem causar sua translação, o que pode ocorrer se a pinça não for posicionada perpendicularmente ao plano da fratura. As fraturas fibulares de Danis-Weber do tipo B geralmente são lesões do tipo supinação-rotação externa com um plano de fratura oblíquo se estendendo da região proximal posterior para a distal anterior logo acima da articulação. Um único parafuso cortical de compressão de 3,5 mm em geral é passado através da porção média desse plano de fratura. Como a fixação somente com parafuso interfragmentar não proporciona uma fixação adequada, uma placa tubular de neutralização de um terço está recomendada. Deve ser tomado cuidado para assegurar que os parafusos distais não penetrem na articulação do tornozelo. A placa de neutralização pode ser aplicada extraperiostealmente na face lateral da fíbula, geralmente com três parafusos proximais e três parafusos distais à fratura. É necessário que se

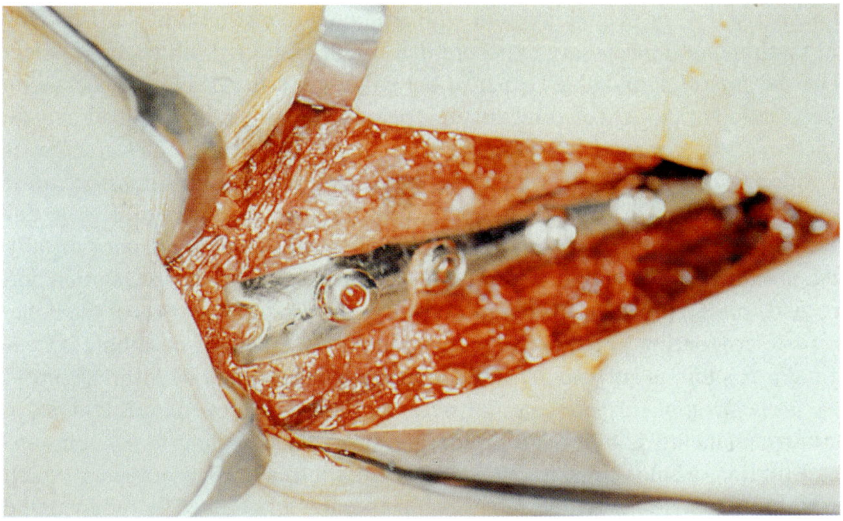

Figura 7. Uma "placa gancho" é feita pelo corte através do último orifício de uma placa tubular de 1/3 e por sua curvatura para a criação de dois pequenos ganchos. A placa é aplicada de modo a "enganchar" a ponta da fíbula. Essa técnica ajuda a estabilizar as fraturas distais.

molde a placa de modo que ela se ajuste ao formato da fíbula lateral, côncava logo acima do nível do plafond e suavemente convexa sobre o maléolo lateral propriamente dito. Alternativamente, uma placa antideslizante pode ser aplicada póstero-lateralmente, sobre a superfície plana da fíbula. Essa placa é colocada por baixo dos tendões fibulares, com moldagem mínima, de modo que uma força compressiva é aplicada à fratura com o aperto da placa plana sobre uma superfície ligeiramente côncava (21,26). Apesar de Weber descrever o uso dessas placas sem parafusos de compressão anteriormente, acreditamos que o parafuso de compressão auxilia na redução e na fixação. Ele também pode ser inserido do plano posterior para o anterior através da placa, apesar de essa manobra ser mais difícil.

As fraturas do maléolo lateral em pronação-abdução também são tipicamente classificadas como lesões de Danis-Weber do tipo B. Esse padrão requer uma placa lateral com contraforte, geralmente aplicada extraperiostealmente para passar sobre a zona de fratura após a redução indireta da fratura do maléolo lateral ao tálus previamente reduzido. A redução pode ser difícil por causa da impactação lateral. Ocasionalmente, o plafond tibial lateral está impactado e necessita de elevação e enxertia óssea similar à realizada nas lesões mediais ou em supinação-adução (13). Com uma cominução fibular significativa após lesões do tipo supinação-rotação externa, pronação-rotação externa, nós invertemos a seqüência de fixação e a abordamos o maléolo medial primeiro. A fíbula é mais facilmente fixada se a fratura do maléolo medial mais simples é reduzida e fixada primeiro através da estabilização do tálus na articulação tibiofibular. A fíbula pode ser então reduzida com relação à faceta talar lateral através do uso de técnicas de redução diretas ou indiretas, atingindo o objetivo de um encaixe de tornozelo congruente. É importante se reconhecer essas lesões de impactação tibial lateral antes da cirurgia. Finalmente, é importante se avaliar a estabilidade da sindesmose durante a cirurgia, após a fixação de qualquer fratura do maléolo lateral do tipo B, pois a ruptura dos tecidos moles pode deixar o tornozelo instável a despeito da fixação fibular.

As fraturas do maléolo lateral do tipo C de Danis-Weber tipicamente são oblíquas curtas ou lesões em pronação-rotação externa quase transversais, apesar de também serem observadas lesões em padrões de pronação-abdução e supinação-rotação externa. A redução é conseguida com o uso de técnicas indiretas, i.e., uso de fixadores externos, um pequeno distrator ósseo, uma placa com afastador ósseo e um parafuso de apoio, ou tração manual com uma pinça de redução pontiaguda. Essa manobra pode ser valiosa no processo de minimizar uma exposição desnecessária que poderia interferir na consolidação. A visualização direta do canto ântero-lateral do tornozelo, o relacionamento ósseo da sindesmose, a restauração do LTFAI e uma radiografia em AP verdadeira intra-operatória podem ser necessários para que se consiga uma redução da fratura (Fig. 8). As fraturas "altas" do maléolo lateral geralmente são fixadas com uma placa de 6 a 8 orifícios, que pode ser uma placa tubular de um terço ou, se estresses maiores são esperados, com uma placa de compressão dinâmica de pequenos fragmentos (3,5 mm). A redução indireta da fratura pode ser realizada com a placa. Ela pode ser fixada distalmente em linha com a fíbula proximal e depois empurrada de encontro ao osso após se assegurar que a rotação e a angulação também estão corretas. Ela então é fixada com parafusos à porção proximal do osso. Uma quantidade pequena de moldagem pode ser necessária para a maioria das fraturas "altas" da fíbula. Ocasionalmente a fratura fibular é suficientemente oblíqua para que um parafuso de compressão possa ser inserido através da fratura. Entretanto, uma placa apropriadamente posicionada pode ser utilizada para que se consiga uma compressão interfragmentar, aumentando assim a estabilidade e promovendo a consolidação direta do osso nas fraturas não-cominutivas. As fraturas proximais da diáfise fibular raramente necessitam de osteossíntese com placas, que possuem o risco de lesão ao nervo fibular. A reconstrução da sindesmose é conseguida pela redução da fíbula anatomicamente à tíbia e ao tálus na articulação tibiofibular.

Fixação da Sindesmose

Após uma fixação segura da fratura fibular, é importante se avaliar a estabilidade da articulação tibiofibular através da observação direta do canto ântero-lateral da articulação. Uma instabilidade sindesmótica pode ser avaliada com a tração lateral através de um instrumento engan-

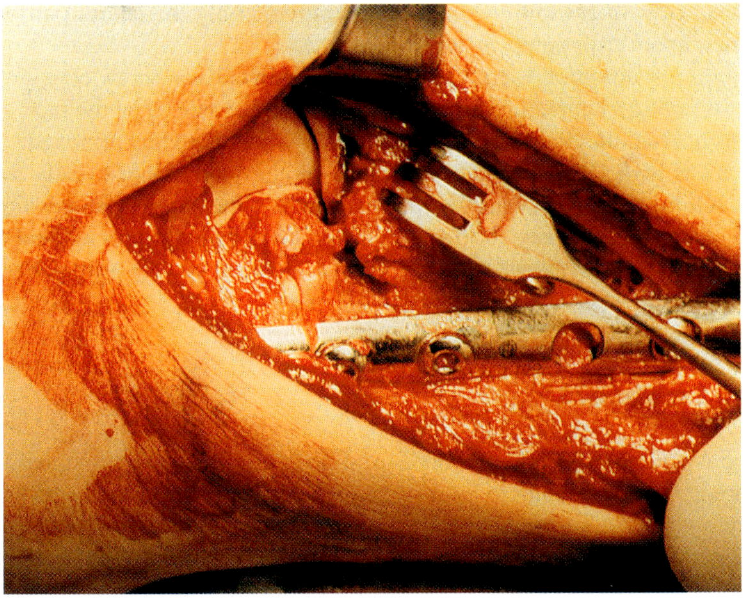

Figura 8. Na conclusão do caso, a articulação deve ser novamente avaliada em relação à redução e aos danos articulares. Observe que as superfícies articulares do tálus, maléolo lateral e teto do tornozelo (plafond) se encontram no canto ântero-lateral da articulação do tornozelo e devem ser inspecionadas nesse local em relação à congruência.

chado ao redor da fíbula distal ou manualmente pelo desvio do tálus lateralmente juntamente com uma rotação externa. Um deslocamento de mais de alguns poucos milímetros, especialmente se houver uma falha no retorno elástico para a posição anatômica, é uma indicação de ruptura dos tecidos moles e de necessidade para uma fixação trans-sindesmótica com parafuso. A fixação da sindesmose não é necessária para todas as fraturas fibulares do tipo C de Danis-Weber. A fixação estável e anatômica da fratura em geral restaura uma estabilidade sindesmótica adequada, especialmente após o reparo de uma fratura do maléolo medial, que restaura a integridade do ligamento deltóide profundo. Entretanto, é importante se avaliar as fraturas "altas" à procura de uma instabilidade da articulação tibiofibular e para inserir um parafuso sindesmótico se uma instabilidade estiver presente. Quando se observa uma instabilidade na articulação tibiofibular, a fíbula é reduzida anatomicamente em relação à incisura na tíbia distal, com o tálus sendo reduzido primeiro ao plafond tibial. Depois de uma fixação fíbulo-tibial provisória com fios-K, a confirmação radiológica do alinhamento da articulação tibiofibular é obtida.

O tamanho do parafuso de sindesmose e o número de córtices para a fixação permanecem controversos. Entretanto, nós somos favoráveis ao uso de um parafuso maleolar de 4,5 mm (do conjunto de grandes fragmentos da AO/ASIF e não os parafusos de pequenos fragmentos de rosca parcial com 4,0 mm tipicamente utilizados para a fixação do maléolo medial). Ele é inserido em paralelo à articulação do tornozelo, da fíbula póstero-lateral para a tíbia ântero-medial. Se uma placa tiver sido utilizada para a fixação fibular, em geral é possível se passar esse parafuso através de um de seus orifícios. Uma perfuração com broca de 3,2 mm é feita 2 ou 3 cm acima da articulação passando da fíbula para a tíbia. Essa perfuração é conferida com um medidor de profundidade, e um parafuso ligeiramente menor é escolhido para evitar-se uma proeminência medial. A fíbula é macheada com um macho de 4,5 mm, que é avançado até uma posição dentro da tíbia. O parafuso é então inserido com o tornozelo em dorsiflexão máxima, para evitar um estreitamento da articulação tibiofibular. O ajuste do parafuso é feito ao mesmo tempo em que se inspeciona a articulação do tornozelo para proporcionar uma compressão suficiente, mas não excessiva, da fíbula na relação apropriada com a tíbia. Os fios-K provisórios, se foram utilizados, são removidos, e uma documentação radiológica da redução e da localização do implante é realizada antes do fechamento da ferida. O parafuso maleolar parcialmente rosqueado de 4,5 mm possui diversas vantagens: (a) ele permite uma leve movimentação fibular, o que minimiza o estresse sobre o parafuso, (b) ele evita um alargamento da articulação tibiofibular, mas é durável o suficiente para permitir a progressão até a aplicação de carga total em poucas semanas; e (c) sua cabeça maior permite uma remoção mais fácil entre 8 a 12 semanas após a lesão. Os pacientes devem ser avisados, entretanto, que esse parafuso pode quebrar. Nós defendemos a remoção somente da porção lateral nos casos de uma quebra, o que em nossa experiência é incomum.

Outra alternativa para o parafuso sindesmótico é o uso de um parafuso de cortical de 4,5 mm incorporando todas as quatro corticais e ficando protruso por um par de milímetros na face medial. Se, no momento da remoção, o parafuso estiver quebrado, a porção tibial pode ser prontamente identificada e removida.

Se a fratura fibular for alta (variante Maisonneuve), em geral, uma placa fibular não é necessária. Nós somos favoráveis ao uso da redução da sindesmose, fixação provisória com fios-K e confirmação radiológica da integridade da articulação tibiofibular, seguida pela inserção de dois parafusos maleolares de 4,5 mm. O reparo anatômico do ligamento tibiofibular anterior-inferior confirma a redução fibular mas acrescenta pouca estabilidade estrutural imediata à articulação tibiofibular.

Incisão Medial e Exposição

A incisão medial é reta e angulada posteriormente na região proximal e anteriormente na região distal (Fig. 9). Ela deve ser longa o suficiente para permitir a redução e fixação sem trauma aos tecidos moles causados por um afastamento excessivo ou por uma instrumentação obstruída. A veia safena e os ramos do nervo safeno devem ser preservados (Fig. 10). A articulação do tornozelo é visualizada e explorada através da incisão medial, para determinar a extensão da lesão cartilaginosa e para remover qualquer detrito osteocartilaginoso (Fig. 11). Posteriormente ao maléolo medial, a cobertura retinacular para o tendão tibial posterior deve ser inspecionada e reconstruída, se necessário. Uma incapacidade de reduzir o tálus medialmente sugere uma interposição de tecidos moles no lado medial. A remoção do ligamento deltóide ou do tendão do tibial posterior interposto deve ser realizada a fim de que a fíbula possa ser reduzida anatomicamente.

Redução Medial e Fixação

A menos que a redução ou o reparo do tendão do tibial posterior ou das estruturas neurovasculares sejam necessários, essas estruturas não são expostas para que possam manter a integridade de seus apoios retinaculares e a vascularização do maléolo medial fraturado. Entretanto, o fragmento maleolar medial deve ser exposto tanto medialmente como anteriormente, com uma reflexão periosteal suficiente para se assegurar uma redução anatômica. A redução da superfície articular também deve ser visualizada anteriormente. O maléolo medial é reduzido com o uso de uma pinça de redução e é reposicionado de encontro à tíbia distal com a ajuda de uma sonda dentária, gancho ósseo ou pinça de redução. Um fio-K provisório pode ajudar a manter a redução, ou esta pode ser feita com duas brocas de 2,5 mm se houver a previsão do uso de dois parafusos par a fixação (Fig. 12).

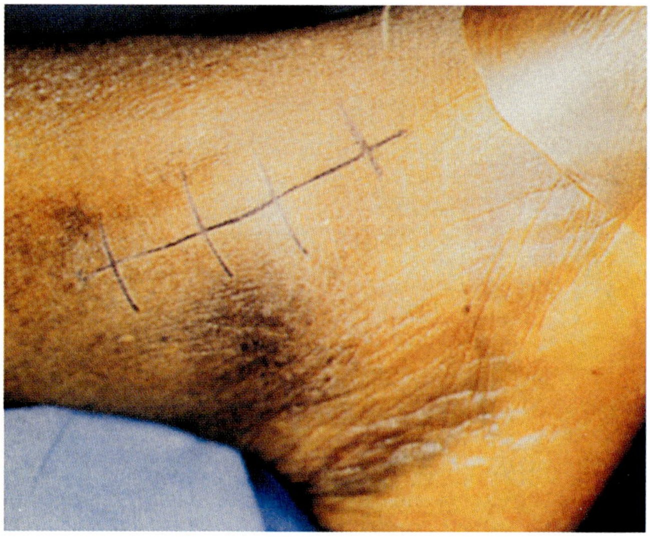

Figura 9. Uma incisão ligeiramente oblíqua sobre o maléolo medial permite o acesso à articulação, bem como ao maléolo.

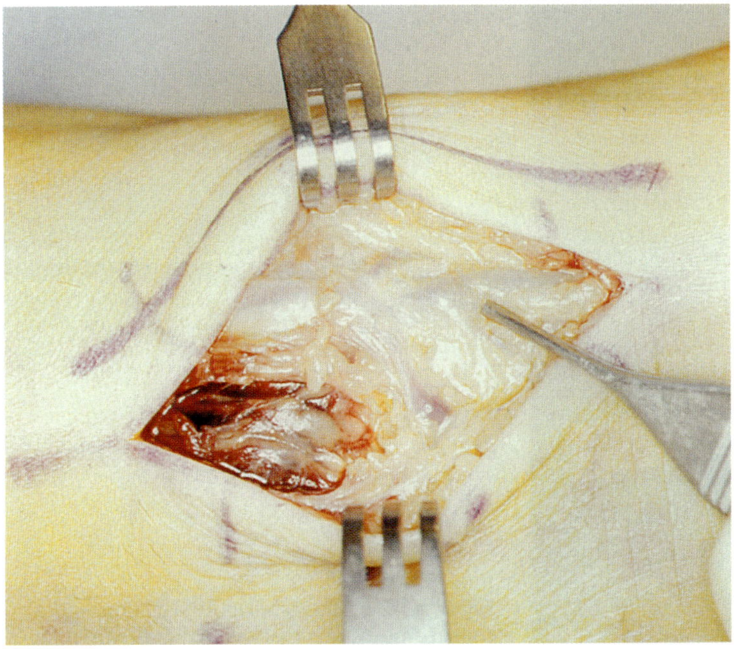

Figura 10. A veia e o nervo safenos são visualizados e protegidos.

Depois de obtida uma redução anatômica, a fixação de grandes fragmentos de maléolo medial tipicamente é conseguida com dois parafusos de esponjosa de 4,0 mm parcialmente rosqueados inseridos perpendicularmente em relação ao plano de fratura. Para as fraturas horizontais, esses parafusos são colocados a meio caminho entre o córtex medial e a cartilagem articular e angulados proximalmente e lateralmente da ponta do maléolo, permanecendo assim totalmente dentro do maléolo e da metáfise tibial distal. O osso pode ser bastante denso nessa região metafisária e proporciona uma excelente ancoragem para os parafusos de esponjosa. Estes devem parar centralmente no osso esponjoso. A fixação no córtex lateral não é necessária, já que a broca pode

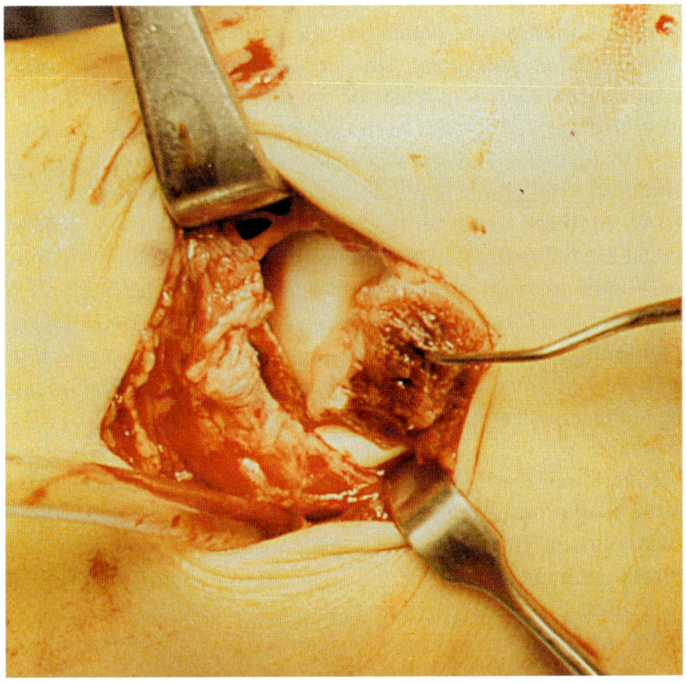

Figura 11. A dissecção é completada com a inspeção da articulação ântero-medial. A única dissecção periosteal necessária ocorre ao redor do sítio da fratura.

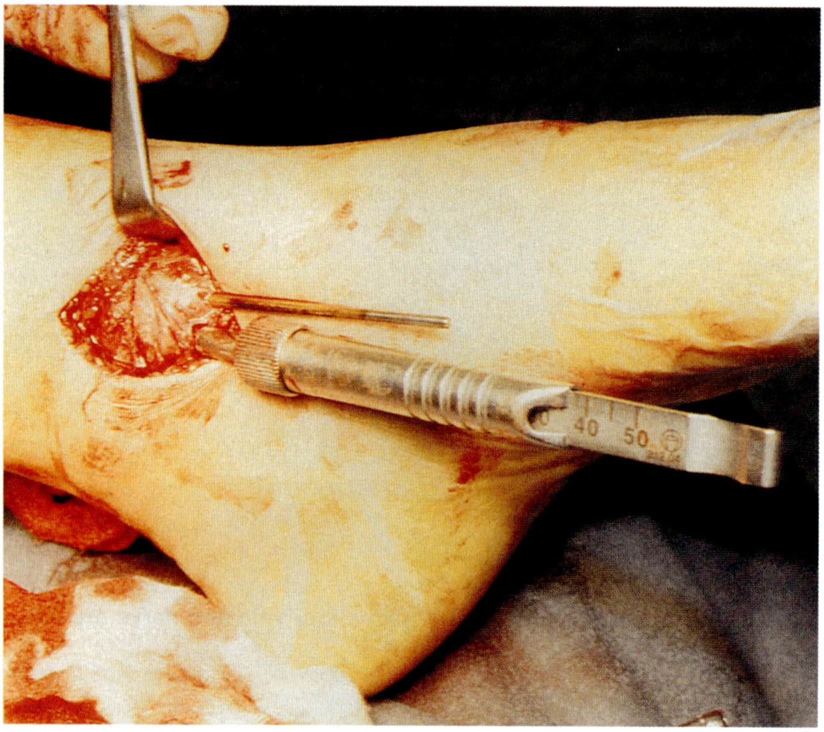

Figura 12. Depois que a fratura é reduzida e mantida com a ajuda de uma sonda dentária ou gancho ósseo, o maléolo pode ser preso com uma broca de 2,5 mm enquanto outra é utilizada para fazer o segundo orifício.

ultrapassar o córtex mais distante, desviando a fratura. Geralmente, parafusos com comprimentos de 4,0 mm são suficientes, apesar de isso depender do tamanho do paciente e do padrão da fratura. É melhor se permanecer dentro do osso denso da metáfise tibial mais distal, especialmente em pacientes osteoporóticos, do que se utilizar parafusos mais longos. As fraturas pequenas do maléolo medial podem ser fixadas com um parafuso, tipicamente no maior colículo anterior, com um fio-K em paralelo no colículo posterior para evitar uma rotação. A ponta do fio-K é angulada de modo que esta venha a se posicionar sobre a cabeça do parafuso, o que ajuda na remoção do material de síntese e minimiza a proeminência. Fragmentos cominutivos podem ser reparados com fios-K e um fio em "banda de tensão" suplementar, que nós preferimos que seja ancorado ao redor de um pequeno parafuso colocado acima do maléolo (Fig. 13). As fraturas verticais do maléolo medial não devem ser fixadas com parafusos oblíquos, mas sim com parafusos passados horizontalmente em uma posição perpendicular à linha da fratura. Arruelas podem ser necessárias, ou uma placa tubular de um terço, aplicada como um contraforte no caso de osteoporose ou cominução medial. A impactação da superfície articular, que ocorre no plafond tibial medial durante lesões graves em supinação-adução, necessita da elevação e enxertia óssea do defeito esponjoso subjacente resultante (23).

Como o reparo cirúrgico do ligamento deltóide profundo não se mostrou vantajoso, e a redução anatômica da fíbula com a restauração de uma sindesmose estável é bem-sucedida no restabelecimento do posicionamento apropriado do tálus na articulação tibiofibular, nós não fazemos nenhuma tentativa de reparar o ligamento deltóide profundo. Assim, quando estamos tratando de uma fratura maleolar lateral instável associada com a ruptura do ligamento deltóide, não expomos a face medial do tornozelo, a menos que seja necessário para a redução do tálus.

Maléolo Posterior

Pequenos fragmentos maleolares posteriores (triângulo de Volkmann) geralmente são extra-articulares. Eles estão presos ao ligamento tibiofibular posterior inferior e geralmente são reduzidos com a redução anatômica da fíbula. Quando grandes, esses fragmentos devem ser reduzidos e fixados para ajudar a estabilizar a articulação tibiofibular através da reinserção da ancoragem tibial do ligamento sindesmótico posterior. Isso freqüentemente faz com que não seja necessário o uso de um parafuso trans-sindesmótico. Se o fragmento for grande e envolver mais de 25% da superfície distal da tíbia, somos favoráveis à fixação, particularmente se associada a uma subluxação ou luxação talar posterior.

A decisão de se fixar uma fratura do maléolo posterior deve ser feita durante o planejamento para a cirurgia, com um planejamento específico para a realização de exposição lateral ou medial dependendo da localização da fratura e lesões associadas. A restauração do comprimento fibular e a dorsiflexão do pé freqüentemente reduzem o fragmento posterior de modo indireto.

Se a redução aberta for necessária, entretanto, ela pode ser feita através de uma abordagem póstero-lateral ou póstero-medial. A maioria dos fragmentos articulares póstero-mediais pode ser visualizada de modo satisfatório através do leito do maléolo medial antes de sua redução e fixação. Nós utilizamos parafusos passados da região anterior para a posterior para o fragmento medial e parafusos passados da região posterior para a anterior para os fragmentos póstero-laterais. Ocasionalmente, a dissecção por trás da fíbula é necessária para reduzir um grande fragmento osteoarticular desviado.

A fixação provisória com fios-K é seguida de confirmação da redução através da inspeção direta da superfície articular. É aconselhável utilizar a fluoroscopia durante a cirurgia ou então radiografias intra-operatórias antes de realizar a fixação definitiva com parafusos de compressão. Geralmente utilizamos parafusos corticais de 3,5 mm como parafusos de compressão, perfurando orifícios deslizantes na tíbia anterior distal antes da redução da fratura, é logo depois orifícios rosqueados de 2,5 mm são perfurados através do fragmento posterior reduzido e estabilizado, com o uso de uma guia apropriada no orifício deslizante.

Ocasionalmente, uma fratura significativa do maléolo posterior pode ser bem reduzida com manipulação percutânea sob controle fluoroscópico. Nesses casos, realizamos uma fixação percutânea com parafusos canulados. Pequenas fraturas do maléolo posterior, envolvendo menos de 25% da superfície articular, tipicamente são extra-articulares e laterais. Essas fraturas rotineiramente não são fixadas, porque elas tipicamente são reduzidas junto com a redução e a fixação do maléolo lateral pois eles estão presos ao ligamento tibiofibular posterior-inferior. Elas geralmente consolidam de modo satisfatório sem fixação.

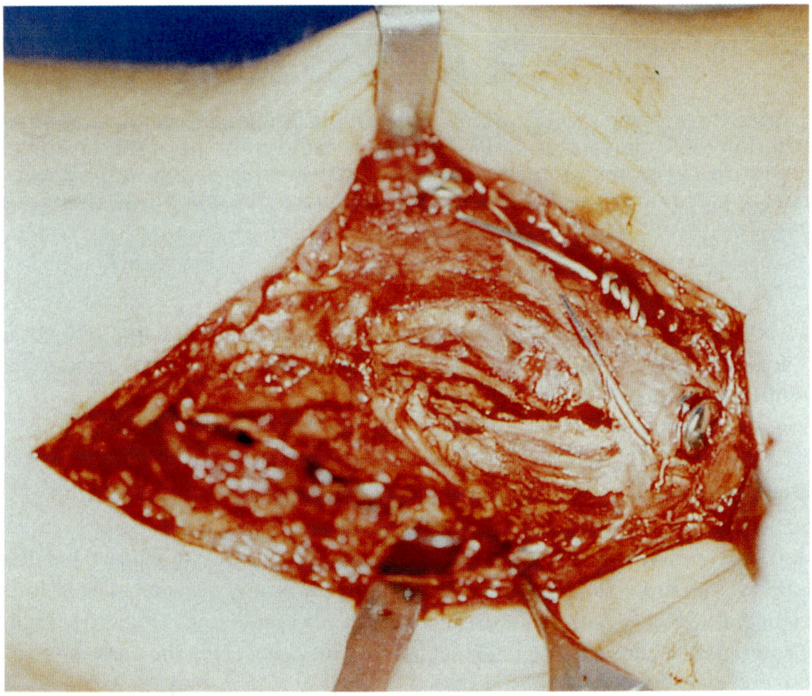

Figura 13. Uma banda de tensão, fixada ao redor de dois fios de Kirschner no maléolo medial, e um parafuso ancorado na metáfise tibial são uma alternativa melhor do que os parafusos quando o maléolo medial é cominutivo ou pequeno.

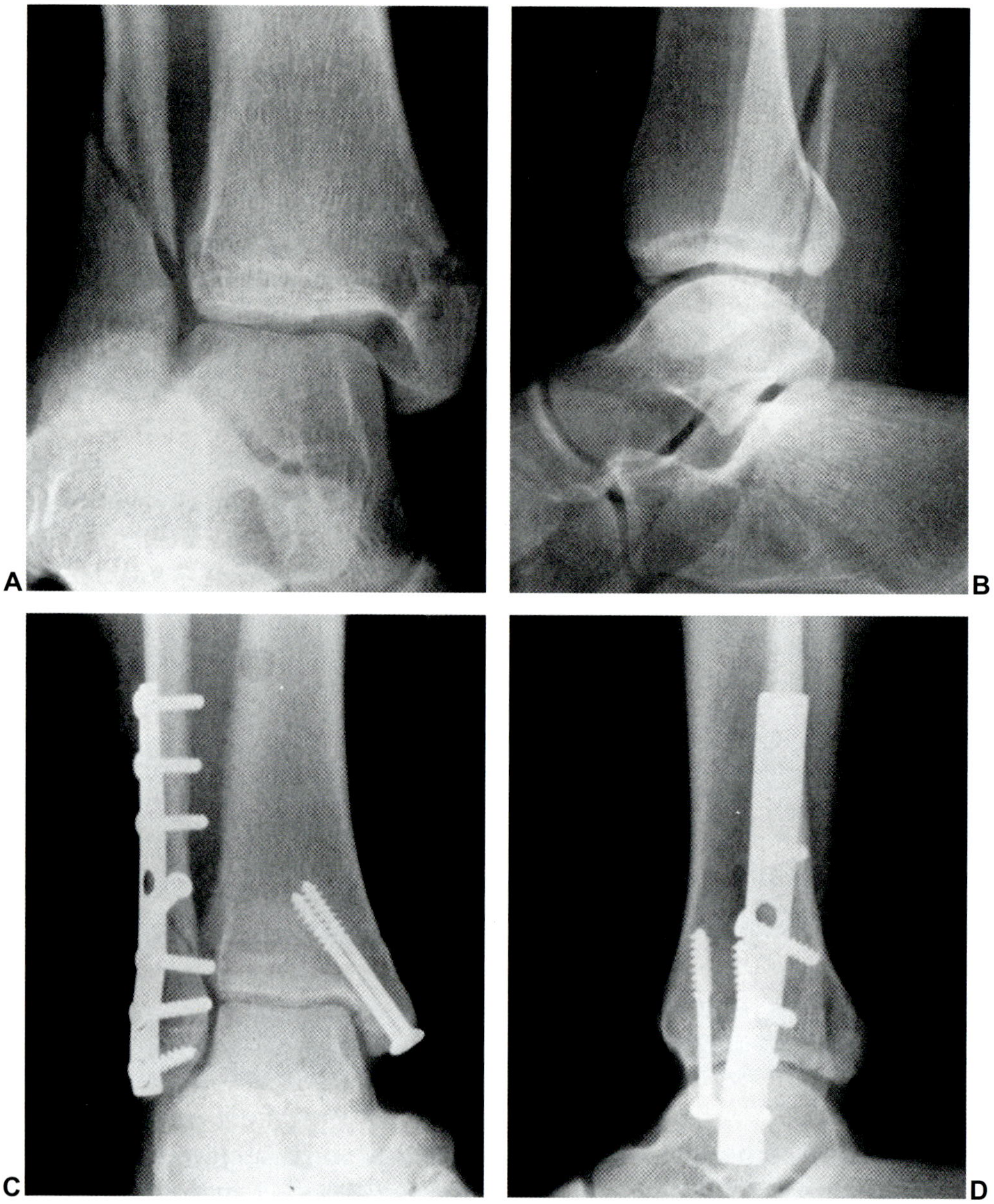

Figura 14. A: Radiografia ântero-posterior do tornozelo, revelando um padrão de fratura em supinação e rotação externa (SER). **B:** Radiografia lateral do mesmo tornozelo, demonstrando o fragmento maleolar posterior. **C, D:** Radiografias intra-operatórias devem ser obtidas para documentar a redução e a posição do material de síntese. Pelo menos incidências lateral e AP verdadeira do tornozelo são necessárias.

As radiografias intra-operatórias devem ser feitas antes do fechamento da ferida para assegurar que a redução e a fixação são adequadas (Fig. 14A-D). Nós obtemos incidências em AP verdadeira e lateral e acrescentamos uma projeção AP ou oblíqua se houver uma necessidade específica.

Fechamento da Ferida

A fáscia é mantida aberta proximalmente sobre os compartimentos do músculo da panturrilha, mas pode ser fechada distalmente sobre os maléolos. Raramente são feitas suturas separadas das camadas subcutâneas. A pele é fechada com suturas verticais interrompidas para everter as margens da ferida (Fig. 15). Suturas apertadas devem ser evitadas por causa da tendência da perna de inchar no período pós-operatório inicial. Qualquer área de pele em risco ou é mantida aberta ou é fechada com suturas subcuticulares unilaterais, como descrito por Allgöwer e Donati (17). Se a ferida estiver edemaciada demais para que possa ser fechada sem tensão excessi-

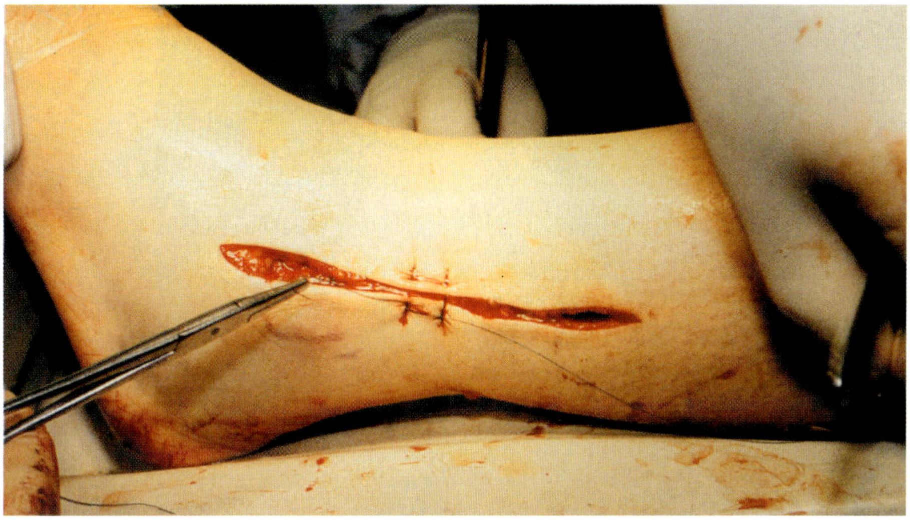

Figura 15. A fáscia é fechada com suturas interrompidas. Suturas subcutâneas não são necessárias. A incisão cirúrgica é fechada com suturas verticais para everter e opor os bordos da ferida. A pinça não é utilizada para suspender a pele.

va, deve ser deixada aberta. Nós recomendamos o fechamento da ferida em um segundo momento para a maioria das fraturas expostas dos maléolos e o uso da técnica de pérolas com tobramicina-polimetilmetacrilato para o tratamento da ferida aberta, como descrito por Ostermann et al. (18). Feridas muito contaminadas ou preocupantes são reavaliadas na sala de cirurgia dentro de 24 a 48 horas. Nosso objetivo é fechar todas as feridas dentro de 5 a 7 dias após a lesão. Raramente, um fechamento da ferida com retalhos é necessário. Se uma transferência de tecidos livres for necessária, a consulta a um cirurgião plástico é aconselhável no início do tratamento. Longas esperas no fechamento da ferida aumentam o risco de complicações da ferida.

Bupivacaína (Marcaína) a 0,5%, é infiltrada de modo liberal nos tecidos moles para diminuir a dor no pós-operatório. Um curativo não aderente e coxins de gases estéreis são mantidos com o uso de algodão ortopédico estéril aplicado de modo frouxo. Um acolchoamento amplo e adicional é aplicado, com o tornozelo sendo mantido em dorsiflexão total. A seguir é aplicada uma tala gessada posterior mantendo o pé em dorsiflexão (Fig. 16).

Fraturas Expostas

Pacientes com fraturas expostas do tornozelo devem ter as fraturas reduzidas, as feridas cobertas com um curativo estéril, imobilizados e levados ao centro cirúrgico urgentemente para irrigação e desbridamento. Antibióticos e a profilaxia do tétano são administrados prontamente.

Se houver qualquer preocupação quanto ao estado dos tecidos moles, incisões cirúrgicas adicionais, além daquelas necessárias para um desbridamento adequado, devem ser evitadas até que os tecidos moles tenham se recuperado. Entretanto, é importante que se reconheça que a estabilização cirúrgica imediata das fraturas expostas é benéfica. Sempre que possível, a fixação interna definitiva é recomendada. A fixação que possa ser realizada através da ferida desbridada geralmente deve ser realizada no final do desbridamento. A redução e fixação definitiva do lado oposto do tornozelo pode ser realizada primariamente também, mas somente se as condições dos tecidos moles permitirem que essa fixação seja feita de modo seguro.

Cominução, perda óssea e lesão grave dos tecidos moles que necessite de uma fixação interna em um segundo momento devem ser imobilizadas e estabilizadas com um fixador externo até que a cirurgia possa ser realizada de modo seguro. Um fixador externo que elimine a movimentação do tornozelo é aplicada, se estendendo desde a tíbia até o calcâneo e o antepé. Um colar de tobramicina é aplicado sobre as feridas abertas, e a fixação do lado oposto é adiada (18). O fechamento primário da ferida não é realizado durante a visita inicial ao centro cirúrgico. As fraturas abertas do tornozelo raramente devem ser estabilizadas somente com um aparelho de gesso, pois estabilidade esquelética é essencial para a proteção dos tecidos moles. Se a fixação interna não for apropriada, um fixador externo que passe sobre o foco de fratura é uma boa alternativa temporária.

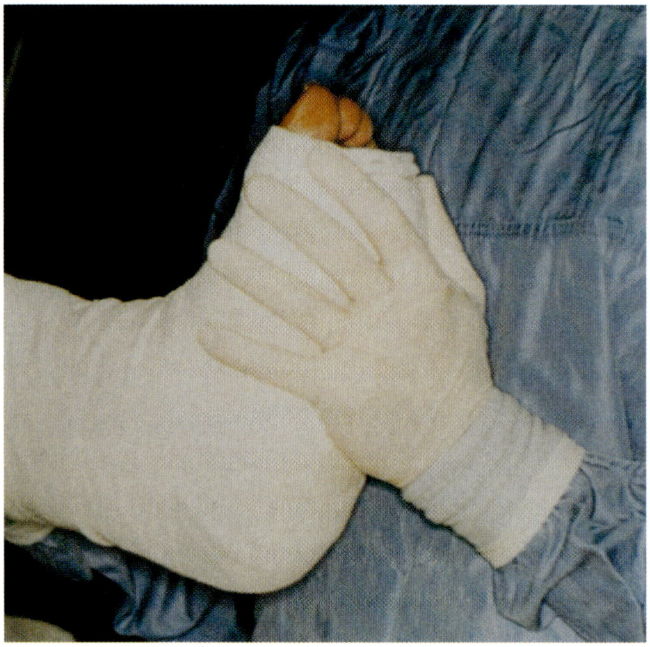

Figura 16. Um acolchoamento generoso deve ser aplicado após a colocação de curativos estéreis, seguido de uma tala posterior, que mantém o tornozelo em posição neutra ou m leve dorsiflexão para evitar uma contratura em eqüino.

TRATAMENTO PÓS-OPERATÓRIO

Na sala de recuperação, a perna é elevada, a analgesia é administrada e tratamento para náusea é proporcionado. Os pacientes geralmente podem receber alta diretamente para casa depois de deixarem a sala de recuperação, com instruções de manter a elevação do membro e evitar a carga sobre o membro. Para os pacientes não-hospitalizados, analgésicos devem ser prescritos antes da cirurgia para evitar atrasos na concessão da alta.

Em aproximadamente 10 dias, o paciente é visto no consultório para a remoção do gesso e dos curativos. Se for observada uma cicatrização satisfatória da ferida, as suturas são removidas. Se a densidade do osso for normal e a fixação estiver segura, e se não existir envolvimento do plafond tibial, geralmente permitimos uma carga protegida. Um andador curto da Aircast (Aircast Inc., Summit, NJ), ou equivalente, é aplicado, e o paciente é instruído a andar com muletas ou um andador e colocar quanto peso for confortável sobre o tornozelo lesionado. Geralmente, o Aircast é removido para dormir assim que o conforto do paciente permitir, bem como várias vezes durante o dia para exercícios ativos para amplitude de movimentos. Conforme o conforto do paciente aumenta, acrescentamos exercício de alongamento passivo para dorsiflexão.

Radiografias pós-operatórias são obtidas em 2 e 6 semanas. Na sexta semana, o Aircast é substituído por uma meia elástica e tênis bem-acolchoado e bem-adaptados com um solado em mata-borrão.

O paciente é aconselhado a utilizar muletas conforme o necessário enquanto retorna progressivamente às suas atividades normais, seja de modo independente ou com uma fisioterapia se o progresso é demorado. Se a carga sobre o membro não for aconselhável por causa de osteoporose, cominução ou um envolvimento articular significativo, recomendamos um imobilizador bivalvado de perna curto de fibra de vidro em posição neutra ou, preferivelmente, em algum grau de dorsiflexão. Esse imobilizador é utilizado dia e noite, mas deve ser removido pelo menos 4 vezes ao dia para exercícios para a amplitude de movimentos sem carga sobre a fratura. Uma vez que uma consolidação estável da fratura tenha sido atingida, geralmente em 3 meses, uma descarga progressiva do peso é iniciada, geralmente com o uso de Aircast para proteção inicial.

Embora a maioria das fraturas maleolares apresente uma consolidação bastante segura após 6 a 8 semanas, a reabilitação funcional geralmente necessita de pelo menos outras 6 a 8 semanas antes que a maioria dos pacientes possa retornar confortavelmente à maioria das atividades de baixa demanda ou iniciar uma atividade esportiva progressiva de qualquer significância. Atividades de baixo impacto como o ciclismo são mais bem toleradas, e caminhada com calçados apropriados (com saltos mais grossos e bem acolchoados) deve ser praticada antes de iniciar atividades de corrida. O retorno às atividades de corrida e competições tipicamente necessita de 4 a 6 meses. A maioria dos pacientes com fraturas bi- ou trimaleolares anatomicamente reduzidas e fixadas apresenta pelo menos algum déficit funcional durante alguns meses e se beneficia de programas de exercícios independentes ou supervisionados (20).

O índice de recuperação e a limitação residual se correlacionam tipicamente com a gravidade da lesão e a precisão da redução. A luxação tibiotalar possui um resultado pior do que as fraturas maleolares sem uma luxação completa. Sugerimos que os pacientes comecem com atividades de baixo impacto assim que o conforto permita e que venham a adquirir resistência de modo gradual.

O edema local persiste durante meses e pode necessitar de um suporte elástico. Algum grau de edema permanente do tornozelo fraturado quase sempre ocorre.

A remoção do parafuso da sindesmose é recomendada, mas é adiada por pelo menos 3 meses após o reparo. Fixação que esteja causando sintomas é removida de modo efetivo após a consolidação, mas não é necessária na ausência de sintomas. Após a remoção do material de síntese, as regiões metafisárias geralmente são protegidas com um imobilizador e com o uso de muletas por uma semana ou 2 durante a cicatrização dos tecidos moles. Entretanto, os parafusos mais proximais devem ser protegidos de estresses significativos até que uma remodelação óssea tenha acontecido, o que pode necessitar de 6 a 12 semanas. Tipicamente, essa proteção pode ser conseguida evitando-se esportes de contato e atividades de risco, mas com uma carga total sobre o membro sem o uso de equipamentos de proteção.

Pacientes com neuropatia diabética ou outras neuropatias periféricas são particularmente propensos a complicações após fraturas maleolares, como falha da fixação, perda da redução e desenvolvimento de articulação de Charcot. Assim, eles devem ser avaliados e tratados com maior cuidado. Entretanto, deve ser observado que esses pacientes geralmente não respondem bem ao tratamento conservador. Em pacientes neuropáticos com uma perfusão arterial adequada, recomendamos uma fixação interna estável e a ausência de carga até que a fratura tenha consolidado. Isso inclui a construção de um gesso bem acolchoado com o tornozelo em posição neutra para propósitos de proteção, que ocasionalmente pode ser bivalvado para permitir que pacientes cooperativos removam o gesso de modo intermitente para exercícios de amplitude de movimentos.

Uma vez que a fratura tenha consolidado, a carga é iniciada com o uso de um gesso ou imobilizador; uma órtese acolchoada de tornozelo-pé (AFO) com um solado em mata-borrão é utilizada pelos 6 meses seguintes, em um esforço para proporcionar proteção contra o possível desenvolvimento de uma osteoartropatia de Charcot.

COMPLICAÇÕES

As complicações das cirurgias maleolares estão aumentadas em pacientes desnutridos, osteoporose, diabetes, doença vascular periférica, e devido a fatores locais como trauma dos tecidos moles e edema. As melhores formas de se evitar uma necrose da ferida, infecção e perda da fixação é através do reconhecimento apropriado e o respeito às lesões dos tecidos moles. A artrite póstraumática de significado clínico é incomum, exceto para as fraturas-luxações por mecanismos de alta energia com grande cominução, desvio e lesão geral da cartilagem. A ocorrência de consolidação viciosa é mais provável sob essas circunstâncias, ou após uma redução inadequada, seja aberta ou fechada. Talvez as duas complicações mais comuns da cirurgia sejam uma perda da mobilidade e proeminência do material de síntese. Rigidez do tornozelo, particularmente uma perda da dorsiflexão, pode ser minimizada através da instituição de um programa de exercícios de movimentos adequados e reabilitação funcional. A proeminência do material de síntese somente será um problema se estiver incomodando o paciente ou se estiver ameaçando a pele, e em ambos os casos é tratada através da remoção dos parafusos ou da placa após a consolidação da fratura.

Rigidez

A perda da dorsiflexão pode ser problemática. Um alongamento independente agressivo, se não for rapidamente bem-sucedido, deve ser suplementado com uma fisioterapia formal, já que alguns pacientes não conseguem alongar de modo eficiente. Nós possuímos uma experiência limitada e malsucedida com a lise de aderências fibrosas por via artroscópica e com a manipulação sob anestesia. A maioria dos paciente pode se acostumar com essa deformidade, especialmente com o uso de sapatos com saltos mais grossos. Raramente uma liberação dos tecidos moles posteriores, geralmente incluindo o alongamento do tendão-de-aquiles e ocasionalmente de outros tendões flexores, é necessária. Alguns têm sugerido um alongamento progressivo da articulação com um fixador externo do tipo Ilizarov. Raramente uma osteotomia supramaleolar em dorsiflexão pode ser considerada.

Infecção

A infecção geralmente é observada quando existem um colapso da ferida e secreção. Dor ou edema persistentes, ou que sejam maiores do que o esperado, devem levantar suspeitas de infecção, que é mais comum após fraturas expostas e após o uso de fios percutâneos para a fixação. Sempre que uma infecção for considerada, a aspiração diagnóstica do tornozelo está indicada. O desbridamento aberto é necessário para as articulações infectadas no pós-operatório, bem como o desbridamento em qualquer ferida cirúrgica que desenvolve uma infecção. Antibióticos específicos determinados por cultura, estabilização dos tecidos moles e um fechamento em um segundo tempo cirúrgico quando os tecidos moles já se mostrarem suficientemente saudáveis são importantes aspectos do tratamento das fraturas maleolares infectadas.

Artrite Pós-Traumática

Esta pode ser causada por lesão inicial da cartilagem, alterações pós-infecciosas, ou uma redução insuficiente levando a uma pressão de contato articular excessiva e o dano resultante à cartilagem articular. Ocasionalmente, um osteófito anterior se desenvolve, que é doloroso e limita a dorsiflexão. Sua ressecção pode melhorar os sintomas o suficiente para ser significativamente benéfico. Mais tipicamente, o dano é mais extenso, e a superfície articular não pode ser salva. Nesses casos, se os sintomas não puderem ser tolerados com calçados apropriados, diminuição da atividade, imobilização ocasional e analgesia ou o uso de medicação antiinflamatória, uma artrodese do tornozelo deve ser considerada. Grande parte do osso subcondral pode ser mantida e a fusão obtida por ressecção da cartilagem e fixação em posição neutra com três grandes parafusos canulados.

Consolidação Viciosa

A consolidação viciosa é mais freqüente após o tratamento das fraturas do tornozelo com uma imobilização gessada. A consolidação viciosa deve ser corrigida se as condições locais e gerais do paciente permitirem uma cirurgia, o osso possuir uma qualidade adequada para permitir uma fixação firme e se a cartilagem articular não tiver sido significativamente destruída. Radiografias com carga são bastante úteis para essa avaliação. A fratura deve ser avaliada, o tálus reduzido satisfatoriamente sob o plafond tibial e os maléolos reduzidos de modo a proporcionar um alinhamento estável nessa posição. A fixação padrão geralmente é suficiente, apesar de os casos com defeitos ósseos algumas vezes necessitarem de enxertia óssea e placas de contrafortes serem necessárias para suporte dos maléolos.

A pseudo-artrose, apesar de rara, geralmente responde à fixação estável, ocasionalmente suplementada com enxerto ósseo, especialmente se um defeito ósseo estiver presente. Os tabagistas apresentam maiores dificuldades para obter consolidação da fratura, e devem interromper o uso de cigarros, se isso for possível.

CASO ILUSTRATIVO PARA A TÉCNICA

Uma mulher de 38 anos de idade caiu de uma escada, sofrendo uma lesão isolada no tornozelo. O exame demonstrou um tornozelo edemaciado, equimótico, com crepitação dolorosa devido à presença de fratura. Havia um desvio posterior do pé e do tornozelo em relação à perna. A paciente podia flexionar e estender fracamente os dedos do pé. Os pulsos dorsais do pé e tibial posterior e a sensação estavam intactos na face dorsal e plantar do pé. Não havia evidência de síndrome de compartimento. As radiografias demonstraram uma fratura trimaleolar do tornozelo com subluxação posterior do tálus (Fig. 17A e B). O tornozelo foi reduzido e imobilizado em uma tala posterior. Por causa do edema e da equimose significativos, a cirurgia foi adiada. Uma imagem de TC foi obtida para avaliar a fratura do maléolo posterior (Fig. 17C). Na cirurgia, uma placa em gancho foi utilizada para fixar a fratura do maléolo lateral relativamente distal. O fragmento maleolar posterior foi fixado através de uma incisão medial com dois parafusos passados da região póstero-medial para a ântero-lateral. Uma banda de tensão foi utilizada para estabilizar o maléolo medial cominutivo (Fig. 17D-F). Um parafuso passado da região anterior para a posterior também foi utilizado como uma "braçadeira" para a banda de tensão. Radiografias pós-operatórias demonstram uma redução anatômica da fratura com restauração da articulação tibiofibular. No pós-operatório, a paciente foi colocada em um gesso bivalvado para permitir a realização de exercícios assistidos para a amplitu-

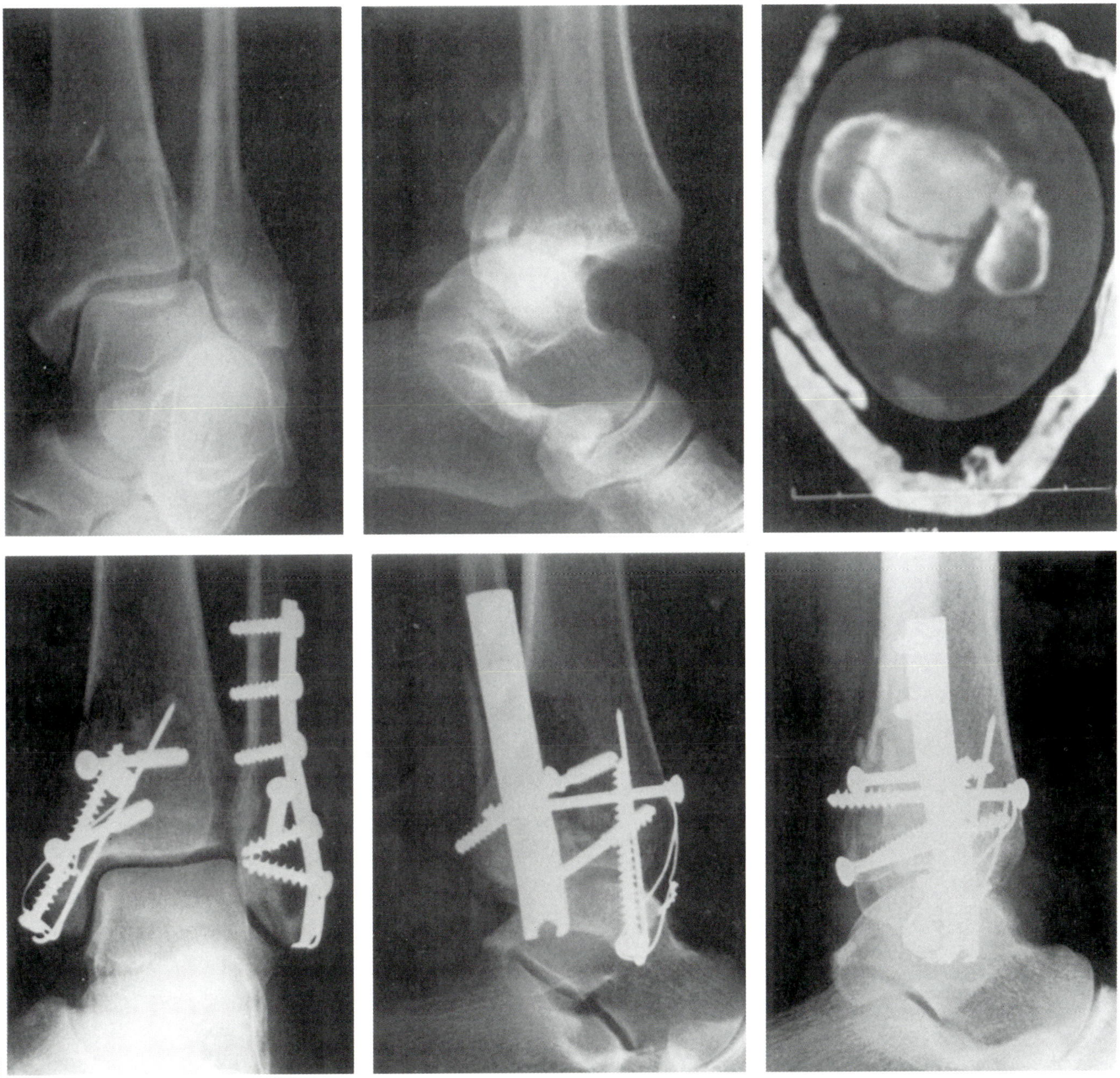

A, B C D, E F

Figura 17. A, B: Radiografias ântero-posterior (AP) e lateral do tornozelo demonstram uma lesão de Danis-Weber B, fratura-luxação trimaleolar IV de Lauge-Hansen em supinação e rotação externa (SER). **C:** Visão axial em uma imagem de tomografia computadorizada (TC) demonstra um grande fragmento maleolar posterior envolvendo 40% da superfície articular. **D-F:** Radiografias pós-operatórias demonstrando a fixação em "placa em gancho" da fíbula, uso de fios em banda de tensão do maléolo medial e fixação do maléolo posterior com parafusos.

de de movimentos. Em 4 semanas, foi iniciada carga parcial protegida, que foi aumentada gradualmente durante o mês seguinte. Em 3 meses a paciente andava sem nenhum suporte externo mas com uma leve claudicação. Havia sensibilidade mínima e edema residual ao redor do tornozelo. A paciente tinha aumento de movimento de 5 graus de dorsiflexão e 40 graus de flexão plantar. As radiografias demonstraram uma consolidação sem intercorrências.

LEITURA RECOMENDADA

1. Baird, R.A., Jackson, S.T.: Fractures of the distal part of the fibula with associated disruption of the deltoid ligament. Treatment without repair of the deltoid ligament. *J. Bone Joint Surg. [Am]* 69(9):1346-52, 1987.
2. Bauer, M., Jonsson, K., Nilsson, B.: Thirty-year follow-up of ankle fractures. *Acta. Orthop, Scand.,* 56(2):103-106, 1985.
3. Belcher, G.L., Radomisli, T.E., Abate, J.A., et al: Functional outcome analysis of operatively treated malleolar fractures. *J. Orthop. Trauma,* 11 (2):106-9, 1997.
4. Bone, L., Stegemann, P., McNamara, K., Seibel, R.: The use of external fixation in severe fractures about the ankle. *Orthop. Trans.,* 14:265, 1990.
5. Bray, TI, Endicott, M., Capra, S.E.: Treatment of open ankle fractures. Immediate internal fixation vs closed immobilization and delayed fixation. *Clin. Orthop.,* 240:47-52, 1989.
6. Brunner, C.F., Weber, B.G.: *Special Techniques in Internal Fixation.* Springer-Verlag, Berlin, 1982.
7. DeSouza, L.J., Gustillo, R. B., Meyer, T.J.; Results of operative treatment of displaced external rotation-abduction fractures of the ankle. *J. Bone Joint Surg.,* 67A: 1066-1074, 1985.
8. Franklin, J.L., Johnson, K.D., Hansen, S.T.: Immediate internal fixation of open ankle fractures. *J. Bone Joint Surg.,* 66A: 1349-1356, 1984.
9. Heim, U., Pfeiffer, K.M.: *Small fragment set manual.* Technique recommended by the ASIF Group, ed. 2., Springer-Verlag, New York, 1981.
10. Hughes, J.L., Weber, H., Willenegger, H., Kuner, E.H.: Evaluation of ankle fractures: Non-operative and operative treatment *Clin. Orthop.,* 138:111-119, 1979.
11. Konrath, G., Karges, D., Watson, J.T., et al: Early versus delayed treatment of severe ankle fractures: a comparison of results. *J. Orthop. Trauma,* 9(5):377-80, 1995.
12. Lauge-Hansen, N.: Fractures of the ankle. Analytic historic: survey as basis of new experimental roentgenologic and clinical investigations. *Arch. Surg.,* 56:259-317, 1948.
13. Limbird, R.S., Aaron, R.K.: Laterally comminuted fracture, dislocation of the ankle. *J. Bone Joint Surg.,* 69A:881-885, 1987.
14. Lindsjö, U.: Classification of ankle fractures: the Lauge-Hansen or AO system? *Clin. Orthop.,* 199:12-16, 1985.
15. Marti, R.K.: Raaymakers, E.L.F.B., Nolte, P.A.: Malunited ankle fractures. The late results of reconstruction. *J. Bone Joint Surg.,* 72B-709-713, 1990.
16. Mast, L, Jakob, R., Ganz, R.: *Planning and reduction technique in fracture surgery.* Springer-Verlag, New York, 1989.
17. Müller, M.E., Algöwer M., Schneider, R., Willenegger, H.: *Manual of internal fixation,* ed. 3., Springer-Verlag, New York, 1991.
18. Ostermann, P.A., Seligson, D., Henry, S.L.: Local antibiotic therapy for severe open fractures. A review of 1085 consecutive cases. *J. Bone Joint Surg. Br.,* 77B(1):93-7, 1995.
19. Ramsey, P., Hamilton, W.: Changes in tibiotalar arca of contact caused by lateral talar shift. *J. Bone Joint Surg.,* 58A:356357, 1976.
20. Sammarco, G.J.: *Rehabilitation of the foot and ankle.* Mosby, St. Louis, 1995.
21. Schaffer, J.J., Manoli, A. II.: The antiglide plate for distal fibular fixation. A biomechanical comparison with a lateral plate. *J. Bone Joint Surg.,* 69A:596-604, 1987.
22. Tile, J.J., Fractures of the ankle, pp. 523-561 In: Schatzker, J., Tile, M. (eds): *The Rationale of Operative Fracture Care.* ed 2, Springer-Verlag, New York, 1996, pp. 371-405.
23. Trafton, P.G.: Medial ankle plafond impaction fractures due to supination-adduction: technique of surgical repair. *Techniques Orthop* 6:90-94, 1991.
24. Trafton, P.G., Bray, T.J., Simpson, L.A.: Fractures and soft tissue, injuries of the ankle. 52 in *Skeletal Trauma,* ed. 1. WB Saunders, Philadelphia, 1992.
25. Weber, B.G., Simpson, L.A.: Corrective lengthening osteotomy of the fibula. Clin. Orthop., 199:61-67, 1985.
26. Wissing, J.C., van Laarhoven, C.J., van der Werken, C.: The posterior antiglide plate for fixation of fractures of the lateral malleolus. *Injury* 23(2):94-6, 1992.
27. Yablon, I.G., Leach, R.E.: Reconstruction of malunited fractures of the lateral malleolus. *J. Bone Joint Surg.,* 7 IA:521-527, 1989.

31

Fraturas do Colo do Tálus: Redução Aberta e Fixação Interna

Timothy J. Bray

INDICAÇÕES/ CONTRA-INDICAÇÕES

As fraturas do tálus são responsáveis por aproximadamente 1% de todas as fraturas vistas em grandes centros de trauma; entretanto, as complicações encontradas após a lesão e o tratamento estão entre os problemas mais desafiadores para o cirurgião ortopédico (6). Os tipos de lesão que ocorrem ao tálus são variáveis, indo de pequenas fraturas ou avulsões da superfície articular até fraturas-luxações abertas do colo ou do corpo do tálus.

As fraturas do colo do tálus geralmente são causadas por acidentes automobilísticos de alta energia ou traumas em acidentes de motocicleta e freqüentemente estão associadas com outras lesões esqueléticas ou abdominais. A classificação mais utilizada foi proposta por Hawkins (Fig. 1). A maioria dos autores concorda que as fraturas não-desviadas do colo do tálus (Hawkins I) podem ser tratadas de modo conservador (6). As fraturas de Hawkins II, com cerca de 5 graus de angulação ou mais de 2 mm de ressalto, devem ser tratadas com redução aberta e fixação interna anatômica e estável. Praticamente, virtualmente todas as fraturas de Hawkins III e IV com desvio têm indicações muito fortes para redução aberta e fixação interna (4).

As fraturas expostas do tálus representam uma urgência ainda maior para o tratamento por causa do tênue suprimento sangüíneo para o osso após a lesão. Um desvio significativo da fratura geralmente exige uma redução de emergência para evitar o aparecimento de necroses de pele e infecção e para melhorar a revascularização óssea (Fig. 2). Uma alta dose de suspeita é necessária no paciente politraumatizado, já que lesões não-detectadas no pé podem gerar reconstruções difíceis e problemáticas.

PLANEJAMENTO PRÉ-OPERATÓRIO

As fraturas-luxações abertas ou fechadas do colo do tálus em pacientes com lesões múltiplas não permitem que o médico se dê o luxo de um planejamento pré-operatório controlado. Se a fratura for exposta, o tratamento consiste em irrigação formal e desbridamento, redução anatômica e fixação com parafusos através de uma abordagem anterior ou posterior. A cápsula articular é fechada sempre que possível, e a pele traumática e os tecidos moles são deixados abertos e fechados em um segundo momento. Eu considero que as mesas de fluoroscopia permitem que o

T. J. Bay, M.D. Department of Orthopaedic Surgery, University of California, Davis Medical Center Sacramento, California; and Reno Orthopaedic Clinic, Reno, Nevada 89503.

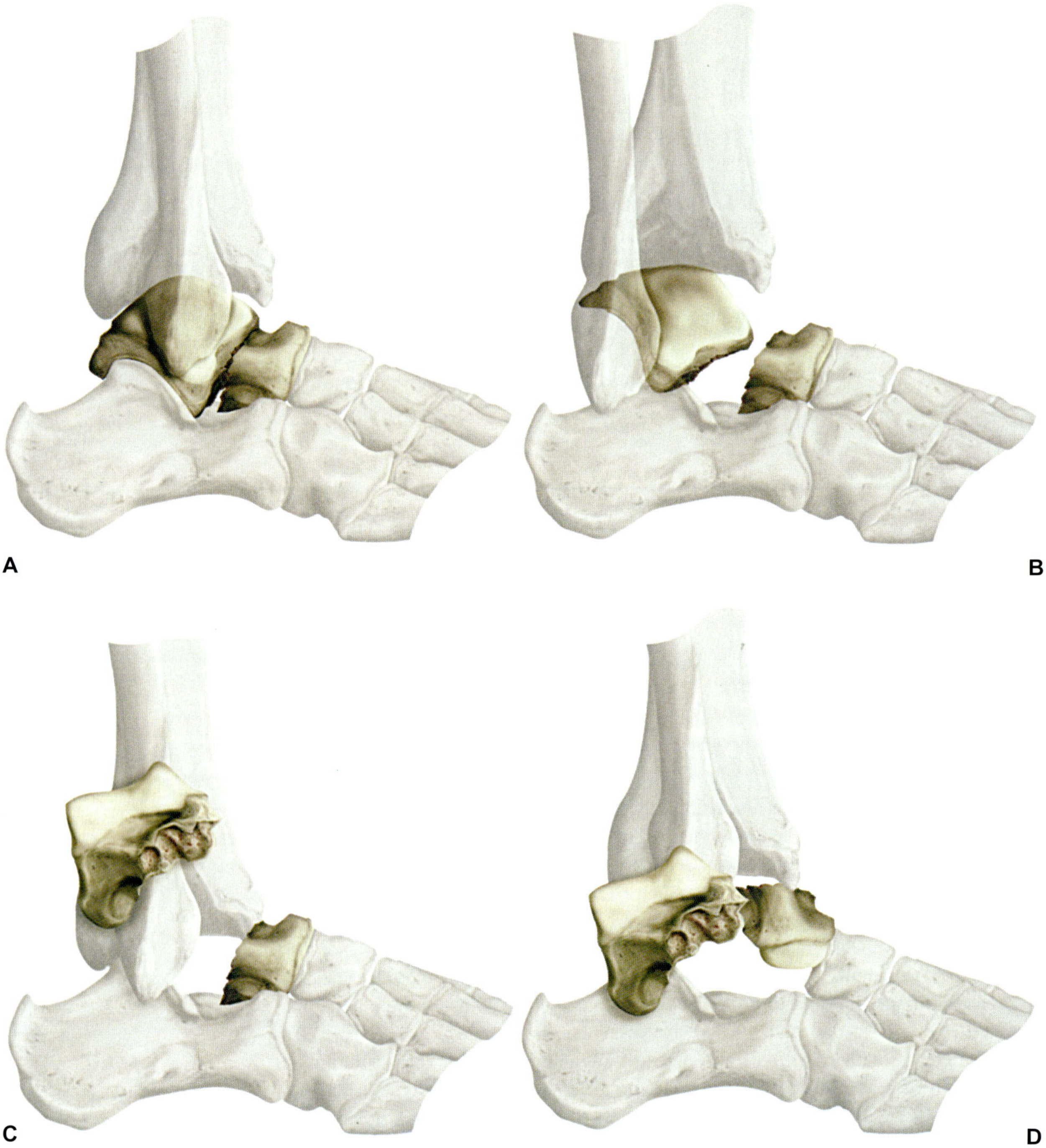

Figura 1. A classificação de Hawkins para as fraturas do tálus. **A:** Tipo I. **B:** Tipo II. **C:** Tipo C. **D:** Tipo IV.

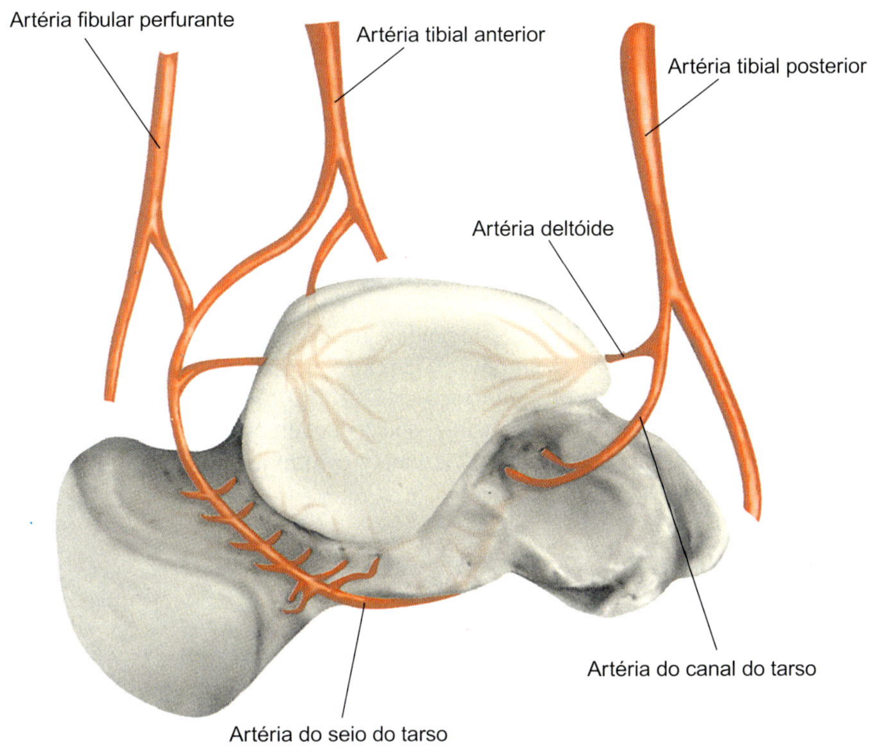

Figura 2. A anatomia vascular do tálus.

cirurgião ortopédico faça imagens do tornozelo e do pé, permitindo a rápida confirmação da redução e da posição do parafuso, e são preferíveis quando comparadas com o uso de múltiplas radiografias intra-operatórias realizadas com aparelhos portáteis.

Com fraturas isoladas e fechadas do colo do tálus, as avaliações radiológicas de rotina incluem incidências ântero-posterior (AP), lateral e oblíqua. Canale e Kelly (3) descreveram uma incidência oblíqua em pronação do tálus que projeta o osso em perfil e é útil na avaliação da morfologia da fratura bem como da qualidade da redução e colocação dos implantes (Fig. 3). Imagens de tomo-

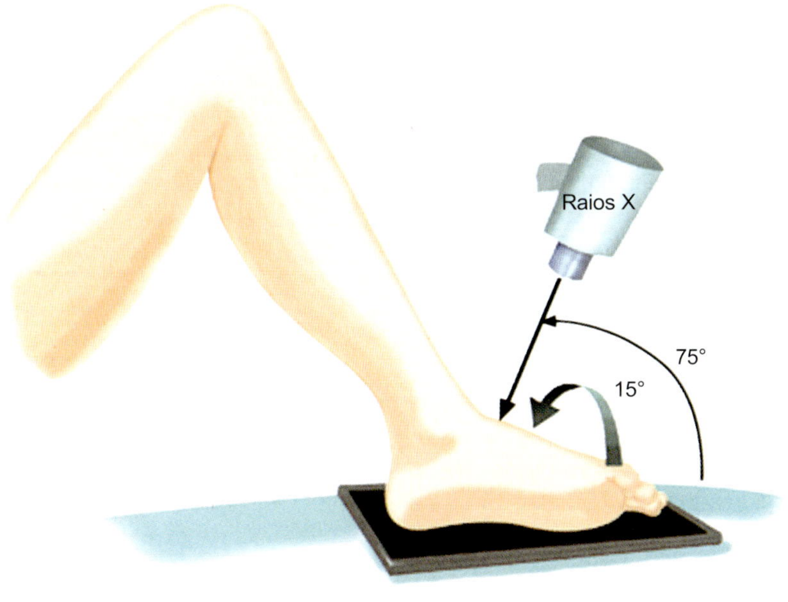

Figura 3. Uma incidência oblíqua pronada do pé ajuda a avaliar o padrão e a redução da fratura.

grafia computadorizada (TC) têm sido úteis quando ocorrem lesões articulares mas raramente auxiliam o médico no planejamento das manobras de redução ou na escolha dos implantes.

Estudos mecânicos, morfológicos e cadavéricos demonstraram que a colocação posterior do parafuso é superior à fixação anterior (6). Portanto, na ausência de lesões múltiplas, o paciente é posicionado lateralmente em uma mesa fluoroscópica. Uma instrumentação básica e a instrumentação de pequenos fragmentos da AO, incluindo fios de Kirschner (fios-K) e pinças de redução devem estar disponíveis. Parafusos canulados grandes e pequenos podem ser extremamente úteis e devem estar disponíveis sempre que possível.

CIRURGIA

Nos casos de pacientes politraumatizados, a abordagem cirúrgica é ditada pelas condições gerais do paciente, bem como pela localização das feridas abertas no tornozelo e no pé. Na grande maioria dos casos, os pacientes são colocados em decúbito dorsal na mesa de cirurgia, o que permite o tratamento simultâneo de eventuais lesões torácicas e abdominais. Freqüentemente, uma abordagem anterior medial, anterior lateral, ou ambas, são necessárias para realizar a fixação do tálus (5).

Colocação Anterior do Parafuso

Toda a extremidade inferior é preparada e os campos cirúrgicos são colocados, com a extremidade sendo deixada livre. O antepé é coberto com uma luva cirúrgica para manter os artelhos fora do campo cirúrgico. A abordagem ântero-medial é a mais utilizada (Fig. 4A e B). A incisão da pele começa anteriormente ao maléolo medial, se estendendo até o nível da articulação talonavicular distalmente. A dissecção profunda é medial ao tendão tibial anterior e se estende posteriormente se uma osteotomia maleolar for necessária. O retináculo sobre o tibial posterior é incisionado, permitindo o afastamento posterior do tendão. Se uma osteotomia maleolar for realizada (Fig. 4C), o maléolo intacto é pré-perfurado com uma broca de 2,5 mm antes da osteotomia. O corte do osso é completado com uma pequena serra oscilante ou com um osteótomo, tomando-se o cuidado de não cortar através da superfície articular. Com a utilização de um pequeno osteótomo, a superfície articular é cuidadosamente dividida para facilitar a redução e fixação subseqüentes.

Abordagens ântero-mediais podem ser utilizadas com ou sem uma osteotomia maleolar medial. Se o maléolo medial estiver fraturado, então o acesso ao colo ou ao corpo do tálus é realizado por uma capsulectomia limitada através da mesma incisão descrita anteriormente. Deve ser tomado cuidado durante essa abordagem, já que a veia e o nervo safeno se localizam superficialmente e são facilmente danificáveis. O afastamento distal do maléolo medial osteotomizado com um pequeno afastador em lâmina ou um afastador pequeno do tipo Hohmann permite uma excelente visualização da superfície articular do colo e do corpo do tálus. A fixação do fragmento do maléolo medial geralmente é realizada com dois parafusos de esponjosa parcialmente rosqueados.

A abordagem lateral anterior (Fig. 5A e B) permite o acesso ao seio do tarso e ao colo e corpo lateral do tálus (5). Essa abordagem é útil para as fraturas que não podem ser reduzidas através de uma abordagem ântero-medial ou se a articulação subtalar necessitar de exploração. A artéria do seio do tarso pode estar em risco nessa abordagem; entretanto, na maioria das fraturas com desvio, esse vaso geralmente está danificado, e a abordagem cirúrgica não contribui para uma lesão adicional. A abordagem ântero-lateral utiliza uma incisão curvilínea da pele que se inicia a 2 cm anterior à ponta da fíbula e se estende até a base do quarto metatarsal. A dissecção profunda é realizada através do retináculo extensor e lateral aos tendões extensores. Através do afastamento medial dos tendões, o seio do tarso e o colo do tarso são facilmente visualizados.

A fixação interna através de uma abordagem anterior é mais bem realizada com parafusos canulados de 4,0 mm ou com parafusos de cortical de 3,5 mm (3; Fig. 6A e B). Uma vez que o local da fratura tenha sido identificado, os detritos ósseos e coágulos devem ser copiosamente irrigados para permitir a redução anatômica. A dorsiflexão do pé geralmente ajuda na redução da fratura enquanto pinças de redução de Weber ou grandes pinças de redução pélvica estabilizam a fratura enquanto uma fixação provisória é realizada. As pontas das grandes pinças podem ser posicionadas por via percutânea na parte posterior do tornozelo cobrindo a articulação da região anterior para a posterior. Uma fixação provisória com fios-K de 1,6 mm ou 2,0 mm é útil antes da fixação definitiva.

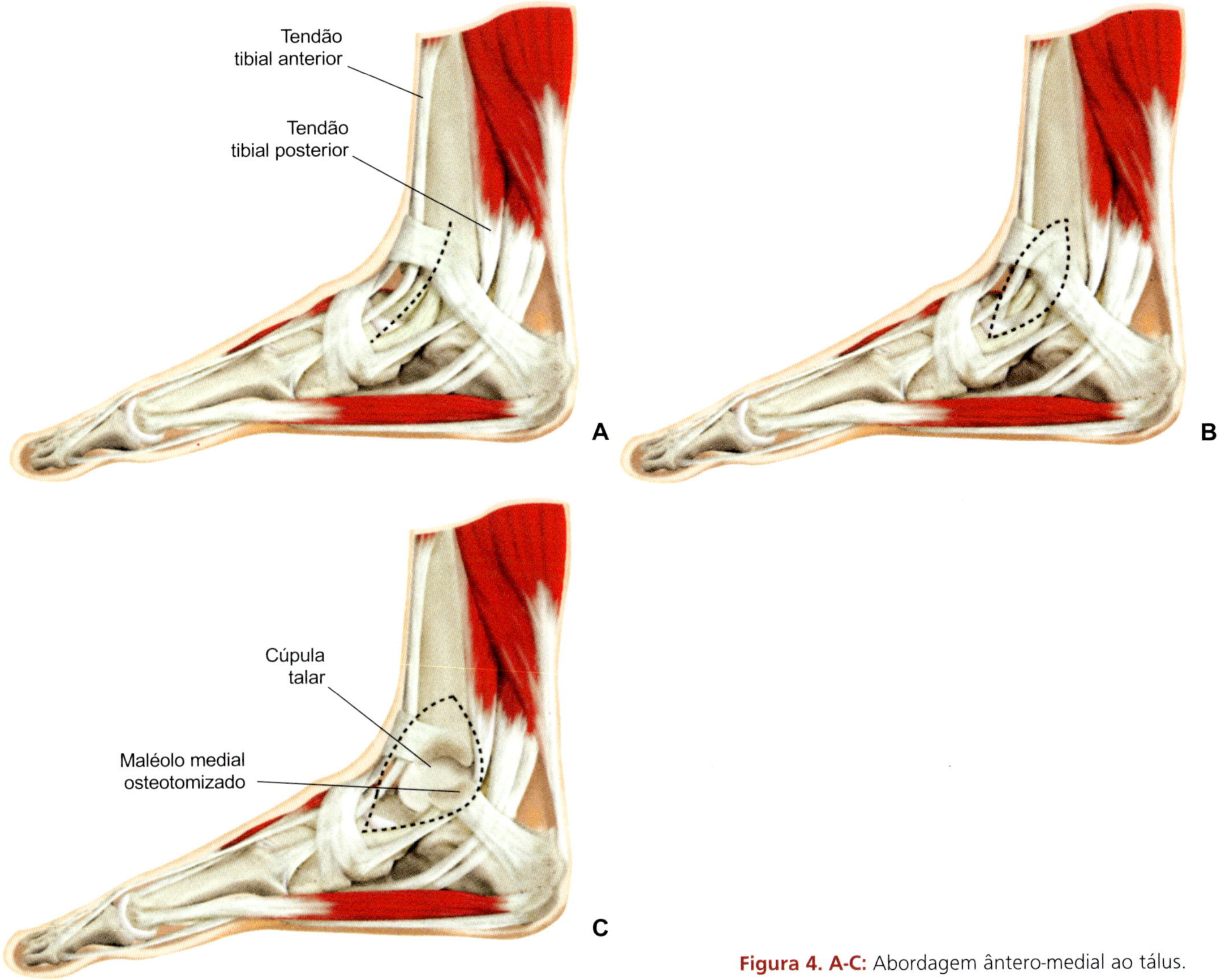

Figura 4. A-C: Abordagem ântero-medial ao tálus.

Apesar de os parafusos de titânio serem compatíveis com os exames de ressonância magnética (RM) e parecerem atraentes para serem utilizados em um osso suscetível a necrose avascular, seu uso não é obrigatório. Parafusos de aço inoxidável, exame físico e radiografias simples de boa qualidade geralmente irão permitir que o médico acompanhe de modo preciso a consolidação do osso. A necrose avascular pode ser diagnosticada, tratada e acompanhada na presença de parafusos de aço inoxidável. As cintilografias ósseas são bastante eficazes na avaliação do suprimento sangüíneo para o tálus e proporcionam informações suficientes para a tomada de decisões terapêuticas.

Parafusos corticais de compressão (3,5 mm) são colocados por meio de abordagens ântero-mediais, ântero-laterais ou ambas e direcionados da região anterior para a posterior. Deve ser tomado o cuidado para não quebrar a pequena ponte de osso que existe entre a fratura e o local de inserção quando se estabilizam as fraturas do colo do tálus. Deve ser realizada a perfuração do córtex mais próximo com uma broca de 3,5 mm, e depois deve ser colocada uma guia de broca de 2,5 mm no orifício deslizante. Depois deve ser perfurado o córtex mais distante com a guia de perfuração de 2,5 mm. A seguir se fazem a medida da profundidade, o macheamento e a colocação do parafuso do modo padrão. A cabeça do parafuso deve ficar embutida no córtex para evitar a proeminência ou o impacto sobre a articulação talonavicular.

Nos padrões complexos de fratura nos quais a colocação do parafuso é difícil, parafusos canulados de 4,5 mm podem colocados de um modo retrógrado. Essa colocação é realizada através da colocação de um fio-guia da região anterior para a posterior. O acesso posterior é conse-

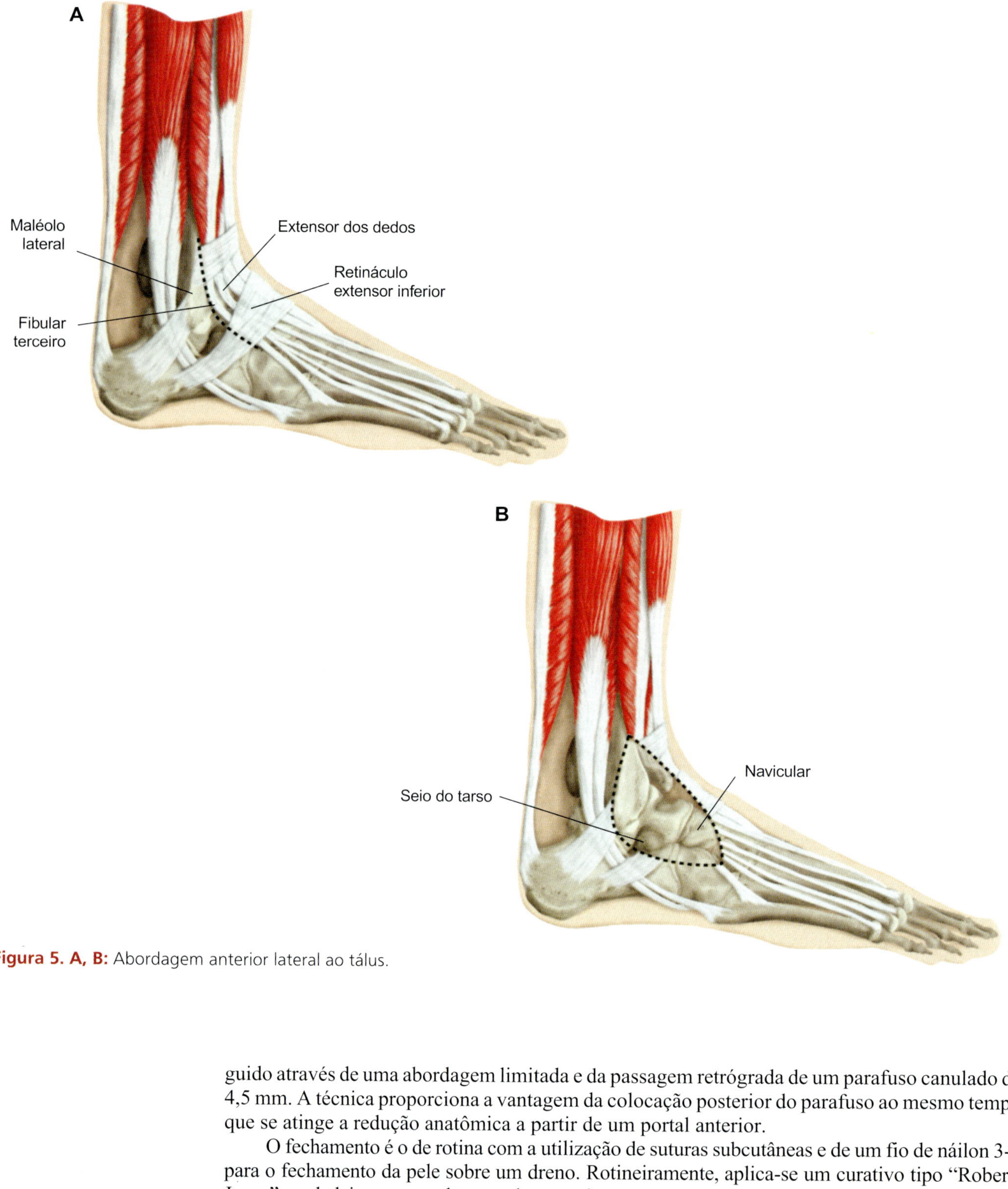

Figura 5. A, B: Abordagem anterior lateral ao tálus.

guido através de uma abordagem limitada e da passagem retrógrada de um parafuso canulado de 4,5 mm. A técnica proporciona a vantagem da colocação posterior do parafuso ao mesmo tempo que se atinge a redução anatômica a partir de um portal anterior.

O fechamento é o de rotina com a utilização de suturas subcutâneas e de um fio de náilon 3-0 para o fechamento da pele sobre um dreno. Rotineiramente, aplica-se um curativo tipo "Robert-Jones" verdadeiro e uma tala gessada posterior com o tornozelo posicionado em 90 graus.

Em pacientes com grande cominução, é válido se reduzir os fragmentos da fratura com o uso de miniparafusos ou vários fios-K, se necessário. Vários fios-K, com uma fixação externa tibial ou calcânea para estabilizar o retropé, podem ser uma alternativa de salvação nesses difíceis e complexos casos cominutivos. Raramente uma fusão primária ou uma telectomia está indicada como tratamento inicial.

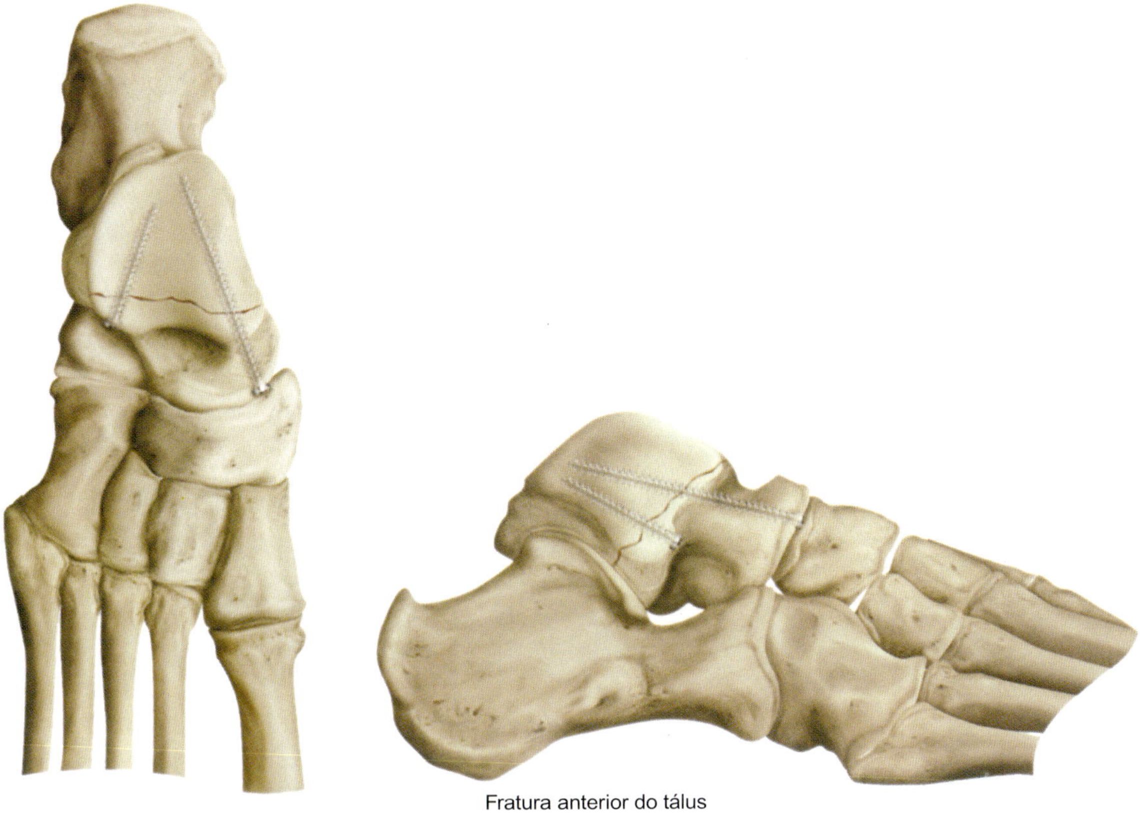

Figura 6. A, B: Posicionamento ideal dos parafusos para a fixação.

Colocação Posterior do Parafuso

A colocação posterior do parafuso para as fraturas do colo e do corpo do tálus possui diversas vantagens histológicas, mecânicas e anatômicas (1). Sempre que possível, os parafusos são passados de uma direção posterior para a anterior, mesmo se a redução tiver sido obtida a partir de um portal anterior (Fig. 7A-D). Com essa abordagem, a articulação talonavicular é protegida, os parafusos apresentam maior probabilidade de estarem perpendiculares ao plano da fratura e as estruturas vasculares anteriores estão protegidas nessa técnica de fixação.

O paciente é colocado em uma posição lateral verdadeira apoiado em um coxim com a mesa de fluoroscopia bem acolchoada com cobertores para dar o apoio adequado para o pé e o tornozelo (Fig. 8A e B). Um torniquete é colocado na coxa. Depois que a perna é preparada e os campos são colocados, uma incisão vertical de 3 cm é feita em uma posição a 1 cm lateral ao tendão-de-aquiles. Identifique e desenvolva o intervalo entre os tendões do fibular curto e do flexor longo do hálux (Fig. 9A e B) e abra a cápsula posterior, expondo o tálus posteriormente. Utilize o intensificador de imagens para identificar o tálus posterior com a guia de perfuração. Com as fraturas de Hawkins I *in situ*, a fixação é realizada com parafusos canulados de 4,5 mm. Coloque o pino guia através do portal posterior e penetre o corpo do tálus inferior lateral, se possível. O fio-guia deve penetrar no colo do tálus perpendicularmente à linha de fratura, o que é documentado pela fluoroscopia (Fig. 10A e B). Utilize uma incidência oblíqua talar pronada para ter a certeza de que a articulação talonavicular não está violada. A seguir, meça a profundidade e coloque os parafusos canulados de 4,5 mm do modo padronizado. Parafusos corticais de compressão (3,5 mm) podem ser necessários para que se consiga uma compressão nas fraturas anteriores no colo do tálus (3) ou de acordo com a preferência do cirurgião.

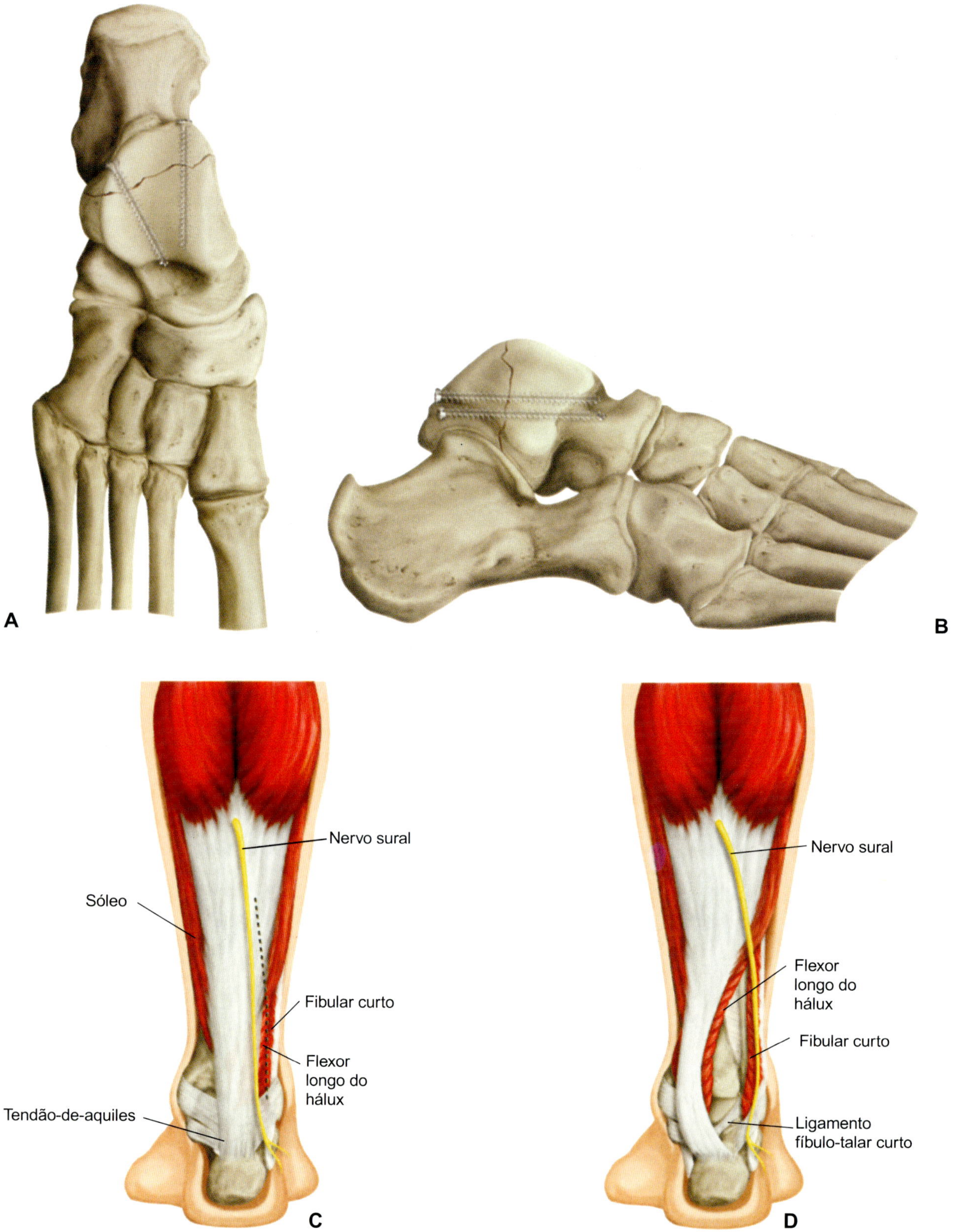

Figura 7. A, B: Posicionamento ideal dos parafusos para a fixação posterior. **C, D:** Marcos anatômicos para a colocação posterior dos parafusos.

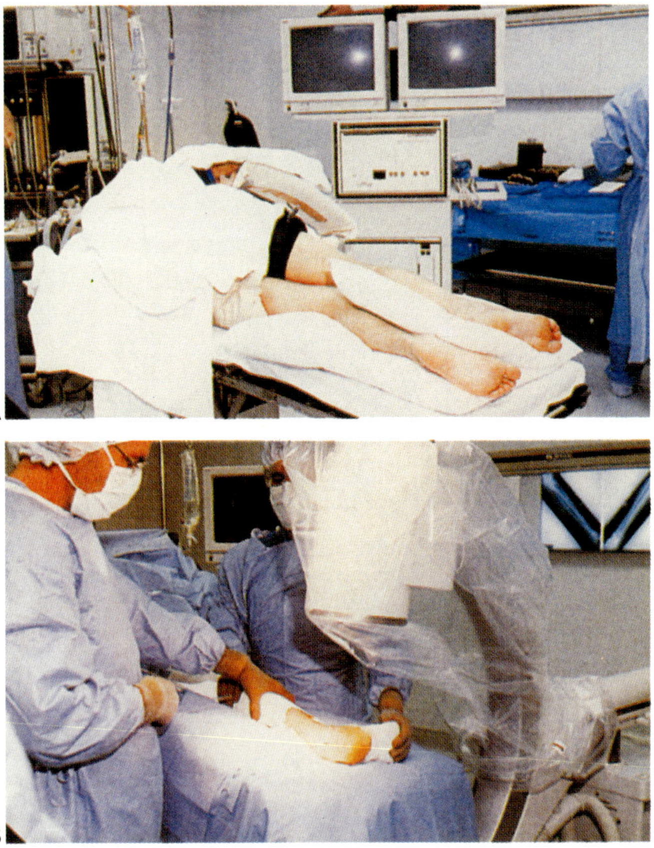

Figura 8. A, B: Um posicionamento lateral completo em uma mesa de fluoroscopia com um coxim, utilizando a unidade de fluoroscopia posicionada pela frente do paciente.

As fraturas de Hawkins II necessitam de redução antes da fixação. Através da dorsiflexão do pé e utilizando um fio-K de 2,0 mm como um *joystick* no colo do tálus, a redução geralmente pode ser obtida (Fig. 11). Como já foi previamente observado, dois parafusos esponjosos de 4,0 mm são os de preferência ou um parafuso de esponjosa de 6,5 mm, complementado por um fio-guia anti-rotacional passado a partir da abordagem posterior. Se a redução não pode ser obtida, uma redução anterior através de uma abordagem anterior lateral com a colocação posterior do parafuso é o nosso método preferido.

As fraturas de Hawkins dos tipos III e IV podem apresentar feridas abertas ou necessitar de abordagens anteriores para a redução e podem ser estabilizadas de modo mais eficiente com técnicas anteriores. Essas fraturas freqüentemente ocorrem no paciente com múltiplas lesões, em que a posição de decúbito dorsal é a preferida para o tratamento de lesões associadas à cabeça, tórax ou abdômen. Se possível, a fratura é reduzida pela frente, enquanto a fixação é feita por trás.

TRATAMENTO PÓS-OPERATÓRIO

Quando uma fixação estável é obtida, o movimento do tornozelo e subtalar começam quando os tecidos moles parecem benignos, geralmente entre 10 a 14 dias. Durante os primeiros 10 dias, o pé deve ser mantido em uma imobilização volumosa de Robert-Jones com o pé imobilizado em posição de dorsiflexão neutra (Fig. 12A e B). Após a remoção das suturas, o paciente inicia um programa formal de fisioterapia, consistindo na mobilização ativa e passiva do pé, tornozelo e retropé. Uma órtese removível facilita a terapia e o envolvimento do paciente, se apropriado. Os pacientes geralmente são vistos em intervalos de 2 semanas inicialmente para avaliação do movimento e da cicatrização da ferida e para que o paciente possa ser encorajado. As radiografias

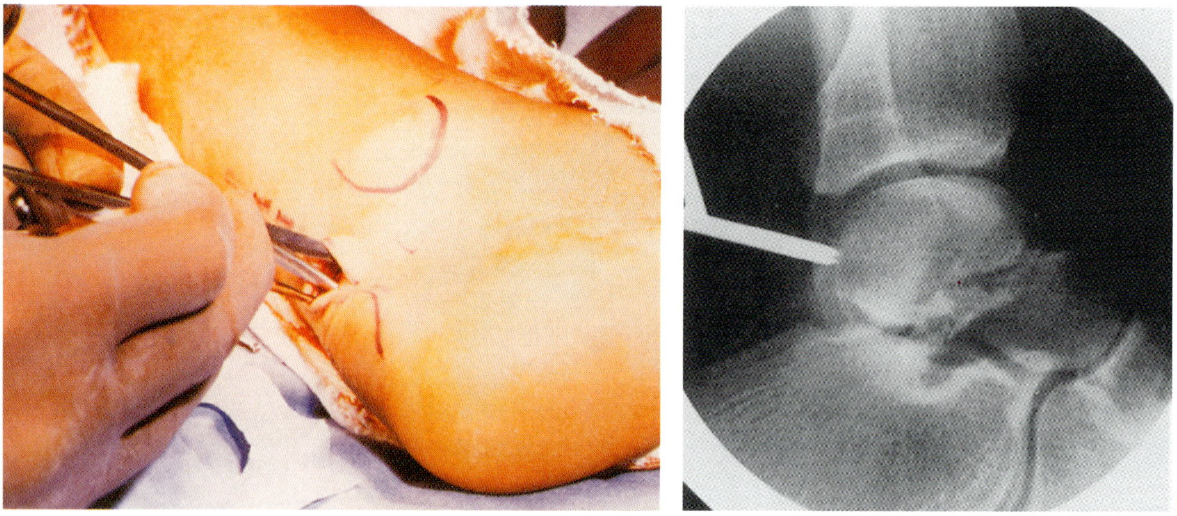

A B

Figura 9. A: A incisão possui 2 cm de comprimento, lateral ao tendão-de-aquiles, inferior à ponta do maléolo lateral. O intervalo entre o fibular curto e o flexor longo do hálux é aberto até a cápsula articular posterior. **B:** O guia de broca de 2,0 mm da AO é posicionado através dos tecidos moles e posicionado com controle por meio de fluoroscopia para a passagem do fio-guia.

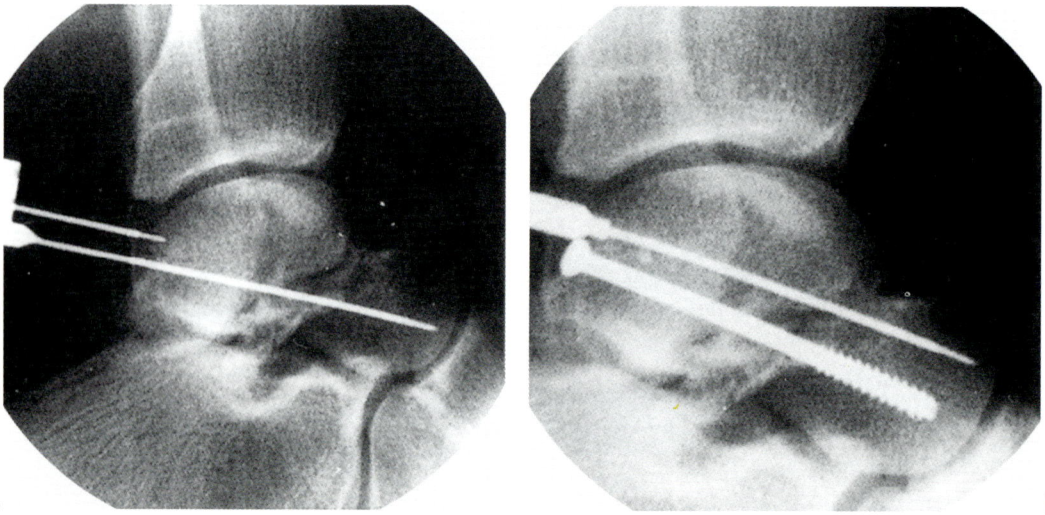

A B

Figura 10. A: Após a redução da fratura, dois fios-guia são passados através do foco de fratura, e a redução é checada fluoroscopicamente ou radiologicamente, conforme o necessário. **B:** A profundidade é checada, e dois parafusos canulados de 4,5 mm parcialmente rosqueados são passados no modo de compressão.

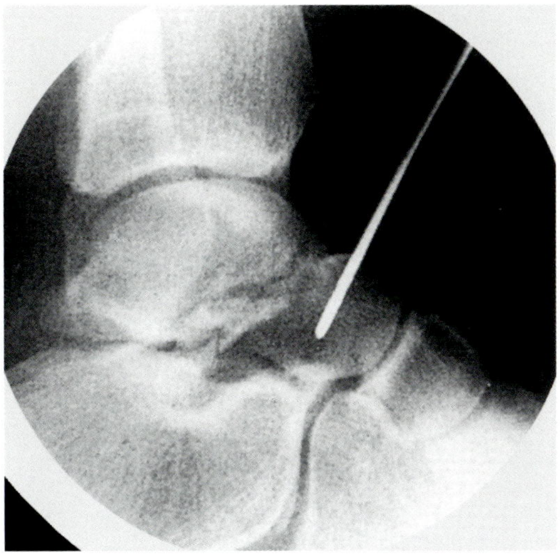

Figura 11. Se uma manobra de redução é necessária, o pé pode ser dorsifletido e um fio-guia de 2,0 mm é utilizado como um *joystick* para ajudar na manobra de redução.

devem incluir incidências em AP, lateral e oblíquas em intervalos de 6 semanas até que o paciente esteja completamente recuperado em 4 meses. Se a correlação das radiografias com a evolução clínica estiver bem, o paciente geralmente pode começar a colocar carga parcial em 6 a 8 semanas. Se a consolidação for lenta, uma carga protegida é aconselhável durante mais 6 semanas. Quando a consolidação tiver ocorrido, a carga total é encorajada.

Em 1970, Hawkins (4) descreveu uma lucência subcondral na cúpula talar observada nas radiografias entre 6 a 12 semanas após as fraturas talares. Esse achado indica que existem uma hiperemia e um suprimento sangüíneo continuado, sugerindo que necrose avascular será improvável. Se o sinal de Hawkins estiver presente entre 6 a 8 semanas, isso significa que a revascularização está ocorrendo e que um tálus vascularizado e consolidado pode ser esperado.

Se o sinal de Hawkins *não* estiver presente entre 6 a 8 semanas após a fratura, pode ocorrer uma necrose avascular parcial ou completa. Vários investigadores demonstraram que a consolidação do osso pode ocorrer na presença de necrose avascular com mínima disfunção resultante. Uma imobilização prolongada ou a ausência de carga não demonstraram ser eficazes em aumentar a revascularização e podem ser prejudiciais para a recuperação funcional. Pode ser mais apropriado esperar que ocorra uma recuperação funcional máxima da extremidade e depois então pode ser realizada uma artrodese elctiva.

Em geral, os resultados das fraturas do colo do tálus se correlacionam bem com a classificação de Hawkins. Se as complicações precoces de sepse e desorganização da ferida forem evitadas, os resultados a longo prazo são favoráveis nas lesões dos tipos I e II e têm boa probabilidade nas lesões tipos III e IV. As fraturas de Hawkins I e II devem apresentar taxas de 70% a 90% de bons resultados, enquanto as fraturas de Hawkins III e IV apresentam bons resultados em 40% a 60% dos casos. Os pacientes podem necessitar da remoção do material de síntese e devem ser informados quanto a uma eventual perda de mobilidade, terapia prolongada e um tempo prolongado até a recuperação completa. Se necrose avascular ou pseudo-artrose ocorrer, a recuperação pode ser demorada ou ficar comprometida.

COMPLICAÇÕES

Necrose Avascular

A ocorrência de necrose avascular foi registrada entre zero e 50% dos casos (6). Esses resultados são claramente dependentes da classificação da fratura, do tipo de lesão e do momento da cirurgia. Deveria fazer um sentido empírico que as fraturas de Hawkins I e II tratadas com a estabilização precoce apresentassem as menores taxas de necrose avascular (0 a 15%), enquanto os tipos III e IV deveriam ter taxas significativamente maiores.

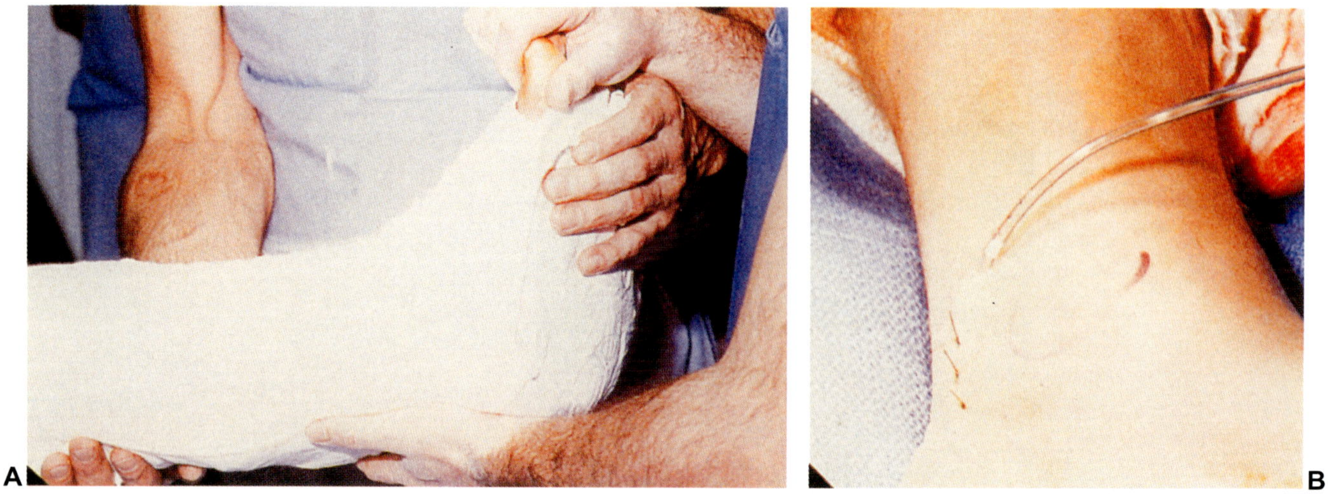

Figura 12. A, B: A ferida é fechada com fio de náilon 3-0, drenada, e uma imobilização com curativo tipo Robert-Jones é aplicada juntamente com tala de gesso posterior sustentando o pé na posição neutra.

A presença de um sinal de Hawkins em 6 a 8 semanas parece indicar que uma revascularização está ocorrendo. Entretanto, pequenas áreas zonais de necrose avascular podem ocorrer a despeito de sua presença. Se a fratura consolidar, não existe indicação para imobilização prolongada.

Os enxertos ósseos ou a estimulação elétrica para aumentar a revascularização desempenham um papel pequeno no tratamento da necrose avascular após as fraturas do colo do tálus. Em geral, artrodese é o tratamento de escolha para salvação da maioria das complicações associadas com a necrose avascular.

Infecção

Os princípios do tratamento das fraturas expostas se aplicam às complicações relacionadas às feridas do tálus. Febre, dor, secreções e necrose da ferida demandam tentativas agressivas precoces para a identificação do organismo causador da infecção. Se a ferida parece sugestiva, a aspiração, biopsia com agulhas e cultura de material da parte profunda da ferida são muito mais apropriadas do que alguns dias de antibióticos orais utilizados em base ambulatorial. Se ocorrer infecção, o desbridamento cirúrgico, a avaliação da estabilidade da fixação o fechamento da ferida sobre sondas e a utilização de antibióticos apropriados estão indicados. Com as mudanças constantes dos regimes de antibióticos, o relacionamento íntimo de trabalho com um especialista em infecções pode ser útil. Quando apropriado, transferências de tecido livre, fixação externa com anel e mesmo amputação podem estar indicadas para o controle das complicações associadas com uma infecção profunda.

Retardo de Consolidação, Pseudo-Artrose e Consolidação Viciosa

Um retardo na consolidação pode ocorrer após as fraturas do tálus. Devem ser feitas tentativas para investigar as variáveis presentes, como infecção, fatores metabólicos e imunológicos, nutrição, medicações e tabagismo. Se a repetição da intervenção for o tratamento escolhido para a pseudo-artrose, a revisão da fixação com utilização de enxerto ósseo suplementar geralmente é necessária (5). O osso avascular pode ser extremamente difícil de tratar durante uma reoperação; asssim, é importante se avaliar a vascularização antes de realizar uma revisão da fixação. Consolidações viciosas ocorrem com maior freqüência e chegam a 25% dos casos. Com o cuidado durante a redução aberta anatômica, a incidência de consolidações viciosas deve diminuir. A ressecção do promontório para o impacto dorsal e fusões isoladas do retropé geralmente trazem resultados aceitáveis para a patologia da consolidação viciosa do retropé.

Artrite Pós-Traumática

O tálus desempenha um papel de eixo no mecanismo de suporte de peso do retropé. Pequenas lesões sobre qualquer uma das diversas superfícies articulares podem resultar em artropatia pós-traumática com dor associada. A avaliação necessita de uma localização precisa da articulação atingida, incluindo TC, cintilografias ósseas e injeções provocativas com lidocaína (Xilocaína). Apesar de não estar bem definida, a artroscopia diagnóstica/terapêutica pode desempenhar um papel no processo de avaliação e documentação. O desbridamento talotibial e a artrodese artroscópica foram considerados bem-sucedidos em alguns casos. Entretanto, a artrodese subtalar, talotibial e talonavicular tradicionais geralmente são bem-sucedidas no alívio da dor da artrite pós-traumática nessas circunstâncias.

LEITURA RECOMENDADA

1. Bray, T.J., et al: Fracture fixation of the foot and hand. In (ed.): *Techniques in Fracture Fixation.* Gower, New York, 1992, pp. 14-20.
2. Canale, T.S. Fractures of the neck of the talus. *Orthopaedics,* 13(10):1105-1115, 1990.
3. Hanson, S.: Fractures of the talus: lower extremity; foot injuries. In Browner, B.D., Jupiter, J.B., Trafton, P.G., (eds.): *Skeletal Trauma.* Saunders, St. Louis, pp. 1960-1967.
4. Hawkins, M.D.: Fractures of the neck of the talus. *J. Bone Joint Surg. [Am],* 52:991-1002, 1970.
5. Mayo, K.: Fractures of the talus: principles of management and techniques of treatment. *Tech. Orthop.,* 2(3):42-54, 1987.
6. Swanson, T.V.: Fractures and dislocations of the talus. In Chapman, M. W. (ed.): *Operative Orthopaedics,* 2nd (ed.): Lippincott, Philadelphia, 1993.
7. Swanson, T.V., Bray, T.J., Holmes, G.B., Jr.: Fractures of the talar neck: a mechanical study of fixation. *J. Bone Joint Surg. [Am],* 74:544-551, 1992.

32

Fraturas do Calcâneo: Redução Aberta e Fixação Interna

Paul Tornetta III

INDICAÇÕES/CONTRA-INDICAÇÕES

As indicações para a redução aberta e fixação interna (RAFI) das fraturas do calcâneo são controversas. Os resultados após a cirurgia são superiores aos do tratamento conservador somente se a faceta posterior for reduzida anatomicamente e se as complicações forem evitadas (3,12,15). A melhor indicação para a RAFI do calcâneo é uma fratura intra-articular do calcâneo com o desvio da faceta posterior em um paciente jovem e ativo sem problemas médicos. Pacientes de meia-idade devem ser considerados candidatos à cirurgia com base em seus estilos de vida e nos padrões da fratura. Quanto mais ativo for o paciente, maior a probabilidade que ele venha a se beneficiar de um tratamento cirúrgico realizado de modo apropriado. Mesmo em pacientes menos ativos, a cirurgia pode melhorar o resultado funcional se o desvio da fratura produzir um alargamento ou encurtamento significativo do calcanhar, pois esses problemas aumentam as chances de um resultado ruim quando a fratura é tratada por meios conservadores.

As contra-indicações à cirurgia podem estar relacionadas com a saúde geral do paciente, o estado mental, o padrão da fratura ou a experiência do cirurgião. Contra-indicações para a fixação interna incluem neuropatia, diabetes insulino-dependente, doença vascular periférica, estase ou congestão venosa, linfedema, comprometimento imune, tabagismo acentuado e outros distúrbios que possam prejudicar a consolidação. A idade avançada é uma contra-indicação relativa. Finalmente, a cooperação do paciente é importante na obtenção de um bom resultado funcional após a intervenção cirúrgica e deve ser considerada antes da cirurgia. Pacientes com história de saltos de grandes alturas devem ser avaliados cuidadosamente à procura de sinais de doença mental ou depressão. Quando apropriado, esses pacientes devem ser avaliados por um profissional da área de saúde mental. A despeito da melhoria das técnicas cirúrgicas e dos implantes, existe um subtipo de fraturas de calcâneo com grave cominução da faceta posterior que faz com que a redução e fixação interna não seja possível. Nessas lesões, a fusão primária pode ser uma boa alternativa à fixação interna. Lesões menos cominutas porém mais complexas com múltiplas fraturas através da faceta posterior representam uma contra-indicação relativa para cirurgiões sem muita experiência em relação ao tratamento cirúrgico das fraturas do calcâneo.

P. Tornetta III, M.D.: Department of Orthopaedic Surgery, Boston University Medical Center, Boston, Massachusetts 02118.

As fraturas expostas apresentam difíceis problemas relacionados ao tratamento. Uma completa irrigação e desbridamento das feridas traumáticas e da fratura são a primeira prioridade após a ressuscitação do paciente e a avaliação do trauma. Se a ferida for lateral e permitir redução da faceta posterior, esta é reduzida e fixada com parafusos de compressão. Essa fixação somente é realizada após uma nova preparação do local com a troca dos campos cirúrgicos. Se a ferida for medial, prefiro adiar a fixação interna até que os tecidos moles sejam tratados. Uma fixação externa triangular temporária na face lateral do pé e do tornozelo pode ser utilizada para manter o alinhamento geral do calcanhar enquanto se espera pelo tratamento definitivo. Os pinos de fixação externa (tamanho 2,5 mm do conjunto de fixação externa para punho) são passados pelo tubérculo, cubóide e tálus. A RAFI definitiva é realizada entre 2 a 3 semanas após o fechamento das feridas se os tecidos moles estiverem em boas condições.

PLANEJAMENTO PRÉ-OPERATÓRIO

Pesquisa Inicial

O exame físico do paciente com uma fratura de calcâneo deve incluir uma cuidadosa e completa pesquisa no esqueleto axial, bem como no esqueleto apendicular. Fraturas da coluna são comuns em pacientes com fraturas de calcâneo, já que o mecanismo da lesão geralmente é um carregamento axial causado por uma queda de grande altura. Radiografias da extremidade afetada e da coluna devem ser rotineiras.

O exame físico do pé e do tornozelo se inicia com a avaliação dos tecidos moles para afastar a possibilidade de uma fratura exposta ou uma síndrome do compartimento. A síndrome do compartimento do pé é de difícil diagnóstico clínico. Fraturas do calcâneo são dolorosas e geralmente respondem à imobilização, elevação, colocação de gelo e uso de analgésicos. Uma dor intensa e persistente deve ser considerada uma síndrome de compartimento até que se prove o contrário. Edema significativo no pé é comum após uma fratura do calcâneo, e a região pode aparentar não estar tensa mesmo na presença de uma síndrome de compartimento. A sensibilidade raramente está afetada, e sua ausência não afasta a possibilidade de síndrome de compartimento. Dor durante a extensão passiva das articulações metatarsofalangianas é o melhor método de exame clínico para síndrome de Comb, mas não é sensível o suficiente para excluir o diagnóstico. A medida direta da pressão intracompartimental é o método de diagnóstico mais preciso. As pressões devem ser aferidas nos compartimentos central (interósseo) e medial. Equipamentos manuais, monômetros e monitores de linha arterial são igualmente eficazes na medida da pressão dos compartimentos. Realizo uma fasciotomia se a pressão do compartimento está dentro dos 30 mm Hg em relação à pressão diastólica. Se as medidas de pressão são limítrofes, na ausência de sintomas clínicos significativos, o pé pode ser observado e rechecado em intervalos de 30 a 60 minutos. Se uma fasciotomia for necessária, a fratura do calcâneo geralmente não é fixada nesse momento, pois as incisões necessárias para a fasciotomia não são úteis para a redução e fixação do calcâneo.

O restante do exame físico do pé e do tornozelo é direcionado para o diagnóstico de lesões concomitantes. A palpação de toda a extremidade distal da perna, tornozelo e do pé pode ajudar na identificação de tais lesões. Lesões regionais comumente associadas incluem as fraturas do tornozelo (especialmente do maléolo lateral), lesão ligamentar do tornozelo, luxação fibular, fraturas do mediopé, fraturas talares e fraturas dos metatarsais. A avaliação radiológica das áreas sintomáticas é essencial.

Radiografias Específicas

As radiografias específicas que são necessárias para a avaliação de uma lesão do retropé incluem radiografias em incidências ântero-posterior (AP), lateral, AP verdadeira do tornozelo; incidências em AP, lateral e oblíqua do pé e uma incidência axial do calcâneo (incidência de Harris). Radiografias laterais e axiais do calcâneo contralateral e uma incidência oblíqua do pé contralateral podem ser úteis no delineamento da anatomia normal do paciente. Radiografias do tornozelo são necessárias para afastar a possibilidade de fraturas concomitantes do tornozelo ou

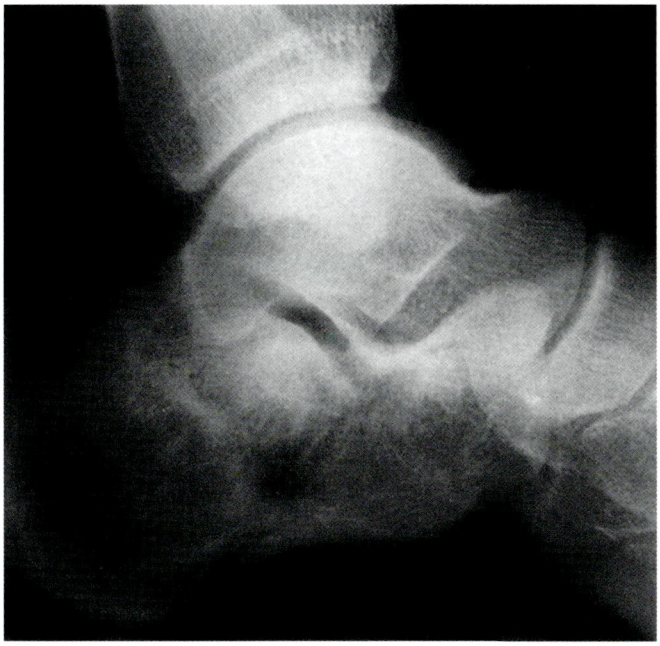

Figura 1. A incidência lateral do calcâneo demonstra uma fratura com depressão articular com uma porção da faceta posterior impactada no osso esponjoso do tubérculo. A rotação no plano sagital da faceta posterior desviada é mais bem observada nessa incidência.

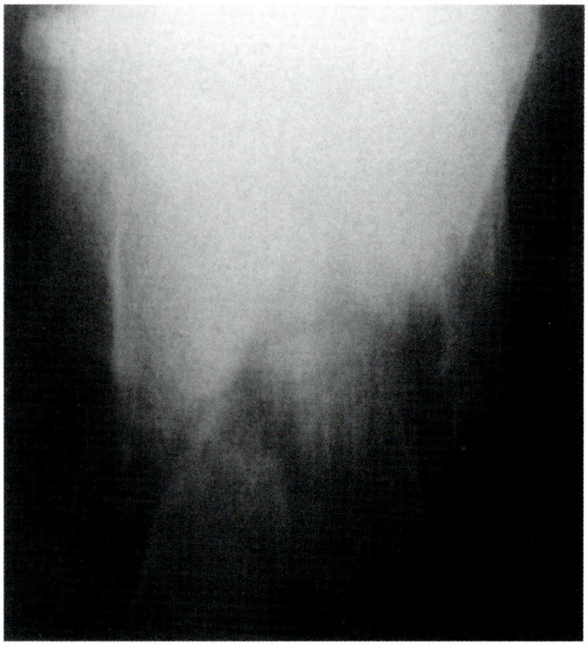

Figura 2. A incidência axial ou de "Harris" demonstra a linha primária de fratura, cominução medial, as fraturas na faceta e a angulação em varo do tubérculo.

do tálus, bem como para avaliar o calcâneo, a articulação subtalar e a articulação calcaneocubóide. A incidência lateral do calcâneo permite a classificação preliminar da fratura e informa sobre a integridade da faceta posterior (Fig. 1). Mesmo em fraturas cominutivas e desviadas, uma porção da faceta geralmente está intacta, e o relacionamento da articulação subtalar pode ser avaliado. Com a impactação ou a depressão de parte da faceta posterior, a radiografia lateral pode demonstrar uma densidade dupla nessa região, que pode ser confundida com uma incidência oblíqua da articulação. Essa dúvida pode ser esclarecida facilmente porque, em uma incidência oblíqua verdadeira, a faceta posterior do tálus também irá aparecer como uma densidade dupla, e em uma fratura do calcâneo ela será somente uma linha. A incidência axial demonstra a posição da tubérculo, o estado da parede medial e a localização da (s) fratura(s) através da faceta (Fig. 2).

Imagens de Tomografia Computadorizada

Para que se tenha uma melhor compreensão da morfologia da fratura, imagens biplanares de TC com cortes de 2 ou 3 mm são obtidas. O exame deve incluir imagens no plano do pé, bem como em um plano perpendicular à faceta posterior do tálus. As imagens mais importantes são as imagens axiais do retropé perpendiculares à faceta posterior do tálus. Elas são descritas em referência ao tálus porque a faceta posterior do calcâneo está desviada. Essa incidência é obtida com o pé posicionado completamente de encontro à mesa, o joelho flexionado e o feixe do RX angulado em 30 graus para a frente. As imagens axiais são utilizadas para classificar a fratura e para avaliar a anatomia da fratura. Os pontos anatômicos pertinentes que devem ser observados são a posição e a integridade do tubérculo, a localização e o número de fraturas na faceta posterior, o desvio da parede lateral, a localização da cominução da parede medial ou das linhas de fratura, o tamanho do fragmento sustentacular, as fraturas no calcâneo anterior, a presença ou a ausência de um fragmento ântero-lateral e a posição dos tendões fibulares (luxados ou não; Figs. 3 e 4). As imagens de TC no plano do pé são utilizadas para avaliar o calcâneo anterior e o sustentáculo do tálus. As fraturas do fragmento sustentacular no plano coronal podem diminuir a quantidade de osso disponível para a fixação da faceta. Essas fraturas podem não ser observadas nas outras radiografias ou nas imagens axiais da TC mas são visíveis nas imagens de TC no plano do pé (Fig. 5).

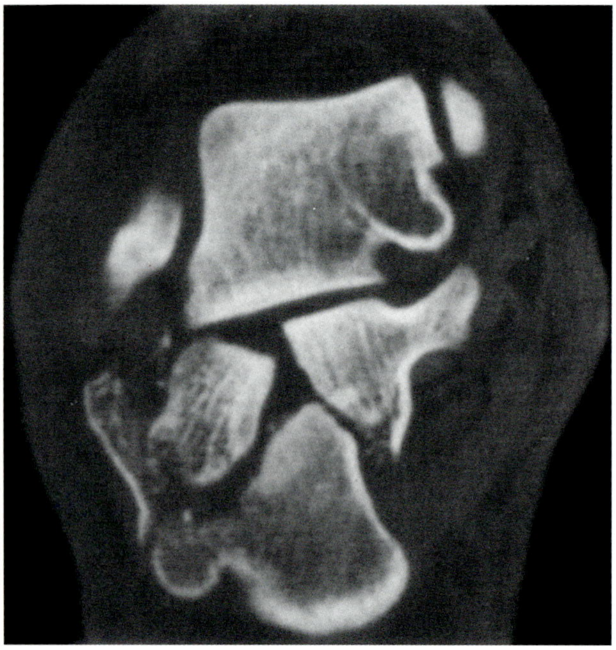

Figura 3. A imagem semicoronal em 30 graus da tomografia computadorizada (TC) demonstra a cominução e o grau de depressão da faceta posterior. A separação e o ressalto são facilmente observados, mas a rotação no plano sagital dos fragmentos não está bem visualizada. O efeito em cunha do fragmento do tubérculo separando os fragmentos da faceta e o colapso da parede lateral estão bem visualizados.

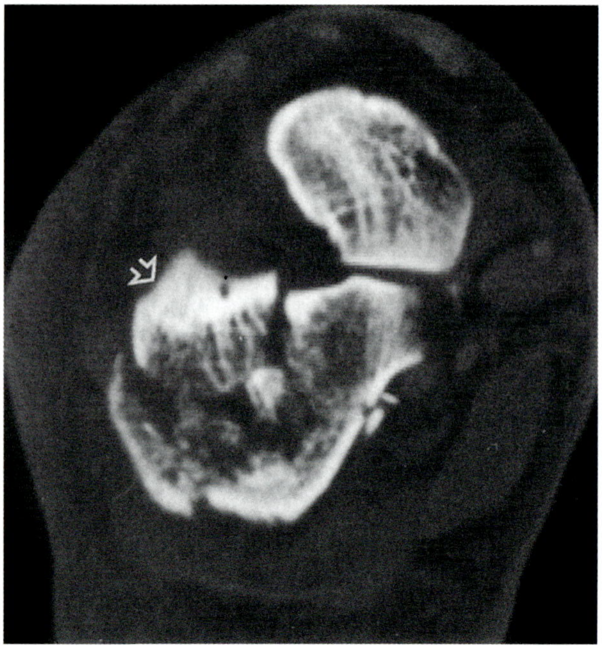

Figura 4. Uma imagem de tomografia computadorizada (TC) mais anterior demonstra um fragmento ântero-lateral separado *(seta aberta)*.

Classificação

A fratura é classificada pelo sistema de Essex Lopresti (5) com a utilização de radiografias simples ou pela classificação de Sanders (11) a partir de imagens semicoronais de 30 graus da TC (Fig. 6). A classificação básica de fratura com depressão articular *versus* fratura tipo língua irá ajudar na tática de redução. A classificação de Sanders foi criada com base na facilidade de obter uma redução e fixação através de uma abordagem lateral e possui valor preditivo em relação ao resultado (11,12). Quanto maior foi o número de fraturas na faceta posterior e quanto mais medial for sua localização, mais difícil será sua redução. Na classificação de Sanders, as linhas de fraturas são designadas de A a C por sua localização da face lateral para a medial, respectivamente. Em uma fratura do tipo 2C, toda a faceta está desviada de um calcâneo medial intacto.

Planejamento da Redução e da Fixação

A anatomia da fratura deve ser bem compreendida antes da cirurgia, não somente em relação ao desvio, mas também em relação às táticas para a redução cirúrgica. Existem duas etapas críticas no planejamento da redução de uma fratura do calcâneo. A primeira é a identificação das referência para a redução, que incluem a margem ântero-inferior da faceta (o ângulo de Gissane), a faceta posterior do tálus, a faceta posterior intacta do calcâneo, a articulação calcaneocubóide, o tubérculo e a parede lateral. A segunda são os pontos de fixação padronizados que são utilizados, que incluem o sustentáculo do tálus, a parede medial, o tubérculo e o calcâneo anterior. O estado dessas regiões anatômicas deve ser claramente compreendido antes da realização da cirurgia.

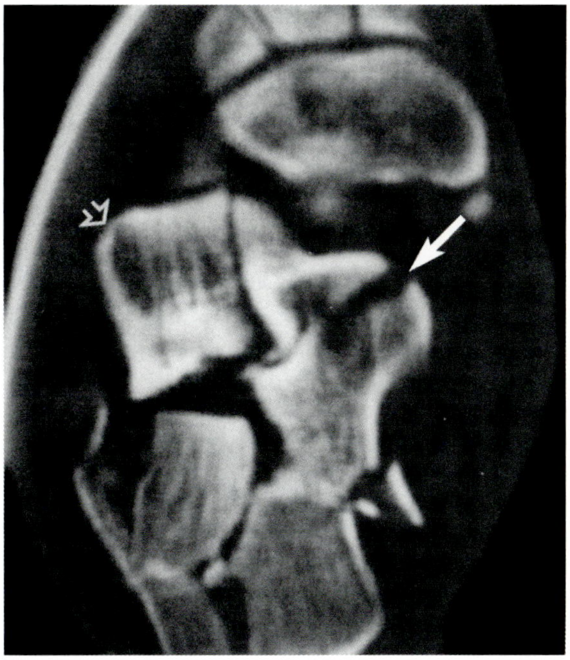

Figura 5. A imagem de tomografia computadorizada (TC) está no plano do pé e é a melhor incidência para se avaliar a região do sustentáculo. Nessa imagem de TC, uma fratura vertical através do sustentáculo é visível, o que não é observado em nenhuma outra projeção *(seta cheia)*. A porção lateral desviada da faceta posterior está impactada na tubérculo adjacente à região sustentacular. Finalmente, o fragmento ântero-lateral separado também é visto nessa incidência *(seta aberta.)*

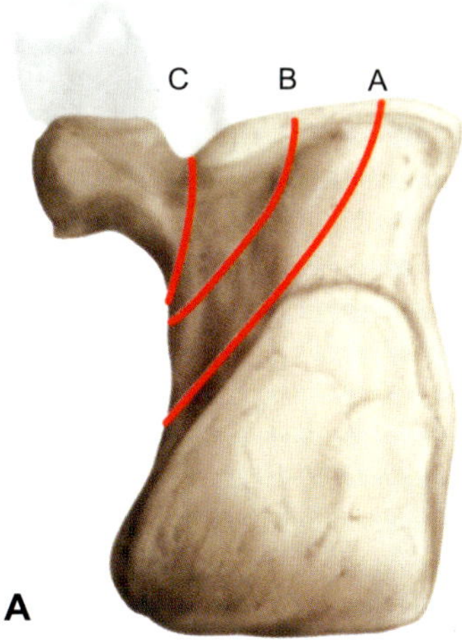

A

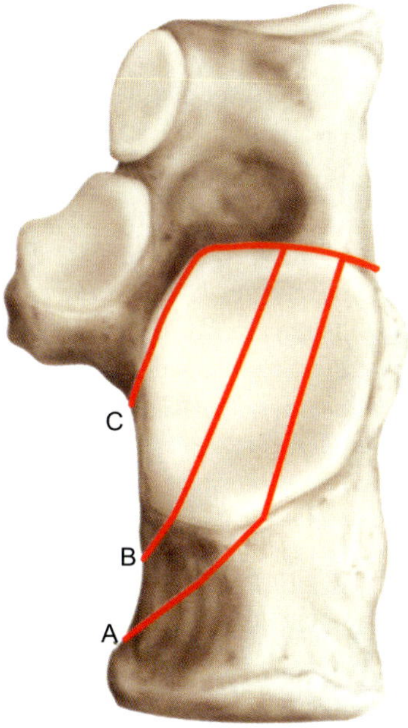

B

Figura 6. A, B: A classificação de Sanders para imagens de tomografia computadorizada (TC). A fratura é descrita pelo número e localização das linhas de fratura na faceta posterior. Cada fratura recebe um número e uma letra correspondentes ao número de fragmentos da faceta posterior e a suas localizações. Por exemplo, uma fratura 2B possui uma linha de fratura na localização "B" (veja Fig. 3), e uma 3BC possui duas linhas de fratura, uma na posição B e uma na posição C.

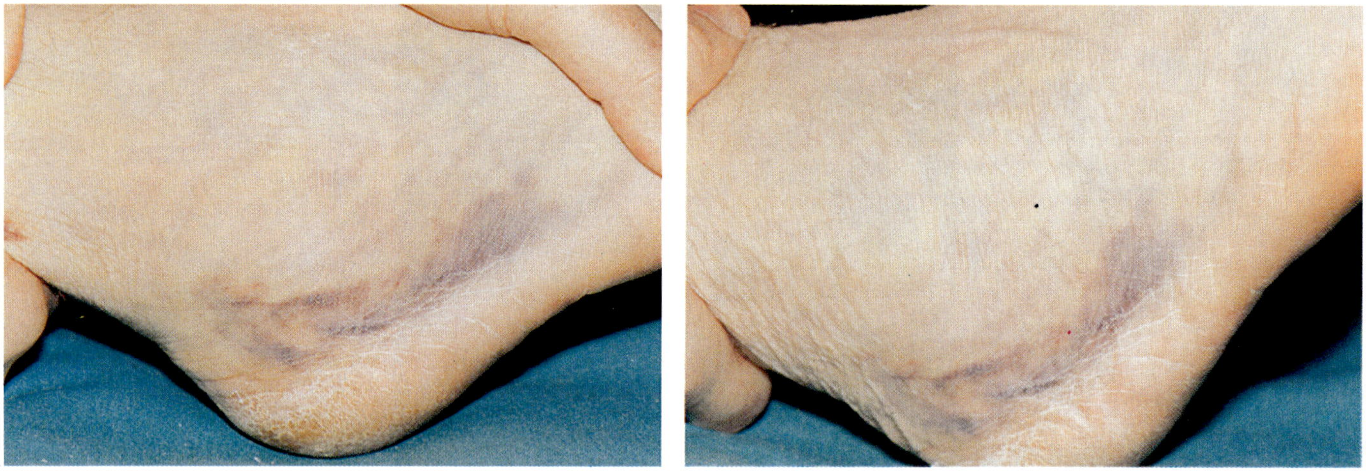

A B

Figura 7. O teste do "enrugamento" da pele é feito levando-se o pé da posição de flexão plantar **(A)** para a posição de dorsiflexão **(B)** e observando-se os enrugamentos que se formam na face lateral do tornozelo e do pé.

Avaliação dos Tecidos Moles

Para evitar complicações com a ferida após a cirurgia, o edema inicial pós-lesão deve estar resolvido. Isso comumente leva entre 10 a 21 dias, mas melhora dramaticamente as condições dos tecidos moles. O abaulamento lateral causado pelo desvio da parede lateral pode ser confundido com edema, de modo que o melhor teste não é a aparência do edema, mas a elasticidade da pele.

Bolhas são uma contra-indicação para a cirurgia. Se elas estiverem repletas de sangue, elas devem resolver sem intervenção. Bolhas com líquidos claros são aspiradas e depois de alguns dias têm seu teto retirado. Em ambos os casos, as bolhas são tratadas como queimaduras assim que são abertas. Curativos estéreis com creme de sulfadiazina de prata (Silvadene) são utilizados até que ocorra a epitelização.

Se não existirem bolhas ou depois que as bolhas tiverem resolvido, o teste do "enrugamento da pele" é um bom previsor se a região irá tolerar bem ou não uma cirurgia. Esse teste é realizado trazendo o tornozelo da posição de flexão plantar para a posição neutra. Se a pele se enrugar com esta manobra, ela está pronta para cirurgia (Fig. 7). A equimose é comum e geralmente está distribuída ao longo dos tendões fibulares. Desde que não haja mais bolhas, não existe uma contra-indicação para a cirurgia. O pé é elevado e mantido em um curativo volumoso até que os tecidos moles tolerem a cirurgia. O paciente pode receber alta hospitalar e ser examinado a cada 5 dias até que o edema resolva.

■ CIRURGIA

Posicionamento do Paciente e Preparação da Sala de Cirurgia

O procedimento é feito sob anestesia geral com uma completa paralisia muscular. A anestesia espinhal pode ser escolhida se o cirurgião e o anestesista acreditam que essa opção é a melhor para o paciente. Antes de posicionar o paciente, uma cefalosporina de primeira geração é administrada por via intravenosa e uma sonda de Foley é inserida na bexiga. O paciente é colocado na posição de decúbito lateral, com o lado a ser operado voltado para cima. Deve ser tomado o cuidado de se acolchoar o tórax, a axila e a perna que não sofrerá a cirurgia, que é flexionada no nível do quadril e joelho de modo que a tíbia se posicione em paralelo com a borda da mesa na face anterior do paciente. Um torniquete é colocado na coxa no lado que será operado. Campos cirúrgicos dobrados são colocados por trás da perna de modo que a perna afetada se posicione em paralelo ao chão. Um coxim é colocado entre as pernas, e a perna afetada é acomodada sobre um

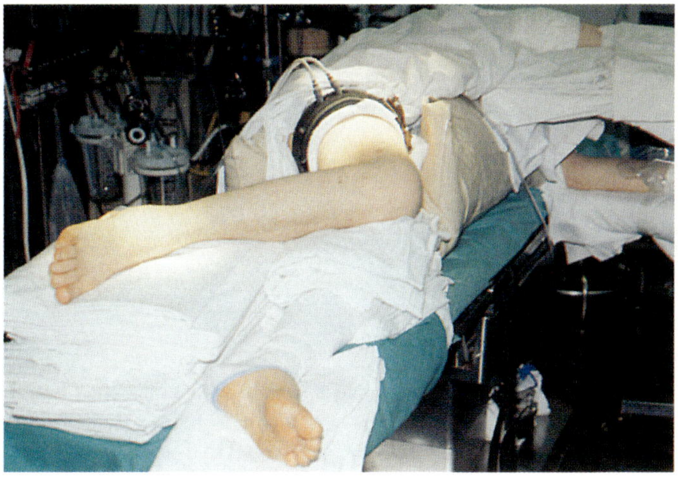

Figura 8. O paciente é posicionado em decúbito lateral. Campos cirúrgicos são colocados sob a perna afetada para mantê-la nivelada durante a cirurgia.

acolchoamento (Fig. 8). O intensificador de imagens é posicionado em um ângulo de aproximadamente 45 graus a partir da parte inferior da mesa pela frente do paciente (Fig. 9). Essa posição permitirá boas imagens laterais, axiais e de Broden durante a cirurgia. As radiografias e as imagens de tomografia computadorizada são utilizadas como referência durante a cirurgia.

Abordagem Cirúrgica

Com o uso de um torniquete pneumático, a face lateral do calcâneo é exposta através de uma incisão em formato de L envolvendo toda a espessura (6,17). Ela é iniciada 2 a 3 cm superior à ponta da fíbula anteriormente ao tendão-de-aquiles com trajeto em paralelo ao tendão do tendão sobre o calcâneo, fazendo uma curva de 90 graus na face inferior do calcâneo. Essa curva geralmente acontece no limite entre a parte espessa da pele plantar com a pele lateral normal. A incisão é estendida distalmente por aproximadamente 3 cm e depois se angula levemente em direção dorsal ao atingir a base do quinto metatarsal (Fig. 10).

A dissecção profunda começa sobre o tubérculo do calcâneo e prossegue na direção do osso em um único corte. Deve ser tomado o cuidado de não inclinar o corte profundo. Proximalmente, a dissecção profunda é realizada em linha com a incisão com o uso de tesouras para evitar dano ao nervo sural. O nervo geralmente está localizado no retalho, mas sua localização pode variar. Dis-

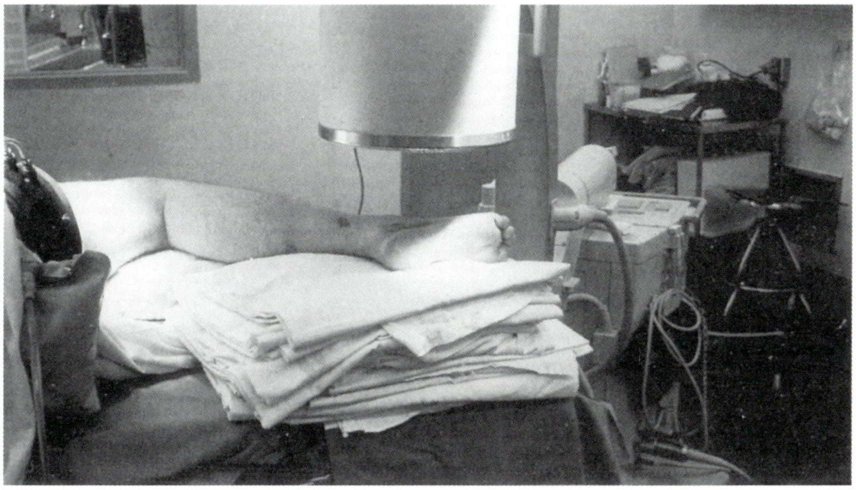

Figura 9. O fluoroscópio é colocado em um ângulo de 45 graus a partir do canto anterior e distal da mesa.

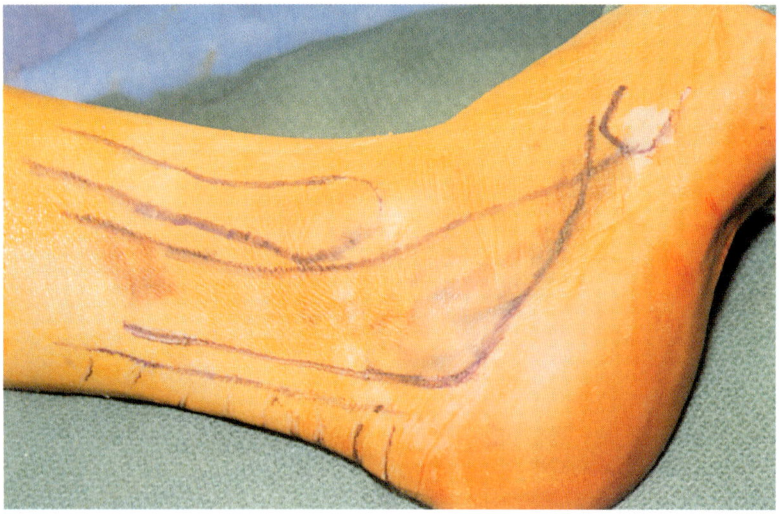

Figura 10. A incisão é marcada sobre a pele em relação à fíbula, tendão-de-aquiles e a base do quinto metatarsal. O trajeto do tendão fibular curto é marcado. A incisão se angula anteriormente em sua extremidade distal.

talmente a incisão é aprofundada até que a fáscia do músculo abdutor do 5º dedo seja identificada (Fig. 11). Afastadores pontiagudos são utilizados para aplicar tração sobre o retalho durante a dissecção. O retalho deve ter uma espessura total e levar o periósteo, ligamentos do tornozelo e tendões fibulares junto com ele. Para conseguir isso, uma lâmina nº 15 é mantida em uma posição quase paralela em relação à superfície lateral do calcâneo, e uma contrapressão é gerada pelo cirurgião, que empurra medialmente o canto do calcanhar ou com a utilização de uma pinça (Fig. 12). A colocação de várias toalhas estéreis dobradas sob a tíbia distal permite que o pé seja aduzido, o que aumenta a exposição. As lâminas do bisturi devem ser freqüentemente substituídas, já que se desgastam rapidamente. O cirurgião deve ter uma atenção especial para se manter na parede lateral do calcâneo e não penetrar nas fraturas da parede lateral. Proximalmente a incisão é aprofundada sobre o topo do tubérculo. Distalmente a dissecção prossegue sobre a fáscia do abdutor curto até a superfície inferior do calcâneo sem danificar a fáscia. A dissecção é completamente subperiosteal a partir desse ponto. Os tendões fibulares estão em risco na parte distal da ferida, e a dissecção nessa região somente deve ser realizada depois que os tendões forem identificados e protegidos com um afastador. A dissecção prossegue até que se atinja a articulação subtalar. É comum que uma significativa parte de tecido esteja interposta na articulação; lateralmen-

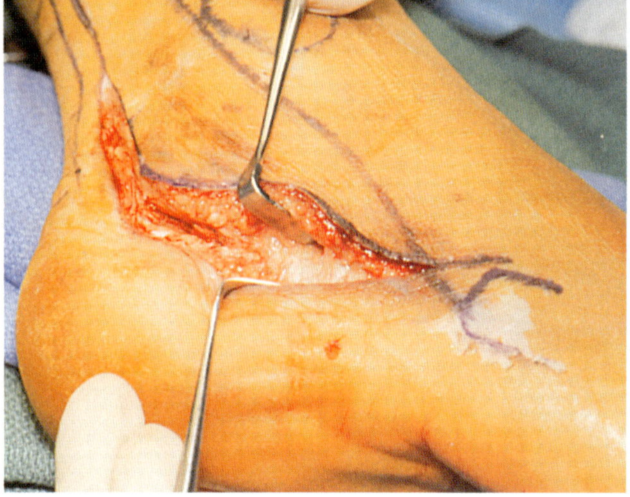

Figura 11. A fáscia do abdutor do 5º dedo é visível na parte distal da incisão e não deve ser dividida.

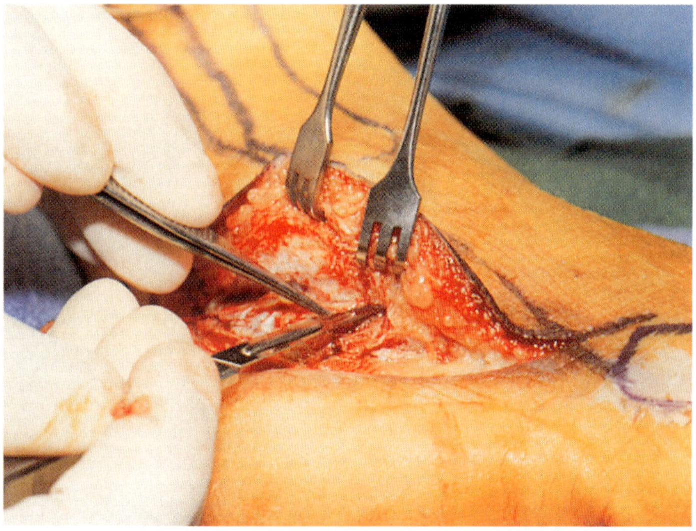

Figura 12. O bisturi é mantido em uma posição quase paralela em relação à parede lateral durante a elevação do retalho que possui espessura total.

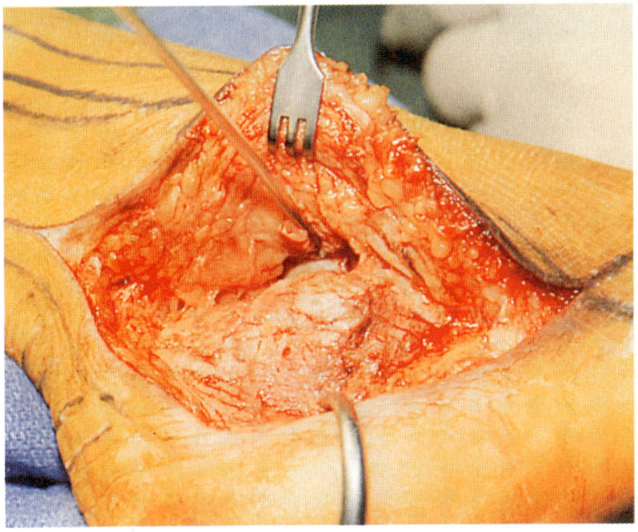

Figura 13. O primeiro fio-K é colocado logo acima do canto do processo lateral do tálus e é direcionado para o corpo talar.

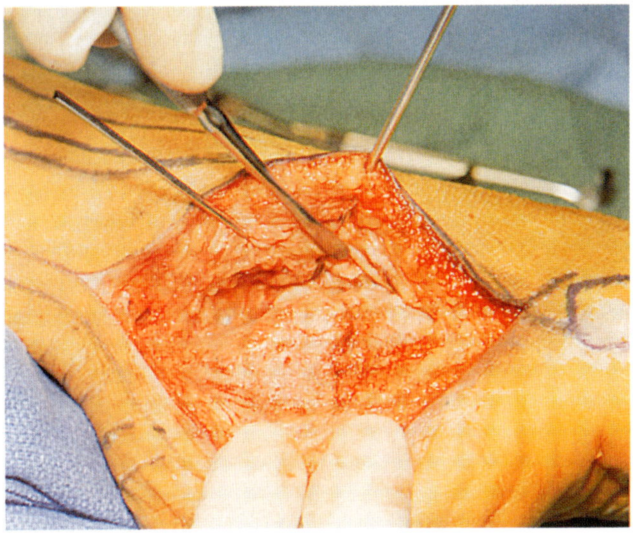

Figura 14. Com o retalho mantido por fios-K, encontramos uma excelente exposição do calcâneo lateral. O elevador de Freer está apontando para os tendões fibulares dentro do retalho.

te esses tecidos devem ser removidos. A faceta posterior do tálus é identificada. Dois fios de Kirschner (fios-K) são colocados como afastadores para o retalho. Um é colocado no processo lateral do tálus e direcionado para o corpo do tálus (Fig. 13). O segundo é colocado na fíbula. Eles são curvados para longe do campo cirúrgico para afastar o retalho sem gerar tensão durante o procedimento. Nesse ponto da exposição a porção lateral impactada da faceta posterior e toda a parede lateral do calcâneo deverão estar visíveis (Fig. 14).

Redução e Fixação

Para ser obtida uma visão completa dos fragmentos fraturados é necessário que seja feita a remoção da parede lateral fraturada. Isso é realizado com a utilização de um osteótomo curvo para deslocar a parede (Fig. 15). A porção lateral desviada e impactada da faceta posterior é liberada do corpo do calcâneo com o uso de um osteótomo (Fig. 16). A localização exata da extensão anterior e inferior dessa porção da faceta é predeterminada na imagem semicoronal da TC. Uma

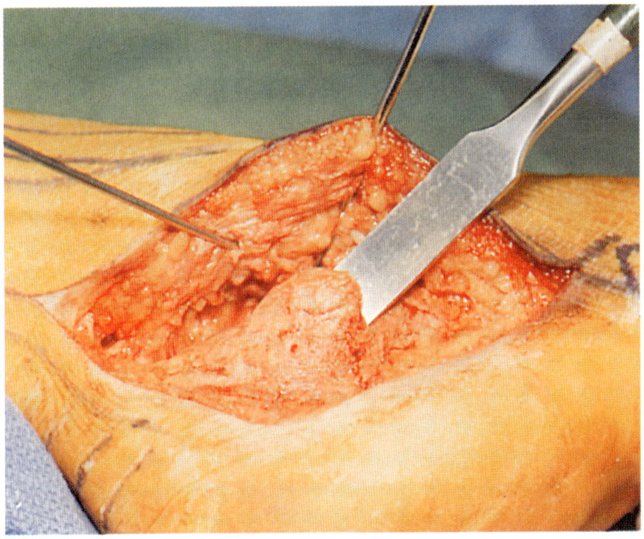

Figura 15. A parede lateral fraturada é removida com um osteótomo.

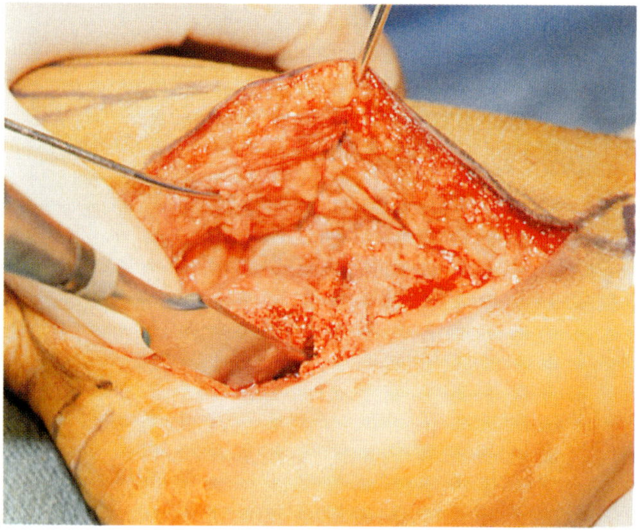

A

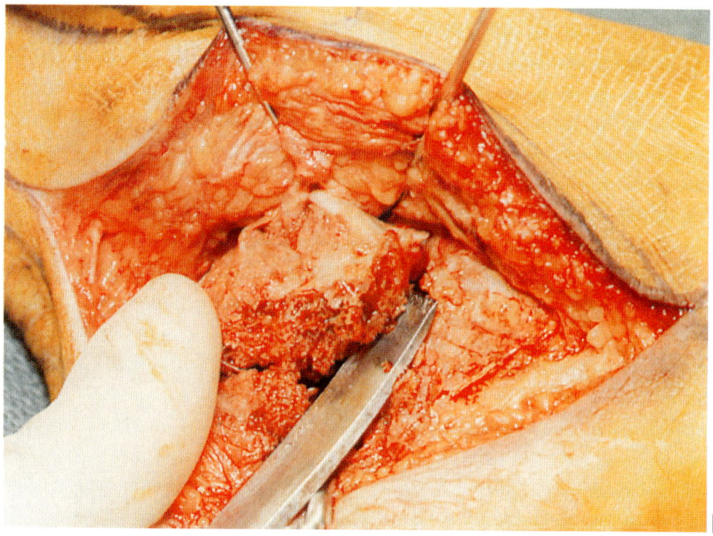

B

Figura 16. Um osteótomo curvo é introduzido abaixo da faceta posterior desviada **(A)** e utilizada para desimpactar a faceta da massa de osso esponjoso **(B)**.

vez que a faceta posterior esteja desalojada do calcâneo, essa não possui tecidos moles presos a ela e pode ser facilmente mobilizada. Devido à falta de fixações aos tecidos moles nas fraturas com depressão articular, o cirurgião deve ter o cuidado de não permitir que o fragmento da faceta saia do campo. Na fratura do tipo língua longa, o fragmento do tubérculo preso à faceta permite que ele seja rodado externamente sem que sejam rompidas todas as fixações. Uma vez que o fragmento posterior da faceta tenha sido mobilizado, o sítio da fratura pode ser limpo de qualquer tipo de calo ou detrito. A porção medial intacta da faceta é sondada e inspecionada. A adução do pé permite um melhor exame da face talar da articulação, que deve ser inspecionada à procura de lesões (Fig. 17).

A redução da faceta não pode ser bem-sucedida até que o tubérculo seja reduzido. Um erro comum é se tentar reduzir a faceta posterior primeiro. A redução do tubérculo corrige a altura do calcâneo e do varo do tubérculo e pode ser conseguida através do uso de um osteótomo como alavanca, tração com um gancho ósseo grande de rádio, colocação de um distrator femoral, uso de um pino de tração ou o uso de um cravo de Gissane (Fig. 18). Cada uma das técnicas possui suas próprias vantagens. O uso do osteótomo para alavancagem é mais eficaz se a parede medial não estiver cominuta. Ele é colocado na linha primária da fratura, que é determinada nas imagens de TC pré-operatórias, e alavancado na direção plantar para reduzir o tubérculo (Figs. 18 e 19). O gancho ósseo é útil nas fraturas com depressão articular se o tubérculo não estiver cominuto. Um

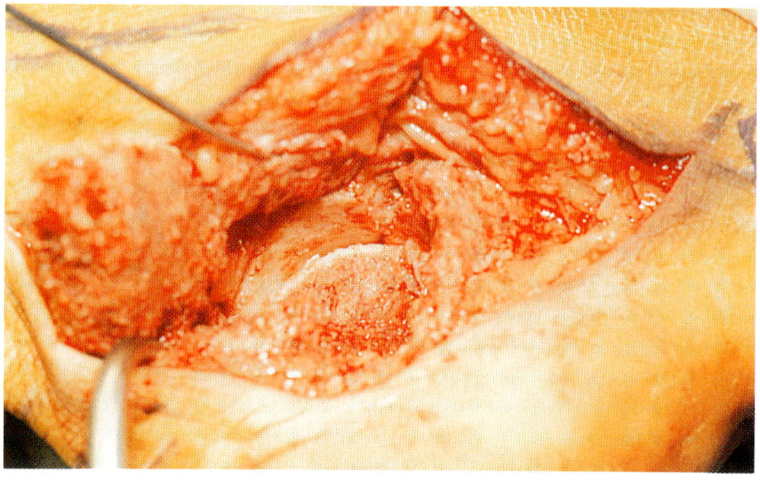

Figura 17. Com a porção desviada da faceta removida, a porção medial intacta da faceta é vista dentro da ferida. Nesse caso, encontramos uma lesão significativa da cartilagem da faceta posterior do tálus.

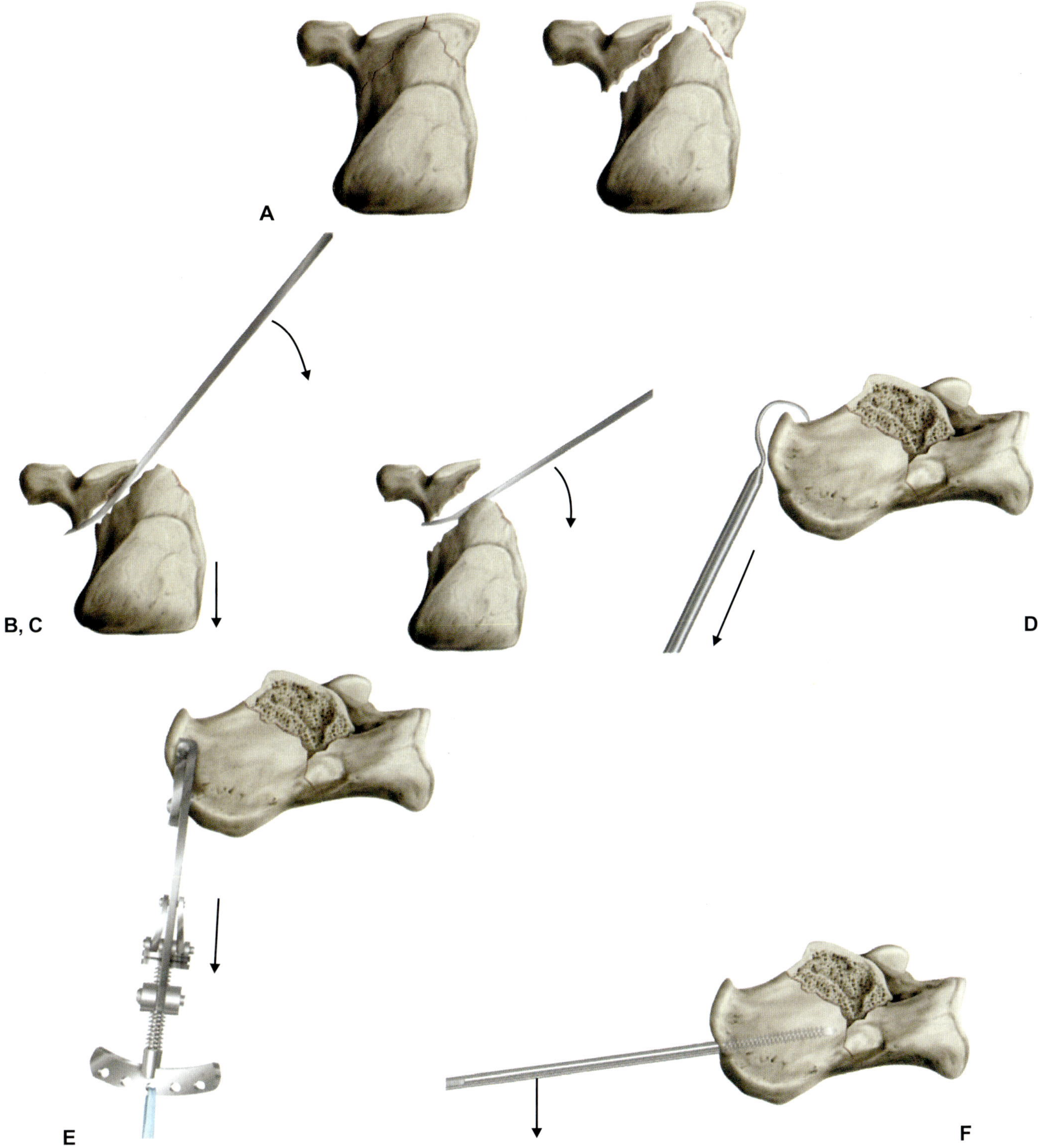

Figura 18. O fragmento encurtado do tubérculo se encunha no sítio da fratura da faceta **(A)** e deve ser reduzido para permitir a redução da faceta. Isso pode ser feito pela introdução de um osteótomo na linha de fratura primária **(B)** e alavancando-o **(C)**. Outros métodos incluem o uso de um gancho ósseo **(D)**, um pino de tração transcalcâneo **(E)** ou um cravo de Gissane **(F)** passado pelo tubérculo.

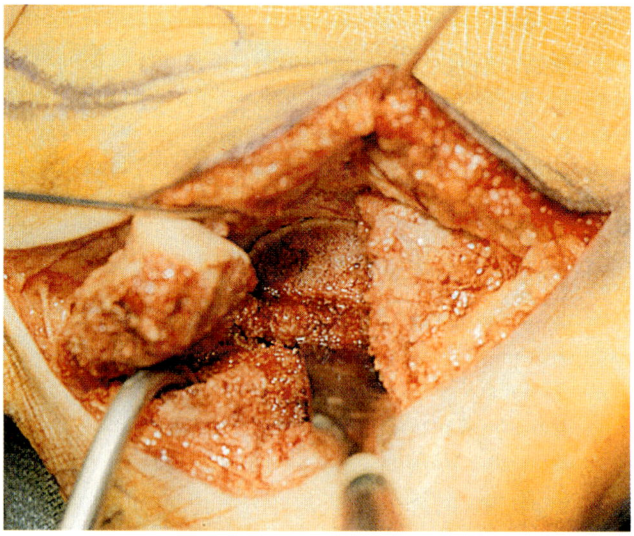

Figura 19. Quadro clínico da redução do tubérculo com o uso de um osteótomo.

gancho ósseo de rádio grande pode ser utilizado mesmo em face de fraturas secundárias, mas deve cobrir toda a profundidade do tubérculo. Essas são as duas técnicas mais utilizadas. Quando a parede medial é cominuta, um pino de tração no calcâneo ou um distrator femoral podem ser utilizados, desde que não haja fraturas secundárias na porção posterior do tubérculo. O cravo de Gissane pode ser útil, mas para isso a metade medial do tubérculo precisa estar intacta.

Uma vez que o tubérculo esteja provisoriamente reduzido, a atenção é voltada para a redução e fixação da faceta posterior. Após a redução da faceta posterior, ela é fixada com o uso de parafusos de compressão cortical de 3,5 mm. Esses parafusos devem ser direcionados para o osso medial intacto. A melhor captura é obtida se o sustentáculo do tálus estiver intacto, o que já deve ter sido predeterminado através das imagens pré-operatórias da TC. A relação do sustentáculo com a faceta posterior deve ser compreendida de modo apropriado para que seja feito o direcionamento dos parafusos de compressão. O sustentáculo está posicionado em uma região distal à faceta posterior, quando é observado nas incidências laterais. Entretanto, ele está localizado diretamente na face medial da faceta posterior se a orientação da faceta é considerada. Assim, os parafusos dire-

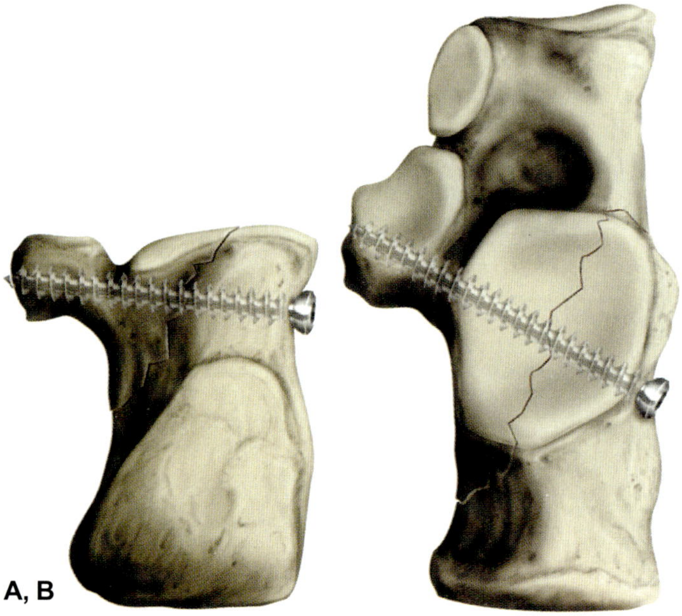

A, B

Figura 20. A: O ponto inicial para os parafusos de compressão devem ser levemente inferiores à articulação para assegurar sua colocação na faceta medial intacta ou no tubérculo sem penetra a articulação. **B:** Os parafusos de compressão devem ser posicionados em uma posição perpendicular à fratura da faceta posterior. Isso necessita do direcionamento dos parafusos da região póstero-lateral para a ântero-medial, como pode ser observado nessa vista da superfície superior.

cionados para o sustentáculo devem estar perpendiculares em relação à margem lateral da faceta posterior e angulados da posição proximal e lateral para distal e medial em relação à margem lateral do pé (Fig. 20B). Além disso, se o cirurgião posicionar o parafuso ligeiramente inferior à margem lateral da faceta posterior irá ajudar a evitar a penetração da articulação (Fig. 20A). Parafusos de compressão são mais facilmente colocados em fraturas localizadas mais lateralmente na faceta posterior (localização de Sanders A), devido à disponibilidade de um maior estoque ósseo medial. Se a fratura for mais medial, na junção da faceta e o sustentáculo (localização de Sanders C), somente uma pequena área de osso estará disponível para fixação. Apesar de não ser comumente realizado, o orifício deslizante para o parafuso de compressão pode ser perfurado na direção inversa para assegurar sua colocação no sustentáculo. Essa técnica é particularmente útil para as fraturas do tipo C. Se os orifícios de compressão forem perfurados de modo invertido, isso pode ser feito em uma mesa lateral segurando-se o fragmento da faceta com dois conjuntos de tenáculos. Após a realização dos orifícios de compressão, a redução da faceta é obtida.

Para reposicionar com exatidão a faceta posterior, o tubérculo deve ser reduzido de modo que ele não bloqueie a redução. Se a faceta posterior estiver cominutiva, primeiramente os fragmentos mais laterais são reduzidos uns aos outros e mantidos com fios-K, ao mesmo tempo que a unidade intacta é reduzida ao fragmento medial. A porção desviada da faceta é rodada para se encaixar no fragmento intacto e então colocada no leito da fratura de encontro à faceta posterior do tálus. Se o osso cortical da parede lateral interferir na redução, ele pode ser aparado com um *rongeur* sem preocupação.

A avaliação da redução da fratura é a parte mais importante do procedimento. Começando na parte posterior da faceta, a redução é diretamente visualizada através da aplicação de um momento em varo ao calcanhar e direcionando a luz (um foco preso à cabeça do cirurgião é útil) para a articulação subtalar (Fig. 21). A luz direcionada para a faceta posterior do tálus será refletida na direção da faceta posterior do calcâneo. Se a fratura for medial, ela pode não ser diretamente visível. Um elevador de Freer é uma excelente ferramenta para "sentir" a redução e é utilizado na maioria dos casos (Fig. 22). Anteriormente, a margem inferior da faceta no ângulo de Gissane deve estar alinhada com o calcâneo intacto. Essa área é útil no julgamento do alinhamento rotacional da faceta mas somente é precisa se o calcâneo ântero-lateral não estiver desviado ou se já tiver sido reduzido. Um fragmento ântero-lateral desviado (6) leva consigo o osso adjacente à margem inferior da faceta posterior, e essa área não pode ser utilizada como referência para a redução da faceta (Fig. 23). De modo ideal, a faceta posterior do calcâneo deve estar perfeitamente congruente com a faceta posterior do tálus anteriormente, lateralmente e posteriormente. Por fim, a redução é confirmada por fluoroscopia. A incidência lateral irá demonstrar uma

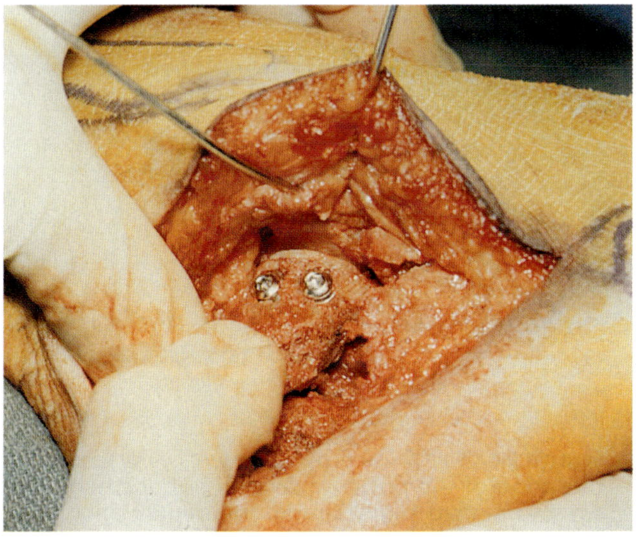

Figura 21. Uma força em varo do calcâneo ajuda a avaliar a redução. A luz direcionada contra a faceta posterior do tálus reflete sobre o calcâneo e ajuda a visualizar diretamente a redução.

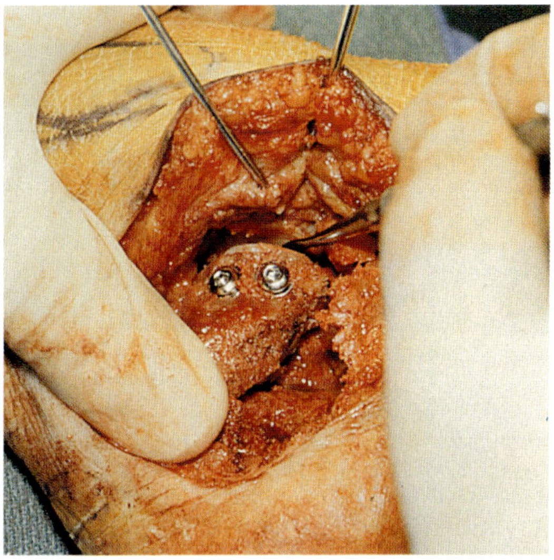

Figura 22. Um elevador de Freer é uma excelente ferramenta para se sentir a redução à procura de ressaltos ou espaços vazios.

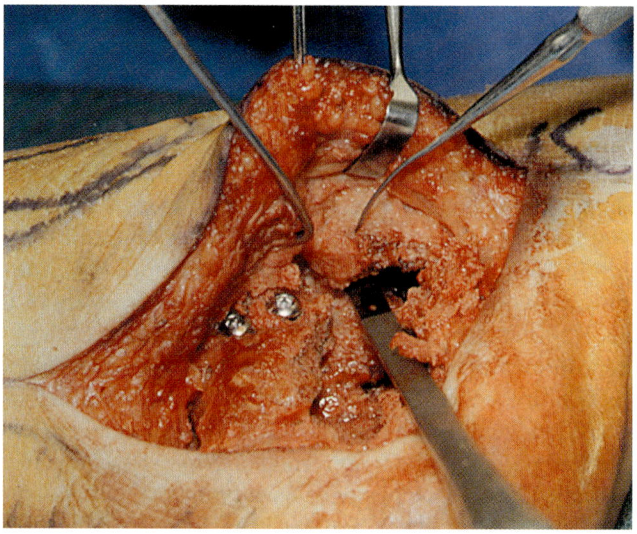

Figura 23. Quando existe um fragmento ântero-lateral desviado, a redução da porção anterior da faceta é mais difícil de ser julgada. O osteótomo demonstra o fragmento ântero-lateral. Observe o desvio da porção anterior da faceta, que é reduzida ao sustentáculo.

densidade dupla se a faceta estiver desviada. Entretanto, o melhor guia é obtido por meio da avaliação das incidências fluoroscópicas de Broden (Fig. 24). Qualquer ressalto ou espaço no sítio da fratura pode ser apreciado com a utilização dessas incidências. Somente uma deformidade rotacional no plano sagital não é visível em uma incidência de Broden. Apesar de a incidência fluoroscópica lateral demonstrar grandes desvios rotacionais, esse é um plano de redução que deve ser determinado clinicamente. A avaliação cuidadosa das margens posterior e anterior da faceta irá revelar uma rotação inadequada em relação ao fragmento medial.

A redução geralmente é estável, mas é prudente se inserir temporariamente fio(s)-K antes da colocação dos parafusos de compressão. Se os orifícios deslizantes já estiverem sido perfurados previamente, o protetor interno da broca é utilizado para assegurar uma localização central dos parafusos dentro do orifício deslizante. Se o sustentáculo estiver intacto, ele é utilizado para a fixação. Se o sustentáculo estiver fraturado, então os parafusos de compressão devem ser direcionados mais posteriormente para a porção medial da faceta, o que já deve ter sido determinado nas imagens pré-operatórias de TC (Fig. 5). O tronco neurovascular tibial posterior se localiza próximo à face medial do calcâneo, desse modo a perfuração deve evitar uma penetração desnecessá-

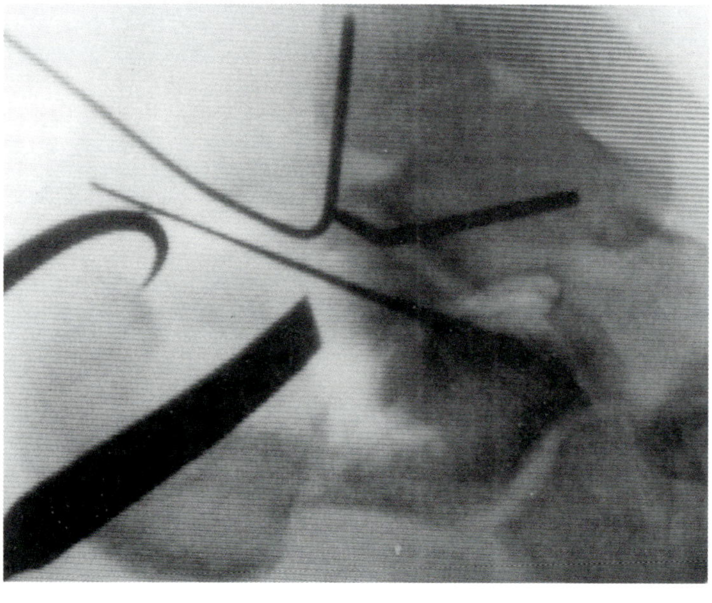

Figura 24. Uma incidência de Broden fluoroscópica demonstra a redução da faceta posterior. Um gancho ósseo e um osteótomo estão mantendo a redução do tubérculo até que parafusos de compressão sejam colocados na faceta. Um fio-K está mantendo a redução da faceta. Observe o paralelismo da faceta posterior do tálus e do calcâneo.

ria além da cortical medial (1). Como o osso nessa região é bastante denso, o uso de uma broca nova ajuda a evitar lesão térmica ao osso. Os parafusos corticais de compressão de 3,5 mm são então colocados com arruelas e apertados.

Uma vez que a faceta esteja reduzida e fixada, a atenção é voltada para a redução e fixação do tubérculo e do calcâneo anterior, geralmente com uma placa. Diversas placas estão disponíveis para esse propósito, incluindo algumas especificamente projetadas para o calcâneo. Eu prefiro uma placa metacarpal de minifragmentos com 2,7 mm (Synthes, Paoli, PA, EUA), porque elas são facilmente moldadas, posicionadas, e podem acomodar parafusos tanto de 2,7 como de 3,5 mm. A redução do calcâneo anterior é feita primeiro. Isso é especialmente importante se houver um fragmento ântero-lateral separado ou se a fratura penetrar a articulação calcaneocubóide. Uma dissecção adicional para a exposição do calcâneo anterior e da articulação calcaneocubóide pode ser necessária (Fig. 25). Se houver um fragmento ântero-lateral desviado, ele é reduzido através de pressão direta com a utilização de um osteótomo ou um socador ósseo. A fixação varia dependendo do tamanho e da localização do fragmento. É necessária a colocação de uma placa diretamente sobre a tuberosidade ou um parafuso de compressão por via subcutânea através da compressão (15). Deve ser tomado cuidado quando se colocam os parafusos de compressão para evitar lesão aos ramos sensitivos do nervo fibular.

Nas fraturas do tipo língua, o tubérculo é reduzido juntamente com a faceta posterior. Para as fraturas com depressão articular, a redução do tubérculo deve ser mantida durante a colocação da placa. Isso pode ser feito com um gancho ósseo ou com a colocação temporária de um fio-K no fragmento posterior. O(s) fragmento(s) são substituídos ou utilizados como enxerto, e a placa é moldada de encontro ao calcâneo lateral (Fig. 26). A realização de enxertia óssea raramente é necessária conforme a tensão das trabéculas do osso é restaurada. Na maioria das vezes, uma placa que vai do tubérculo até o calcâneo anterior será suficiente. Entretanto, se houver um defeito ósseo , diversas placas pequenas podem ser utilizadas. Uma placa de três orifícios posicionada do tubérculo posterior para a parte posterior da faceta atua em tensão e pode manter a altura do calcâneo.

Depois que a placa é moldada e fixada com um parafuso proximalmente e distalmente, é realizado controle da redução e fixação, sendo obtido uma imagem lateral e outra axial (Fig. 27). Se essas imagens demonstrarem uma restauração adequada da altura e da largura do calcâneo, bem como do ângulo do tubérculo, os parafusos restantes são colocados. Dois parafusos no tubérculo, dois no calcâneo anterior e um na parte medial da faceta são suficientes para assegurar a estabilidade da fratura.

A ferida é irrigada e fechada sobre um dreno (hemovac médio). O fechamento é feito com o uso de suturas em formato de oito do periósteo do retalho até os tecidos profundos. Na parte distal do retalho, o reparo inclui a fáscia do abdutor do 5º dedo. Os fios de sutura são todos colocados e juntados por meio de uma pinça antes que qualquer um deles seja amarrado. Eles são então amarrados da posição proximal e distal na direção do ápice do retalho (Fig. 28). A pele é fechada com

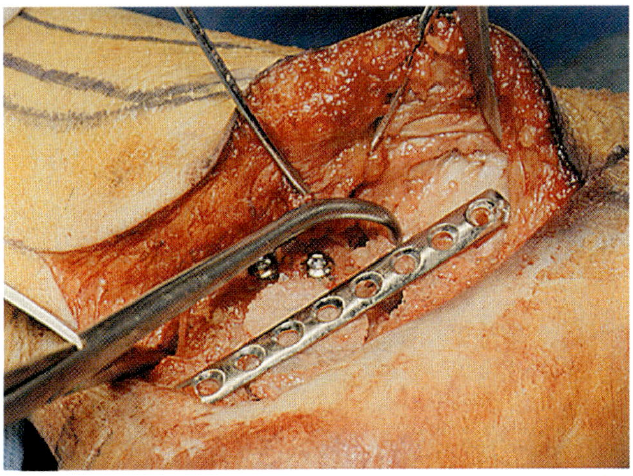

Figura 25. Um afastador de Hohmann pequeno está na articulação calcaneocubóide. Exposição completa do calcâneo lateral é obtida para a colocação da placa. O fragmento ântero-lateral agora está reduzido.

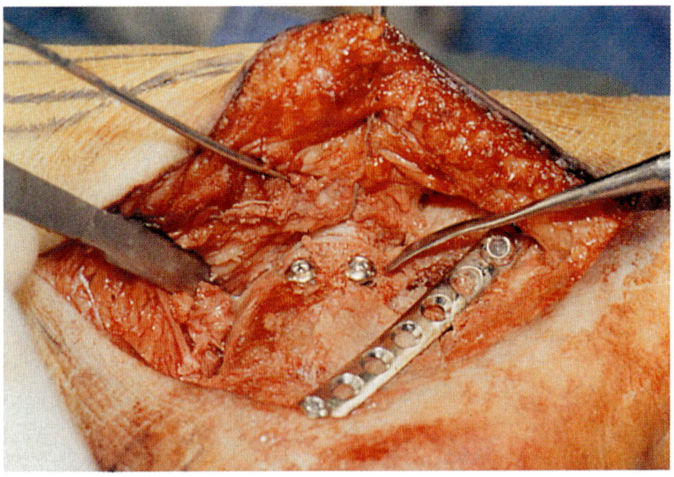

Figura 26. A placa é moldada e fixada com dois parafusos em cada extremidade. Observe a redução da faceta posterior do calcâneo ao tálus e ao fragmento ântero-lateral (elevador de Freer).

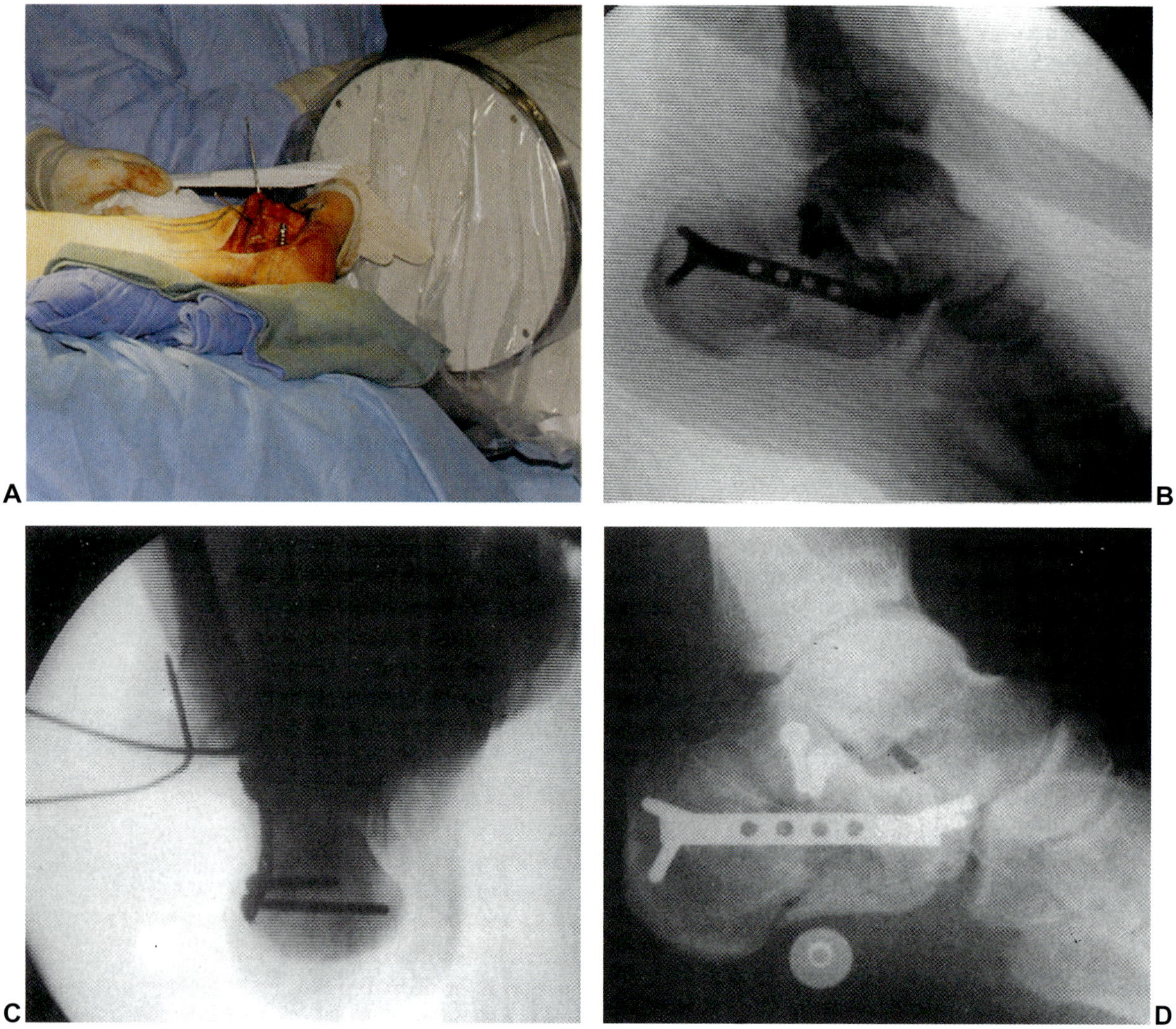

Figura 27. Uma imagem axial é facilmente obtida com o intensificador de imagens através da dorsiflexão do pé com um coxim **(A)**. As incidências lateral **(B)** e axial **(C)** devem confirmar a redução antes do fechamento. A correção do varo do tubérculo é demonstrada pela incidência axial. Existe um fragmento livre de osso medial visível no nível da linha de fratura primária. A reconstituição da altura do calcâneo, a relação da faceta posterior e o ângulo de Gissane são vistos na incidência lateral final **(D)**.

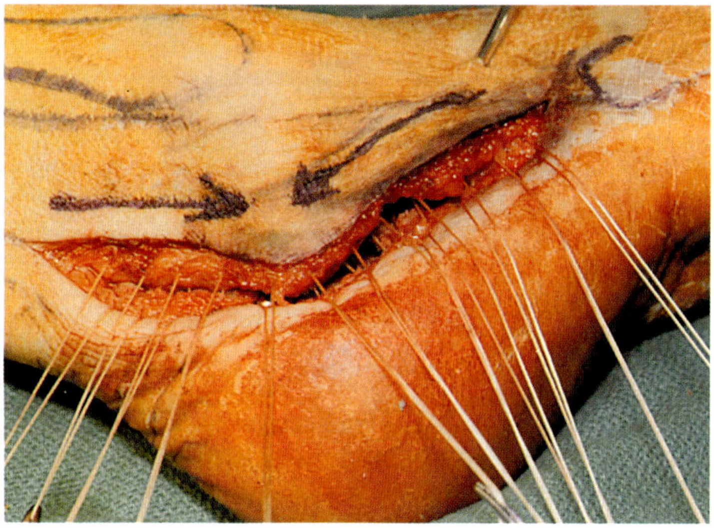

Figura 28. Os fios de sutura profundos são colocados e rotulados antes que qualquer um deles seja amarrado. Depois eles são amarrados das margens da incisão na direção do ápice (setas no pé). Isso permite o fechamento com o mínimo de tensão.

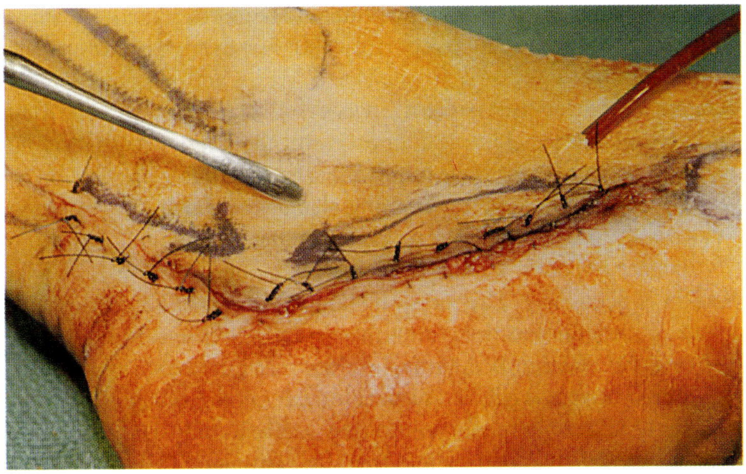

Figura 29. Depois que a pele é suturada, o pé apresenta um contorno normal. O abaulamento lateral observado no pré-operatório (Fig. 11) já não é mais visto.

suturas verticais ou do tipo colchoeiro (Fig. 29). O torniquete é liberado depois que o curativo é colocado. Se o tornozelo chegar a uma posição neutra com facilidade, um curativo volumoso é aplicado. Se o tendão-de-aquiles está tenso com a dorsiflexão do tornozelo, um gesso ou imobilizador bem acolchoado deve ser aplicado com o tornozelo em posição neutra.

Radiografias finais são realizadas na sala de cirurgia, e o paciente é levado para a sala de recuperação se as imagens de controle forem aceitáveis.

TRATAMENTO PÓS-OPERATÓRIO

No pós-operatório o pé e a perna são elevados. Uma cefalosporina de primeira geração é administrada até 24 horas após a remoção do dreno. O paciente é mobilizado em muletas, sem carga sobre o membro. O dreno é removido quando drenar menos de 30 ml durante um período de 24 h. Uma vez que os drenos sejam retirados, o paciente recebe alta com instruções de elevar a perna e movimentar os dedos do pé freqüentemente. Dependendo do grau de edema pós-operatório no retalho, tornozelo e articulação subtalar, o movimento pode ser iniciado 2 dias após a cirurgia. Se o retalho estiver edemaciado, o movimento deve ser adiado e o paciente imobilizado em posição neutra durante 2 a 3 semanas.

A necessidade de fisioterapia varia de paciente para paciente. A terapia inicial consiste em exercícios isométricos para o quadríceps e para a musculatura posterior da coxa e em exercícios ativos para a amplitude de movimentos do tornozelo e regiões subtalar e do mediopé. Solicitar que o paciente "escreva" letras com pé é um bom método de encorajamento para a movimentação do tornozelo, retropé e mediopé. As suturas são removidas em 3 semanas, desde que a ferida esteja cicatrizada. Uma radiografia lateral deve ser realizada nesse momento para a confirmação da manutenção da redução.

Em 6 semanas, o paciente deve ter recuperado uma movimentação completa do tornozelo e apresentar mais de 50% da movimentação subtalar normal. Se esse não for o caso, então exercícios de mobilização passiva com um terapeuta devem ser iniciados. Entre 8 a 10 semanas, o paciente deve apresentar uma movimentação funcional e mínima dor no tornozelo e retropé. Se as radiografias nesse momento demonstrarem consolidação da fratura e manutenção da redução, inicia-se uma carga parcial (15 kg). Carga total é permitida em 12 semanas. Nessa mesma época, o paciente inicia um programa de fortalecimento para o tornozelo (especialmente os músculos fibulares) e treinamento proprioceptivo. Um *aircast* pode fazer com que o paciente se sinta mais confortável até que sua coordenação retorne.

COMPLICAÇÕES

Logo após a cirurgia, um hematoma pode se formar sob o retalho, especialmente se o dreno for retirado muito cedo. Se isso ocorrer, o hematoma deve ser aspirado para evitar problemas com a cicatrização. Se o hematoma estiver muito tenso ou for muito grande para ser aspirado, ele deve ser evacuado cirurgicamente pela abertura da margem inferior da incisão. Se ele não for removido, aumentam os riscos de uma falha do retalho e de infecção.

A complicação mais comum após uma cirurgia aberta do calcâneo está relacionada à cicatrização da ferida. O ápice do retalho pode não cicatrizar e deixar uma ferida parcial ou mesmo de toda a espessura do retalho. Desde que o resto da incisão esteja cicatrizando e que não haja a presença de líquido sob o retalho, essa complicação responde bem às medidas conservadoras. Uma mudança de curativos úmidos para secos ou o uso de gel com derivado de petróleo em conjunção com a elevação e um adiamento da terapia geralmente permitem a cicatrização da ferida.

A ocorrência de infecção da ferida felizmente não é comum mas pode ser devastadora. Um desbridamento cirúrgico de emergência da infecção é necessário. A incisão deve ser aberta completamente e todo o tecido necrótico removido. Se a infecção ocorrer dentro das primeiras 6 semanas e tem uma apresentação aguda, o material de síntese é mantido. Se a infecção ocorrer após mais de 6 semanas após a cirurgia, a placa deve ser removida. Os parafusos de compressão da faceta posterior podem ser mantidos. Com freqüência, são necessários diversos desbridamentos. Ocasionalmente, a presença de um material de síntese ou de osso exposto necessita de uma avaliação por um especialista da área de cirurgia plástica e de uma transferência de tecido livre.

Artrite subtalar pós-traumática pode ocorrer a despeito de uma redução anatômica. Esta pode ser causada pelo dano inicial à cartilagem. Se uma modificação da atividade e da medicação não proporcionar alívio, então pode estar indicada uma fusão subtalar. A restauração cirúrgica da altura e da largura do calcâneo gerada pela fixação interna torna a fusão tardia menos difícil.

Outras complicações tardias incluem a irritação fibular e a intolerância ao frio. Se a irritação fibular ocorrer sobre a placa, ou, mais comumente, sobre a cabeça do parafuso, o material deve ser removido. Um parafuso pode ser removido através de um pequeno corte com bisturi em vez de se elevar todo o retalho. Se o paciente se queixar de desconforto durante seu trabalho em um ambiente refrigerado ou frio, a remoção da placa pode diminuir esse desconforto.

CASO ILUSTRATIVO PARA A TÉCNICA

Um rapaz de 23 anos de idade se jogou de uma altura de nove andares. Ele sofreu uma fratura do calcâneo Sanders de tipo 2B e com depressão articular na classificação de Essex Copresti (Fig. 30). A perna foi elevada até que o edema diminuísse, e ele foi submetido a uma cirurgia no 17º dia após a queda. A fratura for anatomicamente reduzida e fixada com parafusos de compressão e com uma placa de minifragmentos (Fig. 31).

Sua evolução pós-operatória foi tranqüila. Em 12 semanas, ele iniciou descarga total do peso sobre o membro. Em 16 semanas, ele estava andando sem nenhum suporte, e apresentava 10 graus de dorsiflexão e 30 graus de flexão plantar no tornozelo, e apresentava 80% de movimento subtalar comparado com o pé contralateral. Ele retornou às suas atividades laborativas com mínimas queixas de dor. Em 2 anos, ele apresentava poucas dores após dias longos, de trabalho e estava com o pé completamente funcional (Fig. 32).

A

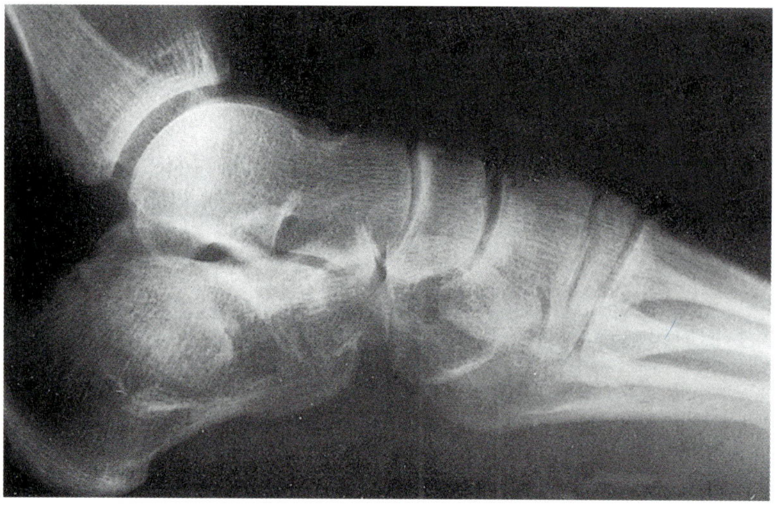

Figura 30. A radiografia lateral **(A)** demonstra uma fratura com depressão articular com impactação significativa da faceta posterior. *(Continua.)*

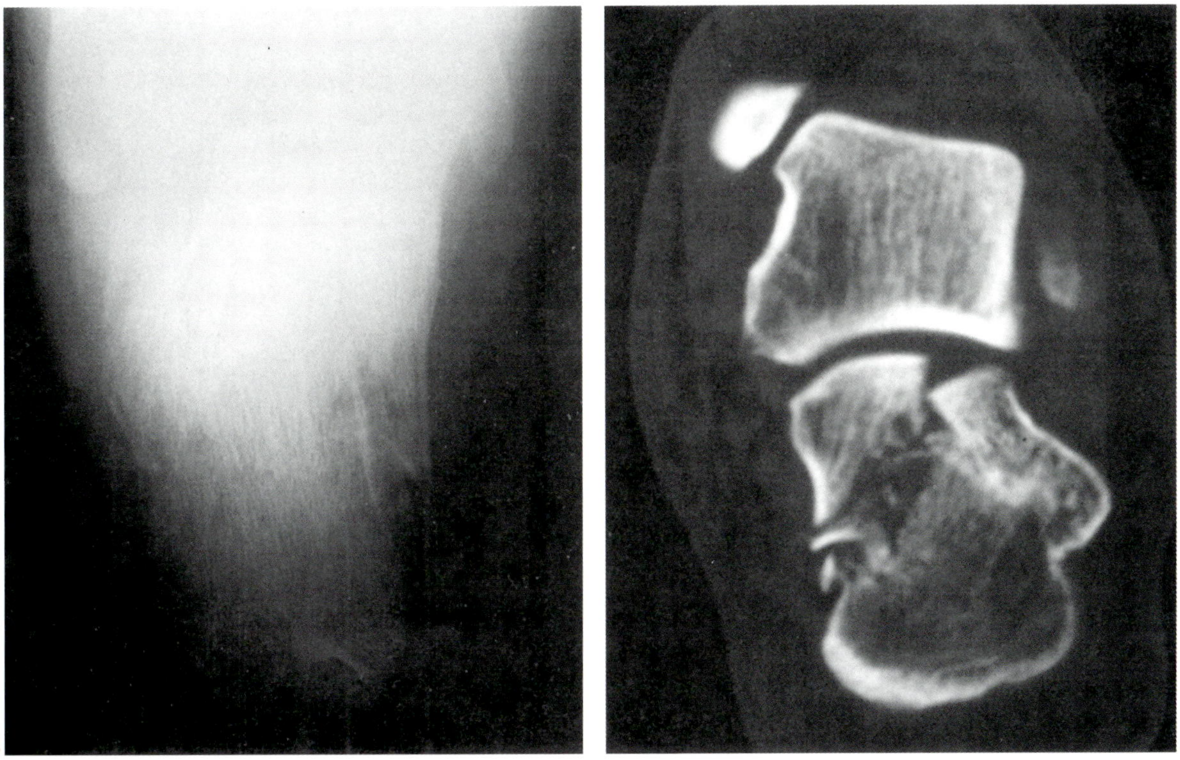

B C

Figura 30. *(Continuação)* A linha primária de fratura sai pela cortical medial e o tubérculo está em varo na incidência axial **(B)**. A imagem semicoronal em 30 graus da tomografia computadorizada (TC) revela uma fratura tipo 2B da faceta com cominução da cortical medial **(C)**.

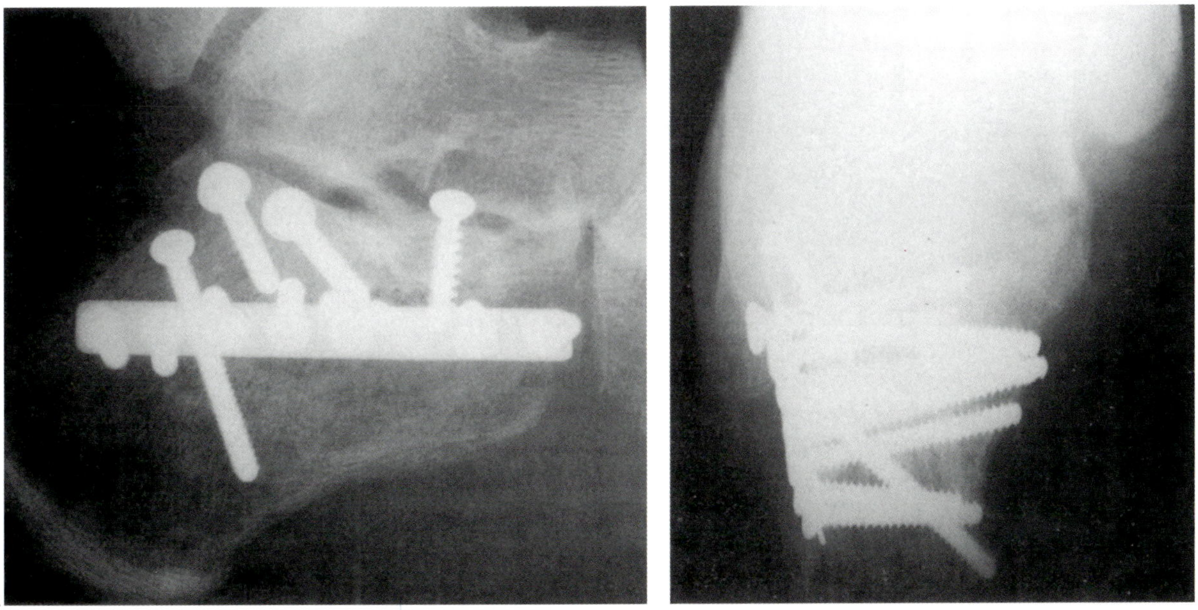

A B

Figura 31. A incidência lateral pós-operatória **(A)** demonstra uma redução anatômica do calcâneo com dois parafusos de compressão na faceta, uma placa de minifragmentos e a fixação do fragmento anterior com parafuso de compressão, que foi colocado por via percutânea. A redução do tubérculo e da cortical medial é vista na incidência axial **(B)**.

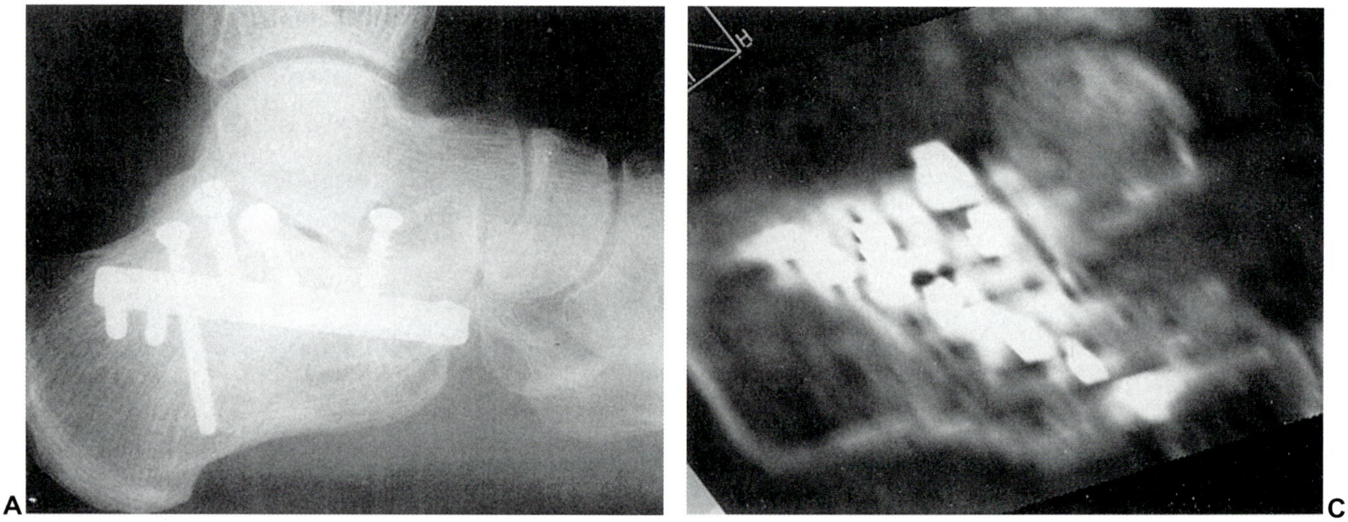

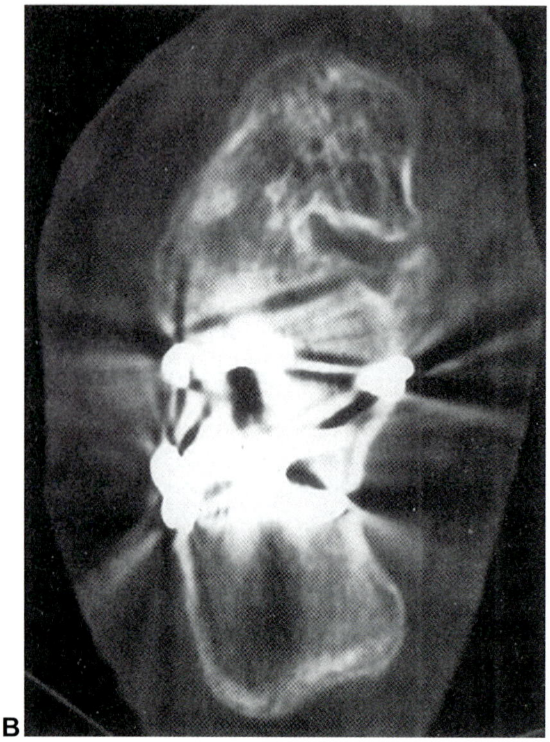

Figura 32. Dois anos depois, o paciente relatava poucas dores. As trabéculas haviam se remodelado **(A)**. Uma imagem semicoronal em 30 graus de tomografia computadorizada (TC) demonstra uma redução anatômica da faceta e um bom alinhamento do tubérculo **(B)** A reconstrução da TC no plano sagital demonstra uma excelente congruência da faceta posterior **(C)**.

LEITURA RECOMENDADA

1. Albert, M.J., Waggoner, S.M., Smith, J.W.: Internal fixation of calcaneus fractures: an anatomical study of structures at risk. *J. Orthop. Trauma,* 9(2):107-112, 1995.
2. Bordeaux, B.D.: Reduction of calcaneal fractures by the McReynolds medial approach technique and its experimental basis. *Clin. Orlhop.,* 177:87, 1983.
3. Buckley, R.E., and Meek, R.N.: Comparison of open versus closed reduction of intraarticular calcaneal fractures: a matched cohort in workmen. *J. Orthop. Trauma*, 6(1):216, 1992.
4. Carr, J.B., Hamilton, J.J., Bear, L.S.: Experimental intraarticular calcaneus fractures: anatomic basis for a new classification. *Foot Ankle,* 9:81, 1988.
5. Essex Lopresti, P.: The mechanism, reduction technique and results in fractures of the os calcis. *Br. J. Surg.,* 39:395, 1952.
6. Langdon, I.J., Kerr, P.S., Atkins, R.M.: Fractures of the calcaneum: the anterolateral fragment. *J. Bone Joint Surg. [Br],* 76(2):303, 1994.
7. Letournel, E.: Open treatment of acute calcaneal fractures. *Clin. Orthop.,* 290:60, 1993.

8. McLaughlin, H.L.: Treatment of late complications of os calcis fractures. *Clin. Orthop.* 30:111, 1963.
9. Palmer, I.: The mechanism and treatment of fractures of the calcaneus: open reduction with the use of cancellous grafts. *J. Bone Joint Surg. [Am]* 30:2, 1948.
10. Ross, S.D., Sowerby, M.R.: The operative treatment of fractures of the os calcis. *Clin. Orthop.,* 199:132, 1985.
11. Sanders, R.: Review article: intra-articular fractures of the calcaneus: present state of the art. *J. Orthop. Trauma,* 6(1):252, 1992.
12. Sanders, R., Fortin, P., DiPasquale, T., et al.: Operative treatment in 120 displaced intraarticular calcaneal fractures: results using a prognostic computed tomography scan classification. *Clin. Orthop.,* 290:87, 1993.
13. Stephenson, J.R.: Treatment of displaced intra-articular fractures of the calcaneus; using medial and lateral approaches, internal fixation, and early motion. *J. Bone Joint Surg. [Am]* 69:115, 1987.
14. Thoren, O.: Os calcis fractures *Acta. Orthop. Scand.,* (suppl)70:1 1964.
15. Tornetta, P., III.: Open reduction and internal fixation of the calcanens using minifragment plates. *J. Orthop. Trauma,* 10(1):63-67, 1996.
16. Tornetta, P., III., and Sheskier, S.: Fractures of the os calcis: a method of choosing the surgical approach. *J. Orthop. Tech.,* 2(2):46, 1994.
17. Zwipp, H., Tscherne, H., Wulker, N.: Osteosynthese dislozierter intraartikulaar calcaneusfrakturen. *Unfallchirurgie* 91:507, 1988.

33

Lesões Tarsometatarsais de "Lisfranc": Avaliação e Tratamento

Bruce J. Sangeorzan e Stephen K. Benirschke

INDICAÇÕES/CONTRA-INDICAÇÕES

A indicação primária para o tratamento de uma lesão é o conhecimento de que a lesão não apresentará bons resultados sem ser realizado tratamento. Conceitualmente, as lesões tarsometatarsianas que levarão, se não tratadas, a uma perda do arco ou a uma deformidade significativa devem ser tratadas cirurgicamente. Isso inclui tanto lesões com desvios como lesões sutis que possuam uma instabilidade em dois planos. A decisão de tratar uma lesão tarsometatarsal cirurgicamente se baseia no exame físico e nos estudos radiológicos.

Os arcos transverso e longitudinal do pé dependem que as articulações tarsometatarsais tornem o pé suficientemente rígido para suportar o corpo, assim como os blocos de gelo apicais suportam um iglu. Lesões tarsometatarsais instáveis constituem uma perda dessa integridade estrutural e podem resultar em deformidade do pé. Na maioria das lesões com desvio, os metatarsais se desviam dorsal e lateralmente em relação aos ossos do tarso, o que produz um pé plano, com abdução do antepé. Como resultado, quando o peso é colocado sobre o pé, ele entra em colapso. Durante o levantamento do calcanhar, as forças deformantes que atuam sobre o mediopé tendem a exacerbar a deformidade. Para que os metatarsais se desloquem para essa direção, os ligamentos plantares tarsometatarsais (Lisfranc) precisam estar rompidos. O tratamento cirúrgico está indicado quando um paciente que está deambulando possui uma lesão que deixa o pé mecanicamente inseguro, deformado ou ambos.

Pacientes que deambulam com desvios aparentes das articulações de Lisfranc nas radiografias simples e que apresentam ruptura de todos os ligamentos estabilizadores são candidatos a tratamento cirúrgico. Quando as lesões são sutis e aparentemente sem desvio, o tratamento cirúrgico somente está indicado quando é detectada uma instabilidade em dois planos no exame clínico ou nas radiografias com estresse. Como a função do pé é o suporte de peso, a estabilidade

B. J. Sangeorzan, M.D.: Department of Orthopaedics, University of Washington, Harborview Medical Center, Seattle, Washington 98104.
S. K. Benirschke, M.D.: Department of Orthopaedics, Harborview Medical Center, Seattle, Washington 98104.

dos ligamentos plantares é mais importante do que a estabilidade dos ligamentos dorsais. A lesão de Lisfranc é tão freqüentemente não-diagnosticada que necessita de uma discussão do diagnóstico na seção Indicações. Existem poucas lesões ortopédicas nas quais a máxima "o olho não vê aquilo que a mente não está procurando" é mais apropriada. A presença de edema e a sensibilidade no mediopé sem nenhuma fratura óbvia devem desencadear um alto nível de suspeita.

Critérios para o Exame Físico

A instabilidade deve ser determinada pelo exame físico. O médico segura as cabeças metatarsiais e aplica uma força dorsal ao antepé enquanto a outra mão palpa a articulação tarsometatarsiais. Uma subluxação ou luxação dorsal das bases dos metatarsais sugere instabilidade. Se o primeiro e o segundo metatarsais também puderem ser desviados medialmente e lateralmente, uma instabilidade global está presente, e o tratamento cirúrgico é necessário. As lesões de baixa energia interrompem a cápsula medial mas não rompem os ligamentos plantares. Quando os ligamentos plantares estão intactos, nenhuma subluxação dorsal ocorre no exame sob estresse. Essas lesões podem ser tratadas de modo conservador ou com uma fixação menos rígida, a critério do cirurgião.

Critérios Radiológicos

Com uma ruptura ligamentar do mediopé sem fratura, as radiografias sem carga podem ser enganosamente benignas. Os ligamentos são rompidos com um deslocamento inicial, entretanto, quando a força deformante é removida, o pé pode retornar para a posição neutra, escondendo uma grande instabilidade. O médico deve suspeitar sempre que existam inchaço e dor intensos no mediopé. Os achados radiológicos nas radiografias simples, quando existe uma ruptura, sugerem uma lesão tarsometatarsal sutil. O primeiro achado e mais confiável é uma ruptura na continuidade de uma linha traçada da base medial do segundo metatarsal para a face medial do cuneiforme intermédio nas incidências ântero-posterior (AP) e oblíqua (Fig. 1). Segundo, um alargamento do intervalo entre o primeiro e o segundo raio deve ser visto com atenção. Se houver dor localizada à palpação, devem ser obtidas incidências sob estresse. Terceiro, a face medial da base do quarto

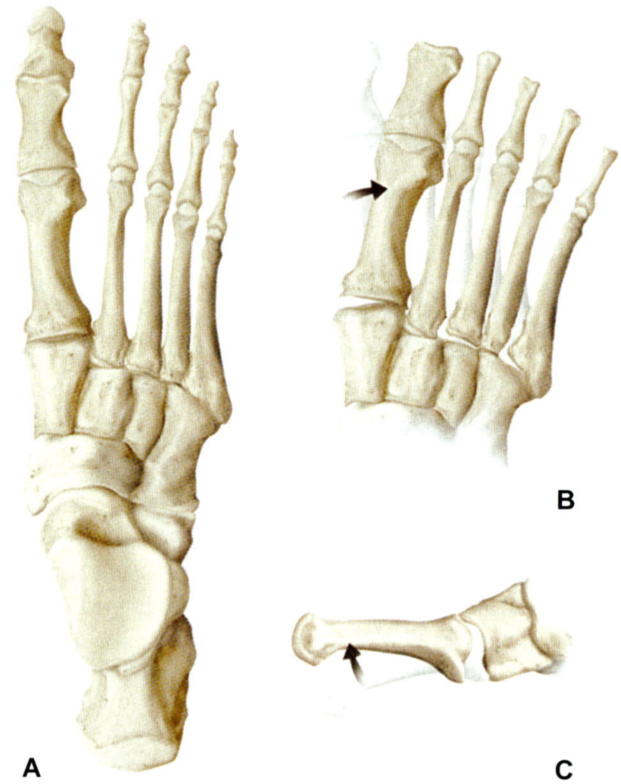

Figura 1. A-C: Representação diagramática de uma visão dorsal do pé. As bases metatarsais foram forçadas lateral e dorsalmente.

metatarsiano deve estar alinhada com a face medial do cubóide na incidência oblíqua. Esse é um sinal discreto porque o perfil da base do metatarsiano não é igual ao perfil do cubóide. Como resultado, é possível que haja a presença de um ressalto se o ângulo do raios X estiver levemente mal direcionado. Na incidência lateral, os metatarsais estão alinhados com os cuneiformes na cortical dorsal. Quando existe uma lesão ligamentar, os metatarsais estão tipicamente desviados para a região dorsal em relação aos cuneiformes.

As contra-indicações para a intervenção cirúrgica incluem indivíduos que não deambulam, pacientes com doença vascular séria nos quais uma incisão cirúrgica apresenta poucas probabilidades de cicatrização mas que não possuam uma deformidade significativa, ou uma lesão que seja instável somente no plano transversal. As lesões de Lisfranc somente com lesões ósseas podem ser tratadas por métodos fechados ou através de redução fechada com fixação percutânea com pinos. Quando encontramos uma deformidade e uma circulação comprometida, o cirurgião está em face de um dilema. Deixar a deformidade como está faz com que o paciente esteja em risco para o surgimento de ulcerações, enquanto o tratamento cirúrgico traz o risco de problemas com a cicatrização da ferida. Nessa circunstância, é válido considerar uma avaliação por um cirurgião vascular para determinar se um procedimento de influxo poderia ser benéfico antes de uma intervenção ortopédica.

Um dano neurológico também é uma causa para preocupação. O médico deve decidir se uma energia suficiente produziu a lesão ou se existe uma condição neuropática subjacente. Lesões triviais que causam desvio significativo devem estimular uma investigação para uma possível lesão neuropática. O tratamento de um pé neuropático de Charcot possui indicações diferentes, bem como uma técnica diferente. Quando estamos tratando de uma lesão de Lisfranc na presença de uma neuropatia periférica, será necessária uma maior fixação, e está indicado um maior período de proteção pós-operatória.

PLANEJAMENTO PRÉ-OPERATÓRIO

O exame físico deve documentar o estado dos pulsos dorsal do pé e tibial posterior, a integridade da pele e as características físicas do pé. Um aprisionamento do tendão pode ser demonstrado por uma posição alterada e incorrigível dos dedos do pé ou do mediopé. A presença de sensibilidade intacta ou alterada também deve ser documentada.

Radiografias pré-operatórias devem incluir uma incidência em AP e lateral com carga do pé, bem como uma incidência oblíqua. As incidências oblíquas são essenciais para a avaliação das lesões do mediopé e devem ser incluídas nas séries de avaliação do trauma do pé. Se houver incertezas com relação à presença, localização ou grau da lesão, radiografias sob estresse devem ser realizadas em dois planos. Tipicamente, elas são feitas com o uso da fluoroscopia para que haja a certeza de que se atingiu o plano correto para a imagem. Quando as suspeitas forem grandes, as radiografias sob estresse são realizadas na sala de cirurgia, de modo que, se a lesão for confirmada, a cirurgia pode ser feita sob o uso da mesma anestesia. Um anestésico apropriado é administrado, e a unidade de fluoroscopia é trazida para a sala de cirurgia. A mesa cirúrgica é angulada a 90° ao nível do joelho de modo que o pé fique relativamente paralelo ao chão.

Utilizando luvas de chumbo, as cabeças do primeiro e segundo metatarsianos são agarradas com uma mão e o retropé com a outra. Com o polegar sobre o cubóide para atuar como um fulcro, o antepé é abduzido e uma radiografia em AP é obtida. A instabilidade está presente se aparecer um espaço na face medial da primeira ou segunda articulação tarsometatarsal (Fig. 2D). Incidências sob estresse no plano lateral são realizadas se existirem dúvidas. Elas são feitas segurando-se o mediopé com uma mão e o antepé com a outra, fazendo uma flexão plantar aguda através da articulação tarsometatarsal. Oriente a unidade de fluoroscopia através da mesa e obtenha uma imagem. Apesar de as articulações tarsometatarsais poderem angular, elas não se abrem de modo assimétrico. Uma subluxação indica que as articulações estão instáveis.

Procure também por instabilidade no nível das articulações intercuneiforme (Fig. 3A e B). Essas lesões não são raras, mas, como elas são sutis, fora do plano das radiografias-padrão, e não são bem descritas, freqüentemente elas não são diagnosticadas. O tratamento segue os mesmos princípios das lesões no nível de Lisfranc. Incidências sob estresse no plano AP são utilizadas para confirmar a lesão. Como existe pouco movimento na maioria das articulações intercuneifor-

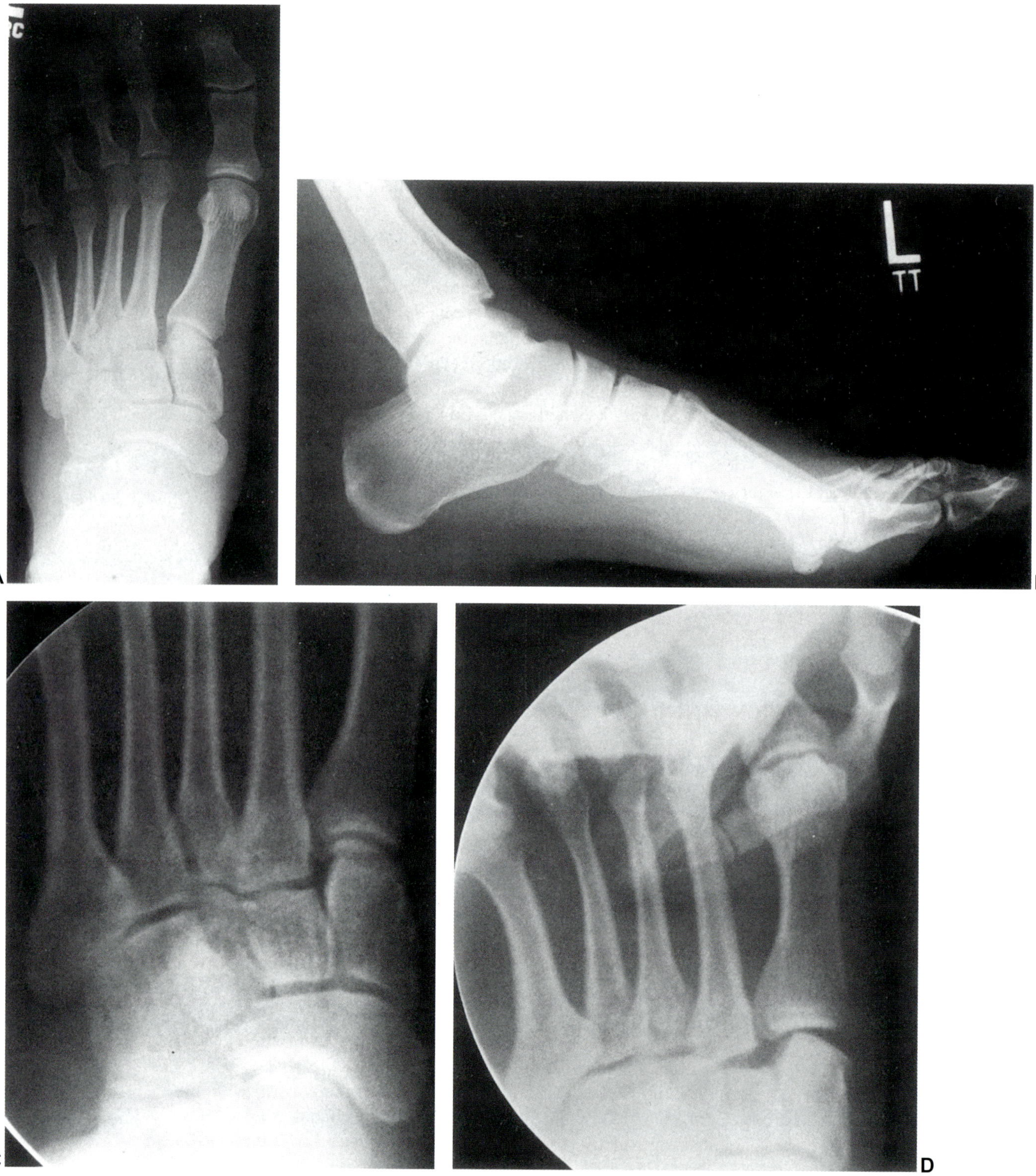

Figura 2. A: Radiografia ântero-posterior (AP) demonstrando uma lesão de Lisfranc sutil. A base do segundo metatarsal está desviada lateralmente. **B:** Essa radiografia lateral sem carga do pé demonstra que a cortical dorsal do segundo metatarso está subluxada dorsalmente em relação ao seu cuneiforme. **C:** Uma incidência ampliada é utilizada para confirmar que o pé está na posição correta para a avaliação das articulações tarsometatarsais. **D:** A radiografia sob estresse revela instabilidade na primeira, segunda e provavelmente terceira articulações tarsometatarsais.

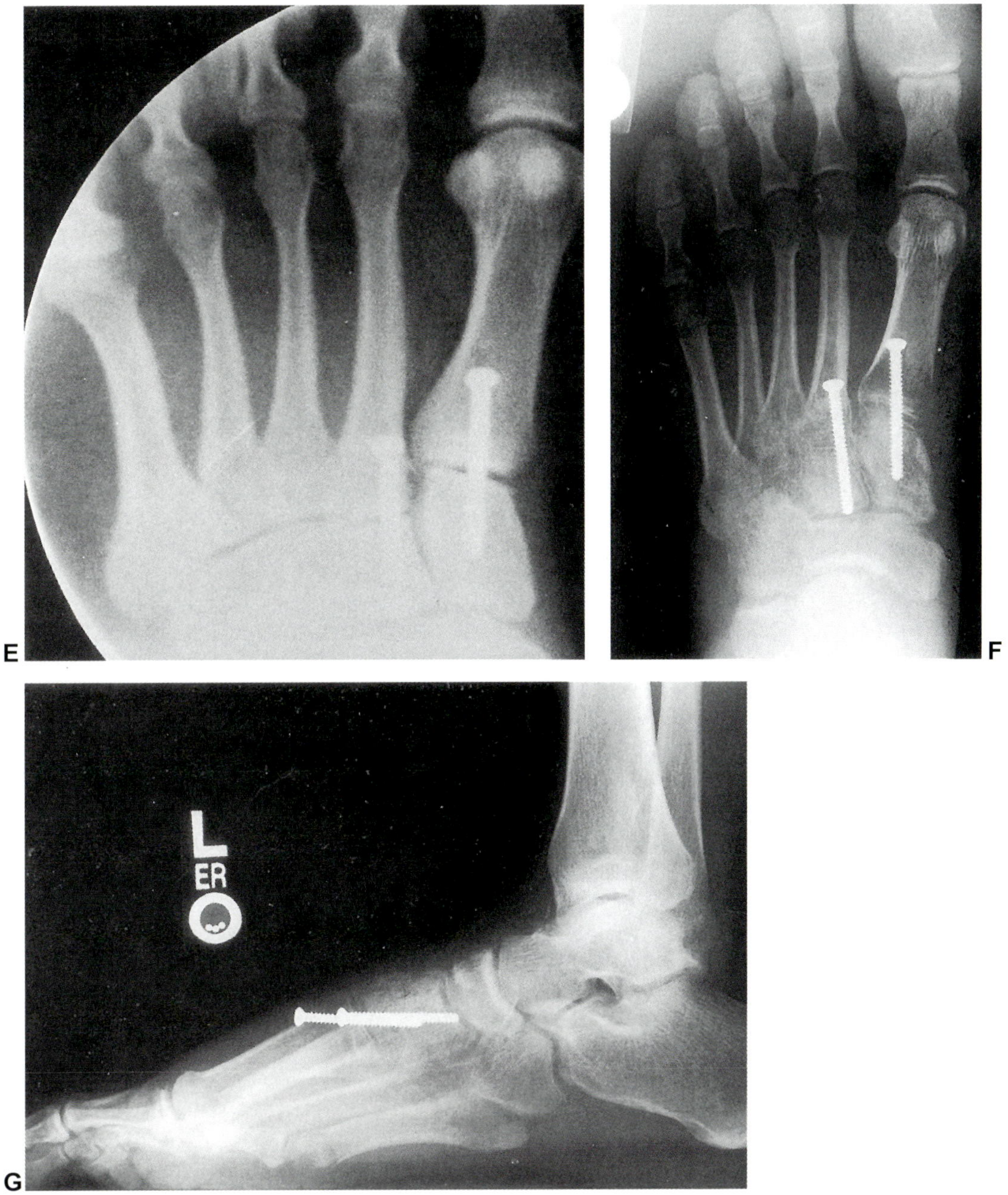

Figura 2. *(Continuação)* **E:** Uma fluoroscopia intra-operatória feita após a fixação revela que o terceiro metatarsal está estável. **F:** Seis semanas após a cirurgia, a redução parece anatômica, e a posição clínica do pé é boa. **G:** O alinhamento das bases metatarsais está restaurado em ambos os planos.

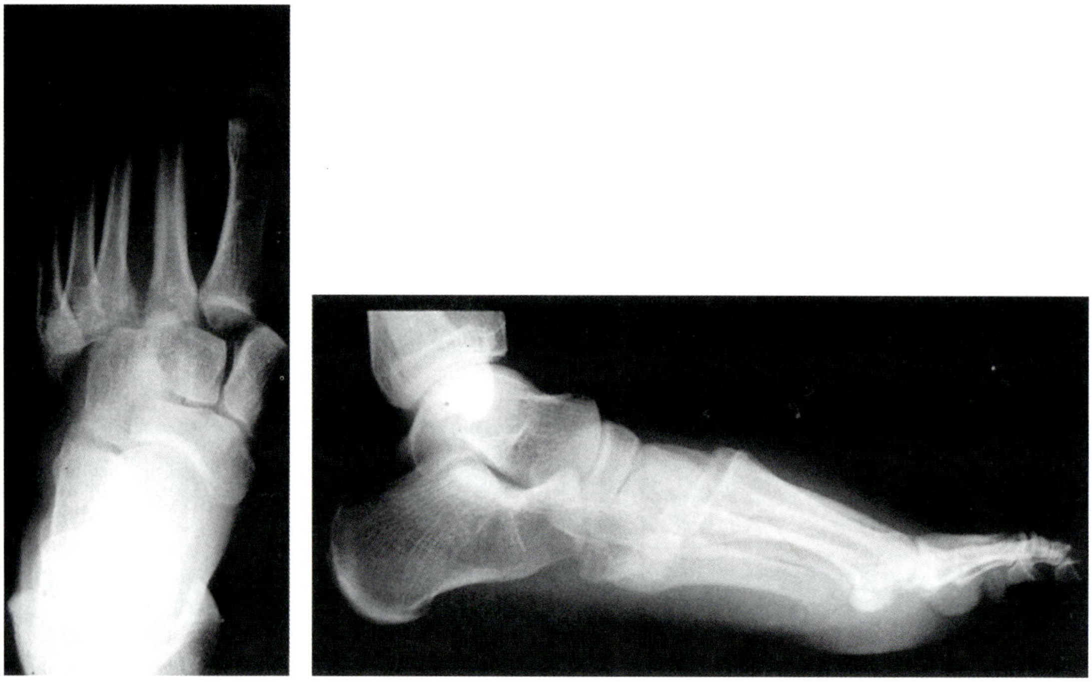

Figura 3. A: Radiografia ântero-posterior (AP) do pé esquerdo com uma suave lesão de Lisfranc. Todos os cinco metatarsais estão desviados lateralmente. **B:** A incidência lateral sem carga demonstra a existência de uma luxação dorsal.

mes, qualquer movimento significativo é anormal. Se essa instabilidade for grande o suficiente para permitir uma subluxação do mediopé, ela deve ser tratada. O desvio das articulações intercuneiformes leva a uma deformidade que é mal compreendida e de difícil tratamento.

Se as radiografias tiverem sido feitas nos planos AP, lateral e oblíquo, e obtidas as incidências sob estresse quando existirem incertezas, não são necessárias outras modalidades de imagens. Imagens de tomografia computadorizada do mediopé são de difícil interpretação. O papel das imagens de ressonância magnética (RM) ainda não foi estabelecido.

CIRURGIA

Momento

Existem diversos fatores que devem ser considerados quando uma intervenção cirúrgica é necessária. Esses incluem a quantidade de inchaço dos tecidos moles, a disponibilidade de estudos por imagens e o grau de desvio. A cirurgia deve ser feita em caráter de emergência somente na presença de uma síndrome de compartimento, de uma lesão aberta ou de uma deformidade que ponha em risco a integridade da pele. As lesões abertas devem ser estabilizadas assim que possível. Se a estabilização de emergência colocar em risco a sobrevivência do membro, os tecidos moles podem ser tratados, e a estabilização óssea realizada quando a segurança do envoltório de tecidos moles estiver restaurada. Se houver uma instabilidade grosseira, a estabilização do osso pode auxiliar na cicatrização dos tecidos moles, da mesma forma que observamos nas fraturas dos ossos longos.

Técnica

O paciente é posicionado em decúbito dorsal com um coxim sob o grande trocanter para rodar o membro internamente para uma posição neutra. Um segundo coxim é posicionado abaixo da fossa poplítea. A flexão do joelho permite uma flexão plantar do pé para exposição e para realização de imagens com maior facilidade.

Uma incisão longitudinal é feita no espaço entre o primeiro e segundo raios (Fig. 4B), tomando-se o cuidado de evitar dano aos nervos cutâneos dorsais. Exponha a primeira articulação tarsometatarsal entre os tendões dos extensores longo e curto do hálux (Fig. 4C). Tipicamente, existe uma hemorragia significativa nessa área, tornando um pouco difícil a identificação das estruturas. A cápsula pode estar projetada para dentro da articulação e deve ser removida e preservada para uma reaproximação posterior. Um pequeno elevador periosteal é colocado ao longo da face medial da primeira articulação tarsometatarsal para confirmar sua posição de redução. A cápsula projetada para dentro da articulação deve ser removida medialmente, de modo que a margem medial da articulação possa ser vista. Como o desvio na maioria das vezes é dorsal e lateral, o primeiro metatarsal geralmente se reduz com uma força plantar e medial. Quando o primeiro metatarsal estiver reduzido em relação ao cuneiforme medial, coloca-se um fio de Kirschner (fio-K) através da articulação em sua periferia, evitando perda de redução antes da fixação definitiva (Fig. 4D). Coloque o fio-K na área da articulação que será utilizada para a fixação definitiva.

Antes da redução do segundo metatarsal, procure por alguma lesão entre os cuneiformes médio e medial. Apesar de não serem tão comuns quanto as lesões no nível de Lisfranc, a ruptura da junção entre os cuneiformes médio e medial é a mais comum das rupturas intertarsais. Se houver instabilidade intertarsais, entre o primeiro e o segundo ela deve ser tratada antes do reparo tarsometatarsal, porque é mais difícil se fixar os metatarsais sobre tarsos móveis. Sob visualização direta, os cuneiformes são reduzidos e mantidos juntos com uma pinça de redução pontiaguda. Através de uma pequena incisão, perfure da região medial para lateral, começando no meio do terço dorsal do cuneiforme medial. Essa posição de partida é necessária porque o cuneiforme médio é menor em sua direção dorsoplantar e proximal para distal do que é o medial. Ela também mantém o parafuso fora do caminho dos parafusos que irão atravessar as articulações tarsometatarsais. Meça o orifício da broca e coloque um parafuso de 3,5 mm da posição medial para a lateral. Não coloque o parafuso dentro do cuneiforme lateral.

A seguir, reduza a base do segundo metatarsal em seu encaixe, entre os três cuneiformes. Isso é conseguido através da redução direta da base do segundo metatarsal de encontro ao cuneiforme intermediário. Se a redução for difícil, procure por uma interposição plantar de osso. Ocasionalmente, parte da base do segundo metatarsal está avulsionada pelo ligamento plantar de Lisfranc e bloqueia a redução do segundo metatarsal. Utilize um elevador pequeno para empurrar o fragmento plantarmente e medialmente. Quando ele estiver reduzido, coloque uma pinça de redução pontiaguda grande indo da base do segundo metatarsal para o meio do cuneiforme medial e comprima. Coloque um fio-K na periferia da articulação para manter a posição. Faça uma incisão na cortical dorsal do segundo metatarsal a 12 a 15 mm da articulação e prepare um orifício para o parafuso de 3,5 mm com uma broca de 2,5 mm. Antes de passar a broca, centralize-a sobre o segundo dedo do pé e avance-a em uma posição quase paralela à superfície plantar do pé. Isso é necessário porque o cuneiforme intermediário é bastante pequeno em perfil, e, se o parafuso for direcionado para uma posição muito plantar, é fácil não se prender o cuneiforme. O orifício deve ser macheado antes da inserção do parafuso de 3,5 mm para evitar que ocorra subluxação conforme o parafuso é avançado através da articulação. Quando o parafuso estiver assentado, remova o fio-K.

Agora, reavalie a posição do primeiro metatarsal em relação ao cuneiforme medial. Se ele tiver se movido ou se estiver reduzido em excesso, reposicione-o e coloque um fio-K na margem da articulação. Novamente, perfure, prepare e coloque um parafuso cortical de 3,5 mm. Este parafuso deve iniciar entre 15 a 20 mm da articulação, apesar de não precisar estar tão paralelo em relação à superfície plantar do pé, porque o formato do cuneiforme medial é maior na direção dorsoplantar. Esse parafuso deve ter aproximadamente 40 mm de comprimento. Se o comprimento medido for menor que 30 mm, o ponto de partida foi feito muito próximo da articulação, ou a broca foi direcionada de modo oblíquo para fora do cuneiforme. Um parafuso muito curto pode não proporcionar uma peça adequada no cuneiforme.

A terceira articulação tarsometatarsal deve ser avaliada diretamente. Se ela necessitar de uma fixação mas a quarta não, nenhuma outra incisão é necessária. Desenvolva um retalho por toda a espessura através da incisão original até que a terceira articulação tarsometatarsal possa ser visualizada. Em geral, ela segue a segunda em uma posição de redução. Mantenha-a no lugar com uma pinça de redução e coloque um parafuso através de uma pequena incisão. Entretanto, se as bases do terceiro e quarto metatarsais precisam de redução e fixação, é útil que se faça uma segunda incisão. Uma incisão longitudinal é feita sobre a base do quarto raio em paralelo à primeira incisão (Fig. 4B). Dependendo do tamanho do músculo extensor curto, pode ser possível se elevar a margem lateral do músculo. Se ele for muito grande, divida o ventre muscular de modo anatômico em linha com suas fibras para visualizar as articulações tarsometatarsais. Reduza primeiro a terceira articulação. Novamente, utilize um fio-K para uma fixação provisória. A fixação definitiva é proporcionada por um parafuso cortical de 3,5 mm.

Visto que a quarta e quinta articulações tarsometatarsais são móveis, os objetivos do tratamento são um pouco diferentes. Essas articulações devem ser mantidas em seus lugares somente por tempo suficiente para que se desenvolva uma cicatriz capsular. Os parafusos podem se quebrar por

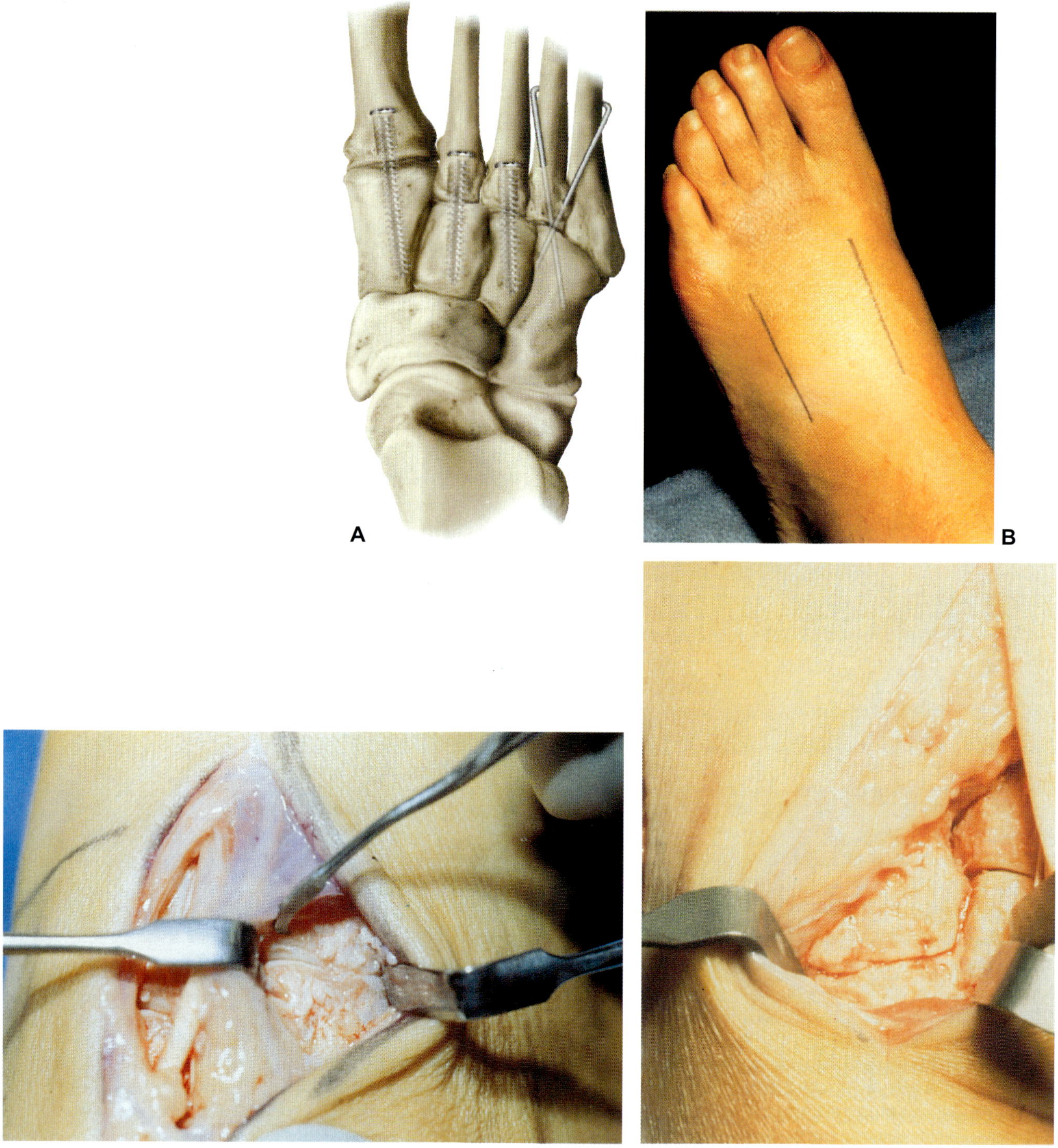

Figura 4. A: Fixação idealizada. Um parafuso pequeno, geralmente de 3,5 mm, transfixa a base do metatarsal e do cuneiforme. O parafuso deve ser direcionado da região distal para a proximal e começa a aproximadamente 15 mm da articulação, ou um pouco mais adiante no primeiro raio. Se houver lesão intercuneiforme, um parafuso adicional é direcionado da região medial para a lateral. **B:** A posição preferida das duas incisões dorsais. **C:** A figura mostra a exposição intra-operatória através da mais medial das duas incisões dorsais. **D:** Fotografia intra-operatória demonstrando a base do segundo metatarsal reduzida em seu encaixe.

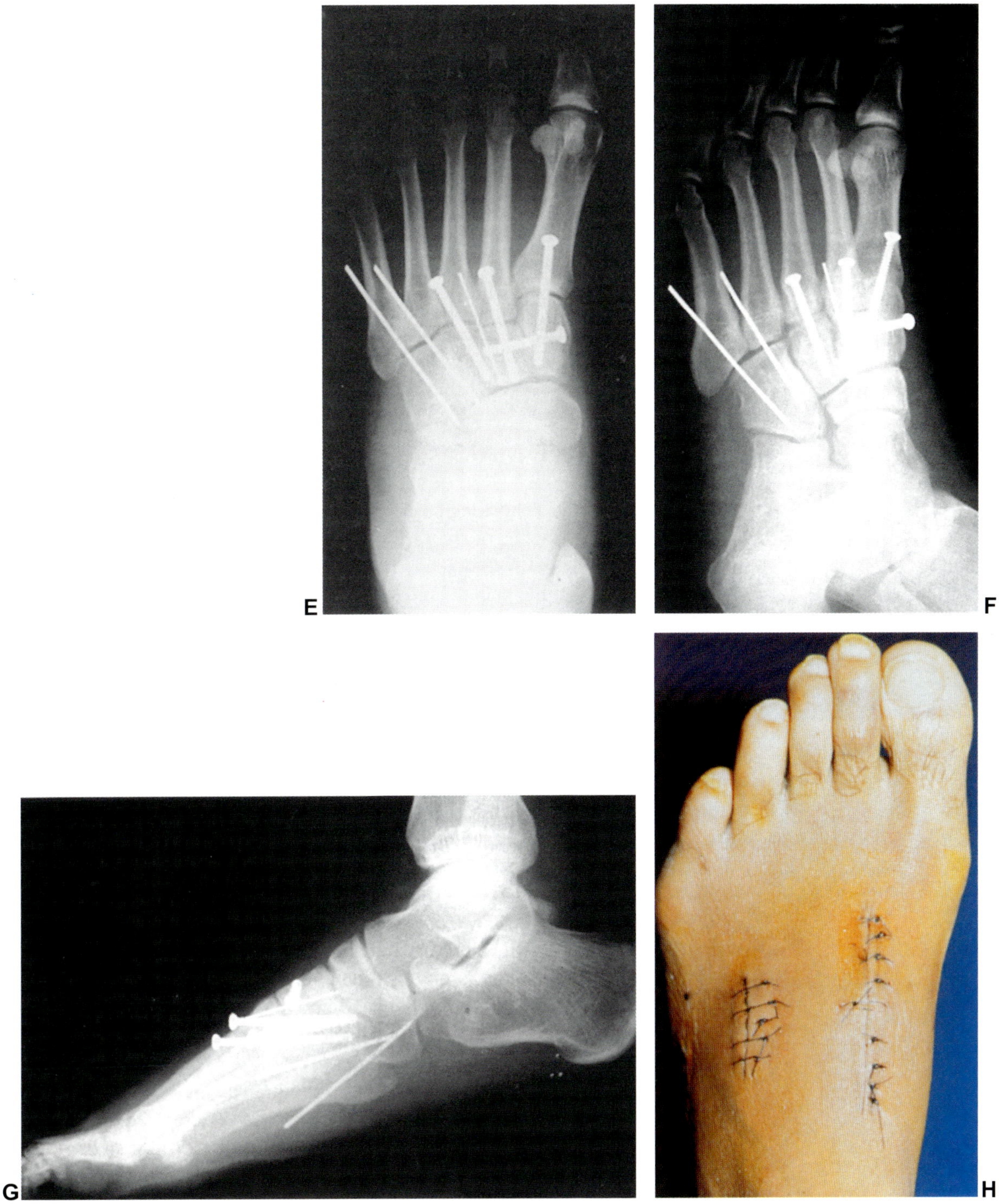

Figura 4. *(Continuação)* **E:** Os parafusos de 3,5 mm unem a primeira, segunda e terceira articulações tarsometatarsais e a articulação entre o cuneiforme medial e intermédio. A quarta e quinta articulações tarsometatarsais são transfixadas por fios de Kirschner de 0,062 polegada. **F:** Essa incidência oblíqua demonstra que a base do quarto metatarsal, em sua face medial, se alinha com a face medial do cubóide. **G:** Radiografia lateral do mesmo pé demonstra que a cortical dorsal dos ossos metatarsais e o tarso estão alinhados. **H:** Fotografia pós-cirúrgica do pé operado após 2 semanas.

causa do movimento nessa articulação. A quarta e a quinta são mantidas em seu lugar com fios-K de 0,062 polegada (Fig. 4E-G). A fixação preferida é com um parafuso de 3,5 mm através da articulação tarsometatarsal lesionada. Os parafusos podem ser utilizados de modo oblíquo quando a redução é difícil ou em lesões intertarsais que necessitem de fixação (veja Fig. 4A).

As lesões de Lisfranc também podem ter um componente de fratura. Quando isso ocorre, ela na maioria das vezes se apresenta como uma fratura através da metáfise dos metatarsais. Quando as fraturas são instáveis, elas devem ser estabilizadas e a articulação avaliada. Se as fraturas estiverem presentes sem lesões ligamentares concomitantes, sua redução e fixação com pinos pode ser adequada, pois as fraturas ficam "coladas" dentro de 3 semanas e consolidam em 6 semanas. Um padrão comum inclui uma ruptura articular do primeiro raio, uma fratura através da base do segundo metatarsal e uma lesão articular no terceiro. Como o segundo metatarsal está acomodado em um encaixe entre os cuneiformes, ele se fratura e deixa a base presa aos ligamentos. Se o primeiro e terceiro raios estiverem estabilizados através da articulação, o segundo necessita somente de redução e algumas vezes de fixação com pino durante 4 semanas. Quando as fraturas passam através das bases dos metatarsais e a articulação está intacta, o tratamento não é tão complicado. A redução e fixação com fios-K pode ser suficiente. Ao contrário dos ligamentos, as fraturas consolidam de modo confiável em 6 semanas. O fio-K pode ser mantido até que a fratura se torne estável. Uma vez que a fratura esteja consolidada, a estabilidade mecânica é restaurada.

TRATAMENTO PÓS-OPERATÓRIO

Imobilize o pé em uma tala gessada posterior no final da cirurgia. O paciente recebe alta quando ele dominar de modo seguro a deambulação com muletas ou um andador e o controle da dor for conseguido com agentes orais. A duração da internação depende das lesões associadas, da fragilidade do paciente e do grau de edema. A duração varia entre 4 a 5 dias. Suturas são removidas entre 10 dias a 2 semanas após a cirurgia. Se a lesão tiver sido isolada, o paciente for confiável e a fixação estiver segura, troque a tala gessada por um braçadeira removível. Se qualquer desses fatores estiver ausente, coloque um aparelho de gesso tipo bota sem carga sobre o membro, que será mantido durante 4 semanas.

Obtenha radiografias sem o gesso na sexta semana para documentar o alinhamento e para avaliar a consolidação da fratura. As imagens pós-operatórias devem incluir incidências em AP e lateral com carga simulada, bem como uma incidência oblíqua. Para a maioria das lesões, carga parcial é instituída em uma bota protetora removível em 6 semanas. Fisioterapia autodirecionada é iniciada nesse momento. A prática de natação é encorajada, e o uso de uma bicicleta ergométrica é permitido. Encoraje o paciente a avançar gradualmente até uma carga total durante as próximas 2 a 4 semanas, dependendo da estabilidade da fixação. Entre 8 a 10 semanas, o paciente pode começar a utilizar um calçado normal se o pé não estiver muito edemaciado. Os parafusos são mantidos por um mínimo de 16 semanas. Se os implantes estiverem assintomáticos e transfixarem somente da primeira até a terceira articulação metatarsal, eles podem ser mantidos permanentemente. Se a articulação tiver se tornado suficientemente rígida, os parafusos não serão sintomáticos. Entretanto, uma pequena quantidade de movimento freqüentemente ocorre, o que causa desprendimento dos parafusos. Se isso acontecer, os parafusos geralmente podem ser removidos sob anestesia local no consultório ou em um ambulatório.

Como o edema pode persistir por meses, o paciente pode começar a deambular utilizando tênis. Conforme o nível de atividade aumenta, um calçado de trabalho padronizado pode substituir o tênis durante algumas horas em períodos crescentes até que calçados normais sejam tolerados. O processo pode ser facilitado por uma palmilha feita sob medida com um material não-rígido como cortiça ou pelite.

Os pacientes podem retornar ao trabalho entre 10 dias a 2 semanas se eles trabalharem em um escritório. Eles devem retornar ao trabalho em 3 a 4 meses se envolvidos em atividades de trabalho pesado. Os pacientes devem evitar atividades recreacionais que exigem saltos, como basquetebol ou voleibol, e corrida durante 9 a 12 meses. O grau de retorno ao trabalho e de atividades recreacionais depende da quantidade do trauma, do grau de lesão da superfície articular e da qualidade do osso. A maioria dos pacientes continuará a apresentar alguns sintomas no pé por até 2 anos. Muitos apresentarão sintomas por toda a vida. Somente uma pequena percentagem será submetida a artrodese do mediopé se a lesão tiver sido reduzida e mantida rigidamente imobilizada. Se os sintomas forem mecânicos (i.e., dor no mediopé durante o levantamento do calcanhar), uma palmilha semi-rígida feita sob medida pode ser benéfica. Geralmente, ela deve ser fabricada quando o paciente retornar a fazer carga total sobre o membro e o edema tiver resolvido.

COMPLICAÇÕES

Lesões associadas após as fraturas do mediopé e luxações incluem lesões intercuneiformes, aprisionamento do tendão e lesão vascular. O intervalo entre os cuneiforme intermédio e medial é a lesão articular intercuneiforme associada mais comum. O tibial anterior é o tendão mais comumente aprisionado. O tendão do tibial anterior se insere em parte na base do primeiro metatarsal. Conforme o primeiro metatarsal é desviado lateralmente, ele leva o tendão consigo. À medida que a força deformante é removida, o metatarsal se move medialmente e o tendão é a aprisionado pelo cuneiforme medial. Essa complicação é tratada durante a redução aberta. No momento da cirurgia, o tendão do tibial anterior estará no caminho da redução e pode ser reduzido para sua posição normal. A lesão vascular mais comum é no ramo plantar da artéria dorsal do pé, onde ela fica pinçada entre o primeiro e segundo metatarsais. Entretanto, o dano a esse vaso é de pouco significado clínico, mas existem referências históricas documentando o potencial para lesões mais graves, resultando em isquemia do antepé.

Lesão dos ramos cutâneos dorsais do nervo fibular superficial também pode ocorrer. Como os tecidos estão edemaciados e deslocados e existe uma hemorragia significativa no tecido subcutâneo, a identificação desses pequenos nervos é desafiadora. Deve ser tomado cuidado na preservação dos nervos, e o paciente deve ser avisado antes da cirurgia de que a lesão nervosa é possível. Se um desses nervos for dividido durante a cirurgia, a extremidade proximal pode ser enfiada no ventre muscular do extensor curto ou as duas extremidades podem ser reaproximadas.

Os problemas relacionados aos tecidos moles não são raros, particularmente após um trauma direto. Existe pouca musculatura para absorver a carga ou o aumento do fluxo sangüíneo. Os pacientes devem ser avisados de que uma escara pode se desenvolver nas áreas que foram lesionadas e pode incluir a incisão cirúrgica. É comum que esses problemas nos tecidos moles necessitem de uma transferência de tecido livre, mas enxertos de pele são comuns nas lesões diretas. Feridas de toda a espessura são tratadas com trocas de curativos até que haja um leito adequado de tecido de granulação para suportar um enxerto da pele.

A pseudo-artrose é incomum nas fraturas metatarsais, mas ocasionalmente ocorre e irá necessitar de tratamento se for dolorosa ou levar à instabilidade. Existem momentos em que, a despeito da pseudo-artrose, existe uma "imobilização" suficiente pelas estruturas circundantes levando a mínimos sintomas e fazendo com que o tratamento cirúrgico seja desnecessário.

A redução incompleta é um problema comum que pode levar a uma perda do arco e da abdução do antepé. Deve ser tomado o cuidado de se realizar uma flexão plantar adequadamente e aduzir os metatarsais. É essencial se ter a certeza de que o primeiro metatarsal seja trazido medialmente e na direção plantar antes de se tentar reduzir o segundo. Esse cuidado irá diminuir a probabilidade de uma redução incompleta. Um cuneiforme proeminente pode ser observado na face dorsomedial do pé quando o primeiro metatarsal apresenta uma flexão plantar incompleta e aduzida. Algumas vezes essa deformidade também pode ser causada por uma lesão intercuneiforme não-reduzida.

LEITURA RECOMENDADA

1. Arntz, C.T., Veith, R.G., Hansen, S.T.: Fractures and fracture-dislocations of the tarsometatarsal joint. *J. Bone Joint Surg.*, 70(2):173-181, 1987.
2. Blair, W.F.: Irreducible tarsal rnetatarsal fracture dislocation. *J. Trauma,* 21:988-990, 1981.
3. DeBenedetti, M.J., Evanski, P.M., Waugh, T.R.: The unreducible Lisfranc fracture. *Clin. Orthop.*, 136:238-240, 1978.
4. Foster, S.C., and Foster, R.R.: Lisfranc tarsal metatarsal fracture dislocation. *Radiology*, 120:79-83, 1976.
5. Sangeorzan, B.J., Veith. R.G., Hansen, S.T., Jr.: Fusion of Lisfranc's joint for the salvage of tarsometatarsal injuries. *Foot Ankle* 10(4):193-200, 1989.

34

Retalhos Musculares Rotacionais do Gastrocnêmio e Sóleo: Cobertura de Tecidos Moles

Randy Sherman

INDICAÇÕES/CONTRA-INDICAÇÕES

Um retalho muscular está indicado quando estruturas vitais como ossos, articulações, tendões ou material de síntese ficam expostos e necessitam de cobertura. Na perna e particularmente na tíbia, um retalho muscular deve ser bem vascularizado e durável. De todos os retalhos rotacionais, o gastrocnêmio é um dos mais confiáveis. Ele é um músculo amplo com um único pedículo vascular, que está bem protegido na fossa poplítea. O retalho de músculo gastrocnêmio ou o retalho rotacional miofascial é o procedimento de escolha para a cobertura com tecidos moles de feridas abertas complexas ao redor do joelho e terço proximal da tíbia e fíbula. O uso desse retalho está indicado nas seguintes circunstâncias: (a) cobertura de fraturas tibiais expostas e agudas do grau IIIB com ou sem material de síntese, envolvendo a exposição da articulação do joelho, cápsula, sítio da fratura ou uma cortical exposta (Fig. 1).; (b) obliteração de um espaço morto e fechamento da ferida após um desbridamento radical de feridas osteomielíticas nessa região, bem como pscudo-artroses infectadas (Fig. 2); (c) cobertura de artroplastias totais de joelho expostas ou de pré-artroplastias com alongamento de tecido em leitos de ferida densamente cicatrizados (Fig. 3); e (d) salvamento do membro e cobertura de endopróteses ou material de aloenxerto após ressecção de neoplasias músculo-esqueléticas (Fig. 4).

O músculo sóleo, sem um correlato miocutâneo, possui uma área muito mais limitada de rotação e é primariamente utilizado para feridas abertas, pequenas e com base medial no terço médio da perna. As indicações incluem cobertura de fraturas expostas e de feridas osteomielíticas crônicas (Fig. 5).

Contra-indicações para o uso de retalhos do gastrocnêmio incluem o comprometimento vascular do músculo propriamente dito pela ruptura do pedículo da artéria sural, comprometimento da artéria poplítea da qual a artéria emana ou a oclusão da árvore arterial proximal. Um trauma local significativo do músculo propriamente dito, apesar de raro, impede sua rotação bem-sucedida. Contra-indicações do sítio receptor incluem uma ferida na região do terço proximal nas quais o tamanho e as dimensões sejam muito grandes para uma cobertura pelo músculo

R. Sherman, M.D.: Division of Plastic and Reconstructive Surgery, University of Southern California – University Plastic Surgeons, Los Angeles, California 90033-4680.

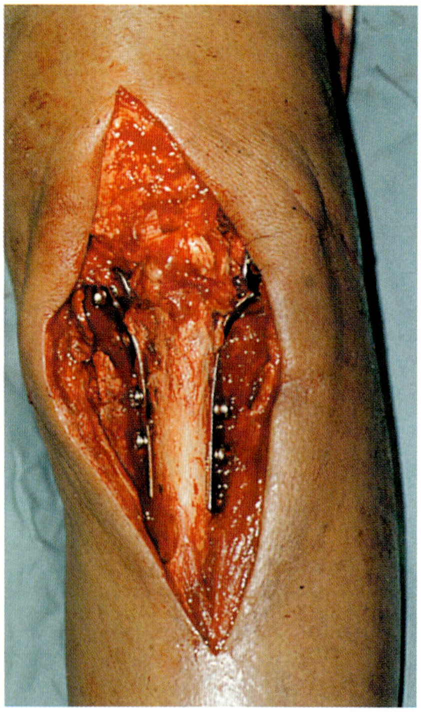

Figura 1. Fratura exposta do platô tibial grau III com exposição da articulação do joelho após a fixação interna e uma tentativa malsucedida de fechamento primário da ferida.

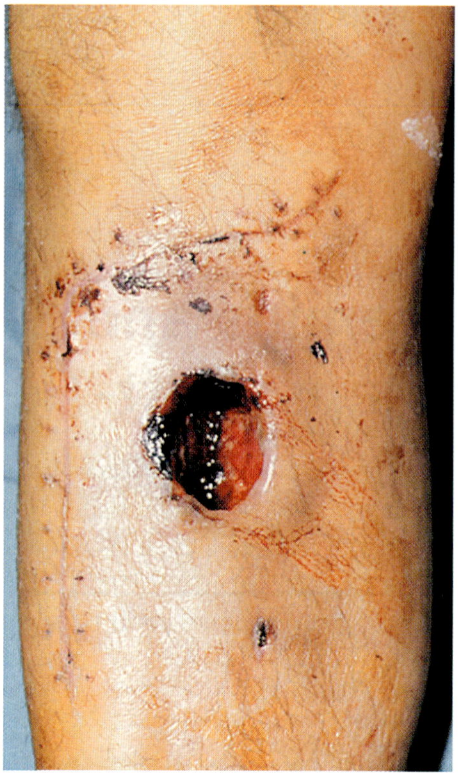

Figura 2. Espaço morto envolvendo pele, tecido subcutâneo, músculo e osso em uma pseudo-artrose infectada do terço proximal.

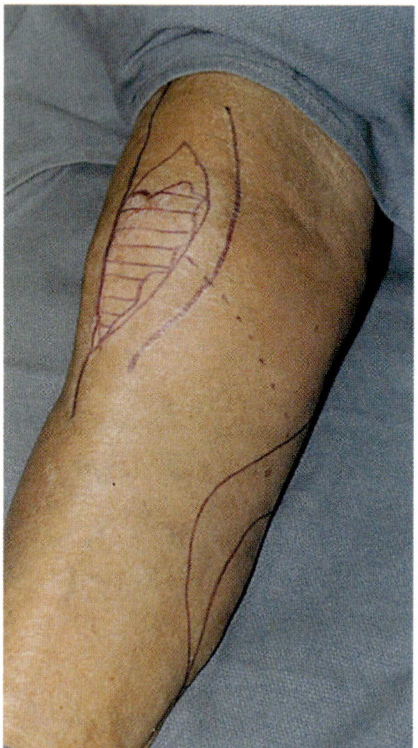

Figura 3. Pele atrófica e com cicatrizes na região pré-patelar em um paciente idoso após a remoção de uma artroplastia total de joelho infectada.

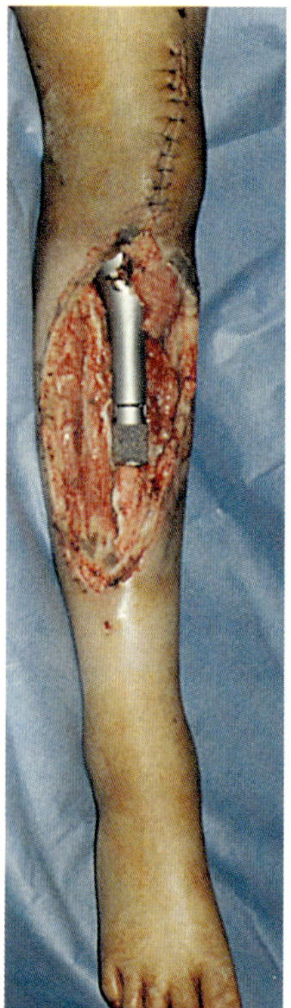

Figura 4. Uma menina de 10 anos de idade imediatamente após a extirpação de um osteossarcoma na tíbia proximal e colocação de uma endoprótese após perda da pele da face anterior do joelho e da perna.

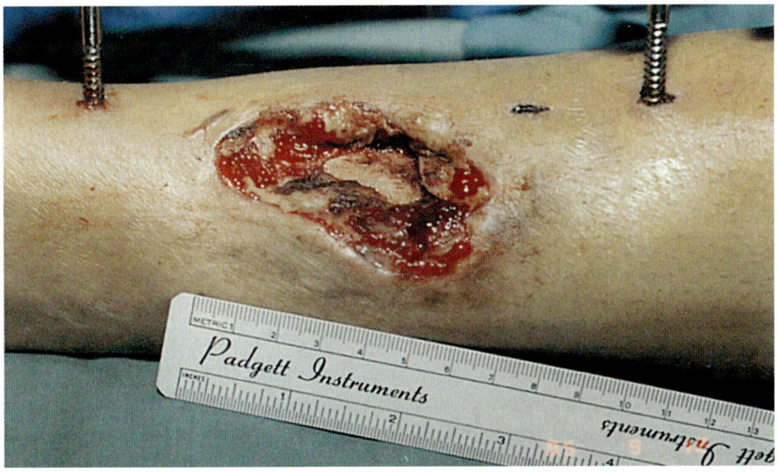

Figura 5. Fratura exposta do terço médio da tíbia de grau III B com um seqüestro ósseo e perda dos tecidos moles sobrejacentes.

gastrocnêmio. Similarmente, lesão à substância do músculo sóleo irá prejudicar sua capacidade de ser transposto. O comprometimento vascular do músculo sóleo é extremamente raro por causa de seu influxo segmentar. Por causa das pequenas perfurantes que saem da artéria tibial posterior distalmente, o cirurgião deve tomar muito cuidado para assegurar uma vascularização adequada da face mais distal do músculo sóleo quando uma grande transposição é realizada. Assim como o gastrocnêmio, uma grande ferida localizada anterior ou lateralmente no terço médio da perna pode não ser completamente coberta pelo músculo sóleo (Fig. 6), e uma transferência de tecido livre pode ser uma melhor opção. Assim como em qualquer procedimento de cobertura muscular, a infecção ou a recorrência do tumor é mais bem evitada através de desbridamento ou excisão da lesão antes do fechamento da ferida. Nenhum retalho muscular irá combater de modo bem-sucedido um seqüestro ou um material de síntese infectado e solto atuando como um foco de infecção continuada.

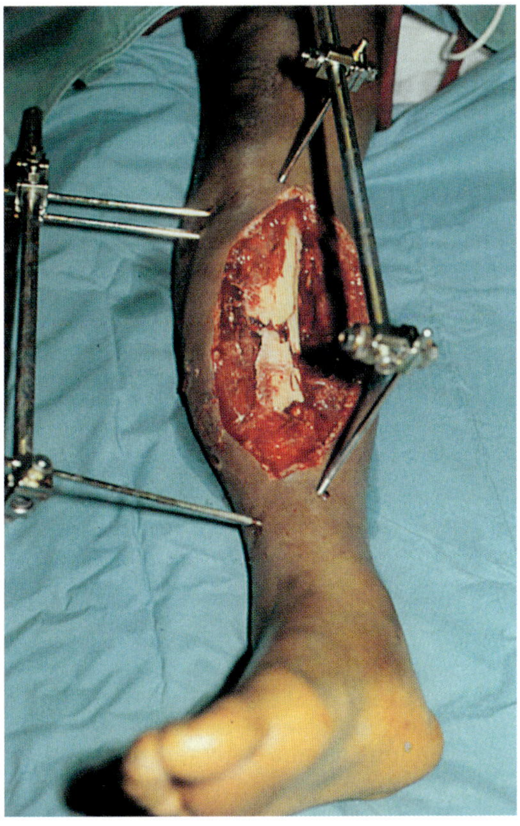

Figura 6. Grande fratura exposta do terço médio da tíbia de grau III B não pode ser fechada por um retalho local com sóleo e necessita de uma transferência de tecido livre.

PLANEJAMENTO PRÉ-OPERATÓRIO

Um exame completo do paciente é crucial quando se planeja o uso de um retalho do gastrocnêmio ou de sóleo para a cobertura de uma ferida aberta complexa. As radiografias devem ser vistas com atenção em particular em relação à localização da fratura e à presença ou à ausência de materiais de fixação interna. Para fraturas agudas, se um fixador externo estiver indicado, o cirurgião deve antecipar a necessidade de um fechamento subseqüente dos tecidos moles e fazer a construção da estrutura de fixação externa de modo a permitir uma transposição sem restrições dos músculos de um plano posterior para medial ou anterior. A zona de lesão ao redor do sítio da fratura deve ser reconhecida porque um desbridamento agressivo ou radical pode alterar significativamente as dimensões da ferida (Fig. 7). O exame clínico da perna deve ser feito, com uma atenção em particular para o tamanho da ferida, incluindo comprimento, largura e profundidade. Outros fatores como enduração, descoloração, equimose e celulite devem ser considerados. Um exame vascular detalhado com a palpação dos pulsos dorsal do pé e tibial posterior para o influxo arterial, bem como um exame com Doppler do efluxo venoso, deve ser documentado. Uma arteriografia pode estar indicada se os pulsos estiverem ausentes ou diminuídos (Fig. 8). A função dos músculos do compartimento posterior deve ser avaliada sempre que possível. O exame sensorial do pé deve ser documentado, com atenção particular para o nervo tibial posterior, nervo sural e nervo safeno. As incisões cirúrgicas podem ser planejadas em conjunto com a necessidade de um desbridamento adicional e fixação interna ou externa da fratura.

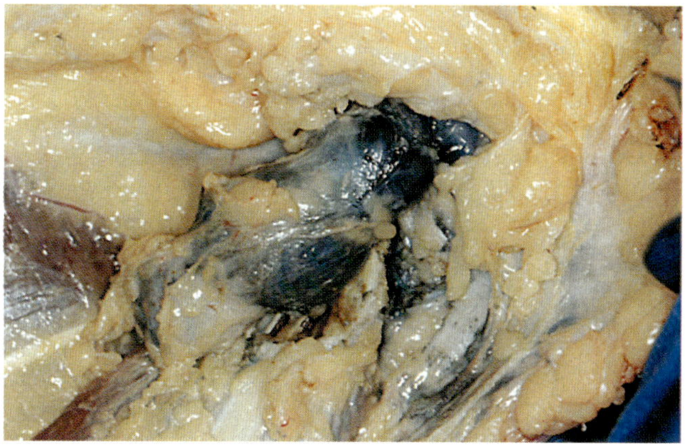

Figura 7. Grande quantidade de titânio retida em uma artroplastia total de joelho infectada e previamente removida.

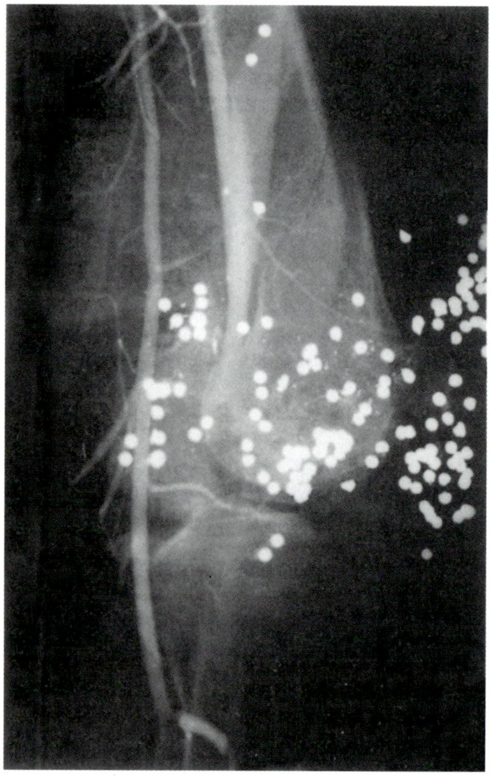

Figura 8. Angiografia demonstrando a perviedade da artéria poplítea e a continuidade das artérias surais a despeito da cominução da fratura e a persistência das esferas metálicas resultantes de um ferimento por arma de fogo.

CIRURGIA

Gastrocnêmio

Um retalho muscular é feito somente depois que um desbridamento completo e definitivo de uma ferida traumática ou infectada tiver sido terminado ou que um tumor tiver sido extirpado (Fig. 9). Um torniquete é colocado na coxa, e toda a perna é preparada e os campos são colocados. A abordagem para o músculo gastrocnêmio pode ser feita através de incisões perpendiculares, oblíquas ou paralelas. Se for utilizada uma incisão paralela, o músculo gastrocnêmio deve ser passado por um túnel abaixo do retalho fasciocutâneo bipediculado resultante. O músculo gastrocnêmio é identificado através da incisão da fáscia profunda da perna longitudinalmente ao longo da margem anterior do músculo (Fig. 10). A fáscia pode ser aberta proximalmente na direção da origem do músculo e distalmente até sua inserção no tendão-de-aquiles, se necessário. O plano adiposo entre o gastrocnêmio e o sóleo é desenvolvido com dissecção cortante ou digital. Esse plano areolar é confirmado pela visualização do tendão do músculo plantar longo, que se localiza em uma região adjacente ao sóleo ou próximo à sua margem medial (Fig. 11). A fáscia branca na margem posterior do sóleo e a margem profunda do gastrocnêmio tornam esse plano

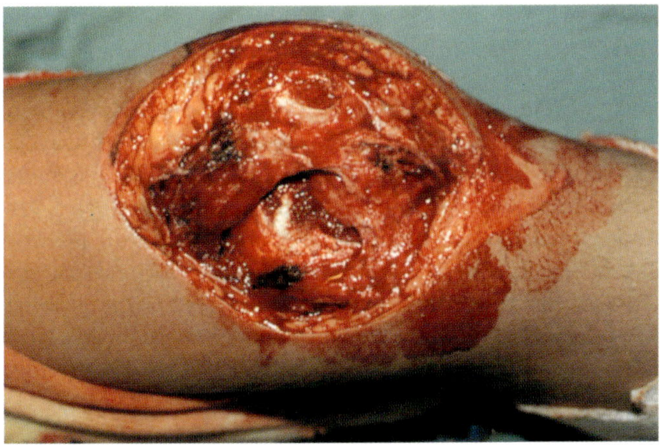

Figura 9. Desbridamento completo de uma fratura infectada do joelho com remoção de todos os tecidos não-viáveis e de seqüestro ósseo.

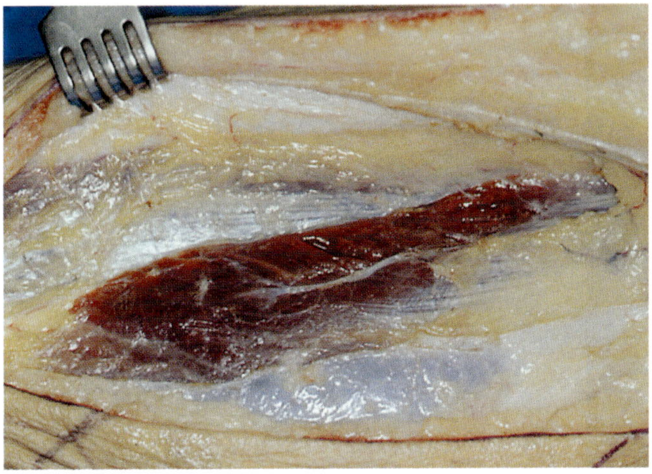

Figura 10. O músculo gastrocnêmio se torna visível assim que a fáscia profunda é incisionada longitudinalmente.

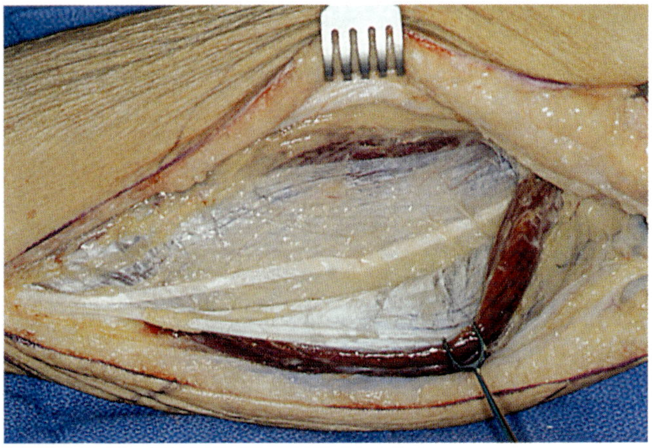

Figura 11. O tendão do plantar longo confirma o plano entre os músculos gastrocnêmio e sóleo.

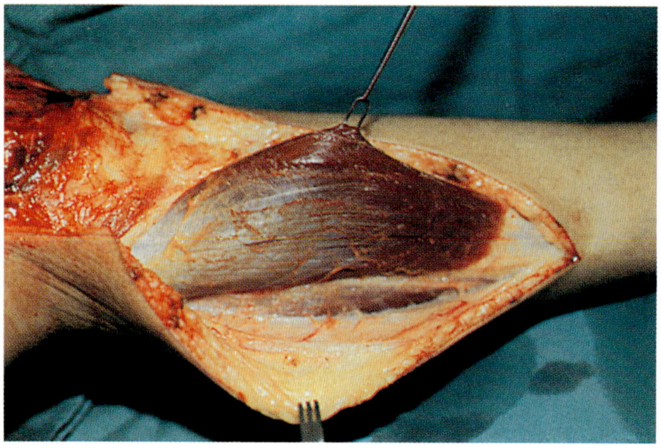

Figura 12. A rafe mediana separa as cabeças medial e lateral do gastrocnêmio e carrega as estruturas neurovasculares que devem ser protegidas.

inconfundível. Ocasionalmente, existem perfurantes entre o sóleo e o gastrocnêmio e devem ser divididas. Indo em uma direção posterior (superficial), o músculo é separado da fáscia profunda. Uma ou duas perfurantes miocutâneas devem ser mantidas se um retalho miocutâneo for planejado; caso contrário, elas são divididas. O gastrocnêmio é separado ao longo de sua rafe mediana em uma cabeça medial e outra lateral. A rafe é facilmente identificável e é mais proeminente na porção distal do músculo (Fig. 12). O nervo sural e a veia safena menor cursam ao longo da rafe e devem ser preservados. Esses são marcos anatômicos constantes e facilitam a separação da cabeça medial da lateral. Uma vez que a rafe mediana seja identificada, a dissecção prossegue da região distal para a proximal, permanecendo ao longo da linha média posterior ao mesmo tempo em que se protegem as estruturas neurovasculares durante todo o procedimento. Quando tanto a superfície anterior como a posterior estiverem liberadas, o gastrocnêmio pode ser solto de sua fixação ao tendão-de-aquiles. A dissecção continua proximalmente até a origem do músculo gastrocnêmio a partir do côndilo femoral (Fig. 13). Com a dissecção proximal no espaço poplíteo, deve ser tomado o cuidado de se visualizar e proteger o pedículo vascular (Fig. 14). O músculo pode ser liberado do côndilo através da ressecção de suas fixações tendíneas, resultando em um aumento de 2 a 3 cm no comprimento para o arco de rotação. O músculo também pode ser expan-

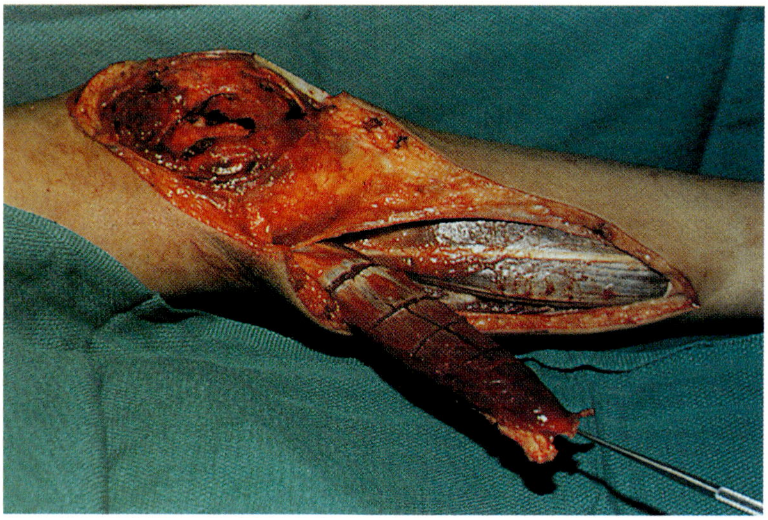

Figura 13. A exposição da origem muscular no côndilo femoral necessita de uma retração muscular adequada e de uma exposição proximal suficiente.

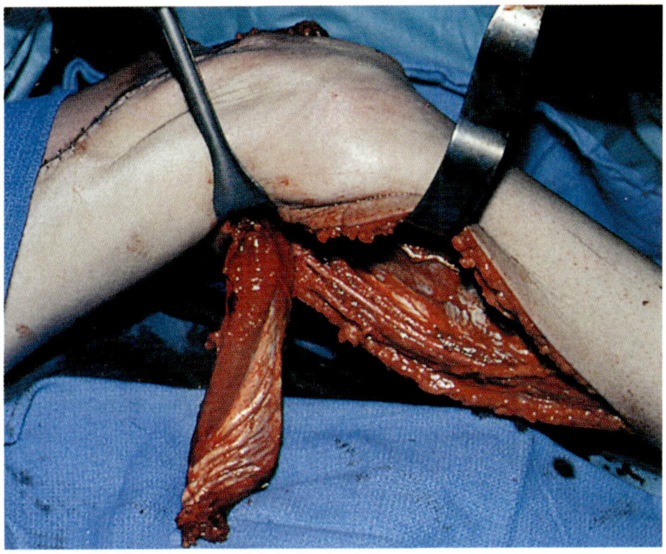

Figura 14. Quando necessário, o pedículo da artéria sural pode ser visualizado na superfície profunda do gastrocnêmio na fossa poplítea.

dido significativamente tanto no plano transversal como no plano longitudinal por incisões cruzadas através de sua miofáscia bilaminar altamente fundida tanto anteriormente como posteriormente (Fig. 15). Além disso, o músculo gastrocnêmio pode ser dividido longitudinalmente em sua porção distal de modo que parte do músculo possa ser utilizada para obliterar um espaço morto profundo, ao mesmo tempo em que se utiliza o restante do músculo para uma cobertura superficial.

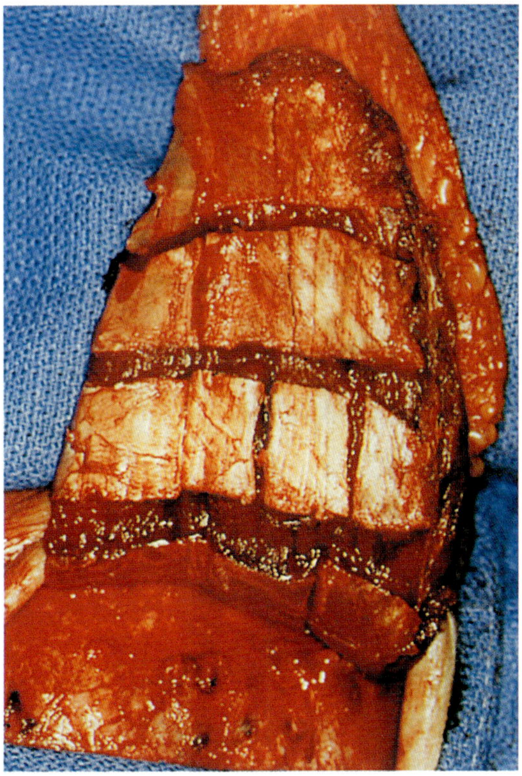

Figura 15. A liberação miofascial transversal e longitudinal nas superfícies profunda e superficial permite a expansão da área muscular para ser utilizada para cobertura.

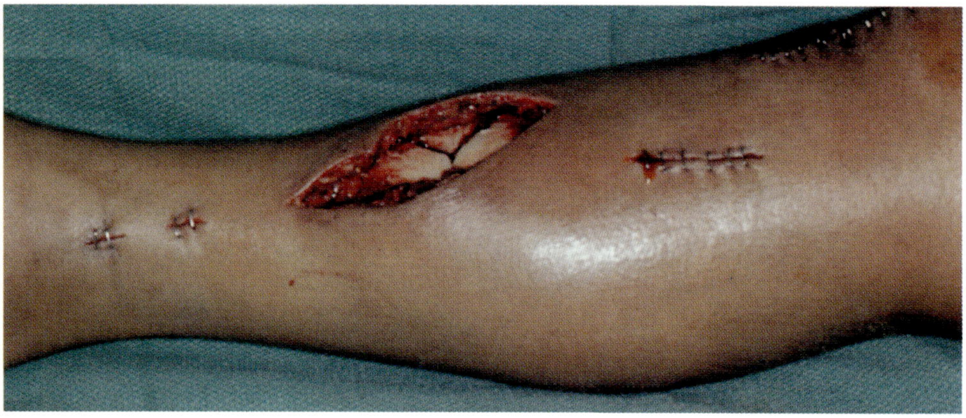

Figura 16. As feridas ideais para cobertura pelo sóleo são pequenas feridas mediais localizadas no terço médio da perna.

O retalho do gastrocnêmio lateral é levantado de modo semelhante a partir de uma abordagem cutânea lateral com a utilização de uma das três incisões descritas. De importância primordial são a identificação e a proteção do nervo fibular logo abaixo da cabeça da fíbula durante sua penetração da região superficial para a profunda no compartimento lateral. Uma vez que a segurança desse nervo esteja assegurada, o levantamento do músculo gastrocnêmio lateral é feito de um modo semelhante ao descrito para a cabeça medial. Entretanto, deve ser notado que o músculo gastrocnêmio lateral é menor que a cabeça medial e não irá proporcionar a mesma quantidade de músculo para lesões baseadas lateralmente.

Sóleo

O sóleo quase sempre é levantado a partir de uma abordagem medial e é utilizado para cobrir pequenas feridas mediais e anteriores localizadas no terço médio (Fig. 16). Uma incisão curvilínea é feita sobre a face medial da panturrilha. O plano entre o músculo gastrocnêmio e o sóleo é facilmente identificado e serve como um excelente ponto de partida. Quando se levanta o sóleo, a unidade músculo-tendínea gastrocnêmio-aquiles deve sempre ser preservada. Pinças de Alice

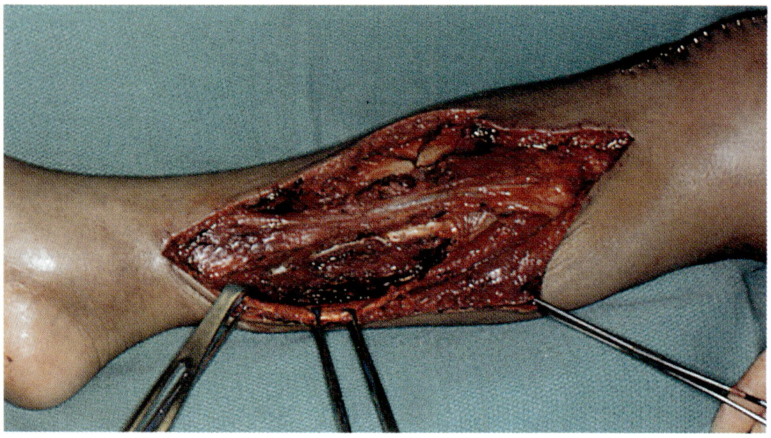

Figura 17. A margem anterior do tendão-de-aquiles é identificada e afastada com pinças de Alice para ajudar na dissecção da superfície posterior do sóleo a partir do tendão.

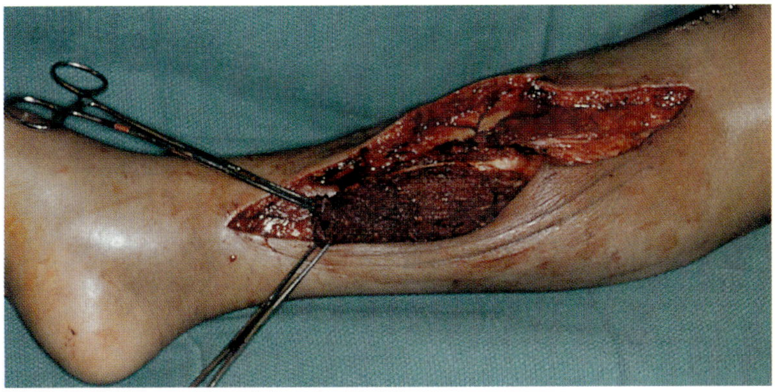

Figura 18. Uma vez liberado de suas fixações anterior e posterior, o músculo sóleo é transeccionado distalmente.

são colocadas na margem do tendão-de-aquiles para demonstrar melhor a área na qual as duas estruturas se unem. A fáscia que funde o sóleo posterior ao tendão-de-aquiles é dividida (Fig. 17). Seguindo da região proximal para a distal, o músculo é dissecado do tendão-de-aquiles com um bisturi ou com uma tesoura de Metzenbaum da região medial para a lateral. Uma pseudo-rafe é encontrada em aproximadamente três quartos do caminho através da dissecção. É importante se separar essa estrutura e continuar a dissecção posteriormente e depois lateralmente para incluir todo o músculo sóleo. O músculo é liberado distalmente para incluir o maior comprimento possível (Fig. 18). O plano entre o lado profundo do sóleo e o compartimento flexor profundo é identificado e pode ser dissecado por via digital. Deve ser tomado o cuidado de se identificar as perfurantes distais que surgem da artéria e da veia tibial posterior. Essas podem ser bastante curtas e, se forem inadvertidamente lesionadas ou cortadas, podem se retrair por baixo da fáscia profunda, tornando difícil sua ligação. Uma vez que as perfurantes distais tenham sido identificadas, ligadas e divididas, as fixações do sóleo na face lateral são livremente dissecadas sob visualização direta. O músculo deve ser liberado em uma porção bastante proximal, especialmente em sua face lateral, para que se consiga qualquer rotação significativa do músculo na direção da ferida (Fig. 19). Uma liberação cruzada da miofáscia do sóleo pode ser feita na superfície profunda ou na anterior do músculo para expandir o tamanho e as dimensões do retalho (Fig. 20).

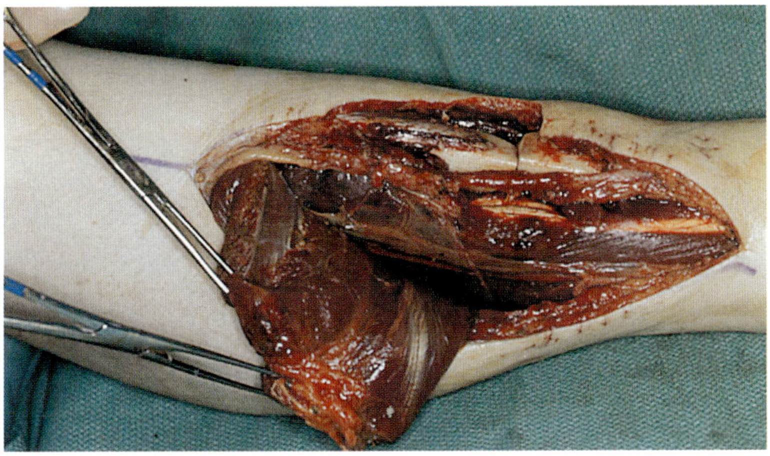

Figura 19. Devido às amplas fixações tanto no lado tibial como no fibular, a dissecção deve continuar até uma região bastante proximal para que se consiga uma transposição significativa.

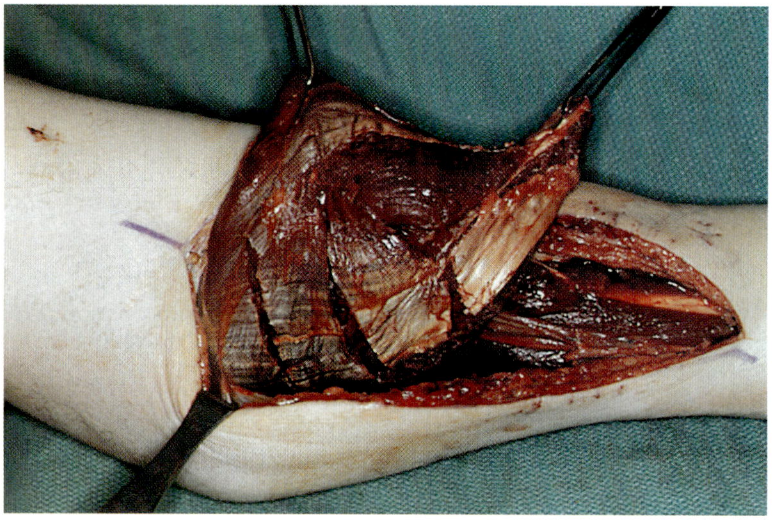

Figura 20. Cortar a miofáscia na superfície anterior do sóleo permite uma maior dimensão para a cobertura.

Cada músculo, uma vez transferido, é fixado em seu lugar com fios absorvíveis. É válido enfatizar que o músculo, especialmente o gastrocnêmio, pode ser dividido longitudinalmente, com uma das divisões obliterando o espaço morto e a outra sendo direcionada para as necessidades da ferida aberta. Finalmente, um enxerto de pele sobre o retalho é necessário e pode ser colhido na panturrilha, coxa ou nádega ipsilateral depois da aplicação de trombina aerossolizada. A espessura do enxerto geralmente é de 15 a 18 milésimos de uma polegada (Fig. 21). Alternativamente, um retalho miocutâneo pode ser criado incluindo a pele e o tecido subcutâneo subjacente, com base nas perfurantes do gastrocnêmio (Fig. 22). A pele sobreposta ao músculo é utilizada e pode se estender a até 5 cm proximal para o maléolo medial. A capacidade de fechar o sítio doador deve ser considerada antes de se realizar esse retalho miocutâneo. Essa possibilidade não existe em relação ao sóleo. Antes do fechamento da ferida, um dreno de Jackson-Pratt é colocado na ferida.

Uma calha gessada posterior bem-acolchoada é colocada com o pé e tornozelo em dorsiflexão neutra (Fig. 23).

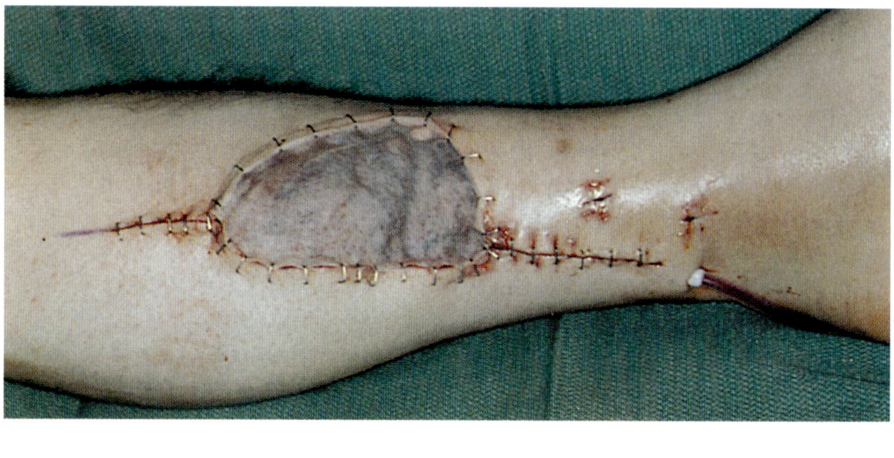

Figura 21. Um enxerto de pele de espessura média medindo entre 15 e 18 milésimos de polegada pode ser aplicado imediatamente após uma transposição bem-sucedida do retalho. Eu utilizo enxertos de pele em folha em vez de enxertos de rede, com um sucesso igual para melhorar a estética do sítio receptor.

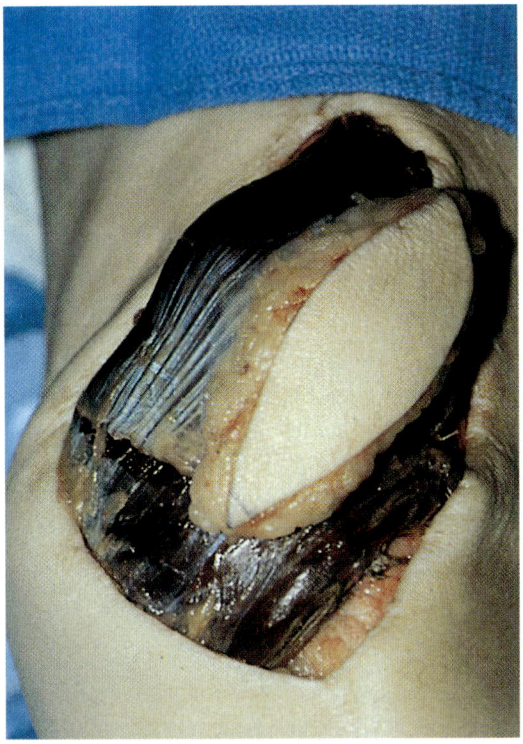

Figura 22. Um coxim cutâneo pode ser confiavelmente transferido com o músculo gastrocnêmio se ele contém pelo menos uma perfurante miocutânea.

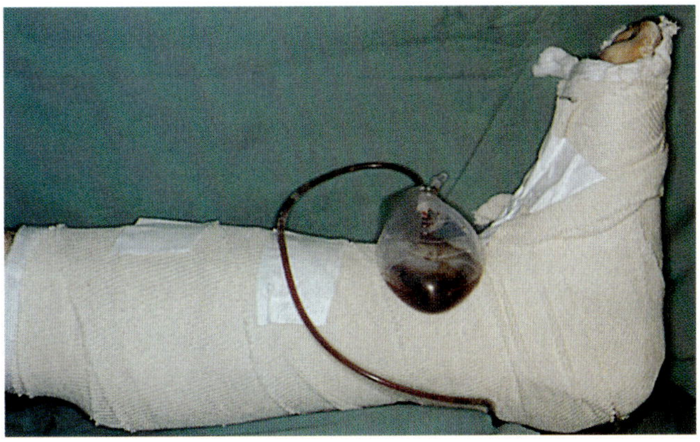

Figura 23. Ao término do procedimento, drenos de Jackson-Pratt são colocados em sucção, e a extremidade é mantida em uma calha posterior bem-acolchoada, tendo-se cuidado para que o pé esteja plantígrado.

TRATAMENTO PÓS-OPERATÓRIO

O dreno de Jackson-Pratt é removido assim que a drenagem seja menor que 30 ml por dia. Os curativos são trocados entre 3 e 5 dias, e os enxertos de pele são inspecionados. O paciente pode colocar a perna em uma posição dependente por um curto período em 1 semana e é treinado para aumentar a tolerância durante o curso das 3 a 5 semanas subseqüentes. Uma dependência prolongada é evitada por 6 a 8 semanas para evitar congestão venosa. O momento ideal para a deambulação com carga depende primariamente da lesão ortopédica, em vez do retalho muscular. O paciente é visto semanalmente no consultório até que a ferida esteja completamente fechada e seca. Os pacientes devem ser informados antes da cirurgia sobre a deformidade causada pela rotação muscular, com a perda da convexidade natural dos terços proximal e médio da perna causada pela rotação do músculo gastrocnêmio. Está bem documentado que tanto o gastrocnêmio quanto o sóleo irão atrofiar com o tempo, depois de uma transposição. Após um retalho de gastrocnêmio ou de sóleo, exercícios para a amplitude de movimentos do joelho e do tornozelo geralmente são iniciados durante a primeira semana.

COMPLICAÇÕES

Devido ao rico suprimento sangüíneo e à durabilidade tanto do músculo gastrocnêmio como do sóleo, a morte do retalho é rara. Entretanto, mais comum é o desenvolvimento de um hematoma pós-operatório, que necessita de evacuação cirúrgica, irrigação e controle do sítio de sangramento. Uma perda da força da flexão plantar raramente é um problema se o músculo gastrocnêmio ou o sóleo forem utilizados isoladamente. Um retalho combinado de sóleo e gastrocnêmio pode levar a uma incidência aumentada de enfraquecimento muscular e a anormalidades relacionadas com a marcha. Dor e disestesia no sítio doador resultantes de uma transposição de retalho devem ser esperadas durante as primeiras 6 a 8 semanas e não devem ser consideradas complicações. Ocasionalmente, com a dissecção do músculo sóleo e a perda de suas perfurantes média e distal, a extremidade distal do sóleo pode se tornar desvascularizada, e, se isso for detectado, essa parte deve ser ressecada. Se o processo não for reconhecido, pode levar a uma necrose parcial do retalho e a uma infecção subseqüente da ferida, com exposição do osso, do material de síntese ou de ambos. Retalhos invertidos de sóleo ou baseados distalmente, apesar de serem descritos, não devem ser considerados alternativas confiáveis para a transposição muscular.

CASO ILUSTRATIVO PARA A TÉCNICA

Um homem de 36 anos de idade sofreu uma fratura cominutiva aberta de grau IIIB do platô tibial e do terço proximal da tíbia (Fig. 24). Após redução aberta e fixação interna, a ferida entrou em colapso. O músculo gastrocnêmio foi coletado a partir da face medial através de uma incisão transversal da pele (Fig. 25). O músculo foi rodado para o local (Fig. 26) com liberação de sua fáscia, permitindo que o material de síntese fosse completamente coberto. Um enxerto de espessura parcial da pele foi aplicado sobre o músculo. A ferida cicatrizou sem complicações (Fig. 27).

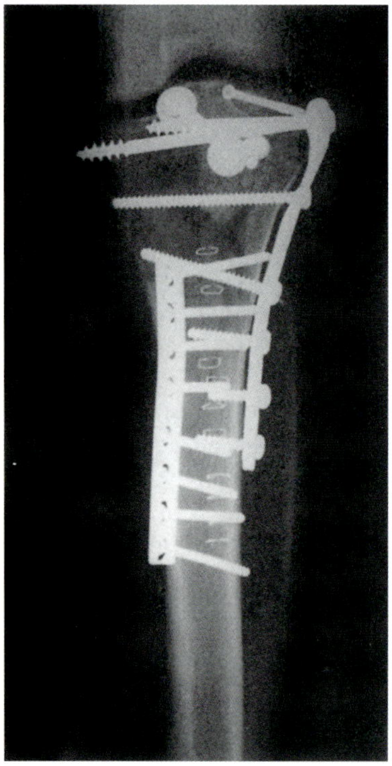

Figura 24. Fratura do platô tibial aberta de grau IIIB e fratura do terço proximal após redução aberta e fixação interna.

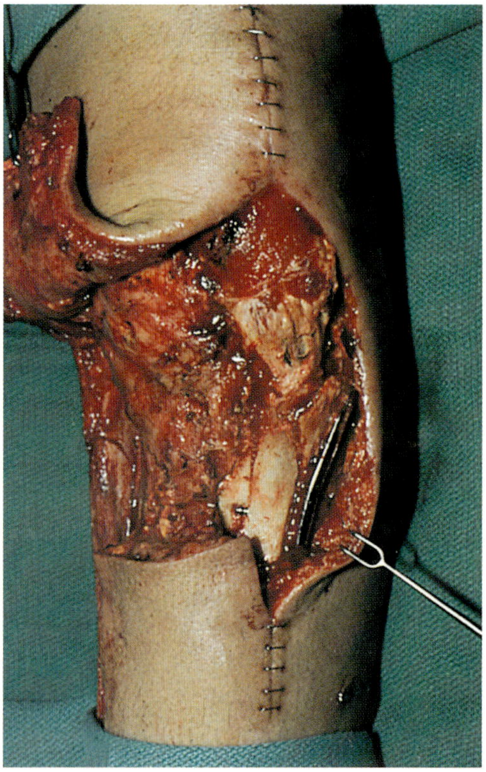

Figura 25. A exposição do gastrocnêmio é feita através de uma incisão posterior transversal a partir da ferida.

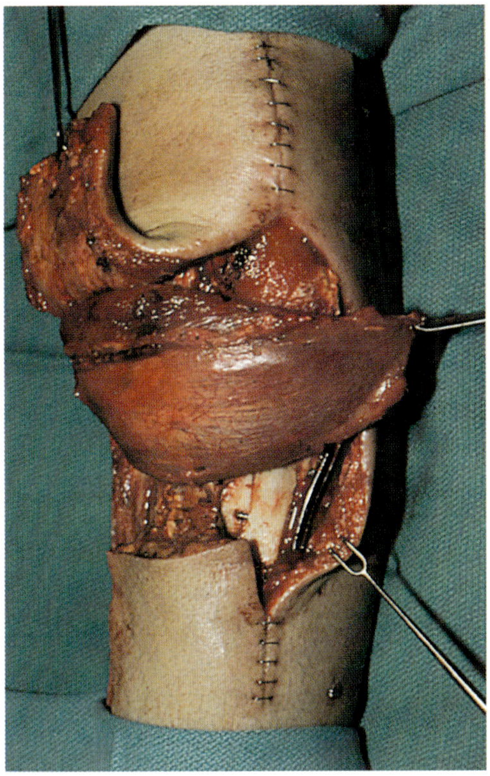

Figura 26. Uma vez que o músculo esteja liberado, ele é transposto para o local para uma cobertura completa da ferida.

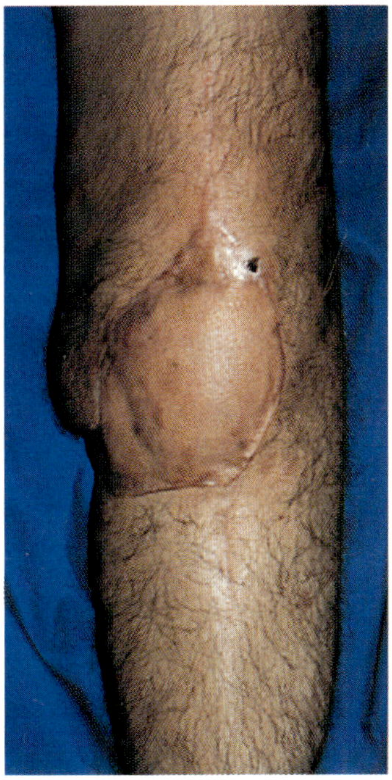

Figura 27. Enxerto de pele bem-cicatrizado sobre o músculo completa o processo de cicatrização, permitindo que a fratura consolide.

LEITURA RECOMENDADA

1. American College of Surgeons Committee on Trauma: *Advanced Trauma Life Support.* American College of Surgeons, Chicago, 1993, pp. 86-87.
2. Dalal, S.A., Burges, A.R., Siegel, J.H., Young, J.W.: Pelvic fractures in multiple trauma: classification by rnechanism is the key to pattern of organ injury, resuscitative requirements and outcome. *J. Trauma,* 29:98 1, 1989.
3. Edeiken-Monroe, B.S., Browner, B.D., Jackson, H.: The role of standard roentgenograms in the evaluation of instability of pelvic disruptions. *Clin. Orthop.,* 240:63-76, 1989.
4. Ghanayem, A.J., Wilber, J.H., Lieberman J.M., Motta, A.O.: The effect of laparotomy and external fixator stabilization on pelvic volume in an unstable pelvic injury. *J. Trauma,* 38(3):396-400, 1995.
5. Ghent, W.R.: Further studies on meralgia paresthetica. *Can. Med. Assoc. J.,* 6:871-875, 1961.
6. Gruen, G.S., Leit, M.E., Gruen R.J., et al.: Functional outcome of patients with unstable pelvic ring fractures stabilized with open reduction and internal fixation. *J. Trauma,* 39(5):838-844, 1995.
7. McCarthy, M.L., MacKenzie, E.J., Bosse, M.J., Copeland, C.E., Hash, C.S., Burgess, A.R.: Functional status following orthopaedic trauma in young women. *J. Trauma,* 39(5):828-836, 1995.
8. Mears, D.C., and Rubash, H.E.: *Pelvic and Acetabular Fractures.* Williams & Wilkins, B Baltimore, 1984.
9. Tile, M.: *Fractures of the Pelvis and Acetabulum.* 2nd ed. Williams & Wilkins, Baltimore, 1995.
10. Tile, M.: Pelvic ring fractures: should they be fixed? *J. Bone Joint Surg. [Br],* 70:1-12, 1988.
11. Vrahas, M.S., Wilson, S., Paul, E.: Comparison of fixation methods for preventing pelvic ring expansion. 8th Annual Meeting of the Orthopaedic Trauma Association, Minneapolis, Minnesota, 1992.

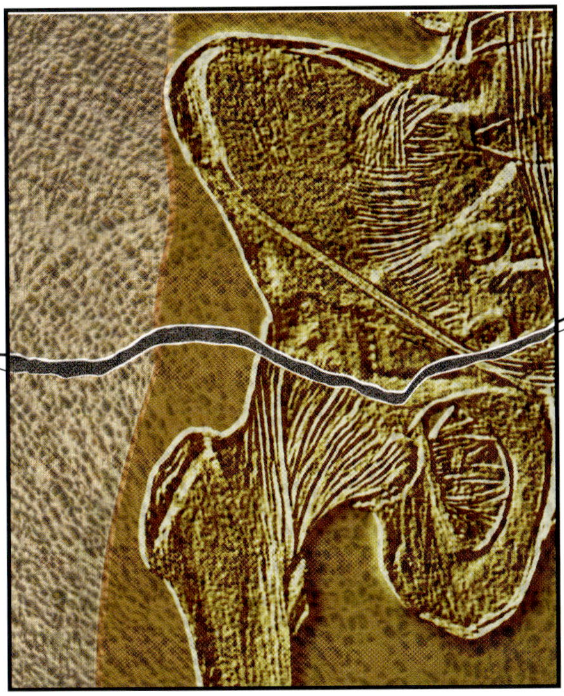

PARTE III

Pelve e Acetábulo

35

Fraturas da Pelve: Fixação Externa

Mark S. Vrahas

■ INDICAÇÕES/CONTRA-INDICAÇÕES

A fixação externa da pelve está indicada para o tratamento imediato de pacientes com instabilidade hemodinâmica após fraturas da pelve. Dependendo da localização e do tipo de fratura da pelve, a fixação externa pode ser utilizada isoladamente ou em combinação com fixação interna definitiva para estabilizar as fraturas da pelve. A fixação externa é amplamente reconhecida como uma técnica útil para controlar o sangramento associado com fraturas pélvicas desviadas. Esse tipo de hemorragia geralmente resulta da ruptura dos extensos plexos venosos da pelve e, em uma menor extensão, do sangramento das superfícies fraturadas (8). Conseguir um controle cirúrgico direto desses sítios de sangramento é difícil, e geralmente métodos indiretos são preferidos. Como a ruptura do anel pélvico pode se expandir, o espaço para perda de sangue aumenta enormemente após a fratura. A fixação externa, por estabilizar a pelve, reduz o volume pélvico, facilitando o tamponamento (9).

Nem todas as fraturas desviadas causam perdas sangüíneas substanciais, mas certos padrões de fratura apresentam maior probabilidade de resultar em um grande sangramento. Fraturas com a ruptura dos ligamentos sacroilíacos posteriores são mais propensas a causar uma grande perda de sangue do que fraturas nas quais os ligamentos posteriores permanecem intactos. Similarmente, fraturas nas quais a pelve se abre como um livro apresentam maior probabilidade de causar um sangramento significativo do que as fraturas nas quais a pelve entra em colapso. A situação mais ameaçadora é quando a pelve se abre como um livro e os ligamentos posteriores estão rompidos (2).

As indicações para a fixação externa imediata se baseiam na instabilidade hemodinâmica ou na expectativa de um sangramento continuado. Uma avaliação cuidadosa dos sinais vitais do paciente, bem como hemogramas seriados, são úteis na determinação do processo de uma perda sangüínea. Se a perda sangüínea inicial é diminuída ou interrompida, a reposição cristalóide pode ser tudo de que se necessita. Entretanto, em geral é difícil se saber se o sangramento realmente está controlado. Se a reposição cristalóide e de sangue não corrigir a hemodinâmica do paciente, existe uma boa chance de que o paciente ainda esteja sangrando (1).

Em um paciente com sinais clínicos de choque, a fixação externa da pelve pode estar indicada depois que outras fontes de sangramento tiverem sido afastadas. Apesar de as fraturas da pelve em geral causarem uma perda sangüínea grave, uma hemorragia a partir de fontes intra-abdominais não deve ser descartada.

M. S. Vrahas, M.D.: Department of Orthopaedic Surgery, Louisiana State University, New Orleans, Louisiana 70112.

Se uma fonte intra-abdominal de perda sangüínea não for identificada, uma laparotomia exploratória está contra-indicada porque pode descomprimir o hematoma pélvico e aumentar a perda de sangue, em vez de diminuí-la (4). Isso é especialmente verdadeiro se um hematoma retroperitoneal for aberto. Se a possibilidade de um sangramento intra-abdominal for afastada, a fixação externa da pelve é um método eficaz para controle do sangramento. Se a perda de sangue continuar após a fixação externa, a angiografia com embolização dos vasos pélvicos sangrantes pode ser útil.

Se o paciente necessitar de uma laparotomia para controlar o sangramento intra-abdominal, o cirurgião ortopédico deve estar preparado para estabilizar a pelve com uma fixação interna ou externa ao mesmo tempo que é realizada a cirurgia abdominal para controle da hemorragia.

Fixação Definitiva

A pelve compreende três ossos, dois ossos inominados e o sacro, mantidos firmemente juntos por diversos e fortes ligamentos. Na frente estão os ligamentos da sínfise púbica, e atrás encontramos os ligamentos sacroilíacos anteriores, os ligamentos sacroilíacos posteriores, os ligamentos sacro-tuberais e os ligamentos sacroespinhais. As fraturas ou a ruptura dos ligamentos de suporte podem desestabilizar a pelve. O grau de instabilidade depende do padrão geral da lesão e geralmente é dividido em três categorias (10). Nas lesões do tipo A, a pelve está rompida sem que a estabilidade esteja afetada. Fraturas isoladas das asas do ílio ou avulsões na espinha ilíaca estão nessa categoria. Nas lesões do tipo B, a pelve anterior está rompida, mas as estruturas de suporte da pelve posterior permanecem intactas. Por exemplo, os ligamentos da sínfise púbica podem se romper, ou o ramo púbico pode se fraturar, enquanto os ligamentos sacroilíacos posteriores e o osso que circunda as articulações sacroilíacas posteriores permanecem intactos. A pelve pode ser aberta como um livro, mas como a pelve posterior permanece intacta nas fraturas do tipo B, não encontramos um deslocamento posterior ou superior. Nas lesões do tipo C, a pelve posterior está rompida seja através do osso ou através dos ligamentos sacroilíacos em conjunção com uma lesão anterior. Isso deixa a pelve instável em todas as direções (10). De modo mais conciso, nas rupturas do tipo A a pelve está completamente estável; com as rupturas do tipo B, a pelve está rotacionalmente instável, mas verticalmente estável, e nas rupturas do tipo C a pelve está rotacionalmente e verticalmente instável.

A fixação externa proporciona um bom controle da pelve anterior. Quando a pelve posterior não está rompida, como em uma fratura do tipo B, um fixador externo pode atuar como a estabilização definitiva. Em contraste, uma fixação externa isolada não produz uma estabilização adequada para as fraturas do tipo C. A fixação externa pode ser utilizada nas fraturas do tipo C para estabilizar a pelve anterior, mas a fixação interna deve ser acrescentada adequadamente para estabilizar a pelve posterior. A fixação externa é particularmente útil para as fraturas do tipo C nas quais existem extensas fraturas dos ramos anteriormente. A união dos ramos com um fixador externo elimina a necessidade de uma abordagem cirúrgica anterior prolongável, o que é potencialmente perigoso.

Se o paciente estiver hemodinamicamente estável, a fixação externa deve ser evitada. Nessa circunstância, a fixação interna produz melhores resultados. Entretanto, a fixação interna pode ser adiada até que o paciente tenha sido cuidadosamente avaliado e a cirurgia seja agendada semi-eletivamente. Um fixador externo colocado imediatamente pode limitar as opções para a fixação interna. Sítios de pinos infectados ou contaminados podem tornar arriscadas as abordagens para a articulação sacroilíaca anterior e para a asa do ílio.

PLANEJAMENTO PRÉ-OPERATÓRIO

Sangramento após Fraturas da Pelve

A fixação externa da pelve para pacientes que estão hemodinamicamente instáveis deve ser considerada um procedimento urgente. Muitas estruturas diferentes para fixação externa estão disponíveis, e quase qualquer fixador apropriadamente aplicado proporciona uma estabilização inicial adequada (11). Mais importante do que o tipo de fixador ou a configuração da estrutura é a rapidez com que ela é aplicada. Portanto, para facilitar a aplicação, o cirurgião deve estar familiarizado com um tipo de fixador externo. Em nossa instituição, um equipamento para a fixação externa pélvica é esterilizado separadamente. Isso permite o rápido acesso no evento de uma emergência.

Em pacientes criticamente doentes, uma radiografia ântero-posterior (AP) é tudo que em geral está disponível para o planejamento pré-operatório. Entretanto, em pacientes hemodinamicamente estáveis, incidências de entrada e de saída da pelve a 40 graus, bem como imagens de tomografia computadorizada (TC), podem ser bastante úteis. As radiografias devem ser cuidadosamente avaliadas para determinar se a pelve anterior e posterior está rompida. Essa determinação é importante para as manobras de redução necessárias no momento da aplicação da estrutura. Desvios de mais de 2,5 cm na sínfise púbica sugerem uma ruptura do ligamento anterior (3).

Uma análise clínica e radiológica completa deve ser feita antes de se prosseguir com a fixação definitiva. Radiografias simples essenciais são as incidências em AP da pelve, a incidência de entrada e a incidência de saída. Uma imagem de TC geralmente é necessária para avaliar a pelve posterior. Essas múltiplas incidências ajudam o cirurgião a determinar quais os componentes da pelve que foram rompidos e quais permanecem intactos. Além disso, permitem que o cirurgião examine o desvio da fratura em diversos planos, facilitando assim a redução. Finalmente, a fixação geral que será necessária irá depender das condições de estabilidade da pelve.

CIRURGIA

Considerações Anatômicas

A condição primária para a restauração da estabilidade da pelve com um fixador externo é um bom posicionamento e fixação do pino. Para se conseguir isso, os pinos podem ser colocados tanto ao longo da crista ilíaca ou na região supra-acetabular. É mais fácil e mais seguro se inserir os pinos na crista ilíaca. Entretanto, ocasionalmente, a asa ilíaca está fraturada na área em que os pinos deveriam ser colocados. Nesses casos, pode ser necessário colocar os pinos na região supra-acetabular.

Quando os pinos são inseridos ao longo da crista ilíaca, eles devem ser colocados no pilar anterior da crista. Essa é a porção mais espessa da crista e oferece a melhor fixação. Se um paciente com uma pelve não-rompida for colocado em decúbito dorsal na mesa de cirurgia, sua pelve estará situada de modo que a sínfise púbica e as espinhas ilíacas anteriores se localizem em um plano quase paralelo ao chão (Fig. 1). Isso significa que o pilar anterior do osso está quase em paralelo ao chão também. Com uma pelve rompida, é necessário se visualizar como os desvios afetaram a posição dos pilares anteriores. Uma pressão contra as cristas ilíacas irá ajudar a trazer a pelve para uma posição mais anatômica. A crista ilíaca está assimétrica porque o osso se curva

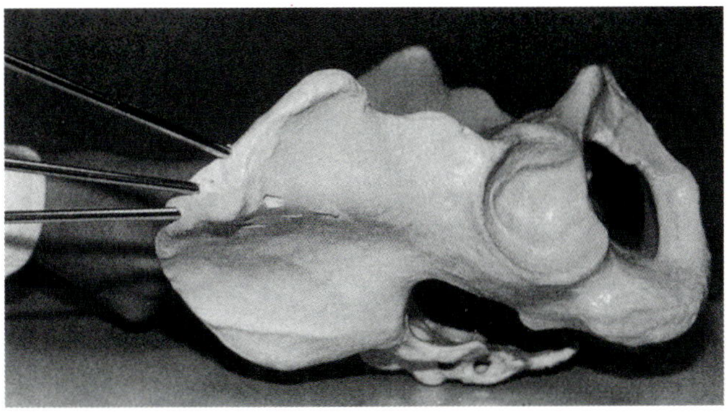

Figura 1. O osso mais espesso para a inserção do pino está localizado no pilar anterior da asa ilíaca. O pilar do osso se localiza em uma posição quase paralela ao assoalho quando o paciente está deitado em decúbito dorsal sobre a mesa de cirurgia.

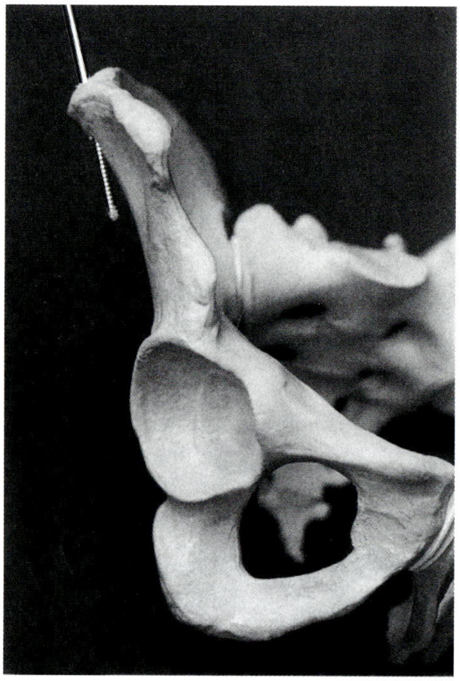

Figura 2. A crista ilíaca se projeta em uma direção ligeiramente lateral. Pinos inseridos no centro da crista ou na direção da margem lateral não atingirão a massa óssea.

lateralmente. Pinos inseridos no centro da crista ou na direção da porção lateral provavelmente não encontrarão a massa do ilíaco. Por esse motivo, a melhor posição de partida é ao longo do terço medial da crista (Fig. 2).

Pinos posicionados na região supra-acetabular devem ser inseridos em uma direção perpendicular ao chão. O osso na região supra-acetabular é muito bom, mas sua proximidade à articulação do quadril torna a colocação de pinos nessa área mais arriscada. Os pinos inseridos nessa área podem facilmente penetrar a articulação do quadril, causando grandes complicações. Por esse motivo, eles sempre devem ser inseridos com a utilização de um fluoroscópio.

Abordagens para a Colocação dos Pinos ao Longo da Crista

Três diferentes métodos podem ser utilizados para a inserção dos meios-pinos na asa do ílio. Uma opção é a de expor toda a asa do ílio. Isso necessita de uma dissecção maior, mas assegura que os pinos ficarão apropriadamente posicionados. Uma segunda opção é a de expor somente o topo da crista ilíaca. Isso necessita de menos dissecção, entretanto a colocação dos pinos de modo correto é um tanto mais difícil. A terceira opção é a de inserir os pinos através de pequenas incisões. Isso necessita de muito pouca dissecção, mas é tecnicamente difícil e provavelmente será realizado por cirurgiões mais experientes. Além disso, a escolha quanto à abordagem é baseada primariamente na experiência e na preferência do cirurgião. Se o cirurgião raramente coloca fixadores externos na pelve, provavelmente é melhor expor toda a asa do ílio.

Expondo Toda a Asa do Ílio. Para expor toda a asa do ílio, uma incisão oblíqua é feita na região da crista ilíaca. A incisão deve ser feita na área onde a asa do ílio estará posicionada após a redução da pelve. As incisões feitas diretamente sobre as cristas de uma pelve não-reduzida estarão em uma posição incorreta depois que a redução for feita. Achamos úteis a realização de uma tentativa de redução e a marcação da pele antes que se faça a incisão.

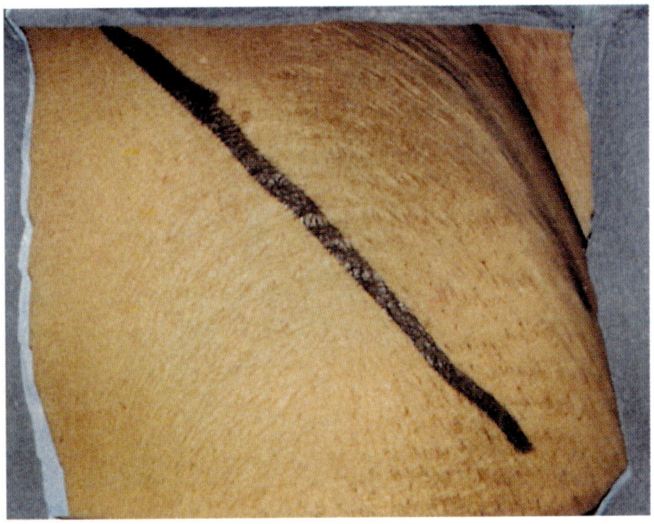

Figura 3. Uma incisão de 8 cm é feita na área onde a crista ilíaca se localizará assim que a pelve for reduzida.

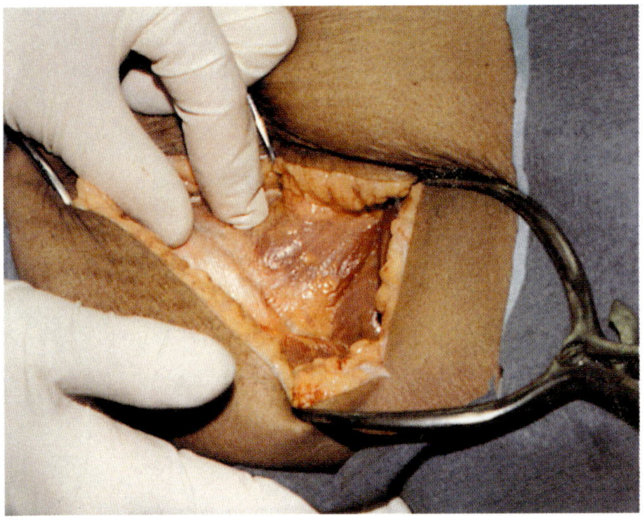

Figura 4. Se a asa ilíaca estiver desviada lateralmente, empurre a partir do lado do paciente para trazer a crista para dentro da ferida.

Faça uma incisão de 8 cm, mas estenda-a o quanto for necessário para que se consiga uma exposição adequada (Fig. 3). Isso geralmente é necessário em pacientes obesos. Uma vez que você esteja através da pele e do tecido subcutâneo, palpe à procura da crista ilíaca. Se a pelve estiver desviada, empurre o lado do paciente para trazer a crista para o centro da ferida (Fig. 4).

O restante da abordagem é similar à utilizada para a coleta de um enxerto ósseo de crista ilíaca. Solte a inserção do oblíquo externo e disseque subperiostealmente ao longo da fossa ilíaca o suficiente para permitir que todo o dedo indicador seja colocado ao longo do osso. Solte as origens dos abdutores do quadril na parte externa da pelve e novamente faça uma dissecção subperiosteal até uma profundidade similar (Fig. 5).

Identifique o espesso pilar anterior do osso por meio de sua palpação ao longo da crista. Coloque seu indicador ao longo da tábua interna da pelve e seu polegar na tábua externa para identificar a direção adequada para a inserção do pino. O primeiro pino deve ser colocado na por-

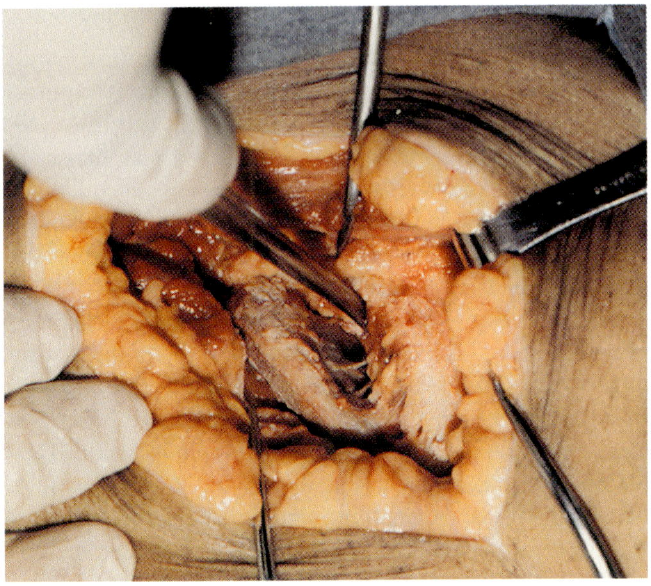

Figura 5. Disseque as áreas subperiosteais da parte de dentro e de fora da pelve.

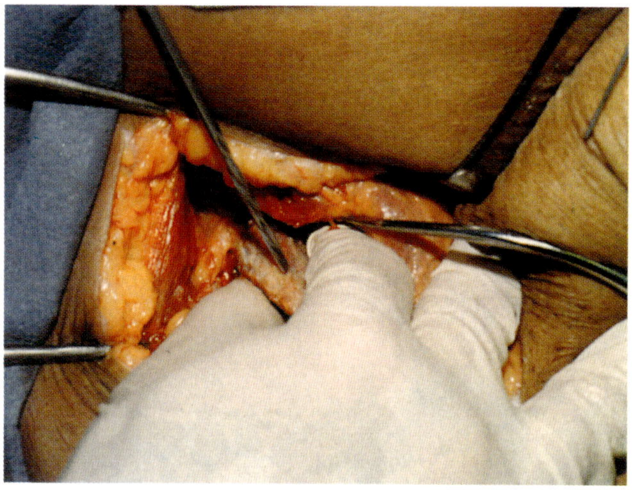

Figura 6. O dedo indicador é colocado ao longo da face interna da pelve e o polegar ao longo da face externa para guiar a inserção do pino. O primeiro pino é colocado na margem anterior do pilar anterior.

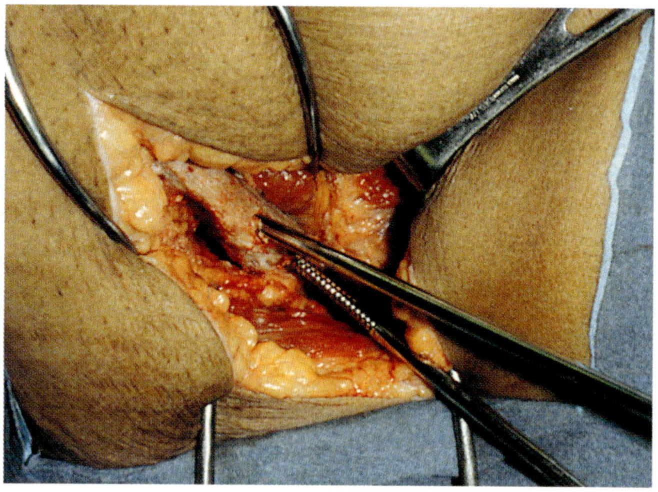

Figura 7. Um segundo pino é colocado posteriormente ao primeiro, também no pilar anterior.

ção anterior do pilar anterior. Nessa área, perfure um orifício de 2 cm de profundidade. O tamanho apropriado da broca será determinado pelo tipo de fixador externo a ser utilizado. Após a perfuração, insira um meio-pino de 4,5, 5 ou 6 mm. Segurando a crista entre seu polegar e o dedo indicador, é possível julgar a direção apropriada para a colocação do pino (Fig. 6). O pino deve ser inserido por pelo menos 4 cm. Quando a rosca do pino é longa, é melhor sepultar toda a porção rosqueada do pino. Em geral, quanto mais profundamente o pino for inserido, melhor.

Com a mesma técnica, insira um segundo pino posterior ao primeiro no espesso osso do pilar anterior (Fig. 7). Não se preocupe quanto à posição do segundo pino em relação ao primeiro. O objetivo é que se tenha o pino localizado em osso de boa qualidade. Os pinos podem ser forçados para se ajustar à braçadeira necessária após a inserção. É possível a inserção de um terceiro pino se você suspeitar de que um dos primeiros pinos não atingiu uma boa fixação. Entretanto, dois pinos geralmente são adequados.

Os pinos são inseridos na crista contralateral com a utilização da mesma técnica. É melhor fechar as incisões antes da montagem da estrutura, pois a estrutura obstrui o campo e torna difícil o fechamento da ferida.

Expondo o Topo da Crista Ilíaca. Uma incisão oblíqua de 8 cm é feita no local em que as cristas ilíacas se posicionarão após a redução da pelve. O topo da crista ilíaca é exposto de modo que o espesso osso do pilar anterior possa ser palpado, mas os músculos não são dissecados das paredes interna e externa da crista. Um pequeno fio de Kirschner (fio-K) é inserido ao longo da fossa ilíaca para ajudar na identificação da direção de inserção do pino. A crista é perfurada a uma profundidade de aproximadamente 2 cm, e um meio-pino é inserido (Fig. 8).

Técnica Percutânea. Uma pequena incisão é feita perpendicularmente à direção da crista (Fig. 9). A crista é palpada e um fio-K é colocado ao longo da fossa ilíaca para definir a direção da inserção do pino (Fig. 10). A crista é perfurada a uma profundidade de 2 cm nessa direção, e o pino é inserido.

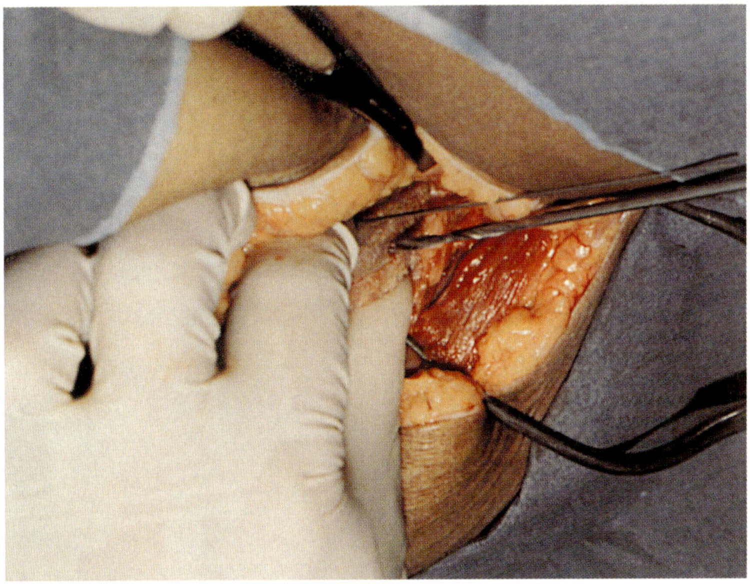

Figura 8. Um fio-K é colocado ao longo da face interna da asa ilíaca para guiar a inserção do pino quando somente o topo da crista estiver exposto.

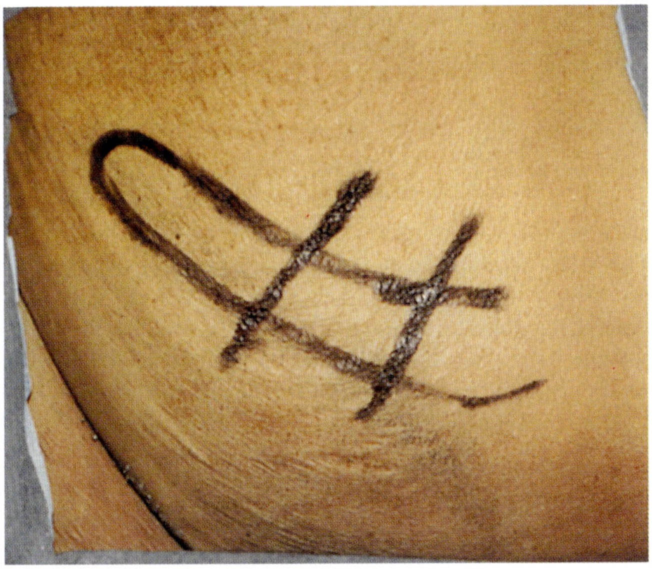

Figura 9. As incisões da pele para a inserção percutânea são feitas perpendicularmente à crista.

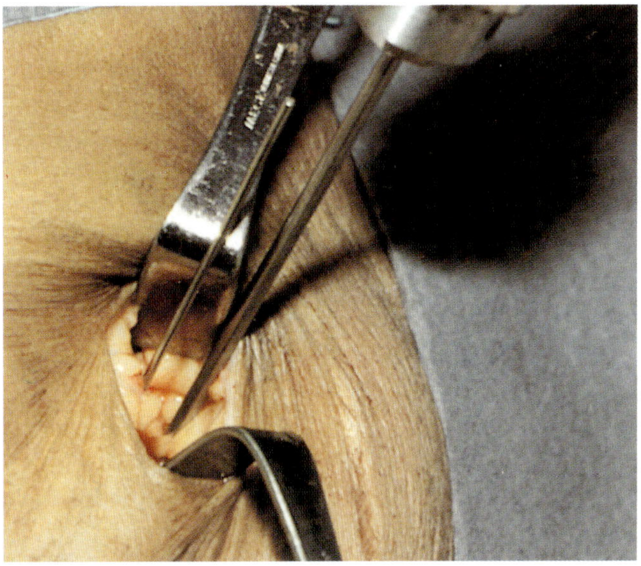

Figura 10. Um fio-K é inserido ao longo da crista ilíaca interna para guiar a inserção do pino.

Abordagem para Colocação do Pino na Região Supra-Acetabular

O paciente é posicionado em decúbito dorsal em uma mesa radiolucente. Uma incisão vertical de 8 cm é feita iniciando-se a 2 cm proximal à espinha ilíaca ântero-inferior e estendida distalmente (Fig. 11). O intervalo entre o sartório e o tensor da fáscia lata é identificado e desenvolvido. Os tecidos são dissecados anatomicamente, e a espinha ilíaca ântero-inferior é palpada. A broca é posicionada logo abaixo da espinha ântero-inferior, e sua posição é checada com o uso de um intensificador de imagens. O sítio do pino é perfurado até sua profundidade total em uma direção perpendicular ao chão. O pino é inserido e sua posição é checada com a utilização do intensificador de imagens (Fig. 12). Um segundo pino é inserido logo acima do primeiro pino.

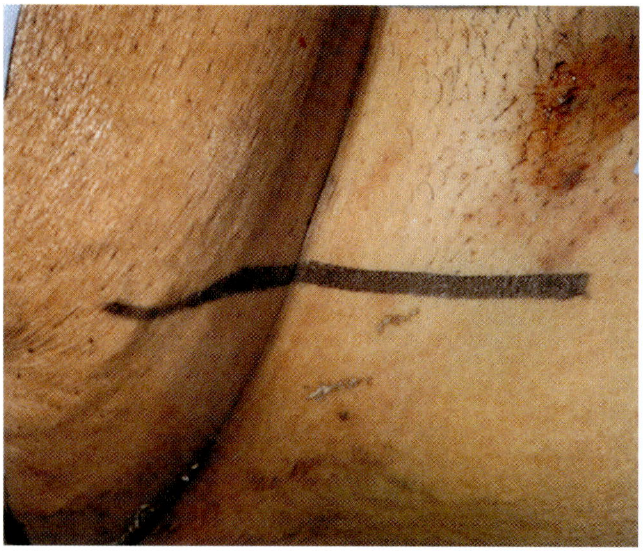

Figura 11. Para a colocação do pino na região supra-acetabular, é feita uma incisão começando logo acima da espinha ilíaca superior anterior e se estendendo distalmente por 8 cm.

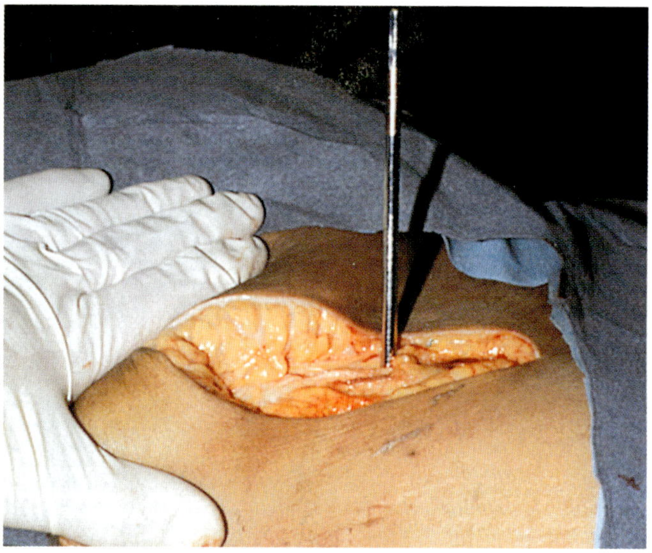

Figura 12. O pino é inserido em uma direção perpendicular ao chão.

Construção da Estrutura

Uma estrutura construída de modo apropriado permite o acesso ao abdômen para procedimentos cirúrgicos e permite que o paciente se sente. A estrutura deve ser construída sobre os meios-pinos com a barra em pino e os conectores de barras mantidos frouxos. A pelve deve ser então reduzida e as conexões apertadas (Fig. 13).

Diversas construções de estruturas são aceitáveis. Eu prefiro uma estrutura do tipo Slatis. Duas barras longas são estendidas a partir dos pinos na direção das extremidades inferiores. Essas barras são conectadas por duas barras cruzadas. Essa construção de estrutura deixa o abdômen livre para abordagens cirúrgicas e não comprime o abdômen quando o paciente está de pé (Fig. 14).

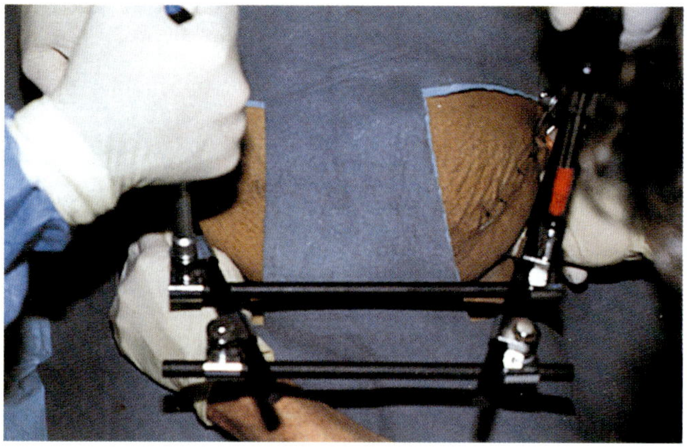

Figura 13. Todos os conectores pino-barra e barra-barra são deixados frouxos. A pelve é reduzida, e os conectores são apertados.

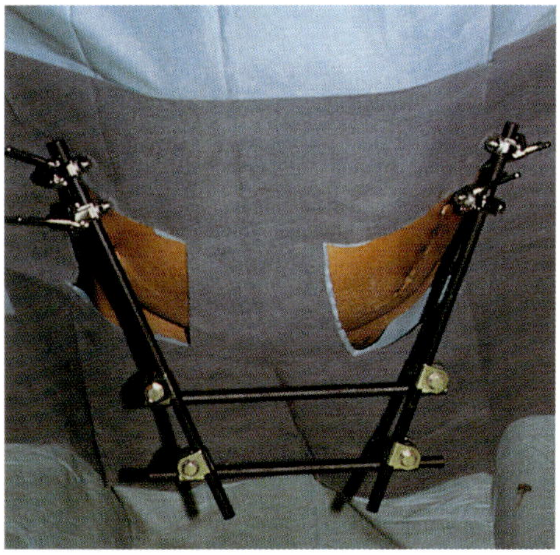

Figura 14. Uma barra longa é presa aos meios-pinos e direcionada distalmente. Essas barras são conectadas por duas barras cruzadas. Isso deixa o abdômen livre para procedimentos cirúrgicos. As barras não fazem pressão sobre o abdômen quando o paciente se senta.

Técnicas de Redução

A técnica apropriada de redução depende do padrão da fratura. Para as fraturas do tipo B (pelve posterior intacta), a pelve pode ser reduzida simplesmente puxando-se os meios-pinos na direção da linha média. Se a pelve posterior estiver rompida (fraturas tipo C), essa manobra pode causar a abertura da parte posterior da pelve. Para as fraturas nas quais os ligamentos posteriores estão rompidos, os meios pinos devem ser utilizados como auxiliares da redução. Tente utilizar os pinos como tenazes para puxar a parte anterior e a posterior da pelve ao mesmo tempo (Fig. 15). Uma força adicional pode ser gerada empurrando-se os lados do paciente ou com uma tração longitudinal sobre a perna.

Um método alternativo para se obter a redução é através da rolagem do paciente para a posição de decúbito lateral. O peso do corpo do paciente ajuda a reduzir a pelve. Essa técnica é útil em pacientes hemodinamicamente estáveis e que não possuam outras lesões.

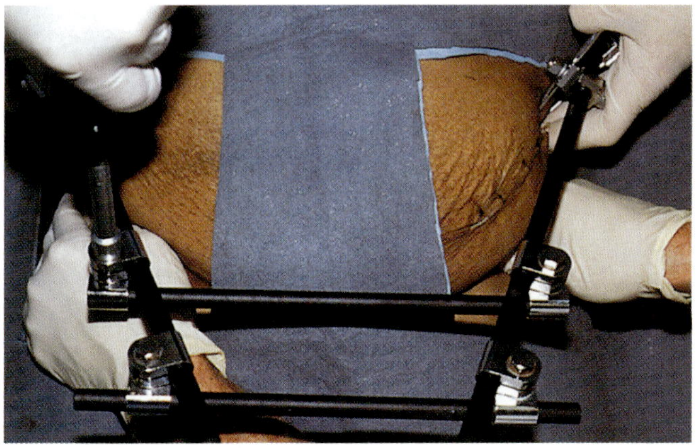

Figura 15. Para as fraturas do tipo C, os pinos são utilizados como auxiliares da redução. Os pinos são manipulados como tenazes para juntar a parte anterior e a posterior da pelve ao mesmo tempo. Uma força de redução adicional pode ser gerada empurrando-se os lados do paciente.

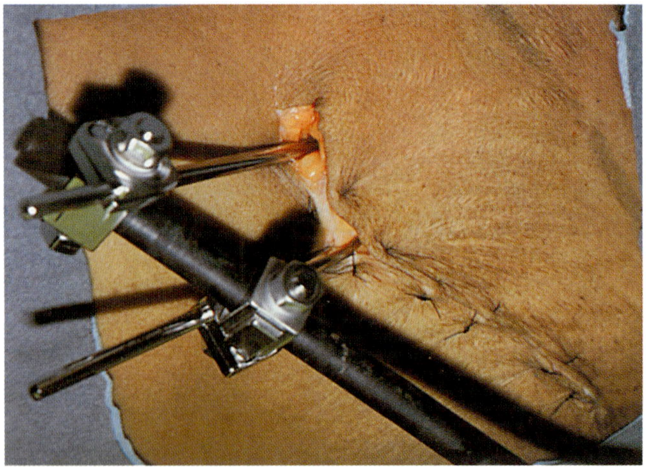

Figura 16. Pino causando tensão à pele. Uma incisão de relaxamento deve ser feita.

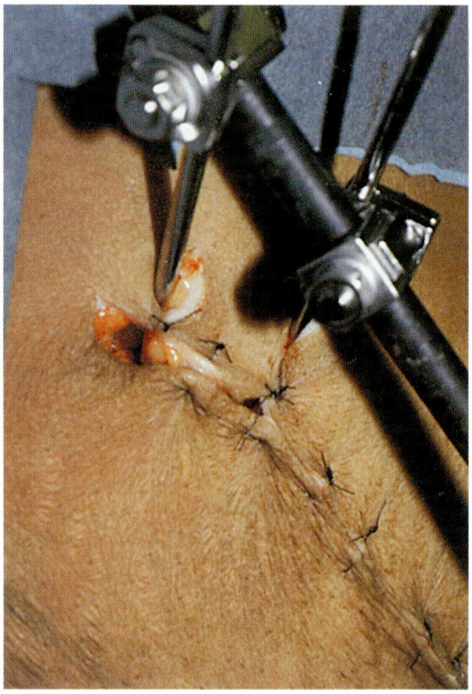

Figura 17. Os sítios dos pinos após as incisões de relaxamento.

Toques Finais

Uma vez que as conexões do fixador tenham sido apertadas, a redução pélvica e a colocação dos pinos são checadas com radiografias intra-operatórias. Uma repetição da redução deve ser realizada, se necessário. Uma vez que uma redução satisfatória tenha sido obtida, cheque os sítios dos pinos para assegurar que nenhum dos pinos esteja causando tensão sobre a pele (Fig. 16). Se isso estiver ocorrendo, uma incisão de relaxamento deve ser feita (Fig. 17).

TRATAMENTO PÓS-OPERATÓRIO

Dependendo do padrão da fratura, a fixação externa pode ser utilizada isoladamente ou em combinação com a fixação interna para o tratamento definitivo. Entretanto, mais freqüentemente, a fixação externa é utilizada de imediato para controlar a perda sangüínea e é convertida em uma fixação interna para o tratamento definitivo. Nesses casos, o primeiro passo no tratamento pós-operatório é determinar que tipo de fixação adicional é necessário, se esse for o caso.

O cuidado do sítio do pino deve ser iniciado no primeiro dia após a cirurgia. Os sítios dos pinos são mantidos abertos e limpos duas vezes ao dia com uma solução de peróxido a 50%. Curativos fechados não devem ser utilizados. Antes da alta hospitalar, o paciente deve ser instruído sobre os cuidados apropriados com o pino. Se os pinos estiverem causando tensão à pele, uma pequena incisão de relaxamento deve ser feita sob anestesia local para evitar uma necrose da pele. Se o fixador for utilizado como a fixação definitiva, pode ser necessária a realização desse procedimento várias vezes enquanto o fixador estiver presente.

A fisioterapia deve ser instituída enquanto o paciente está no hospital. O regime exato depende do padrão da fratura. O estado da carga sobre o membro deve ser determinado pela estabilidade da pelve posterior. Se a pelve posterior estiver intacta, o paciente pode fazer carga total. Se ela estiver rompida em um dos lados, o paciente pode fazer carga parcial somente sobre o lado lesionado e uma carga total do outro lado. Por exemplo, a articulação sacroilíaca direita do paciente foi rompida, mas a esquerda está intacta, assim o paciente pode fazer uma carga total sobre o lado esquerdo, mas somente uma carga parcial sobre o lado direito. Se a pelve se rompeu em ambos os lados posteriormente, a carga não é permitida. O paciente deve permanecer com carga parcial sobre o lado da ruptura posterior durante 8 semanas. Nesse momento, a carga pode ser aumentada em 50%. Em 12 semanas, é permitido ao paciente a fazer uma carga total. Durante o período de recuperação, o paciente pode realizar atividades para a amplitude de movimentos do quadril e de fortalecimento muscular.

O paciente deve ser avaliado semanalmente durante as primeiras 2 a 3 semanas com radiografias da pelve para assegurar a manutenção da redução. Se um desvio ocorrer e for identificado de modo precoce, poderá ser tratado de modo mais fácil do que se a pelve consolidar em uma posição viciosa. Uma incidência padrão em AP e incidências de entrada e de saída a 40 graus proporcionam as informações necessárias.

Uma vez que o paciente receba alta hospitalar, ele é visto em nível ambulatorial semanalmente durante as primeiras 2 a 3 semanas para avaliação clínica e radiológica. A visita seguinte é marcada para 6 semanas depois (8 semanas após a cirurgia), quando o paciente é liberado para carga parcial. Um mês depois (12 semanas após a cirurgia), o paciente retorna para a remoção do fixador. Em geral, esse procedimento é feito sob anestesia local na clínica. Entretanto, algumas vezes ele é removido na sala de cirurgia sob sedação leve. Ao paciente é permitido começar com carga total a partir desse momento. Essa programação pode variar dependendo da condição dos sítios dos pinos. Pacientes com problemas nos sítios dos pinos necessitam de visitas mais freqüentes.

Apesar de ser mais seguro restringir a carga durante 3 meses, é possível se acelerar esse tempo com base na consolidação radiológica. Ocasionalmente, os pinos se tornam soltos ou infectados e devem ser removidos. Se isso ocorrer durante as primeiras 8 semanas após a cirurgia, é melhor substituir o pino e continuar com o fixador externo. Após 8 semanas, se as radiografias demonstrarem uma consolidação suficiente, pode ser possível a remoção do fixador externo. Entretanto, a restrição de carga deve continuar durante 12 semanas ou até que o cirurgião esteja certo de que a pelve está consolidada.

A recuperação do paciente depende não somente da fratura da pelve, mas também das lesões associadas e de outras co-morbidades (7). Mais da metade dos pacientes com fraturas pélvicas instáveis apresenta lesões concomitantes na cabeça, abdômen ou tórax, e quase dois terços apresentarão lesões nas extremidades inferiores. Esses padrões diversos de lesões podem tornar difícil prever os resultados funcionais. Porém, utilizando o Sickness Impact Profile, Gruen et al. (6) concluíram que pacientes com fraturas instáveis da pelve nos quais uma redução aceitável e uma fixação interna estável forem conseguidas apresentaram somente leve incapacidade 1 ano após a lesão. Setenta e seis por cento dos pacientes que trabalhavam antes da lesão retornaram às suas atividades; 62% retornaram totalmente e 14% retornaram com modificações nas atividades de trabalho. As lesões da extremidade inferior são um melhor previsor das incapacidades laborativas do que as rupturas da pelve (6). A função sexual também parece ser afetada pelas fraturas da pelve, apesar de não estar claro se essa é uma seqüela em particular das fraturas pélvicas ou se uma complicação dos grandes traumas em geral (7).

COMPLICAÇÕES

Infecção do Sítio do Pino

Uma infecção no sítio do pino é a complicação mais comum após a fixação externa da pelve e freqüentemente indica desprendimento do pino. A estabilidade do pino deve ser avaliada manualmente, tentando-se remover o pino do osso. Se o pino estiver solto, ele deve ser removido e substituído. Outra causa freqüente de infecção no sítio do pino é uma necrose da pele que resulte de compressão da pele pelo pino. Durante a estada do paciente no hospital e em cada visita pós-operatória, os sítios dos pinos devem ser checados. Se a pele ao redor de um pino estiver causando tensão, uma pequena incisão de relaxamento deve ser feita sob anestesia local. Ocasionalmente, uma celulite se desenvolve ao redor dos pinos na ausência de necrose de pele e desprendimento do pino. Se isso ocorrer, o paciente deve receber antibióticos orais. Se a celulite não melhorar, o uso de antibióticos intravenosos pode estar indicado, ou os pinos devem ser trocados.

Penetração do Pino na Articulação do Quadril

A penetração do pino na articulação do quadril está associada na maioria das vezes com pinos colocados na região supra-acetabular. Um pino que inadvertidamente penetra a articulação do quadril e é reconhecido e removido no momento da cirurgia em geral não é um problema. Entretanto, um pino que é deixado na articulação do quadril pode levar a uma artrite séptica e à destruição articular.

As complicações causadas por um pino intra-articular não são tratadas facilmente. Portanto, o cirurgião deve tomar um cuidado redobrado para evitar a colocação do pino dentro da articulação do quadril. O intensificador de imagens deve ser utilizado sempre que os pinos são colocados na região supra-acetabular. Além disso, a colocação do pino deve ser checada radiologicamente antes que o paciente deixe a sala de cirurgia, independentemente de como os pinos foram inseridos.

Paralisia do Nervo Femoral Cutâneo Lateral

Em 10% dos pacientes, o nervo femoral cutâneo lateral tem um trajeto sobre a asa ilíaca em seu caminho em direção à coxa (5). Isso torna o nervo vulnerável à lesão durante a inserção do pino. Essa complicação pode ser evitada procurando-se o nervo na crista durante a abordagem, mas algumas vezes ele é de difícil observação. Uma lesão a esse nervo não pode ser tratada. Entretanto, a área de diminuição sensitiva na face anterior da coxa geralmente não leva a um dano funcional. Os pacientes devem ser informados sobre esse risco antes da cirurgia sempre que possível.

Deslocamento da Fratura Pélvica

O paciente deve ser avaliado radiologicamente a cada semana durante as primeiras 2 ou 3 semanas para assegurar de que não ocorreu uma perda da redução. Os desvios pós-estabilização não são incomuns. O paciente deve ser informado sobre esse risco antes da cirurgia. Uma vez que uma perda da redução tenha acontecido, o passo seguinte depende do tipo de fratura e da quantidade de desvio. Freqüentemente, a conversão para uma fixação interna é apropriada.

CASO ILUSTRATIVO PARA A TÉCNICA

Um motorista de 36 anos de idade que não utilizava cinto de segurança foi envolvido em um acidente automobilístico frontal. O paciente estava consciente, mas seu carro estava destruído, e foi necessária 1 hora para que o paciente fosse retirado do veículo. Na avaliação na sala de emergência, o paciente estava acordado, alerta, e se queixando de dores na região da pelve. Suas vias aéreas estavam pérvias, e ele não tinha dificuldades para respirar, apesar de a freqüência respiratória estar aumentada em 30 respirações por minuto. Seu pulso era de 150 batimentos por minuto, e a pressão arterial de 120/70 mm Hg. Com base em seu pulso radial, um diagnóstico de choque classe II foi feito, e 2 l de solução de Ringer lactato foram infundidos.

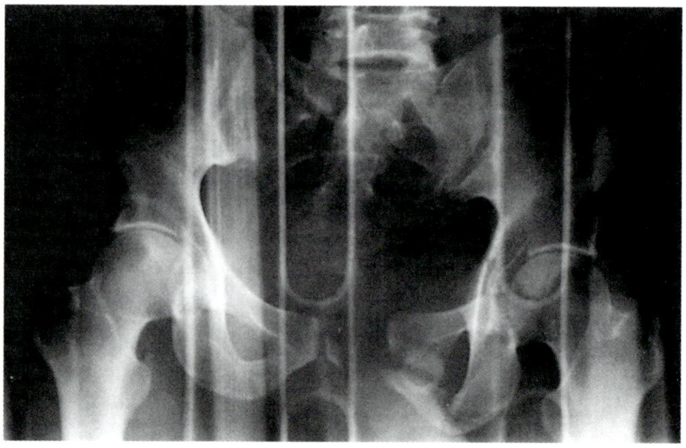

Figura 18. Radiografia ântero-posterior inicial da pelve demonstrando uma fratura pélvica do tipo C.

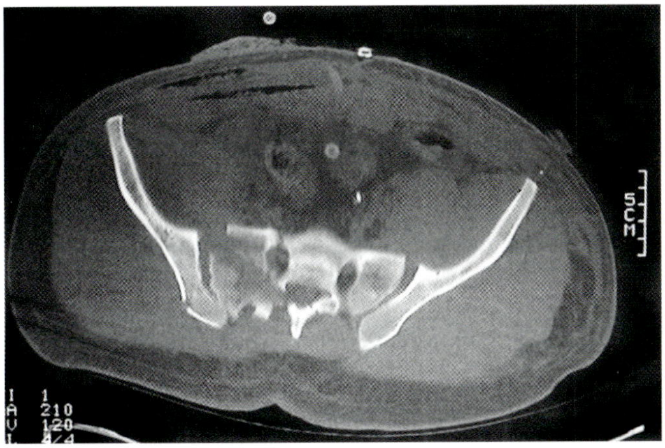

Figura 19. Imagem inicial de tomografia computadorizada mostrando ruptura do sacro e da asa ilíaca.

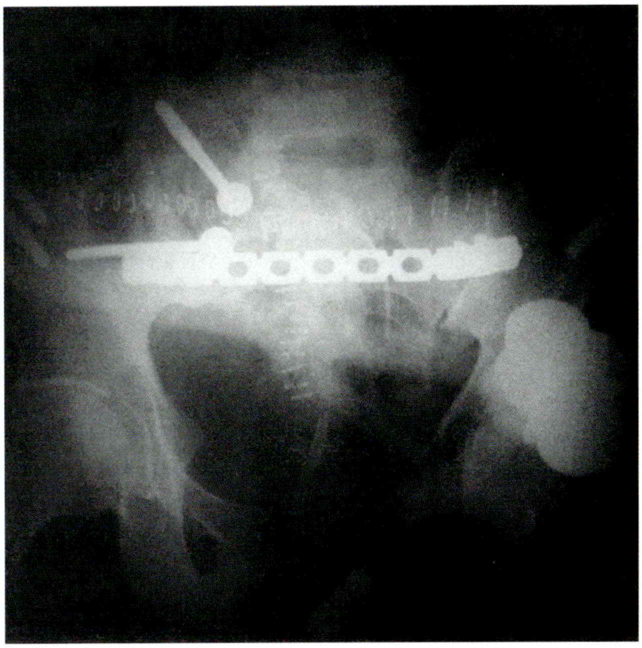

Figura 20. Radiografia ântero-posterior da pelve após a estabilização definitiva.

O abdômen do paciente estava flácido e não apresentava áreas sensíveis, exceto na região pélvica. Havia um hematoma no flanco direito. Não houve ruptura da pele na região pélvica, e o exame retal não demonstrou sangue oculto ou lesões prostáticas. Não havia sangue no meato uretral. O paciente era incapaz de fazer dorsiflexão e flexão plantar de seu pé direito, apesar de os pulsos periféricos estarem intactos.

As radiografias da coluna cervical e de tórax eram normais. Uma radiografia da pelve em AP revelou o alargamento da sínfise púbica com deslizamento superior da hemipelve direita. Uma fratura sacral com desvio de mais de 1 cm também foi observada (Fig. 18).

Após a infusão de 2 l de solução de Ringer lactato, o pulso do paciente diminuiu para 110 batimentos por minuto, mas rapidamente voltou para 150 batimentos por minuto. Transfusões de sangue foram iniciadas, e a avaliação do paciente continuou. Uma imagem de TC do abdômen e da pelve não revelou uma fonte intra-abdominal de perda sangüínea. A TC também revelou uma fratura sacral com um desvio vertical, bem como uma fratura da asa ilíaca posterior (Fig. 19).

Apesar de a pressão arterial do paciente permanecer estável durante a avaliação, seu pulso continuou em 150 batimentos por minuto, a despeito da transfusão de 4 unidades de sangue e de uma transfusão continuada de cristalóides. A instabilidade hemodinâmica foi atribuída à fratura pélvica, e o paciente foi levado à sala de cirurgia para a fixação externa da pelve.

O fixador foi aplicado pela exposição dos topos das cristas ilíacas. Dois pinos foram inseridos em cada crista, e uma estrutura tipo Slatis foi aplicada. Após a aplicação do fixador externo e um total de 7 unidades de sangue, o pulso do paciente estabilizou em 95 batimentos por minuto. O paciente necessitou da transfusão de outras 2 unidades de sangue durante as próximas 24 horas. No quarto dia, o paciente retornou à sala de cirurgia para a fixação interna da pelve. O fixador externo foi mantido para estabilizar a pelve anterior. Uma incisão transversal foi feita posteriormente, e a fratura sacral do paciente foi reduzida e estabilizada com uma placa de reconstrução de 4,5 mm (Fig. 20).

No pós-operatório, o paciente foi mantido sem fazer carga sobre o membro inferior direito durante 2 meses, após o que passou a fazer carga parcial durante mais 1 mês. O fixador foi removido em 3 meses, e o paciente foi liberado para carga total. Sua lesão do nervo ciático não melhorou.

LEITURA RECOMENDADA

1. American College of Surgeons Committee on Trauma: *Advanced Trauma Life Support.* American College of Surgeons, Chicago, 1993, pp. 86-87.
2. Dalal, S.A., Burges, A.R., Siegel, J.H., Young, J.W.: Pelvic fractures in multiple trauma: classification by rnechanism is the key to pattern of organ injury, resuscitative requirements and outcome. *J. Trauma,* 29:98 1, 1989.
3. Edeiken-Monroe, B.S., Browner, B.D., Jackson, H.: The role of standard roentgenograms in the evaluation of instability of pelvic disruptions. *Clin. Orthop.,* 240:63-76, 1989.
4. Ghanayem, A.J., Wilber, J.H., Lieberman J.M., Motta, A.O.: The effect of laparotomy and external fixator stabilization on pelvic volume in an unstable pelvic injury. *J. Trauma,* 38(3):396-400, 1995.
5. Ghent, W.R.: Further studies on meralgia paresthetica. *Can. Med. Assoc. J.,* 6:871-875, 1961.
6. Gruen, G.S., Leit, M.E., Gruen R.J., et al.: Functional outcome of patients with unstable pelvic ring fractures stabilized with open reduction and internal fixation. *J. Trauma,* 39(5):838-844, 1995.
7. McCarthy, M.L., MacKenzie, E.J., Bosse, M.J., Copeland, C.E., Hash, C.S., Burgess, A.R.: Functional status following orthopaedic trauma in young women. *J. Trauma,* 39(5):828-836, 1995.
8. Mears, D.C., and Rubash, H.E.: *Pelvic and Acetabular Fractures.* Williams & Wilkins, B Baltimore, 1984.
9. Tile, M.: *Fractures of the Pelvis and Acetabulum.* 2nd ed. Williams & Wilkins, Baltimore, 1995.
10. Tile, M.: Pelvic ring fractures: should they be fixed? *J. Bone Joint Surg. [Br],* 70:1-12, 1988.
11. Vrahas, M.S., Wilson, S., Paul, E.: Comparison of fixation methods for preventing pelvic ring expansion. 8th Annual Meeting of the Orthopaedic Trauma Association, Minneapolis, Minnesota, 1992.

36

Diástase da Sínfise Púbica: Redução Aberta e Fixação Interna

David C. Templeman e Andrew H. Schmidt

INDICAÇÕES/CONTRA-INDICAÇÕES

A sínfise púbica é uma articulação cartilaginosa na qual os ossos púbicos se encontram. O disco fibrocartilaginoso é reforçado pelos ligamentos púbicos superior e inferior. O ligamento arqueado forma um arco entre os dois ramos púbicos, e imagina-se que ele seja o principal estabilizador da sínfise púbica (7).

As lesões à sínfise púbica incluem: (a) diástase; (b) fraturas da sínfise e (c) fraturas-luxações. Quando a sínfise púbica não está rompida, a lesão do anel anterior geralmente consiste em fraturas dos ramos púbicos. Essas fraturas geralmente são de orientação vertical, mas podem ser cominutivas ou horizontais (11). É raro que uma diástase da sínfise púbica e as fraturas dos ramos púbicos coexistam (4,10).

A redução aberta e fixação interna (RAFI) está indicada quando a diástase da sínfise púbica excede os 2,5 cm. A fixação é realizada para melhorar a estabilidade do anel pélvico anterior. As indicações para a cirurgia são baseadas na magnitude do desvio e na estabilidade do anel pélvico.

Existem diversos esquemas de classificação para as fraturas da pelve. As primeiras classificações se baseavam na localização da fratura ou no mecanismo da lesão. Entretanto, as classificações mais modernas se baseiam no grau de estabilidade pélvica (1,19). A classificação das lesões do anel pélvico de Tile tenta prever a instabilidade mecânica do anel pélvico lesionado. As lesões são A, estável; B, rotacionalmente instável mas verticalmente estável e C, rotacional e verticalmente instável. As lesões de Tile dos tipos B e C podem apresentar uma ruptura associada da sínfise púbica (19).

A diástase da sínfise púbica e a rotação externa do osso inominado resultam na também chamada lesão em "livro aberto". Essa é uma lesão TileB, na qual os ligamentos pélvicos posteriores estão intactos e evitam um desvio cefálico do osso inominado envolvido.

Quando a ruptura da sínfise púbica é de mais de 2,5 cm, a maioria dos traumatologistas recomenda a RAFI. Um desvio dessa magnitude provavelmente é acompanhado de uma lesão do ligamento sacroespinhal e dos ligamentos sacroilíacos anteriores. As lesões desses ligamentos

D. C. Templeman, M.D.: Wayzata Orthopaedics, Plymouth, Minnesota 55441.
A. H. Schmidt, M.D.: Department of Orthopaedic Surgery, University of Minnesota, Hennepin County Medical Center, Minneapolis, Minnesota 55415.

podem permitir que o osso inominado rode externamente. A fixação da sínfise é suficiente para corrigir essa instabilidade (11).

Em contraste com as lesões TileB, as lesões TileC com ruptura da sínfise púbica e ruptura associada do anel pélvico posterior resultam em uma instabilidade completa da pelve. A fixação somente do anel anterior é insuficiente e deve ser acompanhada de redução e fixação da pelve posterior (15,19).

Contra-indicações à fixação interna da sínfise púbica incluem pacientes instáveis e criticamente doentes; fraturas expostas graves com desbridamento inadequado da ferida; e lesões por esmagamento nas quais uma pele comprometida pode não tolerar uma incisão cirúrgica. A colocação de um cateter suprapúbico para o tratamento de uma ruptura extraperitoneal da bexiga pode resultar em contaminação do espaço retropúbico. Acreditamos que essa situação constitua uma contra-indicação para a RAFI da sínfise púbica adjacente. Problemas associados que podem prejudicar uma fixação firme são a presença de osteoporose e uma grave cominução do púbis.

Quando a diástase da sínfise púbica é menor que 2, 5 cm, a fixação interna raramente é necessária. Os pacientes podem ser mobilizados de modo seguro, permitindo uma carga parcial sobre o lado da hemipelve rodada externamente. As radiografias são repetidas dentro das primeiras semanas para assegurar que não existe um desvio ainda maior. Em geral existe uma consolidação suficiente dentro de 8 semanas para permitir a carga total. Qualquer aumento na dor associado com a atividade deve ser avaliado com radiografias para detectar o desenvolvimento de uma instabilidade tardia.

PLANEJAMENTO PRÉ-OPERATÓRIO

Incidências ântero-posterior, caudal e cefálicas são necessárias para determinar a direção e a magnitude da ruptura da sínfise púbica e a posição relativa dos ossos do púbis. Diferenças na altura dos ramos púbicos geralmente indicam que a hemipelve está desviada em mais de um plano. A deformidade mais comumente associada com a ruptura da sínfise púbica é a migração cefálica, o desvio posterior e rotação externa de uma hemipelve (1). Esse padrão indica uma lesão pélvica posterior que necessita de redução posterior e fixação interna para se atingir uma pelve estável (Tile C; 14,15,19).

A gravidade das lesões pélvicas e viscerais necessita de uma avaliação imediata e de ressuscitação. Uma equipe multidisciplinar consistindo em cirurgiões gerais, ortopedistas e urologistas geralmente é necessária (2,8,20).

Lesões urológicas estão presentes em diversos pacientes com um trauma anterior à pelve. Nos pacientes do sexo masculino, um uretrograma retrógrado deve ser feito para assegurar que a uretra está intacta antes da passagem de um cateter de Foley. A presença de sangue na ponta do meato do pênis freqüentemente é citada como um sinal de trauma uretral; entretanto, esse sinal não está presente na maioria dos casos. Quando a uretra está intacta, um cateter de Foley é passada e um cistograma é obtido. O extravasamento do contraste durante o uretrograma é uma contra-indicação à passagem cega de um cateter de Foley e necessita da avaliação por um urologista. Como a uretra feminina possui somente alguns centímetros de comprimento, o uretrograma retrógrado não é necessário antes da inserção de um cateter de Foley (8).

A bexiga deve ser estudada através de uma cistografia com uma pielografia intravenosa ou um cistograma retrógrado. Uma compressão externa da bexiga freqüentemente é causada por um hematoma pélvico.

O tratamento das rupturas extraperitoneais da bexiga em pacientes com fraturas da pelve é controverso. A drenagem tradicional das rupturas extraperitoneais com cateter de Foley elimina a necessidade de uma laparotomia e reparo direto. Kotkin e Koch (5) constataram que pacientes com rupturas extraperitoneais da bexiga e fraturas pélvicas apresentam maiores índices de complicações e destacaram a necessidade de uma adequada drenagem da bexiga.

Na presença de uma ruptura extraperitoneal de bexiga, o paciente está em grande risco para infecção devido à contaminação do hematoma pélvico. Quando a fixação interna da sínfise é planejada, o risco de infecção de uma bexiga rompida deve ser considerado. Preferimos o reparo primário da bexiga, a irrigação da lesão do anel pélvico anterior e o uso de antibióticos. O momento de realização do reparo da bexiga é determinado pela lesão específica (8).

Após avaliação inicial e ressuscitação do paciente, estudos radiológicos são obtidos. Além de uma radiografia ântero-posterior, incidências com inclinações de 40 graus tanto em direção caudal como cefálica são utilizadas para determinar o deslizamento do anel pélvico (20). Todas as três incidências são utilizadas para determinar a anatomia tridimensional da pelve (Fig. 1A-C). Imagens de tomografia computadorizada são recomendadas para avaliar a anatomia da pelve posterior. As estruturas anteriores são mais bem estudadas com imagens por radiografia simples (19,20).

A ruptura da sínfise associada com uma rotação externa isolada do osso inominado resulta na chamada "lesão em livro aberto". Com essa lesão, as estruturas posteriores intactas da pelve evitam um desvio cefálico. A lesão é considerada rotacionalmente instável mas verticalmente estável (Tile B). A magnitude da diástase da sínfise determina o método de tratamento. Quando a diástase é de mais de 2,5 cm, fixação interna geralmente é realizada (13,19).

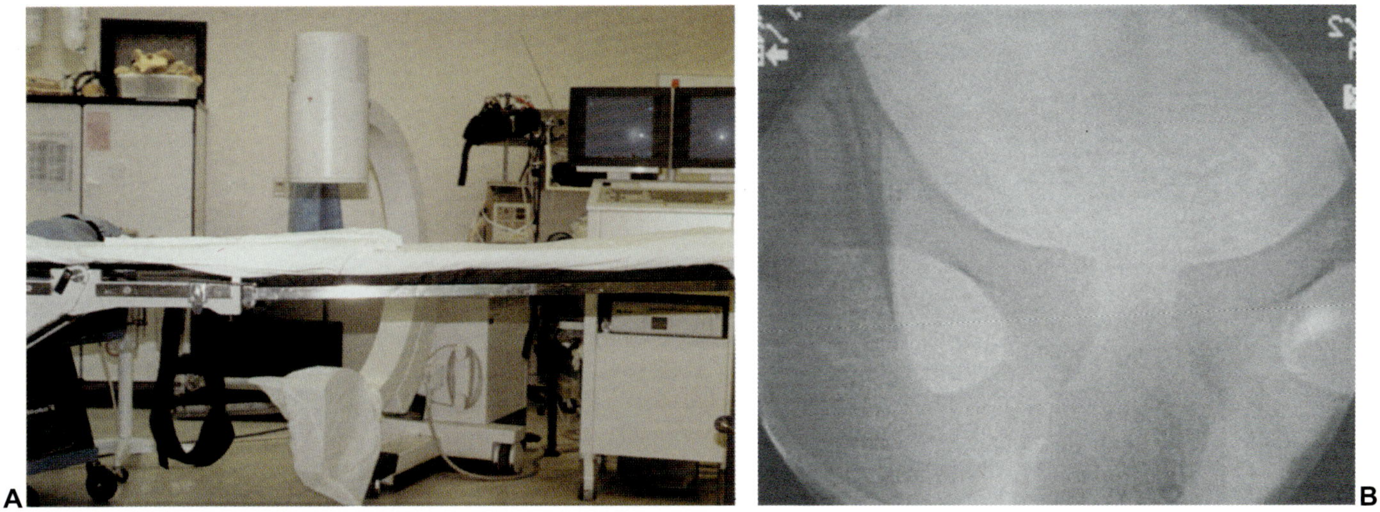

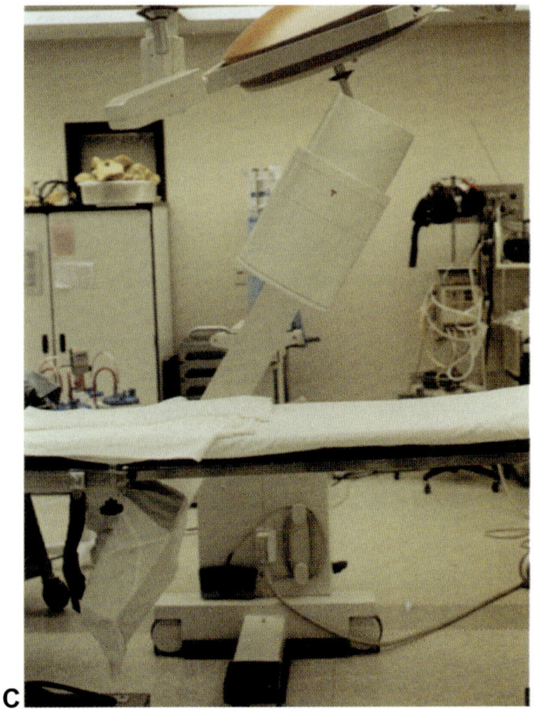

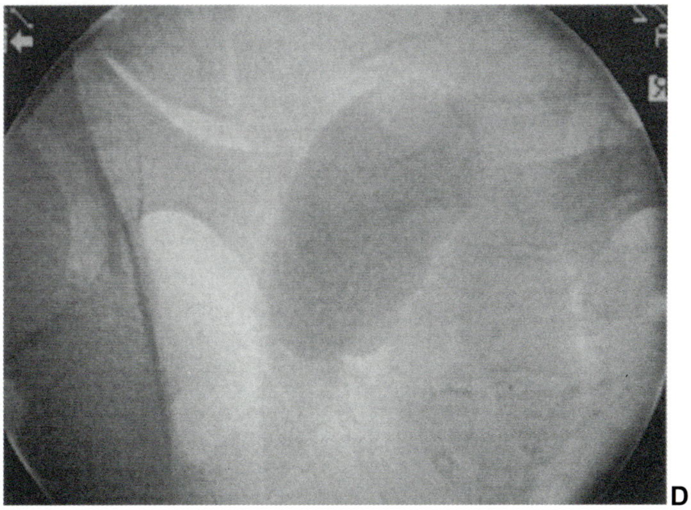

Figura 1. A, B: Uma mesa cirúrgica com uma extensão radiolucente. Essa mesa permite a inclinação da unidade de fluoroscopia para a obtenção de imagens cefálicas **(C, D)** e caudais **(E, F)** da pelve **(B, C)**. *(Continua.)*

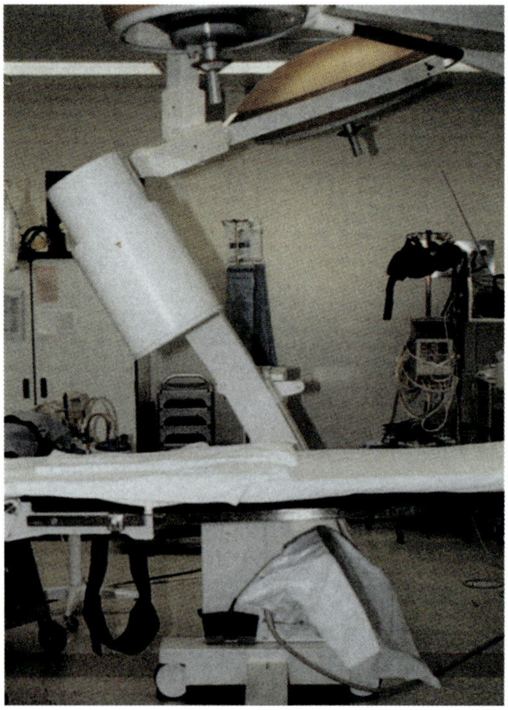

E

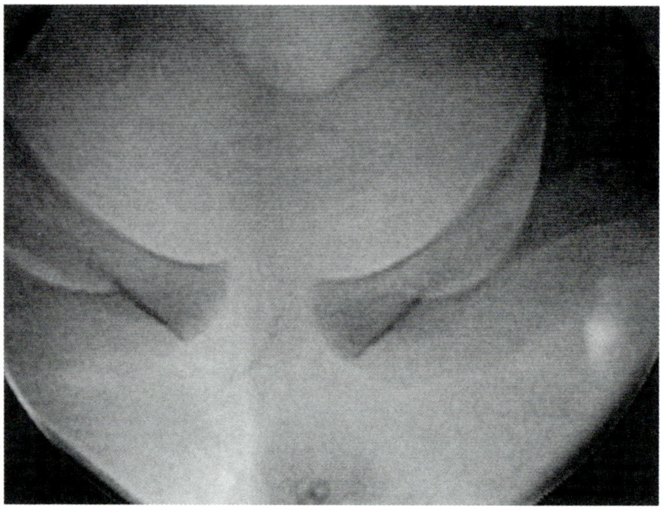

F

Figura 1. *(Continuação)* A incidência cefálica superpõe a sínfise sobre o sacro; isso faz com que a diástase da sínfise seja de difícil observação. Muitas mesas de cirurgia não permitem um movimento suficiente do braço em C para que se obtenham incidências cefálicas e caudais.

CIRURGIA

A anestesia geral é administrada. O paciente é colocado em decúbito dorsal em uma mesa radiolucente que acomode o intensificador de imagens móvel com braço em C (Fig. 1A). Isso permite a avaliação da redução, a colocação do material de síntese e avaliação do restante da pelve após a redução da sínfise. Antes da preparação e da colocação dos campos cirúrgicos, incidências ântero-posterior, cefálica e caudal da pelve (Fig. 1E e F) são obtidas com o intensificador de imagens para assegurar uma visualização adequada, particularmente se uma fixação combinada do anel pélvico posterior for necessária (Fig. 1B-D). A projeção cefálica proporciona a melhor imagem para a visualização do comprimento do parafuso após a fixação interna da sínfise púbica.

Uma incisão transversa de Pfannenstiel é utilizada para a redução e fixação da sínfise (Fig. 2). Quando existe uma ruptura acentuada da sínfise, a ocorrência de desinserção de uma cabeça do reto abdominal é comum. A linha alba é incisionada longitudinalmente, com a elevação da inserção do músculo abdominal lateralmente (Fig. 3A-C). O corte transversal do reto abdominal deve ser evitado por dificultar o reparo e a cicatrização subseqüente da parede abdominal (14).

Afastadores de Hohmann são cuidadosamente colocados no forâmen obturador, o que aumenta a exposição e pode auxiliar em reduzir parcialmente a sínfise com separação (Fig. 4A). Diversos métodos podem ser utilizados para se conseguir a redução. O método mais simples é através da colocação de grandes pinças de redução em cada lado da sínfise (Fig. 4B). Como essa pinça exerce uma quantidade limitada de controle e força, ela funciona melhor para os menores graus de separação da sínfise.

Em pacientes com ruptura da sínfise e do anel pélvico posterior, uma deformidade tridimensional geralmente é posterior, cefálica e em rotação externa do osso inominado. Portanto, a redução necessita da manipulação de todo o osso inominado. Matta (13) popularizou a técnica que utiliza uma pinça de redução pélvica (Fig. 5A e B) presa à púbis com parafusos de 4,5 mm inseridos nos corpos púbicos em uma direção anterior para posterior. Os parafusos são colocados de modo que não interfiram com a aplicação subseqüente da placa para a sínfise. Quando o osso inominado está deslocado em uma direção posterior, a colocação de uma placa na superfície interna da hemipelve desviada evita que ocorra arraigamento do parafuso quando a pinça é utilizada para manipular o osso inominado em direção anterior. A redução da sínfise geralmente melhora o alinhamento da lesão posterior, tornando a redução e fixação subseqüentes mais fáceis.

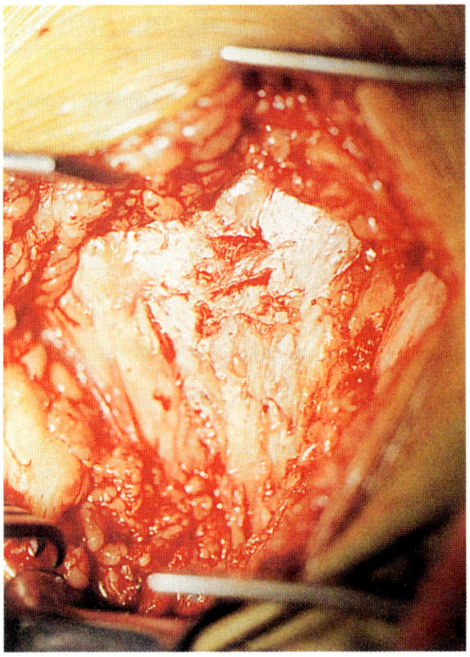

Figura 2. Incisão de Pfannenstiel para expor a linha alba, que está localizada na linha média.

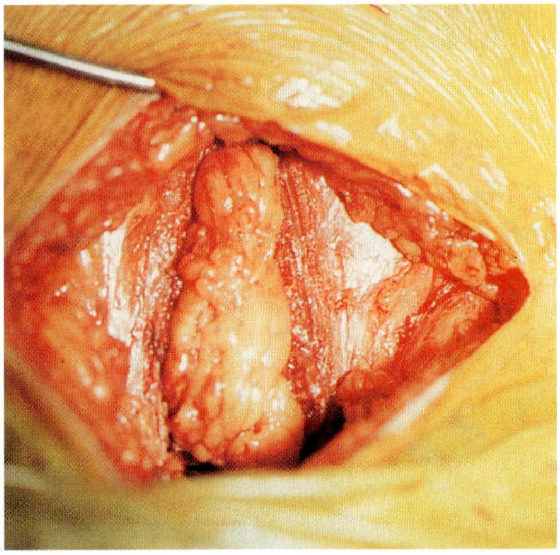

A

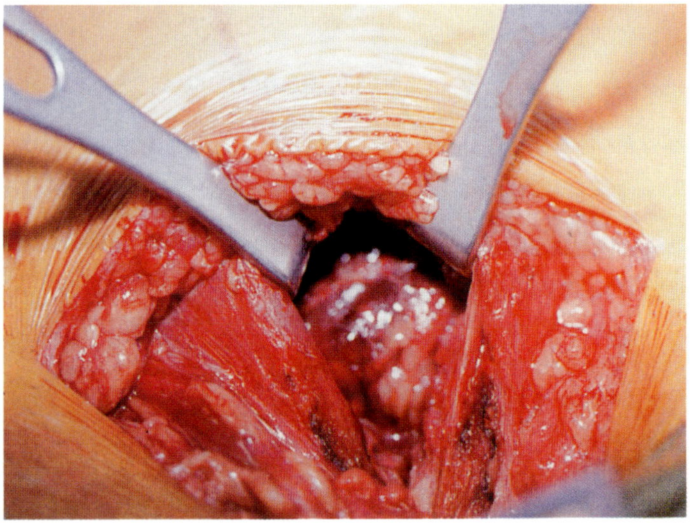

B

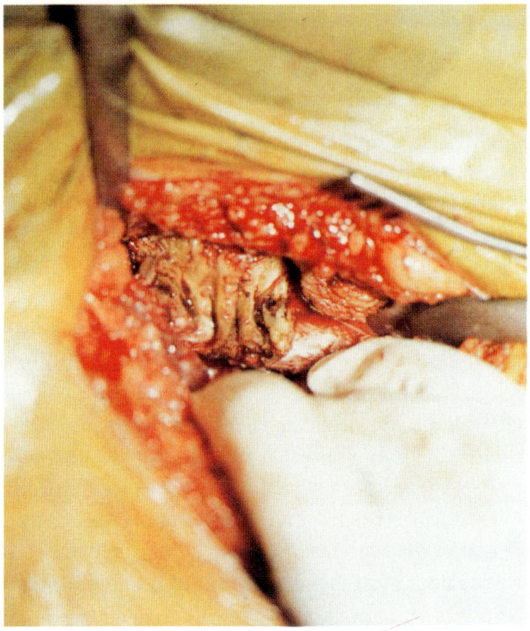

C

Figura 3. Divisão da linha alba **(A)** e afastamento lateral das duas cabeças do músculo reto abdominal **(B)**. O afastamento adicional revela ruptura do músculo reto abdominal direito. O osso do corpo púbico é visível acima da mão do cirurgião **(C)**.

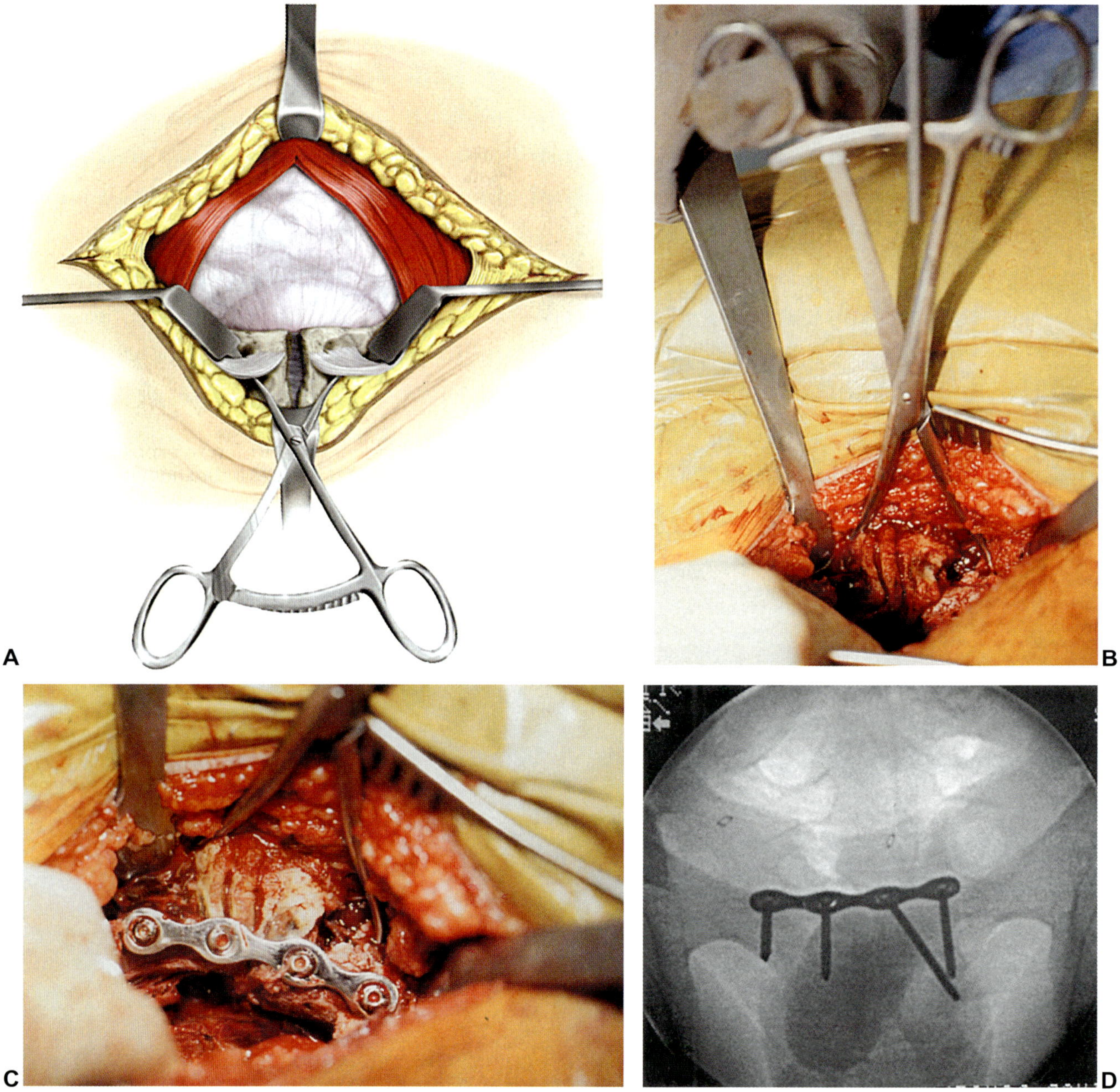

Figura 4. Diagrama dos afastadores de Hohmann e o uso de pinças de redução pontiagudas para reduzir a diástase da sínfise púbica **(A)**. Aplicação intra-operatória da pinça com redução da sínfise púbica **(B)**. Aplicação de uma placa na face superior dos corpos púbicos **(C)**. Incidência cefálica para confirmar o comprimento dos parafusos **(D)**.

Diversos implantes diferentes podem ser utilizados para a fixação da sínfise rompida. Lange e Hansen (9) e Webb et al., (21) defendem o uso de placas de 4,5 mm com dois orifícios. A vantagem com esse método de fixação é que, se o implante se soltar, ele pode permitir o retorno do movimento fisiológico da sínfise após a fixação. Isso pode evitar os problemas tardios de fadiga e falha do implante.

Com o desvio multiplanar da sínfise púbica, o uso de implantes mais estáveis é recomendado. Os implantes mais freqüentemente utilizados são as placas de reconstrução pélvica (Synthes, Paoli, PA, EUA) com quatro ou seis orifícios. Placas pré-curvadas de 3,6 mm de espessura (comparadas com as placas retas, que possuem espessura de 2,8 mm) proporcionam uma estabilidade

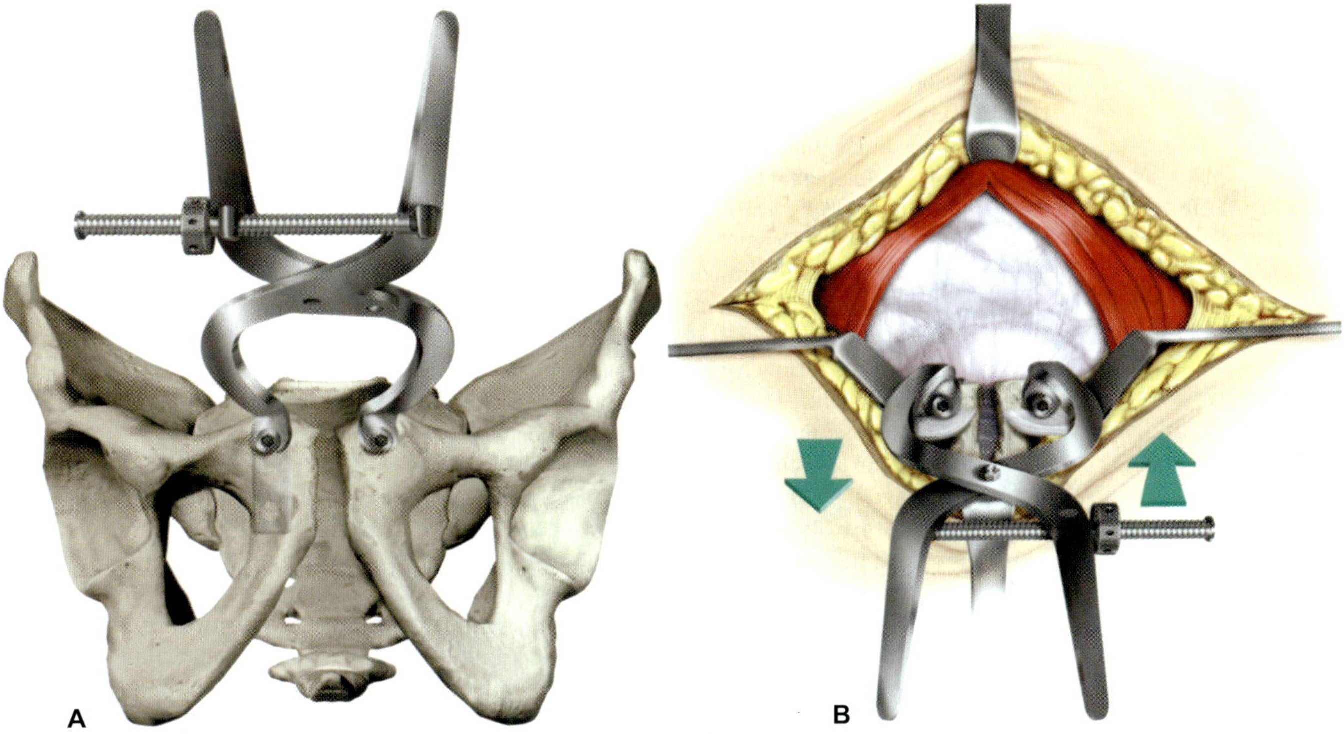

Figura 5. Redução de uma hemipelve separada conforme recomendações de Matta. **A:** A pinça ou clampe de redução para a pelve é ancorada nos corpos púbicos com parafusos corticais de 4,5 mm direcionados em uma direção anterior para posterior. A colocação dos parafusos necessita da proteção para a bexiga. **B:** Além do fechamento da diástase da sínfise púbica, a translação do anel pélvico pode ser parcialmente corrigida (setas). Essa manobra geralmente não obtém uma redução anatômica das lesões com deslocamento posterior.

adicional. Placas que utilizam tanto parafusos de 4,5 mm como de 3,5 mm podem ser utilizadas conforme a preferência do cirurgião. Preferimos o uso de implantes de 3,5 mm com três parafusos inseridos em cada lado da sínfise (Fig. 4C).

Além da visualização da redução, a palpação da superfície interna da sínfise confirma a adequação da redução. Similarmente, a palpação por trás de cada corpo púbico auxilia em direcionar de modo preciso os parafusos para o espaço distal do corpo púbico. Depois da fixação, o intensificador de imagens é utilizado para verificar a redução e a posição dos implantes (Fig. 4D).

A linha alba é reaproximada com suturas interrompidas. As feridas são fechadas sobre um dreno colocado no espaço de Retzius que sai proximalmente à incisão.

TRATAMENTO PÓS-OPERATÓRIO

O espectro de lesões associadas com a ruptura do anel pélvico é diverso, e isso impede o uso de protocolos pós-operatórios rígidos. Entretanto, diversos princípios guiam os cuidados ao paciente. A mobilização precoce melhora o cuidado pulmonar e diminui os riscos associados com o repouso no leito. Uma postura ereta geralmente é possível dentro de 24 horas após a cirurgia.

A trombose venosa profunda (TVP) ocorre em 35% a 60% dos pacientes com fraturas da pelve. Os trombos proximais se formam em 25% a 35% desses pacientes e apresentam uma maior probabilidade de embolizar do que os trombos mais distais (6,16). Esses fatos necessitam que o paciente com fratura da pelve receba alguma forma de tratamento, seja para prevenir uma trombose como para tratar de trombos que já tenham se formado.

Uma triagem de rotina não é útil devido à alta porcentagem de pacientes que desenvolvem TVP. A avaliação é considerada quando a cirurgia é planejada após um adiamento de 2 a 5 dias após a lesão. O diagnóstico e o tratamento de trombos que são identificados antes da cirurgia podem ajudar a evitar um embolismo pulmonar durante a cirurgia (17).

A forma ideal para a profilaxia e o tratamento da trombose venosa permanece sem definição. Os agentes farmacológicos devem ser seguros e de fáceis administração, monitoramento e reversão. O uso de anticoagulação farmacológica em pacientes traumatizados fica ainda mais complicado quando existem lesões cranianas associadas, sangramento retroperitoneal e lesões toracoabdominais. O tratamento não pode ser iniciado até que o sangramento esteja controlado (17). Equipamentos mecânicos que aumentam o fluxo venoso por meio de compressão mecânica intermitente oferecem uma alternativa aos agentes farmacológicos. Entretanto, quando utilizados como única forma de terapia, geralmente são ineficazes. Um estudo concluiu que o uso combinado de compressão mecânica e heparina em baixas doses foi eficiente na redução da incidência de TVP (18).

Heparina, varfarina (Coumadin) e heparinas de baixo peso molecular são utilizadas como forma de profilaxia farmacológica. Baixas doses de heparina são ineficazes como a única forma de tratamento em pacientes traumatizados. Entretanto, as baixas doses de heparina utilizadas em conjunto com uma compressão mecânica intermitente podem ser eficazes na redução da incidência de TVP (18). Atualmente, as heparinas de baixo peso molecular parecem oferecer uma excelente forma de profilaxia para os pacientes traumatizados. O monitoramento não é necessário; o início de ação é rápido, e existem poucas complicações relacionadas a sangramentos. Geerts et al. (5), em um estudo duplo-cego, concluíram que a heparina de baixo peso molecular (Lovenox), administrada em uma dose de 30 mg por via subcutânea a cada 12 horas, em comparação com baixas doses de heparina, resultou em uma redução de 21% no risco para todas as TVP. Uma redução de 73% para as TVP proximais foi encontrada em um subgrupo de pacientes com trauma da extremidade inferior e da pelve.

O uso de anticoagulação farmacológica em pacientes com múltiplas lesões, alguns dos quais com sangramento intracraniano ou toracoabdominal, é um assunto complexo. Apesar de essas variáveis impedirem o uso de protocolos rígidos, algumas diretrizes gerais estão disponíveis: (a) na maioria dos pacientes, o sangramento pára e a ressuscitação do paciente está terminada entre 24 a 48 horas após a lesão; (b) uma vez que o sangramento tenha parado, a anticoagulação pode ser iniciada (17) e (c) pacientes que não podem receber anticoagulação farmacológica podem ser submetidos a uma avaliação repetitiva ou receber um filtro de veia cava. Os filtros de veia cava geralmente são necessários quando um trombo significativo é detectado antes da cirurgia (17). O tratamento deve ser continuado por várias semanas. A duração exata do tratamento ainda não foi estabelecida. Um grupo utilizou varfarina no pós-operatório durante 3 semanas após a alta hospitalar (3).

Com fixações estáveis, os pacientes podem ser mobilizados do leito para uma cadeira no primeiro ou segundo dia após a cirurgia. A deambulação depende da lesão específica. Para lesões isoladas em "livro aberto" (TileB), recomendamos uma carga parcial sobre o lado lesionado durante 8 semanas. As radiografias de acompanhamento nessa época geralmente indicam alguma formação de osso novo na região da sínfise. Isso é interpretado como uma consolidação e estabilidade suficientes. Em pacientes com fixação interna combinada do anel pélvico anterior e posterior (TileC), a carga deve ser adiada por 8 a 12 semanas.

Quando carga total é permitida, a fisioterapia pode ser útil. A maioria dos pacientes apresenta atrofia muscular como resultado da lesão ou da convalescença. A fisioterapia, direcionada para um aumento da força de abdução do quadril e ao condicionamento aeróbico, ajuda a restaurar uma marcha normal. Os exercícios de fortalecimento da região lombar e programas de trabalho progressivo podem ser benéficos em pacientes que precisam retornar a pesadas atividades laborais.

A alta hospitalar depende da presença de lesões associadas. Muitos pacientes podem utilizar muletas e são capazes de fazer a transferência do leito para cadeiras em uma semana após a cirurgia.

Matta (15) relatou os resultados da redução aberta para a fixação anterior das lesões do anel pélvico. Em uma série de 127 pacientes com lesões do anel pélvico, o autor observou que 88 entre 105 fraturas do anel obturador não foram fixadas internamente, e nenhuma necessitou de tratamento subseqüente para pseudo-artrose ou perda da redução. Com base nesse estudo, o autor recomendou que a fixação interna do anel pélvico anterior deve ser reservada para luxações da sínfise púbica e para apenas a minoria das fraturas dos ramos púbicos que permanecem amplamente desviadas após a RAFI do anel pélvico posterior (13).

COMPLICAÇÕES

Complicações relacionadas à fixação interna da sínfise púbica são incomuns. A perda da fixação geralmente está associada a uma redução e fixação inadequadas do anel pélvico posterior. Se isso ocorrer, toda a construção de fixação, tanto no anel anterior como no posterior da pelve, necessita de revisão, redução e fixação.

Devido ao movimento fisiológico da sínfise púbica, falha do parafuso ou da placa é observada ocasionalmente. É incomum que ela se torne sintomática, e a remoção tardia do material de sínfese é infreqüente.

Felizmente, deiscência da ferida ou infecção são raras. A irrigação e o desbridamento devem incluir a exposição da placa e do espaço retropúbico. Quando houver uma lesão urinária prévia, a reavaliação do sistema urinário é necessária. Esta deve incluir exame de urina, culturas de urina, e pode mesmo necessitar de estudos por imagens. A consulta a um urologista é recomendada.

A ocorrência de impotência pode resultar da lesão inicial. Como os pacientes podem estar relutantes em discutir o assunto, "um questionamento educado" em uma ocasião privada na sala de exames pode identificar os pacientes com essa disfunção sexual.

CASO ILUSTRATIVO PARA A TÉCNICA

Um homem de 29 anos de idade sofreu um acidente em um trenó para neve motorizado em alta velocidade (Fig. 6A-C). A RAFI foi realizada em dois estágios (Fig. 7).

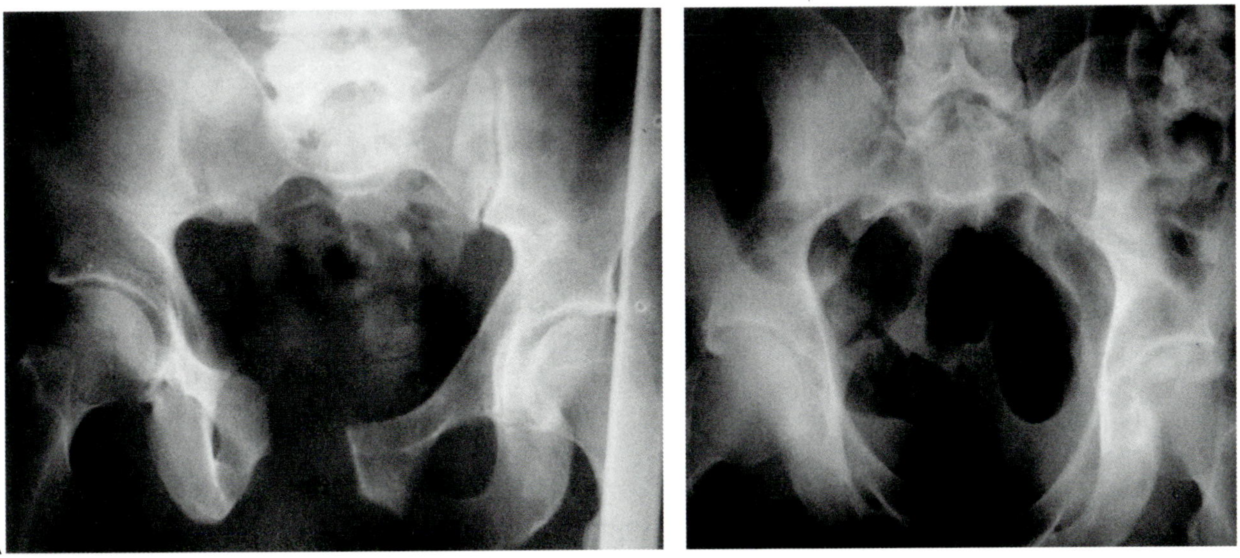

A B

Figura 6. Radiografias ântero-posterior **(A)**, caudal **(B)** e cefálica **(C)** da pelve mostram uma diástase da sínfise púbica e uma fratura da asa direita do sacro. A hemipelve direita está deslocada posteriormente, cefalicamente e rodada externamente. *(Continua.)*

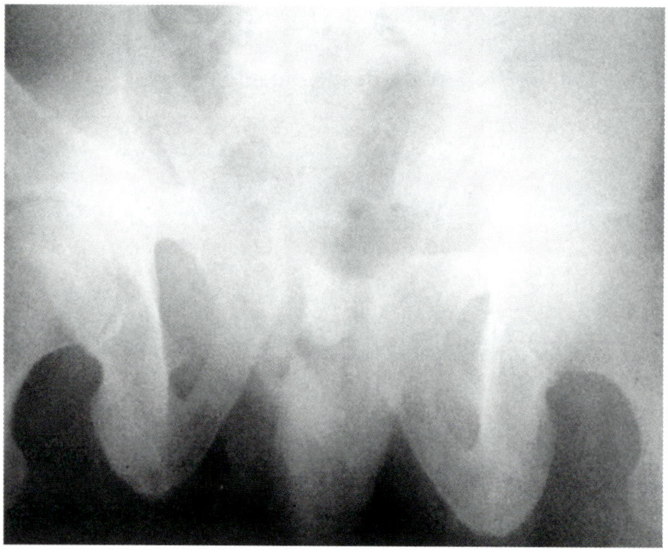

C

Figura 6. *(Continuação)*

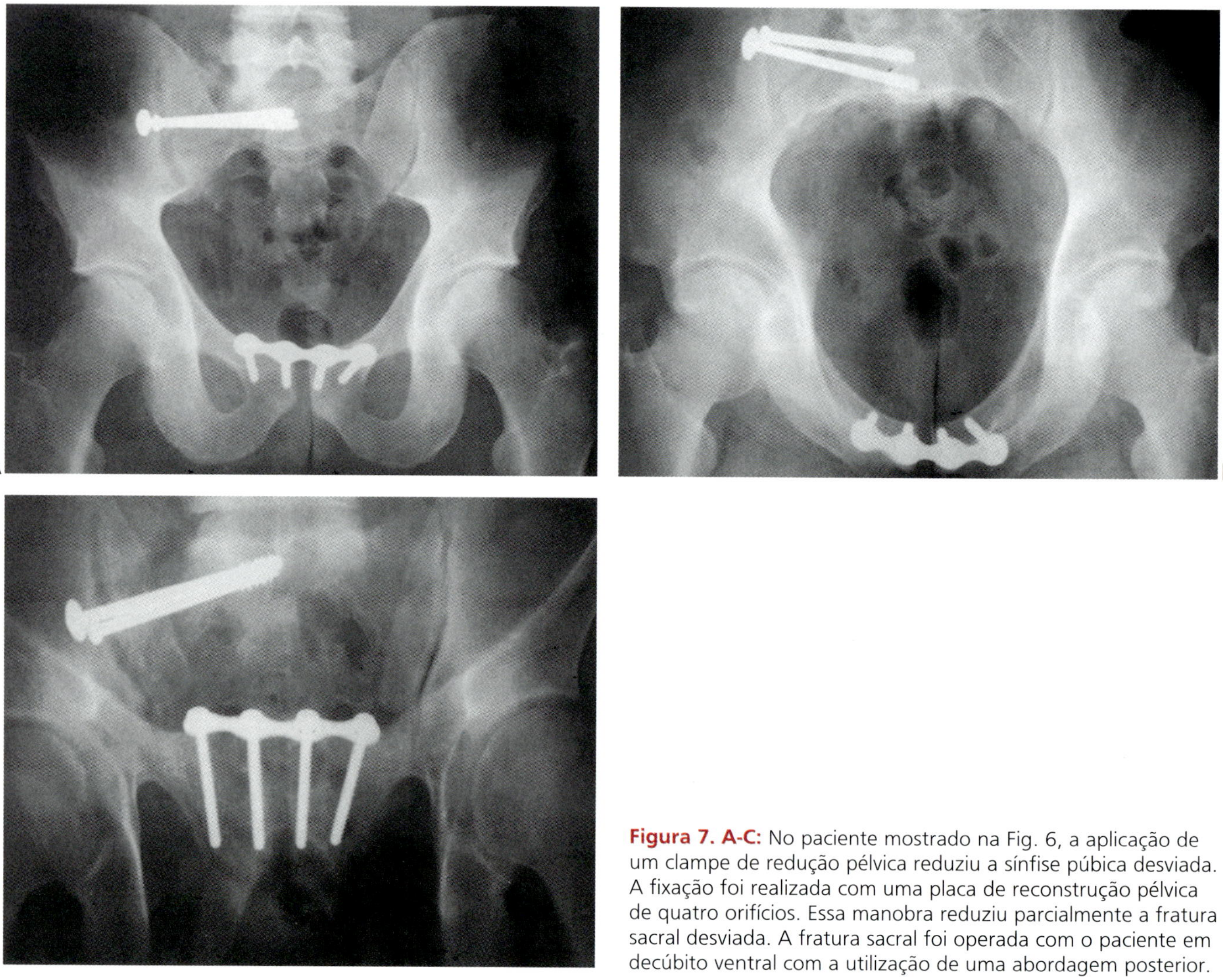

A B C

Figura 7. A-C: No paciente mostrado na Fig. 6, a aplicação de um clampe de redução pélvica reduziu a sínfise púbica desviada. A fixação foi realizada com uma placa de reconstrução pélvica de quatro orifícios. Essa manobra reduziu parcialmente a fratura sacral desviada. A fratura sacral foi operada com o paciente em decúbito ventral com a utilização de uma abordagem posterior.

LEITURA RECOMENDADA

1. Bucholz, R.W.: The pathological anatomy of Malgaigne fracture-dislocation of the pelvis. *J. Bone Joint Surg. [Am],* 63:400, 1981.
2. Dalal, S.A., Burgess, A.R., Siegel, J.H., et al.: Pelvic fracture in multiple trauma: classification by mechanism is the key to pattern of organ injury: resuscitative requirements and outcome. *J. Trauma,* 29(7):981-1000, 1989.
3. Fishmann, A.J., Greeno, R.A., Brooks, L.R., Matta, J.M.: Prevention of DVT and pulmonary embolism in ACAT and pelvic FX surgery. *Clin. Orthop.,* 305:133-137, 1994.
4. Gamble, J.G.: The symphysis pubis: anatomic and pathological considerations. *Clin. Orthop.,* 203:261-272, 1986.
5. Geerts, W.H., Code, K.I., et al.: Thrombo-prophylaxis after major trauma: a double-blind study comparing LDH and the LMWH enaparin [Abstract]. *Thromb. Haemost.,* 73:284, 1985.
6. Geerts, W.H., Code, K., Jay, R.M., Chen, E., Szalai, J.P.: A prospective of DVT after major trauma. *N. Engl. J. Med.,* 331(24):1601-1606, 1994.
7. Hollinshead, W.H.: *Anatomy for Surgeons.* 3rd ed. Harper & Row, Philadelphia, 1982.
8. Kotkin, L., and Koch M.: Morbidity associated with nonoperative management of extraperitoneal bladder injuries. *J. Trauma,* 38:895, 1995.
9. Lange, R.H., and Hansen, S.T., Jr.: Pelvic ring disruptions with symphysis diastasis. *Clin. Orthop.,* 201:130-137, 1985.
10. Letournel, E.: Pelvic fractures. *Injury,* 10:145-148, 1978.
11. Letournel, E.: Surgical fixation of displaced pelvic fractures and dislocations of the symphysis pubis. *Rev. Chir. Orthop.,* 67(8):771-782, 1981.
12. Mast, L, Jakob, R., Ganz, R.: *Planning and Reduction Technique in Fracture Surgery.* Springer-Verlag, Berlin, 1989.
13. Matta, J.M: Indications for anterior fixation of pelvic fractures. *Clin. Orthop.,* 329:88-96, 1996.
14. Matta, J.M., and Saucedo, T.: Internal fixation of pelvic ring fractures. *Clin. Orthop.,* 242:83-97, 1989.
15. Matta, J.M., and Tornetta, P.: Internal fixation of unstable pelvic ring injuries. *Clin. Orthop.,* 329:129-140, 1996.
16. Montgomery, K.D., Geertz, W.H., Potter, H.G., Helfet, D.L.: Thromboembolic complications in patients with pelvic trauma. *Clin. Orthop.,* 329:68-87, 1996.
17. Montgomery, K.D., Potter, H.G., Helfet, D.L.: Magnetic resonance venography to evaluate the deep venous system of the pelvis in patients who have acetabular fractures. J. *Bane Joint Surg. [Am],* 77(11):1639-1649, 1995.
18. Stickney, J., and Delp, S.L.: Deep venous thrombosis: prophylaxis. *J. Orthop. Trauma,* 227, 1991.
19. Tile, M.: Pelvic ring fractures: should they be fixed? *J.* Bone Joint Surg. [Br], 70(1):1, 1988.
20. Tile, M., and Pennal, G.F.: Pelvic disruption: principles of management. *Clin. Orthop.,* 151:56, 1980.
21. Webb, L.X., Gristina, A.G., Wilson, J.R., Rhyne, A.J., Meredith, J.H., Hansen, S.T., Jr.: Two-hole plate fixation for traumatic symphysis pubis diastasis. *J. Trauma,* 28(6):813-817, 1988.

37

Rupturas do Anel Posterior da Pelve: Parafusos Iliossacrais

M. L. Chip Routt, Jr. e Peter T. Simonian

INDICAÇÕES/CONTRA-INDICAÇÕES

A fixação com parafuso iliossacral está indicada em certas fraturas instáveis do anel pélvico posterior, incluindo as luxações da articulação sacroilíaca (SI), fraturas sacrais, certas fraturas ilíacas em crescente e a combinação dessas lesões. Essa técnica pode ser utilizada isoladamente ou como um complemento para outras formas de fixação interna ou externa da pelve. Infelizmente, os achados radiográficos isoladamente não são suficientes quando se planeja a fixação do anel pélvico. Inúmeros fatores como as condições da pele do local, o estado hemodinâmico, a idade do paciente e o biotipo, corporal, bem como a presença de lesões abdominais e urológicas, são importantes fatores quando os parafusos iliossacrais são uma opção de tratamento.

Os seguintes critérios devem atendidos para que os parafusos iliossacrais sejam inseridos de modo seguro. O cirurgião deve compreender completamente a anatomia posterior da pelve, bem como suas variações, especialmente a estrutura sacral superior. Imagens de fluoroscopia de alta qualidade de toda a pelve devem estar disponíveis durante a cirurgia. O cirurgião deve compreender completamente a lesão específica e os padrões de desvio do anel pélvico posterior para cada paciente. O cirurgião deve ser capaz de correlacionar as condições normais e patológicas da pelve nas imagens radiográficas. Com base nas radiografias simples pré-operatórias da pelve e nas imagens de tomografia computadorizada (TC), o cirurgião confirma que a anatomia sacral superior irá permitir uma colocação segura do parafuso. O cirurgião deve possuir habilidade técnica suficiente para reduzir de modo preciso a deformidade pélvica posterior com o uso de técnicas abertas ou fechadas.

O dismorfismo do sacro superior é uma contra-indicação relativa para a inserção do parafuso. Anormalidades do segmento sacral superior ocorrem em 30% a 40% dos pacientes e são mais bem identificadas nas radiografias da saída da pelve e nas imagens de TC (Fig. 1).

M. L. Routt, Jr., M.D.: Department of Orthopaedics, University of Washington, Harborview Medical Center, Seattle, Washington 98104.
P. T. Simonian, M.D.: Department of Orthopaedic Surgery, University of Washington; and Sports Medicine Clinic, Department of Orthopaedic Surgery, University of Washington Medical Center, Seattle, Washington 98195.

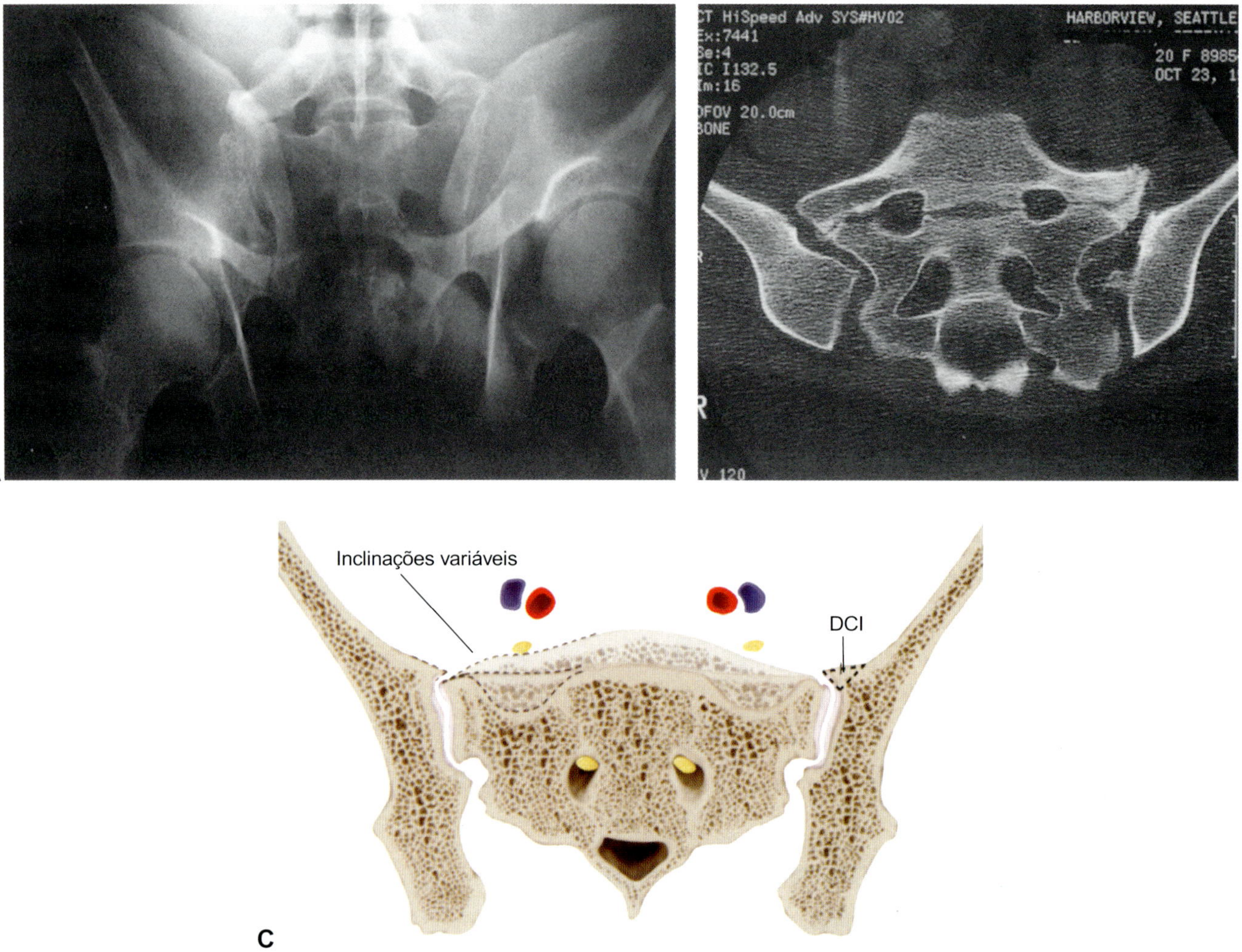

A B C

Figura 1. A: A radiografia da saída da pelve alerta o cirurgião para um dismorfismo sacral em potencial. A porção superior do sacro está localizada no nível das cristas ilíacas. Os forâmens sacrais superiores apresentam um formato singular. As asas são agudamente anguladas e geralmente assimétricas. Processos mamilares são observados ao longo da asa. Um "espaço discal " residual pode estar presente também entre os dois segmentos sacrais superiores. Uma imagem sacral lateral verdadeira confirma a proeminência vertebral sacral superior com inclinações alares agudamente anguladas. A inclinação alar é estimada com base na densidade cortical ilíaca (DCI), que geralmente é co-planar em relação à superfície alar superior. **B:** A imagem de tomografia computadorizada (TC) demonstra as articulações "língua no sulco" da articulação sacroilíaca na displasia sacral. A imagem de TC também confirma a relação entre a densidade cortical do ílio e a asa sacral anterior. A pequena "zona de perigo" do segmento sacral superior displásico é reconhecida. Inserções de parafusos iliossacrais guiadas fluoroscopicamente são perigosas nesses pacientes e não são recomendadas. **C:** A estrutura variável do sacro superior. A relação entre a densidade cortical do ílio e a inclinação alar deve ser compreendida para inserir os parafusos iliossacrais de modo seguro com utilização da fluoroscopia como guia.

A obesidade também é uma contra-indicação relativa à fixação iliossacral por diversas razões. As imagens fluoroscópicas intra-operatórias em pacientes obesos são comprometidas pelo grande panículo abdominal. O detalhe fluoroscópico nesses pacientes pode ser inadequado para orientar de modo seguro a colocação do parafuso. Além disso, é necessária uma instrumentação extralonga como brocas, machos e chaves de parafuso para pacientes obesos. As imagens fluoroscópicas da pelve também são complicadas em alguns pacientes politraumatizados por causa dos agentes de contraste que foram utilizados durante as avaliações abdominais iniciais e que devem ser evitados sempre que possível. Finalmente, em pacientes com fraturas expostas ou com pele e tecidos moles posteriores comprometidos, a colocação do parafuso iliossacral deve ser feita por via percutânea em vez de através de uma abordagem aberta.

PLANEJAMENTO PRÉ-OPERATÓRIO

Em um paciente hemodinamicamente instável com uma ruptura do anel pélvico, os esforços para a ressuscitação prosseguem simultaneamente com a avaliação primária. Um acesso intravenoso com agulhas de grande calibre permite a rápida infusão de volume, e o paciente é mantido aquecido. A pelve potencialmente lesionada pode ser imobilizada na cena do acidente antes do transporte do paciente com o uso de diversas técnicas simples. Uma imobilização pneumática, um grande lençol passado circunferencialmente ou calças militares antichoque (MAST) são recomendados para estabilizar a pelve. Independentemente da técnica escolhida, uma compressão excessiva da pelve deve ser evitada.

O exame físico é uma avaliação realizada pelo médico mais experiente. Um exame neurológico detalhado é documentado em pacientes alertas. O exame da área pélvica observa a presença de abrasões, contusões, lesões em desenluvamento ou feridas abertas. Curativos compressivos estéreis são aplicados nas feridas abertas para diminuir um sangramento em andamento. O exame cutâneo lombossacral é realizado juntamente com a avaliação da coluna posterior quando o paciente é virado de lado por uma equipe de assistentes. A avaliação mecânica da pelve é idealmente realizada com a utilização de fluoroscopia. A instabilidade do anel pélvico é observada através de uma suave pressão manual aplicada a cada crista ilíaca. Essa manobra produz uma dor significativa em pacientes alertas. Para evitar a desagregação de coágulos, exames repetitivos e vigorosos da pelve não são aconselháveis. Exames digitais do reto, da próstata e da vagina são realizados, à procura de sangramentos aparentes ou ocultos.

A avaliação radiológica começa com uma radiografia ântero-posterior de avaliação da pelve. Em certos pacientes hemodinamicamente instáveis, a embolização angiográfica da pelve é útil. Uma série completa de radiografias pélvicas inclui incidências ortogonais (entrada/saída), e uma imagem sacral lateral deve ser obtida. Uma imagem de TC da pelve é essencial para delinear de modo mais preciso as condições patológicas.

O momento ideal para a redução e fixação da pelve depende primariamente das condições clínicas do paciente. Pacientes hemodinamicamente instáveis com lesões instáveis do anel pélvico necessitam de alguma forma de estabilização rápida da pelve. As estruturas de fixação externa anteriores e pinças pélvicas antichoque posteriores têm sido defendidas para estabilizar rapidamente o anel pélvico. Recomendamos a aplicação desses equipamentos com o uso da fluoroscopia na seqüência angiográfica sempre que possível. A redução aberta e fixação interna de emergência da pelve tem o risco de sangramento e possui um maior índice de complicações. A fixação interna posterior da pelve por via percutânea utilizando parafusos iliossacrais minimiza o risco de sangramento e é útil quando uma redução manipulativa fechada é possível. Parafusos iliossacrais podem ser utilizados em uma emergência em combinação com uma fixação externa do anel pélvico anterior. Para pacientes hemodinamicamente estáveis, a estabilização cirúrgica da pelve deve ser rápida. Antes da cirurgia, a instalação de tração femoral distal é útil para melhorar a redução e para proporcionar conforto ao paciente.

O planejamento pré-operatório deve considerar o mecanismo da lesão, lesões associadas aos grandes sistemas e as condições dos tecidos moles locais antes da cirurgia. Uma atenção especial é dada para os estudos radiográficos. Se a avaliação ântero-posterior da pelve identificar uma ruptura do anel pélvico, devem ser obtidas incidências de entrada e de saída da pelve juntamente com uma radiografia do plano sacral lateral. Essas incidências adicionais demonstram os sítios específicos da lesão e a direção do desvio. Radiografias oblíquas do ílio e do forâmen obturador são obtidas em pacientes com lesões acetabulares concomitantes. Uma imagem de TC bidimensional delineia ainda mais a lesão pélvica.

Com base no mecanismo de lesão, no exame físico e nos estudos radiológicos, o cirurgião formula um plano. O planejamento pré-operatório inclui todos os detalhes cirúrgicos, a saber: momento ideal para realizar a cirurgia, posicionamento do paciente, exposições, estratégias de redução, técnicas de fixação e alternativas de tratamento. Mesmo os objetivos esperados da reabilitação são planejados antes da cirurgia, especialmente em pacientes politraumatizados.

Nem todas as fraturas da pelve posterior são tratáveis através da fixação com parafuso iliossacral, e o cirurgião deve estar familiarizado com diversas vias de adesão anterior e posterior, bem como com técnicas percutâneas. O planejamento do tratamento deve ser especificamente criado para o paciente. A inserção dos parafusos iliossacrais pode ser realizada com o paciente na posição de decúbito dorsal, lateral ou ventral, cada uma delas com suas próprias vantagens e desvantagens. A posição lateral complica tanto as exposições anterior como as posteriores da pelve e não está recomendada para pacientes com lesões em potencial da coluna. A posição de decúbito ventral facilita a exploração cirúrgica posterior, mas nega ao cirurgião um acesso simultâneo à pelve anterior. Estruturas de fixação externa anteriores complicam ainda mais o posicionamento em decúbito ventral e lateral para a cirurgia.

Se a posição em decúbito dorsal for a escolhida, a atenção estrita aos detalhes durante o posicionamento do paciente, bem como a preparação da pele e a colocação dos campos cirúrgicos, é mandatória. Em pacientes politraumatizados, a posição de decúbito dorsal é familiar, permite que diversas equipes trabalhem simultaneamente em extremidades lesionadas e também proporciona um acesso anterior à pelve. Mudanças de posição do paciente e trocas repetidas dos campos cirúrgicos são evitadas e poupam um tempo valioso.

CIRURGIA

Posicionamento

Uma anestesia geral e uma cefalosporina de primeira geração são administradas antes de o paciente ser colocado na mesa de cirurgia. As precauções com a coluna protegem o paciente durante a transferência do leito e o posicionamento em uma mesa de cirurgia compatível com a utilização de fluoroscopia. Vários assistentes fortes são necessários para elevar o paciente da mesa de cirurgia para que o cirurgião possa colocar o suporte lombossacral acolchoado. Esse suporte tipicamente consiste em dois cobertores cirúrgicos dobrados e empilhados. O suporte é necessário para permitir um acesso posterior à pelve. Se necessária, a aplicação de tração através do pino femoral distal é continuada mediante o uso de um sistema de polias preso à mesa de cirurgia (Fig. 2).

O monitoramento neurodiagnóstico pode ser útil, especialmente em pacientes com fraturas transforaminais do sacro que são submetidas a reduções manipulativas fechadas e fixações percutâneas com parafusos iliossacrais. O monitoramento neurodiagnóstico não deve ser utilizado como um substituto para um planejamento pré-operatório detalhado ou para uma imagem fluoroscópica inadequada durante a cirurgia. A informação neurodiagnóstica também pode ser confusa, especialmente em pacientes com anormalidades neurológicas pré-operatórias.

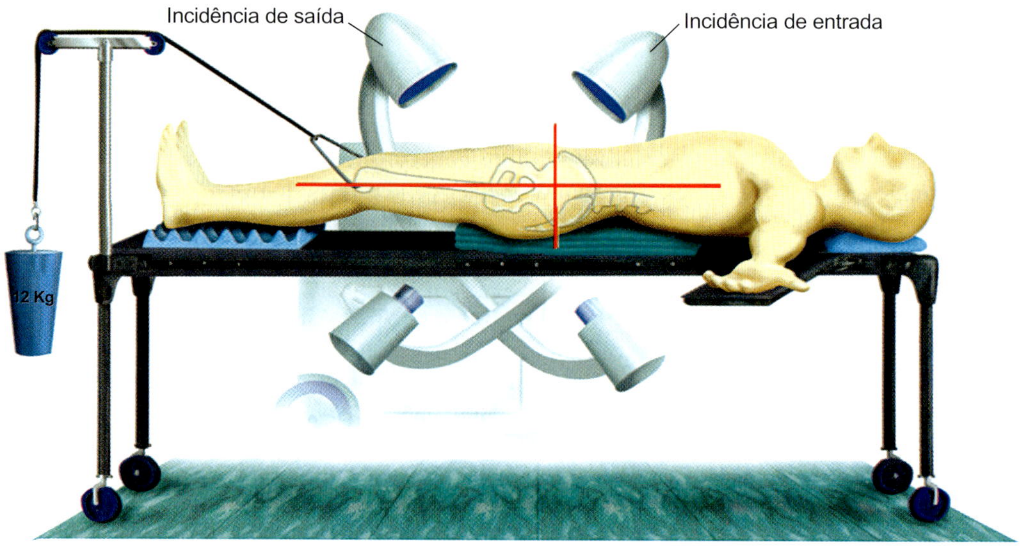

Figura 2. O paciente é colocado em decúbito dorsal e elevado sobre dois campos dobrados e empilhados para suporte lombossacral. Essa mesa de cirurgia não possui um apoio central e permite os extremos da rotação da unidade de fluoroscopia e portanto que sejam feitas imagens da pelve. A tração femoral distal é possível com o uso de um sistema de polias ancoradas ao pé da mesa.

Imagens

O técnico de radiologia e o fluoroscópio são posicionados do lado oposto do lado da hemipelve posterior lesionada. A imagem fluoroscópica inicial da pelve é utilizada somente para avaliar o posicionamento apropriado do paciente. Pequenas correções da posição são feitas e confirmadas.

A inclinação do aparelho de fluoroscopia é ajustada até que incidências de entrada e de saída da pelve posterior "perfeitas" possam ser obtidas. A imagem de entrada ideal da pelve faz uma superposição dos corpos vertebrais sacrais superiores como círculos concêntricos. A imagem ideal de saída da pelve geralmente é obtida quando a sínfise púbica está superposta ao segundo corpo vertebral sacral (Fig. 3A e B).

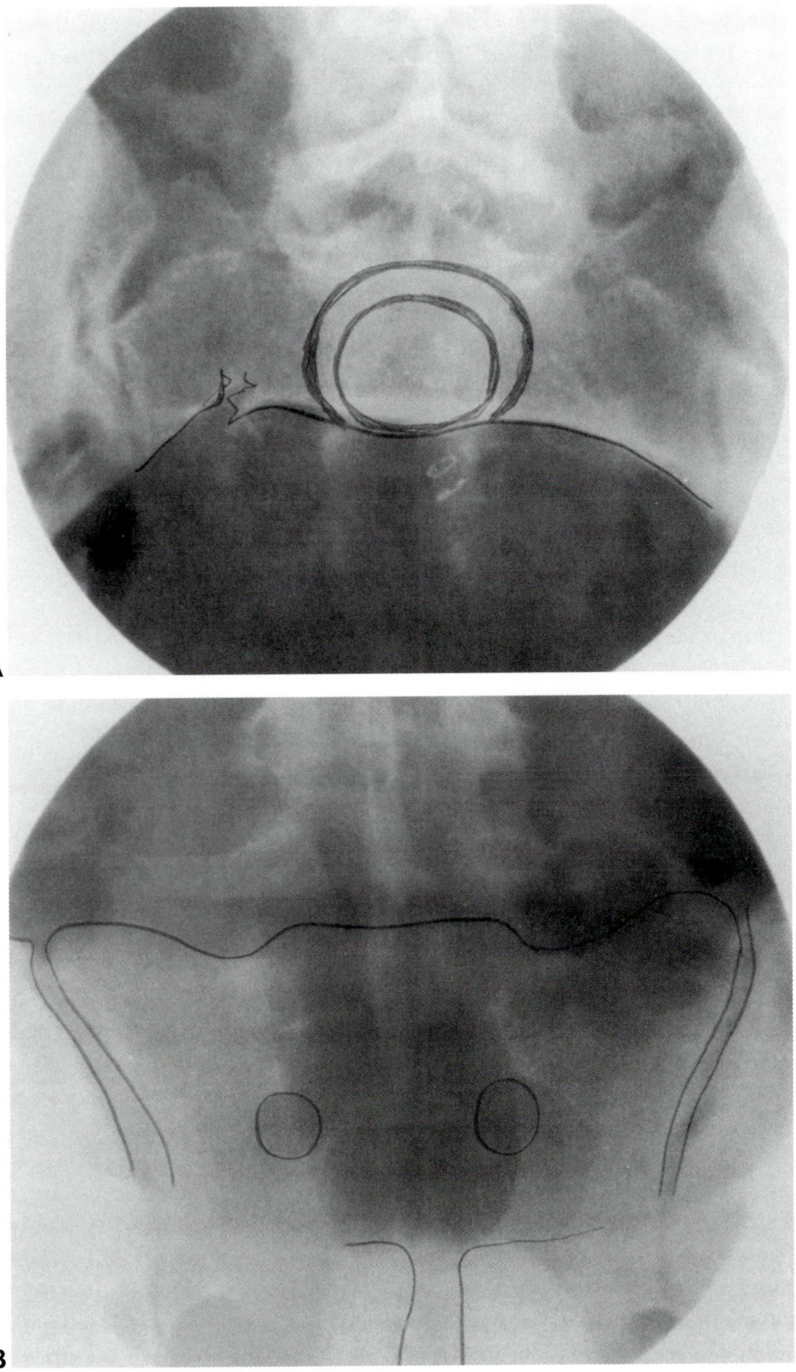

A

B

Figura 3. A: A incidência de entrada da pelve (caudal) superpõe o primeiro e segundo corpos sacrais, como vistos nessa imagem fluoroscópica intra-operatória. **B:** O sacro superior é mais bem visto na incidência de saída da pelve (cefálica) quando o topo da sínfise púbica está localizado no segundo corpo vertebral sacral como demonstrado.

Essas incidências são essenciais para a visualização do sacro superior. A ampliação da imagem e as imagens alternantes em negativo no fluoroscópio geralmente melhoram a realização das imagens da pelve posterior. O arco de rotação do fluoroscópio necessário para obter essas imagens "perfeitas" varia para cada paciente, dependendo do grau de lordose lombossacral e da deformidade. A quantidade de inclinação necessária para obter incidências perfeitas de entrada e de saída é marcada no fluoroscópio pelo técnico para facilitar a realização subseqüente das imagens. Pequenas alterações rotacionais no fluoroscópio identificam as rupturas posteriores da pelve tangencialmente e podem ser úteis em certas fraturas sacrais. Uma incidência sacral "quase verdadeira" é obtida a seguir com o ajuste do fluoroscópio de modo a superpor as incisuras ciáticas maiores. Na imagem sacral lateral quase verdadeira, as densidades corticais ilíacas são identificadas e correlacionadas com as imagens pré-operatórias pélvicas via TC. O segmento sacral seguro para a inserção do parafuso é reconfirmado. Uma deformidade significativa da pelve faz com que essa incidência sacral "quase verdadeira" seja de pouca utilidade. Uma imagem lateral "verdadeira" do sacro somente é possível depois que foi obtida uma redução precisa da fratura pélvica posterior ou em pacientes com mínima deformidade pélvica posterior (Fig. 4). Osteófitos lombossacrais podem confundir e complicar a realização de imagens ortogonais. Estas são mais bem observadas na imagem sacral lateral "verdadeira".

Preparação da Pele e Colocação dos Campos Cirúrgicos

O períneo, abdômen, flancos bilaterais e extremidades inferiores são preparados com solução de iodo seguida de álcool isopropílico. O escroto, pênis e qualquer cateter urinário são incluídos no campo cirúrgico quando procedimentos urológicos combinados são planejados. Uma ampla preparação da pele da nádega póstero-lateral é importante e simplifica a inserção do parafuso iliossacral. Cateteres vasculares femorais, sondas de alimentação enteral, cateteres urinários suprapúbicos e outras linhas abdominais essenciais são preparados como a pele. As sondas torácicas são posicionadas e isoladas do campo cirúrgico planejado. Eletrodos estéreis para o monitoramento neurodiagnóstico são aplicados às extremidades inferiores quando indicado.

Redução

A redução precisa do anel pélvico posterior é o objetivo da cirurgia com vistas a obter diminuição da dor tardia e da deformidade. A redução das fraturas do anel pélvico pode ser realizada com a utilização de diversas técnicas. A redução anatômica e a fixação estável da lesão pélvica *anterior* freqüentemente melhoram "indiretamente" o desvio pélvico *posterior*, especialmente quando técnicas manipulativas suplementares são utilizadas. Pinças de redução são temporariamente utilizadas para manter as reduções manipulativas fechadas. O tratamento cirúrgico precoce melhora a precisão das reduções manipulativas fechadas posteriores. Um equipamento de fixação externa anterior [ou um distrator femoral (Synthes, Paoli, PA, EUA) preso aos pinos do fixador externo] pode ser utilizado como um "compressor ou distrator pélvico" para melhorar a redução fechada. A tração femoral isolada em geral melhora as deformidades posteriores e cefálicas do anel pélvico posterior. As imagens fluoroscópicas de entrada e de saída da pelve confirmam a redução antes da fixação com parafuso iliossacral. Reduções abertas são realizadas quando as técnicas manipulativas fechadas falham em proporcionar uma redução precisa da pelve posterior.

Fixação

Através do controle fluoroscópico, um fio de Kirschner liso de 0,62 mm (fio-K) é inserido a partir da face lateral da nádega na direção do ílio lateral. Esse fio liso de pequeno diâmetro resiste às curvaturas durante a inserção, o que permite um direcionamento preciso, e causa um trauma mínimo aos tecidos moles locais. Um ponto previsível na pele para ser utilizado como ponto de partida está localizado no quadrante cefálico posterior formado por linhas intersecantes. Uma linha é traçada em paralelo à diáfise femoral, enquanto a linha de intersecção perpendicular é traçada da espinha ilíaca superior anterior palpável (EISA) na direção da mesa de cirurgia.

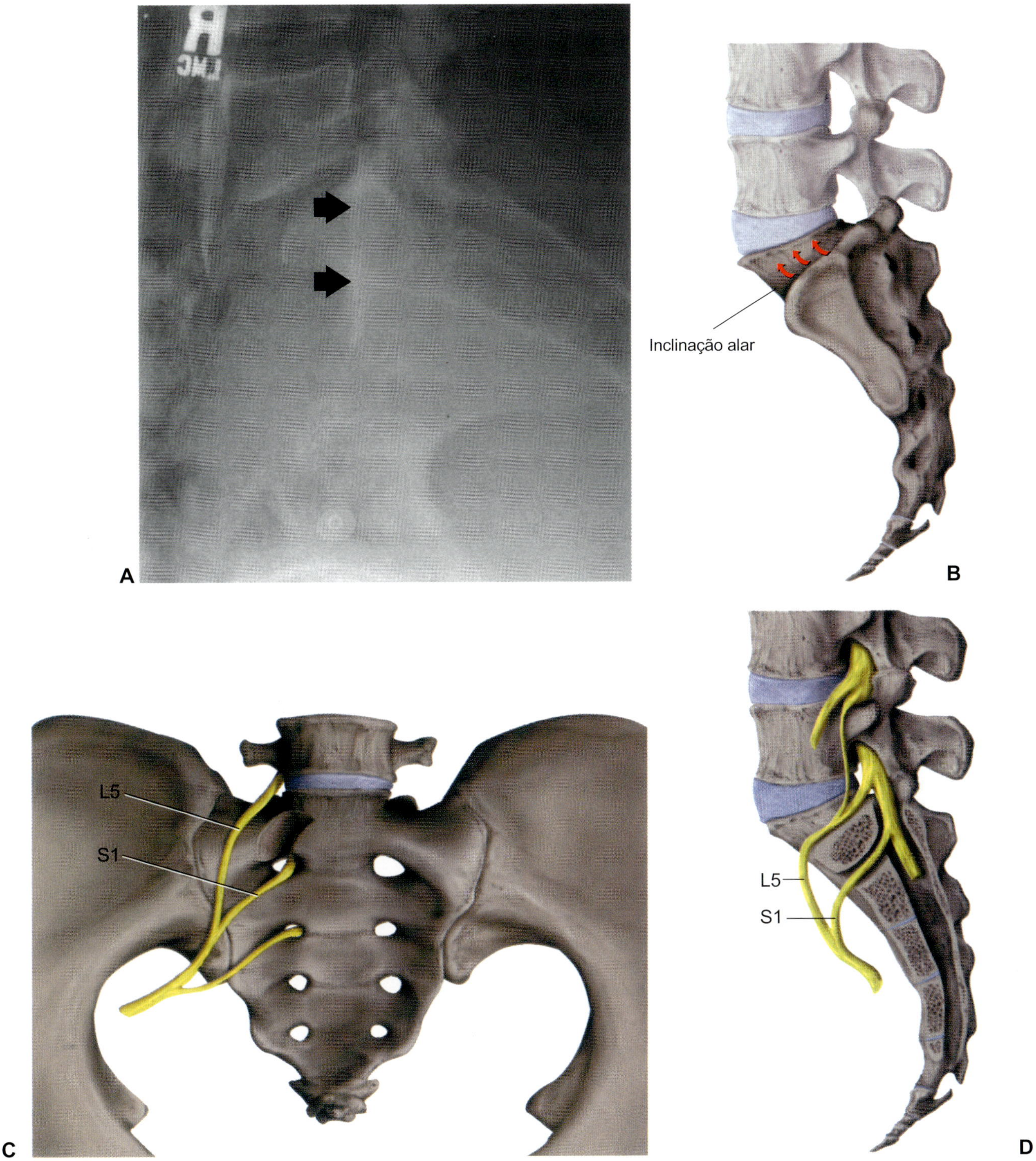

Figura 4. A: uma imagem sacral lateral verdadeira é obtida somente depois de uma redução pélvica posterior precisa através da superposição das incisuras isquiáticas maiores. A densidade cortical ilíaca é destacada pelas pontas de setas. **B:** A articulação sacroilíaca desarticulada e a inclinação alar do sacro ascendente. **C:** As raízes nervosas locais e suas relações alares estão demonstradas. **D:** A secção sagital sacral lateral indica a mudança estrutural da zona alar e suas relações neurais. A quinta raiz nervosa lombar e a primeira raiz nervosa sacral estão destacadas.

As imagens da entrada e da saída da pelve direcionam a orientação do fio-K com base no plano de cirurgia. A direção perfeita do fio e do ponto de partida pode precisar de diversas punções de pele com o fio liso. O ponto de partida e a direção do fio perfeitos são mantidos com um suave golpe no fio para a captura do osso cortical lateral do osso do ílio. A pele é então incisionada ao redor do fio, e uma dissecção romba anatômica é realizada com um elevador periosteal estreito. Uma guia de broca longa é colocada sobre o fio, e um pino-guia de 2 mm com a extremidade rosqueada é trocado pelo fio. A guia de perfuração proporciona o controle profundo do pino-guia. O pino-guia é inserido com uma perfuratriz na cortical ilíaca lateral, e sua direção é confirmada fluoroscopicamente. Como o pino-guia nesse momento fez somente uma leve captura do osso, pequenas correções direcionais no pino ainda são possíveis com o uso da guia de perfuração para direcionar o pino. O pino é então inserido no ílio, através da articulação SI e na direção da face lateral da asa sacral com o uso freqüente de imagens de entrada e de saída da pelve. O pino-guia pára dentro da asa quando sua ponta se localiza cefalicamente em relação ao forâmen sacral superior na imagem de saída.

Uma imagem sacral lateral "verdadeira" é obtida fluoroscopicamente pela superposição das incisuras isquiáticas maiores. Se a redução da pelve posterior for precisa, e o plano pré-operatório não identifica um dismorfismo sacral, então a imagem sacral lateral "verdadeira" identifica a ponta do pino-guia e sua relação com a densidade cortical do ílio (DCI). As imagens pré-operatórias de TC refletem a relação entre a DCI e a asa do sacro. A correlação dessa informação juntamente com a DCI intra-operatória indica se o pino está posicionado de modo seguro. A ponta do pino-guia deve estar caudal à DCI e cefálica à via intra-óssea da raiz nervosa sacral superior. A ponta do pino-guia deve estar localizada dentro da porção média do osso alar na imagem lateral verdadeira. O pino-guia é então avançado na direção do corpo vertebral sacral superior até a linha média, sem ultrapassá-la. A profundidade do pino-guia é medida com uma régua invertida, e uma broca canulada é avançada sobre o pino-guia. Um macho canulado prepara o caminho quando necessário. O parafuso de esponjosa canulado de 7,00 mm de comprimento apropriado é inserido sobre o pino-guia e apertado. Parafusos de esponjosa parcialmente rosqueados com comprimentos de rosca de 32 mm são escolhidos quando a fixação com compressão é necessária, assim como na presença de rupturas da articulação SI. Parafusos de esponjosa de rosca completa de 7,0 mm são utilizados quando a fixação com compressão não é desejada, como nas situações após uma redução precisa das fraturas sacrais transforaminais. Parafusos totalmente rosqueados também são utilizados quando são necessários para suplementar as fixações compressivas com parafusos. Durante a perfuração canulada, o macheamento e a inserção do parafuso, imagens fluoroscópicas freqüentes são obtidas para assegurar que o pino-guia não fique preso dentro do guia, o que pode levar a um avanço inadvertido do pino-guia. Uma imagem oblíqua do forâmen obturador de 20 para 30 graus *(rollover)* visualiza o ílio posterior tangencialmente durante o aperto do parafuso. Com essa imagem, pode ser observado o achatamento da arruela conforme ela entra em contato com o ílio. O uso de uma arruela e dessa imagem *rollover* evita a penetração do parafuso no ílio posterior. O pino-guia é removido manualmente. A construção da fixação é submetida a estresse sob controle fluoroscópico. Parafusos adicionais ou uma fixação suplementar são utilizados se uma instabilidade residual for observada no exame fluoroscópico sob estresse. A ferida percutânea é irrigada, e a pele é fechada (Fig. 5).

Armadilhas/Truques

Um técnico de radiologia habilidoso é indispensável. O técnico deve trabalhar judiciosamente para produzir imagens reprodutíveis da pelve. O técnico deve estar informado sobre as necessidades de imagens e do planejamento cirúrgico antes do procedimento. Imagens abaixo do ideal não permitem a colocação percutânea de parafusos iliossacrais.

O parafuso iliossacral inicial é posicionado estrategicamente para permitir a inserção de um segundo parafuso, se necessário. O número de parafusos iliossacrais necessários para estabilizar suficientemente cada ruptura da pelve posterior depende do grau de instabilidade local, bem como da qualidade da fixação suplementar das lesões associadas do anel pélvico (Fig. 6).

A orientação e o tipo do parafuso são muito importantes. O parafuso da "articulação SI" é diferente do parafuso "sacral" em vários aspectos. Parafusos de compressão são rotineiramente

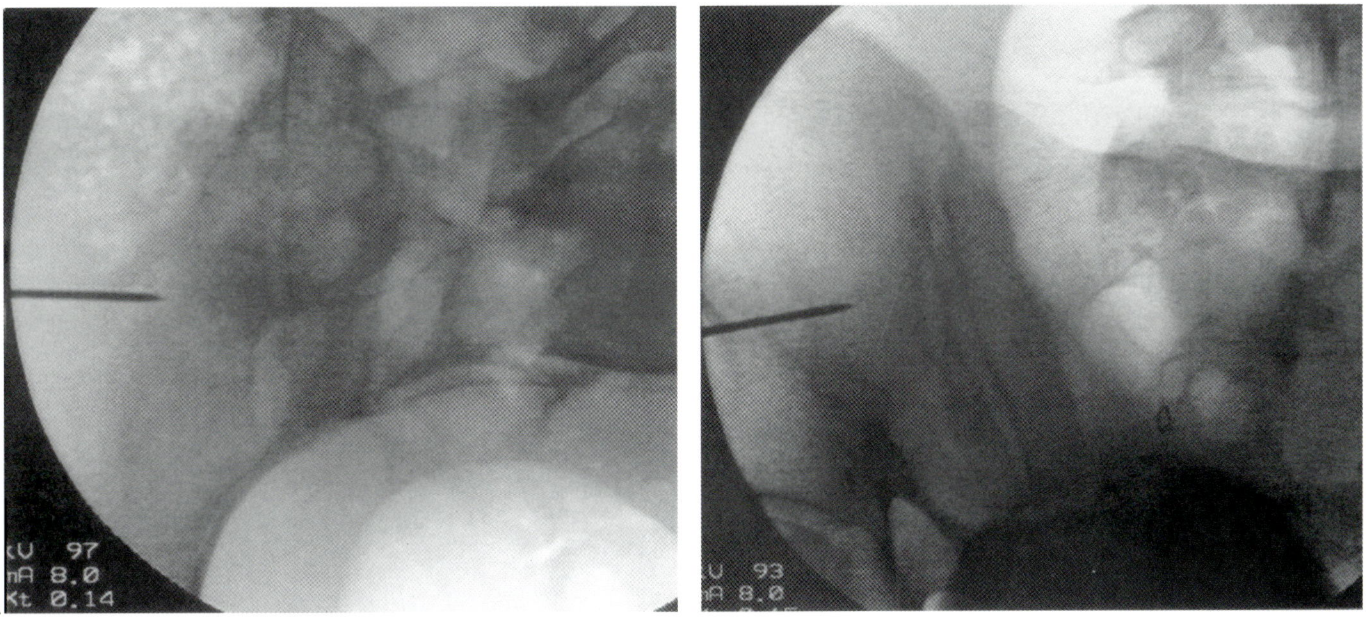

Figura 5. A, B: A técnica de inserção do parafuso iliossacral com a utilização da fluoroscopia. Depois que a redução da fratura sacral à direita foi realizada, o pino-guia é inserido através da nádega e entra em contato com o osso cortical lateral do ílio. Imagens de entrada e de saída da pelve são obtidas para aperfeiçoar o direcionamento e o ponto de partida para a colocação do pino.

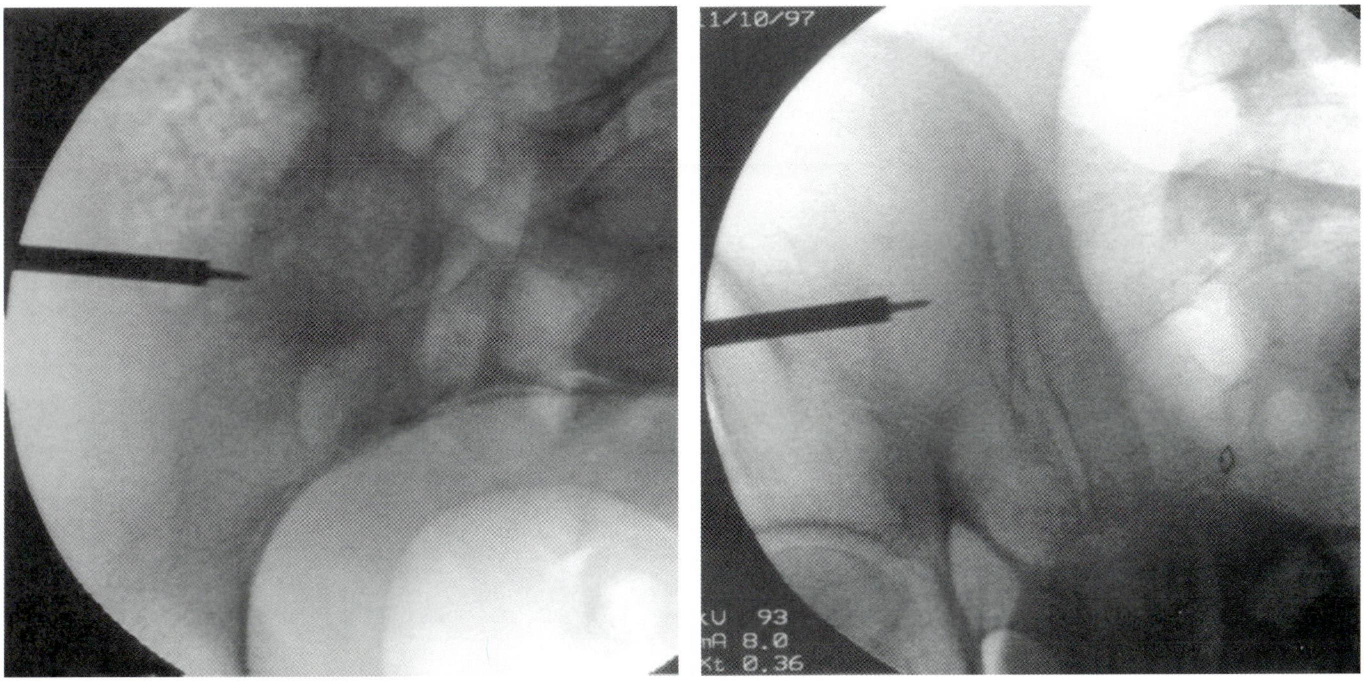

C, D: Uma pequena incisão é feita, e uma manga protetora de broca é inserida sobre o pino-guia. Os ajustes de direção finais são feitos com a utilização da manga protetora de broca. *(Continua.)*

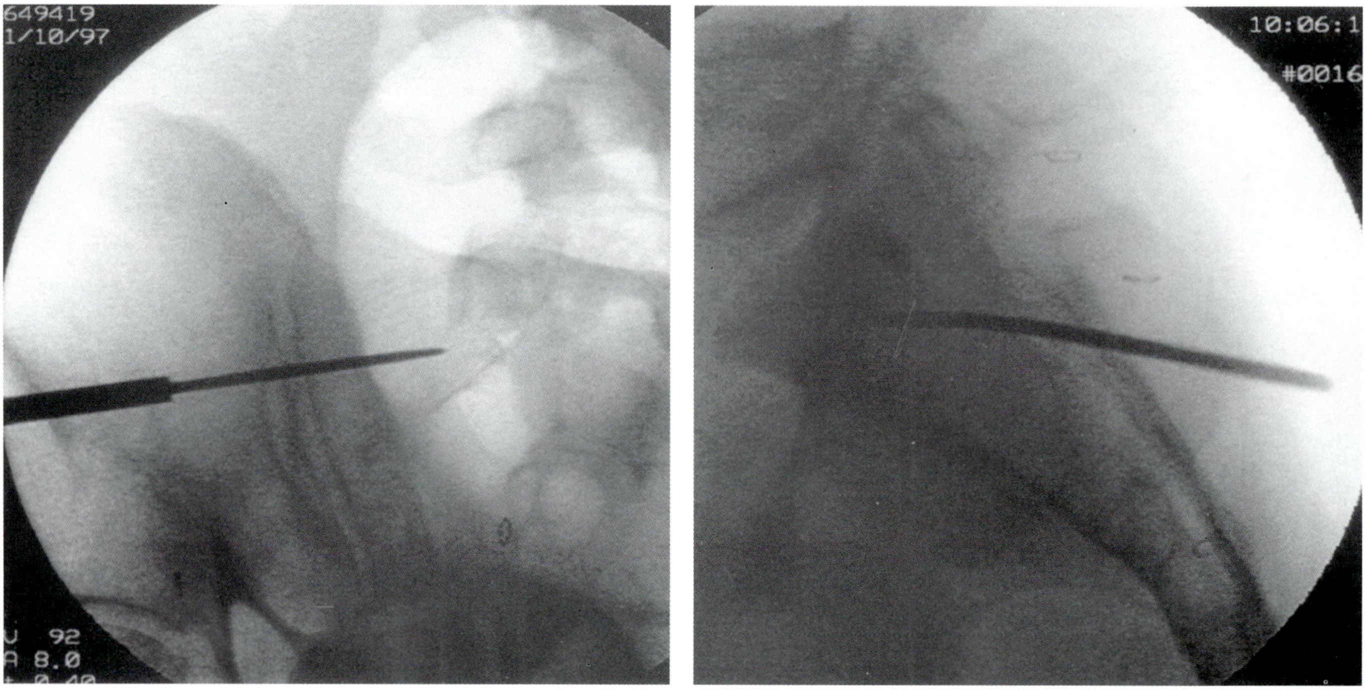

E F

Figura 5. *(Continuação)* **E:** O pino guia é avançado através da articulação sacroilíaca e pela asa sacral, parando quando o pino entra na área superior e lateral do forâmen sacral, de acordo com imagem de saída. **F:** A incidência sacral lateral confirma a colocação e direção seguras do pino-guia em relação à densidade cortical ilíaca. O cirurgião deve compreender as relações da quinta raiz nervosa lombar e a primeira raiz nervosa sacral com o pino-guia. Nesse exemplo, a ponta do pino-guia está direcionada superiormente ao trajeto da raiz do primeiro nervo sacral e inferiormente ao trajeto da raiz nervosa do quinto nervo lombar.

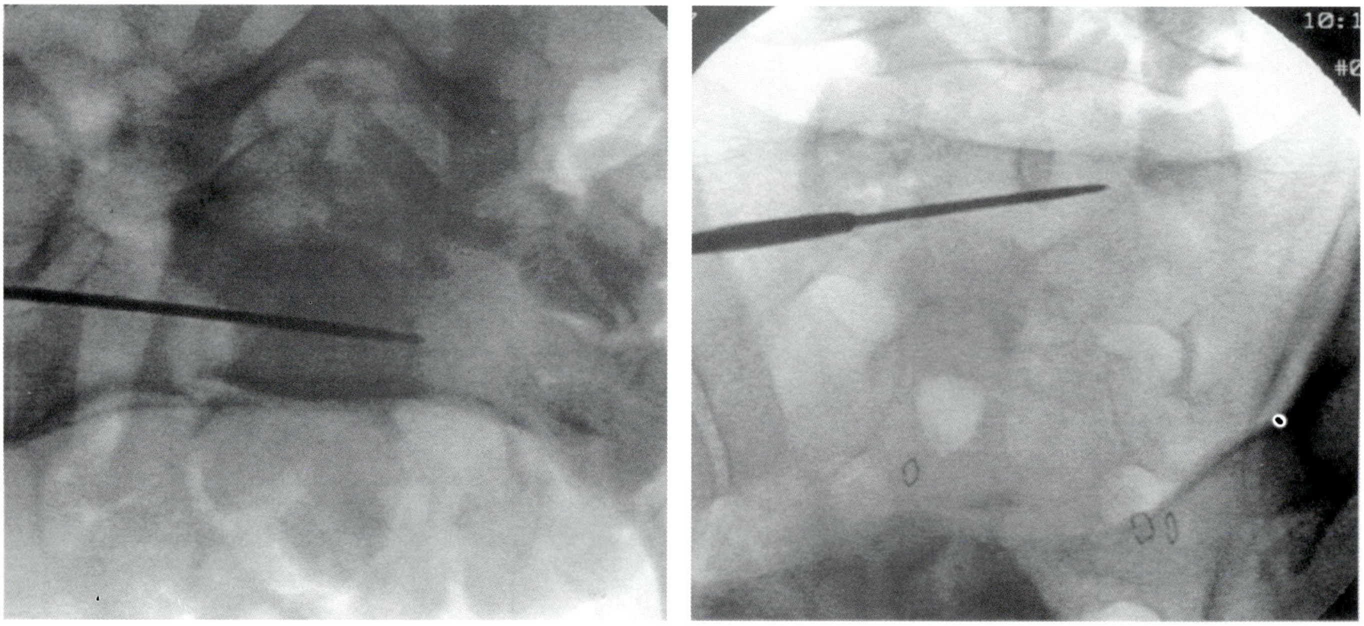

G H

G: O pino-guia é então avançado pelo corpo vertebral sacral superior, mas não além do limite do corpo vertebral. **H, I:** A broca canulada prepara o caminho. O uso intermitente das imagens previne um avanço inadvertido do pino-guia causado por uma aderência da broca dentro da manga protetora de broca.

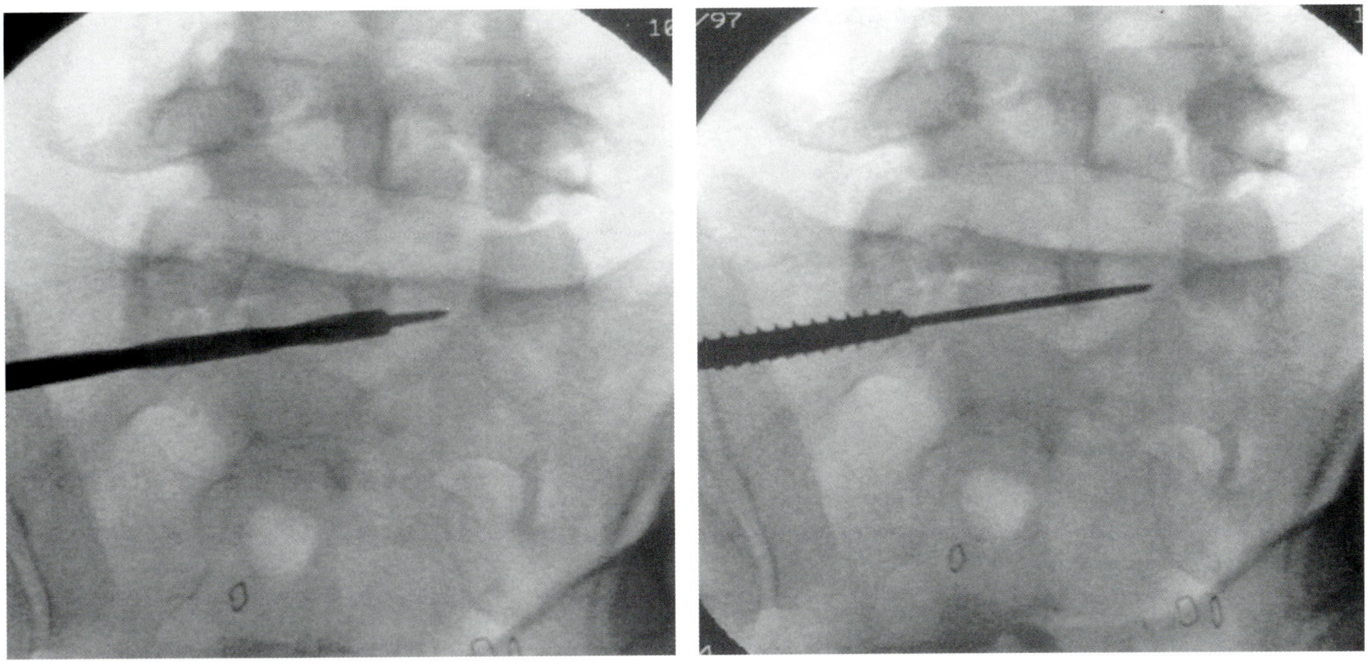

I J

Figura 5. *(Continuação)* **J:** O macho é passado através da área sacroilíaca e removido.

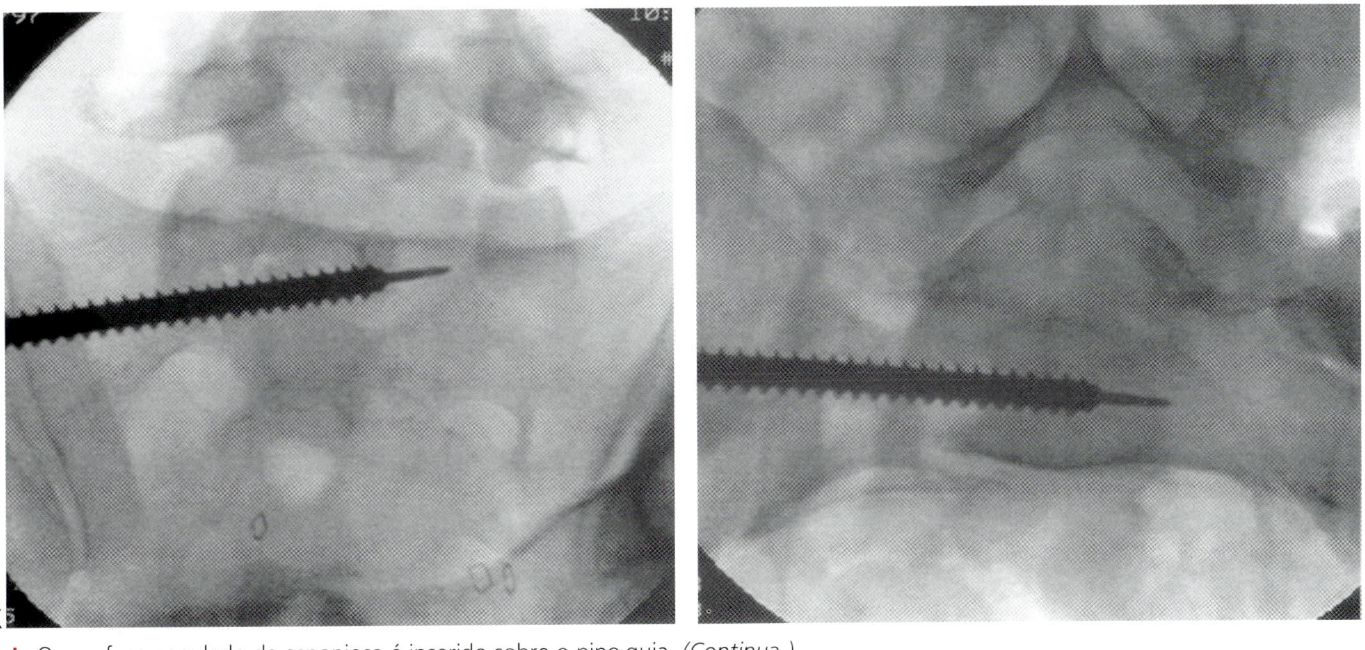

K L

K, L: O parafuso canulado de esponjosa é inserido sobre o pino-guia. *(Continua.)*

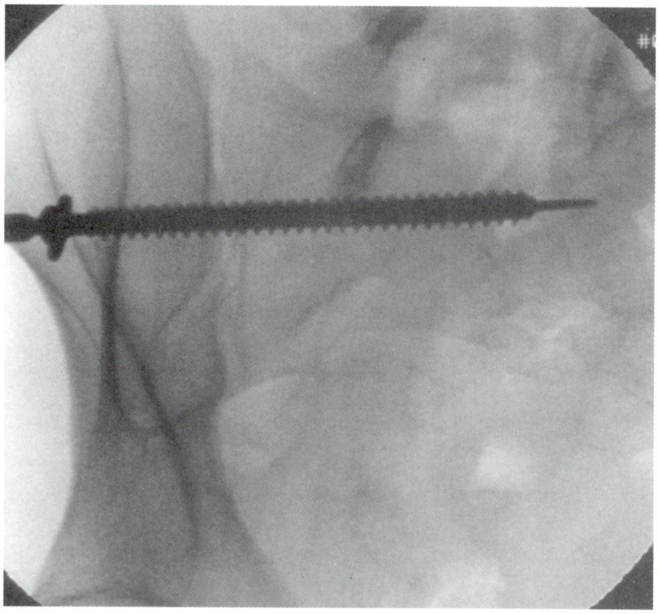

M

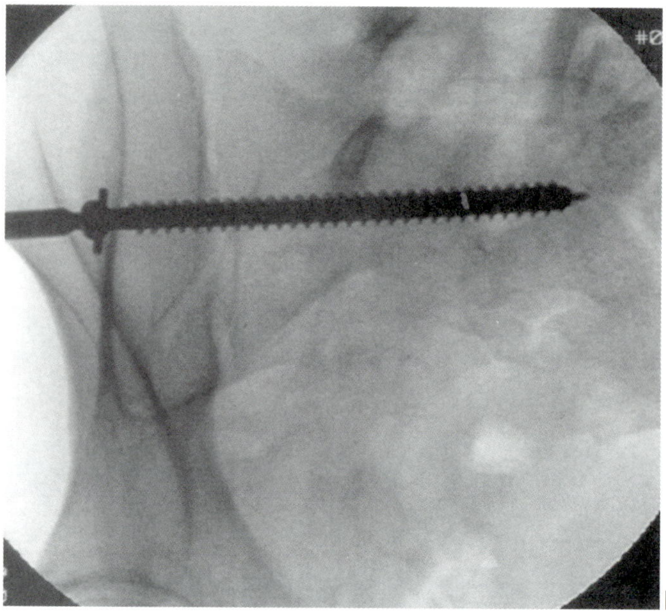

N

Figura 5. *(Continuação)* **M, N:** O fluoroscópio é então posicionado no osso cortical posterior do ílio tangencialmente durante o aperto do parafuso. A arruela é observada enquanto entra em contato com o osso cortical para evitar uma inserção excessiva.

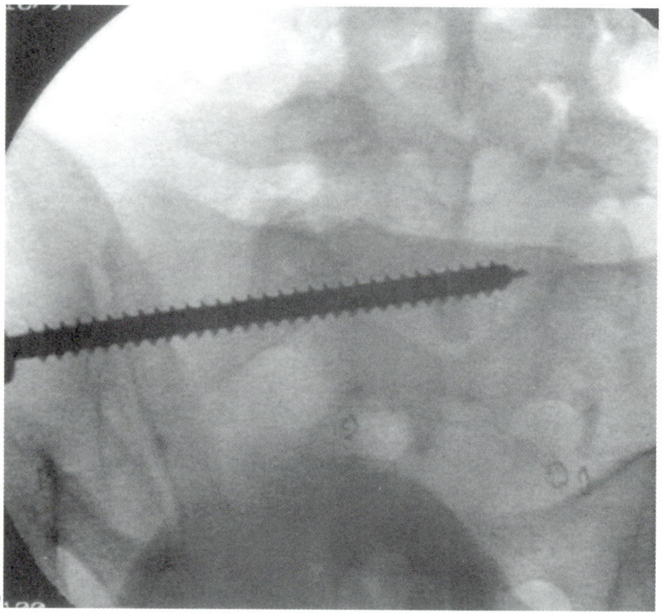

O

O: Incidências finais são obtidas para assegurar a localização precisa do parafuso e a redução.

diferente do preparo "sacral" em vários aspectos. Parafusos de retardo de compressão são rotineiramente utilizados para tratar as rupturas da articulação SI. As fraturas sacrais podem envolver os neuroforâmens sacrais; portanto, uma compressão adicional com um parafuso de compressão pode produzir lesão da raiz nervosa. Em uma fratura sacral transforaminal, um parafuso de esponjosa totalmente rosqueado e não-compressivo é necessário. Os parafusos utilizados para tratar as fraturas sacrais geralmente são maiores do que aqueles utilizados nas articulações SI, porque a fratura sacral está localizada mais medialmente (Fig. 7). Para obter uma estabilidade ideal através da fixação medial melhorada, o parafuso sacral deve ser orientado mais horizontalmente, e tende a cruzar as superfícies condrais SI. Para aumentar o comprimento do parafuso, a orientação do parafuso é ligeiramente diferente para os parafusos "sacrais", ao contrário dos parafusos para "articulação SI".

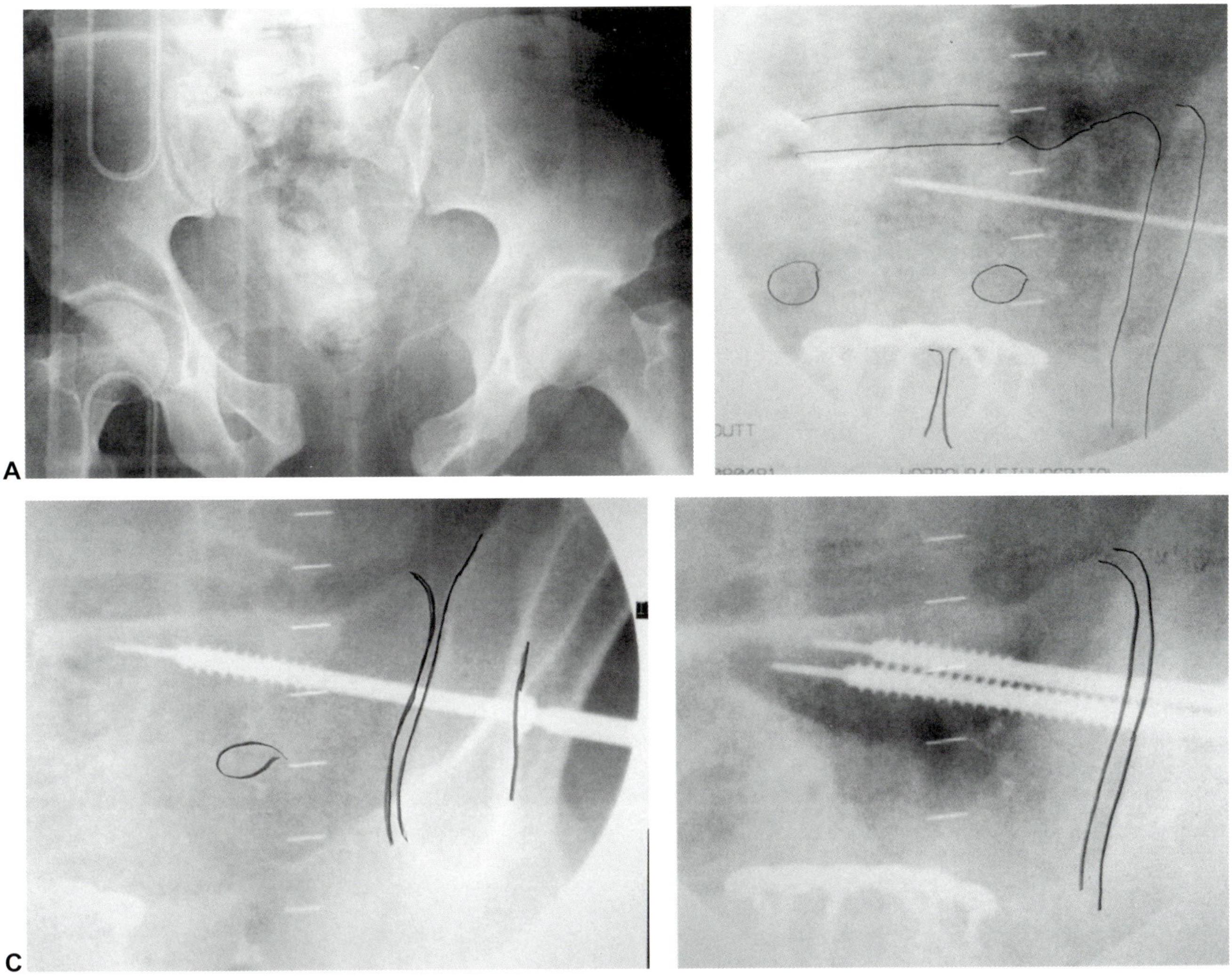

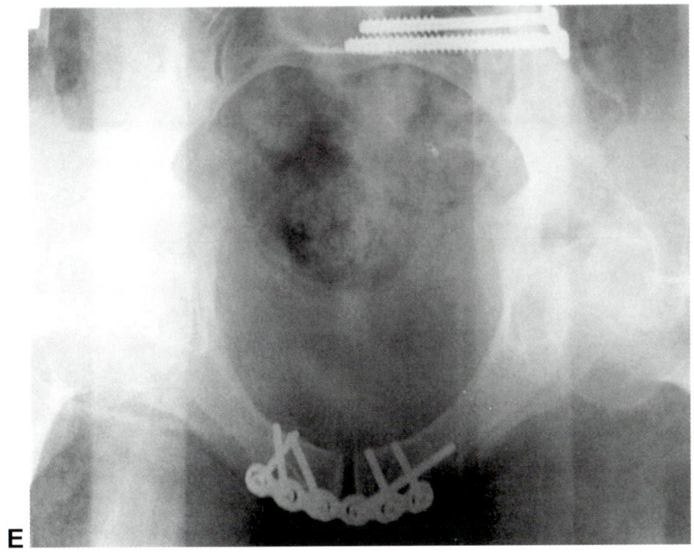

Figura 6. A: Dois parafusos iliossacrais canulados foram utilizados nesse paciente. Ele foi lesionado em um acidente de motocicleta, com uma ruptura completa da sínfise púbica e da articulação sacroilíaca esquerda. **B:** Ele estava hemodinamicamente instável após uma ressuscitação adequada com reposição de volume sangüíneo e angiografia pélvica. Ele foi submetido a uma redução aberta e fixação interna imediata. A articulação sacroilíaca permaneceu desviada apesar da redução e fixação precisa da pelve anterior. Um parafuso iliossacral percutâneo foi escolhido para estabilizar a pelve posterior. O pino-guia foi inserido. **C:** O parafuso iliossacral de compressão completou a redução compressiva conforme ele foi apertado. **D, E:** Devido ao desvio e à instabilidade sacroilíaca inicial, um parafuso de "bloqueio" de rosca completa foi inserido percutaneamente para estabilizar ainda mais a articulação sacroilíaca.

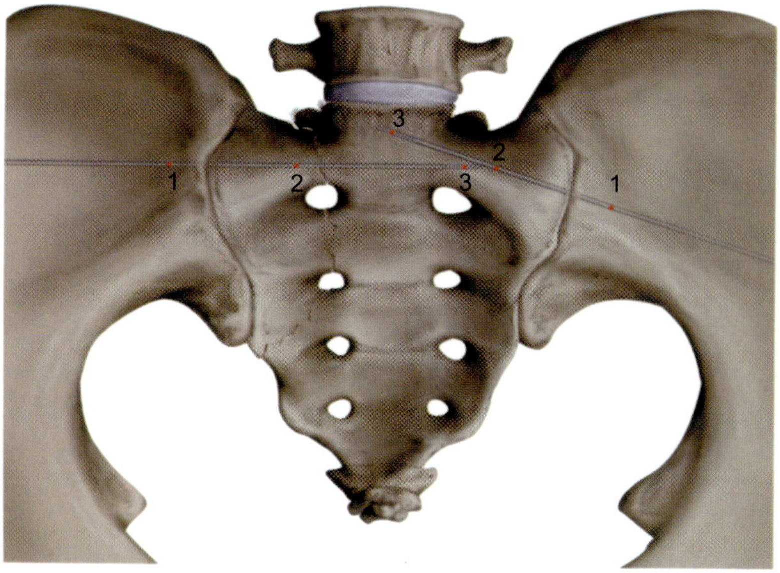

A

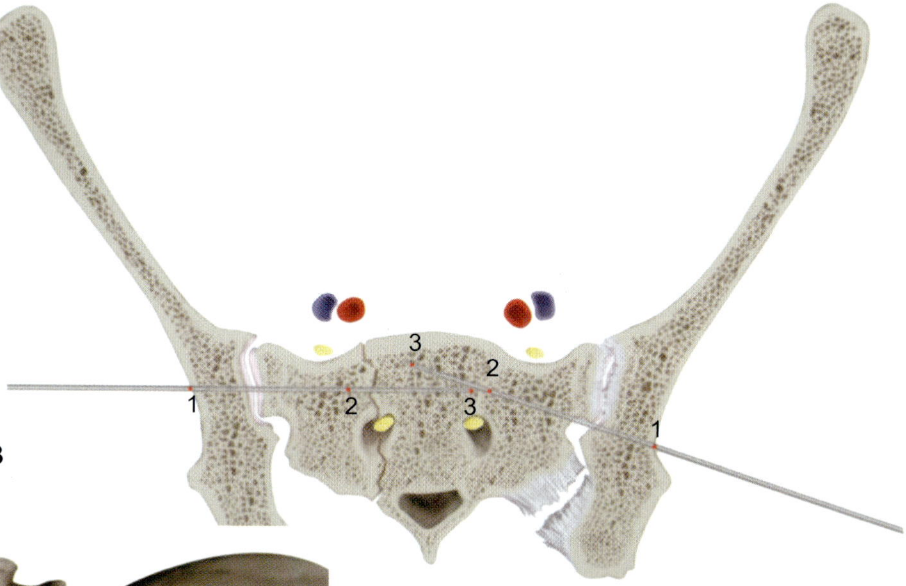

B

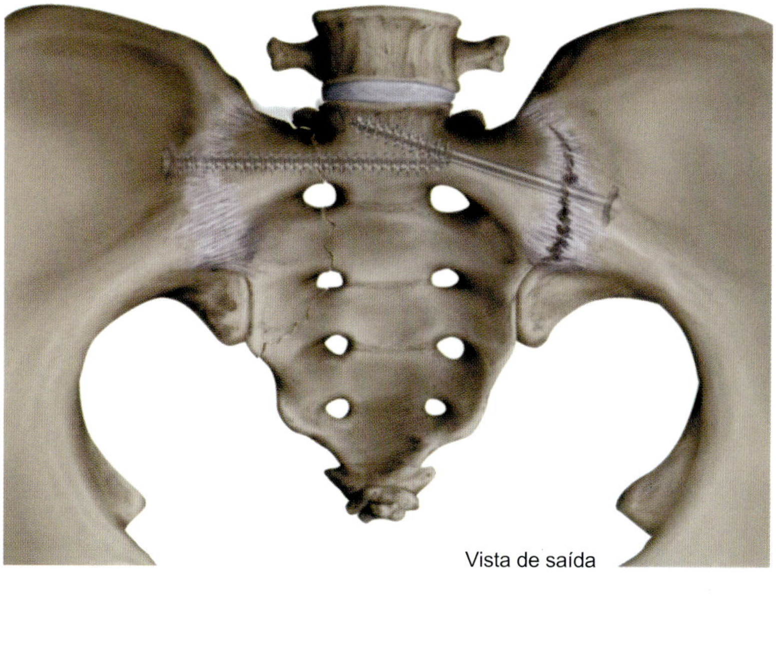

C

Figura 7. A, B: Essas ilustrações demonstram as orientações do parafuso para a fratura sacral (lado direito) e as rupturas da articulação sacroilíaca (SI) (lado esquerdo). Os intervalos críticos para as imagens fluoroscópicas estão demonstrados numericamente. **C, D:** Os parafusos são orientados de acordo com a lesão. A articulação SI é anatomicamente oblíqua, enquanto a maioria das fraturas sacrais está localizada medialmente em relação às lesões da articulação SI. Por essas duas razões, a orientação e o comprimento do parafuso são diferentes para cada uma delas. Os parafusos são inseridos perpendicularmente à lesão; portanto, os parafusos sacral e "SI" são diferentes. A orientação do parafuso "sacral" é mais horizontal, o que orienta o parafuso perpendicular para a fratura e permite a colocação de um parafuso mais longo para equilibrar a fixação. Os parafusos "SI" são orientados obliquamente para permanecerem perpendiculares às superfícies articulares rompidas.

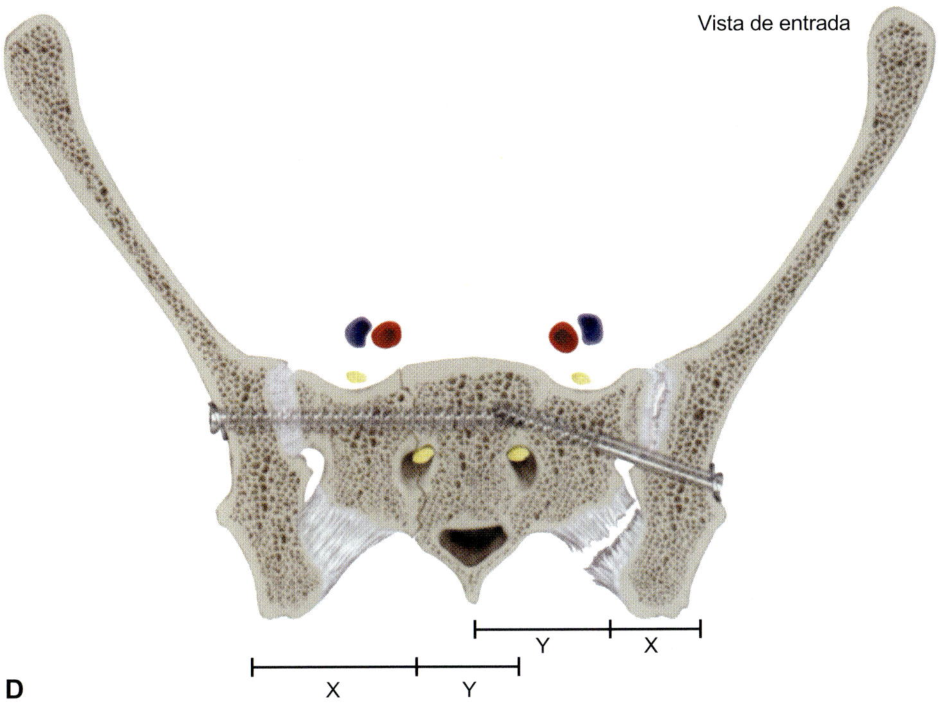

Figura 7. *(Continuação)* Os parafusos de compressão são utilizados para as lesões da articulação SI, enquanto os parafusos de rosca completa estabilizam as fraturas sacrais transforaminais. Os parafusos "sacrais" são inseridos através das superfícies articulares da articulação SI por causa de sua orientação, enquanto os parafusos "SI" evitam as superfícies condrais quando inseridos corretamente.

Os parafusos para "articulação SI" começam caudalmente/posteriores no ílio e são direcionados cefalicamente/anteriormente para se posicionarem perpendicularmente à articulação SI oblíqua. Essa direção do parafuso evita a violação das superfícies cartilaginosas da articulação SI.

O trajeto da quinta raiz nervosa lombar e da primeira raiz nervosa sacral deve ser compreendido e respeitado. Os nervos emergem do canal espinhal e se dirigem anterior/ lateralmente e caudalmente.

Por causa dessa orientação do nervo, a zona "segura" para a inserção do parafuso se torna a área elíptica dentro da asa. Um modelo pélvico e um desenho pré-operatório delineando a tática cirúrgica são úteis.

TRATAMENTO PÓS-OPERATÓRIO

Os antibióticos são administrados durante 24 horas após a cirurgia quando a fixação percutânea tiver sido utilizada isoladamente ou em combinação com uma fixação externa anterior da pelve. Se técnicas abertas forem utilizadas, os antibióticos são mantidos até que os drenos cirúrgicos tenham sido removidos. As meias de compressão seqüencial são utilizadas para diminuir o risco de trombose venosa profunda. Um fisioterapeuta licenciado supervisiona a reabilitação. O programa de reabilitação é dependente das condições gerais do paciente e das lesões associadas. A hemipelve estabilizada é protegida através de uma carga parcial com muletas ou um andador nas 6 semanas iniciais após a cirurgia. A seguir é iniciada carga progressiva, com o objetivo de obter deambulação livre de muletas 3 meses após a cirurgia. Radiografias de entrada e de saída da pelve são obtidas na sala de recuperação e nas semanas 6 e 12 do período pós-operatório. Uma imagem pélvica de TC pós-operatória avalia a redução e a localização do implante. Os pacientes são avaliados no consultório nas semanas 2, 6 e 12 após a cirurgia. A partir daí, os pacientes são vistos anualmente. A maioria dos pacientes adultos pode retornar ao trabalho entre 4 a 6 meses após a cirurgia. Alguns pacientes retornam mais cedo, e outros necessitam de modificações no local de trabalho. Levantamentos pesados e trabalho em alturas são evitados até que a força do paciente esteja recuperada e os objetivos do tratamento tenham sido atingidos. Reeducação vocacional é aconselhada para indivíduos politraumatizados com grandes demandas de trabalho, ou para os pacientes que não são capazes de retornar às suas atividades laborativas. Atividades aeróbicas sem impacto e atividades aquáticas são permitidas 6 semanas após a cirurgia.

COMPLICAÇÕES

As complicações dos parafusos iliossacrais incluem o mau posicionamento do parafuso, lesão nervosa iatrogênica, falha da fixação e infecção. Um mau posicionamento do parafuso resulta de uma compreensão inadequada da anatomia posterior da pelve ou das imagens da fluoroscopia, ou ambas, ou de uma redução inadequada da pelve posterior. As lesões nervosas iatrogênicas ocorrem por causa de manobras de redução errôneas, especialmente a compressão excessiva de fraturas sacrais transforaminais, e de erros na colocação dos parafusos. Uma inclinação alar sacral, imagens inadequadas, dismorfismo sacral e uma compreensão inadequada da pelve posterior, entre outros, levam às colocações inadequadas do parafuso. Falhas das fixações ocorrem em pacientes com lesões pélvicas posteriores altamente instáveis, em pacientes não cooperativos ou com lesões cranianas e em associação com infecções. Índices elevados de falha de fixação têm sido descritos em pacientes tratados com parafusos iliossacrais e fixação externa anterior. O tratamento da falha de fixação depende de diversos fatores. Nas falhas "precoces", os parafusos iliossacrais instáveis são removidos e fixações alternativas são realizadas após a repetição da redução. As falhas "tardias" são tratadas com base na quantidade de desvio e de consolidação da pelve posterior. Em raras situações, a condição geral do paciente ou do envoltório de tecidos moles da pelve posterior proíbe novas tentativas de fixação cirúrgica, e as técnicas tradicionais de tratamento como a tração são escolhidas. A infecção profunda raramente está associada com a inserção percutânea de parafusos iliossacrais.

CASO ILUSTRATIVO PARA A TÉCNICA

Um homem de 48 anos de idade foi lesionado quando caiu do telhado de sua casa. Ele sofreu fratura do olécrano e uma ruptura do anel pélvico. Radiografias e imagens de TC da pelve

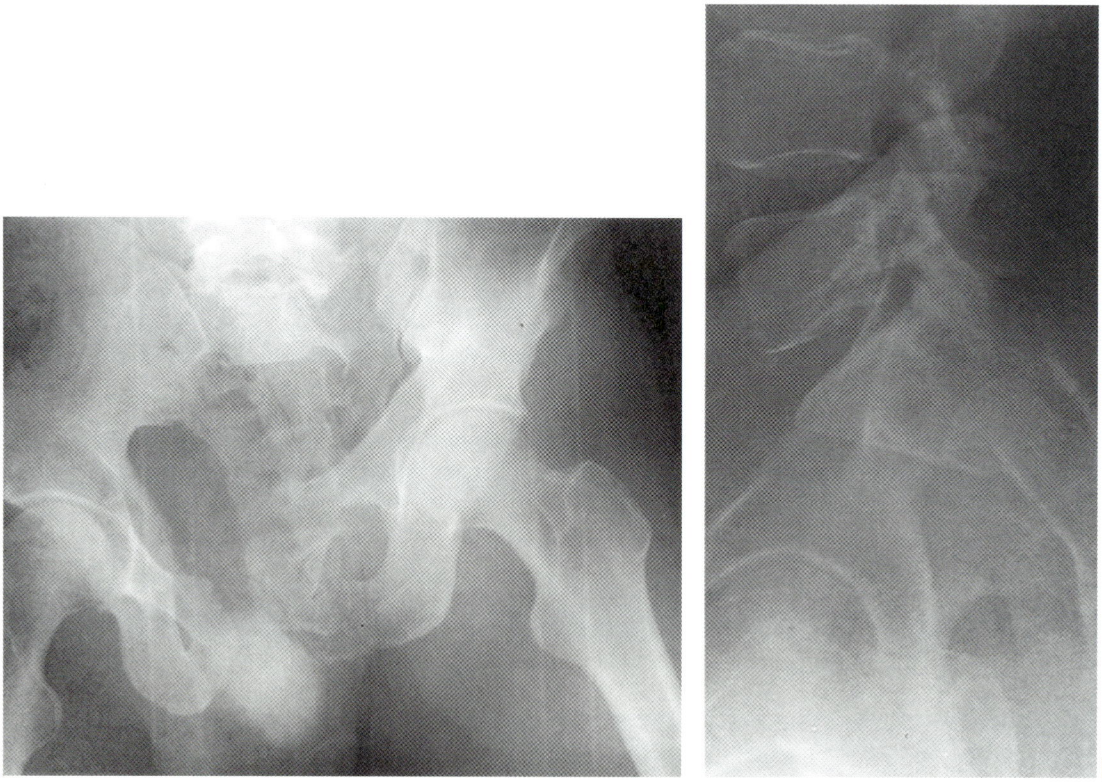

A B

Figura 8. Esse paciente caiu do telhado de sua casa, sofrendo ruptura do anel pélvico e uma fratura do olécrano. **A:** A radiografia ântero-posterior (AP) da pelve demonstra a presença de fraturas transforaminais do sacro e da pelve anterior desviadas. **B:** A imagem sacral lateral identifica o componente transverso desviado da lesão sacral. A incidência sacral lateral é útil em pacientes com rupturas posteriores da pelve.

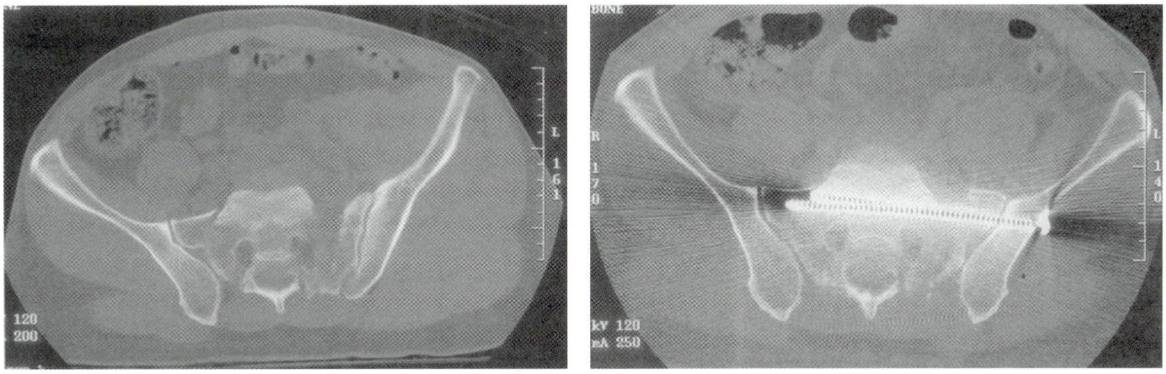

C E

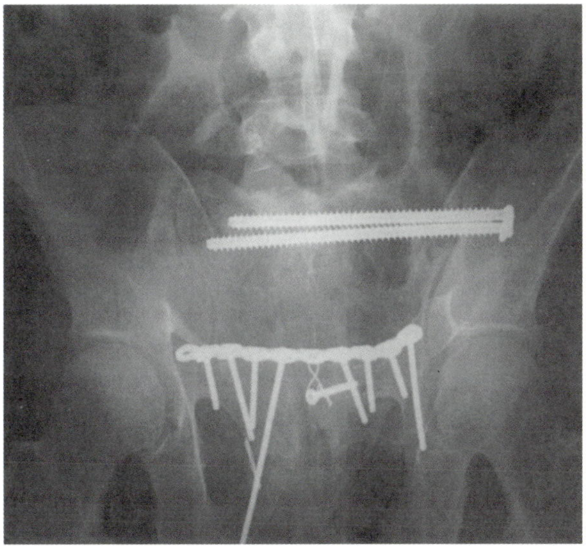

D

Figura 8. *(Continuação)* **C:** A imagem de tomografia computadorizada da pelve (TC) identifica os desvios e a cominução. **D:** A tração femoral distal foi utilizada no lado esquerdo do paciente. As rupturas da pelve anterior foram reduzidas com a utilização de uma exposição de Pfannenstiel. Uma placa de reconstrução pélvica e fixações com fio em banda de tensão proporcionaram estabilidade para a pelve anterior. As imagens fluoroscópicas confirmaram uma redução indireta aceitável das fraturas sacrais. Dois parafusos iliossacrais completamente rosqueados foram inseridos percutaneamente com o paciente em decúbito dorsal na mesma indução anestésica para estabilizar as fraturas sacrais. **E:** A imagem pós-operatória da TC confirma a segurança do parafuso e a qualidade da redução. Ele retornou a suas atividades laborativas como sacerdote sem problemas.

demonstraram uma separação da sínfise púbica, fraturas bilaterais do ramo púbico e fraturas sacrais bilaterais (Fig. 8).

A pelve estava altamente instável para um exame físico; entretanto, o estado neurológico era normal. Ele foi levado à sala da cirurgia urgentemente e colocado em decúbito dorsal. Com uma exposição de Pfannenstiel, as lesões pélvicas anteriores foram reduzidas e fixadas com uma placa e um fio em banda de tensão. O desvio da fratura sacral foi melhorado após a redução pélvica anterior e fixação, juntamente com a realização de tração femoral distal. Parafusos iliossacrais percutâneos foram utilizados para estabilizar as fraturas sacrais bilateralmente. Sua recuperação ocorreu sem problemas. Ele retornou a seu trabalho como sacerdote.

LEITURA RECOMENDADA

1. Burgess, A.R., Eastridge, B.J., Young, J.W., et al.: Pelvic ring disruptions: effective classification system and treatment protocols. *J. Trauma,* 30:848-856, 1990.
2. Goldstein, A., Phillips, T., Sclafani, S.: Early open reduction and internal fixation of the disrupted pelvic ring. *J. Trauma,* 26:325-333, 1986.
3. Gruen, G.S., Leit, M.E., Gruen, R.J. Peitzman, A.B.: The acute management of hemodynamically unstable multiple trauma patients with pelvic ring fractures. *J. Trauma,* 36:706-711; discussion 711-713, 1994.
4. Helfet, D.L., Koval, K.J., Hissa, E.A., Patterson, S., Di Pasquale, T., Sanders, R.: Intraoperative somatosensory evoked potential monitoring during acute pelvic fracture surgery. *J. Orthop. Trauma,* 9:28-34, 1995.
5. Kraemer, W., Hearn, T., Tile, M., Powell, J.: The effect of thread length and location on extraction strengths of iliosacral lag screws. *Injury,* 25:5-9, 1994.
6. Latenser, B., Gentilello, L., Tarver, A.: Improved outcome with early fixation of skeletally unstable pelvic fractures. *J. Trauma,* 31:28-31, 1991.

7. Matta, L, and Saucedo, T.: Internal fixation of pelvic ring fractures. *Clin. Orthop.,* 242:83-87, 1989.
8. Oliver, C.W., Twaddle, B., Agel, L, Routt, M.L.C., Jr.: Outcome after pelvic ring fractures: evaluation using the medical outcomes short form SF-36. *Injury,* 27:635-641, 1996.
9. Routt, M., Simonian, P., Inaba, J.: Iliosacral screw fixation of the disrupted sacroiliac joint. *Tech. Orthop,* 9:300-314, 1994.
10. Routt, M.L.C., Jr., Kregor, P.J., Simonian, P.T., Mayo, K.A.: Early results of percutaneous iliosacral screws placed with the patient in the supine position. *J. Orthop Trauma,* 9:207-214, 1995.
11. Routt, M.L.C., h., Meier, M., Kregor, P.: Percutaneous iliosacral screws with the patient supine-technique. *Tech. Orthop.,* 3:35-45, 1993.
12. Routt, M.L.C., Jr., Simonian, P.T., Agnew, S., Mann, F.: Radiographic recognition of the sacral alar slope facilitates optimal placement of iliosacral screws: a cadaveric and clinical study. *J. Orthop. Trauma,* 10:171-177, 1996.
13. Routt, M.L.C., Jr., Simonian, P.T., Ballmer, F.: A rational approach to pelvic trauma: resuscitation and early definitive stabilization. *Clin. Orthop.,* 318:61-74, 1995.
14. Shuler, T., Boone, D., Gruen, G., Peitzman, A.: Percutaneous iliosacral screw fixation: early treatment for unstable posterior pelvic ring disruptions. *J. Trauma,* 38:453-458, 1995.
15. Simonian, P.T., Routt, M.L.C., Jr., Harrington, R.M., Tencer, A.F.: Anterior versus posterior provisional fixation in the unstable pelvis: a biomechanical comparison. *Clin. Orthop.,* 310:245-251, 1995.
16. Simonian, P.T., Routt, M.L.C., Jr., Harrington, R.M., Tencerr, A.F.: Internal fixation for the transforaminal sacral fracture. *Clin. Orthop.,* 323:202-209, 1996.

38

Fraturas da Pelve: Fixação Sacral

Brent L. Norris, Michael J. Bosse, James F. Kellam e Stephen H. Sims

INDICAÇÕES/CONTRA-INDICAÇÕES

As fraturas sacrais ocorrem mais comumente após lesões do anel pélvico mas por vezes ocorrem isoladamente. Os tipos transversal, longitudinal (vertical) e dissociativo H são os padrões de fraturas mais comumente identificados. Fraturas transversais ocorrem após lesões de carregamento axial e raramente necessitam de intervenção cirúrgica, a menos que exista um envolvimento neurológico. Em geral elas estão associadas com uma compressão toracolombar ou fraturas explosivas. As fraturas sacrais longitudinais (verticais) e dissociativas são invariavelmente parte de uma lesão ao anel pélvico, e as decisões a respeito do tratamento se baseiam na estabilidade da pelve e no desvio. Denis classificou as fraturas de acordo com sua relação com o forâmen sacral (Fig. 1). Essa descrição se correlaciona intimamente com as lesões neurológicas. As lesões na zona I são laterais ao forâmen sacral e estão associadas com uma lesão da raiz nervosa de L5 em 24% dos casos. Fraturas através dos forâmens sacrais são lesões na zona II, e em 50% dos pacientes encontramos uma lesão das raízes sacrais, incluindo L5. Se a fratura for medial aos forâmens sacrais, a lesão está na zona III, e lesão neurológica com disfunção de alça intestinal ou de bexiga ou de ambas ocorre em até 70% dos pacientes.

Geralmente, fraturas sacrais associadas com lesões estáveis do anel pélvico podem ser tratadas sintomaticamente com uma carga protegida até sua consolidação. Por outro lado, fraturas sacrais associadas com lesões desviadas e instáveis do anel pélvico freqüentemente necessitam de redução e fixação. As indicações relativas para a redução e fixação das fraturas sacrais incluem um desvio posterior ou vertical ou ambos (>1cm), lesões rotacionais instáveis do anel pélvico e fraturas sacrais em pacientes com lesões instáveis do anel pélvico que necessitem de mobilização. Fraturas desviadas do sacro com lesão neurológica em geral necessitam de descompressão e estabilização para melhorar a chance de recuperação neurológica.

Uma redução fechada feita dentro dos primeiros 3 a 5 dias pode reduzir as fraturas sacrais desviadas, evitando a necessidade de uma redução aberta e estabilização. Tração esquelética está recomendada para manter a redução dessas fraturas sacrais significativamente desviadas (geralmente posteriormente e verticalmente). Fixação externa auxilia a controlar o desvio rotacional.

Em pacientes com fraturas sacrais desviadas e instáveis que necessitem de redução aberta e fixação interna, os benefícios da cirurgia devem ser ponderados contra os riscos. Se o tratamento

B. L. Norris, M.D., M. J. Bosse, M.D., J. F. Kellam, M.D., B.SC., and S. H. Sims, M.D.: Department of Orthopaedic Surgery, Carolinas Medical Center, Charlotte, North Carolina 28232.

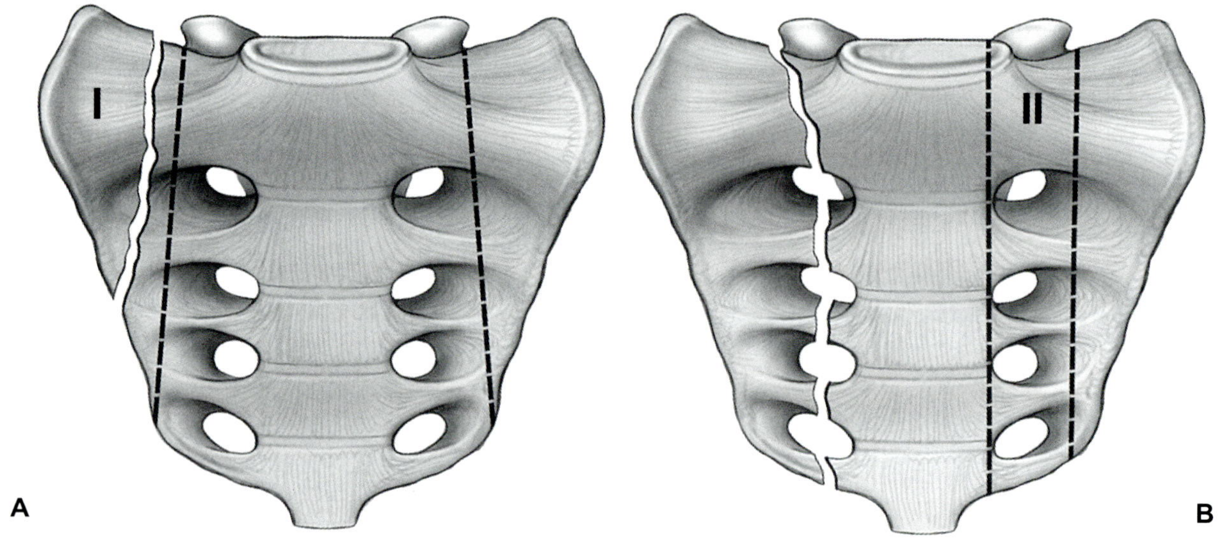

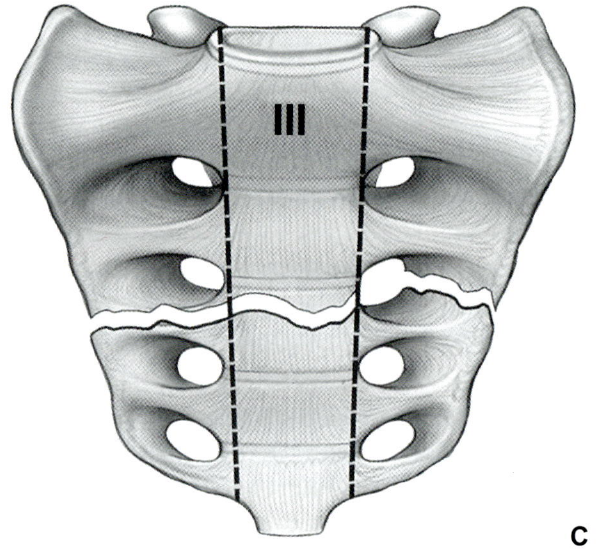

Figura 1. A-C: Classificação de Denis para as fraturas sacrais. O sacro foi dividido em três regiões anatômicas. A região mais lateral é a asa do sacro; as fraturas através dessa área estão na zona I, conhecidas como *fraturas transalares*. A região que inclui os forâmens é a região transforaminal, e as fraturas nessa região estão na zona II, ou *fraturas transforaminais*. A região final é a porção média do sacro ou a região entre os dois forâmens. As fraturas através dessa região estão na zona 3, ou *fraturas centrais*.

cirúrgico for escolhido, o estado do envoltório de tecidos posteriores deve ser criticamente avaliado. Se a condição dos tecidos moles não for satisfatória, o tratamento aberto da fratura sacral deve ser adiado até que uma exposição possa ser feita através de um envoltório de tecido mole viável. A idade, em si, geralmente não é um fator na tomada de decisões, mas lesões associadas e co-morbidades podem ser consideradas quando se determina o tratamento apropriado.

PLANEJAMENTO PRÉ-OPERATÓRIO

Se o mecanismo da lesão envolver a aplicação de força direta para a região pélvica (esmagamento), os tecidos moles ao redor da região pélvica podem estar gravemente comprometidos. Forças indiretas que rompem a pelve posterior geralmente causam um dano menor aos tecidos. A direção da força pode permitir prever o padrão da fratura e sua estabilidade resultante. Uma força lateralmente direcionada irá resultar em um padrão estável ou instável rotacionalmente, enquanto uma força ântero-posterior (AP) ou vertical geralmente resulta em um padrão de fratura mais instável.

Uma completa avaliação e ressuscitação na sala de emergência é imperativa, especialmente no paciente com múltiplas lesões. O cirurgião ortopédico que está prestando o atendimento ou examinando um paciente com uma lesão sacral deve reavaliar o paciente para ter a certeza de que uma lesão que esteja pondo em risco a vida ou o membro do paciente não tenha passado despercebida. O exame visual e a palpação das costas, flancos, nádegas e virilha são mandatórios. Contusões e flutuações nessas regiões podem indicar uma grave lesão de desenluvamento fechada dos tecidos moles (lesões de Morel-Lavelle). A inspeção do períneo, incluindo um exame retal e vaginal, é apropriada para determinar a presença de uma fratura aberta oculta ou uma lesão associada do sistema genitourinário inferior. Um exame neurológico conciso e bem-documentado é essencial antes do tratamento. O padrão comum de lesão nervosa geralmente é no nível da raiz nervosa envolvendo L5, S1, S2 e S3, e é clinicamente expressado com uma perda da função intestinal ou da bexiga e enfraquecimento ou paralisia no grupo muscular afetado.

O diagnóstico de uma fratura sacral pode ser difícil com base somente em radiografias em AP da pelve. Se uma lesão afetando o anel pélvico posterior (i.e., fratura sacral) for suspeitada clinicamente ou na radiografia AP da pelve, radiografias com inclinação cefálica e caudal de 40 graus (de entrada e de saída) devem ser obtidas. Essas incidências geralmente auxiliam na visualização das fraturas sacrais, bem como geram pistas para o mecanismo da lesão. Incidências oblíquas para o obturador e ílio ocasionalmente geram mais informações sobre a lesão pélvica posterior. Uma fratura sacral deve ser suspeitada quando existem fraturas dos ramos púbicos (especialmente padrões oblíquos), interrupções das linhas arqueadas do sacro (especialmente S1 e S2), fratura do processo transverso de L5 ou fraturas por avulsão dos ligamentos sacroespinhoso e sacrotuberal. Esses achados, combinados com a história e os resultados do exame físico, devem aumentar a vigilância do médico sobre a possibilidade de uma fratura sacral. Entretanto, se existirem dúvidas, uma imagem de tomografia computadorizada da pelve (TC) proporciona a informação definitiva sobre a anatomia óssea da pelve e do sacro e é essencial se uma fratura desviada necessitar de estabilização cirúrgica.

O método de fixação depende da condição dos tecidos moles, do padrão de fratura e da estabilidade. Se os tecidos moles forem viáveis, a maioria das técnicas é adequada. Procedimentos minimamente invasivos como a colocação percutânea de parafusos iliossacrais são desejáveis, mas podem não ser possíveis se a redução da fratura não puder ser realizada ou se uma descompressão da raiz nervosa for necessária. Nesses casos, uma redução aberta com estabilização interna é necessária. Com fraturas rotacionalmente instáveis, a fixação externa pode prevenir um desvio ou deslocamento interno e para cima.

Para a maioria das fraturas sacrais, a cirurgia geralmente é adiada por 3 a 7 dias para permitir que as condições do paciente se estabilizem, para obter estudos por imagens adequados e para montar a equipe de cirurgia. Por outro lado, se a fratura está bem delineada, o cirurgião possui todos os recursos necessários à sua mão e o paciente está clinicamente estável, a cirurgia não precisa ser adiada. Indicações para intervenção precoce são o controle de hemorragias, desbridamento de fraturas abertas ou um paciente que necessite de uma cirurgia de urgência por outros motivos e todos os recursos necessários estão disponíveis. Em pacientes com lesões fechadas de desenluvamento dos tecidos moles, o desbridamento pode ser necessário para a excisão do tecido desvitalizado, para drenar hematomas ou por ambos os motivos. Um desbridamento seriado pode ser necessário, dependendo da magnitude da lesão aos tecidos moles. A redução aberta e fixação interna da pelve posterior requer um envelope posterior de tecidos moles saudável. Uma equimose significativa, abrasão ou desenluvamento (ou uma combinação dessas lesões) nos tecidos moles posteriores são uma contra-indicação para o tratamento cirúrgico "aberto", a despeito da natureza da fratura sacral/lesão do anel pélvico.

CIRURGIA

Diversas técnicas cirúrgicas podem ser utilizadas para estabilizar as fraturas sacrais e incluem parafusos iliossacrais (de compressão e não-compressão), barras sacrais posteriores, colocação posterior de placas iliossacrais e a colocação de placas sacrais posteriores (direta).

A redução aberta e fixação interna das fraturas sacrais é feita com o paciente em decúbito ventral. A inserção percutânea de parafusos iliossacrais pode ser feita com o paciente tanto em decúbito dorsal como em decúbito ventral (Fig. 2). O paciente é colocado em decúbito ventral com dois rolos longitudinais de apoio para o tórax. As extremidades superior e inferior são cuidadosamente envolvidas em acolchoados e adequadamente apoiadas para evitar uma lesão nervosa

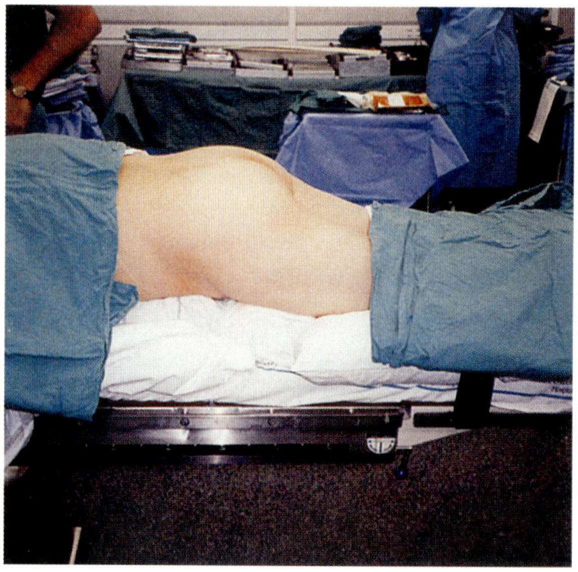

Figura 2. A posição mais versátil para a fixação das fraturas sacrais é com o paciente na posição de decúbito ventral colocado sobre um acolchoamento. Apesar de a fixação sacral poder ser feita na posição de decúbito dorsal, ela é limitada às técnicas percutâneas. A posição em decúbito ventral permite executar uma redução aberta e a fixação interna se uma redução fechada for mal sucedida.

por compressão. Dependendo da necessidade de tração ou de manipulação para a obtenção de redução da fratura, uma ou ambas as extremidades inferiores são preparadas e incluídas dentro do campo cirúrgico. Se o paciente estiver com um fixador externo anterior colocado em um momento prévio, o paciente pode ser suspenso entre duas mesas de cirurgia colocadas em linha e com a extensão das pernas dobrada em 90 graus. O espaço entre as duas mesas permite que o fixador externo anterior seja colocado entre as mesas quando o paciente estiver em decúbito ventral. Alternativamente, se redução/manipulação da fratura forem necessárias, a estrutura anterior pode ser desmontada, deixando os pinos *in situ*. Quando o paciente é colocado em decúbito ventral sobre uma única mesa, almofadas são posicionadas ao redor dos pinos para apoiar o paciente. Essas almofadas devem ser radiolucentes. Mesas cirúrgicas especiais radiolucentes são de utilização obrigatória. Uma unidade de fluoroscopia com braço em C deve estar disponível, e a obtenção de radiografias adequadas com incidências em AP, de entrada, de saída e lateral do sacro/pelve deve ser ensaiada antes do início da cirurgia (Fig. 3). A face posterior do paciente da junção toracolombar até a fossa poplítea é cirurgicamente preparada, e os campos cirúrgicos são colocados. A extensão lateral do campo cirúrgico deve se estender anteriormente para a mesa para permitir uma exposição prolongável, se necessário. Deve-se tomar o cuidado de assegurar que o sacro tenha sido adequadamente preparado e incluído no campo cirúrgico e que a fenda glútea tenha sido excluída do campo da cirurgia. Um campo auto-adesivo biooclusivo sela o campo cirurgicamente preparado.

Estabilização Percutânea com Parafuso Iliossacral

Os parafusos percutâneos iliossacrais estão indicados para as fraturas unilaterais ou bilaterais do sacro, preferivelmente nas zonas I e II. As fraturas na zona III são tratáveis através dessa técnica, mas deve ser tomado muito cuidado na colocação dos parafusos.

Essa técnica é reservada para fraturas sacrais que possam ser adequadamente reduzidas por métodos fechados. Uma completa compreensão da direção do desvio da fratura melhora as chances de redução da fratura por meios fechados. A redução fechada é realizada com o uso de tração para corrigir os desvios axiais, parafusos de Schanz inseridos percutaneamente ou pinças de redução

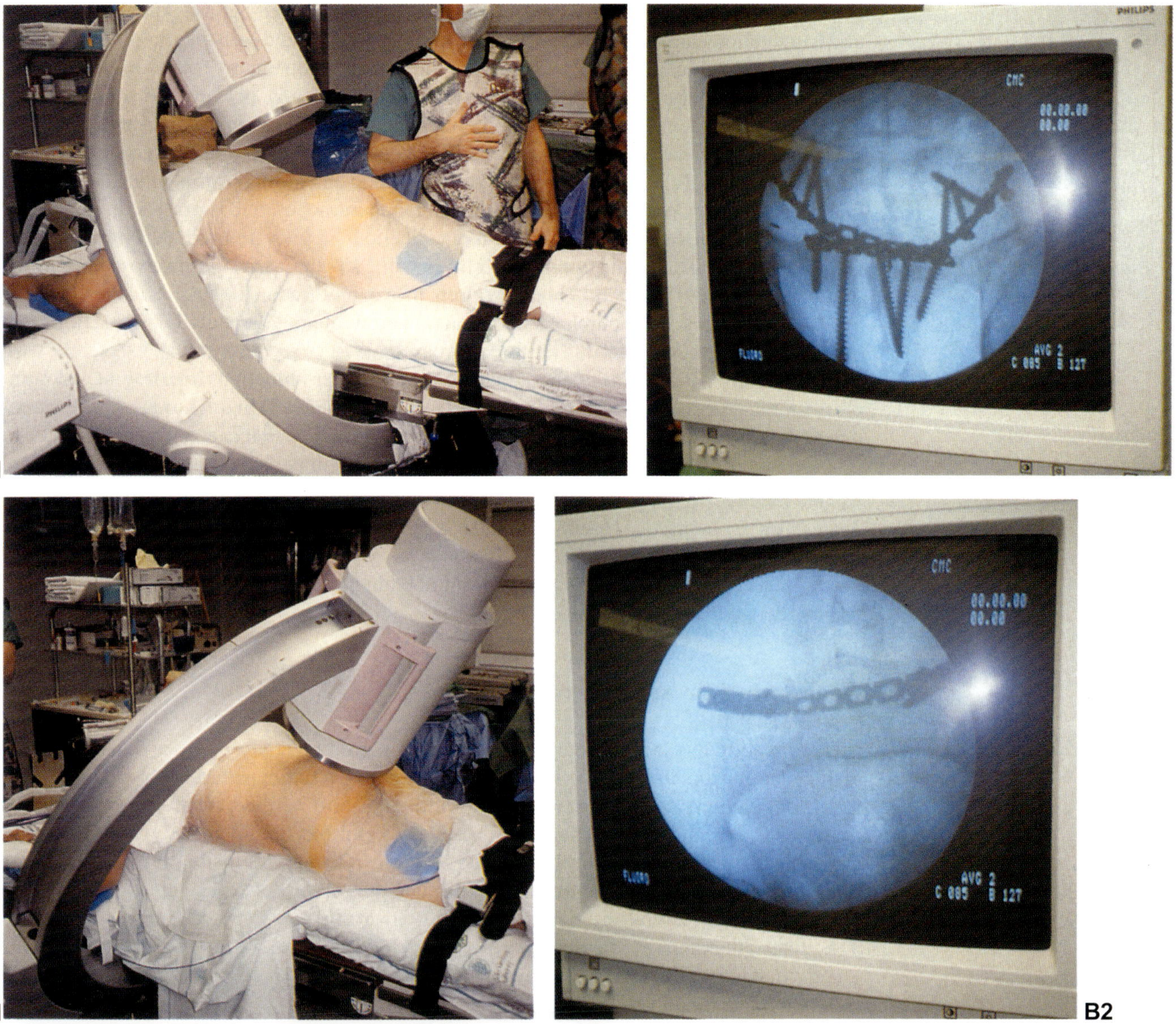

A1 A2

B1 B2

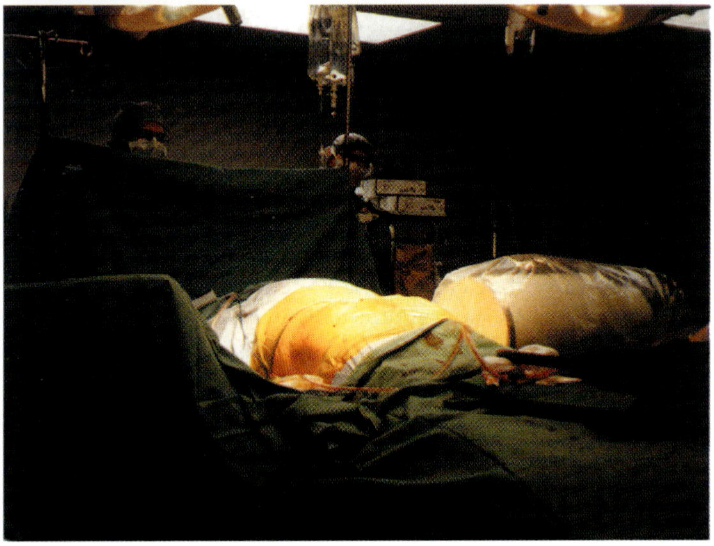

C

Figura 3. Posição do fluoroscópio com o braço C para um controle radiológico apropriado da fixação sacral.
A1, A2: Essas mostram a posição em decúbito ventral do paciente com o intensificador de imagens na posição de saída. A imagem radiológica apropriada é observada.
B1, B2: O intensificador de imagens foi movido em 90 graus para a posição de entrada. A imagem apropriada agora é vista. Deve ser lembrado que, por causa da posição em decúbito ventral, essas incidências estão invertidas. O que parece ser uma incidência de entrada na verdade é uma posição de saída do intensificador de imagens.
C: Mostra a posição lateral do intensificador de imagens. Observe que, na imagem, as incisuras isquiáticas maiores estão alinhadas perfeitamente sem superposição. Isso permite uma excelente posição do sacro. A linha radiodensa na porção superior do corpo de S1 é a asa do sacro.

pélvica pontiagudas na crista ilíaca para controlar a rotação e um distrator (colocado nas espinhas ilíacas posteriores) ou um impulsor com cravos para fechar espaços ou desimpactar fraturas. Sob controle fluoroscópico, a redução é obtida provisoriamente e mantida por pinças de redução, fios de Kirschner (fios-K) ou pinças pélvicas externas, que permitem a colocação percutânea dos parafusos ilíacos. Os parafusos iliossacrais são inseridos através de pequenas incisões feitas lateralmente sobre a musculatura glútea. A incisão e o ponto de partida apropriado para o parafuso iliossacral podem ser localizados com a obtenção de uma imagem lateral do sacro. Podem ser utilizados parafusos canulados ou padronizados de 6,5 a 7,3 mm, dependendo da preferência do cirurgião. O fio-guia ou a broca é guiado com o fluoroscópio através do ílio na direção do corpo vertebral de S1. Para o reparo das fraturas sacrais, é mandatório que as roscas do parafusos capturem o corpo vertebral sacral, especialmente para fraturas que ocorrem através das zonas II ou III. As roscas podem ter que cruzar a linha média, especialmente com os padrões mediais de fratura, para assegurar uma fixação adequada após a fixação. Compressão interfragmentar deve ser utilizada com cuidado nas fraturas sacrais localizadas nas zonas II e III para evitar compressão de uma raiz nervosa aprisionada dentro da fratura. Um parafuso totalmente rosqueado pode ser inserido, atuando como um parafuso de posição, em vez de um parafuso de compressão. É imperativo que sejam evitados espaços livres no sítio da fratura, de modo que a união seja assegurada. Nas fraturas da zona I, a compressão é conseguida com um parafuso de compressão com o uso do parafuso rosqueado de 16 mm em vez do parafuso rosqueado mais longo de 32 mm, que pode cruzar a linha de fratura e impedir a compressão. As contra-indicações para a realização dessa técnica são a incapacidade de obter uma redução fechada adequada ou imagens fluoroscópicas inadequadas do sacro.

Redução Aberta e Fixação Interna

Fraturas muito desviadas ou aquelas que não podem ser reduzidas por métodos fechados geralmente necessitam de redução aberta e fixação interna. Dependendo do padrão e da localização da fratura, uma incisão longitudinal posterior localizada na linha média ou imediatamente ao lado da linha média, medial ou lateral à espinha posterior podem ser utilizadas (Fig. 4). Incisões bilaterais são utilizadas quando fixação para a asa sacral ou ílio oposto é necessária. Uma incisão vertical é feita começando 5 cm proximalmente à crista ilíaca e se estendendo 5 cm distal à incisura isquiática. As inserções fasciais toracolombar e do glúteo máximo na crista ilíaca posterior são identificadas. O glúteo máximo é liberado com dissecção cortante da crista ilíaca sobre o sacro onde a fáscia do glúteo máximo se funde com a fáscia do multífido medialmente. Nesse ponto, a escolha da técnica de fixação irá direcionar a dissecção profunda.

Barras Transilíacas. Barras transilíacas posteriores necessitam da exposição de ambas as tábuas externas dos ílios. A fáscia toracolombar é incisionada ao longo da crista ilíaca posterior e sobre a espinha posterior. O glúteo máximo é liberado da face mais medial da espinha ilíaca posterior e fáscia toracolombar e rebatido lateralmente. O glúteo médio é liberado da espinha posterior e subperiostealmente dissecado da crista ilíaca para a incisura isquiática maior inferiormente e cerca de 2 a 3 cm anteriormente e lateralmente à crista glútea (Fig. 5). A origem do piriforme é abaixada, permitindo que um dedo seja passado anteriormente através da incisura de modo que a face anterior da região sacroilíaca possa ser palpada. Uma dissecção anatômica descuidada pode romper o pedículo neurovascular superior do glúteo durante sua saída pela incisura isquiática maior. Uma dissecção extensa do complexo ligamentar posterior fora da face posterior do sacro e região iliossacral deve ser evitada. A fratura sacral é identificada posteriormente através do rebatimento medial da fáscia toracolombar medialmente da espinha ilíaca posterior e elevando os músculos eretores da coluna. A redução da fratura sacral é feita. As fraturas foraminais podem ser abertas com um distrator, permitindo a inspeção das raízes nervosas sacrais. Com as raízes nervosas do sacro sob visão direta, a redução é realizada e estabilizada provisoriamente com pinças de redução pélvicas apropriadas. Um distrator grande (Synthes, Paoli, PA, EUA.) colocado nas espinhas ilíacas posteriores pode ser útil na redução e estabilização provisória nas fraturas mais difíceis. A redução deve ser a mais anatômica possível, com ênfase nos marcos anatômicos posteriores. A criação de “espaços livres” anteriores da fratura sacral deve ser evitada.

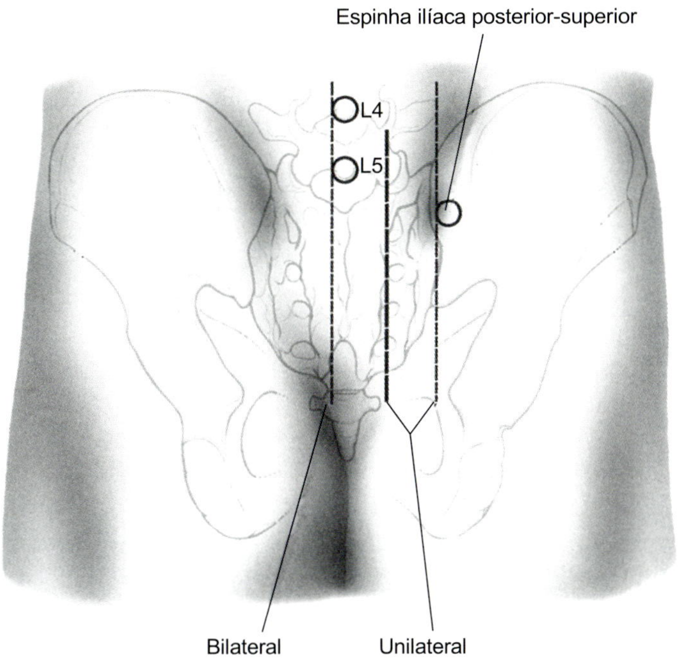

A

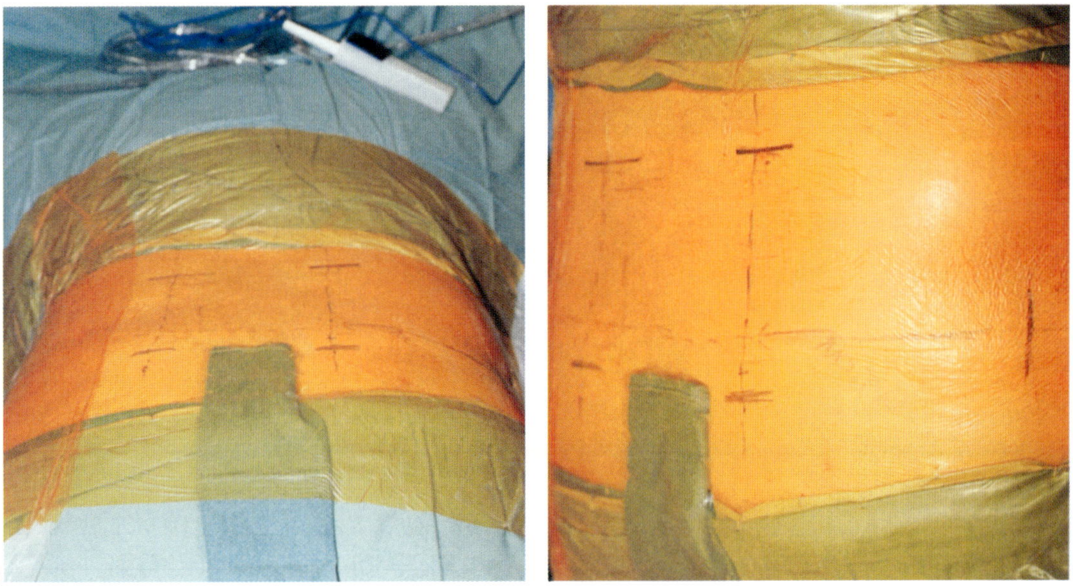

B C

Figura 4. Incisões da pele. **A:** Em decúbito ventral, os processos espinhosos de L4 e L5 devem ser observados. Isto irá identificar a linha média. Além disso, o tubérculo ou espinha posterior-superior é identificado. Isso permite uma incisão na linha média para exposição sacral completa, exposição hemissacral com uma incisão entre a linha média e a espinha posterior-superior e incisões para acessar a asa externa do ilíaco para a fixação sacral. **B:** O paciente foi preparado e os campos cirúrgicos colocados e as incisões foram feitas para abordagens bilaterais à asa do ilíaco para fixação trans-sacral com barra. **C:** Essa incidência mostra as incisões bilaterais, e a área da incisura isquiática maior é observada.

A fixação com barra transilíaca posterior necessita que duas grandes barras sejam colocadas através de cada tubérculo posterior. A superior é colocada na junção L5-S1, e a inferior, no nível de S2. Essa técnica necessita de tubérculos ilíacos posteriores superiores intactos. As barras se apóiam sobre a face posterior da lâmina sacral. As barras sacrais rosqueadas do sistema de hastes de Harrington (6,3 mm de espessura) são o implante mais utilizado. Para limitar a dissecção dos tecidos moles, a haste sacral pode ser passada percutaneamente para a tábua externa do ílio e depois através do dorso do sacro. A visualização das hastes passando dorsalmente à lâmina sacral é obrigatória. A elevação do retalho de tecidos moles deve ser subfascial, mantendo assim um fluxo sangüíneo adequado para o retalho e a visualização do sacro. Depois que a barra é seguramente passada através de ambos os ílios, arruelas e porcas são aplicadas para segurar a haste no lugar devido. As barras são então cortadas *in situ* para reduzir suas proeminências (Fig. 6).

Colocação Posterior de Placas Iliossacrais. A colocação posterior das placas iliossacrais necessita da mesma abordagem e exposição utilizadas para as barras transilíacas. A técnica geralmente é utilizada em conjunto com parafusos iliossacrais. Uma placa de reconstrução reta

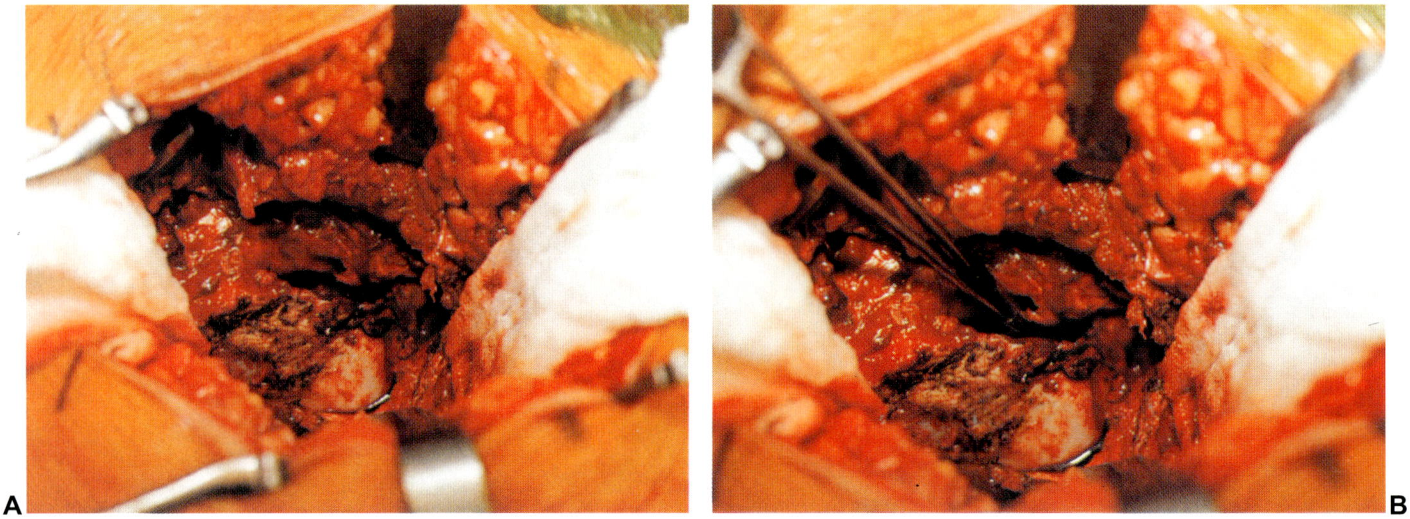

Figura 5. Exposição profunda para uma fratura sacral. **A:** Visão através de uma incisão longitudinal sobre a espinha ilíaca posterior-superior. A fratura sacral está bem exposta. **B:** Uma retração lateral irá permitir exposição da asa do ílio para a colocação de barras ou parafusos transilíacos. Observe que a fratura ainda é visualizada.

com 10 a 12 orifícios e de 4,5 ou 3,5 mm é utilizada. A posição ideal da placa sacral posterior é logo abaixo da espinha posterior e logo acima da incisura isquiática maior, já que aqui se encontra um estoque ósseo maior. Para a colocação transilíaca da placa, ela é passada através de cada espinha posterior pela perfuração de dois orifícios de 4,5 ou 3,5 mm a uma distância de 0,5 cm e aproximadamente 1 cm lateral à espinha ilíaca posterior superior. Os orifícios perfurados são conectados, e uma placa reta é passada através da espinha e sobre o dorso do sacro. A placa é presa a cada asa do ilíaco da mesma forma que a placa mais caudal, com o parafuso mais medial sendo colocado obliquamente entre as duas tábuas. Um parafuso cortical longo de 6,5 mm (> 80 mm) entre as tábuas ilíacas promove uma excelente fixação. Os parafusos de cada lado devem ser mantidos soltos e depois são apertados de modo seqüencial. A fratura sacral é observada de perto à procura de desvio ou de uma compressão excessiva. A placa de reconstrução é moldada sobre o local em relação à tábua externa da crista ilíaca com o uso de um empurrador de ponta esférica e um martelete ou uma chave de parafusos utilizada como "alavanca". A placa é suficientemente maleável para se curvar nesse plano mas é forte o suficiente em tensão para não permitir que ocorra desvio da fratura sacral. Dois outros parafusos são acrescentados em cada lado da placa, fixando ainda mais a placa ao ílio. Placas pré-moldadas podem apresentar maior dificuldade na hora da colocação, e uma moldagem precisa é obrigatória, ou irá ocorrer desvio da fratura (Fig. 7).

Fixação Direta do Sacro com Placa. A fixação direta do sacro com placa é realizada nas fraturas na zona II e nas fraturas mais mediais na zona I. As fraturas laterais nas zonas I e III geralmente são de difícil fixação direta com placas porque as linhas de fratura não permitem a fixação em ambos os lados da fratura. Por esse motivo, as fraturas laterais na zona I geralmente requerem uma fixação que cruze a articulação sacroilíaca, e as fraturas na zona III geralmente necessitam de uma construção em ponte que cruze a linha média e obtenha fixação na asa oposta.

A vantagem da fixação direta do sacro com placa é que a articulação sacroilíaca é poupada. A exposição sacral é similar à utilizada para a fixação iliossacral com placa, exceto que a incisão geralmente é feita sobre o lado afetado e é medial à espinha ilíaca posterior, dividindo a diferença entre as espinhas sacrais e a espinha ilíaca posterior. O multífido e o eretor da espinha são divididos distalmente e levantados como um retalho em direção cefálica para expor o sacro. Durante a dissecção periosteal, deve ser tomado o cuidado de evitar a penetração do canal sacral, especialmente se a lâmina estiver fraturada. As fraturas na zona III podem ser fixadas diretamente com placa com o uso de incisões bilaterais ou mais comumente através de uma incisão longa na linha média. Incisões bilaterais são feitas em uma região mais lateral do que a incisão unilateral para ajudar a obter uma ponte adequada de tecidos moles. A mesma dissecção profunda é realizada com o acréscimo da dissecção subfascial sob a ponte de pele nas regiões de S1 e S3 (Fig. 8).

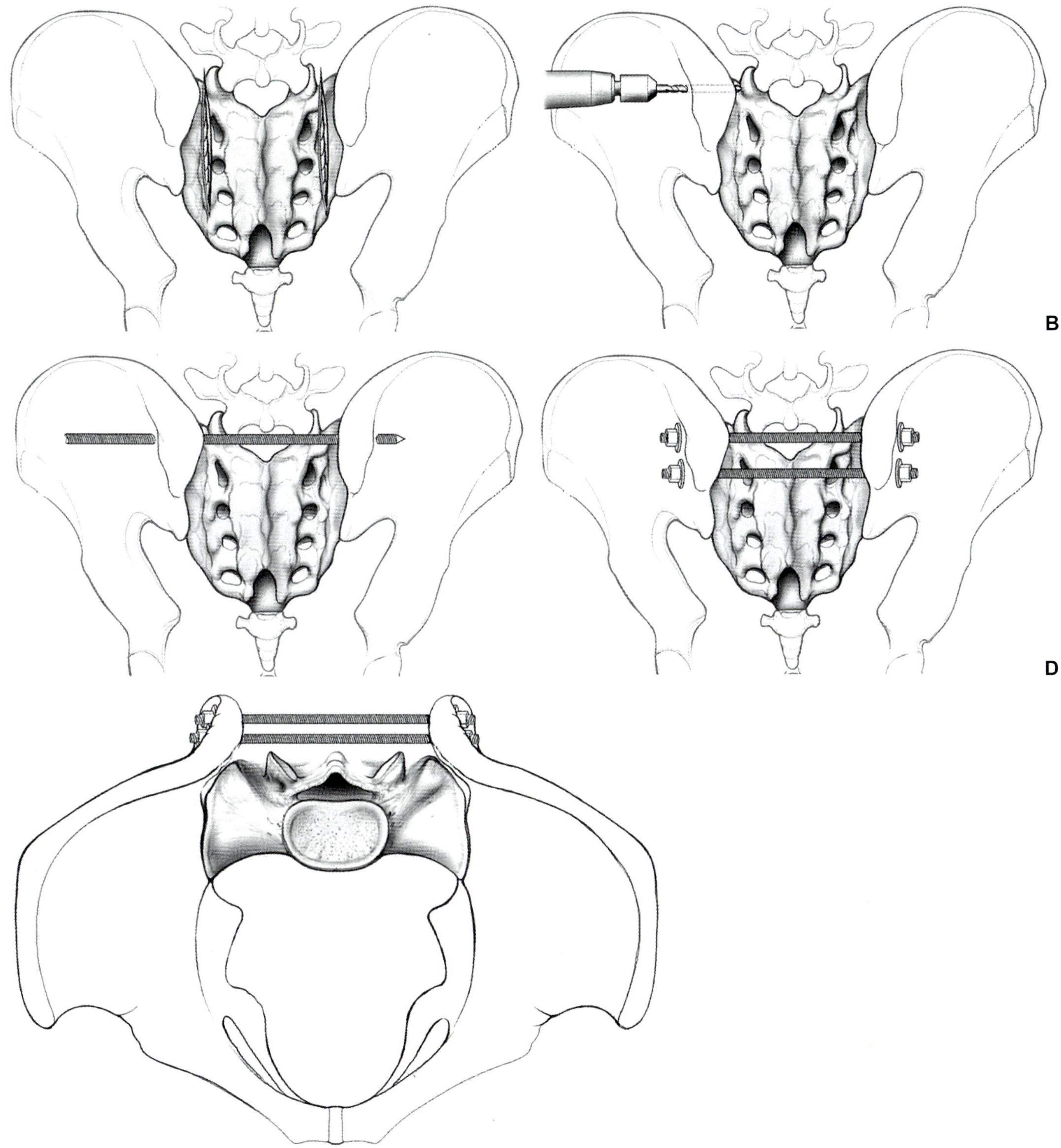

A B C D E

Figura 6. Fixação com a barra transilíaca posterior. **A:** Incisões bilaterais são feitas lateralmente à espinha ilíaca póstero-superior. **B:** Após redução e estabilização provisória, uma broca de 6,5 mm é utilizada para perfurar um orifício no nível do interespaço L5-S1 através da espinha ilíaca posterior. **C:** Uma barra sacral pode ser então inserida através desse orifício deslizante e, com um trocarte pontiagudo, direcionada através da crista ilíaca oposta. **D:** As barras sacrais são então afixadas no osso por meio de porcas e arruelas. **E:** Na vista de entrada, a posição das barras transilíacas é observada situada posteriormente à lâmina sacral.

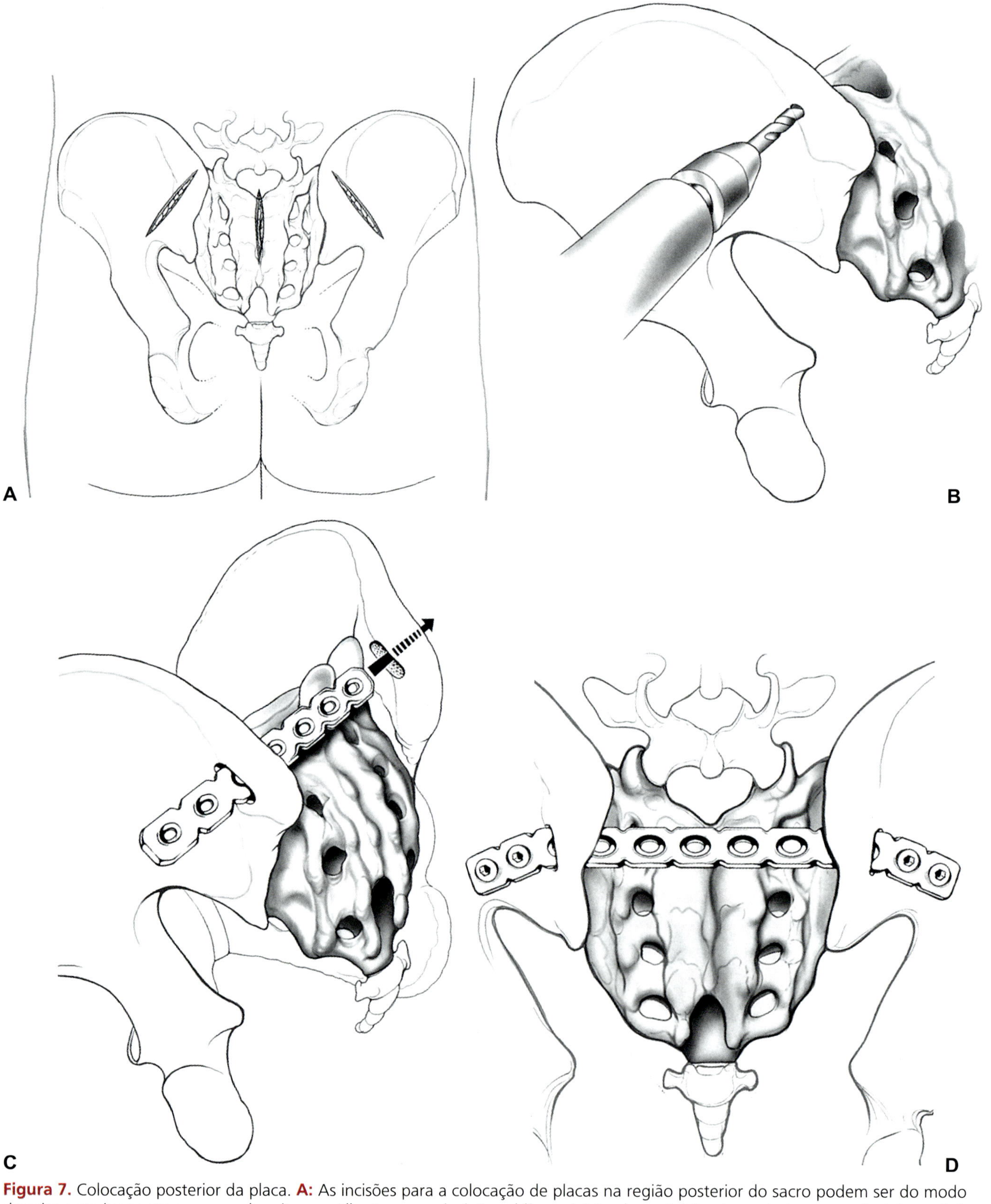

Figura 7. Colocação posterior da placa. **A:** As incisões para a colocação de placas na região posterior do sacro podem ser do modo descrito anteriormente ou como descrito por Albert, com as incisões oblíquas iniciando no tubérculo posterior e uma incisão na linha média para permitir a redução e a passagem da placa. **B:** Os orifícios são perfurados sob o tubérculo posterior logo acima da junção com o sacro. **C:** A placa é cinzelada através dos orifícios perfurados na direção da crista oposta. **D:** A modelagem final da placa é realizada depois que a placa tiver sido passada através da espinha ilíaca posterior-superior oposta, sendo então fixada.

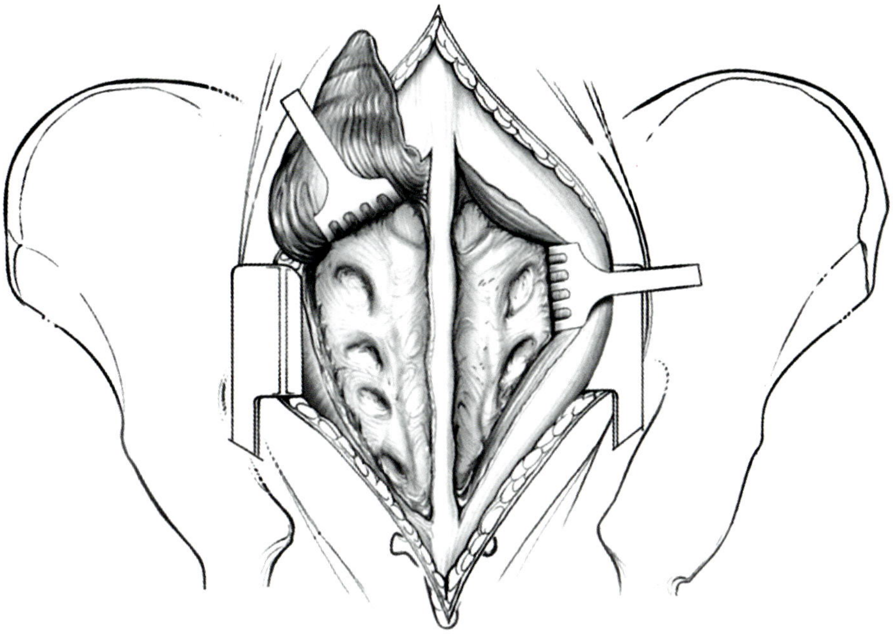

Figura 8. A exposição profunda através de uma incisão na linha média permite a elevação da musculatura lombossacral para expor a face posterior do sacro. Isso permite uma abordagem prolongável para a face posterior. Uma incisão limitada permite a remoção da fáscia lombossacral da crista sacral medial e o afastamento lateral do músculo.

Uma vez que o sacro tenha sido exposto, uma descompressão das raízes sacrais é realizada, se indicado, e a fratura é reduzida. Deve ser tomado o cuidado de evitar uma compressão excessiva dos forâmens sacrais. Placas de reconstrução de 3,5 mm para pequenos fragmentos exatamente moldadas, tubulares de um terço, DCP, LC-DC e placas H são então utilizados para estabilizar a fratura. Os parafusos da placa lateral são colocados na asa em uma região diretamente inferior em um plano paralelo à articulação sacroilíaca.

Parafusos direcionados para baixo evitam uma lesão potencial à raiz nervosa L5, que cruza a asa superiormente. Deve ser tomado o cuidado de evitar uma colocação medial do parafuso. Os parafusos mediais são colocados entre os forâmens dorsais. A broca é colocada perpendicularmente à lâmina sacral e, com as fraturas transforaminais, direcionada medialmente em 20 graus na direção do pedículo das vértebras sacrais (Fig. 9). O parafuso medial pode ser colocado perpendicularmente à lâmina se a linha de fratura transforaminal estiver baseada lateralmente. Para fraturas na zona III, a fixação direta com placas pode ser conseguida com o uso de uma placa se "estendendo" em ponte dorsalmente e obtendo-se a fixação em cada região alar. Entretanto, duas placas (pequenos fragmentos) geralmente são necessárias e devem ser colocadas sobre as regiões S1 e S3. Essa construção "mantém a distância" e comumente é utilizada para fraturas bilaterais, fraturas dissociadas do tipo H e fraturas com cominução excessiva. Imagens intra-operatórias com fluoroscopia são utilizadas para evitar colocação foraminal ou central no canal do material de síntese.

Independentemente da técnica utilizada para a fixação das fraturas sacrais, atenção aos detalhes e uma manipulação meticulosa do envoltório de tecidos moles são essenciais. A ferida deve ser copiosamente irrigada e uma hemostasia completa obtida. O fechamento anatômico da musculatura glútea profunda e da fáscia toracolombar deve ser realizado. Os tecidos subcutâneos são reaproximados, seguidos pelo fechamento da pele. Drenos devem ser colocados profundamente à fáscia quando a hemostasia for questionável. Curativos estéreis são aplicados e o paciente virado para a posição de decúbito dorsal. Se existirem lesões pélvicas anteriores desviadas ou instáveis (ou ambos), uma estabilização anterior deve ser realizada. Isso é extremamente importante quando é realizada uma colocação direta de placas sacrais e tem por finalidade neutralizar os estresses sobre as pequenas placas relativamente frágeis.

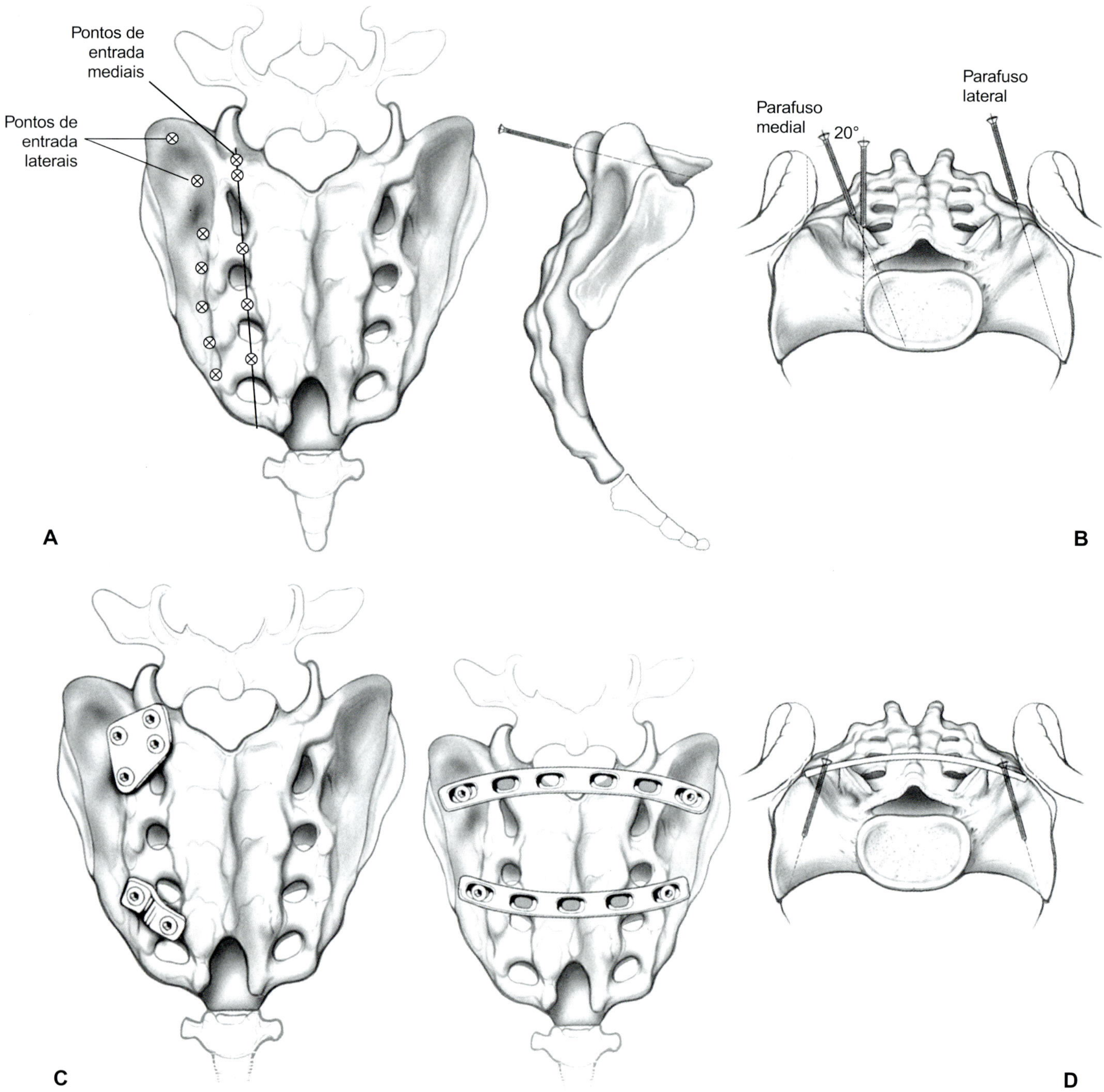

Figura 9. Pontas de inserção para colocação direta da placa sacral. **A:** Os pontos de inserção para a fixação sacral através da colocação direta da placa estão demonstrados. Os pontos laterais de entrada são posicionados o mais lateralmente possível. O fator limitante é a inserção dos ligamentos iliossacrais. Os pontos de inserção medial se localizam ao longo de uma linha imaginária através dos forâmens. O ponto de entrada se localiza no meio da distância entre dois forâmens ao longo dessa linha. Em S1, a margem distal da faceta de L5-S1 também ajuda a identificar o ponto de inserção. **B:** A orientação do parafuso lateral é sempre paralela ao plano da articulação sacroilíaca. Este é identificado pela inserção de um fio-K na articulação posteriormente. Em S1, a orientação também deve ser no plano da lâmina craniossacral. Os parafusos mediais são orientados no plano sagital perpendicular à lâmina dorsossacral. Em uma fratura transforaminal, a direção deve ser inclinada em 20 graus para a face lateral para estar localizado transpeduncularmente. **C:** Posição do implante para a colocação da placa transforaminal. **D:** O implante para fraturas centrais ou bilaterais é demonstrado como uma fixação com placa colocada posteriormente e se expandindo para todo o sacro.

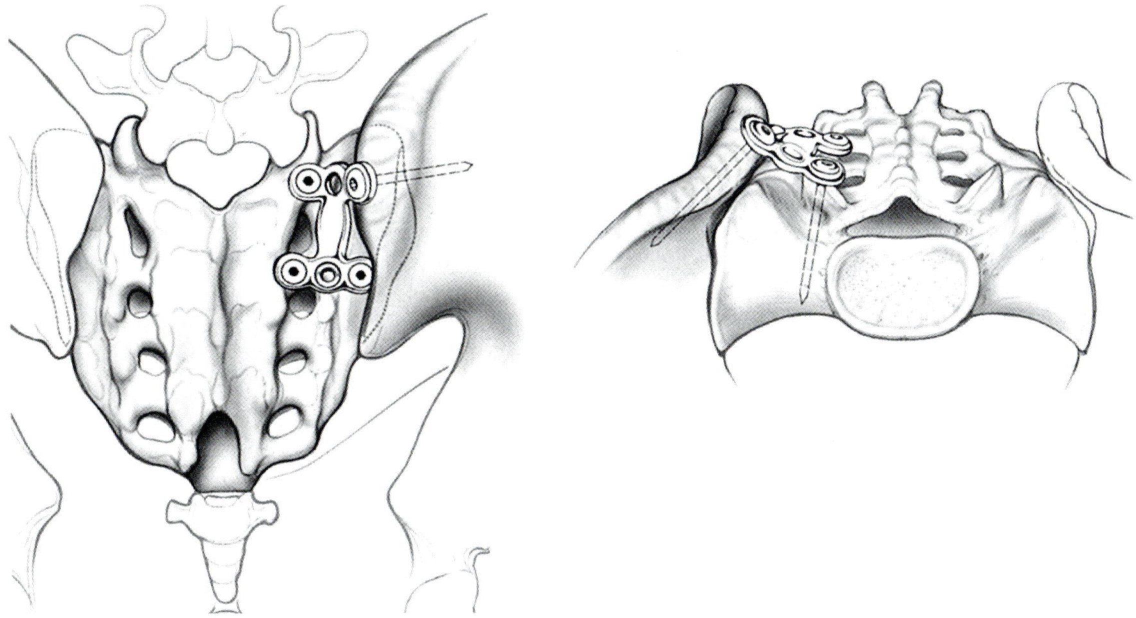

E

Figura 9. *(Continuação)* **E:** Com cominução ou com uma colocação difícil da placa, uma placa pode se estender na direção do ílio e um parafuso é colocado através do ílio, como observado.

TRATAMENTO PÓS-OPERATÓRIO

Uma fratura sacral instável necessita de repouso no leito com a movimentação do paciente em rolagem no leito até que ele se sinta confortável para deslizar para uma cadeira. Os deslizamentos do leito para a cadeira são feitos entre a sexta e a oitava semana de pós-operatório. A mobilização com carga parcial pode ocorrer mais cedo se o cirurgião estiver confiante de que a estabilidade da fixação da fratura pode resistir às forças fisiológicas dessas atividades. A carga parcial é então iniciada sobre o lado instável e continuada por mais 4 a 6 semanas ou até que a consolidação da fratura se complete. As fraturas bilaterais do sacro geralmente irão necessitar de um repouso no leito ou de deslizamentos do leito para a cadeira por um total de 10 a 12 semanas. A carga pode ser iniciada quando a fratura estiver consolidada, mas os pacientes devem ser monitorados de perto para avaliação da ocorrência de desvios tardios. Se uma perda da redução ocorrer, a carga deve ser interditada ou reduzida.

Os antibióticos são utilizados por 24 a 48 horas. Se um dano considerável aos tecidos moles for criado pela cirurgia, uma duração mais longa pode estar indicada. A realização de profilaxia tromboembolítica é um assunto reservado à preferência do cirurgião, e nós recomendamos a profilaxia quando não existem contra-indicações específicas.

Em 2 semanas, as suturas são removidas. Se um tratamento conservador não-cirúrgico tiver sido realizado, radiografias em intervalos semanais (durante 3 semanas) são necessárias para avaliar a posição da fratura. Em 6 semanas, o paciente é avaliado em relação a cicatrização da ferida, dor, mobilidade e saúde geral. As radiografias somente são realizadas se uma alteração no estado da carga estiver para ser instituída. Em 3 meses, o paciente é avaliado em relação a dor, mobilidade, função sexual e estado geral. Três incidências pélvicas são obtidas e a consolidação da fratura é avaliada. Se a consolidação estiver completa, a carga é aumentada; se não, uma nova revisão é feita em 6 semanas. Pode levar até um ano para que ocorra uma consolidação. A revisão do paciente é realizada em 6 meses, 1 ano e, depois, a cada ano. Em geral, pode levar até 2 anos para que ocorra uma recuperação médica e funcional máxima. Não é incomum que esses pacientes se queixem de dor lombossacral não-incapacitante durante muitos anos.

Quando uma carga total é iniciada, a fisioterapia é útil para a recuperação da força do membro inferior. O fisioterapeuta também é útil para um condicionamento generalizado após a lesão, bem como para a mobilização, treinamento da marcha e avaliação da capacidade funcional e das condições de trabalho para maximizar o resultado final. Esses pacientes raramente retornam ao seu estado pré-lesão.

Infelizmente, poucos estudos controlados descrevem os resultados dos métodos atuais de tratamento das fraturas sacrais. DeLong et al. (2) relataram o uso de barras iliossacrais posteriores para o tratamento das fraturas sacrais, com resultados de bons a excelentes. Entretanto, outros estudos registraram que aproximadamente 20% a 25% dos pacientes desenvolveram significativos problemas/complicações no envoltório posterior de tecidos moles.

Matta et al. (5) registraram os resultados da técnica de fixação iliossacral posterior com placa para lesões instáveis do anel pélvico com excelentes resultados, mas poucas dessas eram lesões posteriores envolvendo fraturas sacrais.

Albert et al. (1), utilizando placas iliossacrais transilíacas para fraturas sacrais instáveis, registraram os casos de 12 pacientes com um acompanhamento médio durante 1 ano. Todas as fraturas sacrais consolidaram sem cirurgias adicionais, e nenhuma infecção profunda ou complicações com a ferida foram observadas. Nenhum paciente necessitou de remoção do material de síntese. Nenhum paciente apresentou perda da redução nas radiografias de acompanhamento, e, nas imagens de TC durante o acompanhamento, todos os parafusos se mostraram seguramente colocados no ílio. Infelizmente, oito entre os 12 pacientes relataram algum grau de dor residual a despeito dos excelentes e bons resultados radiológicos.

Pohlemann et al. (7) recentemente publicaram um trabalho sobre a fixação direta com placa das fraturas sacrais em 11 pacientes. Redução anatômica foi obtida em nove das 11 fraturas. Nenhuma complicação local durante a cirurgia foi observada. Todos os pacientes começaram uma carga parcial 5 dias após a cirurgia e continuaram durante 6 semanas. Em seis pacientes com lesão neurológica, quatro apresentaram uma recuperação completa após a descompressão e estabilização. Seis pacientes foram classificados como tendo resultados funcionais entre bom e excelentes; entretanto, sete entre 11 pacientes relataram algum grau de dor residual. As análises radiológicas finais demonstraram consolidação óssea em todos os casos, sem falhas em nível de implante. Entretanto, a remoção do implante foi realizada em sete entre os 11 pacientes no final do acompanhamento.

COMPLICAÇÕES

A fixação interna das fraturas sacrais pode levar a grandes complicações catastróficas. Por esse motivo, o tratamento dessas lesões deve ser feito por cirurgiões familiarizados com a anatomia e com os problemas cirúrgicos relacionados com a lesão.

A energia necessária para romper o anel pélvico é substancial, e as forças são transmitidas não somente ao osso, mas também aos tecidos moles circundantes. Tecidos moles posteriores danificados em geral são comprometidos ainda mais pela cirurgia, e um alto índice de infecção profunda e deiscência de ferida tem sido observado após o tratamento cirúrgico das lesões do anel pélvico posterior, incluindo as fraturas sacrais.

Se ocorrer um hematoma de ferida ou drenagem, pronta avaliação é necessária para evitar uma infecção ou necrose de ferida. A drenagem cirúrgica aberta e o desbridamento de hematomas ou de infecções estão recomendados, em vez de técnicas percutâneas com controle radiológico.

Pode ocorrer uma hemorragia significativa causada por lesão inadvertida dos vasos glúteos superiores. Se o suprimento nervoso ou sangüíneo da musculatura glútea for rompido, o resultado funcional geralmente está comprometido, a despeito do alinhamento anatômico do anel pélvico. Além disso, essa ruptura irá comprometer ainda mais o envoltório de tecidos moles que cobre a pelve posterior, deixando o paciente mais suscetível a infecções e necrose da ferida.

A pseudo-artrose do sacro é incomum; entretanto, quando ocorre, é de difícil tratamento, pois, na maioria dos casos, ela ocorre após o tratamento cirúrgico. A revisão da fixação (tanto anterior como posterior) com enxertia óssea geralmente resulta em união, mas nunca sem uma morbidade adicional. A ocorrência de consolidação viciosa é mais comum do que pseudo-artrose, e, felizmente, a incidência está diminuindo com o desenvolvimento de melhores técnicas de redução e estabilização.

A lesão nervosa iatrogênica geralmente é permanente. Lesão da raiz nervosa e mesmo paralisia após o tratamento cirúrgico das fraturas sacrais já foram registradas. Entretanto, com o aumento na experiência com as técnicas cirúrgicas e uma melhor qualidade das imagens fluoroscópicas da pelve, a ocorrência de lesão nervosa iatrogênica deve diminuir.

CASO ILUSTRATIVO PARA A TÉCNICA

Uma mulher de 35 anos de idade foi envolvida em uma colisão automobilística na qual seu carro foi atingido pelo lado. Ela estava hemodinamicamente estável sem apresentar lesão craniana. A avaliação revelou que ela sofreu fratura de diversas costelas e fraturas bilaterais da tíbia, bem como uma fratura da pelve (Fig. 10).

A avaliação da fratura da pelve levou o cirurgião à conclusão de que ela era relativamente estável e podia ser tratada de modo conservador, especialmente porque ela não poderia fazer carga sobre os membros por causa das fraturas da tíbia. A paciente foi mobilizada do leito para uma cadeira por meio de transferências deslizantes e recebeu alta 8 dias após a lesão.

Uma revisão após 3 semanas demonstrou que a fratura sacral estava desviada em uma posição inaceitável. Além disso, uma grande massa flutuante era evidente sobre a face dorsal do sacro. A investigação demonstrou que ela estava afebril e com um leucograma normal. Estudos adicionais revelaram uma pseudomeningocele surgindo do canal sacral e saindo através da fratura sacral (Fig. 11).

Por causa do desvio, da instabilidade da fratura e da pseudomeningocele, uma redução aberta e fixação interna foi realizada. A descompressão da massa foi realizada e a dura reparada, e depois a redução do sacro foi realizada e a fratura foi estabilizada com uma placa transilíaca (Fig. 12).

A

B

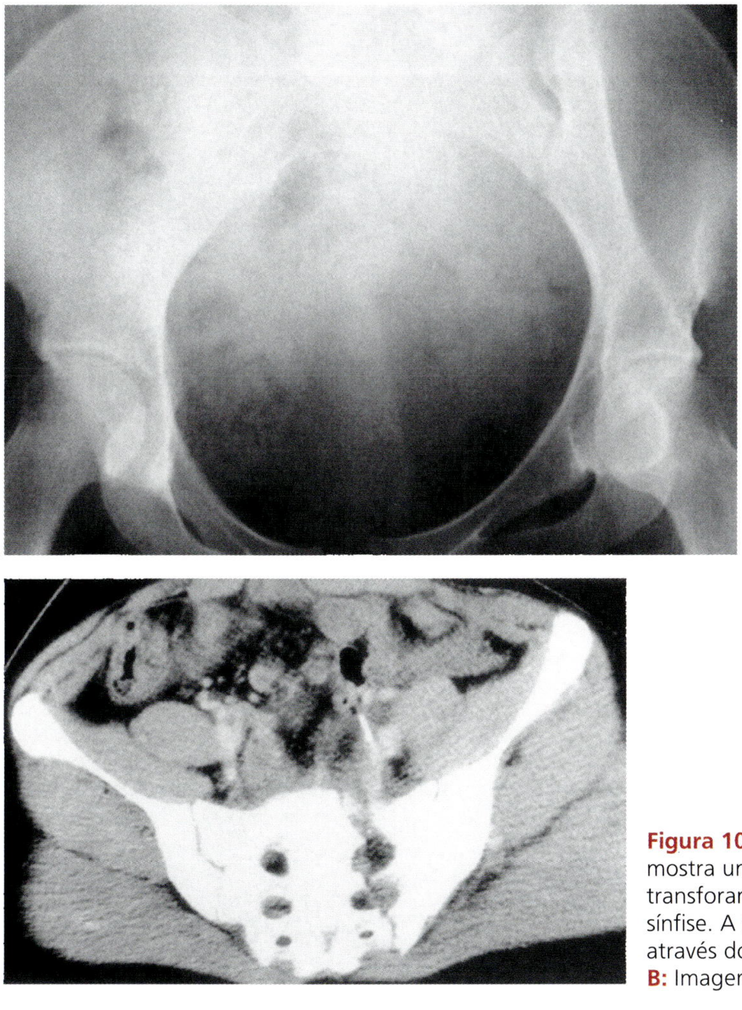

Figura 10. Radiografia inicial. **A:** A incidência de entrada mostra uma fratura através do sacro na região transforaminal esquerda. Existe um alargamento da sínfise. A fratura sacral demonstra uma fratura completa através dos forâmens com potencial para instabilidade. **B:** Imagem de tomografia computadorizada.

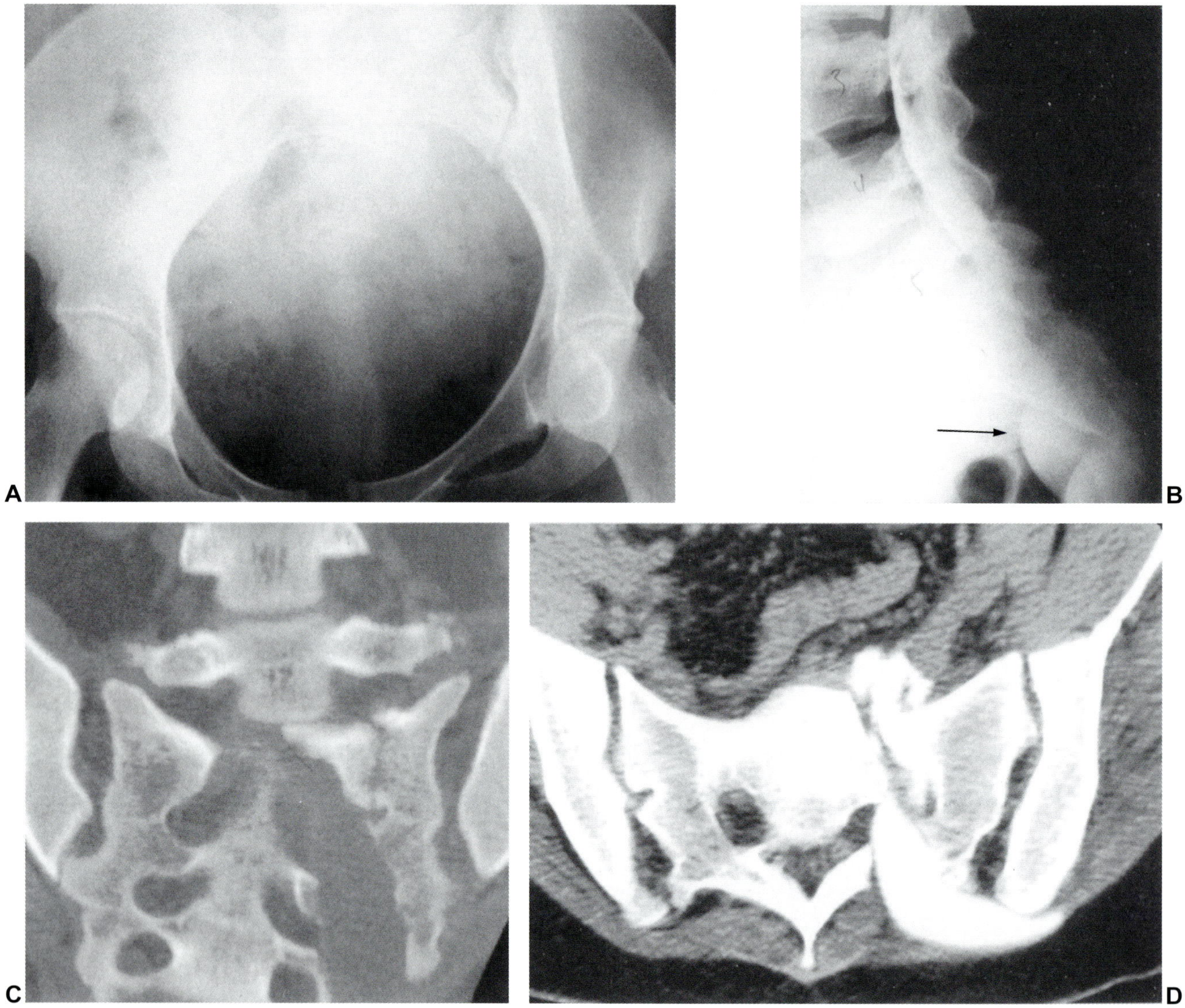

Figura 11. Radiografia após 8 dias. **A:** Uma incidência de entrada demonstra um deslocamento posterior significativa do que o original. **B:** A radiografia lateral da coluna lombossacra no momento da mielografia demonstra extravasamento do contraste na frente do sacro (seta). **C:** A reconstrução (coronal) da imagem de tomografia computadorizada (TC) mostra uma fratura paraforaminal significantemente deslocada. **D:** Corte axial da imagem de TC com mielografia e o contraste no local demonstram a presença de pseudomeningocele atravessando o sítio anterior e posterior da fratura.

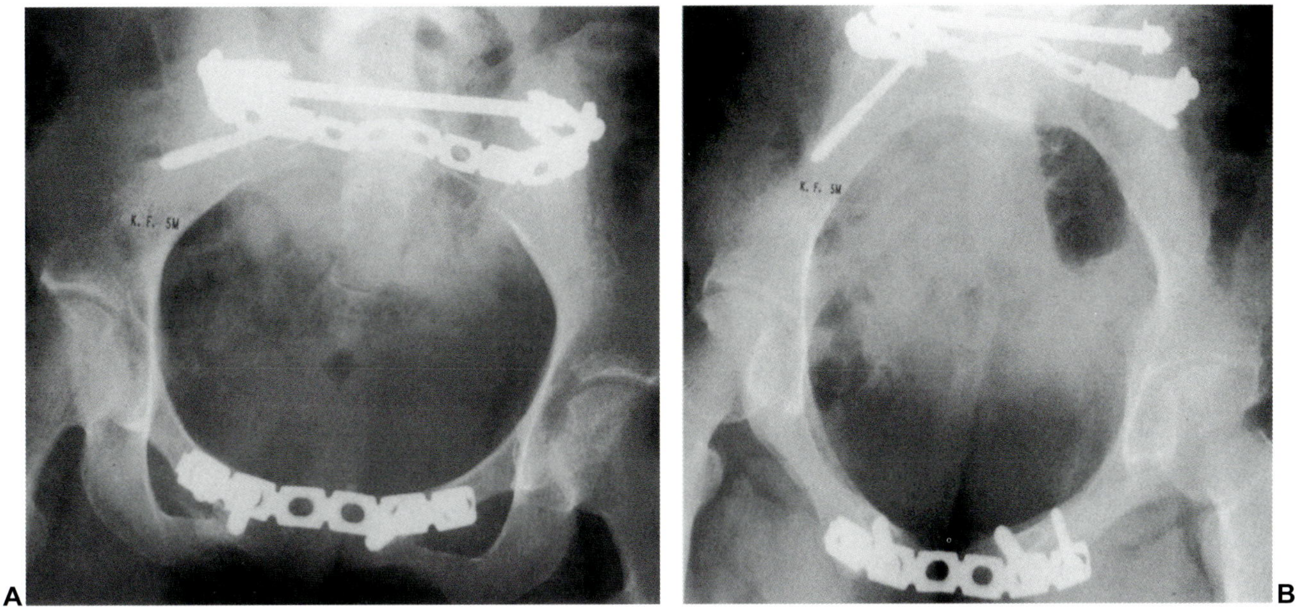

Figura 12. Fixação pós-operatória. **A:** Incidência ântero-posterior da pelve mostra a estabilização pós-operatória. Radiografia após 5 meses demonstra que a sínfise foi reconstruída com redução e estabilização com uma placa, e uma placa com uma posição sacral posterior associada com uma barra transilíaca foi utilizada para estabilizar a face posterior. Uma redução da fratura foi obtida. A paciente subseqüentemente evoluiu bem. No momento da intervenção cirúrgica, a meningomielocele foi excisada e fechada. **B:** A incidência de entrada confirma uma redução anatômica e posição satisfatória dos implantes.

LEITURA RECOMENDADA

1. Albert, M.J., Miller, M.E., MacNaughton, M., Hutton, W.C.: Posterior pelvic fixation using a transiliac 4.5-mm reconstruction plate: a clinical and biomechanical study. *J. Orthop. Trauma,* 7:226, 1993.
2. DeLong, W.G., and Dalsey, R.M.: Posterior stabilization of the pelvis with sacral bars. *Tech. Orthop.,* 3:19, 1993.
3. Denis, F., Davis, S., Comfort, T.: Sacral fractures: an important problem. *Clin. Orthop.,* 227:67, 1988.
4. Kellam, IR, and Browner, B.D.: Fractures of the pelvic ring. In Browner, B., Jupiter, L, Levine, A., Trafton, P. (eds.): *Skeletal Trauma.* W.B. Saunders, Philadelphia, 1997, 1117-1180.
5. Marta, J.M., and Saucedo, T.: Internal fixation of pelvic ring fractures. *Clin. Orthop.,* 242:83, 1989.
6. Pohlemann, T., Angst, M., Schneider, E., Ganz, R., Tscherne, H.: Fixation of transforaminal sacrum fractures: a biomechanical study. *J. Orthop. Trauma,* 7:107, 1993.
7. Pohlemann, T., and Tscherne, H.: Fixation of sacral fractures. *Tech. Orthop.,* 9:315, 1995.
8. Routt, M.L.C., Simonian, P.T., Agnew, S.G., Mann, F.A.: Radiographic recognition of the sacral alar slope for optimal placement of iliosacral serews: a cadaveric and clinical study. *J. Orthop. Trauma,* 10:171, 1996.
9. Tile, M.: Pelvic ring fractures: should they be fixed? J. *Bane Joint Surg. [Br],* 70:1, 1988.
10. Tile, M., and Pennal, G.F.: Pelvic disruption: principles of management. *Clin. Orthop.,* 151:56, 1980

39

Fraturas Acetabulares: Abordagem de Kocher-Langenbeck

Berton R. Moed

INDICAÇÕES/CONTRA-INDICAÇÕES

As fraturas desviadas do acetábulo que resultam em incongruência articular ou em instabilidade são mais bem tratadas através da redução aberta e fixação interna. As contra-indicações para a cirurgia são mal definidas e não são absolutas. Preocupações importantes incluem fatores preexistentes do paciente, como uma condição médica ruim e osteopenia, e fatores que se relacionem com o prognóstico geral do paciente, como idade avançada e lesões associadas. Todas essas condições devem ser consideradas com o conhecimento de que, com o tratamento conservador em caso de existência de incongruência articular, instabilidade ou ambos, o prognóstico para a função da articulação do quadril é ruim.

Ao escolher a abordagem cirúrgica apropriada, o objetivo é selecionar a exposição menos prolongável que permita um acesso ósseo suficiente para a reconstrução anatômica da articulação. A abordagem de Kocher-Langenbeck promove a visualização direta de toda a face lateral da coluna posterior do acetábulo (Fig. 1; 7). Acesso indireto para a pelve verdadeira e para a coluna anterior pode ser conseguido através da palpação digital ou através do uso de instrumentos especiais (Figs. 1-3; 7). Portanto, a abordagem de Kocher-Langenbeck possui sua aplicação no tratamento de fraturas com o principal desvio envolvendo a coluna posterior. Na classificação de Letournel e Judet (Quadro 1), esse grupo consiste em seis tipos de fratura: parede posterior, coluna posterior, parede e coluna posterior, transversal, transversal e parede posterior, e em formato de T. A abordagem de Kocher-Langenbeck é a exposição cirúrgica de escolha para os três primeiros tipos, nos quais a extensão da fratura está limitada à parede posterior, coluna posterior ou ambos. Para as fraturas transversais, transversais e da parede posterior e nas fraturas em formato de T, algum tipo de tomada de decisão é necessário. Todos esses três tipos de fratura possuem uma linha transversal de fratura como um componente comum. Como regra geral, se a fratura tiver menos de 15 dias e o componente transversal estiver localizado no nível (justa-), ou abaixo (infra-) do teto, do acetábulo (portanto, não envolvendo a área de suporte de peso do acetábulo), o uso da abordagem de Kocher-Langenbeck está indicado (7). Para outras situações, uma exposição alternativa como a abordagem iliofemoral estendida deve ser utilizada. Para as fraturas transversas justatecais e infratecais agudas e as fraturas em formato de T nas quais o principal desvio ocorre anteriormente na margem da pelve e somente um pequeno desvio posterior a utilização da abordagem ilioinguinal talvez seja a melhor escolha.

B. R. Moed, M.D.: Department of Orthopaedic Surgery, Wayne State University, Detroit, Michigan 48201.

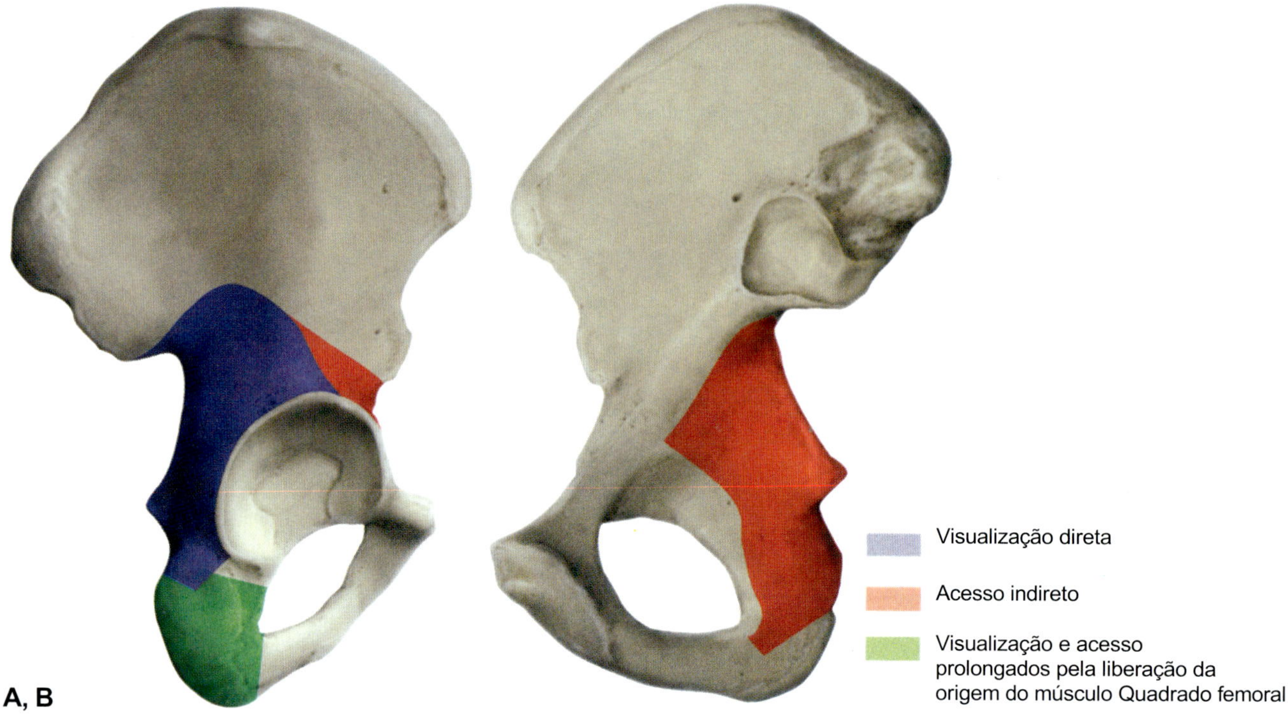

A, B

Figura 1. A, B: Acessos proporcionados pela abordagem de Kocher-Langenbeck.

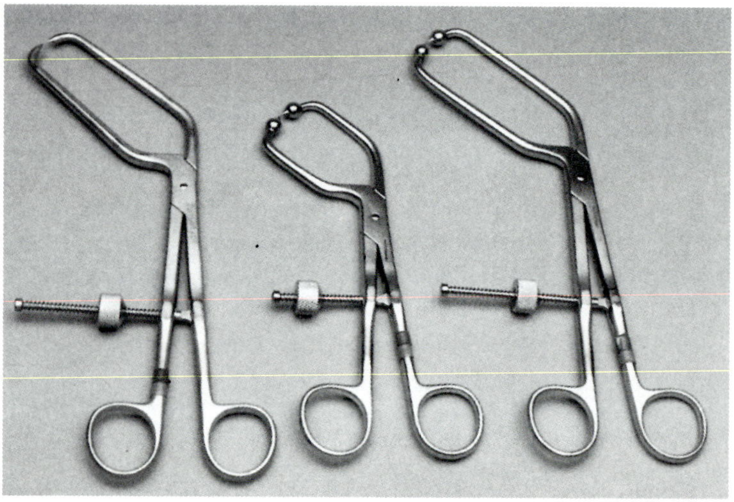

Figura 2. Exemplos dos instrumentos especiais disponíveis (Synthes, Paoli, PA, EUA) que permitem acesso intrapélvico e para a coluna anterior.

QUADRO 1. Classificação das fraturas acetabulares

Fraturas elementares
Parede posterior
Coluna posterior
Parede anterior
Coluna anterior
Transversal
Fraturas associadas
Parede e coluna posteriores
Parede ou coluna anterior e hemitransversal posterior
Transversal e parede posteriores
Formato em T
Ambas as colunas

De Letournel e Judet (6,7).

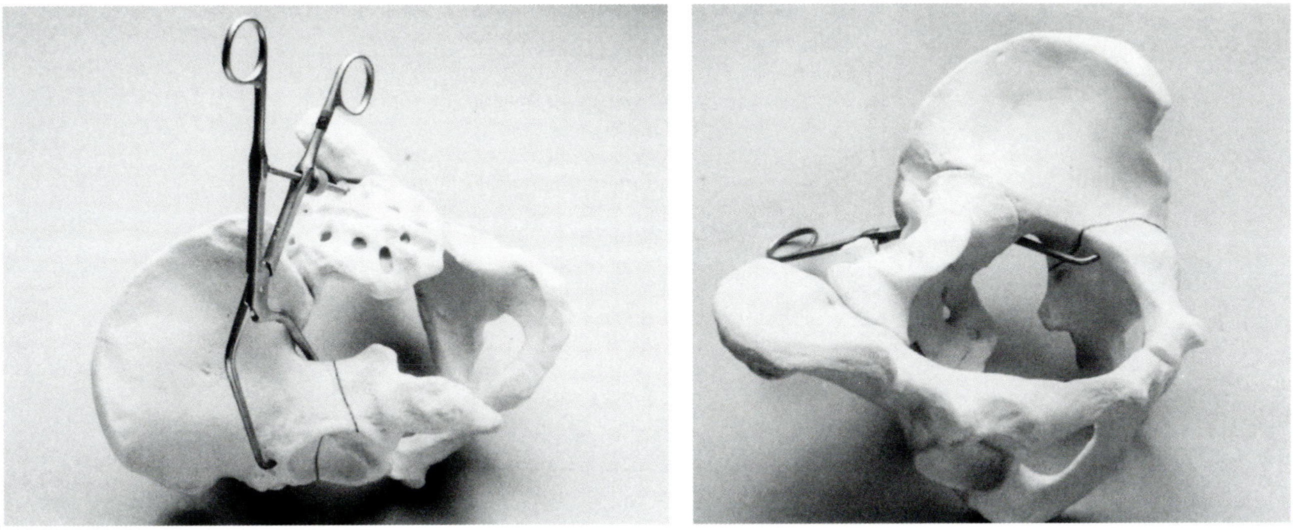

A B

Figura 3. A, B: Exemplos da aplicação de pinça para redução da fratura em um modelo ósseo.

O estado dos tecidos moles locais é uma consideração adicional importante. A cirurgia das fraturas acetabulares através de um envelope de tecidos moles comprometido não é muito aconselhável devido ao risco aumentado de infecções. As lesões em desenluvamento fechado sobre a região trocantérica associadas com formação de um hematoma subjacente e necrose do tecido adiposo (a lesão de Morel-Lavallé) ou feridas abertas podem necessitar de um desbridamento seguido do fechamento da ferida em um segundo tempo (7). O padrão da fratura deve ser reavaliado para determinar se a redução e a fixação podem ser realizadas com a utilização de uma abordagem cirúrgica alternativa que esteja localizada fora da zona de lesão dos tecidos moles. Outra opção de tratamento é adiar a cirurgia até que a ferida cicatrize. Esse adiamento, como observado previamente, pode não permitir o uso da abordagem de Kocher-Langenbeck.

PLANEJAMENTO PRÉ-OPERATÓRIO

Na maioria dos casos, os pacientes que se apresentam com uma fratura do acetábulo sofreram um trauma de alta energia. Portanto, o exame do membro lesionado, mesmo nos pacientes com uma aparente lesão isolada, deve ser uma parte de uma abordagem abrangente e sistemática. As lesões associadas podem trazer riscos à vida ou ao membro. A seqüência de avaliação Advanced Trauma Life Support deve ser seguida (Quadro 2). O exame detalhado do quadril e da extremidade inferior é realizado durante a pesquisa secundária. Como foi observado anteriormente, a lesão dos tecidos moles possui importantes implicações a respeito das cirurgias subseqüentes; portanto, os tecidos moles devem ser cuidadosamente avaliados. A incidência das lesões pré-operatórias, pós-traumáticas do nervo ciático foi registrada como sendo de até 31% (12). Outros nervos periféricos, como os nervos femoral e obturador, também podem ser lesionados. Um exame neurológico completo e claramente documentado é extremamente importante tanto para o prognóstico do paciente como para os aspectos médico-legais. Antes da cirurgia, essa avaliação deve ser repetida de modo periódico.

Uma radiografia ântero-posterior (AP) da pelve é obtida durante a pesquisa secundária e pode proporcionar informação diagnóstica substancial a respeito do tipo de fratura, bem como indicar a necessidade de tratamento de emergência (Fig. 4). Essa radiografia deve ser suplementada por exames adicionais para definir completamente o padrão de fratura do acetábulo. Três radiografias simples adicionais necessárias (Fig. 5) estão centradas sobre o quadril afetado e incluem uma radiografia em AP e duas incidências oblíquas de 45 graus (incidência interna ou oblíqua obturatriz e externa ou incidência oblíqua alar; 7). Apesar de essas quatro radiografias

QUADRO 2. Seqüência de avaliação de suporte vital em traumas avançados

Avaliação primária
- Controle das vias aéreas e da coluna cervical
- Controle da respiração
- Controle circulatório e de hemorragias
- Incapacidade: breve avaliação neurológica
- Exposição: despir o paciente

Ressuscitação

Avaliação secundária
- Avaliação "da cabeça aos pés"
- Radiografias cervical e torácica
- Outros procedimentos para a avaliação do paciente
  - Lavados peritoneais
  - Estudos laboratoriais
  - Radiografias das extremidades

Tratamento definitivo

simples geralmente proporcionarem toda a informação necessária para definir o tipo de fratura acetabular, a imagem com padrão bidimensional fornecida por uma tomografia computadorizada (TC) pode prover importantes informações suplementares e é indispensável para o planejamento pré-operatório (Fig. 6). A eventual disponibilidade de reconstruções tridimensionais de TC de alta qualidade pode eliminar grande parte do mistério associado com a interpretação radiológica das fraturas do acetábulo (Fig. 7). Entretanto, exceto para as radiografias em AP do quadril, que na maioria dos casos proporcionam a mesma informação de um exame em AP da pelve, estudos radiológicos simples e bidimensionais de TC continuam a ser indispensáveis e devem ser avaliados em conjunto para que seja feito o diagnóstico definitivo (7).

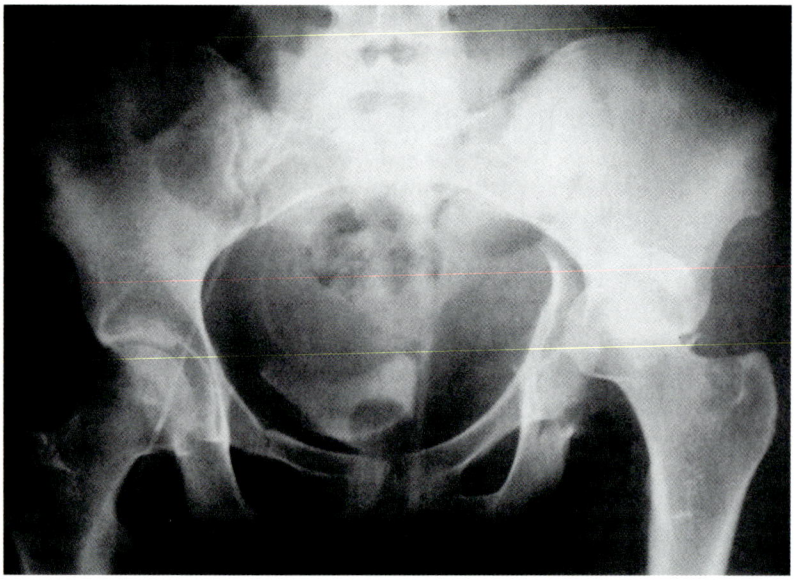

Figura 4. Radiografia ântero-posterior inicial da pelve de uma jovem de 19 anos de idade envolvida em acidente automobilístico. Seu quadril esquerdo estava luxado, e encontramos ainda uma fratura transversal do acetábulo esquerdo. Uma densidade dupla logo acima da cabeça femoral luxada sugere um componente de fratura na parede posterior.

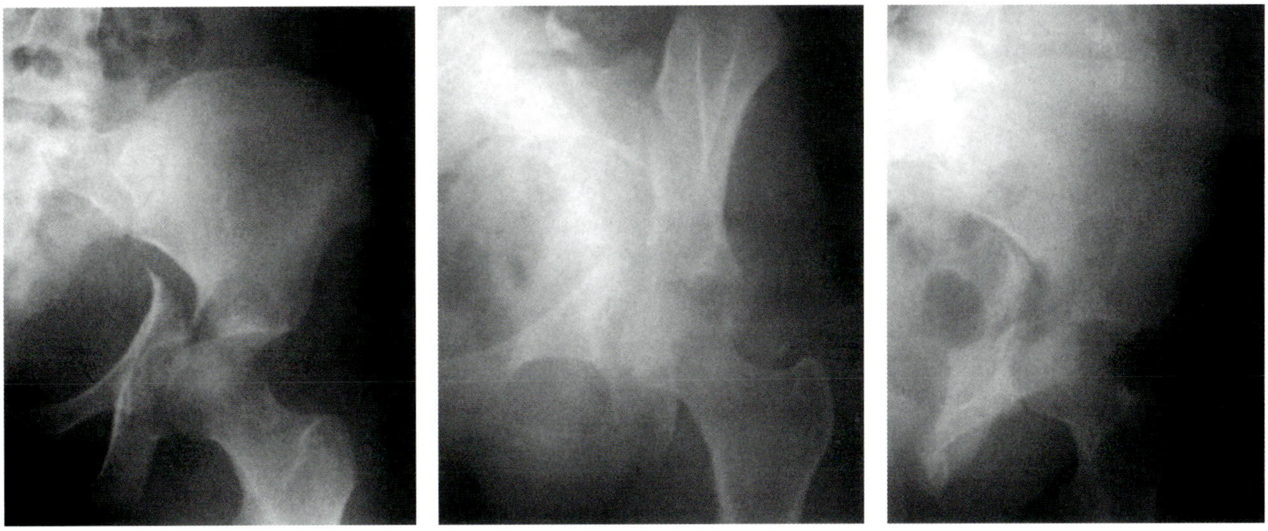

A, B C

Figura 5. A-C: Radiografias ântero-posterior e oblíqua em 45 graus do quadril após redução de emergência da luxação do quadril. A fratura acetabular justatectal transversal com uma fratura associada da parede posterior ficou mais completamente delineada.

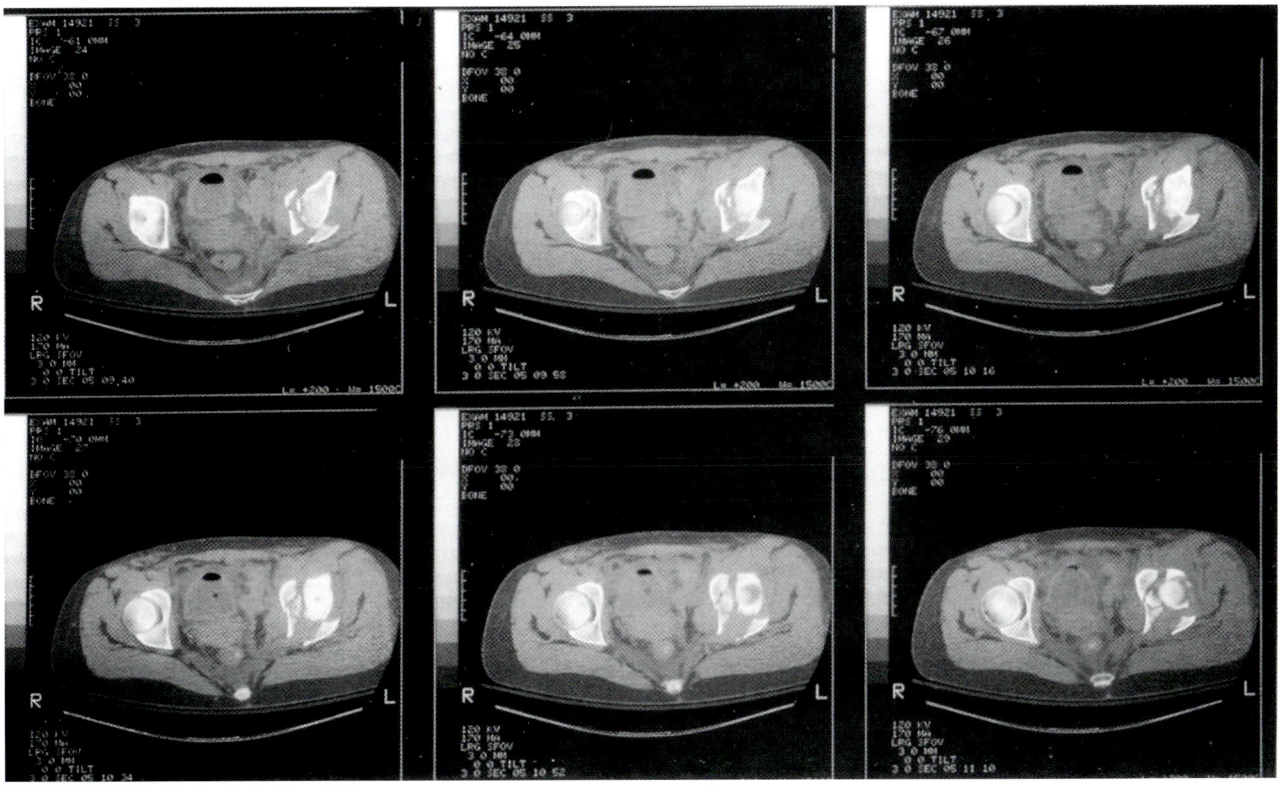

Figura 6. Cortes selecionados das imagens bidimensionais da tomografia computadorizada (TC) através da cúpula do acetábulo. Além dos achados compatíveis com uma fratura transversal justatectal e uma fratura associada da parede posterior, a cominução envolvendo a superfície articular e a placa quadrilateral é evidente.

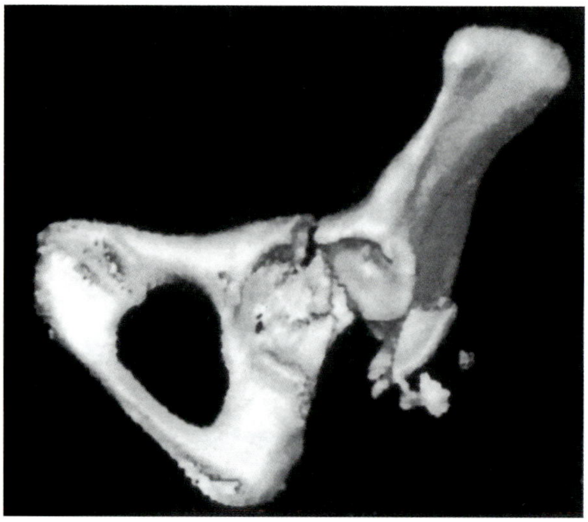

Figura 7. Imagens tridimensionais de tomografia computadorizada (TC). A fratura deduzida pela avaliação das radiografias simples e da TC bidimensional é mais bem observada nessa imagem. É proporcionada uma apreciação geral do padrão da fratura. Entretanto, existe alguma perda de definição, especialmente do envolvimento da fratura da placa quadrilateral.

Depois de uma avaliação física cuidadosa e dos estudos radiológicos, a abordagem cirúrgica apropriada pode ser determinada. Indicações para a realização de uma fixação emergencial da fratura são incomuns (Quadro 3). O tratamento cirúrgico geralmente é adiado por 3 a 5 dias para permitir a estabilização do estado geral do paciente e para o planejamento pré-operatório. Minha preferência é pela utilização de tração esquelética pré-operatória com pino femoral tanto para manter um quadril instável em uma posição localizada quanto para evitar um dano adicional à superfície articular da cabeça femoral causada pela abrasão devido ao contato com as ásperas superfícies ósseas da fratura acetabular (Fig. 8). Pode ocorrer uma perda significativa de sangue durante a cirurgia. Duas a quatro unidades de sangue devem estar disponíveis, dependendo da extensão do padrão de fratura. O uso de um sistema de transfusão sangüínea autóloga, como o *cell saver*, pode diminuir a necessidade de uma transfusão homóloga intra-operatória de sangue estocado em banco de sangue.

QUADRO 3. Indicações para a fixação de emergência das fraturas acetabulares

Luxação recorrente de quadril a despeito da tração

Modificador: nenhum

Déficit progressivo do nervo ciático após redução fechada

Modificador: nenhum

Luxação irredutível do quadril

Modificador: Após redução aberta (estável com tração), a fixação da fratura pode ser adiada por causa de um estado médico em declínio do paciente ou de limitações da equipe cirúrgica

Lesão vascular associada necessitando de reparo

Modificador: Quando as fraturas estão diretamente relacionadas com a lesão vascular e a estabilização da fratura é um importante adjuvante para o reparo vascular, como fraturas da coluna anterior associadas com a laceração da artéria femoral, é necessária a fixação urgente da fratura.

Fraturas expostas

Modificador: Os princípios do tratamento das fraturas expostas necessitam de irrigação de emergência, desbridamento e estabilização da fratura. As opções para a estabilização da fratura incluem a tração seguida de redução aberta e fixação interna (RAFI) em um segundo momento, ou RAFI imediata

De Tile (12).

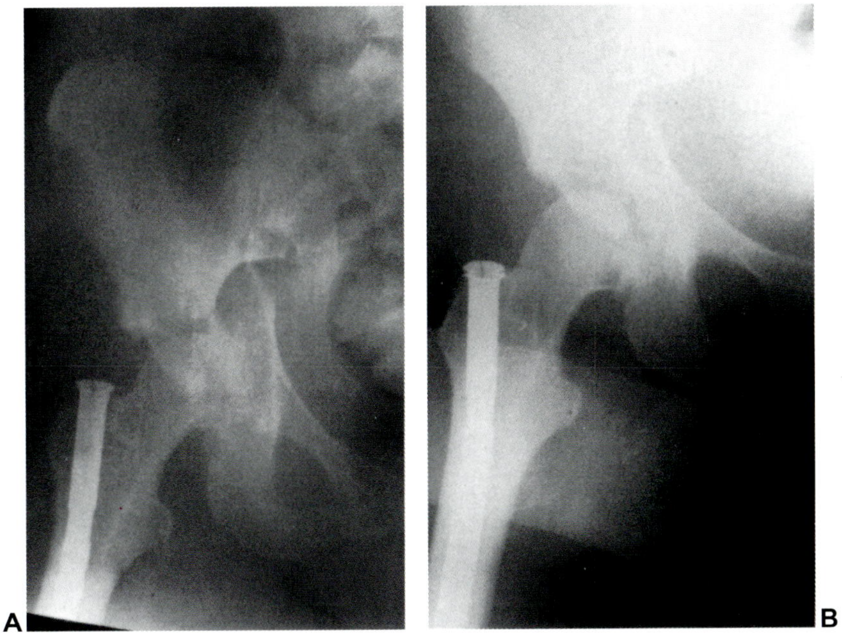

Figura 8. Radiografia ântero-posterior da pelve antes **(A)** e depois **(B)** da aplicação de tração. A articulação do quadril está sendo puxada com a aplicação da tração, tracionando a cartilagem articular da cabeça femoral a uma distância segura da superfície da fratura acetabular. Um defeito na cabeça femoral causado pelo impacto da lesão é evidente **(B)**. A haste femoral foi colocada em uma lesão prévia.

CIRURGIA

Posicionamento do Paciente

A fixação da fratura acetabular utilizando a abordagem de Kocher-Langenbeck pode ser realizada com o paciente tanto na posição lateral como na posição de decúbito ventral. Os cirurgiões ortopédicos da América do Norte estão mais familiarizados e talvez mais confortáveis com o uso do posicionamento lateral, com a extremidade afetada sendo incluída no campo cirúrgico, da mesma forma utilizada para a artroplastia de quadril (Fig. 9). Entretanto, a abordagem de Kocher-Langenbeck é mais eficiente com o paciente sendo colocado em posição de decúbito ventral sobre a mesa de cirurgia. Os benefícios dessa posição estão relacionados à manutenção da cabeça femoral na posição reduzida. A gravidade se torna um coadjuvante positivo em vez de ser um fator de impedimento na exposição e redução da fratura. A mesa ortopédica proporciona uma tração controlada e um melhor posicionamento do membro, ajudando ainda mais na redução da fratura. A tração é aplicada com o uso de um pino femoral distal com o joelho flexionado a aproximadamente 90 graus (Fig. 10). Esse ângulo de flexão do joelho deixa o nervo ciático em uma posição relaxada, minimizando o risco de lesão intra-operatória do nervo ciático. Um assistente não-escovado é necessário para o ajuste intra-operatório da mesa.

Com o paciente em decúbito ventral, apoios para o tórax devem ser utilizados para elevar a cabeça e para evitar pressão abdominal excessiva. A mesa ortopédica gera um risco aumentado de lesão (i.e., paralisia do nervo pudendo) causado pela pressão de encontro ao poste perineal. A mesa ortopédica de Judet lida adequadamente com esses problemas (Figs. 10 e 11).

Seja qual for a posição do paciente, o uso de uma mesa cirúrgica radiolucente é aconselhável. A fluoroscopia com braço em C pode ser utilizada para avaliar a redução da fratura e a localização do material de síntese (Fig. 12). Antes da preparação estéril e da colocação dos campos cirúrgicos, a área do quadril deve ser rapidamente avaliada com o braço em C para assegurar uma visualização fluoroscópica adequada.

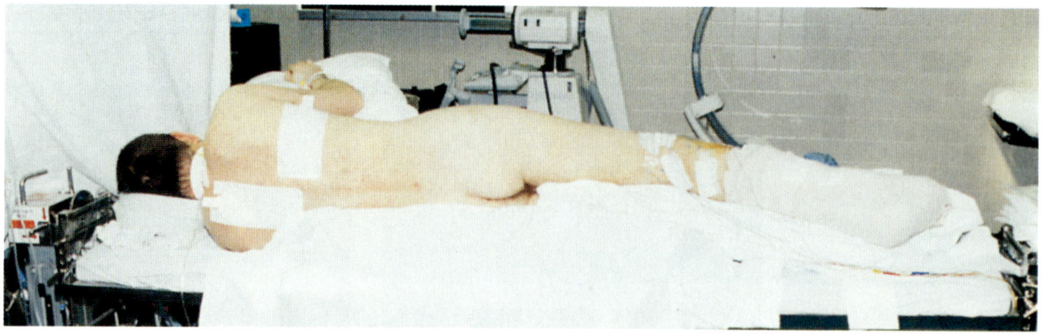

Figura 9. Posição lateral para cirurgia do quadril direito. O paciente é apoiado em um coxim sobre uma mesa de cirurgia radiolucente. A perna é acolchoada, e coxins são utilizados para apoiar a cabeça e a axila e manter essas regiões posicionadas. Para esse paciente com uma fratura do tornozelo ipsilateral, a perna direita está imobilizada. Os fios presos à perna direita serão utilizados para um monitoramento do potencial evocado somatossensório (PESS).

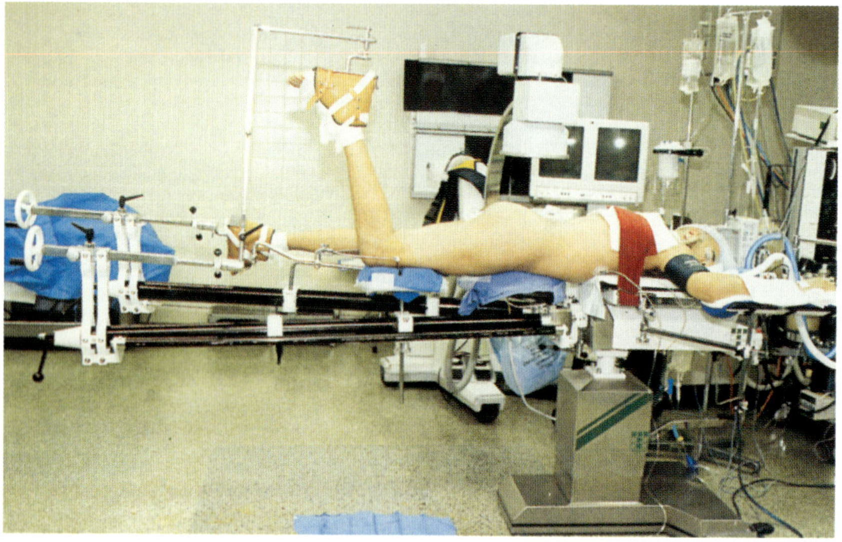

A

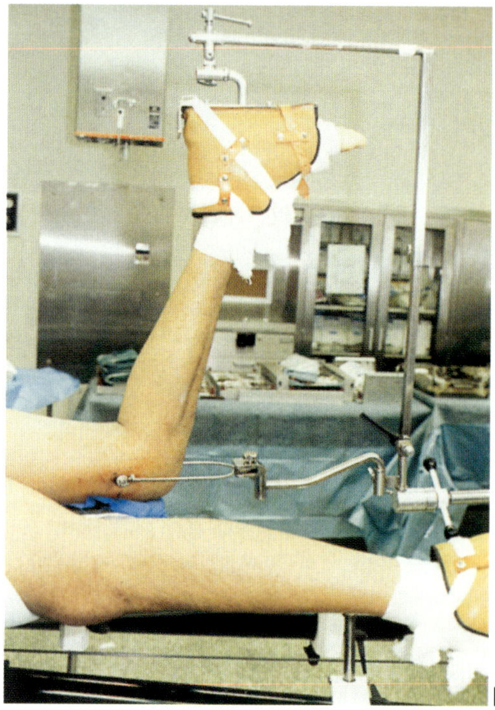

B

Figura 10. Paciente em decúbito ventral para a cirurgia do quadril direito **(A)** com uma vista detalhada do membro afetado e a posição do pino femoral **(B)**.

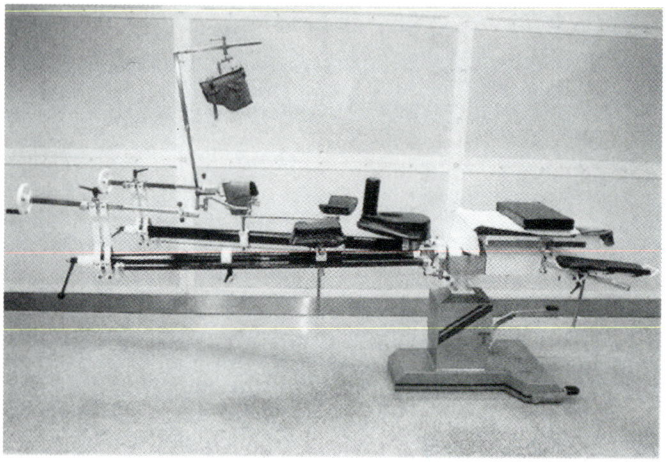

A

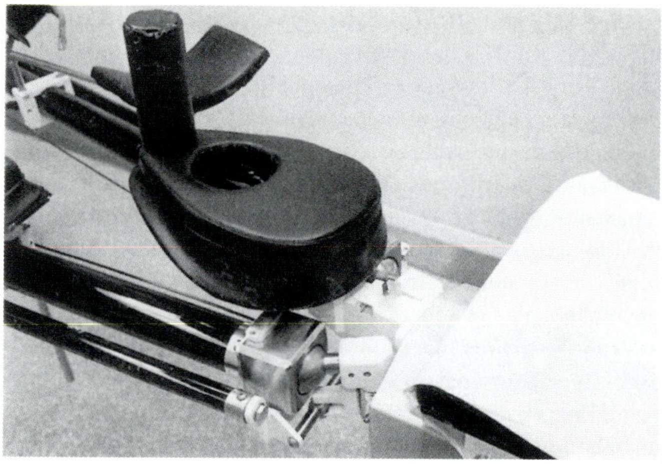

B

Figura 11. A mesa ortopédica de Judet. Um pequeno coxim pode ser utilizado para elevar a cabeça do paciente **(A)**. Uma visão detalhada **(B)** demonstra o poste perineal e o suporte acolchoado com um corte perineal para pacientes do sexo masculino. A separação entre o tórax e o suporte perineal serve para diminuir a pressão abdominal sem necessitar de um acolchoamento adicional ou de apoios para o tórax.

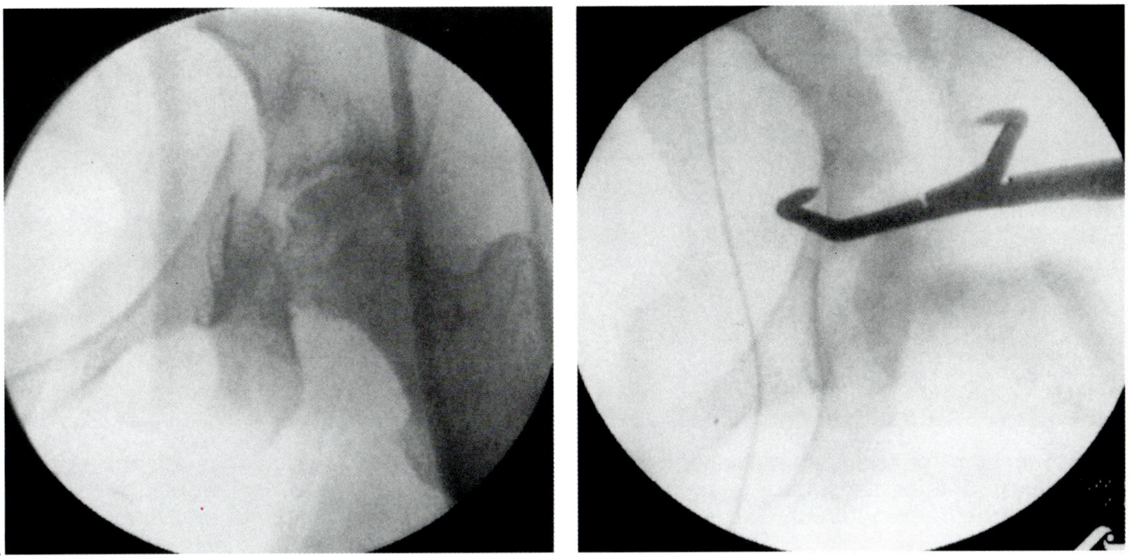

A B

Figura 12. Incidências fluoroscópicas intra-operatórias para uma fratura associada da parede posterior antes **(A)** e depois **(B)** da redução do componente transversal da fratura com o uso de uma pinça de redução com ponta.

Procedimento Cirúrgico

Com o paciente na posição lateral e com o membro livre, o campo estéril é similar ao de uma cirurgia de artroplastia de quadril mas estendido posteriormente para incluir a região da espinha ilíaca póstero-superior (Fig. 13). Com o paciente na posição de decúbito ventral na mesa ortopédica, o campo estéril consiste na nádega e nas faces lateral e posterior da coxa (Fig. 14).

A incisão na pele (Fig. 15) é centrada sobre o grande trocanter. O ramo proximal da incisão é direcionado para a espinha ilíaca póstero-superior, terminando a aproximadamente 6 cm de distância deste marco anatômico ósseo. Distalmente, a incisão se estende aproximadamente por 15 cm ao longo da face lateral média da coxa. Essa incisão na pele é desenvolvida através do tecido subcutâneo e fáscia superficial na direção da fáscia lata da coxa lateral (o trato iliotibial) e a fina fáscia profunda que está superposta ao músculo glúteo máximo (Fig. 16).

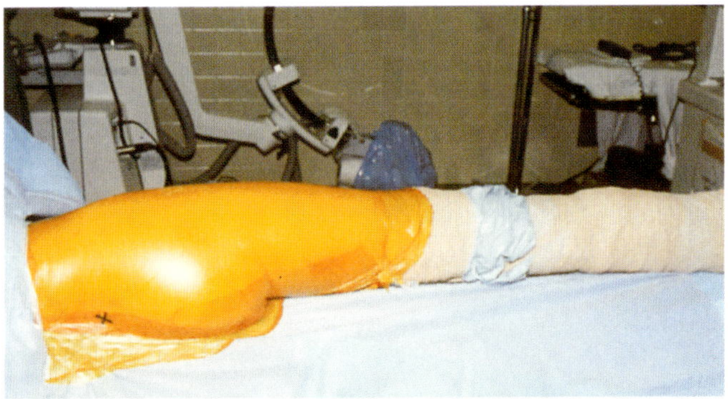

Figura 13. O paciente da Fig. 9 após a preparação estéril e a colocação dos campos. A espinha ilíaca póstero-superior é marcada com um "X". A perna direita é incluída no campo cirúrgico. Os fios para o monitoramento do potencial evocado somatossensório (PESS) passam através de um plástico estéril localizado no pé.

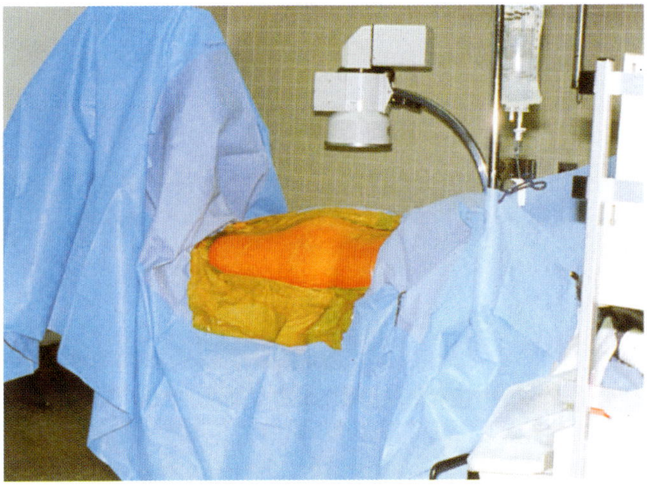

Figura 14. Campo cirúrgico com o paciente em decúbito dorsal em uma mesa ortopédica de Judet após a preparação estéril e a colocação dos campos para a cirurgia do quadril direito. Observe que todas as ilustrações intra-operatórias subseqüentes estão orientadas como se o paciente estivesse nessa posição (i.e., decúibito ventral para uma cirurgia no quadril direito com a direção anatomicamente superior localizada à direita e a posterior localizada na direção do topo da ilustração).

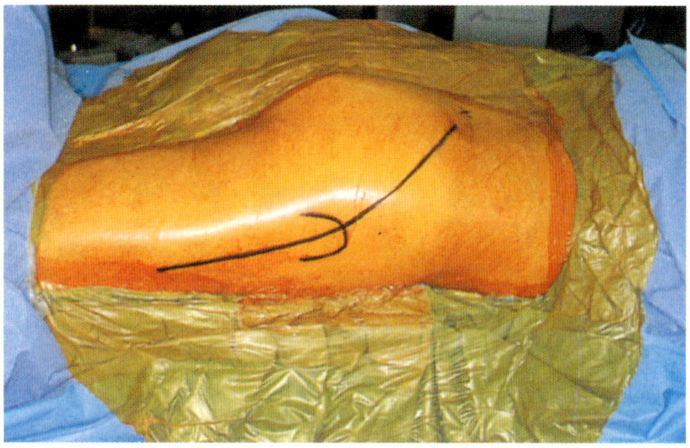

Figura 15. Incisão de pele para a abordagem de Kocher-Langenbeck. A espinha ilíaca póstero-superior é marcada com um "X". O grande trocanter está delineado.

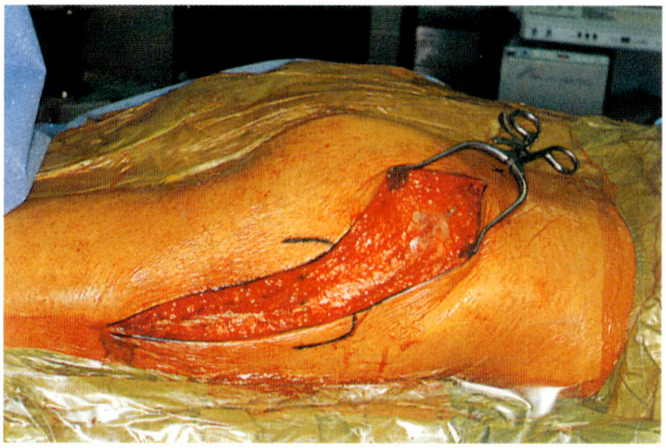

Figura 16. A incisão através da pele e tecido subcutâneo na direção do trato iliotibial e fáscia profunda sobrejacente ao músculo glúteo máximo.

A fáscia lata é então dividida em linha com a incisão da pele, começando na ponta distal da ferida, continuando proximalmente na direção do grande tubérculo e terminando à primeira vista das fibras do músculo glúteo máximo em sua inserção no trato iliotibial (Fig. 17). A bolsa trocantérica do glúteo máximo (uma grande bolsa entre o tendão desse músculo e a superfície pósterolateral do grande trocanter) é incisionada, permitindo obter uma clara visualização da área de inserção do músculo glúteo máximo e a avaliação da superfície inferior desse músculo (Figs. 18 e 19). Começar a dissecção profunda dessa forma, no ramo distal da incisão de Kocher-Langenbeck, facilita a próxima etapa: a divisão do músculo glúteo máximo.

O músculo glúteo máximo recebe seu suprimento sangüíneo a partir de dois grandes vasos: a artéria glútea superior suprindo o terço superior do músculo e a artéria glútea inferior suprindo os dois terços inferiores. Apesar de estarem localizadas dentro da substância do músculo, existem diversas conexões anastomóticas entre essas duas artérias. A área de divisão do terço superior e dos dois terços inferiores no músculo é um intervalo relativamente avascular e é o plano de dissecção desejado. Esse intervalo geralmente pode ser identificado pela palpação digital da superfície inferior do glúteo máximo. Além disso, a inspeção da face superficial do músculo freqüentemente revela uma linha de tecido adiposo delineando esse intervalo (Fig. 20). Esse intervalo avascular pode não corresponder exatamente à linha da incisão da pele que está direcionada

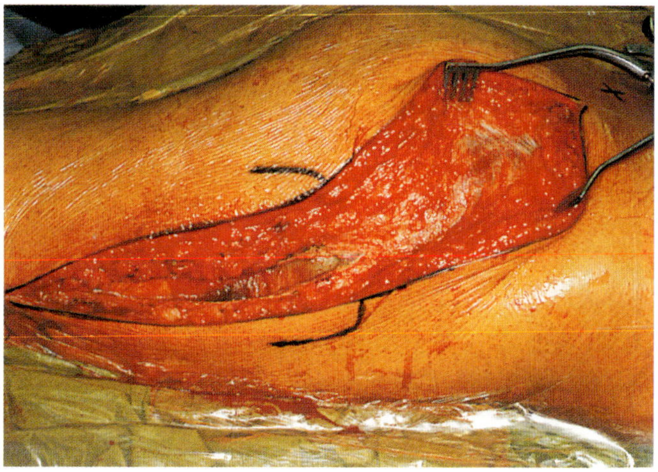

Figura 17. O trato iliotibial é incisionado, demonstrando a bursa trocantérica e, na face mais superior da incisão fascial, algumas fibras musculares da inserção do glúteo máximo.

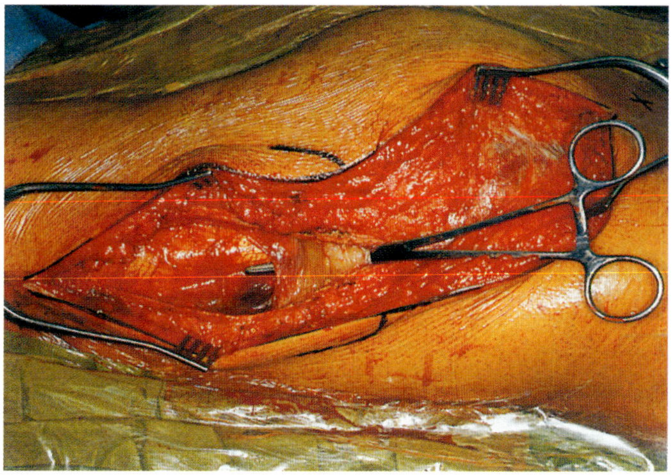

Figura 18. A bolsa trocantérica é isolada antes de sua incisão.

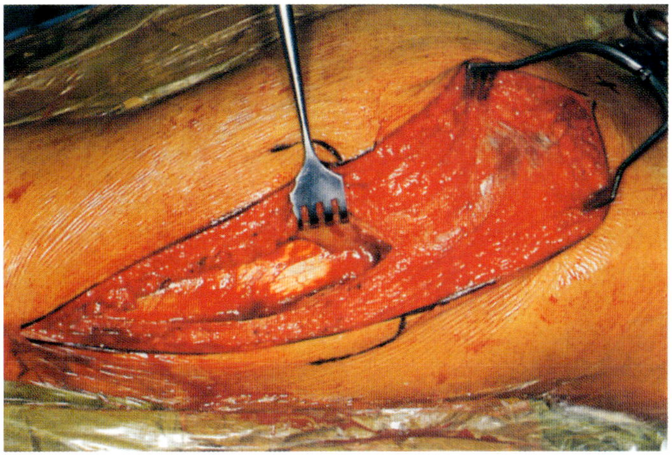

Figura 19. Visão após a incisão da bolsa trocantérica.

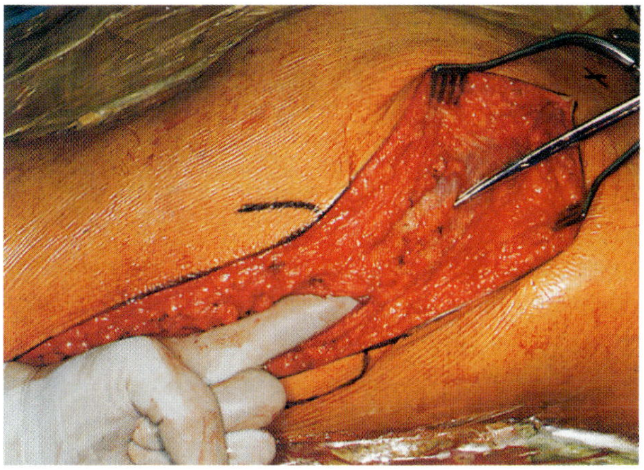

Figura 20. Palpação da superfície profunda do músculo glúteo máximo após a incisão através da bolsa trocantérica. Um linha adiposa é observada na ponta das tesouras. A linha das tesouras marca a divisão do terço superior e dos dois terços inferiores do músculo glúteo máximo.

para a espinha ilíaca posterior superior. Geralmente está orientado em uma direção mais lateral (como na Fig. 20), mas ele está bem dentro dos limites da ferida (Fig. 20). Uma vez que o intervalo intervascular é identificado, a incisão da fáscia glútea e a dissecção anatômica, dividindo as fibras do músculo glúteo máximo, podem ser iniciadas. A despeito de possuir um suprimento sangüíneo duplo e um potencial para um plano intervascular para dissecção, o músculo glúteo máximo possui inervação somente pelo nervo glúteo inferior. Não existe um plano internervoso, e os ramos nervosos para o terço superior do músculo cruzam o intervalo planejado para a dissecção a uma distância um pouco maior do que o meio do caminho entre o nível do grande trocanter e a espinha ilíaca póstero-superior. Portanto, a divisão das fibras do glúteo máximo deve parar assim que o primeiro ramo nervoso para a parte superior do músculo for encontrado (Fig. 21).

Os músculos profundos estão agora expostos. Entretanto, uma bolsa subglútea adicional com freqüência pode ser encontrada e precisa ser removida para permitir a visualização do tendão da parte profunda da porção inferior do músculo glúteo máximo que se insere no tubérculo

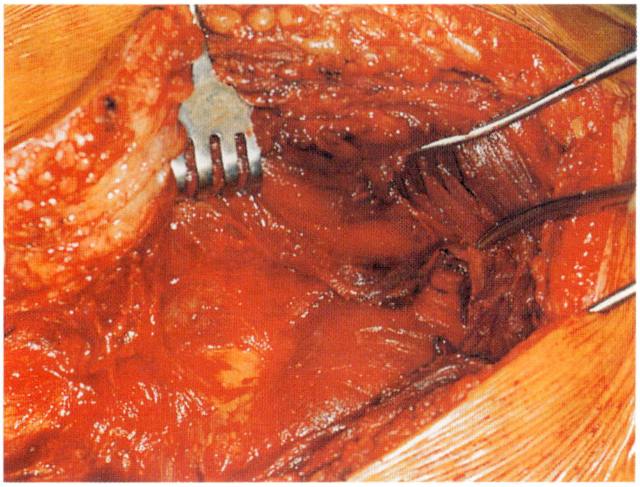

Figura 21. As fibras do músculo glúteo máximo são divididas para o primeiro ramo nervoso. Um afastador autobloqueante mantém as fibras do músculo glúteo máximo afastadas. O nervo (localizado na ponta da tesoura) está cruzando a divisão nas fibras do músculo glúteo máximo da região posterior para a anterior no campo cirúrgico.

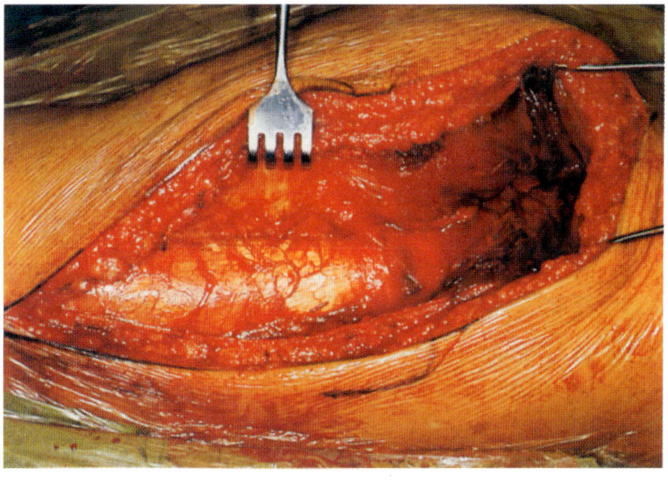

Figura 22. Exposição profunda do trato iliotibial e do músculo glúteo máximo. O afastador coloca tensão sobre a inserção do tendão do glúteo máximo no fêmur, que está parcialmente obscurecido por uma bolsa subglútea.

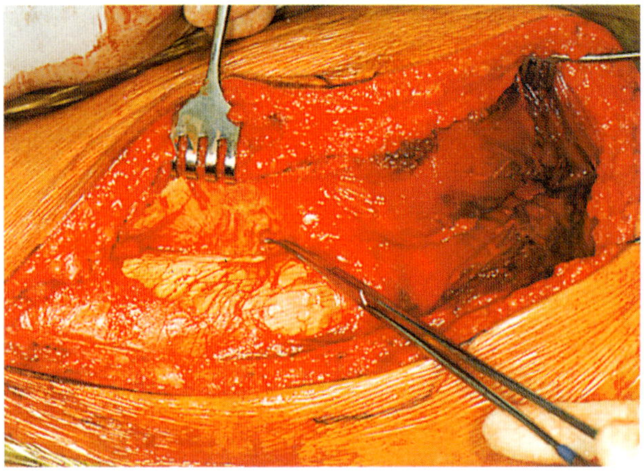

Figura 23. A face superior espessada do tendão do glúteo máximo é visualizada após a remoção da bolsa e é isolada com uma pinça em ângulo reto.

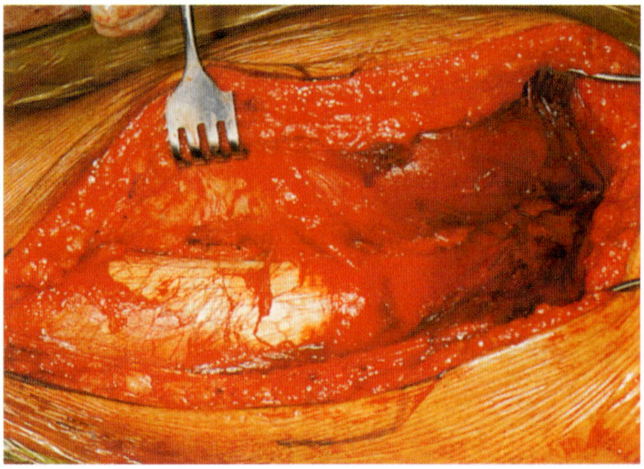

Figura 24. O tendão do glúteo máximo é liberado.

glúteo do fêmur (Figs. 22 e 23). A liberação dessa inserção do glúteo máximo permite um afastamento póstero-medial adequado da grande massa do músculo glúteo máximo sem tração sobre o nervo glúteo inferior. O tendão é liberado, com cuidado para não lesionar os ramos do primeiro ramo perfurante da artéria profunda do fêmur, que passa na proximidade (Fig. 24).

A etapa seguinte é a localização do nervo ciático. O modo mais seguro para localizar esse nervo é ao longo da superfície posterior do músculo quadrado femoral. Variações na musculatura das nádegas são bastante comuns (5). Entretanto, variações importantes na anatomia do quadrado femoral são praticamente inexistentes. Além disso, lesões posteriores que possam romper a anatomia dos rotadores externos curtos geralmente deixam o músculo quadrado femoral incólume. Portanto, a relação entre o nervo ciático e o músculo quadrado femoral serve como ponto de referência constante. A superfície posterior desse músculo geralmente está encoberta por uma bolsa residual e tecido areolar frouxo (Figs. 24 e 25). Esse tecido deve ser incisionado para expor

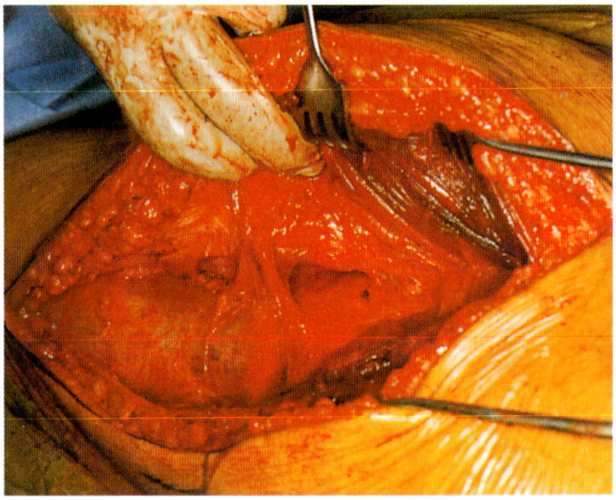

Figura 25. Delineamento do tecido superior ao tendão liberado do glúteo máximo que encobre a superfície posterior do músculo quadrado femoral. Esse tecido cursa da região posterior para a anterior, "cobrindo" o nervo ciático.

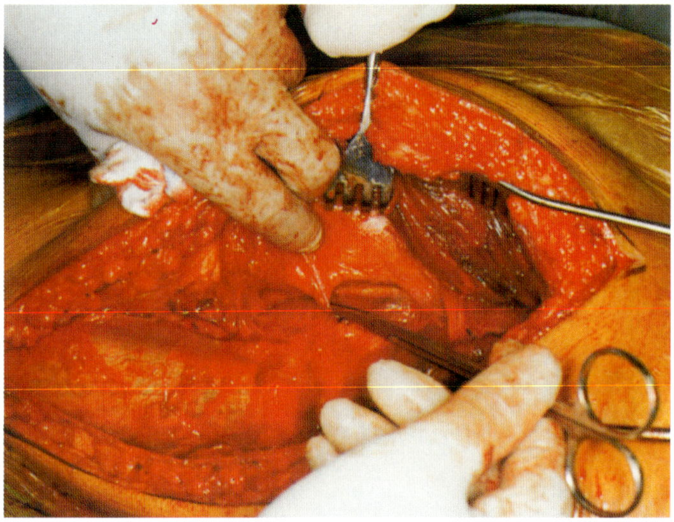

Figura 26. O tecido é parcialmente incisionado, revelando o nervo ciático situado em sua profundidade. A ponta da tesoura demonstra o tecido restante sobre o músculo quadrado femoral.

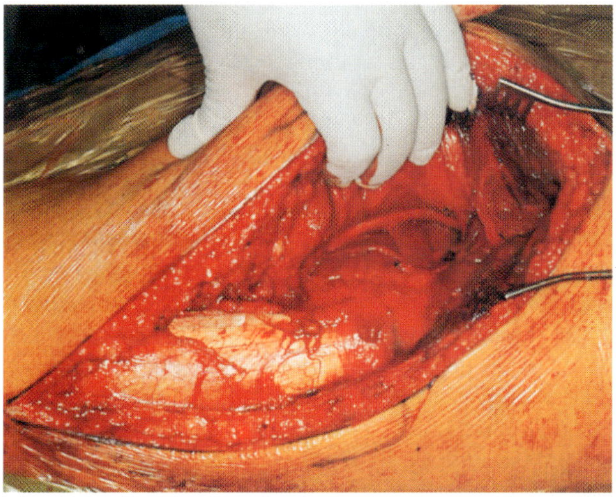

Figura 27. O tecido foi completamente incisionado, e o trajeto do nervo ciático pode ser visto. O nervo ciático passa superficialmente ao tendão do músculo obturador interno e aos ventres musculares dos gêmeos e depois mergulha profundamente ao músculo piriforme na direção da incisura isquiática maior.

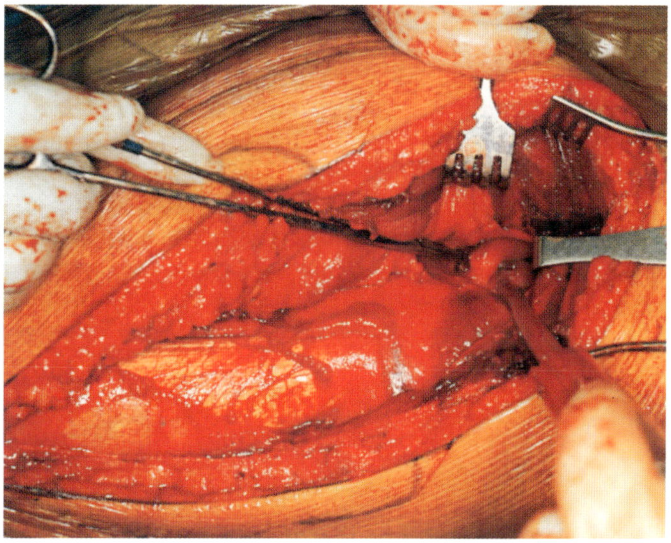

Figura 29. Isolamento do músculo piriforme. O músculo glúteo mínimo (dividido) é seguro por um afastador autobloqueante. A margem posterior do músculo glúteo médio está rebatida ântero-superiormente por um afastador Army-Navy para revelar o tendão do piriforme, que é seguro por uma pinça em ângulo reto. A ponta do aspirador aponta para o músculo glúteo mínimo.

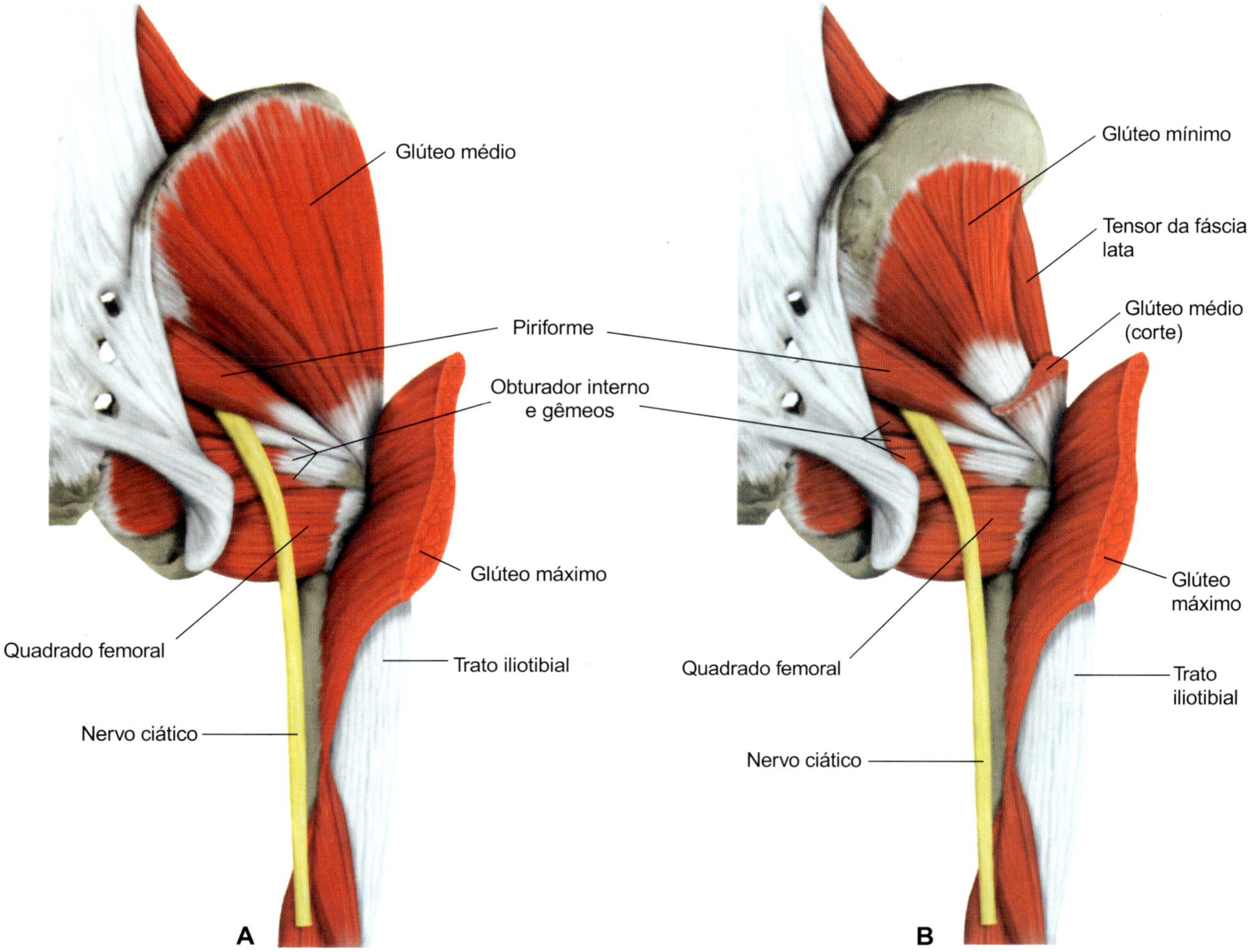

Figura 28. Relações musculares em um plano profundo em relação ao glúteo máximo **(A)** e profundamente ao músculo glúteo médio **(B)**.

o nervo (Fig. 26). A dissecção desses tecidos pode ser conseguida com o uso de tesouras ou através de dissecção romba. Uma vez que o nervo ciático tenha sido visualizado, ele deve ser explorado através de seu curso para a grande incisura isquiática (Fig. 27). Qualquer fragmento ósseo compressivo deve ser removido, e qualquer variação anatômica do nervo deve ser avaliada. A manipulação direta do nervo deve ser evitada.

A dissecção continua com a localização dos tendões dos rotadores externos curtos do quadril. Primeiro, o tendão do piriforme é identificado. Ele pode ser encontrado em seu trajeto ao lado do músculo glúteo mínimo sob a face inferior do músculo glúteo médio ao se inserir no grande trocanter (Figs. 28 e 29). Se não houver cuidado, é possível se confundir a face posterior do músculo glúteo médio e seu tendão como sendo o piriforme (Fig. 30; 4). Aumentando o potencial para essa confusão está a variabilidade na relação entre o nervo ciático e o músculo piriforme. Tipicamente (em cerca de 84% dos casos) o nervo ciático passa profundamente ao músculo piriforme, aparecendo na região das nádegas na margem inferior desse músculo (Fig. 27; 5). Três variações dessa anatomia "normal" foram relatadas, e provavelmente outras existem (5). A variação mais comum (12%) é uma parte do nervo (a divisão fibular) passar através do músculo e outra parte (a divisão tibial) aparecer por baixo do músculo. Todo o nervo pode passar através do músculo (1%). Essas duas variações resultam em uma divisão do músculo piriforme que passa a ter dois tendões de inserção. A terceira variação é a passagem da divisão fibular acima do pirifor-

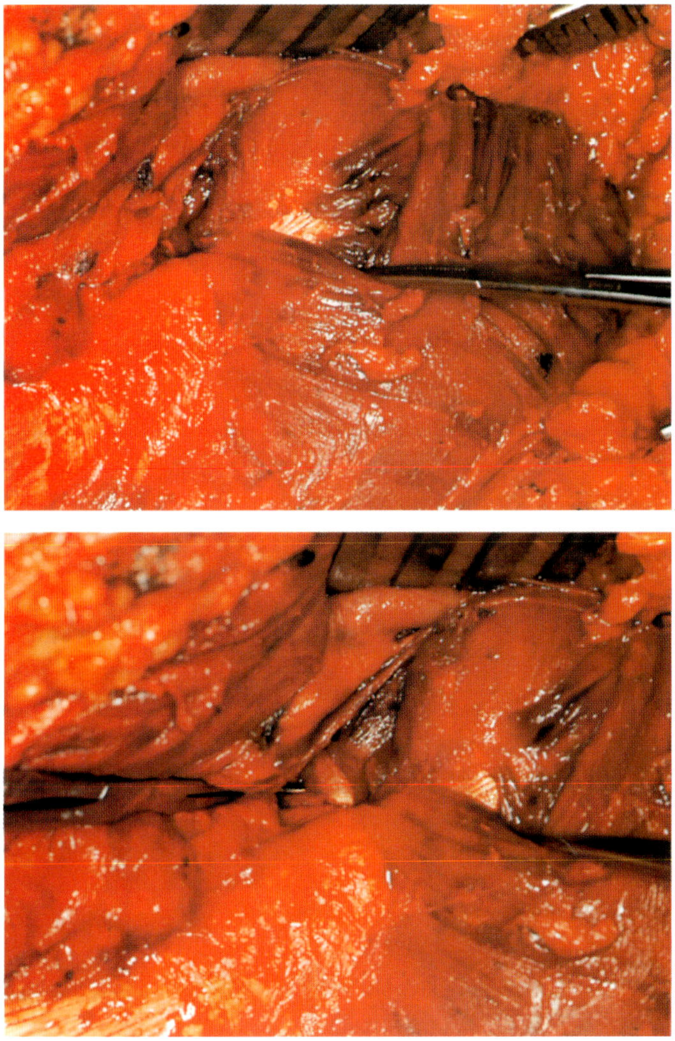

A

B

Figura 30. Ilustração de um outro paciente, demonstrando uma variação no músculo glúteo médio na qual uma prega profunda cria uma porção posterior aparentemente separada do músculo e tendão de inserção. Uma pinça afasta a porção mais superficial do músculo, revelando um tendão que pode ser confundido com o do piriforme **(A)**. O verdadeiro tendão do piriforme possui orientação e configuração diferentes **(B)**.

A

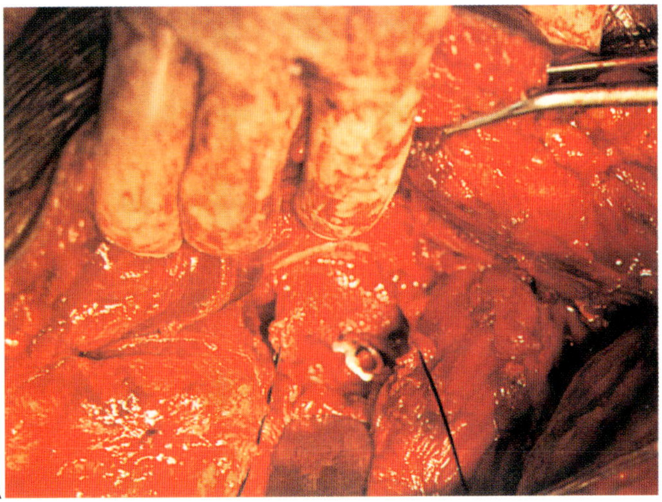

B

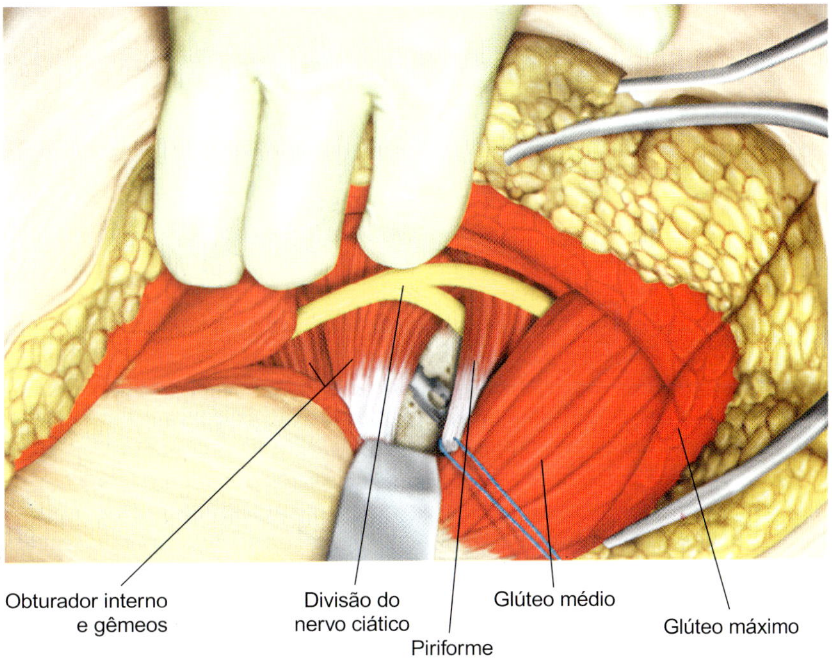

Figura 31. Fotografia intra-operatória **(A)** e o desenho explicativo **(B)** demonstrando a divisão do nervo ciático com a divisão fibular acima do músculo piriforme e a divisão tibial abaixo do músculo piriforme.

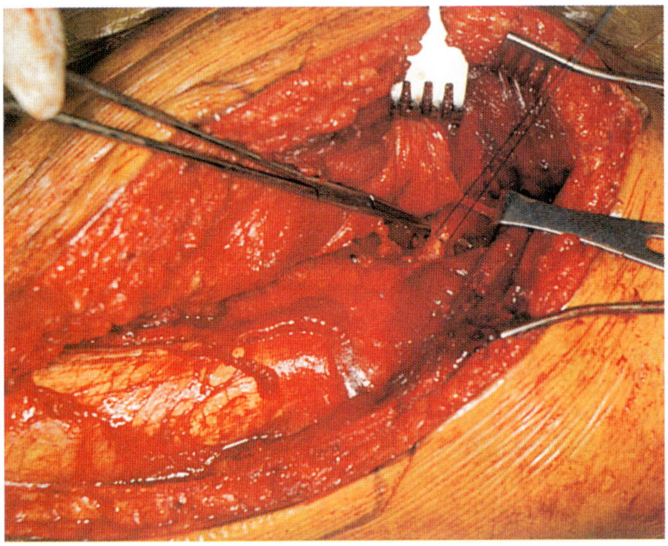

Figura 32. O tendão do piriforme é isolado e marcado com um fio.

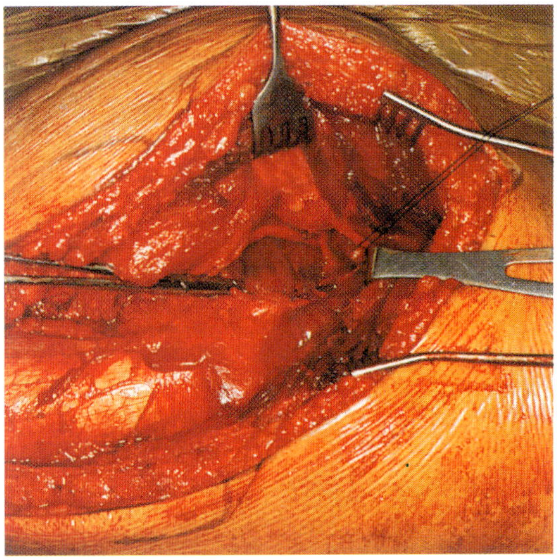

Figura 33. O tendão de inserção do obturador interno (encoberto pelos ventres musculares dos gêmeos) é isolado com uma pinça em ângulo reto.

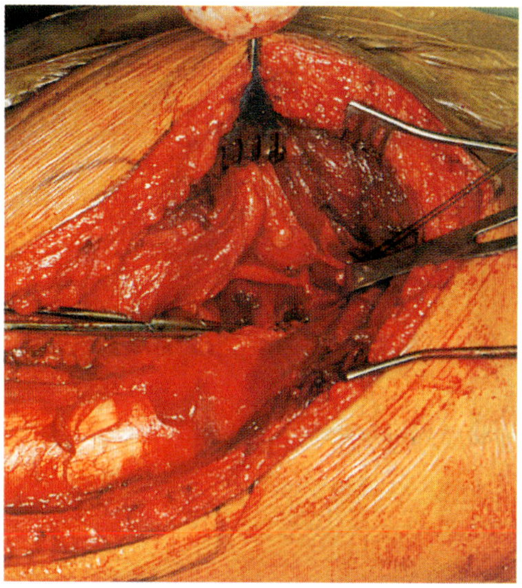

Figura 34. Os ventres musculares dos gêmeos foram dissecados para revelar o tendão do obturador interno.

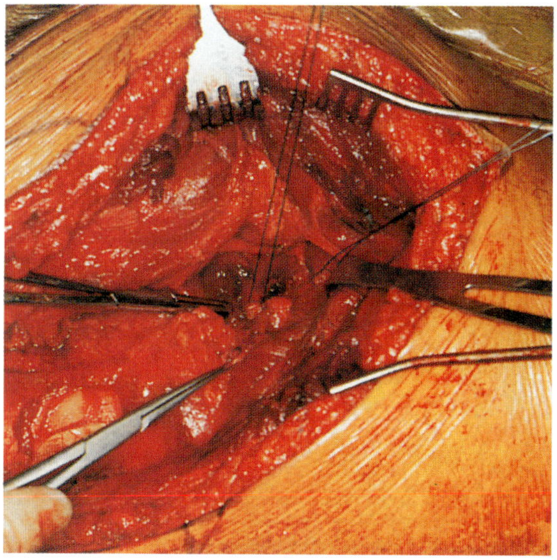

Figura 35. O tendão do obturador interno é isolado e marcado com um fio. O coto do tendão do piriforme previamente liberado pode ser visto cefalicamente ao tendão do obturador interno em sua inserção no grande trocanter.

me e a divisão tibial abaixo (3%). Conforme a experiência cirúrgica, eventualmente será encontrada uma dessas anomalias anatômicas (Fig. 31). O conhecimento da variabilidade anatômica dessa área e da identificação prévia do nervo ciático na superfície posterior do músculo quadrado femoral irá evitar uma confusão intra-operatória e diminuirá o risco de lesão iatrogênica do nervo ciático. Após sua identificação, o tendão do piriforme é isolado, marcado com um fio e liberado de sua inserção (Fig. 32). O ramo anastomótico da artéria glútea inferior (que participa da anastomose cruzada na coxa) cursa na proximidade do músculo piriforme quase em paralelo ao tendão do piriforme (2). Uma falha em localizar essa artéria pode resultar em sua laceração não-intencional, seguida por um preocupante sangramento intra-operatório. Esse vaso não gera nenhum importante suprimento sangüíneo. A ligadura desse vaso é o melhor e mais fácil curso de ação.

O tendão do obturador interno com os músculos gêmeos superior e inferior em cada lado pode ser encontrado inferiormente e em uma posição ligeiramente profunda em relação ao piriforme (Fig. 28). Os músculos gêmeos se inserem no tendão do obturador interno, e os ventres musculares desses dois músculos podem na verdade obscurecer esse tendão (Fig. 33). Se essa situação ocorrer, o tendão pode ser identificado por palpação, seja com uma pinça em ângulo reto ou com um dedo colocado profundamente ao tendão. A rotação externa do quadril irá relaxar o tendão, permitindo um acesso mais fácil para sua superfície profunda. A rotação interna do quadril, colocando o tendão sob tensão, irá verificar sua posição. Alternativamente, os músculos gêmeos sobrejacentes podem ser afastados para revelar o tendão do obturador interno (Fig. 34). Uma vez localizado, o tendão do obturador interno é isolado, marcado com um fio de sutura e liberado de sua inserção. Tanto o tendão do piriforme como o do obturador interno devem ser incisionados a aproximadamente 1,5 cm de seus pontos de inserção no grande trocanter para evitar lesões ao suprimento sangüíneo da cabeça femoral (Fig. 35). Uma camada fascial que cursa na superfície profunda do músculo glúteo máximo para a coluna posterior do acetábulo separa o músculo piriforme dos músculos obturador interno e gêmeos. Essa fáscia é facilmente visualizada após a liberação dos tendões do piriforme e do obturador interno (Fig. 36). O nervo ciático se localiza diretamente adjacente à origem medial dessa fáscia (Fig. 36). Deve-se tomar cuidado para não lesionar o nervo ciático quando a fáscia é liberada durante a remoção de tecidos moles que recobrem a coluna posterior (Fig. 37).

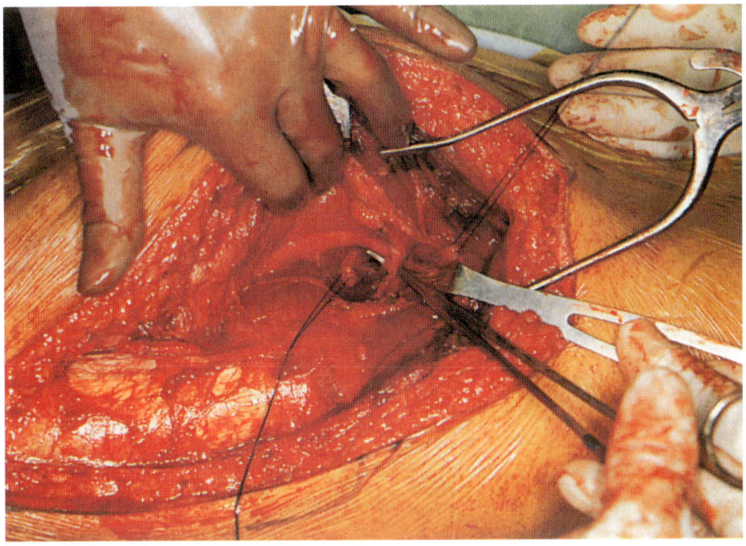

Figura 36. Delineamento da fáscia que separa o músculo piriforme do grupo músculo gêmeo superior/tendão do obturador interno/músculo gêmeo inferior. Uma pinça em ângulo reto demonstra claramente a margem medial dessa fáscia e sua proximidade com o nervo ciático. O nervo ciático pode ser visto passando superficialmente ao tendão do obturador interno e aos músculos gêmeos e depois cursando profundamente ao músculo piriforme.

O músculo obturador interno se origina de dentro da pelve verdadeira a partir da circunferência interna do forâmen obturador e da membrana obturadora (2). As fibras musculares terminam em quatro ou cinco bandas tendinosas que convergem e passam através da incisura isquiática menor. Essas bandas fazem uma curva de 90 graus ao redor do sulco da superfície externa da incisura isquiática menor, se unindo para formar um único tendão de inserção. A superfície óssea é coberta por cartilagem e é separada do tendão por uma bolsa. Uma vez que o tendão do obturador interno seja liberado de sua inserção no grande trocanter, ele é afastado da cápsula do quadril (juntamente com os músculos gêmeos) e seguido medialmente na direção da incisura isquiática menor. A bolsa subjacente é aberta, permitindo o acesso para (e palpação através) a incisura isquiática menor (Fig. 38). Um afastador especialmente projetado para o nervo ciático agora pode ser colocado com sua ponta ancorada na incisura isquiática menor (Fig. 39). O uso desse instrumento facilita a exposição óssea por permitir um afastamento controlado do nervo ciático e dos tecidos moles posteriores. O afastador é posicionado de modo que no nível da incisura isquiá-

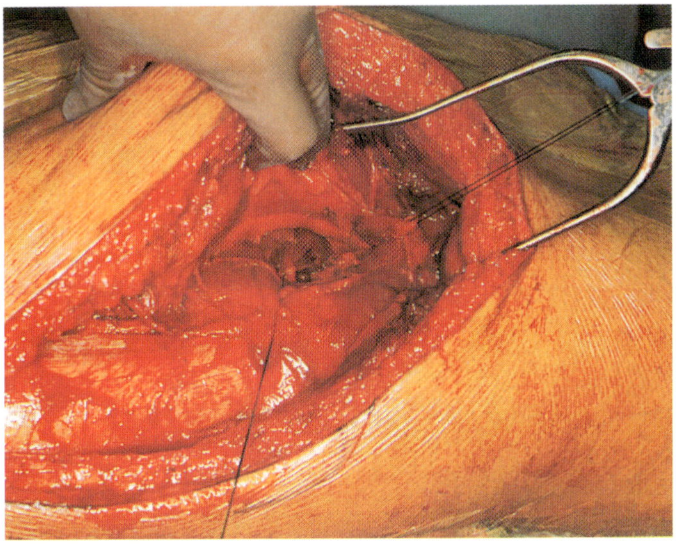

Figura 37. Essa banda fascial foi liberada.

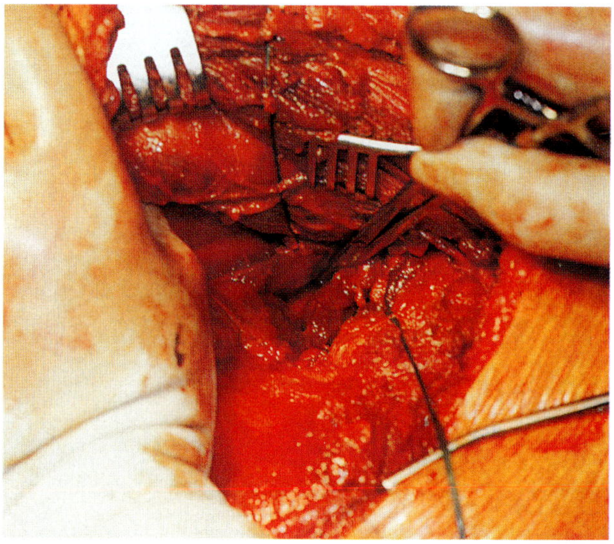

Figura 38. O tendão do obturador interno foi elevado, permitindo o acesso à incisura isquiática menor. Nessa fotografia, o hemostato está direcionado para, e sua ponta inserida na, incisura isquiática menor.

tica menor os tendões do obturador interno e os músculos gêmeos se localizam entre o afastador e o nervo ciático, protegendo o nervo. Entretanto, é muito importante se entender que o afastador do nervo ciático se estende além dos limites dessa proteção muscular e entra em contato direto com o nervo nas faces superior e inferior do afastador (Fig. 40). A relação entre o nervo ciático e

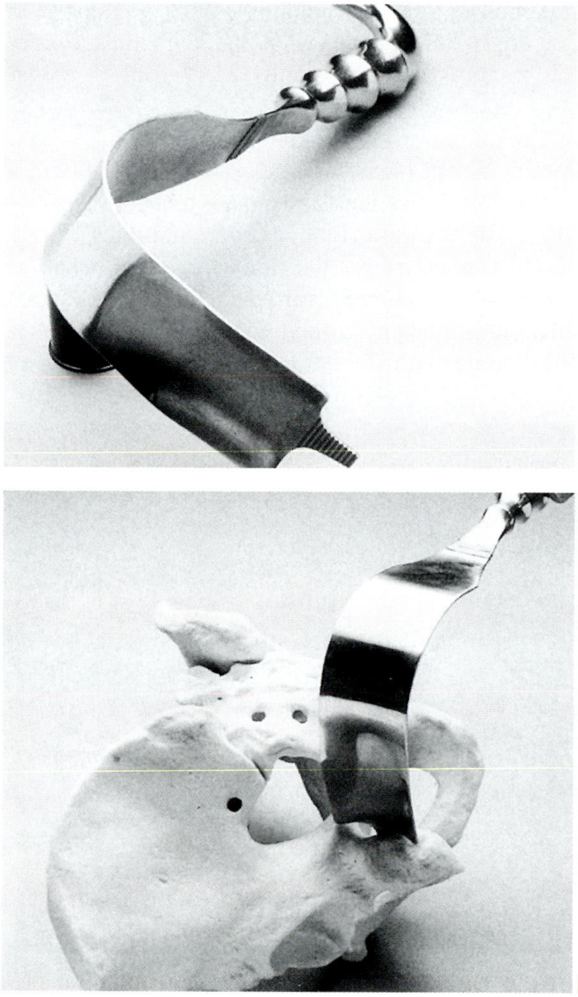

A

B

Figura 39. O afastador para o nervo ciático **(A)** e sua posição desejada na incisura isquiática menor, demonstrados em um modelo ósseo **(B)**.

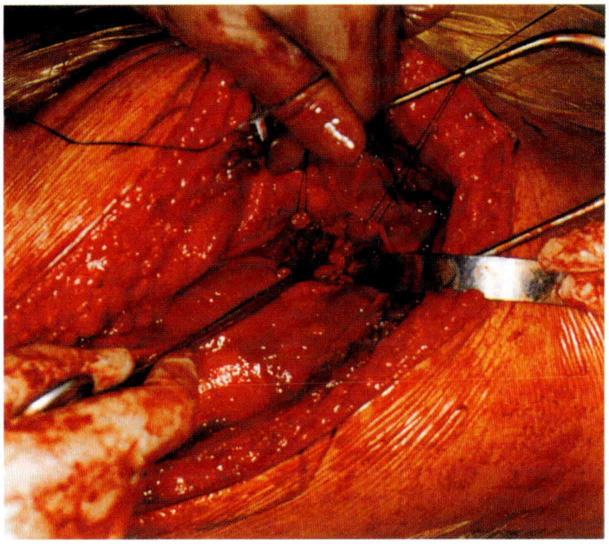

Figura 40. O nervo ciático está desprotegido abaixo e acima (como marcado pela ponta de um hemostat) do tendão do obturador interno e dos músculos gêmeos.

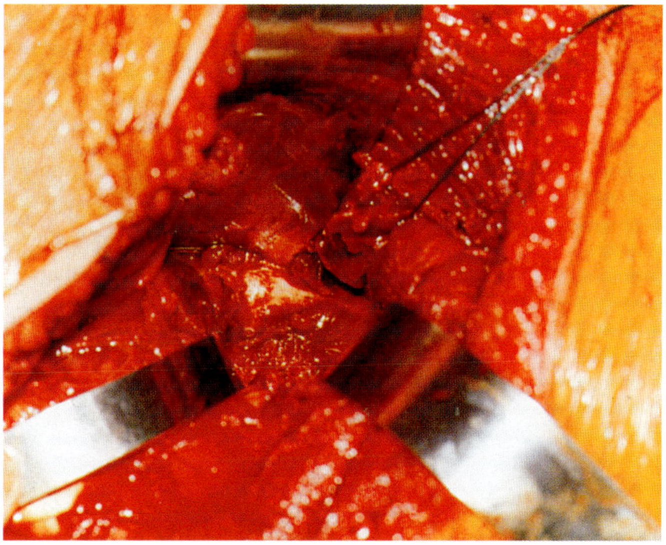

Figura 41. O afastador para o nervo ciático é colocado na incisura isquiática menor. Superiormente a esse afastador a incisura isquiática maior e o músculo piriforme podem ser vistos. Dois afastadores curvos afastam os abdutores do quadril. A superfície externa da coluna posterior com seus detritos de tecidos moles é bem visualizada.

seu afastador deve ser tal que as margens do afastador não comprimam ou exerçam pressão sobre o nervo. O assistente cirúrgico encarregado da manutenção da posição do afastador deve estar ciente da importância dessa tarefa. A posição do afastador deve ser freqüentemente checada durante o procedimento cirúrgico.

Uma vez que o afastador para o nervo ciático tenha sido apropriadamente posicionado, a cápsula posterior do quadril e a superfície retroacetabular da coluna posterior são exploradas e liberadas de detritos. A dissecção é realizada da face lateral para a medial, progredindo do sítio da fratura superiormente na direção da incisura isquiática maior e inferiormente na direção do tubérculo isquiática. Superiormente, os abdutores do quadril são elevados da superfície externa do ílio e mantidos com um afastador curvo (Fig. 41). Conforme a dissecção se aproxima da incisura maior, deve-se tomar cuidado para evitar a lesão não somente do nervo ciático, que está desprotegido nesse nível, mas também lesão do tronco neurovascular glúteo superior. O tronco neurovascular glúteo superior sai pela incisura isquiática maior acima do músculo piriforme, superiormente ao nível do nervo ciático. Sua posição freqüentemente pode ser avaliada pela palpação do pulso da artéria glútea superior no nível da incisura isquiática maior. O tronco neurovascular glúteo superior se prende à massa da musculatura abdutora. Ele pode ser lesionado não somente devido a uma laceração direta mas também devido à tração causada por um afastamento excessivo da massa muscular abdutora. Inferiormente, o tendão do músculo obturado externo pode ser encontrado (Fig. 42). A liberação desse tendão geralmente não é necessária. Nos casos com fraturas envolvendo o tubérculo isquiática, ou outras necessitando um acesso maior para essa área, uma exposição mais prolongável pode ser obtida pela liberação do músculo quadrado femoral e, infreqüentemente, do tendão do obturador externo. O músculo quadrado femoral é extremamente vascularizado. Ele deve ser liberado em sua origem no tubérculo isquiática para evitar um sangramento excessivo e dano aos ramos da artéria circunflexa medial. O tendão do obturador externo pode ser liberado de um modo similar ao descrito para os tendões do piriforme e do obturador interno.

A extensão do padrão de fratura determina a extensão da abordagem cirúrgica. Para fraturas limitadas à parede posterior que não necessitam de um acesso para a pelve verdadeira, a dissecção estará basicamente completa, do modo descrito até este ponto. Caso contrário, a dissecção deve continuar através da incisura isquiática maior na direção da pelve verdadeira e na direção da superfície quadrilateral do acetábulo. Com o uso cuidadoso de dissecção digital e de elevadores periosteais, a origem do músculo obturador interno é elevada da placa quadrilateral. O acesso

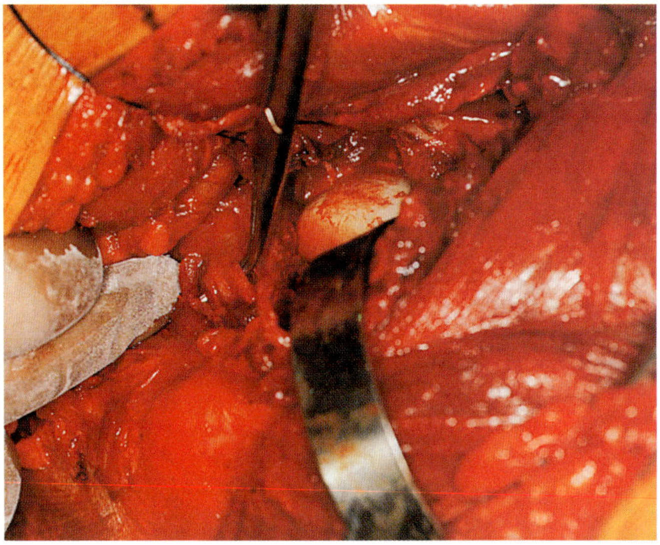

Figura 42. O tendão do obturador externo é identificado com uma pinça em ângulo reto. Para orientação: os fios marcam o piriforme liberado e os tendões do obturador interno; o afastador curvo afasta os abdutores do quadril, e a cápsula incisionada do quadril revela a cabeça femoral; o dedo médio do cirurgião está posicionado sobre o músculo quadrado femoral inferiormente ao tendão do obturador externo em seu curso para o grande trocanter. A coluna posterior e a articulação do quadril podem ser bem visualizadas sem a liberação desse tendão.

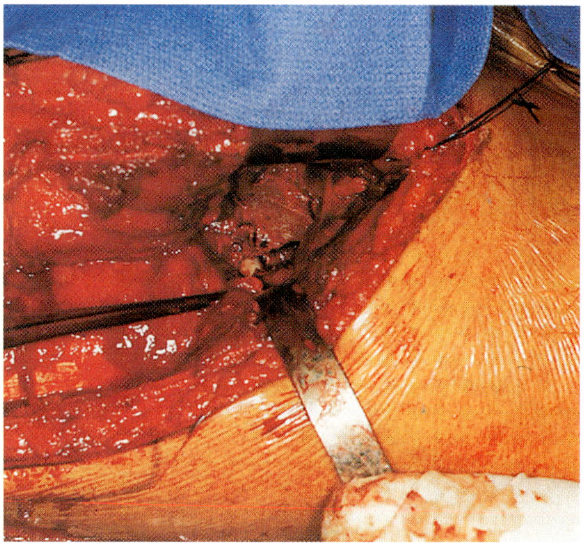

Figura 43. A cápsula do quadril foi incisionada de um modo marginal e circunferencial para revelar a articulação do quadril. A fratura da coluna posterior com um fragmento intra-articular livre e desviado é visualizada.

agora está disponível para avaliação digital da redução da fratura da coluna e para o uso de pinças de redução especializadas (Figs. 2, 3 e 12). Se necessário, esse acesso pode ser ampliado com a liberação do ligamento sacroespinhoso (7).

Para visualizar a articulação do quadril, é realizada uma capsulotomia marginal circunferencial (Figs. 42 e 43). Entretanto, para fraturas envolvendo a parede posterior, as fixações capsulares à fratura da parede posterior devem ser mantidas para minimizar o risco de desvascularização da parede posterior. A capsulotomia marginal é realizada em ambos os lados do fragmento da fratura posterior, que então é rebatida em continuidade com o restante da cápsula da articulação do quadril. A incisão do lábio é evitada, a menos que seja necessária para avaliar a redução da fratura. Incisões capsulares radiais também devem ser evitadas para evitar lesão aos suprimento sangüíneo para a cabeça femoral.

A superfície intra-articular da articulação do quadril é diretamente visualizada através de aplicação de tração ao fêmur. Isso pode ser feito facilmente e de um modo controlado com o uso da mesa ortopédica (Figs. 44 e 45). Outros métodos incluem o uso de um distrator femoral (Synthes, Paoli, PA, EUA), distração manual pelo assistente da cirurgia utilizando um pino de tração colocado no fêmur distal ou um parafuso de Schanz no grande trocanter, ou por tração direta sobre a perna. A visualização de diferentes faces da superfície da articulação do quadril geralmente é melhorada pelo movimento do quadril a partir da posição neutra. A flexão do quadril facilita o acesso à fossa acetabular e superfície articular ântero-inferior. Isso é útil para a remoção de corpos livres, mas causa um aumento da tensão sobre o nervo ciático.

A osteotomia do grande trocanter em uma tentativa de estender o acesso da abordagem de Kocher-Langenbeck ao longo da superfície externa da coluna anterior raramente é necessária ou indicada. Os abdutores do quadril permanecem presos ao tronco neurovascular glúteo superior, limitando a eficácia desse método em ganhar um acréscimo significativo em exposição. A colocação do quadril na posição abduzida, especialmente estando o paciente em decúbito ventral, se aproxima da exposição obtida pela osteotomia do trocanter. Se uma exposição ântero-superior suficiente não pode ser obtida por essa manobra, uma tenotomia do glúteo médio ou a oste-

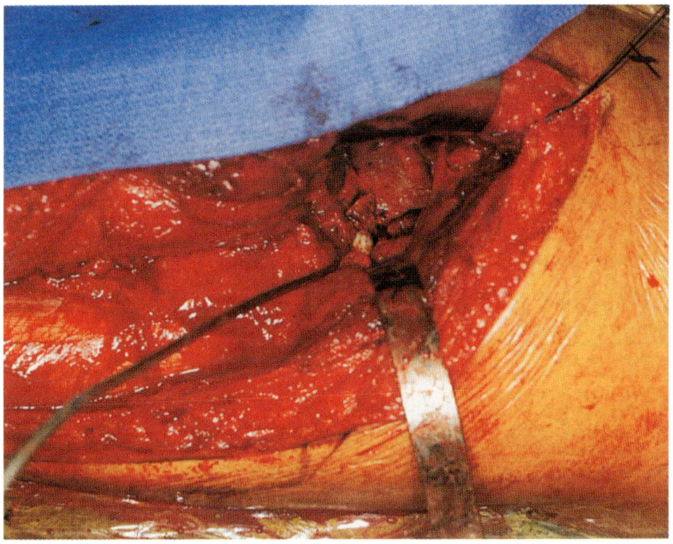

Figura 44. Com uma mesa ortopédica, o quadril foi tracionado para melhorar a visualização e para diminuir a carga da articulação do quadril visando a facilitar a redução da fratura.

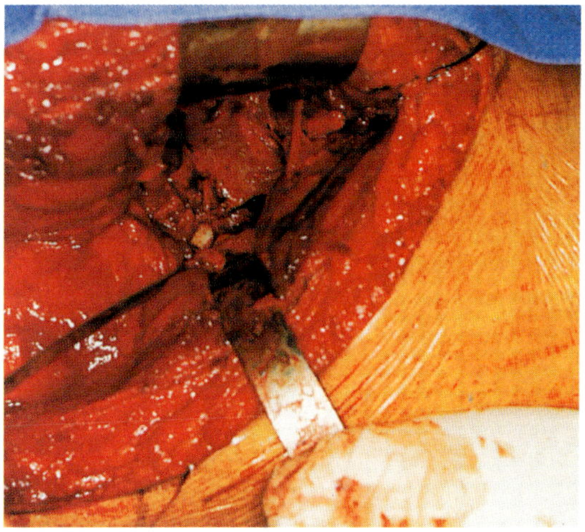

Figura 45. O fragmento osteocondral intra-articular da fratura é reduzido.

otomia trocantérica são as opções disponíveis. A necessidade de realizar uma tenotomia adjuvante ou uma osteotomia trocantérica geralmente significa que uma outra via de acesso que não a abordagem de Kocher-Langenbeck deveria ter sido escolhida desde o início.

O fechamento da incisão de Kocher-Langenbeck é direto. Os tendões liberados da inserção do glúteo máximo e dos músculos rotadores externos curtos são reinseridos com o uso de fios não-absorvíveis. Após a colocação de drenos de sucção fechada, a fáscia lata, a fáscia do glúteo, os tecidos subcutâneos e a pele são fechados por planos.

TRATAMENTO PÓS-OPERATÓRIO

No período pós-operatório, o paciente é mobilizado o mais rapidamente possível conforme as lesões venham permitir. Fora do leito no primeiro dia de pós-operatório, o paciente subseqüentemente começa um programa formal de fisioterapia para o fortalecimento muscular e exercícios ativos para amplitude de movimentos. As preocupações que temos após uma cirurgia de artroplastia total de quadril não são necessárias, já que a fixação interna deixa (ou deveria deixar) a articulação do quadril completamente estável. Carga parcial com o toque dos dedos do pé no chão com o uso de muletas ou de um andador é necessária durante 10 a 12 semanas. Entretanto, a progressão até uma carga total deve ser individualizada. A fisioterapia deve continuar até que a força muscular e a amplitude de movimentos estejam recuperadas ou que um platô tenha sido atingido. Diversos elementos devem ser considerados na equação da recuperação, incluindo a magnitude da lesão aos tecidos moles, o tipo de fratura e as lesões associadas, e o estado médico preexistente. Portanto, o tempo esperado para a recuperação é bastante variável, aproximadamente entre 6 a 12 meses para um retorno a um estado deambulatório completo.

COMPLICAÇÕES

Complicações perioperatórias da cirurgia para fraturas do acetábulo podem ocorrer como resultado direto da abordagem cirúrgica selecionada para a fixação da fratura, ou podem estar relacionadas à magnitude do padrão geral da lesão do paciente. As principais complicações associadas com a abordagem de Kocher-Langenbeck incluem lesão do nervo ciático, infecção, sangramento acentuado e formação heterotópica de osso. A doença tromboembólica (trombose venosa profunda [TVP]/embolismo pulmonar [EP]) é um sério problema associado com o trauma da fratura acetabular, bem com a cirurgia subseqüente para fixação da fratura.

A incidência registrada de paralisia iatrogênica pós-traumática do nervo ciático varia de 2 a 16% (3). Letournel (7) registrou uma incidência de 10% com a utilização da abordagem de Kocher-Langenbeck. Entretanto, ele observou que um quarto desses pacientes não apresentava uma documentação completa de seu *status* pré-operatório, fazendo com que a real causa da lesão não fosse esclarecida. Seja qual for o número real, não existem dúvidas quanto ao risco substancial de lesão do nervo ciático com o uso da abordagem de Kocher-Langenbeck. Monitoramento intraoperatório do potencial evocado somatossensório (PESS) tem sido aconselhado como um método de diminuição do risco (3). Apesar de os resultados da utilização do monitoramento PESS parecerem promissores, seu valor real espera por uma pesquisa em perspectiva randomizada (1). O tratamento da lesão do nervo ciático consiste na observação e no uso de uma órtese tornozelo-pé. O prognóstico para a recuperação da divisão tibial é bom a despeito do grave dano inicial. A recuperação da divisão fibular depende mais da gravidade da lesão inicial.

Infecção profunda após a fixação da fratura com utilização da abordagem de Kocher-Langenbeck é registrada em 1,5% dos pacientes (7). Antibióticos perioperatórios e uma técnica cirúrgica meticulosa são medidas de prevenção. Uma vez diagnosticada, a infecção necessita de um desbridamento cirúrgico urgente. As fixações internas seguras devem ser mantidas até que a fratura tenha consolidado (8).

O sangramento causado pela lesão à artéria glútea superior é uma complicação bem-descrita da abordagem de Kocher-Langenbeck, com uma incidência de até 5% (6). A exposição e a ligação do vaso podem ser necessárias, mas estão associadas com a lesão iatrogênica ao nervo glúteo superior. A aplicação de um agente trombogênico tópico e uma pressão direta geralmente é eficaz na obtenção de hemostasia. Um sangramento excessivo continuado causado pela retração da artéria para a pelve, necessitando de uma exposição retroperitoneal, é extremamente raro.

A ossificação heterotópica (OH) tem sido considerada a complicação mais encontrada após a cirurgia das fraturas acetabulares. Entretanto, a OH após uma abordagem de Kocher-Langenbeck, resultando em uma perda significativa da mobilidade do quadril, provavelmente ocorre em menos de 5% dos pacientes (7,9,10). As opções para o tratamento incluem o uso de agentes profiláticos perioperatórios ou a excisão tardia da OH após ocorrer a maturação de uma ossificação funcionalmente significativa ou ambos (9). Em estudos retrospectivos não-randomizados, tanto a indometacina como a irradiação parecem ser eficientes para profilaxia (10). O uso combinado de indometacina e irradiação parece ser extremamente eficiente. A conveniência do uso de radiação em uma população de pacientes jovens para suprimir a OH em somente 5% ainda é assunto de debates.

A TVP e a EP resultante são complicações potencialmente letais da cirurgia para fratura acetabular. O risco de TVP é alto (34% em uma série; 11). A EP ocorre em aproximadamente 2%. Profilaxia anticoagulante perioperatória de rotina está indicada. A avaliação pré-operatória utilizando ultra-sonografia Doppler dúplex ou venografia por ressonância magnética proporciona um diagnóstico precoce e permite a identificação de candidatos para a colocação de filtros na veia cava inferior (11).

CASO ILUSTRATIVO PARA A TÉCNICA

Um rapaz de 23 anos de idade foi envolvido em um acidente automobilístico, sofrendo uma fratura típica em formato de T do acetábulo com cominução intra-articular (Figs. 46-48). Redução aberta e fixação interna foi aconselhada por causa da instabilidade e da incongruência da articulação do quadril. A cirurgia foi realizada 4 dias após a lesão, com a utilização da abordagem de Kocher-Langenbeck (Figs. 49-52). Uma semana mais tarde, o paciente recebeu alta hospitalar e liberado para fazer carga parcial sobre os dedos dos pés com a utilização de muletas.

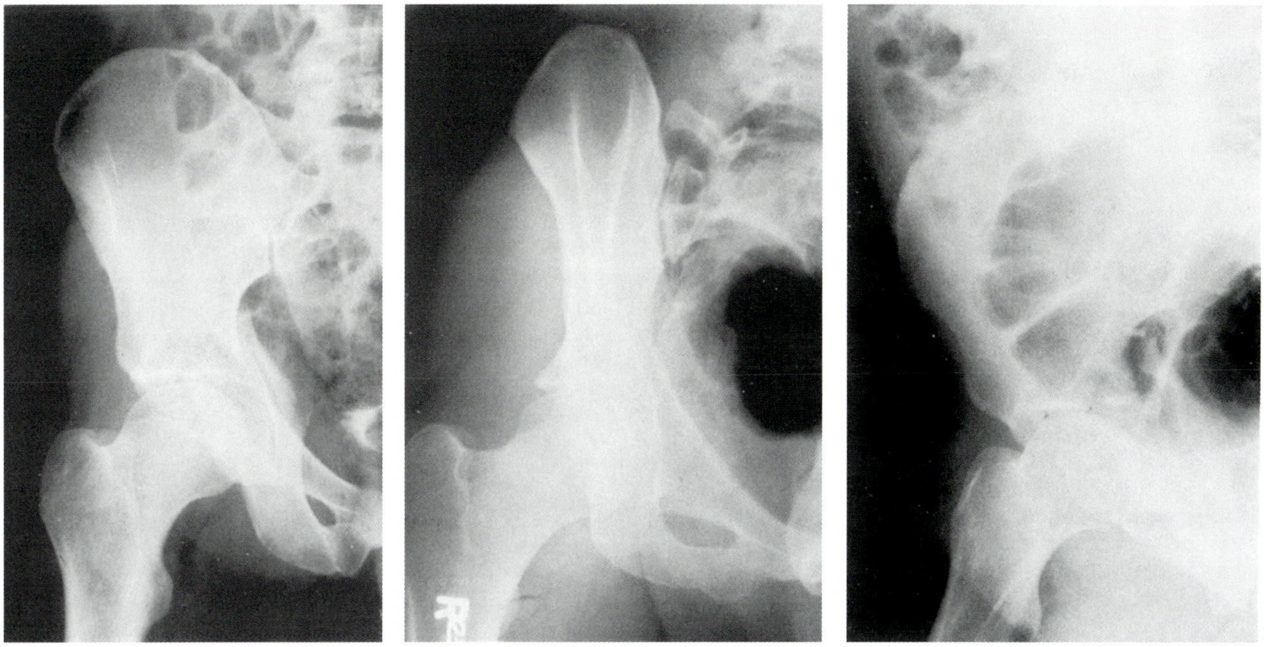

A, B C

Figura 46. A-C: Radiografias ântero-posterior e oblíqua em 45 graus. Essas radiografias e as figuras que se seguem são do mesmo paciente, em cuja cirurgia foram obtidas as fotografias que foram usadas para demonstrar a abordagem de Kocher-Langenbeck.

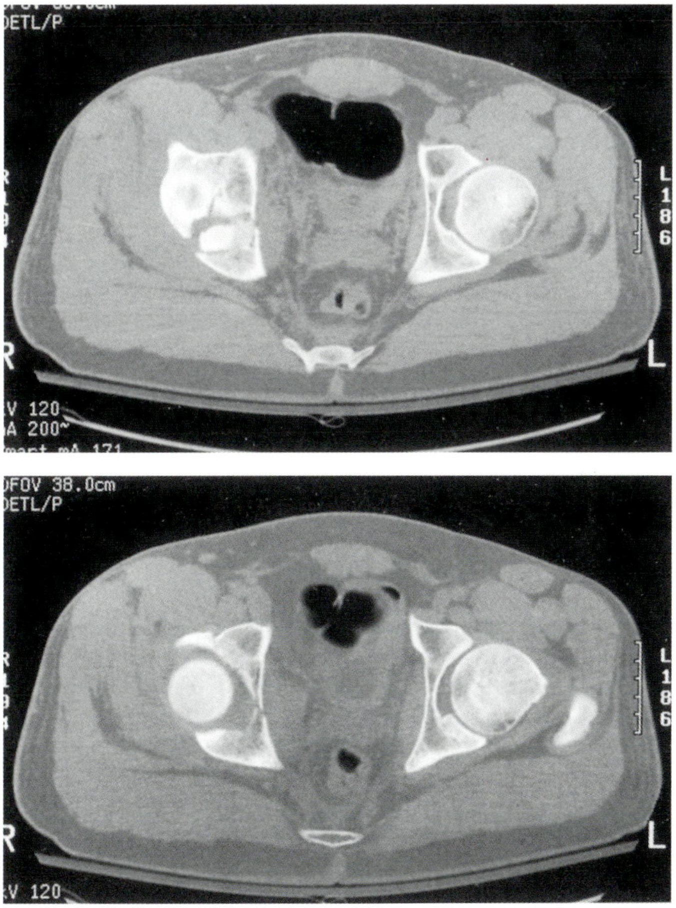

A B

Figura 47. A, B: Cortes bidimensionais pré-operatórios selecionados de tomografia computadorizada (TC) através da cúpula e das colunas do acetábulo.

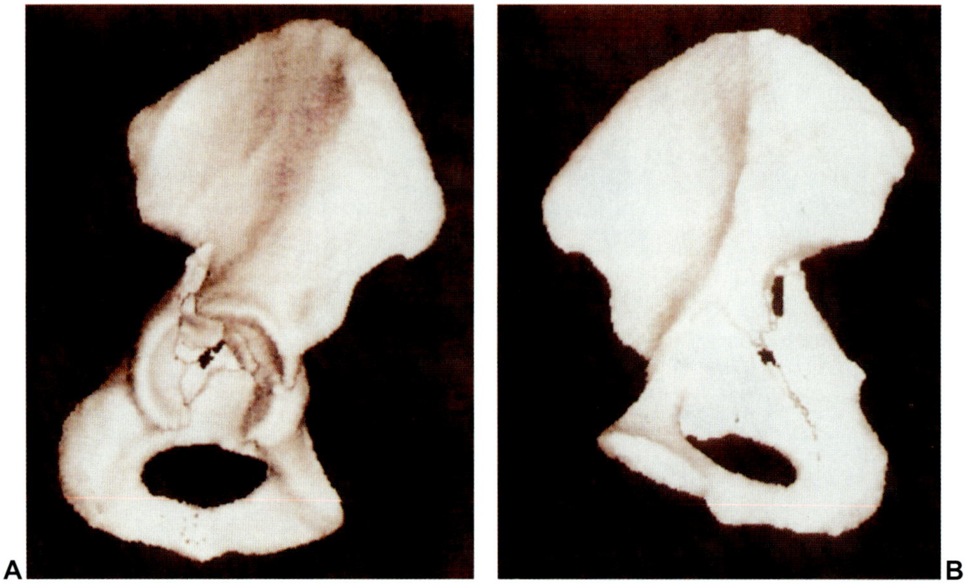

Figura 48. Tomografia computadorizada tridimensional (TC) pré-operatória, demonstrando as faces externa **(A)** e endopélvica **(B).** Um padrão de fratura atípico em forma de T com cominução intra-articular é demonstrado.

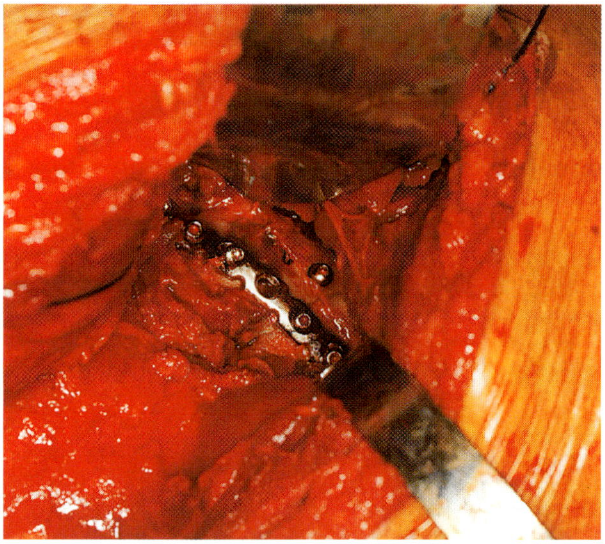

Figura 49. Fotografia intra-operatória da redução da coluna posterior (previamente vista sem redução nas Figs. 43-45) e a construção de fixação utilizada.

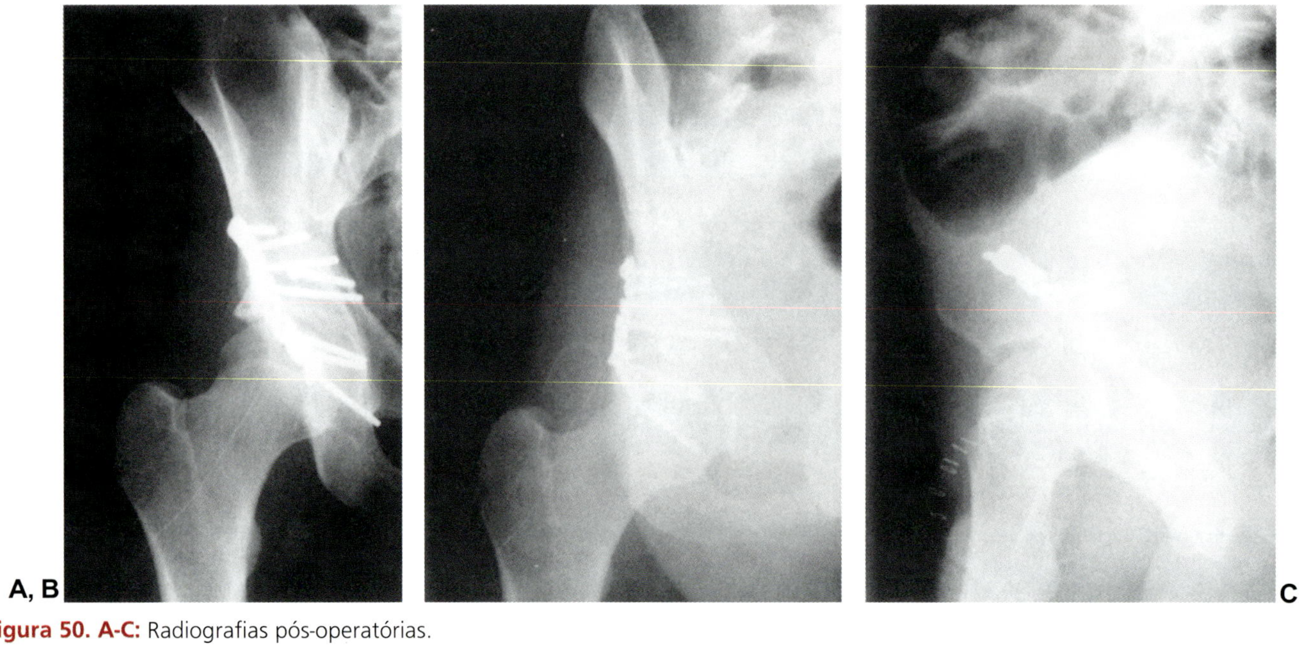

Figura 50. A-C: Radiografias pós-operatórias.

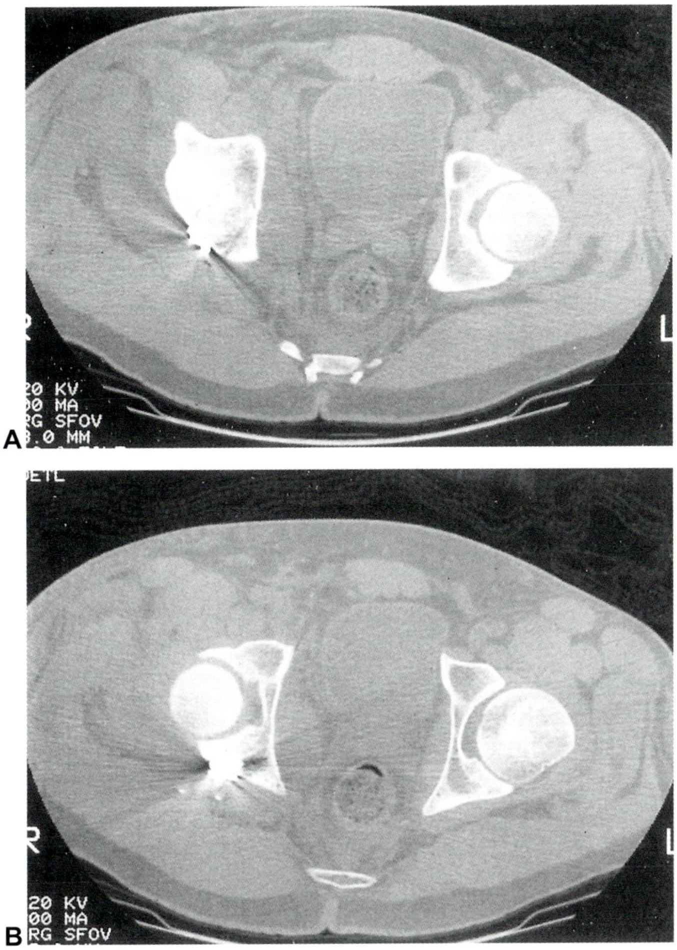

Figura 51. A, B: Cortes bidimensionais de tomografia computadorizada no pós-operatório correspondentes aos níveis das amostras pré-operatórias mostradas na Fig. 47.

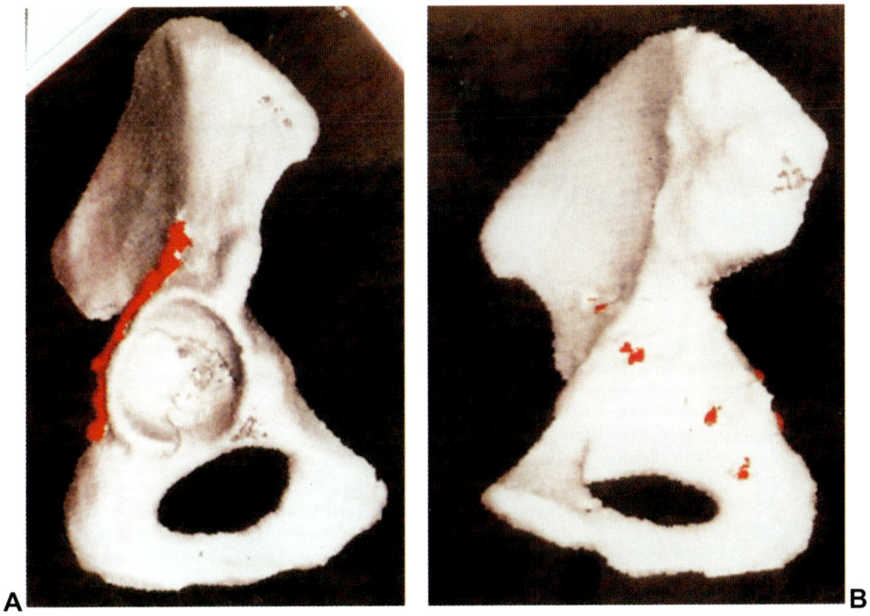

Figura 52. A, B: Tomografia computadorizada tridimensional (TC) no pós-operatório com a fixação destacada em vermelho.

LEITURA RECOMENDADA

1. Baumgaertner, M.R., Wegner, D., Booke, J.: SSEP monitoring during pelvic and acetabular surgery. *J. Orthop. Trauma,* 8:127-133, 1994.
2. Gray, G.: *Anatomy of the Human Body.* 28th ed. Lea & Febiger, Philadelphia, 1970.
3. Helfet, D.L., and Schmeling, G.J.: Somatosensory evoked potential monitoring in the surgical treatment of acute, displaced acetabular fractures: results of a prospective study. *Clin. Orthop.,* 301:213-220, 1994.
4. Henry, A.K.: *Extensile Exposure.* 2nd ed. Churchill Livingstone, Edinburgh, 1973.
5. Hollinshead, W.H.: *Anatomyfor Surgeons, vol. 3: The Back and Limbs.* 3rd ed. Harper & Row, Philadelphia, 1982.
6. Letournel, E., and Judet, R.: *Fractures of the Acetabulum.* Springer-Verlag, Berlin, 1981.
7. Letournel, E., and Judet, R.: *Fractures of the Acetabulum.* 2nd ed, Springer-Verlag, Berlin, 1993.
8. Matta, J.M.: Operative treatment of acetabular fractures. In Chapman, M.W., Madison, M. (eds.): *Operative Orthopaedics.* Vol. 1. J.B. Lippincott, Philadelphia, 1988, pp. 329-340.
9. Moed, B.R.: Complications of acetabular fracture surgery: prevention and management. *Int. J. Orthop. Trauma,* 2:68-81, 1992.
10. Moed, B.R., and Letournel, E.: Low-dose irradiation and indomethacin prevent heterotopic ossification after acetabular fracture surgery. *J. Bone Joint Surg. [Br]* 76:895-900, 1994.
11. Montgomery, K.D., Geerts, W.H., Hollis, G.P., Helfet, D L.: Practical management of venous thromboembolism following pelvic fractures. *Orthop. Clin. North Am.,* 28:397-404, 1997.
12. Tile, M.: *Fractures of the Pelvis and Acetabulum.* 2nd ed. Williams & Wilkins, Baltimore, 1995.

40

Fraturas Acetabulares: Abordagem Ilioinguinal

Joel M. Matta e Mark C. Reilly

INDICAÇÕES/CONTRA-INDICAÇÕES

A abordagem ilioinguinal foi desenvolvida por Letournel como um acesso para a coluna anterior do acetábulo e para a face interna do osso inominado. Ela permite a exposição de toda a fossa ilíaca interna e margem da pelve desde a face anterior da articulação sacroilíaca até a sínfise púbica. A superfície quadrilateral do osso inominado e os ramos superior e inferior também são acessíveis. O acesso a uma porção da face externa do ílio também é possível (Fig. 1).

A via de acesso ilioinguinal é a abordagem de escolha para todas as fraturas da parede e da coluna anterior. A maioria das fraturas anteriores e posteriores hemitransversais associadas também pode ser tratada com a abordagem ilioinguinal. Se a fratura já tiver mais de 15 dias, a via de acesso ilioinguinal ainda pode ser utilizada, a menos que exista um desvio significativo do componente posterior da fratura. Nesse caso, uma abordagem iliofemoral estendida é mais aplicável.

A abordagem ilioinguinal pode ser utilizada na maioria das fraturas associadas de ambas as colunas. A presença de uma fratura envolvendo a parede posterior não necessariamente impede o uso dessa abordagem. Se o fragmento da parede posterior apresentar uma "ponta" do ílio, a redução pode ser possível através da exposição do ílio lateral. A abordagem ilioinguinal não está recomendada para fraturas associadas de ambas as colunas com fragmentos pequenos ou cominutivos da parede posterior ou para as fraturas com envolvimento da articulação sacroilíaca.

Certas fraturas transversais também podem ser tratadas pela abordagem ilioinguinal. Especificamente, fraturas com desvio significativo da margem pélvica mas com leve ou nenhum desvio posterior podem ser tratadas. Além disso, a ilioinguinal pode ser utilizada como uma abordagem subseqüente quando uma redução incompleta da porção referente à coluna anterior de uma fratura em T tiver sido obtida previamente através de uma abordagem de Kocher-Langenbeck (Fig. 2).

J. M. Matta, M.D.: Department of Orthopaedic Surgery, University of Southern California, Los Angeles, California 90017.
M. C. Reilly, M.D.: Department of Orthopaedic Surgery, Harbor–University of California at Los Angeles Medical Center, Torrance, California 90509.

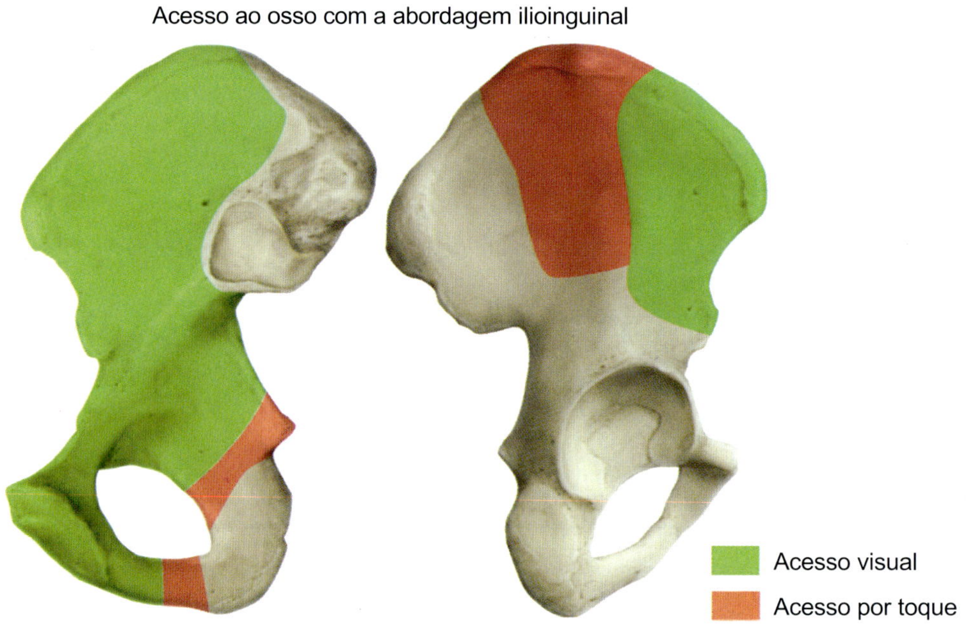

Figura 1. Acesso ao osso inominado com a abordagem ilioinguinal. Redesenhado com a permissão de Matta, J.M: *Surgical Approaches to Fractures of the Acetabulum and Pelvis.* Copyright J.M. Matta, 1996.

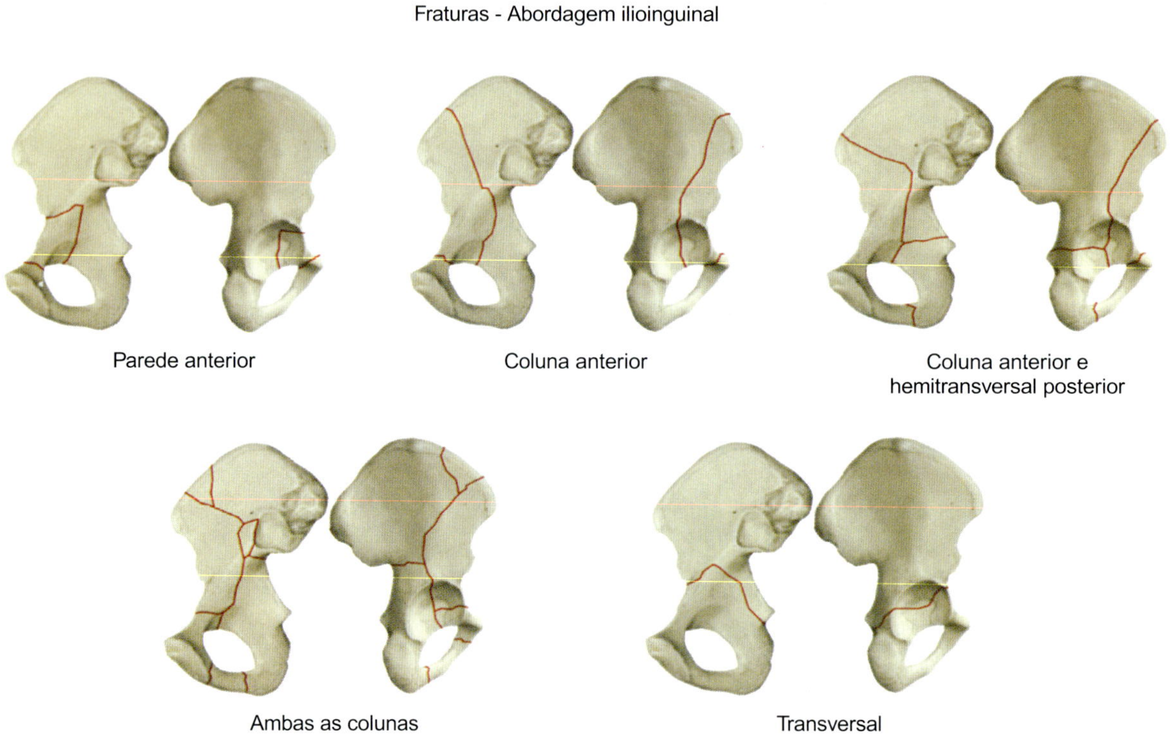

Figura 2. Fraturas operadas através de uma abordagem ilioinguinal. Redesenhado com a permissão de Matta, J.M: *Surgical Approaches to Fractures of the Acetabulum and Pelvis.* Copyright J.M. Matta, 1996.

PLANEJAMENTO PRÉ-OPERATÓRIO

A avaliação radiológica inicial de um paciente com fratura de acetábulo deve incluir uma radiografia pélvica ântero-posterior (AP) e incidências oblíquas de 45 graus da pelve. Apesar de a obtenção dessas radiografias inicialmente ser incômoda para o paciente, elas são vitais para um completo entendimento do padrão da fratura. Analgesia adequada deve ser proporcionada, e o ortopedista pode ser chamado para garantir o posicionamento adequado do paciente. Essas radiografias devem ser feitas no departamento de radiologia, em vez de serem feitas com equipamentos portáteis e com o paciente fora da tração. Uma avaliação cuidadosa das radiografias permite que a fratura seja classificada apropriadamente pela determinação do padrão exato da fratura.

A tomografia computadorizada (TC) pode acrescentar importantes informações adicionais a respeito da configuração da fratura e da presença de fragmentos impactados ou encarcerados dentro do acetábulo. Reconstruções tridimensionais com TC também podem auxiliar na obtenção de uma melhor compreensão dos complicados padrões de fratura. O desenho da fratura em osso seco, modelo pélvico ou desenho do osso inominado ajuda a assegurar que o cirurgião foi capaz de compreender a configuração da fratura antes de começar a intervenção cirúrgica.

A abordagem ilioinguinal é desenvolvida através de áreas anatômicas raramente utilizadas pela maioria dos cirurgiões ortopédicos, Além disso, a redução da fratura e a colocação apropriada da fixação requerem uma completa compreensão do padrão da fratura e da anatomia acetabular normal. Antes de realizar essa abordagem, o cirurgião é fortemente aconselhado a praticar em um cadáver e a adquirir experiência assistindo um cirurgião que já esteja familiarizado com a exposição, redução e fixação dessas difíceis lesões.

CIRURGIA

Técnica de Abordagem

A cirurgia é realizada sob anestesia geral com o paciente na posição supina em uma mesa ortopédica de Judet-Tasserit (Fig. 3). A perna afetada é posicionada com o quadril levemente flexionado para relaxar o músculo iliopsoas, o nervo femoral e os vasos ilíacos externos. Se neces-

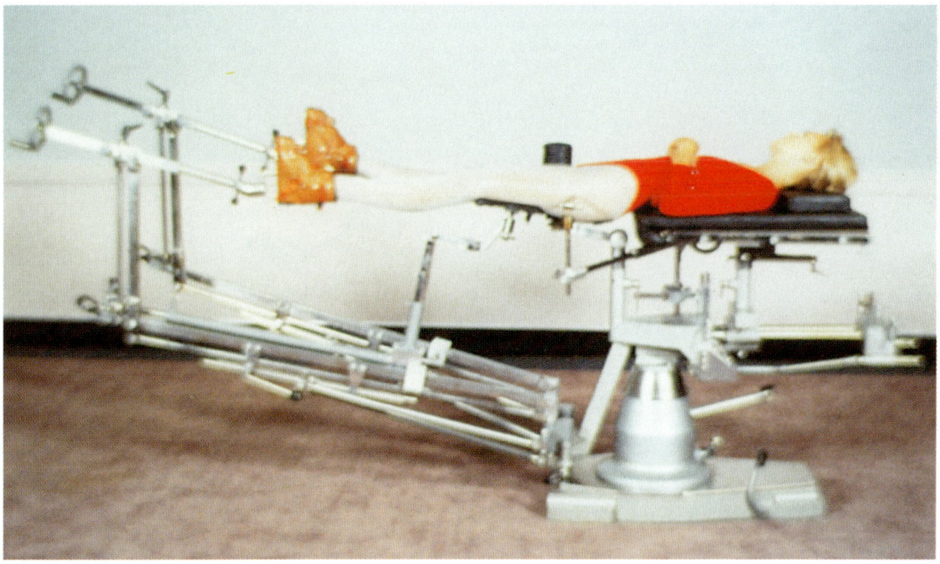

Figura 3. Paciente posicionada na mesa ortopédica de Judet-Tasserit. O quadril é flexionado para relaxar o iliopsoas e os vasos ilíacos externos. O equipamento de tração lateral está demonstrado. Reproduzido com a permissão de Matta, J.M: *Surgical Approaches to Fractures of the Acetabulum and Pelvis.* Copyright J.M. Matta, 1996.

sário durante a cirurgia, um equipamento de tração lateral pode ser utilizado através de um parafuso de tração passado pelo grande trocanter. Antes da cirurgia, um cateter de Foley é introduzido na bexiga.

A incisão começa na linha média, 3 a 4 cm proximais à sínfise púbica. Ela prossegue lateralmente até a espinha ilíaca ântero-superior e depois ao longo dos dois terços anteriores da crista ilíaca. A incisão deve se estender além da porção mais convexa do ílio (Fig. 4). O periósteo é incisionado ao longo da crista ilíaca, e a fixação dos músculos abdominais e a origem do ílio são liberadas. Através de dissecção subperiosteal, o músculo ílio é elevado da fossa ilíaca interna o mais posteriormente possível até atingir a articulação sacroilíaca e medialmente até a margem da pelve (Fig. 5). A fossa ilíaca interna é então tamponada para obter hemostasia. Através da porção inferior da incisão, a aponeurose do músculo oblíquo externo e a fáscia do músculo reto abdominal são expostas. Essas estruturas são dissecadas com um instrumento cortante em linha com a incisão cutânea até uma posição de pelo menos 1 cm do anel pélvico externo. A aponeurose do músculo oblíquo externo é então rebatida distalmente. Essa manobra descobre o teto do canal inguinal e expõe o ligamento inguinal. O cordão espermático ou ligamento redondo é visualizado na face medial da incisão. Um dreno de Penrose é colocado ao redor do cordão espermático ou do ligamento redondo e do nervo ilioinguinal adjacente. O dreno pode ser utilizado para facilitar o afastamento das estruturas durante o procedimento (Fig. 6).

O ligamento inguinal é incisionado com instrumento cortante de modo que um coto de 1 a 2 mm do ligamento permaneça com a origem comum dos músculos oblíquo interno e transverso abdominal e a fáscia transversal (Fig. 7). Deve ser tomado grande cuidado para evitar lesar as estruturas neurovasculares subjacentes. Imediatamente abaixo do ligamento inguinal, o nervo cutâneo lateral femoral sai na direção da coxa. O nervo pode ser encontrado em um local adjacente ou a até 3 cm medial à espinha ilíaca ântero-superior. O nervo deve ser identificado e protegido

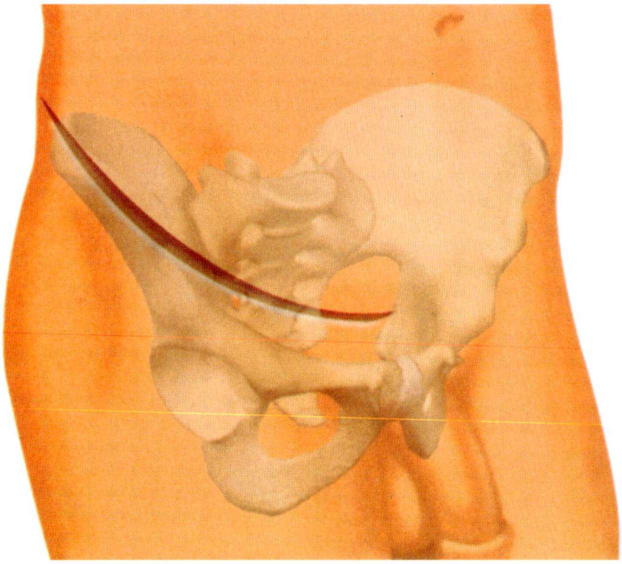

Figura 4. Incisão de pele para a abordagem ilioinguinal. A incisão começa 3 a 4 cm acima da sínfise púbica e deve se estender além da porção mais convexa do ílio. Redesenhado com a permissão de Matta, J.M: *Surgical Approaches to Fractures of the Acetabulum and Pelvis.* Copyright J.M. Matta, 1996.

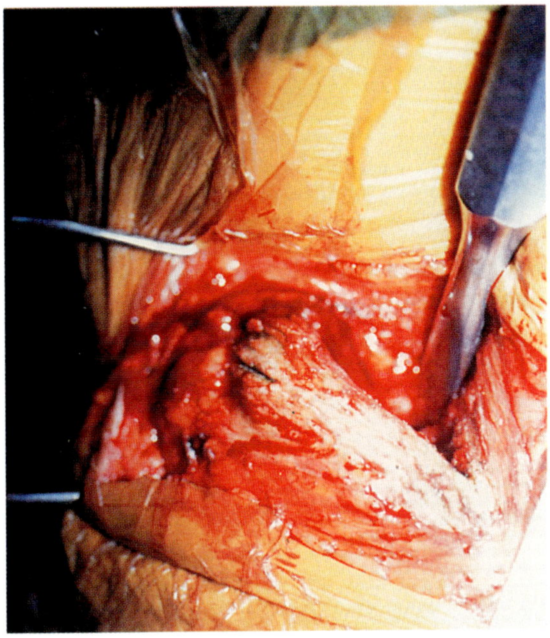

Figura 5. Liberação da inserção dos músculos abdominais e a dissecção subperiosteal subseqüente da fossa ilíaca interna.

durante toda a cirurgia. Diretamente por baixo da porção média da incisão se encontram os vasos ilíacos externos (Fig. 8). Medialmente a esses vasos, a inserção do tendão conjunto no púbis é incisionada. Pode ser necessária a incisão de uma porção do tendão do reto abdominal também, logo acima da sua inserção no púbis. O espaço retropúbico de Retzius agora está acessível e é tamponado com compressas úmidas após ser feita a evacuação do hematoma da fratura.

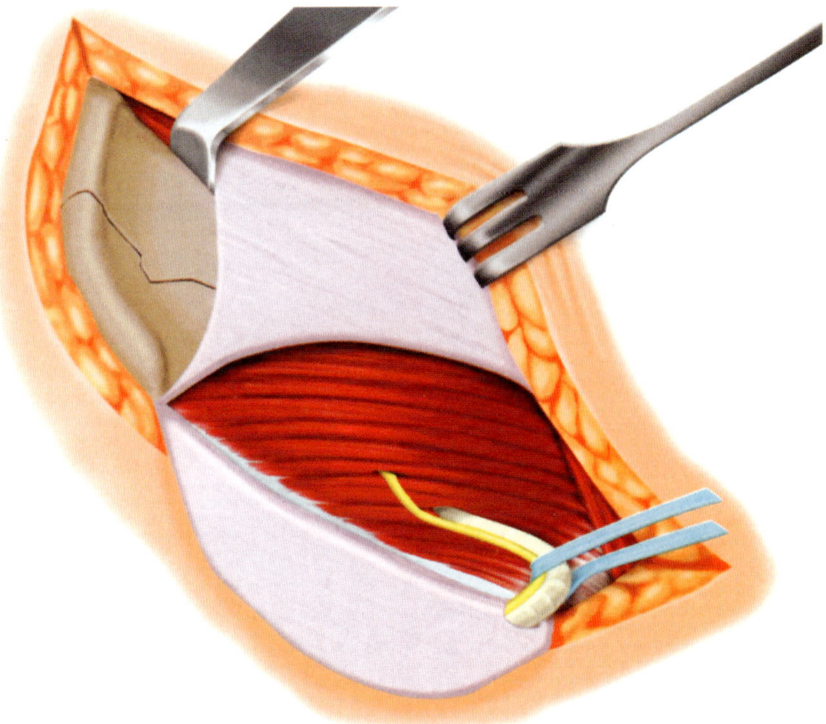

Figura 6. O canal inguinal foi descoberto e a aponeurose oblíqua externa é refletida inferiormente. O nervo ilioinguinal e o cordão espermático são protegidos por um dreno de Penrose. O ligamento inguinal é identificado. Redesenhado com a permissão de Matta, J.M: *Surgical Approaches to Fractures of the Acetabulum and Pelvis.* Copyright J.M. Matta, 1996.

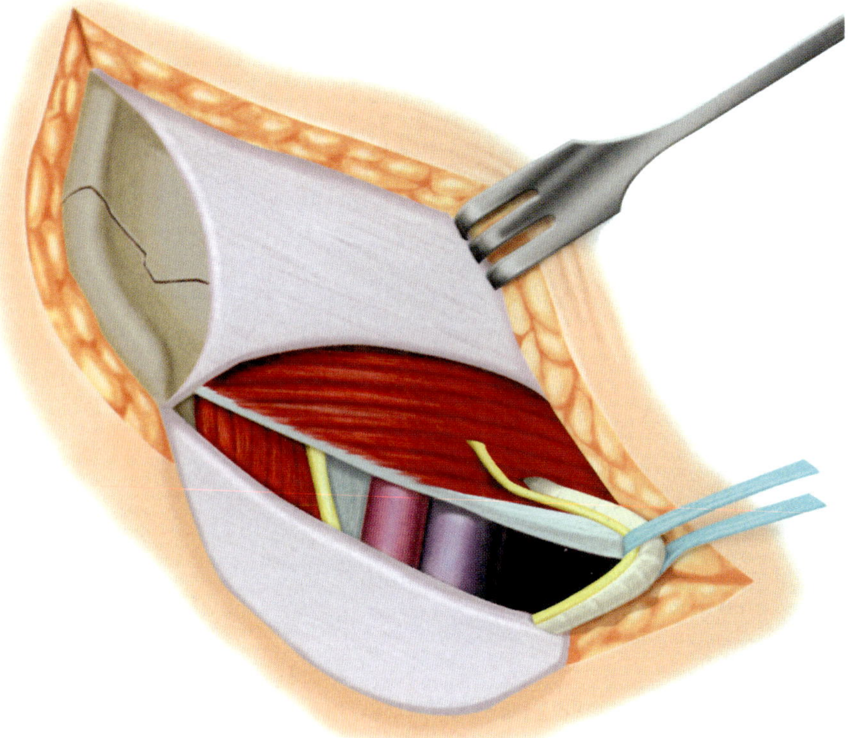

Figura 7. Os músculos abdominais e a fáscia transversal foram desinseridos do ligamento inguinal. Um coto de 1 mm do ligamento permanece para o fechamento. Redesenhado com a permissão de Matta, J.M: *Surgical Approaches to Fractures of the Acetabulum and Pelvis.* Copyright J.M. Matta, 1996.

Nesse ponto, as faces anteriores dos vasos femorais e os linfáticos circundantes são expostos na porção média da incisão dentro da lacuna vasorum. Situada mais lateralmente, a lacuna musculorum contém o iliopsoas, o nervo femoral e o nervo cutâneo femoral lateral. A bainha do iliopsoas, ou fáscia iliopectínea, separa as duas lacunas (Fig. 9). Os vasos e os linfáticos são cuidadosamente dissecados e afastados da face medial da fáscia, e o músculo iliopsoas e o nervo femo-

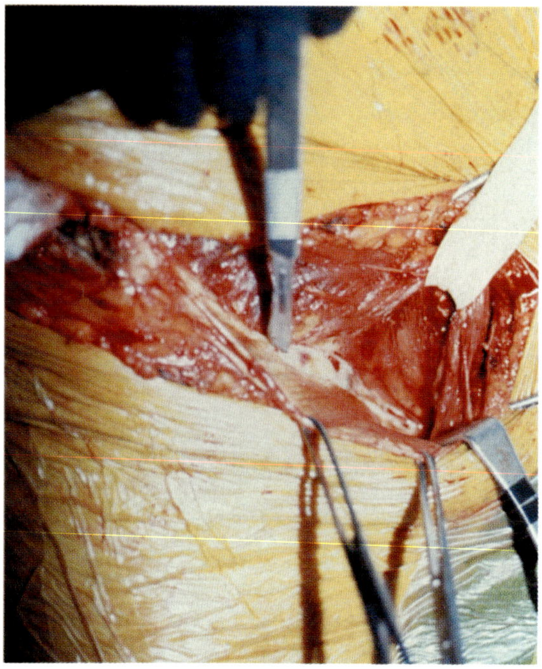

Figura 8. Diretamente abaixo do ligamento inguinal se localizam os vasos ilíacos externos. Observe como a artéria e veia ilíacas externas podem se localizar abaixo do ligamento.

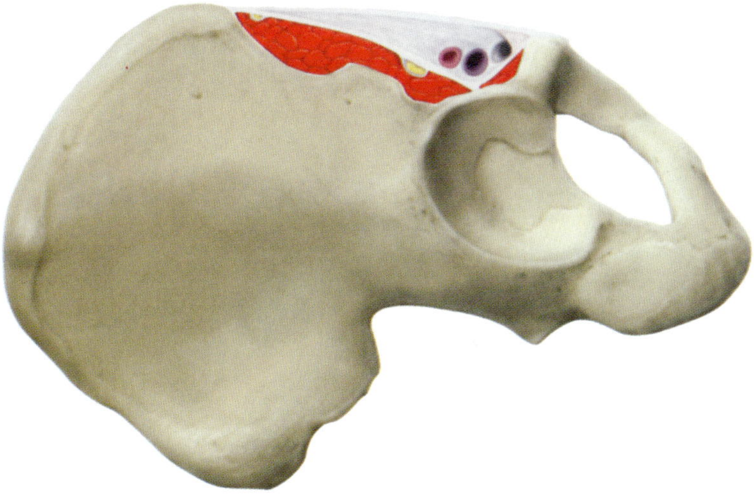

Figura 9. Nesse corte oblíquo no nível do ligamento inguinal, a fáscia iliopectínea separa a lacuna musculorum e a lacuna vasorum. Redesenhado com a permissão de Matta, J.M: *Surgical Approaches to Fractures of the Acetabulum and Pelvis.* Copyright J.M. Matta, 1996.

ral o são da face lateral (Figs. 10 e 11). A fáscia iliopectínea é incisionada na eminência pectínea (Fig. 12). O pulso da artéria ilíaca externa deve ser palpado antes dessa etapa para se assegurar de que o tronco vascular está protegido de lesões. A fáscia iliopectínea é desinserida da margem da pelve (Fig. 13). Em certos indivíduos, isso pode ocasionalmente ser realizado por dissecção digital. A desinserção da fáscia do iliopsoas permite o acesso para a pelve verdadeira e subseqüentemente para a superfície quadrilateral e coluna posterior. Um segundo dreno de Penrose é colocado ao redor do iliopsoas, nervo femoral e nervo cutâneo lateral femoral para propósitos de retração. Um terceiro Penrose é colocado ao redor dos vasos femorais e linfáticos. Deve-se tomar cuidado para não se manipular o tecido areolar adiposo ao redor dos vasos, já que ele contém os

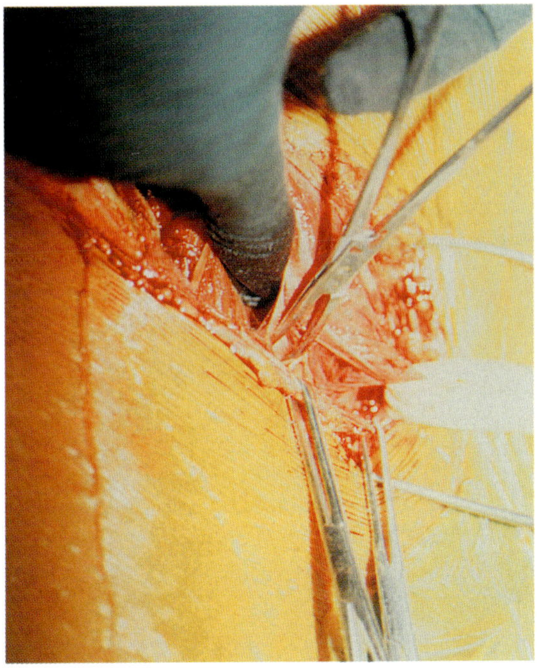

Figura 10. Os vasos ilíacos externos e os linfáticos são direcionados para longe da face medial da fáscia iliopectínea. O iliopsoas e o nervo femoral já foram dissecados para fora da face lateral da fáscia e são afastados pelo dedo do cirurgião.

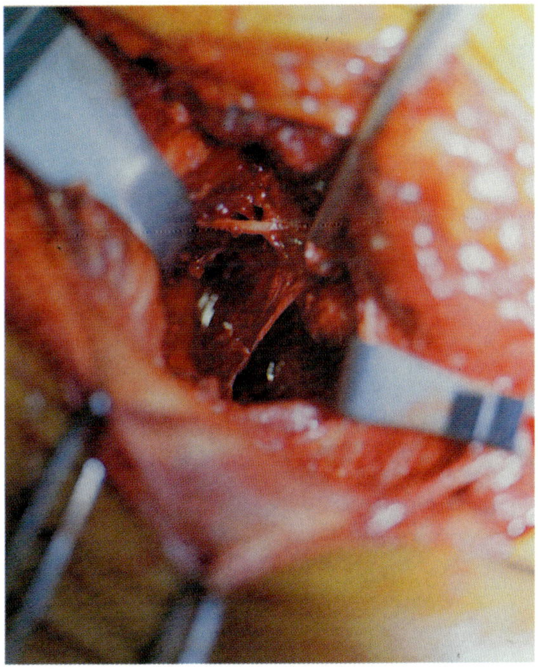

Figura 11. O iliopsoas e o nervo femoral são afastados lateralmente, e os vasos ilíacos externos são afastados medialmente, expondo a fáscia iliopectínea.

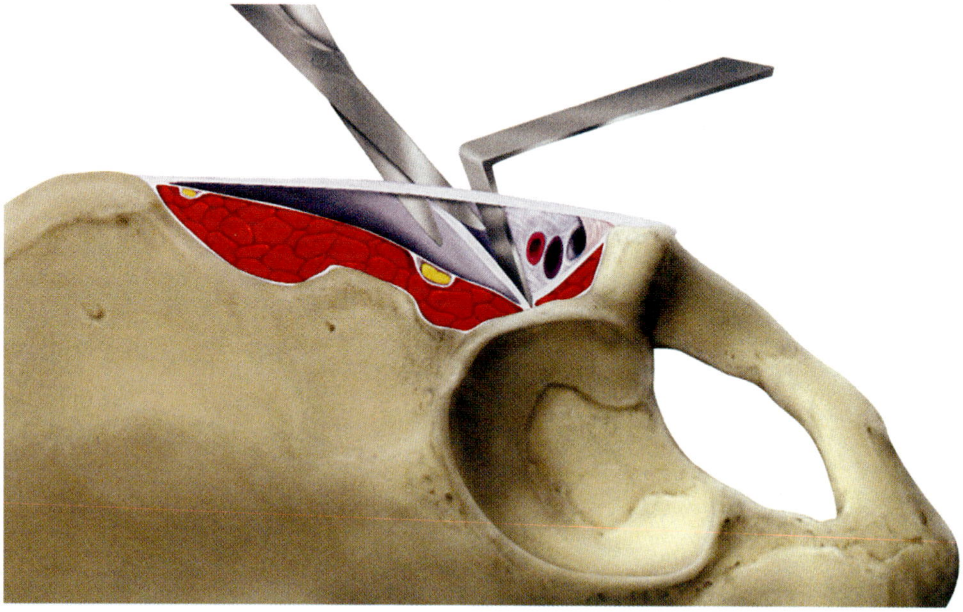

Figura 12. Esse corte transversal demonstra a divisão da fáscia iliopectínea a partir do ligamento inguinal para a eminência pectínea. Redesenhado com a permissão de Matta, J.M: *Surgical Approaches to Fractures of the Acetabulum and Pelvis.* Copyright J.M. Matta, 1996.

vasos linfáticos. A ruptura dos linfáticos pode resultar em uma drenagem linfática danificada no pós-operatório e em edema.

Antes da retração dos vasos ilíacos externos, o nervo e a artéria obturadora devem ser identificados póstero-medialmente aos vasos. A procura é feita para uma origem anômala da artéria obturadora a partir da artéria epigástrica inferior ou por uma anastomose entre os vasos obturado-

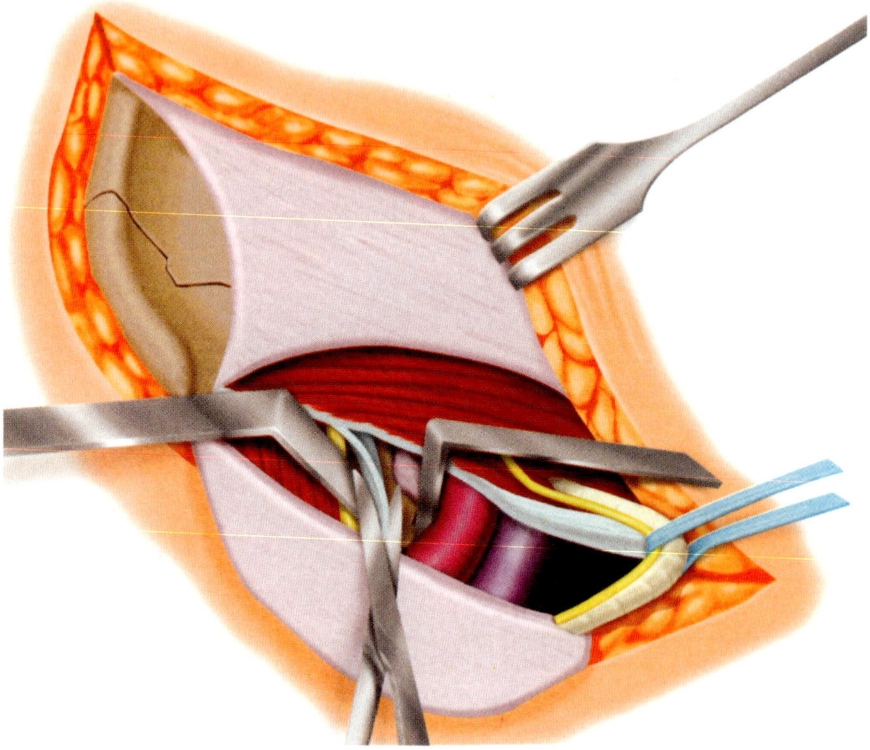

Figura 13. A fáscia iliopectínea é então dissecada livremente de sua inserção na margem da pelve. Redesenhado com a permissão de Matta, J.M: *Surgical Approaches to Fractures of the Acetabulum and Pelvis.* Copyright J.M. Matta, 1996.

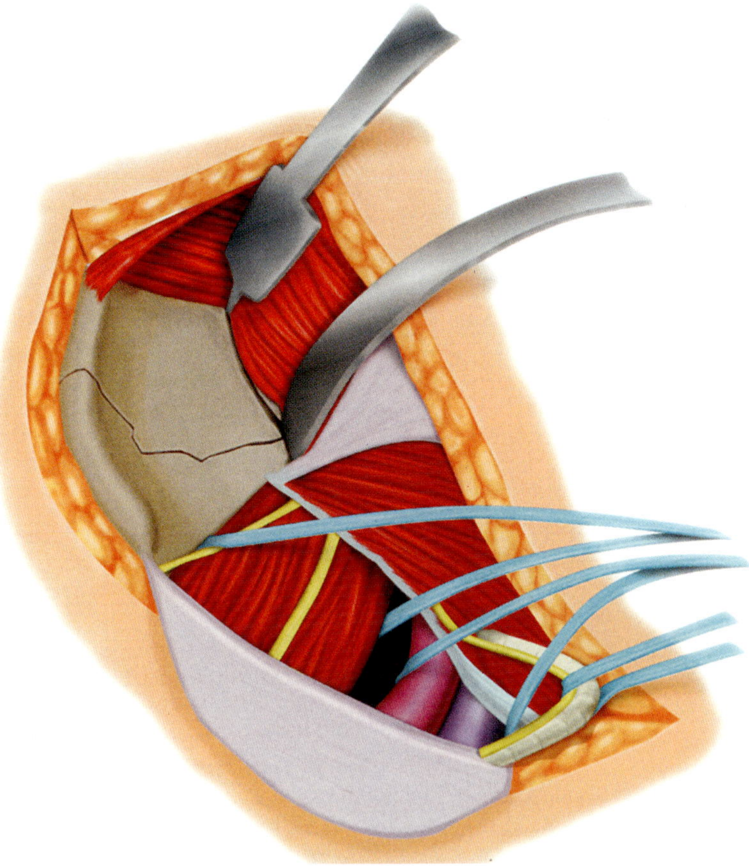

Figura 14. A primeira janela da abordagem ilioinguinal. A fossa ilíaca interna é visualizada. Um afastador de Hohmann é colocado na articulação sacroilíaca (SI) anterior. Redesenhado com a permissão de Matta, J.M: *Surgical Approaches to Fractures of the Acetabulum and Pelvis.* Copyright J.M. Matta, 1996.

res e ilíaco externos. Enquanto a presença de uma anastomose venosa é relativamente comum, uma anastomose arterial é rara. Se qualquer uma dessas estiver presente, a artéria, veia ou ambas devem ser pinçadas, ligadas e divididas para evitar avulsão do vaso durante a cirurgia, levando a uma hemorragia de difícil controle.

A dissecção subperiosteal é utilizada para expor a margem da pelve e o ramo púbico superior. O periósteo também pode ser elevado da superfície quadrilateral. Deve-se tomar cuidado quando se colocam os afastadores próximo à incisura isquiática maior para evitar lesão à veia glútea superior ou aos ramos da artéria ilíaca interna. A redução e fixação da fratura agora pode ser completada trabalhando-se de trás para a frente nas três janelas para visualização.

O afastamento medial do iliopsoas e dos nervos femorais permite a visualização de toda a fossa ilíaca externa, da articulação sacroilíaca e da margem da pelve através da primeira janela (Fig. 14). O afastamento lateral do iliopsoas e do nervo femoral, combinado com o afastamento dos vasos ilíacos externos, abre a segunda janela (Fig. 15). Essa janela dá o acesso para a margem da pelve, da articulação sacroilíaca para eminência pectínea, bem como o acesso para a superfície quadrilateral para a redução das fraturas da coluna posterior. O pulso da artéria ilíaca externa deve ser checado freqüentemente quando se trabalha nessa janela. O afastamento medial dos vasos dá acesso para o ramo superior do púbis e para a sínfise púbica, se necessário (Fig. 16). O cordão espermático ou o ligamento redondo é afastado medialmente ou lateralmente, conforme a necessidade.

Um acesso limitado para a face externa da asa ilíaca pode ser obtido através da desinserção do sartório e do ligamento inguinal da espinha ilíaca ântero-superior e elevação do músculo tensor da fáscia lata do ílio. Esse procedimento geralmente facilita a colocação de pinças de redução através da região anterior do osso inominado.

Após a fixação interna da fratura, drenos de sucção são colocados no espaço retropúbico de Retzius e ao longo da superfície quadrilateral e da fossa ilíaca interna. A face externa do osso também deve ser drenada se ela tiver sido exposta. A fáscia abdominal é suturada à fáscia lata com fios

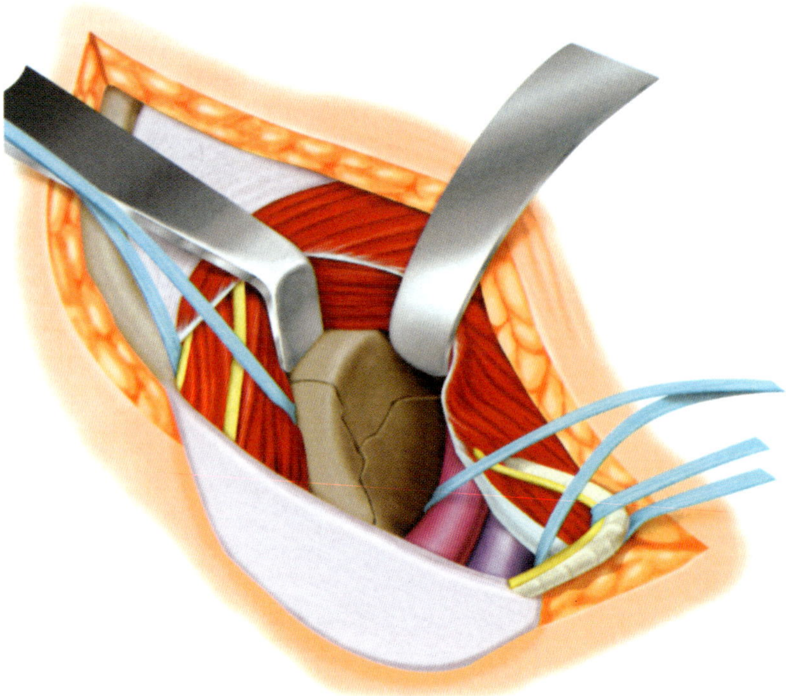

Figura 15. Segunda janela da abordagem ilioinguinal. A margem pélvica e a superfície quadrilateral são visualizadas.

grossos. Se o sartório tiver sido desinserido, ele é reparado através de um orifício perfurado na espinha ilíaca ântero-superior (Fig. 17). Relaxamento muscular deve ser utilizado durante o fechamento, e uma tração contínua é necessária para evitar que a fáscia abdominal se retraia posteriormente e proximalmente. Se os músculos abdominais não forem reparados anatomicamente, um reparo sólido do assoalho e do teto do canal inguinal não é possível. O tendão do reto abdominal é reparado, e a fáscia transversal e o tendão conjunto dos músculos oblíquo interno e abdominal transverso são reinseridos ao ligamento inguinal (Fig. 18). O teto do canal inguinal é reparado pelo fechamento da aponeurose do oblíquo externo (Fig. 19). A fáscia iliopectínea não é reparada.

Técnica de Redução e Fixação

O primeiro objetivo no tratamento de uma lesão de ambas as colunas é reduzir anatomicamente a fratura da coluna anterior. A crista e a asa ilíaca são reduzidas inicialmente. A redução

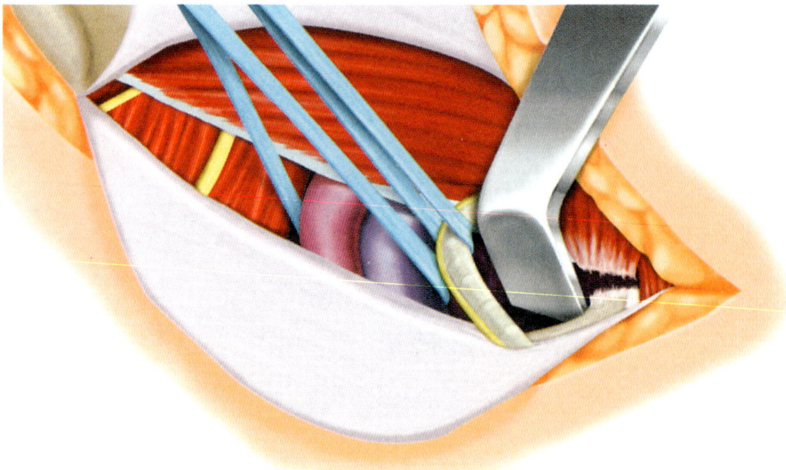

Figura 16. A terceira janela da abordagem ilioinguinal. A sínfise púbica e o espaço retropúbico de Retzius são expostos. O cordão espermático ou o ligamento redondo pode ser afastado medialmente ou lateralmente, conforme a necessidade. Redesenhado com a permissão de Matta, J.M: *Surgical Approaches to Fractures of the Acetabulum and Pelvis.* Copyright J.M. Matta, 1996.

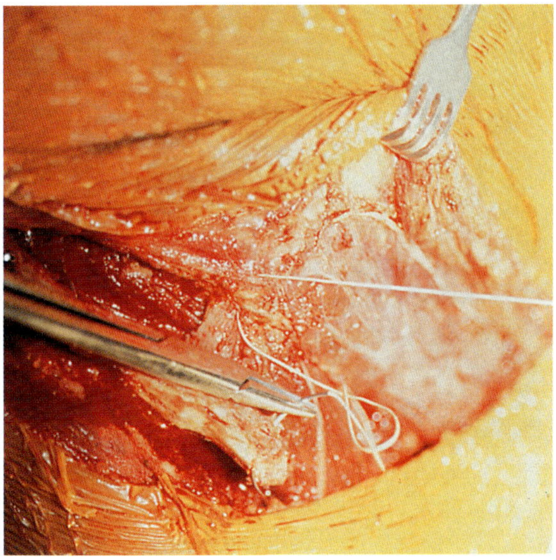

Figura 17. A origem do músculo sartório e dos músculos abdominais é presa através de um orifício perfurado na espinha ilíaca superior anterior.

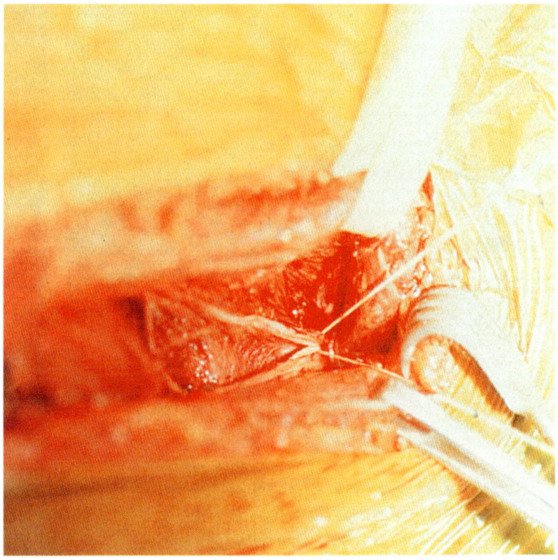

Figura 18. O ligamento inguinal é reparado. Superiormente estão a fáscia transversal e o tendão conjunto dos músculos oblíquo interno e dos músculos abdominais transversais. Inferiormente está o ligamento inguinal.

das linhas de fratura encontradas no ílio deve ser perfeita, a fim de que a superfície articular fique bem reduzida. É importante restaurar a concavidade normal da fossa ilíaca interna, que freqüentemente é maior do que imaginado. Geralmente, deve ser aplicada tração através da mesa ortopédica para permitir a desimpactação da asa ilíaca. Freqüentemente, a fratura da asa ilíaca bifurca para atingir a crista ilíaca em dois pontos, criando um fragmento triangular livre da asa (Fig. 20). Esse fragmento da fratura deve ser anatomicamente reduzido e fixado primeiro, pois isso facilita a redução precisa da coluna anterior (Fig. 21). No nível da crista ilíaca, um parafuso de 3,5 a 4,5 mm pode ser inserido entre as tábuas do ílio, fixando as fraturas vertical ou triangular (Fig. 22). Deve ser tomado cuidado quando se inserem esses parafusos para que não haja uma perda da redução durante o aperto final. Alternativamente, uma placa pélvica de 3,5 mm aplicada à crista

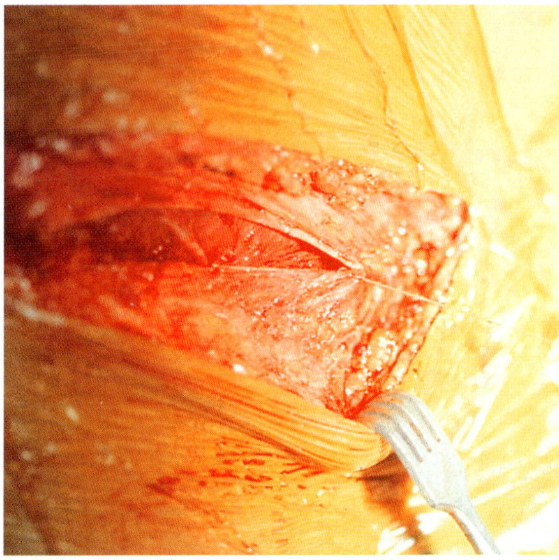

Figura 19. A aponeurose do oblíquo externo é reparada, fechando o teto do canal inguinal.

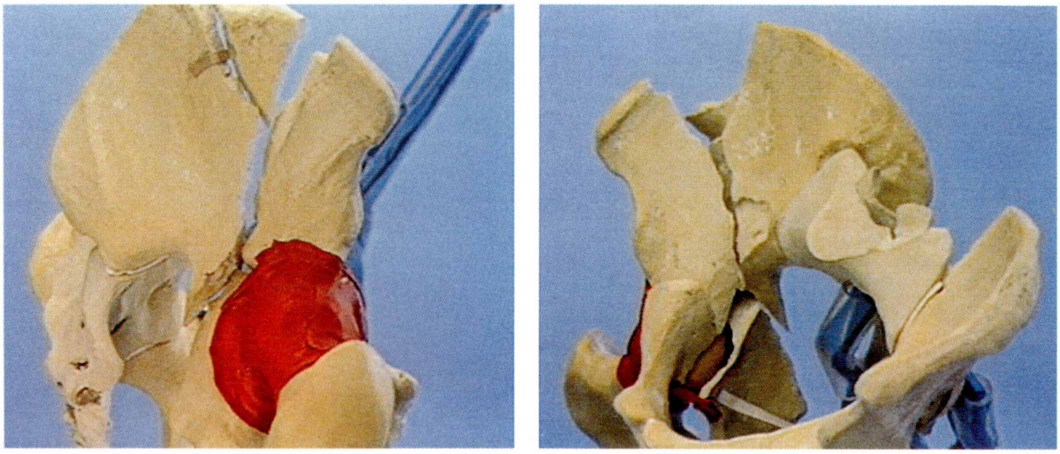

Figura 20. A: Fraturas associadas de ambas as colunas do acetábulo direito. Vista da face lateral do ílio. **B:** Fratura associada de ambas as colunas do acetábulo direito, Observe o fragmento triangular livre da crista ilíaca. Também encontramos um fragmento de fratura livre na margem pélvica. Reproduzido com a permissão da AO/ASIF: *Both Column Fracture Through the Ilioinguinal Approach* [Video]. Copyright AO/ASIF Video, 1991.

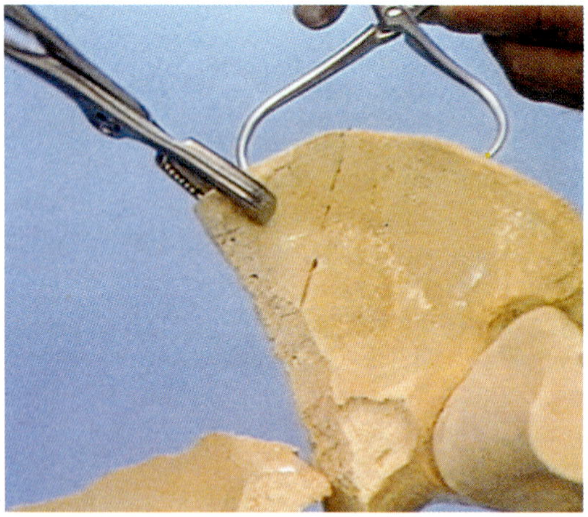

Figura 21. As pinças de Farabeuf e de Weber são utilizadas na redução do fragmento triangular da fratura da crista ilíaca. Reproduzido com a permissão da AO/ASIF: *Both Column Fracture Through the Ilioinguinal Approach* [Video]. Copyright AO/ASIF Video, 1991.

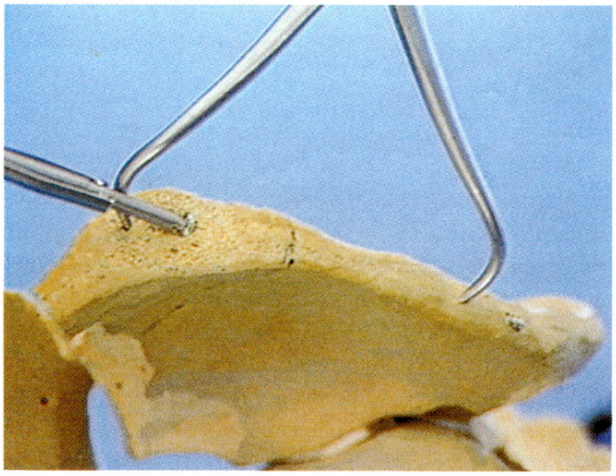

Figura 22. O parafuso é inserido entre as tábuas do ílio em paralelo com a crista ilíaca, com a pinça de Weber mantendo a redução. Reproduzido com a permissão da AO/ASIF: *Both Column Fracture Through the Ilioinguinal Approach* [Video]. Copyright AO/ASIF Video, 1991.

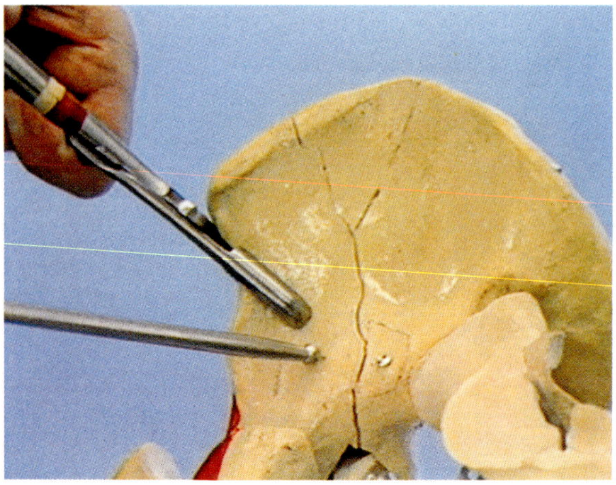

Figura 23. As pinças de Farabeuf e de Weber são utilizadas para reduzir a fratura da coluna anterior. Observe que o fragmento da fratura da margem da pelve foi reduzido e fixado com um único parafuso. A redução precisa da coluna anterior não é possível, a menos que os dois fragmentos extra-articulares da fratura sejam precisamente reduzidos e estabilizados. Reproduzido com a permissão da AO/ASIF: *Both Column Fracture Through the Ilioinguinal Approach* [Video]. Copyright AO/ASIF Video, 1991.

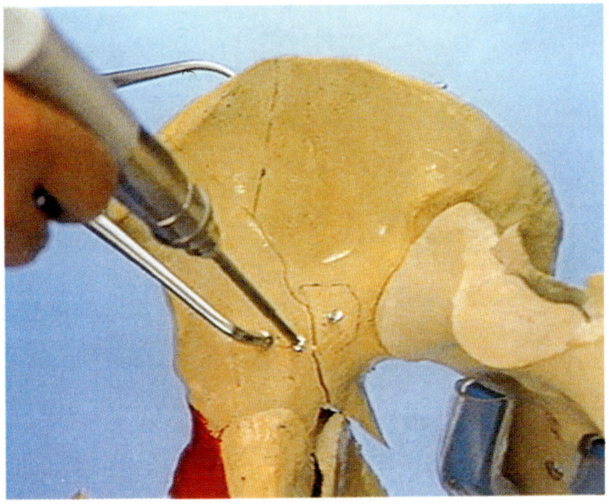

Figura 24. A redução da coluna anterior é mantida com um parafuso passado lateralmente à margem pélvica e direcionado para a incisura isquiática. Reproduzido com a permissão da AO/ASIF: *Both Column Fracture Through the Ilioinguinal Approach* [Video]. Copyright AO/ASIF Video, 1991.

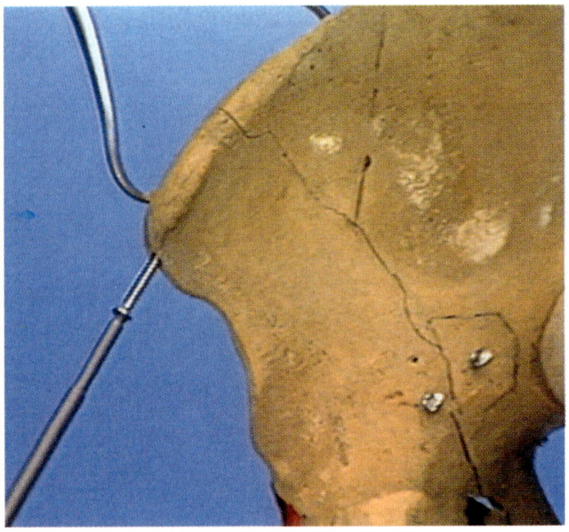

Figura 25. Um parafuso adicional de 3,5 mm é colocado entre as tábuas do ilíaco no nível da crista ilíaca. Reproduzido com a permissão da AO/ASIF: *Both Column Fracture Through the Ilioinguinal Approach* [Video]. Copyright AO/ASIF Video, 1991.

ilíaca pode gerar uma fixação mais confiável. Esse implante pode ser colocado tanto na fossa ilíaca interna logo abaixo da crista, ou pode ficar localizado diretamente na crista ilíaca. As placas aplicadas diretamente à crista ilíaca permitem a colocação de parafusos longos entre as duas tábuas da asa do ílio. Entretanto, placas e parafusos nesse local em geral são uma fonte de irritação, e pode ser necessária sua remoção.

A cominução de uma fratura da coluna anterior na margem da pelve é comum. Apesar de esses fragmentos corticais livres serem extra-articulares é imperativo que eles sejam reduzidos anatomicamente e fixados, já que a redução da coluna anterior é impossível de ser avaliada sem essas peças.

A fratura da coluna anterior é então reduzida. A manobra de redução pode ser realizada com o uso de uma pinça de Farabeuf e um cravo esférico (Fig. 23). Ocasionalmente, pinças passadas através da margem anterior do osso podem ser úteis. Um parafuso colocado lateralmente à margem da pelve e direcionado para a incisura isquiática irá manter a redução (Fig. 24). Adicionalmente, um parafuso pode ser colocado entre as tábuas do ílio no nível da crista ilíaca (Fig. 25). Uma placa longa curva é então moldada à face superior da margem pélvica. Placas pélvicas especiais e pré-moldadas estão disponíveis com um raio de curvatura de 88 a 108 graus. Essas placas são projetadas para se ajustar na curvatura típica das margens pélvicas de homens e de mulheres. Essa placa pode se estender anteriormente da frente da articulação sacroilíaca até o corpo do púbis. A placa possui um contorno típico, que inclui uma concavidade para a fossa ilíaca interna (Fig. 26). Além disso, a placa deve ser torcida para se encaixar apropriadamente ao contorno do ílio. A moldagem da placa freqüentemente leva algum tempo. É importante que a placa se encaixe no osso do modo mais perfeito possível para evitar perda de redução da fratura.

A coluna posterior é então reduzida com o uso de uma pinça de redução angulada, restaurando o perfil da incisura isquiática maior. A pinça de redução geralmente é colocada inteiramente dentro da segunda janela da abordagem (Fig. 27), mas ocasionalmente uma pinça maior colocada através da margem anterior do osso é útil. Na maioria dos casos, a superfície quadrilateral está presa à coluna posterior, e a precisão da redução da coluna posterior pode ser avaliada pela inspeção da redução da superfície quadrilateral à coluna anterior. A fixação da coluna posterior é conseguida através de parafusos colocados em paralelo à superfície quadrilateral (Fig. 28). Esses parafusos podem ser colocados tanto dentro ou separados da placa da margem pélvica e visam a obter uma fixação na superfície retroacetabular (Fig. 29). Além disso, um parafuso que é passado pelo pilar anterior da superfície lateral do ílio e direcionado obliquamente para a superfí-

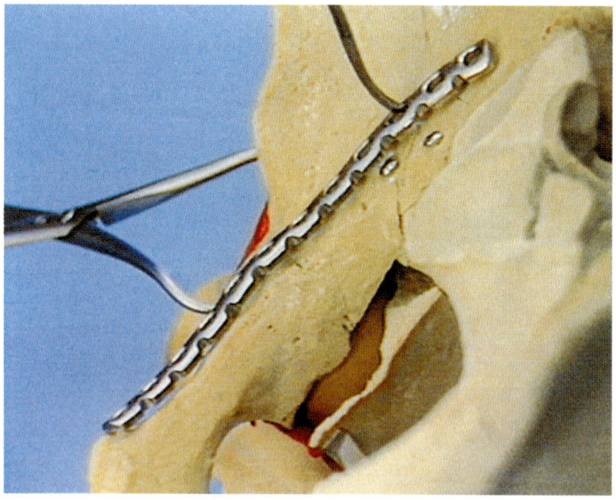

Figura 26. A placa pélvica curvada é moldada sobre o osso inominado. Estão mostradas a concavidade no ramo superior, a convexidade na eminência pectínea e a concavidade da fossa ilíaca interna. Reproduzido com a permissão da AO/ASIF: *Both Column Fracture Through the Ilioinguinal Approach* [Video]. Copyright AO/ASIF Video, 1991.

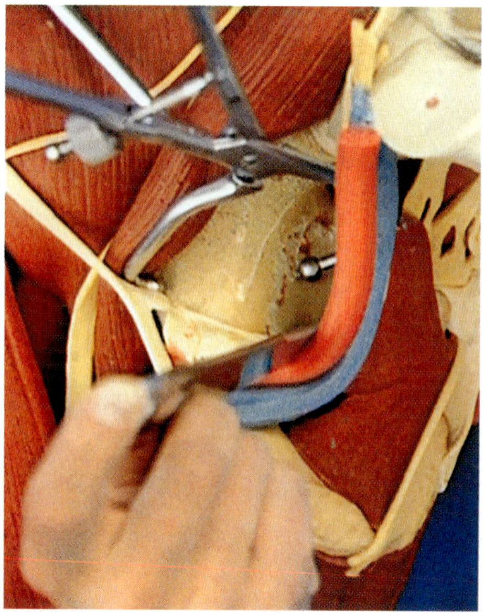

Figura 27. A fratura da coluna posterior é reduzida com a utilização de uma pinça de redução angulada colocada inteiramente dentro da segunda janela da abordagem. O iliopsoas e o nervo femoral são afastados lateralmente, os vasos ilíacos externos são afastados lateralmente e os vasos ilíacos esternos são afastados medialmente. Um ponto da pinça de redução está na parede anterior e outro está na superfície quadrilateral. Reproduzido com a permissão da AO/ASIF: *Both Column Fracture Through the Ilioinguinal Approach* [Video]. Copyright AO/ASIF Video, 1991.

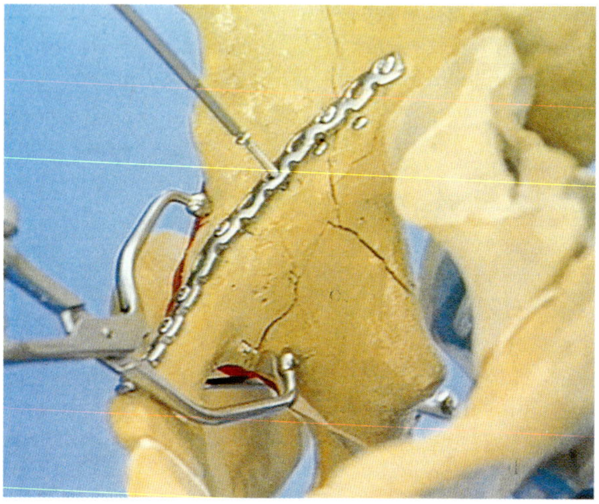

Figura 28. A coluna posterior é mantida com uma pinça de redução angulada. O parafuso é passado através da placa em paralelo com a superfície quadrilateral. Reproduzido com a permissão da AO/ASIF: *Both Column Fracture Through the Ilioinguinal Approach* [Video]. Copyright AO/ASIF Video, 1991.

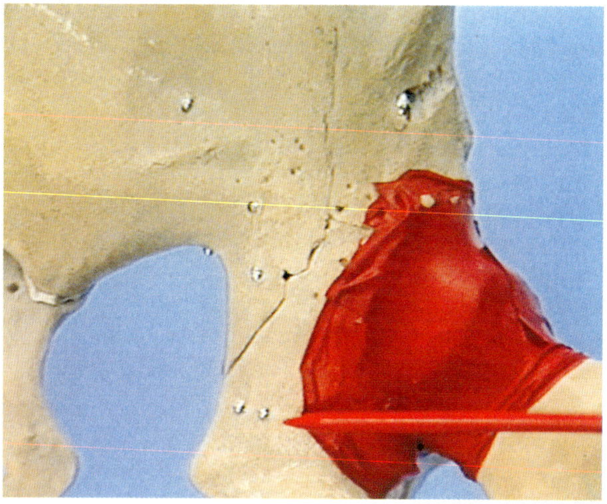

Figura 29. A fixação da coluna posterior consegue uma captura na superfície retroacetabular do ilíaco. O apontador vermelho aponta para os dois parafusos inseridos através da placa colocadas na margem da pelve. Reproduzido com a permissão da AO/ASIF: *Both Column Fracture Through the Ilioinguinal Approach* [Video]. Copyright AO/ASIF Video, 1991.

cie quadrilateral pode ser utilizado. Esse parafuso pode ser utilizado em situações nas quais um fragmento separado da superfície quadrilateral requer fixação. Os fragmentos cominutivos da superfície quadrilateral freqüentemente são encontrados, mas essas peças geralmente formam uma porção da fossa cotilóide e não contribuem para a porção articular direta da articulação ou para a estabilidade do quadril. Placas modeladas sobre a margem da pelve e sobre a superfície quadrilateral não são utilizadas rotineiramente.

Uma fratura estendida da parede posterior, se presente, pode ser tratada pelo aumento da exposição até a superfície lateral do ílio. Uma grande pinça de redução colocada através da face anterior do osso inominado pode ser utilizada para reduzir a parede posterior. Essa fratura pode ser fixada com parafusos orientados obliquamente colocados lateralmente à margem da pelve e direcionados para a extensão superior do ílio. Entretanto, é imperativo se utilizar o intensificador de imagens para confirmar que foi obtida uma localização extra-articular do parafuso.

Áreas impactadas da cartilagem articular freqüentemente são encontradas, especialmente quando existe um desvio medial da cabeça femoral. O equipamento de tração lateral na mesa ortopédica de Judet-Tasserit pode ser utilizado para posicionar a cabeça femoral abaixo do segmento intacto da superfície articular. A cabeça femoral pode então ser utilizada como um molde para a redução dos segmentos impactados. A desimpactação desses fragmentos é realizada através das linhas de fratura da coluna anterior ou da superfície quadrilateral.

Nota Técnica

A redução final da superfície articular do acetábulo não pode ser visualizada diretamente mas é considerada correta após a restauração anatômica do contorno interno do osso inominado (Fig. 30). O uso do intensificador de imagens é um ajudante valioso para assegurar tanto uma orientação apropriada dos parafusos próximo ao acetábulo como uma redução perfeita da superfície articular. Uma radiografia em AP da pelve deve ser obtida na sala de cirurgia para confirmar a adequação da redução. Antes da alta hospitalar, radiografias em AP e oblíquas de 45 graus da pelve são obtidas para documentar a redução e a fixação. Se houver qualquer suspeita de uma posição intra-articular do material de síntese, o exame fluoroscópico pode ser uma ferramenta

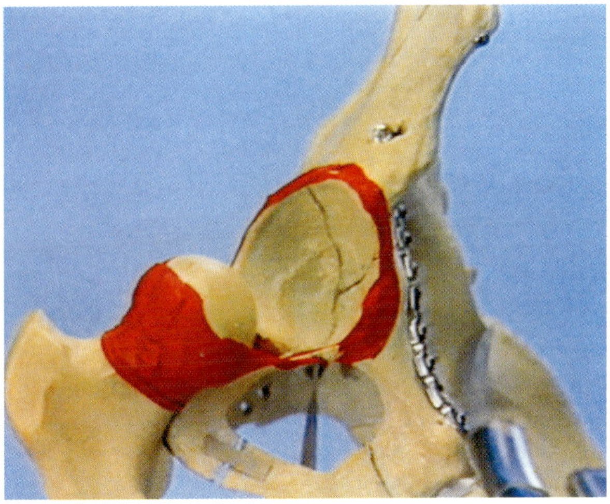

Figura 30. A redução da superfície articular nunca é diretamente visualizada. Reproduzido com a permissão da AO/ASIF: *Both Column Fracture Through the Ilioinguinal Approach* [Video]. Copyright AO/ASIF Video, 1991.

valiosa. O feixe de raios X pode ser direcionado em uma posição paralela a qualquer parafuso para documentar sua localização. Ocasionalmente, uma TC pós-operatória pode gerar informações adicionais a respeito da redução da fratura ou da localização do material de síntese, mas esse exame não é realizado rotineiramente.

TRATAMENTO PÓS-OPERATÓRIO

Uma cobertura antibiótica profilática com uma cefalosporina de primeira geração e gentamicina é mantida por 72 horas após a cirurgia. Os drenos de sucção geralmente são removidos em 48 horas ou quando a drenagem pára.

A terapia de anticoagulação segue um protocolo previamente descrito (6). Todos os pacientes são avaliados com uma ultra-sonografia Doppler para uma possível trombose venosa profunda (TVP) no momento da internação. Os casos positivos de TVP recebem um filtro de veia cava. Se a TVP não está presente, equipamentos de compressão mecânica são aplicados antes da cirurgia e continuados durante todo o período de internação hospitalar. Um regime de dose ajustada de varfarina (Coumadin) é iniciado no segundo dia de pós-operatório e mantido durante 6 semanas.

Um protocolo de carga parcial é iniciado, e a carga é limitada a 15 kg durante as primeiras 8 semanas após a cirurgia. Exercícios de movimentação do quadril com o paciente em pé são encorajados nesse momento. Oito semanas após a cirurgia, a carga é aumentada para uma descarga de peso completa, e exercícios de movimentos ativos contra resistência são iniciados. Ênfase é colocada no fortalecimento da musculatura flexora e abdutora do quadril. Não é necessária profilaxia para ossificação heterotópica.

Após a alta, os pacientes são vistos em 3 semanas, 3 meses, 6 meses e 1 ano; a partir dessa visita, passam a ser avaliados anualmente. Uma radiografia AP da pelve é obtida em cada visita. Se ocorrer perda da redução ou se artrite pós-traumática precoce for suspeitada, então também podem ser obtidas incidências oblíquas de Judet.

Os pacientes geralmente são capazes de retornar ao trabalho em 4 ou 6 meses, se estiver envolvido um trabalho pesado. Geralmente retornam a atividades recreativas em 6 meses e a exercícios vigorosos em 1 ano. Apesar de a maioria dos pacientes com fraturas do acetábulo relatar nunca mais ter sentido que seu quadril era totalmente normal, 70% acabam ficando capacitados para retornar a seus níveis de atividade prévios.

COMPLICAÇÕES

As complicações com a abordagem ilioinguinal envolvem primariamente lesões neurovasculares. O nervo cutâneo femoral lateral é o nervo mais freqüentemente lesionado, resultando em uma parestesia ou entorpecimento da face lateral da coxa. As lesões ao nervo femoral em geral são lesões por distensão, atribuíveis a uma vigorosa retração do iliopsoas e do nervo femoral. As lesões do nervo ciático podem ser causadas tanto pela colocação dos afastadores na incisura isquiática como pela lesão direta do nervo por uma broca. As complicações linfáticas e o edema de coxa no pós-operatório são evitáveis se o tecido perivascular que circunda os vasos ilíacos externos foi preservado. Existe o potencial para a laceração direta da artéria ou veia ilíaca externa. Além disso, uma retração descuidada dos vasos pode levar a uma lesão da íntima da artéria ilíaca externa e a uma subseqüente trombose arterial. No pós-operatório, os pulsos periféricos devem ser monitorados durante 24 horas para identificar qualquer comprometimento vascular em evolução.

Em suas séries iniciais, Letournel (2,3,5) encontrou uma incidência de 30% de infecções na ferida cirúrgica. Entretanto, com o uso rotineiro de antibióticos profiláticos e drenagem fechada com drenos de aspiração do espaço de Retzius, os índices de infecção diminuíram significativamente (1,7). Com a restauração dos contornos internos do osso inominado, a articulação do quadril não fica em contato direto com a infecção. A exploração de rotina da articulação do quadril não é realizada, a menos que existam sinais e sintomas clínicos que levem à suspeita de uma infecção intra-articular. A infecção profunda da ferida, quando encontrada, é tratada com repetição da exploração da ferida, irrigação, desbridamento e fechamento da ferida sobre drenos. Uma cobertura apropriada com antibióticos de amplo espectro é utilizada até que os resultados da cultura sejam conhecidos e uma cobertura específica seja possível.

Uma hérnia inguinal pós-operatória pode ocorrer como complicação de um reparo incompleto ou inadequado do canal inguinal. A dissecção cuidadosa do assoalho do canal inguinal durante a exposição deve deixar tecido suficiente para um reparo sólido. Letournel registrou hérnias significativa da parede abdominal em somente 1,1% de seus pacientes.

CASO ILUSTRATIVO PARA A TÉCNICA

Uma jovem de 24 anos de idade foi envolvida em um acidente automobilístico, sofrendo fratura de ambas as colunas do acetábulo. As radiografias em AP e oblíquas de 45 graus da pelve são mostradas na Fig. 31A-C. A paciente foi submetida a uma redução aberta e fixação interna da fratura através de uma abordagem ilioinguinal. A radiografia em AP no acompanhamento de 4 anos demonstrou que a fratura consolidou com a manutenção da articulação do quadril (Fig. 32). Sua função do quadril era normal.

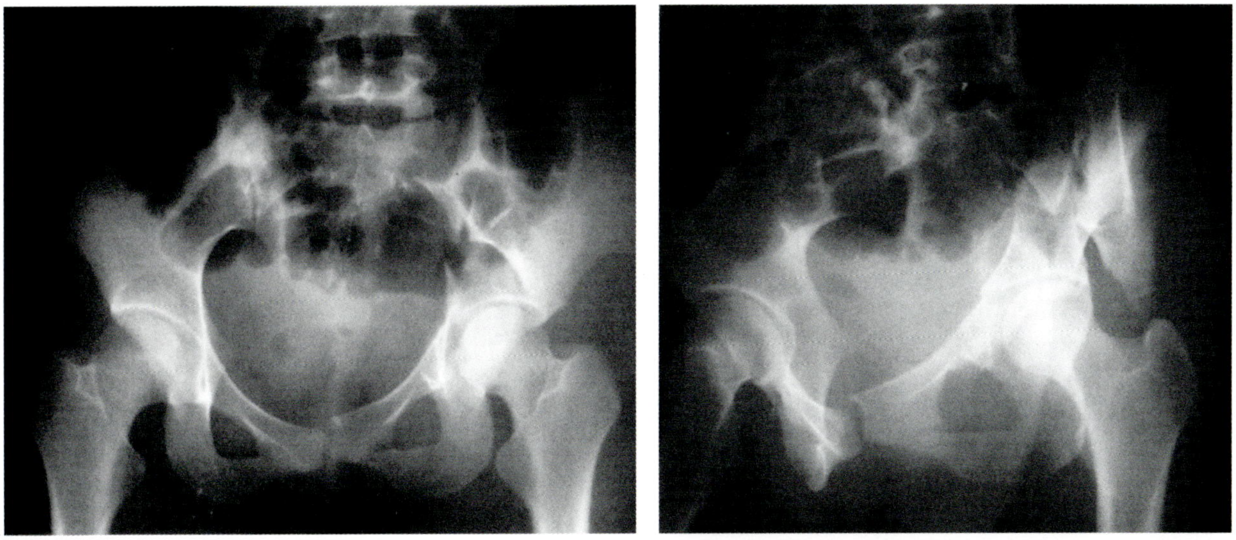

A B

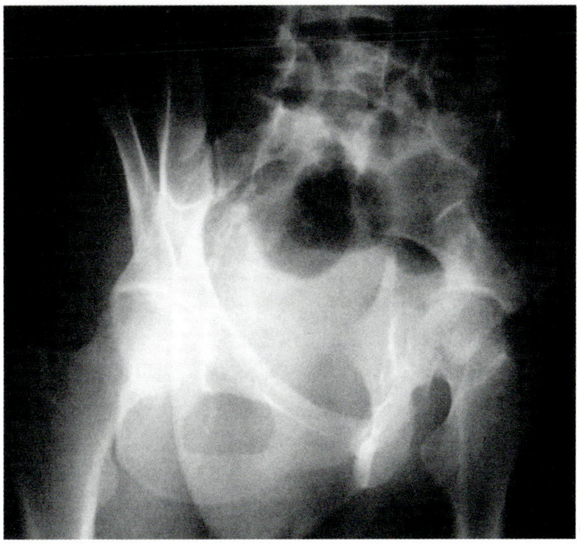

C

Figura 31. Radiografias ântero-posterior (AP) da pelve **(A)** e oblíquas obturatriz **(B)** e oblíqua alar **(C)** de uma fratura associada de ambas as colunas do acetábulo.

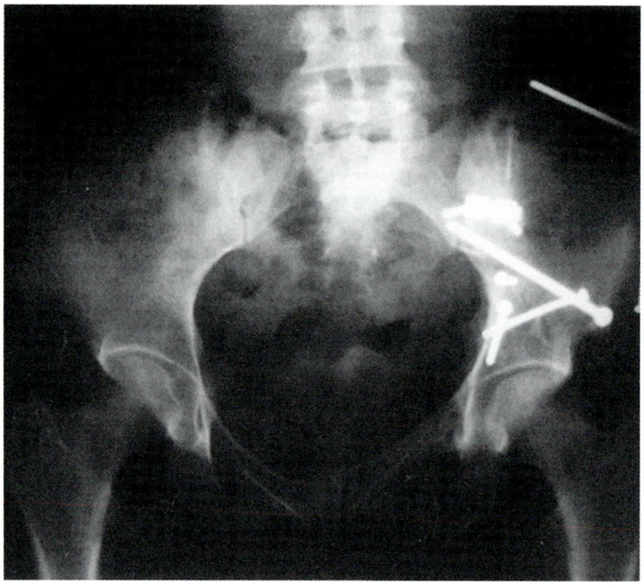

Figura 32. Radiografia ântero-posterior da pelve em um acompanhamento após 4 anos. A fratura está consolidada, e a articulação do quadril é considerada excelente tanto radiologicamente como clinicamente.

LEITURA RECOMENDADA

1. Fishman, A.J., Greeno, R.A., Brooks, L.R., Matta, J.M.: Prevention of deep venous thrombosis and pulmonary embolism in acetabulum and pelvic fracture surgery. *Clin. Orthop.,* 305:10-19, 1994.
2. Judet, R., Judet, L, Letournel, E.: Fractures of the acetabulum: classification and surgical approaches for open reduction. *J. Bone Joint Surg. [Am],* 46:1615, 1964.
3. Marta, J.M.: Operative indications and choice of surgical approach for fractures of the acetabulum. *Tech*. Orthop., 1:13, 1986.
4. Matta, J.M.: Operative treatment of acetabular fractures through the ilioinguinal approach. *Clin. Orthop.,* 305:10-19, 1994.
5. Marta, J.M.: Fracture of the acetabulum: accuracy of reduction and clinical results in patients managed operatively within three weeks after the injury. *J. Bone Joint Surg. [Am]*, 78:1632, 1996.
6. Marta, J.M., Letournel, E., Browner, B.D.: Surgical management of acetabulum fractures. *Instr. Course Lect.,* 35:382-397, 1986.
7. Letournel, E.: The treatment of acetabular fractures through the ilioinguinal approach. *Clin. Orthop.*, 292:62-76, 1993.
8. Letournel, E., and Judet, R.: *Fractures of the Acetabulum.* Springer-Verlag, Berlin, 1993.

41

Fraturas Acetabulares: Abordagem Iliofemoral Estendida

David L. Helfet, Craig S. Bartlett e Arthur L. Malkani

INDICAÇÕES/CONTRA-INDICAÇÕES

Durante os últimos 30 anos, melhorias nas abordagens cirúrgicas, nas técnicas de redução e nos implantes aprimoraram os tratamentos cirúrgicos das fraturas acetabulares (22, 25, 29). Entretanto, o tratamento cirúrgico necessita de um diagnóstico preciso e de uma abordagem cirúrgica adequadamente escolhida e bem-executada. Devido à complexa anatomia da pelve e do acetábulo, o tratamento dessas lesões continua a ser um problema desafiador para os cirurgiões ortopédicos.

O objetivo primário do tratamento é uma redução precisa da superfície articular de modo a obter uma articulação de quadril congruente, restaurando desse modo a mecânica articular normal. Esse é um princípio básico com qualquer fratura intra-articular, particularmente nas articulações que suportam peso. Uma redução inadequada ou uma subluxação da articulação do quadril podem levar a um carregamento anormal da cartilagem articular com uma artrose pós-traumática subseqüente.

Indicações para fixação cirúrgica das fraturas acetabulares em geral incluem desvio da superfície articular, incongruência da superfície articular, medidas inaceitáveis do arco do teto (27), encarceramento de um fragmento intra-articular dentro da articulação e qualquer subluxação da cabeça femoral. O momento ideal para a cirurgia depende de diversos fatores, incluindo a disponibilidade de um cirurgião experiente; tratamento das lesões viscerais, esqueléticas e de tecidos moles associadas; bem como um conjunto completo de estudos radiológicos necessários para o planejamento pré-operatório. Uma luxação da cabeça femoral com um fragmento intra-articular encarcerado necessita de um pronto tratamento para minimizar os riscos de necrose avascular da cabeça femoral e de artrite pós-traumática.

A abordagem iliofemoral estendida foi desenvolvida por Letournel em 1974 (21,22). É uma das três exposições cirúrgicas mais amplamente utilizadas para se obter acesso ao acetábulo, sendo as outras duas a de Kocher-Langenbeck e a ilioinguinal. Ela é a abordagem anatômica que segue um plano intervenoso, rebatendo anteriormente os músculos inervados pelo nervo femo-

D. L. Helfet, M.D., CH.B.: Department of Orthopaedic Surgery, Cornell University Medical College, New York, New York 10021.
C. S. Bartlett, M.D.: Department of Orthopaedic Surgery and Rehabilitation, University of Vermont, McClure Musculoskeletal Research Center, Burlington, Vermont 05405-0084.
A. L. Malkani, M.D.: Department of Orthopaedic Surgery, The University of Louisville, Louisville, Kentucky 40292.

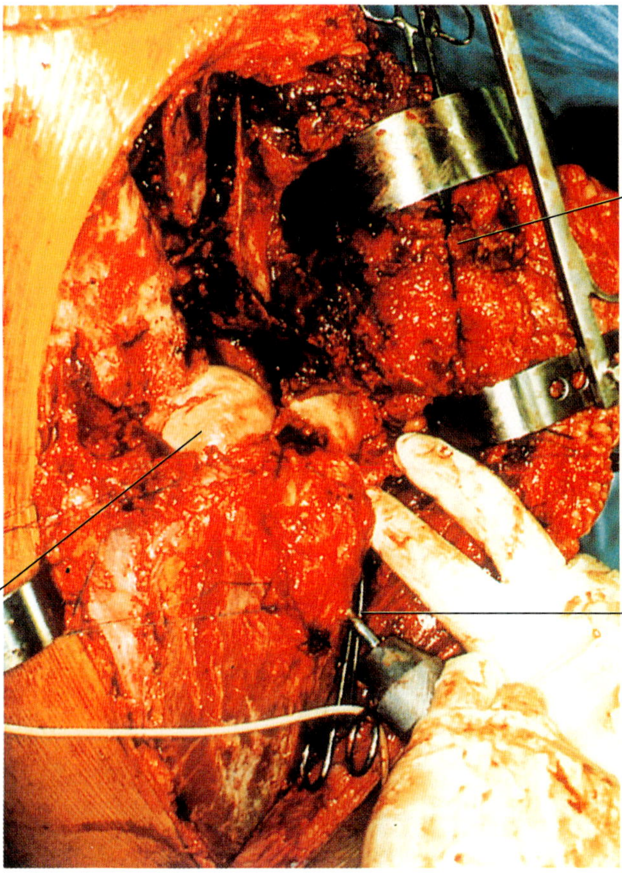

Figura 1. Exposição iliofemoral estendida para abordagem de uma fratura cominutiva de ambas as colunas do acetábulo esquerdo. **i:** Cabeça femoral. **ii:** Músculos abdutor e tensor da fáscia lata. **iii:** Pino de Schanz no grande trocanter, paralelo ao colo femoral.

ral e posteriormente os músculos supridos pelos nervos glúteos superior e inferior. O retalho posterior é mobilizado como uma unidade sem danificar seus troncos neurovasculares (Fig. 1).

Existem três estágios principais para a dissecção (22): (a) elevação de todos os músculos glúteos com o tensor da fáscia lata, (b) divisão dos rotadores externos do quadril, e (c) uma capsulotomia estendida ao longo do lábio do acetábulo. O resultado final é a exposição completa da face externa do ílio e de toda a coluna posterior inferiormente até a parte superior do tubérculo isquiática. Além disso, a abordagem pode ser estendida para permitir uma exposição limitada da fossa ilíaca interna e da coluna anterior no nível da eminência iliopectínea. Assim, a exposição prolongável simultânea de ambas as colunas é possível, o que permite a visualização direta da redução e da fixação das colunas anterior e posterior (Fig. 2).

A seleção da escolha apropriada para a exposição acetabular pode não ser fácil e é, em grande parte, dependente do padrão de fratura e da experiência do cirurgião. Mayo (29) identificou cinco fatores que afetaram a escolha da abordagem cirúrgica, e esses fatores incluem o padrão da fratura, as condições locais dos tecidos moles, a presença de grandes lesões sistêmicas associadas, a idade e a projeção do estado funcional do paciente e o tempo decorrido entre a lesão e a cirurgia. Apesar de elaborado, o sistema de classificação de Letournel-Judet é clinicamente útil nesse aspecto (22). Lesões associadas ao anel pélvico também devem ser consideradas quando se seleciona a abordagem cirúrgica.

Tipicamente, as abordagens prolongáveis não são a primeira escolha para qualquer fratura (22,25,29). Entretanto, elas são necessárias quando as abordagens mais simples são inadequadas. Por exemplo, as taxas de infecção com a abordagem ilioinguinal aumentam rapidamente na presença de cateteres suprapúbicos e de colostomias na vizinhança (27). Similarmente, uma abordagem prolongável é preferida em alguns padrões de fraturas associados ou complexos ou no tratamento das fraturas acetabulares realizado muitos dias após o trauma.

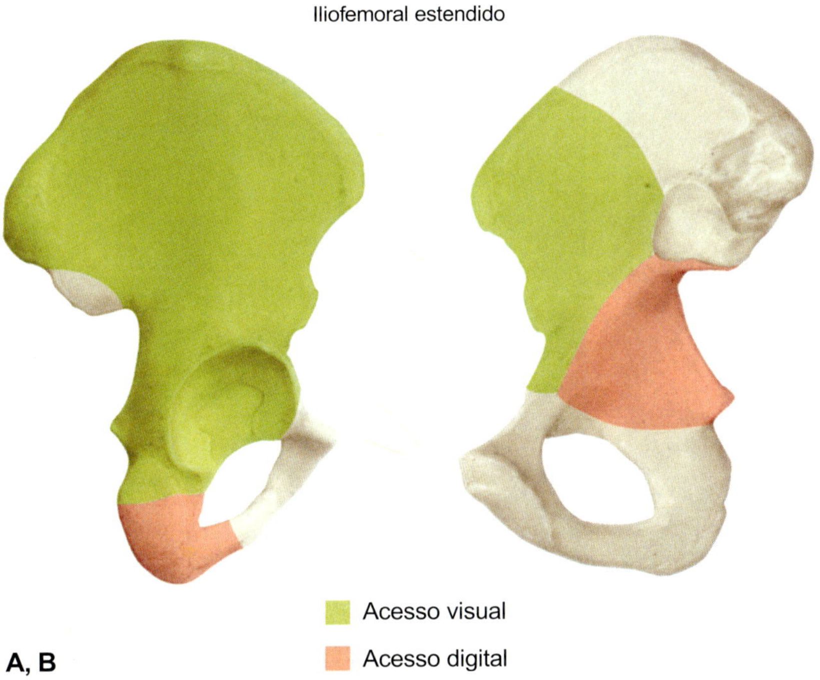

Figura 2. Acesso à pelve direita através da abordagem iliofemoral estendida. **A:** Pelve óssea lateral (externa). **B:** Pelve óssea medial (interna).

Os padrões associados ou complexos de fraturas geralmente necessitam da exposição de ambas as colunas para uma visualização e redução adequadas. Os padrões de fraturas transversal alto (transtectal) e do tipo T com o envolvimento da cúpula de suporte de peso (Fig. 3) e algumas fraturas hemitransversais associadas das colunas anterior e posterior necessitam de uma exposição mais ampla. Nesses casos, uma abordagem iliofemoral prolongável irá proporcionar o acesso adequado para o teto do acetábulo, de modo a restaurar anatomicamente sua superfície articular (1,21,22,25). Uma abordagem iliofemoral estendida também está indicada para as fraturas associadas de ambas as colunas, com cominução da coluna posterior ou da parede posterior e envolvimento da cúpula lateral (Fig. 4) ou extensão para a articulação sacroilíaca.

Com os atrasos no tratamento cirúrgico, a utilidade das abordagens como as ilioinguinal e de Kocher-Langenbeck diminui por causa da limitada visualização articular, organização do hematoma e formação ou maturação aumentadas do calo. A capacidade de se obter uma redução anatô-

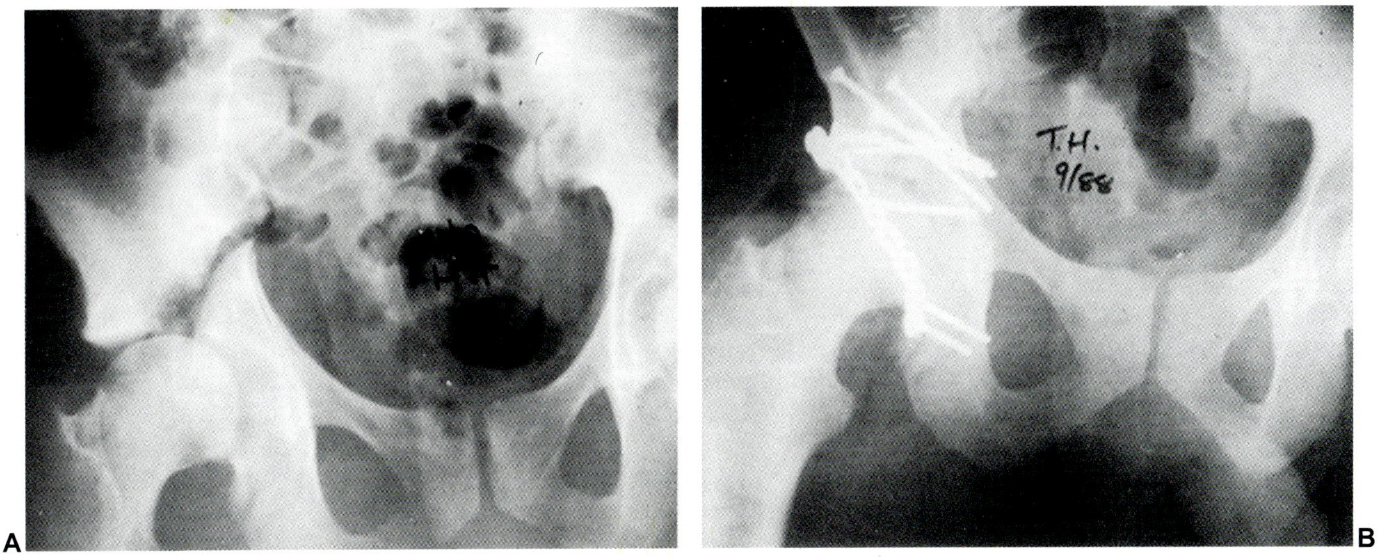

Figura 3. Um homem de 28 anos de idade com uma fratura acetabular transtectal do tipo T à direita. **A:** Radiografia pré-operatória ântero-posterior da pelve. **B:** Radiografia pós-operatória ântero-posterior da pelve.

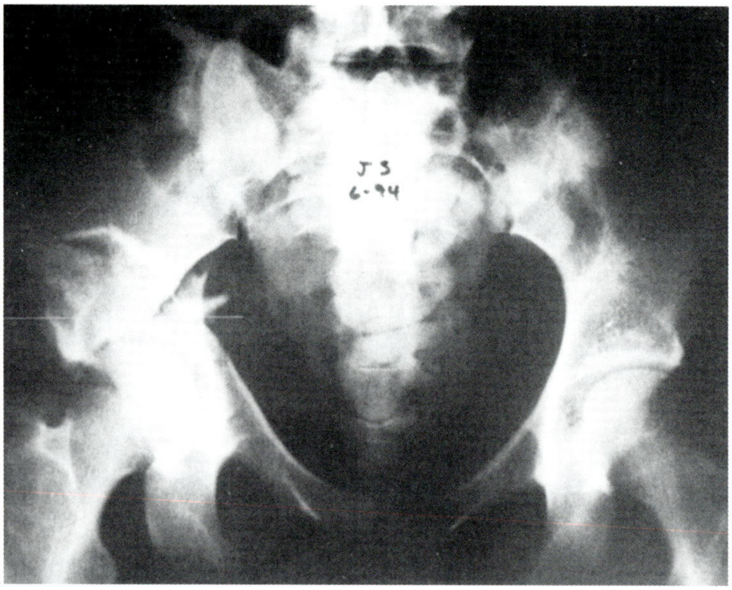
A

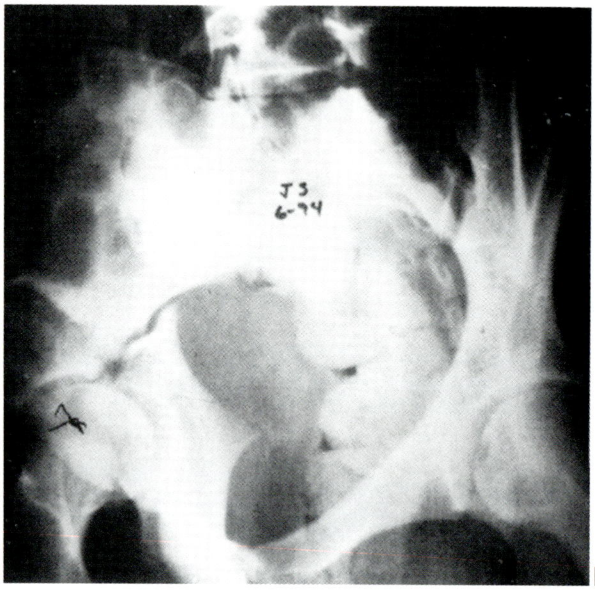
B

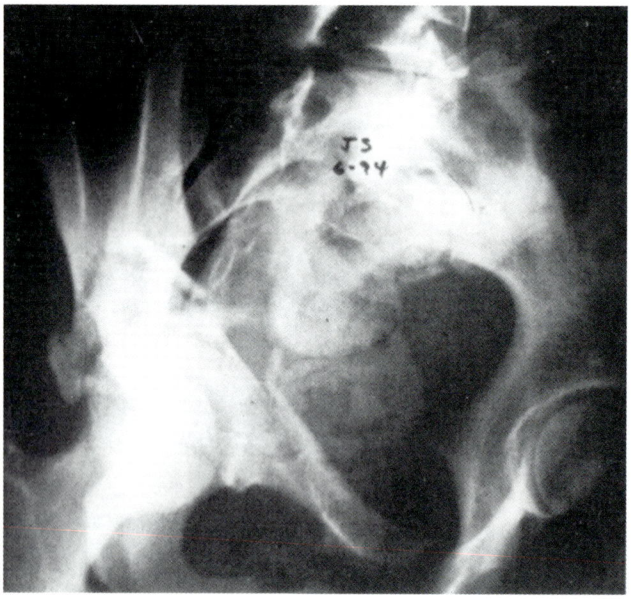
C

Figura 4. Uma jovem de 18 anos de idade com fratura de ambas as colunas do acetábulo direito. **A:** Imagem ântero-posterior da pelve. **B:** Incidência oblíqua alar. **C:** Incidência oblíqua obturatriz.

mica diminui significatuvamente de 75% para 62% dos casos tratados pela terceira semana (22). Isso se dá pela difícil tarefa de se retirar quantidades variáveis de calo no sítio da fratura, com uma dificuldade crescente de se conseguir uma redução anatômica dos segmentos fraturados da crista ilíaca e do acetábulo. Mesmo em mãos experientes, os resultados da reconstrução tardia das fraturas acetabulares produzem resultados excelentes ou bons em menos de 65% dos casos (15). Portanto, para melhorar a probabilidade de se conseguir uma redução anatômica, a abordagem iliofemoral estendida é a abordagem cirúrgica preferida para os casos de fraturas acetabulares mais complexos nos quais a cirurgia foi adiada por mais de 2 a 3 semanas.

Além da abordagem prolongável descrita e popularizada por Letournel, diversos autores descreveram abordagens alternativas. Senegas et al. (38) descreveram uma abordagem transtrocantérica que permite uma exposição limitada da coluna anterior acima da região supra-acetabular. Mears e Rubash (30,31) popularizaram a abordagem trirradiada (30). Essas duas últimas abordagens necessitam de uma osteotomia do grande trocanter, o que traz o risco de pseudo-artrose, e estão associadas com um risco aumentado de ossificação heterotópica (2,18). Além disso, a abordagem trirradiada deixa um segmento do glúteo máximo no lugar, impedindo a mobilização do tronco neurovascular superior do glúteo. Isso dificulta o acesso à articulação sacroilíaca e ao ílio posterior adjacente à espinha ilíaca póstero-superior (22). Assim sendo, para a maioria dos casos, a abordagem preferível e a única verdadeiramente prolongável é a abordagem iliofemoral estendida.

O trauma contuso à massa muscular do glúteo e à região peritrocantérica provavelmente é a causa mais comum de preocupação quando se considera uma abordagem iliofemoral estendida. As contusões e as abrasões nessa área estão freqüentemente associadas a uma lesão de Morel-Lavalle, uma área de flutuação secundária à necrose do tecido adiposo e ao hematoma que se desenvolvem sob uma pele e tecidos moles desenluvados ao redor do quadril. A lesão de Morel-Lavalle necessita de desbridamento cirúrgico e de drenagem (7) antes de ser realizada uma fixação interna.

A principal limitação técnica da exposição iliofemoral estendida é o acesso à porção inferior da coluna anterior (Fig. 2; 29). A dissecção medial à eminência iliopectínea se torna mais difícil onde o músculo psoas e a fáscia iliopectínea bloqueiam a exposição. Apesar de a tenotomia do psoas poder aumentar a visualização, o risco de lesão à artéria e nervo femorais deve ser considerado.

Outras contra-indicações relativas à abordagem iliofemoral estendida incluem a presença de uma lesão fechada da cabeça femoral, o que pode levar a uma ossificação heterotópica maciça (29). Finalmente, a presença de uma lesão dos vasos glúteos superiores torna essa abordagem menos desejável.

PLANEJAMENTO PRÉ-OPERATÓRIO

A avaliação pré-operatória começa com uma história e exame físico completos, bem como com uma avaliação apropriada do trauma para identificar qualquer lesão esquelética ou visceral associada. Um exame neurológico detalhado é obrigatório, já que a incidência de lesão do nervo ciático após fraturas do acetábulo varia entre 12% e 38% (10,11,22,34,43).

Um diagnóstico preciso da fratura e a classificação subseqüente podem ser realizados com três radiografias básicas descritas por Judet et al. (17) e incluem uma incidência ântero-posterior da pelve e incidências oblíqua alar e oblíqua obturatriz para o acetábulo. Essas três incidências radiológicas proporcionam informações suficientes para permitir que o cirurgião delineie o padrão da fratura em um modelo pélvico como parte do planejamento pré-operatório.

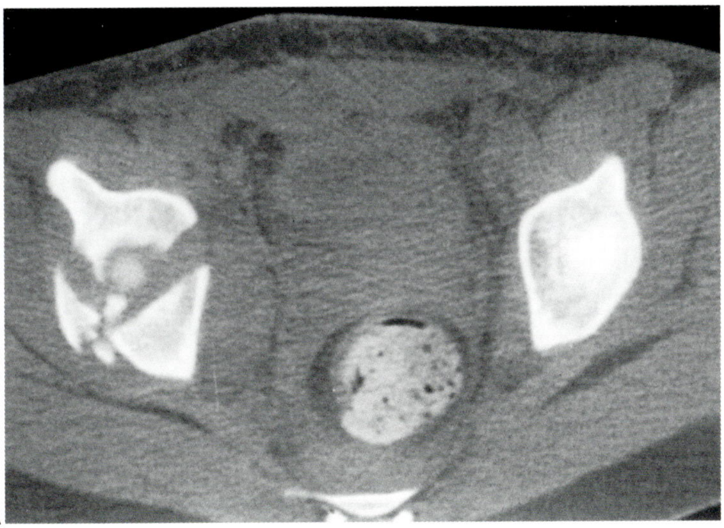

A

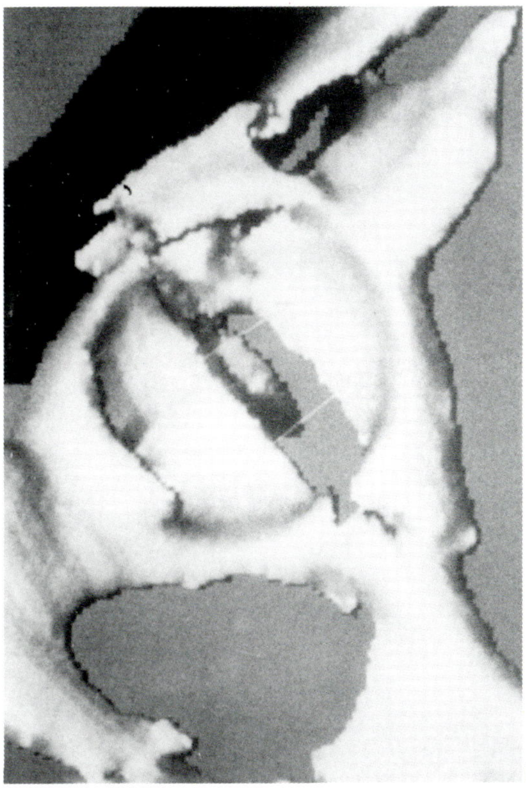

B

Figura 5. Tomografia computadorizada da pelve da paciente da Fig. 4.
A: Vista axial revelando uma significativa cominução da cúpula.
B: Reconstrução tridimensional facilitando a percepção da configuração da fratura.

Imagens convencionais de tomografia computadorizada (TC) com incidências axiais geram informações adicionais quanto à extensão da lesão do acetábulo (Fig. 5A), especialmente a identificação das fraturas da parede posterior, a rotação das colunas e a presença de fragmentos intra-articulares ou fraturas da cabeça femoral. As imagens axiais de TC também podem identificar lesões associadas à face posterior da pelve, como rupturas da articulação sacroilíaca e fraturas sacrais. Os avanços na tecnologia de softwares de imagens levaram ao desenvolvimento da tomografia computadorizada tridimensional (TC 3D), que promovem uma melhor compreensão da relação espacial do padrão da fratura em relação à pelve (Fig. 5B).

Pacientes traumatizados, especialmente aqueles com lesões pélvicas e das extremidades inferiores, apresentam um risco extremamente elevado de desenvolver trombose venosa profunda (TVP), chegando a até 60% em algumas séries (5,40). Todos os pacientes com fraturas acetabulares devem ser avaliados em relação a uma TVP e tratados com botas compressivas e heparina subcutânea se for esperado um atraso na cirurgia. Nosso método de avaliação preferido é a venografia por ressonância magnética, que se mostrou extremamente sensível e confiável (33). Pacientes com um risco elevado para TVP ou aqueles com uma TVP documentada antes da cirurgia são tratados com um filtro de veia cava e com heparina intravenosa antes da cirurgia.

CIRURGIA

Anatomia Cirúrgica

O médico que está realizando a abordagem iliofemoral estendida necessita tanto de um treinamento especial como de estar familiarizado com a complexa anatomia da pelve, particularmente com as diversas estruturas neurovasculares que são encontradas. As estruturas que necessitam ser identificadas estão listadas abaixo.

Nervo Ciático. O nervo ciático está em risco durante a exposição da coluna posterior e deve ser identificado, assim como na abordagem de Kocher-Langenbeck, ao longo do ventre do músculo quadrado femoral. A tração ao longo do nervo deve ser minimizada através da manutenção do quadril em extensão e do joelho flexionado durante todo o procedimento.

Nervo Cutâneo Femoral Lateral. O nervo cutâneo femoral lateral está em risco durante a exposição da espinha ilíaca ântero-superior. Ele também está bastante vulnerável a uma lesão por tração durante a mobilização dos tecidos moles. Os pacientes devem ser avisados antes da cirurgia sobre o risco elevado de virem a experimentar entorpecimento na face ântero-lateral da coxa após o uso dessa abordagem.

Tronco Neurovascular Glúteo Superior. O tronco neurovascular glúteo superior está em risco durante a exposição da incisura isquiática maior e deve ser protegido de excessiva tração ou de penetração pelos afastadores.

Estruturas Neurovasculares do Fêmur. A margem medial da abordagem iliofemoral estendida é o músculo iliopsoas e a eminência iliopectínea. Uma dissecção mais medial sem uma incisão ilioinguinal coloca as estruturas neurovasculares do fêmur em risco.

Nervo Pudendo. O nervo pudendo está em risco em sua saída da pelve através da incisura isquiática maior, ao redor da espinha isquiática e em seu curso de volta à pelve através da incisura isquiática menor.

Preparação da Sala de Cirurgia

Uma anestesia geral ou espinhal é administrada. Nós preferimos a anestesia epidural contínua, já que proporciona um maior alívio da dor pós-operatória (29). O paciente é apoiado em um coxim e colocado na posição de decúbito lateral em uma mesa cirúrgica radiolucente ou em uma mesa ortopédica, de acordo com a preferência do cirurgião. Antes da cirurgia, um cateter de Foley é colocado na bexiga do paciente.

O acesso vascular em dois pontos separados com cateteres de grande calibre é importante para esses procedimentos demorados, nos quais é comum uma perda sangüínea significativa. A idade do paciente e as condições médicas geralmente ditam a colocação de uma linha arterial ou central.

Rotineiramente, utilizamos um *cell saver* (recuperador de hemácias) intra-operatório para minimizar as necessidades de transfusão. Isso permite a reciclagem de cerca de 20% a 30% da perda real de sangue e é mais bem utilizado quando uma perda de sangue de mais de 2 litros é esperada (30).

O quadril é mantido em extensão e o joelho flexionado durante todo o procedimento para minimizar o risco de lesão ao nervo ciático. Além disso, o monitoramento intra-operatório do nervo ciático com uma eletromiografia espontânea (EMG) e potenciais evocados somatossensoriais (PESS) é utilizado em todos os casos (9,11,14). Toda a pelve, quadril, abdômen e a extremidade envolvida são incluídos no campo cirúrgico, e eletrodos subdermais estéreis são inseridos. Os eletrodos sensoriais são inseridos em uma localização adjacente aos nervos fibular comum e tibial posterior e o motor adjacente aos nervos tibial anterior, fibular longo e abdutor do hálux.

Abordagem Cirúrgica

A incisão é em forma de um "J" invertido (Fig. 6) e se inicia na espinha ilíaca póstero-superior, se estendendo ao longo da crista ilíaca na direção da espinha ilíaca ântero-superior (EIAS). Desse ponto, o braço distal da incisão prossegue ao longo da face ântero-lateral da coxa por uma distância de 15 a 20 cm (Fig. 7). Existe uma tendência de o cirurgião fazer este braço em uma posição mais medial do que a desejada. Para evitar isso, deve ser visualizado um ponto 2 cm lateral ao pólo súpero-lateral da patela. Com a perna mantida em rotação neutra, essa localização geralmente está alinhada com a incisão desejada (22,29). Além disso, uma suave curva em direção posterior pode ser útil em pacientes mais obesos (29).

A camada fascial periosteal na crista ilíaca é identificada (Fig. 8) e dividida com instrumento cortante ao longo de sua "linha branca" avascular, onde o sangramento será minimizado. Em geral é mais fácil se iniciar na área do tubérculo do glúteo médio, onde os marcos anatômicos são mais

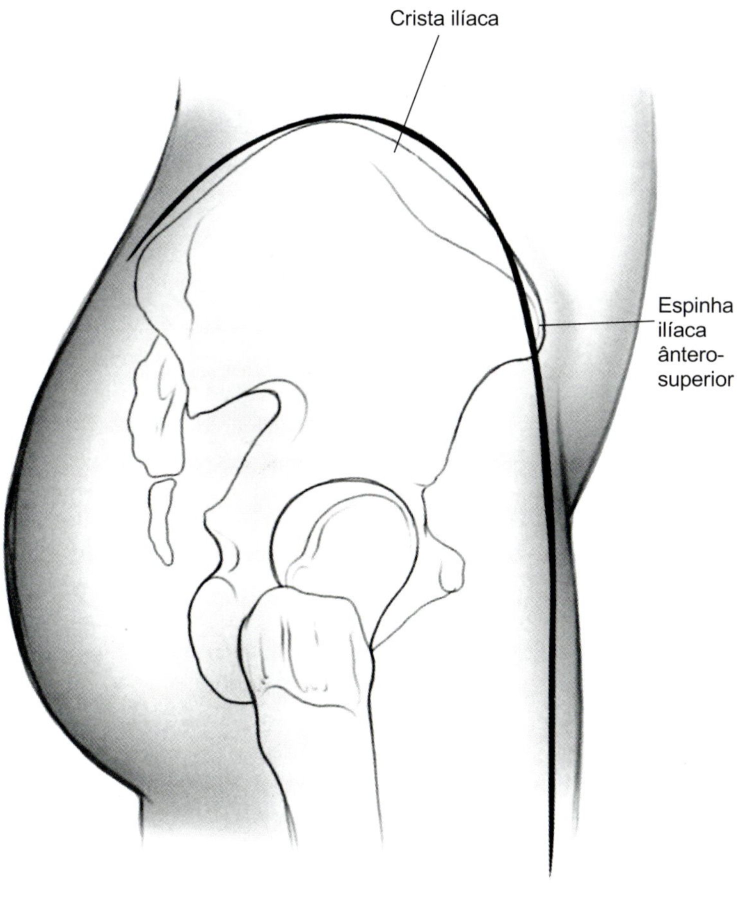

Figura 6. Incisão da pele em "J" invertido, lado direito.

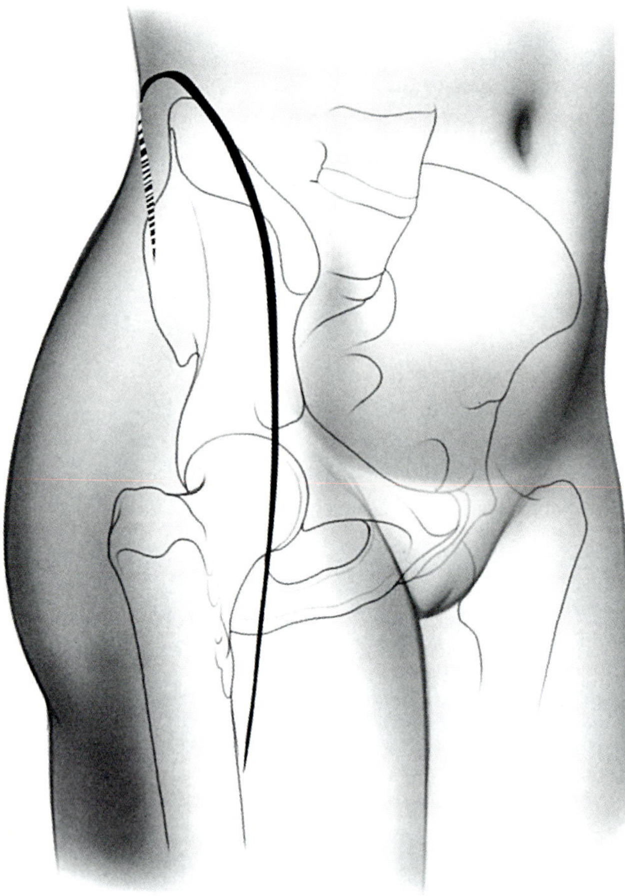

Figura 7. Vista ântero-lateral, lado direito. A incisão de pele em J invertido com a extensão distal para a abordagem iliofemoral estendida.

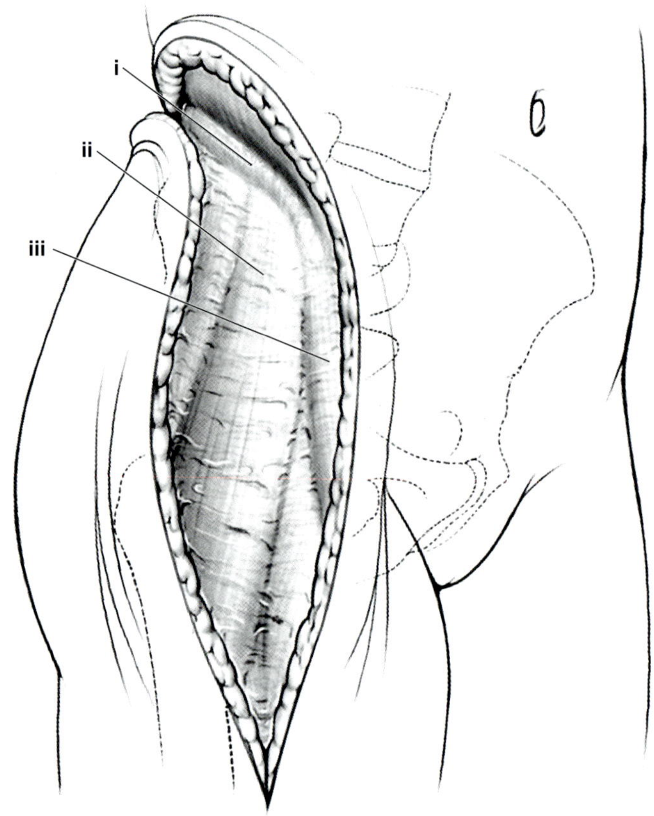

Figura 8. Exposição subfascial da crista ilíaca direita e anterior distal do membro. **i:** Linha branca avascular. **ii:** Fáscia cobrindo o músculo tensor da fáscia lata. **iii:** Fáscia cobrindo o músculo sartório.

óbvios, e se progredir posterior e anteriormente a partir desse ponto (29). Posteriormente, as fortes origens fibrosas do glúteo máximo devem ser liberadas com instrumento cortante da crista glútea (22). Dependendo do ponto inicial, os músculos tensor da fáscia lata e glúteo médio são liberados subperiostealmente de um modo ordenado da face externa da crista ilíaca (Fig. 9). Com o uso de um elevador de periósteo, a musculatura ao longo da superfície externa da asa do ílio é liberada até a margem superior da incisura isquiática maior e a face ântero-superior da cápsula da articulação do quadril (Fig. 10). Durante esse segmento da exposição, deve ser tomado o cuidado de se identificar o tronco neurovascular glúteo superior, que está em risco durante sua saída pela incisura.

A atenção se volta agora para a porção anterior da abordagem (Fig. 8). O membro distal da incisão é desenvolvido sobre a fáscia que cobre o músculo tensor da fáscia lata, e a bainha do músculo é penetrada. É importante se permanecer dentro dos limites da bainha, já que isso irá manter a dissecção lateral ao nervo cutâneo femoral lateral, poupando a maioria de seus ramos. Geralmente é útil se abrir a bainha de uma posição distal para a proximal.

A seguir, o músculo tensor da fáscia lata é rebatido de sua fáscia e afastado lateralmente e para cima, de modo a expor o assoalho da bainha e a fáscia que está superposta ao músculo reto femoral (Fig. 9). Pequenos vasos oriundos da artéria circunflexa superficial são divididos e coagulados próximo ao osso, entre as espinhas superior e inferior (22). Distalmente, a exposição deve ser longa o suficiente para expor a face inferior do ventre muscular. Isso facilita uma liberação adicional dos músculos glúteos da crista.

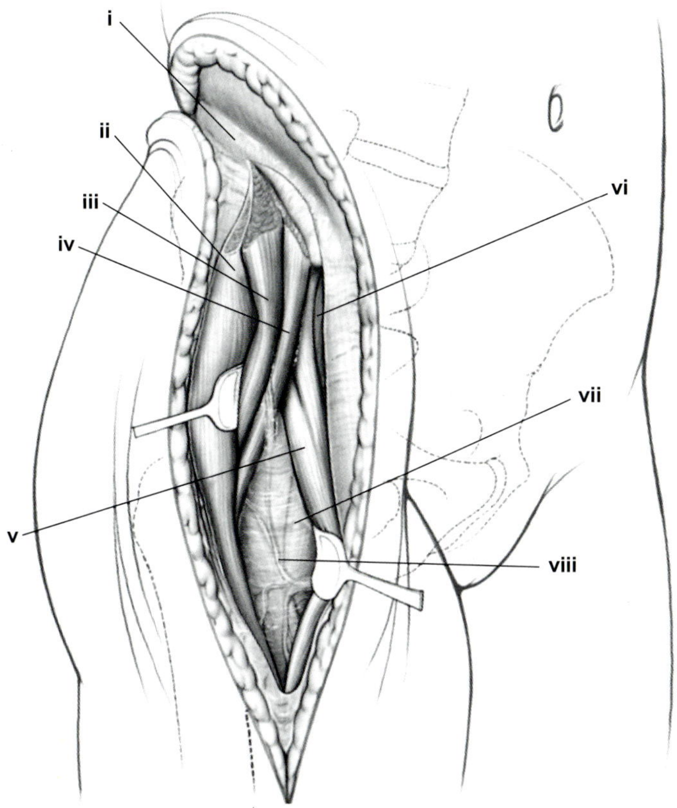

Figura 9. Rebatimento subfascial das origens dos músculos tensor da fáscia lata e músculo abdutor da crista ilíaca direita. **i:** Linha branca avascular. **ii:** Músculo tensor da fáscia lata. **iii:** Músculo glúteo médio. **iv:** Músculo glúteo mínimo. **v:** Músculo reto femoral. **vi:** Músculo sartório. **vii:** Fáscia sem nome que cobre o vasto lateral. **viii:** Ramo ascendente da artéria circunflexa femoral lateral.

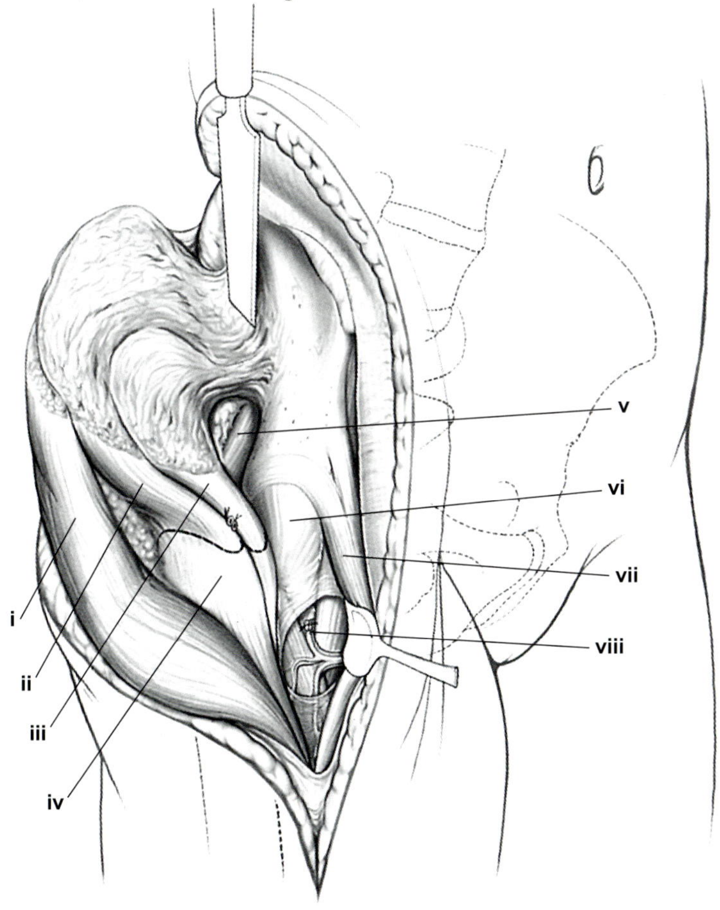

Figura 10. Proximalmente, os músculos abdutor e tensor da fáscia lata foram dissecados subperiostealmente da tábua externa do ílio direito. Distalmente, o ramo ascendente da artéria circunflexa lateral foi ligado. As inserções do abdutor foram marcadas para liberação. **i:** Músculo tensor da fáscia lata. **ii:** Músculo glúteo médio. **iii:** Músculo glúteo mínimo. **iv:** Grande trocanter. **v:** Músculo piriforme. **vi:** Cápsula da articulação do quadril. **vii:** Duas cabeças do músculo reto. **viii:** Ramo ascendente da artéria circunflexa femoral lateral ligado.

A fáscia que se superpõe ao músculo reto é dividida longitudinalmente e horizontalmente, e sua cabeça refletida e as cabeças diretas afastadas para baixo e medialmente para expor uma aponeurose muito forte (a fáscia "sem nome") sobre o músculo vasto lateral (Fig. 9). Quando o reto é afastado, um pequeno pedículo vascular constante que fica localizado na margem lateral do músculo sempre necessita de coagulação (22). A aponeurose pode ser dividida longitudinalmente para expor os ramos ascendentes dos vasos circunflexos laterais, que devem ser isolados e ligados (Fig. 10). Se uma exposição da parte superior for desnecessária, esses vasos ocasionalmente podem ser poupados.

A seguir, a fina bainha do músculo iliopsoas é exposta e incisionada longitudinalmente. Isso permite o uso de um elevador para romper as fibras do psoas das faces anterior e inferior da cápsula do quadril. A exposição da asa do ílio está completa quando a cabeça refletida do reto femoral é liberada de sua inserção através de uma dissecção com instrumento cortante.

O tendão do glúteo mínimo é identificado em sua inserção na margem anterior do grande trocanter, marcado e transeccionado, deixando um coto de 3 a 5 mm para o reparo (Figs. 10 e 11). O músculo glúteo mínimo possui extensas fixações à face superior da cápsula do quadril que precisam ser liberadas. Posterior e superiormente, o tendão do glúteo médio, medindo de 15 a 20 mm de comprimento, também é isolado, marcado e transeccionado, deixando um coto de 3 a 5 mm (Figs. 10 e 11). É importante se fazer a transecção e a marcação dessas estruturas de modo seqüencial e cuidadoso para permitir uma reinserção subseqüente. O tensor da fáscia lata e os músculos glúteos são mantidos em continuidade à medida que o retalho é rebatido posteriormente para expor os rotadores externos e o nervo ciático (Fig. 11).

Os tendões do músculo piriforme, músculo obturador interno e músculos gêmeos superior e inferior são marcados e seccionados da mesma forma utilizada na abordagem de Kocher-Langenbeck (Figs. 11 e 12). A inserção tendinosa femoral do glúteo máximo é identificada, marcada e liberada, deixando-se um coto para o reparo subseqüente (Fig. 12). Não pode ser esqueci-

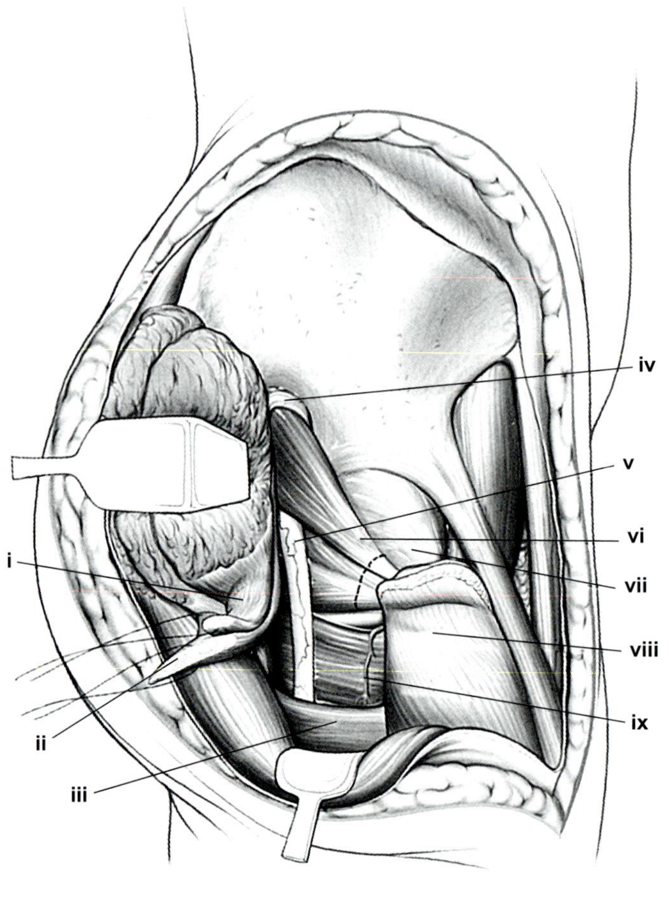

Figura 11. Os abdutores do quadril direito foram reparados e suas inserções no grande trocanter liberadas, permitindo que seus pedículos musculares fossem afastados para expor o nervo ciático. Os rotadores externos foram marcados para a liberação. **i:** Tendão do glúteo mínimo. **ii:** Tendão do glúteo médio. **iii:** Tendão do glúteo máximo. **iv:** Tronco neurovascular glúteo superior. **v:** Nervo ciático. **vi:** Piriforme e tendões conjuntos. **vii:** Cápsula articular do quadril. **viii:** Grande trocanter. **ix:** Quadrado femoral.

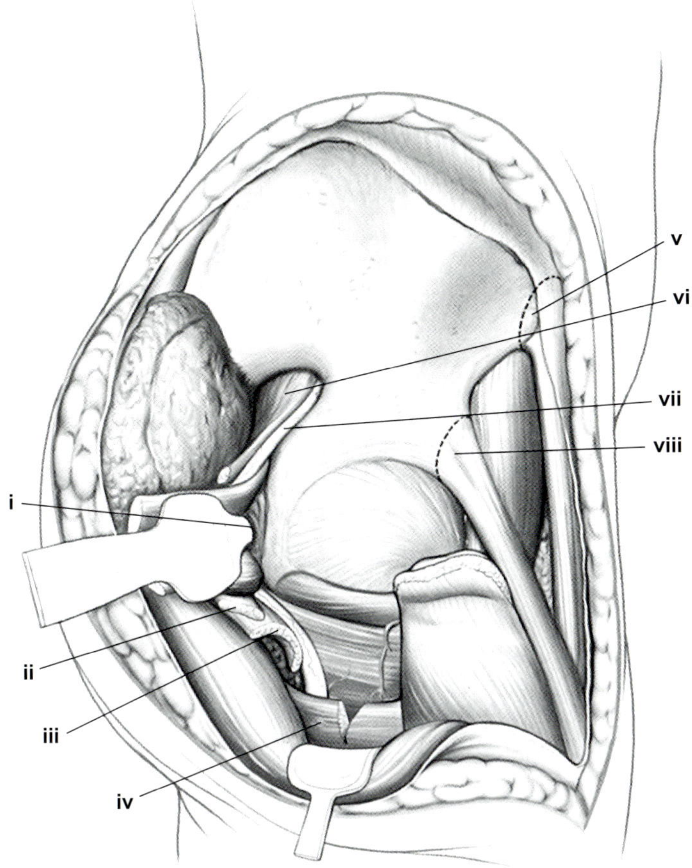

Figura 12. Afastamento dos músculos rotadores externos do quadril direito e liberação da inserção do glúteo máximo distalmente. Medialmente, as espinhas ilíacas superior e inferior foram marcadas, seja para liberação ou para osteotomia. **i:** Afastador de Hohmann de ponta romba na incisura isquiática menor. Os tendões conjuntos foram posicionados entre o afastador e o nervo ciático. **ii:** Tendão do glúteo mínimo. **iii:** Tendão do glúteo médio. **iv:** Liberação parcial do tendão do glúteo máximo. **v:** Espinha ilíaca ântero-superior e origem do músculo sartório. **vi:** Músculo piriforme. **vii:** Nervo ciático. **viii:** Espinha ilíaca ântero-inferior e cabeça refletida do músculo reto femoral rebatida.

do que o quadrado femoral e seu suprimento sangüíneo através do ramo ascendente da artéria femoral circunflexa medial devem ser preservados. A dissecção agora está completa (Fig. 1).

O músculo piriforme pode ser seguido na direção da incisura isquiática maior e o músculo obturador interno para a incisura isquiática menor. Um afastador de Hohmann ou para nervo ciático é colocado na incisura menor, permitindo uma exposição completa da coluna posterior do acetábulo. O cirurgião deve assegurar que o tendão do obturador interno mantém sua posição na incisura menor entre o nervo ciático e o afastador. Se um afastamento adicional for necessário, um afastador de Hohmann de ponta romba é suavemente colocado na incisura isquiática maior, sabendo que não existe nenhuma estrutura protegendo o nervo. A porção distal da coluna posterior pode ser visualizada para a tuberosidade isquiática, com o uso de dissecção com instrumento cortante da origem dos músculos isquiotibiais, se necessário.

Apesar de a exposição medial da coluna anterior estar limitada pelo músculo iliopsoas e pela fáscia iliopectínea (Figs. 2, 8 e 12), um acesso adicional para a fossa ilíaca interna e acetábulo é possível. Esse acesso é obtido através da dissecção subperiosteal por baixo do sartório e da cabeça direta do reto ou pela osteotomia das espinhas ilíacas superior e inferior, que irão, respectivamente, liberar esses músculos (Figs. 12 e 13). A inserção do músculo oblíquo externo na crista pode ser liberada subperiostealmente para revelar a tábua interna da pelve, que é exposta ainda mais pela dissecção do músculo ilíaco com um elevador periosteal. Entretanto, uma exposição prolongável para as tábuas interna e externa da asa ilíaca, especialmente na presença de fraturas locais, irá criar o risco de desvascularização do osso ilíaco.

Apesar de a desvascularização da asa ilíaca ser rara, Matta (28) advertiu sobre sua ocorrência, especialmente em fraturas associadas de ambas as colunas. Para evitar a desvascularização do osso ilíaco nesse caso, ele sugeriu se deixar a cabeça direta do reto femoral e a cápsula anterior presas à coluna anterior como o mínimo. Também preocupa nessa exposição o suprimento sangüíneo para a cúpula do acetábulo, que está em risco durante a dissecção da espinha ilíaca anterior inferior (4).

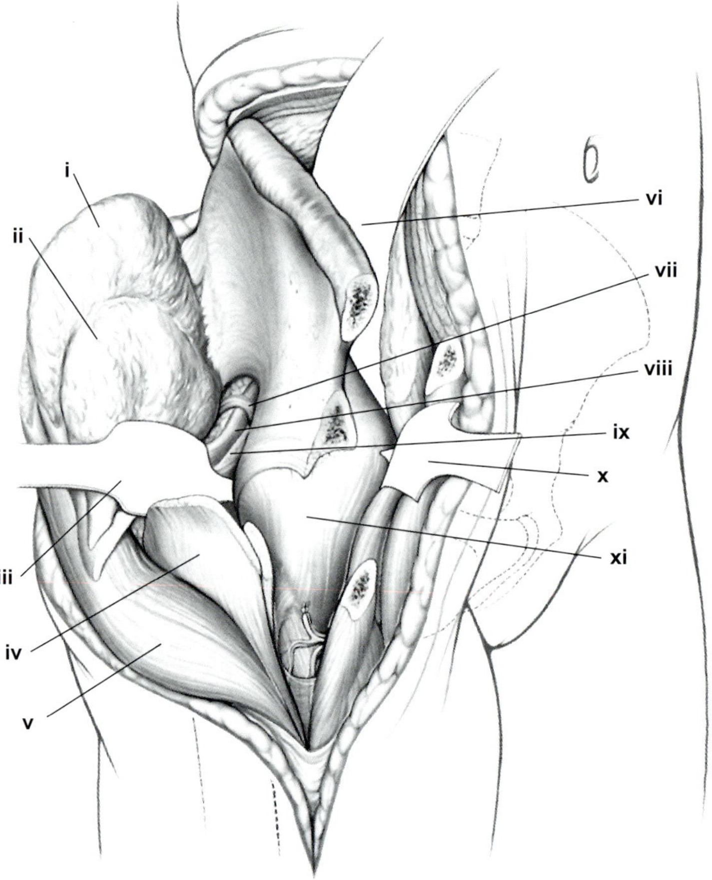

Figura 13. Exposição máxima do acetábulo direito através da abordagem íliofemoral estendida. **i:** Músculo glúteo médio. **ii:** Músculo glúteo mínimo. **iii:** Afastador de Hohmann de ponta romba colocado na incisura isquiática menor. **iv:** Grande trocanter. **v:** Músculo tensor da fáscia lata. **vi:** Afastador maleável sob o músculo ilíaco. **vii:** Tronco neurovascular glúteo superior. **viii:** Músculo piriforme. **ix:** Nervo ciático. **x:** Afastador de Hohmann com ponta sobre a cápsula anterior do quadril. **xi:** Cápsula da articulação do quadril.

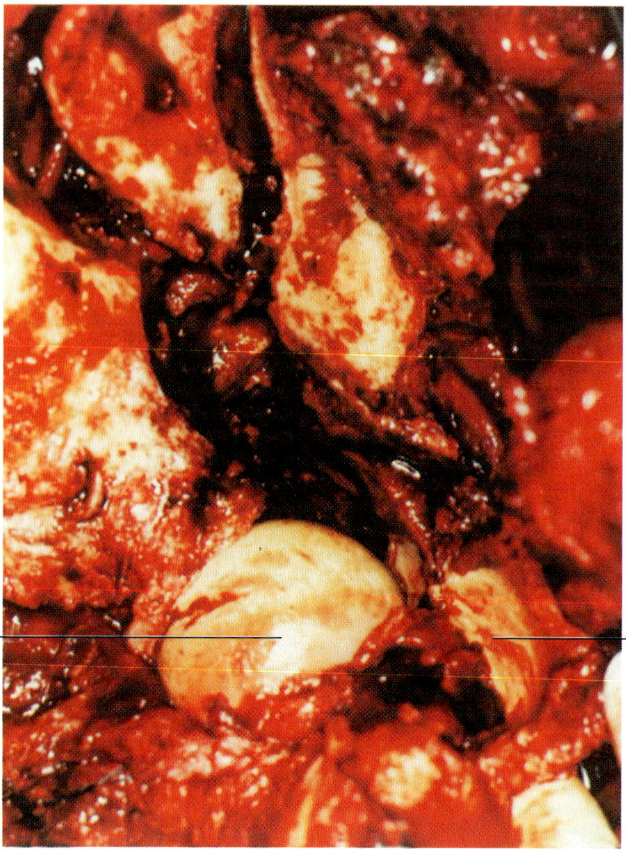

Figura 14. Vista de perto da exposição da articulação acetabular do paciente da Fig. 1. **i:** Cabeça femoral. **ii:** Fragmentos articulares soltos.

As fraturas acetabulares com afastamento geralmente rompem a cápsula articular do quadril. Se não estiverem presentes, a exposição da superfície articular do acetábulo pode ser obtida com uma capsulotomia marginal, deixando um coto de tecido para a sutura. Uma vez que a articulação do quadril tenha sido exposta, a distração, seja com um parafuso de Schanz colocado na cabeça femoral ou com um distrator femoral, irá facilitar a visualização (Figs. 1 e 14). É importante avaliar a redução articular, afastar a possibilidade de qualquer material de síntese na região intra-articular e remover qualquer fragmento osteocondral encarcerado.

Uma vez completada a exposição através de abordagem iliofemoral estendida, a fratura pode ser reduzida de acordo com o plano pré-operatório. É importante se manter os retalhos de tecidos moles úmidos com gazes umedecidas e com irrigação periódica durante todo o procedimento.

Técnica de Redução

Diversas regiões do osso são ideais para a colocação do parafuso. Essas incluem a crista ilíaca, a crista súpero-glútea, o contraforte ciático maior (acima da incisura isquiática e à espinha ilíaca anterior-inferior), coluna anterior e coluna posterior (30). Parafusos extralongos, variando de 50 a 120 mm, devem estar disponíveis.

Em uma fratura transversal, pode haver um desalinhamento rotacional da porção inferior do acetábulo. Nos padrões de fraturas em T, os fragmentos anterior e posterior podem estar separados, e ambas as colunas se tornam desviadas e rodadas. Geralmente, o segmento anterior possui um desvio medial em sua porção inferior, de modo que o raio de curvatura do acetábulo é maior do que o da cabeça femoral (31). Tanto nas fraturas transversais como nas fraturas em T do acetábulo, a redução é feita com uma pinça de redução pélvica presa a parafusos de 4,5 mm, colocados proximal e distalmente em relação à fratura da coluna posterior. A pinça de redução pélvica inicialmente permite a distração para desbridamento das superfícies da fratura, e depois facilita a redução manipulativa da fratura. Um separador ósseo no sítio da fratura também pode facilitar a exposição da fratura ou da articulação (Fig. 15A). Um controle adicional da rotação é obtido por meio de um parafuso de Schanz colocado no ísquio e uma pinça pélvica colocada na incisura isquiática maior.

Para a redução das variantes do tipo T e as mais cominutivas, a coluna anterior deve ser reduzida primeiro em relação à porção residual do "teto" acetabular do ílio (31). A adequação da redução da coluna posterior pode ser visualizada pela avaliação direta da superfície articular e também através de uma palpação digital através das incisuras isquiáticas maior e menor.

Antes da redução definitiva, um orifício deslizante pode ser inserido na face proximal da coluna posterior da direção superior para a inferior (Fig. 15B), assegurando a posição do orifício deslizante no meio da coluna posterior.

Um orifício deslizante também pode ser inserido a partir da face lateral da asa ilíaca para a coluna anterior, distal e medial à superfície articular. Geralmente, isso necessita da inserção de um parafuso de compressão a 6 cm proximais da face superior da superfície articular, e 2 cm posteriores à crista glútea. O parafuso de compressão é então angulado da posição póstero-superior para ântero-inferior diretamente pelo ramo púbico superior para segurar a coluna anterior do acetábulo. Em indivíduos grandes, isso pode ser feito com um parafuso cortical de 4,5 mm. Em mulheres e indivíduos pequenos, um parafuso cortical de 3,5 mm é o preferido. Deve-se tomar o cuidado de assegurar que esse parafuso permaneça extra-articular e também não penetre a face anterior do ramo superior na área da eminência iliopectínea, local próximo aos vasos femorais. O uso da fluoroscopia intra-operatória para a inserção desses parafusos está altamente recomendado.

A colocação apropriada da pinça de redução pélvica com relação ao plano da fratura e à geometria das superfícies ósseas é crucial para a redução adequada (30). Uma variedade de instrumentos está disponível para facilitar a redução. Esses incluem osteótomos estreitos curvos, ganchos ósseos, empurradores esféricos com cravos, pinças "King-Tong" e "Queen-Tong" e as pinças de Farabeuf e pinças de redução pontiagudas (Fig. 15C).

Para assegurar uma redução anatômica do acetábulo, o cirurgião deve trabalhar da periferia para o acetábulo (Fig. 16), através da redução de cada fragmento da fratura de modo seqüencial. Uma vez que a asa ilíaca esteja estabilizada com parafusos de compressão, por placas de reconstrução de 3,5 mm aplicadas lateralmente ou ambos, a coluna posterior é reduzida à asa ilíaca com visualização direta da superfície articular do acetábulo.

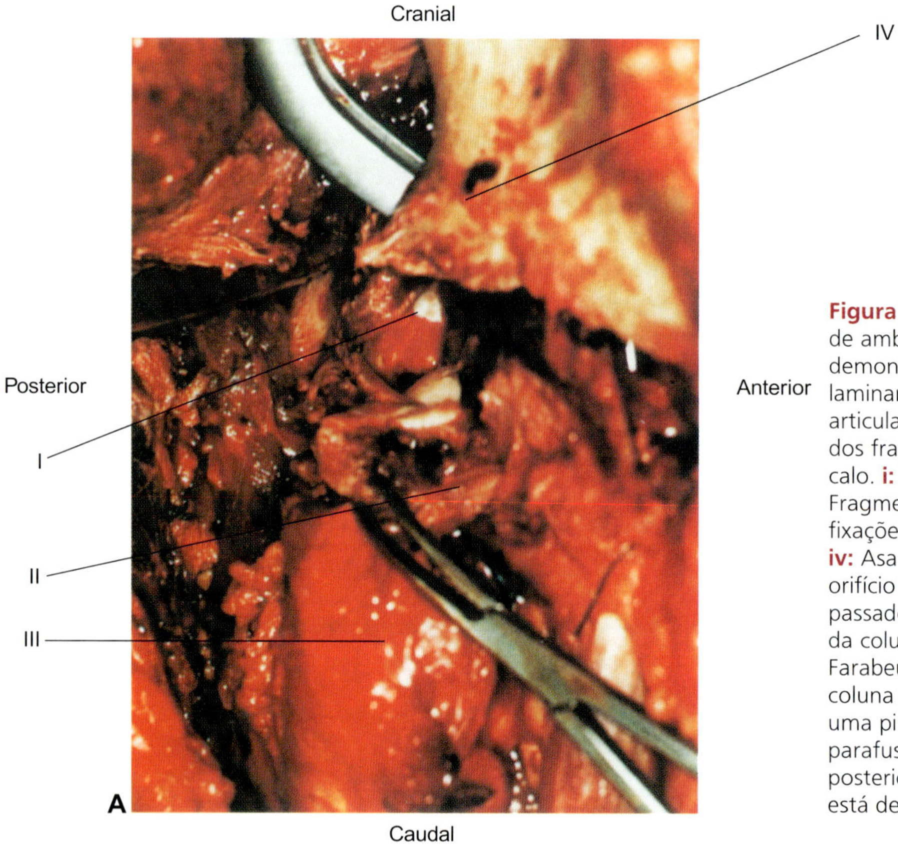

A

Figura 15. Etapas para a redução da fratura de ambas as colunas do acetábulo direito demonstrada nas Figs. 4 e 5. **A:** Afastador laminar no sítio de fratura, expondo a articulação para permitir o desbridamento dos fragmentos intra-articulares soltos e do calo. **i:** Cabeça femoral na articulação. **ii:** Fragmento súpero-lateral da cúpula com as fixações capsulares. **iii:** Grande trocanter. **iv:** Asa do ílio intacta. **B:** Perfuração do orifício deslizante para o parafuso que será passado da região anterior para a posterior da coluna. **C:** O uso de uma pinça de Farabeuf afixada aos parafusos para reduzir a coluna anterior ao fragmento súpero-lateral e uma pinça de redução pélvica afixada aos parafusos para reduzir a coluna anterior à posterior (a porção da coluna posterior não está demonstrada).

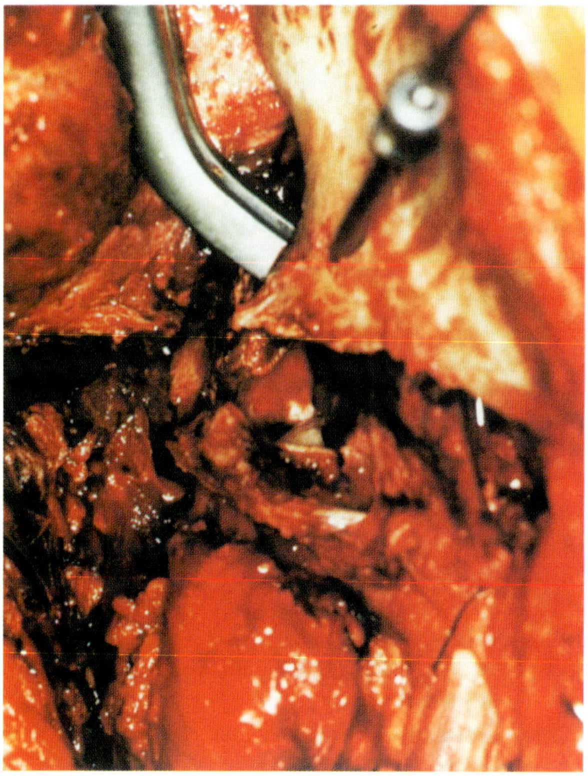

B

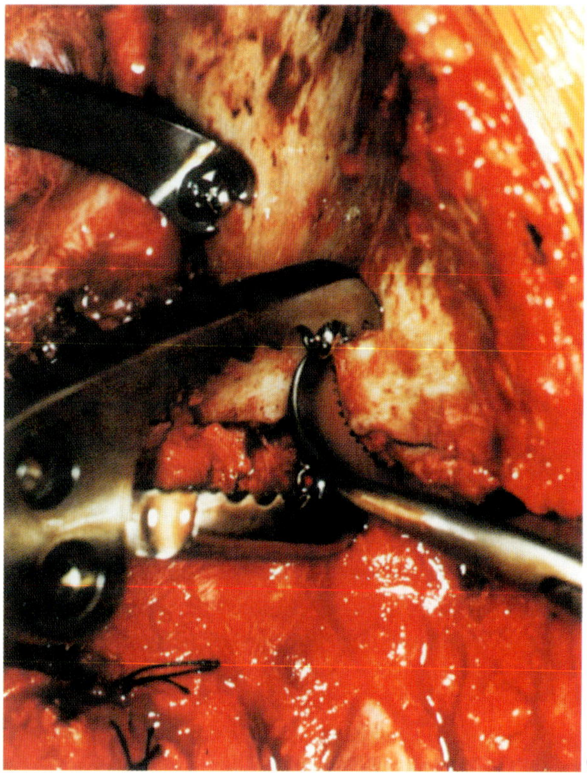

C

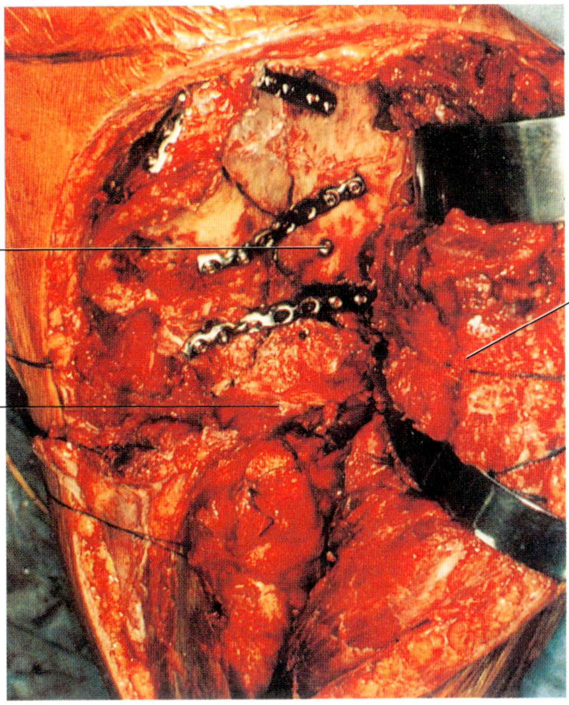

Figura 16. Reconstrução da fratura de ambas as colunas do acetábulo esquerdo das Figs. 1 e 14. A reconstrução prossegue de modo centrípeto a partir da periferia. **i:** Parafuso de compressão colocado na coluna da região posterior para a anterior. **ii:** Grande trocanter. **iii:** Músculos abdutor e tensor da fáscia lata.

A fixação com parafuso de compressão da coluna posterior e placa de reconstrução de 3,5 mm são utilizadas para as fraturas transversais e para as fraturas do tipo T. A coluna anterior é então reduzida à coluna posterior intacta. Isso pode ser conseguido com parafusos de compressão de 4,5 mm inseridos da espinha anterior superior para o contraforte isquiático, ou em parafusos de compressão na coluna anterior colocados a partir da face lateral da asa ilíaca como descrito anteriormente, ou ambos. A adequação da redução é avaliada, tanto pela visualização direta do acetábulo, com a palpação digital das incisuras isquiáticas maior e menor e da placa quadrilateral, e, se necessário, na fossa ilíaca interna. O uso de fluoroscopia é essencial para assegurar a adequação da redução e a posição da fixação (Fig. 17).

Fechamento

Visto que a presença de material de síntese em posição intra-articular pode levar a uma rápida condrólise, é importante confirmar a posição desse material antes do fechamento. Isso é conseguido radiologicamente com o uso das incidências fluoroscópicas de Judet (especialmente a incidência oblíqua obturatriz) e clinicamente pela rotação do quadril para trás e para a frente enquanto um dedo é colocado ao longo da superfície quadrilateral, para sentir a presença de qualquer tipo de crepitação.

No término da osteossíntese, drenos de sucção são colocados ao longo da superfície externa da asa ilíaca na vizinhança da coluna posterior e do músculo vasto lateral. Se a fossa ilíaca interna tiver sido exposta, um terceiro dreno é colocado ali. Todos os drenos saem anteriormente.

A cápsula do quadril é suturada primeiro, seguida pela reinserção das inserções tendinosas dos rotadores externos curtos ao grande trocanter através de orifícios perfurados, e as inserções femorais do glúteo máximo. A seguir, as inserções trocantéricas do glúteo médio e mínimo são reparadas, com o uso de cinco ou seis fios para a sutura de cada tendão, do modo recomendado por Letournel (22). Finalmente, os músculos tensor da fáscia lata e os glúteos são reinseridos às suas origens na crista ilíaca.

Se tiver sido realizada uma exposição medial, as origens do sartório e da cabeça direta do reto femoral são reinseridas através de orifícios perfurados (ou parafusos de compressão, se osteotomias foram realizadas).

Finalmente, a fáscia superposta ao músculo tensor da fáscia lata é reparada, seguida pela colocação de um dreno de sucção subcutâneo e do fechamento da pele.

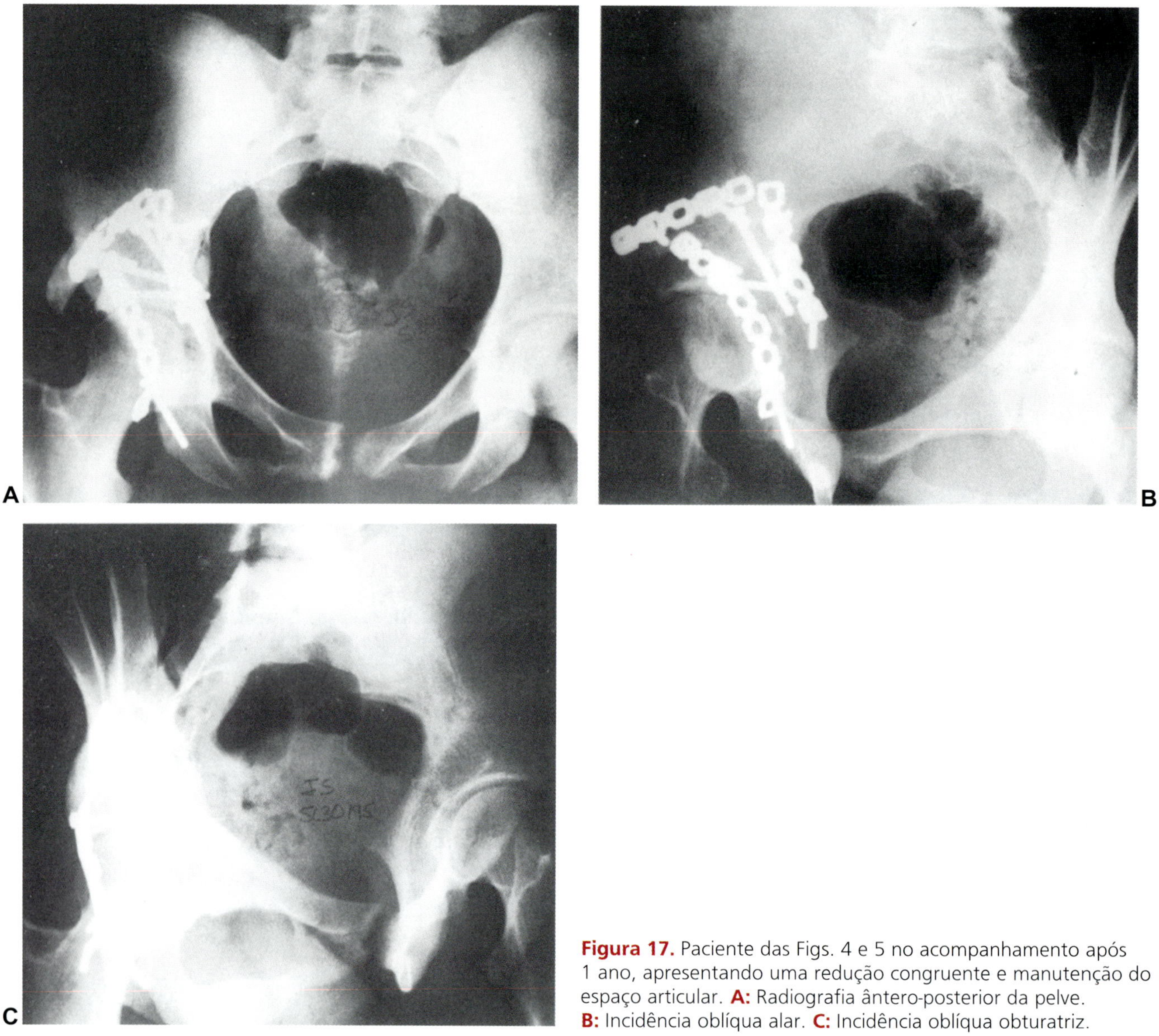

Figura 17. Paciente das Figs. 4 e 5 no acompanhamento após 1 ano, apresentando uma redução congruente e manutenção do espaço articular. **A:** Radiografia ântero-posterior da pelve. **B:** Incidência oblíqua alar. **C:** Incidência oblíqua obturatriz.

TRATAMENTO PÓS-OPERATÓRIO

No pós-operatório, os pacientes são mantidos com cefazolina intravenosa durante 48 a 72 horas. Nosso regime de anticoagulação pós-operatório inclui 6 semanas de varfarina em conjunto com botas de compressão. A profilaxia da ossificação heterotópica também é mandatória, preferivelmente com indometacina, 25 mg por via oral, 3 vezes por dia, durante 6 a 8 semanas. Os drenos não são removidos até que o débito dos drenos tenha diminuído para 10 a 20 ml por turno de 8 horas, geralmente durante as primeiras 48 a72 h.

Aconselhamos a mobilização precoce durante o período pós-operatório, permitindo que os pacientes se sentem nas margens de seus leitos e balancem suas pernas, e passem para uma cadeira dentro das primeiras 24 a 48 horas após a cirurgia. Nós não utilizamos a movimentação passiva contínua (MPC), já que não observamos dificuldades na recuperação da mobilidade do quadril nessa população de pacientes.

Após a remoção dos drenos, os pacientes são liberados para carga parcial sobre os dedos do pé com o uso de muletas e para exercícios de fortalecimento, juntamente com treinamento da marcha, iniciado pelo fisioterapeuta. Entretanto, a carga não é aumentada, e a abdução ativa e qualquer adução e flexão do quadril além dos 90 graus são evitadas por 6 a 8 semanas.

Fraturas acetabulares com uma lesão neurológica concomitante podem representar um problema de reabilitação difícil devido à falta de atividade muscular ou pela dor neurológica. Esses problemas geralmente necessitam da avaliação de um neurologista e de um serviço especializado no tratamento da dor.

Rotineiramente, obtemos radiografias pós-operatórias (ântero-posterior da pelve e incidências oblíquas de Judet em 45 graus) e uma imagem de TC principalmente para avaliar a redução da fratura e a posição do material de síntese. A imagem de TC geralmente é obtida no quinto dia de pós-operatório, logo antes da alta hospitalar, que acontece entre o quinto e o sétimo dia de pós-operatório. No momento da alta hospitalar, deve ser colocada à disposição do paciente uma fisioterapia realizada a domicílio.

Durante a primeira visita de acompanhamento em 2 semanas, os grampos ou as suturas são removidos. No acompanhamento após 6 semanas, novas radiografias são obtidas, e geralmente as preocupações com os movimentos de adução/abdução/fixação terminam. O paciente retorna entre a oitava e a décima semanas, e, dependendo dos achados radiológicos, a carga total é liberada, conforme o tolerado, durante o mês seguinte. Um programa de reabilitação agressivo em um ambiente ambulatorial deve ser iniciado nesse estágio.

Três meses após a cirurgia, o paciente é reavaliado e deve estar fazendo carga total sem apoio. Na ausência de qualquer contra-indicações, a reabilitação se torna mais agressiva, com fortalecimento e pesos, e o paciente é acompanhado em intervalos mensais durante um período de mais 3 meses. No sexto mês, o paciente já deve ter retornado a todas as atividades. A partir desse ponto, deve haver uma nova avaliação radiológica 1 ano após a cirurgia, e, a partir daí, o paciente deve ser avaliado em visitas anuais.

Rowe e Lowell (37) fizeram uma revisão em 93 fraturas acetabulares tratadas de modo conservador e observaram resultados ruins em todos os 10 pacientes nos quais a cúpula de suporte de peso não foi reduzida anatomicamente. Após o trabalho pioneiro de Letournel (22), outros (1,12,19,25,27) muitos investigadores demonstraram que os resultados clínicos de longo prazo se correlacionavam intimamente com a qualidade da redução obtida na cirurgia. Em sua revisão de 569 fraturas acetabulares tratadas dentro das 3 primeiras semanas após a lesão, Letournel (22) conseguiu uma redução anatômica (um máximo de 1 mm de desvio em todas as três incidências) em 74% dos casos, com 82% desses pacientes apresentando resultados clínicos muito bons após um acompanhamento de até 33 anos. Dos 26% com um acetábulo reduzido de modo imperfeito, resultados muito bons foram obtidos em 54% dos casos se a cabeça femoral estivesse centralizada sob a cúpula, e somente em 23% dos casos nos quais se encontrava uma subluxação residual da cabeça femoral.

Kebaish et al. (19), em uma revisão retrospectiva de 90 fraturas acetabulares desviadas, demonstraram resultados a longo prazo superiores em seus pacientes quando a superfície articular foi restaurada para uma medida dentro dos 4 mm. Em um estudo retrospectivo semelhante, Matta et al. (27) demonstraram um resultado clínico satisfatório se a cabeça femoral permanece congruente dentro da cúpula de suporte de peso e se a incongruência da superfície articular não excedeu os 3 mm. Entretanto, em um estudo em perspectiva recente, Matta (25) sugeriu que 3 mm provavelmente não são aceitáveis. Ele relatou que uma redução anatômica foi conseguida em 71% de 262 fraturas acetabulares, com 83% desses pacientes apresentando resultados bons ou excelentes em um acompanhamento médio de 6 anos. Dos 29% com um acetábulo imperfeitamente reduzido, resultados de bons a excelentes foram obtidos em 68% dos casos se o defeito medisse entre 2 a 3 mm, e somente em 50% se o defeito era de mais de 3 mm. O fator inicial de maior valor preditivo para um resultado ruim é a presença de dano à cabeça femoral.

Os resultados mais recentes de Matta (25) estão de acordo com Helfet e Schmeling (12), que previamente observaram que um ressalto articular de mais de 2 mm ou um espaço de mais de 3 mm estava associado com um aumento de quatro vezes no estreitamento do espaço articular no acompanhamento inicial. Alonso et al. (1) observaram uma incidência de 81% de resultados bons e excelentes em 21 pacientes tratados com uma abordagem iliofemoral estendida, que em todos os casos obteve uma redução dentro de 2 mm. Finalmente, Malkani et al. (23) e Hak et al. (6) recentemente utilizaram modelos cadavéricos para determinar que uma medida de 2 mm ou menos era o critério para uma redução aceitável.

COMPLICAÇÕES

As complicações após o tratamento cirúrgico das fraturas acetabulares podem ser divididas em três grupos: intra-operatórias, precoces e tardias. Complicações intra-operatória incluem lesão neurovascular, redução inadequada, penetração articular do material de síntese e morte. Complicações pós-operatórias precoces incluem TVP, embolismo pulmonar (EP), necrose de pele, infecção, perda da redução, artrite e morte. O último grupo inclui a ocorrência de ossificação heterotópica (OH), condrólise, necrose avascular e artrose pós-traumática.

A ocorrência de lesão iatrogênica do nervo ciático ou a piora de um déficit preexistente é um problema significativo. Pacientes em risco aumentado incluem aqueles com comprometimento pré-operatório do nervo ciático e aqueles com padrões de fratura que envolvem a parede ou a coluna posterior (11). O fator mais significativo na diminuição da incidência de lesão iatrogênica do nervo ciático parece ser a experiência da equipe cirúrgica.

Letournel (22) inicialmente registrou uma incidência de 18,4% de lesão iatrogênica do nervo ciático pós-operatória com a utilização da abordagem de Kocher-Langenbeck, que subseqüentemente foi reduzida para 3,3%. Entretanto, ele também observou que nenhum de seus 114 pacientes tratados com uma abordagem prolongável desenvolveu essa complicação (22). Matta (27) inicialmente registrou uma incidência de 9% de paralisia iatrogênica do nervo, que foi reduzida para 3,5% (25) quando o cirurgião adquiriu mais experiência (3,4% de 59 abordagens iliofemorais). Além disso, somente duas entre nove lesões neurológicas envolveram o nervo ciático. Alonso et al. (1) observaram a presença de paralisia pós-operatória do nervo ciático em somente um de seus 21 pacientes tratados com uma abordagem iliofemoral estendida. O mais importante foi que o uso do monitoramento intra-operatório do nervo ciático com o uso do PESS diminuiu a incidência de lesão iatrogênica do nervo ciático para 2% (11,14). Esse risco foi diminuído ainda mais pelo acréscimo de um monitoramento intra-operatório das vias motoras (9).

Lesão Neurovascular Glútea Superior

A lesão dos vasos glúteos superiores é de difícil diagnóstico e é causada tanto pela fratura como por um insulto iatrogênico durante a cirurgia (2,16). Letournel (22) registrou uma incidência de 3,5% em suas séries. Essa ocorrência potencialmente letal é mais provável com a ocorrência de desvios acentuados da incisura isquiática (e.g., fraturas transversais altas com uma rotação medial acentuada; 2,29). Agudamente, uma instabilidade hemodinâmica com a lesão arterial deve ser tratada durante a avaliação inicial e ressuscitação, geralmente com arteriografia e embolização. Entretanto, uma vez que o sangramento tenha sido controlado, pode haver preocupações sobre a viabilidade do retalho muscular.

Como a abordagem iliofemoral desinsere completamente os músculos glúteos da asa ilíaca (Fig. 1), os vasos glúteos superiores são o único suprimento sangüíneo para o retalho. Se este estiver comprometido, então, em teoria, uma necrose isquêmica completa é provável. Mears e Rubash (31) desenvolveram sua abordagem "trirradiada" parcialmente em resposta aos registros de necrose do retalho após uma abordagem iliofemoral estendida; entretanto, ainda não foi estabelecido se a lesão glútea superior é a culpada nesses casos (29). De fato, a incidência dessa complicação é relativamente baixa. Em mais de 400 fraturas acetabulares tratadas com uma abordagem iliofemoral por Letournel, Matta, Mast e Martimbeau, não houve registros de necrose do retalho abdutor (22). Alonso não observou essa complicação com o uso tanto da abordagem iliofemoral estendida como da trirradiada em 59 casos de fraturas acetabulares complexas (1).

Além disso, uma necrose abdutora maciça resultante de uma lesão da artéria glútea superior combinada com a abordagem iliofemoral estendida foi postulada com base em estudos iniciais em animais e em cadáveres (35,42). Um estudo recente realizado por Tabor et al. (41) em cães demonstrou que, apesar de a necrose do músculo e da perda da massa ocorrer após uma abordagem iliofemoral estendida na presença de uma lesão ao vaso glúteo, ela parece não ser funcionalmente significativa. Em seu estudo, nenhum dos retalhos de musculatura glútea sofreu uma necrose isquêmica completa. Assim, algum fluxo contralateral para os músculos abdutores deve estar presente e pode aumentar na presença de uma lesão ao vaso glúteo superior.

Letournel (22) registrou uma incidência de 2,3% nas mortes hospitalares após a fixação cirúrgica das fraturas acetabulares, com a maioria das mortes ocorrendo em pacientes com mais de 60 anos de idade. Apesar de a TVP provavelmente desempenhar um grande papel, sua incidência verdadeira após uma fratura do acetábulo é desconhecida. Entretanto, pacientes com trauma de extremidade inferior apresentam um risco em particular. Kudsk et al. (20) demonstraram uma incidência de 60% de TVP silenciosa através da venografia em pacientes com múltiplos traumas imobilizados por 10 dias ou mais. Geerts et al. (4), em um estudo em perspectiva também demonstraram uma incidência de 60% de TVP em pacientes com uma lesão ortopédica das extremidades inferiores. Letournel (22) registrou uma incidência de 3% de TVP clinicamente evidente com quatro embolias pulmonares fatais e oito outras embolias pulmonares menos significativas em uma série de 569 pacientes, a despeito de a maioria estar recebendo profilaxia anticoagulante. Com o uso de um protocolo pré- e pós-operatório, Stickney e Helfet (40) diminuíram significativamente as suas incidências de TVP. A melhoria da detecção do tromboembolismo venoso com o uso da venografia por ressonância magnética também levou a uma diminuição da incidência do embolismo pulmonar (33).

A incidência de infecção registrada foi de cerca de 9%, mas provavelmente ela se localiza entre 4% e 5% (1,13,22,25,28,37). Matta (25) observou uma incidência de 5% de infecções pós-operatórias da ferida em 262 pacientes. Das 59 abordagens iliofemorais estendidas, cinco (8,5%) desenvolveram infecção profunda. Letournel (22) registrou 24 infecções pós-operatórias em 569 pacientes (4,2%) com nove superficiais, dez profundas e precoces e cinco infecções tardias. Além disso, ele observou necrose de pele em 1,8% (10,2% das abordagens iliofemorais estendidas) e hematomas em 6,7% dos casos (22). Para minimizar os problemas com a ferida, ele defendeu o uso de antibióticos profiláticos, o uso de vários drenos de sucção em todos os recessos para evitar a formação de hematomas e, se presente, o desbridamento da lesão de Morel-Lavalle sobre o grande trocanter.

A complicação mais comum após a fixação cirúrgica das fraturas acetabulares é a OH (Fig. 18), com uma incidência que variou de 18% a 90% (3,18,22,25,32,41). Entretanto, a limitação funcional em pacientes com OH ocorre em somente em 5% a 10% dos casos (1,28,30,36). Porém, a formação heterotópica de osso é mais comum e mais grave com a abordagem iliofemoral estendida devido à dissecção da superfície externa da asa do ílio (1,3,22,25,32,41). Letournel (22) relata uma ocorrência de 46% de suas abordagens iliofemorais realizadas dentro dos primeiros quatro meses após a lesão, em comparação com uma incidência de 21% em 635 outras abordagens. Antes do uso de profilaxia, essas taxas foram respectivamente de 69% e 24%. Matta (25) observou uma significativa perda de movimento em 20% e Letournel observou uma OH grave (Brooker III e IV) em 35% dos pacientes tratados com essa abordagem dentro das primeiras três semanas após a lesão. Tanto a indometacina (22,32) como a terapia de radiação com baixas doses (fração única ou múltipla; 3,22,39) se mostraram eficazes na diminuição da incidência da ossificação heterotópica em pacientes com fratura do acetábulo. Entretanto, Alonso et al.

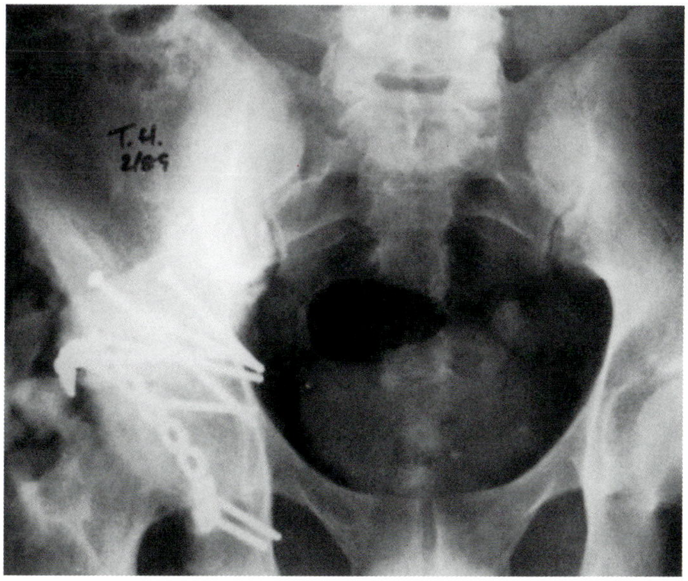

Figura 18: Radiografia ântero-posterior da pelve do paciente da Fig. 3, 5 meses após uma abordagem iliofemoral estendida. Uma ossificação heterotópica significativa (grau III de Brooker) está presente nos tecidos moles do quadril direito.

(1) relataram um índice de cerca de 86% de ossificação das classes III e IV de Brooker presente em 14% de seus pacientes, mesmo após a profilaxia com indometacina.

A incidência de necrose avascular (NAV) após o tratamento cirúrgico das fraturas acetabulares geralmente varia entre 3% a 9% (22,25,27) com a maioria dos casos identificados entre 3 e 18 meses após a cirurgia (22). Entretanto, Letournel (22) observou uma incidência aumentada e NAV da cabeça femoral nos casos que se apresentavam após três semanas e naqueles associados com uma fratura/luxação. Com grande probabilidade, o destino da cabeça femoral é determinado no momento da lesão.

O fator mais importante responsável pelo resultado clínico a longo prazo após a fixação cirúrgica das fraturas acetabulares é a qualidade da redução. A incidência de osteoartrite pós-traumática (OA) é maior em pacientes com uma incongruência articular ou uma subluxação residual da articulação do quadril (8,19,22,27,34,37,41). Após uma redução perfeita realizada dentro das três primeiras semanas após a lesão, Letournel (22) observou uma OA em somente 10,2% de seus pacientes ao contrário dos 37% encontrados nas reduções imperfeitas. O mais interessante foi que, quando o tratamento foi adiado a partir desse momento, essas taxas foram respectivamente de 24% e 23% (22). A perda da redução também pode ocorrer durante o período pós-operatório. Essa é mais provável em pacientes idosos com ossos osteopênicos, nos quais é importante que seja dado um apoio adequado às fraturas (10).

LEITURA RECOMENDADA

1. Alonso, J.E., Davila, R., Bradley, E.: Extended iliofemoral versus triradiate approaches in management of associated acetabular fractures. *Clin. Orthop.,* 305:81-87, 1994
2. Bosse, M.J, Poka, A., Reinert, C.M., Brumback, R.J., Bathon, H., Burgess, A.T.: Pre-operative angiographic assessment of the superior gluteal artery in acetabular fractures requiring extensive surgical exposures. *J. Orthop. Trauma,* 2:303-307, 1988.
3. Bosse, M.J., Poka, A., Reinert, C.M., Ellwanger, F., Slawson, R., McDevitt, E.R.: Heterotopic ossification as a complication of acetabular fractures. *J. Bone Joint Surg. [Am],* 70:1231-1237, 1988.
4. Chaprnan, M.W.: Effect of surgical approaches on the blood supply to the acetabulum. Presented at the 1st Annual International Consensus on Surgery of the Pelvis and Acetabulum, Pittsburgh, Pennsylvania, October 11-15, 1992.
5. Geerts, W.H., Code, K.I., Jay, R.M., Chen, E., Szalai, J.P.: A prospective study of venous thromboembolism after major trauma. *N. Engl. J. Med.,* 331:1601-1606, 1994.
6. Hak, D.J., Olson, S.A., Hamel, A.J., Bay, B.K., Sharkey, N.A.: Consequences; of transverse acetabular fracture malreduction on load transmission across the hip joint. Presented at the 12th Annual Meeting of the Orthopaedic Trauma Association, Boston, September 27-29, 1996.
7. Hak, D.J., Olsen, S.A., Matta, J.M.: Management of the Morel-Lavalle lesion. Presented at The Third Annual International Consensus on Surgery of the Pelvis and Acetabulum. Pittsburgh, October 5-11, 1996.
8. Heeg, M., Oostvogel, H.J.M., Klasen, H.J.: Conservative treatment of acetabular fractures: the role of the weight-bearing dome and anatomic reduction in the ultimate results. *J. Trauma,* 27(5):555-559, 1987.
9. Helfet, D.L., Anand, N., Malkani, A.L., et al.: Intra-operative monitoring of motor pathways during operative fixation of acute acetabular fractures. *J. Orthop. Trauma,* 11:2-6, 1997.
10. Helfet, D.L., Borrelli, J. Jr., Dipasquale, T., Sanders, R.: Stabilization of acetabular fractures in elderly patients. *J. Bone Joint Surg. [Am],* 74:753-765, 1992.
11. Helfet, D.L., Hissa, E.A., Sergay, S., Mast, J.W.: Somatosensory evoked potential monitoring in the surgical management of acute acetabular fractures. *J. Orthop. Trauma,* 5:161-166, 1991.
12. Helfet, D.L., and Schmeling, G.J.: Management of acute displaced complex acetabular fractures using indirect reduction techniques and limited surgical approaches. *Orthop. Trans.,* 15:833-834, 1991.
13. Helfet, D.L., and Schmeling, G.J.: Management of complex acetabular fractures through single nonextensile exposures. *Clin. Orthop.,* 305:55-68, 1994.
14. Helfet, D.L., and Schmeling, G.J.: Somatosensory evoked potential monitoring in the surgical treatment of acute, displaced acetabular fractures: results of a prospective study. *Clin. Orthop.,* 301:213-220, 1994.
15. Johnson, E.E., Eckardt, A.J., Letournel, E.: Extrinsic, femoral artery occlusion following internal fixation of an acetabular fracture: a case report. *Clin. Orthop.,* 217:209-213, 1987.

16. Johnson, E.E., Matta, J.M., Mast, J.W., Letournel, E.: Delayed reconstruction of acetabular fractures 21-120 days following injury. *Clin. Orthop.,* 305:20-30, 1994.
17. Judet, R., Judet, L, Letournel, E.: Fractures of the acetabulum: classification and surgical approaches for open reduction: preliminary report. *J. Bone Joint Surg. [Am],* 46:1615-1675, 1964.
18. Kaempffe, F.A., Bone, L., Borden, J.R.: Open reduction and internal fixation of acetabular fractures: heterotopic ossification and other complications, of treatment. *J. Orthop. Trauma,* 5(4):439-445, 1991.
19. Kebaish, A.S., Roy, A., Rennie, W.: Displaced acetabular fractures: long-term follow-up. *J. Trauma,* 31(11):1539-1542, 1991.
20. Kudsk, k.A., Fabian, T.C., Baum, S., Gold, M., Mangiante, E., Voeller, G.: Silent deep vein thrombosis in immobilized multiple trauma patients. *Am. J. Surg.,* 158(6):5151-5159, 1989.
21. Letournel, E.: Acetabular fractures: classification and management. *Clin. Orthop.,* 151:81-106, 1980.
22. Letournel, E., and Judet, R.: *Fractures of the acetabulum.* 2nd ed. Springer-Verlag, New York, 1993.
23. Malkani, A.L., Voor, M.J, Rennirt, G., Helfet, D., Pedersen, D., Brown, T.: Increased peak contact pressure following incongruent reduction of transverse acetabular fractures: a cadaveric model. Presented at the 12th Annual Defectiva of the Orthopaedic Trauma Association, Boston, Massachusetts, September 27-29, 1996.
24. Martimbeau, C.L.: Effort to standardize surgical approaches in acetabular fractures. *Orthop. Rev.,* 15:39, 1986.
25. Marta, J.M.: Fractures of the acetabulum: accuracy of reduction and clinical results. *J. Bone Joint Surg. [Am],* 78:1632-1645, 1996.
26. Matta, J.M.: Operative indications and choice of surgical approach for fractures of the acetabulum. *Tech. Orthop.,* 1:13, 1986.
27. Matta, J.M., Anderson, L.M., Epstein, H.C., Hendricks, P.: Fractures of the, acetabulum: a retrospective analysis. *Clin. Orthop.,* 205:230-240, 1986.
28. Matta, J.M., and Merritt, P.O.: Displaced acetabular fractures. *Clin. Orthop.,* 230:83-97, 1988.
29. Mayo, K.A.: Surgical approaches to the acetabulum. *Tech. Orthop.,* 4(4):24-35, 1990.
30. Mears, D.C., and Gordon, R.G.: Internal fixation of acetabular fractures. *Tech. Orthop.,* 4(4):36-51, 1990.
31. Mears, D.C., and Rubash, H.E.: Extensile exposure of the, pelvis. *Contemp. Orthop.,* 6:21-31, 1983.
32. Moed, B.R., and Maxey, J.: The effect of indomethacin on heterotopic ossification following acetabular fracture surgery. *J. Orthop. Trauma,* 3(2):172, 1989.
33. Montgomery, K.D., Potter, H.G., Helfet, D.L.: Magnetic resonance venography to evaluate the deep venous system of the pelvis in patients who have an acetabular fracture. *J. Bone Joint Surg. [Am],* 77:1639-1649, 1995.
34. Pennal, G.F., Davidson, L, Garside, H., Plewes, L: Results of treatment of acetabular fractures. *Clin. Orthop.,* 151:115-123, 1980.
35. Reilly, M.C., Matta, J.M., Olson, S., Tornetta, P.: The superior gluteal artery in the, extended ilio-femoral approach. Presented at the 12th Annual Meeting of the Orthopacdic Trauma Association, Boston, Massachusetts, September 27-29, 1996.
36. Routt, M.L. Jr., and Swiontkowski, M.F.: Operative treatment of complex acetabular fractures: combined anterior and posterior exposures during the, same procedure. *J. Bone Joint Surg. [Am],* 72:897-904, 1990.
37. Rowe, C.R., and Lowell, J.D.: Prognosis of fractures of the acetabulum. *J. Bone Joint Surg. [Am],* 43:30-59, 1961.
38. Senegas, J., Liorzou, G., Yates, M.: Complex acetabular fractures: a transtrochanteric lateral surgical approach. *Clin. Orthop.,* 151:107-114, 1980.
39. Skura, D.S., and Buchsbaum, S.: Prophylactic low-dose post-operative irradiation for the prevention of heterotopic ossification in acetabular fractures. Presented at the 59th Annual Meeting of the American Academy of Orthopaedic Surgeons, Washington DC, February 20-25, 1992.
40. Stickney, L, and Helfet, D.L.: Deep vein thrombosis prevention in orthopaedic trauma patients. Presented at the 58th Annual Meeting of the American Academy of Orthopaedic Surgeons, Anaheim, California, March 7-12,1991.
41. Tabor, O.B., Bosse, M.J., Greene, K.G., et al.: The effects of the abductor muscles of surgical approaches for acetabular fractures associated with gluteal vascular injury. Presented at the 12th Annual Meeting of the Orthopaedic Trauma Association, Boston, Massachusetts, September 27-29, 1996.
42. Tile, M., Kellam, J.F., Joyce, M.: Fractures of the acetabulum, classification, management protocol and results of treatment *J. Bone Joint Surg. [Br],* 67:173, 1985.
43. Vrahas, A.J., Gordon, R.G., Mears, B.C., Kreiger, B., Sclahass, R.J.: Intra-operative somatosensory evoked potential monitoring of pelvic and acetabular fractures. *J. Orthop. Trauma,* 6(1):50-58, 1992.

42

Fraturas Acetabulares: Abordagens Trirradiada e Trirradiada Modificada

Dana C. Mears e Mark D. MacLeod

INDICAÇÕES/CONTRA-INDICAÇÕES

A abordagem trirradiada (TRI) permite a visualização de toda a superfície articular do acetábulo, iliolateral adjacente ao tubérculo glúteo posteriormente, toda a coluna acetabular posterior, a coluna anterior à eminência medial e da parede interna da pelve, incluindo a fossa ilíaca interna e a articulação sacroilíaca (Fig. 1). A TRI está indicada para algumas fraturas agudas do acetábulo nas quais uma abordagem prolongável é necessária para se tratar adequadamente um desvio significativo tanto da coluna anterior como da posterior. Essas incluem as fraturas transversais e tipo T e certas fraturas associadas com as transversais da parede posterior, coluna anterior-hemitransversais posterior e fraturas de ambas as colunas.

Se a fratura acetabular apresenta mais de 2 semanas, a necessidade de uma abordagem prolongável como a TRI aumenta. Outra indicação para a TRI é uma fratura da parede e coluna posterior na qual a visualização está prejudicada por obesidade ou musculatura desenvolvida do paciente. Nesse cenário, mesmo uma dissecção limitada do membro anterior da incisão e a osteotomia do grande trocanter aumentam a visualização. Nos casos em que uma lesão ipsilateral da articulação sacroilíaca complica uma fratura transversal ou tipo T, ambas as lesões podem ser abordadas com uma exposição trirradiada.

Além das fraturas acetabulares, a TRI é altamente eficaz para abordagem das osteotomias periacetabulares. Uma TRI pode ser utilizada como uma abordagem ântero-lateral, lateral direta

D. C. Mears, B.M., B.CH., PH.D.: Department of Orthopaedic Surgery, Albany Medical College, Albany, New York 12208.
M. D. MacLeod, M.D., F.R.C.S.C.: Department of Surgery, Division of Orthopaedic Surgery, University of Western Ontario, London, Ontario, Canada N6C 4V3.

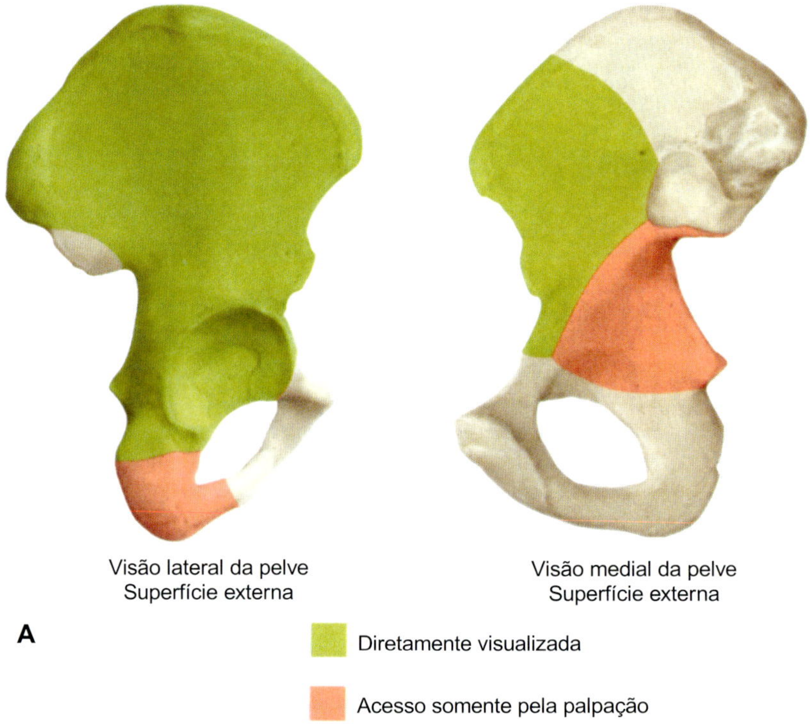

Figura 1. A, B: A incisão trirradiada clássica permite a visualização direta das áreas delineadas em vermelho e inclui toda a superfície articular, se uma capsulotomia for realizada e a cabeça femoral tracionada. A área delineada em amarelo pode ser palpada, mas não pode ser visualizada diretamente. A divisão do ligamento sacroespinhal da espinha isquiática facilita a palpação da metade inferior da área delineada em amarelo.

vel, um padrão de fratura associado é visualizado através de uma abordagem que cause a menor morbidade e desvascularização periacetabular. A TRI e outras incisões prolongáveis não estão recomendadas em pacientes idosos, nos quais a ocorrência de infecção profunda da ferida no pós-operatório parece ser uma complicação freqüente. A maioria das complicações associadas com a TRI é o resultado da desvascularização; uma TRI modificada (TRIM) diminui a quantidade de desvascularização e a incidência de complicações.

As rupturas associadas da coluna anterior que estão localizadas medialmente à eminência medial e vasos ilíacos externos não são acessíveis seja pela TRI como pela TRIM. O uso dessas abordagens está contra-indicado também nas ocasiões em que é necessária a dissecção através de uma área que apresente significativa abrasão ou infecção dos tecidos moles. Em alguns desses casos, uma abordagem ilioinguinal ou de Kocher-Langenbeck pode permitir que seja realizada exposição da fratura através de uma pele intacta.

PLANEJAMENTO PRÉ-OPERATÓRIO

Um exame cuidadoso do paciente é essencial. Antes de uma exposição acetabular, a condição da pele na região da incisão é avaliada à procura de características como abrasões, contusões ou, raramente, uma fratura exposta. Uma atenção especial é dada para a contusão com equimose maciça na coxa lateral, conhecida como lesão de Morel-Lavellé, que resulta em uma extensa necrose do tecido adiposo subcutâneo. Dor localizada, edema extenso e equimose dentro da região da nádega podem representar uma lesão ao tronco vascular glúteo inferior. Quando os vasos glúteos inferiores estão ocluídos e uma TRI ou uma abordagem iliofemoral extensível (IFE) é realizada, pode ocorrer necrose dos músculos abdutores. A necrose ocorre como o resultado de uma lesão traumática combinada aos vasos e liberação da origem da musculatura abdutora. Apesar de a TRI não necessitar de uma liberação tão extensa das origens dos músculos abdutores como a IFE, em pacientes com características clínicas compatíveis com uma lesão traumática dos vasos glúteos, uma angiografia pré-operatória está recomendada para determinação da perviedade da artéria glútea inferior. Se o vaso não estiver pérvio, uma abordagem cirúrgica alternativa é recomendada.

A avaliação do estado neurológico pré-cirúrgico da extremidade inferior ipsilateral é uma parte crucial da avaliação pré-operatória. A integridade dos nervos ciático, femoral e cutâneo femoral lateral (NCFL) é determinada com a documentação de qualquer déficit correspondente. Freqüentemente lesões sutis da divisão fibular do nervo ciático acompanham uma fratura-luxação posterior do quadril. Características tais como uma pequena hipoestesia do primeiro espaço no pé ou uma leve fraqueza do extensor longo dos dedos são significativas. Uma vez que o nervo ciático tenha sido traumatizado, a manipulação intra-operatória subseqüente ou a tração do nervo podem levar a um déficit neurológico maior.

Uma avaliação radiológica completa é necessária para a determinação da geometria da fratura. As principais radiografias simples são uma incidência ântero-posterior (AP) da pelve e incidências oblíquas obturatriz e alar em 45 graus. Incidências complementares do anel pélvico, incluindo incidências de entrada e de saída da pelve, estão indicadas se existirem suspeitas clínicas ou radiológicas de uma lesão associada do anel pélvico. Uma imagem bidimensional de tomografia computadorizada (TC 2D) com o mínimo de cinco cortes em intervalos de 2 cm através das articulações sacroilíacas, primeiro corpo sacral, cúpula do acetábulo e centro da articulação do quadril e da sínfise são úteis na determinação da extensão da lesão, particularmente para as superfícies articulares do acetábulo e da cabeça femoral. A presença de uma impactação marginal do acetábulo; impactação, abrasão ou fratura da cabeça femoral, um fragmento intra-articular ou uma linha de fratura com mínimo desvio geralmente são mais bem observados ou somente observados nas imagens de TC.

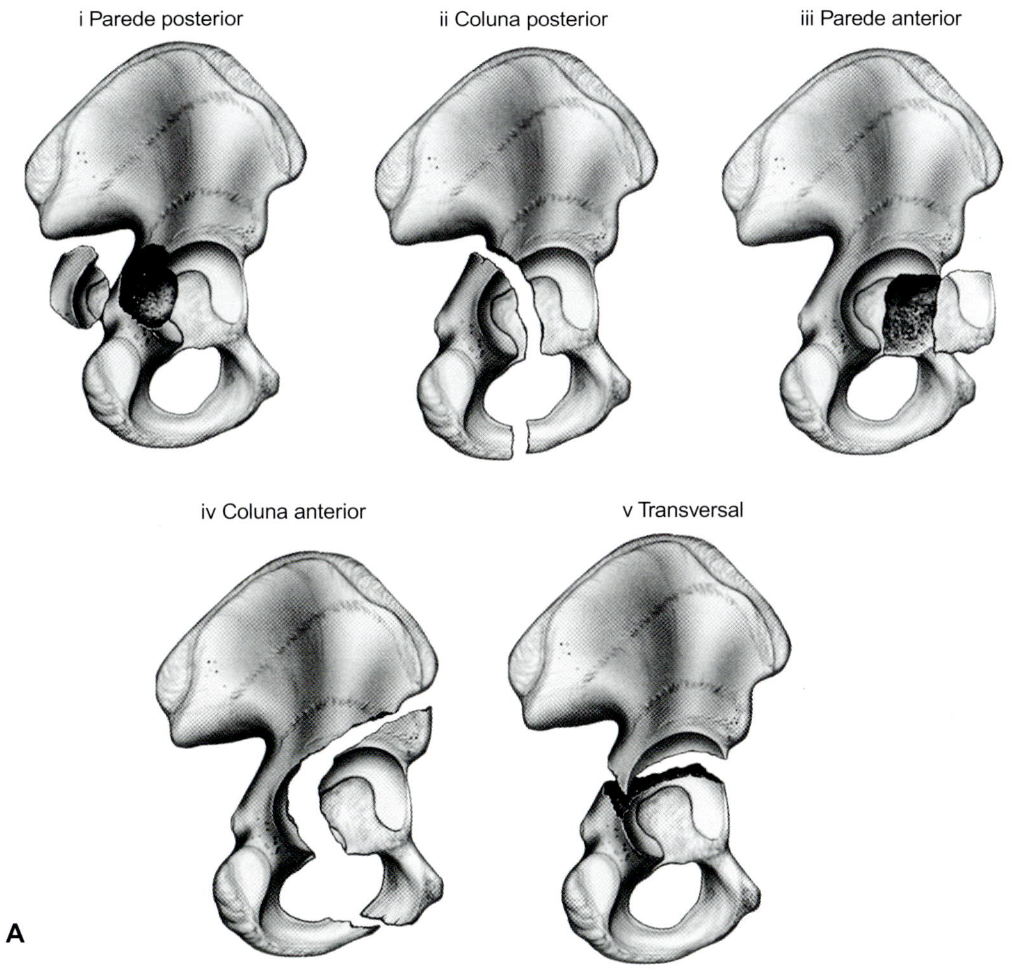

Figura 2. Classificação de Letournel e Judet para as fraturas acetabulares. **A:** Tipos simples: i, Fratura da parede posterior; ii, Fratura da coluna posterior; iii, Fratura da parede anterior; iv, Fratura da coluna anterior; v, Fratura transversal. *(Continua.)*

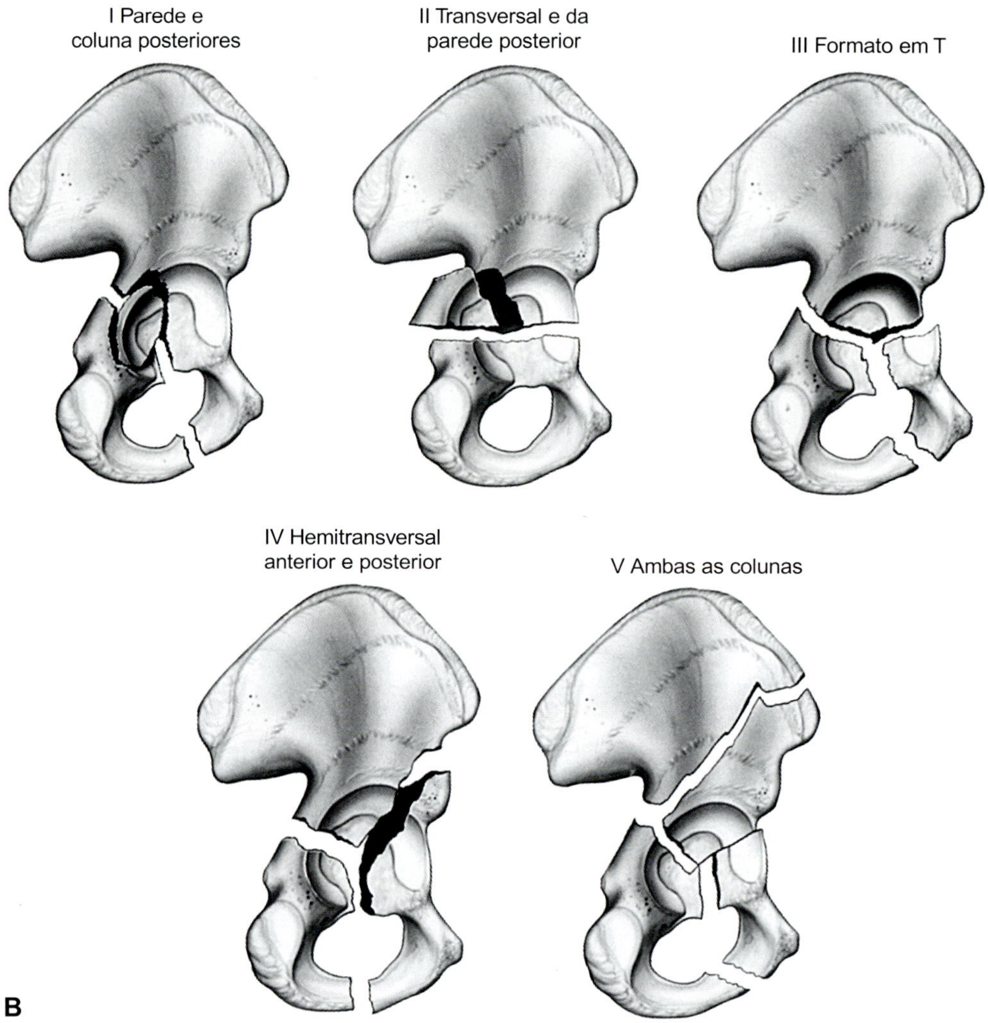

Figura 2. *(Continuação)* **B:** Tipos associados: i, Fratura da coluna e da parede posterior; ii, Fratura transversal e da parede posterior; iii, Fratura tipoT; iv, Fratura hemitransversal anterior e posterior; v, Fratura de ambas as colunas.

A tomografia tridimensional (TC 3D) é útil para demonstrar a deformidade rotacional após uma fratura acetabular desviada. Uma reconstrução tridimensional por TC pode permitir o reconhecimento de complexas linhas de fraturas e a magnitude do desvio. Uma preocupação com os estudos tridimensionais de TC é a limitada resolução de detalhes como uma linha de fratura com mínimo desvio com um espaço de fratura de menos de 3 mm. Outros detalhes que podem não ser bem visualizados incluem a presença de ossos diminutos, impactação marginal e a presença de um fragmento intra-articular.

Antes de realizar a intervenção cirúrgica, o cirurgião deve definir de modo preciso o padrão da fratura e classificar de acordo com o método de Letournel e Judet. Esse esquema de classificação (Fig. 2) subdivide as lesões em padrões simples ou cominutivos que determinam a exposição cirúrgica ideal e, em parte, o grau esperado de dificuldade técnica. Características suplementares da lesão como o grau de cominução, impactação, dano da cabeça femoral e osteopenia devem ser documentadas também. Um completo entendimento da fratura permite que o cirurgião determine a necessidade e a viabilidade da reconstrução acetabular. O padrão da lesão é traçado em um modelo pélvico de modo que os problemas com a exposição cirúrgica possam ser antecipados, e a redução e fixação da fratura possam ser equacionadas. As placas de fixação de comprimento apropriado podem ser pré-moldadas para as superfícies apropriadas das colunas posterior e anterior em um modelo pélvico de mesmo tamanho. Esta preparação pré-operatória pode diminuir o tempo de cirurgia.

CIRURGIA

Sob anestesia geral ou espinhal, o paciente é colocado na posição de decúbito lateral sobre uma mesa cirúrgica radiolucente de grafite composta (Fig. 3). O quadril e o joelho contralaterais são mantidos na posição estendida para facilitar a realização de rotação intra-operatória de uma posição semi-supina para a quase pronada. Essa posição "lateral flexível" é mantida por coxins pneumáticos que são inicialmente evacuados conforme o paciente é movido da posição semi-supina para a quase pronada (Fig. 4A-C). As proeminências ósseas são acolchoadas, particularmente o lado de baixo da cabeça da fíbula e do maléolo lateral. Tração esquelética fixa não é utilizada, já que ela limita os movimentos do membro. Um cateter de Foley é rotineiramente utilizado.

A preparação e a colocação dos campos são realizadas de modo que o campo cirúrgico inclua toda a extremidade inferior ipsilateral e a região inferior do tronco da linha média anterior para a posterior, se estendendo superiormente até o nível do umbigo. O monitoramento intra-operatório contínuo do potencial evocado somatossensório (PESS) e a eletromiografia (EMG) da divisão fibular do nervo ciático são utilizados para minimizar o potencial para uma lesão nervosa iatrogênica. Um eletrodo sensório estéril é inserido subcutaneamente na fossa poplítea superior à dobra cutânea transversal poplítea, lateralmente aos tendões mediais da musculatura posterior da coxa. Um segundo eletrodo é inserido 1 cm póstero-inferior da cabeça fibular. Dois eletrodos motores são inseridos no compartimento muscular anterior da perna, com um intervalo entre eles de cerca de 3 cm. Antes da colocação dos campos estéreis, eletrodos semelhantes são colocados na extremidade inferior contralateral. Os dados obtidos a partir do membro operado são comparados com os dados da extremidade contralateral.

Um sistema reparador de célula (hemácias) *(all-saver)* é utilizado, o que diminui a perda sangüínea durante o procedimento em cerca de 20% a 30%.

Um intensificador de imagens de alta resolução é necessário para a avaliação da redução da fratura, concentricidade da articulação do quadril, presença de fragmentos intra-articulares, estabilidade da fixação e para detectar a presença de material de síntese dentro da articulação. É essencial que incidências em AP, oblíqua obturatriz e alar sejam adequadamente obtidas. Freqüentemente incidências suplementares da entrada e da saída da pelve são necessárias.

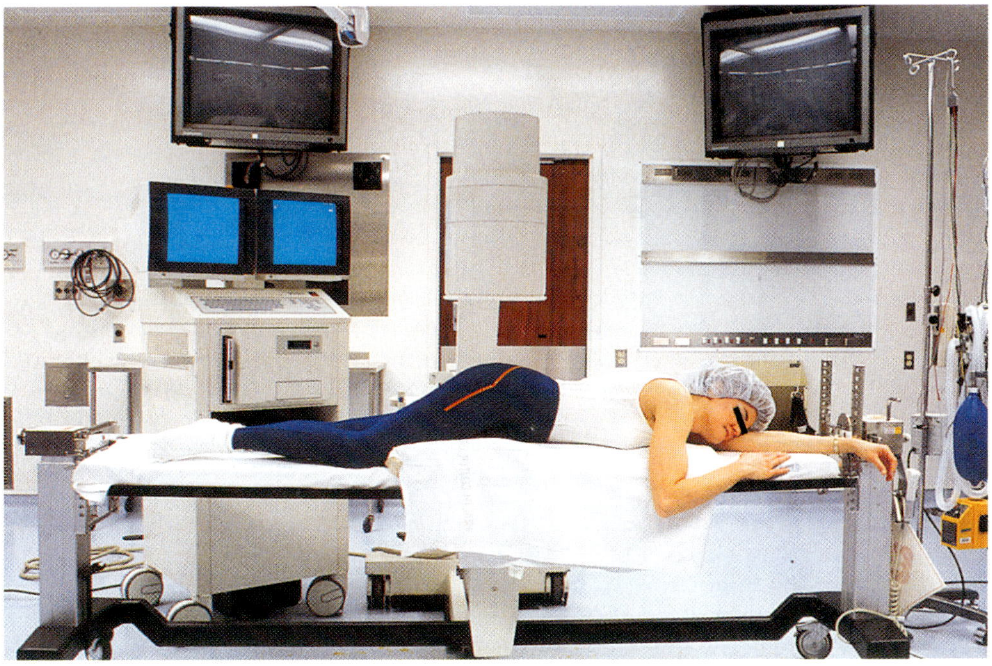

Figura 3. A cirurgia é feita com o paciente sendo colocado sobre uma mesa cirúrgica radiolucente. A geração de imagens de alta resolução com um intensificador de margem de 9 polegadas é o ideal.

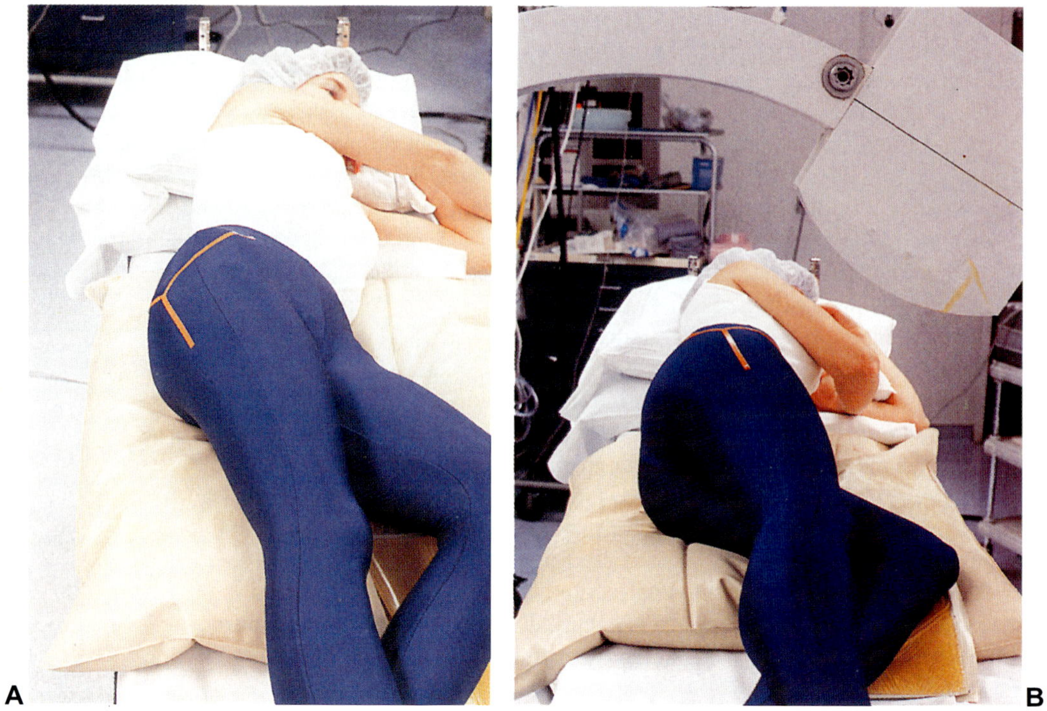

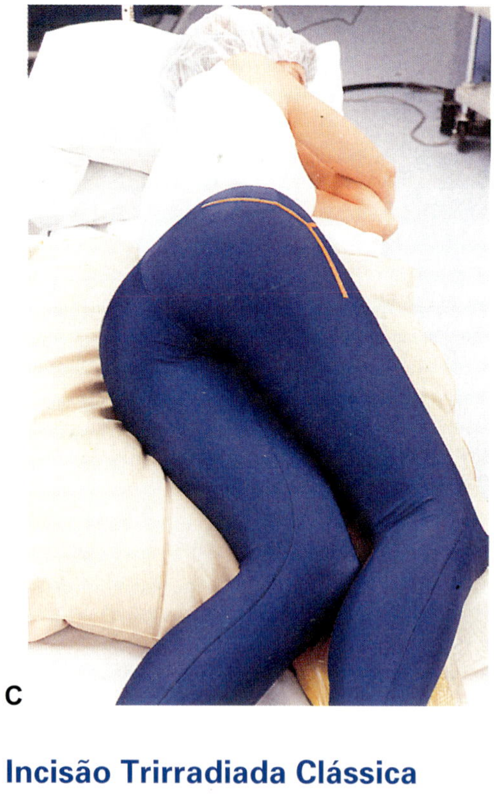

Figura 4. A-C: O paciente é posicionado e apoiado com um coxim de modo que a posição possa ser trocada da posição quase pronada para uma semi-supina. A perna de baixo é mantida estendida para permitir rotação.

Incisão Trirradiada Clássica

O membro anterior da incisão se inicia no ponto médio do grande trocanter e se estende além da espinha ilíaca ântero-superior (EIAS). O membro posterior da incisão se inicia no grande trocanter, onde encontra com o membro anterior e se estende na direção da espinha ilíaca póstero-superior (EIPS). Geralmente, o ângulo subtendido pelos membros anterior e posterior é de 120 graus (Fig. 5). Do ápice desses membros, o membro distal prossegue por 6 a 8 cm distalmente no plano lateral médio da coxa. As incisões fasciais se localizam diretamente abaixo das incisões da pele (Fig. 6).

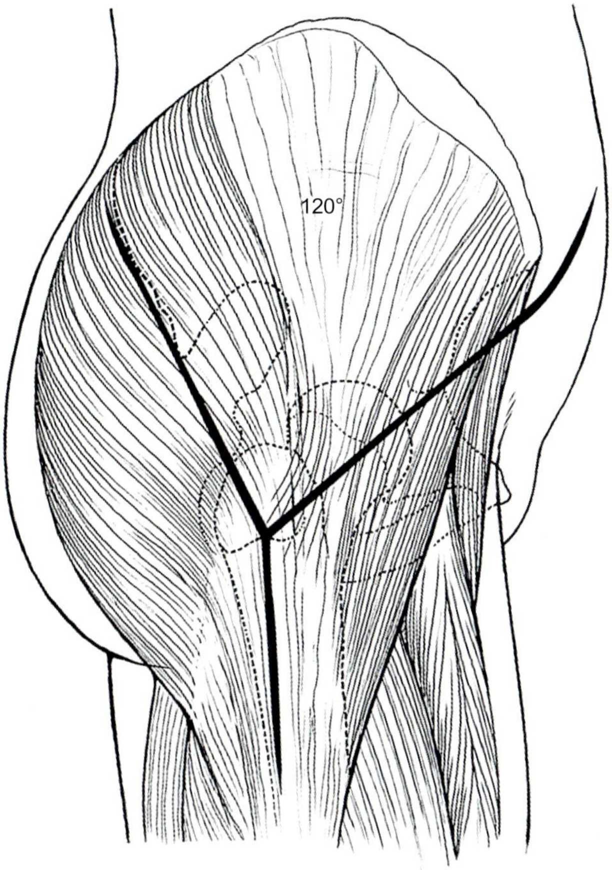

Figura 5. A incisão cutânea marcada sobre os marcos anatômicos ósseos. O ângulo subtendido pelos membros anterior e posterior da incisão é de aproximadamente 120 graus. A incisão cutânea é marcada sobre a musculatura lateral da coxa. A margem anterior do tensor da fáscia lata não segue a incisão cutânea anterior.

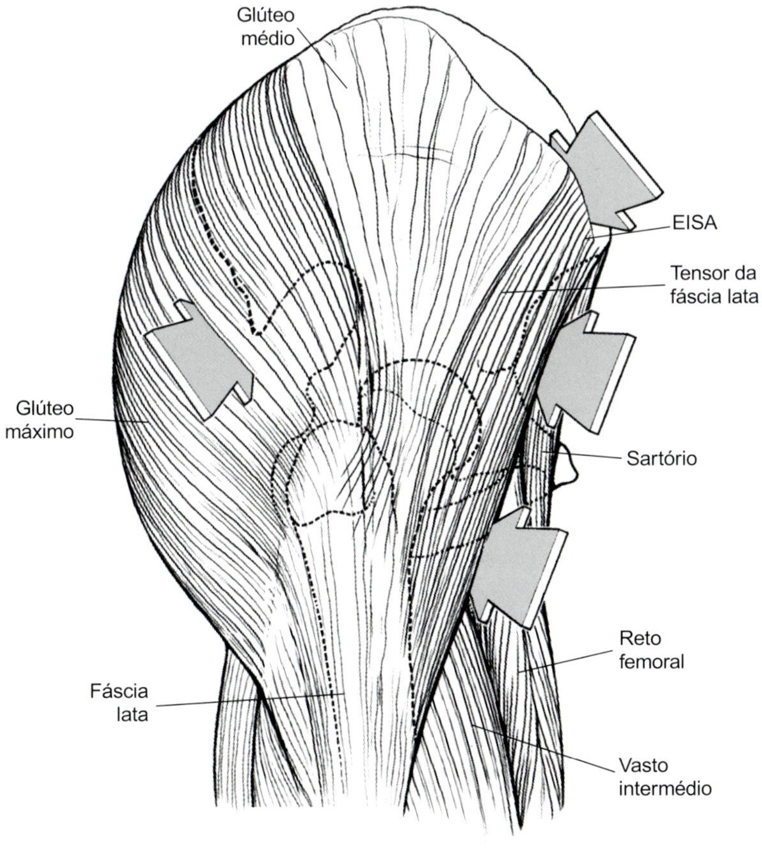

Figura 6. Os intervalos cirúrgicos estão demonstrados com setas. O intervalo anterior se localiza entre o tensor da fáscia lata (TFL) e o sartório proximalmente e o TFL e o reto femoral distalmente. As origens do TFL e dos glúteos são liberadas até o tubérculo glúteo. O glúteo máximo é dividido em linha com as fibras musculares.

Geralmente o membro anterior é aberto primeiro. Superficialmente o plano da dissecção é entre o sartório medialmente e o tensor da fáscia lata (TFL) lateralmente (Fig. 6). Esse intervalo, entretanto, não se localiza diretamente abaixo da incisão cutânea do membro anterior. A margem principal do TFL é cuidadosamente identificada, de modo que o músculo possa ser desinserido ao longo de toda sua inserção sem divisão do ventre muscular. Proximalmente, o intervalo entre o sartório e o TFL é facilmente aberto no local em que a fáscia é incisionada entre esses músculos

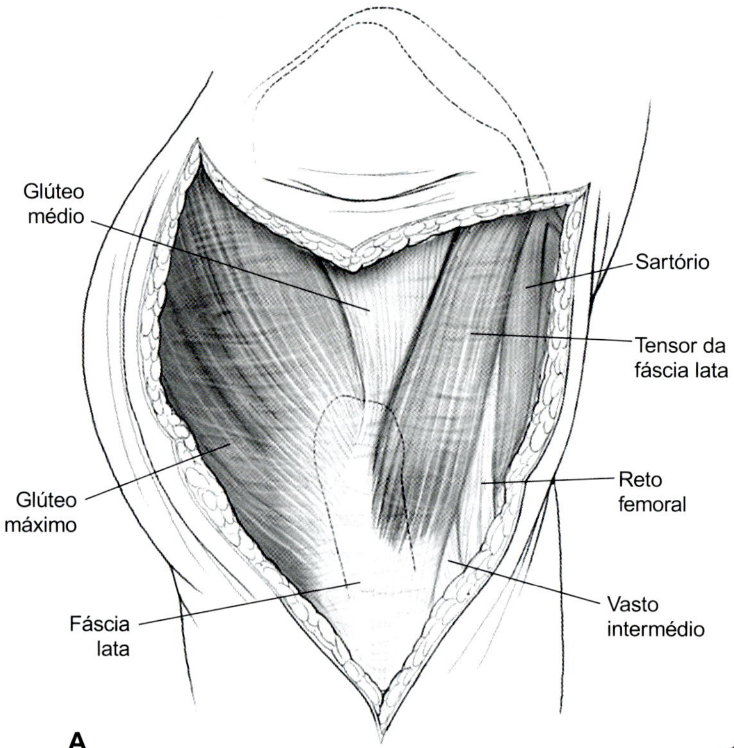

A

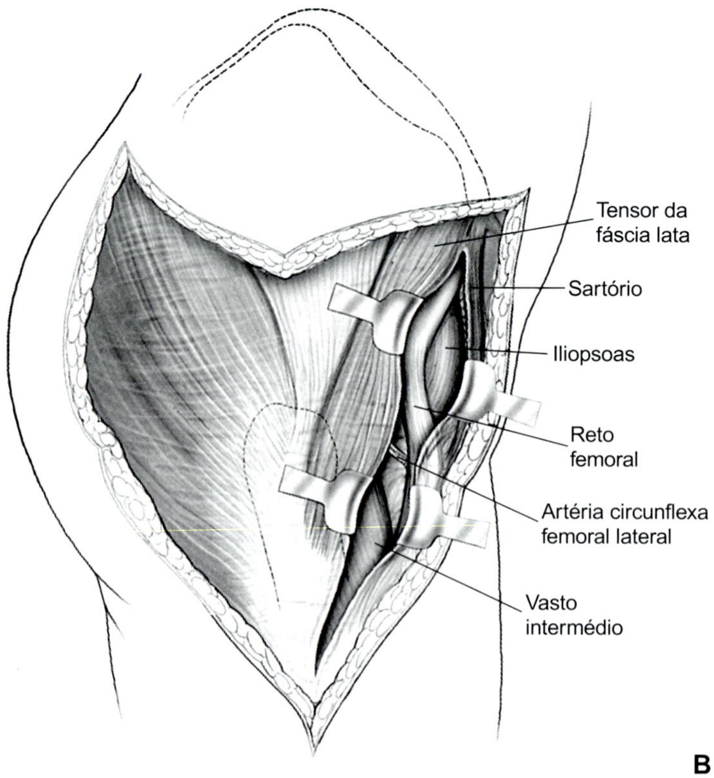

B

Figura 7. Um intervalo é aberto entre o sartório medialmente e o tensor da fáscia lata lateralmente. Os segmentos proximal e distal do intervalo são os mais facilmente identificados. Com o uso dos intervalos proximal e distal como referência, a abertura do segmento central é facilitada **(A)**. Os vasos circunflexos femorais laterais são encontrados dentro das fibras musculares do terço central do intervalo **(B)**. Eles são ligados e divididos.

em uma posição imediatamente distal à EIAS. Distalmente, o intervalo entre o TFL e o reto femoral é facilmente aberto. O intervalo no terço central do membro anterior é mais difícil de ser aberto, já que as fibras do TFL e do reto femoral se fundem. Nesse nível, vasos circunflexos femorais laterais cruzam a incisão (Fig. 7) e devem ser ligados. Quando estiver completamente liberado da fáscia ao longo das margens anterior e distal, o TFL é afastado anteriormente com o retalho miocutâneo principal (Fig. 8). Proximalmente, as origens do TFL, glúteo médio e glúteo mínimo ao longo da crista ilíaca são incisionadas no nível do tubérculo glúteo. Os glúteos médio e mínimo são elevados subperiostealmente do ílio lateral da porção anterior para a posterior e da proximal para a distal com uma progressão até o nível da cápsula da articulação do quadril e da coluna posterior.

O membro posterior é desenvolvido da mesma forma realizada na abordagem de Kocher-Langenbeck. Durante a exposição da coluna posterior, bem como na redução subseqüente e fixação, o joelho é flexionado além dos 90 graus, e o quadril é estendido. Ambas as manobras são destinadas a diminuir a tensão sobre o nervo ciático. O glúteo máximo é dividido em linha com suas fibras musculares ao longo da linha da incisão miofascial até o nível do tronco glúteo inferior (Figs. 6 e 9). O tronco neurovascular é preservado para minimizar o risco de uma fraqueza pós-operatória da musculatura abdutora. A inserção do glúteo máximo na linha áspera do fêmur proximal é liberada em cerca de 1 cm do osso, o que facilita a reinserção subseqüente (Figs. 9 e 10A e B).

O músculo piriforme é identificado passando de dentro da pelve até a fossa piriforme (Fig. 10C). O nervo ciático é identificado em uma região adjacente ao tendão piriforme (Figs. 9 e 10B). As inserções dos rotadores externos curtos, do obturador interno com os gêmeos superior e inferior e o quadrado femoral com o obturador externo são identificadas. Com a inserção do glúteo máximo dividida e o músculo afastado, o nervo ciático é visto sobre a origem dos rotadores externos curtos e dos isquiotibiais no tubérculo isquiático (Figs. 9 e 10B e C).

O intervalo entre a inserção do glúteo médio no grande trocanter e a origem do vasto lateral na crista lateral é identificado, e o periósteo é incisionado transversalmente. Uma osteotomia oblíqua remove o grande trocanter com os tendões dos glúteos médio e mínimo e o do piriforme

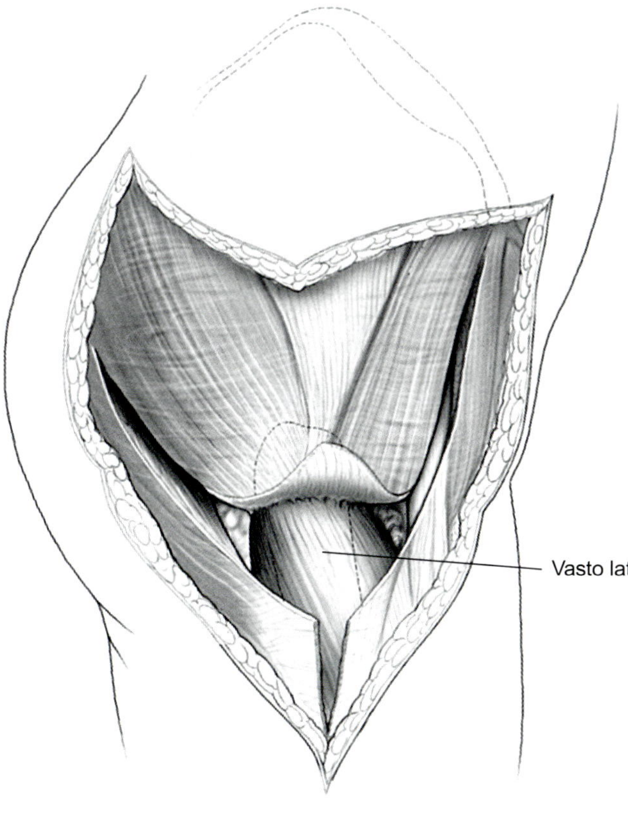

Figura 8. O glúteo máximo é dividido ao longo da linha do músculo até o nível do feixe glúteo inferior. O tensor da fáscia lata (TFL) é liberado de sua fixação distal e rebatido proximalmente.

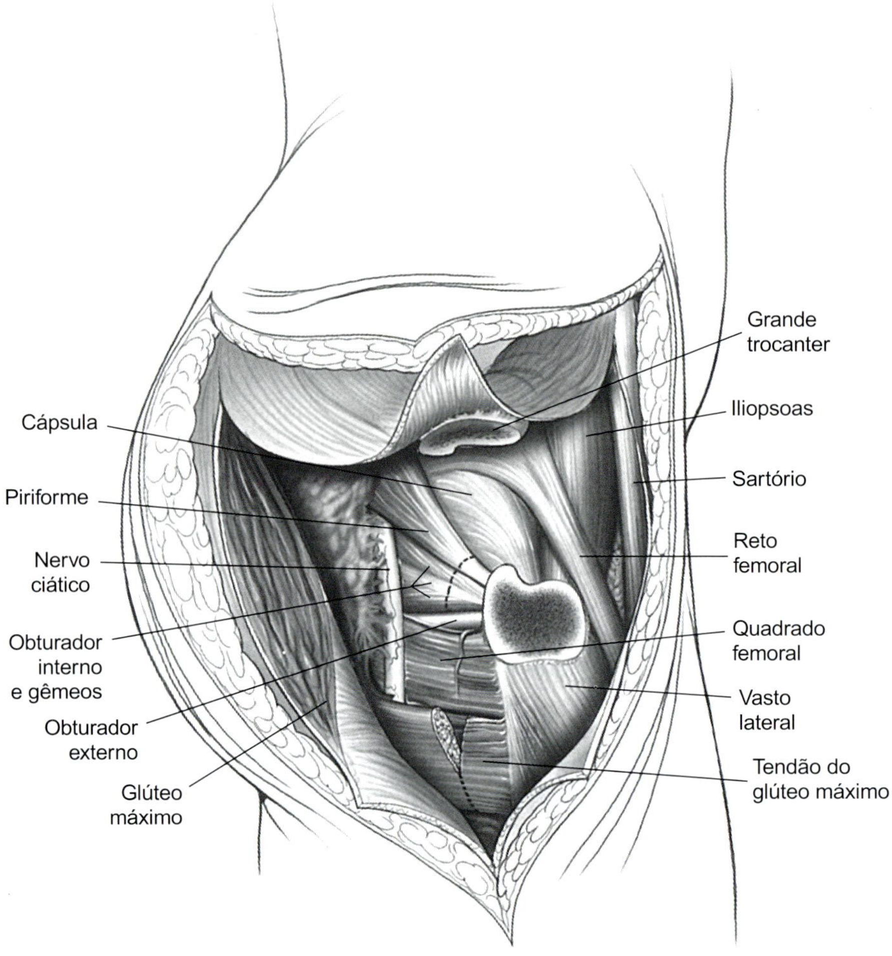

Figura 9. A abertura do membro posterior da incisão começa com a identificação do piriforme e do nervo ciático, que emerge da pelve por baixo do piriforme para se localizar na adjacência dos rotadores externos. O tendão do glúteo máximo é dividido a 1 cm de sua inserção na linha áspera, e o músculo é rebatido. O grande trocanter é osteotomizado entre as fixações do glúteo médio e vasto lateral, profundamente aos glúteos médio e mínimo, mas superficialmente à cápsula da articulação do quadril. Nesse estágio, o piriforme está preso ao grande trocanter e limita o deslocamento do fragmento ósseo entre 1 a 2 cm proximalmente.

(Figs. 9, 11 e 12). O trocanter é rebatido proximalmente. Agora, o intervalo entre os glúteos médio e mínimo e a cápsula articular do quadril pode ser aberto. Com o uso de tesouras de ponta curva e trabalhando da região proximal para a distal e da anterior para a posterior, o intervalo é desenvolvido entre os abdutores e a cápsula do quadril (Fig. 11). Deve ser tomado cuidado para que a integridade da cápsula e do suprimento sangüíneo para a cabeça femoral seja preservada. Se o intervalo entre os tendões glúteos e a cápsula for desenvolvido em uma direção proximal, começando na osteotomia do grande trocanter, pode ser gerado um caminho errante, com penetração inadvertida da cápsula e com o risco subseqüente de desvascularização da cabeça femoral. O tendão do piriforme é dividido 1 a 2 cm de sua inserção óssea, deixando um coto para a reinserção subseqüente. O trocanter agora é rebatido superiormente e posteriormente através de uma elevação subperiosteal progressiva dos glúteos mínimo e médio a partir do ílio lateral. Essa dissecção continua posteriormente até a incisura isquiática maior, onde o tronco neurovascular superior do glúteo é identificado. A massa da musculatura abdutora é mantida deslocada em uma posição posterior e superior pela colocação de dois pinos rígidos de Steinmann no ílio 2,5 e 5 cm, respectivamente, acima da incisura isquiática maior (Fig. 13).

A seguir é iniciado o desenvolvimento da exposição da coluna posterior. Inicialmente, as inserções do grupo superior dos rotadores externos curtos, dos gêmeos e do obturador interno são isoladas e divididas em uma região próxima à inserção comum no grande trocanter, com a preservação de um pequeno coto para a reinserção subseqüente. Os rotadores externos curtos são rebatidos posteriormente para proteger o nervo ciático, permitindo ainda a exposição da coluna posterior a partir da espinha isquiática até a porção inferior da incisura isquiática menor (Fig. 13). A liberação da origem do gêmeo superior da espinha isquiática permite a exposição do ligamento sacroespinhoso em sua inserção na espinha isquiática (Figs. 13 e 14). Afastadores de Hohmann

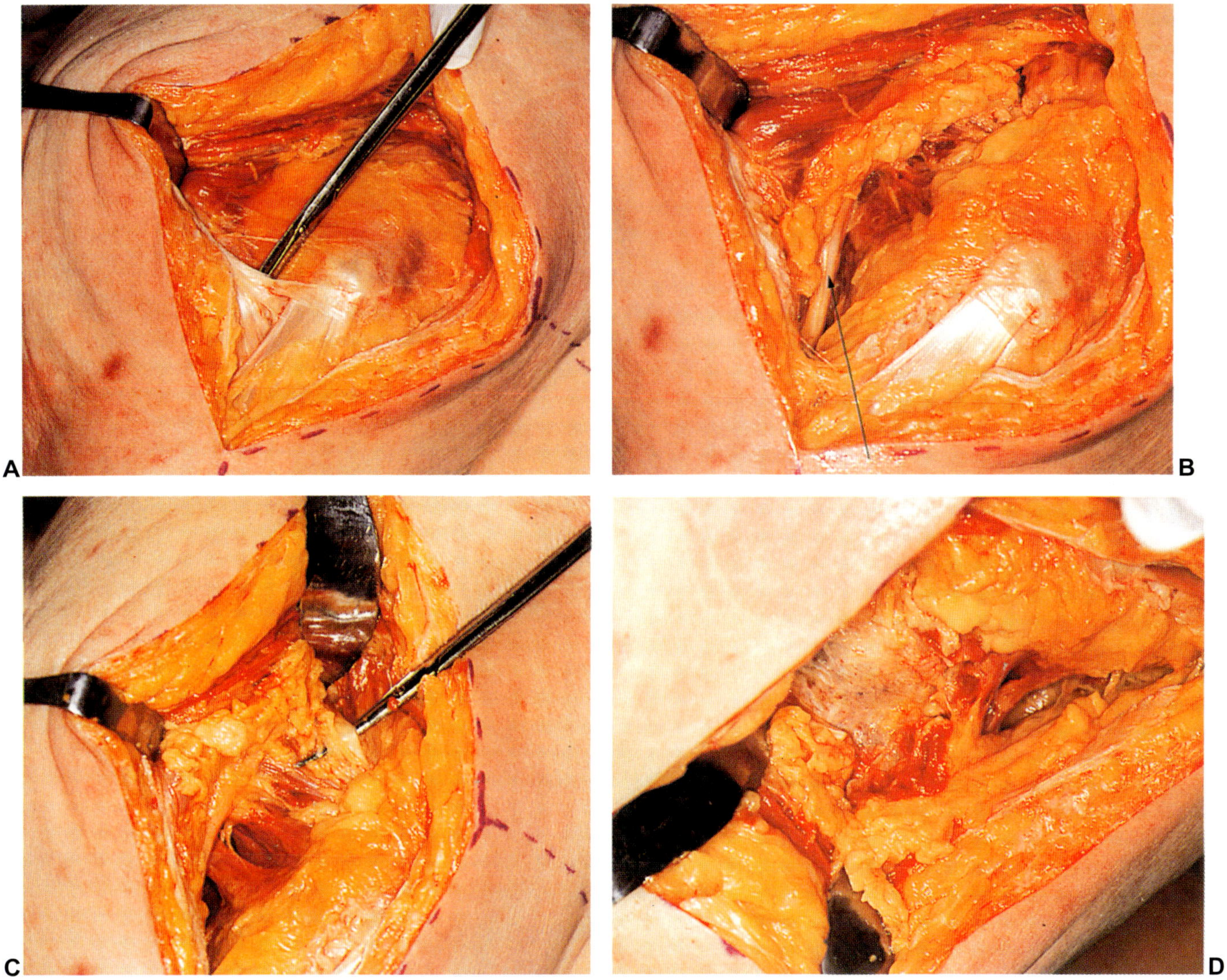

Figura 10. Abertura cadavérica do membro posterior da incisão. **A:** Identificação da inserção do tendão do glúteo máximo. A tesoura é inserida profundamente ao tendão. **B:** A divisão do tendão do glúteo máximo permite um afastamento adicional do retalho muscular posterior. O nervo ciático (seta) é visível superficialmente aos rotadores curtos. **C:** O tendão do piriforme é isolado antes de sua divisão. **D:** Exposição da cápsula da articulação do quadril. Afastadores de Hohmann são colocados dentro das incisuras isquiáticas maior e menor depois da divisão do piriforme e dos tendões dos gêmeos/obturador interno. O quadrado femoral permanece intacto.

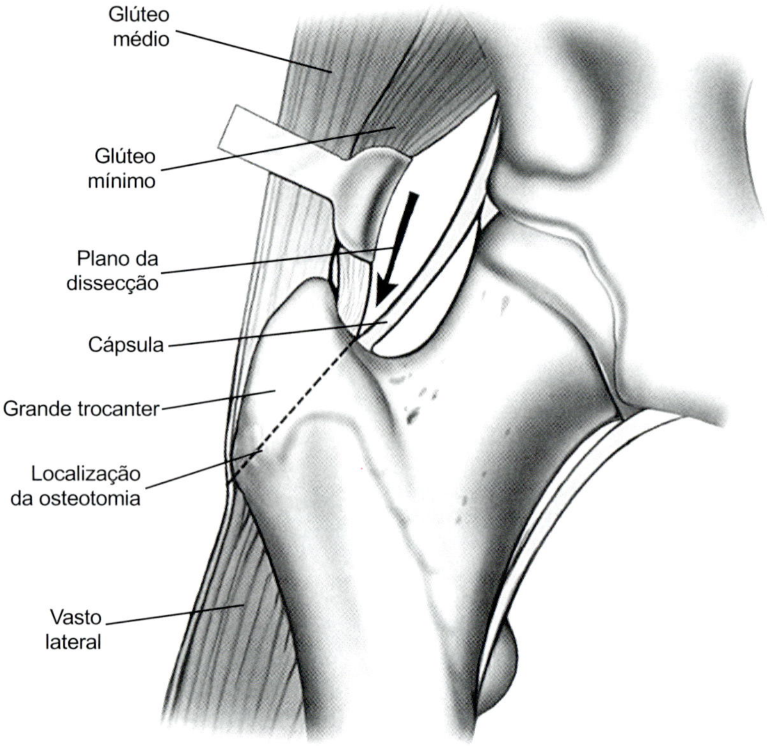

Figura 11. A dissecção da massa muscular abdutora da parte lateral do ílio prossegue mais eficientemente da região superior para a inferior e da anterior para a posterior. A cabeça refletida do reto femoral e a cápsula contígua são decididamente amarelas, enquanto os músculos glúteos são vermelhos. No local em que os glúteos se fixam no grande trocanter, a inserção tendinosa é amarelo-branca. A abertura desse intervalo da face medial para a lateral simplifica a separação dos tendões glúteos da cápsula para preservar a inserção capsular no colo femoral. A localização da osteotomia do grande trocanter está demonstrada.

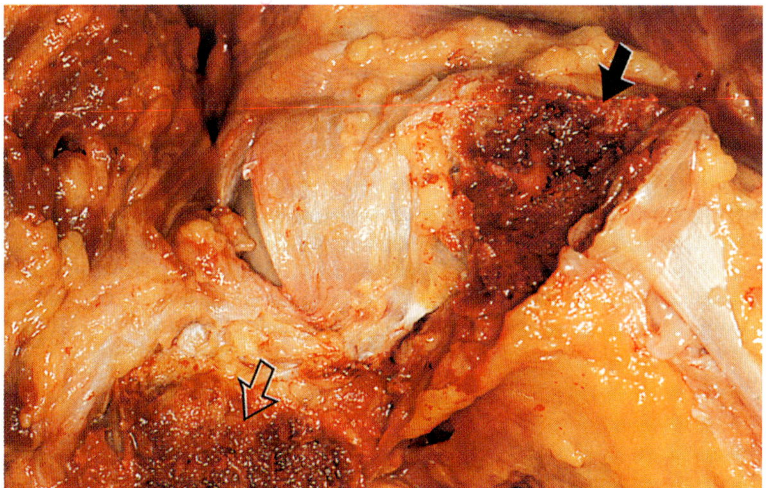

Figura 12. O grande trocanter foi osteotomizado para expor as superfícies esponjosas do bloco de osso trocantérico (seta vazada) e a superfície correspondente do fêmur intacto (seta cheia). Até que o tendão do piriforme seja dividido, o trocanter não pode ser refletido mais proximalmente.

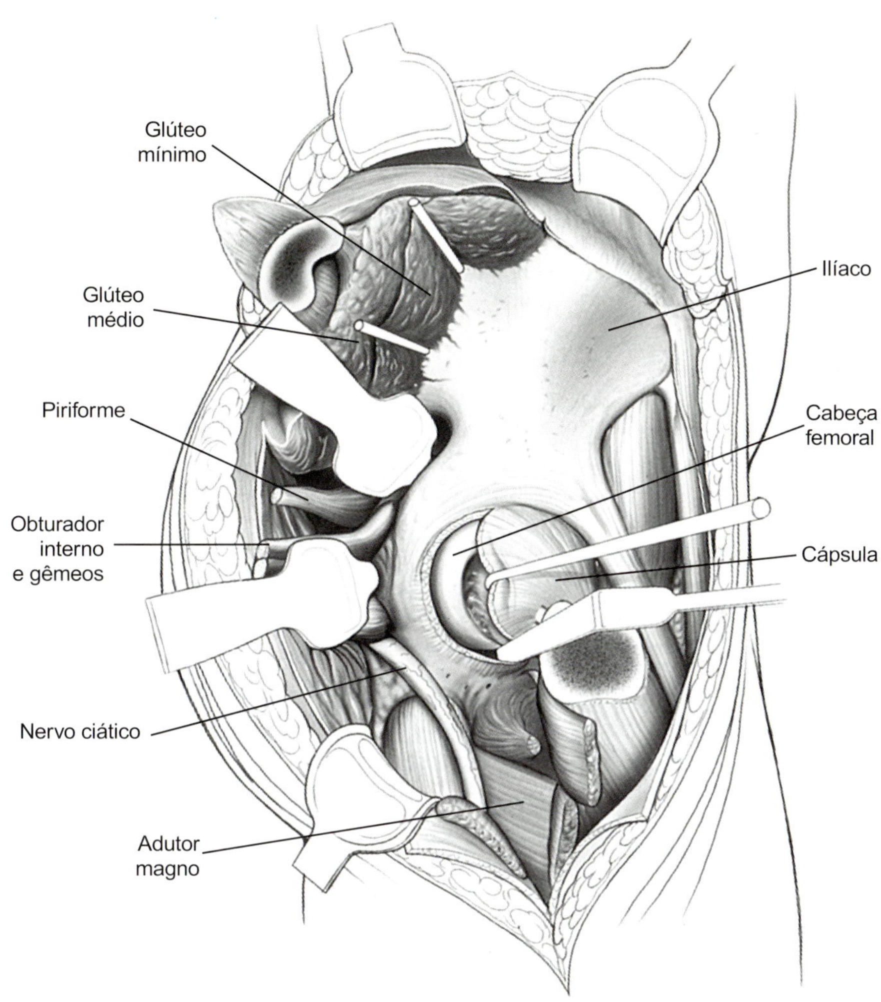

Figura 13. O piriforme é liberado do grande trocanter e a massa muscular abdutora é rebatida proximal e posteriormente. A massa muscular é mantida com dois pinos de Steinmann, que são inseridos na face lateral do ílio 2,5 e 5 cm acima da incisura isquiática maior. Os gêmeos e o obturador interno são liberados a cerca de 2 cm de suas inserções e rebatidos posteriormente, protegendo assim o nervo ciático. O rebatimento do piriforme permite um acesso direto para a incisura isquiática maior. Um dedo pode ser passado pela incisura para palpar a superfície quadrilateral até a margem da pelve verdadeira. Afastadores de Hohmann de ponta romba são cuidadosamente colocados nas incisuras isquiáticas maior e menor. O rebatimento da origem do gêmeo superior expõe a espinha isquiática. Quando necessário, o quadrado femoral é liberado do ísquio para preservar os vasos circunflexos femorais mediais, que cursam para o colo do fêmur dentro da substância do músculo próximo à porção posterior do grande trocanter. O segmento posterior da capsulotomia foi aberto, e um afastador estreito e rombo foi colocado no espaço interfoveal. A origem da musculatura isquiotibial é liberada na presença de uma fratura extremamente baixa da coluna posterior ou uma ruptura do tubérculo isquiático.

de ponta romba podem ser cuidadosamente colocados dentro das incisuras isquiáticas maior e menor (Fig. 10D).

Se for necessária uma maior visualização da coluna posterior, o quadrado femoral pode ser mobilizado. Entretanto, a artéria circunflexa femoral medial, que gera o suprimento sangüíneo para a cabeça femoral, deve ser preservada. O músculo é desinserido a partir de sua origem no ísquio, adjacente ao tubérculo isquiático (Fig. 14), e é progressivamente afastado na direção do fêmur, evitando excisar o nervo ciático (Fig. 13).

A cápsula da articulação do quadril é incisionada, com preservação do lábio acetabular. Uma incisão em forma de T é utilizada, com o membro vertical se estendendo ao longo do eixo do colo femoral, com a criação de retalhos anterior e posterior. A reflexão posterior continua por uma distância variável ao redor da margem acetabular. Para que a cabeça femoral seja subluxada ou luxada, a liberação capsular deve se estender por cerca de 270 graus ao redor da margem acetabular. Tipicamente, a liberação posterior continua até a posição de 7 horas. Um afastador estreito de ponta romba é colocado dentro da fossa infra-acetabular (Fig. 13). O membro anterior pode ser aberto de dois modos. Uma técnica mais limitada pode ser utilizada, com a realização de uma incisão entre as cabeças indireta e direta do reto femoral, de modo que a cabeça indireta seja refletida com a cápsula, enquanto a cabeça direta seja mantida intacta (Fig. 15 A). Uma exposição mais prolongável pode ser conseguida com a mobilização da cápsula e das cabeças refletida e a direta do reto femoral, bem como das origens do sartório e do ligamento inguinal na EIAS (Fig. 15B). Essa última abordagem permite uma extensão para a fossa ilíaca interna (Fig. 15C).

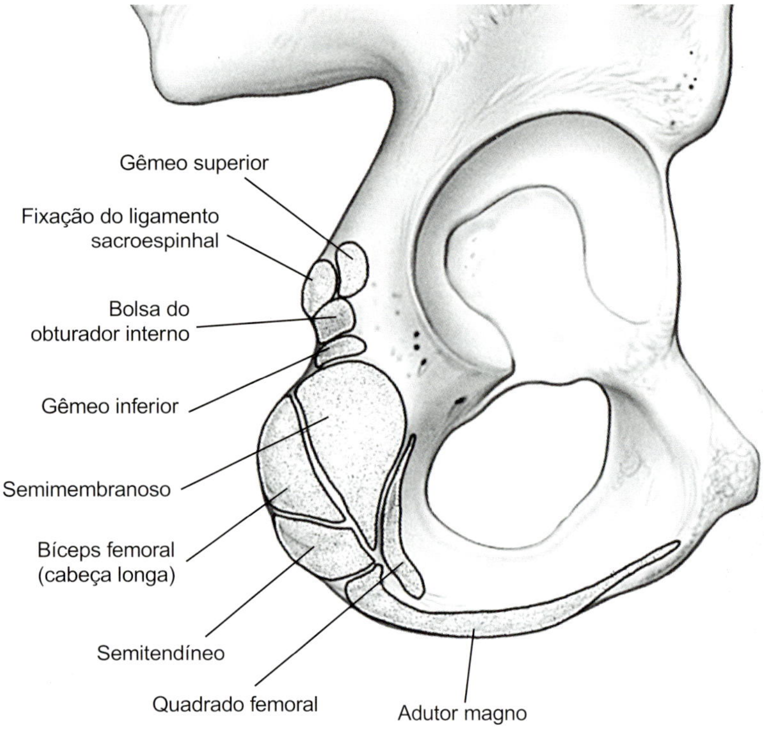

Figura 14. Fixações musculares e ligamentares da coluna posterior. O obturador interno é a via para a incisura isquiática menor. Observe a fixação do quadrado femoral no tubérculo isquiático. Essa fixação do músculo é liberada quando uma exposição da coluna posterior distal à incisura isquiática menor é necessária.

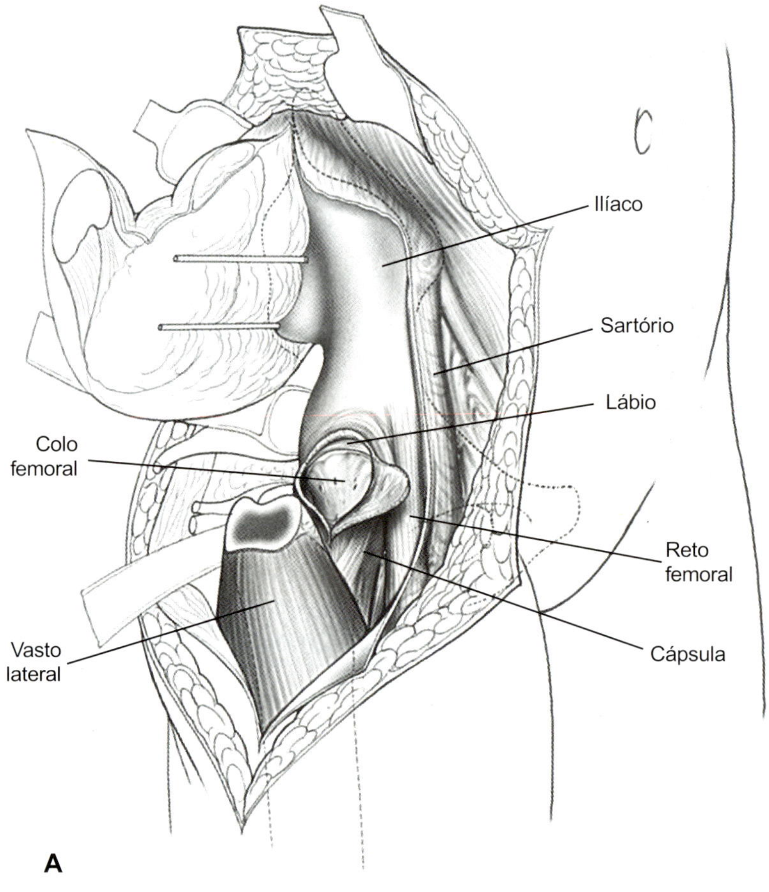

Figura 15. Abordagens alternativas para a cápsula da articulação do quadril. **A:** A cabeça direta do reto femoral permanece intacta. Uma incisão em T é feita na cápsula para o desenvolvimento dos retalhos posterior e anterior. O retalho anterior é incisionado entre as cabeças indireta e direta do reto femoral. O lábio está intacto. Não é obtido um acesso para a fossa ilíaca.

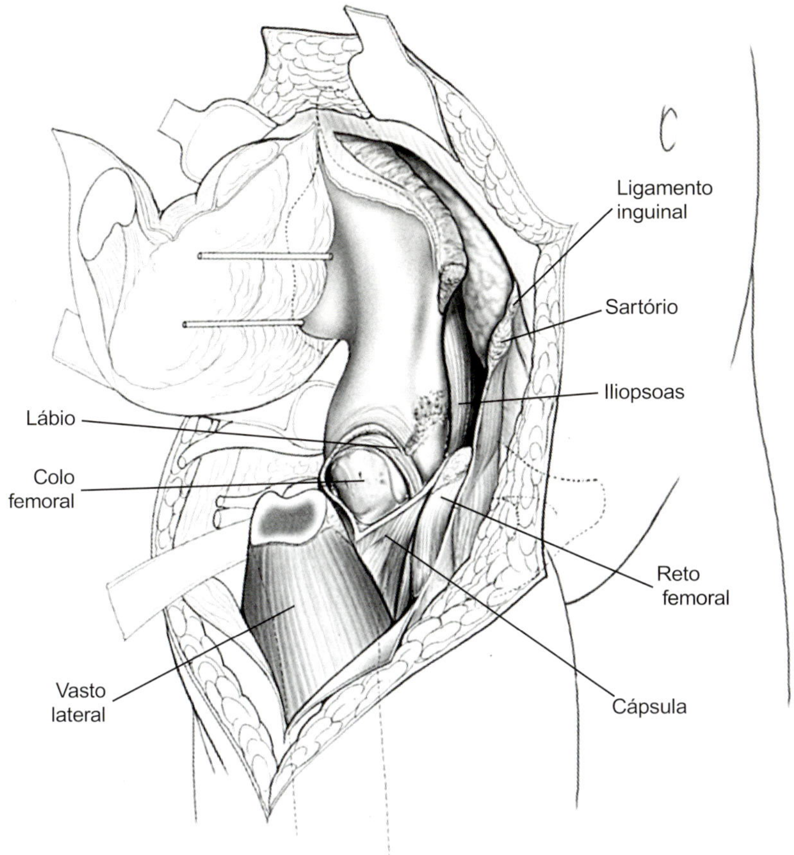

B

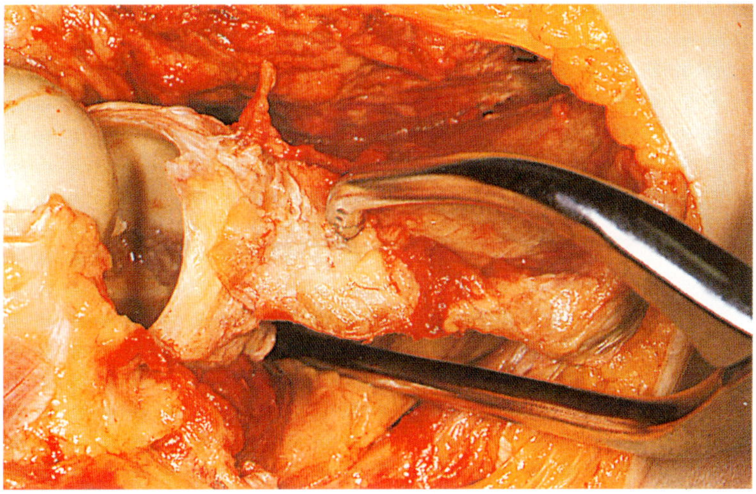

C

Figura 15. *(Continuação)* **B:** O retalho anterior é dissecado com instrumento cortante de modo que inclua as cabeças direta e indireta do reto femoral, bem como o sartório e o ligamento inguinal. A inserção dos músculos abdominais ao longo da crista ilíaca é liberada para permitir exposição da fossa ilíaca interna. **C:** As superfícies lateral e medial do ílio são completamente expostas em uma dissecção cadavérica. A cápsula da articulação do quadril é dividida e completamente rebatida. A cabeça femoral é tracionada, permitindo a visualização das superfícies articulares do acetábulo. As garras da pinça de redução excêntrica são orientadas para a correção de uma fratura com desvio rotacional.

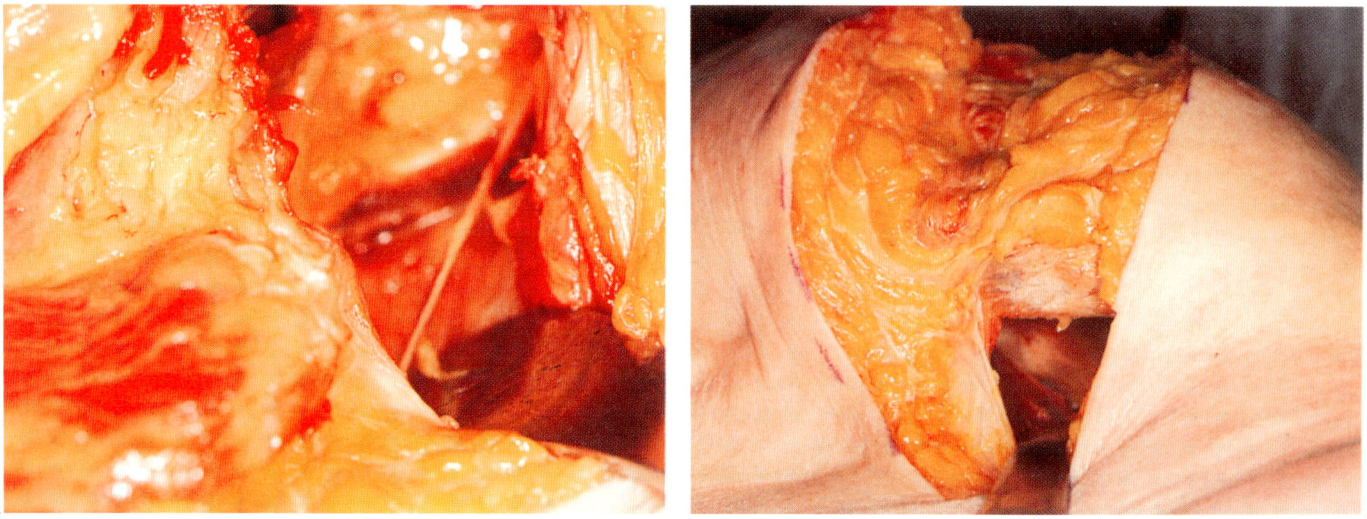

Figura 16. A exposição do ílio medial em uma dissecção cadavérica. A: O nervo cutâneo femoral lateral é visto cruzando a extensão anterior do membro anterior da incisão. A musculatura abdominal, o ligamento inguinal e o sartório foram liberados da crista ilíaca. B: Um afastador rombo foi inserido sobre a margem da pelve para deslocar o conteúdo da pelve medialmente.

Para aumentar ainda mais a exposição anterior, a incisão da pele no membro anterior é estendida na direção do umbigo a uma distância de 6 a 8 cm além da EIAS. A inserção do músculo oblíquo externo para a crista ilíaca é incisionada. A divisão do ligamento ilioinguinal e da origem do sartório na EIAS permite o afastamento medial do iliopsoas para a exposição da parede pélvica interna. O músculo ilíaco é elevado subperiostealmente a partir da fossa ilíaca interna e afastado medialmente (Fig. 16A e B). Afastadores de Hohmann de ponta romba são colocados sobre a margem da pelve verdadeira (Fig. 17). Essa exposição pode ser continuada superiormente até a face anterior da articulação sacroilíaca. Se o iliopsoas for afastado lateralmente, o intervalo entre

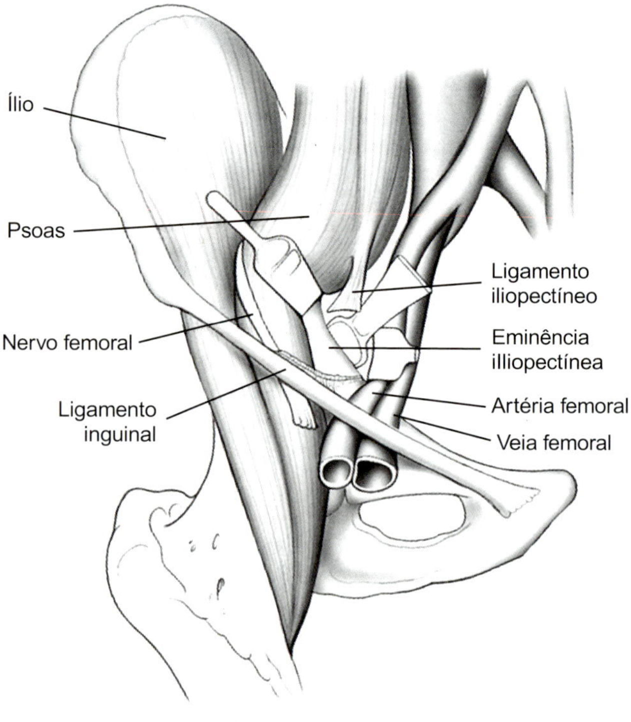

Figura 17. Desenvolvimento da dissecção da parede medial do ílio. A fossa ilíaca interna é exposta através da colocação de um afastador de Hohmann de ponta romba sobre a margem da pelve e do afastamento medial do iliopsoas. O intervalo entre o iliopsoas e os vasos ilíacos externos é desenvolvido pelo afastamento lateral do músculo e identificação e depois divisão da fáscia iliopectínea. Os vasos ilíacos externos são as estruturas seguintes mais mediais. Vasos aberrantes podem surgir da face medial da artéria ilíaca externa, de modo que fiquem relativamente encobertos quando são abordados a partir da face lateral. Uma mobilização vigorosa dos vasos ilíacos externos deve ser evitada. A eminência medial do acetábulo pode ser vista na região mais anterior e medial da ferida.

ele e os vasos ilíacos externos pode ser aberto. A fáscia iliopectínea é identificada e dividida na direção da eminência medial, com uma extensão posterior para a margem da pelve verdadeira. Dessa forma, o teto acetabular anterior fica inteiramente exposto (Fig. 17). Tentativas de se conseguir uma exposição mais medial põem em risco os vasos ilíacos externos e têm poucas probabilidades de serem bem-sucedidas.

Até esse ponto, a TRI foi descrita sem levar em consideração um padrão de fratura específico ou grau de cominução ou osteopenia. A preservação das fixações dos tecidos moles aos fragmentos ósseos para manter o suprimento sangüíneo para os ossos é crucial. Uma dissecção excessiva dos tecidos moles a partir do osso aumenta o risco de necrose avascular (NAV) dos fragmentos, infecção da ferida e ossificação heterotópica (OH). Dependendo do padrão da fratura, ajustes na exposição podem ser necessários. Por exemplo, em uma fratura típica de ambas as colunas, as fixações do reto femoral, do sartório e do ligamento inguinal no fragmento da coluna anterior que inclua a cúpula acetabular ântero-superior são preservadas. O fragmento é deslocado após a liberação do TFL e do oblíquo externo ao longo da crista ilíaca, com a elevação subperiosteal do tensor e do ílio das tábuas pélvicas interna e externa, respectivamente. Com esse deslocamento, a superfície quadrilateral e a eminência medial podem ser visualizadas para redução e fixação. O fragmento da coluna anterior é então reduzido anatomicamente e imobilizado. De um modo similar, um fragmento da parede posterior é preservado em sua fixação capsular. Nesse caso, conforme a cápsula é incisionada ao redor da margem acetabular, o fragmento da parede é deslocado em continuidade com a cápsula.

Incisão Trirradiada Modificada

A principal preocupação com a TRI clássica é a extensão da dissecção dos tecidos moles e o risco elevado de desvascularização dos fragmentos da fratura, particularmente aqueles que surgem da asa ilíaca, especialmente se forem realizadas dissecções interna e externa. Uma outra preocupação é com a alta incidência de OH significativa que se segue essa dissecção, particularmente no local em que a cabeça refletida do reto femoral e a cápsula adjacente da articulação do quadril são desinseridas do osso. A TRIM foi desenvolvida de modo a minimizar a desvascularização e a OH que acompanha as abordagens TRI clássica e a abordagem IFE.

A TRIM difere da TRI primariamente pela preservação das fixações musculares abdutoras ao grande trocanter, pela ausência de uma osteotomia trocantérica e pela preservação da cápsula ântero-superior da articulação do quadril, incluindo as origens contíguas das cabeças direta e indireta do reto femoral.

A incisão da pele e as incisões fasciais não mudam. O membro posterior é desenvolvido da mesma forma descrita para a TRI. O desenvolvimento alterado do membro anterior começa com a identificação do intervalo entre o TFL e o sartório. O terço proximal do limite do TFL no membro anterior é mobilizado. As origens do TFL e do glúteo médio e mínimo são preservadas, juntamente com o grande trocanter. O ligamento inguinal e o sartório são incisionados a partir de suas origens na EISA. A inserção do oblíquo externo na crista ilíaca anterior é incisionada. A seguir é feita uma elevação subperiosteal do músculo ilíaco na fossa ilíaca interna. O terço medial do tendão da cabeça direta do reto femoral é solto da EIAS. Agora, a exposição da parede interna do ílio prossegue do modo descrito previamente. A cápsula articular superior e anterior é preservada ao longo de toda a origem da cabeça indireta e para a maior parte da cabeça direta do reto femoral (Fig. 18). Para um padrão de fratura transversal ou tipoT, a precisão da redução da coluna anterior do acetábulo é avaliada pela visualização da superfície extra-articular do osso na eminência medial. A intensificação de imagens é utilizada para confirmar a redução das porções correspondentes da superfície articular. Na presença de uma obesidade mórbida ou de outros fatores complicadores, o grande trocanter pode ser osteotomizado. Como as origens dos abdutores permanecem intactas, a reflexão superior dos glúteos está limitada até o nível da margem superior da incisura isquiática maior. Um rebatimento maior coloca em risco o tronco neurovascular superior do glúteo como resultado de uma tração excessiva.

O fechamento da ferida começa com a inserção de dreno para aspiração ao longo da superfície externa da parede pélvica e ao longo da parede interna quando esta é exposta. A articulação do quadril é colocada em 30 graus de abdução por uma elevação do membro operado em um coxim.

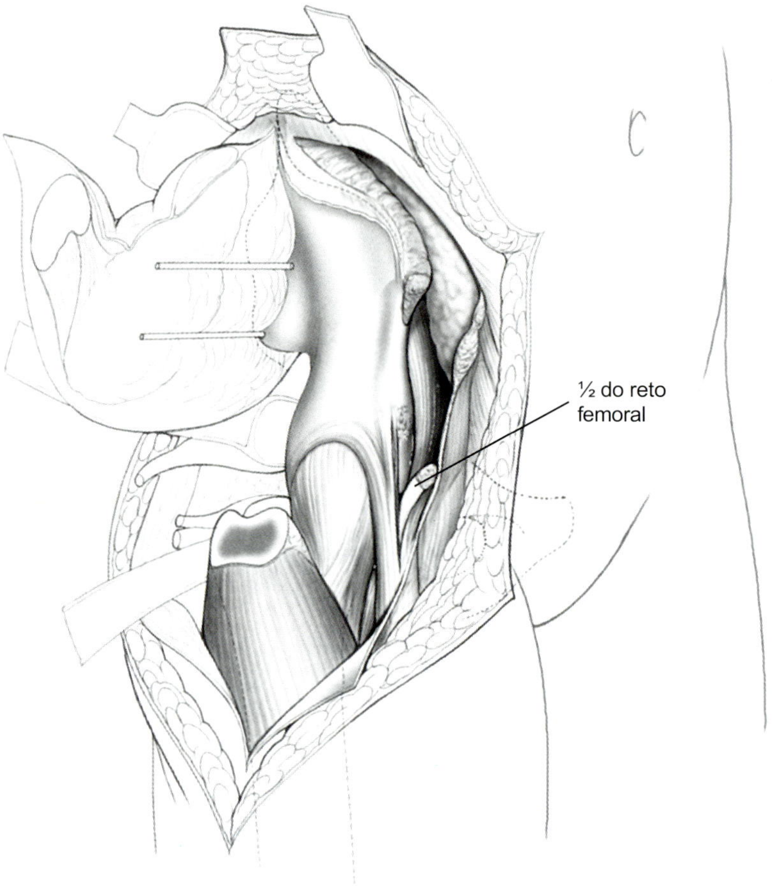

Figura 18. Abordagem trirradiada modificada (TRIM). Não são desenvolvidas exposições das superfícies articulares. O terço medial da cabeça direta do reto femoral é liberado juntamente com o sartório e o ligamento inguinal. A parede interna do ílio é exposta, enquanto a cápsula e as fixações da cabeça refletida do reto femoral são preservadas.

Essa posição diminui a tensão sobre os tecidos moles e facilita ainda mais o fechamento. A cápsula do quadril e as origens da cabeça indireta do reto femoral são reinseridas ao ilíaco lateral pelo uso de uma ou mais âncoras ósseas. O TFL, glúteos e o retalho da cabeça direta do reto femoral, sartório e ligamento inguinal são reinseridos às suas origens correspondentes. O oblíquo externo é reinserido na crista ilíaca se ele tiver sido incisionado. O grande trocanter é precisamente reduzido e fixado provisoriamente com a aplicação de um tenáculo. A fixação definitiva é realizada pela inserção de dois parafusos corticais de 4,5 mm ou dois parafusos de esponjosa longos de 6,5 mm com arruelas de ligamentos. Na presença de osso osteoporótico, a fixação do grande trocanter pode necessitar do uso de um fio de cerclagem ou de um sistema *cable-grip*. Uma sutura apical reúne as três margens fasciais superficiais ao grande trocanter. O restante da fáscia é reparado, e os planos anatômicos subcutâneo e cutâneo são fechados do modo de rotina.

TRATAMENTO PÓS-OPERATÓRIO

Os drenos para aspiração são mantidos por 48 horas ou até que a drenagem seja de menos de 50 ml em um período de 8 h. O sistema poupador de célula é utilizado por até 12 h após a cirurgia, e, quando mais de 250 ml de sangue forem coletados, ele é autotransfundido.

O paciente é mobilizado no primeiro dia de pós-operatório do leito para a cadeira. Quando as condições gerais permitem, o treinamento da marcha começa com o uso de muletas ou de um andador. Os pacientes permanecem com uma carga parcial por 6 a 8 semanas. Os exercícios ativos de amplitude de movimentos para o quadril começam no primeiro dia de pós-operatório, juntamente com o fortalecimento dos principais grupamentos musculares contra a resistência.

Uma cefalosporina de segunda geração ou vancomicina é administrada 1 hora antes da cirurgia e durante 48 horas após a cirurgia. A anticoagulação é iniciada e mantida por aproximadamente 6 semanas com coumadin ou uma heparina de baixo peso molecular. Após uma TRI clássica, a profilaxia contra a formação de OH com indometacina, 25 mg, v.o. t.i.d., é iniciada. Uma terapia de radiação em doses baixas (TR) para diminuir a OH não é utilizada em pacientes após uma reconstrução acetabular aguda em vista de possíveis influências deletérias sobre a consolidação óssea.

Uma incidência em AP da pelve é obtida na sala de recuperação. No segundo dia de pós-operatório, incidências suplementares oblíquas obturatriz e alar são obtidas, juntamente com imagens de TC bidimensionais. As radiografias geram uma avaliação macroscópica da precisão da redução e da congruência da articulação do quadril. A imagem de TC bidimensional, apesar de complicada pelo artefato metálico, é a melhor técnica para reconhecer a presença de material de síntese intra-articular e para avaliar a congruência articular após a redução. Por propósitos de pesquisa, nós rotineiramente obtemos uma imagem tridimensional de TC, incluindo incidências desarticuladas do acetábulo e imagens sagital e coronal reformatadas. Imagens tridimensionais de TC somente são úteis se um software de alta qualidade e uma coleta e manipulação das imagens realizada por um profissional experiente estiverem disponíveis.

Após a alta hospitalar, o paciente continua a fisioterapia em casa ou em uma clínica. As suturas ou os grampos de pele são removidos entre 10 a 14 dias após a cirurgia. A primeira visita ao consultório acontece na quarta semana de pós-operatório. Uma avaliação clínica é realizada, e radiografias simples são obtidas. Nessa ocasião, o quadril deve apresentar mais de 40 graus de flexão ativa. Uma evidência radiológica de consolidação da fratura precoce, como uma obliteração parcial das linhas de fratura, é esperada. A marcha com carga progressiva é encorajada, inicialmente com duas muletas e subseqüentemente com uma bengala. A fisioterapia continua por 3 a 4 meses, com ênfase nos exercícios de resistência progressiva, incluindo o uso de máquinas. A restauração dos abdutores do quadril é o objetivo primário. Tipicamente, uma limitação da abdução persiste por um período de 3 a 6 meses.

As avaliações clínicas e radiológicas são realizadas aos 3 meses, 6 meses e 1 ano após a cirurgia. Características clínicas sutis de osteoartrite pós-traumática incluem perda de movimentos, particularmente rotação interna, bem como uma dor crescente na virilha ou joelho. As radiografias são cuidadosamente avaliadas em relação a congruência da articulação do quadril, colapso da cabeça femoral ou do acetábulo, formação de osso heterotópico ou uma pseudo-artrose ao nível de uma linha de fratura. O paciente pode esperar uma recuperação máxima entre 12 e 18 meses após a lesão.

COMPLICAÇÕES

Infecção

A incidência de infecção após a TRI é de aproximadamente 2%. A incidência pode diminuir através de cuidados aos tecidos moles, desenvolvimento de retalhos músculo-cutâneos de toda a espessura e preservação das fixações dos tecidos moles aos fragmentos da fratura. O uso profilático de antibióticos e tempos cirúrgicos mais curtos também diminuem o risco de infecção. Se a ocorrência de infecção profunda em uma ferida for suspeitada, com drenagem, eritema ao redor da ferida ou dor à palpação, ou um aumento persistente da temperatura ou da contagem de leucócitos, uma exploração aberta da ferida é aconselhável. Líquidos purulentos e hematomas são evacuados, e todos os tecidos necróticos incluindo o osso devem ser excisados. Se a fixação estiver firme, ela é mantida; entretanto, se estiver solta, ela é removida. Uma avaliação clínica a respeito do fechamento da ferida é baseado no grau de necrose tecidual, na patogenicidade do organismo infectante e no grau de resistência do hospedeiro. Com uma quantidade mínima de pus e de necrose tecidual, a ferida é fechada em camadas sobre drenos de aspiração. Nos casos mais fulminantes, a ferida é mantida aberta e um fechamento em um segundo tempo é planejado quando as condições da ferida permitirem. Terapia intravenosa determinada por cultura é administrada.

Lesão Neurológica

A lesão ao nervo ciático pode levar a um significativo enfraquecimento muscular com queda permanente do pé e hipoestesia ou grave disestesia do pé. A divisão fibular do nervo ciático está mais sujeita a lesão do que a divisão tibial. A importância de uma avaliação clínica precisa no pré-operatório para documentar a presença de déficits neurológicos é da maior importância. O uso do monitoramento PESS e EMG durante a cirurgia e a manipulação meticulosa do nervo ciático durante a dissecção da coluna posterior são recomendados. Para minimizar a lesão ao nervo ciático, o joelho deve ser flexionado e o quadril estendido durante o procedimento. Se um déficit neurológico pós-operatório surgir, nenhum tratamento específico que possa melhorar a recuperação é conhecido. Aproximadamente 60% dos déficits de nervo ciático irão se recuperar; entretanto, o processo pode não ser evidente clinicamente durante várias semanas ou meses. A recuperação neurológica pode continuar por 18 a 24 meses após a lesão. Durante o processo de recuperação, a disestesia dolorosa na perna e no pé pode ser pronunciada. Os sintomas podem ser diminuídos com carbamazepina (Tegretol) ou com um antidepressivo tricíclico. Entretanto, a resposta clínica a essas drogas é altamente variável. Os recursos de uma equipe especializada no tratamento da dor podem ser úteis. A perda sensória na distribuição da divisão tibial do nervo ciático é particularmente incapacitante e necessita de uma atenção meticulosa ao uso dos calçados e em relação aos cuidados com o pé para diminuir os riscos de uma ulceração trófica da superfície plantar do pé.

Uma queda do pé ou a fraqueza do extensor do tornozelo e dos dedos do pé são tratadas com uma órtese tornozelo-pé (OTP) e com exercícios passivos para a amplitude de movimentos das articulações do tornozelo e subtalar. Se a função motora não retornar dentro de 18 meses após a lesão e se os músculos da perna não estiverem muito atrofiados, o paciente pode ser um candidato para uma transferência do tendão tibial posterior. Esse procedimento pode prover uma dorsiflexão ativa ou pelo menos um efeito de tenodese, evitando a necessidade de uma OTP.

Lesão do Nervo Cutâneo Femoral Lateral

A despeito da identificação cuidadosa e da proteção do nervo cutâneo femoral lateral (NCFL), a ocorrência de hipoestesia ou anestesia pós-operatória na distribuição do nervo na superfície ântero-lateral da coxa é observada em 30% a 40% dos casos nos quais a dissecção prossegue medialmente ao iliopsoas. Felizmente, a perda da sensação não leva a uma morbidade significativa na maioria dos pacientes. Infreqüentemente, uma disestesia na distribuição do nervo pode persistir. Nesse caso, uma exploração do nervo pode ser realizada na tentativa de identificar um neuroma. O neuroma é ressecado, e as extremidades cortadas do nervo são enterradas dentro do músculo iliopsoas.

Complicações Vasculares

Complicações vasculares são extremamente raras quando se utiliza a TRI para expor o acetábulo. Infreqüentemente pode ocorrer um sangramento persistente após o procedimento cirúrgico, ou pode ocorrer uma oclusão da artéria ilíaca externa.

Um sangramento persistente de origem arterial ou venosa dos vasos glúteos, obturadores, pudendos ou ilíacos externos em geral leva a uma coagulopatia. Nesses casos, o tratamento com plasma fresco congelado e plaquetas pode levar ao término do sangramento. Outra estratégia eficaz é a arteriografia com embolização. Com um sangramento significativo ou um sangramento de início e progressão rápido, uma exploração aberta da ferida está indicada. Um vaso pode ter sido lesionado por uma broca durante a redução aberta e fixação interna. Com a transfixação ou laceração dos vasos ilíacos externos, o resultado é um sangramento profuso, que geralmente necessita de tratamento executado por um cirurgião vascular.

A oclusão tardia da artéria ilíaca externa é uma condição que põe em risco o membro. O vaso é considerado vulnerável a oclusões se houver uma lesão da íntima, se houver uma doença vascular periférica preexistente ou se a lesão resultou de um trauma contuso significativo na região da virilha. Se uma dissecção subseqüente dos vasos acompanha uma exposição da coluna anterior e ramo superior do púbis, então mesmo a manipulação trivial ou a retração dos vasos pode levar a uma oclusão completa. Mesmo na ausência de fatores predisponentes, uma retração forçada e prolongada dos vasos pode iniciar a oclusão por um trombo. Se os pulsos no membro não forem detectados no período pós-operatório imediato, uma arteriografia e a avaliação por um cirurgião vascular são urgentemente necessárias.

Necrose Avascular

A NAV pode ocorrer tanto na cabeça femoral como no acetábulo. A NAV ocorre mais comumente após uma fratura-luxação posterior do quadril ou uma ruptura da parede ou da coluna posterior. Durante uma TRI padrão, ao contrário da TRIM, o desenvolvimento do membro anterior necessita da divisão dos vasos circunflexos femorais laterais. Portanto, a preservação cuidadosa dos vasos circunflexos femorais mediais é necessária, particularmente durante a liberação e o subseqüente afastamento do quadrado femoral a partir do ísquio.

Uma dor progressiva em quadril e virilha com a limitação dos movimentos do quadril, particularmente a rotação interna, ocorre com freqüência. Radiologicamente, a NAV é identificada como uma densidade aumentada da cabeça femoral em comparação com a do outro quadril. O colapso da cabeça femoral é confirmado pela diminuição da altura e da esfericidade. O passo seguinte é a diminuição do espaço articular.

O envolvimento de toda a cabeça, característico da NAV após uma fratura acetabular, não é igual aos padrões segmentares da NAV causada por outros motivos. Intervenções cirúrgicas, como descompressão central, enxertos livres de fíbula vascularizados, e as osteotomias não são bem-sucedidas. Com a NAV da cabeça femoral, a artrodese do quadril é de difícil realização e não é bem aceita pela maioria dos pacientes. A artroplastia total do quadril é o tratamento de escolha para este problema.

A NAV da cabeça femoral não deve ser confundida com a doença degenerativa articular pós-traumática como resultado de lesões por impactação ou de abrasão da cabeça femoral ou com a perda traumática de uma porção da cabeça femoral. Nesses casos, tipicamente, a cabeça femoral se deteriora rapidamente com uma perda ainda maior de osso, resultando em incongruência e estreitamento do espaço articular. Essa deterioração rapidamente progressiva possui um prognóstico igualmente ruim.

NAV do acetábulo também pode ocorrer. Os fragmentos da parede posterior ou qualquer outro fragmento desnudado do acetábulo e de áreas de impactação acentuada estão em risco de NAV. Pacientes com dor, perda de movimentos e uma deterioração radiológica progressiva da articulação do quadril são candidatos a artroplastia total do quadril. A artroplastia total do quadril para o tratamento da artrite pós-traumática ou NAV após fraturas acetabulares é um procedimento cirúrgico difícil e está associado com altos índices de desprendimento do material.

Ossificação Heterotópica

Após uma TRI clássica para tratamento de uma fratura acetabular complexa, a incidência radiológica da OH varia entre 50% a 70%. Em cerca de 7% a 13% dos casos, a OH compromete significativamente ou completamente o movimento da articulação do quadril (1,6). Graças a uma diminuição acentuada do grau de dissecção dos tecidos moles da face lateral do ílio e da região periarticular imediata, o uso de TRIM diminuiu a incidência e a gravidade da OH.

Se uma OH ocorrer com diminuição da amplitude de movimentos do quadril, a excisão da OH e subseqüente tratamento profilático merece consideração. A excisão é adiada até que as radiografias não demonstrem novas formações de OH e ocorra a maturação da OH existente. Radiologicamente, se o quadril apresentar uma artrose pós-traumática de moderada a grave ou uma NAV da cabeça femoral, a excisão da OH dificilmente será eficaz, a menos que seja acompanhada de uma artroplastia total do quadril. A excisão da OH é um procedimento grande, com o potencial de uma hemorragia profusa a partir de um osso altamente vascularizado. Uma variedade de padrões de OH é encontrada. O melhor potencial para cura ocorre quando a OH está localizada entre os músculos do quadril e a cápsula. Quando a OH se infiltra pelos músculos do quadril e a cápsula, o prognóstico é reservado. Após a cirurgia, a profilaxia com indometacina ou radioterapia (700 a 1.000Gy em dose única) ou ambas é necessária. A indometacina é administrada por um período de 6 a 12 semanas. A fisioterapia se inicia no primeiro dia de pós-operatório, com o uso de movimentação ativa e passiva da articulação do quadril.

Complicações Relacionadas ao Grande Trocanter

Uma pseudo-artrose do grande trocanter ocorre em aproximadamente 6% dos casos. Geralmente ela é dolorosa e necessita de redução aberta e modificação da fixação interna. A maioria dessas pseudo-artroses ocorre em idosos ou em pacientes com osso osteoporótico. A fixação tipo *cable-grip* é particularmente eficaz. Um ou dois cabos são passados através de orifícios perfurados no trocanter menor, o que proporciona uma âncora segura para a fixação do grande trocanter. Um cabo adicional ancora o grande trocanter à face lateral do fêmur proximal, funcionando como uma banda de tensão. Na presença de um defeito ósseo associado ou de osso osteoporótico, é utilizado enxerto ósseo autólogo suplementar.

Cerca de 20% a 30% dos pacientes se queixam de dor associada aos parafusos de fixação utilizados para estabilizar o grande trocanter. Os sintomas apresentam maior probabilidade de ocorrer em pacientes magros e ativos. Geralmente, a remoção da fixação interna alivia o desconforto.

CASO ILUSTRATIVO PARA A TÉCNICA

Um homem de 27 anos de idade dirigia um pequeno caminhão que foi atingido por um limpador de neve. Ele sofreu uma fratura transversal-parede posterior do acetábulo (Fig. 19A-C). O exame neurológico da extremidade inferior estava normal.

Radiografias simples e imagens de TC 2D confirmaram a presença de uma linha transversal de fratura e cominução da parede posterior (Fig. 20A-C). As imagens de TC 3D permitiram uma melhor apreciação do desvio rotacional da coluna anterior (Fig. 21A-E).

A fratura foi fixada internamente com o uso de uma TRIM. A coluna anterior foi reduzida e estabilizada com uma placa tubular de um terço com quatro orifícios. Em vista da cominução da parede posterior, uma placa em gancho foi moldada a partir de uma segunda placa tubular de um terço e aplicada para manter os fragmentos cominutivos posicionados (Fig. 22A-D). Radiografias simples, imagens de TC 2D e imagens de TC 3D demonstraram uma redução concêntrica (Figs. 23A-C, 24A e B e 25A-E).

No pós-operatório, o paciente recebeu treinamento para a marcha com uma carga parcial durante 6 semanas, seguido por um aumento progressivo da carga conforme a tolerância. Na ausência de complicações, o paciente continuou evoluindo bem em um período de 6 meses após a cirurgia.

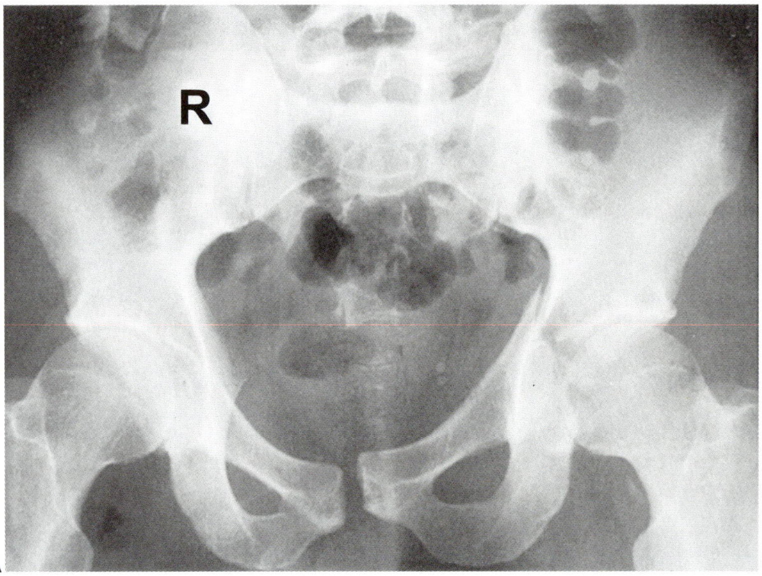

A

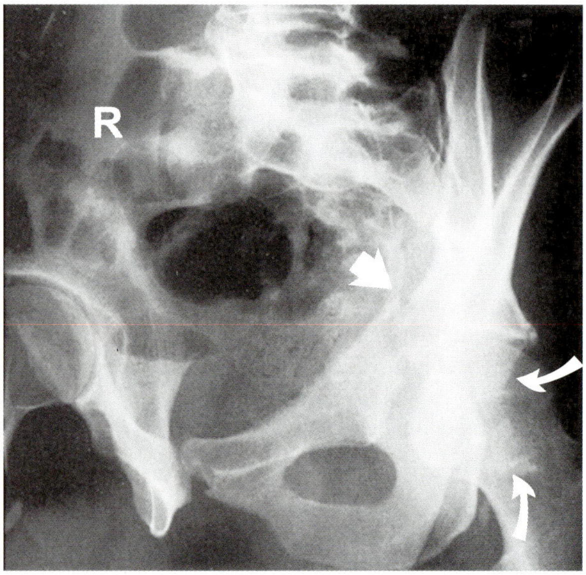

B

Figura 19. Radiografias pré-operatórias. **A:** A radiografia ântero-posterior (AP) documenta uma fratura transversal alta. **B:** A radiografia oblíqua obturatriz mostra o desvio da coluna anterior *(seta reta)* e a cominução da parede posterior *(setas curvas). (Continua.)*

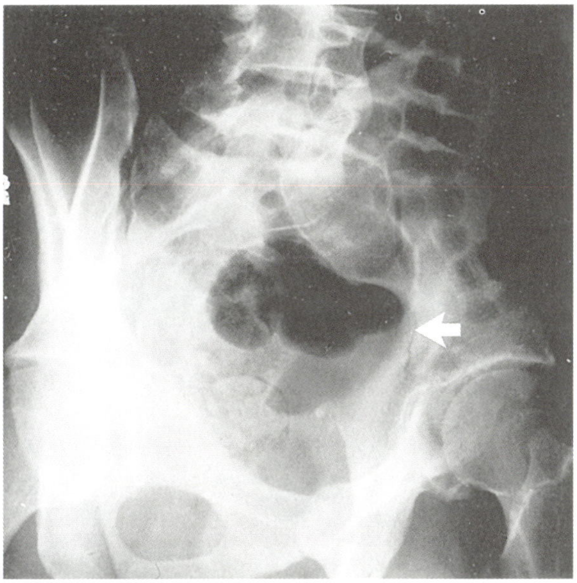

C

Figura 19. *(Continuação)* **C:** A radiografia oblíqua alar mostra a fratura sem desvio da coluna posterior *(seta)*.

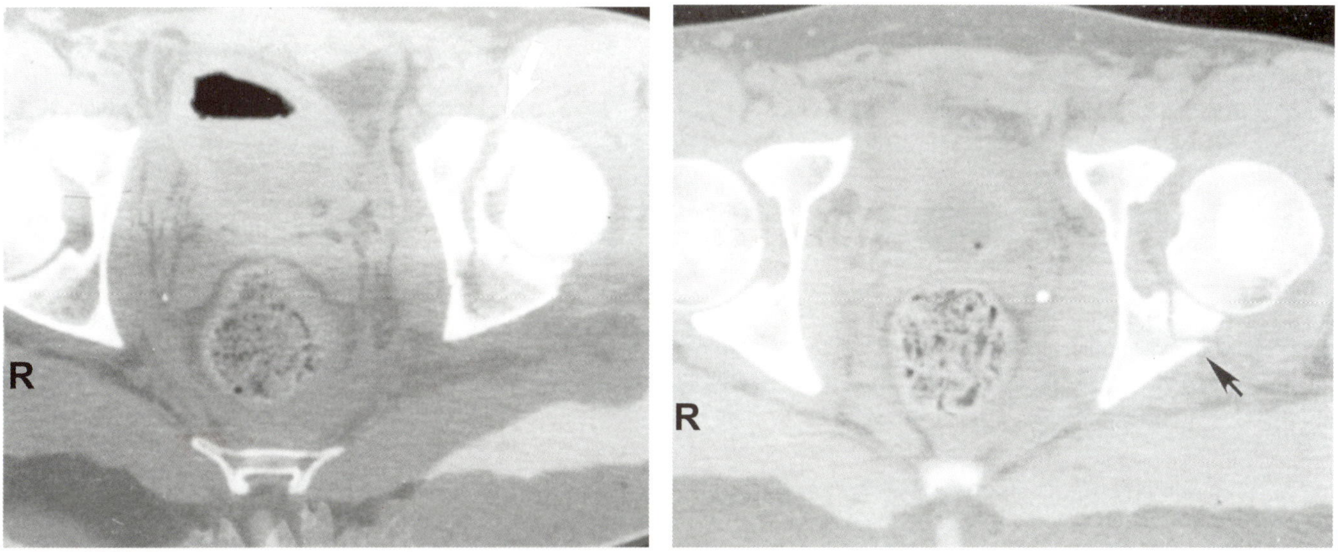

A B

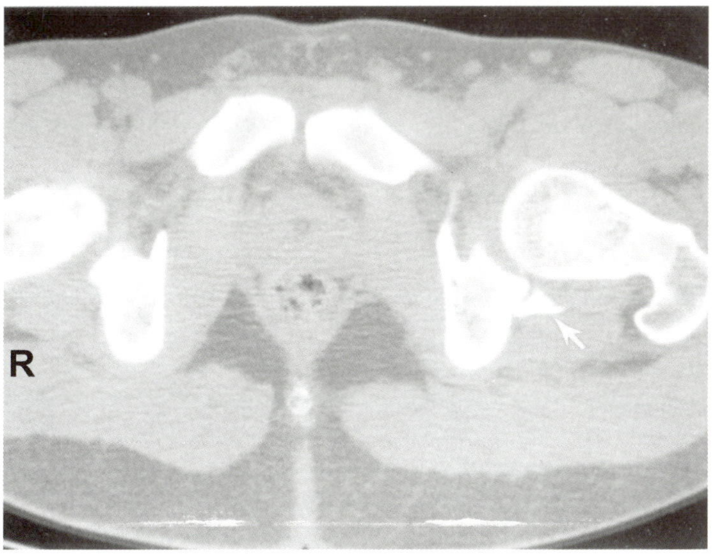

C

Figura 20. Imagens bidimensionais de tomografia computadorizada no pré-operatório. **A:** Linha transversal da fratura. **B, C:** Cominução da parede posterior (*seta preta;* **B**) e o desvio de um pequeno fragmento da parede *(seta branca)* com subluxação da cabeça femoral **(C)**.

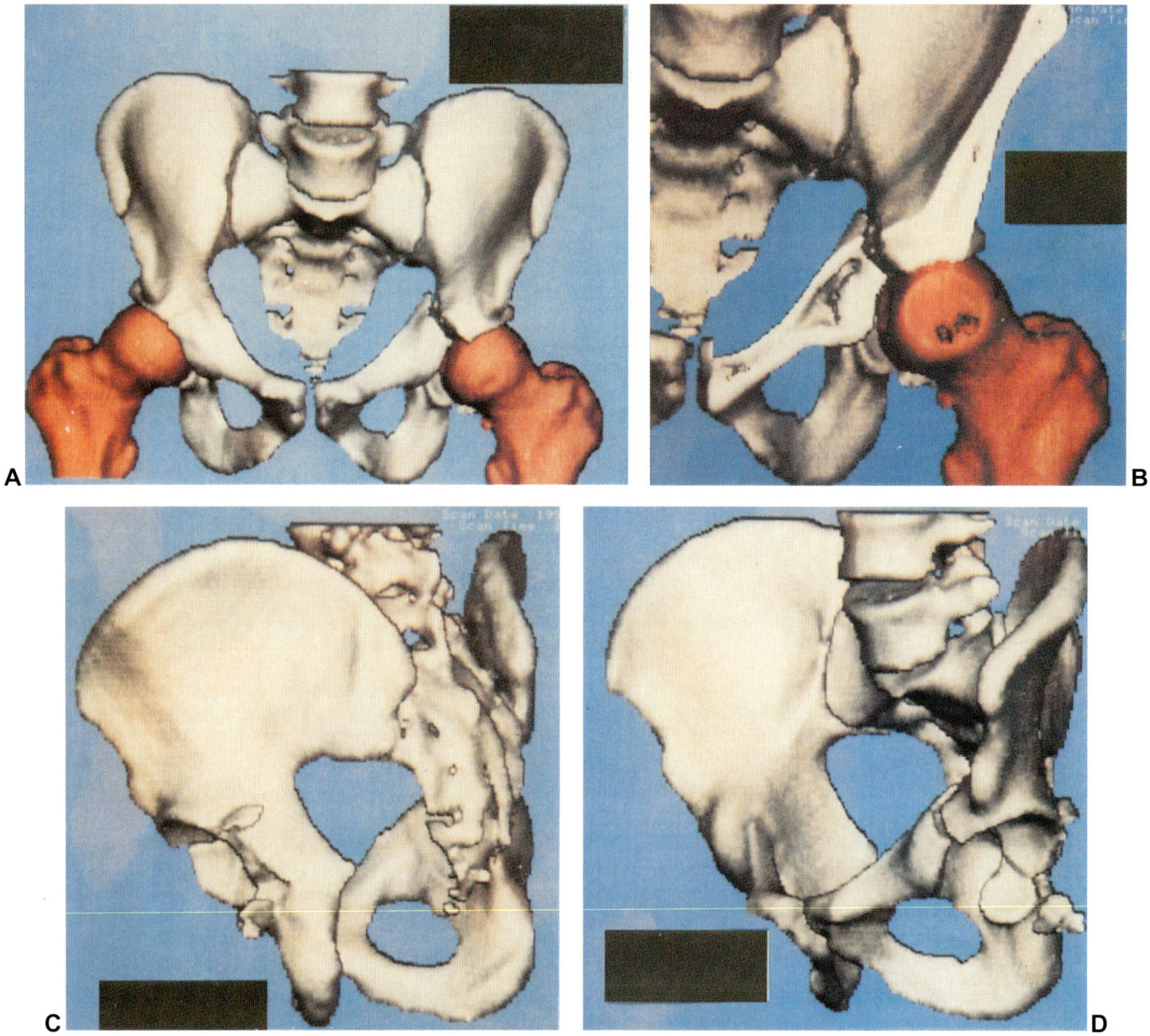

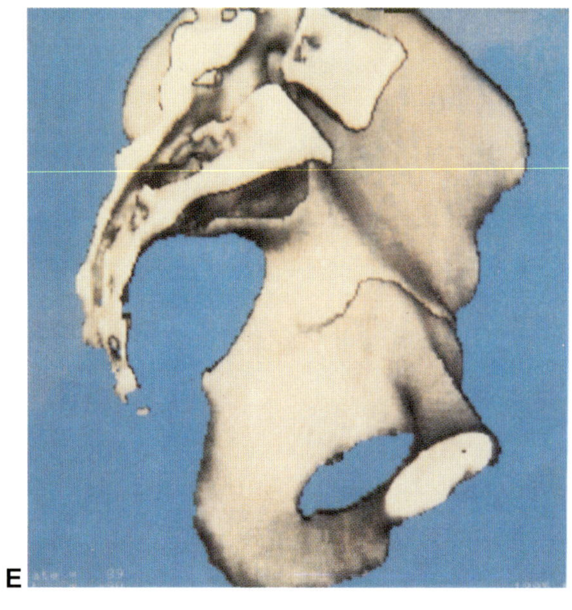

Figura 21 A-E: Imagens de tomografia computadorizada tridimensionais. Essas imagens confirmam os achados das radiografias simples. A deformidade rotacional com um desvio da coluna anterior e uma coluna posterior minimamente desviada estão enfatizadas em **E**.

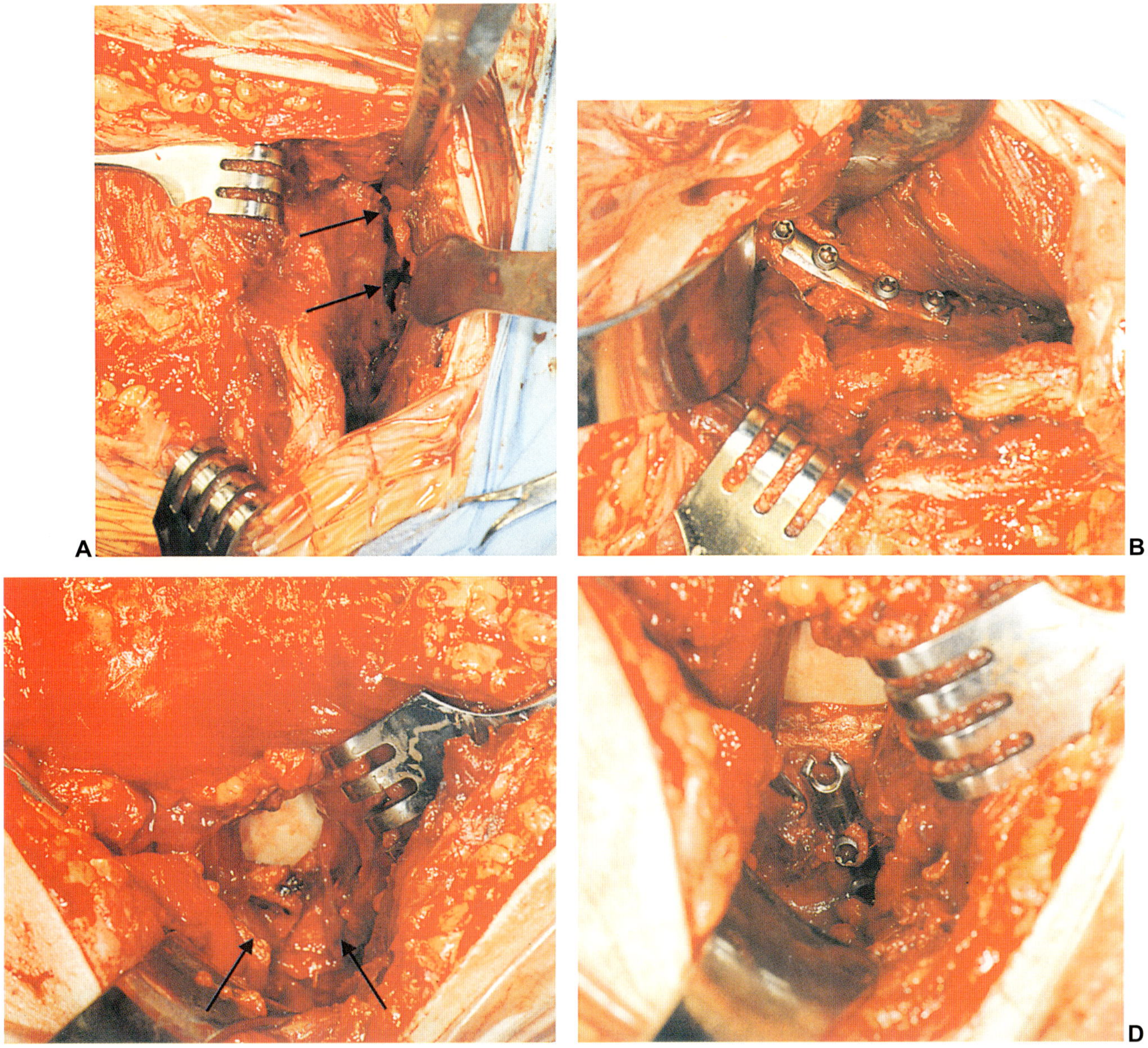

Figura 22. Fotografias intra-operatórias. **A:** A fratura da coluna anterior está marcada com setas brancas. A dissecção expôs a superfície interna do ílio para a linha de fratura na margem pélvica. A espinha ilíaca ântero-superior está marcada com uma seta escura. **B:** Uma placa tubular de um terço com quatro orifícios foi aplicada à coluna anterior. **C:** A cabeça femoral é exposta através do membro posterior da incisão. Os fragmentos cominutivos da fratura estão identificados com setas. **D:** Placas foram aplicadas ao maior dos fragmentos cominutos.

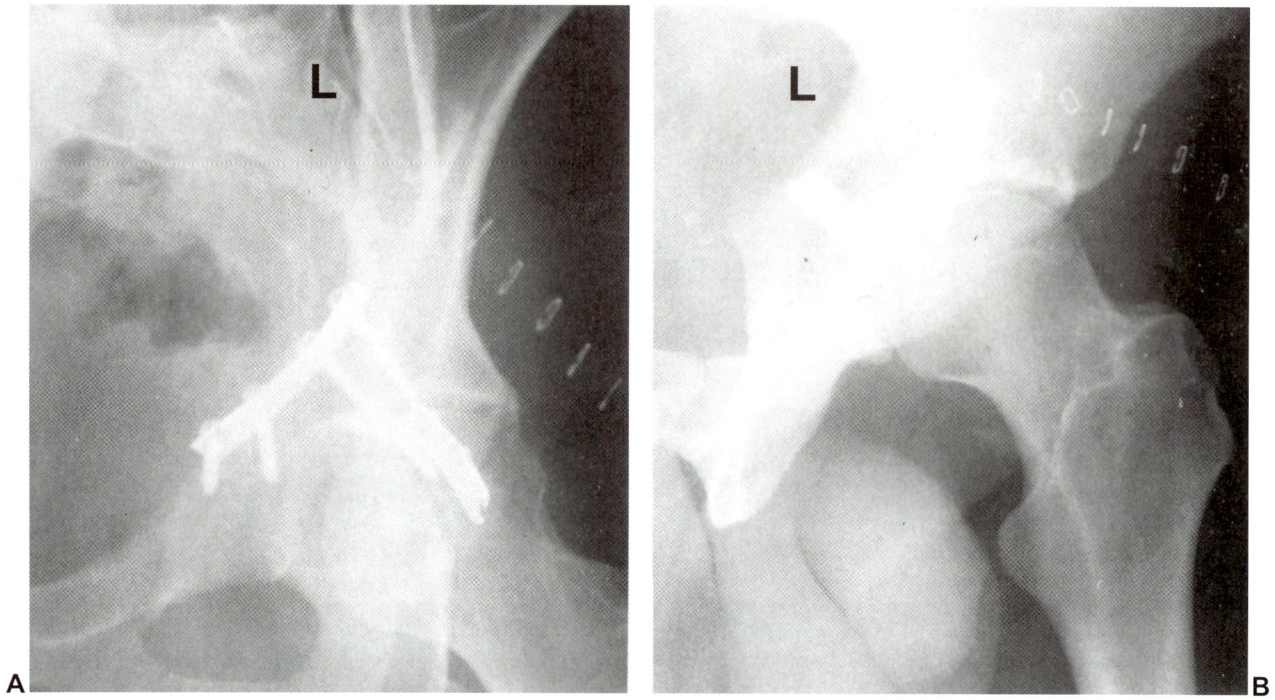

Figura 23. Radiografias pós-operatórias oblíquas obturatriz **(A)** e alar **(B)**. A superfície articular está concêntrica e congruente.

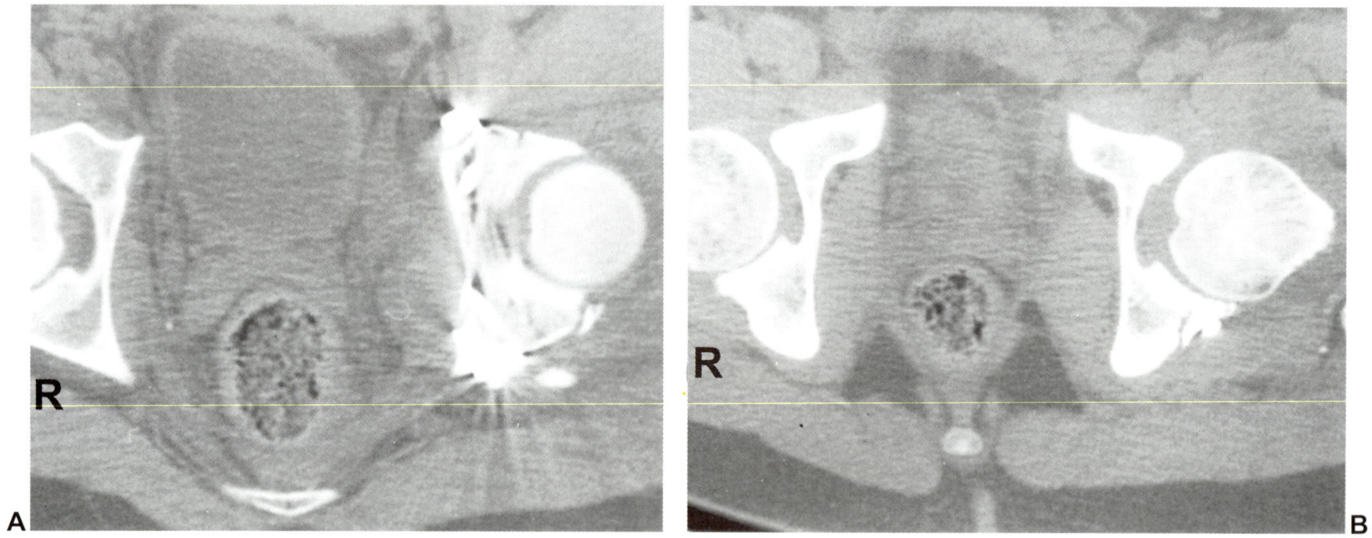

Figura 24. A, B: Imagens bidimensionais de tomografia computadorizada pós-operatórias. Essas imagens confirmam a precisão da redução articular e a localização da fixação interna.

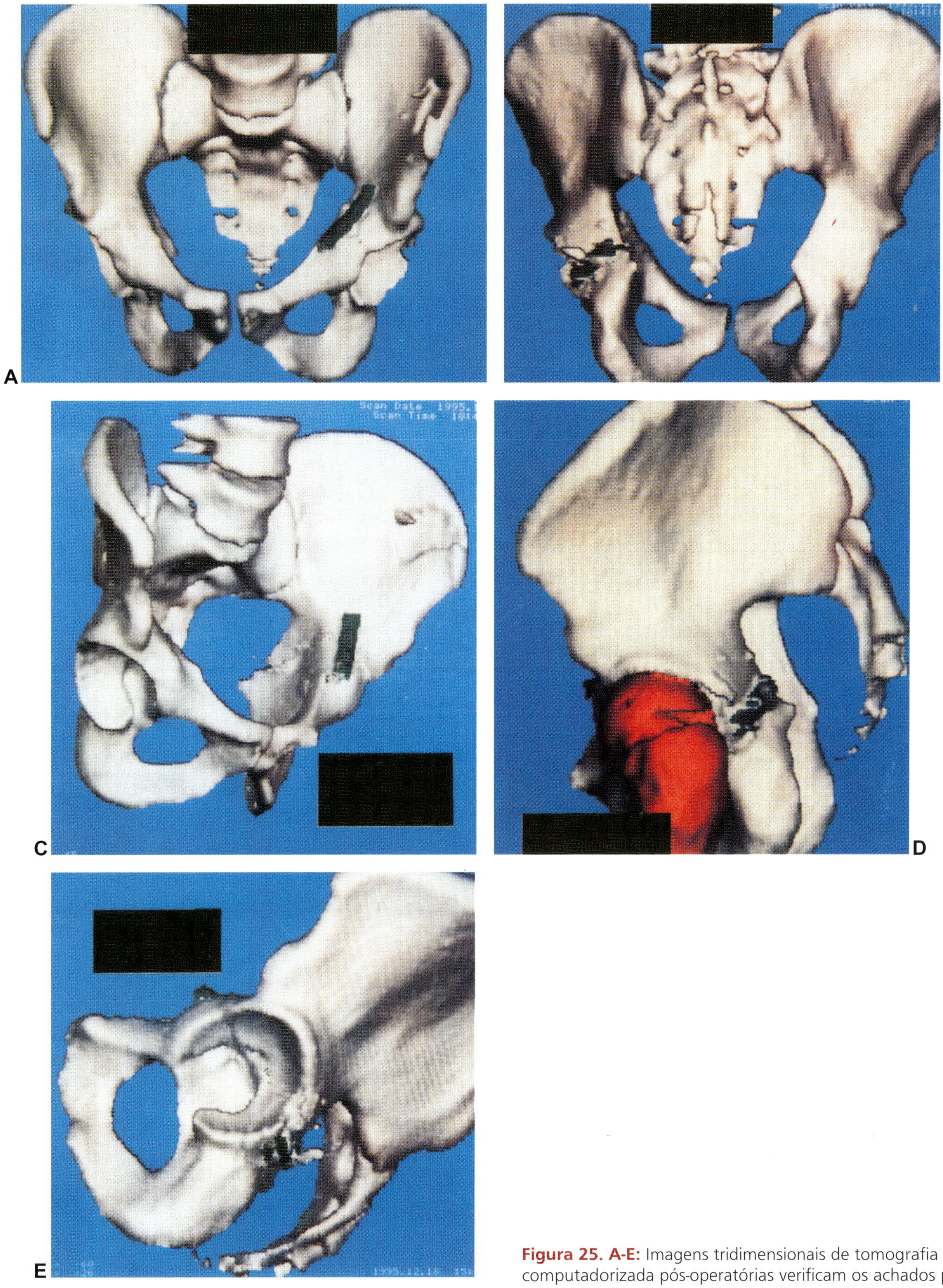

Figura 25. A-E: Imagens tridimensionais de tomografia computadorizada pós-operatórias verificam os achados prévios.

LEITURA RECOMENDADA

1. Alonzo, J.E., Davila, R., Bradley, E.: Extended iliofemoral versus triradiate approaches in the management of associated acetabular fractures. *Clin. Orthop.,* 305:81-87, 1994.
2. Hilde, W.J., Ferner, H., Staubesand, J. (eds.): *Sobotta Atlas of Human Anatomy,* Vol 2. Urban & Schwarzenberg, Baltimore, 1983.
3. Hoppenfeld. S., and deBoer, P.: *Surgical Exposures in Orthopaedics: The Anatomic Approach.* 2nd ed. J.B. Lippincott, Philadelphia, 1994.
4. Letournel, E, and Judet, R.: *Fractures of the Acetabulum.* 2nd ed. Springer-Verlag, New York, 1993.
5. Mears, D.C., and Rubash, H.E.: Extensile exposure of the pelvis. *Contemp. Orthop.,* 6:21, 1983.
6. Mears, D.C., and Rubash, H.E.: *Pelvic and Acetabular Fractures.* Slack Inc., New Jersey, 1986.
7. Tile, M.: *Fractures of the Pelvis and Acetabulum.* 2nd ed. Williams & Wilkins, Baltimore, 1995.

Índice Remissivo

A

C

D

E

F

I

J

K

L

M

N

O

P

Q

R

S

T

U